Klinische Mikrobiologie

Ausgewählte Untersuchungsmethoden
für das bakteriologische, serologische, virologische und parasitologische Laboratorium

Von Lothar Hallmann
und Friedrich Burkhardt

4., neubearbeitete Auflage
189 Abbildungen in
373 Einzeldarstellungen
davon 105 farbig
127 Tabellen

1974
Georg Thieme Verlag
Stuttgart

Dr. med. Lothar Hallmann
2000 Hamburg 64, Barkenkoppel 36a

Dr. med. Friedrich Burkhardt, Obermedizinaldirektor
Direktor der Bakteriologischen Untersuchungsanstalt München
am Landesuntersuchungsamt für das Gesundheitswesen Südbayern
8000 München 19, Lazarettstraße 62

Die 1. bis 3. Auflage sind erschienen unter dem
Titel „Bakteriologie und Serologie“

1. Auflage 1950
2. Auflage 1955
3. Auflage 1961

Satz und Druck: H. Laupp jr, Tübingen

ISBN: 3 13 340604 3

Vorwort zur 4. Auflage

Wissenschaftliche und praktische Erkenntnisse auf dem Gebiet der mikrobiellen Infektionen haben, wie in früheren Jahren, auch in der neueren Zeit eine unverminderte Fortentwicklung erfahren. Mit der Anwendung moderner Bekämpfungsmethoden – etwa mittels Chemotherapeutika – sind neue Fragen entstanden; bislang als unbedeutend geltende Mikroorganismen stellen heute, besonders in Krankenhäusern, den Arzt vor neue Probleme, bisher unbekannte pathogene Keime sind gefunden, wichtige Eigenschaften geläufiger Erreger sind näher erforscht worden. Viele Ergebnisse dieser Forschungen nehmen inzwischen einen wichtigen Rang in der praktischen Diagnostik sowie in der Prophylaxe und Therapie von Infektionskrankheiten ein. Nicht zuletzt auch wegen der zunehmenden Verflechtung Mitteleuropas mit anderen, insbesondere tropischen Regionen stehen labordiagnostisch und klinisch tätige Ärzte vor erweiterten Aufgaben der Laboratoriumsdiagnostik bzw. vor vermehrten Fragen hinsichtlich der Wahl geeigneten Untersuchungsmaterials und der Bewertung von Laborergebnissen.

Das vorliegende Buch, das die Nachfolge der lange vergriffenen dritten Auflage der „Bakteriologie und Serologie" antritt, ist auch weiterhin seiner Grundkonzeption treu geblieben, nämlich neben den notwendigen theoretischen Grundlagen vorwiegend die labordiagnostische Praxis der zunehmend differenzierter gewordenen Untersuchungsverfahren darzustellen. Angesichts der Erweiterung des Themenbereiches bzw. der damit verbundenen Fragestellungen schien es gerechtfertigt, den bisherigen Titel des Buches umzubenennen in die umfassendere Bezeichnung „Klinische Mikrobiologie".

Schwerpunkt des Buches bleibt weiterhin der Nachweis bakterieller Krankheitserreger bzw. die Erkennung der durch sie hervorgerufenen Serumveränderungen. Die neue Auflage gesteht daneben der labordiagnostischen Erkennung von Pilz- und Parasitenerkrankungen vermehrten Raum zu. Die augenfälligsten wissenschaftlichen Fortschritte der letzten Jahre sind zweifellos im Bereich der Virologie zu verzeichnen. Sie haben zwangsläufig zu einer weitgehenden Verselbständigung dieses Arbeitsgebietes geführt; seine umfassende Behandlung hätte den Rahmen dieses Buches überschritten. Da aber auch an den virologisch nicht spezialisierten Mikrobiologen vom Kliniker vielfach Fragen über virusbedingte Infektionen und ihre labordiagnostische Erkennung gestellt werden, erschien es angebracht, wenigstens die Prinzipien der Isolierung und Identifizierung von Viren darzulegen und insbesondere die wichtigsten Fragen hinsichtlich der Eigenschaften dieser Erreger, der Möglichkeiten ihres Nachweises bzw. der serologischen Diagnostik, die Bewertung von Laborbefunden und, nicht zuletzt, die sachgemäße Gewinnung und Behandlung von Untersuchungsmaterial zu besprechen.

Dieses Buch wendet sich in erster Linie an diejenigen Ärzte und ihre Mitarbeiter, die mit der praktischen Diagnostik und Bekämpfung von Infektionskrankheiten betraut sind. Dem Laboratorium soll es helfen, die dazu erforderlichen mikrobiologischen Untersuchungen mit der im Interesse des Kranken bzw. der Seuchenbekämpfung notwendigen Exaktheit und Schnelligkeit durchzuführen. Den in Klinik und Praxis bzw. im öffentlichen Gesundheitsdienst tätigen Ärzten bringt es zudem spezielle Hinweise für die Auswahl und Behandlung des jeweils geeigneten Untersuchungsmaterials und für die kritische Bewertung der Laboratoriumsbefunde. Dabei wurde auf theoretische Erörterungen nur insoweit eingegangen, wie dies zum Verständnis der praktisch-diagnostischen Fragen notwendig erschien. An die einzelnen Kapitel wurden zumeist Hinweise auf weiterführende Literatur angefügt.

Viele in Untersuchungsinstituten und Kliniken tätige Ärzte haben uns dankenswerterweise wertvolle Ratschläge zu einzelnen Fachfragen gegeben. Unser besonderer Dank gilt Herrn Dr. MOLDENHAUER (Erlangen) für Anregungen und Ergänzungen im parasitologischen, virologischen und serologischen Teil des Buches. Dankbar erwähnt sei auch die Unterstützung durch Frau Dr. EPP (München), Frau Dr. SCHWARZENBACH (Erlangen) und die seinerzeitige Lehrassistentin Fräulein HAHN (Zürich); ebenso sind wir den Herren

Dr. HAAS (Regensburg), Prof. Dr. HOFMANN (Berlin), Dr. LEGLER (Erlangen) und Dr. SCHRÖDER (Borstel) zu Dank verpflichtet. Für die Mithilfe bei den Korrekturen danken wir Frau Dr. SCHWARZACH (Erlangen). Darüber hinaus sei schon jetzt zum Ausdruck gebracht, daß wir Vorschläge zur Verbesserung, Modifizierung oder Ergänzung des Buches aus dem Kreise der Benutzer dankbar begrüßen werden.

Schließlich gebührt unser besonderer Dank dem Georg Thieme Verlag und seinen Mitarbeitern für das großzügige Eingehen auf unsere vielfachen Wünsche und die sehr sorgfältige typografische Gestaltung des Buches.

Hamburg — L. HALLMANN

München, April 1974 — F. BURKHARDT

Vorwort zur 1. Auflage

Die Fülle der wissenschaftlichen Erkenntnisse gerade der letzten Jahre hat zu einer allgemeinen Ausweitung der Aufgabengebiete medizinischer Untersuchungslaboratorien und damit zu einer erheblichen Erweiterung der Nachweisverfahren in quantitativer und qualitativer Richtung geführt. So hat auch die bakteriologisch-serologische Untersuchungstechnik durch Aufkommen zahlreicher neuer Bestimmungen und nahezu unübersehbarer Modifikationen eine solche Vermehrung erfahren, daß die Übersicht über Möglichkeiten und Grenzen der derzeitigen diagnostischen Verfahren mehr und mehr erschwert wird.

Das vorliegende Buch ist aus der Praxis für die Praxis geschrieben. Es soll dem Arzt, dem Bakteriologen und dem technischen Personal ein diagnostischer Wegweiser sein und die Vorschriften für gangbare Untersuchungsmethoden so vermitteln, daß danach gearbeitet werden kann. Dabei wurde das Hauptgewicht auf solche Verfahren gelegt, die sich mir selbst während meiner Tätigkeit als Bakteriologe an in- und ausländischen Instituten praktisch bewährt haben. Dem Zweck des Buches entsprechend wurde auf klare Darstellung und übersichtliche Anordnung des vielseitigen Stoffes größter Wert gelegt und von der Möglichkeit tabellarischer Zusammenfassungen, schematischer Einschaltungen und bildlicher Darstellungen weitgehendst Gebrauch gemacht.

Das gesamte Gebiet wurde in vier Hauptteile gegliedert:

I. Teil: Systematik und allgemeine morphologische und biologische Merkmale.
II. Teil: Bakteriologische Nachweisverfahren.
III. Teil: Serologische Nachweisverfahren.
IV. Teil: Allgemeine Laboratoriumsuntersuchungen.

Als Anhang folgen Richtlinien für die Entnahme und Einsendung von Untersuchungsmaterial und Zusammenstellungen über Färbemethoden, über Reagenzien, über wichtigste gesetzliche Bestimmungen und über Unfallverhütungsvorschriften, deren Auffinden durch die Verwendung verschiedenfarbigen Papiers für die einzelnen Abschnitte erleichtert werden soll. Von einer Zusammenstellung über Nährbodenrezepturen wurde bewußt Abstand genommen. Denn landläufige Vorschriften finden sich in allen existierenden bakteriologischen Lehr- und Handbüchern, die Wiedergabe ausführlicher Anweisungen wiederum, unter Berücksichtigung aller wissenswerten Modifikationen und wichtigen Verbesserungen, hätte den Rahmen dieses Buches überschritten und seinen Umfang in nicht zu verantwortender Weise vermehrt. Einzelheiten können meinem im gleichen Verlag in Kürze erscheinenden Buch über Bakteriologische Nährböden entnommen werden.

Ich verfehle nicht, dem Georg Thieme Verlag, im besonderen seinem Inhaber, Herrn Dr. med. h.c. Bruno Hauff, für sein bereitwilliges Eingehen auf alle meine Ausstattungswünsche sowie für die geradezu vorbildliche Unterstützung bei der drucktechnischen Bearbeitung den ihm gebührenden Dank auszusprechen.

Hamburg, im April 1950

L. Hallmann

Vorwort zur 1. Auflage

Die Fülle der wissenschaftlichen Erkenntnisse gerade der letzten Jahre hat zu einer allgemeinen Ausweitung der Aufgabengebiete medizinischer Untersuchungslaboratorien und damit zu einer erheblichen Erweiterung der Nachweisverfahren in quantitativer und qualitativer Richtung geführt. So hat auch die bakteriologisch-serologische Untersuchungstechnik durch Aufkommen zahlreicher neuer Bestimmungen und nahezu unübersehbarer Modifikationen eine solche Vermehrung erfahren, daß die Übersicht über Möglichkeiten und Grenzen der derzeitigen diagnostischen Verfahren mehr und mehr erschwert wird.

Das vorliegende Buch ist aus der Praxis für die Praxis geschrieben. Es soll dem Arzt, dem Bakteriologen und dem technischen Personal ein diagnostischer Wegweiser sein und die Vorschriften für gangbare Untersuchungsmethoden so vermitteln, daß danach gearbeitet werden kann. Dabei wurde das Hauptgewicht auf solche Verfahren gelegt, die sich mir selbst während meiner Tätigkeit als Bakteriologe an in- und ausländischen Instituten praktisch bewährt haben. Dem Zweck des Buches entsprechend wurde auf klare Darstellung und übersichtliche Anordnung des vielseitigen Stoffes größter Wert gelegt und von der Möglichkeit tabellarischer Zusammenfassungen, schematischer Einschaltungen und bildlicher Darstellungen weitgehendst Gebrauch gemacht.

Das gesamte Gebiet wurde in vier Hauptteile gegliedert:

I. Teil: Systematik und allgemeine morphologische und biologische Merkmale.
II. Teil: Bakteriologische Nachweisverfahren.
III. Teil: Serologische Nachweisverfahren.
IV. Teil: Allgemeine Laboratoriumsuntersuchungen.

Als Anhang folgen Richtlinien für die Entnahme und Einsendung von Untersuchungsmaterial und Zusammenstellungen über Färbemethoden, über Reagenzien, über wichtigste gesetzliche Bestimmungen und über Unfallverhütungsvorschriften, deren Auffinden durch die Verwendung verschiedenfarbigen Papiers für die einzelnen Abschnitte erleichtert werden soll. Von einer Zusammenstellung über Nährbodenrezepturen wurde bewußt Abstand genommen. Denn landläufige Vorschriften finden sich in allen existierenden bakteriologischen Lehr- und Handbüchern, die Wiedergabe ausführlicher Anweisungen wiederum, unter Berücksichtigung aller wissenswerten Modifikationen und wichtigen Verbesserungen, hätte den Rahmen dieses Buches überschritten und seinen Umfang in nicht zu verantwortender Weise vermehrt. Einzelheiten können meinem im gleichen Verlag in Kürze erscheinenden Buch über Bakteriologische Nährböden entnommen werden.

Ich verfehle nicht, dem Georg Thieme Verlag, im besonderen seinem Inhaber, Herrn Dr. med. h.c. Bruno Hauff, für sein bereitwilliges Eingehen auf alle meine Ausstattungswünsche sowie für die geradezu vorbildliche Unterstützung bei der drucktechnischen Bearbeitung den ihm gebührenden Dank auszusprechen.

Hamburg, im April 1950

L. Hallmann

Inhaltsverzeichnis

Abkürzungen

ADH = Arginindihydrolase(-Test)
Ado = Adonit(-Abbau)
Amy = Amylum (Stärke) (-Abbau)
Ara = l-Arabinose(-Abbau)
Äsk = Äskulin(-Spaltung)
Bac. = Bacillus
Bact. = Bacterium
Bakt. = Bakterien
Baz. = Bazillen
Bew = Beweglichkeit
Blutk. = Blutkörperchen
Cx = (Cytochrom-)Oxydase(-Reaktion)
Dex = Dextrose (d-Glukose) (-Abbau)
dgl. = dergleichen
Dul = i-Dulcit(-Abbau)
E = Einheit(en)
e. = englisch
F = fermentativer Abbau
G = Gas(-Bildung)
Gal = Galaktose(-Abbau)
Gel = Gelatine(-Verflüssigung), Gelatinase
Gew. = Gewicht
Gly = Glyzerin(-Abbau)
gr. = griechisch
HAHT = Hämagglutinationshemmungstest
HAT = Hämagglutinationstest
H_2S = Schwefelwasserstoffbildung (auf KLIGLER-Medium, wenn nicht anders vermerkt)
Hst = Harnstoff(-Abbau), Urease
IE = Internationale Einheit(en)
Ind = Indol(-Bildung)
Ino = i-Inosit(-Abbau)
Inu = Inulin(-Abbau)
i.c. = intrakutan
i.p. = intraperitoneal
K = Kalium(-Verbindung)
KBR = Komplementbindungsreaktion
KCN = Wachstum im KCN-Test
konz. = konzentriert
Lak = Laktose(-Abbau)
Läv = Lävulose(-Abbau)
lat. = lateinisch
LDA = Lysindeaminase(-Test)
LDC = Lysindekarboxylase(-Test)
Mal = Maltose(-Abbau)
Malo = Malonat(-Abbau)
Man = d-Mannit(-Abbau)
Mel = Melicitose(-Abbau)
min = Minute(n)
Mns = Mannose(-Abbau)
MR = Methylrot-Reaktion
Muk = Mukat(-Abbau)
Na = Natrium(-Verbindung)
Nit = Reduktion von Kaliumnitrat
NT = Neutralisationstest
O = oxydativer Abbau
OF = Oxydations-Fermentations-Test nach HUGH-LEIFSON
ODC = Ornithindekarboxylase(-Test)
PAD = Phenylalanindeaminase(-Test)
physiol. = physiologisch
Raf = Raffinose(-Abbau)
Rha = l-Rhamnose(-Abbau)
S = Säure(-Bildung)
S. = Seite(n)
Sac = Saccharose(-Abbau)
Sal = Salicin(-Abbau)
sec = Sekunde(n)
s.c. = subkutan
Sor = d-Sorbit(-Abbau)
spez. = spezifisch
Std. = Stunde(n)
stdg. = stündig
syn. = synonym
Tab. = Tabelle
Tar = d-Tartrat(-Abbau)
TbB. = Tuberkulosebakterien
tgg. = tägig
TPE = Typhus-Paratyphus-Enteritis
Tre = Trehalose(-Abbau)
U/min = Umdrehungen pro Minute[1]
verd. = verdünnt
Vol. = Volumen
VPR = VOGES-PROSKAUER-Reaktion
WaR = WASSERMANNSCHE Reaktion
Xyl = Xylose(-Abbau)
Zel = Zellobiose(-Abbau)
Zit = Verwertung von Ammoniumsalzen und Zitrat im SIMMONS-Medium
ZNS = Zentralnervensystem

[1] Die Angaben im Buch beziehen sich auf Zentrifugieren bei 16 cm Schleuderradius, s. S. 187.

Zeichenerklärung

— = negativ. Bei Kohlenhydraten: Keine Säuerung
+ = positiv. Bei Kohlenhydraten: Säurebildung (daneben kann auch Gasbildung erfolgen)
± = schwach positiv
$+^1$ = nach 1 Tag positiv. Obenstehende Zahlen bedeuten die Tage vom Ansatz bis zur Ablesung der Reaktion.
v = verzögert positiv
w = wechselnder Reaktionsausfall (negative oder positive Reaktion)
( ) = meist. Z.B. (+) = meist positiv
/ = oder. Z.B. -/v = negativ oder verzögert positiv.

Im Text verwendete internationale Maßeinheiten

atü = Atmosphäre(n) Überdruck über dem Normaldruck von 760 mm Hg-Säule
^{0} = (Wärme-)Grad
C = Celsius
mm = Millimeter (1/1000 m)
μ = Mikron (1/1000 mm = 10^{-3} mm)
mμ = Millimikron (1/1000 μ = 10^{-6} mm)
g = Gramm
mg = Milligramm (1/1000 g = 10^{-3} g)
γ = Gamma, Mikrogramm (= μg) (1/1000 mg = 10^{-6} g)
ml = Milliliter (1/1000 ltr = 10^{-3} ltr) = ccm
μl = Mikroliter (1/1000 ml = 10^{-6} ltr)
Std. = Stunde(n)
min = Minute(n)
sec = Sekunde(n)
vol = Volumen
mol = molar, Molarlösung
n (N) = normal, Normallösung
% = Prozent: Gewicht der zu lösenden (zu verdünnenden) Substanz in 100 ml der fertigen Lösung (Verdünnung) = Gewicht pro Volumen.

Wichtige englische Maßeinheiten

F = Fahrenheit
ft. = foot (1 ft. = 12 in. = 30,48cm)
in. = inch (1 in. = 2,54 cm)
sq. in. = square inch (1 sq. in. = 6,45 cm²)
cu. ft. = cubic foot (1 cu. ft. = 28,3 ltr)
lb. = Pfund (1 lb. = 453, 6 g)
oz. = fluid ounce (1 oz. = 28,41 ml)

Allgemeiner Teil

Die klinische Mikrobiologie befaßt sich in erster Linie mit denjenigen Mikroorganismen, die im menschlichen Organismus Krankheiten hervorzurufen vermögen. Die Isolierung und Identifizierung von Krankheitserregern stellen Schwerpunkte des Arbeitsgebietes dar. Eine Voraussetzung der Abgrenzung schädlicher Keime ist ausreichendes Wissen auch über diejenigen Organismen, welche die Haut und die Schleimhäute des Menschen normalerweise besiedeln, bzw. diejenigen Mikroben, die ähnliche (morphologische und sonstige) Eigenschaften aufweisen wie die Krankheitserreger. Diese Keime sind daher gleichfalls Arbeitsobjekte der klinischen Mikrobiologie. Entnahme und Transport von Untersuchungsmaterial einerseits und Bewertung von Laborergebnissen andererseits sind gewissermaßen Grenzbereiche, in denen sich die Aufgaben des klinisch und die des mikrobiologisch tätigen Arztes überschneiden. Soweit es sich bei Krankheitserregern um Bakterien oder Pilze handelt, hat die Bestimmung ihrer Empfindlichkeit gegen Antibiotika in neuerer Zeit eine erhebliche praktische Bedeutung gewonnen. Aufgabe des Mikrobiologen ist es, den klinisch oder im öffentlichen Gesundheitsdienst tätigen Arzt mit fachlichen Informationen insbesondere über Ort und Zeitpunkt der Entnahme von Proben sowie über die Bewertung von Befunden zu versorgen bzw. bei der Lösung diagnostischer und therapeutischer Fragen durch sachgerechte Laborarbeit und spezielle Beratung mitzuwirken.

Neben den Aufgaben in der Seuchenbekämpfung bilden heute im Bereich der Bakteriologie die Unterstützung des klinisch tätigen Arztes bei der Diagnostik des Einzelfalles sowie die Mitarbeit bei Fragen der Hygiene und Infektionsprophylaxe Schwerpunkte der praktisch-mikrobiologischen Tätigkeit. Wenn mikrobiologische Untersuchungsergebnisse für den klinisch tätigen Arzt und seine Patienten von konkretem Nutzen sein und nicht nur ein theoretisches Interesse befriedigen sollen, müssen sie innerhalb einer möglichst kurzen Zeitspanne zur Verfügung stehen. Dies betrifft insbesondere die Sensibilitätsbestimmung von Mikroorganismen, die für eine aktuelle Erkrankung ätiologisch in Betracht kommen. Derartige Untersuchungen stehen wegen der Bedeutung für die Therapie heute ganz im Vordergrund des Interesses der praktisch tätigen Ärzteschaft, soweit diese die Hilfe des klinischen Mikrobiologen in Anspruch nimmt. Die Bestimmung der Erregersensibilität gegen Antibiotika sollte im Regelfall 48 Stunden nach Eintreffen der Proben im Labor abgeschlossen sein und zu dieser Zeit dem Einsender mitgeteilt werden, unabhängig davon, ob der getestete Keim schon vollständig identifiziert ist oder nicht. Das Ergebnis der – manchmal langwierigen – Typisierung kann dann in einem endgültigen Untersuchungsbericht bekanntgegeben werden.

Wenn dennoch auch die eindeutige Bestimmung nachgewiesener Mikroorganismen nach wie vor zu den wesentlichen Aufgaben des mikrobiologischen Labors gehört, so deshalb, weil in gewissen Fällen erst die exakte Identifizierung eines nachgewiesenen Mikroorganismus einen Schluß auf seine ätiologische Bedeutung ermöglicht, sehr häufig aber aus Gründen der Therapiekontrolle, z. B. bei der Frage einer Resistenzentwicklung von ursprünglich empfindlichen Keimen bzw. eines Erregerwechsels während antibiotischer Therapie. Von praktischer Bedeutung ist die exakte Bestimmung eines Keimes u. a. auch bei fraglichen Fällen von Hospitalismus, wenn es also zu entscheiden gilt, ob wiederholt in einem Krankenhaus, in einem Heim oder sonst in Personengruppen auftretende Erkrankungen auf ein und denselben Erreger zurückzuführen sind, oder bei anderweitigen epidemiologischen Fragestellungen.

Oft ist es nicht ohne weiteres möglich, zu entscheiden, ob ein aus einer Untersuchungsprobe isolierter Mikroorganismus die Ursache eines bestehenden Krankheitszustandes darstellt, welchem Keim aus einer Mischflora eine ätiologische Rolle bzw. die Hauptbedeutung bei einem Infektionsprozeß zuzusprechen oder ob ein festgestellter Mikroorganismus auf eine sekundäre, bei der Entnahme bzw. Verarbeitung der Probe eingetretene Verunreinigung zurückzuführen ist. Der Nachweis eines Keimes, dessen potentielle Pathogenität nach allgemeiner Erfahrung außer Zweifel steht, besagt für den Einzelfall nicht immer, daß er als Erreger eine Rolle spielt. So kann z.B. Staphylococcus aureus Entzündungen im Nasen-Rachenbereich verursachen; nicht selten findet sich der Keim aber auch in dieser Körperregion, ohne daß klinische Erscheinungen bestehen. Das Beispiel zeigt, daß die Bewertung eines mikrobiologischen Befundes Überlegungen erfordert, die über die bloße Tatsache der Isolierung und Identifizierung eines für die entsprechende Körperregion potentiell pathogenen Agens hinausgehen, damit mögliche Fehlschlüsse vermieden werden. So muß der klinische Mikrobiologe in Betracht ziehen, daß andere, u.U. gefährlichere, aber vielleicht schwerer nachweisbare Mikroorganismen – im genannten Beispiel etwa Streptococcus pyogenes oder Corynebacterium diphtheriae – die maßgebliche Erregerrolle spielen können. Die Untersuchungstechnik muß dementsprechend von vorneherein so angelegt sein, daß sie, unter Verwertung der klinischen Angaben und unter Berücksichtigung von Art und Herkunft der Proben – alle in Betracht kommenden Erreger zu erfassen gestattet.

Ob ein Keim im Einzelfall Krankheitserscheinungen auszulösen vermag oder eine pathogene Funktion vermissen läßt, hängt von zahlreichen Faktoren ab, die in ihrer Wechselwirkung bisher nur unvollständig bekannt sind. Wesentliche Bedeutung hat hierbei der Abwehrzustand des Makroorganismus in Verbindung mit den lokal für den Keim gegebenen Entwicklungsbedingungen einerseits, sowie die Virulenz (s.S. 10) bzw. die Menge der Mikroorganismen andererseits. Ein nachgewiesener Keim muß also nicht notwendigerweise der Erreger eines bestehenden Krankheitszustandes sein, nur weil er erfahrungsgemäß über deutliche pathogene Potenzen verfügt. Umgekehrt kann aber auch ein Mikroorganismus nicht schlechthin als Ausdruck einer sekundären Verunreinigung von Untersuchungsprobe oder Kultur angesehen werden, nur weil er normalerweise nicht als Krankheitserreger in Erscheinung tritt. Eine endgültige Entscheidung ist daher oft nur aufgrund ausreichender Erfahrung bzw. in engem Kontakt mit dem klinisch tätigen Arzt möglich. Wichtige Anhaltspunkte bei der Beurteilung der Erregernatur von Mikroorganismen bei klinischen Zeichen einer Infektion sind die Menge der nachgewiesenen Organismen, ihr Vorliegen in Reinkultur, ggf. ihre wiederholte Isolierung oder die Feststellung einer spezifischen Immunantwort.

Nomenklatur der Mikroorganismen

Für viele Mikroorganismen haben sich Trivialnamen eingebürgert (wie „Gonokokken", „Meningokokken"). Verbindlich jedoch sind die Regeln der binominalen Nomenklatur. Danach soll eine Mikroorganismenart benannt werden nach dem Gattungsnamen als Substantivum und einem (einzigen) Artnamen als Attribut, etwa in der Genitivform, z.B. Salmonella enteritidis. Soweit ein artbezeichnendes Epitheton aus zwei Wörtern besteht, sollen diese zu einem Wort zusammengezogen oder durch einen Bindestrich zusammengefaßt werden. Der Begriff „Typ" wird vielfach für gewisse Abarten, manchmal (fälschlicherweise) auch für Arten (species), ja selbst für Gattungen (genera) gebraucht. Nach der gültigen Regelung ist zu unterscheiden zwischen Klasse – Ordnung – Familie – Unterfamilie (Stamm, tribus) – Gattung (genus) – Art (species) – Unterart (varietas, subspecies).

Systematische Einteilung der Spaltpilze (Schizomycetes) und der auf künstlichen Nährsubstraten nicht züchtbaren Kleinst-Organismen (Microtatobiotes) in Anlehnung an die internationale Nomenklatur (gekürzt)

Familie (Unterfamilie)	**Gattung**	**Bekannte Artvertreter**
	Klasse: Schizomycetes	
	Ordnung: Pseudomonadales	
Pseudomonadaceae	Pseudomonas	Ps. aeruginosa Ps. pseudomallei
Spirillaceae	Spirillum	Sp. minus
	Vibrio	V. cholerae V. el-Tor V. parahaemolyticus
	Aeromonas	A. hydrophila
	Plesiomonas	Pl. shigelloides

Familie (Unterfamilie)	**Gattung**	**Bekannte Artvertreter**
	Ordnung: Eubacteriales	
Achromobacteraceae	Achromobacter	A. mucosus
	Alcaligenes	A. faecalis
	Flavobacterium	F. meningosepticum
Enterobacteriaceae	Escherichia	E. coli
	Shigella	Sh. dysenteriae
		Sh. flexneri
		Sh. sonnei
	Edwardsiella	E. tarda
	Salmonella	S. typhi
		S. paratyphi B
		S. typhi-murium
		S. enteritidis
	Citrobacter	C. freundii
	Klebsiella	Kl. pneumoniae
		Kl. aerogenes
	Enterobacter	Ent. cloacae
		Ent. aerogenes
	Hafnia	H. alvei
	Serratia	Serr. marcescens
	Proteus	Prot. mirabilis
	Providencia	Prov. stuartii
Brucellaceae	Brucella	Br. abortus
	Pasteurella	P. multocida
	Yersinia	Y. pestis
		Y. pseudotuberculosis
	Francisella	Fr. tularensis
	Haemophilus	H. influenzae
	Bordetella	B. pertussis
	Moraxella	M. lacunata
	Loefflerella	L. mallei
	Actinobacillus	A. actinomycetem-comitans
	Calymnobacterium	C. granulomatis
	Noguchia	N. granulosis
Bacteroidaceae	Bacteroides	B. fragilis
		B. melaninogenicus
	Fusobacterium	F. nucleatum
	Sphaerophorus	Sph. necrophorus
	Dialister	D. pneumosintes
Micrococcaceae	Staphylococcus	Sta. aureus
		Sta. epidermidis
	Micrococcus	M. ureae
	Peptococcus	P. asaccharolyticus
Neisseriaceae	Neisseria	N. gonorrhoeae
		N. meningitidis
	Gemella	G. haemolysans
	Veillonella	V. alcalescens
Lactobacillaceae (Streptococceae)	Streptococcus	Str. pyogenes
		Str. faecalis
	Diplococcus	D. pneumoniae
	Peptostreptococcus	P. foetidus

Familie (Unterfamilie)	Gattung	Bekannte Artvertreter
(Lactobacilleae)	Lactobacillus	L. acidophilus L. bifidus
Corynebacteriaceae	Corynebacterium Listeria Erysipelothrix	C. diphtheriae L. monocytogenes E. rhusiopathiae
Bacillaceae	Bacillus	B. anthracis B. cereus
	Clostridium	Cl. perfringens Cl. tetani Cl. botulinum
	Ordnung: Actinomycetales	
Mycobacteriaceae	Mycobacterium	M. tuberculosis M. leprae
Actinomycetaceae	Nocardia Actinomyces	N. asteroides A. israeli A. bovis
Streptomycetaceae	Streptomyces	S. albus
	Ordnung: Spirochaetales	
Spirochaetaceae	Spirochaeta	diverse Arten (apathogen)
Treponemataceae	Borrelia	B. recurrentis B. buccalis
	Treponema Leptospira	Tr. pallidum L. icterohaemorrhagiae
	Ordnung: Myxobacterales	
Myxococcaceae	Sphaerocytophaga	diverse Arten
	Ordnung: Mycoplasmatales	
Mycoplasmataceae	Mycoplasma	M. pneumoniae
	Klasse: Microtatobiotes	
	Ordnung: Rickettsiales	
Rickettsiaceae	Rickettsia Coxiella	R. prowazeki C. burneti
Chlamydiaceae	Chlamydia	Chl. lymphogranulomatis Chl. ornithosis
Bartonellaceae	Bartonella	B. bacilliformis
	Ordnung: Virales	

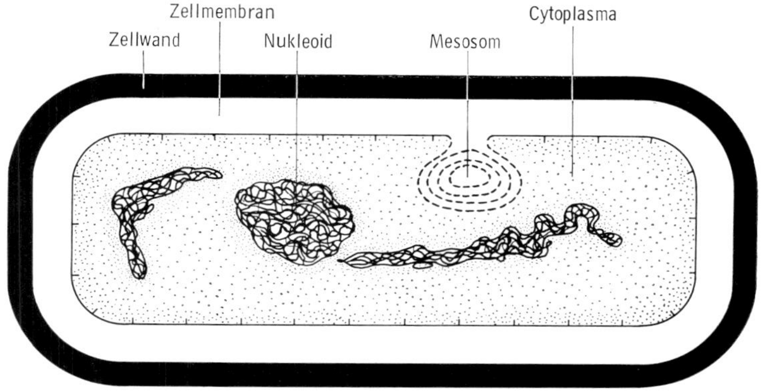

Abb. 1: Struktur der Bakterienzelle. Schematische Darstellung. Zu den dargestellten (konstanten) Merkmalen können noch weitere hinzutreten: Sporen-, Kapsel-, Geißel-, Fimbrienbildung.

Struktur der Mikroorganismen

Auf Fragen der Genetik der Mikroorganismen hier näher einzugehen, würde den Rahmen dieses auf praktisch-diagnostische Zwecke abgestellten Buches überschreiten. Es sei hierzu auf die Darstellung von H. G. Schlegel (Allgemeine Mikrobiologie. Thieme, Stuttgart 1969) hingewiesen. Praktisches Interesse gerade auch für die Klinik verdienen die neuen Erkenntnisse über den bakteriellen Hospitalismus bzw. über die Entwicklung von Antibiotika-Resistenzen bei Bakterien, wodurch die vielfach beobachtete Diskrepanz zwischen den theoretischen Erwartungen und den Befunden der Praxis einer Klärung erheblich nähergebracht werden konnte (siehe hierzu S. 582ff.). Die Struktur der Bakterien wurde dank den fortgeschrittenen elektronenoptischen Darstellungsmöglichkeiten weitgehend erforscht (siehe hierzu die schematische Darstellung, Abb. 1), desgleichen die Struktur vieler Viren. Alle Bakterien (und bakterienähnlichen Mikroorganismen) enthalten Ribonukleinsäure (RNS) und Desoxyribonukleinsäure (DNS), im Gegensatz zu den Viren, die jeweils nur eine von beiden Nukleinsäuren enthalten. Ein eigentlicher Zellkern ist jedoch nicht vorhanden, wohl aber distinkte, feinfädige, Feulgen-positive Strukturen, die als Nukleoide oder Kernäquivalente bezeichnet werden.

L-Formen sind Bakt.varianten, denen eine feste Zellwand fehlt. Sie sind deshalb sehr formvariabel und durch Bakterienfilter filtrierbar. Sie entstehen durch ungünstige äußere Einflüsse (z.B. Lysozyme, Antibiotika und andere zellschädigende Einflüsse). L-Formen sind gegen Antibiotika gewöhnlich resistenter als normale Bakterienformen.

Struktur der Mykoplasmen, Rickettsien, Chlamydien und Viren siehe S. 251, S. 259 bis S. 268, *der Pilze* siehe S. 307.

Bakteriophagen: 10–100 mμ große, virusartige Mikroorganismen. Sie entfalten keine pathogenen Eigenschaften gegen höher entwickelte Lebewesen, wohl aber gegen Bakterien, indem sie in diese eindringen und deren Lyse bzw. anderweitige Veränderungen (schleimiges Wachstum, Auftreten hämolytischer bzw. toxischer Eigenschaften) herbeiführen.

Nach Vermehrung virulenter Phagen im Inneren der Bakterien wird der befallene Mikroorganismus lysiert. Sog. „temperierte Phagen" leben in latenter Form in den befallenen Bakterien fort und werden bei deren Vermehrung an die folgenden Generationen weitergegeben. Unter bestimmten Umständen können solche „Prophagen" in den virulenten Zustand übergehen; es kommt dann zur Vermehrung in der Bakterienzelle, nachfolgender Lysis und Befall weiterer Bakterien durch die freigesetzten Phagen. Prophagen enthaltende Keime bezeichnet man als lysogen.

Phagen wirken meist hochspezifisch nur gegen bestimmte Bakterienarten bzw. -typen und können daher zur Identifizierung und Typisierung von Erregern verwendet werden (Lysotypie). Eine Bedeutung hat die Lysotypie insbesondere bei der feineren Unterscheidung von Salmonella- und

Staphylokokkenstämmen im Rahmen epidemiologischer Fragestellungen. Darüber hinaus werden Phagen zur Identifizierung von gewissen Bakterienarten herangezogen.

Nachweisverfahren: Das auf Phagengehalt zu prüfende Material wird 10–20 Std. bei 37°C bebrütet, dann durch ein bakteriendichtes Filter filtriert. Sind Phagen im Material vorhanden, so passieren diese das Filter und sind im (bakterienfreien) Filtrat enthalten.

a) Prüfung mittels Bouillonkulturen: Zu Kulturen von Testbakterien, die einige Stunden bebrütet wurden und leichte Trübung zeigen, gibt man einen Tropfen des Filtrates und setzt die Bebrütung fort. Im positiven Fall tritt schon nach wenigen Stunden Aufhellung bzw. Klärung der Kultur ein. Als Kontrollen dienen parallel angesetzte Kulturen der Teststämme ohne Filtratzusatz. Oft sind zur ausreichenden Konzentrierung eines Phagen mehrere derartige Passagen erforderlich.

b) Prüfung auf festen Nährböden: Auf vorgetrocknete Agarplatten werden Suspensionen der Testkeime ausgespatelt (es soll ein gleichmäßiger Kulturrasen entstehen). Dann gibt man einen Tropfen des Phagen-haltigen Filtrates auf die Kultur und bebrütet über Nacht. Bei positivem Ausfall bleibt das beimpfte Gebiet im Bereich des Phagentropfens wachstumsfrei oder es entstehen kreisrunde, mehr oder weniger konfluierende Löcher.

Beachte: Nicht selten entwickeln sich im sonst wachstumsfreien Bereich einzelne Bakterienkolonien. Sie bestehen aus phagresistenten, lysogen gewordenen Bakterien. Die Lysogenität ist daran erkennbar, daß die Keime unter bestimmten Umweltsbedingungen, z.B. unter Einwirkung von UV-Licht, Phagen freisetzen, die andere, nicht lysogene Bakterien der gleichen Art zu lysieren vermögen. Bekannte Bakterienstämme können mit unbekannten Phagensuspensionen bzw. lysogenen Bakterien geprüft werden und umgekehrt. Bei der Lysotypie ist die Anwendung einer optimalen Phagenverdünnung (Routine Test Dilution, RTD) zur Vermeidung von Fehlresultaten unerläßlich.

Eine weitere Möglichkeit des Phagennachweises besteht in der Anwendung der Gußplattenmethode. Die Phagensuspension und – bei quantitativen Versuchen – Verdünnungen davon werden mit einer wenige Stunden bebrüteten Kultur des Testkeimes vermischt, einem auf 50°C abgekühlten Nähragar zugefügt und dieser in eine Platte ausgegossen. Nach Bebrütung über Nacht erkennt man klare, wachstumsfreie, rundliche Zonen in der Nährbodenschicht. Die mit der geeigneten Phagenverdünnung angesetzte Kultur wird ausgezählt und der Phagentiter durch Umrechnung mit der Filtratverdünnung ermittelt. Exakte Ergebnisse setzen die Verwendung stets neuer Pipetten für jeden Verdünnungsschritt voraus.

Gelegentlich läßt sich eine Phageninfektion bei frisch isolierten Bakterienkulturen feststellen. Man erkennt sie dann gewöhnlich am Auftreten unregelmäßig gestalteter, oft bizarrer, hämolysierender oder schleimiger, phagenfester (lysoresistenter) Kolonien.

Morphologische Eigenschaften

Bei Bakterien lassen sich drei verschiedene Grundtypen des Einzelkeimes unterscheiden: die kugelige, die zylindrische (stäbchenförmige) und die schraubige Wuchsform.

Von diesen Grundtypen abweichende Formbildungen beobachtet man vielfach vor Teilungsvorgängen oder bei Sporenbildung. Oft aber handelt es sich um offenbare Mißbildungen (Degenerationsformen oder Involutionsformen). Den Veränderungen dürften insbesondere Störungen der Zellwandsynthese und Quellungsvorgänge zugrundeliegen, die vor allem in älteren Kulturen und bei ungünstigen Milieubedingungen auf künstlichen Nährböden auftreten, z.B. Riesenformen, Scheinfäden und gänzlich unregelmäßig gestaltete, bizarre Gebilde.

Für gewisse Bakterien typische Formen entstehen bei normaler Entwicklung der Keime durch kolbige Verdickungen des Zelleibes an den Polen (z.B. bei Korynebakterien) oder durch Verzweigungen (z.B. bei Lactobacillus bifidus) bzw. durch

Ausbildung pilzförmiger Fadengeflechte (z.B. bei den Aktinomyzeten). Besondere Farbreaktionen werden durch Einlagerung von Volutin ausgelöst, einer Substanz, die offenbar als Energiereserve für den Zellstoffwechsel fungiert. Das Material läßt sich gut mittels spezieller Färbeverfahren (z.B. NEISSER-Färbung) nachweisen.

Sporenbildung

Gewisse Bakterienarten vermögen unter bestimmten Voraussetzungen Dauerformen, sog. Sporen, zu bilden, die es ihnen ermöglichen, ungünstige Lebensbedingungen zu überstehen. Die Bildung der Sporen läuft im Innern des Zelleibes ab (sog. Endosporen). Dabei wird von Deck- und Hüllenschichten insbesondere genetisches Material eingeschlossen, das in dieser Form einen erhöhten, oft sehr beträchtlichen Schutz gegen äußere Einflüsse erhält. Unter günstigen Bedingungen keimt die Spore zu einem neuen Individuum aus. Wegen ihrer hohen Resistenz gegen schädigende Umwelteinflüsse werden Sporen im breiten Maße zur Desinfektions- und Sterilisationsprüfung herangezogen.

Bei spärlicher Sporenbildung kann der mikroskopische Nachweis leicht mißlingen (z.B. bei Clostridium perfringens). In diesem Fall kann Sporenbildung als erwiesen gelten, wenn die Kultur eine Hitzewirkung von 80° C 10 min übersteht.

Anmerkung: Die sog. Pilz-„Sporen" sind weder Dauerformen noch weisen sie in der Regel eine stärkere Erhöhung der Thermoresistenz auf, wie sie für die echten Bazillensporen charakteristisch ist. Sie stellen vielmehr reine Keimzellen dar, die lediglich morphologisch eine gewisse Ähnlichkeit mit echten Sporen besitzen.

Größe der Mikroorganismen

Bei den kleinsten Mikroorganismen, den Viren, liegt die untere Grenze bei etwa 12 Millimikron, entsprechend einem Eiweißmolekül. Die obere Grenze ist schwer absteckbar: Zu den dicksten Bakterien gehören die Milzbrandbazillen (bis 2 μ dick). Noch variabler ist die Länge der Bakterien: Man kennt kokkenähnliche (kokkoide) Kurzstäbchen; andere Bakterien wiederum können zu langen Fäden auswachsen, wie beispielsweise die Pararauschbrandbazillen.

Darstellung von Mikroorganismen, Größenmessung: Siehe S. 511 (Optische Methoden, Herstellung von Präparaten) bzw. S. 526 (Messung der Bakteriengröße). Elektronenoptische Verfahren werden vielfach angewandt in der Virologie, bei Bakterien insbesondere zu Strukturanalysen. Hierbei werden durch elektrostatische bzw. elektromagnetische Linsen stark vergrößerte Abbildungen erzielt. Die Auflösung liegt bei 2,5 mμ und darunter.

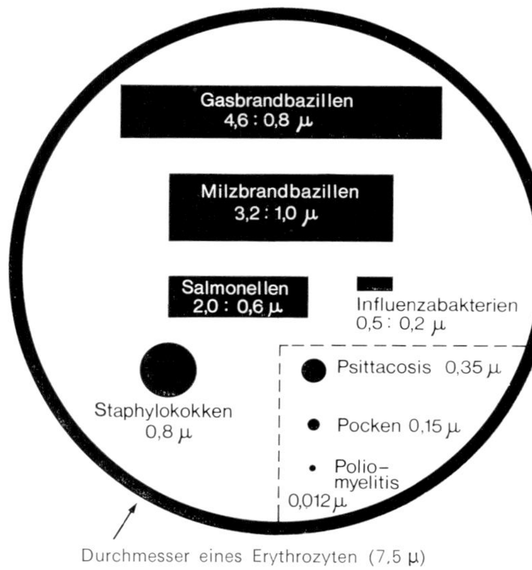

Abb. 2: Schematische Darstellung des Größenverhältnisses verschiedener Bakterien und Viren zu einem Erythrozyten.

Biologische Eigenschaften

Wärmebedürfnis, Wärmeempfindlichkeit

Das Temperaturoptimum für Krankheitserreger liegt in der Regel bei Körperwärme (37°C). Bei tiefen Temperaturen gedeihen viele Bakterien überhaupt nicht, einige andere hingegen wachsen auch bei niedrigeren Wärmegraden gut, z.B. Milzbrandbazillen bei Zimmertemperatur; Listerien lassen sich bei Kühlschranktemperaturen anreichern. – Temperaturerhöhungen werden von den pathogenen Keimen in der Regel schlechter vertragen, bei 40°C werden sie oft schon weitgehend geschädigt. Vegetative Keime gehen in der Regel bei Temperaturen um 70–80° C rasch zugrunde. Bazillensporen hingegen vertragen meist wesentlich höhere Temperaturen. Die unterschiedliche Thermoresistenz dient zugleich als wichtiges differentialdiagnostisches Unterscheidungsmerkmal.

Vermehrung, Wachstum, Lebensfähigkeit

Die Vermehrung der Bakterien erfolgt normalerweise durch Querteilung. Stäbchen und Spirillen teilen sich durch quere Einschnürung, so daß einzelne Querstücke entstehen. Längsspaltung ist selten.

Unter günstigen Bedingungen beträgt die Zeit zwischen zwei Teilungen bei vielen Bakterienarten etwa 20–30 min. Bei gewissen anderen Keimen (z. B. Tuberkulosebakterien) dauert dagegen die Generationszeit (Zeit zwischen zwei Teilungen) wesentlich länger. – Die Vermehrung ist von mannigfachen Faktoren, insbesondere von der Temperatur, dem Nährsubstrat und den pH-Verhältnissen weitgehend abhängig.

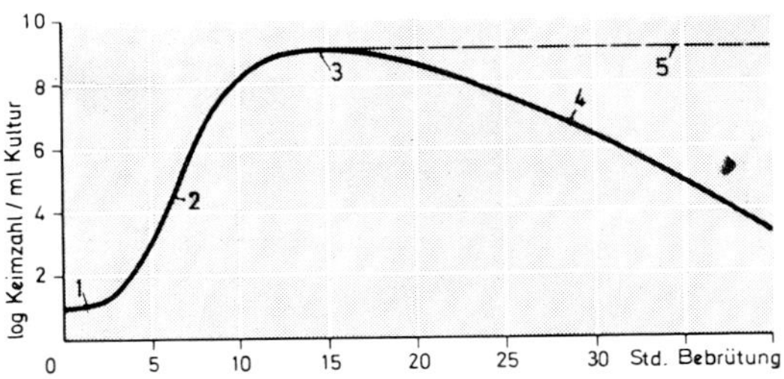

Abb. 3: Darstellung der Bakterienvermehrung in flüssigen Kulturen. 1. Phase: Lag-Phase (Latenzzeit). 2. Phase: Log-Phase (logarithmische Wachstumsphase). 3. Phase: Ruhephase (Vermehrungsstillstand). 4. Phase: Absterbephase. 5 = Totalkeimzahl (sie stimmt nicht überein mit der Zahl der vermehrungsfähigen Keime).

In Bouillonkulturen wird die Höchstzahl an lebensfähigen Keimen gewöhnlich nach einer Bebrütungszeit von etwa 12 Stunden erreicht. Danach kommt es zum Wachstumsstillstand, der seine Ursache im zunehmenden Nährstoffverbrauch hat, zur Hauptsache aber in der Wirkung schädigender Stoffwechselprodukte, pH-Veränderungen usw. Daran anschließend tritt eine fortschreitende Verminderung der Zahl vermehrungsfähiger Organismen ein. Nach 36 Std. ist sie in der Regel auf etwa 5% abgesunken, bis schließlich nach Wochen bis Monaten auch die letzten vegetativen Keime (nicht Bazillensporen!) abgestorben sind.

Pathogenität und Virulenz

Unter Pathogenität wird die Fähigkeit von Mikroorganismen verstanden, Krankheitserscheinungen auszulösen. Der Begriff ist eng gekoppelt mit dem der Virulenz. Man versteht darunter das Ausmaß der Pathogenität bzw. der Fähigkeit, in die Gewebe einzudringen, sie zu schädigen und sich zu vermehren. Bei hoher Virulenz können schon wenige Keime zu schweren Krankheitssymptomen bzw. zum Tod führen. Dementsprechend stellt die Zahl der Erreger, die bei Applikation bei bestimmten Versuchstieren unter definierten Bedingungen eine tödliche Erkrankung auszulösen vermag, ein Maß für die Virulenz dar. Wegen der unterschiedlichen Empfindlichkeit von Versuchstieren derselben Art wird sie gewöhnlich angegeben als diejenige Dosis, die zum Tod von 50% der damit vorbehandelten Tiere führt (sog. Letale Dosis$_{50}$ = LD_{50}).

Affinität zu Farbstoffen

Die Anwendung von Färbemethoden verbessert zwar die Sichtbarkeit der Mikroben erheblich, bewirkt aber (im Gegensatz zum Dunkelfeld-, Tusche- und Phasenkontrastverfahren) gewöhnlich Größen- und Gestaltsveränderungen des Bakterienleibes, die je nach verwendetem Fixations- und Färbeverfahren verschieden intensiv aufzutreten pflegen. Die Affinität der üblichen Anilinfarben zu den einzelnen Bakterienarten ist verschieden. Hierauf beruhen wichtige Differenzierungsverfahren, z. B. die GRAMsche Färbung. Sie ermöglicht die Einteilung der Bakterien in 2 Gruppen, je nachdem, ob sie in der Lage sind oder nicht, solche Farbstoffe bei nachfolgender Jodbehandlung so fest zu binden, daß sie bei anschließender Behandlung mit Alkohol nicht entfärbt werden. Unabhängig davon stellt diese Färbung ein wichtiges taxonomisches Kriterium dar insofern, als das GRAM-Verhalten der Mikroorganismen mit vielen anderen biologischen Eigenschaften korreliert ist.

Säurefestigkeit. Verschiedene Bakterien lassen sich wegen besonderer Struktureigenschaften der Zellwand nur schwer durch die üblichen Farbstoffe anfärben. Haben sie aber – etwa bei verlängerter Färbedauer oder unter Erhitzung – den Farbstoff angenommen (z. B. Karbolfuchsin bei der ZIEHL-NEELSEN-Färbung, siehe S. 636), so halten sie ihn selbst bei anschließender Behandlung mit Säure und Alkohol fest. Die Säurefestigkeit ist von besonderer Bedeutung für die Erkennung von Tuberkulosebakterien. Zu beachten ist aber, daß das Merkmal außer bei Tuberkulosebakterien noch bei einer Reihe anderer Mikroorganismen vorhanden ist.

Fluoreszenzfärbung: Als „Farbstoffe" dienen hier sog. Fluorochrome, die unter Bestrahlung mit unsichtbarem, kurzwelligen (UV-)Licht sichtbares Licht emittieren. Siehe S. 494 und S. 641.

Tuscheverfahren nach Burri: Verreibt man Bakterien in Tusche, so bleiben diese ungefärbt und erscheinen als helle Gebilde auf dunklem Untergrund. Siehe S. 515.

Spezielle Differenzierungsmerkmale

Beweglichkeit und Begeißelung

Ein Teil der Bakterien zeigt aktive, durch Geißeln bewirkte Eigenbewegung. Die Geißeln sind etwa 0,02 μ dicke, wellig-fädige Gebilde, deren Länge diejenige des Bakteriums gewöhnlich übertrifft. Sie entspringen im Zellinneren; ihre Zahl und Anordnung ist für die einzelnen Erregerarten häufig charakteristisch. Begeißelungstypen:

a) *Polare Begeißelung:* Geißel(n) an einem oder beiden Polen stäbchenförmiger Organismen. Ist nur eine Geißel vorhanden, so spricht man von monotricher, sind mehrere Geißeln an einem Pol vorhanden, so spricht man von lophotricher Begeißelung (griech. lophos, Büschel). Als amphitrich bezeichnet man Keime mit Geißeln an beiden Polen.

b) *Peritriche Begeißelung:* Austrittsstellen der Geißeln über den ganzen Bakterienleib verteilt.

Beweglichkeit kann auch auf Kriechbewegungen zurückzuführen sein (z. B. bei Myxobakterien) oder auf schlängelnde und abknickende Bewegungen (z. B. bei Spirochäten) .

Die für die Ausbildung der Beweglichkeit optimale Temperatur braucht mit der optimalen Wachstumstemperatur keineswegs übereinzustimmen. Die Feststellung der Beweglichkeit gelingt gewöhnlich am sichersten bei Verwendung junger (etwa 6stündiger), bei Zimmertemperatur gezüchteter Kulturen. Verfahren zum Beweglichkeitsnachweis siehe S. 527, zur Geißelfärbung siehe S. 642.

Fimbrien: Hierbei handelt es sich um fädige Anhänge, die kürzer und dünner als Geißeln sind und bei verschiedenen Arten gramnegativer Stäbchen vorkommen (siehe auch S. 93). Wegen ihrer geringen Ausmaße sind sie nur elektronenoptisch darstellbar. Offenbar handelt es sich um Haftorgane, die den Keimen die Möglichkeit verleihen, sich an die Oberfläche von Zellen etc. anzuhängen (siehe z. B. Fimbrienhämagglutination, S. 428).

Kapseln

Gewisse Bakterienarten können an ihrer Oberfläche eine Kapsel, d. h. eine mehr oder weniger dicke Schicht gallertartiger Substanz, die ganz überwiegend aus Wasser sowie aus Polysacchariden oder, seltener, aus Protein bzw. Polypeptiden besteht, ausbilden. Ihr Vorkommen ist meist von bestimmten Milieubedingungen, z. B. Tierpassagen oder speziellen Nährböden, abhängig. Ihre Färbbarkeit durch Anilinfarben ist gering. Zur Sichtbarmachung bedient man sich meist des Tuscheverfahrens nach Burri (S. 515), sonst spezieller Kapselfärbungen (S. 642). Eine weitere Möglichkeit der Darstellung ist bei Anwendung spezifischer Immunsera mittels der Kapselquellungsreaktion gegeben.

Von Kapseln zu unterscheiden sind die von gewissen kapsellosen und vielen kapseltragenden Keimen ausgeschiedenen Schleimsubstanzen. Suspendiert man die Organismen in Flüssigkeit, so geht der Schleim, da wasserlöslich, in diese über.

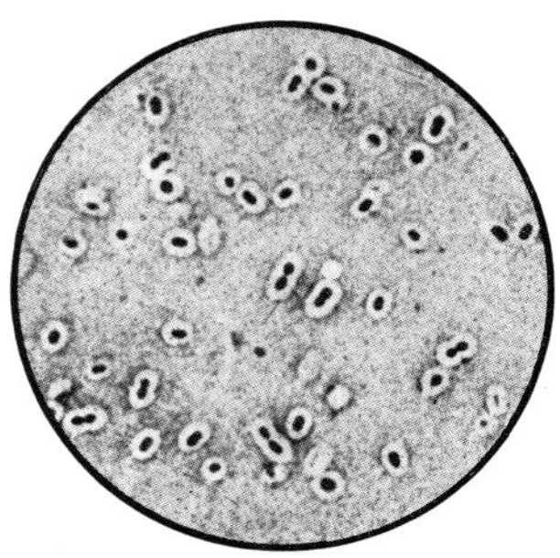

Abb. 4: Kapselbildung bei Pneumokokken.

Farbstoffbildung

Die Mehrzahl der Bakterien wächst auf den üblichen Nährböden nahezu oder gänzlich farblos, einige Arten jedoch bilden Farbstoffe, die bei Verwendung fester Substrate entweder im Koloniebereich lokalisiert bleiben oder in das Nährmedium diffundieren. Die Pigmentbildung wird durch Züchtung bei Zimmertemperatur im allgemeinen gefördert, desgleichen durch verschiedene Zusätze zum Nährboden. Sie kann andererseits auch durch gewisse Nährbodenbestandteile, etwa durch Fleischextrakt, gehemmt werden.

Sauerstoffbedarf

Viele Bakterienarten vermögen ohne Sauerstoff bzw. atmosphärische Luft, d.h. anaerob zu wachsen. Andere Arten entwickeln sich bei Vorhandensein von Luft, d.h. sie wachsen aerob. Von den aerob kultivierbaren Keimen vermag sich ein Großteil auch bei Sauerstoffabschluß zu vermehren (z.B. Enterobacteriaceae). Im Gegensatz zu diesen sog. „fakultativen Anaerobiern" wachsen obligate Aerobier (z.B. Pseudomonas-Arten) bzw. obligate Anaerobier (z.B. Clostridien-Arten) nur bei Vorhandensein bzw. bei Fehlen von Sauerstoff im Kulturmilieu. Als mikroaerophil bezeichnet man schließlich diejenigen Keime, die das beste Wachstum bei deutlich herabgesetztem Sauerstoff aufweisen (z.B. Laktobazillen-Arten). Fakultative Anaerobier und insbesondere mikroaerophile Keime lassen sich vielfach besser bei reduzierter Sauerstoffatmosphäre oder Zusatz von CO_2 (3–10%) als in der normalen Luft anzüchten. Verfahren zur Züchtung unter anaeroben Bedingungen bzw. unter erhöhter CO_2-Spannung sind auf den Seiten 518 und 522 beschrieben.

Biochemische Leistungen – Enzyme

Im Verlauf der Entwicklung und Vermehrung von Bakterien können mannigfaltige Stoffwechselleistungen in Erscheinung treten. Ihr Nachweis stellt eines der wichtigsten Hilfsmittel der Keimidentifizierung dar. Von besonderer praktischer Bedeutung – da leicht mit einfachen Methoden nachweisbar – ist die Säurebildung aus Kohlenhydraten bzw. die Alkalibildung aus Eiweißen, deren Abbauprodukten oder sonstigen stickstoffhaltigen Verbindungen.

Bei den in der Bakterienzelle ablaufenden Vorgängen wird Energie (z.B. für den Aufbau zelleigenen Materials, für Fortbewegung) gebraucht. Sie kann gewonnen werden auf dem Wege der Chemosynthese, durch Oxydation chemischer Substanzen (anabole Reaktionen) oder beim Abbau chemischer Verbindungen (katabole Reaktionen). Diese Reaktionen werden ermöglicht durch Enzyme, welche im Mikroorganismus gebildet werden und die den Stoffwechsel bedingenden chemischen Reaktionen katalysieren. Enzyme sind Proteine, die zu ihrer Wirksamkeit gewöhnlich weiterer organischer, nicht aus Protein bestehender Moleküle (sog. Coenzyme) und anorganischer, als Aktivatoren fungierender Ionen (z.B. Mg^{++}) bedürfen. Gewöhnlich katalysieren sie nur einen bestimmten chemischen Vorgang; die Spezifität ist an das eigentliche Enzym, d.h. an den Proteinanteil (sog. Apoenzym) gebunden. Da die Enzyme, wie sonstige Katalysatoren, bei der durch sie angeregten Reaktion nicht verbraucht werden, stehen sie für den betreffenden chemischen Vorgang laufend zur Verfügung und liegen gewöhnlich nur in entsprechend geringer Konzentration vor.

Größere, in der Umgebung des Mikroorganismus vorhandene Moleküle müssen, um für den Stoffwechsel verwertet werden zu können, durch eigene, außerhalb der Zelle wirkende, sog. Exoenzyme zerlegt werden, um in das Innere des Bakteriums aufgenommen werden zu können. Die für die Energiegewinnung erforderlichen biologischen Oxydationen laufen in der Zelle neben der Biosynthese zelleigener Substanz ab. Die Erfassung charakteristischer Zwischen- und Endprodukte dieser Vorgänge (z.B. Azetylmethylkarbinol, Indol) bzw. der damit verbundenen pH-Verschiebungen, Umsetzungen, Reduktionen etc. im Reaktionsmilieu ist letztlich Ziel der biochemischen Prüfung der Stoffwechselleistungen.

Oxydation besteht im Entzug von Elektronen. Wenn organischen Verbindungen Elektronen entzogen werden, so ist dies gewöhnlich mit einem Verlust an Wasserstoffionen verbunden: die Verbindung wirkt als sog. Wasserstoffdonator. Die freiwerdenden Elektronen werden von anderen Verbindungen aufgenommen, die negativ aufgeladen werden und dann die beim Oxydationsvorgang freigewordenen Wasserstoffionen aufnehmen, d.h. reduziert werden; solche Verbindungen wirken als Wasserstoffakzeptoren. Der bei der Gesamtreaktion eintretende Energiegewinn ist die Differenz zwischen der bei der Oxydation freigesetzten und der für die Reduktion verbrauchten Energie. Der Abbau von Stoffen, z.B. von Kohlenhydraten, vollzieht sich gewöhnlich in einer mehr oder weniger großen Anzahl von hintereinandergeschalteten Oxydoreduktionsschritten. Das Endprodukt des Abbaues hängt von der Keimart bzw. den beim Mikroorganismus vorhandenen Enzymen ab. So kann die Substanz bis zu CO_2 und H_2O oxydiert werden. Die Reaktion kann aber auch bei unvollständig oxydierten Produkten, z. B. Essigsäure oder Milchsäure, stehenbleiben, sofern die für den weiteren Abbau erforderlichen Enzyme nicht vorhanden bzw. nicht verfügbar sind.

Je nach dem endgültigen Wasserstoff-Akzeptor unterscheidet man in der praktischen Untersuchungstechnik folgende Formen der biologischen Oxydationsvorgänge (Feststellung mittels OF-Test: S. 559):
Oxydativer Abbau: Als endgültiger Wasserstoff-Akzeptor dient atmosphärischer Sauerstoff, wobei H_2O gebildet wird; für den Abbauvorgang ist die Anwesenheit von O_2 Voraussetzung. Sind die für den völligen Abbau erforderlichen Enzyme vorhanden, so verbleiben beim Kohlenhydratabbau CO_2 und Wasser als Endprodukte. Bei unzureichender Enzymausstattung des Keimes stellen unvollständig oxydierte Moleküle das Endprodukt des Abbaues dar.
Fermentativer Abbau: Hierbei ist eine organische Verbindung der endgültige Wasserstoff-Akzeptor; Anwesenheit von O_2 ist für den Reaktionsablauf nicht notwendig. Auch der Wasserstoff-Donator ist bei dieser Abbauform eine organische Verbindung. Fermentativer Abbau führt zu sehr unterschiedlichen Endprodukten. Ihre Bestimmung ist bedeutsam für die Klassifizierung der Bakterien. Fermentativer Abbau geht gewöhnlich mit der Bildung von CO_2, z. T. auch von H_2, d. h. mit gleichzeitiger Säure- und Gasbildung einher.

Bakterielle Toxine

Die Bildung giftig (toxisch) wirkender bzw. spezifisch schädigender Substanzen im infizierten Makroorganismus, in Nahrungsmitteln und in künstlichen Kulturen ist ein charakteristisches Merkmal der meisten Krankheitserreger. Man unterscheidet
Endotoxine: An die Zellwand vieler Arten von gramnegativen Bakterien gebundene, relativ thermostabile Substanzen. Sie werden beim Zerfall der Keime frei und können verschiedenartige Giftwirkungen entfalten, die sich z. B. in Fieber, schwerem Schock etc. äußern können.
Endotoxine können in Kulturflüssigkeiten (z. B. im Überstand nach Zentrifugieren) nicht nachgewiesen werden, es sei denn, daß sie bei verlängerter Bebrütung aus autolytisch zerfallenen Bakterien freigeworden sind.
Ektotoxine: Von lebenden Bakterien in die Umgebung ausgeschiedene, thermolabile Giftstoffe, die charakteristische Wirkungen entfalten (z. B. Diphtherie-, Tetanus-, Botulinus-Toxin).
Ektotoxine sind oft von extrem hoher Wirksamkeit. Bei den bekannten Ektotoxinen handelt es sich um Proteine. Sie wirken als Antigene, d. h. sie lösen bei Injektion in geeigneter Dosis bzw. in entgifteter Form (als sog. Toxoide) im Makroorganismus die Bildung von Antikörpern (Antitoxinen) aus.
Toxine wirken entweder allgemein gegen Gewebszellen oder nur gegen bestimmte Gewebe. Im Fall spezifischer Angriffspunkte kann man sie einteilen je nach Wirkung bzw. betroffener Zellart u. a. in
Leukozidine: Zerstörung von Leukozyten.
Nekrotoxine: Schädigung oder Zerstörung von Gewebszellen. Hierzu gehören z. B. verschiedene Toxine von Gasödem-Erregern.
Hämolysine: Schädigung oder Lyse von roten Blutkörperchen. Bakterielle Hämolysine sind nicht spezifisch und unterscheiden sich dadurch grundsätzlich von immunisatorisch entstandenen Hämolysinen, die zur Lysewirkung eines zusätzlichen Stoffes, des sog. Komplements, bedürfen. Hämotoxische Stoffe von Bakterien vermögen also auf Blutkörperchen mehrerer Tierarten einzuwirken, wenn auch mit graduellen Unterschieden. Der Nachweis bakterieller Hämolyse ist möglich mittels Blutagarplatten oder flüssiger Kulturen bzw. bakterienfreier Filtrate.

Hinweise zur Hämolyseprüfung: 5–7% frisch entnommenes, defibriniertes Blut zu dem sterilisierten, auf etwa 45 °C abgekühlten Nährboden-Grundsubstrat zusetzen. Die Farbe des fertigen Nährbodens soll hellrot sein. Vermischung des Blutes mit zu heißem Basis-Agar führt zu dunkler Verfärbung. Ein solcher oder durch Alterung bzw. anderweitig verfärbter Nährboden ist für die Hämolyseprüfung ungeeignet. Hämolysinbildung und Hämolyse werden u. a. von der verwendeten Blutart beeinflußt. Die Dicke der Nährbodenschicht soll etwa 3–4 mm betragen (bei zu dünner oder zu dicker Schicht ist die Form der Hämolyse schwer beurteilbar).
Pepton begünstigt die Hämolyse. Dextrose fördert zwar das Bakterienwachstum, führt aber bei der Hämolyseprüfung leicht zu Täuschungen und sollte, wenn überhaupt, höchstens in einer Konzentration von 0,5‰ benützt werden.
Hämolysetypen nach Brown (α-, α'-, β-Hämolyse): Siehe S. 50.

Entnahme und Verarbeitung von Untersuchungsmaterial – Bewertung von Untersuchungsergebnissen

Der Aussagewert mikrobiologischer Untersuchungsergebnisse wird nicht nur durch die Qualität der Labortechnik bestimmt, er hängt vielmehr oft entscheidend von der Art der Gewinnung und Versendung der Proben zum Laboratorium ab. Auch eine optimale Untersuchungstechnik vermag Mängel bei Entnahme und Weiterleitung des Materials nur in einem begrenzten Umfang auszugleichen; u. U. ist ein Erregernachweis von vornherein zum Scheitern verurteilt – wenn etwa die gesuchten Erreger während eines längeren Transportes durch Begleitkeime überwuchert oder anderweitig (z. B. nach antibiotischer Vorbehandlung) schädlichen Einflüssen ausgesetzt worden sind. Folgende allgemeine Grundsätze sollten berücksichtigt werden:

1. Materialgewinnung nach Möglichkeit vor Beginn antibiotischer Therapie oder sonstigen keimschädigenden Maßnahmen;
2. Rascheste Beförderung der Proben zum Labor, bei verzögerter Absendung Lagerung in der Regel im Kühlschrank (Ausnahmen siehe in den speziellen Abschnitten), bei längerer Transportdauer Verwendung von Transportmedien oder ggf. Kühlmitteln.

Die Probe ist dem Laboratorium zusammen mit einem Begleitschein zu übersenden, der ausreichende klinische Informationen vermitteln soll, wie Diagnose, Krankheitsverdacht oder kurze Beschreibung des Zustandsbildes, Krankheitsdauer, evtl. vorausgegangene Medikation, Entnahmezeitpunkt, Ergebnis früherer Untersuchungen. Das Untersuchungslabor sollte seine diagnostischen Maßnahmen jedoch nicht allein nach klinischen Angaben einrichten, sondern sie darauf abstellen, daß möglichst alle bei Wertung des Einzelfalles in Betracht kommenden Erreger erfaßt werden. Nach Ansatz der Untersuchungen wird restliches Material im Kühlschrank bis zur Fertigstellung der Ergebnisse aufbewahrt, damit ggf. Kulturansätze wiederholt oder zusätzliche Untersuchungen angefügt werden können.

Materialentnahme durch ärztliches Hilfspersonal: Mit der Gewinnung von Untersuchungsmaterial wird oft ärztliches Hilfspersonal beauftragt, das nicht von vornherein ausreichende Kenntnisse über die richtige Form der Entnahme besitzt und die Konsequenzen fehlerhafter Maßnahmen nicht überblickt. In diesem Fall ist eine gründliche Schulung über die zweckmäßigste Form der Entnahme von Proben erforderlich. Auf der anderen Seite gehört es zur Aufgabe des Mikrobiologen, auf offensichtliche Unzulänglichkeiten bei Untersuchungsmaterial (Speichel statt Sputum; nicht neutralisierter Magensaft etc.) hinzuweisen.

Materialentnahme durch den Patienten: Soweit das Untersuchungsmaterial vom Patienten selbst gesammelt werden muß (z. B. bei Sputum-, oft auch bei Urin- oder Stuhlproben), ist eine eingehende Belehrung dahingehend, welche Gesichtspunkte zu beachten, welche Maßregeln – etwa zur Vermeidung sekundärer Verunreinigung – zu treffen sind, unumgänglich. Bei der Besprechung der verschiedenen Arten von Proben wird auf diesen Punkt eingegangen werden.

Prinzipien der Materialentnahme und -versendung: Untersuchungsmaterial ist in erster Linie dort zu entnehmen, wo der ursächlich in Betracht kommende Mikroorganismus mit größter Wahrscheinlichkeit vorhanden ist. Der Grundsatz, daß die Proben möglichst frühzeitig, vor Beginn spezifischer Therapie, entnommen werden sollen, schließt die Möglichkeit nicht aus, anschließend mit der Behandlung zu beginnen und die therapeutischen Maßnahmen gegebenenfalls nach Eintreffen des Befundes entsprechend zu ändern. Die Zuverlässigkeit der Laboruntersuchung ist grundsätzlich um so höher, je kürzer die Zeitspanne ist, die zwischen Entnahme und Verarbeitung des Materials verstreicht.
Klimatische Gegebenheiten sind für die Auswirkung des Zeitfaktors beim Materialtransport u. U. entscheidend (rasche Verarbeitung besonders wichtig im Hochsommer bzw. unter tropischen Bedingungen). Besteht die Möglichkeit, Kulturen direkt nach der Entnahme, am Krankenbett, anzusetzen, so sollte davon Gebrauch gemacht werden. Bei verschiedenen Erregern ist diese unmittelbare Verarbeitung eine zwingende Voraussetzung für den Nachweis, sofern nicht spezielle Konservierungsmedien zur Verfügung stehen. Unter tropischen Klimabedingungen und im europäischen Hochsommer ist eine Untersuchung von auswärts eingesandter Proben in gewissen Fällen

überhaupt nur sinnvoll, wenn diese in geeignete Transportmedien eingebracht sind (Beschreibung bewährter Transportmedien S. 533).

Hinsichtlich der Bewertung von Ergebnissen mikrobiologischer Untersuchungen kann man, je nachdem, ob die Entnahmestelle normalerweise eine Flora von Mikroorganismen aufweist oder nicht, zwei Gruppen von Proben unterscheiden. Im ersteren Fall erfordern Laborbefunde eine auf fachlicher Erfahrung beruhende, kritische Beurteilung, was die pathogene Bedeutung der verschiedenen nachgewiesenen Bakterien betrifft. Bei Materialgewinnung von unbesiedelten Körperregionen können festgestellte Mikroorganismen dagegen in der Regel als die gesuchten Krankheitserreger gewertet werden, sofern eine ordnungsgemäße Entnahme, d.h. eine sekundäre Verunreinigung bei der Materialgewinnung ausgeschlossen und eine sachgerechte Verarbeitung angenommen werden kann. Soweit angängig, sollte Material verwendet werden, das beim gesunden Organismus frei von Mikroorganismen ist, z.B. Blut, Exsudate aus Körperhöhlen. Die Gewinnung der Proben sollte möglichst von sicher desinfizierbaren Körperstellen aus erfolgen (z.B. Punktionen von der Haut statt von der Schleimhaut aus).

Oft ist der Zeitpunkt der Materialgewinnung in Beziehung zum bestehenden Krankheitsstadium für das Untersuchungsergebnis entscheidend. Einschlägige Hinweise sind bei der Besprechung der einzelnen Erregerarten zu finden.

Materialmenge: Material sollte in ausreichender Menge zur Untersuchung gebracht werden. Bei der kulturellen Untersuchung von Blut steigen die Aussichten des Erregernachweises mit der eingesandten Blutmenge; gewöhnlich sollten mindestens 8–10 ml untersucht werden. Bei Eiterproben genügen meist wenige ml; bei Liquor sollte die Menge etwa 5–10 ml, bei Sputum etwa ebensoviel, bei Urin (auf unspezifische Erreger) etwa 15 ml (wesentlich mehr jedoch bei Tuberkuloseverdacht, s.u.) betragen. Bei Stuhlproben ist ein bohnengroßes Stück bzw. sind 3–5 ml flüssiges Material ausreichend. Bei Exsudaten, Punktaten etc. genügen gewöhnlich 10 ml. Bei Verdacht auf Erkrankung durch Tuberkulosebakterien (TbB.) führt die Verarbeitung von reichlicherem Material wegen der meist nur in spärlicher Menge vorhandenen Erreger in der Regel häufiger zu positiven Ergebnissen als die Untersuchung kleiner Mengen.

Abstrichtupfer: Soweit Abstrichtupfer für die Materialentnahme verwendet werden, sollten sie so vorbereitet sein, daß eine Schädigung der Mikroorganismen durch Spuren hemmender Stoffe in der Watte ausgeschlossen ist. Siehe hierzu die Ausführungen auf S. 67. Bei kleinen Materialmengen kann – statt der Benützung von Tupfern – die Aufnahme der Proben in Kapillarröhrchen zweckmäßig sein, die in ihrem sterilen Bereich gegen die innere Wand des Versandgefäßes abgeknickt und im Röhrchen dem Labor zugeleitet werden. Das Verfahren eignet sich besonders bei Mikroorganismen, die gegen Austrocknung empfindlich sind. Beide Enden der Kapillaren kann man durch verflüssigtes Wachs verschließen.

Postversand: Für den Postversand in der Bundesrepublik Deutschland gilt nach wie vor die Bekanntmachung betreffend Vorschriften über Krankheitserreger vom 21. 11. 1917 (Bundesgesetzblatt Teil III, 2126–1–1, Folge 27, Seite 19), deren Bestimmungen als Anhang in die Neue Postordnung vom 16. 5. 63 (Bundesgesetzblatt Teil I, Seite 34, und Amtsblatt des Bundespostministeriums Nr. 53, Seite 447) übernommen wurden. Danach ist für den postalischen Versand von Untersuchungsmaterial, das Krankheitserreger enthält oder dessen verdächtig ist, die Verwendung von Gefäßen aus Kunststoff bisher nicht zugelassen. Eine Änderung dieser unzeitgemäßen Bestimmung befindet sich in Vorbereitung. Lieferfirmen für Versandröhrchen aus Plastik: Aquila GmbH, 208 Pinneberg, Postfach 84. – A. Harre & Co, 3 Hannover-Linden, Postfach 20408.

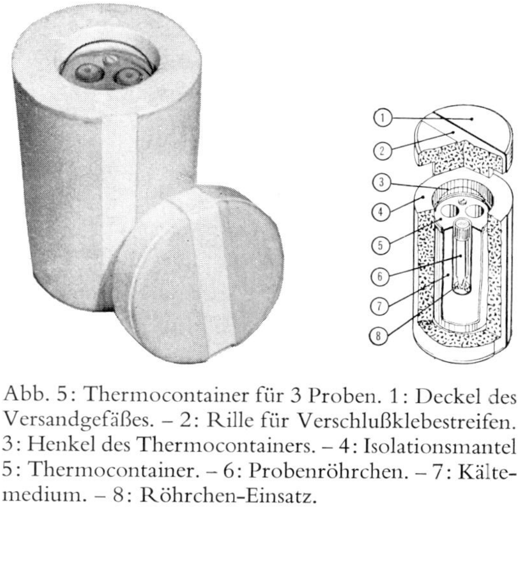

Abb. 5: Thermocontainer für 3 Proben. 1: Deckel des Versandgefäßes. – 2: Rille für Verschlußklebestreifen. 3: Henkel des Thermocontainers. – 4: Isolationsmantel 5: Thermocontainer. – 6: Probenröhrchen. – 7: Kältemedium. – 8: Röhrchen-Einsatz.

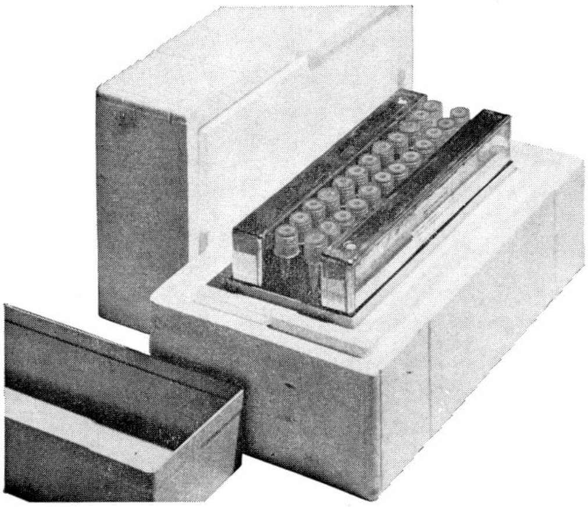

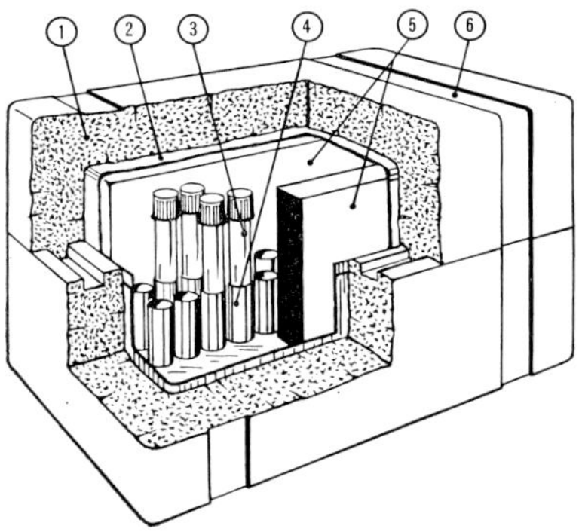

Abb. 6: Thermocontainer für 24 Proben. 1: Isolationsmantel. – 2: Innenkassette aus schlagfestem Kunststoff. – 3: Probenröhrchen. – 4: Halter für 24 Röhrchen. – 5: Behälter für Kältemedium. – 6: Rille für Verschluß-Klebestreifen.

Seit einiger Zeit sind sog. *Thermocontainer* auf dem Markt. In den Behältern werden neben den Proben Kühlmedien untergebracht, die vor dem Versand in Gefrierfächer von Kühlschränken eingelegt werden und beim Transport Kühlschranktemperatur während einer Zeit zwischen 12 und 48 Stunden aufrechterhalten. Bezugsquelle: Germa-Nunc Medizinplastik GmbH., 208 Pinneberg, Postfach 1108.

Bewertung von Untersuchungsergebnissen: Negative Befunde schließen das Vorhandensein bestimmter Erreger nicht aus – sei dies bedingt durch unsachgemäße Entnahme der Proben, sei es durch die Art der Übermittlung zum Labor oder durch Unzulänglichkeiten der Untersuchungstechnik. Erfahrungsgemäß ist die Wahrscheinlichkeit, durch eine einmalig durchgeführte Untersuchung eine diagnostische Klärung herbeizuführen, bei vielen Erregern nur gering. Das Laboratorium sollte unter Auswertung der vorhandenen Beurteilungsgrundlagen im gegebenen Fall auf diese Tatsache hinweisen und Kontrolluntersuchungen empfehlen.

Findet sich bei Wiederholungsuntersuchungen ein potentiell pathogener Keim wiederholt oder steigt seine Menge gar an, so erhärtet dies die Annahme, daß der nachgewiesene Mikroorganismus der Erreger eines bestehenden Krankheitszustandes ist. Schwierig kann insbesondere bei Mischkulturen die Frage sein, welchem der nachgewiesenen Keime eine ursächliche bzw. die Hauptbedeutung zukommt. Einen Hinweis kann u. U. das Mengenverhältnis der isolierten Organismen geben. Im Befund sollte deshalb der zahlenmäßige Anteil mitgeteilt werden (z. B. spärlich – mäßig viel – reichlich). Zu berücksichtigen ist dabei jedoch stets, daß die Menge der kulturell feststellbaren Keime von verschiedenen Faktoren beeinflußt werden kann, etwa von Ort und Art der Entnahme der Probe, von der Zeitdauer zwischen ihrer Entnahme und Verarbeitung, von den Anforderungen der Erreger an die Züchtungsbedingungen. Im letzteren Fall vermag das mikroskopische Originalpräparat oft einen besseren Einblick in die tatsächliche Situtaion zu vermitteln als der Kulturbefund.

Die folgenden Ausführungen beziehen sich in erster Linie auf bakteriologisch-mykologische Untersuchungen. Hinweise für Proben zur serologischen, parasitologischen und virologischen Untersuchung werden bei der Besprechung der einzelnen Erreger gegeben.

Bei gleicher Laborerfahrung und Qualität der Untersuchungstechnik steht die Qualität und Zuverlässigkeit der Ergebnisse bis zu einem gewissen Grad in Beziehung zum materiellen Aufwand. Dieser richtet sich nach den Möglichkeiten des einzelnen Labors und variiert in einem bestimmten Bereich. Die Ausführungen zur Untersuchungstechnik können daher nur einen Rahmen geben, der nach den gegebenen Möglichkeiten zu modifizieren ist. In jedem Fall sollten zwei Grundforderungen am Anfang der Überlegungen zum technischen Vorgehen stehen:

1. *Zuverlässigkeit der Ergebnisse:* Wichtig sind – abgesehen vom richtigen Entnahmeort und -zeitpunkt – hier schon ausreichende Vorkehrungen zur Vermeidung der Verwechslung von Proben.

Die peinliche Einhaltung eines bewährten Arbeitsablaufes, vom Auspacken des Materials bis zur Protokollierung der Ergebnisse und Ausfertigung der Befunde schützt hier vor Irrtümern. Die modernen Untersuchungsverfahren zwingen wegen ihrer Differenziertheit zur Bearbeitung durch erfahrene Kräfte, abgesehen von der Anwendung erprobter Methoden und Benützung einwandfreier Nähr- und Testsubstrate, Reagenzien und Kontrollsysteme.

2. *Schnelligkeit der Befunderstattung:* Die exakte und zugleich rasche Bestimmung des isolierten Erregertyps ist wünschenswert, aber oft sind beide Forderungen nicht gleichzeitig zu realisieren. Seit Einführung der Chemotherapeutika und Antibiotika tritt die Bestimmung der Sensibilität nachgewiesener Erreger zunehmend in den Vordergrund des Interesses des klinisch tätigen Arztes. Liegt das Ergebnis einer Resistenzbestimmung vor, so sollte, auch wenn der geprüfte Keim noch nicht völlig ausdifferenziert ist, sogleich eine erste Mitteilung an den behandelnden Arzt gegeben werden, sofern eine hinreichende Wahrscheinlichkeit dafür besteht, daß der betreffende Erreger für die vorliegende Krankheit ätiologisch bedeutsam ist; dies ist in vielen Fällen auch ohne eine exakte Artbestimmung entscheidbar. Das endgültige Resultat der Keimdifferenzierung kann dann gesondert mitgeteilt werden.

Blut- und Sternalmarkproben

Auftreten von Bakterien in der Blutbahn ist ein häufiges Ereignis bei zahlreichen Infektionskrankheiten wie bakterieller Meningitis, Pneumokokkenpneumonie, Wundentzündungen, Gallentraktinfektionen, Osteomyelitis, Puerperal- und Harnwegsinfektionen. Bakterien können ferner in der Blutbahn nachgewiesen werden nach Eingriffen in keimbesiedelten oder chronisch infizierten Körpergebieten, z.B. nach Zahnextraktionen, oder nach Blasenkatheterisierung („Katheterfieber"). Während das Vorhandensein von Bakterien im Blut in solchen Fällen in der Regel ein vorübergehendes Ereignis darstellt (transitorische Bakteriämie), werden bei anderen Krankheitszuständen die Bakterien wiederholt und schubweise oder dauernd in die Blutbahn eingeschwemmt (Septikämie, Sepsis). Die Zahl der Bakterien ist dabei meist gering. Aus diesem Grund und wegen der oft intermittierenden Einschwemmung der Erreger in die Blutbahn gelingt der Keimnachweis oft nicht beim ersten Versuch. Der Erfolg des Bakteriennachweises im Blut hängt nach dem Gesagten von der Zahl der Untersuchungen und häufig von der Wahl des geeigneten Zeitpunktes der Blutentnahme ab.

Bei verschiedenen Krankheiten steht die Wahrscheinlichkeit, ein positives Kulturergebnis zu erzielen, in enger Beziehung zum Stadium der Krankheit. So lassen sich die Erreger bei Typhus- und Paratyphus-Erkrankungen, Leptospirosen und Tularämie meist nur in den ersten Krankheitstagen im Blut nachweisen. Über längere Zeit hinweg, allerdings gewöhnlich nur in geringer Menge oder intermittierend, befinden sich die Erreger bei bakterieller Endokarditis und bei Brucellose im Blut. Der Nachweis gelingt hier am ehesten bei Exazerbation der Symptome und während Perioden erhöhten Fiebers. Erschwert wird er in allen Fällen, in denen eine antibiotische Behandlung eingeleitet ist. Aus all dem ergibt sich, daß Blutkulturen

1. *vor* dem Einsatz der antibiotischen Therapie (zumindest die erste Kultur),
2. *wiederholt* zu unterschiedlichen Zeitpunkten und mit größerer Menge (mindestens 8–10 ml, besser mehr) Blut,
3. in der für Blutkulturen *zweckmäßigen* Krankheitsphase eingesetzt werden sollten (s. Abb. 7),
4. negative Befunde einen septikämischen Zustand *nicht* ausschließen.

Der Ansatz von Blutkulturen ist in allen Fällen von mehrtägigem, ungeklärtem Fieber, postoperativen Wundinfektionen, infizierten Verbrennungen und sich rasch ausbreitenden Gewebsentzündungen zu empfehlen. Dies gilt ebenso für Fieberzustände bei stark geschwächten Personen, bei Behandlung mit Kortikosteroiden und bei Strahlentherapie.

Der mikroskopische Nachweis bakterieller Erreger im Blut ist praktisch immer aussichtslos. Dagegen sollte bei unklaren Fieberzuständen nach Auslandsreisen (Anamnese!) stets an die Möglichkeit einer Malaria (oder auch anderer Parasitosen) gedacht und in geeigneter Weise gefärbte Blutausstriche sorgfältig auf die entsprechenden Erreger durchmustert werden.

Gelegentlich führt die Untersuchung von Knochenmark (Sternalpunktat) noch zum Ziel, wenn wiederholte Blutkulturen negativ verlaufen sind, etwa bei Typhus (nach der ersten Krankheitswoche), bei Brucellose, Endocarditis lenta, ferner bei Histoplasmose.

Blutserum zur serologischen Untersuchung: Serologische Untersuchungen ergänzen oft die kulturelle Prüfung des Blutes. Bei bestimmten Infektionen ist die Diagnose der Krankheit nur auf serologischem Wege möglich bzw. in nichtspezialisierten Labors nur mittels serologischer Verfahren praktikabel. Näheres zur serologischen Untersuchung siehe im serologischen Teil.

In Betracht kommende Erreger:

Staphylococcus aureus und epidermidis
Typhus-, Paratyphus- und andere Bakterien der Salmonella-Gruppe
Sonstige Enterobacteriaceae
Streptokokken (insbesondere mit α-Hämolyse)
Enterokokken
Pneumokokken
Meningokokken
Haemophilus influenzae
Pseudomonas aeruginosa
Anaerobier (insbesondere Bacteroides- und Sphaerophorus-, Clostridium-Arten)
Brucellen
Pasteurellen
Achromobacter-Arten
Leptospiren
Listeria monocytogenes
Vibrio fetus
Francisella tularensis
Pathogene Hefen und Pilze
Parasiten
Viren

Gang der Untersuchung

Zwischen dem Eindringen der Bakterien in die Blutbahn und dem häufig folgenden Schüttelfrost bzw. dem Fiebermaximum liegt in der Regel eine Zeitspanne von 1–2 Std. Als günstigste Zeit für die Blutentnahme gilt daher die Periode des Fieberanstieges, etwa 1–2 Std. vor dem Höhepunkt der Temperatur. Bei Verdacht auf Krankheiten, in denen die Zahl der Erreger erfahrungsgemäß nur sehr gering ist, wie z.B. bei der Endocarditis lenta, sollten etwa 4 Blutproben innerhalb von 2 Tagen entnommen werden. Bei der Blutentnahme ist ein streng aseptisches Vorgehen eine entscheidende Voraussetzung für die Verwertbarkeit der Untersuchungsergebnisse. Die Probe wird gewöhnlich aus einer Vene der Ellenbeuge entnommen: Injektionsstelle mittels zweier, in Jodtinktur getränkter Tupfer gründlich desinfizieren, Jod nach Trocknung mit Alkohol(70%)-getränktem Tupfer entfernen. Dann mittels steriler Spritze mindestens 8–10 ml Blut entnehmen und sofort, vor Eintritt der Gerinnung, die bereitgestellten Nährmedien beimpfen (zur Verbesserung und Beschleunigung des Erregernachweises Nährsubstrate vorher im Brutschrank anwärmen!). Ist eine unmittelbare Beimpfung nicht möglich, so ist die Verwendung von evakuierten, Liquoid (polyanetholsulfonsaures Na) enthaltenden Venülen (Hersteller: Behringwerke, Marburg) zweckmäßig. Liquoid verhindert die Koagulierung des Blutes und schaltet zugleich die normale Bakterizidie des Blutes aus. Wenn nicht Einwegspritzen und -kanülen verwendet werden, sollte die benutzte Spritze heißluftsterilisiert sein; Kolben und Zylinder sind mittels steriler Pinzette zusammenzusetzen, auch die Kanüle ist unter Verwendung einer Pinzette aufzustecken in einer Weise, daß jegliche Kontamination mit Keimen der Hand mit Sicherheit vermieden wird.
Zusatz von p-Aminobenzoesäure bzw. Penicillinase bei eingeleiteter Sulfonamid- bzw. Penicillin-Behandlung s. S. 524. p-Aminobenzoesäure ist thermostabil und daher mit dem Medium autoklavierbar.

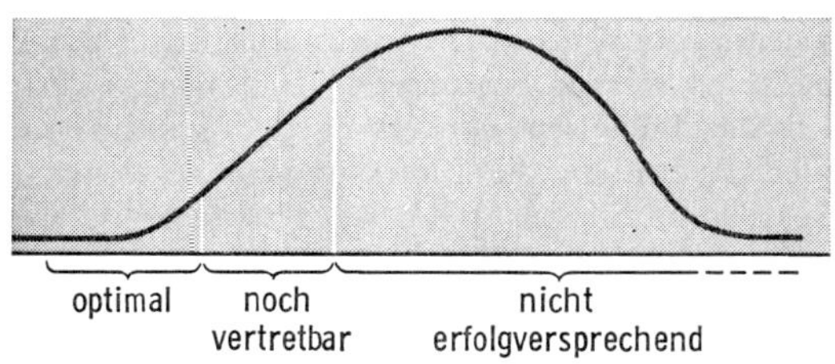

Abb. 7: Fieberkurve und Erfolgsaussichten für Blutkulturen.

Bei Zusatz von Penicillinase ist die Gefahr einer Verunreinigung der Nährsubstrate zu befürchten. Im allgemeinen erzielt man einen ausreichenden Verdünnungseffekt im Sinne der Ausschaltung der Wirkung von Penicillin (und von anderen Antibiotika) dadurch, daß man 1 Teil Blut mit 10 Teilen Nährsubstrat versetzt. Dieser Verdünnungseffekt beseitigt gleichzeitig die bakteriziden Kräfte des Blutes. In jedem Fall sollen die Proben möglichst rasch nach der Gewinnung verarbeitet werden. Da viele aus dem Blut gezüchtete Keime erhöhte Ansprüche an das Kulturmilieu stellen, sind nährstoffreiche Substrate wie Caseinpepton-Sojamehlpepton-Bouillon (Merck), Trypticase Soy Broth (BBL) oder andere Medien gleicher Qualität zu verwenden[1].

Kulturansatz: Während des ganzen Untersuchungsganges ist peinlichst auf die Vermeidung von Verunreinigungen zu achten. Je etwa 5 ml Blut werden eingeimpft in eine CASTAÑEDA-Flasche mit fester Agarschicht und 50 ml flüssigem Medium (S. 523) sowie in eine weitere Flasche (mit perforierbarer Gummikappe, darüber Schutzfolie) mit 50 ml Thioglykolatbouillon. Näheres zur CASTAÑEDA-Methode siehe S. 523. – Das Kölbchen mit Thioglykolatbouillon wird nach Bebrütung über Nacht leicht aufgeschüttelt und die Folie von der Kappe entfernt; mit der Spritze werden etwa 0,2 ml der Kulturflüssigkeit entnommen und diese zur Hälfte auf eine Schokoladenagar- bzw. Blutagarplatte ausgeimpft. Die erstere Platte wird bei erhöhter CO_2-Atmosphäre, die zweite anaerob bebrütet.

Mit positiven Ergebnissen ist in der Regel nach 1- bis 3tägiger Inkubation, manchmal jedoch erst später, zu rechnen. Flüssige Nährböden sollten letztmals nach etwa 3wöchiger Beobachtungszeit auf feste Substrate ausgeimpft und diese bis zum endgültigen Abschluß der Untersuchung weitere 3–6 Tage bebrütet werden (vorher kann ggf. ein vorläufiger negativer Befund erstattet werden unter Hinweis auf die weitere Fortsetzung der Prüfung).

Beachte: Wolkige Trübung der angesetzten Kulturen kann – meist erst nach längerer Bebrütung – auch ohne bakterielles Wachstum auftreten, z. B. infolge Entwicklung von Fibrinpartikeln bzw. Agarklümpchen. Die Natur der Trübung ist im Zweifelsfall durch weitere (kulturelle oder mikroskopische) Untersuchungen zu klären.

Das beschriebene Verfahren der Blutkultur kann in mannigfacher Weise modifiziert werden, z. B. durch Anfertigung von Gußplatten zusätzlich zu den Flüssigkulturen. In diesem Fall werden unter strenger Beachtung der Sterilität 2 ml der Probe in eine sterile Schale pipettiert, diese dann mit 20 ml eines hochwertigen Agars (nach Verflüssigung und anschließender Abkühlung auf 45–48°C) gemischt und nach Erstarrung des Nährbodens inkubiert. Nicht immer sind im Blut vorhandene Bakterien ebensogut in Gußplatten wie in flüssigen Medien nachweisbar. Dieser Feststellung steht die Möglichkeit gegenüber, Kolonie- bzw. Bakterienzahlen bei unmittelbar nach der Entnahme hergestellten Gußplatten bestimmen zu können. Keimzahlen ermöglichen allerdings, insbesondere wenn nur sehr wenige Kolonien gewachsen sind, keine sichere Entscheidung darüber, ob die gewachsenen Kolonien auf eine sekundäre Verunreinigung zurückzuführen sind oder ob es sich hierbei um die gezüchteten Krankheitserreger handelt.

Geronnenes Blut wird gewöhnlich eingesandt zur Durchführung serologischer Reaktionen. Nach Entfernung des Serums überträgt man bei Salmonellose-Verdacht den Blutkuchen in ein Röhrchen mit etwa 15 ml Rindergalle oder Gallebouillon (s. S. 537), bebrütet eine Woche bei 37°C und impft jeden zweiten Tag auf ENDO- oder LEIFSON-Agar aus. Die Ergebnisse lassen sich gelegentlich verbessern durch Zerquetschen des Blutkuchens mittels eines Glasstäbchens (Freisetzung eingeschlossener Erreger).

Optimale Ergebnisse werden nach THOMAS u. Mitarb. erzielt bei Zusatz von 100 E Streptokinase pro ml Nährsubstrat durch enzymatische Auflösung des Blutkuchens und Neutralisierung der hemmenden Wirkung des Serums.

Serum-Gewinnung für serologische Untersuchungen: Durch Venenpunktion gewonnenes Blut gerinnen lassen, Blutkuchen mittels Glasstab von der Röhrchenwand ablösen und Gefäß in den Kühlschrank stellen. Das nach einiger Zeit klar abgesetzte Serum abpipettieren.

Beachte: Blut keinesfalls unmittelbar nach der Entnahme zentrifugieren, da hierdurch der Gerinnungsvorgang gestört wird und es dann nur zur Bildung einer mehr oder weniger gallertigen Masse kommt.

Besonderheiten beim Nachweis spezieller Erreger in Blutproben

Salmonellen: Auf die Möglichkeit und die Verfahren, die Erreger bei Einsendung von Proben zur serologischen Untersuchung aus dem Blutkuchen nachzuweisen, wurde bereits eingegangen. Das Vorgehen bei ungeronnenen Blutproben entspricht den eingehend beschriebenen Grundsätzen und technischen Hinweisen.

---

[1] Als Micrognost-Blutkulturflasche wird von Biotest ein flüssiges, zur Züchtung aller in Betracht kommenden Keime geeignetes Fertigsubstrat vertrieben.

Vergrünende Streptokokken („Viridans-Streptokokken"): Siehe S. 57 u. 58.
Pneumokokken: Die Erreger sind schon vor Auftreten von Meningitis-Symptomen bzw. bei unbehandelter Pneumokokken-Meningitis oft im Blut vorhanden. Bei Pneumonie ist ihr Vorkommen im Blut ebenfalls ein häufiges Ereignis und es ist nicht ungewöhnlich, daß die Isolierung (bei reichlicher Begleitflora im Sputum) nur aus dem Blut gelingt. Zu berücksichtigen ist der rasche Eintritt der Autolyse in flüssigem Medium. Die angesetzten Nährböden sollten bei Verdacht auf Pneumokokkeninfektion daher stets nach eintägiger Bebrütung auf geeignete feste Substrate, z. B. auf Blutagar ausgeimpft und möglichst in CO_2-angereicherter Atmosphäre bebrütet werden. Dies gilt auch, wenn nach dieser Zeit eine sichtbare Trübung des Substrates noch nicht eingetreten ist.
Haemophilus influenzae: Der Keim ist häufig bei Haemophilus-Meningitis im Blut vorhanden. Eine Blutkultur ist daher in jedem Fall von Meningitis mit stärker getrübtem oder eitrigem Liquor zweckmäßig. Die Medien sollten erstmals nach Bebrütung über Nacht, dann noch mehrmals während der folgenden Tage auf Schokoladen-Agar ausgestrichen werden, der bei erhöhter CO_2-Konzentration zu bebrüten ist.
Meningokokken: Diese Erreger lassen sich ebenfalls bei einem Teil der Fälle bei unbehandelter Meningitis im Blut nachweisen. Wiederholte Ausimpfungen der beschriebenen Primärkulturen auf Schokoladen- oder Blutagar und Bebrütung der Sekundärkulturen in CO_2-angereicherter Atmosphäre sind zweckmäßig bzw. notwendig, ohne Rücksicht auf fehlende oder vorhandene Trübung der Ausgangskulturen und des (wie bei Haemophilus influenzae) schwerer zu beurteilenden GRAM-Präparates.
Brucellen: Wegen der hohen Ansprüche an die Kulturbedingungen, der Besonderheiten der Isolierung und des gewöhnlich nur sehr spärlichen Vorhandenseins der Erreger weist die Züchtung einen erhöhten Schwierigkeitsgrad auf. Es wird verwiesen auf die detaillierte Darstellung auf S. 136.
Listeria monocytogenes: Wegen der Schwierigkeiten der serologischen Diagnostik kommt dem Erregernachweis besondere Bedeutung zu. Er gelingt beim Menschen am häufigsten in Liquor- und Blutproben. Das Material sollte in zwei flüssige Nährsubstrate eingeimpft werden. Das eine Gefäß wird bis zu 2 Wochen bei 35–37° C bebrütet und während dieser Zeit wiederholt auf Blutagar zur aeroben Bebrütung ausgestrichen. Die andere Flasche wird in den Kühlschrank gestellt und – falls die bei 35–37° C bebrütete Kultur keinen Erregernachweis erbringt – während eines Monats wöchentlich auf Blutagar ausgeimpft und bei 35–37° C inkubiert.
Vibrio fetus und verwandte Organismen: Infektionen durch Vibrio fetus und verwandte Organismen sind nur mittels der Isolierung des Erregers mit Sicherheit zu erkennen. Der Erregernachweis gelang bisher am häufigsten aus dem Blut. Gut geeignet hierfür sind die Verfahren, die auch für die Isolierung von Brucellen angewandt werden; es wird daher auf die Beschreibung auf S. 136 verwiesen. Für die Primär- und für die ersten Subkulturen (z. B. auf Blutagar) ist erhöhte CO_2-Spannung notwendig. Die Kultivierung auf festen Substraten gelingt in der Regel erst frühestens nach 48stündiger Bebrütung in den flüssigen Primärkulturen.
Spirillum minus, der Sodoku-Erreger, ist im Gegensatz zu anderen bakteriellen Infektionen durch die mikroskopische Untersuchung des Blutes (Dicke-Tropfen- Methode bei GIEMSA-Färbung oder Untersuchung im Dunkelfeld) erfaßbar, falls das Blut zur Zeit des Fiebergipfels entnommen wird. Eine bessere Nachweismethode besteht in der subkutanen Injektion von Patientenblut, das zur Zeit einer Fieberattacke gewonnen wurde, bei mehreren weißen Mäusen.
Actinobacillus muris (Streptobacillus moniliformis): Die Isolierung gelingt am häufigsten aus dem Blut. Verfahren zur Züchtung siehe S. 161.
Francisella tularensis: Isolierung aus dem Blut siehe S. 149.
Leptospiren: Isolierung aus dem Blut s. S. 247.
Pathogene Pilze: Sie lassen sich nur in Sonderfällen im Blut nachweisen. Die Feststellung kann gelegentlich in Knochenmark (Sternalpunktat) gelingen und zwar auf mikroskopischem Wege nach GIEMSA-Färbung der Ausstriche, sonst kulturell auf SABOURAUD-Medium ohne Antibiotikazusatz. Man sollte dabei mehrere Schrägagar-Nährböden mit je etwa 0,3 ml des geronnenen Materials beimpfen und diese sowohl bei 37° als auch bei 22°C bebrüten.
Parasiten: Nachweis der in Betracht kommenden Organismen (besonders Plasmodien, Trypanosomen, Leishmanien, Mikrofilarien) siehe im Abschnitt „Parasiten", Seite 343ff.
Viren: Nachweis entsprechender Erreger, z. B. von Arboviren, siehe im Virologischen Teil.

Bewertung der Befunde: Noch einmal sei darauf hingewiesen, daß wegen des meist nur spärlichen Vorhandenseins von Krankheitserregern im Blut bzw. wegen der oft intermittierenden Einschwemmung der Keime ein einmaliger negativer Befund keinesfalls eine Septikämie ausschließen kann. Da Blutkulturen im negativen Fall eine relativ lange Zeit bis zur Fertigstellung der Untersuchung beanspruchen, kann mit Kontrolluntersuchungen in der Regel nicht so lange gewartet werden, bis ein endgültiges Ergebnis vorliegt. Im Interesse einer gesicherten Diagnose ist es zweckmäßig, mehrere Blutentnahmen an zwei aufeinanderfolgenden Tagen durchzuführen und, wenn es der Krankheitszustand erlaubt, erst nach der letzten Entnahme mit der Therapie zu beginnen.

Werden in den Kulturen Hautkeime wie Staphylococcus epidermidis, diphtheroide Stäbchen oder Saprophyten wie Bact. subtilis etc. gefunden, so darf dieser Befund in der Regel als Ausdruck einer sekundären Kontamination der Probe aufgefaßt werden. Wiederholter Nachweis von Koagulase-negativen Kokken begründet den Verdacht, daß auch diese in der Regel als apathogen geltenden Keime eine ursächliche Rolle beim Krankheitsprozeß spielen. Das gleiche gilt – einwandfreie Entnahme- und Isolierungstechnik vorausgesetzt – entsprechend für andere, gewöhnlich als Saprophyten betrachtete Mikroorganismen. In solchen Fällen sollte die Antibiotikaempfindlichkeit der Keime vorsorglich getestet und ggf. die Durchführung weiterer Kontrolluntersuchungen angeraten werden.

Selten sind Infektionen durch mehrere verschiedene Erregerarten. Man muß beim Nachweis von zwei oder mehr differenten Keimen daher stets an die Möglichkeit einer sekundären Verunreinigung der Probe denken. Offen bleibt dabei freilich, ob eine von zwei nachgewiesenen Bakterienarten nicht doch den Erreger darstellt, zu dem sich, etwa durch unsachgemäße Entnahme der Probe, ein Kontaminationskeim hinzugesellt hat. In der Regel schafft eine Kontrolluntersuchung in solchen Fällen Klärung. Immerhin scheinen nach neueren Untersuchungen Doppelinfektionen nicht ganz selten zu sein. In Erwägung zu ziehen hat man sie insbesondere bei intensiver antibiotischer oder Cortisontherapie (Hochstein, H.D. u. Mitarb., New Engl. J. Med. 273 [1965] 468). Als gesichert ist die Doppelinfektion anzusehen bei wiederholtem Nachweis derselben Erreger.

Im Falle positiver Blutkulturen sollte der behandelnde Arzt auf schnellstem Wege unterrichtet und die Empfindlichkeit des Erregers umgehend ermittelt werden.

Cerebrospinalflüssigkeit

Liegen bei einem Patienten meningitische Symptome oder anderweitige unklare neurologische Erscheinungen vor oder besteht ein komatöser Zustand unklarer Genese, so sollte dies in der Regel zur Entnahme von Cerebrospinalflüssigkeit für eine umfassende labormedizinische Untersuchung veranlassen. Wegen des oft rapiden Krankheitsverlaufes und der Gefahr irreversibler Schädigungen bei Infektion der Meningen kommt einer raschen ätiologischen Klärung durch die Untersuchung der Cerebrospinalflüssigkeit stets eine ganz besondere Bedeutung zu. Eine vollständige Untersuchung schließt dabei die mikroskopische Prüfung auf Krankheitserreger und die Bestimmung von Art und Zahl der Zellen sowie die kulturelle und chemische Untersuchung ein.

Bei infektiösen Meningitiden kann man einen gewissen Anhalt hinsichtlich der Ätiologie aus dem makroskopischen Aussehen des Liquors, aus dem Zellgehalt und aus Veränderungen in der chemischen Zusammensetzung gewinnen:

Bakterielle (außer tuberkulösen) Meningitiden: Liquor meist mehr oder weniger stark getrübt bis eitrig, starke Vermehrung meist polynukleärer Leukozyten (gewöhnlich mehr als $1000/mm^3$). Gesamteiweiß- und Zuckerwerte in der Regel stark erhöht, Chloride erniedrigt.

Meningitis durch Tuberkulosebakterien und durch Viren: Makroskopisches Aussehen, Zellgehalt und chemische Eigenschaften siehe S. 23.

Materialgewinnung: Die Cerebrospinalflüssigkeit ist normalerweise frei von Mikroorganismen. Der Nachweis von Keimen ist daher in der Regel der Feststellung der Krankheitserreger gleichzusetzen. Unter diesen Umständen ist es besonders wichtig, jede Verunreinigung der Probe bei der Entnahme auszuschließen. Der Lumbalpunktion, als der üblichen Methode der Materialgewin-

nung, ebenso wie der Subokzipitalpunktion hat daher – auch um eine Erregereinschleppung von der Haut in das ZNS zu verhüten – eine gründliche Desinfektion des Einstichbereiches vorauszugehen (wie für die Entnahme von Blut beschrieben, S. 18). Der Liquor sollte in einer Menge von 5–10 ml in einem, besser in zwei sterilen Röhrchen aufgefangen und auf schnellstem Wege weiter verarbeitet werden. Eine verzögerte Zuleitung der Proben zum Labor kann zur Folge haben, daß die Erreger (z.B. Meningokokken) nicht mehr züchtbar sind, daß infolge Absterbens von Leukozyten eine Reduktion der Zellzahl und eine Veränderung anderer Bestandteile (z.B. Verminderung des Zuckergehaltes) eintritt.
In jedem Fall bakterieller Meningitis sollte – abgesehen von der Liquoruntersuchung – eine Fahndung nach dem primären Herd der Infektion erfolgen. Die häufigsten Erreger (Meningokokken, Pneumokokken, Influenzabakterien) können bei rechtzeitiger Untersuchung u.U. aus dem Blut nachgewiesen werden. Andere Erreger dringen von benachbarten Entzündungsherden (z.B. bei Otitis media, Sinusthrombose oder bei Verletzungen, neurochirurgischen Eingriffen etc.) in den Liquorraum ein. In diesem Fall sollte Material von entsprechenden Stellen (Mittelohr, penetrierenden Kopfverletzungen etc.) gleichzeitig mit dem Liquor zur Untersuchung gebracht werden.
Bei Verdacht auf Meningokokken-Meningitis muß der Liquor unter Warmhaltung oder in einem Transportmedium dem Labor zugeführt und dort sofort verarbeitet werden, da der Erregernachweis wegen der Kälteempfindlichkeit dieser Organismen sonst in Frage gestellt wird (vgl. S. 70).

Als Meningitis-Erreger in Betracht kommende Mikroorganismen

Neisseria meningitidis
Haemophilus influenzae (vor allem Typ b)
Diplococcus pneumoniae
Achromobacter mucosus
Mycobacterium tuberculosis
Listeria monocytogenes
Staphylococcus aureus
Enterokokken
Sonstige Streptokokken
Pseudomonas aeruginosa
Enterobacteriaceae
Flavobacterium meningosepticum
Pasteurella multocida
Anaerobier (z.B. Bacteroides-Arten)
Leptospiren
Pilze (u.a. Candida albicans, Cryptococcus neoformans)
Viren

Gang der Untersuchung

Mit den Arbeiten ist umgehend nach Eintreffen der Probe zu beginnen. Bis zum Abschluß der erforderlichen Vorbereitungen stellt man den Liquor im Brutschrank ab.
Probe bei hoher Tourenzahl (3000–5000 U/min) zentrifugieren (bei eitrigem Material schon vorher mikroskopische Präparate anfertigen). Überstand abheben und den klinisch-chemischen bzw. serologischen Untersuchungen zuführen.

Die chemische Untersuchung sollte die quantitative Eiweiß-, Zucker- und Kochsalzbestimmung umfassen; der Ansatz einer Kolloidreaktion kann erforderlich sein. Serologisch kann untersucht werden u.a. auf Syphilis.

Das Sediment wird für die folgenden Untersuchungen verwendet:

Mikroskopisches Präparat: Sediment in kleiner Restmenge Liquor aufschwemmen, zwei Objektträgerausstriche anfertigen und diese nach Gram bzw. mit Methylenblau färben. Oft ermöglicht die mikroskopische Untersuchung schon eine vorläufige Diagnose oder sie vermag Hinweise über weitere Untersuchungsschritte zu vermitteln. Positive bakterioskopische Befunde sollten dem behandelnden Arzt baldigst mitgeteilt werden (wobei auf den vorläufigen Charakter dieser ersten Mitteilung hingewiesen werden sollte). Bei Verdacht auf tuberkulöse Meningitis wird mindestens ein weiterer Ausstrich nach Ziehl-Neelsen gefärbt. Eine Verbesserung des mikroskopischen Keimnachweises läßt sich dadurch erzielen, daß man das Material auf einen kleinen Fleck des Objektträgers aufbringt, eintrocknen läßt und dieses Vorgehen an der gleichen Stelle noch mehrmals wiederholt.

Bei Verdacht auf Cryptococcus-neoformans-Meningitis ist zusätzlich die Prüfung eines Tuschepräparates erforderlich.

Isolierung von Erregern: Restliches Sediment auf den unten beschriebenen Basissatz von Nährböden verteilen. Substrate 3 Tage (bei vorausgegangener Antibiotikatherapie 5–6 Tage) bebrüten, sofern sich nicht schon vorher Wachstum zeigt.

Blutagar: 2 Platten, zur aeroben und anaeroben Kultur; eine weitere Platte wird gegebenenfalls zur direkten Resistenzbestimmung mitgeführt;

Kochblut-(Schokoladen-)Agar: Zu bebrüten unter erhöhter CO_2-Spannung;

Thioglykolat- oder Leberbouillon (angereichert, z. B. mit FILDES-Extrakt): In normaler Atmosphäre zu inkubieren.

Auf das restliche Sediment gießt man ein verflüssigtes, auf etwa 40° C abgekühltes nährstoffreiches, halbstarres Substrat[1] mit Zusatz von 20% Serum oder Aszites und bebrütet aerob bei 37° C. Bei Trübung bzw. Indikatorumschlag impft man auf Blut- und Kochblutagar ab und inkubiert die Subkulturen bei 37° C aerob, anaerob und bei vermehrter CO_2-Spannung. Oft gelingt der Erregernachweis (insbesondere derjenige anspruchsvoller Keime) nur im halbstarren Medium allein.

Die beschriebene Nährbodenkombination ermöglicht die Isolierung der meisten bakteriellen Meningitiserreger. Zur Diagnose folgender Infektionen sind gesonderte bzw. zusätzliche Nährsubstrate oder sonstige Maßnahmen erforderlich:

Tuberkulöse Meningitis: Liquor klar oder leicht getrübt, Gesamteiweiß mäßig erhöht, Zucker und Chloride vermindert. Zellzahl vermehrt (hauptsächlich Lymphozyten, wenig polymorphkernige Leukozyten).

Mikroskopisches Präparat: Für die Anfertigung ist – falls vorhanden – das sog. Spinnwebsgerinnsel zu benützen, das sich beim Stehen der Probe bei Zimmertemperatur oder im Kühlschrank über Nacht bildet. Man entnimmt es vorsichtig mit einer glatten Platinöse, breitet es zusammen mit einem Tropfen Serum auf einem Objektträger aus, zerdrückt es durch Anpressen eines zweiten Objektträgers und färbt beide Ausstriche nach Lufttrocknung. Bildet sich kein Koagulum, so zentrifugiert man 30 min bei 5000 U/min und fertigt Präparate vom Sediment. Da stets nur eine geringe Anzahl von TbB. zu erwarten ist, ist es wichtig, reichlich Liquor für die Herstellung der Präparate zu verwenden und sie sehr gründlich zu durchmustern. Da die bakterioskopische Feststellung der Erreger nur bei einem Teil der Fälle gelingt, sollte stets der kulturelle oder tierexperimentelle Nachweis versucht werden.

Isolierung der Erreger: Siehe S. 190 (TbB.-Kultur und -Tierversuch).

Leptospiren-Meningitis: Erregernachweis s. S. 246.

Cryptococcus-neoformans-Meningitis: Die den Lymphozyten ähnelnden, im Liquor vorhandenen Hefezellen können bei mikroskopischer Untersuchung, sofern diese nicht mittels Tuschepräparat vorgenommen wird, der Feststellung entgehen (im Tuschepräparat sind die Kapseln gut sichtbar). Zur Kultur eignet sich SABOURAUD-Agar, der bei 22 und 37° C zu bebrüten und mehrere Wochen zu beobachten ist. Wegen des oft nur spärlichen Vorhandenseins der Erreger im Liquor sollte eine möglichst große Materialmenge verarbeitet werden.

Virus-Meningitis: Liquor meist klar, Zucker und Chloride im Bereich der Norm, Eiweißwerte leicht erhöht; Zellen vermehrt (überwiegend Lymphozyten). Ursächlich kommen insbesondere Enteroviren, das Herpes simplex-Virus und das Virus der lymphozytären Choriomeningitis in Betracht. Ferner kann aseptische (bzw. abakterielle) Meningitis auftreten u.a. bei Mumps, Masern, Windpocken.

Für die Versendung zur virologischen Untersuchung ist Liquor sofort nach Gewinnung einzufrieren und in tiefgefrorenem Zustand in dichtem Gefäß zu versenden (Thermosflasche mit Trokkeneis; Expreßsendung, besser per Boten).

Parasitär bedingte Meningitiden: Siehe im Abschnitt „Protozoen“.

[1] Zusammensetzung und Herstellung: 1,6 g Phenol Red Broth Base (Difco oder BBL) und 0,2 g Agar (z.B. OXOID No. 3) in 100 ml Aqua dest. unter Erwärmen auflösen, 15 min bei 120° C autoklavieren, auf 50° C abkühlen lassen, dann 20 ml sterile Aszitesflüssigkeit oder Rinderserum und 10 ml einer 10 %igen, sterilfiltrierten Dextroselösung zufügen und in Röhrchen zu je 10 ml verteilen.

Bindehautsekret

Untersuchungen von Bindehautsekret werden durchgeführt bei Entzündungen im Augenbereich und vor ophthalmologischen Eingriffen. Die Entnahme erfolgt bei Entzündungserscheinungen gewöhnlich mittels eines Abstrichtupfers von der Conjunctiva (Vorbereitung des Tupfers s. S. 25). Bei Ulcera entnimmt man Material vom Geschwürsrand. Untersuchungen vor Augenoperationen dienen der Klärung der Frage, ob und welche Keimbesiedlung vorliegt. Man verwendet hierzu sterile Seidenfadenstücke, die durch Einlegen in den unteren Bindehautsack mit Sekret getränkt wurden, sonst Tupfer.

Bei Entzündungen ist oft nur sehr spärlich Exsudat vorhanden. Es ist dann zweckmäßig, das Material mit der Öse zu entnehmen und es unmittelbar danach zu verarbeiten. Erreger von Entzündungen am Auge sind z.T. wenig resistent gegen äußere Einflüsse. Das Untersuchungsmaterial sollte daher stets vor Durchführung von Spülungen gewonnen und besonders rasch der Untersuchung zugeführt werden. Zu berücksichtigen ist auch, daß viele Entzündungen der Bindehaut nicht auf die Wirkung von Bakterien, sondern von Viren zurückzuführen sind. Häufig bestehen in diesen Fällen zusätzliche katharrhalische Symptome im Bereich der oberen Atmungswege. Bei Verdacht auf Virusinfektion, wie z.B. Einschlußkonjunktivitis oder Trachom, ist die Anfertigung mikroskopischer Präparate zur Färbung nach GIEMSA oder WRIGHT empfehlenswert. In solchen Fällen verwendet man am besten von der Conjunctiva abgeschabtes Material.

In Betracht kommende Erreger

Staphylococcus aureus
Haemophilus-Arten
α- und β-hämolytische Streptokokken
Diplococcus pneumoniae
Moraxella lacunata
Enterobacteriaceae
Pseudomonas aeruginosa
Achromobacter
Neisseria gonorrhoeae
Corynebacterium diphtheriae
Pilze
Parasiten
Viren

Gang der Untersuchung

Eitriges Sekret wird wie Eiterproben behandelt (s. dort). Nach Möglichkeit sollte – trotz meist nur spärlichen Materials – nicht nur kulturell, sondern auch mittels Primärpräparat mikroskopisch untersucht werden. Viren sind in bakteriologischen Labors gewöhnlich nur auf mikroskopischem Wege nachweisbar. Von der Conjunctivalschleimhaut abgeschabtes Material bringt man auf einen Objektträger und untersucht mikroskopisch nach Trocknung und GIEMSA-Färbung des Ausstriches auf Leukozyten und auf Einschlußkörperchen.

Verschiedene bakterielle Erreger sind sehr hinfällig und benötigen zum Wachstum hochwertige Nährsubstrate. Die Inkubation der Kulturen sollte bei erhöhter CO_2-Spannung erfolgen und sich über mindestens 2 Tage erstrecken. Mittels folgender Nährbodenkombination lassen sich praktisch alle bakteriellen Erreger von Augen- bzw. Bindehautentzündungen erfassen:

Blutagar: Als polyvalentes Substrat, das die Züchtung der am häufigsten vorkommenden Erreger ermöglicht.

Kochblutagar: Zur Züchtung hämophiler Organismen. Unterscheidung von H. influenzae und H. conjunctivitidis (KOCH-WEEKS): s. S. 154.

LÖFFLER-*Serum:* Insbesondere zum Nachweis von Moraxella lacunata. Der Keim ist in der Erstkultur oft nur auf diesem Substrat züchtbar.

Thioglykolat-Medium (möglichst mit Zusatz von FILDES-Extrakt): Zur Züchtung spärlicher, evtl. geschädigter, mikroaerophiler oder anaerober Keime. Bei Trübung Ausstrich auf Blut- und Schokoladenagar zur Bebrütung bei erhöhter CO_2-Spannung, ggf. auch anaerob.

Bei Verdacht auf Infektion durch Diphtheriebakterien, Gonokokken und Pilze ist die Anwendung spezieller Nährsubstrate, wie sie bei der Beschreibung dieser Organismen besprochen sind, zweckmäßig. Bezüglich des Nachweises von Parasiten und Viren wird auf die entsprechenden speziellen Abschnitte verwiesen. – Zur Versendung für die Untersuchung auf Viren nimmt man Material mittels Tupfer von der oberen und unteren Conjunctiva ab, preßt die Tupfer in etwa 3 ml Nährbouillon mit 1% Zusatz von Rinderserumalbumin (sonst von Gelatine) aus und leitet die Flüssigkeit, auf etwa 4°C abgekühlt, im Thermosgefäß dem Viruslabor zu.

Bewertung der Befunde: Diphtheroide Stäbchen, insbesondere Corynebact. xerosis, ferner Koagulase-negative Staphylokokken und andere apathogene Micrococcaceae kommen normalerweise auf der Conjunctiva vor. Im Gegensatz zu den vorher besprochenen Keimen kommt ihnen gewöhnlich keine pathogene Bedeutung zu. Vorhandensein von potentiell pathogenen Keimen wie Enterobacteriaceae und ihr Nachweis in kleiner Menge kann bei fehlenden Entzündungserscheinungen als zufallsbedingt angesehen werden. Bei Operationen können sie dennoch Gefahren auslösen; sie sind dementsprechend vorher durch geeignete Maßnahmen zu beseitigen und ihre Elimination ist, falls dies aus zeitlichen Gründen möglich ist, durch Kontrolluntersuchung zu sichern.

Tonsillen-, Nasen-, Rachen- und Mundabstriche

Entzündungen im Bereich der oberen Luftwege sind entweder die Folge lokaler oder, häufig, allgemeiner Infektionen. Oft handelt es sich dabei primär um Viruskrankheiten, auf welche sekundäre bakterielle Infektionen durch fakultativ pathogene Keime folgen, die normalerweise im Bereich von Mund, Nase und Rachen vorkommen können, z.B. Staphylokokken, Influenzabakterien, oder anaerobe Bewohner dieser Region. In anderen Fällen liegt eine direkte Übertragung von Mensch zu Mensch zugrunde, etwa bei Diphtheriebakterien, β-hämolytischen Streptokokken oder auch Staphylokokken, die in den Luftwegen von Kranken oder von gesunden Trägern vorhanden sind und im Wege der Tröpfcheninfektion übertragen werden.

Das entzündlich veränderte Gebiet ist gewöhnlich einer optischen Inspektion zugänglich, es ist gerötet oder von Exsudat, Eiter bzw. Membranen bedeckt. Material zur bakteriologischen Untersuchung kann von diesen Stellen gewöhnlich direkt, meist mittels Tupfer, entnommen werden. Hierbei läßt sich in der Regel eine Vielzahl von Bakterien nachweisen. Viele von ihnen gehören zur normalen Besiedlung dieser Körperregion, in der Mundhöhle z.B. vergrünende Streptokokken, diphtheroide Stäbchen, koagulasenegative Staphylokokken, saprophytische Neisserien, Laktobazillen, Hefen, verschiedene Anaerobier (Bacteroides-Keime, Fusobakterien, Aktinomyzeten, Leptotrichien etc.), ferner Borrelien, Treponemen und Myxobakterien. Abhängig von der Mundhygiene, von evtl. vorausgegangener Nahrungsaufnahme etc. können weitere Mikroorganismen nachweisbar sein, ohne daß ihnen bei der Auswertung der Befunde in der Regel eine besondere Bedeutung beizumessen ist, im Gegensatz zu anderen Bakterien, deren Nachweis gewöhnlich im Sinne einer krankhaft veränderten bzw. für pathologische Prozesse verantwortlichen Keimbesiedlung oder eines Keimträgertums zu bewerten ist.

Die Abstriche sollten vor Beginn einer chemotherapeutischen Behandlung, möglichst längere Zeit nach Nahrungsaufnahme oder nach Nasensäuberung und frühestens 4–6 Std. nach lokaler Behandlung mit Rachendesinfizienzien, Gurgeln u. dgl. durchgeführt werden.

Untersuchungen des Nasenraumes werden durchgeführt bei Ozaena und Lepra, vor allem aber bei anderweitigen Entzündungen und bei der Suche nach Trägern von Staphylococcus aureus, Streptococcus haemolyticus und Corynebact. diphtheriae. Bei Verdacht auf Ozaena entnimmt man eingetrocknetes Sekret und Borken. – Bei Lepraverdacht geht man unter Sichtkontrolle mit einem Platinspatel oder sonst mit einem Tupfer in die Nasenöffnung ein und entnimmt, vorzugsweise am hinteren Abschnitt des Septums, von verdächtigen Stellen Material zur Anfertigung eines Ziehl-Neelsen-Präparates (s. S. 205). Bei Fahndung nach nasalen Staphylokokken-, Streptokokken- oder Diphtheriebakt.-Trägern entnimmt man mit Tupfern, die zweckmäßigerweise vorher mit Nährbouillon leicht angefeuchtet wurden, Material unter Drehen und leichtem Hin- und Herbewegen im mittleren Bereich der beiderseitigen Nasenhöhlen.

Materialgewinnung mittels Abstrichtupfern: Erfahrungsgemäß wird einer richtigen Vorbereitung der Tupfer noch vielfach eine zu geringe Beachtung geschenkt, obwohl sich unter Realisierung einiger weniger Prinzipien bei kaum nennenswertem Mehraufwand die Ergebnisse der Untersuchungen deutlich verbessern lassen.

Metallionen und Fettsäuren in der verwendeten Watte können Keime schädigen, so daß sie nicht mehr gezüchtet werden können. Soweit möglich (Ausnahmen evtl. bei Nasopharyngealabstrichen und bei Materialentnahme von Kleinkindern) sollten Holzstäbchen verwendet werden, die zunächst in Sörensen-Puffer, pH 7,2, etwa 5 min autoklaviert, dann mit langfädiger medizinischer Watte in einer Länge von 2–3 cm und einem Durchmesser von 3–4 mm umwickelt werden sollen. Sehr günstige Berichte liegen über die Verwendung von Calciumalginat-Wolle vor, die aus Alginsäure, einem pflanzlichen Produkt, hergestellt wird (Bezugsquelle: Colab Laboratories, Inc., Chicago Heights, Ill., USA) und sich in üblichen Konservierungsflüssigkeiten auflöst. Verwendet man medizinische Watte, so sollte man die Tupfer für etwa 15 sec in unverdünntes Rinderserum tauchen, auf Filtrierpapier im Brutschrank etwa 30 min bei 37 °C trocknen, sie dann an den für den Verschluß der Versandröhrchen vorgesehenen Korken durch Einstechen befestigen und in den Versandröhrchen 20 min bei 121 °C autoklavieren. Eine solche Behandlung führt zur honiggelben Verfärbung der Watte, deren Fasern zugleich miteinander verkleben, und bewirkt nach Rubbo und Benjamin (1951) eine signifikante Verlängerung der Lebensfähigkeit zahlreicher pathogener Keime, die sonst während des Versandes absterben und damit dem Nachweis entgehen.

Herstellung von Tupfern zur Untersuchung auf pathogene Neisserien: Siehe Fußnote S. 67.

Beim Vorliegen pathogener Neisserien oder anderer empfindlicher Erreger (z.B. Bordetellen) wird eine Untersuchung bei längerer Transportdauer erst sinnvoll, wenn die Proben in geeigneten Konservierungsmedien zum Labor gesandt werden. Außer mit sachgemäß vorbereiteten Abstrichtupfern sollten die einsendenden Ärzte daher auch mit geeigneten Transportsubstraten beliefert werden, z.B. mit STUARTS Transportmedium (S. 533). Nach Durchführung des Abstriches wird der Watteteil des Tupfers in die Tiefe des Substrates eingesteckt. Um einen dichten Abschluß des Röhrchens zu gewährleisten, sind langstielige Tupfer gegen die Wand des Transportgefäßes abzubrechen und mittels steriler Pinzette oder mit dem Stopfen, der beim Verschließen in das Röhrchen gedrückt wird, in das Konservierungssubstrat einzutauchen. In diesem Fall wird der abgebrochene Tupfer für die Untersuchung im Labor mittels steriler (abgeflammter) Pinzette aus dem Transportröhrchen entfernt.

Zum Abstrich ist der hintere Teil der Zunge mit einem Spatel herunterzudrücken und das Material von entzündeten oder mit Sekret bzw. Eiter bedeckten Stellen der Tonsillen oder der hinteren Rachenwand unter Drehung des Tupfers zu entnehmen. Finden sich Membranen, so ist deren Rand vorsichtig abzuheben und Material von der Unterseite zu entnehmen, da sich die Erreger, vorzugsweise Diphtheriebakterien, hier besser nachweisen lassen. Bei Vorhandensein von Tonsillarkrypten ist mit dem Tupfer vorsichtig in diese einzugehen und Material unter drehender Bewegung abzunehmen. Berührung der Lippen und der Zunge oder anderweitige Verunreinigung der Tupfer mit Speichel ist nach Möglichkeit zu vermeiden.

Bei Verdacht auf Infektion durch Meningokokken, Keuchhusten- und Influenzabakterien sollten stets Nasopharyngealabstriche vorgenommen werden, da diese Erreger hauptsächlich im oberen Rachenraum vorkommen. Man führt sie gewöhnlich durch die Nase hindurch aus; die Tupfer sollten nur eine dünne Watteschicht tragen, damit eine Berührung der Wände des Nasenraumes bzw. eine stärkere Verunreinigung mit Nasensekret möglichst vermieden werden kann. Um ein Abstreifen der Watte beim Zurückziehen des Tupfers zu verhindern, klebt man die Watteschicht bei der Herstellung mit Kollodium an. – Bestehen Schwierigkeiten für die Durchführung des Nasopharyngealabstriches, so entnimmt man die Probe nach Eingehen durch den Mund mit gebogenem Tupfer (mit Drahtstiel, der vor Benutzung etwa 4 cm vor dem Vorderende gegen die Innenwand des Versandröhrchens gebogen wird), indem man mittels Spatel die Zunge niederdrückt und nach Passieren der Gaumenbögen den Tupfer nach oben dreht.

In Betracht kommende Erreger

Streptococcus haemolyticus
 (insbes. der serologischen Gruppe A)
Staphylococcus aureus (in größerer Menge)
Haemophilus influenzae (in größerer Menge)
Corynebacterium diphtheriae
Neisseria meningitidis
Diplococcus pneumoniae (besonders bei Kleinkindern)
Bordetella pertussis
Fusobakterien und Borrelien (in größerer Menge)
Candidaarten (in größerer Menge)
Myxobakterien
Treponema pallidum
Viren

Gang der Untersuchung

Die routinemäßige kulturelle Untersuchung muß alle geläufigen Entzündungserreger aus dem oberen Respirationstrakt zu erfassen gestatten, d.h. in erster Linie Streptococcus haemolyticus, Staphylococcus aureus, Haemophilus influenzae und Corynebacterium diphtheriae sowie nach Möglichkeit auch die Feststellung reichlicheren Vorhandenseins von Candida albicans und ggf. gewisser Anaerobier ermöglichen. Dementsprechend sollten die unten aufgeführten Nährböden bei Erkrankungsfällen routinemäßig angesetzt werden. Bei speziellen Fragestellungen kann die Nährbodenkombination entsprechend eingeschränkt bzw. das Untersuchungsverfahren durch Anwendung geeigneter zusätzlicher Substrate oder Untersuchungsmethoden erweitert werden.

Blutagar, 48 Std. zu bebrüten möglichst bei erhöhter CO_2-Spannung: Zum Nachweis von Stämmen, die erhöhte Ansprüche an die Züchtungsbedingungen stellen, wie Streptococcus haemolyticus, Staphylococcus aureus, Pneumococcus, ferner auch von Candida albicans. Tupfer auf einen kleinen Teil der Substratoberfläche abrollen, dann Material mit der Öse auf der Platte

verteilen. – Bei reichlicherem Vorhandensein gramnegativer Stäbchen kann das Auflegen eines mit Colistin (50 γ) oder Neomycin (30 γ) getränkten Filterpapierblättchens die Reinzüchtung der grampositiven Erreger ermöglichen.
Die meisten pathogenen Erreger sind nach Bebrütung über Nacht aufgrund ihrer Kolonie-Morphologie, evtl. in Verbindung mit entsprechenden Nährbodenveränderungen (Hämolyse), zu erkennen. Ggf. sind geeignete Identifizierungsverfahren anzuschließen.

Schokoladenagar wird in gleicher Weise wie die Blutagarplatte beimpft und bei erhöhter CO_2-Spannung bebrütet. Er ermöglicht insbesondere den Nachweis von Influenzabakterien, u. U. auch von Neisseria meningitidis. Für die Isolierung der hämophilen Keime hat sich die Auflage eines Filtrierpapierplättchens mit 10 γ Oleandomycin sehr bewährt. Nach Meningokokkenkolonien kann mittels Oxydasereaktion gefahndet werden (s. hierzu S. 71). Bebrütungszeit: 48 Std.

CLAUBERG *II- (oder III-) bzw. ein anderweitiges tellurithaltiges Elektivsubstrat* wird zuletzt, nach Beimpfung der genannten Medien, inokuliert. Wegen der starken Hemmwirkung des Mediums wird der Tupfer über die ganze Nährbodenfläche abgerollt, ohne daß eine Verteilung des deponierten Materials mittels Öse notwendig ist.

Verfahren zum Nachweis spezieller Erreger:

Streptococcus haemolyticus: Der Nachweis wird verbessert durch (gleichzeitige) anaerobe Bebrütung und durch Verwendung von Kristallviolett-Blutagar. Bei Verwendung von Blutagar-Gußplatten gelingt es, auch Gruppe A-Streptokokken zu erkennen, die nur Streptolysin O, nicht Streptolysin S bilden (Hämolyse tritt nur bei den im anaeroben Milieu gewachsenen Tiefenkolonien auf).

Staphylococcus aureus ist gewöhnlich auch bei reichlicher Mischflora auf einfachem Blutagar zu erkennen. Im Einzelfall kann es notwendig sein, zur Isolierung Spezialnährböden wie Mannit-Kochsalz-Agar oder das BAIRD-PARKER-Medium einzusetzen (s. S. 535 und 63).

Neisseria meningitidis kann zwar auf dem im empfohlenen Routine-Plattensatz enthaltenen Schokoladenagar gezüchtet werden; der Nachweis aus dem Rachen wird jedoch durch Verwendung von Spezialnährböden wesentlich verbessert (siehe S. 71, THAYER-MARTIN-Medium).

Corynebacterium diphtheriae: Der Nachweis sollte bei allen unklaren Entzündungen im Tonsillenbereich routinemäßig durch Mitführung eines Elektivsubstrates versucht werden. Bei Diphtherieverdacht ist ein Anreicherungssubstrat, wie das auf S. 541 beschriebene, mitzuführen.
Mikroskopische Direktpräparate nach NEISSER-Färbung können bestenfalls einen bestehenden klinischen Verdacht bei Vorhandensein entsprechender Stäbchen bekräftigen, sie erlauben aber gewöhnlich weder eine gesicherte Diagnose noch den Ausschluß der Erkrankung. So mag bei besonderer Dringlichkeit eine gründliche mikroskopische Untersuchung des Direktpräparates zwar dem behandelnden Arzt im Ausnahmefall für seine therapeutischen Entscheidungen nützlich sein; bei alleiniger mikroskopischer Untersuchung (etwa bei eingesandten Objektträger-Ausstrichen) sollte jedoch stets auf den vorläufigen Charakter des Befundes hingewiesen und eine kulturelle Kontrolle angeraten werden.

Hinzuweisen ist in diesem Zusammenhang auf die Tatsache, daß schwere Halsentzündungen durch A-Streptokokken einer Diphtherieerkrankung weitgehend ähneln können. Bei Diphtherieverdacht sollte deshalb stets eine Blut- bzw. eine Elektivplatte zum Streptokokkennachweis angesetzt werden. – Auch Soorbeläge können klinisch einen Anlaß zur Täuschung geben (Erkennung durch mikroskopisches Präparat und/oder Pilzkultur).

Bordetella pertussis: Es kann heute als gesichert gelten, daß Keuchhustenerreger besser mittels Nasopharyngealabstriches als mittels der früher weitgehend gebräuchlichen „Hustenplatte" nachweisbar sind. Beim Abstrich werden gewöhnlich einige Hustenstöße ausgelöst. Man beläßt den Tupfer während dieser Zeit im Nasenrachenraum, streicht unter Drehen und vorsichtigem Hin- und Herbewegen Material von der Rachenwand ab und inokuliert sofort geeignete Nährböden. Zur Isolierung hat sich BORDET-GENGOU-Agar mit Penicillinzusatz bewährt (S. 540). Die Bebrütung ist in CO_2-Atmosphäre (3–5%) über 4–5 Tage bei 35–37° C durchzuführen. Durch Verschluß der Kulturschale mittels Plastikband oder durch Einlegen von befeuchtetem Filtrierpapier in den Schalendeckel ist für Aufrechterhaltung ausreichender Feuchtigkeit zu sorgen.

Zum Abstrich geht man mit einem dünnen Tupfer durch die Nasenhöhle ein oder man erreicht den Nasopharynx durch Verwendung eines Tupfers mit Drahtstiel, der etwa 4 cm vor seinem

Ende gegen den oberen Rand des Versandröhrchens um 60° abgebogen wird.
Fluoreszenzserologischer Nachweis von Keuchhustenerregern: Siehe S. 157.

Myxobakterien werden sehr häufig in Zahntaschen bei entzündlichen marginalen Parodontopathien gefunden. Zur Isolierung impft man Material aus verdächtigen Stellen auf Blutagar ab und bebrütet anaerob (z.B. mittels FORTNER-Verfahren). Siehe auch S. 255.

Treponema pallidum und andere Treponemen: Siehe S. 242.

Candida albicans kann insbesondere bei Säuglingen, Kleinkindern und geschwächten Personen sowie nach längerer Antibiotikabehandlung zu starker Vermehrung gelangen und im Mundbereich in Form weißlicher, leicht abwischbarer Membranen in Erscheinung treten. Gehäuftes Vorhandensein ist meist schon im mikroskopischen Präparat zu erkennen. Auf Blutagar tritt gewöhnlich gute Entwicklung ein. Bei entsprechendem klinischen Hinweis sollten gleichzeitig Spezialnährböden zur Isolierung und nachfolgenden Identifizierung angesetzt werden, z.B. SABOURAUD-Dextrose-Schrägagar (s. S. 548); die Bebrütung soll sowohl bei 37°C als auch bei Zimmertemperatur erfolgen.

Fuso-borreliäre Entzündungen betreffen die Gaumenmandeln, aber auch andere Schleimhautbereiche des Mundes. Sie manifestieren sich insbesondere in Form der PLAUT-VINCENTschen Angina und der Alveolarpyorrhoe. Der Nachweis ist nur mikroskopisch möglich, siehe S. 241.

Untersuchung auf Virus- und Rickettsieninfektionen: Zur Erregerisolierung eignet sich Mund-Rachen-Spülflüssigkeit oder, besser, mittels Tupfer gewonnenes Rachensekret, das in den ersten 3 Krankheitstagen möglichst täglich entnommen werden soll. Für die Gewinnung von Spülflüssigkeit hält man den Patienten zum kräftigen Husten an und läßt dann wiederholt mit 5–10 ml Trypticase-Soy-Brühe, sonst mit anderweitiger Nährbouillon gurgeln. Die Flüssigkeit wird in sterile, dicht schließende Gefäße entleert. Abstrichtupfer werden in etwa 3 ml Nährbouillon mit Zusatz von 1% Rinderserumalbumin (oder 1% Gelatine) ausgepreßt, die Flüssigkeit auf Kühlschranktemperatur abgekühlt und in Thermosgefäßen dem Laboratorium zugeleitet. – Die Gewinnung des Materials sollte in den Morgenstunden erfolgen, damit es möglichst noch an demselben Tag verarbeitet werden kann.

Bewertung der Befunde: Werden Keime, die allgemein als Entzündungserreger bekannt sind, in Untersuchungsmaterial von Mund, Nase oder Rachen nachgewiesen, so bedeutet das noch nicht, daß es sich hierbei um die für die vorliegende Erkrankung verantwortlichen Organismen handelt. Beispielsweise findet sich Staphylococcus aureus in mehr als 30% der von gesunden Personen entnommenen Nasenabstriche neben den normalerweise vorhandenen apathogenen Neisserien, diphtheroiden Stäbchen und Koagulase-negativen Staphylokokken. Im Nasopharynx können neben der (vorwiegend aus vergrünenden Streptokokken und apathogenen Neisserien bestehenden) Normalflora auch pathogene Staphylokokken und Hämophilusarten, seltener auch Pneumokokken und sogar Meningokokken bei Gesunden nachweisbar sein. Ähnliche Verhältnisse bestehen im Oropharynx; hier sind neben der Normalflora (vorwiegend vergrünende Streptokokken, Laktobazillen, diphtheroide Stäbchen, apathogene Neisserien) bei etwa der Hälfte der Gesunden Hämophiluskeime, bei etwa einem Drittel Pneumokokken, seltener auch hämolysierende Streptokokken und gelegentlich Meningokokken nachweisbar. In der Mundhöhle dominieren vergrünende Streptokokken vor den eingangs (S. 25) aufgezählten übrigen Keimen. Erst etwa von der Mitte des Kehlkopfes ab beginnt die bakterielle Besiedlung beim Gesunden aufzuhören. Der Nachweis von Bordetella pertussis begründet bei Verdachtssymptomen fast stets die Diagnose Keuchhusten. Der Nachweis anderer, u.U. hochpathogener Erreger braucht dagegen, wie erwähnt, durchaus nicht immer mit der Feststellung des ursächlichen Agens einer Erkrankung gleichbedeutend zu sein (etwa die Isolierung von Meningokokken, Diphtheriebakterien oder pathogenen Staphylokokken, die u.U. sogar längere Zeit nachweisbar sein können, ohne Erkrankungen zu verursachen). Verschiedene Keime wie vergrünende Streptokokken, Neisserien (außer Meningokokken), diphtheroide Stäbchen, koagulasenegative Staphylokokken und Laktobazillen können nahezu immer als harmlose Kommensalen des Hals-Nasen-Mundbereiches betrachtet werden.

Das Wachstum nur vereinzelter Kolonien von Staphylococcus aureus, Diplococcus pneumoniae und Haemophilus influenzae läßt in der Regel noch keinen sicheren Schluß auf eine pathogene

Bedeutung dieser Keime zu. Sind sie dagegen in größerer Menge vorhanden, so muß ihre pathogenetische Funktion bei einem Krankheitszustand in der Regel bejaht werden. Ihr wiederholter Nachweis, noch mehr ein Ansteigen ihrer Zahl bei Wiederholungsuntersuchungen bestätigt in der Regel ihre Erregernatur. Bei kleinen Kindern, von denen kein Sputum zu gewinnen ist, kann andererseits bei bestehenden Lungensymptomen schon der Nachweis geringer Mengen von Pneumokokken im Nasopharyngealabstrich eine durch diese Erreger bedingte Pneumonie beweisen. Die Bewertung der Befunde soll also nicht schematisch erfolgen, sondern stets unter Berücksichtigung der Gesamtumstände (Menge der Keime, klinisches Bild, Alter des Patienten usw.).
Eine Infektionsursache kann schließlich auch bei Candidaarten, Enterobacteriaceae, Pseudomonaden etc. angenommen werden, wenn sie in größerer, vorherrschender Menge gefunden oder wiederholt nachgewiesen werden. Im Zweifelsfall sollte die Antibiotikaempfindlichkeit der verdächtigen Keime geprüft und auf die fragliche bzw. noch nicht genügend gesicherte Bedeutung als Erreger einer bestehenden Krankheit hingewiesen werden.

Zähne, Zahnwurzelkanal-Abstriche

Extrahierte Zähne: Vor der Extraktion ist das Gebiet um den Zahn und dieser selbst von Speichel etc. zu säubern und gründlich zu desinfizieren. Wurzelspitzen mit steriler Zange abzwicken, in hochwertige Nährbouillon mit Zusatz von 10% Serum und 0,1% Agar einbringen, mehrere Tage bebrüten. Bei auftretender Trübung auf feste Nährböden ausimpfen. Die Bebrütung hat aerob und anaerob zu erfolgen.
Aus der entstandenen Wundhöhle kann mittels Kürettage ebenfalls Material zur Untersuchung gewonnen werden; dabei wird in gleicher Weise vorgegangen wie bei der Untersuchung der Wurzelspitzen.
Zahnwurzelkanäle werden nach dem Vorschlag von GROSSMAN, L.I. (Endodontic practice. 6th ed., Philadelphia, 1965) mehrmals mit kleinen, sterilen Tampons ausgewischt (unter wiederholtem Wechseln des Tampons). Man führt dann einen weiteren kleinen Tampon bis zur Wurzelspitze vor, läßt ihn kurze Zeit hier liegen und impft ihn dann in nährstoffreiche Bouillon ein, der 10% Serum und 0,1% Agar zugesetzt ist. Das weitere Vorgehen entspricht dem, wie es oben für die Untersuchung von Zähnen beschrieben wurde. – Untersuchung des Wurzelkanals beim extrahierten Zahn: Zahn in einer Klemmvorrichtung fixieren (etwa in einem kleinen Schraubstock), Wurzelspitze mit 70%igem Alkohol desinfizieren, kurz abflammen, dann abzwicken mit steriler Zwickzange; anschließend den Kanal mit steriler „Nervnadel" ausbohren. Nadel im vorderen Teil abbrechen und das abgebrochene Vorderende in die oben beschriebene Bouillon einbringen.

Gehörgangs-, Mittelohr- und Nasennebenhöhlensekrete

Die Untersuchungsverfahren unterscheiden sich bei diesen Proben nicht wesentlich von der Prüfung von Eitermaterial.
Äußerer Gehörgang: Relativ häufig treten Aspergillus fumigatus oder auch andere Schimmelpilzarten bei Otomykose als Erreger auf. Die Züchtung gelingt auf gewöhnlichen Nährböden. Bei häufigem Baden, insbesondere bei stärkerer Chlorung und in heißem Klima sind schmerzhafte Gehörgangsentzündungen durch Pseudomonas aeruginosa häufig. Bei Gehörgangsabszessen und -furunkeln findet sich gewöhnlich Staphylococcus aureus.

Normale Flora: Staphylococcus epidermidis und Mikrokokken, diphtheroide Stäbchen, Bazillusarten, gelegentlich saprophytische Pilze.

Mittelohr: Bei akuten Entzündungen sind meist Pneumokokken (oft Pneumococcus mucosus), hämolysierende Streptokokken (vorwiegend der Gruppe A), Influenzabakterien und Koagulase-positive Staphylokokken nachweisbar. Bei chro-

nischer Otitis media finden sich überwiegend Proteus- und Pseudomonas-Bakterien, z.T. gemeinsam mit Anaerobiern (Bacteroides melaninogenicus etc.).
Bei der Materialentnahme, die am besten durch den Otolaryngologen durchgeführt werden sollte, ist besonders darauf zu achten, daß beim Eingehen in das Ohr eine Berührung der Gehörgangswand vermieden wird, da dies praktisch stets eine Kontamination der Proben und erschwerte Bewertbarkeit der Befunde mit sich bringt. Der Gehörgang ist zunächst zu reinigen; dann geht man unter Verwendung der für die Ohruntersuchung üblichen Instrumente mit einem sterilen Tupfer unter Sicht in das Ohr ein und entnimmt unter vorsichtigem Drehen des Tupfers das Material aus dem entzündeten Bereich.
Nasennebenhöhlensekret wird entweder direkt gewonnen oder in Form von Spülflüssigkeit. Im letzteren Fall ist Zentrifugieren vor Herstellung der mikroskopischen Präparate bzw. vor Ansatz der Kulturen zweckmäßig. Zu berücksichtigen ist die Möglichkeit der Kontamination durch normale Keime der Nasenhöhle.

Sputum, Bronchialspülflüssigkeit, Magennüchternsaft

Die Untersuchung von Sputum bzw. von Bronchoskopiematerial und Magennüchternsaft kommt hauptsächlich in Betracht bei Pneumonie, Lungenabszessen, chronischer Bronchitis, Bronchiektasen, generalisierten oder lokalisierten Mykosen, Lungentuberkulose.

Materialgewinnung: Am zweckmäßigsten für die Untersuchung ist Morgensputum, welches das während der Nacht angesammelte Sekret enthält. Der Patient soll angewiesen werden, vor der Expektoration die Zähne zu putzen, den Mund gründlich zu spülen und mit sauberem Wasser zu gurgeln. Das Material wird am besten in eine sterile Petrischale, sonst in ein breites Versandröhrchen entleert und sollte möglichst wenig Beimengungen von Speichel enthalten. – Magennüchternsaft ist möglichst rasch nach der Gewinnung zu neutralisieren (s. S. 186).

Die beste Bewertbarkeit von Untersuchungsbefunden ist gegeben bei gezielt durch Bronchoskopie gewonnenem Material.

In Betracht kommende Erreger

a) vorwiegend bei akuten Infektionen:

Diplococcus pneumoniae
Haemophilus influenzae (und andere Haemophilus-Arten)
Staphylococcus aureus
Bordetella pertussis (und andere Bordetella-Arten)
Klebsiellaarten oder andere Enterobacteriaceae
Streptococcus haemolyticus
Anaerobier (z.B. Fusobakterien, Bacteroidesarten, anaerobe Streptokokken)
Ferner: Bac. anthracis, Mycoplasma pneumoniae, Pasteurellaarten.
Viren

b) vorwiegend bei chronischen Infektionen:

Mycobacterium tuberculosis und andere Mykobakterien
Actinomyces israeli
Pseudomonas aeruginosa
Haemophilus influenzae
Parasiten
Candidaarten und andere Mykoseerreger.

Gang der Untersuchung

Probe in einer Petrischale ausbreiten; eitrige Anteile, Körnchen (Actinomyces-Drusen usw.) mit sterilem Stäbchen oder Öse entnehmen, vor weiterer Verarbeitung gegebenenfalls in eine zweite Petrischale übertragen und anhaftenden Speichel mittels steriler physiol. NaCl-Lösung abspülen. Eine andere Möglichkeit besteht in der Verflüssigung der Gesamtprobe durch Zufügung gleicher Teile N-Acetyl-l-Cystein-Lösung[1] und Schütteln bis zur Verflüssigung (einige Minuten).

Mikroskopische Untersuchung: Mindestens 2 Präparate anfertigen und je eines nach Gram bzw. Ziehl-Neelsen färben. Gegebenenfalls ein Nativpräparat auf Parasiten durchmustern. Das Gram-Präparat soll einen Überblick über Menge und Morphologie der vorhandenen Keime verschaffen.
Herstellung der Präparate: Geringe Menge eitrigen Materials (bzw. verflüssigter Probe) auf einen Objektträger aufbringen, einen zweiten Ob-

[1] 0,5 %ige Lösung von N-Acetyl-l-Cystein („NALC", s. S. 543) in Aqua dest., 15 min bei 120°C autoklaviert; siehe auch S. 191.

jektträger darauflegen, Probe zwischen beiden Gläsern quetschen, dann die Objektträger gegeneinander abziehen, so daß das Material in gleichmäßiger, dünner Schicht verteilt wird (wegen einer möglichen Aerosolbildung sollte diese Arbeit im Impfkasten durchgeführt werden).

Isolierung von Erregern: Zweckmäßig ist oft eine vorherige Verdünnung der Probe in physiol. NaCl-Lösung.

Blutagar: Man trägt eine kleine Menge Material auf, verteilt mit dem Spatel und benützt denselben Spatel für die Beimpfung einer weiteren Platte, um die Erzielung von Einzelkolonien sicherzustellen. Der Nährboden ermöglicht den Nachweis der gewöhnlich in Betracht kommenden Erreger bzw. die Abgrenzung verschiedener Keimarten aufgrund charakteristischer Koloniеformen (z.B. bei Pneumokokken) bzw. Nährbodenveränderungen (α- oder β-Hämolyse). Nach Pneumokokken ist mit der Lupe zu fahnden (flache, glänzende Kolonien, meist mit eingesunkenem Zentrum und Vergrünungshof).

Kochblut-(Schokoladen-)Agar: Zum Nachweis von Keimen mit erhöhtem Nährstoffbedarf, insbesondere von Haemophilus influenzae. Zu empfehlen ist die Bebrütung in CO_2-angereicherter Atmosphäre (Kerzenflammenmethode). – Zur Ausschaltung verschiedener Bakterien der normalen Mundflora legt man ein mit 10 γ Oleandomycin getränktes Filtrierpapierblättchen auf; im entstehenden Hemmhof wachsen Influenzabakterien oft in Reinkultur.

Laktose-Indikator-Nährboden wie ENDO- oder EMB-Agar zur Feststellung und ersten Differenzierung von Enterobacteriaceae und anderen gramnegativen Stäbchen.

Anaerob-Kultur, in Form von Leber- oder Thioglykolat-Bouillon (bzw., zusätzlich, einer Blut-FORTNER-Platte): Zur Feststellung anaerober (oder – mittels der flüssigen Nährböden – auch vorgeschädigter aerober) Erreger. Anaerobkulturen sind insbesondere indiziert bei fauligem Geruch der Probe (z.B. Lungenabszeß durch Bacteroides- oder andere anaerobe Keime) bzw. bei Vorhandensein von Drusen im Untersuchungsmaterial.

SABOURAUD-*Agar* mit und ohne Hemmstoffzusätzen (s. S. 548) zum Nachweis von Pilzen, insbesondere von Candida albicans. Neben Candida-Mykose kommen insbesondere Aspergillose und Geotrichose als Pilzerkrankungen der Lunge in Betracht.

Tierversuche an der weißen Maus durch Injektion von 0,5 ml Material i.p. bei Verdacht auf Infektion durch Pneumokokken, Haemophiluskeime, Pasteurellen, Tularämieerreger. Bei Vorhandensein pathogener Keime tritt der Tod gewöhnlich innerhalb 5 Tagen ein. Herzblut und ggf. auch Organe sind dann mikroskopisch und kulturell zu untersuchen. – Beachte: Bei Feststellung von Pasteurellen ist stets eine mögliche Spontaninfektion der Tiere in Erwägung zu ziehen.

TbB.-Kultur (und -Tierversuch) bei Tuberkuloseverdacht: Siehe hierzu die Beschreibung auf S. 190ff.

Zusätzliche Spezialnährböden (z.B. zur Züchtung von Mykoplasmen): Siehe die einschlägigen Kapitel im speziellen bakteriologischen Teil.

Virus- und Rickettsien-bedingte Erkrankungen des Respirationstraktes:

Unters.material: Gewöhnlich Sputum oder Rachenspülflüssigkeit; die Proben sollten während der ersten drei Krankheitstage entnommen werden. Gewinnung von Rachenspülflüssigkeit siehe S. 28. – Speichel, etwa bei Mumpsverdacht (hier auch Mundabstriche aus der Gegend der Speicheldrüsen-Ausführungsgänge), ist auf etwa 4°C abzukühlen und im Thermosgefäß dem Viruslabor zuzuleiten.

Parasitär bedingte Erkrankungen des Respirationstraktes: Siehe im Abschnitt „Parasiten". In Betracht kommen – abgesehen von den durch verschiedene Nematoden bedingten Lungeninfiltraten – vor allem Echinococcus, Paragonimus westermani (und kellicotti), Pneumocystis carinii.

Bewertung der Befunde: Während Bronchialspülflüssigkeit öfters frei von Begleitkeimen ist, erweist sich Sputum und Magensaft in der Regel als verunreinigt durch Keime der normalen Flora des oberen Respirationstraktes und der Mundhöhle (insbesondere vergrünende und anhämolytische Streptokokken, diphtheroide Stäbchen, Laktobazillen, Neisserien, Staphylococcus epidermidis). Als sicherstes Zeichen der Beimengung von Speichel gilt der Nachweis von vergrünenden Streptokokken.
Mit Ausnahme weniger Keime (z.B. Mb. tuberculosis, Milzbrandbazillen) werden praktisch alle Keimarten, die als Erreger von Infektionen der

tieferen Atemwege in Betracht kommen, in den höheren Abschnitten des Respirationstraktes auch von gesunden Personen gefunden. Ihr Nachweis ist deshalb, wenn sie nur in geringer Menge vorliegen, mit Zurückhaltung zu werten. Bei akuten Infektionen liegen die Erreger meist in größerer Menge vor, oft sogar in Reinkultur. Unter solchen Umständen ist die Interpretation eines Kulturergebnisses im Sinne des Nachweises des pathogenen Agens praktisch gesichert und entsprechende weitere Maßnahmen, insbesondere die Bestimmung der Antibiotika-Empfindlichkeit, sind unmittelbar anzuschließen. Vorsorgliche Sensibilitätsteste können auch angebracht sein, wenn Keime, die erfahrungsgemäß als Erreger von Lungenaffektionen fungieren können, in nur geringer Menge nachgewiesen werden. Hierbei sollte jedoch im Befund auf die fragliche Erregernatur dieser Keime aufmerksam gemacht werden.

Duodenalsaft- bzw. Gallenproben

Duodenalsaft- bzw. Gallenproben kommen zur Untersuchung insbesondere bei Entzündungen der Gallenwege (Cholezystitis, Cholangitis, Cholangiohepatitis). Die Erreger gelangen in das Gallenwegssystem entweder durch Aszension aus dem Darm, durch die Blutbahn oder über die Lymphgänge.

Materialgewinnung: Abgesehen von der Möglichkeit, Untersuchungsproben anläßlich oder im Gefolge von Operationen (Gallenblasen, Abstriche, Tupfer, Sekrete aus Drainagen) zu gewinnen, wird die Materialentnahme mittels Duodenalsondierung praktiziert, wobei Flüssigkeit gewöhnlich vor und nach Gabe eines galletreibenden Mittels aspiriert wird (Galle A und B).

In Betracht kommende Erreger

Enterobacteriaceae (insbesondere E. coli)
Enterokokken und andere Streptokokkenarten
Staphylococcus aureus
Pseudomonas- und Achromobacter-Keime
Anaerobier
Candidaarten
Parasiten (Lamblien, Helminthen)

Gang der Untersuchung

Sieht man von der Untersuchung auf Parasiten ab, so genügt in der Regel die kulturelle Prüfung des Materials. Der Nährbodensatz sollte insbesondere Blutagar, ENDO-Agar bzw. eine andere Laktose-Indikatorplatte, ein Substrat zur Züchtung von Enterokokken und einen flüssigen Nährboden, z.B. Thioglykolatbouillon, umfassen. Bei Verdacht auf Salmonellen (in Frage kommen insbesondere S. typhi und S. paratyphi B) ist der Kulturansatz entsprechend zu erweitern (siehe hierzu S. 114).
Zur Untersuchung auf Parasiten wird auf die einschlägigen Kapitel im parasitologischen Teil verwiesen.

Bewertung der Befunde: In der Regel ohne weiteres verwertbar sind Ergebnisse bei Material, das bei operativen Eingriffen gewonnen wurde, z.B. bei exstirpierten Gallenblasen. Die Beurteilung der Kulturbefunde von Duodenalsaftproben hat mit Zurückhaltung zu erfolgen. Bei den nachgewiesenen Keimen kann es sich um Bakterien handeln, die bei der Sondierung aus der Mundhöhle eingeschleppt, die verschluckt und bei der Passage durch den Magen nicht abgetötet wurden, oder die aus tieferen Darmabschnitten in das Duodenum aufgewandert sind. Erhöhter Beweiswert des Ergebnisses darf angenommen werden bei Sterilität der sog. A-Galle und reichlichem Bakteriennachweis in der B-Galle bzw. bei wiederholtem Nachweis desselben Erregertyps.

Pleura-, Peritoneal- und Gelenksflüssigkeiten

Obgleich Flüssigkeitsansammlungen in Körperhöhlen, Gelenken, Schleimbeuteln usw. nur zum Teil auf die unmittelbare Wirkung von Mikroorganismen zurückzuführen sind, sollte von der bakteriologischen Untersuchung in möglichst breitem Umfang Gebrauch gemacht werden. Bei steriler Entnahmetechnik sind nachgewiesene Keime praktisch stets als Erreger des pathologischen Zustandes anzusprechen. Zu denken ist vor allem an TbB., bei Gelenksentzündung auch an Gonokokken, bei Pleuritis bzw. Empyem u.a. an Bakterien, die von Lungenherden in den Pleura-

raum eingebrochen sind (Nocardien etc.), bei Peritonitis an Erreger, die bei Operationen in den Bauchraum verschleppt oder bei Darmperforationen dorthin gelangt sind (insbesondere Darmkeime einschl. Anaerobier).
Eine Vorrangstellung unter den Untersuchungen nimmt häufig der Nachweis bzw. Ausschluß einer tuberkulösen Infektion ein. Bei Empyem und Peritonitis kommt auch der Untersuchung auf Anaerobier vermehrte Bedeutung zu. Dünnflüssige Proben sind zu zentrifugieren, eitriges Material kann direkt verarbeitet werden. Mindestens zwei Ausstrichpräparate sollten angefertigt, davon eines nach GRAM, das andere nach ZIEHL-NEELSEN gefärbt werden. Außer Nährböden für TbB. (und ggf. für Pilze oder andere spezielle Erreger wie Aktinomyzeten) sollten folgende Substrate für die kulturelle Untersuchung verwendet werden:

Blutagar, 2 Platten, zur aeroben und anaeroben Bebrütung,

Schokoladenagar, zur Bebrütung unter erhöhter CO_2-Spannung,

Thioglykolat- oder Leberbouillon (ggf. mit Zusatz von FILDES-Extrakt), zur Bebrütung in normaler Atmosphäre. Bei Trübung ist die Kultur auszuimpfen auf die beiden anderen festen Substrate.

Eiter und Wundabstriche

Eiterungen, Wundinfektionen und Exsudatbildungen können zurückzuführen sein auf die Wirkung von Erregern, die zur natürlichen bakteriellen Besiedlung des Organismus gehören und als Folge besonderer Gegebenheiten wie Schleimhautschädigungen oder Verletzungen in das Gewebe eindringen (endogene Infektion), oder von Keimen, die ihren Sitz normalerweise außerhalb des Organismus haben und bei Traumen, ärztlichen Eingriffen etc. in das Gewebe gelangen (exogene Infektion). Die Zahl der Mikroorganismen, die für derartige Entzündungen in Betracht kommen, ist so groß, daß hier nur einige allgemeine Überlegungen und Prinzipien wiedergegeben werden können, die für die Gewinnung des Untersuchungsmaterials und die Isolierungsverfahren bei den wichtigsten Erregern bedeutungsvoll sind.
Der Materialgewinnung kommt bei Haut- und Schleimhautläsionen insofern besondere Bedeutung zu, als eine sekundäre Keimbesiedlung sehr häufig ist und dadurch die Verwertbarkeit der Laborergebnisse entscheidend beeinträchtigt werden kann. Eine besondere Beachtung verdient die Feststellung, daß bei eitrigen Prozessen, Exsudaten usw. sehr häufig anaerobe Keime als Erreger in Betracht kommen. Eine bloße aerobe Untersuchung der Proben würde daher nur in einem Teil der Fälle zu einem Erregernachweis führen.

Materialgewinnung: Zur Beseitigung von Sekundärkeimen ist vor Entnahme der Proben oberflächliches Sekret zu entfernen und Material aus der Tiefe der Wunden, Eiterungen usw. zu entnehmen. Bei Fisteln sollte man das erste austretende Sekret wegwischen und erst die folgende Flüssigkeit verwenden. Bei spärlichem Sekret versucht man, nach Reinigung des umgebenden Gebietes mit der Öse Material aus der Tiefe zu entnehmen. Der Inhalt von Abszessen sollte möglichst vor deren chirurgischer Öffnung gewonnen werden, z.B. mittels Spritze, nach gründlicher Desinfektion der Einstichstelle.
Ist nur sehr wenig Material verfügbar, so entnimmt man es für die Versendung zum Labor mittels steriler Glaskapillaren. Vielfach werden auch Tupfer verwendet, die man in das Exsudat eintaucht und im Glasröhrchen versendet. Größere Mengen von flüssigem Material füllt man in sterile Röhrchen, desgl. entnommene Gewebsteile. Der Nachweis empfindlicherer Erreger ist oft nur bei Verwendung eines Konservierungsmediums (S. 533) möglich.

In Betracht kommende Erreger

a) vorwiegend bei akuten Infektionen:

Staphylococcus aureus
Streptococcus haemolyticus
Enterobacteriaceae, insbes. Proteusarten
Pseudomonas aeruginosa
Pneumokokken
Enterokokken und andere Streptokokken
Haemophilusarten
Listeria monocytogenes
Candida albicans und andere Pilze

Anaerobier (Bacteroides- und Veillonellaarten, Peptokokken, Peptostreptokokken, anaerobe Korynebakterien, Fusobakterien etc.)
Milzbrandbazillen
Corynebacterium diphtheriae
Pasteurellen (insbes. nach Bißverletzungen)
Clostridienarten (Gasödem- und Tetanuserreger)
Erysipelothrix rhusiopathiae
Salmonellaarten
Francisella tularensis
Achromobacter- (einschl. Flavobakterien-)Arten

b) vorwiegend bei chronischen Infektionen:
Mycobacterium tuberculosis
Actinomycesarten
Nocardiaarten
Erreger von Systemmykosen
Parasiten

Gang der Untersuchung

Die Untersuchungsverfahren sollten neben Kultur und ggf. Tierversuch stets auch die mikroskopische Prüfung einschließen. Diese kann oft wertvolle Hinweise auf die Art der Erreger geben und die Wahl zweckmäßiger Isolierungsverfahren erleichtern.
Ist Eiter in größerer Menge vorhanden, so breitet man ihn in einer sterilen Schale aus und überprüft ihn auf besondere Bestandteile, z.B. auf Actinomyces-Drusen. Bei fötidem Geruch ist stets an das Vorhandensein von Anaerobiern zu denken. Eiter wird gewöhnlich direkt, flüssiges Material nach Zentrifugieren (15 min bei 3000 U/min) und Dekantieren des Überstandes, Gewebeteile nach Verreibung mit etwas Nährbouillon (im sterilen Mörser) untersucht.

Mikroskopische Untersuchung: Gewöhnlich genügt die Anfertigung eines GRAM-Präparates; bei Verdacht auf Tuberkulose ist ein weiteres Präparat nach ZIEHL-NEELSEN zu färben. In besonderen Fällen sind Spezialfärbungen heranzuziehen (Methylenblau-Färbung zur Feststellung bipolarer Färbbarkeit, Tuschepräparat zum Nachweis von Kapseln etc.).
Von eingesandten Tupfern stellt man zuerst Ausstriche auf Objektträgern her, die durch Abflammen keimfrei gemacht wurden, und benutzt die Tupfer dann zur Kultur. Eingetrocknete Tupfer verarbeitet man nach leichter Anfeuchtung mit steriler physiol. NaCl-Lösung.

Kulturelle Untersuchung: Die folgende Nährbodenkombination kann als Basissatz für die Kultivierung von Erregern aus Entzündungsprozessen angesehen werden. Je nach dem Ergebnis der mikroskopischen Untersuchung oder nach den besonderen Umständen sind ggf. zusätzliche Nährböden einzusetzen.

Blutagar: 2 Platten, davon je eine aerob bzw. anaerob zu bebrüten. Für die Aerobkultur ist gewöhnlich eine zweitägige Bebrütung bei 37°C ausreichend. Anaerobkulturen sollten 4–5 Tage, in Sonderfällen (z.B. bei Verdacht auf Aktinomykose) bis zu 10 Tagen inkubiert werden. Bei Verdacht auf Vorliegen einer Mischflora kann das Auflegen diagnostischer Testblättchen (S. 46) die Isolierung von Reinkulturen erleichtern. Schwärmhemmung von Proteusbakterien s. S. 134.

Laktose-Indikatorplatte wie ENDO- oder EMB-Agar: Ihr Ansatz ist wegen des relativ häufigen Vorhandenseins von gramnegativen Stäbchen zur Vordifferenzierung zweckmäßig.

Thioglykolat- oder Leberbouillon (evtl. mit Zusatz wachstumsfördernder Stoffe wie FILDES-Extrakt): Zur besseren Anzüchtung vorgeschädigter oder spärlich vorhandener bzw. mikroaerophiler Erreger, ggf. zur Ausschaltung von Hemmsubstanzen im Untersuchungsmaterial (Verdünnungseffekt). Das flüssige Substrat wird bei eingetretener Trübung auf Blutagar (aerob und anaerob) ausgestrichen, falls die festen Nährböden nach 24- oder 48stdg. Bebrütung kein Wachstum zeigen.

Spezialnährböden und Tierversuche zur Isolierung seltener Erreger einschl. TbB., Pilzen und Parasiten (insbes. Amöben bei Leberabszessen): siehe die Ausführungen bei der Besprechung der einzelnen Erreger.

Bewertung der Befunde: Häufigste Erreger von Eiterungen und Wundinfektionen sind Staphylococcus aureus, Streptococcus haemolyticus, Enterobacteriaceae (letztere besonders bei Lokalisation des Prozesses in der unteren Körperhälfte), Pseudomonas aeruginosa und Anaerobier (Streptokokken, Korynebakterien, Bacteroides-Keime etc.). Bei reichlichem Nachweis können diese Keime in der Regel als Erreger gewertet werden, auch wenn eine Verunreinigung der Wunden, Entzündungsherde etc. von außen nicht ausgeschlossen werden kann. Bei spärlichem Nachweis von Darmbakterien, insbesondere aus Prozessen nahe der Anal- bzw. Dammregion, ist eine kritische Beurteilung angebracht. Spärlicher Nachweis von koagulasenegativen Staphylokokken, diphtheroiden Stäbchen oder aeroben Sporenbildnern ist in der Regel als Ausdruck einer Verunreinigung zu betrachten. Bei reichlichem oder wiederholtem Nachweis bzw. bei Züchtung dieser Keime in Reinkultur ist die Durchführung einer Resistenzbestimmung begründet; der Befund sollte einen Hinweis auf die fragliche Erregernatur der gezüchteten Keime enthalten.

Stammt das Material aus Abszessen oder Körperhohlräumen, die keine Verbindung zur Außenwelt haben, so sind die gezüchteten Keime – sachgemäße Entnahme und Verarbeitung vorausgesetzt – in der Regel als Erreger des Entzündungsprozesses zu betrachten. Spärlicher Nachweis von Haut- oder Schleimhautkeimen (z. B. von koagulasenegativen Staphylokokken, Diphtheroiden und anderen Keimen der Normalflora) sollte jedoch auch hier an eine Kontamination bei Einstich oder Inzision in die Haut oder Schleimhaut denken lassen.

Die Erregernatur nachgewiesener Anaerobier kann insbesondere bei Abszessen im Mund-Hals-Bereich, bei Abdominalverletzungen, stark zerklüfteten Wunden, Puerperalinfektionen, DOUGLAS-Abszessen und Nekrosen als gesichert gelten, d. h. in erster Linie in Regionen mit physiologischer Besiedlung durch Anaerobier bzw. dort, wo abgestorbene Gewebsteile die für die Anaerobiervermehrung erforderlichen Bedingungen schaffen. Gemeinsames Vorkommen mit aeroben Keimen in Entzündungsprozessen ist insbesondere bei Clostridien nahezu die Regel. Deshalb sollte man sich mit dem Nachweis von Aerobiern nicht ohne weiteres begnügen, sondern den Anaerobkulturen auch beim Nachweis aerober Erreger die gleiche Beachtung widmen wie bei Sterilität der aerob bebrüteten Nährböden.

Gewebeproben, Biopsiematerial

In Frage kommen exzidierte Tonsillen, Operations-, Sektionsmaterial etc., insbesondere aber auch Organmaterial von diagnostischen Tierversuchen. Wegen der mannigfachen, für den Erregernachweis in Betracht kommenden Keimarten müssen Nachweismethoden gewählt werden, die das ganze in Frage kommende Erregerspektrum zu erfassen ermöglichen.

Gewinnung des Materials: Eine Kontamination, insbesondere durch Oberflächenkeime, ist nach Möglichkeit zu vermeiden; ferner ist darauf zu achten, daß die Wirkung lokaler Desinfizienzien ausgeschlossen bleibt. Bei der Entnahme von Tierorganen ist das Fell im Inzisionsbereich zu desinfizieren. Nach erfolgter Inzision ist es in genügender Ausdehnung abzupräparieren. Nach Wechseln der Instrumente werden die Gewebsteile bzw. Organe entnommen und in einer sterilen Petrischale aufbewahrt.

Autopsiematerial, Tonsillen und anderes kontaminiertes Gewebe wird mit der Sparflamme des Bunsenbrenners an der Oberfläche abgeflammt. Nach Eröffnung des Gewebes und erneutem Wechseln der Instrumente wird dann Material aus dem zentralen Bereich herauspräpariert.

Bei Todesfällen kann die mikrobiologische Untersuchung von Organproben oft entscheidende Informationen liefern, wenn sie unter sterilen Kautelen und frühzeitig nach dem Eintritt des Todes entnommen wurden. Etwa ab 6 Std. nach dem Tode ist mit der Einwanderung von Darmbakterien in die Gewebe zu rechnen.

Gang der Untersuchung

Gewebeteile mit steriler Schere zerkleinern und in einem sterilen Mörser mit wenig Nährbouillon, evtl. zusätzlich mit etwas sterilem Sand, gründlich verreiben. Feste Bestandteile absetzen lassen, überstehende Flüssigkeit mit PASTEUR-Pipette abheben und weiterverarbeiten.

Als „Basis"-Kombination von Züchtungssubstraten kann der folgende Nährbodensatz gelten:

Blutagar zur (Langzeit-)Bebrütung aerob, anaerob und bei erhöhter CO_2-Spannung, gegebenenfalls bei verschiedenen Temperaturen und unter Auflegen Antibiotika-getränkter Blättchen (siehe S. 46);

Laktose-Indikatorplatte wie ENDO- oder MCCONKEY-Agar zur Vordifferenzierung gramnegativer Stäbchen;

Leber- oder Thioglykolatbouillon (ggf. angereichert, z. B. mit FILDES-Extrakt oder Serum) bei anaeroben Keimen, nach Vorschädigung der Erreger, zur Verminderung oder Beseitigung etwaiger Antibiotikawirkungen (Verdünnungseffekt).

Mögliche Ergänzung der Basiskombination

Azid-Agar zum Enterokokkennachweis. Bebrütung bei 45°C ermöglicht meist die Keimzüchtung auch bei stark verunreinigten Proben.

Kochblut-(Schokoladen-)Agar, evtl. mit aufgelegtem Oleandomycin-Blättchen (10 γ), zur Kultur anspruchsvoller Keime, wie Hämophilus-Arten und Neisserien; Bebrütung in CO_2-Atmosphäre.

Tryptose-Agar mit 5 % Blutzusatz, zur Brucellenkultur, zur Bebrütung in (normaler und in) CO_2-angereicherter Luft. Näheres siehe S. 136.

Angereicherter Cystin Heart Agar mit Antibiotikazusatz oder ein anderes geeignetes Medium zum Nachweis von Francisella tularensis; siehe S. 540.

SABOURAUD-*Agar* oder andere geeignete Substrate mit und ohne Zusatz von Antibiotika zum Nachweis pathogener Pilze einschließlich Nocardiaarten (s. S. 548ff.).

Mykobakterien-Nährböden für die Kultur von TbB. und atypischen säurefesten Stäbchen.

Listerien-Nachweis: Siehe S. 181.

Gasödemerreger-Nachweis: Mittels anaerobem Blutagar, Leber- oder Thioglykolat-Bouillon bzw. Spezialnährböden, s. S. 546ff.

Leptospiren-Nachweis: Siehe S. 246ff.

Tierversuche zum Nachweis von Tetanusbazillen und ihres Toxins s. S. 234ff. (dort auch kulturelle Nachweisverfahren).

Zur virologischen Untersuchung wird Sektionsmaterial, das möglichst frühzeitig post mortem entnommen worden sein sollte, als Expreßgut versandt (gekühlt auf etwa 4° C, im Thermosgefäß, oder tiefgefroren – letzteres nicht bei der Fahndung nach Erregern respiratorischer Infekte).

Harnröhren-, Zervix-, Vaginal- und andere Genitalsekrete

Beim Mann kommt die Untersuchung von Genitalsekret, meist in Form von Harnröhrenabstrichen, in erster Linie bei Urethritis in Betracht (Ursache: Gonokokken, unspezifische Erreger, Trichomonaden). Als weiteres Material aus dem Genitalbereich kommt gelegentlich Prostatasekret zur Untersuchung.

Bei der Frau können insbesondere nach der Entbindung akute Infektionen des Genitaltraktes auftreten. Der Erregernachweis gelingt dabei gewöhnlich im Zervikalsekret bzw. ist – z.B. bei Puerperalsepsis – im Blut zu versuchen. Weitere Infektionen, bei denen eine lokale Entnahme von Untersuchungsmaterial zur Feststellung des Erregers führen kann, sind insbesondere Gonorrhoe (häufig als Zervizitis, Urethritis, Bartholinitis), Candidiasis und Trichomoniasis (z.B. in Form akuter oder chronischer Vaginitis bzw. Vulvovaginitis).

Im distalen Bereich der männlichen Harnröhre finden sich normalerweise in geringer Menge Koagulase-negative Staphylokokken, diphtheroide Stäbchen und Streptokokkenarten, evtl. Darmbakterien, gelegentlich Mycobact. smegmatis. – Die gesunde Zervix beherbergt keine oder nur sehr wenige Bakterien. Die Vaginalflora hängt in ihrer Zusammensetzung weitgehend vom pH des Scheidensekretes ab. Normalerweise finden sich überwiegend Laktobakterien (DÖDERLEIN-Stäbchen), ferner in geringer Menge auch Koagulase-negative Staphylokokken, Enterokokken, andere Streptokokken (einschl. Peptostreptokokken), Bakteroides-Keime und Enterobacteriaceae. Die bakterielle Besiedlung der Vulva entspricht weitgehend einer Mischung aus der Scheidenflora und derjenigen der Haut der Genitalregion.

Materialgewinnung

Beim Mann: Für die Untersuchung auf Gonokokken, Trichomonaden, Mykoplasmen etc. wird der Bereich der Harnröhrenöffnung mittels milder Seifenlösung und anschließendem Abtupfen mit einem wassergetränkten, sterilen Tupfer gereinigt.

Falls reichlicher Sekret vorhanden ist, wischt man die ersten Tropfen ab und preßt etwas frisches Sekret aus, indem man die Harnröhre nach vorne ausstreicht. Das Material entnimmt man mittels Tupfer, Öse oder Kapillare.

Material zur Untersuchung auf Gonokokken sollte in STUARTS Transportmedium eingebracht werden, wenn es nicht sofort nach Entnahme verarbeitet werden kann. Im Labor sollte es sofort auf die geeigneten Nährböden aufgebracht werden. Aufbewahrung bei Zimmertemperatur führt rasch zum Absterben der Gonokokken, wenn sie nicht im STUARTS Medium konserviert sind. Dieses Transportsubstrat gewährleistet einen Nachweis der Erreger in etwa 95% der Proben, sofern diese innerhalb 12 Std. nach Gewinnung zur Kultur gebracht werden. Größerer Zeitabstand verringert zunehmend die Möglichkeit der Isolierung.

Um Sekret von der Prostata zu gewinnen, wird die Drüse vom Rektum aus massiert und das Material in einem sterilen Uhrgläschen aufgefangen. – Materialgewinnung bei Verdacht auf Syphilis s. S. 242, bei Verdacht auf Ulcus molle s. S. 154, bei Verdacht auf Granuloma venereum s. S. 163 (nach Möglichkeit Buboneneiter verwenden).

Bei der Frau: Zervixsekret wird unter Verwendung eines sterilen Vaginalspekulums entnommen. Das Spekulum soll nicht in eines der üblichen Gleitmittel eingetaucht werden, da diese gewöhnlich antibakterielle Substanzen enthalten; man benetzt es daher für die Untersuchung nur mit Wasser. Das Sekret kann mittels Tupfer, Öse oder Glaskapillare entnommen werden. Urethralabstriche entnimmt man unter Spreizen der Labien und nach Säuberung der Urethralöffnung (mit milder Seifenlösung und anschließendem Abtupfen mit sterilem Wasser) mittels Öse oder Tupfer, evtl. nach vorherigem Ausdrücken der Urethra von der Scheide her. Entsprechend geht man auch vor bei der Gewinnung von Sekret der BARTHOLINIschen Drüsen. Die Gewinnung von Proben zur Untersuchung auf Syphilis und andere venerische Erkrankungen entspricht im wesentlichen dem für die Materialgewinnung beim Mann beschriebenen Vorgehen. – Gonokokken werden am sichersten aus Urethral- und Zervixabstrichen nachgewiesen, bei Kindern jedoch besser aus dem Vaginalinhalt.

Herstellung von Abstrichtupfern siehe S. 67.

In Betracht kommende Erreger

Erreger venerischer Erkrankungen (s. o.)
Enterobacteriaceae
Listeria monocytogenes
Anaerobier (Streptokokken, Bacteroides-, Sphaerophorus-Arten, Aktinomyzeten etc.)
β-hämolytische Streptokokken
Mycobacterium tuberculosis
Candida albicans
Vibrio fetus
Mycoplasma
Trichomonas vaginalis

Gang der Untersuchung

Im Nährbodensatz sollte bei Untersuchung von Material aus dem Genitaltrakt außer Blutagar (aerob und anaerob zu bebrüten) stets ein Nährboden zum Gonokokkennachweis (Kochblutagar, besser das THAYER-MARTIN-Substrat, bebrütet bei erhöhtem CO_2-Gehalt), ferner ein flüssiger Nährboden (z.B. Thioglykolat- oder Leberbouillon mit Zusatz von FILDES-Extrakt) enthalten sein.

Besonders seien noch Listeria monocytogenes, Vibrio fetus und Toxoplasma gondii erwähnt. An diese Erreger sollte bei Abortus unklarer Genese gedacht werden. Bezüglich Einzelheiten der Diagnose wird auf S. 181, S. 85 bzw. S. 399 verwiesen.

Ungefärbte Direktpräparate müssen insbesondere bei Verdacht auf Trichomonadeninfektion angefertigt und sofort durchmustert werden, da die charakteristische Bewegung bald erlischt und morphologische Veränderungen eintreten. Nicht selten liefern Kulturen positive Befunde, wenn die Erreger mikroskopisch nicht festgestellt werden konnten[1].

Gefärbte Präparate (gewöhnlich GRAM-, sonst auch Methylenblau-Färbung) werden im weiten Umfang für die Gonorrhoediagnose angewandt; im Verdachtsfall sollte stets auch kulturell untersucht werden. – Bei Vaginalmykose (Candida albicans) gibt in der Regel schon das GRAM-Präparat Aufschluß über die Ätiologie, wobei reichlich Sproßzellen, vermischt mit fädigen Elementen, gefunden werden. Isolierung: SABOURAUD-Agar mit Antibiotikazusatz (S. 148).

[1] Fertigsubstrat für den Probenversand und zur Kultur von Trichomonaden: Micrognost-Trichomonas-Kulturflasche (Biotest).

Urin

Eine gesicherte Diagnose fraglicher Harnwegsinfektionen ist ohne bakteriologische Untersuchung nicht möglich, wenn auch bei einem Teil der Fälle mittels verschiedener anderer Testverfahren Hinweise für die Beurteilung gewonnen werden können. Bei Infektionen der oberen Abschnitte des Harntraktes treten die Erreger in der Regel sehr rasch in der Harnblase auf. Da der Urin für die meisten Mikroorganismen ein gutes Vermehrungsmedium darstellt, pflegen sie sich in der Zeit zwischen den Miktionen gewöhnlich erheblich zu vermehren. Diese Vermehrung tritt um so deutlicher in Erscheinung, je länger der Harn in der Blase zurückgehalten wird. Läßt man bei Harnwegsinfektionen eine Zeit von mindestens 3 Stunden seit dem letzten Wasserlassen verstreichen, so liegen die Erreger erfahrungsgemäß meist in Konzentrationen von 10^5 (100000) oder mehr Organismen pro ml Blasenurin vor. Exogene Kontaminationen von Urinproben, wie sie nicht selten bei der Gewinnung des Harns erfolgen, führen demgegenüber in der Regel nur zu wesentlich geringeren Keimkonzentrationen. Die quantitative Urinuntersuchung stellt daher ein wesentliches Hilfsmittel für die Klärung der Frage dar, ob nachgewiesene Mikroorganismen als Ausdruck einer Infektion oder einer Verunreinigung zu werten sind.

Eine gesicherte Interpretation der quantitativen Ergebnisse setzt – außer einer genügend langen Verweildauer des Harns in der Blase (s.o.) – voraus, daß zwischen Uringewinnung und Untersuchung keine nennenswerten Keimzahländerungen eingetreten sind. Da der Harn für die meisten Keime auch außerhalb des Körpers gute Entwicklungsbedingungen bietet, sollten bis zum Ansatz quantitativer Tests nicht mehr als 2 Stunden vergangen sein, damit sichere Schlüsse aus der Zahl der Keime gezogen werden können. Ist dieses Limit nicht zu halten, so kann man den Keimgehalt in der Regel durch Aufbewahren der Probe bei Kühlschranktemperatur über etwa 6–8 Std. stabilisieren. Eine weitaus bessere Grundlage für quantitative Keimbestimmungen liefert in diesem Fall die (unmittelbar nach der Gewinnung des Urins anzusetzende) Objektträgerkultur (s. u.).

Die qualitative Urinuntersuchung allein erlaubt gewöhnlich keine Beurteilung, ob es sich bei nachgewiesenen Keimen um Infektionserreger oder bloße Kontaminanten handelt, zumal die meisten Erreger von Harnwegsinfektionen ihren normalen Standort im Darm haben und daher regelmäßig im Analbereich und damit in der Umgebung der Harnröhrenmündung zu finden sind. Es besteht daher heute weitgehende Übereinstimmung darüber, daß die qualitative Untersuchungsmethode durch eine quantitative Bakterienbestimmung ergänzt werden sollte.

Materialgewinnung: Die letzte Miktion soll etwa 3–5 Std. zurückliegen; am geeignetsten ist Morgenurin. Da die Keimvermehrung in der Harnblase bzw. in der Kultur unter antibiotischer Therapie verhindert werden kann, liefern Untersuchungen während der Behandlung unzuverlässige Ergebnisse. Die Entnahme der Probe soll daher vor Beginn der Medikation, sonst frühestens 2 Tage nach deren Beendigung erfolgen.

Eine einwandfreie Entnahme der Probe ist mittels folgender Verfahren möglich:

1. *Mittelstrahlurin,* aufgefangen in einem sterilen Röhrchen: Bei normaler Harnröhre vollzieht sich der Urinfluß als laminare Strömung, d.h. in parallelen bzw. konzentrischen Schichten, wobei die Randschicht sich nicht mitbewegt. Anhaftende und im Harnröhrenlumen befindliche Keime werden daher nicht mehr von der Schleimhaut abgerissen, sobald sich eine gleichmäßige Strömung eingestellt hat. Da die physiologischerweise im Bereich der vorderen Harnröhrenmündung vorhandenen Keime mit der ersten weglaufenden Harnportion ausgespült werden, entspricht Mittelstrahlurin in bakteriologischer Hinsicht gewöhnlich den in der Blase bestehenden Gegebenheiten.

Vorgehen beim Mann: Präputium zurückstreifen, Gegend der Harnröhrenmündung mit milder Seifenlösung, dann mit einem in Wasser getränkten, sterilen Tupfer reinigen, Probenröhrchen bereithalten, erstes Drittel des Urins ablaufen lassen, dann – ohne den Harnstrahl zu unterbrechen (!) – etwa 10–15 ml auffangen, das kurz vorher geöffnete Röhrchen danach sofort schließen, ohne den nach innen ragenden Teil des Verschlusses zu berühren.

Vorgehen bei der Frau: Möglichst auf dem Untersuchungstisch (sonst in Hockstellung der Patientin oder über der WC-Schüssel) nach Reinigung der Anogenitalregion (mittels schwacher Seifenlösung, nachfolgend mit reinem Wasser – von vorne nach hinten wischen) Labien spreizen und etwas nach vorne hochziehen, so daß die Harnröhrenmündung hervortritt. Mittels eines mit sterilem Wasser getränkten Tupfers äußere Harnröhrenmündung abtupfen, dasselbe mit einem gleichartigen frischen Tupfer wiederholen, dann von der mittleren Urinportion 10–15 ml in einem sterilen Gefäß auffangen (zur einwandfreien Uringewinnung bei der Frau ist also eine zweite Person nötig).

Bei Säuglingen und Kleinkindern ist eine bakteriologisch einwandfreie Gewinnung von Urin in der geschilderten Form gewöhnlich nicht möglich. Die Entnahme sollte daher mittels Katheterisierung durchgeführt werden (cave Keim-

Einschleppung! Einwegkatheter verwenden!). Ein Aufschluß über den Sitz einer Harnwegsinfektion kann u. U. dadurch gewonnen werden, daß man die erste, die mittlere und die letzte Urinportion in einzelne Röhrchen entleeren läßt. Sind die Keimzahlen im zweiten oder dritten Röhrchen deutlich niedriger als im ersten, so deutet dies auf einen Sitz der Infektion im untersten Teil der Harnwege. Bei höherem Sitz der Entzündung (Prostata, Harnblase, Niere) finden sich die Erreger gewöhnlich in etwa gleicher Konzentration in allen drei Röhrchen, oder ihre Zahl ist, bedingt durch die Muskelkontraktion am Ende der Miktion und die dadurch bewirkte zusätzliche Ablösung von Keimen von der Blasenschleimhaut, am höchsten im dritten Röhrchen.

2. *Katheter-Urin:* Beim Katheterisieren muß in 3–6% der Fälle mit einer Einschleppung von Keimen in die Blase (und damit auch in die Untersuchungsprobe) gerechnet werden. Die Verwendung des Katheters sollte aus diesen Gründen auf diejenigen Fälle beschränkt werden, bei denen eine einwandfreie Gewinnung von Mittelstrahlurin nicht gegeben ist. – Vorbereitung zum Katetherisieren: Wie für die Gewinnung von Mittelstrahlurin beschrieben. Es sollten nur Einweg-Katheter benutzt werden.

3. *Harnblasenpunktion* gewährleistet am besten eine bakteriologisch einwandfreie Urinentnahme. Das Verfahren, das bisher weitgehend Sonderfällen vorbehalten blieb, wird, besonders bei schwierig deutbaren Befunden, zunehmend angewandt.

In Betracht kommende Erreger

a) Beim infizierten Urin:

Escherichia coli
Proteusarten
Sonstige Enterobacteriaceae
Enterokokken
Pseudomonas aeruginosa
Achromobacterarten
Staphylococcus aureus
β-hämolytische Streptokokken
Sonstige Streptokokkenarten
Candida albicans
Anaerobier (z.B. anaerobe Korynebakterien, Staphylokokken und Streptokokken, Bacteroidesarten etc.)
Mycobacterium tuberculosis
Ferner: Gonokokken
Leptospiren
Wurm-(Schistosoma-)Eier, Viren (z.B. bei Mumps, Zytomegalie, Tollwut)

b) Im normalen Urin oft in geringer Menge:

Staphylococcus epidermidis
Diphtheroide Bakterien
Keime der Darmflora (einschl. Laktobazillen)
Streptokokken
Hefen

Gang der Untersuchung

Die vollständige bakteriologische Urinuntersuchung umfaßt die mikroskopische Untersuchung des Sedimentes nach GRAM-Färbung, die Feststellung der Keimzahl, die Differenzierung der einzelnen Keimarten und die Bestimmung ihrer Antibiotika-Empfindlichkeit.

Für die Bestimmung der Urinkeimzahl bestehen zahlreiche verschiedene Vorschläge vom semiquantitativen bis zum vollquantitativen Verfahren und vom Ansatz durch einfaches „Flooding" (Aufbringen und Verteilen einer bestimmten Urinmenge) über die Gußplatten- bzw. Röhrchenhochschichtmethode bis zum Millipore-Filterverfahren. Zumindest die unten wiedergegebene semiquantitative Methode sollte heute bei jeder bakteriologischen Urinuntersuchung durchgeführt werden.
Als signifikant für das Vorliegen einer Infektion gilt bei unbehandelten Fällen ein Wert von 10^5 (= 100000) Keimen/ml im unzentrifugierten Urin. Werte zwischen 10^4 und 10^5 Keimen/ml gelten zumindest als verdächtig. Bei Werten unter 10^4 (= 10000) Bakterien/ml braucht gewöhnlich keine Infektion angenommen zu werden; weniger als 1000 Keime/ml gelten als belanglos.
Diese Zahlen dürfen allerdings nicht schematisch gehandhabt werden. Nach vielen Untersuchern liegt die Signifikanzgrenze bei Kindern im Bereich ab 10000/ml; bei Kleinkindern kann sie wegen der physiologischen Pollakisurie noch niedriger sein. Ging eine antibiotische Behandlung voraus, so kann die Untersuchung in einen Zeitpunkt fallen, bei dem übriggebliebene, resistente Erreger noch in einer unterhalb der Signifikanzgrenze liegenden Menge vorliegen. Die Signifikanzgrenze steht auch in einer gewissen Abhängigkeit zum Erregertyp (niedriger bei Staphylokokken als bei den meisten – sich rascher vermehrenden – gramnegativen Stäbchen).

Mikroskopische Untersuchung

Etwa 5 ml der Probe entnehmen, 15 min bei 3000 U/min zentrifugieren, Überstand abgießen, Sediment mit restlicher Flüssigkeit mischen, auf Objektträger ausstreichen und nach GRAM färben. – Von Bedeutung ist, ob und in welcher Menge Leukozyten (als Ausdruck der Reaktion des Körpers auf einen Infektionsreiz) vorhanden sind; bei fehlenden Leukozyten ist eine Entzündung unwahrscheinlich. Die Menge der in der Probe vorhandenen Bakterien kann grob abgeschätzt werden; dies ist von Bedeutung für die Wahl der für den Kulturansatz zweckmäßigen Urinverdünnung. Schließlich weist der Umstand, daß Keime im Präparat vorhanden, in den Kulturen aber nicht gewachsen sind, darauf hin, daß die Erreger entweder durch eine vorausgegangene Behandlung geschädigt oder abgetötet bzw. daß die angewandten Kulturverfahren unzureichend waren.

Feststellung der Keimzahl

a) Mittels Gußplattenmethode: Die Urinprobe gut aufschütteln, mittels steriler 0,1-ml-Pipette 0,1 ml der Probe entnehmen und mit 9,9 ml steriler Ringerlösung mischen (Verdünnung 1:100), Pipette wechseln, 0,1 ml der Verdünnung 1:100 einem weiteren Röhrchen mit 9,9 ml Ringerlösung beimischen (Verdünnung 1:10000), je 1,0 ml beider Verdünnungen mit 1,0-ml-Pipette in sterile, vorher beschriftete Petrischalen einpipettieren, zu jeder Schale 15 ml verflüssigten, auf 45 bis 48°C abgekühlten Tryptonagar[1] hinzugeben, gründlich mit der Verdünnung mischen und auf ebener Fläche erstarren lassen. Zeigt das mikroskopische Präparat eine sehr hohe Keimzahl, so setzt man eine weitere Gußplatte mit 1,0 ml der Verdünnung 1:1000000 an. Platten nach Erstarrung in den Brutschrank stellen. Am nächsten Tag die Keimzahl bei derjenigen Kultur bestimmen, die zwischen 30 und 300 Kolonien aufweist, dann mit dem entsprechenden Verdünnungsfaktor umrechnen auf die Bakterienmenge pro ml unverdünnten Urins.

b) Mittels Flooding-Verfahren: Dieses Verfahren ist etwas einfacher, da vorbereitete feste, bereits in Platten ausgegossene Nährböden verwendet werden können. Die in der beschriebenen Weise hergestellten Urinverdünnungen werden in einer Menge von je 1 ml auf feste Tryptonagar- oder andere geeignete Nährböden (z.B. Blutagar) aufgebracht und die Flüssigkeit mittels Spatel gleichmäßig auf der Oberfläche verteilt. Die Auszählung und Umrechnung erfolgt nach Bebrütung über Nacht wie oben beschrieben.

c) Mittels Röhrchenverdünnungsmethode zum gleichzeitigen Nachweis von sporenfreien Anaerobiern: siehe LODENKÄMPER, H., Ärztl. Lab. 15 (1969) 360.

d) Mittels semiquantitativer Methode: Mit einer kalibrierten, 0,01 ml fassenden Platinöse[1] unverdünnten, gut aufgeschüttelten Urin aufnehmen (auf die erforderliche bikonvexe Füllung achten!) und auf eine Blutplatte strichförmig auftragen, dann auf dem Nährboden mittels Glasspatel gleichmäßig verteilen. Nach Bebrütung über Nacht bei 37°C die gewachsenen Kolonien auszählen und zur Bestimmung der Keimzahl/ml mit dem Faktor 100 multiplizieren.

Dieses sehr einfache Verfahren weist eine Übereinstimmung von 80–95% mit der Gußplattentechnik auf (siehe auch RINGELMANN u. Mitarb., Ärztl. Lab. 14 [1968] 471).

e) Mittels Objektträgerkultur: In einfacher Weise läßt sich die Kultur unmittelbar nach Gewinnung des Urins ansetzen mittels Nährböden, die – z.B. beim Uricult-Verfahren – auf Objektträger aufgebracht sind (Bezugsquelle: u.a. Fa. Dr. Haury, München, OXOID). Man taucht die Objektträger in frisch gelassenen Urin ein und tupft nach der Herausnahme die überschüssige Flüssigkeit am unteren Glasrand auf sauberem Fließpapier ab. Dann werden die Objektträger in die mitgelieferte Kunststoffdose zurückgebracht, über Nacht bebrütet und die Keimzahl festgestellt durch Vergleich der entstandenen Kolonien mit einem mitgelieferten Bildschema.

Zur vollständigen Urinuntersuchung gehört die Bestimmung der Antibiotika-Resistenz und die Identifizierung nachgewiesener Erreger. Die erstere Forderung ergibt sich aus der Notwendigkeit einer gezielten, effektvollen Behandlung, die zweite aus Gründen der Therapiekontrolle bzw. der Erkennung eines Keimwechsels während der Behandlung, insbesondere bei chronischen Infektionen. Da gesicherte Ergebnisse der Resistenzbestimmung und Identifizierung von Kei-

[1] Herstellung: Trypton (Difco) 6 g, Hefeextrakt 3 g, Agar OXOID Nr. 3 15 g, Aqua dest. 1000 ml. Substanzen durch Erwärmen lösen, pH 7,2 einstellen, in Röhrchen zu je 15 ml verteilen, 15 min bei 115°C autoklavieren.

[1] Bezugsquelle: Fa. Heraeus, Hanau; Art. Nr. 101 01, Metall Nr. 100.

men nur bei entsprechender fachlicher Erfahrung erwartet werden können, sollten Objektträgerkulturen stets an bakteriologische Labors zur weiteren sachgemäßen Bearbeitung geleitet werden.

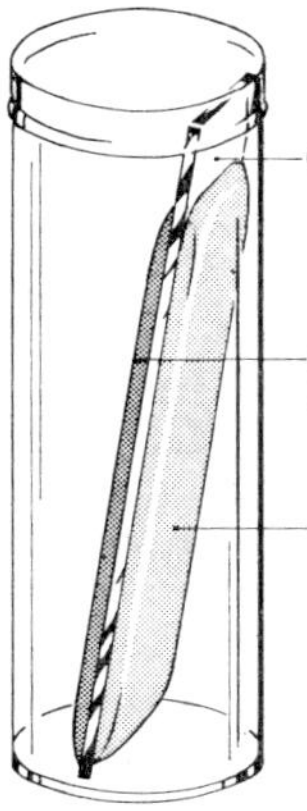

Abb. 8: „Uricult"-Objektträger zum Bakteriurie-Nachweis.

Millipore-Filterverfahren. Nähere Hinweise siehe MONDORF, W. u. Mitarb.: Z. med. Mikrobiol. Immunol. 154 (1968) 151.

Differenzierung der Keime

Folgender Nährbodensatz (gleichzeitig mit den Kulturen für die Keimzahlbestimmung zu beimpfen) ist zu empfehlen:

Blutagar: Als polyvalentes Nährsubstrat und Ausgangsmedium für die Isolierung und/oder Identifizierung von hämolysierenden bzw. sonstigen Kolonien, soweit diese nicht auf den mitlaufenden Differenzierungs- bzw. Selektivnährböden gewachsen sind. Bebrütung bei 37° C; erste Ablesung nach Bebrütung über Nacht, endgültige Ablesung am folgenden Tag.

Laktose-Indikatorplatte (ENDO-, EMB- oder MCCONKEY-Agar): Die Verwendung ist bei Urinproben unbedingt zu empfehlen, da Harnwegsinfektionen überwiegend von gramnegativen Stäbchen verursacht werden. Die Medien ermöglichen bei diesen Keimen eine bessere Vordifferenzierung als die Blutplatte und sind eine Hilfe bei der Entscheidung, ob verschiedene Kolonie-Arten einer Empfindlichkeitsprüfung zugeführt werden müssen.

Azidplatte: Sie sollte zum Nachweis von Enterokokken, die erfahrungsgemäß ebenfalls häufig bei Harnwegsinfektionen anzutreffen sind, bei Urinuntersuchungen stets zusätzlich mitgeführt werden. Bewährt hat sich der auf S. 535 beschriebene, bei 45° C zu bebrütende Enterokokkenagar.

Thioglykolatbouillon: Zum Nachweis anaerober oder spärlicher, evtl. vorgeschädigter Keime.

Untersuchungen auf spezielle Erreger einschließlich Parasiten (TbB., Salmonellen, Gonokokken, Hefen, Leptospiren, Schistosomen-Eier, Viren): Die Nachweisverfahren sind bei der Beschreibung der jeweiligen Organismen dargestellt. – Untersuchung auf Zytomegalie-Virus: Zur Virus-Isolierung je 500 E bzw. γ Penicillin und Streptomycin sowie ggf. 200 γ Nystatin pro ml Urin vor Versendung zusetzen und gekühlt (bei etwa 4° C) versenden; zur Untersuchung auf Riesenzellen (wiederholt einsenden) Urin für den Transport mit gleicher Menge 70%igem Alkohol versetzen.

Bewertung der Befunde: Auf die Bedeutung der quantitativen Keimzahlbestimmung bei Urinuntersuchungen sowie auf die Voraussetzungen ihrer Verwertbarkeit wurde schon eingehend hingewiesen, ebenso auf die Notwendigkeit, festgestellte Erregerzahlen kritisch zu bewerten unter Berücksichtigung des Alters des Patienten (Kinder!), der nachgewiesenen Keimarten, evtl. klinischer Symptome bzw. laufender oder vorausgegangener Therapie, Zeit zwischen Entnahme und Verarbeitung. Bei Keimzahlgrenzwerten sollten Kontrolluntersuchungen veranlaßt werden. Wichtig ist auch stets die Beachtung des Leukozytengehaltes; bei hohen Keimzahlen und gleichzeitigem Fehlen von Leukozyten ist an eine sekundäre Verunreinigung des Urins oder an eine nachträgliche Keimvermehrung zu denken. Andererseits stützen hohe Leukozytenzahlen auch bei Keimzahlwerten unter der Signifikanzgrenze den Verdacht auf das Vorliegen einer „echten" Bakteriurie. Findet man – insbesondere bei der chronischen Pyelonephritis – Keime in niedrigerer Zahl wiederholt und über längere Zeit, so sollte versucht werden, eine Klärung anderweitig zu erzielen, etwa mittels Immunelektrophorese (Vermehrung der α-2-Makroglobuline oft bei chronisch-entzündlichen Zuständen). Schwierig, wenn nicht unmöglich, ist die Bewertung in all den Fällen, in denen die Probe ungekühlt auf dem Postweg zum Labor gesandt wird, da das vertretbare Zeitintervall zwischen Entnahme und Verarbeitung des Materials dabei praktisch stets erheblich überschritten ist (Möglichkeiten der Kühlung von Material bei Postversand siehe S. 16). Als gesichert kann unter diesen Umständen die Verwertbarkeit des Ergebnisses in der Regel nur dann gelten, wenn kein Keimwachstum eingetreten ist, wenn – etwa mittels Hemmtest[1] – gleichzeitig eine vorausgegangene Therapie ausgeschlossen werden kann und eine nicht allzu lange Zeit zwischen Entnahme und Verarbeitung des Urins verstrichen war.

Keimzahl„bestimmung“ mittels mikroskopischer Direktausstriche: Grundvoraussetzungen sind Verwendung genormter Ösen, Materialverteilung auf jeweils gleich großen Flächen der Objektträger, Benutzung stets des gleichen Mikroskopes. Näheres siehe bei Mou, T.W., H.A. Feldman: Amer. J. Clin. Path. 35 (1961) 572; Pryles, C.V.: Pediatrics 26 (1960) 441. Die Methode hat den Wert eines Screening-Tests.

Anhang: **Orientierende Tests bei fraglichen Harnwegsinfektionen**

Griess*sche Nitritprobe:* Sie beruht auf der nitratreduzierenden Wirkung der häufigsten Erreger von Harnwegsinfektionen (Nitritnachweis). Das Verfahren ist wesentlich vereinfacht bei Verwendung von Teststreifen, z.B. Nitur-Test, N-Combur-Test (Hersteller: Boehringer, Mannheim). Der Nitritnachweis stellt einen orientierenden Vortest auf eine floride Harnwegsinfektion dar.

Uroscreen-Test: Er beruht auf der Reduktion von TTC (Triphenyltetrazoliumchlorid) durch Urinkeime. Hersteller: Pfizer GmbH, Karlsruhe.

Bacto-Strip-Verfahren: Es beruht ebenfalls auf der Reduktion von TTC durch stark reduzierende Bakterien (Umwandlung in rotes Triphenylformazan). Die mit TTC imprägnierten Streifen sind mit einem Spezialnährboden getränkt. Nach Eintauchen in frisch gelassenen Urin sind sie etwa 10 Stunden in mitgelieferten Kunststoffhüllen bei 37°C zu bebrüten. Im positiven Fall entstehen tiefrote Punkte (Kolonien) auf den Streifen. Das Verfahren stellt ebenfalls eine orientierende Vorprobe dar.

Stuhl, Rektalabstriche

Bei folgenden Krankheiten besteht die Möglichkeit einer ätiologischen Klärung durch die Untersuchung von Stuhl oder Rektalabstrichen:
Allgemeininfektionen durch Salmonellen, insbesondere durch S.typhi und S.paratyphi A, B und C, aber auch durch andere Keime der Salmonella-Gruppe. Die Erreger sind während der ganzen Krankheit im Darminhalt nachweisbar; am häufigsten gelingt die Isolierung in der zweiten und dritten Krankheitswoche.
Diarrhöen mit und ohne Erbrechen: Der Nachweis bakterieller Erreger gelingt bei Diarrhöen am häufigsten während des akuten Krankheitsstadiums. Ursächlich in Betracht kommen oft Bakterien der Genera Salmonella oder Shigella. Die Ansteckung erfolgt überwiegend durch infizierte Nahrungsmittel.

Als bakterielle Lebensmittelvergiftungen im engeren Sinne (Enteritis infectiosa) galten lange Zeit diejenigen Erkrankungen, die auf Erreger zurückzuführen waren, welche den Typhusbakterien nahestehen, d.h. Salmonellen. Im Bundesseuchengesetz wird die „Enteritis infectiosa“ unterteilt in „Salmonellosen“ und „Übrige Formen“. Der Begriff „Übrige Formen“ deckt sich inhaltlich weitgehend mit denjenigen Krankheiten, die vielfach unter der Bezeichnung „Unspezifische Lebensmittelvergiftung“ zusammengefaßt werden. Siehe hierzu auch S. 628.
Häufig kommen auch Viren als Durchfallserreger in Betracht. Inzwischen sind weit mehr als 50 verschiedene Virusarten aus dem Intestinaltrakt isoliert worden; insbesondere werden Coxsackie-, ECHO- und Poliomyelitisviren (Enteroviren) gefunden. – An Parasiten bzw. Eingeweidewürmer als Ursachen von Durchfällen oder anderweitigen Abdominalsymptomen ist insbesondere bei Patienten zu denken, die sich in warmen Ländern aufgehalten haben.

---

[1] Von Biechteler und Haas (1970) beschriebene Methode: Hemmstofftest mit dem (sonst für den Guthrie-Test verwendeten) Stamm Subtilis ATCC 6051: Teststamm auf Sporulationsagar (Machill, G., und Heilmann, H.-H.: Dtsch. Gesdh.-Wes. 26 [1965] 1190), sonst auf einfachem Nähragar 10 Tage bei 37°C bebrüten, abschwemmen, mehrmals in physiol. NaCl-Lösung waschen. Zu 1 Liter verflüssigtem, auf etwa 50°C abgekühlten DST-Agar (OXOID) 1 ml der auf 10^7 Sporen/ml (z.B. photometrisch bzw. mittels Gußplattenmethode) eingestellten Suspension zugeben, ausgießen zu 10 ml in Petrischalen. Bei Aufbewahrung im Kühlschrank sind die vorbereiteten Substrate bis zu 14 Tagen verwendbar.
Sterile Filterpapierblättchen (wie für die bakteriologische Resistenzbestimmung verwendet) mit den Urinproben tränken, auf die Platten auflegen (bis 6 pro 10 cm-Platte) und diese nach Bebrütung über Nacht bei 37°C auf Ausbildung von Hemmzonen prüfen.

Enteritiserkrankungen bei Säuglingen und Kleinkindern werden oft durch bestimmte serologische Typen von Escherichia coli ausgelöst (sog. Dyspepsie-Coli). Siehe S. 97.

Enteritiden nach Antibiotikabehandlung sind häufig die Folge der Wucherung von Staphylococcus-aureus-Stämmen, die gegen das verabreichte Therapeutikum resistent sind, sich bei der medikamentösen Ausschaltung der normalen Darmflora schrankenlos vermehren und zu schweren, oft tödlichen Toxikosen führen können. Unter Antibiotikabehandlung tritt auch oft eine starke Vermehrung von Candida albicans und anderen, gegen das applizierte Antibiotikum resistenten Keimen (z.B. Pseudomonas aeruginosa) ein, gefolgt von gastrointestinalen Störungen.

Materialgewinnung: Der Stuhlprobe gebührt häufig der Vorzug vor dem Rektalabstrich, da die Menge des mittels Tupfer gewonnenen Materials relativ gering ist (etwa 0,1–0,2 g) und für eine genügende Beimpfung von nur wenigen Isolierungssubstraten ausreicht. Andererseits bringt die Verwendung von Rektalabstrichen oft Vorteile bei Massenuntersuchungen, wenn das Material zu einer bestimmten Zeit gewonnen werden muß. Ein weiterer Vorteil besteht darin, daß bei längerer Transportdauer der Versand in halbstarren Konservierungsmedien (S. 533) möglich ist (wichtig insbesondere bei hinfälligeren Erregern wie Ruhrbakterien). Unter tropischen Bedingungen bietet der Versuch, bestimmte Erreger längere Zeit nach der Entnahme ohne Verwendung von Transportsubstraten noch kulturell zu erfassen, nur sehr beschränkte Aussicht auf Erfolg. – Ausführung von Rektalabstrichen: Tupfer mindestens 5 cm in die Analöffnung einführen, drehen, dann herausziehen.
Stuhl ist abzusetzen in ein sauberes Gefäß, das kein Desinfektionsmittel enthält. Auch Urin sollte nicht beigemischt sein. Dann überträgt man eine bohnengroße Probe mit einem dem Versandröhrchen beigegebenen Löffel in das Versandgefäß. Werden Rektalabstriche verwendet, so ist darauf zu achten, daß mit dem Tupfer Material aus dem Rektum aufgenommen, daß also nicht nur die Analöffnung abgestrichen wird. Bei Verwendung eines halbstarren Transportmediums wird nach Einstecken des Tupfers der Stiel so weit unten abgebrochen, daß das Röhrchen ordnungsgemäß verschlossen werden kann.
Für Untersuchungen auf Wurmeier verwendet man in der Regel Stuhl; bei chronischer Amöbiasis liefert rektoskopisch von Geschwürsrändern abgenommenes Gewebe oder auf Tupfer aufgebrachtes Material besonders günstige Nachweismöglichkeiten. Rasche Untersuchung nach Absetzen des Stuhls ist hier sehr wichtig (S. 353). Untersuchung auf sonstige Darmparasiten: siehe im parasitologischen Teil.
Material zur virologischen Untersuchung: Siehe S. 45.

In Betracht kommende Erreger

Salmonellen
Shigellen
Enteropathogene Escherichien
Staphylococcus aureus
Clostridium perfringens
Bacillus cereus
Mycobacterium tuberculosis
Candida albicans
Vibrionen
Parasiten
Viren

Gang der Untersuchung

In den meisten Fällen genügt die kulturelle Erregerisolierung. Mikroskopische Präparate sind dagegen regelmäßig notwendig bei parasitologischen Untersuchungen.

Mikroskopische Untersuchung

Ungefärbter Ausstrich: Bei Untersuchung auf Parasiten, meist nach speziellen Anreicherungsverfahren.

Gefärbter Ausstrich: Bei der Staphylokokken-bedingten Enterokolitis kann der Darminhalt mikroskopisch nahezu oder ganz aus grampositiven Kokken bestehen. Auch intestinale Candida-Infektionen können mittels Ausstrichpräparat nachgewiesen werden. Bedeutsam ist dabei – abgesehen vom quantitativen Anteil der Hefezellen an der Gesamtflora – insbesondere das Vorhandensein myzelialer Elemente (s.S. 325). Wegen der Möglichkeit der raschen Vermehrung von Candida-Keimen im Untersuchungsmaterial muß der Ausstrich möglichst rasch nach Gewinnung des Stuhles angefertigt werden. – Spezialfärbungen sind oft zur Feststellung bzw. Identifizierung von Amöben und anderen Protozoen erforderlich.

Kulturelle Untersuchung: Die Hauptbedeutung bei Routineuntersuchungen hat der Nachweis von Salmonellen und Shigellen. Überall dort, wo auch andere Erreger ätiologisch in Betracht kommen, ist der verwendete Nährbodensatz entsprechend zu erweitern. Fester Stuhl ist in physiologischer Kochsalzlösung oder in Bouillon aufzuschwemmen (mit Glas- oder Holzstäbchen verreiben). Flüssige Proben überprüft man in Petrischalen auf Schleimflocken, eitriges Material bzw. Schleimhautpartikel und verteilt bevorzugt derartige Beimengungen auf die Nährböden.

Salmonellen, Shigellen: Bei den gebräuchlichen festen Medien kann man unterscheiden zwischen Differenzierungsmedien, welche die Erkennung von biochemischen Eigenschaften gewisser Bakterienkolonien ermöglichen (Elektivnährböden), und Selektivsubstraten, die darüber hinaus das Wachstum bestimmter Keime hemmen. – Bewährte Differenzierungsmedien sind ENDO-, McCONKEY- und EMB-Agar. Als Selektivmedien werden meist LEIFSON-, Brillantgrün-, SS- und WILSON-BLAIR-Agar benützt. Flüssige, sog. Anreicherungssubstrate erlauben eine Vermehrung der gezüchteten Erreger, während Begleitkeime gehemmt werden. Bekannte Medien dieser Art sind die Selenitbrühe und die Tetrathionatbouillon.

Die Verwendung eines einzelnen Mediums ist unzureichend, da die Leistung der verschiedenen Substrate sehr unterschiedlich ist. WILSON-BLAIR-Agar ist z.B. gut geeignet zur Kultur von Typhusbakterien, ermöglicht aber keine Isolierung von Shigellen. Stets sollten für eine Probe mehrere verschiedene Nährböden eingesetzt und direkt bzw. z.T. nach Anreicherung beimpft werden.

Anreicherungsnährböden: Die Medien werden zu je 5 ml in Röhrchen verteilt und jeweils mit einer erbsengroßen Stuhlmenge beimpft (Probe in der Flüssigkeit gründlich verrühren!). Nach Bebrütung über Nacht (Selenitbrühe besser schon nach 6 Std.) werden sie auf feste Nährböden ausgestrichen.

Feste Substrate: Selektivmedien wie LEIFSON-, SS- oder WILSON-BLAIR-Agar werden kräftig beimpft mit Originalmaterial oder mit einer großen Öse Flüssigkeit aus der Anreicherungskultur. Zur Erzielung von Einzelkolonien wird das Material mit einem Glasspatel gleichmäßig auf den Substraten verteilt. Daneben sollten weniger stark hemmende Medien wie EMB- oder McCONKEY-Agar verwendet werden; die Beimpfung hat hier entsprechend schwächer zu erfolgen. Als Sekundärnährboden nach Anreicherung ist Brillantgrün-Phenolrot-Agar für die Isolierung von Salmonellen (außer S. typhi) besonders geeignet.

Enteropathogene Escherichien (Dyspepsie-Coli): Zur Isolierung verwendet man Nährböden mit geringerer Hemmwirkung, wie ENDO- oder EMB-Agar. Kolonien pathogener Escherichien sind von denen apathogener Stämme morphologisch nicht unterscheidbar. Man impft etwa 10 typische Colikolonien nach eintägiger Bebrütung von der Primärkultur ab auf Blutagar und prüft am folgenden Tag mit polyvalenten Seren. Weiterer Gang der Untersuchung s. S. 101.

Vibrio cholerae bzw. el-Tor: Empfehlenswerte Nährböden und Nachweisverfahren s. S. 537 bzw. 81.

Staphylococcus aureus: Die Keime finden sich bei der gefährlichen Staphylokokken-Enterokolitis und bei der staphylogenen Nahrungsmittelvergiftung gewöhnlich in großer Menge im Stuhl. In erhitzten Lebensmitteln kann das (relativ thermostabile) Toxin noch nachweisbar, der (weniger wärmetolerante) Erreger abgetötet sein, so daß die ätiologische Klärung mittels Kultur nicht mehr möglich ist.

Besser als durch einfachen Blutagar lassen sich Staphylokokken erfassen durch Spezialmedien wie BAIRD-PARKER-Medium oder Mannit-Kochsalz-Agar. Da Staphylococcus aureus in geringer Menge auch bei 10–20% gesunder Menschen aus dem Darm isoliert werden kann, gilt die Erregernatur des Keimes bei entsprechenden Intestinalsymptomen erst bei Nachweis in größerer Menge als gesichert.

Bestimmung des Gehaltes von Staphylococcus aureus in Lebensmitteln: Probe im Verhältnis 1:10 in Pepton(1%)-Kochsalz(0,5%)-Lösung suspendieren, Verdünnungen 10^{-2} bis etwa 10^{-5} herstellen, je 0,1 ml der Verdünnungen auf Mannit-Kochsalz-Agar (mit Blutzusatz) ausstreichen. Keimzahl nach 48stündiger Bebrütung bei 37° C bestimmen.

Clostridium perfringens: Eine relativ mild verlaufende Form von Nahrungsmittelvergiftung wird hervorgerufen durch Stämme des Typs A von Cl. perfringens (Charakterisierung der Stämme s. S. 227). Bei gegebenem Verdacht erhitzt man etwa 5 g Stuhl in 5 ml physiol. NaCl-Lösung 10 min bei 80° C, impft abgestufte Verdünnungen auf (Dextrose-)Blutagar oder einem anderen geeigneten Medium aus (S. 225) und bebrütet 2–3 Tage anaerob. Die fraktionierte Ausimpfung ermöglicht eine Aussage über die Menge der vorhandenen Sporen.

Wie bei Staphylococcus aureus ist auch bei Cl. perfringens der Erregernachweis von eingeschränkter Aussagekraft, wenn nur wenige Kolonien gezüchtet werden, da der Keim ebenfalls bei etwa 10–20% gesunder Menschen in geringer Menge im Stuhl nachgewiesen werden kann.

Bacillus cereus: Der Keim (Beschreibung siehe S. 218) kann in Sporenform die Erhitzung in Nahrungsmitteln überleben und später geeignete Substrate durchwuchern (insbesondere Pudding, Creme, Vanillesoße). Er ist im Stuhl der Erkrankten in unterschiedlicher Menge nachzuweisen, findet sich aber auch in den Ausscheidungen Gesunder. Die Diagnose beruht wesentlich auf der Bestimmung des Keimgehaltes im Nahrungsmittel. Ein bewährtes Nachweissubstrat ist auf Seite 218 beschrieben.

Mycobacterium tuberculosis: Der mikroskopische Nachweis ist nur in seltenen Fällen möglich. Methoden der Isolierung s. S. 190.

Candida albicans tritt auf als Erreger von u. U. schweren Intestinalerscheinungen vor allem nach längerdauernder antibiotischer Therapie (insbesondere mit Tetrazyklinen); die normale Darmflora wird bei protrahierter Behandlung dieser Art unterdrückt und durch den gegenüber den angewandten Antibiotika resistenten Keim überwuchert. Mikroskopisch finden sich oft reichlich myzeliale Elemente neben der Sproßzellenform als Ausdruck der pathogenen Aktivität. Nachweis allein der Hefe-(Sproßzellen-)Form deutet auf saprophytisches Verhalten. Der kulturelle Nachweis ist möglich mittels SABOURAUD-Nährboden mit Antibiotika-Zusatz (S. 548).

Untersuchung auf Parasiten: Siehe im parasitologischen Teil des Buches.

Untersuchung auf Viren: Siehe im Virologischen Teil. – Stuhl möglichst tief (mindestens auf 4° C) abkühlen und im Thermosgefäß versenden. Abstrichtupfer preßt man am besten aus in Gewebekulturmedium oder Nährbouillon mit Zusatz von je 500 E bzw. γ Penicillin und Streptomycin pro ml Flüssigkeit. Den Tupfer bricht man über dem Watteteil am Glasrand ab und verschließt das Gefäß dicht (Stopfen, besser Schraubverschluß).

Bewertung der Befunde: Die normale mikrobielle Flora des Stuhles besteht nach heutiger Kenntnis überwiegend aus Keimen der Bacteroides- und Laktobazillengruppe. Enterobacteriaceae-Arten sind zahlenmäßig deutlich in der Minderheit. Soll ein Überblick über die Zusammensetzung der Gesamtflora gewonnen werden, so sind aerobe und anaerobe Kulturen notwendig. Der Stuhl ist nach der Gewinnung umgehend zu verarbeiten, da sonst eine Verschiebung der Keimrelationen eintritt.

Unter den im Stuhl vorhandenen Enterobacteriaceae stellen die Colibakterien einen dominierenden Anteil dar. Daneben finden sich im normalen Stuhl nur in geringer Menge Angehörige anderer Species dieser Bakterienfamilie wie z.B. Klebsiella- und Proteusbakterien, ferner in der Regel auch Pseudomonas-Keime, Hefen, Staphylokokken, diphtheroide Stäbchen und Clostridien. In unterschiedlicher Menge vorhanden sind im normalen Stuhl gewöhnlich auch Enterokokken.

Die Deutung der Befunde bietet keine Schwierigkeiten, wenn bekannte pathogene Keime wie Salmonellen, Shigellen, enteropathogene Escherichien (bei Kleinkindern), Choleravibrionen gefunden werden und entsprechende klinische Erscheinungen bestehen. Im Einzelfall ist bei Salmonellenbefunden auch an Dauerausscheidung nach klinisch manifester Erkrankung oder an passagere Ausscheidung ohne klinische Erscheinungen bzw. Ausscheidung in der Inkubationszeit, bei Shigellen an chronische Ruhr zu denken. Vibrionenbesiedlung des Darmes verläuft, insbesondere bei der El Tor-Infektion, oft klinisch inapparent.

Folgende Keime verdienen nochmalige Erwähnung:

Staphylococcus aureus: Ist der Keim auch auf nichtselektiven Medien in größerer Menge züchtbar und zeigt das mikroskopische Originalpräparat große Mengen von haufenförmig gelagerten, grampositiven Kokken, so ist an der Erregernatur des Keimes praktisch nicht zu zweifeln. In Fällen von Lebensmittelvergiftung kann dieser Schluß auch als gesichert gelten, wenn der gleiche Erregertyp (Feststellung mittels Lysotypie und Antibiogramm) auch in der angeschuldigten Lebensmittelprobe gefunden wird.

Clostridium perfringens: Eine ursächliche Bedeutung wird angenommen, wenn die Zahl der Stuhlsporen mehr als 100–1000/g Stuhl beträgt. Auch hier wird der Schluß auf die Erregernatur entscheidend durch den Nachweis desselben Keimes im Lebensmittel gestützt.

Bacillus cereus: Bei dem ubiquitären Vorkommen des Keimes in der Außenwelt hat ein spärlicher Nachweis im Stuhl nur wenig Beweiswert. Entscheidender ist die Isolierung im Nahrungsmittel. In stärker kontaminierten Proben findet man Cereuszahlen von 10^5–10^9/g Lebensmittel.

Mycobacterium tuberculosis: Wichtig ist die Abgrenzung atypischer Mykobakterien wegen der Möglichkeit der Aufnahme solcher Keime aus der Außenwelt. Inwieweit festgestellte Tb.-Bakterien vom Verschlucken erregerhaltigen Sputums, etwa bei Lungentuberkulose, oder aus tuberkulösen Herden im Intestinalbereich herrühren, ist aufgrund der klinischen Untersuchungsergebnisse zu klären.

Candida albicans: Der Keim findet sich regelmäßig auf der Haut, in der Mundhöhle und im Darm gesunder Personen. Als ursächliches Agens für Darmstörungen ist er stets bei längerdauernder Antibiotikatherapie zu vermuten. Wird er dabei in größerer Menge im Darminhalt nachgewiesen und findet sich im mikroskopischen Präparat neben der saprophytischen Hefe- die invasive myzeliale Form, so ist die Annahme einer Intestinalmykose gerechtfertigt.

Sonstige Mikroorganismen als mögliche Ursachen von Darmstörungen: Als gesichert gelten kann die enteropathogene Bedeutung von Vibrio parahaemolyticus und von Nicht-agglutinierenden Vibrionen bei z.T. schweren, choleraähnlichen Durchfällen (s. S. 85). Gelegentlich werden auch Pseudomonas aeruginosa und Flavobakterien als Durchfallserreger beschrieben. Außerdem liegt eine Reihe von Berichten über Durchfälle und Erbrechen bei Infektionen mit Proteus-, Citrobacterstämmen und anderen Enterobacteriaceae vor. Soweit als Ursache bestimmte Nahrungsmittel angeschuldigt werden, ist eine zahlenmäßige Bestimmung der entsprechenden Keime (Technik siehe S. 629) zur Klärung erforderlich, abgesehen von einer Sicherung der Identität der aus Stuhl und Nahrungsmittel isolierten Organismen. Verstärkte Besiedlung des Stuhles mit Keimen, die man normalerweise nicht oder nur in kleinen Mengen im Intestinaltrakt findet, ist oft als eine Folgeerscheinung vorausgegangener Schädigungen aufzufassen (z.B. Wucherung von Proteus und anderen Keimen auf nekrotischer Schleimhaut).

Anhang:

Diagnostische Testblättchen zur Erkennung bzw. Isolierung von Erregern in Mischkulturen

Das Auflegen Wirkstoff-getränkter Filtrierpapierblättchen auf feste Nährböden nach Beimpfung mit Untersuchungsmaterial erleichtert bzw. ermöglicht nicht selten die Isolierung gesuchter Erreger in Fällen von Mischinfektion durch Hemmung der Begleitbakterien. Verwendet werden für diesen Zweck insbesonders:

Penicillin-Testblättchen (2 I.E.) zur Isolierung von Enterobacteriaceae, Pseudomonaden, Candida-Arten;

Oleandomycin-Testblättchen (10 E) zur Isolierung von Haemophilus-Arten;

Neomycin-Testblättchen (30 γ) zur Isolierung von A-Streptokokken, Pneumokokken, Enterokokken und anderen Streptokokken in Aerob-, von Clostridien in Anaerobkulturen;

Nalidixinsäure-Testblättchen (30 γ) zur Isolierung von Enterokokken und anderen grampositiven Erregern;

Kanamycin-Testblättchen (30 γ) zur Isolierung von Bacteroides-Arten und Clostridien in Anaerobkulturen.

Nach VERA (Sensitivity plate tests. Baltimore Biological Laboratory, Baltimore, 1962) ist es empfehlenswert, stets bei Primärkulturen mit potentieller Mischflora auf einen Nährboden je eine Scheibe mit Penicillin (2 E), Neomycin (30 γ) und Bacitracin (10 E) aufzulegen.

Bakteriologischer Teil

Kokken — Kugelbakterien

Die Kokken oder Kugelbakterien sind rundliche, ganz überwiegend geißellose Mikroorganismen. Ihre Größe liegt im Bereich zwischen etwa 0,5 und 1,5 μ Durchmesser. Gewisse Abweichungen von der rundlichen Form sind recht häufig.

Einteilung nach Zellverbänden (Abb. 9):

Streptokokken, Kettenkokken, entstehen dadurch, daß sich die Zellteilungen stets in einer Richtung abspielen.
Diplokokken, Doppelkokken, zeigen eine überwiegend paarweise Lagerung.
Tetraden, Viererkokken, entstehen bei Wachstum und Teilung in zwei zueinander senkrechten Richtungen.
Paket-(Warenballen-)Kokken entstehen bei Wachstum nach 3 Richtungen im Raum, so daß Pakete aus 8 Zellen oder einem Vielfachen davon resultieren.
Staphylokokken, Haufenkokken, entstehen bei regelloser Teilung, wobei die Zellen hauptsächlich in Haufen- oder Traubenform gelagert sind.

Einteilung nach dem GRAM-Verhalten:

Grampositive Kokken (s.u.): Strepto-, Pneumo-, Staphylo-, Mikrokokken, Sarzinen.
Gramnegative Kokken (S. 66): Neisserien, Veillonellen, Gemellen.

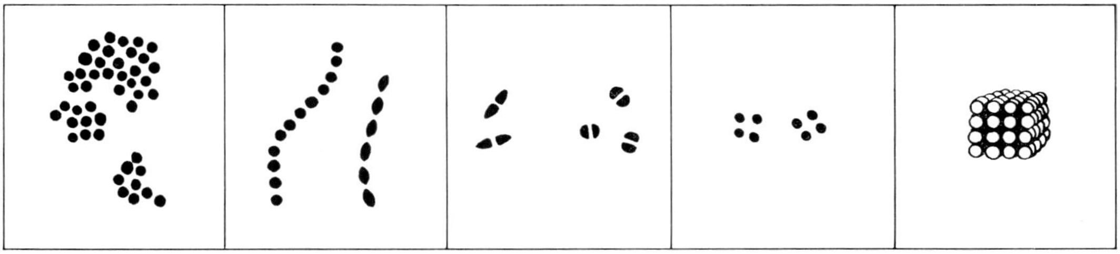

Haufenkokken | Kugelige/eiförmige Kettenkokken | Lanzettförmige/semmelförmige Doppelkokken | Viererkokken | Paketkokken

Abb. 9: Einteilung der Kugelbakterien nach Zellverbänden.

Grampositive Kokken

Medizinisch bedeutsame Gattungen:

Tribus: Streptococceae

(aus der Familie der Lactobacillaceae)
Gattung: Streptococcus (S. 50)
Gattung: Diplococcus (S. 59)
Gattung: Peptostreptococcus (S. 61)

Familie: Micrococcaceae

Gattung: Staphylococcus (S. 61)
Gattung: Micrococcus (bzw. die verschiedentlich noch gesondert besprochenen Genera Gaffkya und Sarcina) (S. 65)
Gattung: Peptococcus (S. 65)
Gattung: Aerococcus (S. 66)

Beim Vorliegen grampositiver Kokken ist häufig schon aufgrund der Kolonie-Morphologie der Vorkulturen, speziell der Blutplatte, in Verbindung mit dem mikroskopischen Präparat eine vorläufige Zuordnung zu den einzelnen Genera möglich. Zur weiteren Differenzierung sind in der Regel zusätzliche Prüfverfahren erforderlich.

Differenzierung humanmedizinisch bedeutsamer Gattungen grampositiver Kokken

Gattung	Oxydase	Katalase	OF-Test	Wachstum aerob	anaerob	Galle-löslichkeit
Streptococcus	—	—	F	+	+	—
Diplococcus	—	—	F	+	+	+
Peptostreptococcus	—	—	F/—	—	+	—
Staphylococcus	—	+	F	+	+	—
Micrococcus	—	+	O/—	+	—	—
Peptococcus	—	+	F/—	—	+	—

Tribus: Streptococceae (Familie: Lactobacillaceae)

Gattung: Streptococcus

Streptokokken (abgekürzt Str.) sind grampositive, gewöhnlich in Diploform oder in Ketten gelagerte Kokken, die zu fakultativ anaerobem Wachstum befähigt und meist unbeweglich sind. Sie zeigen eine negative Oxydase- und (im Gegensatz zu Staphylo- und Mikrokokken) eine negative Katalasereaktion. Soweit Kohlenhydrate abgebaut werden, geschieht das fermentativ und – mit Ausnahme gewisser Milchsäurestreptokokken – ohne sichtbare Gasbildung. Im Gegensatz zu Pneumokokken werden Streptokokken durch Galle bzw. Gallensalze nicht aufgelöst.

Zur Gattung Streptococcus gehören zahlreiche Arten mit teils human-, teils veterinärmedizinischer Bedeutung; teilweise gehören die Streptokokken zur normalen Besiedlung von Körperhohlräumen (Mund, obere Luftwege, Darm etc.), teilsweise können sie pathogene Wirkungen entfalten (z.B. Rhinopharyngitis, Tonsillitis, Wundentzündungen, Septikämien, Endokarditis).

Die Einteilung der Str. basiert seit den Untersuchungen von Lancefield primär auf serologischen Verfahren (Präzipitationsreaktion zur Gruppenbestimmung) bzw. – in der Routinediagnostik – auf der Bestimmung typischer biologischer Eigenschaften (z.B. Empfindlichkeit gegen Bacitracin, pH-Resistenz). Innerhalb gewisser Str.-Gruppen können verschiedene Typen abgegrenzt werden. Gewisse Arten lassen sich serologisch oft nur schwer (Gruppe D) oder überhaupt nicht gruppieren. Im letzteren Falle stützt sich die Differenzierung auf die Bestimmung anderweitiger Eigenschaften.

Antigene der Streptokokken, die für die serologische Bestimmung von Bedeutung sind:
a) C-Substanz, ein Polysaccharid der Zellwand, erlaubt die Einteilung in Gruppen mittels Präzipitation.
b) T-Substanz, ein Protein, kommt häufig mit der nachfolgend beschriebenen M-Substanz vor. Die T-Substanz wurde ursprünglich als typenspezifisch angesehen, eine Annahme, die sich aber nicht bestätigte. Der Nachweis ist möglich mittels agglutinierender Antisera.
c) M-Substanz, gleichfalls ein Protein bei Stämmen der Gruppe A, möglicherweise ein Polysaccharid bei anderen Gruppen. Sie ist an der Zelloberfläche gelagert und hält bei niedrigem pH (2,0) 30 min Kochen aus. Die M-Substanz ermöglicht die Abgrenzung zahlreicher Typen.

Hämolyse-Typen nach Brown, 1919 – Hämolysine.
Die Streptokokken können auf Blutagar verschiedene Veränderungen des Substrates im Bereich um die Kolonien auslösen; am geeignetsten für diese Prüfungen ist zuckerfreier Fleischwasser-Pepton-Agar mit 5% Pferde-, sonst 6–8% Schafblutzusatz.

α-Hämolyse: Schmutzig- bis hellgrüner, etwa 1–2 mm breiter, unscharf begrenzter Hof = Vergrünung (partielle Lyse der Erythrozyten). Die Veränderung hängt von der Streptokokkenart sowie von der Nährbodenqualität ab. Mikroskopisch finden sich die Erythrozyten in der Umgebung der Kolonien schollig verändert bzw. verfärbt. Nach außen kann sich eine Zone völliger Auflösung der Blutk. anschließen. Dies kann zur

Verwechslung mit β-Hämolyse (s. u.) Anlaß geben.

β-Hämolyse: Farbloser, durchsichtiger Hof um die Kolonien. Bei mikroskopischer Untersuchung (optische Ebene der Nährbodenoberfläche einstellen = scharfer Kolonienrand): zellfreie Zonen um die Kolonien infolge vollständigen Abbaues der Erythrozyten durch die Wirkung echter Hämolysine.

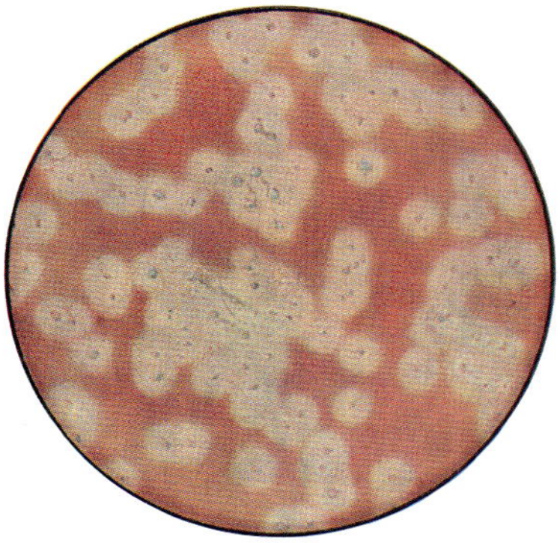

Abb. 10: Streptococcus pyogenes (Gruppe A). Oberflächenkolonien auf Hammelblutagar nach 24stdg. Bebrütung bei 37° C. Natürliche Größe.

Die hämolysierenden Streptokokken der Gruppen A, C (Humanus-Typ) und G produzieren das lösliche „Streptolysin". Immunologisch unterscheidet man das (sauerstoffempfindliche) Streptolysin O und das sauerstoffunempfindliche) Streptolysin S. Streptolysin O hat Antigencharakter und bewirkt im menschlichen Organismus die Bildung eines spezifischen Antikörpers, des Antistreptolysins O. Streptolysin S löst keine Antikörperbildung aus; es ist für die Ausbildung der β-Hämolyse auf Oberflächenkulturen der genannten Streptokokkengruppen verantwortlich. Stämme, die nur Streptolysin O bilden, zeigen β-Hämolyse nur bei Wachstum als Tiefenkolonien bzw. unter anaeroben Bedingungen.

Als γ-Hämolyse wird vielfach das Fehlen von Hämolysezonen um Streptokokken-Kolonien bezeichnet.

Als α'-Hämolyse kann man Veränderungen ansprechen, die durch das Vorhandensein einer sehr schmalen Hämolysezone mit umgebendem Vergrünungsring gekennzeichnet sind. Bei mikroskopischer Untersuchung findet man zahlreiche unveränderte Erythrozyten im unmittelbaren Anschluß an die Kolonien. Unveränderte Blutkörperchen finden sich mikroskopisch auch in dem die Kolonien umgebenden Kranz mäßiger Hämolyse.

Untersuchungsmaterial: Je nach Art und Lokalisation der Erkrankung, z. B. Eiter, Wund- und sonstige Sekrete, Punktate, Rachenabstriche, Liquor. – Bei Bakteriämie bzw. Sepsis: Blut.

Gang der Untersuchung

1. Mikroskopisches Präparat

Originalpräparat: Grampositive, sporenlose Bakterien von runder oder ovaler Form. Eindeutige Kettenbildung wird in frischem Ausgangsmaterial oft vermißt; häufiger liegen die Kokken hier einzeln oder zu zweien nebeneinander, so daß ihre Abgrenzung, z. B. gegenüber Staphylokokken, oft nicht möglich ist.

Kulturpräparat: Gute Färbbarkeit mit den üblichen Farbstoffen. Lagerung in Diploform bzw. in kürzeren oder längeren Ketten. Durchmesser der einzelnen Kokken etwa 1 μ.

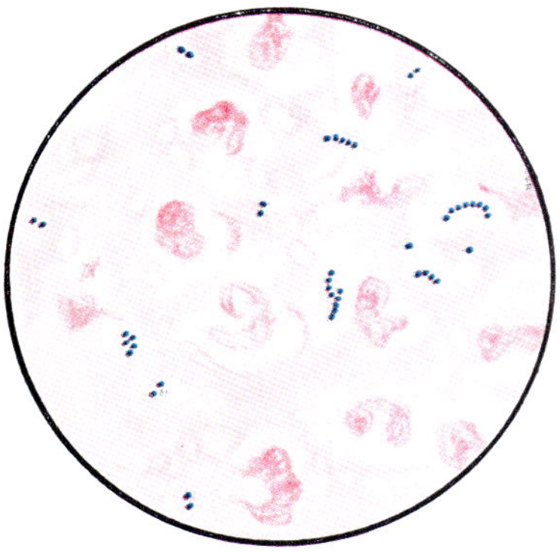

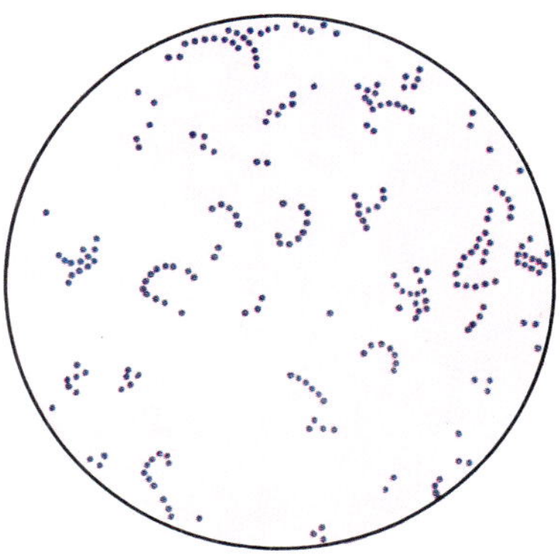

Abb. 11: Streptococcus pyogenes. Links: GRAM-Präparat von Eiter, Vergr. 800fach. Rechts: Ausstrichpräparat von Blutplatte: Kurze Kettenverbände. GRAM-Färbung. Verg. 800fach.

2. Isolierung: Das Wachstum wird gefördert durch Zusatz von Blut, Serum, Aszites oder auch von 1–2% Traubenzucker zum Nährboden. Für die Routinediagnostik nimmt die Blutagarplatte eine bevorzugte Stellung ein, da sie zugleich eine Aussage über das Hämolysevermögen der Keime gestattet (zu verwenden für diesen Zweck ohne Dextrosezusatz). pH-Optimum bei 7,4, Temperatur-Optimum 37° C.

Blutagar: Nach 24 Std. kleine, rundliche, farblos-opaleszente Kolonien von 0,5 bis etwa 1,0 mm Durchmesser, mit meist glattem, manchmal unregelmäßigem Rand. Gewisse Streptokokkengruppen, die sehr kleine Zellen ausbilden (z.B. Gruppen F und G) benötigen bis zur Entwicklung sichtbarer Kolonien 2–3 Tage, man kann sie meist schon vorher aufgrund entstehender Hämolyse erkennen. Bebrütung bei erhöhter CO_2- bzw. bei verminderter O_2-Spannung fördert das Wachstum. Zu berücksichtigen ist, daß bei Verwendung von Kaninchen- oder Menschenblut gewisse Hämophilus- und Korynebakterien ähnliche Kolonien wie Streptokokken ausbilden können (GRAM-Präparat!). Auf Substraten mit Hammelblut zeigt Haemophilus haemolyticus kein Wachstum. – Blutkulturen in Form von Agar-Gußplatten, z.B. zum Nachweis der bei Endokarditis häufigen vergrünenden („Viridans-") Streptokokken, sind 2 Wochen zu bebrüten; diese Keime wachsen nur zögernd in Form kleinster, grünlicher Pünktchen.

Nährbouillon bzw. Traubenzuckerbouillon: Uncharakteristisches und unterschiedliches Wachstum unter Bildung eines bröcklig-flockigen Bodensatzes (wobei die Bouillon darüber klar bleibt) oder gleichmäßiger bzw. flockiger Trübung der Nährlösung. Mit Patientenblut beimpfte Medien sollen – insbesondere bei Verdacht auf Infektion durch „Viridans"-Streptokokken – mindestens 2 Wochen bebrütet und jeden 2. Tag auf Blutagar ausgeimpft werden, auch wenn makroskopisch kein Wachstum erkennbar ist.

Elektivnährböden: Streptokokken zeigen eine relativ große Resistenz gegen Kristallviolett und Na-azid sowie gegen gewisse Antibiotika. Spezialnährböden zur Züchtung von Streptokokken aus stark mischinfiziertem Material beruhen im allgemeinen auf der Wirkung eines dieser Stoffe oder einer Kombination davon. Bewährte Substrate sind:

Kristallviolett-Blut-Agar: Beschreibung siehe S. 535.

Na-azid-Agar mit 5% Blutzusatz (das Grundsubstrat ist als Trockennährboden im Handel, z.B. von OXOID): Na-azid hemmt das Wachstum der meisten gramnegativen Keime, läßt dagegen Strepto- und Staphylokokken unbeeinflußt.

Streptokokken-Selektiv-Agar (Trockensubstrat von Merck) enthält u.a. Na-azid und Kristallviolett. Streptokokken wachsen in Form kleiner, durchsichtiger, weißlich-grauer oder gelber Kolonien.

Spezialnährböden für die Züchtung von Erregern aus bestimmten serologischen Gruppen sind bei der Besprechung der einzelnen Streptokokkengruppen behandelt.

3. Identifizierung: Die Feststellung der beschriebenen biochemischen (Katalase!), kulturmorphologischen und hämotoxischen Eigenschaften genügt in der Regel – u. U. in Verbindung mit dem mikroskopischen Kulturpräparat – für die Beurteilung, ob es sich bei den gewachsenen Keimen um Streptokokken handelt oder nicht. Folgende differentialdiagnostische Merkmale und Prüfverfahren dienen der Abgrenzung der einzelnen Arten:

Bacitracintest (MAXTED, 1953): Er beruht auf der gegen Streptokokken der Gruppe A bestehenden Aktivität des Antibiotikums Bacitracin, das etwa 98% der A-Stämme hemmt.
Der Bacitracingehalt pro Blättchen sollte 0,1 bis höchstens 0,2 E betragen. Bei Selbstherstellung der Blättchen sind neu hergestellte Chargen mit Kontrollstämmen aus den Gruppen C und G (die im Wachstum unbeeinflußt bleiben müssen) und mehreren bekannten A-Stämmen zu prüfen. Der Test erlaubt eine hinreichend genaue Aussage nur bei Prüfung einwandfreier β-hämolysierender Stämme. Die Prüfungstechnik (Beimpfung, Bebrütung etc.) und Ablesung entspricht der Resistenzbestimmung mittels Blättchentest (S. 587).
Die Blättchen sind trocken bei Kühlschranktemperatur zu lagern.

Beachte: In einem hohen Prozentsatz werden auch Stämme der serologischen Gruppe L (44%), ferner etwa 15% der B-, C- und G-Stämme durch Bacitracin gehemmt. Da fast alle A-Stämme durch Bacitracin gehemmt werden, ist eine nachgewiesene Bacitracinresistenz praktisch stets im Sinne des Nicht-Vorliegens von A-Streptokokken zu werten.

CAMP-Test (genannt nach den Autoren CHRISTIE, ATKINS und MUNCH-PETERSEN, Austral. J. Exp. Biol. 22 [1944] 197): Er ermöglicht die Erkennung der Gruppe B. Der Test beruht darauf, daß B-Streptokokken einen thermolabilen, filtrierbaren Stoff produzieren, der imstande ist, Schafblutkörperchen zu hämolysieren, wenn gleichzeitig Staphylokokken-β-Hämolysin auf sie einwirkt.

Technik: Einen β-Hämolysin-bildenden Staphylokokken-Teststamm strichförmig quer über eine Hammelblutagarplatte impfen, dann die zu prüfenden Streptokokkenstämme im rechten Winkel von der Peripherie her so aufimpfen, daß der Impfstrich knapp vor dem Staphylokokken-Impfstrich endet (Abstand der einzelnen Streptokokken-Stämme voneinander mindestens 1,5 cm); über Nacht bei 37° C bebrüten.

Ablesung und Bewertung: Bei B-Streptokokken zeigt sich im Bereich der durch das Staphylokokken-β-Lysin bedingten (relativ schwachen) Lysezone ein vollständig aufgehellter, keilförmiger Bereich, dessen Spitze zum Staphylokokken-Impfstrich weist.

Beachte: Positive und negative Kontrollen sind mitzuführen. Einige Stämme der Gruppen A, E, G, L und K können ebenfalls einen positiven CAMP-Test ergeben.

Biochemische Prüfverfahren: Reaktionsausfälle siehe die Übersichtstabelle auf S. 54.

Kohlenhydratspaltung: Die Prüfung kann erfolgen in nicht gepufferter Fleischextrakt-Peptonlösung mit 1% Zuckerzusatz, auch durch massive Beimpfung der üblichen Fermentationsröhrchen, besser unter Verwendung von Testmedien mit Serumzusatz (S. 569).

Äskulin-Spaltung: Prüfung entweder mittels des auf S. 535 beschriebenen Enterokokken-Agars, der die unmittelbare Erkennung äskulinspaltender Kolonien erlaubt, sonst mittels Äskulinbouillon (1,0 g Äskulin, 0,5 g Ferrizitrat, 5,0 g NaCl, 10,0 g Pepton in 1000 ml Aqua dest., abgefüllt in Röhrchen, 10 min bei 115° C autoklaviert): Beimpfen, bebrüten bei 37° C. Im positiven Fall (Spaltung des Äskulins in Äskuletin, welches das Eisensalz reduziert) Schwärzung unter Verschwinden der ursprünglichen Fluoreszenz der Bouillon.

Verhalten in Lackmusmilch: Testsubstrat s. S. 558.

Prüfung der Toleranz gegenüber ungünstigen Milieueinflüssen

a) Gegenüber erhöhter Temperatur: Kleines Röhrchen mit 1 ml einer 24stdg. Bouillonkultur für 30 min in Wasserbad bei 60° C einstellen. Anschließend sofort in fließendem Wasser abkühlen, 24 Std. bei 37° C bebrüten, ausimpfen auf Serum-Schrägagar; diesen 24 Std. bei 37° C bebrüten und dann auf Wachstum prüfen.

b) Gegenüber hohem NaCl-Gehalt des Kulturmilieus (6,5%): Fleischwasserbouillon (möglichst mit EVANS-Pepton) mit 6,5% NaCl-Gehalt nach Beimpfung 24 Std. bei 37° C inkubieren, danach auf Trübung (Wachstum) prüfen.

c) Gegenüber Methylenblau: Mittels Methylenblaumilch (Testsubstrat S. 558). Wachstum wird angezeigt durch Entfärbung des Methylenblaus und Koagulierung der Milch.

d) Gegenüber Galle: Auf Blutagar mit Zusatz von 40% Rindergalle: 40% Rindergalle (papierfiltriert) zu Nähragar hinzufügen, in Röhrchen zu 5 ml 20 min bei 121° C autoklavieren, nach Abkühlung auf 45° C 0,5 ml Hammelblut pro Röhrchen zufügen, mischen; die in Schräglage erstarrten Röhrchen beimpfen und bei 37° C bebrüten.

e) Gegenüber hohem pH des Kulturmilieus (pH 9,6) Schrägagar, pH 9,6, beimpfen, bei 37° C bebrüten.

Wachstumsprüfung bei 10 und 45° C: Nährbouillon oder -agar schwach beimpfen, bei 10 und/oder 45° C bebrüten und 14 Tage bei 10° C bzw. 7 Tage bei 45° C auf Wachstum prüfen.

4. Serologische Differenzierung: Die Gruppendifferenzierung mit Hilfe der Präzipitationsreaktion stellt die Grundlage der Einteilung innerhalb des Genus Streptococcus dar. Die serologische Bestimmung kann allerdings – insbesondere bei D-Stämmen – Schwierigkeiten bereiten und setzt entsprechende technische Erfahrung voraus. Stets sind positive und negative Kontrollen mitzuführen. Bei gewissen Streptokokkenstämmen (s. Tab. S. 58) konnten Gruppenantigene nicht festgestellt werden; die Identifizierung dieser Stämme ist nur mittels physikalisch-biochemischer Methoden möglich. Innerhalb verschiedener serologischer Gruppen können mittels zusätzlicher biochemischer oder serologischer Prüfungen verschiedene Typen unterschieden werden.

Gruppenbestimmung mit Hilfe präzipitierender Sera: Die hierbei nachzuweisende gruppenspezifische C-Substanz muß vor der eigentlichen Präzipitationsreaktion durch einen besonderen Extraktionsprozeß erst aus den Streptokokken freigesetzt werden. Die Extraktherstellung ist auf verschiedene Weise möglich. Nicht jedes der im folgenden beschriebenen Verfahren ist für die Ge-

Serologische Zuordnung und biochemisch-physikalische Differenzierung der Streptokokken mit human- und veterinärmedizinischer Bedeutung

Serol. Gruppe	Lfd. Nr.	Art oder Gruppe	Hämolyse	Wachstum bei: Celsius 10°	Celsius 45°	pH 9,6	NaCl 6,5%	Methylenblau % 0,01	Methylenblau % 0,1	40% Galle-Blutagar	Spaltung von: Dex	Lak	Sac	Mal	Man	Sor	Ara	Sal	Tre	Raf	Gly	Äsk	Gel
A	1	pyogenes	β^1	—	—	—	—	—	—	—	+	±	+	±	(—)	—	—	(+)	+	—	—	(—)	—
B	2	agalactiae	$\alpha', \beta^2\gamma$	—	—	—	(±)	—	—	+	+	(+)	+	+	—	—	—	(+)	(+)	—	(+)	—	—
C	3	dysgalactiae	α	—	—	—	—	/	—	(—)	+	(+)	+	+	—	(—)	—	(—)	(+)	—	(—)	(—)	—
	4	animalis	β	—	—	—	—	—	—	(—)	+	+	+	w	—	(+)	—	(+)	—	—	—	(—)	—
	5	equi	β	—	—	—	—	—	—	—	+	—	+	+	—	—	—	±	—	—	—	(—)	—
	6	humanus C[3]	β	—	—	—	—	/	—	(—)	+	w	(+)	+	—	—	—	w	+	—	+	w	—
D	7	faecium	γ, α	+	+	+	±	+	+	+	+	(+)	(+)	+	+	(—)	(+)	+	(+)	—	w	+	—
	8	faecalis	γ, α	+	+	+	±	+	+	+	+	(+)	(+)	+	(+)	(+)	—	+	(+)	(—)	+	+	—
	9	faecalis var. liquefaciens	γ, α	+	+	+	±	+	+	+	+	(+)	(+)	+	(+)	(+)	—	+	(+)	(—)	(±)	+	+
	10	faecalis var. zymogenes	β	+	+	+	±	+	+	+	+	(+)	(+)	+	(+)	(+)	—	+	(+)	(—)	(±)	+	(+)
	11	durans	β, α	+	+	(+)	±	+	+	+	+	+	(—)	+	—	—	—	(+)	(+)	—	(+)	+	—
	12	equinus	α	—	+	—	—	/	—	+	+	—	(+)	+	—	—	—	+	—	—	—	+	—
	13	bovis[4, 5]	α, γ	—	+	—	—	w	—	+	+	+	(+)	+	(±)	(—)	(±)	(+)	w	+	—	+	—
E	14	Gruppe E[6]	β	—	—	—	—	±	—	w	+	+	(+)		(+)	(+)	—	w	+	—	(—)	(+)	—
F	15	Gruppe F	β	—	±	—	—	—	—	—	+	w	(+)	(+)	—	—	—	w	±	—	—	(+)	—
G	16	Gruppe G	β	—	(—)	—	—	/	—	(+)	+	(±)	+	+	—	—	—	(+)	(+)	(—)	(—)	w	—
H	17	Gruppe H	α	—	(+)	—	—	/	—	+	+	(+)	(+)	+	—	—	—	w	w	w	—	(+)	—
K	18	hominis	α, γ		+	—	—	/	—	—	+	+	(+)	+	—	—	—	+	w	+	—	(+)	—
L	19	Gruppe L[8]	β	—	—	—	—	/	—	+	+	(+)	+	+	—	—	—	—	+	—	—	(—)	—
M	20	Gruppe M	β			—	—	/	—		+	—	—	—	—	—	—	—	—	—	—	—	
N	21	lactis	γ, α	+	—	—	—	+	+	+	+	+	—[7]	(+)	(+)	(—)	(—)	(+)	(+)	—	(—)	(+)	—
	22	cremoris	γ, α	+	—	—	—	+	±	±	+	+	(—)	(—)	—	—	—	(—)	(—)	—	—	w	—
O	23	Gruppe O	α			—	—	/	—		+	+	+		—	—		—	—	w	—	w	
P	24	Gruppe P	β				—	/	—		+	+	+		+	+		+	+	—	(±)	+	
Q	25	Gruppe Q	α, β	±	+	+	—	(+)	(—)	+	+	w	(+)		(+)	(+)	+	+	+	—	(+)	+	—

Streptokokken ohne Gruppenantigen s. Tab. S. 58 und Text S. 57.

[1] In sehr seltenen Fällen α oder γ.
[2] Ein Drittel bis zur Hälfte mit β-Hämolyse.
[3] Syn. Str. equisimilis nach BERGEY.
[4] Str. inulinaceus: Inulin +, Amylum —.
[5] Nach BERGEY nicht serol. Gruppe D, sondern nur manchmal Kreuzreaktion mit D.
[6] Nur gelegentlich γ-Hämolyse.
[7] Str. saccharolyticus: Saccharose +.
[8] Jetzt gültige Bezeichnung. Die frühere Einordnung des Str. lactis in die L-Gruppe wurde aus Prioritätsgründen abgeändert.

winnung der Extrakte aus verschiedenen Gruppen gleichermaßen geeignet.

a) HCl-Verfahren nach LANCEFIELD, 1933: 50 ml TODD-HEWITT-Bouillon (Trockennährboden, z.B. Difco, OXOID u.a.), bei Verdacht auf Vorliegen von D-Streptokokken Nährbouillon mit 0,5% Dextrosezusatz mit dem zu prüfenden Stamm beimpfen, über Nacht bei 37° C bebrüten, zentrifugieren, Sediment in kleinen Röhrchen sammeln, in 0,4 ml einer $n/_5$ HCl-Lösung aufschwemmen, 10 min im kochenden Wasserbad erhitzen, nach Abkühlung 1 Tropfen einer 0,02%igen Phenolrotlösung zufügen, mit $n/_5$ NaOH-Lösung neutralisieren, zentrifugieren. Der Überstand stellt den für die Präzipitation zu verwendenden Extrakt dar.

b) Enzym-Extrakt-Verfahren nach MAXTED, 1948: Hierbei wird ein aus Streptomyces albus gewonnenes Enzym verwendet, das imstande ist, Streptokokken aufzulösen. Das Verfahren eignet sich besonders zur Bestimmung der Str.-Gruppen A, C und G. – Enzymherstellung: Der in KOLLE-Schalen befindliche Pilznährboden (Herstellung S. 545) wird mit Streptomyces albus (Kulturaufschwemmung) beimpft und 4–5 Tage lang bei 30–35° C bebrütet. Danach wird die Streptomyces-Kulturschale in einer Tiefkühltruhe bei etwa —20° C eingefroren. Beim Auftauen tritt aus dem Agar die enzymhaltige Flüssigkeit aus. Sie wird gesammelt, auf pH 7,5 eingestellt und sterilfiltriert = gebrauchsfertiges Enzym, das, mit 0,5% Phenol versetzt und im Kühlschrank aufbewahrt, über lange Zeit seine Aktivität behält. – Extraktherstellung: Eine Öse der 24stdg. Str.-Kultur (z.B. von Blutagar) in 0,25 ml der obigen Enzymlösung verreiben, Suspension bis zur Klärung in ein Wasserbad von 50° C einstellen (1–2 Std.). Die klare Flüssigkeit enthält das gruppenspezifische Polysaccharid.

c) Extraktgewinnung durch Erhitzen der Str. nach RANTZ und RANDALL modifiziert von KUNTER (Zbl. Bakt. I. Orig. 72 [1965] 197): 24stündige Str.-Kultur in 1%iger Dextrose-Fleischwasserbouillon 10 min bei 3000 U/min zentrifugieren, Sediment in 0,5–1,0 ml physiol. NaCL-Lösung (je nach Wachstumsstärke) suspendieren, 60 min bei 121° C autoklavieren, dann zentrifugieren. Der Überstand enthält das gruppenspezifische Polysaccharid.

Technik der Präzipitationsreaktion: In 10 cm langen Kapillarröhrchen läßt man zuerst das Antiserum in etwa 1 cm Höhe, dann in etwa gleicher Schichtlänge den Extrakt aufsteigen und steckt die Kapillaren dann in eine Plastillinleiste. An der Grenzzone beider Flüssigkeiten bildet sich im positiven Fall innerhalb von 5–10 min eine Trübung aus, die besonders deutlich bei Lichteinfall schräg von vorne oben erkennbar ist (TYNDALL-Effekt).

Typendifferenzierung: Sie ist vor allem bei A-Streptokokken bedeutungsvoll für epidemiologische Fragestellungen. Die Typisierung wird durchgeführt u.a. in der Streptokokkenzentrale an der Bundesversuchs- und Forschungsanstalt für Milchwirtschaft, Kiel, und im Zentralen Streptokokkenlaboratorium, Institut für Mikrobiologie und experimentelle Therapie, Jena.

Fluoreszenz-Antikörperverfahren (FA-Test), speziell zum Nachweis von Streptokokken der Gruppe A mit Hilfe von Fluorescein-markiertem Testserum (Anti-Streptococcus-Globulin von Kaninchen) unter Anwendung der Direktmethode (S. 497). Dieses Verfahren ist besonders für die Prüfung von Bakteriengemischen (z.B. Rachenabstrich-Kurzzeitkulturen) geeignet. Die Seren sind u.a. beziehbar von BBL und Difco. Detaillierte Testanweisungen liegen den Packungen bei.

Antistreptolysin-O-Nachweis: Das von den Streptokokken neben anderen antigenwirksamen Stoffen (z.B. Streptokinase, Hyaluronidase, DPNase) produzierte Streptolysin O vermag den menschlichen Organismus zur Bildung spezifischer Antikörper (Antistreptolysin) zu veranlassen. Technik und Bewertung der Antistreptolysinreaktion (ASL-Reaktion) sowie anderer Reaktionen zum Nachweis Streptokokken-bedingter Antikörper siehe Rheuma-Reaktionen, S. 485 ff.

Hautteste: a) In Form der DICK-Probe zur Prüfung der Empfänglichkeit für Scharlach (s.u. „Gruppe A"). – b) In Form des Auslöschphänomens nach SCHULTZ-CHARLTON mit Anti-Streptokokkenserum zur Prüfung fraglicher Scharlachexantheme. Siehe hierzu das Merkblatt des Bundesgesundheitsamtes Nr. 19 (1966) über „Verhütung und Bekämpfung des Scharlachs" in Dtsch. Ärztebl. Nr. 7 v. 12. 2. 1966.

Die wichtigsten Streptokokkengruppen und ihr Nachweis im einzelnen

Gruppe A (Streptococcus pyogenes)

Keime dieser Gruppe nehmen unter den β-hämolysierenden Streptokokken eine Vorrangstellung als Erreger menschlicher Erkrankungen ein.

Außer für die bereits erwähnten, von verschiedenen Streptokokkengruppen hervorgerufenen Krankheitszustände sind sie auch verantwortlich für Scharlach: Die Krankheit kann praktisch durch alle Serotypen der Gruppe A hervorgerufen werden, sofern diese das sog. erythrogene Toxin produzieren (nachweisbar im Filtrat von Bouillonkulturen: In Form von Erythem und Ödem nach intradermaler Injektion bei scharlachempfänglichen Personen – Anwendung beim DICK-Test). Wenn der Infizierte die entsprechenden antitoxischen Antikörper besitzt, kommt es nicht zum klinischen Krankheitsbild des Scharlachs, ansonsten wird die Str.-Infektion nicht beeinflußt. – Akutes rheumatisches Fieber (mit Befall vorzugsweise der Gelenke und des Herzens) und akute Glomerulonephritis: als Nachkrankheiten, meist 2–3 Wochen nach einer akuten Infektion durch A-Streptokokken. – Weitere, durch A-Streptokokken verursachte Erkrankungen: Erysipel, Puerperalfieber, Otitis media, Meningitis.

Isolierung: Mittels der auf S. 52 beschriebenen Kulturverfahren.

Blutagar: Grau-weißliche, z.T. glatte, z.T. rauh-undurchsichtige Kolonien bis etwa 2 mm Durchmesser, mit relativ großem, klarem Hämolysehof. Gelegentlich schleimiges Wachstum.

Eine Verbesserung der Züchtungsergebnisse bei A-Streptokokken kann erzielt werden durch anaerobe Kultivierung und durch Beigabe von Neomycinsulfat (30 mg/Liter Nährsubstrat).

Identifizierung: Im Routinebetrieb ist der auf S. 52 beschriebene Bacitracintest ausreichend. Im Zweifelsfall serologische Gruppenbestimmung.

Gruppe B

Vorwiegend tierpathogen (Mastitis der Kühe), jedoch auch bei menschlichen Infektionen (u.a. Puerperalsepsis, Meningitis bei Neugeborenen, evtl. Harnwegsinfektionen) als Erreger auftretend. Im menschlichen Rachen, in der Vagina im allgemeinen als Kommensalen zu betrachten.

Isolierung: Mittels der auf S. 52 beschriebenen Züchtungsmedien.

Blutagar: Nur ein Teil der Stämme ruft β-Hämolyse hervor. Die Kolonien sind grau, durchscheinend, weich. Auftretende Hämolysezonen sind relativ schmal und wenig transparent. Nicht selten findet man Kolonien mit α- und β-Hämolyse in derselben Kultur nebeneinander (charakteristisch!), so daß der Eindruck einer Mischkultur entsteht.
Elektiv-Nährboden: EDWARDS-Blutagar (OXOID) mit Äskulin, Kristallviolett und Thalliumsulfat als Indikator- bzw. Selektivsubstanzen: B-Streptokokken erscheinen als hellgefärbte Kolonien. Verschiedene andere Streptokokkengruppen bilden schwarze Keimansiedlungen (Äskulinspaltung).

Identifizierung: Mittels CAMP-Test (s. S. 53). Der gelegentlich ebenfalls CAMP-positive Str. uberis läßt sich durch seine Fähigkeit, Äskulin zu spalten, abgrenzen. Im Zweifelsfall serologische Gruppenbestimmung. Ein weiteres Kennzeichen ist die Fähigkeit der Gruppe, auf 40%igem Galle-Blut-Agar zu wachsen.

Gruppe C

Vorwiegend tierpathogen. Von den vier biochemisch unterscheidbaren Typen wird Str. equisimilis (Str. humanus C) als Erreger menschlicher Infektionen gefunden (z.B. bei Tonsillitis, Wund- und Puerperalinfektionen).

Isolierung: Siehe allgemeine Kulturhinweise S. 52.

Blutagar: Koloniemorphologie ähnlich der der A-Streptokokken; volltransparente, große Hämolysezone.

Identifizierung: Bestimmung der Gruppe mittels Präzipitationsreaktion. Str. equisimilis (Str. humanus C): Trehalose positiv (wie Str. dysgalactiae, von diesem jedoch unterscheidbar durch die β-Hämolyse, s. Tab. S. 54).

Gruppe D

Enterokokken, Fäkalstreptokokken.

Nahezu regelmäßige Bewohner des menschlichen und tierischen Darmes. Im mikroskopischen Kulturpräparat meist als längs-ovale Diplokokken. Enterokokken finden sich oft als Erreger oder mischinfizierende Keime bei Entzündungen der Harnwege und der Gallenblase; gelegentlich verursachen sie auch Septikämie, subakute Endokarditis, Peritonitis, Meningitis etc.

Isolierung: D-Streptokokken, vor allem Enterokokken im engeren Sinne (Str. faecalis, Str. faecium, Str. durans) stellen nur geringe Ansprüche an die Züchtungsmedien.

Blutagar: Grauweißliche, runde, leicht gewölbte Kolonien, die nach Bebrütung über Nacht einen Durchmesser von 1–2 mm erreichen können. Der die Kolonien umgebende Nährboden kann unverändert, mehr oder weniger grünlich verfärbt sein oder auch β-Hämolyse zeigen (Str. faecalis var. zymogenes, Str. durans).

Selektiv-Nährböden: Zumindest bei Urinproben sollte ein Spezialnährboden zur raschen Erfassung der Enterokokken routinemäßig mitgeführt werden, z. B.

Enterokokkenagar mit gleichzeitiger Nachweismöglichkeit der Äskulinspaltung (S. 535).

Enterokokkenagar nach BARNES: Zu 100 ml Fleischwasserpeptonagar mit 1% Dextrose, pH 6,0, nach Autoklavierung (15 min bei 121° C) und Abkühlung auf 50° C 1 ml wäßrige 1 %ige Lösung von Triphenyltetrazoliumchlorid (TTC) und 2 ml 5 %ige wäßrige Thalliumazetatlösung (beide Lösungen sterilfiltriert) zugeben und in Platten ausgießen.
Str. faecalis (und Varietäten): Kolonien mit rotem Zentrum (TTC-Reduktion zu Formazan) und weißlichem Hof; Str. faecium, Str. durans: helle oder leicht rosafarbene Kolonien; Str. bovis: sehr kleine, rote oder helle Kolonien; Str. equinus: kein Wachstum; Laktobakterien, Mikrokokken und Proteusbakterien können gleichfalls Wachstum zeigen. – Abtrennung mikroskopisch bzw. mittels Katalasereaktion.

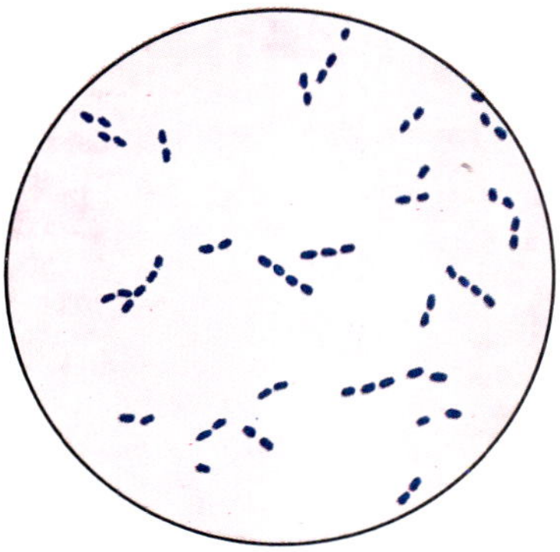

Abb. 12: Streptococcus faecalis (serologische Gruppe D). GRAM-Färbung. Vergr. 800fach.

Identifizierung: Mittels Wachstumsprüfung bei 45° C bzw. auf 40%igem Galle-Blut-Agar, ggf. in Verbindung mit weiteren physikalisch-biochemischen Testverfahren gem. Tab. S. 54 (Äskulinspaltung, Methylenblaumilch etc.) bzw. serologisch.

Gruppe G

Ursache von Puerperalinfektionen; sonst auf menschlichen Schleimhäuten als Erreger meist mild verlaufender Infektionen; z. T. als Kommensalen zu betrachten. Meist Optochin-empfindlich.

Sonstige Streptokokkengruppen

Von medizinischem Interesse sind auch verschiedene Streptokokkenarten, bei denen ein Gruppenantigen nicht nachgewiesen ist. Diese „Serologisch nicht gruppierbaren Streptokokken" sind normalerweise im Mund und in den oberen Luftwegen, z. T. auch im Darm und weiblichen Genitaltrakt reichlich vorhanden. Von klinischer Bedeutung sind insbesondere jene Stämme, die als Erreger von subakuter Endokarditis (Endocarditis lenta) auftreten können.

Die Erreger von Endokarditis befallen gewöhnlich Herzklappen, die anderweitig vorgeschädigt sind. Sie können von ihrem Hauptverbreitungsgebiet, dem Mund-Rachen-Raum, durch kleine Verletzungen (Zahnextraktionen, Schleimhautverletzungen beim Kauen, Tonsillektomien) in die Blutbahn kommen und sich während einer transitorischen Bakteriämie auf den vorgeschädigten Klappen festsetzen.

Die Kolonien auf Blutagar sind sehr zart, häufig unregelmäßig und gekörnt (rauh). Blutagar zeigt meist Vergrünung. Zum Nachweis im Blut müs-

Diagnostische Merkmale der verschiedenen Arten von D-Streptokokken

Streptococcus	Hämolyse	Tellurit-Resistenz [1]	6,5 %ige NaCl-Bouillon	Lak	Sac	Raf	Gel
faecalis	w	+	+	+	+	–	–
faecalis var. liquefaciens	α, γ	+	+	+	+	–	+
faecalis var. zymogenes	β	+	+	+	+	–	+
faecium	w	–	+	+	+	–	–
durans	β	–	+	+	–	–	–
bovis	α, γ	–	–	+	+	+	–
equinus [2]	α	–	–	–	(+)	(–)	–

[1] Auf Blutagar mit K-tellurit 1:2500
[2] Manche Stämme zeigen keine Präzipitation mit Anti-D-Serum.

sen wiederholte Kulturen angesetzt und diese langfristig (etwa 2 Wochen) bebrütet werden. Die Keime sind bei Endocarditis lenta oft nur in geringer Menge festzustellen. Erstrebenswert ist die wiederholte Züchtung zur Sicherung ihrer Erregernatur.

Den serologisch nicht gruppierbaren Streptokokken sind – abgesehen vom Fehlen des Gruppenantigens – folgende Eigenschaften gemeinsam:

1. keine Betahämolyse,
2. keine Spaltung von Mannit, Sorbit und Glyzerin (Ausnahme: Str. mutans, s. u., Tab.).

Arten, Vorkommen und wesentliche Charakteristika serologisch nicht gruppierbarer Streptokokken

Streptococcus	Hämolyse	Levan[1]	Dextran[2]	Man	Sor	Gly	Vorkommen	Bemerkungen
sanguis	α	–	+	–	–	–	Blut (Endocard.lenta) Mundhöhle (mitverantwortl. f. Caries)	
mutans	–	–	+	+	(+)		Mundhöhle (Bedeutg. f. Caries), Blut (selten, Endocard. lenta)	Primärisolierung nur in CO_2-Atmosphäre
salivarius	α/–	+	–	–	–	–	Speichel (Name), Mund-Rachen-Bereich, Darm, Blut (Endocarditis lenta)	Inulin +, Raffinose +
viridans	α	–	–	–	–	–	Blut (Endocard. lenta), Mund-Rachenraum, Darm, Urogen.trakt	Auffallend starke Vergrünung. Mehrere Subtypen je nach Spaltung von Inulin und Raffinose
MG	α/–			–	–	–	Resp. trakt, Rachenraum, Blut (selten Endocard. lenta)	Wachstum auf Galle(40%)-blutagar. Z.T. von Seren bei atyp. Pneumonie agglutiniert. Kein Wachst. bei 45°C
milleri	–			–	–	–	Zahnwurzelkanalentzündg. Sonstige Entzündg. im Mundbereich	Wachst. auf Galle(40%)blutagar und bei 45°C. Äskulin +, Laktose +
thermophilus	–			–	–	–	Pasteuris. Milch, Joghurt, Käse	Wachst. bei 50°C, kein Wachst. bei 2% NaCl-Konz.

[1] Levan-positive Stämme zeigen typisches Wachstum auf 5%igem Saccharose-Agar in Form großer, schleimiger Kolonien. Testmedium: 2% Tryptose Difco, 5% Saccharose, 0,1% Dextrose, 0,4% K_2HPO_4, 1,5% Agar; pH 7,4 (nach Abfüllung in Röhrchen und 15 min Autoklavierung als Schrägagar erstarren lassen).

[2] Nachweis: Züchtung auf 5–10% Saccharose enthaltenden Medien (empfohlen wird NIH-Thioglycollate Broth Difco mit 5% Saccharose); 3–5tägige Bebrütung bei 37°C. Das Dextran läßt sich aus dem Überstand der Bouillon mit 1,25 Vol. 95%igem Alkohol präzipitieren. – Auf 5%-Saccharose-Agar (z.B. Mitis-Salivarius-Agar Difco) charakteristisches Wachstum: harte, festhaftende, z.T. eingesunkene Kolonien.

Zur Dextranbildung befähigt sind auch Stämme der serologischen Gruppe H, die ansonsten den in der Tabelle S. 54 genannten Merkmalen dieser Gruppe entsprechen. – Die Bildung von Levan erfolgt – außer durch Str. salivarius – auch durch Stämme der Gruppe K.

Literatur:

Hahn, G. u. Mitarb.: Kieler Milchwirtsch. Forsch.ber. 22 (1970) 333.

Int. Subcom. on Streptococci and Pneumococci: Int. J. System. Bact. 17 (1967) 281.

Moody, M.D. u. Mitarb.: Amer. J.Publ. Hlth. 53 (1963) 1083.

Williams, R.E.O.: Bull.Wrld. Hlth. Org. 19 (1958) 153.

Gattung: Diplococcus

Diplococcus pneumoniae

Syn. Str. lanceolatus, triv. Pneumococcus (Pn.).

Der Keim hat mit den Streptokokken wesentliche biochemische Merkmale, wie das Vermögen, Kohlenhydrate fermentativ abzubauen, sowie das Fehlen von Oxydase und Katalase gemeinsam. Pn. sind unbeweglich, bilden oft Schleimkapseln aus und werden durch Galle bzw. Gallensalze – im Gegensatz zu den Streptokokken – aufgelöst.
Diplococcus pneumoniae ist der weitaus häufigste Erreger der lobären, kruppösen Pneumonie. Er kann darüber hinaus auch noch viele andere Krankheiten wie Mastoiditis, Conjunctivitis, Hornhautgeschwüre (Ulcus corneae serpens) und meningeale sowie (besonders bei kleinen Mädchen) peritoneale Erkrankungen – z.T. mit Bakteriämie – hervorrufen und auch häufig bei sekundären Pneumonien neben anderen Keimen wie Klebsiella pneumoniae (FRIEDLÄNDER), Influenzabakterien, Psittakose-Erregern nachgewiesen werden. Pneumokokken kommen aber auch in den Respirationswegen von Gesunden vor.
Innerhalb der Pneumokokkengruppe kann man etwa 80 verschiedene Serotypen unterscheiden, wobei die Typen 1, 2 und 3 die häufigsten sind. Die charakteristischen Antigene sind die Polysaccharide der Kapselsubstanz (sog. „specific soluble substance"); mit ihnen ist jeweils gleichzeitig die Pathogenität des Stammes verknüpft (kapselfreie Stämme sind apathogen).

Untersuchungsmaterial: Eiter, Abstrichtupfer, Sputum (nach Möglichkeit Sputumflokken vorher mit steriler NaCl-Lösung in Petrischalen auswaschen), Blut, Liquor cerebrospinalis, Exsudat (z.B. aus Pleura, Peritoneum, Gelenken). Material zur direkten serologischen Typenbestimmung ist binnen einer Stunde nach Entnahme zu untersuchen, sonst im Kühlschrank aufzubewahren.

Gang der Untersuchung

1. Mikroskopisches Präparat

Originalpräparat: Grampositive Kokken, überwiegend in Diplokokkenlagerung (daneben auch kurze Ketten), gewöhnlich vergesellschaftet mit zahlreichen, polymorphkernigen Leukozyten. Charakteristische aber nicht konstante Merkmale sind: a) die Kerzenflammen-(Lanzett-)Form der Erreger, wobei jeweils ein Kokkenpaar mit abgeflachter Seite aneinander liegt, während die Pole des Diplococcus zugespitzt erscheinen. b) die Kapselbildung, nachweisbar mittels Tuscheverfahren (S. 515) oder Färbung der hitzefixierten Präparate mit Methylenblau, wobei die Erreger als tiefblau gefärbte Diplokokken erscheinen, umgeben von einem durchsichtigen Hof (ungefärbte Kapsel). Cave Verwechslung mit Kunstprodukten, insbesondere bedingt durch Retraktion des Zelleiweißes bei der Fixation („Pseudokapseln").

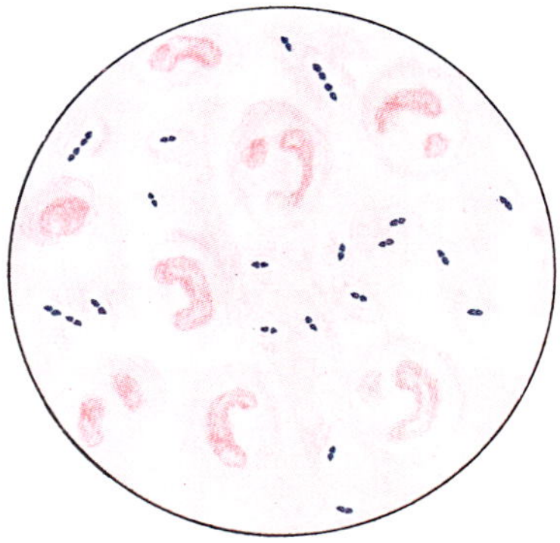

Abb. 13: Pneumokokken im Liquorsediment. GRAM-Färbung. Vergr. etwa 800fach.

Kulturpräparat: Überwiegend findet man kurze Ketten. Kapseln sind vorhanden bei mukös wachsenden Arten bzw. können sonst bei ersten Subkulturen noch nachweisbar sein.

2. Isolierung: Die Züchtung von Pneumokokken erfordert die Verwendung nährstoffreicher Substrate wie Blut-, Tryptose-Agar (Difco) etc. Das Wachstum wird begünstigt durch Zusatz von 0,1% Dextrose zum Nährmedium und durch Kultivierung in einer Atmosphäre mit 5–10% CO_2. pH-Optimum 7,8; Temperatur-Optimum 37° C.

Blutagar: Die Kolonien zeigen gewöhnlich einen deutlichen Vergrünungshof und können daher bei oberflächlicher Betrachtung für vergrünende Streptokokken gehalten werden. Bei genauerer Prüfung (Lupe!) erkennt man die Pneumokokken-Ansiedlungen (Durchmesser nach 24stdg.

Bebrütung 1 – 2 mm) an der anfangs flachen Form der Kolonien, die durchscheinend-farblos sind und deren Zentren gegenüber dem ringförmig erhöhten Rand infolge Autolyse oft bald eingedellt erscheinen (vergrünende Streptokokken wachsen in mehr opaken, konvexen Kolonien). Kolonien mukös wachsender Formen (hauptsächlich bei Typ III) sind gewölbt und neigen zum Zusammenfließen bzw. flachen bei weiterer Bebrütung infolge teilweiser Autolyse vom Zentrum aus ab. Kolonien Pneumolysin-bildender Stämme (Pneumolysin entspricht dem Streptolysin O der Streptokokken) zeigen bei längerer, insbesondere anaerober Bebrütung einen schmalen β-Hämolysehof. – Der Pneumokokkennachweis aus mischinfiziertem Material kann verbessert werden durch Verwendung von Blutagar mit Zusatz von Neomycinsulfat (1γ/ml Substrat).

Tierversuch: Bei nur spärlichem Vorhandensein von Pneumokokken im Untersuchungsmaterial bzw. im Ausstrichpräparat. Man injiziert eine kleine Materialmenge einer Maus intraperitoneal und entnimmt nach 6–18 Std. eine Probe aus der Bauchhöhle zur Mikroskopie, Kultivierung und evtl. Typenbestimmung (s. u.). Die Tiere gehen gewöhnlich innerhalb 1–3 Tagen zugrunde. Pneumokokken sind dann meist in Reinkultur aus dem Blut (z. B. nach Kappen der Herzspitze) und aus dem Peritonealexsudat nachweisbar, während andere Erreger, etwa aus Sputum, im Tier abgetötet werden (Ausnahmen u. a. Pasteurellen, Haemophilus-Keime, Klebsiella pneumoniae).

3. Identifizierung: Die Diagnose bzw. die Abgrenzung von vergrünenden Streptokokken sollte durch einen der folgenden Tests gesichert werden.

Optochin-Test: In Form des Blättchentestes (Technik wie bei Resistenzbestimmung gegen Antibiotika, S. 587). Optochintestblättchen sind im Handel erhältlich, z. B. bei OXOID oder BBL; bei Eigenherstellung tränkt man Filtrierpapierblättchen von 6–10 mm Durchmesser mit je 1 Tropfen einer Verdünnung von Optochin[1] (Äthyl-hydrocuprein-hydrochlorid) 1 : 4000. Nach Bebrütung über Nacht zeigen Pneumokokken eine (3 bis) 5 mm breite Zone fehlenden Wachstums um das Blättchen. Streptokokken werden nicht oder nur wenig beeinflußt.

[1] Bezugsquelle: Fa. Howards, Ilford/Essex (England).

Gallelöslichkeit: Die Prüfung ist nur bei Kapseltragenden Formen verwertbar. Kolonien in zwei kleine Röhrchen mit je 1,0 ml Aqua dest. einreiben, dann zu einem Röhrchen 1 Tropfen 10%iger Na-taurocholat-Lösung hinzufügen. Pneumokokken werden im Teströhrchen innerhalb von 15 min gelöst, d. h. die anfänglich getrübte Flüssigkeit klärt sich, während das Kontrollröhrchen (ohne Na-taurocholat) unverändert bleibt.

Mäusevirulenztest: 0,5 ml einer Dextrose-Tryptose-Bouillon-Kultur einer Maus i. p. einimpfen. Pneumokokken bewirken den Tod des Versuchstieres meist in 24–48 Std. Typ 14 der Pneumokokken ist – ebenso wie die kapsellosen Rauhformen anderer Typen – nicht mäusepathogen.

Biochemisches Verhalten: Von den meisten Pneumokokken wird u. a. Inulin gespalten, ein Kohlenhydrat, das von vergrünenden Streptokokken in der Regel nicht angegriffen wird. Zum Test eignet sich das Hisssche Serumsubstrat (S. 569).

Differentialdiagnostische Merkmale von Pneumokokken und Streptokokken

	Galle-Löslichkeit	Optochin-Resistenz	Inulin-Spaltung	Mäuse-Virulenz
Pneumokokken	+[1]	–	(+)	+[2]
Streptokokken	–	(+)	(–)	–

[1] Kapselfreie Stämme (Rauhformen) werden nicht gelöst.
[2] Ausnahmen: Rauhformen und die Stämme des Typs 14.

4. Serodiagnostik

Fluoreszenz-Antikörper-Test (FA-Test) mittels Direktverfahren (s. S. 497): Geeignet zur Untersuchung von Liquorproben und Reinkulturen; nicht empfohlen für Proben, die eine Mischflora enthalten. Von Difco sind Mischseren zum Nachweis der Pneumokokkentypen 1–33 (ausgenommen Typen 26 und 30) im Handel.

Quellungsreaktion nach Neufeld: Sie stellt ein exaktes Verfahren zur serologischen Identifizierung bzw. Typisierung der Pneumokokken dar. Bei der Reaktion kommt es zu einer Verbindung der im Serum enthaltenen spezifischen Antikörper mit den entsprechenden

Kapsel-Polysacchariden; durch das entstehende Präzipitat wird offenbar eine Volumenvermehrung bzw. Änderung der physikalischen Eigenschaften der Kapsel herbeigeführt, so daß diese bei mikroskopischer Betrachtung gequollen erscheint. Technische Durchführung der Reaktion s. S. 493.

Literatur:

Internat. Subcom. on Streptococci and Pneumococci: Internat. J. System. Bacteriol. 17 (1967) 281.

LUND, E.: Bull. Wrld. Hlth. Org. 23 (1960) 5.

Gattung: Peptostreptococcus

In der Gattung Peptostreptococcus werden strikt anaerob wachsende, Katalase-negative, grampositive Kokken zusammengefaßt, die entweder in kürzeren oder längeren Ketten (anaerobe Streptokokken) oder in Diploform (anaerobe Diplokokken) auftreten. Sie kommen physiologischerweise in der Mundhöhle, im oberen Respirations-, im Darm- und weiblichen Genitaltrakt vor. Nicht selten werden sie aber auch bei pathologischen Prozessen gefunden, z.T. vergesellschaftet mit anderen Erregern, u.a. bei Puerperalsepsis, gangränöser Appendizitis, Lungengangrän, Mittelohreiterung und im stinkenden Gangräneiter sonstiger Genese.

Die Züchtung gelingt gewöhnlich ohne Schwierigkeiten mittels anaerob bebrüteten Blutagars. Da ein allgemein anerkanntes Klassifizierungssystem derzeit noch nicht besteht, ist die Zuordnung isolierter Stämme zu der einen oder anderen der von verschiedenen Autoren beschriebenen Species z.T. schwierig oder unmöglich. Im letzteren Fall muß man sich mit der Diagnose „Keime der Peptostreptococcus-Gruppe" bzw. „Anaerobe Streptokokken" oder „Anaerobe Diplokokken" begnügen. Da die Keime nicht immer in Ketten bzw. in Diploform, sondern nicht selten auch unregelmäßig gelagert sind, kann bisweilen auch die morphologische Abgrenzung gegenüber Peptococcus-Arten schwierig sein. Zur Unterscheidung ist in diesem Fall der Katalase-Test heranzuziehen (Peptostreptoccoccus: negativ, Peptococcus: positiv).

Für praktisch-diagnostische Zwecke empfiehlt es sich, zunächst das Verhalten gegenüber Cystein-Milch[1] zu prüfen. Je nach eintretender oder ausbleibender Koagulierung kann man 2 Gruppen unterscheiden, die nach den in der folgenden Tabelle wiedergegebenen Merkmalen weiter differenziert werden können.

Differentialdiagnostische Merkmale anaerober Streptokokken

Streptococcus	Cystein-Milch	Größe der Kokken (μ)	Gas[1]	Dex[1]	Mal[2]
putridus		0,5–1,0	w	+	+
anaerobius	nicht	0,5–1,0	+	+	+
foetidus	koagu-	0,5–1,0	+	+	–
lanceolatus	liert	1,2–1,5	+	+	–
micros		0,3–0,4	–	+	+
magnus		1,5–1,8	–	–	–
evolutus[3]		0,5–0,8	–	+	+
intermedius[4]	koagu-	0,5–0,8	–	+	+
productus[5]	liert	0,8–1,2	+	+	–
parvulus		0,2–0,4	–		–

[1] Im ROSENOW-Medium (Herst. S. 570). Das Medium ist nur innerhalb 14 Tagen nach Herstellung brauchbar. Vor Beimpfung ist eingedrungener Sauerstoff durch Erhitzen (Aufkochen) auszutreiben; nach der Beimpfung ist es mit sterilem Paraffin abzudecken.

[2] Prüfung mittels des auf S. 570 beschriebenen Mediums.

[3] Gelatinase positiv.

[4] Gelatinase negativ.

[5] Zellen z.T. stäbchenförmig.

[1] 0,8 g Cystein-HCL zu 1 ltr Milch hinzufügen, pH 7,4 einstellen, abfüllen in Röhrchen (hohe Schicht!), 15 min bei 121°C autoklavieren. Beimpfung nach Erhitzung (Austreibung eingedrungenen Sauerstoffs) und nachfolgender Abkühlung aus einer 24stdg. Vorkultur in ROSENOW-Bouillon mittels PASTEUR-Pipette (in die tiefe Schicht des Cystein-Milch-Röhrchens, nahe der Kuppe).

Familie: Micrococcaceae

Gattung: Staphylococcus

Zur Gattung Staphylococcus gehören grampositive Kokken, die ubiquitär in der Natur verbreitet sind. Sie zeigen (im Gegensatz zu den Streptokokken) eine kräftige Katalase-Reaktion, reduzieren Nitrat, spalten Zucker fermentativ und vermögen fakultativ anaerob zu wachsen.

Nach BERGEY's Manual, 7. Ausgabe, werden zwei Arten unterschieden: Staphylococcus aureus und

Staphylococcus epidermidis. Staphylococcus aureus ist pathogen. Er läßt sich von dem gewöhnlich apathogenen Staphylococcus epidermidis abgrenzen durch den Nachweis des Fermentes Plasmakoagulase und weiterer Fermente wie z. B. Phosphatase. Die noch vielfach gebräuchliche Bezeichnung Staphylococcus albus für apathogene Staphylokokken kann insofern irreführend sein, als das häufig bei pathogenen Arten vorhandene gelbliche bis goldgelbe Pigment (in Abhängigkeit von den Kulturbedingungen) unterschiedlich stark entwickelt sein oder ganz fehlen kann und die Kolonien dann denen des Staphylococcus albus mehr oder weniger gleichen.

Staphylococcus aureus

Dieser Keim lebt z. T. als Saprophyt auf der Haut und Schleimhaut. Bei traumatischen und konstitutionellen Gewebeschäden kann er Entzündungen und Eiterungen hervorrufen. Krankheitsbilder dieser Art sind Furunkel, Karbunkel, Pemphigus neonatorum, ferner Mandelentzündung, Mastitis (gelegentlich endemisch in geburtshilflichen Kliniken). Im Falle der Ausbreitung auf dem Blut- und Lymphwege kann es zur Metastasierung in die inneren Organe kommen. So entstehen z. B. Osteomyelitis bei Kindern, Nieren- und paranephritische Abszesse, eitrige Metastasen in anderen Organen, evtl. verbunden mit allgemeiner Sepsis. – Als mischinfizierende Keime bei anderen Infektionserregern pflegen Staphylokokken (Sta.) den Krankheitsverlauf ungünstig zu beeinflussen. – Nicht ganz selten sind Sta. Ursache heftiger Enteritiden im Sinne bakterieller Lebensmittelvergiftungen (S. 628). Ein Charakteristikum der Staphylokokken ist ihre oft auffallend rasche Resistenzentwicklung gegen Antibiotika. Die Durchführung von Empfindlichkeitstesten bei gezüchteten Erregern ist deshalb hier besonders wichtig.

Antibiotikaresistente Stämme gewannen in den letzten Jahren zunehmende Bedeutung beim sog. Hospitalismus. Die Keime werden hierbei häufig durch nasopharyngeale Träger unter dem Krankenhauspersonal, durch Staub, Schmierinfektion etc. auf Patienten übertragen, die infolge bestimmter Grundkrankheiten (z. B. Stoffwechselstörungen) bzw. nach operativen Eingriffen eine erhöhte Empfänglichkeit aufweisen und/oder deren normale Bakterienflora durch Behandlung mit (Breitspektrum-)Antibiotika verändert bzw. eliminiert worden ist. Wucherung solcher Hospitalismuskeime kann zur schweren (nicht selten tödlichen), staphylogenen Enterocolitis führen.

Untersuchungsmaterial: Eiter, Abstriche, Pustelinhalt, Urin, Blut, Stuhl, (je nach Art und Lokalisation der Erkrankung), Lebensmittel u. a.

Gang der Untersuchung

1. Mikroskopisches Präparat (Abb. 14): Grampositive, runde Kokken, durchschnittlich etwa 1 μ groß. Je frischer der Entzündungsherd ist, desto leichter und aussichtsreicher ist der Nachweis der Kokken. Im direkten Eiterpräparat liegen die Sta. gewöhnlich in unregelmäßigen Haufen (gelegentlich auch in kurzen Ketten), und zwar zu Beginn der Erkrankung in großen Mengen frei zwischen den Eiterzellen, später mehr oder weniger innerhalb der Zellen (Phagozytose), wo sie ihre Färbbarkeit allmählich einbüßen und zugrunde gehen.

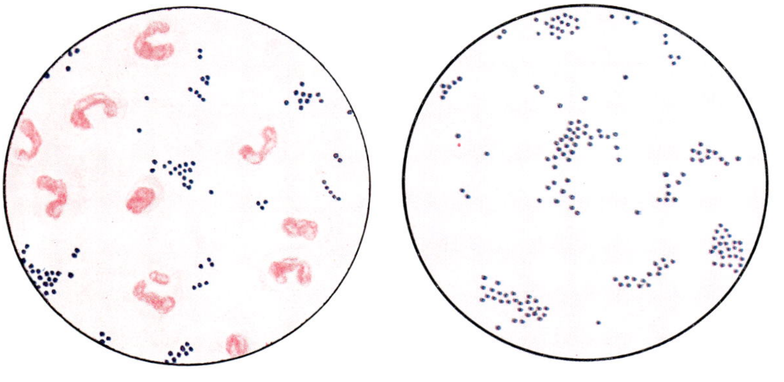

Abb. 14: Staphylococcus aureus.
Linke Abb.: Originalpräparat von Abszeßeiter.
Rechte Abb.: Präparat von 24stdg. Agarkultur. GRAM-Färbung. Vergr. 800fach.

2. Isolierung: Staphylokokken wachsen in der Regel auf bzw. in allen üblichen Nährböden unter aeroben Verhältnissen. pH-Optimum 7,2–7,4; Temperaturoptimum 37° C.

Bouillon: Üppiges Wachstum unter Trübung der Nährlösung und Bildung eines Bodensatzes.

Blutagar: Glatte, gewölbte, undurchsichtige, weißlich-gelbliche, im typischen Fall goldgelbe Kolonien, die wesentlich größer sind als Streptokokken-Kolonien, siehe Abb. 15.
Die Mehrzahl der pathogenen Sta. zeigt unterschiedliche Hämolyse; sie ist sehr von der Art und Menge des verwendeten Blutes abhängig (s. S 64).

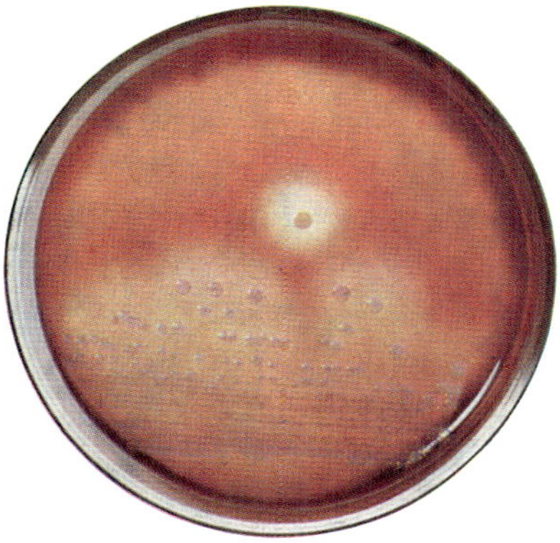

Abb. 15: Staphylococcus aureus. Kolonien auf Hammelblutagar nach 24stdg. Bebrütung bei 37° C (½ natürliche Größe).

Elektivnährböden zur Isolierung von Sta. aus Bakteriengemischen, z. B. bei Stuhlproben oder auch bei Keimzählungen: Hierbei wird die Resistenz dieser Keime gegen höhere Kochsalzkonzentrationen, gegen K-tellurit und Na-azid oder gegen verschiedene Antibiotika bzw. die wachstumsfördernde Eigenschaft von Na-pyruvat oder gewisse biologische Eigenschaften der pathogenen Vertreter (Lipase-Produktion, Mannitspaltung, Koagulase-Bildung) zur Selektion herangezogen. Bekannte Nährböden dieser Art sind:

Mannit-Kochsalz-Agar: Siehe S. 535.

CHAPMAN-STONE-*Medium:* Siehe S. 536.

BAIRD-PARKER-*Medium* (mit den Selektivstoffen Lithiumchlorid, K-tellurit und mit Na-pyruvat): Die Nährbodenbasis ist wie die beiden vorher genannten Substrate als Trockennährboden im Handel (z. B. Merck, OXOID). Das Substrat ermöglicht durch seinen Gehalt an Na-pyruvat (Wachstumsförderung) auch die Züchtung stärker geschädigter Keime und zeigt eine gute Korrelation mit dem Koagulase-Test (s. u.).

3. Identifizierung: Von wesentlicher diagnostischer Bedeutung ist die Unterscheidung des Staphylococcus aureus von dem gewöhnlich als apathogen zu betrachtenden Staphylococcus epidermidis[1]. Fehlen und Vorhandensein von Hämolyse und/oder Farbstoffbildung stellen kein sicheres Kriterium für Pathogenität oder Nicht-Pathogenität dar. Auch von den nachfolgend aufgeführten speziellen Pathogenitätstesten gilt kein Verfahren für sich allein als sicherer Pathogenitätsbeweis, vielmehr sollten zumindest zwei Teste durchgeführt werden, z. B. die Prüfung der Plasmakoagulase und der Mannitspaltung.

Plasmakoagulase-Test: Für Sta. aureus-Stämme ist die Bildung von Plasmakoagulase charakteristisch. Es handelt sich dabei um ein Gerinnungsferment, das die Koagulierung von Kaninchen- oder Menschenplasma (gewonnen aus Zitratblut: 0,7 ml 3,8%iges Na-zitrat vermischt mit 1,3 ml Blut) bewirkt. Kaninchenplasma ist in Trockenform bei Nährbodenfirmen erhältlich. Hammelplasma wird von humanen Stämmen nur sehr verzögert koaguliert, Rinderplasma noch später oder gar nicht; die animalen Stämme koagulieren dagegen beide Plasmasorten, und zwar beim Röhrchentest (s. u.) prompt in 1–2 Std. Der Koagulasetest gilt als die derzeit sicherste Methode der Pathogenitätsprüfung; zu berücksichtigen ist, daß auch gewisse Stämme von E. coli, Pseudomonas aeruginosa und Enterokokken positiv reagieren. Folgende beide Testmethoden werden angewendet:

a) Objektträgermethode: Hierbei wird an die Keime gebundene Koagulase („Clumping factor") nachgewiesen: Man verreibt Material der fraglichen Kolonie in einem Tropfen Plasma auf einem Objektträger. Im positiven Fall tritt sehr rasch, oft während des Verreibens, Klumpenbildung infolge Präzipitation von Fibrin an der Oberfläche der Keime mit nachfolgender Verklebung ein. Die Objektträger-Reaktion ist recht zuverlässig und zeitsparend; sie wird daher von vielen Laboratorien angewandt. Zum Zweck der Kontrolle ist die Prüfung mit physiol. NaCl-

[1] In gewissen Fällen, z. B. bei reichlicherem (wiederholtem) Nachweis im Untersuchungsmaterial kann auch diesem Keim pathogenetische Bedeutung bei Krankheitsprozessen zukommen.

Lösung (Ausschluß von „Spontanagglutination") bzw., bei fraglichem negativen Ergebnis, die Röhrchenmethode anzuschließen.

b) Röhrchenmethode: Hierbei wird „freie" Koagulase nachgewiesen: In ein kleines Röhrchen einbringen 0,5 ml einer 24stdg. Bouillonkultur (oder eine große Öse von einer Agarkultur) und 0,5 ml 1:5 verdünntes Plasma, in ein zweites Röhrchen (Kontrollröhrchen) 0,5 ml unbeimpfte Bouillon und 0,5 ml Plasma; beide Röhrchen bei 37° C (möglichst Wasserbad) bebrüten und nach ½, 1, 2, 3 und 24 Std. auf Koagulation prüfen. Das Kontrollröhrchen darf keine Koagulation aufweisen. Jeder Grad von Koagulation – vom Auftreten lockerer Gerinsel bis zur völligen Verklumpung des Röhrcheninhaltes – gilt als positiv. Eine erst nach 24 Std. auftretende Koagulation ist mit Zurückhaltung zu bewerten.

DNase-Bildung: Zwischen der Koagulase- und DNase-Aktivität der Staphylokokken besteht weitgehende Übereinstimmung. DNasepositive Sta. vermögen Desoxyribonukleinsäure zu hydrolysieren, wobei Mono- und Polynukleotide entstehen. Verdächtige Kolonien impft man auf ein geeignetes, Desoxyribonukleinsäure-haltiges Medium (z.B. DNase-Agar OXOID) auf und überschwemmt nach etwa 18stdg. Bebrütung bei 37° C die Kultur mit 1n HCl. Um DNase-positive Kolonien entsteht eine klare Zone infolge Anwesenheit von Nukleotiden, während sich dort, wo die Salzsäure auf die Nukleinsäuren einwirken kann, trübe Ausfällungen zeigen.

Mannitspaltung: Die Prüfung erfolgt im üblichen Fermentationsröhrchen mit 1% Mannit. Die meisten Stämme von Staphylococcus aureus sind Mannit-positiv. Allerdings vermag auch ein gewisser Teil der apathogenen Staphylokokken Mannit abzubauen.

Phosphatase-Test: Das Vorhandensein von Phosphatase stellt ein weiteres wertvolles Pathogenitäts-Kriterium dar. Phosphatase-positive Sta. sind in einem hohen Prozentsatz pathogen. Prinzip und Durchführung der Reaktion s. S. 557.

4. Staphylokokken-Toxine: Für praktische Zwecke unterscheidet man zwei Arten von Staphylokokkentoxinen:

a) Hämolysine: Allgemein anerkannt ist die Existenz der α- und β-Lysine, ferner des δ-Lysins; sie weisen unter sich deutliche Unterschiede auf, insbesondere was die Herkunft der von ihnen lysierten Erythrozyten (Tierart), die Form der Hämolyse, ihre Gewebstoxizität und ihren Antigencharakter betrifft.

α-Lysin: Rasche Lyse von Kaninchen- und Schafblutkörperchen bei 37° C. Klare Hämolysezonen treten insbesondere bei Bebrütung unter erhöhter (30%iger) CO_2-Spannung innerhalb 24–48 Std. auf. Lyse menschlicher Erythrozyten nur sehr schwach ausgeprägt.

β-Lysin: Löst Schaf- (nicht Kaninchen- oder Menschen-)Erythrozyten auf. Die Lyse ist weniger ausgeprägt nach Bebrütung bei 37° C. Nach Einstellen der Kultur in den Kühlschrank über Nacht tritt die Lysewirkung als transparenter Hof in Erscheinung. Mittels B-Streptokokken läßt sich β-Hämolysin im CAMP-Test (s. ds.) nachweisen.

δ-Lysin: Auf Schafblutagar schmale, scharf begrenzte Lysezone, die in CO_2-Atmosphäre nicht verbreitert wird. Mäßig breiter Hämolysebereich bei Verwendung von Kaninchen- und Menschenblut.

α- und δ-Lysine sind charakteristisch für Stämme menschlichen Ursprungs, β-Lysine für solche tierischen Ursprungs; α- und δ-Lysine können bei menschenpathogenen Stämmen gemeinsam vorkommen; desgleichen können α- und β-Lysin bei einem Stamm gleichzeitig vorhanden sein.

b) Enterotoxine: Diese von gewissen Sta.-Stämmen produzierten Toxine sind relativ hitzestabil, d.h. sie überstehen eine kürzerfristige Einwirkung von Kochtemperatur.
Wucherung enterotoxinbildender Sta. in Lebensmitteln (insbes. in Milch und Milchprodukten, Cremes und Cremekuchen, Soßen etc.) führt nach Aufnahme der Speisen, sofern diese nicht einer ausreichenden Hitzewirkung unterzogen wurden, zu dem nicht seltenen Bild der „staphylogenen Nahrungsmittelvergiftung". Die Infektion der Speisen erfolgt meist durch Küchenpersonal oder im Lebensmittelgewerbe Beschäftigte (eitrige Fingerwunden, nasale oder orale Sta.-Besiedlung u. dgl.). Das Krankheitsbild ist charakterisiert durch kurze (etwa 4- bis 8stündige) Inkubationszeit, heftige Durchfälle, häufig gleichzeitiges Erbrechen und Kreislaufschwäche, gewöhnlich gefolgt von rascher Restitutio ad integrum. Der Nachweis der Enterotoxinbildung ist mittels Gel-Diffusionsverfahrens möglich; die erforderlichen Antiseren sind seit einiger Zeit im Handel

erhältlich[1]. – Enterotoxinbildende Staphylokokken sind stets Koagulase-positiv, jedoch sind nicht alle Koagulase-positiven Staphylokokken Enterotoxinbildner.

5. Lysotypie: Mit Hilfe der Bestimmung der Phagentypen ist eine zusätzliche Unterteilung pathogener Sta. möglich. Die Bedeutung der Lysotypie liegt auf epidemiologischem Gebiet; es hat sich beispielsweise gezeigt, daß gewisse Phagentypen beim Staphylokokken-Hospitalismus vorherrschend sind. Spezialinstitute für Staphylokokken-Lysotypie: Institut für Med. Mikrobiologie und Immunologie der Universität Bonn (Nationales Referenzlabor der BRD); Bezirks-Hygiene-Institut Wernigerode.

6. Antikörpernachweis im Patientenserum: Mittels Antistaphylolysin-Reaktion. Durchführung und Bewertung s. S. 492.

Staphylococcus epidermidis (Sta. albus)

Siehe hierzu die Ausführungen auf S. 62.

Literatur:

ELEK, S.D.: Staphylococcus pyogenes. Livingstone, London, 1959.

Subcommittee on Taxonomy of Staphylococci and Micrococci: Int. Bull. Bact. Nomencl. and Taxon. 15 (1965) 109.

GRÜN, L.: Staphylokokken in Klinik und Praxis. Wissenschaftliche Verlagsgesellschaft mbH, Stuttgart 1964.

Gattung: Micrococcus

Im Gegensatz zu früheren Einteilungsvorschlägen sind nach den Untersuchungen von COWAN (J. Appl. Bact. 25 [1962] 324) und anderen Autoren in dieser Gattung diejenigen Arten zusammenzufassen, die ebenso wie das Genus Staphylococcus eine positive Katalase-Reaktion aufweisen, die aber streng aerob wachsen und Zucker entweder nur oxydativ oder überhaupt nicht abbauen. Im Begriff Micrococcus gehen nach diesem Vorschlag die bisher als aerobe Sarzinen bzw. Gaffkya bezeichneten Arten auf, während der Begriff „Sarcina“ den strikt anaerob wachsenden Paketkokken vorbehalten wird (s. u.).

[1] Bezugsquelle: Serva, Feinchemikalien, 69 Heidelberg, Postfach 1508.

Mikrokokken – Vierer- und Paketkokken wegen der häufig zu beobachtenden Lagerung zu Vieren bzw. in Warenballen-(Paket-)Form – spielen in der Humanbakteriologie nur eine geringe Rolle. Sie sind in der Natur weit verbreitet und können durch besondere Farbstoffbildung auffallen: Neben weiß wachsenden Arten (Micrococcus albus) gibt es hell- bis schwefelgelb, orange- und rosafarben wachsende Species (M. luteus, roseus etc.). Als Micrococcus tetragenus (Gaffkya tetragena) werden Vierer-Kokken bezeichnet, die wiederholt als Erreger u. a. von Eiterungen, Meningitis, Sepsis beschrieben wurden; charakteristisch für sie ist die Lagerung zu vieren innerhalb einer Schleimkapsel, die gewöhnlich nur im Originalpräparat in Erscheinung tritt. Weiße Mäuse gehen bei i.p.-Impfung gewöhnlich innerhalb einer Woche zugrunde (Unterscheidung von anderen Mikrokokken). – Im mikroskopischen Bild erscheinen Mikrokokken gewöhnlich größer und plumper als Staphylokokken; sie zeigen oft Tetradenlagerung und sind meist von einheitlicher Größe.

Abgrenzung von Staphylokokken

a) Aufgrund des Respirationstyps: Mikrokokken zeigen nach Einimpfung in ein Röhrchen mit verflüssigtem, auf etwa 45°C abgekühltem Nähragar Wachstum nur in der oberflächlichen Nährbodenschicht, Staphylokokken hingegen auch in der Tiefe.

b) Nach Art des Zuckerabbaues: Mikrokokken zeigen im OF-Test (S. 559) entweder Säuerung nur im oberen Nährbodenbereich oder überhaupt keine Säuerung, während Staphylokokken auch in der Tiefe des Nährbodens den Indikator zum Umschlag bringen.

Gattungen: Peptococcus und Sarcina

In den Gattungen Peptococcus bzw. Sarcina werden grampositive, meist in Haufen bzw. in Paketform gelagerte Kokken zusammengefaßt, die nur unter anaeroben Bedingungen züchtbar sind (anaerobe Mikrokokken bzw. Sarzinen). Sie werden nicht ganz selten aus menschlichem Untersuchungsmaterial isoliert. Überwiegend handelt es sich dabei um gynäkologische, sonst u.a. um Eiter-, Urin- oder Blutproben.

Die meisten Stämme wachsen auf einfachen Nährböden nicht, wohl aber bei Zusatz von Serum zum

Nährboden, sofern anaerobe Kulturbedingungen bestehen. Die Klassifizierung erfolgt auf Grund morphologischer und insbesondere biochemischer Merkmale. Wie bei den strikt anaerob wachsenden Streptokokken der Gattung Peptostreptococcus ergeben sich auch bei der Einordnung von Peptokokkenstämmen in die beschriebenen Species nicht selten Schwierigkeiten. Wesentliche Merkmale verschiedener Arten sind aus der folgenden Tabelle ersichtlich.

Differenzierung anaerober Mikrokokken und Sarzinen

Peptococcus	Größe der Kokken (μ)	Gas[1]	Dex	Gel[2]	Ind
saccharolyticus	0,6–1,0	–	+	–	–
asaccharolyticus	1,0–1,2	+	–	–	+
anaerobius	0,4–0,6	–	w	–	–
variabilis	0,5–1,5	–	w	+	–
aerogenes	0,5–0,8	+	+	–	+
prévotii	0,5–0,8	w	±	–	–
(Sarcina) ventriculi		+	+	–	–

[1] In ROSENOW-Bouillon (s. hierzu S. 570).
[2] Prüfung mittels Gelatinescheiben nach KOHN (s. S. 575) in ROSENOW-Bouillon. Bouillon nach Beimpfung mit sterilem Paraffin abdecken und bei 37° C bebrüten.

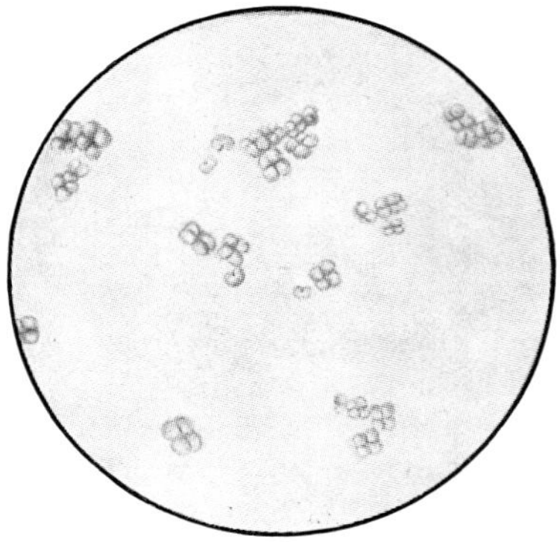

Abb. 16: Sarcina ventriculi. Präparat von 24stdg. Agarkultur. Typische Lagerung in „Paketform". Vergr. 800fach.

Anhang:

Gattung: Aerococcus

Die Keime dieser Gattung werden vielfach in der Luft und u.a. auch auf der menschlichen Haut nachgewiesen. Sie sind apathogen für den Menschen, verdienen jedoch insofern Erwähnung, als die Species Aerococcus viridans verschiedene Merkmale mit Enterokokken gemeinsam hat und hierdurch gelegentlich Schwierigkeiten bei der Abgrenzung entstehen können.
Aerococcus viridans zeigt meist kräftige Alpha-Hämolyse auf Blutagar. Mit Streptococcus faecalis hat er insbesondere die Fähigkeit, sich in alkalischen Medien und bei erhöhter Temperatur zu entwickeln, gemeinsam. Die Katalase-Reaktion ist nur schwach positiv; Dextrose wird fermentativ abgebaut; Triphenyltetrazoliumchlorid wird nicht reduziert; Phosphatase, Koagulase, Nitrat negativ. Mikroskopisch: rundliche, grampositive Kokken, meist in Diplo-Form oder zu vieren.

Gramnegative Kokken

Familie: Neisseriaceae

Die Familie der Neisseriaceae umfaßt gramnegative Kokken, die paarweise oder auch in unregelmäßigen Haufen gelagert sind. Die einzelnen Arten zeigen aerobes, fakultativ anaerobes oder streng anaerobes Wachstum.
Zur Familie der Neisseriaceae gehören die humanmedizinisch wichtigen Gattungen Neisseria, Veillonella und Gemella.

Differenzierung gramnegativer Kokken

Gattung	Oxydase	Katalase	OF-Test	Aerobes Wachstum
Neisseria	+	+	O/—	+
Veillonella	—	w	—	—
Gemella	—	—	F	+

Gattung: Neisseria

Neisserien sind gramnegative, Oxydase- und Katalase-positive Kokken, die überwiegend paarweise gelagert sind. Die einander zugewandten Seiten des Kokkenpaares sind gewöhnlich abgeflacht. Soweit Kohlenhydrate abgebaut werden, geschieht dies oxydativ.

Das Genus enthält zwei mit Sicherheit pathogene Arten (N. gonorrhoeae und N. meningitidis); diese wachsen nicht auf gewöhnlichen Nährböden und können nur in einem engeren Temperaturbereich kultiviert werden. Mehrere Arten stellen nahezu regelmäßig einen Anteil der bakteriellen Besiedlung der Schleimhaut, insbesondere des Nasen-Rachenraumes dar. Vertreter dieser Species zeigen gewöhnlich auf einfachen Nährsubstraten gute Entwicklung und gedeihen meist schon bei Zimmertemperatur, und zwar teils mit, teils ohne Farbstoffbildung.

Bei der Abgrenzung der einzelnen Arten ist – außer der Feststellung der Ansprüche an die Kulturbedingungen bzw. etwaiger Pigmentbildung – die Prüfung des Zuckerspaltungsvermögens von Bedeutung. Besonders geeignet für die Prüfung des Kohlenhydratabbaues ist das Cystin-Trypticase-Medium von BBL (S. 570), das auch die Entwicklung der schwerer züchtbaren Arten gestattet. Das Pigmentbildungsvermögen wird am besten auf Löffler-Serum geprüft. Die Übersichtstabelle auf S. 73 zeigt die für die Identifizierung wesentlichen Merkmale der wichtigsten Arten.

Neisseria gonorrhoeae

Triv. Gonococcus (abgekürzt: Gk. oder Gc.).

Der Keim wurde 1879 von A. Neisser bei Gonorrhoe als Erreger nachgewiesen. Als Eintrittspforte kommt überwiegend die Urogenital-(Harnröhren-, Zervikal-)Schleimhaut in Betracht (Geschlechtsverkehr). Leicht infizierbar sind außerdem die Rektalschleimhaut und die Conjunctiva (Neugeborene!). Die Gk. beginnen mit einer Inkubationszeit von 2–5 Tagen auf der infizierten Schleimhaut zu wuchern und dringen in diese ein. Bei fortschreitender Ausbreitung der Erreger kann es zur Erkrankung weiterer Urogenitalorgane und damit zum chronischen Krankheitsstadium kommen (Prostatitis, Epididymitis, Bartholinitis, Cervicitis, Adnexitis, Endometritis), mitunter auch zur Allgemeininfektion und Metastasenbildung, wobei insbesondere Sehnenscheiden, Gelenke und Herzklappen befallen werden.

Untersuchungsmaterial: Zur mikroskopischen Untersuchung mindestens zwei (dünne!) Ausstriche pro Verdachts- bzw. Krankheitsfall herstellen. Kulturen sollten möglichst rasch nach Gewinnung des Materials (Sekrete, Abstriche etc.) angesetzt werden, am besten direkt nach Entnahme der Probe. Ist dies nicht möglich, so ist das Material mit speziell präparierten Tupfern[1] zu entnehmen und diese in Konservierungsmedien (Transportmedium nach Stuart modif. nach Ringertz, s. S. 533) der Untersuchung zuzuleiten. Gonokokken bleiben auch mehrere Stunden züchtbar, wenn man Sekret mit einer lang ausgezogenen Glaskapillare aufnimmt. Zur Versendung steckt man sie in ein steriles Röhrchen, knickt sie in ihrem oberen, noch sterilen Bereich gegen den Rand des Gefäßes ab und fixiert sie mit einem sterilen Stopfen an der Röhrchenwand.

Beim Mann: Harnröhrensekret. Ersten Tropfen abwischen, dann Sekret entnehmen für mikroskopische Präparate und für die Erregerisolierung; versucht werden kann auch die Züchtung aus Morgenurinsediment (erste Harnportion) oder aus Sekret nach Prostatamassage.

Bei der Frau: Die besten Ergebnisse liefert die Untersuchung von Cervix- und Urethra-Sekret. Scheidenabstriche werden bei kindlicher Vulvovaginitis mikroskopisch und kulturell untersucht; bei Erwachsenen sind sie wegen meist reichlicher Mischbakterien zum Gonokokkennachweis weniger geeignet. Cervix-Sekret wird nach Einstellen des Muttermundes mit sterilem Speculum mittels Öse gewonnen. Harnröhrensekret gewinnt man mittels Wattetupfer, nach Abwischen der Urethramündung und ggf. Ausdrücken mittels Wattetupfer von der Scheide her.

Sonstiges Untersuchungsmaterial: Blut zur Kultur bei Gk.-Sepsis und zur serologischen Untersuchung; Exsudat bei Gelenkmetastasen und Tendovaginitis; Konjunktivalsekret bei Blennorrhoe; Rektalabstriche.

---

[1] Vorbereitung der Abstrichtupfer: Zur Beseitigung in der Watte ggf. vorhandener Hemmsubstanzen (Säuren, Metallionen) Tupfer in Sörensen-Puffer (pH 7,4) 5 min kochen, dann etwa 1 min (bis zur gleichmäßigen Schwärzung) in eine 1%ige Suspension von Holzkohlepulver in Aqua dest. tauchen, im Brutschrank trocknen, dann in Röhrchen einbringen und 15 min bei 120°C autoklavieren.

Gang der Untersuchung

Die akute Gonorrhoe, besonders des Mannes, läßt sich mit relativ hoher Sicherheit durch die mikroskopische Prüfung von Ausstrichpräparaten erkennen. In chronischen Fällen, insbesondere bei der Frau, liegen die Erreger gewöhnlich nur in geringer Menge vor; ihre mikroskopische Feststellung ist zudem oft durch reichlich vorhandene Begleitbakterien erschwert, die – vor allem bei Vorhandensein anderer Neisseria-Arten oder kokkoider (evtl. bipolar gefärbter) gramnegativer Stäbchen, die gleichfalls im Genitalbereich vorkommen – zu diagnostischen Irrtümern führen können. Der mikroskopische Befund kann insbesondere unter solchen Umständen nur vorläufigen Charakter haben; er sollte in jedem Verdachtsfall durch eines der modernen Kulturverfahren ergänzt werden, die den Nachweis auch spärlich vorhandener Erreger erlauben und mit der Möglichkeit der sicheren Identifizierung der gezüchteten Keime erst die erforderliche diagnostische Sicherheit gewährleisten.

1. Mikroskopisches Präparat

a) Originalpräparat: Für die Beurteilung von Direktausstrichen ist die GRAM-Färbung unerläßlich. Die Prüfung soll sich auf das Gesamtbild, also auch auf die Menge und Art vorhandener Leukozyten erstrecken. Bei akuter Erkrankung finden sich meist in größerer Menge gramnegative, semmel-(kaffeebohnen-)förmige Diplokokken und zwar vorwiegend intrazellulär in den reichlich vorhandenen Leukozyten; charakteristisch ist die Lagerung in Gruppen (Haufenbildung). Im subakuten und chronischen Zustand pflegen die Erreger überwiegend extrazellulär und häufiger auch als einzelne Kokkenpaare vorzuliegen.
Solange das Ergebnis der mikroskopischen Untersuchung nicht durch Kulturverfahren gesichert ist, sollte auf den vorläufigen Charakter des Befundes hingewiesen werden.

FA-Test im Direktverfahren: Siehe unten.

b) Kulturpräparat (GRAM-Färbung): Die einzelnen Kokken sind oft von unterschiedlicher Größe und Färbung, die Lagerung ist unregelmäßig, Diploformen sind, im Vergleich zum Nativpräparat, selten. Da die einzelnen Organismen den Farbstoff unterschiedlich festhalten, kann man im Präparat gramlabile neben nur schwach angefärbten Formen finden.

2. Isolierung: Gonokokken bedürfen zum Wachstum nährstoffreicher Substrate, ihre Vermehrung wird begünstigt durch Kultivierung bei erhöhter CO_2-Spannung (3–10%), wichtig ist ferner eine ausreichende Luftfeuchtigkeit. Es empfiehlt sich deshalb, mit Wasser getränktes Filterpapier in die zur Züchtung verwendeten Gefäße einzulegen. Die Nährböden sind vorge-

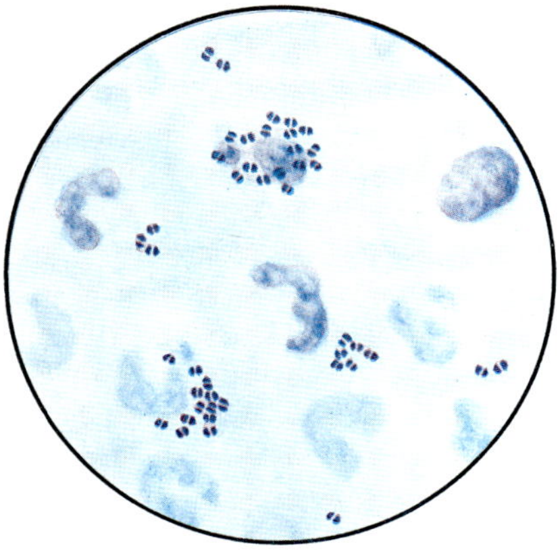

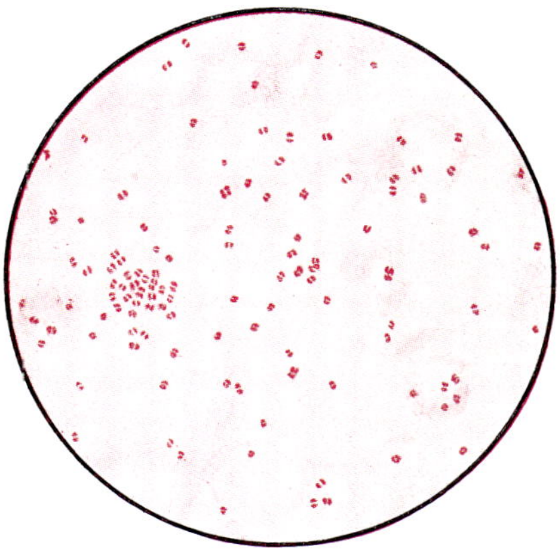

Abb. 17 (links): Sekretausstrich bei Urethritis gonorrhoica acuta auf der Höhe der Erkrankung. Überwiegend intrazellulär gelagerte Diplokokken. Das Präparat wurde nur kurz mit verdünnter Methylenblaulösung gefärbt; dabei haben die Gonokokken den Farbstoff bereits intensiv aufgenommen. Vergr. 800fach.
(rechts): Präparat von 48stdg. Gonokokkenkultur. Vorwiegend gleichmäßig gefärbte, gramnegative Diplokokken. GRAM-Färbung. Vergr. etwa 800fach.

wärmt zu verwenden (Gonokokken sind kälteempfindlich) und nach der Beimpfung sogleich zu bebrüten. Die Bebrütungstemperatur darf 37° C nicht überschreiten; am günstigsten ist eine Inkubation bei 35° C.

Blutagar zählt nicht zu den optimalen Kultursubstraten, sollte aber zur Erkennung der übrigen Flora mitgeführt werden.

Schokoladen-Agar wird nach wie vor mit gutem Erfolg zur Gonokokkenzüchtung herangezogen. Für die Herstellung sollten besonders hochwertige Peptone verwendet werden (S. 536).

Handelsübliche Nährböden, wie GC-Medium (Difco) mit Zusatz von Hämoglobin und Supplement B oder GC-Agar Base (BBL) mit Zusatz von Hämoglobin und Iso Vitale X-Supplement ergeben eine optimale Ausbeute, insbesondere wenn sie mit geeigneten antibiotischen Wirkstoffen zur Hemmung eventueller Begleitkeime versetzt sind, z. B. THAYER-MARTIN-Selektiv-Medium (S. 536) mit Vancomycin-, Colistin- und Nystatinzusatz[1] (von BBL erhältlich als V-C-N-Inhibitor). Das Wachstum fast aller Keime außer Gonokokken und Meningokokken wird auf diesem Medium verhindert, auch das der saprophytischen Neisserien.

Technik der Beimpfung und Kultivierung: Tupfer auf etwa einem Drittel der gut vorgetrockneten Platte ausstreichen, dann das Material mittels Öse auf der restlichen Oberfläche des relativ weichen Mediums vorsichtig verteilen. Bebrütung bei erhöhtem CO_2-Gehalt (s. o. und S. 522).

Ablesung nach 24- und 48stdg. Inkubation: Kleine, glatte, transparente oder auch etwas opake Kolonien, die am Ende des zweiten Bebrütungstages einen Durchmesser von 1–2 mm erreichen. Bei Mischkulturen tropft (sprüht) man eine frisch bereitete 1%ige Lösung von Dimethyl-p-phenylendiamin-hydrochlorid (Oxydase-Reagens) auf. Gonokokken färben sich nach etwa 3 min rosa und werden später schwarzbraun. Die Kolonien müssen zur Weiterzüchtung bzw. biochemischen Prüfung rasch abgeimpft werden, da die Keime unter der Wirkung des Oxydase-Reagens in 5 bis 10 min absterben. Da Gonokokken auch infolge Abkühlung rasch zugrunde gehen, sind die Kulturen möglichst schnell weiterzuverarbeiten und danach ggf. sofort wieder in den Brutschrank zurückzustellen.

Beachte: Auch andere Neisseria-Arten sind Oxydase-positiv mit gewissen graduellen Unterschieden hinsichtlich Intensität und Zeitdauer bis zum Eintritt der Verfärbung. Auch verschiedene gramnegative Stäbchen, wie Pseudomonaden, Aeromonaden, Vibrionen, Moraxellen bilden Oxydase. Bei Oxydase-positiven Kolonien ist daher die mikroskopische Prüfung und bei entsprechender Morphologie eine biochemische Untersuchung anzuschließen (s. Identifizierung).

3. Identifizierung: Bei Reinkulturen impft man Koloniematerial nach entsprechendem Ausfall des Oxydase-Testes und der mikroskopischen Prüfung in Spezialsubstrate zur biochemischen Untersuchung (s. u.) ein. Liegen Mischkulturen vor, so verwendet man hierfür Kolonien, die den im Oxydasetest positiv reagierenden entsprechen. Sind solche Kolonien nur spärlich vorhanden, so stellt man zunächst eine Suspension der Erreger in einer kleinen Menge hochwertiger (angewärmter) Bouillon her (z. B. in 0,2 ml Trypticase Soy Broth) und beimpft damit die Testsubstrate. Mit dem Rückstand der abgeimpften Kolonie kann man dann noch den Oxydasetest durchführen.

Mikroskopisches Präparat: Beschreibung s. o.

Oxydase-Reaktion: Technik und Bewertung s. o.

Biochemische Prüfung: Sie erfolgt am besten unter Verwendung des halbstarren Cystin-Trypticase-Substrates (BBL) mit jeweils 0,5% Zusatz von Dextrose, Saccharose und Maltose (S. 570) und aerober Bebrütung bei 35–36° C. Reaktionsausfall s. Übersichtstabelle S. 73.

4. Seroreaktionen

Fluoreszenzserologischer Nachweis von Gonokokken mittels FA-Test: Objektträgerausstriche können unmittelbar im direkten Verfahren oder, wenn negativ, Koloniematerial nach Kultivierung der Proben auf geeigneten Medien (s. o. Isolierung) unter Verwendung von Fluorescein-markiertem Anti-Gonokokken-Globulin vom Kaninchen untersucht werden. Technische Anweisungen werden den Testpackungen von den Herstellern (z. B. Difco) beigegeben. Das Verfahren ist spezifischer als die üblichen Färbemethoden und eignet sich besonders für die Untersuchung von Proben, die erfahrungsgemäß Bakteriengemische enthalten,

[1] 3 E Vancomycin + 7,5 γ Colistimethat + 12,5 E Nystatin pro ml Substrat.

z.B. Material vom weiblichen Genitaltrakt. Auch abgestorbene (z.B. abgetötete) Keime lassen sich im FA-Test erkennen.

Antikörpernachweis im Patientenserum: Mittels Komplementbindungsreaktion. Technik und Bewertung der Reaktion s. S. 476.

Neisseria meningitidis

Syn. Diplococcus intracellularis, triv. Meningococcus (abgekürzt Mc).
Der Keim wurde erstmals 1887 als Erreger der epidemischen Meningitis erkannt. Heute pflegt die durch Meningokokken bedingte Gehirnhautentzündung nur noch sporadisch aufzutreten. Nicht selten findet sich zu Beginn der Erkrankung ein bakteriämischer Zustand, gelegentlich kommt es zu der stürmisch verlaufenden Meningokokkensepsis. Selten sind andere Manifestationen der Krankheit, z.B. in Form von Otitis und Conjunctivitis.
Als Eintrittspforte für die Erreger gilt die Schleimhaut des Nasopharynx, wo sie bei etwa 5% der gesunden Bevölkerung (bei epidemischen Ausbrüchen in wesentlich größerer Häufigkeit bei Personen aus der Umgebung des Kranken) nachgewiesen werden können. Die Übertragung erfolgt offenbar durch Tröpfcheninfektion (Husten, Niesen, Sprechen etc.).

Untersuchungsmaterial: Die Keime sind insbesondere gegen Abkühlung empfindlich. Falls eine Verarbeitung des Materials unmittelbar nach der Gewinnung nicht möglich ist, ist es unter Warmhaltung zu lagern. Liquor, als häufigstes Untersuchungsgut, ist bei Meningokokken-Meningitis infolge reichlichen Leukozytengehaltes gewöhnlich mehr oder weniger stark getrübt bis eitrig. Bei jeder Liquorprobe ist die Möglichkeit des Vorhandenseins von Meningokokken in Betracht zu ziehen. – Blut (bei Verdacht auf Meningokokkensepsis): In Form von Liquoidblut oder direkt in flüssigen Nährboden (z.B. Dextrose-Aszites-Bouillon) eingeimpft. Wegen des meist nur spärlichen Keimgehaltes sollten mindestens 20 ml zur Untersuchung verwendet werden. – Abstriche vom Nasopharynx mit gebogenem Di-Tupfer (bei Fahndung nach Meningokokken-Trägern).
Material zur Untersuchung auf Mc. sollte im Transportmedium nach STUART, modif. von RINGERTZ (S. 533), versandt werden, etwa indem man einen mit Liquor getränkten oder den für einen Abstrich verwendeten Tupfer in das Substrat einsteckt. Vorbereitung der Tupfer siehe S. 67. Die Übermittlung zum Labor sollte schnellstens, am besten durch Boten unter Warmhaltung, erfolgen.

Gang der Untersuchung

1. Mikroskopisches Präparat

Originalpräparat von Liquor: Klare oder nur leicht getrübte Liquorproben bei hoher Tourenzahl (z.B. 20 min bei 3000 U/min) zentrifugieren. Material vom Bodensatz auf einem Objektträger in kleiner Fläche ausbreiten. Stärker getrübte Proben können direkt verarbeitet werden. Schon das reichliche Vorhandensein polymorphkerniger Leukozyten erweckt den Verdacht auf Meningokokkeninfekt (Leukozyten finden sich allerdings reichlich auch bei anderen bakteriellen Meningitiden). Meningokokken sind oft nur spärlich vorhanden; gründlichste Durchmusterung des Präparates ist unerläßlich und selbst dann ermöglicht bei einem Teil der Fälle erst die kulturelle Untersuchung den Nachweis. Im typischen Fall finden sich gramnegative, vorwiegend intra- oder auch extrazellulär gelagerte, semmelförmige Diplokokken, und zwar einzeln oder in kleinen Gruppen (2–4 Diplokokken, s. Abb. 18). Oft besteht Pleomorphie bzw. schlechte Färbbarkeit. – Manchmal sind die Keime im Methylenblau- besser als im GRAM-Präparat auffindbar.
Aus Rachenabstrichen ist eine mikroskopische Erkennung nicht möglich wegen der Ähnlichkeit des Mc. mit normalerweise hier vorhandenen Keimen der Mund-Rachenflora.

Kulturpräparat: Es besteht ausgesprochene Pleomorphie mit Lagerung der Erreger in Diplokokken- und Tetradenform, mit unscharfer Begrenzung sowie unterschiedlicher Färbbarkeit und Größe (teils Mikro-, teils Riesenformen), siehe Abb. 18.

2. Isolierung: Wegen der Hinfälligkeit der Erreger sollte das Material möglichst rasch nach der Gewinnung kulturell verarbeitet werden. Züchtung in einer Atmosphäre mit 3–10% CO_2-Gehalt fördert in der Regel das Wachstum. Notwendig ist die Verwendung nährstoffreicher Substrate. Vor der Beimpfung sollten die Nährböden angewärmt werden. Bei der Bebrütung ist für aus-

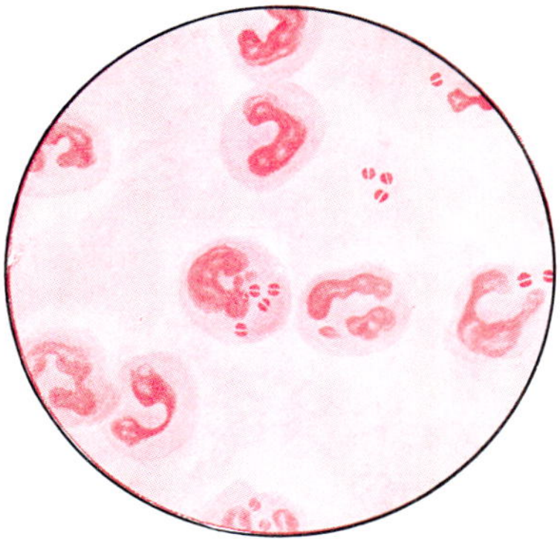

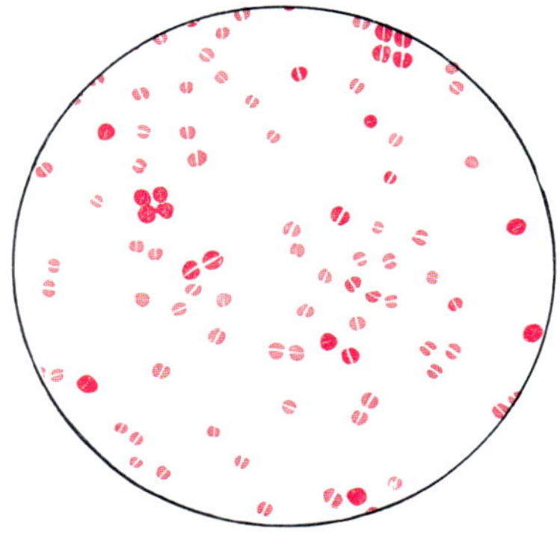

Abb. 18: Neisseria meningitidis. GRAM-Präparate. Vergr. 800fach.
Links: Primärpräparat von eitrigem Liquor bei epidemischer Meningitis im Frühstadium: Intra- und extrazellulär gelagerte, gramnegative Diplokokken, teilweise mit herabgesetzter Färbbarkeit und verwaschenen Konturen, dazu zahlreiche neutrophile, polynukleäre Leukozyten.
Rechts: Präparat von Blutagarkultur. Charakteristisch ist die unterschiedliche Färbbarkeit (Polychromasie) und Form (Polymorphie) der Erreger.

reichende Luftfeuchtigkeit zu sorgen, jedoch sollten feste Medien im gut vorgetrockneten Zustand (nicht ausgetrocknet!) beimpft werden.

Blutagar ist (schon zum Ausschluß anderer Erreger) im Nährbodensatz stets mitzuführen. Nach 24 (bis 72)stdg. Bebrütung wachsen Meningokokken in Form runder, bis stecknadelkopfgroßer, meist glatter Kolonien mit grauem Farbton.

Selektivmedium zur Meningokokkenzüchtung aus mischinfizierten Proben (z.B. Pharyngealabstrichen): Hierzu eignet sich der für die Isolierung von Gonokokken auf S. 69 beschriebene Spezialnährboden nach THAYER-MARTIN (GC-Medium von Difco oder BBL mit Zusatz von Hämoglobin und Supplement B bzw. Iso Vitale X), der mit 3 E Vancomycin, 7,5 γ Colistimethat und 12,5 E Nystatin pro ml Substrat versetzt werden sollte.

Schokoladen-Agar ergibt gute Züchtungsresultate und erlaubt gleichzeitig den Nachweis von Hämophilus influenzae, der ebenfalls als Meningitis-Erreger in Betracht kommt. Meningokokken-Kolonien erreichen einen Durchmesser von 2–3 mm; sie sind glatt und durchscheinend. Beim Öffnen der Platten bemerkt man einen modrigen Geruch.

Serum-(Aszites-) Bouillon (mit Serum bzw. Aszites 1:4 versetzte Nährbouillon mit hochwertigem Pepton, z.B. Proteose-Pepton Nr. 3 von Difco): Deutliche Kahmhautbildung (im Gegensatz zu Gonokokken).

Blutkultur (bei Verdacht auf Meningokokkensepsis): Mindestens 20 ml Blut in etwa zehnfache Menge Serum- oder Aszitesbouillon mit 1% Dextrosezusatz oder in Trypticase-Sojamehlpepton-Bouillon (BBL) einimpfen und die Luft über der Flüssigkeit möglichst mit (3–10%) CO_2 anreichern. An den folgenden Tagen ausimpfen auf Blutagar und verdächtige Kolonien gem. nachfolgendem Abschnitt prüfen. Bebrütungsdauer bei negativen Subkulturen mindestens eine Woche (besser zwei bis drei Wochen).

3. Identifizierung: Der Nachweis gramnegativer Diplokokken mit charakteristischen morphologischen Merkmalen berechtigt bei Liquorproben zur Abgabe eines Vorausbefundes vor Abschluß der kulturellen Untersuchung, ja er macht eine solche Meldung angesichts der Dringlichkeit des bakteriologischen Ergebnisses in der Regel sogar erforderlich. Für die Identifizierung gezüchteter Erreger sollten folgende Prüfverfahren herangezogen werden:

Oxydase-Reaktion: Die Technik entspricht dem für Gonokokken beschriebenen Verfahren (S. 69). Meningokokken sind Oxydase-positiv.

Biochemische Prüfung: Die Durchführung entspricht der Testung des Kohlenhydratspaltungsvermögens bei Gonokokken (S. 69). Meningokokken spalten Dextrose und Maltose unter Säurebildung; Saccharose wird nicht abgebaut.

Agglutinations-Reaktion mit polyvalentem Meningokokkenserum (Difco) auf dem Objektträger. Negative Kontrollen (mit Normalserum) sind mitzuführen zum Ausschluß gelegentlich vorkommender Spontanagglutination; zu berücksichtigen ist die Möglichkeit der Inagglutinabilität nach Erstisolierung. Mittels spezifischer Seren ist eine Einteilung der Meningokokken in mehrere Gruppen möglich.

Zentrale für Typisierung von Meningokokken in der BR Deutschland: Hygiene-Institut der Universität Heidelberg (Prof. Dr. BERGER).

FA-Test: Wie bei N. gonorrhoeae (S. 69).

Sonstige Neisseria-Arten

Verschiedene Species von Neisserien sind regelmäßig insbesondere auf den Schleimhäuten des Hals-, Nasen- und Mundbereiches, aber auch im Darm und z.T. im Genitaltrakt vorhanden und in der Regel als apathogen zu betrachten. Gelegentlich dürften sie als Sekundärinfektionserreger im Rahmen anderweitiger entzündlicher Prozesse anzusehen sein. Vereinzelt wurden Stämme von N. flavescens, N. mucosa und andere Neisseria-Arten als Erreger von Meningitis isoliert. Eine mikroskopische Unterscheidung ist weder innerhalb der Gruppe noch gegenüber Gonokokken und Meningokokken möglich.

Die Isolierung gelingt auf einfachen Nährsubstraten; die Keime wachsen in der Regel bei Temperaturen von 22–25° C (im Gegensatz zu den Gonokokken und den meisten Meningokokken-Stämmen).

Die Identifizierung birgt wegen Unklarheiten der Klassifikation z.T. noch einige Schwierigkeiten. Der taxonomische Wert einzelner Merkmale, z.B. der Pigmentation, wird nicht einheitlich beurteilt. Merkmale zur Abgrenzung der bekanntesten Arten sind in der Übersichtstabelle auf S. 73 zusammengestellt.

Anhang:

Anaerobe Neisserien

Wegen ihrer den aeroben Neisseria-Arten ähnlichen Form werden die beiden folgenden anaeroben Species gleichfalls mit der Bezeichnung Neisseria belegt:

Neisseria reniformis: Keine Gasbildung im ROSENOW-Medium, gleichmäßige Trübung im anaeroben Bereich der Hochschichtkultur.

Neisseria discoides: Reichliche Gasbildung im ROSENOW-Medium; scheibenförmiges Wachstum in der Hochschichtkultur.

Literatur:

BERGER, U.: Erg. Mikrobiol. 36 (1963) 97.
REYN, A.: Bull. Wrld. Hlth. Org. 32 (1965) 449.
THAYER, J. D., J. E. MARTIN: Publ. Hlth. Rep. 79 (1964) 49 und 81 (1966) 559.
WHITE, L. A., D. S. KELLOG: Hlth. Lab. Sci. 2 (1965) 238.

Gattung: Gemella

Hierbei handelt es sich um Organismen, die morphologisch den Neisserien ähneln; sie sind aber im Gegensatz zu diesen Oxydase- und Katalase-negativ und spalten Kohlenhydrate fermentativ.

Gemella haemolysans

Syn. Neisseria haemolysans.

Der Keim kommt gelegentlich in der normalen Mundhöhle vor. Auf Kaninchenblutagar erfolgt Wachstum in Form kleiner, pigmentloser Kolonien mit Hämolysehof. Dextrose, Saccharose und Maltose werden gespalten, Nitrat wird nicht reduziert.

Gattung: Veillonella

In diesem Genus werden die obligat anaeroben gramnegativen Kokken zusammengefaßt, die nicht in der für Neisserien typischen Diploform, sondern einzeln oder in Haufen gelagert sind. Veillonella-Arten reduzieren Nitrat, sie sind Oxydase-negativ, bauen Kohlenhydrate nicht ab, bilden kein Indol und verflüssigen Gelatine nicht. Sie sind häufige Kommensalen der Schleimhäute des Mundes sowie des Respirations-, des Darm- und des Genitaltraktes. Nicht selten werden sie aber auch bei gangränösen und fötiden Eiterungen – meist gemeinsam mit anderen Erregern – gefunden. Eine Art (V. alcalescens, s.u.) bildet Katalase (trotz des anaeroben Wachstumscharakters). Da die Reinzüchtung der Veillonellen nur

Differentialdiagnostisch wichtige Merkmale von Neisserien

Neisseria	Wachstum		Pigment	Kohlenhydrat-spaltung			Nit	Koloniemorphologie
	einfacher Nähragar	22° C		Dex	Sac	Mal		
gonorrhoeae	–	–	–	+	–	–	–	Kleine, durchscheinende, glatte (gewöhnlich gut emulgierbare, später evt. leicht opake) Kolonien
meningitidis	–	–	–	+[3]	–	+[3]	–	Größere, durchscheinende, glatte (gut emulgierbare) Kolonien. Gruppe B-Stämme später leicht gelblich
catarrhalis	+	+	–	–	–	–	+	Grauweißlich-opake, oft schwer verreibbare und bröcklige Kolonien (vielfach in Rauhform)
sicca	+	+	–	+	+	+	–	Sehr trockene, oft im ganzen verschiebliche oder festhaftende, grau-weißliche, rauhe bzw. gerunzelte Kolonien
flava [1]	+	+	+	+	–	+	–	Kleine, gewölbte, glänzende, gelbliche bis grünliche Kolonien (Pigmentierung nimmt mit der Bebrütungsdauer zu).
flavescens	+	+	+	–	–	–	–	Goldgelbe Kolonien; anfangs – vor Einsetzen stärkerer Pigmentbildung – ähnlich den Meningokokken-Kolonien
subflava [2]	+	+	+	+	–	+	–	Kleine, gewölbte Kolonien, festhaftend am Nährsubstrat. Schwache gelblich(-grüne) Pigmentierung
perflava	+	+	+	+	+	+	–	Kleine, runde, gelblich-opake Kolonien, z. T. am Nährboden festhaftend
mucosa	+	±	–	+	+	+	+[4]	Schleimige Kolonien (die Keime sind von Kapseln umgeben)

[1] Junge (noch pigmentlose) Kolonien können mit N. meningitidis verwechselt werden.
[2] Anfangs nur schwache Pigmentbildung; Cave Verwechslung mit N. meningitidis.
[3] Säuerung manchmal nur schwach (bei Primärkulturen).
[4] Nitrat wird zu elementarem Stickstoff reduziert.

schwer gelingt und sie auf künstlichen Nährböden rasch absterben, ist noch eine Reihe von Fragen hinsichtlich ihrer Klassifizierung offen. Als gesichert und weitgehend anerkannt dürfen die beiden folgenden Arten gelten:

Veillonella alcalescens

Syn. V. gazogenes (und zahlreiche weitere Synonyma).

Gang der Untersuchung

1. Mikroskopisches Präparat: Sehr kleine, in Haufen dicht gelagerte gramnegative Kokken von etwa 0,5 μ Durchmesser.

2. Isolierung: Sie gelingt verhältnismäßig leicht unter streng anaeroben Kulturbedingungen auf nährstoffreichen Substraten.

Blutagar: Sehr zarte Kolonien, keine Hämolyse.

Veillonella-Agar (Difco) nach ROGOSA, 1955,

bzw. mod. nach ROGOSA u. Mitarb., 1958: Ein Thioglykolat-haltiges Substrat, dem als Selektivstoff Vancomycin (7,5 γ pro ml sterilisierten, auf 50° C abgekühlten Substrates) zugesetzt wird. 1 ml des (ggf. verdünnten) Untersuchungsmaterials mit dem noch flüssigen Agar in einer Petrischale vermischen und im Anaerobengefäß, in das nach Evakuierung Sauerstoff-freies CO_2 eingeleitet wurde, 2 Tage bei 37° C bebrüten; anschließend Objektträgerausstriche von den Kolonien anfertigen und mikroskopisch prüfen. Veillonella wächst in Form relativ großer Kolonien; andere Bakterien einschließlich Streptokokken zeigen nur spärliche Entwicklung.

3. Identifizierung: Aufgrund des biochemischen Verhaltens in Verbindung mit dem streng anaeroben Kulturverhalten und dem mikroskopischen Bild. Das ROSENOW-Medium (mit Vaselineschicht abdichten) wird unter kräftiger Gasbildung entfärbt. Die Katalasereaktion ist positiv (Wirkung einer porphyrinfreien, atypischen Katalase).

Veillonella parvula

Diese Art unterscheidet sich nach ROGOSA u. Mitarb. (1961, 1964, 1965) von V. alcalescens durch die Katalasereaktion, die bei V. parvula negativ ausfällt (V. alcalescens: positiv).

Literatur:

BERGER, U.: Zbl. Bakt. I. Orig. 205 (1967) 241.

Stäbchenbakterien

Morphologisch kann man bei Stäbchenbakterien nach ihrer Länge unterscheiden:

a) Langstäbchen, z.B. Milzbrandbazillen;

b) Kurzstäbchen: z.T. so kurz, daß die Abgrenzung von Kokken schwierig sein kann (sog. kokkoide Stäbchen), z.B. Brucellakeime;

c) Fäden: langgestreckte, z.T. gekrümmte Stäbchen.

Stäbchenbakterien können einzeln, zu zweien (Diplobakterien) oder in Ketten (Stäbchenkette, Streptobakterien) vorkommen.

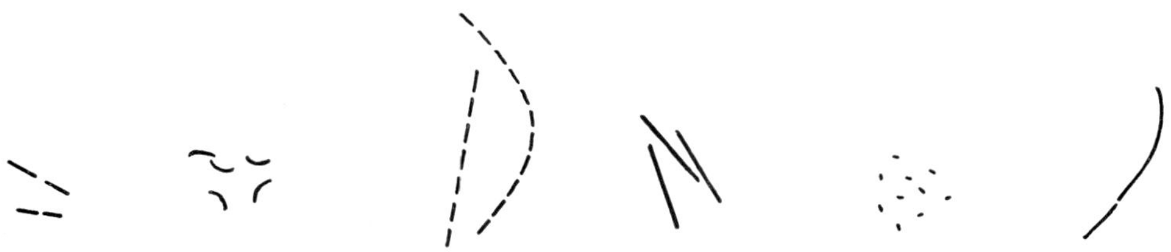

Diplobakterien — gekrümmte Stäbchen — Stäbchenkette — Langstäbchen — Kurzstäbchen — Fäden, gekrümmt

Abb. 19

Die Enden der Stäbchen können unterschiedlich gestaltet sein, z.B. abgerundet, zugespitzt, eckig, verbreitert.

In die folgende Besprechung der Stäbchenbakterien wurden auch die Organismen aus den Gattungen Vibrio und Spirillum mit eingeschlossen, welche eine mehr oder weniger gekrümmte bzw. schraubige Form aufweisen. Ihre Besprechung an dieser Stelle erfolgte unter Berücksichtigung ihrer Stellung im System der Bakterien und insbesondere im Hinblick darauf, daß die zu ihrer Isolierung und Identifizierung angewandten Verfahren weitgehend denen gleichen, welche für die Untersuchung der anderen, hier besprochenen Gruppen stäbchenförmiger Bakterien benutzt werden.

Gramnegative aerobe sporenlose Stäbchen

Folgende Familien enthalten Arten mit humanmedizinischer Bedeutung:

Pseudomonadaceae	S. 76
Spirillaceae	S. 80
Achromobacteraceae	S. 88
Enterobacteriaceae	S. 92
Brucellaceae	S. 134

Gelegentlich in menschlichem Untersuchungsmaterial, sonst in Wasser- und Nahrungsmittelproben können auch Angehörige folgender Familien vorkommen:

Rhizobiaceae: Am bekanntesten ist die Gattung Chromobacterium, wozu z.B. Chromobact. violaceum (S. 91) gehört.

Chlamydobacteriaceae mit der Gattung Leptothrix: Fadenartige, unverzweigte Mikroorganismen, die zuerst farblos und dünn, mit zunehmendem Alter dicker und infolge Einlagerung von Eisenhydroxyd gelblich-bräunlich erscheinen. Sie kommen in Süß- und Meerwasser vor und können durch starkes Wachstum zu Flockenbildung in Wasserbehältern sowie zur Einengung von Wasserrohren führen.

In menschlichem Untersuchungsmaterial angetroffene aerobe, gramnegative Stäbchen gehören großenteils der Familie der Enterobacteriaceae an, soweit sie auf einfachen Nährböden kultiviert werden können. Mikroskopisch und kulturmorphologisch ist eine sichere Unterscheidung der Enterobakteriazeen von anderen gramnegativen Stäbchen, soweit diese gleichfalls unter aeroben Bedingungen und auf einfachen Nährböden züchtbar sind, oft nicht möglich. Ein wichtiges differentialdiagnostisches Kriterium stellt hier die Oxydase-(Cx-)Reaktion dar. Ein weiteres Charakteristikum ist das Verhalten bei der Prüfung der Kohlenhydratspaltung unter aeroben und anaeroben Bedingungen (oxydativer bzw. fermentativer Abbau – OF-Test nach HUGH-LEIFSON, S. 559). Enterobacteriaceae sind insbesondere dadurch gekennzeichnet, daß sie eine negative Oxydasereaktion aufweisen und daß sie Dextrose auch unter Abwesenheit von Sauerstoff (fermentativ) abbauen.

Für die praktische Identifizierungsarbeit ist es zweckmäßig, die Keime je nach dem Ergebnis der Cx-Reaktion und nach dem Dextrosemetabolismus (OF-Test) in folgende Reaktionsgruppen einzuteilen:

Cx-Test	OF-Test	Wichtige Bakterien(-gruppen, -familien, -gattungen, -arten)
–	F	Enterobacteriaceae, Yersinia, Chromobacterium
+	F	Pasteurella [1], Vibrio (außer Vibrio fetus), Aeromonas, Plesiomonas
–	O/–	Achromobacter-mucosus-Gruppe, Pseudomonas maltophilia, Bordetella parapertussis
+	O/–	Pseudomonas (außer Ps. maltophilia), Alcaligenes faecalis, Bordetella bronchiseptica, Flavobacterium, Moraxella, Vibrio fetus.

[1] Die Oxydasereaktion kann wechselnd ausfallen.

In der Tabelle auf S. 77 sind differentialdiagnostische Kriterien aerober, auf einfachen Nährböden wachsender gramnegativer Stäbchen zusammengestellt.

Familie: Pseudomonadaceae

Die Pseudomonadaceae gehören, ebenso wie die anschließend zu besprechende Familie der Spirillaceae, zur Ordnung Pseudomonadales. Hierbei handelt es sich um gramnegative, stäbchenförmige, gewöhnlich mittels polarer Geißeln bewegliche Bakterien.

Die Familie der Pseudomonadaceae setzt sich aus einer großen Anzahl verschiedener Arten zusammen. Nur wenige davon sind pathogen für Mensch und/oder Tier.

Gattung: Pseudomonas

Pseudomonaden sind gramnegative, meist bewegliche, obligat aerobe Stäbchen, die fast stets (Ausnahme: Ps. maltophilia und einige pflanzenpathogene Arten) eine positive Oxydase- sowie eine positive Katalasereaktion aufweisen. Soweit Zucker abgebaut werden, geschieht dies oxydativ und ohne Gasbildung. Von verschiedenen Arten kann ein grün-gelbliches, in den Nährboden diffundierendes Pigment gebildet werden.

Pseudomonas aeruginosa

Syn. Bact. pyocyaneum, triv. „Pyocyaneus".

Als Saprophyt ubiquitär verbreitet (Wasser, Boden, Haut). Häufig auch in der normalen Darmflora, jedoch dann nur in sehr geringer Menge. Gemeinsam mit anderen Keimen oder in Reinkultur findet sich Pseudomonas (Ps.) aeruginosa nicht selten in eitrigem Material, das durch das von diesem Erreger gebildete Pigment Pyocyanin blaugrün verfärbt sein kann. Häufig bei chronischen Entzündungen (Urogenitaltrakt, Mittelohr), ferner bei Verbrennungen. Primärinfektionen bei geschwächten Individuen, besonders bei Säuglingen und unterernährten Kindern, z.B. „Pyocyaneus"-Sepsis, -Ruhr, -Meningitis der Säuglinge mit meist tödlichem Ausgang; Hautgangrän (Ecthyma gangraenosum). Wegen ausgeprägter Resistenz gegen viele Antibiotika und Desinfektionsmittel häufige Ursache von Hospitalismus. Gelegentlich Wucherung in Lebensmitteln,

Eigenschaften wichtiger Gruppen (Familien, Gattungen, Arten) aerober, sporenloser gramnegativer Stäbchen mit geringem Nährstoffbedarf (unter Mitverwertung der Ergebnisse von GILARDI, G. L., Amer. J. med. Technol. 34 [1968] 334)

Cx-Test (Oxydase)	OF-Test	Bakterien (-gruppe, -familie, -gattung, -art)	Bew	Dex		Lak	Sac	Ind	H_2S (KLIGLER)	Hst	LDC	ODC	Zit	Gel	Nit	Pigment	Beta-häm.	Fakult. anaer. Wachstum
				S	G													
—	F	Enterobacteriaceae	w	+	w	w	w	w	w	w	w	w	w	w	+	—[1]	w	+
		Yersinia	+[2]	+	—	—	—[3]	—	—	+[2]	—	—[3]	—	—	+[4]	—	—	+
		Chromobacterium	+	+	—	—	w	—	—	—	—	—	w	(+)	+	+	—	+
+	F	Pasteurella[13]	—	+	—	—[5]	+[6]	w	w	—	—	w	—	—	+	—	—[15]	+
		Aeromonas	+[7]	+	w	w	w[7]	(+)[7]	—	—	—	—	w	+	+	—	w	+
		Vibrio (außer Vibrio fetus)	+	+	—	(±)	(+)	+	—	—	+	+	(+)	+	+	—	w	+
		Plesiomonas	(+)	+	—	w	—	+	—	—	+	w	—	—	+	—	(—)	+
—	O/—	Achromobacter-mucosus-Gruppe	—	w[8]	—	w[8]	—[8]	—	—	—			w	—/±	—	—	w	—
		Pseudomonas maltophilia	+	v	—	—[8]	—[8]	—	—	—			w	+	w	±[14]	—	—
		Bordetella parapertussis	w	—	—	—	—	—	—	+			+	—	—	+	+	—
+	O/—	Pseudomonas (außer Ps. maltophilia)	+	+[8 12]	—	—[8 9]	w[8]	—	w[10]	w			+	+[11 12]	+[11]	(+)	w	—
		Flavobacterium (meningosept., typhiflavum)	w	v[8]	—	v[8]	(—)[8]	±	—	—			—	+	—	+		—
		Moraxella (liquef., bovis, osloensis, phenylpyrouvica)	—	—[8]	—	—[8]	—[8]	—	—	—[16]			w	w	w	—	w	—
		Alcaligenes faecalis	+	—[8]	—	—[8]	—[8]	—	—	—			w	—	w	—	—	—
		Bordetella bronchiseptica	+	—[8]	—	—[8]	—[8]	—	—	+			+	—	+	—	+	—
		Vibrio fetus	+	—[8]	—	—[8]	—[8]	—	—	—			—	—	+	—		

[1] Serratia marcescens: (+)
[2] Yersinia pestis: —
[3] Yersinia enterocolitica: +
[4] Yersinia pestis: w
[5] Pasteurella haemolytica: ±
[6] Pasteurella haemolytica: (+)
[7] Aeromonas salmonicida: —
[8] im HUGH-LEIFSON-Medium zu prüfen
[9] Pseudomonas pseudomallei: +
[10] Pseudomonas aeruginosa: (—)
[11] Pseudomonas fluorescens: w
[12] Pseudomonas putida: —
[13] Oxydasereaktion mittels KOVÁCS-Test vereinzelt negativ
[14] Bakterienmasse gelblich
[15] Pasteurella haemolytica: positiv
[16] M. phenylpyrouvica: +

bei deren Verzehr es dann zu unspezifischen Intoxikationen kommen kann.
Mittels O- und H-Agglutination ist eine Einteilung der Species Pseudomonas aeruginosa in zahlreiche Serotypen möglich (KLEINMEIER, M.: Zbl. Bakt. I. Orig. 170 [1958] 570, und 172 [1958] 54).

Untersuchungsmaterial: Für die Untersuchung kommen die verschiedensten Materialproben in Frage, ohne daß in jedem Fall der Keim von vornherein als Erreger in Betracht gezogen wird. Bei den geringen Ansprüchen an den Nährboden ist die Züchtung in der Regel unproblematisch.

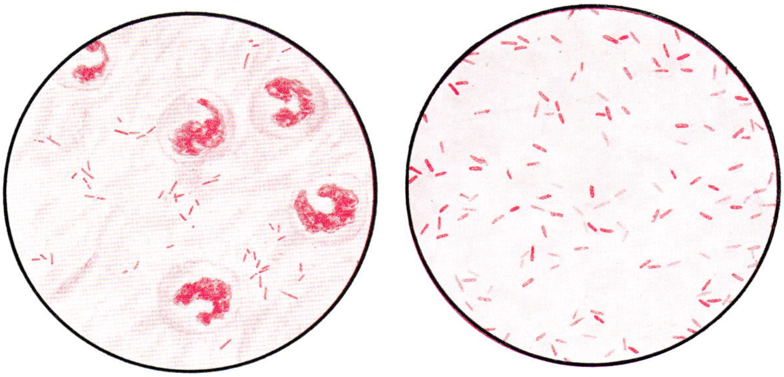

Abb. 20: Pseudomonas aeruginosa. GRAM-Präparate. Vergr. 800fach.
Links: Originalpräparat von einer Eiterprobe: Schlanke, meist einzeln gelagerte Stäbchen.
Rechts: Präparat von 24stdg. Blutagarkultur.

Gang der Untersuchung

1. Mikroskopisches Präparat: Gramnegative, kurze, schlanke Stäbchen, meist einzeln, gelegentlich in kurzen Ketten. Im Nativpräparat lebhafte Beweglichkeit.

2. Isolierung: Wachstum auf allen Nährböden unter aeroben Verhältnissen. Auf festen Nährböden entwickelt sich ein charakteristischer, esterartiger Geruch (nach sauren Bonbons). Bei Mischkulturen bewährt sich das Aufbringen einiger Tropfen Oxydase-Reagens (s.u., Oxydasereaktion) zur Auffindung der Keime im Bakterienrasen.

Bouillon: Diffuse Trübung, meist mit Bildung eines Oberflächenhäutchens, oft mit grünlicher Verfärbung unterhalb der Oberfläche.

Nähragar: Kräftiges Wachstum von meist grünlichen, runden oder unregelmäßig begrenzten Kolonien, im Rasen z.T. mit graphitartig glänzenden Flecken oder in mehr trockenen, kleineren Kolonien (R-Form); gelegentlich auch schleimiges Wachstum (M-Form).

Blutagar: Meist β-Hämolyse, typischer Geruch und graphitfarbige Flecken der großen, grauen Kolonien. Gelegentlich uncharakteristische Kolonien der R-Form.

ENDO-*Agar:* Rosa-violette Kolonien verschiedener Ausprägung.

Desoxycholat-Zitrat-Agar (LEIFSON): Anfangs helle, später graugrünliche, oft zäh-schleimige Kolonien.

Cetrimid-Medium: Nähragar mit Zusatz von 0,1% Cetyl-trimethyl-ammoniumbromid. Cetrimid unterdrückt in dieser Konzentration das Wachstum der meisten Enterobacteriaceae, Streptokokken und Staphylokokken. Verwendung bei spezieller Fragestellung wie Hospitalismus etc.

3. Identifizierung: Bei Vorhandensein der Farbstoffbildung in Verbindung mit dem typischen Geruch bzw. der charakteristischen graphitfarbenen Flecken ist die Diagnose praktisch gesichert. Weitere Kennzeichen sind:

(Cytochrom-)Oxydase-Reaktion: positiv. Wichtiges Kriterium insbesondere zur Abgrenzung von Enterobacteriaceae. Technik siehe S. 558.

OF-Test: Der Dextroseabbau erfolgt oxydativ. Technik siehe S. 559.

Wachstum bei 42° C: Im Gegensatz zu Ps. fluorescens wächst Ps. aeruginosa bei dieser Bebrütungstemperatur (Prüfung in Nährbouillon im Wasserbad).

Bildung von 2-Ketoglukonat: Positiv (siehe Glukonat-Test S. 556).

Weitere biochemische Charakteristika: Siehe Tab. S. 80.

Pyocyanin-Nachweis: Von den durch Ps. aeruginosa in unterschiedlicher Menge gebildeten Farbstoffen Pyocyanin und Fluorescein ist nur der erstgenannte charakteristisch. Er läßt sich aus den Kulturmedien durch Chloroform extrahieren bzw. aus der Bouillonkultur ausschütteln. Dagegen ist Fluorescein in Chloroform unlöslich. Pyocyanin kann auch als Leukobase vorkommen (bei Mangel an Sauerstoff) oder ganz fehlen.

Schwierigkeiten bei der Identifizierung können auftreten, wenn
a) die Farbstoffbildung fehlt,
b) braune Pigmentierung vorliegt (bedingt durch ein gelegentlich vorkommendes Pigment, das Pyorubrin),
c) das Koloniewachstum schleimig ist.

4. Antikörpernachweis im Patientenserum: Am aussichtsreichsten mittels WIDAL-Reaktion unter Verwendung des aus dem Krankheitsprozeß gezüchteten Stammes.

Pseudomonas fluorescens

Der Keim wird häufig in verunreinigten Wasserproben nachgewiesen; er vermag wasserlösliches Fluorescein, nicht Pyocyanin zu bilden. Unterschiedliche Gelatinasebildung. Sonstige biochemische Merkmale siehe Tab. S. 80. Sichere Abgrenzung von Ps. aeruginosa durch fehlendes Wachstum bei Kultivierung in Bouillon bei 42° C im Wasserbad.

Pseudomonas pseudomallei

Syn. Loefflerella pseudomallei, triv. WHITMOREsche Bakterien.

Erreger der Melioidose, einer dem Rotz ähnlichen Erkrankung des Menschen in Südostasien; einzelne Fälle wurden auch in den USA beschrieben. Die Infektion besteht epizootisch bei Nagetieren. Die Übertragung auf den Menschen scheint vornehmlich über Verunreinigung von Nahrungsmitteln (mit Rattenausscheidungen) zu erfolgen. Die Krankheit entwickelt sich gewöhnlich als akute pulmonale Infektion, die unter Septikämie innerhalb weniger Tage tödlich endet.
Selten auch chronischer Verlauf mit Hautgeschwüren; nicht selten dagegen asymptomatische Infektionen.

Untersuchungsmaterial:

Sputum: Vor Versuchsansatz homogenisieren mit gleicher Menge 1%iger Pancreatinlösung (in gepufferter NaCl-Lösung, pH 7,6) bei 37° C für 30 min, nach Zusatz von Penicillin G und Polymyxin B (in Endkonzentration von je 400 (!) I.E. bzw. γ/ml) für weitere 2 Std. inkubieren (in thailändischen Instituten geübtes Verfahren).

Blut: Verarbeitung ohne Vorbehandlung.

Eiter, Pleuraflüssigkeit etc.: Wenn zweckmäßig (Begleitkeime), Vorbehandlung wie Sputum.

Gang der Untersuchung

1. Mikroskopisches Präparat: Gramnegative, schlanke, vakuolenhaltige Stäbchen, mit verstärkter Anfärbung der abgerundeten Pole.

2. Isolierung: *NAGVC-Medium* (Nutrient Agar Difco mit 3% Glyzerin und 5,0 ml/Liter einer 0,1%igen Kristallviolettlösung, pH 6,8–7,0) 1–2 Tage bei 37° C aerob bebrüten. Nach 2 Tagen wird die Bebrütung bei Zimmertemperatur fortgesetzt: Charakteristische, gekräuselte Kolonien mit typischem erdig-ammoniakalischem Geruch.

Blutagar: Koloniebild vielgestaltig, überwiegend leicht erhabene und faltige Kolonien, opak, cremefarben bis gelblich.

3. Identifizierung: Am sichersten mit spezifisch agglutinierendem Testserum. In der Regel muß die Identifizierung, insbesondere die Abgrenzung von den in vieler Hinsicht ähnlichen Rotz-Bakterien (s.d.), biochemisch erfolgen. Abgrenzung von Ps. aeruginosa: Ps. pseudomallei wächst nicht auf Cetrimid-Agar.

Weitere biochemische Prüfung und Abgrenzung gegenüber anderen Pseudomonas-Arten siehe Tabelle S. 80. – Mit Loefflerella mallei besteht u.a. auch Ähnlichkeit durch Bildung brauner Kolonien auf Kartoffeln.

Pseudomonas maltophilia

In der Außenwelt offenbar weitverbreitetes, streng aerobes, polar begeißeltes Stäbchen. Gefunden im Liquor cerebrospinalis bei Meningitis, in Geschwüren etc. Die Züchtung gelingt auf Desoxycholatagar bei 48stündiger Bebrütung. Kennzeichnend ist die Fähigkeit der Maltosespal-

Unterscheidung von Pseudomonas pseudomallei und Loefflerella mallei[1]

Bakterium	Gel	Oxydase	Bew	H_2S	Sac[2]	Mal[2]	Geruch der Kultur
Pseudomonas pseudomallei	+	+	+	–	w	+	erdig-ammoniakalisch
Loefflerella mallei	v	±	–	±	–	–	hopfenartig

[1] Siehe auch Tab. S. 161.
[2] Prüfung im Medium nach Smith u. Mitarb. (S. 552).

tung durch den sonst biochemisch wenig aktiven Keim, s.u., Tabelle. Die Oxydasereaktion ist, im Gegensatz zu den anderen, hier besprochenen Pseudomonas-Arten, negativ.

Sonstige Pseudomonas-Arten

Sie kommen zahlreich in der Natur vor, z.B. Ps. putida, eine Gelatine nicht verflüssigende, fluoreszierende Art, Ps. salinaria (erzeugt rote Flecken auf Salzfischen).

Literatur:

Caselitz, F.-H.: Pseudomonas-Aeromonas und ihre humanmedizinische Bedeutung. VEB Fischer, Jena 1966.

Differenzierungstabelle für wichtigere Pseudomonas-Arten und für Loefflerella mallei

Species	Fluoreszenz	Oxydase	Gel[1]	Dex[2]	Mal[2]	Zit	Nit	Wachstum		
								bei 42°C[3]	auf Cetrimid-Agar	bei 6,5 % NaCl
Ps. aeruginosa	(+)	+	w	+	–	+	+	+	+	–
Ps. fluorescens	+	+	+	+	–	+	w	–	+	–
Ps. putida	+	+	–	–	–	+	+	–	+	–
Ps. maltophilia	–	–	+	v	+	w	–	w	–	–
Ps. stutzeri	–	+	–	+	–		+	+	–	+
Ps. pseudomallei	–	+	+	+	+	+	+	+	–	–
Ps. pseudoalcaligenes	–	+	–	+	–			+	+	–
Ps. alcaligenes	–	+	–	–	–	w	(+)	+	w	–
Ps. diminuta	–	+	+	–	–	–	w	w	–	–
Loefflerella mallei	–	±	v	+	–	–	+	–	–	

[1] Prüfung mittels Plattenmethode nach Frazier (siehe S. 562).
[2] Prüfung im Medium nach Smith u. Mitarb. (siehe Fußnote S. 552).
[3] Wachstum bei 42°C im flüssigen Medium (zwecks Temperaturkonstanz im Wasserbad zu prüfen).

Familie: Spirillaceae

(Komma- und Schraubenbakterien)

In der Familie der Spirillaceae sind starre, meist gekrümmte oder schraubig gewundene, gramnegative, mittels Geißeln bewegliche Bakterien zusammengefaßt. Ebenfalls Schraubenform weisen die Keime der Spirochätengruppe auf; diese Organismen sind jedoch geißellos und ihre Beweglichkeit ist bedingt durch die Biegsamkeit des Bakterienleibes. Sie werden in der Systematik zu einer gesonderten Familie (Treponemataceae) gerechnet (S. 239).

Den Spirillaceae werden im folgenden drei für die Humanbakteriologie bedeutsame Gattungen zugeordnet:

Vibrio: Kürzer als eine Schraubenwindung, polar begeißelt.

Spirillum: Länger als Vibrio, mit mehreren Windungen, bipolar begeißelt.

Aeromonas: Vorwiegend kurz, nicht gekrümmt, polar begeißelt (wegen der Zuordnung der Gattung zu den Spirillaceae s. S. 87).

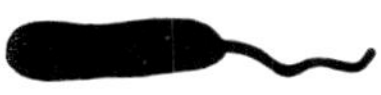

Gattung: Vibrio

Vibrionen sind gramnegative, oft leicht gekrümmte, bewegliche, aerob und fakultativ anaerob wachsende Stäbchen mit positiver Oxydase- und Katalasereaktion. Kohlenhydratabbau erfolgt fermentativ und ohne Gasbildung.
Als Erreger menschlicher oder tierischer Erkrankungen sind verschiedene Vibrio-Species bekannt. Die Hauptbedeutung in der Humanmedizin hat der Cholera-Vibrio.

Vibrio cholerae

Syn. Vibrio comma, triv. Cholera„bazillen".

Diese von R. Koch 1883 entdeckten Vibrionen sind die Erreger der Cholera asiatica. Die in verschiedenen Gegenden Indiens, Pakistans und Hinterindiens endemische Seuche wurde in mehreren großen Seuchenwellen, vorwiegend auf dem Seeweg, über die ganze Erde verbreitet. Die Infektion erfolgt nur peroral, meist durch Aufnahme von Choleravibrionen mit infizierten Nahrungsmitteln (Wasser!), selten auch über Gebrauchsgegenstände usw., wobei Cholerakranke, Rekonvaleszenten, gesunde Vibrionenträger als Infektionsquellen in Frage kommen. Inkubationszeit 1–3 Tage, in schwersten Fällen auch kürzer. Manifestation der Krankheit ausschließlich im Darm: leichter Durchfall bis zu massenhaften Reiswasser-ähnlichen Entleerungen mit Erbrechen, Wadenkrämpfen, Schock, oder die rasch tödlich verlaufende Form der sog. Cholera sicca.

Man hat zwei verschiedene Erregertypen zu unterscheiden:

a) Vibrio cholerae, der „klassische" Choleraerreger, der für die schweren Seuchenzüge bis in die fünfziger Jahre dieses Jahrhunderts verantwortlich zu machen ist.
b) Vibrio el-Tor (V. cholerae, Biotyp El Tor), im Jahre 1905 von Gottschlich aus den Leichen von Mekka-Pilgern isoliert. Im Jahre 1961 gelangte dieser serologisch mit V. cholerae identische, aber gegen Umwelteinflüsse widerstandsfähigere Biotyp zu pandemischer Verbreitung. Heute ist gesichert, daß V. el-Tor in seiner pathogenen Potenz durchaus mit dem klassischen Choleraerreger vergleichbar ist.

Untersuchungsmaterial: Stuhl, Erbrochenes; bei Leichen: abgebundene Dünndarmschlinge. Sonst: Wasserproben.

Die Feststellung des Erregers hängt maßgeblich von der Art der Gewinnung und Zuleitung des Untersuchungsmaterials zum Laboratorium ab. Stuhl vom Beginn der Erkrankung und vor Einsatz antibiotischer Therapie bietet die besten Nachweischancen. Die Untersuchung ist dem Labor anzukündigen, die Probe direkt zu überbringen.

Bei längerer Transportdauer ist der Versand in einem Transportmedium notwendig, z. B. Peptonwasser (1% Pepton, z. B. aus Fleisch „Merck", 1% NaCl, pH 9,0, 15 min autoklavieren bei 121 °C), besser Taurocholat-Peptonwasser (Peptonwasser mit Zusatz von 0,5% Na-taurocholat, End-pH von 9,2 nach 15 min. Autoklavierung bei 121 °C). Beimpfungsmenge: ca. 1,0 ml oder 0,5 g der Probe pro 10–15 ml Peptonwasser bzw. die doppelte Materialmenge pro 10–15 ml Taurocholat-Peptonwasser. In neueren Studien hat sich die Verwendung des Cary-Blair-Mediums (S. 534) als zweckmäßig für den Transport von Proben erwiesen (Zafari, Y., und Mitarb.: J. Trop. Med. Hyg. 71 [1968] 178).

Gang der Untersuchung

Der Untersuchungsgang ist für V. cholerae und V. el-Tor der gleiche. Im Verdachtsfall sollte angesetzt werden:

a) Zur vorläufigen Diagnose:
Mikroskopische Untersuchung des gefärbten Präparates; Schnelltest.

b) Zur Erregerisolierung und endgültigen Diagnose: Anreicherungskultur; Direktbeimpfung fester Nährböden.

1. Mikroskopisches Präparat

Nativpräparat: Siehe 2. Schnelltest

Gefärbtes Primärpräparat: Färbung mit (1:10) verdünnter Karbolfuchsinlösung, sonst nach Gram:

Kurze, gekrümmte, „kommaförmige" Stäbchen (gramnegativ). Findet man im Stuhlpräparat (Schleimflocke!) solche Kommabakterien, zumal in „fischzugartiger" Anordnung (oft in Reinkultur), so besteht erheblicher Verdacht auf Vorliegen von Cholera-Vibrionen.

Gefärbter Kulturausstrich: Stäbchen bei längerer Kultivierung zunehmend schlanker, Krümmung flacher und schließlich fast verschwindend.

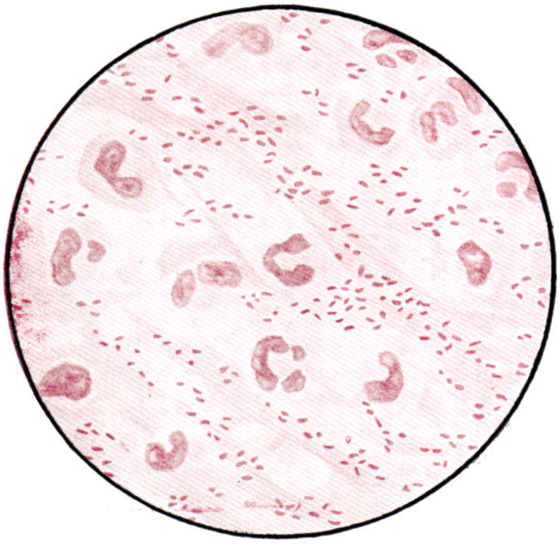

Abb. 21: Vibrio cholerae. Ausstrichpräparat aus Stuhlflocke: z.T. fischzugartige Anordnung der Vibrionen. Vergr. 800fach.

2. Schnelltest auf Cholera-Vibrionen (nach BENNENSON, A.S., u. Mitarb., 1964):

Kleinen Tropfen des Materials oder einer 6stdg. Anreicherungskultur mit Öse auf Objektträger bringen und mit Deckglas abdecken; Prüfung bei 400–600facher Vergrößerung auf Keime mit der für Vibrionen typischen Bewegung: sie ist so schnell, daß der einzelne Vibrio nicht im Gesichtsfeld gehalten werden kann; im Dunkelfeld entsteht der Eindruck von Sternschnuppen in einem dunklen Himmel.
Bei gegebenem Verdacht werden zwei weitere Präparate hergestellt: Ein Tropfen des Materials wird gemischt mit polyvalentem Cholera-O-Serum (Endtiter sollte im Röhrchentest ca. 1:64 sein), ein weiterer Tropfen bleibt ohne Zusatz.

Bewertung: Hört die Bewegung in dem mit Serum versetzten Tropfen nach 3–5 min auf, so spricht dies mit hoher Wahrscheinlichkeit für das Vorliegen von Cholera-Vibrionen.
Der Test ist einfach und wird in Cholera-Gebieten vom technischen Personal routinemäßig durchgeführt.

3. Isolierung

Zur Isolierung sind flüssige (Anreicherungs-) und feste Nährböden zu beimpfen. Für die Züchtung werden die ausgeprägte Aerophilie, die Resistenz gegenüber erhöhtem pH und die relative Unempfindlichkeit der Keime gegenüber gewissen Chemikalien (z.B. Tellursalzen) ausgenützt. Das Wachstum des V. cholerae ist gegenüber dem des V. el-Tor nach vergleichbarer Bebrütung zarter.

Praktisches Vorgehen:

a) Anreicherungskultur: In vorgewärmtes Peptonwasser, besser in Taurocholat-Peptonwasser wird eine entsprechende Menge (wie beim Versand, siehe S. 81) der Probe eingebracht und bei 36°C bebrütet. Nach spätestens 6 Std. Inkubation (weitere Bebrütung vermindert die Nachweisquote):

Ausstrich auf feste Nährböden, siehe b),	Material von der Oberfläche der flüssigen Kultur entnehmen (Aerophilie der Vibrionen)
Ansatz einer Sekundäranreicherung	

Die Sekundäranreicherung wird nach weiteren 6 Std. auf Elektivnährböden wie die Primäranreicherung verimpft.

b) Direktbeimpfung fester Nährböden: Zu empfehlen ist die Verwendung von mindestens einem hochselektiven Medium wie TCBS-Medium (Merck, OXOID) und (oder) Cholera-Medium nach FELSENFELD und WATANABE (OXOID) sowie von einem indifferenten Nährboden wie Fleischwasser-(Gelatine-)Agar, pH 7,8–8,0.

Cholera-Medium: Kräftig beimpfen (wie z.B. LEIFSON-Nährboden in der Salmonella-Shigella-Diagnostik). Ablesung nach Bebrütung über Nacht; weitere Bebrütung führt zum zunehmenden Auftreten von Begleitkeimen. Cholera-Vibrionen: Mittelgroße, durchscheinende, graue bzw. mehr und mehr ins Schwärzliche übergehende Kolonien.

TCBS-Medium: Beimpfung wie Cholera-Medium. Nach Bebrütung über Nacht gelbe, flache Kolonien auf dem bläulich-grünen Nährboden.

Fleischwasser-(Gelatine-)Agar, pH 7,8–8,0. Verwendung setzt bei der Ablesung die sog. „Oblique light technique" (LANKFORD, J.: Microbiol. Soc. Thail. 38 [1959] 10) voraus: Kulturschale auf den Tisch eines Stereomikroskopes auflegen, Schalendeckel abnehmen. Lichtquelle auf einen (vor dem Mikroskop horizontal liegenden) Spiegel richten, der in einem Winkel von etwa 45° von unten (durch den Schalenboden hin-

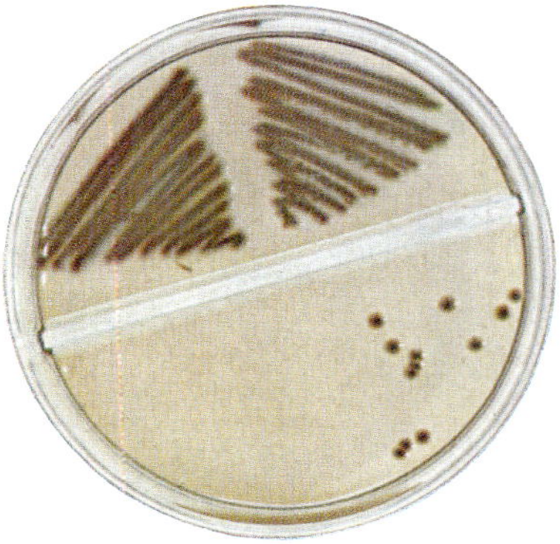

Abb. 22: Vibrio-el-Tor-Kolonien auf dem Cholera-Medium nach Felsenfeld und Watanabe nach 24stdg. Bebrütung bei 36° C.

durch) die Kolonien beleuchtet, die man bei etwa 15facher Vergr. langsam am Auge vorbeiführt. Cholerakolonien sind durch den Boden der Petrischale hindurch erkennbar an einem bläulichen Farbton, der Rand ist scharf begrenzt; Größe nahezu wie Colikolonien (etwa 2 mm Durchmesser nach Bebrütung über Nacht). Nicht-Vibrio-Kolonien wirken mehr opak, weißlich.

Leifson-*Agar* in der Modifikation von Hynes ist gleichfalls zur Isolierung der Erreger brauchbar und kann bei primärer Fahndung nach Salmonellen und Shigellen nachträglich von Wert sein (V. cholerae: leicht gewölbte, rosafarbene Kolonien von 1–2 mm Durchmesser nach Bebrütung über Nacht).

Wegen der Möglichkeit der Einschleppung von Cholera durch den Reise- und Geschäftsverkehr sollte in jedem bakteriologischen Labor neben diagnostischem Cholera-O-Serum zumindest einer der handelsüblichen Fertignährböden (Cholera- oder TCBS-Medium) vorrätig sein.

Verdächtige Kolonien werden entweder auf dem Objektträger agglutiniert mit polyvalentem Cholera-O-Serum (Kontrolle mit 3,5% NaCl-Lösung) oder abgeimpft auf Kligler-Medium: Nach Bebrütung über Nacht Schrägfläche rot, Stichbereich gelb, kein Gas, kein H_2S).

4. Identifizierung

a) Serologisch: Fällt die Probeagglutination verdächtiger Kolonien positiv aus, so ist die Diagnose schon nahezu sicher und die Weiterleitung des Ergebnisses als vorläufige Diagnose zwingend geboten.

V. cholerae und V. el-Tor sind serologisch nicht unterscheidbar. Sie treten in Form der Serotypen Inaba und Ogawa mit den O-Antigenen AC bzw. AB sowie des (seltenen) Intermediärtyps Hikojima mit den Antigenen ABC auf (Kauffmann, F., Acta path. microbiol. scand. 27 [1950] 283). Mittels der absorbierten Typenseren Inaba (C) und Ogawa (B) ist die Feststellung des Serotyps aus der Primärkultur möglich. Agglutinationen vom Kligler-Medium sind allerdings oft eindeutiger als von jungen Kulturen auf hochselektiven Medien. Die H-Antigene der Vibrionen sind für die praktische Diagnose ohne Bedeutung.

Fragliche serologische Reaktionen lassen sich u. U. durch halbstündiges Erhitzen einer Keimsuspension im kochenden Wasserbad aufklären. Auftretende Agglutination pflegt in solchen Fällen feinkörniger zu sein als bei unerhitzten Organismen.

b) Biochemisch: Die Vibrionen werden entsprechend ihrem Abbauvermögen gegenüber Arabinose, Mannose, Saccharose nach Heiberg (1934) in 6 Gruppen eingeteilt.
Die Cholera-Erreger gehören fast ausnahmslos

Reaktionen der Vibrionen mit spezifischen Seren

	V. chol. bzw. V. el-Tor, Typ			Rauh-Stämme	NAG's[1]
	Inaba	Ogawa	Hikojima		
Cholera-O-Serum, polyval.	+	+	+	+ oder ±	— (oder ±)
Typenserum Inaba	+	—	+	+ oder ±	— (oder ±)
Typenserum Ogawa	—	+	+	+ oder ±	— (oder ±)
Physiol. oder 3,5% NaCl	—	—	—	+ oder ±	— (oder w)

[1] NAG's: *Non-agglutinating* vibrios (nichtagglutinierende Vibrionen), bei denen es sich nicht um Cholera-Vibrionen handelt.

der HEIBERGschen Gruppe I an (Spaltung von Mannose und Saccharose, fehlende Spaltung von Arabinose). Beim Vorliegen von Vibrionen der Gruppe I muß es sich jedoch nicht unbedingt um Cholera-Vibrionen handeln. Die biochemische Untersuchung ist stets durch die serologische Prüfung zu komplettieren.

Für die biochemische Bestätigung der Diagnose nach Agglutination mit spezifischem Serum können folgende Reaktionen geprüft werden:

Biochemische Kennzeichen von Cholera-Vibrionen

Dex S	Dex G	Lak	Sac	Ara	Sal	Dul	Mns	Ind	H_2S	Beta-Hämolyse	Oxydase	Katalase	OF-Test
+	–	–[1]	+	–	–	–	+	+	–	V. cholerae: – V. el-Tor: (+)	+	+	F

[1] Nach 24 Std. z. T. beginnende Säuerung.

Als flüssige Substrate sind die üblichen, für die Prüfung der Enterobacteriaceae verwendeten Nährlösungen brauchbar. Die Cholerarot-Reaktion (weinrote Färbung nach Zusatz einiger Tropfen konz., chem. reiner H_2SO_4 zu Nitratbouillon oder Peptonwasserkultur) wird kaum mehr durchgeführt, da nicht streng spezifisch für Choleravibrionen.

5. Differenzierung V. cholerae – V. el-Tor

Das ursprüngliche Hauptmerkmal des V. el-Tor, seine Hämolysefähigkeit, ist ungenügend konstant. Auch andere, zusätzlich zur Differenzierung empfohlene Einzelreaktionen (s. u.) können bei verschiedenen Stämmen ebenfalls versagen. Die gesicherte Bestimmung des Biotyps erfordert deshalb die Durchführung mehrerer Teste.

Folgende Testkombination wird empfohlen:

a) Hämolyse-Test: El-Tor-Vibrionen zeigen auf Hammelblutagar gewöhnlich eine charakteristische, grünlich durchscheinende Veränderung im Bereich des Kolonierasens als Folge einer Hämodigestion. Die Hämolyse von Hammelblut wird geprüft durch Mischen von 1 ml einer 24stdg. Kultur der Erreger in Herzinfusionsbrühe mit der gleichen Menge einer 1%igen Suspension von Hammelerythrozyten in physiol. NaCl-Lösung, Bebrütung bei 37° C während 2 Std. im Wasserbad und nachfolgendes Einstellen in den Kühlschrank über Nacht. V. el-Tor führt in der Regel zur Lyse der zugesetzten Erythrozyten, klassische Cholerastämme dagegen nicht. Beim Test sind zur Kontrolle positive und negative Stämme mitzuführen sowie eine Mischung von 1 ml der fraglichen, vorher 30 min bei 56° C erhitzten Kultur mit der 1%igen Blutk.-Aufschwemmung. Da das El-Tor-Hämolysin thermolabil ist, wird es bei der Vorbehandlung zerstört; der Kontrollansatz darf daher keine Hämolyse ergeben.

b) Polymyxin-B-Test: Im Gegensatz zu V. cholerae ist V. el-Tor gegen Polymyxin B fast stets resistent. Die Prüfung erfolgt im Blättchentest mit 50 γ Polymyxin B pro Blättchen.

c) Hühnerblutzellen-Agglutination (FINKELSTEIN u. MUKERJEE 1963): Ein Tropfen einer etwa 2,5%igen Suspension von dreimal gewaschenen Hühnererythrozyten wird mit einer kräftigen Vibrionenaufschwemmung in physiol. NaCl-Lösung gründlich vermischt. Nach wiederholtem Neigen des Objektträgers (wie bei der Probeagglutination) tritt im Falle von El-Tor-Erregern rasch eine meist schon makroskopisch erkennbare, sonst mittels Mikroskop feststellbare Verklumpung der Blutkörperchen ein. Außer Hühnerblut kann auch Schaf- und Menschenblut verwendet werden.

d) VOGES-PROSKAUER-Reaktion: El-Tor-Vibrionen reagieren – im Gegensatz zu V. cholerae – nach (2- bis) 3tägiger Bebrütung positiv (S. 562).

Als besonders zuverlässig hat sich der Lyse-Test mit dem V. cholerae-Phagen IV von MUKERJEE erwiesen, der sämtliche Phagentypen von V. cholerae löst, dagegen V. el-Tor unbeeinflußt läßt. Phagentypisierung führt das WHO Reference Center for Vibrio Phage Typing am Indian Institute for Biochemistry and Experimental Medicine, Calcutta, durch.

6. Antikörpernachweis im Patienten- und Rekonvaleszentenserum: Mittels Agglutinationsreaktion möglich; für die Diagnose frischer Fälle ungeeignet, dagegen bei der Suche nach symptomlosen Vibrionenträgern (häufig bei der El-Tor-Infektion) von Wert

Untersuchung von Wasserproben: 1 Liter Wasser + 100 ml einer 10fach konzentrierten Peptonwasser-, besser Taurocholat-Peptonwasserlösung. Verteilen in Kölbchen á 100 ml. Ausstrich von der Flüssigkeitsoberfläche auf Elektivnährböden nach 6stdg. Bebrütung, ferner Beimpfung von Sekundäranreicherungen, die nach weiteren 6 Std. ebenfalls auf Elektivnährböden ausgeimpft werden.

Sonstige Vibrionen

NAG's (Non-Agglutinating Vibrios, Nichtagglutinierende Vibrionen)

Hierbei handelt es sich um einen Sammelbegriff für Vibrionen verschiedener HEIBERG-Gruppen, die nicht, nur schwach oder stark verzögert vom spezifischen Cholera-O-Serum agglutiniert werden. Nach Beobachtungen vor allem in Asien (MCINTYRE u. Mitarb.), aber auch in Europa (z.B. STEPANKOVA u. Mitarb.) sind sie bei gehäuftem Vorkommen im Darm als Erreger von akuten Gastroenteritiden zu betrachten.

Die wesentlichen biochemischen Charakteristika entsprechen denen des Biotyps El Tor der Cholera-Vibrionen (s. S. 84), mit der wichtigen Einschränkung allerdings, daß die HEIBERG-Reaktionen unterschiedlich ausfallen können. Schwierigkeiten können sich bei der Abgrenzung von anaerogenen Aeromonaden bzw. von Plesiomonas-Stämmen ergeben. Siehe hierzu S. 88.

Vibrio parahaemolyticus

Erstmals 1961 in Japan beschrieben als Erreger einer Nahrungsmittelvergiftung nach Aufnahme von rohen Meeresfischen und Muscheln.

1. Mikroskopisches Präparat: Kleine, gramnegative, z.T. kommaförmige Stäbchen, sehr stark beweglich. In Kulturen Neigung zu Ketten- und Fadenbildung.

2. Isolierung: Der Keim findet sich zu Beginn der Durchfälle in beträchtlicher Menge im Stuhl und evtl. auch im Erbrochenen; später gelingt die Isolierung aus menschlichem Untersuchungsmaterial meist nicht mehr. Für die Züchtung wird von AKIYAMA u. Mitarb. (Jap. J. Bact. 18 [1963], 255) ein Fleischextraktagar mit 3% NaCl, 1% Saccharose, 0,2% Teepol (Shell) sowie Bromthymolblau-Indikator empfohlen (die Erreger sind halophil und wachsen noch bei 6% NaCl-Gehalt). Nach 24stdg. Bebrütung bei 30–37° C bilden pathogene Typen grünliche (Saccharose negativ), leicht schleimige Kolonien mit glattem oder etwas unregelmäßigem Rand. Auf Blutagar: durchsichtige, glänzende Kolonien.

3. Identifizierung: Wachstum bei 30° C gewöhnlich kräftiger als bei 37° C. Dextrose wird ohne Gasbildung zerlegt, Nitrat wird reduziert, Gelatine verflüssigt, Indol gebildet; Salicin wird nicht abgebaut, Harnstoff nicht hydrolysiert. Aufgrund unterschiedlichen Verhaltens gegenüber Saccharose und unterschiedlicher NaCl-Toleranz werden drei Biotypen unterschieden.

Vibrio fetus

Erreger von infektiösem Abort bei Schaf und Rind. Auch bei verschiedenen Infektionen des Menschen gezüchtet (meist aus dem Blut).

Gang der Untersuchung

1. Mikroskopisches Präparat: Stäbchen unterschiedlicher Länge, teils kommaförmig, teils mit mehreren Windungen; beweglich.

2. Isolierung: Die Züchtung der Erreger (mikroaerophil!) gelingt im Bereich von 25–37° C auf Kaninchenblut-Schrägagar in luftdicht verschlossenen Röhrchen (nach 24 Std. punktförmige Kolonien). Gleichfalls zur Züchtung geeignet ist Thioglykolatbouillon. Die Kultivierung gelingt leichter unter 5% CO_2. Auf Hammelblutagar nur langsames Wachstum (Koloniedurchmesser 1–2 mm nach 3–5tägiger Bebrütung).

3. Identifizierung (s. KING, E.O.: J. Infect. Dis., 101 [1957] 119):

Kolonieform auf Kaninchenblutagar: Nach 2–4 Tagen 1–3 mm Durchmesser, gelblich-opak, weich, gewölbt.

Biochem. Verhalten: Oxydase- und Nitrat-positiv, Katalase fast stets positiv. Kein Abbau von Dextrose, Laktose, Saccharose, Maltose. H_2S-negativ. Zitrat-, Urease-, Gelatinase-, Indol-negativ.

Vibrio metschnikowi

Zuerst bei Geflügel-Septikämie beschrieben. Dem V. cholerae sehr ähnlich, aber durch die fehlende Agglutination mit Cholera-O-Serum abgrenzbar. Hohe Pathogenität gegenüber Meerschweinchen und Geflügel.

Von den zahlreichen anderen in der Literatur beschriebenen Vibrionen seien erwähnt: V. proteus-FINKLER (aus Darminhalt bei schweren Durchfällen gezüchtet). V. phosphorescens (Wasser-Vibrio mit intensiver Fluoreszenz der Kultur).

Anaerobe Vibrionen

Im Darm, in der Mundhöhle und im Respirationstrakt vorkommende Mikroorganismen, die sich von den anderen anaeroben Bakterienarten abgrenzen lassen durch ihre sehr ausgeprägte Beweglichkeit und die kommaförmige Gestalt des Bakterienleibes. Durch Zusatz von 0,1% KNO_3 und von aktivem Eiweiß (Blut, Serum, Aszites) zum Nährsubstrat wird ihr Wachstum deutlich begünstigt.
Folgende vier Arten lassen sich abgrenzen: V. stomatitidis, V. crassus, V. tenuis, V. niger. Differenzierungsmerkmale s. Tabelle.

Biochemische Eigenschaften anaerober Vibrionen

	Dex	Lak	Sac	Man	Ind	Gas in ROSENOW-Medium
V. stomatitidis	+	+	−	−	+	−
V. crassus	−	−	−	−	+	−
V. tenuis	+	+	+	+	−	−
V. niger					−	+

Literatur:

BURKHARDT, F.: Zbl. Bakt. I. Orig. 212 (1969) 177.
CASELITZ, F. H.: Z. Tropenmed. Parasit. 11 (1960) 109.
POLLITZER, K.: Cholera. Wld. Hlth. Org. Monograph Series, No. 43, Genf 1959.
SAKAZAKI, R.: Japan. J. Med. Sci. Biol. 20 (1967) 265.
SAKAZAKI, R., u. Mitarb.: Japan. J. Med. Sci. Biol. 21 (1968) 313, 325, 359.

Gattung: Spirillum

Spirillum minus

Syn. Sp. morsus-muris.

Erreger der Rattenbißkrankheit (Sodoku). Keimträger sind vor allem Ratten und Mäuse, die ab 10. Tag nach der Infektion die Erreger im Blut beherbergen, ohne selbst zu erkranken. Die Übertragung auf den Menschen erfolgt durch Biß. Die Krankheit ist besonders durch den an der Bißstelle auftretenden Primäraffekt, durch einen Hautausschlag und durch die jeweils 1–2 Tage dauernden, in unregelmäßigen Abständen auftretenden Fieberschübe charakterisiert. Inkubationszeit 1–3 Wochen.

Beachte: Mit obiger Krankheit nicht zu verwechseln ist eine andere Art von Rattenbißkrankheit, die durch Streptobacillus moniliformis (S. 162) verursacht wird.

Untersuchungsmaterial: Blut; aus der Primärläsion austretendes Reizserum; aus regionalen Lymphdrüsen aspiriertes Material.

Gang der Untersuchung

1. Originalpräparat

a) Aus Patientenblut: Deckglaspräparat bei Dunkelfelduntersuchung: Relativ dicke, korkzieherartige Mikroben mit 2 oder mehr Windungen. Der Nachweis aus dem Blut gelingt nur selten.

b) Aus Exsudat der Primärläsion kann bei Dunkelfelduntersuchung mit höherer Wahrscheinlichkeit ein Erregernachweis erwartet werden. Die Bewegungen des Spirillums sind ruckartig, schießend. Der Keim selbst bleibt bei der Bewegung in seiner Form starr.

c) Gefärbtes Präparat: GIEMSA- oder WRIGHT-Färbung wird bevorzugt.

2. Kultur: Ohne praktisch-diagnostische Bedeutung.

3. Tierversuch: Entscheidend für die Diagnose bei negativem Originalpräparat; vorher ist zu sichern, daß die Tiere frei von natürlicherweise bei ihnen vorkommenden Spirillen sind (Blutausstrich, s. 1. c).

Je 2,0 ml Zitratblut bei 2 Meerschweinchen und je 0,5 ml bei 2 weißen Mäusen i.p. verimpfen, sonst anderes Material (besonders Drüsenpunktat).
In der 2. bis 4. Woche wird zweimal wöchentlich von den Meerschweinchen Blut entnommen, in einem Röhrchen mit kleinen Glasperlen defibriniert und der Überstand im Dunkelfeld auf Spirillen untersucht. Von den Mäusen prüft man das Peritonealexsudat. Bei negativem Befund

sollte eine GIEMSA-Färbung angeschlossen werden. Bei spärlichem Vorhandensein der Erreger kann der Nachweis in Abklatschpräparaten von Schnittflächen des Herzmuskels gelingen. Meerschweinchen entwickeln eine fortschreitende Erkrankung und gehen an der Infektion zugrunde; Mäuse zeigen keinerlei Krankheitssymptome.

Gattung: Aeromonas

Das Genus Aeromonas wird von den meisten Autoren der Familie der Pseudomonadaceae zugerechnet. Es weist jedoch in Reaktionen, denen heute eine grundlegende Bedeutung bei der Identifizierung von Keimen zukommt (z.B. in der Art des Kohlenhydrat-Metabolismus), eindeutige Unterschiede etwa gegenüber dem Genus Pseudomonas auf (Pseudomonas: oxydativer Abbau – Aeromonas: fermentativer Abbau). Andererseits besteht in dieser Hinsicht eine enge Beziehung zwischen den Gattungen Aeromonas und Vibrio, welche z.B. beide durch fermentativen Zuckerabbau gekennzeichnet sind. Die Verwandtschaft der Merkmale geht – insbesondere bei den sog. anaerogenen Aeromonaden (s.u.) – so weit, daß verschiedentlich diskutiert wurde, Aeromonas und Vibrio in einem gemeinsamen Genus zusammenzufassen (EDDY und CARPENTER 1964, PARK 1962). Anaerogene Aeromonaden können auch in der praktischen Diagnostik bei der Abgrenzung gegenüber Vibrionen zu Schwierigkeiten führen. Aufgrund dieser Erwägungen schien es im Rahmen dieser auf die Labordiagnostik ausgerichteten Darstellung vertretbar, die Gattung Aeromonas gemeinsam neben Vibrio in der Familie der Spirillaceae abzuhandeln.

Bei den Organismen der Gattung Aeromonas (abgekürzt A.) handelt es sich um meist kurze, selten leicht gekrümmte, gramnegative Stäbchen, die vorwiegend in Gewässern zu finden sind und deren Pathogenität für Kaltblüter seit längerem bekannt ist, die aber auch beim Menschen Erkrankungen hervorrufen können. Die neben A. salmonicida in der 7. Ausgabe von BERGEY's Manual beschriebenen Arten (A. liquefaciens, A. punctata, A. hydrophila) sollten nach CASELITZ (1966) in der Species A. hydrophila zusammengefaßt werden.

Aeromonaden sind Oxydase- und Katalase-positiv. Dextrose und andere Kohlenhydrate werden fermentativ, Dextrose überwiegend unter Gasbildung abgebaut. Wachstum erfolgt auf einfachen Nährmedien unter aeroben und unter anaeroben Bedingungen. Temperaturoptimum zwischen 20 und 28° C.

Dextrose ohne Gasbildung spaltende Stämme werden in der Literatur vielfach als A. formicans (CRAWFORD 1954) oder als sog. anaerogene Aeromonaden (SCHUBERT 1962) bezeichnet.

Die Art A. salmonicida läßt sich durch verschiedene Merkmale klar von den übrigen Aeromonaden abgrenzen. Dieser fischpathogene, für die medizinische Mikrobiologie bedeutungslose Keim ist unbeweglich, wächst nicht bei 37° C und bildet auf Trypticase-Soy-Schrägagar in 2–3 Tagen bei 25° C einen braunen, wasserlöslichen Farbstoff.

Isolierung: Aeromonaden lassen sich auf den meisten der gebräuchlichen Nährböden züchten. Die Vermehrung der meisten Arten erfolgt besonders rasch bei Temperaturen um 25–30° C.

Biologische Merkmale von Aeromonas*

Oxydase	Katalase	OF-Test	Nit	Hst	Dex	Lak	Sac	LDC	ODC	ADH	Gel	Ind	Zit	Beta-Hämolyse
+	–	F	+	–	+[1]	w	w	–	–	(+)	+	(+)	w	w

* Ergebnisse nach 24stdg. Bebrütung bei 30° C.
[1] Überwiegend unter Gasbildung.

Blutagar: Grau-farblose, leicht gewölbte, (mittel-) große Kolonien, ähnlich denen der Enterobacteriaceae; ein Teil der Stämme zeigt Beta-Hämolyse.

Laktose-Indikator-Nährböden (z.B. ENDO-Agar): Teilweise mit, teilweise ohne Zeichen von Laktosespaltung, ansonsten ebenfalls ähnlich Enterobacteriaceae-Kolonien.

Identifizierung: In der Vorauswahl hat die Cytochromoxydasereaktion die Hauptbedeutung, insbesondere zur Abgrenzung der (oxydasenegativen) Enterobacteriaceae. Zur Abgrenzung anaerogener Stämme von Pseudomonaden ist der OF-Test (S. 559) wertvoll. Abgrenzung vom Genus Vibrio: Siehe unten.
Die weitere biochemische Prüfung erfolgt bei entsprechendem Ausfall der genannten Reaktionen gemäß Tab. S. 87. Identifizierung einzelner wichtiger Aeromonas-Species: Siehe obige Differenzierungstabelle.

Abgrenzung anaerogener Stämme von Vibrio spec.:

1. *Lysindekarboxylase:* Vibrio positiv, Aeromonas negativ.

2. *Ornithindekarboxylase:* Vibrio positiv, Aeromonas negativ.

3. *Resistenz gegen das Vibriostaticum* O/129: Aeromonaden werden im Gegensatz zu Vibrionen durch diese Substanz nicht gehemmt.

Technik: Blättchentest mit 10 γ Vibriostaticum O/129 (Fa. Allen & Hanburys Ltd., Ware, Hertfordshire, England), gelöst in Dioxan „Merck" (für Chromatographie), pro Blättchen (SCHUBERT, R. H. W.: Zbl. Bakt. I. Orig. 183 [1962] 560).

4. *Resistenz gegen Novobiocin* (10 E, Blättchentest wie bei Bestimmung der Antibiotikaresistenz – s. ds.): Vibrionen sind empfindlich, Aeromonaden unempfindlich.

5. *Mukat-Abbau:* Vibrio positiv, Aeromonas negativ.

Literatur:

CASELITZ, F.-H.: Pseudomonas – Aeromonas und ihre humanmedizinische Bedeutung. VEB Fischer, Jena 1966.

SAKAZAKI, R., u. Mitarb.: Japan. J. Med. Sci. Biol. 20 (1967) 265.

Anhang: Plesiomonas

Von EWING u. Mitarb. wurde 1961 unter der Bezeichnung Aeromonas shigelloides eine bewegliche, mit E-Ruhr-Bakt. antigenverwandte Art beschrieben, die verschiedentlich als Ursache von Gastroenteritiden betrachtet wurde. Dextrose wird von diesem Keim ohne Gasbildung gespalten, Saccharose wird nicht abgebaut, Gelatine nicht verflüssigt. HABS und SCHUBERT (1962) sowie EDDY und CARPENTER (1964) rechnen diese Bakterien zu einer besonderen Gattung Plesiomonas.
Abbau von Inosit gilt als wichtiges Differenzierungsmerkmal gegenüber den (Inosit-negativen) Genera Vibrio und Aeromonas.

Biologische Eigenschaften von Plesiomonas shigelloides*

Oxydase	Katalase	OF-Test	Dex S	Dex G	Lak	Sac	Man	Ind	H_2S	Zit	Gel	LDC	ODC	ADH	O/129[1]
+	+	F	+	–	w	–	–	+	–	–	–	+	w	(+)	w

* Ergebnisse nach 24stdg. Bebrütung bei 30° C.
[1] Hemmung durch Vibriostaticum O/129.

Familie: Achromobacteraceae

In der Familie der Achromobacteraceae werden im folgenden gramnegative, unbewegliche oder mittels peritricher Begeißelung bewegliche Stäbchen zusammengefaßt, die – wenn überhaupt – Glukose oxydativ abbauen.

Achromobacter-mucosus-Gruppe

Als bekanntester humanmedizinisch interessierender Vertreter gilt das sog. Bacterium anitratum SCHAUB und HAUBER 1948, syn. Achromobacter mucosus (MANNHEIM und STENZEL 1962) bzw. Acinetobacter anitratus: Strikt aerobe, nicht pigmentbildende, oxydasenegative, auf einfachen Nährböden wachsende, unbegeißelte, Nitrat nicht reduzierende, vorwiegend als kokkoide Diplobakterien in Erscheinung tretende Keime mit Neigung zu einer gewissen Polymorphie, die als Erreger menschlicher Erkrankungen (Harn- und Gallenwegsinfektionen, Meningitis, Sepsis, Empyem etc.) beschrieben sind und im Boden und Wasser vorkommen. Für die bereits definierten Taxa fehlt noch eine einheitliche Nomenklatur.

Biochemische Merkmale der Achromobacter-mucosus-Gruppe

Bew	fakult. anaerobes Wachstum	Pigment	Oxydase	Nit	Dex	mikrosk. Bild	Wachstum auf ENDO-Agar	OF-Test
—	—	—	—	—	w	überwiegend kokkoide Diplobakterien	(+)	O/—

Nach den Untersuchungen von MANNHEIM und STENZEL (1962) bzw. MANNHEIM (1967) lassen sich innerhalb der Gruppe die in der Tabelle, S. 90, wiedergegebenen Arten abgrenzen.

Der Standort (meist ubiquitär) und die Pathogenität der Keime ist erst zum Teil geklärt (z.B. für A. mucosus: s.o.; A. haemolyticus-Gruppe: Respirationstrakt; A. citroalcaligenes: isoliert bei Sepsis).

Untersuchungsmaterial: Blut, Abstriche, Liquor-, Eiter-, Urin-Proben.

Gang der Untersuchung

1. Mikroskopisches Präparat: Im Originalausstrich teilweise als gramnegative, von Neisserien nicht oder nur schwer unterscheidbare Diplokokken oder kokkoide Diplostäbchen, z.T. als polymorphe Stäbchen. Nach Züchtung vorwiegend gramnegative Kurzstäbchen.

2. Isolierung: Geringe Ansprüche an Nährmedien; aerobes Wachstum (z.B. KLIGLER-Medium: auf der Schrägfläche, nicht im Stichbereich).

Blutagar: Nach 24 Std. meist kräftiges Wachstum opaker, z.T. hochkonvexer (z.B. A. mucosus) oder flacherer (z.B. A. metalcaligenes und A. citroalcaligenes) bzw. hämolysierender (A. haemolyticus) Kolonien.

ENDO-*Agar:* Hellrote, hochkonvexe, den Nährboden selbst nicht rötende Kolonien (A. mucosus), evtl. mit Fuchsinspeicherung (Teil der A. metalcaligenes-Stämme) bzw. auch mehr oder weniger gehemmt (manche A. metalcaligenes- ferner A. citroalcaligenes-Stämme).

3. Identifizierung: Mikroskopisch und kulturmorphologisch (s.o.) sowie biochemisch gem. Tab. S. 90.

Anmerkung:

In der ausländischen Literatur werden die in diesem Abschnitt beschriebenen Keime vielfach im Tribus Mimeae (DE BORD 1942) zusammengefaßt. Innerhalb des Tribus werden dabei die Gattungen Herellea und Mima mit den Hauptvertretern Herellea vaginicola und Mima polymorpha (sowie deren Oxydase-positive Abart, var. oxydans) unterschieden. Herellea vaginicola ist nach dieser Einteilung im Gegensatz zu Mima polymorpha in der Lage, Dextrose im HUGH-LEIFSON-Medium (S. 559) oxydativ abzubauen, während sich Mima polymorpha gegenüber dem Zucker indifferent verhält.

Alcaligenes faecalis

Syn. Bact. faecale alcaligenes.

Der Keim wird verschiedentlich als eine zu den Achromobacteraceae zu rechnende Art angesehen. Ein Großteil dieser aus menschlichem Untersuchungsmaterial isolierten, beweglichen, Dextrose nicht abbauenden Stäbchen muß allerdings nach der Form ihrer Begeißelung (polar) zu den Pseudomonadales gerechnet werden (MANNHEIM 1967). In der Bezeichnung „Alcaligenes" kommt die Fähigkeit des verschiedentlich im Stuhl vorkommenden Keimes zur Alkalisierung von Nährmedien zum Ausdruck.

Differenzierung obligat aerober, unbegeißelter, afermentativer, unpigmentierter, kokkoider Diplobakterien

Bacterium (Achromobacter)	Oxydase	Endo	Nit	Zit	Kultur bei 45°C	Dex (oxydativ)	Beta-hämolyse	Mäuse-Virulenz
A. mucosus (B. anitratum, Mor. glucidolytica var. nonliquefaciens)	—	+	—	+	+	+	—	+
A. haemolyticus-Gruppe	—	(+)	—		—	w	+	(—)
A. citroalcaligenes	—	(±)	—	+	—	—	—	—
A. metalcaligenes (Mor. lwoffi var. non-liquefaciens)	—	(+)	—	(—)	—	—	—	(—)
Genus Moraxella	+	—	w	w		—	w	

Morphologie und Kultur: Nach den ursprünglich dem Keim zugeschriebenen Kennzeichen handelt es sich um gramnegative, peritrich begeißelte Stäbchen, die Lackmusmolke prompt alkalisieren. Als charakteristisch gilt weiter das Fehlen der Säurebildung aus Kohlenhydraten. Auf Laktose-Indikatornährböden können die Kolonien ein für Salmonella oder Shigella verdächtiges Wachstum zeigen. Auf Hammelblutagar keine Hämolyse.

Bis zur endgültigen Deklaration von Repräsentativkulturen muß bei der derzeit noch bestehenden Unzulänglichkeit der taxonomischen Kriterien sowohl die Frage der Pathogenität (beschrieben als Erreger von Bakteriämien, Harnwegsinfektionen, Gallenblasenentzündungen, Meningitiden etc.) als auch die diagnostische Einordnung entsprechender Keime mit einer gewissen Unsicherheit behaftet bleiben.

Von der überwiegenden Zahl der Autoren, insbesondere aus dem englischen Schrifttum, werden der Gattung derzeit (noch) folgende Eigenschaften zugeschrieben:

Biochemische Merkmale von Alcaligenes faecalis

Oxydase	Säure aus Dextrose oder anderen Kohlenhydraten	Lackmusmilch	Pigment	Ind	Hst	Nit	Katalase
+	—	alkal.	—	—	—	w	+

Literatur:

Mannheim, W., W. Stenzel: Zbl. Bakt. I. Orig. 186 (1962) 55

Mannheim, W.: Zbl. Bakt. I. Orig. 205 (1967) 219

Anhang:

Flavobacterium, Chromobacterium, Xanthomonas

Die systematische Einordnung der im folgenden besprochenen Gruppen gramnegativer Stäbchen birgt noch verschiedene Probleme. Gemeinsam ist diesen Keimen die Bildung von Pigment.

Flavobacterium

Gramnegative, z.T. durch peritriche Geißeln bewegliche oder unbewegliche Arten, die gewisse Kohlenhydrate oxydativ (z.T. in geringem Umfang fermentativ) spalten und durch die Bildung von gelbem, orangefarbenem bis rotem, nicht in das Medium diffundierendem Pigment gekennzeichnet sind. Ausmaß der Pigmentbildung abhängig von den Wachstumsbedingungen. Vorwiegend im Boden und Wasser lebende Organismen, meist ohne medizinische Bedeutung, z.B. „Bact. typhi-flavum“: Gelegentlich in

Stuhlproben; selten auch in anderem, pathologischen Material (Urin, Gallensaft); ätiologische Rolle im Einzelfall zweifelhaft, jedoch keine Beziehung zu Typhusbakterien; bildet graugelbe bis gelbe Kolonien, verflüssigt Gelatine; optimales Wachstum aerob, bei 22° C beweglich, bei 37° C unbeweglich. Soweit Kohlenhydrate abgebaut werden, erfolgt dies langsam, auf oxydativem Wege und ohne Gasbildung. Katalase- und Oxydasereaktion positiv; keine Laktosespaltung.

Flavobacterium meningosepticum

Von King (1959) wegen verschiedener Merkmale zur Gattung Flavobacterium gerechnete menschenpathogene Art, verursacht Meningitis bei Neugeborenen. Mehrere Typen.

Untersuchungsmaterial: Liquor, Blut.

Gang der Untersuchung

1. Mikroskopisches Präparat: Dünne, unbewegliche, gramnegative Stäbchen, z.T. pleomorph.

2. Isolierung: Gutes aerobes Wachstum bei 37° C schon auf einfachen, besser auf nährstoffreichen Substraten.

Blutagar: Nach 24 Std. Bebrütung glänzende Kolonien mit glattem Rand, mit (oft nur schwacher) gelblicher bis gelber Pigmentierung. Ein zunächst auftretender Vergrünungshof verschwindet bei weiterer Bebrütung.

3. Identifizierung: Siehe Tabelle; Kohlenhydratspaltung erfolgt, wie die Indolbildung, verzögert, ohne Gasbildung. Ausgeprägte Proteolyse (Gelatinespaltung in 24 Std.).

Biochemische Merkmale von Flavobacterium meningosepticum

Dex[1]	Lak[1]	Ind	Hst	Nit	H_2S	Katalase	Oxydase	Gel
v	v	±	–	–	–	+	+	+

[1] Im Hugh-Leifson-Medium (s. S. 559).

Literatur:

King, E.O.: Amer. J. clin. Path. 31 (1959) 241
Shulman, B.H., M.S. Johnson: J. Lab. clin. Med. 29 (1944) 500

Chromobacterium

Gramnegative, Katalase-positive, bewegliche Stäbchen, die ein charakteristisches violettes Pigment bilden, das in Alkohol löslich, in Wasser und Chloroform unlöslich ist. Kultivierung ist möglich auf gewöhnlichen Nährböden. Biochemische Eigenschaften: s. Tab. S. 92.

Chromobacterium violaceum: Säurebildung aus Dextrose (fermentativ), nicht aus Laktose. Vorkommend im Boden und Wasser. Menschliche Infektionen sehr selten.

Chromobacterium lividum: Streng aerobe, psychrophile Art.

Xanthomonas[1]

Gramnegative, durch polare Begeißelung bewegliche Stäbchen mit fehlender bzw. nur sehr schwach entwickelter Cytochromoxydase. Wachstum auf einfachen Nährmedien mit charakteristischer, rasch eintretender Gelbfärbung der Kolonien. Dextrose wird zuerst oxydativ, dann langsam und schwach fermentativ abgebaut; das Abbauvermögen gegenüber Kohlenhydraten ist noch schwächer entwickelt als bei Flavobakterien.
Xanthomonas-Bakterien haben keine pathogene Bedeutung. – Wachstum auf einfachen Nährböden in Form von gelben, konvexen Kolonien mit einem Durchmesser von 2–3 mm. Bei Züchtung auf Nähragar mit 2% Dextrosezusatz entstehen schleimige Kolonien (Unterscheidungsmerkmal gegenüber Flavobakterien). Charakteristisch ist die kräftige H_2S-Bildung auf Kligler-Medium in Verbindung mit der gleichzeitig bestehenden Gelbfärbung der Kolonien.

Neben den genannten Bakteriengattungen gibt es noch verschiedene weitere, in der Außenwelt lebende sog. „Gelbkeime"; sie haben offenbar keine humanbakteriologische Bedeutung und sind überdies noch nicht hinreichend klassifiziert.

Die Pigmentbildung tritt oft besser bei Zimmertemperatur und Lichteinwirkung in Erscheinung. Förderlich ist oft die Züchtung auf Nährböden mit Zusatz von 0,5% Mannit und 0,25% Hefeextrakt (nicht Fleischextrakt!).

[1] Diese gewöhnlich der Ordnung der Pseudomonadales zugeordneten Bakterien (polare Begeißelung) werden wegen der charakteristischen Bildung von gelbem Pigment an dieser Stelle besprochen.

Differenzierung farbstoffbildender gramnegativer Stäbchen

	Farbstoff, Geruch	Oxydase	Bew	Ind	Gel	H_2S	Dex	Lak	Sac	Mal	Man
Serratia marcescens	blutrot, Heringslake	−	+	−	+	−	+	−/v	+	+	+
Pseudomonas aeruginosa	blaugrün, süßl.-aromat.	+	+	−	+	−	+[1,2]	−[1]	−[1]	−[1]	−[1]
Pseudomonas pseudomallei	cremefarben, erdig-ammoniakal.	+	+	−	+	−	+[1,2]	+[1,2]	+[1,2]	+[1,2]	+[1,2]
Pseudomonas fluorescens	grünlich, ohne	+	+	−	+	−	+[1,2]	−[1]	w[1,2]	(−)[1]	v[1,2]
Flavobacterium	gelb, ohne	+	w	±	+	−	+/v[2]	v	(−)	+/v[2]	(−)
Chromobacterium	violett, ohne	−	+	−	(+)	−	+[2]	−	(+)	(+)	
Xanthomonas[3]	gelb, ohne	±	+	−	+	+	+/v[1,2]	w[1]	w[1]		w[1]

[1] Prüfung auf dem Testsubstrat nach SMITH u. Mitarb. (s. S. 552).
[2] Ohne Gasbildung.
[3] Kohlenhydratabbau langsam, vorwiegend oxydativ; Nitrat: –, Katalase: –, Harnstoff: –.

Familie: Enterobacteriaceae

Unter dem Begriff der Enterobacteriaceae werden Keime zusammengefaßt, die hauptsächlich im Darmtrakt von Mensch und Tier, teils als normale Bewohner, teils als Krankheitserreger, aber auch in der Außenwelt vorkommen. Die verschiedenen, zu dieser Familie gerechneten Bakteriengruppen weisen mannigfache serologische und biochemische Verwandtschaften auf.

Nach der gültigen Definition – Empfehlungen des Subkomitees für die Taxonomie der Enterobacteriaceae (Int. Bull. Bact. Nom. Tax. 13 [1963] 69) – handelt es sich bei den Enterobacteriaceae um gramnegative, sporenlose Stäbchen mit folgenden gemeinsamen Merkmalen:

1. Entweder mittels peritricher Begeißelung beweglich oder unbeweglich;
2. Wachstum auf einfachen Nährböden wie Nähragar, ENDO-Agar;
3. Fermentativer Abbau von Dextrose;
4. Keine Bildung von (Cytochrom-) Oxydase;
5. Reduktion von Nitraten zu Nitriten.

Die Enterobacteriaceae werden in folgende Genera bzw. Gruppen eingeteilt:

Escherichia (S. 97)
Shigella (S. 103)
Edwardsiella (S. 110)
Salmonella (S. 111)
Citrobacter (S. 123)
Klebsiella (S. 125)
Enterobacter (S. 129)
Hafnia (S. 130)
Serratia (S. 130)
Proteus-Providencia (S. 131)

Ein Keim ist dann den Enterobacteriaceae zuzuordnen, wenn sämtliche der aufgeführten Kriterien erfüllt sind (abgesehen von gelegentlich fehlender Nitratreduktion bei Klebsiellen). Weicht auch nur eine der Eigenschaften von den ange-

führten Merkmalen ab, so handelt es sich in aller Regel nicht um Enterobacteriaceae. Im Zweifelsfall ist ein mikroskopisches Präparat anzufertigen.
Als besonders zuverlässig gilt das Fehlen der Cytochrom-Oxydase; Durchführung der Reaktion s. S. 558.
Die Fähigkeit, Glukose fermentativ, d.h. unabhängig von der Anwesenheit von Sauerstoff zu spalten, wird am besten im Medium von HUGH und LEIFSON geprüft (S. 559).

Eine erstmals bei den Enterobacteriaceae festgestellte morphologische Besonderheit sind die sog. Fimbrien: sehr dünne, kurze, aus der Zelloberfläche ragende, mittels Elektronenmikroskopie darstellbare Gebilde, denen eine Rolle bei der Konjugation – Übertragung größerer Teile genetischen Materials von der Donator- zur Rezipientenzelle – zukommt, wobei der Transfer der DNS offenbar nach Aneinanderlagerung zweier Organismen durch eine Röhrchenstruktur der adhäsiv wirkenden Fimbrien erfolgt. Fimbrien können u.a. auch eine Anlagerung von Bakterien an Erythrozyten bewirken (siehe Fimbrien-Hämagglutination).

Eine Reihe von Enzymen ermöglicht den Enterobacteriaceae die Verwendung verschiedener Substrate für ihren Stoffwechsel. Ihr Nachweis stellt eine wichtige Grundlage für die Klassifizierung dar.
Die Enterobacteriaceae besitzen eine mosaikartige Antigenstruktur, die sich im wesentlichen aus den folgenden Antigenkomplexen aufbaut:

1. *O-Antigen* (somatisches Antigen): Thermostabil (2½ Std. bei 100° C), lokalisiert in der Wand der Bakterienzelle, aufgebaut aus einem Polysaccharid (verantwortlich für die serologische Spezifität), einem mit dem Polysaccharid verbundenen Lipoid (Lipopolysaccharid, bewirkt die Toxizität) und einem Protein (notwendig für die antigene Wirksamkeit).

2. *H-Antigen* (Geißel-Antigen): Thermolabil, korreliert mit den Bakteriengeißeln; Träger der serologischen Spezifität sind hier aus Aminosäuren aufgebaute determinante Molekülgruppen.

3. *K-Antigene* (Hüllen-Antigene): Unterschiedlich wärmeempfindlich, lokalisiert auf einer der Zellwand außen aufgelagerten Schicht, verhindern die normale O-Agglutination und bewirken eine eigene serologische Spezifität. Sie sind chemisch von Genus zu Genus verschieden.

Weitere Eigenschaften, die bei Enterobacteriaceae vorliegen können:

1. *Lysogenie:* Infolge Gehaltes an temperierten, die Zellen nicht lysierenden Phagen besteht bei gewissen Enterobacteriaceae-Stämmen eine Immunität gegen frei im Milieu vorhandene Phagen der gleichen Art. Unter bestimmten Bedingungen kann es zur Trennung dieser sog. „Prophagen" vom Genom, zur Vermehrung in der Zelle und zum Freiwerden virulenter, lysogener Phagen kommen. Die Lysogenie und die Empfindlichkeit gegenüber bestimmten Phagen ist von Bedeutung für epidemiologische Untersuchungen mittels Lysotypie.

2. *Toxizität:* Bei fast allen Genera lassen sich Endotoxine (S. 13) nachweisen. Sie sind in der Zellwand lokalisiert, entsprechen dem O-Antigen (s. o.) und werden erst beim Absterben der Zelle frei. Shigella dysenteriae 1 (Sh.shigae) ist außerdem zur Bildung eines Ektotoxins (S. 13) befähigt.

3. *Bacteriocin-Bildung:* Bacteriocine sind chemische Substanzen, die das Wachstum ganz bestimmter Stämme hemmen, andere Stämme hingegen unbeeinflußt lassen. Die Fähigkeit zur Bacteriocinbildung ist erblich wie die der Lysogenie. Während die bakteriophagenbedingte Lyse von Bakterien mit einer Vermehrung der Phagen in der angegriffenen Zelle einhergeht, tritt bei der Abtötung durch Bacteriocine keine Vermehrung der chemischen Substanz ein.
Die Tatsache, daß die Bacteriocine nur auf ganz bestimmte Stämme wirken, wird ähnlich wie die Lysotypie im Rahmen epidemiologischer Fragestellungen bei der Bacteriocinotypie verwendet, wobei entweder die Empfindlichkeit unbekannter Stämme gegen bekannte Bacteriocine (Bacteriocinotypie) oder die Bacteriocinbildung unbekannter Stämme mittels Indikatorstämmen getestet wird (Bacteriocinogenotypie). Die Bacteriocine von Escherichia-, Citrobacter-, Salmonella- und Shigellastämmen werden als Colicine bezeichnet. Siehe BRANDIS, H.: Dtsch. med. Wschr. 91 (1966) 1737.

Die folgende Unterteilung der Enterobacteriaceae lehnt sich weitgehend an die Empfehlungen des Subkomitees für die Taxonomie der Enterobacteriaceae bzw. die darauf aufbauenden Vorschläge von EWING (1963) und KAUFFMANN (1963) an.

Biochemische Differenzierung der Enterobacteriaceae

Voraussetzung einer zuverlässigen biochemischen Differenzierung ist – abgesehen von der Verwendung sicherer Reinkulturen – die sorgfältige Beachtung der Vorschriften zur Herstellung der Test-Medien und Reagenzien bzw. zur Ausführung und Ablesung der Teste. Die Ergebnisse können wegen unterschiedlicher Empfindlichkeit der Nachweismethoden von der Art der Versuchsdurchführung abhängig sein. Soweit Einzel-

Klassifikation der Enterobacteriaceae*

	Dex (Gas)	Lak	Sac	Man	Dul	Sal	Ado	Ino	Sor	Ara	Raf	Rha	Ind	MR	VP	Zit	H_2S	Hst	KCN	Gel	LDC	ADH	ODC	PAD	Malo	Bew
Escherichia	(+)	+/v	w	+	w	w	—	—	+	+	w	w	+	+	—	—	—	—	—	—	w	w	w	—	—	w
Shigella	—[1]	—[2]	—[2]	w	w	—	—	—	w	w	w	w	w	+	—	—	—	—	—	—	—	w	w	—	—	—
Edwardsiella	+	—	—	—	—	—	—	—	—	—	—	—	+	+	—	—	+	—	—	—	+	—	+	—	—	+
Salmonella	+[3]	—	—	+	(+)	—	—	w	+	+[4]	—	+	—	+	—	w	+[3]	—	—[17]	—	+	(+)	+[3]	—	—[14]	+
Citrobacter	+	+/v	w	+	w	w	—	—/v	+	+	w	+	—/v	+	—	+	+	—/v	+	—	—	+	w	—	w	(+)
Klebsiella	+[5]	+[6]	+	+	(—)	+	+	+	+	+	+	+	—[16]	w	w	(+)	—	±	+	—	w	—	—	—	+[7]	—
Enterobacter	(+)	(+)	(+)	+	—	(+)	w	w	+	+	+	+[8]	—	(—)	(+)	+	—	—[15]	+	w	w	w	+	—	+[8]	+
Hafnia	+	—/v	w	+	—	w	—	—	—	+	—	+	—	(+)[9]	(+)	w	±	—	—	—	+	—	+	—	+	+
Serratia	w	w	+	+	—	+	w	w	+	—	—	—	—	—	+	+	—	w	+	+	+	—	+	—	—	+
Proteus-Providencia	w	—	w	w	—	w	w	—[12]	—	—	—	w	+[10]	+	—[13]	w	w	+[11]	+	w	—	—	w	+	—	+

* Reaktionsausfall nach 1-2tägiger Bebrütung bei 37° C (Gelatine: bei 22° C und verlängerter Bebrütung).

1 Manche Stämme von Sh. flexneri, Typ 6, bilden Gas.
2 Langsamer Abbau durch Sh. sonnei.
3 S. typhi: negativ.
4 Keine Spaltung durch S. cholerae-suis.
5 Unterschiedlich bei Kl. ozaenae, fehlend bei Kl. rhinoscleromatis.
6 Keine Spaltung durch Kl. rhinoscleromatis.
7 Keine Verwertung durch Kl. ozaenae.
8 Keine Spaltung durch E. liquefaciens.
9 Bei 22° C negativ.
10 Proteus mirabilis: negativ.
11 Providencia-Typen: negativ.
12 Prot. rettgeri und Prov. stuartii: positiv.
13 Prot. mirabilis: wechselnder Ausfall.
14 Subgenus I und IV (Subgenus II und III: +).
15 Nach Ewing (1970): w.
16 Nach Cowan u. Steel (1965): Kl. aerogenes nicht selten positiv.
17 Subgenus IV: +.

heiten hierzu nicht bei den jeweiligen Kapiteln angegeben sind, wird auf die Seiten 537–539 (Nährböden) bzw. 558–568 (biochemische Tests) verwiesen.

Je nach Fragestellung (z.B. Salmonella-, Shigella- oder sonstige Enterobacteriaceae-Stämme) oder nach der Kolonieform kann die Beimpfung polytroper Nährböden, z.B. KLIGLER-Agar (Zweizucker-Eisen-Agar), TSI-Nährboden (Dreizucker-Eisen-Agar), SIM-Nährboden (S. 568) etc. zweckmäßig sein. Die nähere Differenzierung erfordert in der Regel den Einsatz zusätzlicher, z.T. solitärer Differenzierungssubstrate.

Es ist allerdings darauf hinzuweisen, daß es, z.B. bei biochemischen Varianten, nicht in allen Fällen möglich ist, isolierte Enterobacteriaceae-Stämme in der praktischen Diagnostik mit hinreichender Sicherheit dem einen oder anderen Genus zuzuordnen. Man hat derartige Stämme mit Sammelbegriffen wie „Paracoli“, „Bact. coli intermedium“, „Bact. coli imperfectum“ bezeichnet. Bei einem Großteil dieser Stämme läßt sich durch zusätzliche Reaktionen, die über die im Routinelabor notwendigerweise begrenzten Testkombinationen hinausgehen, sonst durch serologische Methoden eine Einreihung in die einzelnen Genera erreichen.

Die Identifizierung nachgewiesener Erreger sollte die Mitteilung etwaiger gleichzeitig durchgeführter Empfindlichkeitsbestimmungen nicht verzögern; der für die Identifizierung erforderliche Arbeits- und Materialaufwand muß auch in einem tragbaren Verhältnis zu den Möglichkeiten des klinischen Labors stehen. Es sollten daher Testkombinationen zur Anwendung kommen, die unter Ansatz einer beschränkten Anzahl von Tests und nach Bebrütung über Nacht eine ausreichend sichere Eingruppierung des Keimes erlauben – also zu einer Zeit, wenn die von den isolierten Kulturen angesetzten Sensibilitätsteste abgelesen werden. Dies ist nach eigenen Erfahrungen mittels der in der folgenden Tabelle aufgeführten Testkombination mit befriedigender Genauigkeit möglich. Zweckmäßigerweise erfolgt dabei die Beimpfung der einzelnen Testsubstrate von einem Röhrchen mit einer kleinen Menge Nährbouillon aus, die mit einer Kolonie des zu identifizierenden Keimes mittels Platinnadel (!) beimpft wurde (Verimpfung in die Testsubstrate kann z.T. mit Tupfer, z.T. mit Platin*nadel* geschehen). Soll diese Ausgangskultur gleichzeitig das Einsaatmaterial für eine Empfindlichkeitsprüfung liefern, so beimpft man sie mit mehreren, morphologisch gleichartigen Kolonien (siehe Resistenzbestimmung, S. 587) und setzt den Sensibilitätstest einige Stunden später, nach Inkubation der beimpften Bouillon bei 37° C, an. Zur Sicherung, daß eine Reinkultur vorliegt, sollte die Ausgangskultur stets auch auf einen festen Nährboden ausgeimpft und dieser nach Bebrütung über Nacht bei 37° C entsprechend überprüft werden (erübrigt sich bei gleichzeitigem Ansatz einer Resistenzbestimmung auf festen Nährböden bei Verwendung derselben Ausgangskultur).

Zumindest, wenn das Vorliegen von Enterobacteriaceae als zweifelhaft anzusehen ist – etwa bei besonderer Kolonieform – sollten vor Ansatz der Differenzierungsverfahren bzw. zusammen mit diesen die erforderlichen Tests zur Abgrenzung der Enterobakteriazeengruppe durchgeführt werden, z.B. Oxydasereaktion und OF-Test. Besser ist es, bei allen, kulturmorphologisch als Enterobacteriaceae erscheinenden Keimen die (wenig aufwendige) Oxydasereaktion durchzuführen; manchmal ist nur auf diese Weise z.B. der Ausschluß von (z.T. laktosepositiven und auf Laktose-Indikatorplatten ggf. ähnlich wie Colibakterien wachsenden) Aeromonaden möglich. – Keime der Yersinia-Gruppe kann man mittels Oxydase- und OF-Test nicht von Enterobacteriaceae unterscheiden. An ihr Vorliegen ist zu denken u.a. bei fehlender Gasbildung aus Dextrose bei gleichzeitig fehlendem Laktoseabbau von Kulturen, ferner, wenn bei Bebrütungstemperaturen ab 43° C keine oder nur schwache Entwicklung eintritt[1] (Enterobacteriaceae vermögen sich hierbei vielfach noch gut zu vermehren).

Der Umfang der biochemischen Prüfung kann im Routinelaboratorium bis zu einem gewissen Grad vom Aussehen der Kolonien, insbesondere auf Laktose-Indikatornährböden, abhängig gemacht werden. So genügt bei laktosepositiven Kolonien meist die Beimpfung des Zitrat- (und SIM-)Nährbodens zur Diagnose bzw. zum Ausschluß von Escherichien (bzw. zur Erkennung von Citrobacter, Klebsiella, Enterobacter usw., wobei der zusätzlich angesetzte SIM-Nährboden bei H_2S-Bildung gewöhnlich einen ausreichend sicheren Schluß auf Citrobacter erlaubt). Verdacht auf Vorliegen von Keimen der Klebsiella- und Enterobacter-Gruppe ergibt sich besonders bei Wachstum von stärker gewölbten oder schleimigen Kolonien. In diesem Fall läßt sich die Genus-

[1] Wegen der erforderlichen Temperaturkonstanz zu prüfen im Wasserbad.

Identifizierung meist durch zusätzlichen Ansatz des LIA- und des ODC-Substrates (neben Zitrat- und SIM-Nährboden) erreichen. Bei schwärmenden Enterobakteriazeen handelt es sich fast immer um Proteus mirabilis oder Proteus vulgaris; beide Species sind durch den Indoltest zu unterscheiden. Zur Bestimmung anderer laktosenegativer Enterobacteriaceae bedarf es gewöhnlich weiterer Testsubstrate.
Ein Vorschlag zur Auswahl der Reaktionen für

Vereinfachte Genus- und Species-Differenzierung von Enterobacteriaceae nach dem Kolonietyp auf Laktose-Indikatorplatten

Genus	Species	Minimal-Testansatz zur Genus-Differenzierung										Species-Differenzierung		
		Laktose-negative Kolonien												
		Gewölbte und (oder) schleimige Kolon.												
		Laktose-positive, flachere Kolonien												
			SIM[1]			LIA[2]								
		Zit[9]	Ind	H_2S	Bew	LDC	LDA	ODC	Dex (Gas)	Lak	Hst	VP[3]	Sor	Gel[4]
Escherichia	coli	—	+	—	w	w	—	w	(+)	+/v	—	—	+	—
Shigella		—	w	—	—	—	—	w	—	—[7]	—	—	w	—
Edwardsiella	tarda	—	+	+	+	+	—	+	+	—	—	—	—	—
Salmonella		w	—	+	+	+	—	+	+[8]	—	—	—	+	—
Citrobacter	freundii	+	—/v	+	(+)	—	—	w	+	+/v	—/v	—	+	—
Klebsiella	aerogenes	+	—[5]	—	—	+	—	—	+	+	±	+	+	—
	pneumoniae	+	—	—	—	+	—	—	+	+	±	—	+	—
	rhinoskle-romatis	—	—	—	—	—	—	—	—	—	±	—	+	—
	ozaenae	w	—	—	—	—	—	—	w	(+)	w	—	+	—
Enterobacter	cloacae	+	—	—	+	—	—	+	(+)	(+)	—[6]	+	+	±
	aerogenes	+	—	—	+	+	—	+	(+)	w	—[6]	+	+	w
	liquefaciens	+	—	—	+	—	—	+	(+)	(+)	—[6]	w	+	+
Hafnia	alvei	w	—	±	+	+	—	+	+	—/v	—	(+)	—	—
Serratia	marcescens	+	—	—	+	+	—	+	w	w	w	+	+	+
Proteus	vulgaris	w	+	+	+	—	+	—	+	—	+	—	—	+
	mirabilis	w	—	+	+	—	+	+	+	—	+	w	—	+
	morganii	—	+	—	+	—	(—)/v	+	+	—	+/v	—	—	—
	rettgeri	+	+	—	+	—	+	—	(—)	—	+	—	—	—
Providencia	alcalifaciens	+	+	—	+	—	+	—	+	—	—	—	—	—
	stuartii	+	+	—	+	—	+	—	—	—	—	—	—	—

[1] SIM: Kombinierter Nährboden zum H_2S-, Indol- und Beweglichkeitsnachweis, ferner zum Nachweis der Bildung von Indolbrenztraubensäure durch die Proteus-Providencia-Gruppe, die sich dadurch von den übrigen Enterobacteriaceae abgrenzen läßt. Siehe S. 568.
[2] LIA: Kombinierter Nährboden zum Nachweis von LDC, LDA (und H_2S): Siehe S. 568. Bei LDC bedeutet + eine tiefviolette oder unveränderte Färbung des Hochschichtteiles.
[3] Nachweis mittels Schnelltest nach Ikemura, siehe S. 573.
[4] Nachweis mittels Kohle-Gelatine-Scheiben nach Kohn: siehe S. 575.
[5] Nach Cowan und Steel (1965) sind Indol-positive Formen nicht ungewöhnlich.
[6] Nach Ewing (1970): w.
[7] Langsamer Abbau durch Sh. sonnei.
[8] S. typhi: negativ.
[9] Ein gewisser Prozentsatz Zitrat-positiver Stämme zeigt verzögerte Zitratverwertung und ist daher erst nach verlängerter Bebrütung zu erkennen.

die Genus-Differenzierung und, bei Heranziehung weniger weiterer Tests, für die Erkennung der wichtigeren Species ist in der folgenden Tabelle wiedergegeben. Durch Einbeziehung von kombinierten Testsubstraten bzw. Verwendung von Reaktionen, die mit ausreichender Sicherheit eine Beurteilung nach Bebrütung über Nacht ermöglichen, ist – je nach Koloniemorphologie – die Identifizierung der Keime mit einer mehr oder weniger eingeengten Testbatterie in einer für die praktische Diagnostik vertretbaren Zeit und bei tragbarem Aufwand möglich.

Die Besprechung der einzelnen Enterobacteriaceae-Genera erfolgt in Anlehnung an die zusammenfassenden Darstellungen von SEDLÁK-RISCHE (Enterobacteriaceae-Infektionen. 2. Auflage, Edition Leipzig 1968), von KAUFFMANN (The Bacteriology of Enterobacteriaceae. Munksgaard, Kopenhagen 1966) und von EDWARDS und EWING (Identification of Enterobacteriaceae. 2nd ed. Burgess Publ. Co., Minneapolis 1962), unter Berücksichtigung der Empfehlungen des Internationalen Subkomitees für die Nomenklatur der Enterobacteriaceae.

Gattung: Escherichia

Escherichia coli

Nach den vom Enterobacteriaceae-Subkomitee 1958 aufgestellten Empfehlungen enthält das Genus Escherichia nur eine einzige Species: Escherichia coli.
E. coli ist ein normaler Bewohner des menschlichen und tierischen Dickdarms. Man schätzt den Anteil der Colibakterien an der Gesamt-Darmflora im Mittel auf etwa 5%. Die Coli-Zahlen pro Gramm Stuhl schwanken zwischen 10^5 und 10^9. Soweit sich E. coli in der Außenwelt befindet, stammt sie gleichfalls aus dem menschlichen oder tierischen Darm. Dem Keim kommt daher eine maßgebliche Funktion als Indikator für fäkale Verunreinigungen zu.
Außer als Kommensale kann E.coli auch als fakultativ pathogener Keim, gewisse Colitypen auch als obligate Krankheitserreger bei Neugeborenen und Säuglingen in Erscheinung treten (Dyspepsie-coli-Bakt.). Coli-Infektionen können in jedem Organ auftreten; entsprechend der Lokalisation kann das durch den Infektionsprozeß ausgelöste Krankheitsbild völlig unterschiedlich sein. Die ätiologische Klärung ist nur durch die bakteriologische Untersuchung möglich. Prädilektionsorte von Coli-Lokalinfektionen sind der Bereich der Harnorgane und die Gallenblase.
Oft spielen beim Entstehen der Infektion lokale anatomische Besonderheiten eine Rolle (z.B. aufsteigende Infektionen bei Behinderung des Abflusses der Harnwege). Die Ausbreitung auf dem Blutweg ist schließlich für verschiedene andere, meist schwere Krankheitsbilder verantwortlich zu machen wie Meningitis, Otitis media, Coli-Septikämie. Fast stets handelt es sich um endogene Infektionen, u.U. zusammen mit anderen Darmkeimen.

Die bei Neugeborenen und Säuglingen sporadisch oder epidemisch auftretenden, nicht selten in toxisch-septische Formen mündenden Enteritiden werden von bestimmten Coli-Serotypen verursacht. Wahrscheinlich wirken gewisse Stämme (wie der Sero-Typ O 124) auch für Erwachsene enteropathogen. Die Rolle von E. coli als Nahrungsmittelvergifter ist nach WILSON und MILES mit Zurückhaltung zu bewerten. Zumindest für gewisse Serotypen muß man aber doch mit der Möglichkeit einer entsprechenden Wirkung rechnen, z.B. für E. coli 55 : 59 (= O 55 : B 5) oder E. coli 26 : 60 (früher: O 26 : B 6).

Mikroskopische, kulturell-biochemische und serologische Merkmale

Gramnegative, meist mittelgroße und überwiegend begeißelte Stäbchen, offenbar nur vereinzelt bekapselt; bei Vorhandensein von Fimbrien zeigen die Stämme hämagglutinierende Eigenschaft (S. 428).
Die Ansprüche von E. coli an die Nährböden sind gering. Bei 37°C erfolgt meist üppiges Wachstum auf allen üblichen Substraten. Nach 24 Std. Bebrütung Wachstum in unterschiedlicher Größe (Koloniedurchmesser 1–3 mm) und Form (mäßig gewölbt bis flach, rundlich oder unregelmäßig, glatt oder rauh); z.T. hämolysierend, gelegentlich schleimig.
Nach der Definition des Nomenklatur-Subkomitees für Enterobacteriaceae weisen typische Colibakt. die auf S. 98 verzeichneten biochemischen Merkmale auf (siehe auch die nachfolgenden Ausführungen zu den einzelnen Reaktionen).

Etwa ein Drittel der Colistämme ist unbeweglich.
Praktisch jede in der Tabelle aufgeführte Reaktion kann Abweichungen aufweisen. Eine einzelne, für Colibakterien typische Reaktion gibt

es nicht, für eine ausreichend genaue Bestimmung ist daher stets der Ansatz mehrerer Teste notwendig.
Folgende Kohlenhydrate werden nach EDWARDS und EWING von mehr als 99% der Stämme abgebaut: Arabinose, Maltose, Mannit, Trehalose, Glyzerin. Bis auf offenbar nur seltene Ausnahmen sind Glutaminsäure- und Lysindekarboxylase positiv, letztere bei einem kleinen Prozentsatz von Stämmen allerdings verzögert. Indol wird nach EDWARDS und EWING von 99% der Escherichien gebildet; der Methylrottest ist bei praktisch allen Stämmen positiv.
Wegen ihres nahezu immer negativen Ausfalles sind folgende Reaktionen bedeutungsvoll: Inositspaltung, Phenylalanindeaminase-Test, Malonat- und Zitratverwertung, Gelatineverflüssigung, H_2S- und Acetylmethylcarbinolbildung (VOGES-PROSKAUER-Reaktion), Harnstoffspaltung und KCN-Test.

Biochemische Kennzeichen von Escherichia coli

Dex	Lak	Sac	Man	Dul	Sal	Ado	Ino	Ind	MR	VP	Zit	H_2S	Hst	Gel	KCN	PAD	Malo
+	+/v	w	+	w	w	–	–	+	+	–	–	–	–	–	–	–	–

Bei den Glattformen von E. coli kann man (ggf. neben dem M-[Schleim-] und dem F-[Fimbrien-] Antigen) die folgenden 3 wichtigen Antigengruppen unterscheiden:

a) Somatische (O-)Antigene: Thermostabil (2 Std. 100 oder 120°C) hinsichtlich Agglutinabilität, Antigenität und Agglutininbindungsvermögen; in der Zellwand lokalisiert, identisch mit dem Endotoxin, chemisch Lipopolysaccharid-Proteinkomplexe. Sie bewirken nach parenteraler Applikation beim Versuchstier relativ hohe Antikörpertiter. Die O-Antigene werden mit arabischen Zahlen bezeichnet; vorkommende Teilantigene erhalten als zusätzliches Symbol die Buchstaben a, b und a, c (oder a und a, b). Derzeit sind etwa 150 Coli-O-Gruppen bekannt. Bei einzelnen O-Antigenen besteht infolge des mosaikartigen Aufbaues eine Verwandtschaft mit anderen Enterobacteriaceae, vereinzelt sogar völlige Identität (s. Tab. S. 120).

b) Hüllen-(K-)Antigene: An der Zelloberfläche lokalisiert; verhindern die O-Agglutinabilität.

Chemisch handelt es sich offenbar gewöhnlich um Polysaccharide; wegen ihrer schwachen Antigenität lassen sich bei Immunisierung von Tieren meist nur relativ niedrige Antikörpertiter erzeugen.

Entsprechend dem Grad der Thermostabilität werden nach KAUFFMANN drei Arten von K-Antigenen unterschieden:

L-Antigen: Wird durch 1stündiges Erhitzen auf 100°C zerstört; die Agglutination der Keime mit O-Serum ist nun möglich, die Agglutinabilität mit L-Serum, das Antikörperbindungsvermögen und die Antigenität sind aufgehoben.

B-Antigen: Durch 1stündiges Erhitzen auf 100°C wird die O-Agglutinabilität der Bakteriensuspension möglich, zugleich wird die Agglutinabilität des B-Antigens mit B-Serum und die Antigenität beseitigt. Das Antikörperbindungsvermögen bleibt dagegen selbst nach 2½stündigem Erhitzen auf 100°C noch erhalten.

A-Antigen: Zur Ermöglichung der O-Agglutination, ferner zur Beseitigung der Agglutinabilität im A-Serum und zur Aufhebung der Antigenität ist 2½-stündige Erhitzung auf 120°C notwendig. Das Antikörperbindungsvermögen wird bei dieser Prozedur nicht inaktiviert.

Colistämme können in der L-plus- und in der L-minus-Form, d.h. mit und ohne L-Antigen vorkommen; B-minus-Formen werden kaum, A-minus-Formen oft angetroffen. Colistämme mit K-Antigen besitzen gewöhnlich nur eine der drei Antigenarten.
Die K-Antigene von Colibakterien sind gewöhnlich gut spezifisch. Vereinzelt wurde jedoch eine Antigenverwandtschaft mit K-Antigenen von Salmonella- und Shigella-Keimen festgestellt.

Die K-Antigene wurden früher (und werden bei Dyspepsiecoli-Typen z.T. noch heute) bezeichnet mit dem das Antigen kennzeichnenden Großbuchstaben und einer arabischen Zahl, z.B. B 5. In der neuen Form werden die K-Antigene, unabhängig vom Typ (L, B, A), mit fortlaufenden arabischen Zahlen gekennzeichnet; dabei kann die Art des Antigens in Klammern angefügt werden, z.B. 4 (L) oder 25 (B).

Differenzierung der K-Antigene von E. coli

Vorbehandlung der Keimsuspension	O-Agglutination mit homol. O-Serum bei Vorliegen von Antigen			Agglutinabilität (im homol. Serum) bei Antigen			Antigenität von Antigen			Agglutininbindungsvermögen von Antigen		
	L	B	A	L	B	A	L	B	A	L	B	A
ohne	–	–	–	+	+	+	+	+	+	+	+	+
1 Std. 100 °C	+	+	–	–	–	+	–	–	+	–	+	+
2 ½ Std. 100 °C	+	+	–	–	–	+	–	–	(+)	–	+	+
2 ½ Std. 120 °C	+	+	+	–	–	–	–	–	–	–	+[1]	+[1]

[1] Bei 2 Std. 120 °C.

Somit ist z.B. das Vorhandensein von A-Antigen daran zu erkennen, daß die Agglutination des Stammes mit homologem O-Antigen erst nach 2 ½ Stunden Einwirkung von 120 °C eintritt.

c) Geißel-(H-)Antigene: Thermolabil (Zerstörung bei 1 Std. 100 °C), oft schwach entwickelt (oft mehrere Passagen über halbstarre Medien erforderlich) aber von starker Antigenität (hohe Antikörpertiter beim Versuchstier); Aufbau offenbar aus Proteinen.

Zur vollständigen Kennzeichnung eines Stammes sollten alle drei Antigenarten bestimmt werden. Die Antigenformel wird dargestellt durch Angabe der dem Antigen zugeordneten Zahl, in der Reihenfolge O-, K-, H-Antigene; die Zahlen der einzelnen Antigene werden durch Doppelpunkte getrennt, hinter die Nummer des K-Antigens kann in Klammern seine Art (L etc.) gesetzt werden.

Colicinbildung durch Escherichien wurde erstmals 1925 festgestellt und in der Folgezeit verschiedentlich für epidemiologische Untersuchungen ausgenutzt (s. u. und S. 93).

Gang der Untersuchung

Hierbei ist zu unterscheiden zwischen der allgemeinen Untersuchung von pathologischem Material wie Eiter, Urin etc. einerseits und von Stuhlproben bei Säuglingsenteritis andererseits. Handelt es sich um Säuglingsenteritis, so können ätiologisch Salmonellen, Shigellen, enteropathogene Colistämme oder andere Erreger gleichermaßen in Betracht kommen. In diesem Fall ist außer den entsprechenden Selektivnährböden wegen der hier meist bestehenden Hemmung von Colibakt. stets ein Substrat mitzuführen, das ein gutes Wachstum auch dieser Keime gewährleistet, z. B. Endo- oder McConkey-Agar. Die Mitführung von Blutagar ermöglicht eine bessere Beurteilung der aeroben Bakterienflora und die Erkennung hämolysierender Stämme.

Ist nicht auf enteropathogene Colibakterien zu untersuchen, so genügt für die Diagnose in der Regel der Nachweis der biochemischen Charakteristika. Colibakterien sind zwar auf Differentialnährböden wie Endo-, McConkey-, Levine-Agar mit einiger Wahrscheinlichkeit aufgrund der Kulturmorphologie zu erkennen. Eine sichere Diagnose erfordert jedoch den Einsatz einer Auswahl biochemischer Tests (s. u.).

Bei der Untersuchung von enteropathogenen Colitypen sind isolierte Stämme zusätzlich serologisch zu prüfen, da nur gewisse Serotypen enteropathogen wirken und eine kulturmorphologische Unterscheidung säuglingspathogener von -apathogenen Stämmen nicht möglich ist.

1. Mikroskopisches Präparat: Anzufertigen insbesondere bei eitrigem Material (Liquor, Peritonealexsudat u. dgl.). Nach Gram färben: Gramnegative, z. T. etwas plumpe, gerade Stäbchen mit abgerundeten Enden. In (älteren) Kulturen auch Fadenbildung.

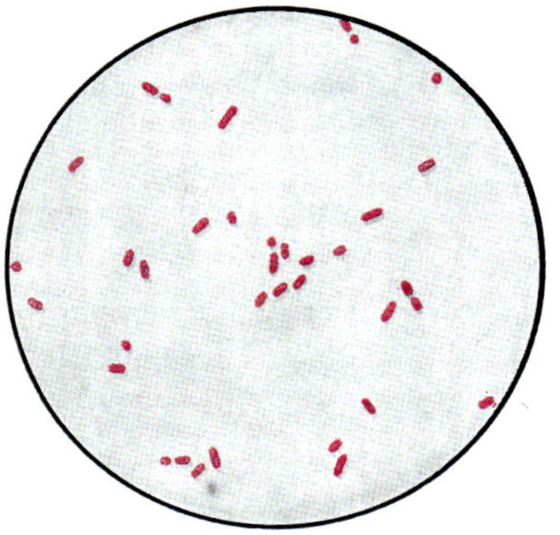

Abb. 23: Escherichia coli. GRAM-Präparat von 24stdg. Kultur auf Hammelblutagar. Vergr. 800fach.

2. Isolierung: Mittels einfacher Indikatornährböden wie ENDO-, MCCONKEY- oder LEVINE-Agar. Auf ENDO-Agar im typischen Fall nach 24 Std. Bebrütung bei 37° C rote Kolonien mit charakteristischem, grünschimmerndem Fuchsinglanz, meist rund, leicht gewölbt, glattrandig, seltener auch unregelmäßig und mit rauher Oberfläche. MCCONKEY-Agar: Rotviolette Kolonien mit trübem Hof (ausgefällte Gallensäuren). LEVINE-Agar: Dunkelrote Kolonien mit grünlichem Metallglanz bei auffallendem Licht, mit blauschwarzem Zentrum bei durchfallendem Licht.

Beachte: Ein Teil der Colistämme baut Laktose (nicht oder) verzögert ab; die Ablesung zeigt dann nicht das typische Bild und die Erkennung ist erst nach entsprechender biochemischer Prüfung möglich. Colistämme können gelegentlich auch schleimig wachsen und dadurch Kapselbakterien gleichen. Umgekehrt können auch andere Keimarten Kolonien ausbilden, die morphologisch Colibakt.-Kolonien entsprechen. Eine sichere Diagnose erfordert daher stets die biochemische Prüfung der Keime.

Blutagar: Zur Erkennung hämolysierender Colibakterien und allgemein zur besseren Anzüchtung sowie zur Feststellung von Begleitkeimen mitzuführen. Hämolysevermögen hat keine klinische Bedeutung, etwa im Sinne erhöhter Pathogenität.

3. Identifizierung: Für die Prüfung der biochemischen Leistungen ermöglicht die Beimpfung der in folgender Tabelle aufgeführten Testsubstrate („kleine Bunte Reihe") gewöhnlich eine ausreichend sichere Diagnose.

„Kleine Bunte Reihe" zur Identifizierung von Colistämmen

Dex (Gas)	Lak	H_2S	Hst	Ind	Zit
+[1]	+/v	–	–	+[1]	–

[1] In seltenen Fällen negativ.

Die biochemische Prüfung sollte bei unklarem bzw. uneinheitlichem Ausfall der Reaktionen über die sonst übliche 24stdg. Bebrütungszeit hinaus verlängert werden (ggf. Stamm auf Reinheit prüfen!).

Zusätzliche Tests erhöhen naturgemäß die Sicherheit der Diagnose. Hier sind grundsätzlich diejenigen Reaktionen nützlich, bei denen Colistämme (nahezu) einheitliche Ausfälle zeigen, siehe hierzu S. 98.

In der Differentialdiagnose gegenüber anderen Enterobacteriaceae sind als Zusatzteste zweckmäßig:

Inositspaltung: Abgrenzung von Klebsiella, z.T. auch von Enterobacter und Serratia;

KCN-Test: Abgrenzung von Citrobacter, Klebsiella, Proteus, Enterobacter, Hafnia, Serratia;

VOGES-PROSKAUER-*Reaktion:* Abgrenzung von Klebsiella, Hafnia, Serratia, meist auch von Enterobacter;

Polytrope Testsubstrate wie SIM- oder LIA-Substrat (S. 568) zur Abgrenzung H_2S- und/oder Lysindeaminase-positiver Enterobakteriazeen (z. B. Salmonella-Arten, Citrobacter-Stämmen, Keimen der Proteus-Providencia-Gruppe);

Oxydase- und OF-Test zur Abgrenzung von Nicht-Enterobacteriaceae.

Gaslose und unbewegliche Stämme, die in ihren sonstigen biochemischen Eigenschaften den Colibakterien entsprechen, wurden verschiedenerseits in einer besonderen, der sog. Alkalescens-Dispar-Gruppe geführt. Nach der Entscheidung des Enterobacteriaceae-Subkomitees sind sie als gaslose, unbewegliche E. coli-Stämme zu betrachten. Die bei dieser „Gruppe" festgestellten O- und K-Antigene sind größtenteils identisch oder verwandt mit bekannten Antigenen von Coli-Serotypen. Mit Hilfe polyvalenten Serums (Difco) ist eine Bestimmung der unter dem Begriff „Alkalescens-Dispar-Gruppe" zusammengefaßten Keime möglich.

Diagnostik der enteropathogenen Coli-Typen

Als Untersuchungsmaterial kommt außer Stuhl und Rektalabstrichen gelegentlich auch anderes Material (Erbrochenes, Eiter – insbesondere aus dem Mittelohr – nach hämatogener Entstehung lokaler Entzündungsherde, Blut bei Coli-Septikämie etc.) in Betracht.
Bei Verdacht auf Infektion durch enteropathogene Colibakt. sollte Stuhl stets auch auf ein mögliches Vorhandensein von Erregern der Salmonella-Shigella-Gruppe untersucht werden; außerdem ist es ratsam, eine Blutplatte mitzubeimpfen und diese insbesondere auf hämolysierende Kolonien, vor allem auf Staphylococcus aureus, zu überprüfen. Ein zusätzlicher Selektivagar zum Staphylokokken-Nachweis, z.B. Mannit-Kochsalz- oder CHAPMAN-Agar kann zweckvoll sein.

Kulturell-serologischer Nachweis: Die enteropathogenen Colitypen sind nur serologisch von den übrigen Escherichien zu unterscheiden (abgesehen von dem in der Regel fehlenden Hämolysevermögen). Es empfiehlt sich daher folgendes Vorgehen (am Robert Koch-Institut, Berlin, geübte Methode):
Material auf einem Differentialnährboden zum Colinachweis (evtl. mit Zusatz einer Substanz zur Proteus-Schwärmhemmung, siehe S. 134) so ausstreichen, daß Einzelkolonien entstehen; über Nacht bei 37° C bebrüten; Kultur auf typische oder verdächtige Kolonien überprüfen, zehn Kolonien verschiedenen Aussehens auf ENDO-Agar abimpfen und bei 37° C über Nacht bebrüten.

Mit der Zahl der abgeimpften Kolonien steigt die Ausbeute an positiven Befunden. Eine Abimpfung von zehn, möglichst unterschiedlich aussehenden Kolonien wird von den meisten Untersuchern als ausreichend (auch zur Erkennung von Mischinfektionen) erachtet.

Sämtliche abgeimpften Kolonien mit polyvalenten Seren in der Objektträger-Agglutination überprüfen.

Die polyvalenten Seren enthalten O- und K- (meist B-) Antikörper gegen verschiedene Coli-Serotypen (sog. OK-, meist OB-Seren). Durch den Gehalt an K-Antikörpern ist die direkte Agglutination lebenden Kulturmaterials möglich. Da K-Antikörper meist nur in relativ niedrigen Titern gewonnen werden können, ist die Zahl solcher in einem einzelnen Serum mischbaren Agglutinine begrenzt. Deshalb werden in der Regel zwei (oder mehr) Mischseren benutzt. Neu gefundene, enteropathogene Serotypen sind oft noch nicht in den Mischseren enthalten; in diesem Fall ist zusätzliche Prüfung mit entsprechenden Einzelseren erforderlich. Die K-Agglutination muß prompt eintreten, sie ist großflockig. Später eintretende, schwache, oder kleinkörnige Agglutination kann außer acht gelassen werden.

Bei positiver Agglutination mit einem Mischserum Kultur mit den entsprechenden (monospezifischen) Einzelseren prüfen (nach Ausschluß von Rauhstämmen durch Kontrolle mit 3,5%iger NaCl-Lösung).

Es handelt sich hier ebenfalls um OK-Seren, die, wie die polyvalenten Seren, für die Zwecke der Objektträgeragglutination eingestellt sind. Auftretende Agglutinationen sind also in der Regel wiederum Reaktionen mit dem K-Antigen des Stammes.

Im positiven Fall wird der Stamm zur Bebrütung über Nacht bei 37° C abgeimpft

a) auf ENDO-Agar zur Reinheitskontrolle,
b) zur biochemischen Prüfung in die entsprechenden Testsubstrate (s. o.),
c) in Nährbouillon: Zur O-Antigenbestimmung aus der Flüssigkultur.

Bouillon-Kultur 2 Std. auf 100° C erhitzen (Dampftopf) zur Zerstörung des die O-Agglutination hemmenden K-Antigens.

Da zur Bestimmung des Serotyps die Feststellung des O-Antigens erforderlich ist (die vor Erhitzung gefundenen K-Antigene allein kommen auch bei anderen, nicht enteropathogenen Coli-Typen vor), muß durch die folgende zusätzliche Prüfung festgestellt werden, ob der Stamm außer dem für den fraglichen pathogenen Stamm charakteristischen K- auch das zugehörige O-Antigen aufweist.

Prüfung der O-Agglutinine bei der gekochten Bouillonkultur durch Ausagglutination mittels Röhrchentest:

1. Verdünnungsreihe des entsprechenden (O + B-) Serums mit je 0,5 ml pro Röhrchen, 1:25 bis 1:1600, herstellen (die B-Agglutinine stören nicht, da die B-Antigene durch die Erhitzung beseitigt wurden);
2. pro Röhrchen 0,5 ml abgekochte Bouillonkultur hinzugeben. Dadurch entstehen Serumverdünnungen von 1:50 bis 1:3200. Ein serumfreies Röhrchen mitführen zur Prüfung etwa auftretender Rauhigkeit des Stammes.
3. 20 Std. im Wasserbad bei 50° C inkubieren, dann ablesen. Bei positiven Reaktionen der O-Gruppen 111 und 128, die verschiedene Partial-Antigene besitzen, ist die gekochte Auf-

schwemmung möglichst zusätzlich mit den entsprechenden O-Faktorenseren zu agglutinieren.

Bewertung: Den O-Antikörpern des Serums homologe Antigene liegen dann vor, wenn der deklarierte Serumtiter erreicht wird. Auf die H-Antigenbestimmung kann in der Regel verzichtet werden.

Tritt beim Erhitzen der Bouillonkultur eine Rauhigkeit des Stammes in Erscheinung, so gibt es folgende Möglichkeiten:

1. prüfen, ob bei Verwendung anderer Ausgangskolonien das Auftreten der Rauhigkeit unterbleibt, oder
2. ungekochte Suspension mit einem reinen O- (nicht O + K-) Serum zu agglutinieren versuchen (Röhrchen-Agglutination mit Agar-Abschwemmung). Es ist möglich, daß das O-Antigen trotz vorhandenen K-Antigens „durchkommt" und so die Diagnose gestellt werden kann. Hierbei sind zusätzliche O-Seren (mit anderen O-Agglutininen) zur Kontrolle mitzuführen.

Fluoreszenzserologischer Nachweis:

Prinzip: Die Antikörper (Gammaglobulinfraktion von OB-Seren) sind markiert mit Fluoresceinisothiocyanat. Bei Vorhandensein entsprechender Antigene lagern sie sich an die Bakterien an, was im Fluoreszenzmikroskop am Auftreten entsprechender Leuchteffekte zu erkennen ist.

Technik nach Thomason u. Mitarb.: Bull. Wld. Hlth. Org. 25 (1961) 137:
Eine Öse Stuhl in 1,0 ml steriler physiol. NaCl-Lösung verreiben.
Suspension auf einem 1,0 bis 1,1 mm dicken Objektträger dünn ausbreiten, lufttrocknen;
Vorsichtig in der Flamme oder 10 min in Azeton bei 4° C fixieren.
Einen Tropfen des markierten Serums aufbringen, 15 bis 30 min in feuchter Kammer einwirken lassen.
Abspülen mit physiol. NaCl-Lösung, für 5–10 min in Phosphatpufferlösung, pH 7,5, einlegen, abtrocknen mit Löschpapier.

Mikroskopische Untersuchung auf Fluoreszenz: Positive Präparate werden gewöhnlich sofort erkannt, negative Präparate sind 2–3 min durchzumustern. Positive und negative Kontrollen sind mitzuführen.

Die Spezifität der Methode wird mit 90% angegeben. Ihr besonderer Vorzug liegt in der Schnelligkeit, mit der die Diagnose ermöglicht wird. Sie ist daher besonders für epidemiologische sowie prophylaktische Untersuchungen bei Neuaufnahmen in Kinderkrankenhäusern geeignet. Wegen des vorläufigen Charakters des Ergebnisses sollte sie im positiven Fall durch die kulturell-serologische Untersuchung gesichert werden. Nach Marsden u. Mitarb. ist die Methode für die Bestimmung der Typen der O-Gruppe 127 nicht geeignet; bei den Typen der O-Gruppe 86 besteht die Möglichkeit einer falschen Bestimmung wegen des auch bei anderen Serotypen vorkommenden Antigens K 61. Gelegentlich können auch positive Reaktionen mit anderen Gattungen von Enterobacteriaceae auftreten.

Als gesichert oder sehr wahrscheinlich hat die enteropathogene Wirkung bei den in der Tabelle S. 103 aufgeführten Coli-Serotypen nach Ewing u. Mitarb. (1963) zu gelten.

Zu erwähnen ist die Sonderstellung der Stämme der O-Gruppe 124, die serologisch mit Shigella dysenteriae 3 identisch sind und dysenterieartige Erscheinungen bei allen Altersklassen hervorrufen können.

Außer den in Tabelle S. 103 aufgeführten Serotypen wurden E. coli-Stämme aus folgenden weiteren O-Gruppen als Erreger von Säuglingsenteritis beschrieben (Zusammenstellung nach Costin 1966): 4, 6, 8, 18, 20, 25, 27, 42, 44, 73, 75, 78, 91, 114, 142 (Nestorescu u. Mitarb. 1954, Linzenmeier u. Mitarb. 1960, 1961, Linzenmeier 1962, Ørskov u. Mitarb. 1960 und weitere Autoren).

4. Epidemiologische Labormethoden:

a) Lysotypie: Für die wichtigsten enteropathogenen Coli-Typen sind von mehreren Forschergruppen (Nicolle u. Mitarb., Eörsi u. Mitarb.) Typisierungsverfahren ausgearbeitet worden. Die Methodik befindet sich noch in der Entwicklung.

b) Bacteriocinotypie: Mittels Prüfung der Colicinogenie ist es möglich, verschiedene Lysotypen wichtiger enteropathogener Stämme in zwei Gruppen aufzuteilen, je nachdem, ob die Stämme in der Lage sind, Colicin zu bilden oder nicht (Fredericq u. Mitarb. 1956; Hamon 1960; Nicolle u. Mitarb. 1960). Nicht-colicinogene Stämme lassen sich nach Hamon (1960) weiter unterteilen mit Hilfe der Empfindlichkeitsbestimmung gegenüber bekannten Colicinen.

5. Antikörpernachweis im Patientenserum: Für besondere Fragestellungen, z.B. bei immunologischen Untersuchungen, kann die indirekte Hämagglutinationsmethode nach Neter u. Mitarb. unter Verwen-

E. coli-Serotypen mit (meist) anerkannter enteropathogener Wirkung nach EWING u. Mitarb. 1963 (gekürzt nach der Aufstellung von K. LACHOWITZ in SEDLÁK-RISCHE: Enterobacteriaceae-Infektionen)

Typenbezeichnung (O:K)			Synonyma	
jetzt	frühere K-Bezeichnung	H-Antigene*	Bezeichnung	für Serotyp
26 : 60	B 6	–, 7, 8, 9, 11, 32, 33, 46	Typ E 893	26 : 60 : –
55 : 59	B 5	–, 1, 2, 4, 6, 7, 8, 10, 11, 12, 19, 21, 32, 33, 34	Typ β	55 : 59 : 6
86a : 61	B 7	–, 2, 7, 8, 9, 10, 11, 21, 27, 34, 47	Typ E 990	86a : 61 : –
86 : 62	L	2		
86 : 52	L	–, 9, 27, 25		
86a, 86b : 64	B 9	–, 27, 36		
111a, 111b : 58	B 4	–, 2, 4, 6, 7, 11, 12, 21, 25, 27, 40	B. coli neapolitanum, B. coli gomez, B. coli Typ α	111a, 111b : 58 : –
111a, 111c : 58	B 4	–, 4	Typ D 433	111a, 111b : 58 : 2
119 : 69	B 14	–, 1, 2, 4, 6, 8, 9, 11, 18, 32	Aberdeen 537–52 W 32	119 : 69 : 6 119 : 69 : 32
125a, 125b : 70	B 15	–, 19, 21, 40	Typ Canioni	125a, 125b : 70 : 19
125a, 125c : 70	B 15	2, 6, 11, 12, 15, 21, 25, 30		
126 : 71	B 16	–, 2, 7, 10, 11, 12, 19, 20, 27, 29, 30, 33	Typ E 611	126 : 71 : 2
127a : 63	B 8	–, 1, 5, 6, 9, 11, 19, 21, 27, 33, 40	Typ Holcomb	127a : 63 : –
127a, 127b : 65	B 10	4		
128a, 128b : 67	B 12	2, 6, 7, 8, 9, 12, 27, 35	Typ Cigleris	128a, 128b : 67 : 2
128a, 128c : 67	B 12	–, 7, 8, 10		
128a, 128 : 67	B 12	11, 12, 16		
128a, 128d : 67	B 12	12		

* Die verschiedenen Zahlen geben die verschiedenen Bezeichnungen der Serotypen an, wobei zu bemerken ist, daß die einzelnen Serotypen jeweils eines der genannten Geißelantigene besitzen; Beispiel: Stämme mit den O- und K-Antigenen 86 : 52 kommen vor als Serotyp 86 : 52 : –, 86 : 52 : 9, 86 : 52 : 27, 86 : 52 : 25.

Zu obiger Aufstellung sind noch folgende OK-Typen hinzuzufügen: 25 : 11 (L), 44 : 74 (L), 78 : 80 (B), 114 : –, 124 : 72 (B 17).

dung gekochter Bakterienaufschwemmungen angewendet werden. Technik s. S. 434.
Ansonsten ist der Nachweis von Antikörpern möglich unter Verwendung des aus pathologischem Material gezüchteten Stammes mittels Agglutinationsmethoden.

Literatur:

ADAM, A.: Säuglingsenteritis, Thieme, Stuttgart 1956.
KAUFFMANN, F.: Enterobacteriaceae. 2nd ed. Munksgaard, Kopenhagen 1954.
– The Bacteriology of the Enterobacteriaceae. Munksgaard, Kopenhagen 1966.
LACHOWITZ, K. in SEDLÁK-RISCHE: Enterobacteriaceae-Infektionen. 2. Aufl. Edition Leipzig 1968.
EDWARDS, P.R., W.M. EWING: Identification of Enterobacteriaceae, 2nd ed. Burgess Publ. Co., Minneapolis 1962.

Zentrale für E. coli-Differenzierung: Hygiene-Institut der Universität 6 Frankfurt/M., Paul-Ehrlich-Str. 40.

Gattung: Shigella

Ruhrbakteriengruppe (Shigella-Gruppe)

Von der durch Ruhramöben hervorgerufenen „Amöbenruhr" ist die epidemisch und sporadisch auftretende, durch Shigella-(Ruhr-)Bakterien verursachte „Bazillenruhr" abzugrenzen.

Nach einer Inkubationszeit von 2 bis zu mehr als 10 Tagen kommt es zu heftigen katarrhalischen oder diphtherischen Entzündungen der Dickdarmschleimhaut, z.T. mit nachfolgender Geschwürsbildung, und zu häufigen, mit Bauchschmerzen, Fieber und Tenesmen einhergehenden Stuhlentleerungen, die überwiegend aus Schleim bestehen; Blut ist in Streifen beigemengt („Rote Ruhr"). In manchen Krankheitsfällen steht die Toxinwirkung im Vordergrund. Nach CUNNINGHAM und KING unterscheidet man eine akute Form, eine subakute, mildere Form (häufigste Form) und eine chronische, durch wiederholte subakute Anfälle gekennzeichnete Form („Chronische Ruhr").

Von epidemiologischer Bedeutung sind außer den manifesten Erkrankungen vor allem auch die atypischen, symptomarmen Ruhrfälle, die chronisch Kranken (intermittierende Erregerausscheidung!) und die Rekonvaleszenten; nach der Erkrankung können die Shigellen z.T. noch mehrere Monate im Stuhl nachweisbar sein. Die Infektion erfolgt direkt oder indirekt durch Wasser, Milch und Milchprodukte oder andere Nahrungsmittel (Obst etc.). Auch Stuben- und Schmeißfliegen können die Erreger übertragen.

Primär-Präparat: Die zytologische Prüfung unter Verwendung frischen, schleimig-eitrig-blutigen Materials ermöglicht oft schon eine Wahrscheinlichkeitsdiagnose. Man färbt einen Objektträgerausstrich mit Methylenblaulösung: Für Bakterienruhr spricht der Nachweis überwiegend polymorphkerniger Leukozyten (etwa 90%) und gehäufter Kerndegeneration (Ringbildung); außerdem sind Makrophagen in wechselnder Zahl zu finden.

Der Nachweis der Unbeweglichkeit der Bakterien oder eines großen Teiles davon (Hängender Tropfen) gibt eine zusätzliche Stütze des Verdachtes auf Ruhr.

Mikroskopische, kulturelle und serologische Merkmale

Gramnegative, mittelgroße, unbewegliche Stäbchen (2–3 : 0,5–0,7 μ); bei der Mehrzahl der Shigellen wurden in neuerer Zeit Hüllen nachgewiesen, die die Agglutination der somatischen Antigene durch O-Seren verhindern können und erst beim Kochen der Bakterien zerstört werden. Dies erklärt die schon früher festgestellte, erst nach dem Aufkochen verschwindende O-Inagglutinabilität gewisser Ruhrstämme. Bei einem Teil der FLEXNER-Stämme wurden auch Fimbrien nachgewiesen.

Auf einfachen Nährböden erfolgt aerob unter Bebrütung bei 37° C und bei einem pH-Optimum um 7,2 gutes Wachstum. Charakteristisch für alle Shigellen mit Ausnahme bestimmter Stämme eines einzigen Typs (Stämme von Sh. flexneri, Typ 6, auch als Newcastle-Ruhrbakt. bezeichnet) ist die Vergärung der Dextrose ohne Gasbildung. Ein wesentliches Charakteristikum aller Shigellen ist die fehlende Beweglichkeit.

Nach der Definition des Nomenklatur-Subkomitees der Internationalen Mikrobiologen-Vereinigung ist das Genus Shigella durch die in folgender Tabelle aufgeführten biochemischen Kennzeichen charakterisiert.

Biochemische Charakteristika der Shigellen

Dex		Lak	Sac	Man	Dul	Sal	Ado	Ino	Ind	MR	VP	Zit	H_2S	Hst	Gel	KCN	PAD	Malo
S	G																	
+	—[1]	—[2]	—[2]	w	w	—	—	—	w	+	—	—	—	—	—	—	—	—

[1] Ein Teil der Stämme von Sh. flexneri 6 bildet Gas.
[2] Shigella-Gruppe D (Sh. sonnei): verzögert positiv.

Aufgrund unterschiedlicher biochemischer und serologischer Eigenschaften wird das Genus Shigella in vier verschiedene (Unter-)Gruppen (nach KAUFFMANN: Subgenera) unterteilt; bei der biochemischen Differenzierung hat das Verhalten gegenüber Mannit, ferner gegenüber Laktose eine erhöhte Bedeutung (s. auch Tab. S. 105).

Gruppe A (Sh. dysenteriae), mit 10 serologisch differenten Typen: Von besonderer Bedeutung sind die Typen Sh. dysenteriae, Typ 1 (= Sh. shigae, Shiga-Kruse-Bakt.) und Sh. dysenteriae, Typ 2 (= Sh. schmitzii, Sh. ambigua).

Die übrigen Typen (3–10) wurden früher z.T. als „LARGE-SACHS-Gruppe" zusammengefaßt. Zusammenstellung wichtiger biochemischer Merkmale s. Tab. S. 105.

Biochemische Eigenschaften der Typen der Shigella-Gruppe A (Sh. dysenteriae)

Sh. dysenteriae, Typ	Man	Dul	Xyl	Rha	Raf	Gly	Ind	ODC	Lak
1 (Sh. shigae)	–	–	–	–	–	v	–	–	–
2 (Sh. schmitzii)	–	–	–	+	–	w	+	–	–
3–10 (LARGE-SACHS-Bakterien)	–	–[1]	–[2]	–	–	w	–[3]	–	–

[1] Typ 5: verzögert positiv;
[2] Typ 8 und 10: positiv;
[3] Typ 7 und 8: positiv.

Biochemisches Hauptmerkmal der Gruppe A ist das fehlende Mannit- und Laktosespaltungsvermögen. Diese beiden Kriterien sind jedoch, da auch in den anderen Gruppen Mannit-negative Varianten vorkommen und Laktose – außer in der Gruppe D – fast regelmäßig gleichfalls nicht abgebaut wird, nicht ausreichend zuverlässig. Durch die von den anderen Gruppen differente Antigenstruktur ist eine ausreichende Genauigkeit der Klassifizierung gegeben.

Gruppe B (Sh. flexneri) besteht aus 6 bzw. 8 Serotypen (s. u.). Mannit-positiv bis auf wenige Ausnahmen (s. Tabelle S. 109). Die weitere Abgrenzung erfolgt serologisch (charakteristische Typen- und Gruppenantigene).

Gruppe C (Sh. boydii) setzt sich aus 15 serologisch differenten Typen zusammen. Mannit meist positiv. Von den übrigen Gruppen unterscheidbar durch unterschiedlichen Antigenaufbau (s. u.).

Gruppe D (Sh. sonnei, E-Ruhrbakt.) baut Mannit und in der Regel, jedoch nicht immer, Laktose ab, diese dann meist verzögert. Eine biochemische Unterscheidungsmöglichkeit gegenüber den anderen Gruppen besteht in der Prüfung der Ornithindekarboxylase, die nur bei Gruppe D positiv ist. Typische Vertreter der Gruppe bauen auch Saccharose langsam ab. Gruppe-D-Bakterien treten in zwei verschiedenen Phasen auf, die sich in unterschiedlicher Zusammensetzung der somatischen Antigene auswirken.

Außer den bei verschiedenen Typen vorkommenden thermolabilen K-Antigenen sind bei den S-Formen der Shigellen thermostabile (2½ Std. 120° C) somatische Antigene vorhanden, die bei gleichzeitigem Vorhandensein von K-Antigenen verdeckt werden und erst nach Kochen der Bakterien oder Anwendung von Immunseren in konzentrierterer Form erkennbar werden können.

Biochemische Merkmale der Ruhrbakterien-Gruppen* (auszugsweise aus SEDLÁK-RISCHE, Enterobacteriaceae-Infektionen, 2. Aufl., 1968)

Shigella Gruppe	Man	Lak	Dul	Rha	Ind	ODC
A (Sh. dysenteriae)	–	–	–[2]	–[3]	–[5]	–
B (Sh. flexneri)	+[1]	–	–[2]	w	w	–
C (Sh. boydii)	+[1]	–	w	–[4]	w	–
D (Sh. sonnei)	+	v	–	+/v	–	+

* Gelegentliche Besonderheiten sind nicht berücksichtigt.
[1] Ausnahmen: Varianten von Sh. flexneri, Typ 1b, 2b, 3, 4, 6 sowie von Sh. boydii, Typ 14 (negativ).
[2] Ausnahmen: Sh. dysenteriae, Typ 5 (verzögert positiv) und Sh. flexneri Typ 6, Varianten 3 und 6 nach ŚLOPEK u. MULCZYK, 1967 (positiv).
[3] Ausnahme: Sh. dysenteriae, Typ 2 (positiv).
[4] Ausnahme: Sh. boydii, Typ 9 (positiv).
[5] Ausnahme: Sh. dysenteriae, Typ 2 (positiv).

Die O-Antigene können aufgeteilt werden in

1. *Typenantigene:* Sie charakterisieren den einzelnen Shigella-Typ. Die Bezeichnung erfolgt mit römischen Zahlen.

2. *Gruppenantigene:* Sie kommen bei mehreren Typen einer Gruppe vor und bewirken die innerhalb der Gruppe bestehenden Verwandtschaftsbeziehungen bzw. übergreifende serologische Reaktionen. Bezeichnung: Arabische Zahlen.

Nach den Antigenen lassen sich die Shigella-Gruppen folgendermaßen unterscheiden:

Gruppe A: Die gut entwickelten Typenantigene ergeben bei gleichzeitig schwacher Ausbildung der Gruppenantigene eine einwandfreie Unterscheidungsmöglichkeit zwischen den 10 verschiedenen Typen. Übergreifende Agglutinationen praktisch nur zwischen den Typen 2 und 10 (biochemische Unterscheidung beider Typen: Mittels Rhamnose- und Indolprüfung). Bei Typ 1 und 2 vorhandene thermolabile K-Antigene können die Agglutination mit homologen O-Seren verhindern; diese Inagglutinabilität verschwindet nach Kochen der Aufschwemmungen.

Gruppe B: Relativ gute Ausbildung von Gruppenantigenen und, dadurch bedingt, nahe serologische Verwandtschaft der verschiedenen Typen dieser Gruppe unter sich und mit mehreren BOYD-(Gruppe-C-)Typen. Die meist gleichzeitig vorhandenen Typenantigene erlauben die Aufteilung in sechs FLEXNER-Typen. Gelegentlich fehlt eine faßbare Typenantigenentwicklung. Man bezeichnet derartige Stämme, je nach vorhandenem Gruppenantigen, als X- bzw. Y-Varianten. Der Verlust der Typenantigene kann auch bei Fortzüchtung beobachtet werden; dabei werden, entsprechend dem Bestand an Gruppenantigen, die Typen 2b, 3a und 5 zu X- und die Typen 2a, 3b und 4a zu Y-Varianten. Antigenschema der FLEXNER-Gruppe s. u.
Bei einzelnen FLEXNER-Typen sind neben den O- auch K-Antigene festgestellt worden. Diese Feststellung erklärt, daß z.B. lebende Typ-6-Stämme z.T. inagglutinabel sind.

Gruppe C: Die 15 verschiedenen Typen dieser Gruppe weisen gut entwickelte Typenantigene auf. Alle BOYD-Typen besitzen K-Antigene.

Gruppe D: Die beiden verschiedenen Phasen der Gruppe-D-Bakterien („glatt" bzw. „flach") weisen unterschiedlich zusammengesetzte somatische Antigene auf, so daß spezifische Antiseren nur den homologen Stamm agglutinieren. Man verwendet daher besser zuerst ein Mischserum „Glatt + flach"; damit werden sowohl die S-(Glatt-)Kolonien (glatte, gewölbte Oberfläche) als auch die R-(Flach-)Kolonien (flache, gekörnte Oberfläche, unregelmäßiger Rand) erfaßt.

Die einzelnen Shigella-Typen werden bezeichnet durch arabische Zahlen, evtl. mit zusätzlichen Buchstaben (z.B. Sh. dysenteriae, Typ 2; Sh. flexneri, Typ 3a).

Antigenbeziehungen innerhalb der Shigella-Gruppen bzw. zu anderen Bakterien: Die BOYD-Gruppe weist mit Typen aus allen drei anderen Shigella-Gruppen Antigenverwandtschaften auf, während innerhalb dieser drei Gruppen übergreifende Reaktionen praktisch nicht vorkommen. Außerdem bestehen partielle Antigengemeinschaften und z.T. Antigen-Identität der meisten Typen aller vier Shigella-Gruppen mit einer Reihe von Escherichia-coli-Serotypen sowie von Sh. sonnei (Phase I) mit Pseudomonas.

Sh. dysenteriae 1 und andere Shigellen enthalten ein enterotoxisch wirkendes Endotoxin, das dem O-Antigen entspricht. Sh. dysenteriae 1 bildet außerdem noch ein hochwirksames Neurotoxin von Ektotoxin-Charakter.

Antigenstruktur der Shigella-Gruppe B (FLEXNER)

Serotyp	Subtyp	Antigenstruktur	
		Typenantigen	Gruppenantigen
1	1a	I	4
	1b	I	6
2	2a	II	3,4
	2b	II	7,8
3	3a	III	6, 7, 8
	3b	III	3, 4, 6
4	4a	IV	3, 4
	4b	IV	6
5	5	V	7, 8
6	6	VI	–
Variante X		–	7, 8
Variante Y		–	3, 4

Untersuchungsmaterial:

Stuhlproben und Rektalabstriche: Wenn irgend möglich, ist frisch gewonnenes Material zu verarbeiten. Die Züchtbarkeit hängt in hohem Maße von der Zeitdauer bis zum Kulturansatz ab. Die besten Ergebnisse liefert die direkt am Krankenbett durchgeführte Verimpfung. Wegen der erhöhten Hinfälligkeit der Ruhrbakterien (Phageneinfluß, Überwucherung durch andere Keime) sollte der Versand in einem Konservierungsmedium (z.B. als Rektalabstrich) erfolgen. Bei geformtem Stuhl liefert Abstrich von der Oberfläche bessere Ergebnisse.

Besonders günstige Isolierungsergebnisse werden erzielt bei vorhandenen Geschwüren durch Abnahme des Materials von Geschwüren unter Verwendung des Rektoskops mittels Tupfer. Die Versendung von Faecesproben ohne Konservierung bringt die geringste Ausbeute an positiven Ergebnissen. Mehrmalige Untersuchungen steigern den Erregernachweis erheblich. Die beste Züchtbarkeit der Shigellen ist in den ersten Krankheitstagen gegeben; dabei sollte nach Möglichkeit zweimal pro Tag kultiviert werden.

Milch-, Wasser-, Lebensmittelproben: Verimpfung auf entsprechende feste und in flüssige (evtl. konzentrierte) Medien bzw. Erregerisolierung mittels Membranfiltration (s. S. 509).

Gang der Untersuchung

Die praktische Diagnostik der Shigellen folgt im wesentlichen den für die Salmonellen (s. d.) beschriebenen Prinzipien. Die Nährböden sind in der Regel so zu wählen, daß der Nachweis beider Erreger-Genera möglich ist. Serologisch sind bei der Shigella-Gruppe nur O-Antigene nachzuweisen, jedoch ist stets die Möglichkeit des Vorliegens von Kapselantigenen und damit einer O-Inagglutinabilität in Betracht zu ziehen. Bei entsprechendem Verdacht sind daher nichtagglutinierende Kolonien auf polytrope Nährböden o. dgl. abzuimpfen und mit den abgeschwemmten, 1 Std. gekochten Keimen die Agglutinationsprüfung auf dem Objektträger zu wiederholen.
Wegen des ähnlichen biochemischen Verhaltens anderer Enterobacteriaceae und übergreifender serologischer Reaktionen zu anderen Bakterien-Genera (insbes. zu Escherichia coli) ist zur endgültigen Diagnose, abgesehen von der Beweglichkeitsprüfung, bei jedem isolierten Stamm eine kombinierte biochemische und serologische Prüfung erforderlich.

1. Isolierung: Von den bei der Salmonella-Diagnostik beschriebenen Nährböden (s. d.) sind für die Züchtung von Ruhrbakterien besonders geeignet:

McConkey-*Agar* oder Endo-Agar als schwachselektive Medien.

Desoxycholat-Zitrat-Agar nach Leifson, mod. nach Hynes, und Salmonella-Shigella-(SS-)Agar als hochselektive Substrate.

Xylose-Lysin-Agar (Taylor 1965), mit Zusatz von Desoxycholat: neueres, speziell zum Nachweis von Shigellen empfohlenes Medium. Prinzip, Kolonie-Morphologie und Herstellung: S. 538.

Selenit-F-Brühe nach Leifson wird in ihrer Leistungsfähigkeit als Anreicherungsmedium für Shigellen nicht einheitlich beurteilt. Beimpfungsmenge: s. Angaben zur Salmonellen-Diagnostik, S. 537. Es sollte nach 6 (und 18) Stunden Bebrütung auf feste Nährböden verimpft werden.

Transportmedien:

Cary-Blair-Medium zum Transport von Rektalabstrichproben: Gleichzeitig gut geeignet für die Konservierung von Salmonellen und Cholera-Vibrionen. Wegen seiner vielseitigen Verwendbarkeit als Transportmedium besonders zu empfehlen.

Lösung nach Teague und Clurman, mod. nach Sachs: Für Anreicherungszwecke. Bei Verwendung als Konservierungs-(Transport-)Medium empfiehlt sich ein Zusatz von Formalin 1:10000 zur Ausschaltung der oft vorhandenen Ruhrbakteriophagen.

Vor der Inokulierung sollten die Stuhlproben auf Blut-, Eiter- und Schleimflocken untersucht, diese mit der Nadel herausgefischt, in physiol. NaCl-Lösung gewaschen und dann auf feste Nährböden ausgestrichen werden (geringere Materialmengen bei schwach-, größere Mengen bei hoch-selektiven Medien). Geformte Stühle von der Oberfläche abimpfen.

Koloniemorphologie (s. hierzu auch die Beschreibungen auf S. 114):

McConkey-Agar: Ablesung nach Bebrütung über Nacht: helle, transparente Kolonien;

Leifson-Agar gilt als Selektivnährboden der Wahl. Ablesung nach 24 und 48 Std. Bebrütung: helle, durchsichtige Kolonien in der Farbe des Nährbodens;

SS-Agar dürfte der Leistung des Leifson-Agars nicht ganz ebenbürtig sein. Ablesung nach 24 und 48 Std. Bebrütung: Koloniemorphologie weitgehend ähnlich wie auf Leifson-Medium;

Endo-Agar: Ablesung nach Bebrütung über Nacht: Helle, mittelgroße, leicht gewölbte Kolonien.
Charakteristisch ist, insbesondere für Flexner-Stämme, ein spermaartiger Geruch der Kulturen. Bei der Gruppe D (Sh. sonnei) kann das Wachstum in zwei verschiedenen Wuchsformen – runde, durchsichtige, gewölbte, glattrandige „Glattformen" oder flache, gekörnte, oft unregelmäßige „Flachformen" mit deutlich gezacktem Rand – in Erscheinung treten. In hohem Maße verdächtig sind Kolonien, die z. T. der Glattform entsprechen und aus denen sich an einzelnen Sektoren Flachanteile entwickeln (Aussehen einer „platzenden Bombe", siehe Abb. 24). Je nach Laktosespaltungsvermögen können Gruppe-D-Kolonien einen mehr oder weniger ausgeprägten Umschlag des dem Nährboden zugesetzten Indikators bedingen und im Extremfall zu Koloniebildern führen, die von denen Laktose-positiver Keime wie Colibakt. praktisch nicht zu unterscheiden sind.

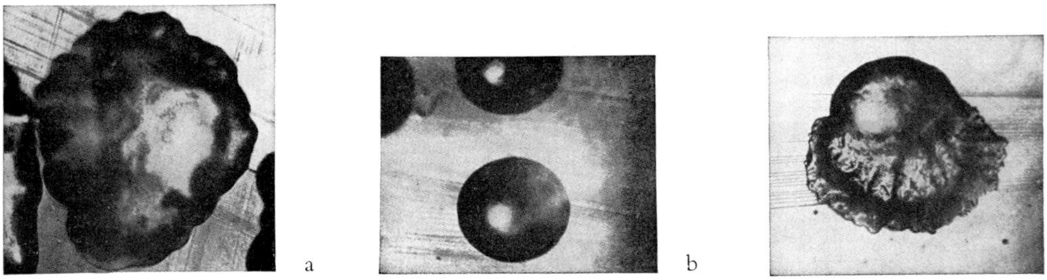

Abb. 24: Shigella sonnei (nach ROELKE und BARTRAM).
a: Flachform. – b: Glattform. – c: „Bomben"-Form („platzende Bombe").

2. Identifizierung

a) Biochemische und/oder serologische Vorprüfung: Analog dem beim Genus Salmonella beschriebenen Verfahren.

Die Primäragglutination verdächtiger Kolonien von den Ausgangskulturen ist prinzipiell möglich. Primär inagglutinable Kulturen können nach Subkultur agglutinabel werden. Eine Abimpfung, z.B. auf einen der üblichen polytropen Nährböden, z.B. nach KLIGLER, ist daher im Verdachtsfall bei negativer Agglutination notwendig. Gegebenenfalls ist die Agglutinationsprüfung mit einer gekochten Keimabschwemmung (Sediment nach Zentrifugieren) zu wiederholen.

b) Serologische Prüfung: Für die Objektträgeragglutination der geläufigen Ruhrbakterientypen stehen handelsübliche Einzelseren zur Verfügung. Für die (seltenen) Vertreter der LARGE-SACHS- und der BOYD-Gruppe genügt gewöhnlich die Bestimmung mittels gruppenspezifischer Sera (Behringwerke, Difco, BBL etc.).

Bei Verdacht agglutiniert man zunächst mit polyvalentem Serum; im positiven Fall folgt die Prüfung mit den Einzelseren für die Gruppen A bis D.

Zu berücksichtigen sind insbesondere bei Gruppe C die erwähnten übergreifenden Reaktionen. Sie sind in der Regel mittels biochemischer Prüfungen zu klären.

Differenzierung der Typen der Shigella-Gruppe B (Sh. flexneri)

Typ/ Subtyp	Typenserum						Gruppenserum			Biochemische Zusatzdifferenzierung	Antigenstruktur
	I	II	III/6	IV	V	VI	3,4 (Y)	6	7,8 (X)		
1a	+						(+)				I: 4...
1b	+		+				(+)	+			I: 6...
2a		+					(+)			Ind +	II: 3,4...
2b		+							+	Ind –	II: 7, 8...
3a			+					+	+		III: 6, 7, 8...
3b			+				+	+			III: 3, 4, 6...
4a				+			(+)			Ara –	IV: 3, 4...
4b			+	+				+		Ara +	IV: 6...
5					+				(+)		V: 7, 8...
6						+					VI: –...
Var. X									+		–: 7, 8...
Var. Y							+				–: 3, 4...

Das Serum III/6 enthält außer dem Typen-Agglutinin III den Gruppenantikörper 6. – (+) = schwache Agglutination.

Serologische Differenzierung der mit Serum III/6 agglutinablen Stämme mittels Typenseren I und IV und Gruppenseren X und Y

Typ	Typenserum			Gruppenserum	
	III/6	I	IV	3,4 (Y)	7,8 (X)
1b	+	+	—	(+)	—
3a	+	—	—	—	+
3b	+	—	—	+	—
4b	+	—	+	—	—

c) Biochemische Prüfung: Stets neben der Gruppen- und Typenbestimmung durchzuführen. Wesentliche Charakteristika sind insbesondere:

Dextrosespaltung ohne Gasbildung, mit Ausnahme gewisser Flexner-Typ-6-(var. newcastle-)Stämme.

Unbeweglichkeit: Bei Verdacht auf Vorliegen von Ruhrbakterien ist stets eine Beweglichkeitsprüfung durchzuführen: Hängende-Tropfen-Methode mit 6stündigen, bei 22° C und 37° C bebrüteten Nährbouillon-Kulturen. Beweglichkeit schließt das Vorliegen von Shigellen aus (ggf. Reinheitskontrolle!).

Sonstige Charakteristika: Siehe Tab. S. 104.

In einem Teil der Fälle läßt sich biochemisch die mittels Agglutination gestellte Typen- oder Gruppendiagnose bestätigen (z. B. Flexner Typ 2a: Indol + oder Sh. sonnei: Ornithindekarboxylase + usw.).

Shigella-Kulturtabelle (nach Šlopek S., in Sedlák, J., und Rische, H.: Enterobacteriaceae-Infektionen, 2. Aufl., 1968)

Gruppe	Typen und Synonyma	Man	Dul	Ara	Sor	Xyl	Rha	Raf	Gly	Ind	ODC
A	1 (Sh. dysenteriae 1) Sh. shigae, Shiga-Kruse-Bakt.	—	—	w	—	—	—	—	v	—	—
	2 (Sh. dysenteriae 2) Sh. ambigua, Schmitz-Bakt.	—	—	w	w	—	+	—	w	+	—
	3 (Sh. dysenteriae 3) Q 771	—	—	v	v	—	—	—	v	—	—
	4 (Sh. dysenteriae 4) Q 1167	—	—	w	w	—	—	—	v	—	—
	5 (Sh. dysenteriae 5) Q 1030	—	v	+	v	—	—	—	v	—	—
	6 (Sh. dysenteriae 6) Q 454	—	—	+	w	—	—	—	—	—	—
	7 (Sh. dysenteriae 7) Q 902	—	—	+	—	—	—	—	—	+	—
	8 (Sh. dysenteriae 8)	—	—	+	—	+	—	—	v	+	—
	9 (Sh. dysenteriae 9)	—	—	+	w	—	—	—	v	—	—
	10 (Sh. dysenteriae 10)	—	—	+	+	+	—	—	—	—	—
B	1a, 1b (Sh. flexneri 1a, 1b) BC; V; A; VZ	+	—	v	—	—	—	v	—	w	—
	2a, 2b (Sh. flexneri 2a, 2b) D; W; DX; WX	+	—	v	—	—	—	w	—	w	—
	3a, 3b (Sh. flexneri 3a, 3b) H; Z	+	—	w	v	—	w	w	—	w	—
	4a, 4b (Sh. flexneri 4a, 4b) F; 103 A; Y_2; FH; 103 Z	w	—	v	w	w	w	w	—	+	—
	5 (Sh. flexneri 5) G; P 119	+	—	w	w	—	w	w	—	+	—
	6 (Sh. flexneri 6) L; 88 Newcastle; L-Ruhr-Bakt.	w	w	+	—	—	—			—	—
C	1 (Sh. boydii 1) 170	+	—	+	v	v	—	—	v	—	—
	2 (Sh. boydii 2) P 288	+	—	+	w	—	—	—	v	—	—
	3 (Sh. boydii 3) D 1	v	w	+	v	v	—	—	v	—	—
	4 (Sh. bodyii 4) P 274 (R)	+	w	v	w	—	—	—	v	—	—
	5 (Sh. boydii 5) P 143	+	—	w	v	v	—	—	v	+	—
	6 (Sh. boydii 6) D 19	v	v	+	+	v	—	—	v	—	—

Gruppe	Typen und Synonyma	Man	Dul	Ara	Sor	Xyl	Rha	Raf	Gly	Ind	ODC
	7 (Sh. boydii 7) N; LAVINTON; Sh. etousae	+	−	+	v	+	−	−	v	+	−
	8 (Sh. boydii 8) Cox 112	+	−	+	v	v	−	−	v	−	−
	9 (Sh. boydii 9) P/Fl. VIII	+	−	w	v	−	w	−	w	+	−
	10 (Sh. boydii 10) D 15 u. 21; 430	+	v	+	w	w	−	−	+	−	−
	11 (Sh. boydii 11) 34; 732; 6108	+	w	v	w	v	−	−	v	+	−
	12 (Sh. boydii 12) M/7a	+	w	+	w	−	−	−	w	−	−
	13 (Sh. boydii 13) 425	+	−	+	+	−	−	−	w	+	+
	14 (Sh. boydii 14) 2770/51	w	−	+	v	v	−	−	v	−	−
	15 (Sh. boydii 15) 703	+	−	v	v	−	−	−	w	+	−
D	Sh. sonnei; KRUSE-SONNE-E-Ruhr, SONNE-DUVAL-Bakt., B. ceylonensis A	+	−	+	+	−	v	w	w	−	+

3. Epidemiologische Labormethoden

Bei der Unterscheidung verschiedener Stämme des gleichen Typs zu epidemiologischen Zwecken hat bisher nur die Colicinotypie der Shigella-Gruppe D brauchbare Ergebnisse gezeitigt. Die Typisierung erfolgt in Form der Bacteriocinogenotypie. Bisher lassen sich mindestens 17 Colicintypen unterscheiden, die offenbar die für epidemiologische Untersuchungen erforderliche Stabilität besitzen.

Technik: Siehe GILLIES (J. Hyg. [Lond.] 56 [1958] 303).

Biochemotypie (Unterteilung von 2 Gruppe-D-Typen durch unterschiedliche Xylosespaltung) und Lysotypie sind gegenüber der Bacteriocinotypie bisher ohne wesentliche praktische Bedeutung.

4. Antikörpernachweis im Patientenserum

a) WIDAL-*Reaktion:* Siehe S. 422.

b) Hämagglutinationstest: Dieses serologische Verfahren zeichnet sich durch besondere Empfindlichkeit aus. Die Empfindlichkeit läßt sich noch steigern, wenn gekochtes Antigen an die Erythrozyten adsorbiert wird. Technik s. S. 434.

c) Koproagglutinationstest: Hierbei werden im Filtrat von Stuhlsuspensionen bei Ruhrerkrankungen sehr frühzeitig (in der ersten Hälfte der ersten Krankheitswoche!) auftretende Agglutinine nachgewiesen; meist finden sich nur niedrige Titer (ab 1 :5), doch werden auch Anstiege bis 1 :320 gefunden. Der Agglutininnachweis im Blut kann dabei negativ sein; umgekehrt lassen sich bei anderen Fällen nur im Blut Antikörper nachweisen.

Literatur:

SEELIGER, H.P.R.: Die Laboratoriumsdiagnostik der Bakterienruhr. Beitr. Hyg. Epid. Bakt., Barth, Leipzig 1953.

KAUFFMANN, F.: Enterobacteriaceae. 2nd ed. Munksgaard, Kopenhagen 1954.

– The Bacteriology of the Enterobacteriaceae. 2nd ed. Munksgaard, Kopenhagen 1966.

EDWARDS, P.R., W.H.EWING: Identification of Enterobacteriaceae. 2nd ed. Burgess Publ. Co., Minneapolis 1962.

ŚLOPEK, S., in: SEDLÁK-RISCHE: Enterobacteriaceae-Infektionen. 2. Aufl. Edition Leipzig 1968.

Shigella-Zentralen: Siehe Salmonella-Zentralen (S. 123); ferner: Institut für Hygiene und Mikrobiologie der Universität Würzburg, Luitpoldkrankenhaus.

Gattung: Edwardsiella

Von verschiedenen Autoren (z.B. SAKAZAKI 1962, EWING und Mitarb. 1964) wurde in neuerer Zeit den Enterobacteriaceae das Genus Edwardsiella mit der Typ-Species *Edwardsiella tarda* (EWING und MCWHORTER, 1965) hinzugefügt. Der Keim wird biochemisch und serologisch von den anderen Genera abgegrenzt. Er wird relativ häufig in Ostasien aus menschlichem Untersuchungsmaterial (Stuhl, Urin, Blut), ferner aus Wasser und anderen Proben isoliert und vermag insbesondere blutig-schleimige Durchfälle hervorzurufen. Nach EWING u. Mitarb. 1967 weist er die in der folgenden Tabelle wiedergegebenen Eigenschaften auf. Von Salmonellen, denen er in einigen wichtigeren Merkmalen gleicht, läßt er sich abgrenzen u.a. durch die positive Indolreaktion (Salmonellen sind bis auf wenige Ausnahmen Indol-negativ) und die fehlende Spaltung von Mannit, Sorbit und Rhamnose (Salmonellen: positiv).

Literatur:

BOCKEMÜHL, J., R. PAN-URAI, F. BURKHARDT: Path. Microbiol. 37 (1971) 393.

EWING, W.H., A.C.MCWHORTER, M.M.BALL, S.F. BARTES: Int. Bull. Bact. Nomencl. 15 (1965) 33.

MCWHORTER, A.C., W.H.EWING, R.SAKAZAKI: Bact. Proc. 1967.

Biochemisches Verhalten von *Edwardsiella tarda* (nach EWING u. Mitarb. 1967)

Dex (Gas)	Lak Sac	Man Dul	Sal Ado	Ino Sor	Ara Raf	Rha	Ind	MR	VP	Zit	H_2S	Hst	KCN	Gel	LDC	ADH	ODC	PAD Malo	Bew
+	−	−	−	−	−	−	+	+	−	−	+	−	−	−	+	−	+	−	+

Für die Edwardsiella-Gruppe ist inzwischen ein provisorisches Antigen-Schema ausgearbeitet worden (MCWHORTER u. Mitarb. 1967).

Gattung: Salmonella

Typhus-Paratyphus-Enteritis-Gruppe

(TPE-, Salmonella-Gruppe).

Unter dem Gattungsnamen Salmonella werden zahlreiche Arten zusammengefaßt, die teilweise völlig verschiedene Krankheitsbilder verursachen.

a) Septikämische Allgemeininfektionen mit besonderer Beteiligung des Darmes (Darmgeschwüre, Darmbluten) und Roseola-artigem Exanthem (Typhus[1] und Paratyphus abdominalis). Haupterreger sind S. typhi, S. paratyphi B, ferner die in Mitteleuropa selteneren S. paratyphi A und C. Bei Kindern führen oft auch Infektionen mit anderen Salmonellatypen zu schweren Erkrankungen mit typhösem Verlauf, während S. typhi und paratyphi B oft nur leichtere Erkrankungen verursachen.

Die Erreger rufen gewöhnlich eine Allgemeininfektion hervor (Erregernachweis während der ersten Krankheitswoche im Blut bei 90% der Fälle, dann zunehmend seltener). Intensive Vermehrung erfolgt in der Galle, von wo die Erreger in großen Mengen in das Duodenum ausgeschieden werden. Herdbildungen in den Nieren können schon in der ersten Krankheitswoche zur Ausscheidung der Erreger mit dem Urin führen.

Die Übertragung erfolgt durch Kontaktinfektion (Kranke, Rekonvaleszenten, gesunde Keimträger und Dauerausscheider) oder durch infizierte Nahrungsmittel (insbes. Wasser, Milch). Inkubationszeit 10–21 Tage.

b) Enteritische Formen (Salmonella-Enteritis, Lebensmittelvergiftung): Haupterreger sind in Mitteleuropa S. typhi-murium, S. enteritidis. Infektionen durch diese Erreger verlaufen meist als akute, fieberhafte Gastroenteritis. Zunehmend häufig werden in den letzten zehn Jahren andere Salmonella-Serotypen – inzwischen über 1000 Typen! – als Erreger festgestellt. Diese Enteritis-Salmonellen verursachen auch oft Erkrankungen bei Tieren. Demgemäß kommen als Infektionsquellen häufig Schlachtungsprodukte in Betracht, ferner andere Nahrungsmittel tierischer Herkunft (z.B. Trokken-Ei beim Menschen; importiertes Fisch-, Fleisch- und Knochenmehl beim Tier).

Allgemeininfektionen durch die genannten Erreger bei jüngeren Kindern, auch bei stark geschwächten und gebrechlichen Erwachsenen sind nicht ungewöhnlich. Sonst ist vor allem die Infektionsdosis für das Ausmaß der gastrointestinalen Erscheinungen maßgebend. Inkubationszeit meist sehr kurz, oft nur wenige Stunden.

Der Nachweis gelingt im Stuhl gewöhnlich schon von Beginn der Erkrankung an, dagegen nur selten im Blut. Langdauernde bzw. permanente Erregerausscheidung ist relativ selten, kurzdauernde, symptomlose Ausscheidung dagegen offenbar ziemlich häufig.

Anmerkung: Von der Salmonella-bedingten, spezifischen „bakteriellen Lebensmittelvergiftung" ist sowohl die eigentliche Fleisch- und Wurstvergiftung durch Cl. botulinum als auch die durch zahlreiche andere Keime bedingte „unspezifische Lebensmittelvergiftung" abzugrenzen. Abgesehen von Infektionen durch Ruhrerreger und durch enteropathogene Colitypen kommen hier zahlreiche verschiedene Keimarten in Betracht, siehe hierzu S. 628.

Mikroskopische, kulturelle und serologische Merkmale

Gramnegative, zumeist etwas plumpe und lebhaft bewegliche Stäbchen. Bei einzelnen Typen kann der Geißelapparat vorübergehend oder dauernd (z.B. bei S. gallinarum-pullorum) verloren sein (H-O-Variation).

[1] Im anglo-amerikanischen Sprachgebrauch bedeutet „typhus" stets Typhus exanthematicus (Flecktyphus, Fleckfieber), während unserem Typhus abdominalis in Englisch typhoid fever entspricht.

Auf einfachen Nährböden mit pH um 7,2 meist gutes Wachstum bei 37° C. Einige Typen wachsen hier allerdings nur dürftig, z. B. S. paratyphi A, S. sendai. Auch bei S. typhi pflegt das Wachstum auf Agar nur zart, in Form ziemlich kleiner Kolonien zu erfolgen, wobei die Antigene schlecht entwickelt sind (Agglutination evtl. nur durch O-, nicht durch H- oder Vi-Seren). Manche Stämme wachsen nur in Form von mit bloßem Auge kaum erkennbaren Zwergkolonien. Unter bestimmten Bedingungen kann es bei einzelnen Typen, insbesondere bei S. paratyphi B, gelegentlich und schwächer auch bei anderen Stämmen (S. abortus-equi, S. cholerae-suis, S. enteritidis) zur Bildung eines Schleimwalls, d. h. einer wallartig erhöhten, ringförmigen, schleimigen Zone um einzeln stehende Kolonien kommen. Frisch gezüchtete Salmonellastämme wachsen gewöhnlich in der S-(smooth-, Glatt-)Form: Kolonien feuchtglänzend, leicht erhaben, Ränder gleichmäßig. Insbesondere bei häufiger Überimpfung ist öfter der Übergang in die R-(rough-, Rauh-)Form zu beobachten: Rauhe Oberfläche der Kolonien, unregelmäßiger Rand. Dieser sog. „S-R-Formenwechsel" ist verbunden mit einem Verlust der O-Antigene (S-R-Variation), erkenntlich an „spontaner" Agglutination in physiologischer oder, besser, in 3,5%iger NaCl-Lösung. Bisweilen zeigen morphologisch glatte Kolonien serologisch das Verhalten von Rauhformen (serologische Rauhform, T-Form).

Bei der überwiegenden Zahl der für die Isolierung von Salmonellen (und ebenso von Shigellen) verwendeten Elektivnährböden wird durch geeignete Indikatorzusätze erkennbar gemacht, ob die entstandenen Kolonien zum Laktose-Abbau imstande sind oder nicht. Laktose-negative Keime werden zur weiteren Überprüfung – evtl. nach Probeagglutination – abgeimpft (Salmonellen sind Laktose-negativ).

Zur Erhöhung der Selektivität sind den Nährböden gewöhnlich zusätzliche Substanzen beigegeben, die die nichtpathogenen Bakterien einer Mischflora im Wachstum hemmen und so die Eliminierung unverdächtiger Keime erleichtern.

Zu den gebräuchlichsten Elektivnährböden sind zu rechnen:

1. Flüssige (Anreicherungs-)Substrate:

a) Tetrathionat-Metachromgelbbouillon nach PREUSS: Keime der TPE-Gruppe vermögen im Gegensatz zu anderen Enterobacteriaceae wie Colibakt. K-tetrathionat zu reduzieren und werden daher nicht gehemmt; allerdings bleiben auch die Proteusbakterien durch Tetrathionat unbeeinflußt. Der Zusatz von Metachromgelb unterdrückt das Wachstum von grampositiven Kokken und Sporenbildnern. Siehe S. 537.

b) Selenit-Anreicherungsmedium nach LEIFSON: Na-selenit hemmt Enterobacteriaceae außer Salmonellen, Shigellen und Proteusbakterien; auch Pseudomonas aeruginosa bleibt unbeeinflußt. Beste Ergebnisse bei Ausimpfung nach 6–12 Stunden. Siehe S. 537.

2. Feste Substrate:

a) Fuchsin-Laktose-Agar nach ENDO: Geringe Selektivwirkung (gegen grampositive Bakterien) durch das enthaltene Na-sulfit und das basische Fuchsin. Siehe S. 537.

b) Eosin-Methylenblau-Agar nach LEVINE: Ein ebenfalls schwach selektives Substrat mit Hemmwirkung auf die meisten grampositiven Keime. Siehe S. 537.

c) MCCONKEY*-Agar:* Relativ geringe Auslesewirkung bei Unterdrückung grampositiver Bakterien durch die enthaltenen Gallensalze und durch Kristallviolett. Siehe S. 537.

d) Brillantgrün-Phenolrot-Agar nach CHRISTENSEN, mod. nach KAUFFMANN u. a.: Infolge des Brillantgrünzusatzes starke Hemmwirkung auf Nicht-Salmonellen (einschließlich Ruhrbakterien). Auch das Wachstum von Typhusbakterien wird unterdrückt. Besonders nach Anreicherung in flüssigen Substraten zur Salmonellenzüchtung geeignet. Siehe S. 539.

e) Desoxycholat-Zitrat-Agar nach LEIFSON, mod. nach HYNES: Hochselektiv für die Züchtung von Salmonellen (und Shigellen). Siehe S. 538.

f) Salmonella-Shigella-(SS-)Agar: Hochselektiver Nährboden ähnlich dem LEIFSON-Medium. Siehe S. 538.

g) Wismut-Sulfit-Agar nach WILSON-BLAIR: Spezialmedium zur Züchtung der Salmonellen, die in Gegenwart von Dextrose das enthaltene Sulfit zu Sulfid reduzieren. Siehe S. 539.

Die Salmonellabakterien sind überwiegend aus zwei Antigenkomplexen aufgebaut, nämlich den in der Zellwand lokalisierten O- und den mit den Geißeln assoziierten H-Antigenen; letztere können wiederum in zwei verschiedenen Strukturen (Phasen, s. u.) vorliegen. Die O- und die H-Antigenkomplexe können aus einer unterschiedlichen

Zahl von Partialantigenen bestehen. Die Unterschiedlichkeit der Antigenstruktur bewirkt eine Vielzahl von Serotypen, die aus teilweise gleichen oder aus gänzlich verschiedenen Partialantigenen aufgebaut sein können. Die Partialantigene können ihrerseits noch aus verschiedenen Einzelkomponenten aufgebaut sein. Stämme mit identischem O-Antigen bzw. mit bestimmten charakteristischen O-Antigenfaktoren werden in Gruppen zusammengefaßt. Haben Stämme außer dem für die Gruppe charakteristischen O-Antigen weitere O-Antigene gemeinsam, so können sie aufgrund dieser zusätzlichen Verwandtschaft in Untergruppen zusammengefaßt werden. Die Gruppen werden mit Großbuchstaben A, B, C bis Z, dann weiter mit arabischen Zahlen bezeichnet.

Im Antigenschema von KAUFFMANN und WHITE sind die einzelnen Serotypen unter Angabe der für die Praxis wichtigen Gesamt-Antigenformel nach ihren O-Antigenen geordnet, ohne daß hier allerdings auch die für die Diagnostik unwichtigen Einzelkomponenten von Partialantigenen (z. B. O 12_1, O 12_2, O 12_3) aufgeführt sind. Die Unterscheidung der einzelnen Serotypen innerhalb der Untergruppen erfolgt aufgrund des Bestandes an sonstigen O- und insbesondere an H-Antigenen. Die O-Antigene werden mit arabischen (früher römischen) Zahlen bezeichnet, die H-Antigene mit Buchstaben, mit dem Buchstaben z mit Indexzahl (z. B. z_4) und mit den Zahlen 1 bis 7. Die Antigenformel eines Typs wird ausgedrückt in der Reihenfolge O-Antigene, H-Antigene der Phase 1 und H-Antigene der Phase 2; die 3 Antigenarten werden durch Doppelpunkte voneinander getrennt (z. B. S. typhi-murium: 1, 4, 5, 12 : i : 1, 2).

Eine Besonderheit besteht beim H-Antigen darin, daß die meisten Typen zwei verschiedene Formen des Antigenkomplexes entwickeln können (sog. Phasenwechsel). Man bezeichnete die beiden Formen (Phasen) als „spezifische" bzw. „unspezifische" oder als „α"- bzw. „β"-Phase; meist spricht man heute von „Phase 1" und „Phase 2". Jedenfalls ist die Kombination der beiden Phasen für jeden Serotyp absolut spezifisch. Die einzelnen Serotypen liegen gewöhnlich in der einen oder anderen Phase, gelegentlich auch gleichzeitig in beiden Phasen vor. Die folgende Generation bildet normalerweise die H-Antigen-Phase der Elternzelle aus, kann aber auch in die andere Phase umschlagen (sog. biphasischer Typ), sofern der Stamm nicht zu einem Typ gehört, der nur eine der beiden Phasen ausbildet (sog. monophasischer Typ).

Von praktischer Bedeutung kann das sog. Vi-Antigen sein, ein Hüllen-(K-)Antigen, das insbesondere bei S. typhi, ferner bei S. paratyphi C vorkommen und die Agglutination des für die Keime charakteristischen O-Antigens blockieren kann. Das Antigen ist bei frisch isolierten S. typhi-Stämmen gewöhnlich gut entwickelt, verliert sich aber häufig bei Überimpfungen (sog. V-W-Formenwechsel), wobei zunächst Kolonien verschiedenen Aussehens entstehen können: Vi-Antigen-haltige Kolonien (sog. V-Form, im durchfallenden Licht trübe), Kolonien ohne Vi-Antigen (sog. W-Form, durchsichtig). Als VW-Form wird von KAUFFMANN eine Intermediärform bezeichnet, bei der sich sowohl O- als auch Vi-Antigen nachweisen läßt.

Ein zusätzliches, sog. M-Antigen (von lat. mucus, Schleim) wird gebildet bei der Entwicklung schleimiger Kolonien, z. B. bei der Schleimwallbildung durch S. paratyphi B (s. o.).

Untersuchungsmaterial: Stuhlproben oder Rektalabstriche (in jedem Stadium der Krankheit); Urin; Blut und evtl. Sternalpunktat (für kulturelle Untersuchungen möglichst in der ersten, für serologische Prüfungen Blut in den folgenden Wochen); Duodenalsaft (besonders in der Rekonvaleszenz nach Typhus oder zur Kontrolle einer fraglichen Beendigung von Dauerausscheidung); Eiter, Abstriche, Lebensmittel, Wasserproben etc.

Bei längerer Transportdauer oder bei Versand unter tropischen Bedingungen sind Faecesproben und Rektalabstriche in geeigneten Konservierungsmedien (1 Teil Stuhl zu 3–5 Teilen Medium) zu versenden:

CARY-BLAIR-*Medium:* Zweckmäßiges Medium für den Transport insbesondere von Rektalabstrichen. Siehe S. 534.

Gang der Untersuchung

Bei Routineuntersuchungen stellen Stuhlproben den ganz überwiegenden Anteil des Untersuchungsmaterials dar. Liegen gastrointestinale Erscheinungen vor, so sind außer Salmonellen auch andere Erregerarten, insbesondere Shigellen, ätiologisch mit in Betracht zu ziehen. Die Auswahl der Isolierungsnährböden hat daher so zu erfolgen, daß auch eine hinreichende Sicherheit für die

Züchtung vor allem der Ruhrerreger gewährleistet ist. Verdächtige Keime werden in der Regel einer biochemischen und serologischen Vorprüfung unterworfen, indem Einzelkolonien auf polytrope Nährböden abgeimpft und bei entsprechendem Wachstum mit polyvalenten Seren agglutiniert werden. Bei stärkerem Verdacht kann von den meisten Isolierungsnährböden direkt agglutiniert, d.h. mittels O- und evtl. auch H-Seren vorgeprüft werden. Dem Nachweis von H-Antigenen kommt, da sie fast ausschließlich bei Salmonellen gefunden werden, eine wesentlich größere Beweiskraft zu als den auch bei anderen Arten gelegentlich anzutreffenden O-Antigenen. Bei positivem Ausfall der Prüfungen kann bereits in diesem Stadium unter entsprechendem Vorbehalt eine erste Benachrichtigung des behandelnden Arztes erfolgen.

Die endgültige Diagnose schließt in jedem Falle die kombinierte biochemische und serologische Prüfung des gezüchteten Stammes ein.

1. Isolierung: Die Verwendung eines einzelnen Nährbodens für die Salmonellen- (und evtl. gleichzeitige Shigellen-) Diagnostik ist unzureichend. Erst eine Kombination verschiedener Nährsubstrate bietet eine hinreichende diagnostische Sicherheit. Allgemein läßt sich sagen, daß neben festen Medien mindestens 1 flüssiges Anreicherungssubstrat eingesetzt und daß feste Nährböden von höherer und minderer Selektivwirkung im Plattensatz mitgeführt werden sollten. Nach Möglichkeit sollte die Kombination der Substrate den jeweiligen Gegebenheiten und Fragestellungen angepaßt werden. So wird der Aufwand an Nährböden gewöhnlich unterschiedlich gestaltet, je nachdem, ob eine Probe von Kranken oder Gesunden (z.B. vorgeschriebene Kontrollen aufgrund gesetzlicher Vorschriften) stammt, um welches Material es sich handelt oder ob es um die Nachkontrolle nach einer Erkrankung (z.B. durch S. typhi) geht usw. Stuhlproben von Kranken sollten primär auf bzw. in drei, besser vier Medien verimpft werden. Nach den oben beschriebenen Prinzipien können folgende, entsprechend den gegebenen Fragestellungen ggf. zu modifizierende Nährbodenkombinationen empfohlen werden.

Stuhl-, Rektalabstrich- oder ähnliche Proben mit starker Mischflora: Einimpfung von ca. 1 g Faeces bzw., bei Einsendung der Probe in einem Konservierungsmedium, von 2–3 ml der Suspension pro 8–10 ml flüssigem (Anreicherungs-)Medium. Auf die schwachselektiven festen Nährböden wird weniger, auf die hochselektiven Substrate reichlich Untersuchungsmaterial verimpft und dieses entweder mit der Öse oder mit dem Glasspatel so verteilt, daß Einzelkolonien entstehen. Flüssiges Material wird direkt, fester Stuhl nach Verreiben einiger Ösen in physiol. NaCl-Lösung auf die Nährböden gebracht.

a) Ein flüssiger Selektiv-Anreicherungsnährboden: Bei enteritischen Erscheinungen am zweckmäßigsten Selenit-F-Brühe, auszustreichen nach etwa 6 Stunden (zur gleichzeitigen Erfassung der Shigellen) und evtl. ein zweites Mal nach Bebrütung über Nacht auf Leifson- oder SS-Agar und auf Brillantgrün-Phenolrot-Agar; sonst Tetrathionat-Metachromgelb-Bouillon nach Preuss, auszustreichen nach Bebrütung über Nacht auf Brillantgrün-Phenolrot-Agar und evtl. auch auf Leifson- oder SS-Agar. Brillantgrün-Phenolrot-Agar (evtl. mit Zusatz von 0,2% Na-desoxycholat zur Schwärmhemmung von Proteusbakt. nach Adam): Nach Bebrütung über Nacht erscheinen Salmonellen als blaßrosafarbene Kolonien mit rotem Hof auf dem resedagrünen Nährboden, während Laktose-positive Keime gelbgrüne Kolonien mit entsprechender Färbung des Hofes zeigen.

b) Ein gut differenzierender Nährboden von geringerer Selektivität, z.B. McConkey-Agar: Nach Bebrütung über Nacht erscheinen die Kolonien Laktose-negativer Keime (Salmonellen, Shigellen) transparent und farblos, diejenigen von Laktose-positiven Organismen rotviolett mit umgebendem trüben Hof (ausgefallene Gallensäuren).

c) Ein, besser zwei stärker bis stark selektive Nährböden, wie Leifson- (oder SS-)Agar und Wilson-Blair-Medium. Koloniemorphologie Laktose-negativer Keime siehe unten. Laktose-positive Organismen auf Leifson- (und SS-)Agar: Rosarote Kolonien, umgeben von einem trüben Hof ausgefallener Desoxycholsäure. – Xylose-Lysin-Agar mit Brillantgrünzusatz: Siehe S. 538.

Charakteristische Kolonieformen Laktose-negativer Keime:

Leifson-*Agar* (abzulesen nach 24- und 48stdg. Bebrütung):

S. typhi: Blaßrosa, flache Kolonien, im typischen Fall mit grauem Zentrum (schwache H_2S-Bildung);

S. paratyphi B und übrige Salmonellen: Farblose, mäßig gewölbte Kolonien mit schwarzem Zentrum;

Proteus-Bakterien: Blaßgelbliche oder farblose Kolonien, teilweise mit ausgeprägter zentraler Schwärzung, nur schwer von Salmonella-Wuchsformen zu unterscheiden;

Pseudomonas-Bakterien: Nach 48 Stunden glänzende, schmutzig-graugrüne Kolonien (nach 24 Stunden: Ähnlich Typhusbakt.-Kolonien).

Shigellen: s. dort.

SS-Agar: Ablesung zweimalig (nach 24 und 48 Std.); Kulturmorphologie ähnlich LEIFSON-Agar.

WILSON-BLAIR-*Agar:* Zum Salmonella-Nachweis (bei Hemmung der Shigellen). Ablesung nach 48 (und evtl. nach 72) Std. Bebrütung.

S. typhi: Schwarze Kolonien mit Graphit-Glanz und schwärzlichem, gleichfalls metallisch glänzendem Hof. Beim Abnehmen der Kolonie bleibt der darunter gelegene Nährbodenbereich als schwarzer Fleck sichtbar.

Übrige Salmonellen (außer S. paratyphi A): Kolonien etwas gewölbter, sonst ähnlich denen von S. typhi; die Kolonien von S. paratyphi A erscheinen in der Regel grünlich (bei fehlender H_2S-Bildung).

Übrige Enterobacteriaceae: Sofern nicht überhaupt gehemmt, Wachstum als grüne bis braune oder schwarze Kolonien, wobei die Nährbodenfarbe unter den Kolonien gewöhnlich unverändert bleibt.

Urin, Gallensaft: Es werden die gleichen Nährböden beimpft wie für Stuhlproben beschrieben. Das Anreicherungssubstrat wird möglichst doppelt konzentriert in Röhrchen á 4 ml verwendet und durch Zufügung der gleichen Menge Untersuchungsmaterials auf die normale Verdünnung gebracht. Feste Nährböden werden mit dem Sediment nach Zentrifugieren des Materials beimpft.

Blut, Sternalmark: In Kölbchen mit Rindergalle bzw. Gallebouillon einimpfen (1 Teil Probe auf 10 Teile Nährflüssigkeit). Blutproben zur WIDAL-Reaktion: Serum vom Blutkuchen trennen und diesen (möglichst zerkleinert) auf mehrere Gallebouillon-Röhrchen verteilen. Ausstreichen der flüssigen auf feste Medien wie MCCONKEY-Agar nach 1-, 3-, 5- und 10tägiger Bebrütung. Der Nachweis von Typhus- und Paratyphusbakt. aus dem Blut kann schon am Ende der Inkubationszeit gelingen; die häufigsten positiven Blutbefunde werden in der ersten Krankheitswoche erhoben, aber auch in den folgenden Wochen sollte auf die Blutkultur nicht verzichtet werden.

Wasserproben: Untersuchung entweder durch Einbringen in 10fach konzentrierte Anreicherungslösung (9 Teile Wasser und 1 Teil konzentriertes Substrat) und Ausimpfung nach 6 und nach 18 Std. auf entsprechende Spezialmedien, oder mittels Membranfiltermethode (Auflegen der Filterscheiben auf Elektivnährböden und/oder Einbringen in Anreicherungslösung und nachfolgende Verimpfung auf feste Substrate).

Sonstiges Material sollte außer auf Spezialnährböden für die Salmonellenzüchtung auch allgemein auf andere Erreger untersucht werden (Mitführung von aerober und anaerober Blutplatte, Thioglykolatbouillon etc.). Feste Proben im Mörser verreiben, dann 25–30 g davon zu 100 ml Anreicherungsflüssigkeit geben und diese sofort sowie nach Bebrütung über Nacht auf mehrere Elektivnährböden ausimpfen.

2. Identifizierung: Sie beruht im wesentlichen auf der biochemischen und serologischen Prüfung verdächtiger Keime:

a) Biochemische Vorprüfung: Verdächtige Kolonien werden gewöhnlich durch Überimpfen auf polytrope Nährböden einer biochemischen Vorprüfung unterzogen oder (bei erhöhtem Verdacht) mit polyvalentem Serum probeagglutiniert.
Als polytrope Abimpfungsnährböden sind am gebräuchlichsten:

Eisen-Zweizucker-Agar nach KLIGLER, evtl. in der Modifizierung nach BADER und HOTZ (mit Harnstoffzusatz zur biochemischen Aussonderung von Proteusbakterien). Beimpfung mit Nadel streng vom Zentrum einer Einzelkolonie (Verunreinigung mit anderen, evtl. auf dem Nährboden befindlichen, gehemmten Keimen könnte den Reaktionsausfall verfälschen!): Teil der Bakterien auf der Nährboden-Schrägfläche als Strich deponieren, in den Hochschichtteil einstechen, dann Material auf Schrägfläche verteilen. Reaktionsausfall (Ablesung nach Bebrütung über Nacht) s. folgende Tabelle.

Eisen-Dreizucker-Agar (TSI-Agar): Durch zusätzlichen Gehalt an Saccharose (neben den im KLIGLER-Medium enthaltenen Zuckern Dextrose und Laktose) wird die Aussonderung der Saccharose-positiven (neben den Laktose-positiven) Keimen ermöglicht.

b) Serologische Prüfung: Am besten von einfachen Schrägagar- oder KLIGLER-Agar-Kulturen (auf Selektivnährböden werden die Antigene schlechter entwickelt), mittels Objektträgeragglutination (Technik S. 417). Nach dem Reaktionsausfall auf

Reaktionsausfall auf dem KLIGLER-Medium und auf dem nach BADER und HOTZ modifizierten Substrat (Eisen-Harnstoff-Agar)

	KLIGLER-Medium				Eisen-Harnstoff-Agar			
	Schräg-fläche	Hoch-schicht	Gas	H_2S	Schräg-fläche	Hoch-schicht	Gas	H_2S
S. typhi	rot	gelb	—	±[1]	rot	gelb	—	±[1]
S. paratyphi A, S. cholerae-suis	rot	gelb	+	(—)	rot	gelb	+	(—)
Übrige Salmonellen	rot	gelb	+	+	rot	gelb	+	+
Shigellen	rot	gelb	—[2]	—	rot	gelb	—[2]	—
Proteus vulgaris Proteus mirabilis	rot	gelb	+	+	rot	rot	(+)	+
Proteus morganii Proteus rettgeri	rot	gelb	(—)	—	rot	rot	—	—
Escherichia coli	gelb	gelb	+	—	gelb	gelb	+	—
Achromobacter- und Pseudomonas-Gruppe	rot	rot	—	—	rot	rot	—	—

[1] Meist nur grauschwärzlicher Ring an der Rot-Gelb-Grenze (schwache H_2S-Bildung).
[2] Ein Teil der Shig. flexneri Typ-6-Stämme bildet Gas.

polytropen Nährböden verdächtige Kulturen werden zunächst mittels eines polyvalenten Immunserums, das alle Salmonellengruppen erfaßt, überprüft bzw. das vorausgegangene positive Ergebnis der Direktagglutination von Selektivmedien nach Abimpfung einer Einzelkolonie kontrolliert. Etwaiges Vorliegen serumlabiler Stämme (Rauhformen) wird durch Prüfung mit 3,5%iger NaCl-Lösung ausgeschlossen. Dann erfolgt Typenbestimmung des Stammes mittels Faktorenseren (s.u.) unter Zuhilfenahme des Antigenschemas nach KAUFFMANN-WHITE.

Das Antigenschema wird entsprechend den laufend gefundenen neuen Salmonella-Serotypen von Zeit zu Zeit ergänzt und kann von verschiedenen Serumherstellern, z. B. den Behringwerken, Marburg, bezogen werden. Die Antigentabelle auf S. 118 beschränkt sich auf die am häufigsten vorkommenden Typen.

Typenbestimmung mit Gruppen- und Faktorenseren (mittels Objektträgeragglutination): Sie schließt die Bestimmung der O- und der H-Antigene (ggf. auch des Vi-Antigens) ein. Man beginnt mit der

O-Antigen- bzw. O-Gruppenbestimmung: Hierfür werden sog. Gruppenseren bzw. absorbierte O-Faktorenseren benützt. Die in den Seren enthaltenen Antikörper sind bezeichnet wie die homologen Antigene. So enthält z. B. das die D-Gruppe erfassende Serum die Antikörper O 9 und (zur Auffindung Vi-haltiger Stämme von Typhusbakt., die zu dieser Gruppe gehören) Vi; Serumbezeichnung in diesem Fall „O 9, Vi" bzw. „Salmonellaserum, Gruppe D".

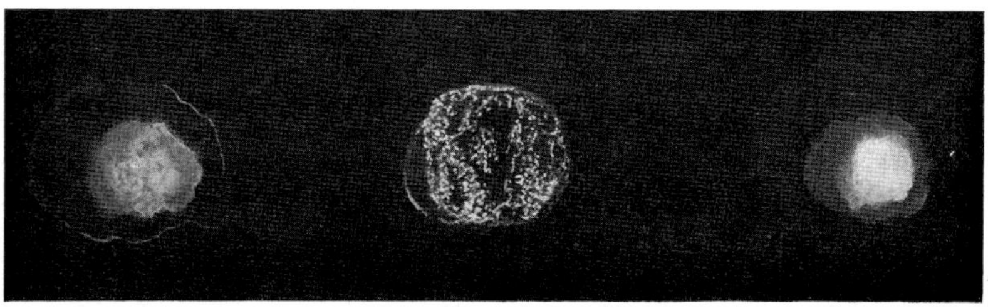

Abb. 25: Objektträgeragglutination.
Links: Negativ (keine Agglutination. – Mitte: Positiv (Agglutination). – Rechts: NaCl-Kontrolle (keine Agglutination).

Für die Bestimmung von Untergruppen, z.B. bei der Gruppe C, stehen absorbierte O-Faktorenseren (O 7, O 8, O 20) zur Verfügung.

Im praktischen Untersuchungsbetrieb werden nach Agglutination mit polyvalentem Salmonellaserum oft sog. Gruppen-Sammelseren verwendet, die z.B. die zur Erfassung der Gruppen A bis I oder A bis E nötigen Antikörper enthalten. Dadurch wird eine arbeits- und serumsparende Eingrenzung des fraglichen Keimes erzielt (der größte Teil der isolierten Salmonellatypen gehört den Gruppen A bis I an).

H-Antigen-Bestimmung: Mit Hilfe der Antigentabelle wird ermittelt, welche H-Antigene für die festgestellte O-Gruppe in Betracht kommen. Während für die O-Agglutination Material von der Schrägfläche der Nähr- oder KLIGLER-Agar-Subkultur gute Ergebnisse bringt, erhält man eine einwandfreie H-Agglutination oft nur aus dem Kondenswasser der Röhrchen (bessere Geißelbildung) oder von Hemmserumfreiem Schwärmagar (s.u.). Die Agglutinationen führt man mit den verschiedenen (absorbierten) „spezifischen" und „unspezifischen" Seren durch, bis ein positives Ergebnis vorliegt. Nun wird anhand des Antigenschemas überprüft, ob der Stamm noch weitere Antigene der festgestellten Phase enthält, durch die er sich ggf. von anderen Serotypen der gleichen Gruppe unterscheidet (z.B. S. enteritidis mit den H-Partialantigenen g und m und S. dublin mit g und p) und ggf. mit den entsprechenden Faktorenseren differenziert. Ein weiterer Schritt betrifft die Frage, ob der Stamm noch in einer zweiten Phase auftreten kann (in der er sich ggf. von einem anderen Serotyp unterscheidet) oder nicht; Beispiel: S. abortus-ovis mit H c:1,6 und S. altendorf mit H c:1,7. In diesem Fall bedient man sich zur Differenzierung der

Schwärmplatte nach SVEN GARD (Zschr. Hyg. 120 [1938] 615): Das Verfahren beruht darauf, daß diphasische Keime, auch wenn sie im Agglutinationsversuch monophasisch erscheinen, in ihrer Population in geringer Menge gewöhnlich auch Keime mit dem Geißelantigen der anderen Phase enthalten. Fügt man das in der Objektträgeragglutination positive Serum in richtiger Konzentration einem Nährboden mit vermindertem Agarzusatz (der ein schwärmendes Wachstum der begeißelten Salmonellen erlaubt) zu, so werden die Bakterien mit homologen Geißeln gelähmt mit der Folge, daß nur Keime mit Geißeln der anderen Phase ausschwärmen und sich entfernt von der punktförmigen Beimpfungsstelle vermehren können. Agglutination des Bakterienmaterials vom Rand des Schwärmrasens mit dem Serum der anderen Phase erlaubt gewöhnlich die Bestimmung der bis dahin noch unbekannten H-Antigene. Manchmal führt erst ein zweiter oder dritter Ansatz der Schwärmplatte mit Material vom Rand des Schwärmrasens der vorhergehenden Kultur zu einer für die Agglutination ausreichenden Anreicherung der gesuchten H-Phase.

Technik: 1–2 Tropfen des der vorliegenden H-Phase homologen „Schwärmserums" oder 6–8 Tropfen des für die Zwecke der Objektträgeragglutination vorrätigen homologen Serums in eine leere Petrischale einpipettieren. 15 ml verflüssigten, auf etwa 48°C abgekühlten Nähragar mit vermindertem Agargehalt (z.B. Nährbouillon mit 0,5–0,6% OXOID-Agar Nr. 3) zufügen und gut mit dem Serum mischen. Agar erstarren lassen, dann zentral punktförmig beimpfen. Material vom Rand des Schwärmrasens nach Bebrütung über Nacht mit dem zur gesuchten Phase passenden Serum agglutinieren. Bei negativem Ausfall Agglutinationsversuch mit dem der Schwärmplatte zugefügten, der ursprünglichen Geißelantigen-Phase homologen Serum. Fällt diese Reaktion positiv aus, so wird eine neue Schwärmplatte, evtl. mit erhöhtem Serumzusatz, angesetzt.

Modifizierte Verfahren wurden neuerdings angegeben von FINDEISEN (Arch. Hyg. 152 [1968] 542) und von KOEHN (Zbl. Bakt. I. Orig. 215 [1970] 449).

U-Röhrchen-Methode: Falls die andere Phase mittels SVEN GARD-Platte nicht gewonnen werden kann und der Stamm im Hängenden Tropfen Beweglichkeit zeigt.

Technik: Ein U-Röhrchen (ca. 0,8 cm ⌀) mit verdünntem Agar (Konzentration wie bei Schwärmplatte, mit Zusatz von 1 Tropfen Schwärmserum pro 8 ml Nährboden) beschicken, den einen Röhrchenschenkel durch Stich mit dem fraglichen Stamm beimpfen, dann bebrüten, bis die Keime zur Oberfläche des anderen Röhrchenschenkels durchgewachsen sind. Agglutinationsversuch mit Material von der Oberfläche dieses Schenkels.

Vi-Antigen-Bestimmung: Durch Verwendung Vi-Agglutinin-haltiger Sera. Vorhandenes Vi-Antigen kann die Agglutination durch homologe O-Sera blockieren. Werden verdächtige Kolonien nicht mit Vi-haltigem Serum geprüft, so können Salmonellen mit Vi-Antigen dem Nach-

Antigenformeln und biochemische Merkmale der wichtigsten Serotypen des Salmonella-Subgenus I und biochemische Eigenschaften der Subgenera II–IV (nach KAUFFMANN, in Anlehnung an BUCZOWSKI, Z., in: SEDLÁK-RISCHE, Enterobacteriaceae-Infektionen. Edition Leipzig 1968

Serotyp	Antigenformel	Biochemische Eigenschaften											
		Lak	Dul	Ino	Ara	Rha	Tre	Sal	Malo	Tar	Gel	H_2S	KCN
							Gruppe A						
S. paratyphi A	1, 2, 12 : a : —	—	+	—	+	+	+	—	—	—	—	w	—
							Gruppe B						
S. abortus-equi	4, 12 : — : e, n, x	—	+	—	+	+	+	—	—	+	—	—	—
S. paratyphi B	1, 4, 5, 12 : b : 1, 2	—	w	w	+	w	+	—	—	—	—	+	—
S. java	1, 4, 5, 12 : b : 1, 2	—	w	w	+	w	+	—	—	+	—	+	—
S. abony	1, 4, 5, 12 : b : e, n, x	—	+	+	+	+	+	—	—	+	—	+	—
S. abortus-bovis	1, 4, 12, 27 : b : e, n, x	—	+	—	+	w	+	—	—	+	+	+	—
S. schleissheim	4, 12, 27 : b : —	—	—	—	+	+	+	—	—	+	+	+	—
S. abortus-ovis	4, 12 : c : 1, 6	—	w	—	w	w	—	—	—	+	—	w	—
S. stanley	4, 5, 12 : d : 1, 2	—	+	—	+	+	+	—	—	+	—	+	—
S. saint-paul	1, 4, 5, 12 : e, h : 1, 2	—	+	w	+	+	+	—	—	+	—	+	—
S. reading	4, 5, 12 : e, h : 1, 5	—	+	w	+	w	+	—		+	—	+	—
S. chester	4, 5, 12 : e, h : e, n, x	—	+	w	+	+	+	—	—	+	—	+	
S. san-diego	4, 5, 12 : e, h : e, n, z_{15}	—	+	w	+	+	+	—	—	+	—	+	—
S. derby	1, 4, 12 : f, g : —	—	+	+	+	+	+	—	—	+	—	+	—
S. typhi-murium	1, 4, 5, 12 : i : 1, 2	—	+	w	+	w	w	—	—	w	—	+	—
S. bredeney	1, 4, 12, 27 : l, v : 1, 7	—	+	w	+	+	+	—	—	+	—	+	—
S. brandenburg	4, 12 : l, v : e, n, z_{15}	—	+	—	+	+	+	—	—	+	—	+	—
S. heidelberg	4, 5, 12 : r : 1, 2	—	+	+	+	+	+	—	—	+	—	+	—
							Gruppe C[1]						
S. paratyphi C	6, 7, Vi : c : 1, 5	—	+	—	w	+	+	—	—	+	—	+	—
S. cholerae-suis	6, 7 : c : 1, 5	—	w	—	—	+	—	—	—	+	—	w	—
S. cholerae-suis var. kunzendorf	6, 7 : — : 1, 5	—	w	—	—	+	—	—	—	w	—	+	—
S. typhi-suis	6, 7 : c : 1, 5	—	w	—	+	+	+	—	—	—	—	—	—

S. montevideo	6, 7 : g, m, s : —	—	+	w	+	+	+	—	—	+	—	+	—
S. oranienburg	6, 7 : m, t : —	—	+	—	+	+	+	—	—	+	—	+	—
S. thompson	6, 7 : k : 1, 5	—	+	+	+	+	+	—	—	+	—	+	—
S. virchow	6, 7 : r : 1, 2	—	+	+	+	+	+	—	—	+	—	+	—
S. bareilly	6, 7 : y : 1, 5	—	+	+	+	+	+	—	—	+	—	+	—
							Gruppe C_2						
S. muenchen	6, 8 : d : 1, 2	—	+	+	+	+	+	—	—	+	—	+	—
S. newport	6, 8 : e, h : 1, 2	—	+	—	+	+	+	—	—	w	—	+	—
S. bovis-morbificans	6, 8 : r : 1, 5	—	+	w	+	+	+	—	—	+	—	+	—
							Gruppe D						
S. sendai	1, 9, 12 : a : 1, 5	—	w	—	+	w	+	—	—	—	—	w	—
S. typhi	9, 12, Vi : d : —	—	w	—	w	—	+	—	—	+	—	w	—
S. enteritidis	1, 9, 12 : g, m : —	—	w	—	w	+	+	—	—	w	—	+	—
S. dublin	1, 9, 12 : g, p : —	—	w	—	w	w	+	—	—	+	—	+	—
S. panama	1, 9, 12 : l, v : 1, 5	—	w	—	+	+	+	—	—	w	—	+	—
S. gallinarum	1, 9, 12 : — : —	—	+	—	+	+	+	—	—	+	—	w	—
S. pullorum	1, 9, 12 : — : —	—	—	—	+	+	+	—	—	—	—	+	—
							Gruppe E						
S. muenster	3, 10 : e, h : 1, 5	—	+	+	+	+	+	—	—	+	—	+	—
S. anatum	3, 10 : e, h : 1, 6	—	+	—	+	+	+	—	—	+	—	+	—
S. london	3, 10 : l, v : 1, 6	—	+	+	+	+	+	—	—	+	—	+	—
S. give	3, 10 : l, v : 1, 7	—	+	+	+	+	+	—	—	w	—	+	—
S. newington	3, 15 : e, h : 1, 6	—	+	—	+	+	+	—	—	+	—	+	—
							Subgenera II, III und IV						
Subgenus II		—	+	—	+	+	+	(—)	+	—/w	+	+	—
Subgenus III		w	—	—	+	+	+	(—)	+	—/w	+	+	—
Subgenus IV		—	—	—	+	+	+	w	—	—/w	+	+	+

Zeichenerklärung: + bedeutet in dieser Tabelle: positiv in 1–3 Tagen.

weis entgehen. Vi-Antigen kommt insbesondere bei Typhus- und Paratyphus C-, ferner u. a. bei gewissen Citrobacterstämmen vor. Vorhandenes Vi-Antigen beeinträchtigt nicht die H-Agglutination.

Bei der Bewertung serologischer Ergebnisse sind mögliche Antigenbeziehungen zu anderen Keimarten zu berücksichtigen. Sie finden sich besonders bei den somatischen Antigenen, die in einzelnen Fällen auch bei Escherichia-coli-Typen, bei FLEXNER-Ruhr-, Proteus-, Yersinia-pseudotuberculosis- und anderen Stämmen vorliegen. Ähnliches gilt für einzelne Sporenbildner, die biochemisch ähnliche Reaktionen wie Salmonellen zeigen können.

Wichtigste antigene Beziehungen der Salmonellagruppe zu anderen Stäbchenbakterien (auszugsweise nach L. MOSER, Arch. Hyg. 137 [1953] 197, mit eigenen Ergänzungen).

Salmonella	Antigene		Vorkommen, zumindest als Partialantigen bei
	O-Vi-M	H	
Salm. Gruppe B	O 4		Yers. pseudotuberculosis
Salm. Gruppe D	O 9		
S. riogrande	O 40		Escherichia
S. kirkee	O 17		Escherichia
S. weslaco	O 42		Escherichia
S. inverness	O 38		Escherichia, Proteus
S. adelaide	O 35		Escherichia coli O 111
S. tel-aviv	O 28		Escherichia
S. aberdeen	O 11		Escherichia
S. rubislaw	O 11		Escherichia
S. hvittingfoss	O 16		Escherichia
S. thompson	O 6, 7		Escherichia
S. newport	O 6, 8		Escherichia
S. carrau	O 6, 14, 24		Escherichia, Shigella flexneri
S. ondersteport	O (1), 6, 14, 25		Escherichia, Shigella flexneri
S. poona	O 13, 22		Escherichia
S. worthington	O 1, 13, 23		Escherichia
S. paratyphi A	O 1		Escherichia, Shigella flexneri
S. senftenberg	O 1		Shigella flexneri
	O 12		Shigella flexneri, Escherichia
	Vi		Citrobacter
	M		Escherichia, Klebsiella
		1, 2	Escherichia
		1, 5	Escherichia

Wie schon ausgeführt, verweist das Vorhandensein spezifischer H-Antigene einen Keim – bis auf ganz wenige Ausnahmen – in die Salmonellagruppe.

c) Biochemische und Phagen-Prüfung: Die biochemische Prüfung erfolgt zur genauen Festlegung des Vergärungstyps unter Anwendung verschiedener Testsubstrate.

Zugleich mit dem Ansatz der biochemischen Prüfung wird der fragliche Stamm zur Reinheitskontrolle ausgeimpft, z. B. auf ENDO-Agar. Damit läßt sich eine weitere Methode zur Abgrenzung der Salmonellen mit Hilfe eines polyvalenten Salmonellen-Bakteriophagen verbinden:

O_1-Phagentest (FELIX u. CALLOW 1943): Hierbei wird ein Phage benutzt, der eine große Zahl von verschiedenen Salmonellen einschließlich der Arizonastämme, dagegen gewöhnlich nicht andere Enterobacteriaceae löst. Einzelne Salmonellastämme, insbesondere aus der E-Gruppe, sind allerdings gegen den Phagen resistent.

Anreicherung des Phagen O_1 erfolgt auf S. paratyphi B 309: Zu 9,0 ml Nährbouillon 1,0 ml Phagenverdünnung (nach RISCHE: konzentrierte Suspension) und 0,1 ml 24stdg. Bouillonkultur B 309 (37° C) hinzufügen. Bebrüten bis zur Klärung (meist innerhalb 5 Std.), 30 min bei 3000 U/min zentrifugieren, dann den Überstand 40 min im Wasserbad bei 56° C erwärmen (restliche Bakterien werden abgetötet, während der Phage erhalten bleibt). Mitzuführende Kontrollen: Je ein in gleicher Weise mit dem Stamm beimpftes und ein unbeimpftes Bouillonröhrchen, jeweils ohne Phagenzusatz, zur Kontrolle von Wachstum und Sterilität bzw. zum Trübungsvergleich.
Der Titer des Phagen soll bei mindestens 10^{-9} liegen, die kritische Testverdünnung[1] bei 10^{-5} (Ablesung siehe unten).

Testung fraglicher Stämme: Suspension des Stammes auf der für die Reinheitskontrolle bestimmten Platte so ausstreichen, daß unter Bebrütung ein konfluierender Kolonierasen entsteht. 1 Tropfen der Phagensuspension auftropfen und Lyse nach 5–8 Std. Bebrütung bei 37° C mit Lupe

[1] Phagenverdünnung, die eben noch konfluierende Lyse erzeugt. Bestimmung: Phagenverdünnungen 10^{-1} bis 10^{-10} herstellen (Pipette nach jedem Verdünnungsschritt wechseln) und je 1 Tropfen aufbringen auf eine mit 2stdg. Bouillonkultur von B 309 beimpfte Agarplatte. Ablesung nach 5–8 Std. (37° C) mit Lupe bei schräg einfallendem Licht.

bei schräg einfallendem Licht ablesen. Bei fraglichem Befund Nachkontrolle nach Aufbewahrung der Kultur über Nacht im Kühlschrank.

Die den typischen Salmonellastämmen gemeinsamen biochemischen Merkmale sind in nachstehender Tabelle dargestellt.

Biochemische Merkmale typischer Salmonellastämme[1] (Salmonella-Subgenus I, s. auch S. 118)

Dex (Gas)	Lak	Sac	Man	Dul	Ino	Sal	Hst	Ind	Gel	H_2S	KCN	PAD	Malo	MR	VP
+	–	–	+	+	w	–	–	–	–	+	–	–	–	+	–

[1] Ausnahmen: s. u.

Die einzelnen Salmonellatypen zeigen in gewissen biochemischen Reaktionen ein unterschiedliches Verhalten (s. Tab. S. 118). Mit Hilfe der biochemischen Untersuchung kann dadurch die serologische Typendiagnose in einem Teil der Fälle bestätigt werden; vor allem aber ist sie ein Hilfsmittel zur Abgrenzung antigenverwandter Keime, die nicht zum Genus Salmonella gerechnet werden können. Schließlich ermöglicht sie bei entsprechendem Ansatz auch die Zuordnung des gefundenen Keimes zu den vier Salmonella-Subgenera.

Salmonella-Subgenera nach Kauffmann

Nach dem Vorschlag von Kauffmann sind die verschiedenerseits als gesonderte Gattung betrachteten Arizona-Bakterien wegen ihrer nahen serologischen und biochemischen Verwandtschaft als Salmonella arizonae zur Salmonellagruppe zu rechnen. Nach Modifizierung des von Ewing u. Mitarb. entwickelten Arizona-Antigenschemas und Einführung der Antigensymbole, wie sie für die Salmonellaserotypen benutzt werden (Kauffmann und Rohde 1962, Kauffmann 1965), ließen sich die Arizona-Typen in das Kauffmann-White-Schema einbauen. Die Keime lassen sich durch ihr biochemisches Verhalten in einer besonderen Gruppe zusammenfassen. Davon ausgehend schlug Kauffmann eine biochemische Einteilung des Genus Salmonella in folgende Subgenera vor:

Subgenus I: Typische Salmonellabakterien; hierzu gehören die epidemiologisch bedeutsamsten Serotypen. Es besteht zu etwa 60 % aus Vertretern der O-Gruppen A–E.

Subgenus II: Atypische Salmonellabakterien; hauptsächlich aus Südafrika stammende Serotypen. Biochemische Intermediärstellung zwischen Subgenus I (typische Salmonellen) und III (Arizona-Bakt.). Meist in höheren O-Gruppen.

Subgenus III: Die verschiedenen Arizona-Serotypen, am häufigsten gefunden bei Kaltblütern und Geflügel, selten Ursache menschlicher Erkrankungen. Die als Salmonella arizonae bezeichneten Typen werden gekennzeichnet durch Hinzufügung der Antigenformel, z. B. S. arizonae 17 : z_{10} : e,n.

Subgenus IV: Biochemisches Bindeglied zum Genus Citrobacter, mit positivem KCN-Test. Bisher nur monophasische Species gefunden. Als relativ pathogen zu betrachten.

Vereinfachte Differenzierung der Salmonella-Subgenera nach Rohde[1]

Subgenus	Dul	d-Tartrat	Malo	KCN
I	+	+	–	–
II	+	–	+	–
III	–	–	+	–
IV	–	–	–	+

[1] Ablesung der Reaktionen nach 24 Std. (37° C).

Folgende biochemische Besonderheiten bei einzelnen Salmonellastämmen sind zu erwähnen:

Laktose-positive Varianten können auftreten bei S. paratyphi B, S. typhi-murium, S. typhi, S. newington und S. anatum;

Saccharose-positive Varianten sind beschrieben bei S. horsham, S. heidelberg, S. senftenberg, S. muenster, S. anatum, S. oranienburg, S. muenchen;

Dextrosespaltung ohne Gasbildung kann – außer bei S. typhi und S. gallinarum – vorkommen bei S. paratyphi A und B, S. typhi-murium, S. thompson, S. equi, S. derby, S. dublin, S. anatum, S. eastburne, S. newport;

Indolpositive Varianten wurden festgestellt bei S. eastburne, S. enteritidis, S. panama, S. javiana, S. muenchen, S. thompson, S. newport, S. bareilly.

Fehlende H_2S-Bildung kann – außer regelmäßig bei S. abortus-equi, S. typhi-suis und bei einem Teil der S. paratyphi A-Stämme – vorkommen bei S. paratyphi B, S. typhi, S. dublin, S. bareilly.

Bei einigen pathogenetisch und epidemiologisch bedeutsamen Salmonellatypen sind folgende Besonderheiten zu beachten:

a) Salmonella typhi:

1. Keine Gasbildung aus Dextrose;
2. schwache (gelegentlich ganz fehlende) H_2S-Bildung;
3. Möglichkeit der O-Inagglutinabilität infolge Vorliegens des Vi-Antigens. 1stündiges Kochen von Suspensionen entsprechender Stämme zerstört das Vi-Antigen. Das Sediment nach Zentrifugieren ergibt dann Agglutination mit normalem O-Serum. – Die Vi-Antigenbildung unterbleibt bei Züchtung bei Zimmertemperatur;
4. Unterscheidbarkeit von zwei Biotypen aufgrund der Xylose-Spaltung (Typ I: Xylose-positiv, Typ II: Xylose-negativ).

b) Salmonella paratyphi B: Serologisch nicht unterscheidbar von S. java. Abgrenzung ist möglich mittels

1. d-Tartrat-Spaltung: negativ (S. java: positiv).
2. Schleimwall-Bildung: Bei Kultivierung auf Nähragar mit 0,2% Na_2HPO_4-Gehalt bei Temperaturen unter 20° C (z. B. 16° C) bildet S. paratyphi B eine wallartige Schleimzone am Rand von Einzelkolonien. Man bringt an einzelnen Nährbodenstellen etwas Kulturmaterial punktförmig auf, bebrütet über Nacht bei 37° C und kultiviert dann mehrere Tage bei niedriger Temperatur weiter.
3. Wachstum auf Azetat-Agar nach TRABULSI und EWING: S. java ist in der Lage, Na-azetat in Anwesenheit von anorganischem Stickstoff als einzige Kohlenstoffquelle zu verwerten. Infolge Alkalisierung beim Wachstum tritt innerhalb 24 Stunden Bläuung des Nährbodens ein. S. paratyphi B zeigt kein Wachstum. – Der Azetat-Agar ist als Trockensubstrat erhältlich bei Fa. Merck, Darmstadt.

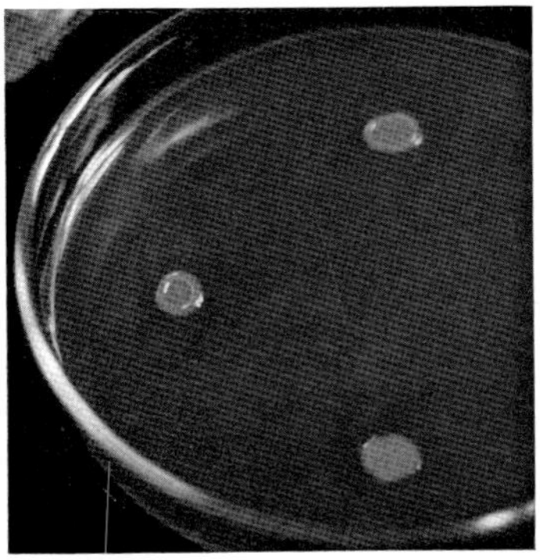

Abb. 26: Schleimwallbildung von Salm. paratyphi B (linke und obere Kolonie), fehlende Schleimwallbildung von Salm. java (untere Kolonie). Nähragar mit Phosphatzusatz, nach 24stdg. Bebrütung bei 37 und anschließender 48stdg. Bebrütung bei 16° C.

c) Salmonella enteritidis und S. dublin: Diese durch H-Antigen-Analyse trennbaren Keime (S. enteritidis: H:g, m; S. dublin: H:g, p) lassen sich biochemisch in mehrere Varianten aufteilen. Näheres hierzu siehe bei SEDLÁK-RISCHE: Enterobacteriaceae-Infektionen. 2. Aufl. Edition Leipzig 1968.

3. Epidemiologische Labormethoden

Lysotypie:

a) Typisierung gefundener Stämme des gleichen Serotyps mittels „adaptierter" Phagen, auch als „direkte Lysotypie" bezeichnet (angewandt z. B. bei der Typisierung von S. typhi mittels Vi-Bakteriophagen). Sie wurden gewonnen durch Verbesserung der Lysiseigenschaften bestimmter Phagen für differente Stämme (Lysotypen) des gleichen Serotyps. Voraussetzung exakter, vergleichbarer Ergebnisse ist die Verwendung der Phagen in der „kritischen Testverdünnung" (s. Fußnote S. 120).
b) Typisierung durch Nachweis sog. typbestimmender bzw. natürlicher Phagen, auch als „indirekte Lysotypie" bezeichnet. Die Bestimmung der verschiedenen Lysotypen beruht hierbei auf Nachweis und Identifizierung temperierter Phagen, die als Prophagen in den Bakterien vorhanden sind, mittels Typenstämmen. Die Methode wird z. B. angewandt bei der Lysotypie von S. typhi-murium in dem von BOYD u. Mitarb. entwickelten Verfahren, ferner ist sie auch von Bedeutung bei der Lysotypie von S. paratyphi B (System der „natürlichen Gruppierung" von SCHOLTENS), bei welcher daneben die Bestimmung auch mit Typisierphagen durchgeführt wird = „kombinierte Lysotypie".

Wegen der erforderlichen Spezialerfahrung in der methodischen Durchführung der Untersuchungen und in der Bewertung der Ergebnisse bleibt die Lysotypie innerhalb der verschiedenen Länder einigen wenigen Spezialinstituten vorbehalten (in der Bundesrepublik Deutschland z. B. Mikrobiologische Institute der Universitäten Bonn, Frankfurt und Berlin, Staatl. Bakteriologische Untersuchungsanstalt München). – Nationales Referenzlabor der BRD für die Lysotypie von S. typhi und S. paratyphi B: Institut für Medizinische Mikrobiologie und Immunologie der Universität Bonn. – Typisierung von S. typhi-murium: Robert Koch-Institut Berlin und Institut für Medizinische Mikrobiologie und Immunologie der Universität Bonn.

Bacteriocinotypie:

Entsprechend der direkten und indirekten Methode der Lysotypie kann man auch bei der Bacteriocinotypie zwei Arbeitsverfahren unterscheiden:

Bacteriocinotypie: Bestimmung der Empfindlichkeit gezüchteter Stämme gegen bekannte Colicine.

Bacteriocinogenotypie: Prüfung der Colicinbildung unbekannter Stämme gegen eine Kombination von Indikatorstämmen, entsprechend der indirekten Lysotypie.

Literatur:

BRANDIS, H.: Dtsch. med. Wschr. 91 (1966) 1737.

Biochemotypie:

Unterscheidung epidemiologisch differenter Stämme mit Hilfe biochemischer Verfahren.

Anwendung:

Bei Salmonella typhi: Am längsten geübt ist hier die Unterscheidung der Xylose-Vergärungstypen. Geeignet zur Prüfung ist nur die D(+)-Xylose, nicht die L(−)-Xylose (NICOLLE u. Mitarb. 1961).
Als Biotyp I gelten die Stämme, die Xylose innerhalb 24 Std. vergären; alle anderen Stämme werden zum Typ II gerechnet.

Bei Salmonella typhi-murium: Hier wird die kombinierte Anwendung der Biochemotypie empfohlen unter Verwendung des von KALLINGS u. LAURELL 1957 angegebenen Schemas. Näheres hierzu s. bei SEDLÁK-RISCHE, Enterobacteriaceae-Infektionen, 2. Aufl. S. 237, Edition Leipzig 1968.

4. Antikörpernachweis im Patientenserum

Von praktisch-diagnostischer Bedeutung sind serologische Untersuchungen bei den in der Regel durch Typhus- und Paratyphus (A, B, C)-Erreger, gelegentlich auch durch andere Salmonellen bedingten septikämischen Allgemeininfektionen. Routinemäßig werden serologische Untersuchungen in Mitteleuropa gewöhnlich mit Antigenen aus S. typhi und S. paratyphi B, evtl. noch mit solchen aus S. paratyphi A und C durchgeführt.
Serodiagnostische Methoden haben schließlich noch eine gewisse Bedeutung bei der Suche nach Typhus-Dauerausscheidern.

a) WIDAL-*Reaktion:* Siehe S. 420.

b) Hämagglutinations-Reaktion mit Vi-Antigen zur Feststellung von Typhusbakt.-Dauerausscheidern: Siehe S. 433.

Literatur:

BUCZOWSKI, Z.: In SEDLÁK-RISCHE: Enterobacteriaceae-Infektionen. 2. Auflage. Edition Leipzig 1968.
EWARDS, P. R., u. W. H. EWING: Identification of Enterobacteriaceae. 2nd ed. Burgess Publ. Co. Minneapolis 1962.
KAUFFMANN, F.: Die Bakteriologie der Salmonella-Species. Munksgaard, Kopenhagen 1961.
– Enterobacteriaceae. 2nd ed. Munksgaard, Kopenhagen 1954.
– Erg. Mikrobiol. u. Immun. Forsch. 30 (1957) 160.
– The Bacteriology of Enterobacteriaceae. Munksgaard, Kopenhagen 1966.
ROHDE, R.: Zbl. Bakt. I. Orig. 205 (1967) 404.

Salmonella-Zentralen:

Robert-Koch-Institut, Nationale Salmonella-Zentrale, 1 Berlin 65, Nordufer 20;

Hygiene-Institut, 2 Hamburg, Gorch-Fock-Wall;

Institut für bakterielle Darminfektionskrankheiten, Potsdam.

Gattung: Citrobacter

Citrobacter freundii

Syn. Escherichia freundii, Bethesda-Ballerup-Gruppe.

Im Genus Citrobacter werden gramnegative Stäbchen zusammengefaßt, die serologisch und biochemisch verwandt sind und deren wesentliche biochemische Eigenschaften – neben den für die Enterobacteriaceae gemeinsamen Charakteristika – hauptsächlich darin bestehen, daß sie Zitrat verwerten, H_2S zu bilden vermögen und beim KCN-Test Wachstum zeigen. Sie besitzen verschiedene, mosaikartig strukturierte O- und H-Antigene, ähnlich denen anderer Genera der Enterobacteriaceae. In einem von WEST und EDWARDS (1954) aufgestellten und von SEDLÁK und ŠLAJSOVÁ (1959 und 1966) erweiterten Antigenschema werden

177 Serotypen aufgeführt. Es existieren serologische Beziehungen zu zahlreichen anderen Vertretern der Enterobacteriaceae, wobei Verwandtschaften zu Salmonella-Typen relativ häufig beobachtet werden und u. U. Anlaß zu Schwierigkeiten in der Diagnostik geben können. Vereinzelte Stämme enthalten das von S. typhi bekannte K-Antigen (Verwendung zur Herstellung von Vi-Serum).

Die Keime kommen in menschlichen und tierischen Ausscheidungen und damit auch in der Umwelt des Menschen, im Boden, (Oberflächen-) Wasser usw. vor. Bestimmte Serogruppen sind nach SEDLÁK als bedingt pathogen für den Menschen zu betrachten. Wiederholt sind Lebensmittelinfektionen durch verschiedene Serotypen in Form von relativ benignen (Gastro-)Enteritiden beschrieben worden. Eine besondere Bedeutung wird den Stämmen der O-Gruppen 8 und 22 beigemessen, die vorwiegend und wiederholt bei Zystopyelitis, Cholezystitis, Otitis und anderen Eiterungen, auch bei purulenter Meningitis, gefunden wurden.

Schwieriger zu beurteilen ist die Rolle des Citrobacter im Einzelfall bei Darminfektionen. Gelingt der Nachweis des gleichen Erregertyps aus den genossenen Nahrungsmitteln in größerer Menge, so ist es naheliegend, auf eine ätiologische Rolle des Keimes zu schließen. Von Wert ist hier, wie auch sonst, der Nachweis homologer Antikörper im Serum.

Untersuchungsmaterial: Stuhl bei enteritischen Erscheinungen (möglichst gleichzeitig Proben der in den letzten 24 Std. zugeführten Speisen), Urin, Eiter etc.

Gang der Untersuchung

1. Mikroskopisches Präparat: Gramnegative, von anderen Enterobacteriaceae nicht zu unterscheidende, meist bewegliche Stäbchen.

2. Isolierung: Gutes Wachstum auf einfachen Nährböden. Eine kulturmorphologische Unterscheidung insbesondere von Colibakt. sollte vor allem das H_2S-Bildungsvermögen ausnützen. Auf laktosehaltigen Nährböden, die diese Eigenschaft nicht anzeigen, sind Citrobacter-Stämme, soweit sie Laktose prompt spalten, von Escherichia coli nicht zu unterscheiden. Galle, gallensaure Salze und Brillantgrün hemmen das Wachstum von Citrobacter nicht.

Bei der Kultur läßt sich der Keim auf Medien leichter erfassen, die außer den für Citrobacter neutralen Hemmstoffen ein Indikatorsystem zum Nachweis der H_2S-Bildung enthalten:

WILSON-BLAIR-*Nährboden:* Teilweise ziemlich üppiges Wachstum in Form hellgrüner, brauner oder schwarzer Kolonien; Nährboden unter den Kolonien unverändert.

SS- und LEIFSON-*Agar:* Intensiv rosarot gefärbte (bei prompter Laktosespaltung) bzw. helle Kolonien (Laktose nicht oder verzögert spaltende Arten) mit schwarzem Zentrum.

3. Identifizierung: Citrobacterstämme sind aufgrund der biochemischen Kennzeichen gemäß folgender Tabelle zu erkennen:

Biochemische Charakteristika von Citrobacter (nach SEDLÁK, J., in SEDLÁK-RISCHE, Enterobacteriaceae-Infektionen. 2. Aufl., Edition Leipzig 1968)

Dex (Gas)	Lak	Sac	Man	Ino	Sal	Malo	PAD	ADH	LDC	Hst	H_2S	Zit	Ind	KCN	Bew.
+	+/v	w	+	–/v	w	w	–	+	–	–/v	+	+	–/v	+	(+)

Abgrenzung des Citrobacter von

Salmonella (bei laktosenegativen Citrobacterstämmen): Mittels KCN-Test (Salm.: –[1], Citrob.: +); LDC (Salm.: +, Citrob.: –);

Proteus: Mittels Phenylalanin- oder Lysindeaminase (Prot.: +[2], Citrob.: –);

Hafnia (gewisse Stämme mit deutlicherer H_2S-Bildung): Mittels VOGES-PROSKAUER-Reaktion (Hafnia: +, Citrob.: –).

[1] Außer Salmonella-Subgenus IV.

[2] Lysindeaminase bei Proteus morganii meist negativ oder verzögert positiv.

4. Antikörpernachweis im Patientenserum:

Mittels der WIDAL-Reaktion (s. ds.) unter Verwendung einer 20stündigen Agarabschwemmung (nach 20stündiger Bebrütung des Keimes bei 37°C), nach 1stündigem Kochen, zum Nachweis der O-Antigene. Als H-Antigene dienen 16stündige, durch 0,5% Formalin abgetötete Bouillonkulturen.

Gattung: Klebsiella (Kapselbakterien)

Eine gemeinsame Eigenschaft der Klebsiellen ist das Vorhandensein einer Kapsel. Sie ist bei frisch von Menschen oder Tieren isolierten Keimen festzustellen, wird jedoch bei wiederholter Kultur auf künstlichen Nährböden oft nicht mehr ausgebildet. Die Kapsel tritt in diesem Fall nach Verimpfung der Klebsiellen auf empfindliche Tiere (weiße Mäuse) wieder in Erscheinung. Gemeinsam ist den Keimen dieser Gruppe außerdem ihre Züchtbarkeit auf einfachen Nährböden, wo sie – zumindest in der Primärkultur – in schleimigen Kolonien wachsen.

Abgesehen von den allen Enterobakteriazeen gemeinsamen Eigenschaften (s. S. 92) gibt es eine Reihe von biochemischen Merkmalen, die für alle Klebsiella-Bakterien charakteristisch sind und die in der Regel eine Abtrennung von anderen Genera auf biochemischem Wege ermöglichen. Die für die Gattung gemeinsamen Kennzeichen sind in der folgenden Tabelle zusammengefaßt:

Gemeinsame biologische Merkmale der Klebsiella-Bakterien

Bew	Kapsel[1]	Dex	Ino	Man	Mal	Gly	Sor	Ado	Sal	Ara
–	+	+	+	+	+	+	+	+	+	+

Xyl	Raf	H_2S	Ind	Gel	KCN	PAD	ADH	ODC	Hst
+	+	–	–[3]	–	+	–	–	–	±[2]

[1] Im Originalpräparat und in der Primärkultur.
[2] Ausnahme: Kl. rhinoscleromatis und ein Teil der Stämme von Kl. ozaenae (negativ).
[3] Kl. aerogenes nach COWAN und STEEL nicht selten positiv. – Indol- und gleichzeitig Gelatinase-positive Stämme werden auch als Kl. oxytoca bezeichnet.

Sieht man von relativ selten vorkommenden Arten wie Kl. ozaenae und Kl. rhinoscleromatis ab, so bestehen für die übrigen Keime dieser Gruppe noch weitere Gemeinsamkeiten in der Gasbildung aus Dextrose (mit einzelnen Ausnahmen), in der Verwertung von Ammoniumzitrat als einziger Kohlenstoff- und Stickstoffquelle, im Vorhandensein der Lysindekarboxylase und in der Malonatverwertung.

Insgesamt ergibt sich, daß ein Teil der Zitrat-verwertenden, Urease-haltigen, Inosit-spaltenden – bei fehlender oder nicht geprüfter Beweglichkeit – bisher als Aerobacter aerogenes bezeichneten Stäbchen im Genus Klebsiella unterzubringen ist, während andere, ebenfalls als Aerobacter (aerogenes und cloacae) bezeichnete Mikroorganismen nun dem von HORMAECHE und EDWARDS vorgeschlagenen Begriff des Enterobacter zuzuordnen sind (s. S. 129).

Die Klebsiellen können die folgenden drei Arten von Antigenen aufweisen:

a) Kapsel-(K-)Antigene: Vorhanden bei bekapselten Formen. Ihr Nachweis bildet die Grundlage der serologischen Einteilung der Erregergruppe. Inzwischen sind etwa 80 K-Serotypen bekannt. Die Bestimmung erfolgt mittels der Kapselquellungsreaktion (S. 493). Infolge von Antigenverwandtschaften bestehen Kreuzreaktionen innerhalb der Klebsiella-Gruppe, ferner auch mit anderen Erregern (u.a. mit Pneumococcus, Typ 2).

b) Somatische (O-) Antigene: Nachzuweisen durch Agglutination nach 2 ½ Std. Erhitzung von Bakteriensuspensionen auf 120° C. Derzeit sind neun, aufgrund differenter O-Antigene (Bezeichnung mit arabischen Zahlen) unterscheidbare Klebsiella-Untergruppen bekannt. Innerhalb der Untergruppe wird durch Kapselquellungsreaktion mittels Anti-K-Serum die Typenzugehörigkeit bestimmt.

c) Rauh-(R-)Antigen: Tritt auf bei meist kleinen, kegelförmigen, rauhen Kolonien (häufig in alten Laboratoriumskulturen).

Gang der Untersuchung

1. Mikroskopisches Präparat: Gramnegative, meist kurze, unbewegliche Stäbchen mit abgerundeten Enden, im Originalausstrich und im Ausstrich von der Primärkultur charakteristischerweise von einer Schleimkapsel umgeben. Einzelne Bakterien wirken fast wie Kokken. Vor allem in älteren Kulturen treten Involutionsformen (unregelmäßige, z. T. fadenartige Gebilde) auf.

Zur Darstellung der Kapseln und der Schleimsubstanz eignet sich am besten das Tuscheverfahren nach BURRI (S. 515).

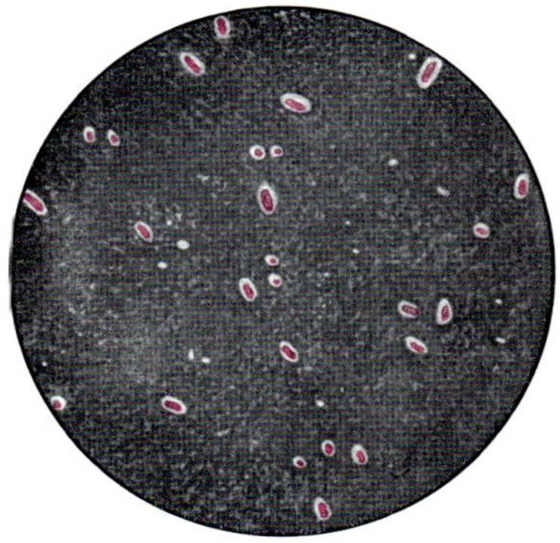

Abb. 29: Klebsiella aerogenes. Tuschepräparat (und Fuchsinfärbung) von 18stdg. Agarkultur. Vergr. 800fach.

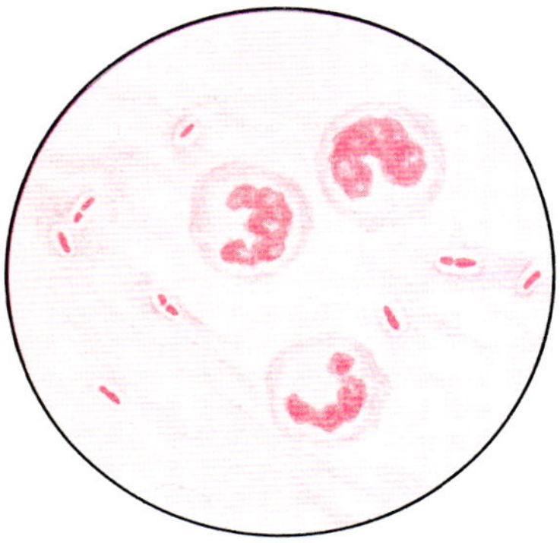

Abb. 27: Klebsiella pneumoniae. Originalpräparat von Sputum: Zumeist plumpe, gramnegative, von einer Kapsel umgebene Stäbchen, teilweise in Diplo-Lagerung. GRAM-Färbung. Vergr. 800fach.

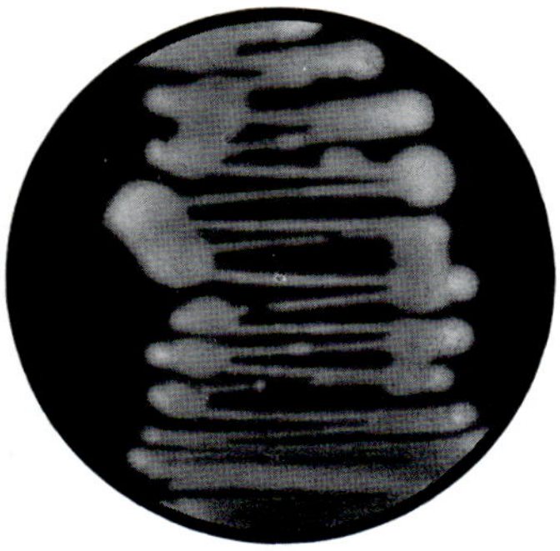

Abb. 28: Klebsiella pneumoniae. 24stdg. Kultur auf Blutagar: Schleimige, feucht glänzende Kolonien mit Neigung zum Konfluieren. Etwa natürliche Größe.

2. Isolierung: Gutes Wachstum auf einfachem Nähragar und üblichen Laktose-Indikatornährböden in Form großer, schleimiger, z. T. zum Konfluieren neigender Kolonien, die wegen der meist vorhandenen Laktosefermentation gewöhnlich rosa bzw. rot (z. T. mit Fuchsinglanz) gefärbt sind. Auf WILSON-BLAIR-Agar Wachstum als graubraune, schleimige Kolonien. Auf Blutagar gutes Wachstum in Form durchscheinender bis grauer, gewölbter, schleimiger, z. T. zusammenfließender Kolonien.

3. Identifizierung: Im Handel sind polyvalente, K- und O-Antikörper enthaltende Sera erhältlich, mit denen diejenigen Typen erfaßt werden, die hauptsächlich als Krankheitserreger in Betracht kommen (Difco); als exakter gegenüber der Agglutination gilt die NEUFELDsche Kapselquellungsreaktion (S. 493).

Durch verschiedene biochemische Methoden lassen sich nach ŚLOPEK und DURLAKOWA (1967) vier verschiedene Klebsiella-Arten (und in zwei Species noch je eine Variante) gemäß der folgenden Tabelle abgrenzen.

Abgrenzung der Klebsiellen von anderen Enterobacteriaceae: Differentialdiagnostisch in Frage kommen hier vor allem schleimig wachsende Escherichien (E. coli mucosa) sowie Keime der Enterobacter-, Hafnia- und Serratia-Gruppe.

E. coli (mucosa): Abgrenzbar durch negativen KCN-Test, fehlende Inosit- und Harnstoffspaltung, positive Indolreaktion.

Biochemische Differenzierung der Klebsiella-Arten (verkürzt, nach Ślopek und Durlakowa)

Klebsiella	Dex (Gas)	Lak	MR	VP	Zit	Hst	Malo	LDC
Kl. aerogenes	+	+	—	+	+	±	+	+
Kl. pneumoniae	+	+	+	—	+	±	+	+
Kl. ozaenae	w	(+)	+	—	w	w	—	—
Kl. rhinoscleromatis	—	—	+	—	—	—	+	—

In der Tabelle bedeuten:
+ = über 75% positive Reaktion.
w = 25 bis 75% positive Reaktion.
— = unter 25% positive Reaktion.

Enterobacter, Serratia (pigmentlose Formen) und Hafnia: Abgrenzbar in der Regel durch Beweglichkeit und durch positive Ornithindekarboxylase.

Proteus: Abgrenzbar durch Beweglichkeit, kräftigere Harnstoffspaltung und positive Phenylalanindeaminase (und – mit Ausnahme der meisten Pr. morganii-Stämme – positive Lysindeaminase).

Klebsiella aerogenes

Diese Art bildet fast stets Gas bei der Spaltung von Dextrose, Laktose und Saccharose. Antigenaufbau: Es können nahezu alle bekannten K-Antigene vorkommen.

Endo- *und* McConkey-*Agar:* Große, meist rosa, schleimige, gewölbte Kolonien.

Der Keim kommt vielfach in der Außenwelt vor (Boden, Luft, Milch, Wasser, Pflanzen), ferner im Darm gesunder Personen.
Als Krankheitserreger spielt Kl. aerogenes vor allem im Urogenitaltrakt eine Rolle, wo er allein, oft jedoch zusammen mit anderen Enterobacteriaceae und Enterokokken, bei Zystitis, Zystopyelitis, gelegentlich auch bei Hoden- und Nebenhodenentzündung sowie bei Entzündungen des weiblichen Genitale gefunden wird. Meist handelt es sich dabei um die Typen K 8, 9 und 10. Eine ätiologische Rolle spielt der Keim öfters auch bei Cholezystitis, Otitis media, ferner im Bereich der Nasennebenhöhlen. Auch Sepsis und Meningitis sowie Enteritiden durch Kl. aerogenes wurden beschrieben.

Hinzuweisen ist darauf, daß die Abgrenzung der Species Kl. aerogenes von der im folgenden besprochenen Kl. pneumoniae z.T. nicht anerkannt wird und die hier getrennt abgehandelten Keime gemeinsam in der Art Kl. pneumoniae zusammengefaßt werden, da sich die beiden Hauptunterscheidungsmerkmale Methylrot- und Voges-Proskauer-Reaktion als variabel erwiesen haben (je nach Herkunft der Stämme). Die oben als Kl. aerogenes beschriebenen Stämme werden in der Regel aus Urin, Stuhl und Eiter, die anderen Klebsiellen dagegen gewöhnlich aus den oberen Luftwegen isoliert; insofern mag eine gewisse Berechtigung einer Unterteilung in zwei verschiedene Arten für die Praxis gegeben sein.

Klebsiella pneumoniae

Syn. Bact. pneumoniae Friedländer

Dieser Keim unterscheidet sich von Kl. aerogenes durch eine negative Voges-Proskauer-Reaktion und von den übrigen Klebsiellen durch die positive Lysindekarboxylase. Weitere Unterscheidungsmerkmale s. o., Tab. Auch diese Keime sind im Antigenaufbau nicht einheitlich.

Endo- *und* McConkey-*Agar:* Stark schleimige, meist rosafarbene, z.T. tropfenartige Kolonien mit Neigung zum Konfluieren. Nach Berührung mit der Öse bildet sich oft ein Schleimfaden. Infektionen (überwiegend durch Serotypen 3 und 4) betreffen die tieferen Atemwege, wo sie sich als sekundäre, besonders bösartige Pneumonien manifestieren, ferner gelegentlich die Nasennebenhöhlen (Sinusitis) und die Schleimhäute der oberen Atemwege (unspezifische Katarrhe). Gelegentlich wird der Erreger auch bei Urogenitalinfektionen sowie bei Gallenblasen- und anderen Entzündungen isoliert.

Klebsiella ozaenae

Triv. Ozaena-Bakterien.

Diese Stämme nehmen biochemisch eine Zwischenstellung zwischen den oben besprochenen Klebsiellen und der Kl. rhinoscleromatis (s. u.) ein. Von letzterer lassen sie sich gewöhnlich durch fehlende Malonatverwertung unterscheiden. Bei den relativ häufigen atypischen Stämmen kann die Abgrenzung schwierig oder unmöglich sein, es sei denn, es wird der Fundort oder das klinische Bild zur Diagnose mit herangezogen oder es läßt sich eine serologische Abgrenzung vollziehen (bei Ozaena-Bakterien überwiegen die Serotypen 4, 5 und 6; Kl. rhinoscleromatis kommt nach DURLAKOWA u. Mitarb. ausschließlich als Serotyp 3 vor). Biochemische Merkmale s. Tab. S. 127.
Im Gegensatz zu den vorher besprochenen Klebsiellen, die in der Außenwelt nachgewiesen werden können, wird Kl. ozaenae nur im Material von Kranken oder Bakterienträgern gefunden.
Die Koloniemorphologie auf Laktose-Indikator- und auf Blutplatten entspricht weitgehend der von Kl. pneumoniae. Auf LEVINE-Agar schlechtes Wachstum.
Ozaena-Bakterien werden als Erreger der Ozaena (Rhinitis atrophicans foetida) angesehen, einer übelriechenden Entzündung der Nasenschleimhaut, die charakterisiert ist durch die Sekretion eines zäh-schleimigen, rasch in Form von Borken eintrocknenden Sekretes. Als Begleitkeime finden sich häufig Diphtheriebakterien-ähnliche Keime (Corynebact. belfanti), ferner Fäulniserreger (zur Hauptsache Proteus-, seltener Pyocyaneus-Bakterien).

Klebsiella rhinoscleromatis

Triv. Rhinosklerom-Bakt.
Kennzeichen des Keimes sind der anaerogene Dextroseabbau und die fehlende Verwertung von NH_4-zitrat. Weitere biochemische Charakteristika s. Tabelle S. 127. Bei Kl. rhinoscleromatis handelt es sich stets um den Serotyp 3. Wuchsform auf den üblichen Laktose-Indikatornährböden und Blutagar ähnlich wie Kl. pneumoniae und Kl. ozaenae, schlechtes Wachstum auf LEVINE-Agar.

Der Keim ist der Erreger des Rhinoskleroms, einer chronischen Naseninfektion. Die anfangs weichen Infiltrate gehen rasch in Narben über; später treten hypertrophierende, die oberen Luftwege einengende Prozesse in den Vordergrund. Als Infektionsquelle dürften Kranke und Keimausscheider in Betracht kommen. Außerhalb des menschlichen Körpers oder des von Kranken stammenden Materials wurde der Erreger bisher nicht gefunden. Die Inkubationszeit dürfte mehrere Monate bis Jahre betragen.

Antikörpernachweis im Patientenserum:

Beim Rhinosklerom lassen sich spezifische Antikörper bereits im Anfangsstadium der Krankheit nachweisen. Die serologische Untersuchung stellt daher in dieser Phase der Erkrankung, ferner auch bei atypischen und latenten Formen ein wertvolles Hilfsmittel der Diagnostik dar. Der Antikörpernachweis kann erfolgen mittels

a) Agglutinationsreaktion: Unter Verwendung lebender Bakterien in Form der WIDAL-Reaktion. Als krankheitsspezifisch gilt ein Titer von über 1:200.

b) Komplementbindungsreaktion: Siehe S. 477.

Literatur:

KAUFFMANN, F.: The Bacteriology of Enterobacteriaceae. Munksgaard, Kopenhagen 1966.
ŠLOPEK, S., in SEDLÁK-RISCHE: Enterobacteriaceae-Infektionen. 2. Aufl. Edition Leipzig 1968.

Abgrenzung der Klebsiellabakterien von E. coli (mucosa), Enterobacter, Hafnia, Serratia, Proteus.

	Kapsel	Bew	Hst	ODC	Pigment	KCN	Zit	Malo	PAD
Klebsiella	+	–	±	–	–	+	(+)	(+)	–
Escherichia coli (mucosa)	±	(+)	–	w	–	–	–	–	–
Enterobacter	(–)	+	–[1]	+	–	+	+	w	–
Hafnia	–	+	–	+	–	+	w	+	–
Serratia	–	+	w	+	(+)	+	+	–	–
Proteus	–	+	+	w	–	+	w	–	+

[1] Nach EWING (1970): w.

Gattung: Enterobacter

Nach Ewing und Edwards sind drei verschiedene Species zu unterscheiden:

1. *Enterobacter, Untergruppe A,* entsprechend Enterobacter (Aerobacter) cloacae,
2. *Enterobacter, Untergruppe B,* entsprechend Enterobacter (Aerobacter) aerogenes,
3. *Enterobacter, Untergruppe C,* entsprechend Enterobacter (Aerobacter) liquefaciens.

Gemäß der vom Subkomitee für die Nomenklatur der Enterobacteriaceae (1963) angenommenen Definition handelt es sich bei der Gattung Enterobacter um gramnegative, bewegliche Stäbchen mit den allgemeinen Charakteristika der Enterobacteriaceae und den in folgender Tabelle aufgeführten biochemischen Merkmalen:

Biochemische Merkmale des Genus Enterobacter

Dex (Gas)	Lak	Sac	Man	Dul	Sor	Ara	Xyl	Raf	Sal	PAD	ODC	Hst	Zit	Ind	H_2S	KCN
(+)	(+)	(+)	+	−	+	+	+	+	(+)	−	+	−[1]	+	−	−	+

[1] Nach Ewing (1970): w.

Verschiedene Stämme, besonders der Untergruppe B (Ent. aerogenes), zeigen abweichende Reaktionen, so fehlende Gasbildung aus Dextrose und fehlende bzw. verzögerte Spaltung von Laktose und Saccharose.

Die Unterteilung in die drei Untergruppen A, B und C ist möglich bei Prüfung der in der folgenden Tabelle zusammengestellten Reaktionen.

Differenzierung der Enterobacter-Untergruppen

Enterobacter	Rha	Malo	ADH	LDC	Gel	VP[1]	MR[1]
Untergruppe A (Ent. cloacae)	+	+	+	−	±	+	−
Untergruppe B (Ent. aerogenes)	+	+	−	+	w	+	−
Untergruppe C (Ent. liquefaciens)	−	−	−	±	+	w	w

[1] Ausnahmen kommen besonders bei Ent. aerogenes vor.

Von Sedlák u. Mitarb. wurde ein Antigenschema erstellt, das 19 verschiedene O-Gruppen umfaßt. Antigenverwandtschaften bestehen mit einzelnen Salmonellen und mit Sh. boydii.

Für verschiedene Enterobacter-Serotypen hat die Erreger-Rolle bei menschlichen Infektionen als gesichert zu gelten. Im Vordergrund stehen nach Sedlák akute enterale Infektionen, gefolgt von Infektionen der Harnwege. Außerdem sind eitrige Infektionen der Haut, der Gallenwege, der Bronchien, der Meningen sowie Septikämien durch Enterobacterstämme beschrieben.

Außer im Darminhalt von Mensch und Tier werden die Keime häufig im Boden, an Gräsern, im Abwasser etc. gefunden.

Untersuchungsmaterial: Stuhl, Urin, Gallensaft, Eiter, Liquor, Sputum, Abstriche etc.

Gang der Untersuchung

1. Mikroskopisches Präparat: Gramnegative, meist kurze und bewegliche, von anderen Enterobakterien nicht unterscheidbare Stäbchen.

2. Isolierung: Auf den üblichen, für die Züchtung von Enterobacteriaceae verwendeten Nährböden. Auf laktosehaltigen Nährböden wie Endo-Agar sind die Kolonien von Laktose prompt spaltenden Stämmen rot und zeigen Metallglanz wie Colibakterien, sie erscheinen z.T. etwas stärker gewölbt, sind aber nur durch weitere biochemische Prüfungen von Escherichia coli zu unterscheiden. Kolonien von Laktose langsam abbauenden Stämmen, insbesondere der Untergruppe C, sehen ähnlich aus wie pathogene Darmkeime.

3. Identifizierung: Bei coliähnlichen Kolonien kann die Überprüfung der Verwertung von NH_4-zitrat einen wichtigen Anhalt bieten, wenn der Ansatz einer größeren biochemischen Testbatterie nicht von vornherein erfolgen kann. Bei entsprechendem Reaktionsausfall ist die Testreihe in geeigneter Form (s. Tabelle S. 129) zu erweitern.

Abgrenzung von Klebsiella: Ornithindekarboxylase, Beweglichkeit (Klebsiella: negativ).

Abgrenzung von Salmonella: KCN-Test, Salicinspaltung (Salmonella: negativ), H_2S (Salmonella: positiv mit einzelnen Ausnahmen).

Abgrenzung von schleimig wachsenden Escherichien: Zitratverwertung (E. coli: negativ).

Abgrenzung von Shigella: KCN-Test, Salicinspaltung (Shigella: negativ), Beweglichkeit (Shigella: unbeweglich).

Abgrenzung von Citrobacter: H_2S-Bildung (Citrobacter: positiv).

Abgrenzung von Hafnia und nichtpigmentierter Serratia: Raffinosespaltung (Hafnia und Serratia: negativ).

Abgrenzung von Proteus und Providencia: Phenylalanindeaminase (Proteus-Providencia: positiv). Lysindeaminase (Proteus-Providencia: positiv, mit Ausnahme der meisten Pr. morganii-Kulturen).

Gattung: Hafnia

Möglicherweise besteht diese Gruppe aus mehreren, biochemisch differenten Subgenera, denen die Grundmerkmale der Enterobacteriaceae (S. 92) gemeinsam sind. Soweit einige der in der folgenden Tabelle angegebenen Merkmale von gewissen, hierher gehörenden Keimen nicht vollständig erfüllt werden, kann man sie als Hafnia-ähnliche Organismen bezeichnen. – Von einem Teil der Autoren werden die Hafnia-Keime als eine Species des Genus Enterobacter aufgefaßt (Enterobacter hafniae).

Praktisch von Bedeutung sind die häufigen Antigenbeziehungen der Hafnien zu sämtlichen Shigella-Untergruppen, aber auch zu Salmonellen, ferner zu Citrobacter.

Nachdem Hafnien bei schweren Dysenteriefällen mit blutig-eitrigem Stuhl in Reinkultur gefunden wurden und es gelang, identische Stämme von den Erkrankten und von vorher aufgenommenem Fleisch zu isolieren, muß auf eine ätiologische Rolle der Keime bei enteralen Infektionen geschlossen werden.

1. Morphologie und Kultur: Gramnegative, bewegliche, von anderen Enterobacteriaceae mikroskopisch nicht unterscheidbare Stäbchen, die auf den üblichen Auslesenährböden im Wachstum anderen Laktose-negativen Arten gleichen.

Charakteristisch ist das Wachstum auf weichem Agar: Um zentrale, dichtere Bakterienansammlungen kommt es zur Entwicklung zahlreicher kleiner Tochterkolonien.

2. Identifizierung: Nach Abimpfung auf polytrope Medien können bei schwacher Gasbildung übergreifende Reaktionen mit Shigellaseren zu Fehldiagnosen führen, wenn die biochemische Prüfung nicht entsprechend ausgedehnt wird. Die Abgrenzung gegenüber Shigellen ist in der Regel mittels Beweglichkeitsprüfung möglich (6stdg. Bouillonkultur, 22° C).

Kennzeichnend für Hafnien ist der temperaturabhängige Ausfall der Methylrot-Reaktion (22°C: —, 37° C: meist +) bei weitgehender Temperaturunabhängigkeit der Voges-Proskauer-Reaktion. Eine vorrangige Bedeutung kommt nach Van Oye auch der Malonatverwertung und der fehlenden Sorbitspaltung zu.

Gattung: Serratia

Serratia marcescens

Syn. Bact. prodigiosum.

Der Keim kann auf kohlenhydrathaltigen Lebensmitteln blutstropfenartige Flecke bilden, wodurch die Vorstellung einer „Verwandlung" in Blut (lat. prodigium Wunder) erweckt werden kann.

Es handelt sich um eine biochemisch einheitliche

Biochemische Charakteristika der Hafnia-Gruppe

Dex (Gas)	Lak	Sac	Man	Sal	Sor	Malo	Hst	Ind	H_2S	KCN	PAD	ADH	ODC	LDC	Gel	MR		VP	
																22°	37°	22°	37°
+	—/v	w	+	w	—	+	—	—	±	+	—	—	+	+	—	—	(+)	+	(+)

Gruppe beweglicher gramnegativer Stäbchen, die die Charakteristika der Enterobacteriaceae aufweist und mittels der in der folgenden Tabelle zusammengestellten biochemischen Reaktionen von den anderen Genera dieser Familie abgetrennt werden kann:

Biochemische Charakteristika von Serratia

Dex (Gas)	Lak	Sac	Man	Sal	Malo	Hst	Ind	H_2S	KCN	PAD	ADH	ODC	LDC	Gel	Pigm.
w[1]	–/v	+	+	+	–	w	–	–	+	–	–	+	+	+	(+)

[1] Wird Gas gebildet, dann gewöhnlich nur in geringer Menge.

Bebrütung bei Zimmertemperatur ergibt bei wesentlich mehr Stämmen die Bildung des charakteristischen, meist ziegelroten Pigmentes (Prodigiosin) als die Bebrütung bei 37° C. Die Pigmentbildung kann oft durch Zusatz von Mannit (0,5%) zum Nährsubstrat und durch Lichteinwirkung gefördert werden; Zusatz von Fleischextrakt wirkt dagegen meist hemmend.

In einem von Ewing u. Mitarb. 1959 aufgestellten Antigenschema sind 9 O-Gruppen, in einem von Sedlák u. Mitarb. 1965 aufgestellten Antigenschema sind 10 O-Gruppen zusammengestellt.
Die Serratiastämme sind zur Bildung von Colicinen, sog. Marcescinen, befähigt, die sowohl gegen Serratien als auch gegen Escherichien wirksam sind.

Die aus Wasser und Boden züchtbaren Serratien galten lange Zeit als apathogen. Diese Auffassung läßt sich nach neueren Untersuchungen nicht mehr aufrechterhalten. Die Keime wurden in den letzten Jahren wiederholt aus Eiter, Urin, Blut etc. isoliert. Als Ursache der Häufung von Serratiainfektionen werden neben Verbesserung der Diagnostik (besonders bei pigmentlosen Stämmen) Virulenzänderungen, Störungen der Resistenzlage und Verschiebung der Keimflora bei längerdauernder Antibiotikatherapie angenommen.

1. Morphologie und Kultur: Gramnegative, meist kurze bis kokkoide, bewegliche Stäbchen, die gut auf üblichen Nährböden wachsen. Pigmentlose Stämme wachsen gewöhnlich wie andere Laktose-negative Enterobacteriaceae auf Laktose-Indikatornährböden wie Endo- oder McConkey-Agar in Form von hellen Kolonien.

2. Identifizierung: Diagnostische Schwierigkeiten und Fehldiagnosen sind möglich bei pigmentlosen Stämmen. Bei Verdacht Ansatz eines die Pigmentbildung fördernden Mediums (s. o.) und Bebrütung bei 22° C unter Lichteinwirkung. Zur Differenzierung ist eine Auswahl der in obiger Tabelle zusammengestellten Teste zu verwenden. Differentialdiagnostisch sind vor allem Hafnia und Enterobacter in Betracht zu ziehen (s. Tab. S. 128).

Besondere praktische Bedeutung hat der „Prodigiosus" in seiner Eigenschaft als starker Sauerstoffzehrer bei der Anaerobenzüchtung (Fortner-Verfahren, S. 519).

Proteus-Providencia-Gruppe

Die folgende Beschreibung hält sich aus Gründen der Übersichtlichkeit, ohne zu den z.T. noch ungeklärten Fragen hinsichtlich der Taxonomie dieser Bakteriengruppe Stellung zu nehmen, im wesentlichen an die in der letzten Ausgabe von Bergey's Manual (1957) vollzogene Einteilung der Proteusbakterien in Prot. vulgaris, Prot. mirabilis, Prot. morganii, Prot. rettgeri und schließt die unter der Bezeichnung Providencia zusammengefaßten Stäbchen in diese Gruppe ein.

Nach dem Vorschlag des Nomenklatur-Subkomitees (1963) sind zu der Gruppe gramnegative Stäbchen zu rechnen, die außer den für alle Enterobakterien gültigen Merkmalen die in der folgenden Tabelle aufgeführten gemeinsamen Eigenschaften aufweisen.

Biochemische Eigenschaften der Proteus-Providencia-Gruppe

Dex (Gas)	Lak	Hst	Dul	Malo	PAD	ADH	LDC	KCN	MR	VP
+ [1]	–	+ [2]	–	–	+	–	–	+	+	– [3]

[1] Gasbildung fehlt bei einem Großteil der Prot. rettgeri- und bei den Providencia-stuartii-Stämmen.
[2] Harnstoffspaltung fehlt bei Providencia.
[3] Prot. mirabilis: Wechselnder Ausfall.

Die Unterteilung der Gruppe ergibt sich mit Hilfe der in der folgenden Tabelle zusammengestellten Reaktionen:

Biochemische Differenzierung innerhalb der Proteus-Providencia-Gruppe

	Dex (Gas)	Sac	Man	Mal	Ino	Ado	Hst	Ind	Zit	H_2S	Gel	ODC
Prot. vulgaris	+	(+)	–	+	–	–	+	+	w	+	+	–
Prot. mirabilis	+	w	–	–	–	–	+	–	w	+	+	+
Prot. morganii	+	–	–	–	–	–	+/v	+	–	–	–	+
Prot. rettgeri	(–)	w	+/v	–	+	+	+	+	+	–	–	–
Prov. alcalifaciens	+	w	–	–	–	+	–	+	+	–	–	–
Prov. stuartii	–	w	w	–	+	–	–	+	+	–	–	–

Proteusbakterien sind ubiquitär in der Natur verbreitet (im Boden und Abwasser, an Pflanzen, insbesondere in faulendem organischen Material). Sie kommen in geringerer Menge regelmäßig im menschlichen und tierischen Dickdarm vor; besonders reichlich findet sich Proteus im Stuhl oft bei antibiotischer Therapie und im Gefolge von Darminfektionen durch Shigellen und Salmonellen. Daß Proteusbakterien pathogene Eigenschaften bei Mensch und Tier entfalten können, kann insbesondere für Urogenitalinfektionen, für (hauptsächlich sekundäre) Wund- und chronische Hautinfektionen, aber auch für Entzündungen der Meningen, des Mittelohres etc. als gesichert gelten. Auch Septikämien, meist mit schwerem Verlauf, kommen vor. Bekannt sind weiter Ausbrüche von Lebensmittelvergiftungen nach Wucherung von Proteus in den Speisen. Nach verschiedenen Autoren müssen zumindest gewisse Serotypen von Proteusbakterien als Ursache von sporadischen und epidemischen, besonders das Kleinkindesalter betreffenden Gastroenteritiden angesehen werden.

Die beweglichen Stämme enthalten somatische (O-) und Geißel-(H-)Antigene; vereinzelt wurden auch K-Antigene nachgewiesen (bei Providencia) bzw. thermolabile Zellwandantigene, welche die O-Agglutination begünstigen (häufig bei Prot. morganii). Innerhalb der Proteus-Providencia-Gruppe und zu den übrigen Enterobakterien bestehen verschiedentlich Antigenverwandtschaften.

Prot. vulgaris und Prot. mirabilis sind in einem Antigenschema zusammengefaßt, das in 49 O-Gruppen 110 Serotypen umfaßt (Kauffmann und Perch [1950]; Perch, B: Acta path. microbiol. scand. 25 [1948] 703); weitere Schemata wurden aufgestellt von Winkle (1946) und Mikolášová (1949). Entsprechende Antigenschemata sind auch aufgestellt für Prot. morganii von Rauss und Vörös 1959 (66 Serotypen in 32 O-Gruppen), für Prot. rettgeri von Namioka und

Mitarb. 1958 (34 O- und 26 H-Antigene) und für Providencia von EWING u. Mitarb. 1954 (156 Serotypen mit 62 O- und 30 H-Antigenen).

Besondere Bedeutung und routinemäßige Anwendung bei der serologischen Fleckfieberdiagnostik (s. S. 424) haben folgende Proteustypen gefunden:

Proteus X 19 = Proteus weili: Von WEIL und FELIX aus dem Harn, später gelegentlich aus dem Blut von Fleckfieberkranken gezüchtet und X-Stamm genannt (biochemisch: Prot. vulgaris). Sein O-Antigen ist verwandt mit einem entsprechenden Antigen der Fleckfieber-Rickettsien. Die darauf beruhende Agglutinabilität im Serum Fleckfieberkranker kommt am stärksten bei zwei Stämmen, X 2 und X 19 zum Ausdruck. Da es nur auf die O-Agglutination ankommt, wird jetzt allgemein eine geißellose Variante, OX 19, benutzt. O-Antigen nach KAUFFMANN und PERCH bei OX 19: 1a, bei OX 2: 2a.

Proteus kingsbury (OX K) wird zur Agglutinationsprobe bei von Milben übertragenem Fleckfieber in Hinterindien verwendet (biochemisch: Prot. mirabilis); O-Antigen: 3a.

Proteus XL: Bei São-Paulo-Krankheit (ostbrasilianisches Zeckenfleckfieber) als Antigen benutzt (biochemisch: Prot. vulgaris); O-Antigen: 1a, 1b.

Untersuchungsmaterial: Urin, Eiter, Stuhl, Abstriche etc.

Gang der Untersuchung

1. Mikroskopisches Präparat: Gramnegative, sporenlose Stäbchen, von wechselnder Länge und Dicke, meist lebhaft beweglich, s. Abb. 30.

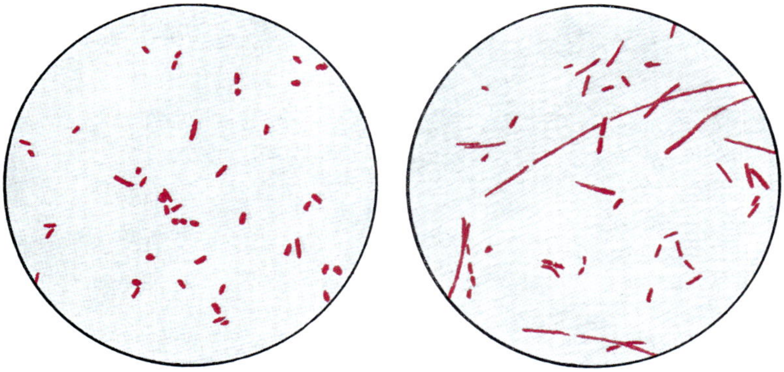

Abb. 30: Proteus vulgaris. GRAM-Präparate von 24stdg. Agarkultur. Vergr. 800fach. Links: Ausstrich aus dem Zentrum einer Kolonie: Kurze, z. T. fast kokkoide Stäbchen. Rechts: Ausstrich vom Koloniерand: Kurze und lange Stäbchen sowie Fäden, die bald wieder in Einzelglieder zerfallen.

2. Isolierung: Auf festen Substraten, z. B. Nähr- oder ENDO-Agar (mit etwa bis 2,5% Agargehalt), zwei Kulturformen: H-Stämme, insbesondere von Prot. vulgaris und Prot. mirabilis, schwärmen über die Oberfläche des Nährbodens infolge ihrer Beweglichkeit hauchartig (H = hauchartiges Wachstum) aus und überziehen anfangs schleierartig, später als dichter, oft terrassenförmig gestalteter Rasen das ganze Substrat. Typisch ist ammoniakähnlicher Geruch. Cave Verwechslung mit anderen, gleichfalls schwärmenden Keimen, z. B. Bac. sphaericus (s. S. 220). Feines, hauchartiges Schwärmen kann leicht übersehen werden und bei Abimpfung anderer Kolonien zu Fehlresultaten bei der biochemischen Prüfung führen! Das Schwärmvermögen ist bei niedrigerer Bebrütungstemperatur (20° C) verbessert.

O-Stämme (ohne Hauch wachsend), als reine O-, d. h. geißellose Stämme oder OH-Formen mit schwach entwickeltem H-Antigen, wachsen in Form üblicher kompakter Kolonien.

Blutagar: Grauer Schwärmrasen bei den meisten Prot. vulgaris- und Prot. mirabilis-Stämmen. Auf feuchteren Platten zeigt auch Prot. rettgeri Neigung zum Schwärmen, Providencia-Stämme dagegen nicht. Ein Teil der Prot. morganii-Kulturen entwickelt hämolysierende Kolonien, ein Teil der Stämme vermag zu schwärmen.

Brillantgrün-Phenolrot-Agar: Wachstum in Form isolierter, infolge Wirkung des Brillantgrüns nicht schwärmender, rosafarbener (Laktose-negativer) Kolonien ähnlich Salmonella.

LEIFSON- *und SS-Agar:* Farblose, durchsichtige

Kolonien, die im Fall von Prot. hauseri (verschiedentlich verwendeter Sammelbegriff für Prot. vulgaris und Prot. mirabilis) ein schwarzes, leicht erhöhtes Zentrum zeigen (H_2S-Bildung).

McConkey-*Agar:* Nicht schwärmende, helle Kolonien, ähnlich den anderen Laktose-negativen Enterobacteriaceae.

3. Identifizierung: Ein wertvolles, auch die Providencia-Stämme einschließendes Merkmal ist die positive Phenylalanindeaminase-Reaktion, welche die einwandfreie Abgrenzung auch nichtschwärmender Stämme von den übrigen Genera der Enterobacteriaceae ermöglicht, desgleichen der Lysindeaminase-Test (positiv bei Proteus und Providencia, mit Ausnahme der meisten Pr. morganii-Stämme, s. S. 568). Differenzierung innerhalb der Proteus-Providencia-Gruppe: s. Tab. S. 132.
Innerhalb der Proteus-Providencia-Gruppe lassen sich die Providencia-Stämme in erster Linie aufgrund der gewöhnlich fehlenden Urease abgrenzen.

Proteus-hauseri-Varianten: Prot. vulgaris: Maltose- und Indol-positiv. Prot. mirabilis: Maltose- und Indol-negativ.

Providencia-Varianten: Prov. alcalifaciens: Dextrose-(Gas) und Adonit-positiv. Prov. stuartii: Dextrose-(Gas) und Adonit-negativ.
Bei Abimpfung gasloser Providencia-Stämme von Salmonella-Shigella-Selektivsubstraten ermöglicht die Prüfung der Beweglichkeit und/oder der Phenylalanindeaminase die Unterscheidung von Ruhrbakterien. Proteusbakterien lassen sich von Salmonellen und Shigellen durch die Urease- (und durch die Phenylalanindeaminase-) Reaktion abgrenzen.

Anti-Schwärmverfahren. Schwärmende Proteusbakterien als Begleitkeime auf Kulturplatten können die bakteriologische Untersuchung erheblich beeinträchtigen, z.B. bei der Fahndung nach säuglingspathogenen Colistämmen oder anderen Erregern unter Verwendung von Blut- oder Endo-Agar u. dgl. Zur Hemmung des Schwärmvermögens sind verschiedene Verfahren in Gebrauch:

Erhöhung des Agarzusatzes (auf etwa 4%) zum gut vorgetrockneten Nährboden: Zu beachten ist, daß unter diesen Bedingungen überschwärmte Organismen, die von den Proteusbakterien getrennt werden sollen, atypische, oft nur sehr kleine Kolonien ausbilden.

Zusatz von Neomycin (50 γ/ml) zum Nährboden bzw. inkorporiert in ein Filtrierpapierblättchen (wie bei der Resistenzbestimmung) erlaubt (im entstehenden Proteus-Hemmhof) die Isolierung von Streptokokken, Pneumokokken und Clostridien.

Farbzusätze zum Nährboden: Malachitgrün, Metachromgelb.

Alkohol, 96%ig: 10 Tropfen auf Filterpapier in den Petrischalendeckel. Gut vorgewärmte Platten zur Vermeidung von Kondenswasserbildung verwenden (Kellner).

„Pril flüssig" oder *„Rei"*, 0,125–0,25%, hemmt das Schwärmen, stört aber Agglutinationsreaktionen (Döll).

Phenyläthanol, in 0,25%iger Konzentration zu Nährmedien zugesetzt, verhindert weitgehend das Wachstum von gramnegativen Keimen und damit auch das Schwärmen von Proteusbakterien, während grampositive Keime wie Staphylo- und Streptokokken unbeeinflußt bleiben. Zu beachten ist, daß durch den Zusatz der Substanz zu Blutagar eine Beeinträchtigung der Hämolysereaktionen eintritt. Phenyläthanol-Agar ist fertig beziehbar von Difco.

Literatur:

Sedlák, J., K. Rauss: Proteae. In: Sedlák-Rische: Enterobacteriaceae-Infektionen. 2. Aufl., Edition Leipzig 1968.
Kauffmann, F.: The Bacteriology of Enterobacteriaceae. Munksgaard, Kopenhagen 1966.

Familie Brucellaceae

(früher: Parvobacteriaceae)

Brucellaceae sind gramnegative, kleine, oft kokkoide Stäbchen (frühere Bezeichnung: Parvobacteriaceae), die teilweise bipolare Färbbarkeit zeigen oder dazu tendieren. Sie sind unbeweglich oder mittels peritricher Geißeln beweglich. Für die Isolierung und teilweise auch für die Fortzüchtung werden oft bestimmte Nährfaktoren benötigt. CO_2-Atmosphäre verbessert gewöhnlich das Wachstum oder ist überhaupt für die Erstzüchtung erforderlich. Soweit Kohlenhydrate vergoren werden, geschieht dies ohne Gasbildung.
Gattung Brucella: Unbeweglich; sero- bzw. hämophil.

Erstkultivierung überwiegend nur bei erhöhter CO_2-Spannung möglich. Keine bipolare Färbung. S. u.

Gattung Pasteurella: In dieser Gruppe sind nach BERGEY mehrere Arten eingeschlossen, die nach neueren Vorschlägen in gesonderten Genera (Yersinia, Francisella) zusammengefaßt werden sollten. Ihre humanmedizinisch bedeutsamen Vertreter werden unter den entsprechenden neuen Gattungsbegriffen besprochen. Bei den verbleibenden Keimen der Gattung Pasteurella handelt es sich um unbewegliche, auf einfachen Nährböden wachsende, gramnegative, meist kurze Stäbchen, die bei bestimmten Färbeverfahren gewöhnlich bipolare Färbung zeigen. S. 140.

Gattung Yersinia: Nach neueren Vorschlägen aus der Gattung Pasteurella in die neue Gattung Yersinia überzuführende Gruppe von Mikroorganismen, die z. T. bei Zimmertemperatur (nicht bei 37°C) beweglich sind. Gramnegative Stäbchen mit Tendenz zu bipolarer Färbung und Pleomorphie, züchtbar auf einfachen Nährmedien. S. 142.

Gattung Francisella: Eine gleichfalls noch nicht offiziell anerkannte Gattungsbezeichnung, in die nach neueren Vorschlägen die bisher als Pasteurella tularensis bezeichnete Art einzuordnen ist. Zur Züchtung sind Spezialmedien erforderlich. Gramnegative, z. T. sehr kleine, kokkoide Stäbchen mit Neigung zur Pleomorphie. S. 148.

Gattung Haemophilus: Wachstum nur bei Anwesenheit bestimmter Substanzen (Wuchsfaktoren). Kleine, unbewegliche, stäbchenförmige Keime. S. 151.

Gattung Bordetella: Neigung zu bipolarer Anfärbung. Aerobes, sero- bzw. hämophiles Wachstum. Kohlenhydrate werden nicht angegriffen. Bewegliche und unbewegliche Arten. S. 156.

Gattung Moraxella: Kleine, unbewegliche Diplostäbchen; auch als Diplokokken in Erscheinung tretend. Kein Kohlenhydratabbau; z. T. aktiv proteolytisch. Aerob. S. 159.

Gattung Loefflerella: Offizieller Name ist Actinobacillus; die Gattungsbezeichnung Loefflerella wird zunehmend im Fachschrifttum verwendet (die Organismen werden sonst auch den Pseudomonaden zugerechnet). Aerobes bis fakultativ anaerobes Wachstum. Kleine bis mittelgroße, gramnegative Stäbchen mit Neigung zur Polfärbung. S. 160.

Gattung Actinobacillus: (Fakultativ) anaerobe, kleine, z. T. pleomorphe, unbewegliche Stäbchen. Kohlenhydratabbau fermentativ. S. 161.

Gattung Calymnobacterium: Nur im Dottersack oder in der Amnionflüssigkeit von Hühnerembryonen anzüchtbar. Unbewegliche, kleine, gramnegative, pleomorphe Stäbchen. S. 163.

Gattung Noguchia: Schwierige Primärzüchtung, aerob bis fakultativ anaerob. Kleine, schlanke, gramnegative, bewegliche Stäbchen mit Kapseln. S. 163.

Gattung: Brucella

Bei den zur Gattung Brucella gerechneten Bakterien handelt es sich um kleine, unbewegliche, gramnegative Stäbchen (0,5 : 0,5–2μ), die unter streng anaeroben Bedingungen nicht zur Vermehrung gebracht werden können, aber z. T. eine erhöhte CO_2-Spannung zum Wachstum benötigen. Sie zeigen keine Zuckerspaltung in peptonhaltigen Medien, bilden Urease und sind Katalase-positiv. Zur Züchtung sind Spezialnährböden erforderlich.

Die Gattung besteht aus den serologisch eng miteinander verwandten Species

Brucella melitensis mit 3 verschiedenen Typen (1–3)
Brucella abortus mit 9 verschiedenen Typen (1–9)
Brucella suis mit 4 verschiedenen Typen (1–4)
Brucella neotomae mit 1 Typ.

Die einzelnen Species sind voneinander unterscheidbar durch

a) biochemisch-kulturelle Methoden: H_2S-Bildung, Urease-Aktivität, Empfindlichkeit gegen die bakteriostatische Wirkung verschiedener Farbstoffe, CO_2-Bedarf bei Erstzüchtung etc.

b) Antigen-Analyse: Die Unterschiede sind quantitativer Natur und sind begründet in der differenten Verteilung zweier verschiedener Antigene (M und A).

Außer den typischen sind auch atypische Stämme bekannt, die sich z. B. biochemisch-kulturell wie Bruc. melitensis, in ihrem Antigengehalt jedoch wie Bruc. abortus verhalten können und nur durch Spezialverfahren bestimmten Typen zugeordnet werden können (WARBURG-Technik, Phagendiagnostik).

Die Brucellen sind für eine Reihe von Tierarten pathogen, insbesondere für Rinder, Ziegen, Schafe und Schweine. Beim Menschen können sie schwere, langdauernde Fieberzustände (BANGsche Krankheit = Febris undulans BANG, Malta- oder Mittelmeerfieber) auslösen. Die Infektion kann durch direkten Kontakt (Tierärzte, Melker), durch den Genuß ungekochter Milch von infizierten Tieren, möglicherweise auch durch Insekten zustandekommen; die höchste Infektiosität scheint Bruc. melitensis aufzuweisen. Die akute Infektion kann in ein u. U. langdauerndes, chronisches Stadium übergehen, wobei die Erreger intrazellulär im Organismus weiterbestehen.

Da die Methoden der Isolierung und Identifizierung für die verschiedenen Species mit geringen Unterschieden die gleichen sind, werden sie im folgenden gemeinsam besprochen. Ausnahmen und Besonderheiten einzelner Arten werden eigens vermerkt bzw. sind aus der Tabelle S. 139 ersichtlich.

Zu beachten ist die besondere Infektionsgefährdung, die beim Arbeiten mit Brucellakeimen, zumal bei Tierversuchen, besteht und zu zahlreichen Laborinfektionen geführt hat. Äußerste Sorgfalt und Vorsicht ist daher geboten.

Für die praktische Diagnostik stellt der Antikörpernachweis im Patientenserum die wichtigste Nachweismethode dar. Bei Verwendung geeigneter Nährböden und bei entsprechender Technik gelingt der Erregernachweis durch Kultur (oder über den Tierversuch) in den meisten Fällen.

Untersuchungsmaterial: Blut (für serologische und kulturelle Untersuchungen), Sternalmark, Lymphknoten, Gallensaft, Eiter, Liquor, Urin, Exsudat.

Gang der Untersuchung

1. Antikörpernachweis beim Patienten

a) WIDAL-(WRIGHT-)*Reaktion:* Siehe S. 422.

Zur Methodik und Verwertbarkeit serologischer Verfahren zur Ermittlung des Erregertyps bei Brucellosen s. WUNDT, W.: Zschr. Hyg. 144 (1957) 229.

b) Komplementbindungsreaktion: Siehe S. 476.

c) COOMBS-*Test:* Bei negativem Ergebnis der vorgenannten Reaktionen und weiterbestehendem klinischen Verdacht anzusetzen. Technik s. S. 427.

d) Fluoreszenzserologischer Antikörpernachweis: Näheres siehe bei BIEGELEISEN, J. Z., u. Mitarb.: J. Immunol. 88 (1962) 109.

e) Intrakutantest: i.c.-Injektion von Brucellenextrakt bzw. abgetöteter Brucellensuspension kann eine tuberkulinähnliche Reaktion auslösen, die sowohl Ausdruck einer bestehenden als auch einer früheren Erkrankung sein und zu heftigen Reaktionen führen kann. Durch den Kutantest wird gewöhnlich eine Erhöhung des Antikörperspiegels hervorgerufen. Wenn überhaupt, so sollte der Test erst nach den gebräuchlichen serologischen Reaktionen durchgeführt werden.

2. Mikroskopisches Präparat

Originalpräparat: Erregernachweis nur ganz ausnahmsweise bei menschlichen Erkrankungen.

Kulturpräparat: Gramnegative, unbewegliche Stäbchen, die so klein und kurz sind, daß sie für Kokken gehalten werden können (Abb. 31). Wegen der schlechten Färbbarkeit der Keime läßt man bei der GRAM-Färbung die Gegenfarbe verlängert (etwa 3 min) einwirken.

3. Isolierung: Der Erregernachweis gelingt am häufigsten aus Patientenblut, insbesondere im febrilen Stadium während der ersten Krankheitswochen. Nach Verschwinden der akuten Symptome ist nur schwerlich mit einem positiven Erregernachweis aus dem Blut zu rechnen.

Viele Bruc. abortus-Stämme sind nur unter CO_2-Atmosphäre (3 bis optimal 10%) anzüchtbar. Bei anderen Brucella-Arten besteht diese Notwendigkeit nicht unbedingt; bei manchen Stämmen von Bruc. suis kann eine erhöhte CO_2-Spannung sogar das Wachstum hemmen. Apparaturen und Technik zur Erzielung der erforderlichen CO_2-Atmosphäre s. S. 522. Brucellen wachsen gut auf Leberinfus-Agar nach STAFSETH und überhaupt auf allen mit tryptisch verdautem Pepton hergestellten Substraten mit Serum- oder Blutzusatz. Die besten Ergebnisse dürften heute mit Fertignährböden zu erzielen sein, die neben hochwertigen Peptonen bestimmte Wuchsstoffe wie Thiamin, Hefeautolysat etc. und 0,1% Dextrose enthalten; eine weitere Verbesserung ist möglich durch Serumzusatz. Bewährte Fertignährböden: Albimi-Brucella-Agar (Spezial- und Feinchemie, Kiel-Wik, Wismarer Str. 9); Trypticase-Soy-Broth und -Agar (BBL); Tryptose Broth und -Agar (Difco). pH-Optimum 7,0–7,4; Temperaturoptimum 37° C. Die zunächst sehr zart wachsenden Keime gewöhnen sich bei weiteren Passagen allmählich an normale atmosphärische Bedingungen.

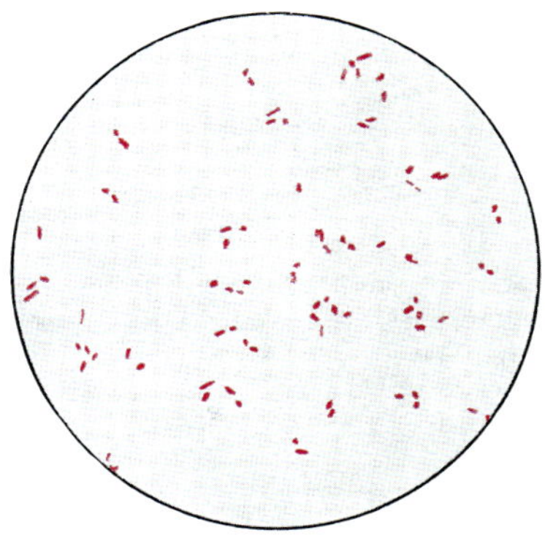

Abb. 31: Brucella abortus. GRAM-Präparat von 36stdg. Blutagarkultur. Vergr. 800fach.

Züchtung aus Blut: Gerinnung durch Zusatz von Na-zitrat oder Liquoid (polyanetholsulfonsaures Na) verhindern, sofern das Blut nicht unmittelbar nach der Entnahme am Krankenbett in das Kulturmedium eingeimpft wird. Zur Kultur dienen Gefäße mit etwa 100 ml Inhalt, die mit 50 ml einer geeigneten Nährflüssigkeit (s. o.) beschickt und sterilisiert werden. Die Erreger sind gewöhnlich nur in sehr geringer Menge im Blut vorhanden, ihr Wachstum geht langsam vor sich. Daher muß im Verdachtsfall wiederholt eine größere Blutmenge untersucht und die Bebrütung über längere Zeit ausgedehnt werden. Zur Vermeidung von Verunreinigungen der Kulturen ist die Verwendung von dicht schließenden Gummikappen für die Züchtungsgefäße zu empfehlen. Ihr Gebrauch erlaubt zugleich, die Flaschen nach Einbringung und Sterilisation der Nährflüssigkeit mit der zweckmäßigen CO_2-Menge zu versehen: Kappen mit 70%igem Alkohol gründlich desinfizieren, dann mit der Kanüle einer sterilen Abfüllspritze (z. B. Cornwall-Spritze) durchbohren, Spritze über Wattefilter und Reduzierventil mit einer CO_2-Flasche verbinden, dann das Gas unter Dosierung mittels der Spritze in das Kulturgefäß einleiten in einer Menge, die etwa 10% des Luftraumes in der Flasche entspricht. Vor Verwendung sollen die Medien auf Sterilität geprüft werden (mehrere Tage in den Brutschrank stellen). Zu verimpfende Blutmenge: etwa ein Zehntel bis höchstens ein Fünftel des Volumens der Nährflüssigkeit. Beimpfung mittels Spritze unter Durchbohrung der Gummikappe (nach Desinfektion mit 70%igem Alkohol). Blut ohne gerinnungshemmende Zusätze ist sofort zu verimpfen und zur Vermeidung einer Koagulierung durch Schütteln gleichmäßig im Substrat zu verteilen.

Bei Verwendung von Wattestopfen zum Gefäßverschluß wird die erforderliche CO_2-Atmosphäre erzielt durch Inkubation im CO_2-Brutschrank bzw. durch Einstellen der Kultur in einen dicht schließenden Behälter und Anwendung der Kerzenflammenmethode (S. 522; die hierbei erreichte CO_2-Spannung von etwa 3% liefert durchaus befriedigende Züchtungsergebnisse). Die Bebrütungstemperatur soll zwischen 35 und 37°C liegen.

Unter strenger Beachtung der Sterilität wird während der folgenden drei Wochen in 4tägigem Abstand Material mittels Spritze entnommen, je 0,5 ml davon auf geeignete feste Nährböden (s. o.; evtl. mit Zusatz von 5% Rinderserum und 1% Dextrose) verimpft und diese 3–4 Tage, (z. T.) in CO_2-Atmosphäre, bebrütet. Im positiven Fall entwickeln sich während dieser Zeit feuchte, leicht opaleszente, durchsichtige Kolonien von 1–3 mm Durchmesser.

CASTAÑEDA-Doppelkulturverfahren: Siehe S. 523.

Da die Züchtung in CO_2-Atmosphäre nicht für alle Stämme förderlich ist, ist es ratsam, jeweils mehrere Kulturen gleichzeitig anzusetzen und eine davon ohne CO_2-Zusatz zu bebrüten.

Ist Wachstum von Kolonien eingetreten, so werden die Kulturen zur Anfertigung eines mikroskopischen Präparates und zur weiteren Verimpfung geöffnet.

Züchtung aus Blutkuchen: Sie sollte versucht werden bei Proben, die geronnen bzw. zur serologischen Untersuchung in das Labor gelangen: Blutkuchen unter sterilen Kautelen vom Serum trennen und durch eine sterile Glasspritze (ohne Kanüle) in ein geeignetes Medium drücken. Die Menge der Nährflüssigkeit sollte etwa 25 ml betragen. Bei Gefahr der Verunreinigung wird die Verwendung eines Substrates mit Zusatz von 0,1 mg Actidion, 25 E Bacitracin und 6 E Polymyxin B pro ml Flüssigkeit empfohlen. Weitere Behandlung wie für Blutproben beschrieben.

Züchtung aus anderen Materialien, wie Urin, Sternalmark, Liquor, Exsudat, Eiter: Der Erregernachweis weicht insofern von dem für Blut beschriebenen Verfahren etwas ab, als man für die Primärkultur insbes. feste Substrate benutzt, denen wegen der erhöhten Gefahr einer Verunreinigung des Untersuchungsmaterials durch andere Keime vielfach Hemmstoffe zur Unterdrückung der Begleitflora inkorporiert werden. Festes Material wird im Mörser unter Beachtung der Sterilität zerrieben oder direkt verimpft, flüssiges Material wird vor der Verimpfung zentrifugiert. Aussichtsreich ist der kulturelle Erregernachweis im Sternal- und Milzpunktat.

Urin: Züchtung gelegentlich bei Infektionen durch Bruc. melitensis und Bruc. suis erfolgreich (noch weniger aussichtsreich bei Bruc. abortus): 100 ml Katheter-Urin 30 min bei 3000 U/min zentrifugieren, das Sediment auf mehrere geeignete Nährböden mit Zusatz von Kristallviolett (1,4 ml einer 0,1%igen wäßrigen Lösung pro 1000 ml Substrat) zur Unterdrückung möglicher Begleitkeime ausstreichen. – Flüssigen Substraten setzt man zur Unterdrückung von Begleitkeimen ebenfalls Kristallviolett zu (1,4 ml einer 0,1%igen wässrigen Lösung pro Liter Nährboden). Weitere Bearbeitung nach der Beimpfung wie bei Blutproben (s. d.).

Liquor, Exsudate: Zentrifugieren, Sediment auf feste Substrate mit Kristallviolett-Zusatz (s. o.) aufimpfen. Beimpfte Kulturen 3–4 Tage unter erhöhter CO_2-Spannung bebrüten. – Flüssigkulturen: Wie bei Urinproben (s. o.).

Meerschweinchen-Tierversuch: Hauptsächlich bei verunreinigten Proben angewandt. Vor Versuchsansatz Blut der Tiere auf Brucella-Antikörper untersuchen, für den Versuch nur negative Tiere verwenden. Pro Material mindestens zwei Tiere ansetzen; pro Versuchstier 2 ml der Probe injizieren (bei wenig verunreinigten Proben intraperitoneal, bei stärker verunreinigten Proben subkutan). 3 Wochen nach Applikation des Materials Agglutinationstiter bestimmen (evtl. Herzpunktion); Titer ab 1 : 40 gelten als positiv. Bei nachgewiesenem Antikörperanstieg Tier 6–8 Wochen nach der Impfung töten. Charakteristische Organveränderungen: Milz vergrößert, meist mit hämorrhagischen, später abgekapselten, grauen Knötchen; Leber ebenfalls mit Knötchen, besonders unter der Kapsel.
Verdächtige Organe steril entnehmen, zerschneiden und auf der Oberfläche geeigneter Nährböden verreiben. Die Kulturen gelingen am häufigsten aus Milz, Leber und regionalen Lymphknoten.

4. Identifizierung

Mikroskopisches Kulturpräparat (s. o.): Frisch aus dem Blut gezüchtete BANG-Kolonien können neben typischen gramnegativen Kurzstäbchen auch gramlabile bis grampositive Organismen aufweisen.

Objektträgeragglutination mit spezifischem Brucellaserum: Von Krankenblutplatten abgenommenes Bakterienmaterial läßt sich kaum verteilen. Für Agglutinationszwecke ist deshalb von Subkulturen auszugehen.

Beachte: Zum Ausschluß einer Spontanagglutination ist stets eine Kontrolle mit antikörperfreiem (Normal-)Serum anzusetzen. Zu beachten sind auch die bestehenden Antigenbeziehungen zu Francisella tularensis (S. 150) und Salmonella-O-Antigen 30. Hierdurch bedingte unspezifische Reaktionen lassen sich aufgrund der kulturell-biochemischen Merkmale dieser Erreger erkennen.

5. Species-Differenzierung: Die Unterscheidung der einzelnen Brucella-Arten ist auf biochemisch-kulturellem und – z. T. – auf serologischem Weg möglich.

a) Biochemisch-kulturelle Differenzierung

H_2S-Bildung: Bruc. abortus, Bruc. suis (amerikanische Stämme) und Bruc. neotomae bilden H_2S. Nachweis mittels Bleiazetatpapierstreifen: Filterpapierstreifen, getränkt in 10%iger Bleiazetat-Lösung, getrocknet; dann eingehängt in Trypticase-Schrägagar-Kultur (Berührung des Substrates durch den Streifen vermeiden!). Unter Bebrütung bei 3–10% CO_2 täglich auf Schwärzung (= positive Reaktion) überprüfen und im positiven Fall täglich durch einen neuen Streifen ersetzen. Bruc. melitensis, gewisse Biotypen von Bruc. abortus und die dänischen Stämme von Bruc. suis sind H_2S-negativ, mehrere Biotypen von Bruc. abortus bilden während 3 Tagen H_2S, die Bruc. suis-Stämme mit Ausnahme der dänischen Stämme sind stark positiv und bilden H_2S über 5 Tage hinweg.

CO_2-Bedarf, insbesondere bei Erstzüchtung: Bruc. abortus benötigt eine CO_2-Atmosphäre von 3–10%, die anderen Arten nicht.

Harnstoffspaltung: 5,0 g Harnstoff und 0,0015 g Phenolrot in 100 ml einer 0,125 m NaH_2PO_4-Lösung lösen und mittels 10%iger HCl pH von 4,0 einstellen. Je 1,0 ml der Lösung in Reagenzgläser abfüllen, mit einer Öse eines Kulturrasens des fraglichen Stammes beimpfen und bei 37 °C inkubieren. Bruc. suis spaltet Harnstoff innerhalb weniger Minuten, Bruc. abortus erst nach 2–24 Std., Melitensis-Stämme zeigen unterschiedliches Verhalten.

Hemmung durch Farbstoffe: Die verschiedenen Brucella-Arten zeigen für die Differentialdiagnostik gut verwertbare Unterschiede in der Resistenz gegenüber Farbstoffen. Zur Prüfung empfiehlt das FAO/WHO-Brucellosis Centre, Weybridge, England, die Methode nach HUDDLESON (Verwendung für Forschungszwecke bzw. häufigere Untersuchungen).

Hierbei werden die Farbstoffe Basisches Fuchsin (1 : 25000), Thionin (1 : 50000) sowie evtl. zusätzlich Methylviolett (1 : 50000) und Pyronin (1 : 100000) Platten mit verflüssigtem, auf 50 °C abgekühlten Serum-Dextrose-Agar zugesetzt; die in Klammern gesetzten Zahlen bedeuten die jeweilige Endkonzentration. Zusammen mit Kontrollstämmen werden Suspensionen der fraglichen Stämme auf je einem Viertel der einzelnen, mit den verschiedenen Farbstoffen versetzten Platten in 5 konzentrischen Impfstrichen aufgetragen (erster Strich nahe dem Plattenrand, letzter nahe dem Mittelpunkt), wobei eine Übertragung von Material vom jeweils äußeren Impfstrich zu vermeiden ist, um eine zunehmende Verdünnung des Keimmaterials zur Mitte zu gewährleisten. Dadurch werden unbefriedigende Resultate infolge zu kräftiger oder zu schwacher Keimeinsaat vermieden. Ablesung nach 5tägiger Bebrütung in 10%iger CO_2-Atmosphäre.

Brucella-Differenzierung

Brucella-species	CO_2-Bedarf bei Erstkultur	H_2S	Thionin 1:50000[3]	Fuchsin 1:25000[3]	Methylviolett 1:50000[3]	Hst (min)	Ribose	Ara	Aggl. in monospez. Serum A	M	Katalase	Ind
Bruc. abortus	(+)[1]	(+)[1]	(—)[1]	(+)[1]	+	120 oder mehr	w[1]	— oder ±[1]	w[1]	w[1]	+	—
Bruc. melitensis	—	—	+	+	+	w	—	—	w[1]	w[1]	+	—
Bruc. suis	—	(+)[2]	+	(—)	—	15–30	+	+ oder ±[1]	+	(—)[1]	+	—
Bruc. neotomae	—	+	—	—			(+)	+	+	—		

[1] In Abhängigkeit von den Typen.
[2] Dänische Bruc. suis-Stämme bilden kein H_2S.
[3] Prüfung auf Albimi- oder Tryptoseagar.

b) Differenzierung mittels Antigen-Analyse

Die Antigenbeziehungen zwischen den verschiedenen Brucella-Arten sind sehr eng. Die Brucellen besitzen zwei Antigenkomponenten (A und M) und zwar in einem unterschiedlichen quantitativen Verhältnis. So überwiegt bei Bruc. abortus und Bruc. suis die A-Komponente, bei Bruc. melitensis die M-Komponente. Mittels absorbierter Sera ist eine Unterscheidung in Bruc. abortus und Bruc. suis einerseits und Bruc. melitensis andererseits möglich. Für die beiden erstgenannten Arten besteht keine serologische Unterscheidungsmöglichkeit. Voraussetzung für die serologische Untersuchung ist das Vorliegen der Glattform. Dissoziation zur R-(Rauh-)Form ist gewöhnlich an der veränderten Kolonieform erkennbar.

Typenbestimmungen sollten wegen der erforderlichen besonderen Erfahrungen, der notwendigen Kontrollstämme und einwandfrei absorbierten Seren von Speziallaboratorien bzw. internationalen Referenzzentren (s. o.) durchgeführt werden.

Die einzelnen Species der Brucellen unterscheiden sich außer durch kulturell-biochemische Charakteristika auch durch ihre Prädilektion für bestimmte Wirtsorganismen:

Brucella abortus: Vorwiegend beim Rind (Erreger des seuchenhaften Verwerfens der Rinder). Übertragung auf den Menschen direkt (Tierärzte, Melker, Metzger) durch Hautverletzungen, sonst auch durch den Genuß von infizierter roher Milch oder von Milchprodukten. Der beruflich exponierte Personenkreis zeigt nicht selten erhöhte Antikörperwerte, ohne daß eine entsprechende Erkrankung vorher manifest geworden wäre.

Brucella melitensis: Erreger des Malta- oder Mittelmeerfiebers. Primär bei Ziegen und Schafen des Mittelmeergebietes gefunden; in durchseuchten Beständen oft latenter Verlauf der Erkrankung. Infektionen des Menschen in erster Linie durch den Genuß erregerhaltiger Milch. Der Keim wird häufiger auch im Urin ausgeschieden.

Kontakterkrankungen, z.B. durch Schmierinfektionen, sind möglich.

Brucella suis: Erreger von Aborten bei Schweinen (und anderen Haustieren). Es bestehen Unterschiede zwischen den amerikanischen und europäischen (dänischen) Stämmen.

Brucella neotomae: Vor einigen Jahren bei Wüstenratten (Neotoma) festgestellt und inzwischen als neue Species anerkannt.

Literatur:

ALTON, G.G., L.M.JONES: Laboratory techniques in brucellosis. Wrld. Hlth. Org. Monogr. Ser. No. 55.

WUNDT, W.: Zbl. Bakt. I. Orig. 189 (1963) 389 und 205 (1965) 234.

Gattung: Pasteurella

Zur Gattung Pasteurella werden gramnegative, unbewegliche Stäbchen gerechnet, die eine positive Katalasereaktion aufweisen und Zucker auf fermentativem Wege und ohne Gasbildung spalten. Die Keime sind fakultative Anaerobier; sie zeigen in der Regel verstärkte Anfärbbarkeit an ihren Polen.
Die GRAM-Färbung ist zur Darstellung der bipolaren Färbbarkeit nicht, gut dagegen oft schon die Färbung mit LÖFFLERS Methylenblaulösung geeignet. Besser verwendet man Spezialfärbungen, z.B. mit Toluidinblau[1]; gute Bilder liefert die GIEMSA-Färbung. Manchmal ist die Polfärbung so intensiv, daß der Eindruck von Doppelkokken entsteht.

Die Gattung ist in erster Linie von veterinärmedizinischer Bedeutung. Die Hauptvertreter, P. multocida und P. haemolytica, sind normale Bewohner des Rhinopharynx vieler Tierarten wie Hunde, Katzen und Rinder. Hier und bei anderen Säugetieren und bei Vögeln können sie Epizootien und Einzelerkrankungen hervorrufen. Sie werden auch in den oberen Luftwegen von Menschen gefunden und verursachen gelegentlich menschliche Infektionen.

Pasteurella multocida

Syn. Bact. bipolare multisepticum.

Je nach der Tierart, von der die Keime isoliert wurden, wurden sie ursprünglich mit besonderen Namen belegt. Heute werden sie insgesamt als Vertreter derselben Art, Past. multocida, betrachtet, wobei ein Unterschied nur in der Anpassung an bestimmte Wirtsorganismen erblickt wird.

Bei menschlichen Erkrankungen stehen Wundinfektionen nach Tierbißverletzungen im Vordergrund (ohne hämorrhagische Septikämien), mit regionalen Lymphknotenschwellungen und Gelenkerscheinungen. Die Erreger werden ferner gefunden im Gefolge von Schädeltraumen und Operationen (Entzündungen der Meningen und der Nasennebenhöhlen) sowie bei Infektionen der Atemwege (insbesondere bei Bronchiektasen).

Past. multocida gilt als wichtigste Species der Gattung. Neben einem gemeinsamen O-Antigen besitzen alle Stämme weitere O- und K-Antigene, die die Unterscheidung verschiedener Serotypen ermöglichen.

Untersuchungsmaterial: Eiter, Wundsekret, Operationsmaterial, Sputum (vor Verarbeitung auswaschen). Wegen der hohen Antibiotikaempfindlichkeit (auch penicillinsensibel!) gelingt der kulturelle oder tierexperimentelle Nachweis nach entsprechender Behandlung kaum mehr.

Gang der Untersuchung

1. Mikroskopische Untersuchung: Mit Anilinfarbstoffen (z.B. LÖFFLERS Methylenblau) oft, jedoch durchaus nicht regelmäßig bipolar anfärbbar.

Originalpräparat: Gramnegative, kokkoide Stäbchen neben zarten, schlankeren Formen. Sporen- und geißellos; Kapselbildung (z.T. auch in Erstkultur).

Kulturpräparat: Form und Lagerung in Abhängigkeit vom Nährsubstrat. Anfangs herrschen ovoide Formen meist vor. Nach wiederholten Kulturpassagen kann ausgeprägte Pleomorphie eintreten.

2. Isolierung: Für die Züchtung ist die Verwendung qualitativ hochwertigen Nähragars zweckmäßig. Da Blut und Serum das Wachstum von P. multocida hemmen kann (RYU, 1961), wird von entsprechenden Zusätzen abgeraten.

Cystin Trypticase Agar (BBL), Tryptose Agar (Difco): In Primärkulturen anfangs gewöhnlich nur langsames Wachstum. Nach 18stündiger Bebrütung: Zarte, tautropfenartige oder auch etwas größere, gewölbte Kolonien, die bei weiterer Bebrütung zum Konfluieren neigen und viskös werden.

---

[1] 1,0 g Toluidinblau und 0,5 g Lithiumkarbonat in 100 ml Aqua dest. lösen, dann 20 ml Glyzerin und 5 ml abs. Alkohol zufügen.

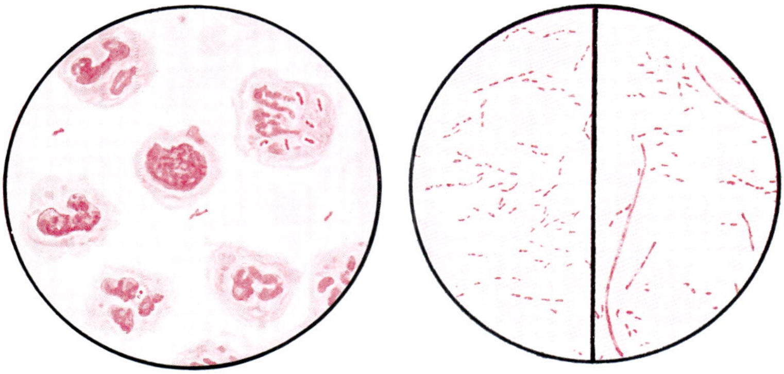

Abb. 32: Pasteurella multocida. GRAM-Präparate. Vergr. 800fach.
Links: Originalpräparat vom Liquorsediment bei posttraumatischer Meningitis (HADORN): Intra- und extrazellulär gelagerte gramnegative Stäbchen, teils gleichmäßig gefärbt, teils mit zentraler Aufhellung (Polfärbung).
Rechts: Kulturpräparate. Linke Kreishälfte: Von junger Kultur (zarte gramnegative Stäbchen, nur vereinzelt bipolar gefärbt). – Rechte Kreishälfte: Von älterer Kultur (polymorphe Formen, z. T. Fadenbildung).

In Subkulturen beobachtet man

mukoide (M-) Kolonien: Feucht, weißlich opak; Durchmesser nach 1tägiger Bebrütung 2–3 mm. Sie bestehen aus bekapselten Organismen; hochpathogen für Mäuse und Kaninchen.

Glatte (S-) Kolonien: Kleiner (etwa 1–1,5 mm Durchmesser nach 1tägiger Bebrütung). Sie setzen sich ebenfalls aus bekapselten Keimen zusammen (gleichfalls pathogen für Mäuse und Kaninchen).

Rauhe (R-) Kolonien: Körnig, trocken, nicht verreibbar in Trypaflavinlösung. Geringe oder fehlende Tiervirulenz.

Blutagar sollte zur Züchtung etwaiger anderer Erreger mitgeführt werden. P. multocida wächst verzögert in Form durchsichtiger, heller Kolonien; Wachstum oft erst am zweiten Bebrütungstag zu erkennen. Charakteristisch ist der spermaartige Geruch. Keine Hämolyse, aber bräunliche Verfärbung des Nährbodens im Koloniebereich.

LEIFSON-, MCCONKEY-, WILSON-BLAIR-*Agar:* Kein Wachstum.

Tierversuch: Der Tierversuch ist ein wertvolles Mittel für die Isolierung. Man appliziert mehreren Mäusen je 0,5 ml Material (Blut, Eiter etc.) intraperitoneal. Der Tod tritt meist innerhalb 24 Stunden unter Entwicklung einer Sepsis mit Hämorrhagien ein. Die Erreger sind im Herzblut und in Organen (Milz) mikroskopisch und kulturell nachzuweisen. Bleiben die Tiere mehr als 2 Tage am Leben, so sind sie zu töten und es ist der Keimnachweis aus dem Peritonealraum zu versuchen.

3. Identifizierung

Penicillin-Empfindlichkeit: Past. multocida ist im Gegensatz zu den meisten gramnegativen Stäbchen empfindlich gegen eine Konzentration von 0,4 E/ml.

Biochemisches Verhalten: Soweit Kohlenhydrate gespalten werden (s. Tabelle), geschieht dies ohne Gasbildung.

4. Serodiagnostik: P. multocida-Stämme werden mittels Agglutinationsreaktion in verschiedene Typen eingeteilt. Mittels des indirekten Hämagglutinationshemmungstestes ist außerdem eine Einteilung in mehrere serologische Gruppen (A, B, D, E) möglich. – Die serologische Differen-

Merkmale von Pasteurella multocida

Dex	Lak	Sac	Rha	Sal	Ind	Nit	Hst	Zit	Bew	H_2S	Oxydase	Katalase
+	—	(+)	—	—	+	+	—	—	—	(±)[1]	(+)	+

[1] Bei Nachweis mittels Bleiazetat-Papier.

zierung von P. multocida-Stämmen ebenso wie der Antikörpernachweis im Patientenserum sollte wegen serologisch-technischer Besonderheiten in Spezialinstituten durchgeführt werden (in Westdeutschland: Institut für Hygiene und Medizinische Mikrobiologie der Universität Erlangen).

Pasteurella haemolytica

Der Keim wird gefunden in den oberen Atemwegen gesunder Tiere und spielt eine Rolle als Sekundärkeim bei anderweitigen Erkrankungen von Schafen und Rindern. Nach MRÁZ (1969) besteht eine nahe Verwandtschaft zu Actinobacillus lignieresii.

Gang der Untersuchung

1. Mikroskopisches Präparat: Gramnegative, zu bipolarer Färbbarkeit und Pleomorphie neigende Stäbchen, in Kulturen z.T. in längeren und fädigen Formen.

2. Kultur: Optimales Wachstum bei 37°C und pH 7,2. Auf ENDO-Nährboden fast keine Entwicklung. Wachstum ist aber möglich bei Zusatz von 0,5% Nataurocholat zum Nährmedium.

Fleischwasserpepton-Agar: Bei aerober und anaerober Bebrütung rundliche, glatte Kolonien.

Blutagar: Bei Verwendung von Pferde- oder Kaninchen-Erythrozyten Beta-Hämolyse, die sich nur wenig über den Kolonierand hinaus erstreckt.

3. Identifizierung: Die saccharolytischen Fähigkeiten sind nur schwach ausgeprägt. Der Dextroseabbau wird erst nach mehreren Tagen erkennbar; dasselbe gilt für andere Kohlenhydrate, soweit sie überhaupt gespalten werden.

Abgrenzung von Actinobac. lignieresii ist nach MRÁZ (1969) in der Praxis nur durch die negative Urease-Reaktion möglich. – Beachte: Actinobac. lignieresii zeigt nur bei Prüfung in der flüssigen Modifikation des CHRISTENSENschen Mediums (nicht auf festen Nährböden) positive Urease-Reaktion.

Literatur:

MEYER, K. F.: Pasteurella and Francisella. In: Bacterial and Mycotic Infections of Man. 4th ed., hsg. von DUBOS, R., und J. HIRSCH, Lippincott, Philadelphia 1965.

ROSEN, M. N.: Pasteurellosis. In: Diagnostic procedures for bacterial, mycotic and parasitic infections. 5th ed. American Public Health Association, New York 1970,

Biochemische Eigenschaften von Pasteurella haemolytica

Dex	Hst	Zit	VPR	MR	Nit	H_2S	Ind	Oxydase	Katalase	Beta-Hämolyse von Lämmerblut	Schafblut
v	—	—	—	—	+	(+)[1]	—	+	+	+	±

[1] Nachweis mittels Bleiazetatpapier.

Gattung: Yersinia[1]

Wegen der bestehenden Unterschiede zu Pasteurella multocida, dem Hauptvertreter des Genus Pasteurella, wurde vorgeschlagen, bei einer Neuordnung innerhalb der Familie der Brucellaceae die beiden bisher in der Gattung Pasteurella geführten verwandten Arten Pasteurella (P.) pestis und P. pseudotuberculosis in einer neuen Gattung Yersinia (Y.) zusammenzufassen. Die Diskussion um die systematische Eingliederung dieser Keime ist derzeit noch nicht abgeschlossen. Möglicherweise ist in diese Gattung noch eine weitere, als Pasteurella „X" bzw. Y. enterocolitica bezeichnete Art einzuordnen.

Bei den Keimen dieser Gruppe handelt es sich um kurze, ovoide, aerob wachsende, gramnegative Stäbchen, die sich teilweise an den Polen stärker anfärben (bipolare Färbbarkeit weniger regelmäßig als bei der Pasteurella-Gruppe). Oxydase-negativ, Katalase-positiv. Spaltung von Kohlenhydraten fermentativ und ohne Gasbildung.

Yersinia pestis

Syn. Pasteurella pestis, triv. Pestbakterien.

Erreger der Pest, der in geschichtlicher Sicht bedeutendsten menschlichen Infektionskrankheit. Die im Jahre 1894 entdeckten Pestbakterien kommen heute noch in verschiedenen Teilen der Welt,

[1] Die Gattungsbezeichnung Yersinia ist noch nicht offiziell eingeführt, wird aber zunehmend in der Fachliteratur verwendet.

u.a. auch in Europa (Rußland) bei Wildtieren vor. In den letzten Jahren wurden wiederholt menschliche Infektionen gemeldet, z.B. aus Indochina, Afrika, Indonesien und Nordamerika.

Primär ist die Pest eine Krankheit der Tiere, insbesondere der Nager, die epizootisch meist an Septikämie erkranken. Hauptüberträger auf den Menschen ist der Rattenfloh (Xenopsylla cheopis). Die Einschleppung in pestfreie Gebiete ist häufig auf pestinfizierte Ratten in Schiffsladungen etc. zurückzuführen. Der Biß des infizierten Flohs führt in der Regel zur Bubonen-(Beulen-)Pest. Sie ist gekennzeichnet durch Entzündung und Vergrößerung der regionalen Lymphknoten, in denen sich die Erreger in großer Menge entwikkeln. In den letzten Jahren auftretende Pesterkrankungen kamen häufig durch Berührung erlegter infizierter Tiere bzw. toter (an Pest zugrunde gegangener) Nager zustande, gewöhnlich nach Eindringen der Erreger durch kleine Verletzungen.
Eine andere Form der Infektion ist die Lungenpest (entweder als Komplikation der Bubonenpest oder als Folge einer direkten Übertragung von Mensch zu Mensch, gewöhnlich nach Tröpfcheninfektion beim Anhusten etc.). Bei der im Gefolge der Infektion häufig entstehenden Pestsepsis (Pestseptikämie) und Lungenpest sind Auswurf, Nasen- und Mundsekret hochinfektiös; auch in Stuhl und Urin sind die Pestbakt. dann nachweisbar. In seltenen Fällen bleibt die Infektion nach Flohstich lokalisiert als Hautpest, mit umschriebener Nekrose (Pestkarbunkel), oder die Nekrose schreitet zunehmend fort.

Y. pestis-Stämme sind serologisch einheitlich. Sie besitzen einen komplizierten Antigenaufbau, wobei thermolabile Hüllen- und thermostabile Körper-(O-) Antigene unterschieden werden können. Besonders eingehend untersucht wurde das sog. F1-Antigen der Bakterienhülle, das nur bei 37° C, nicht bei 27° C oder niedrigerer Bebrütungstemperatur auftritt und O-Inagglutinabilität bewirkt. Im O-Antigenkomplex besteht eine serologische Gemeinsamkeit mit dem O-Antigen der Y. pseudotuberculosis.

Untersuchungsmaterial:

a) Eiter und Exsudat von Bubonen: Aspiration mit Spritze; evtl. Verarbeitung exzidierter Lymphknoten.

b) Sputum: Bei Lungenpest; hier auch Rachenabstriche.

c) Blut: Bei Septikämie; evtl. auch für serologische Untersuchung.

d) Organmaterial von der Leiche: Bubonen, Leber-, Milz-, Lungengewebe, Knochenmark. Wenn Sektion nicht möglich: Aspiration von Gewebsmaterial aus Milz, Leber etc. mittels Nadel (POLITZER, 1954).

e) Tierorganteile.

Für den Versand von Untersuchungsmaterial wird die Verwendung des CARY-BLAIR-Mediums empfohlen.

Gang der Untersuchung

Beachte: Pestuntersuchungen sind nur in vorschriftsmäßig eingerichteten Pestlaboratorien durchzuführen (Sondererlaubnis erforderlich!). Besondere Infektionsgefährdung besteht bei Tierversuchen (s. d.). Die Beimpfung von Nährböden bzw. Fortzüchtung von Kulturen sollte im Impfkasten erfolgen. Schutzimpfung des Personals [1]!

1. Mikroskopisches Präparat: Die bipolare Färbung kommt durch polychrome Farbstoffe wie die Lösung nach GIEMSA, sonst auch LÖFFLERS Methylenblaulösung, gut zur Darstellung; die GRAM-Färbung ist für den Nachweis der Pole nicht zu empfehlen.

Originalpräparat: Neben der GRAM-Färbung (lediglich zur Feststellung des GRAM-Verhaltens: gramnegativ) sollte ein zusätzliches Färbeverfahren mit einer der genannten Lösungen angewendet werden. Die Form der Erreger schwankt zwischen kokken- und stäbchenartiger Gestalt, wobei die Breite zwischen 0,5 und 0,8 μ variiert. Wegen der abgerundeten Enden können die Stäbchenformen in Verbindung mit bipolarer Färbung an Sicherheitsnadeln erinnern. Die beiden Hauptkriterien sind die konvexe Begrenzung des kokkoiden oder stäbchenförmigen Bakterienleibes und die bipolare Färbung. Fehlende bipolare Färbung schließt jedoch das Vorliegen von Pestbakterien nicht aus.
In Ausstrichen von Lymphknoten, Organen etc. erscheinen die Erreger meist einzeln gelagert und von sehr unterschiedlicher Gestalt und Größe. Blutausstriche zeigen meist eine gleichmäßigere Form der Keime.

---

[1] Bezugsquelle für Pestimpfstoff: Institut Pasteur, Rue du Docteur Roux, Paris; Cutter Laboratories, Berkeley, California, USA.

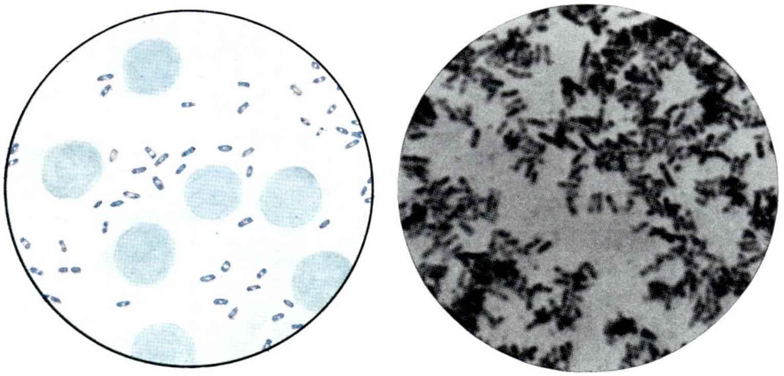

Abb. 33: Yersinia pestis. Links: Blutausstrich von einem Pestkranken. Methylenblaufärbung (nach Fixierung mit Methylalkohol). Vergr. 800fach. Rechts: Kulturpräparat. Vergr. 1200fach (Photo KRAMPITZ).

Kulturpräparat: In jungen Flüssigkulturen treten die Erreger gewöhnlich als kurze Stäbchen auf, die einzeln oder in kurzen Ketten gelagert sind. Bei weiterer Inkubation erscheinen längere Stäbchen, gewöhnlich in Ketten von 8–16 Gliedern. Auch in jungen Agarkulturen ist die Pleomorphie zunächst nicht ausgeprägt. Ausstriche älterer Kolonien pflegen dagegen eine ausgesprochene Vielgestaltigkeit zu ergeben: Schwach oder unregelmäßig gefärbte, vielgestaltige Degenerationsformen neben breiteren, bipolar gefärbten Stäbchen („Sicherheitsnadelformen"). – Kapselbildung läßt sich nachweisen im Tuschepräparat von jungen, bei 37° C bebrüteten Kulturen frisch gezüchteter Stämme.

2. Isolierung: Das Temperaturoptimum liegt deutlich unterhalb 37° C. Für die Isolierung wird eine Bebrütung zwischen 27 und 30° C angewendet. Wird einfacher Nähragar verwendet, so soll dieser keinen Fleischextrakt enthalten, da gewisse darin vorhandene Stoffe einen Hemmeffekt auf das Wachstum ausüben. In asiatischen Pestlabors hat sich am besten ein einfacher Peptonagar bewährt; das Institut Pasteur de l'Iran, Teheran, erzielt die besten Ergebnisse bei Verwendung von Bacto-Pepton (Difco) in diesem Substrat.

Peptonagar mit Bacto-Pepton Difco[1]: Bebrütung bei 30° C. Nach 48stdg. Inkubation findet man bis maximal stecknadelkopfgroße, durchscheinende, glänzende Keimansiedlungen. Bei weiterer Bebrütung entwickeln sich daneben Rauhformen mit körniger Oberfläche und unregelmäßigem Rand, wodurch der Eindruck von Mischkulturen entstehen kann. Die differentialdiagnostisch in erster Linie in Betracht kommende Y. pseudotuberculosis wächst wesentlich rascher; dieser Unterschied wird noch deutlicher sichtbar, wenn man Parallelkulturen bei 37° C inkubiert.

Blutagar: Zusatz von Blut beschleunigt die Kolonieentwicklung. Nach 24stdg. Bebrütung kann man Kolonien mit bloßem Auge oft noch nicht oder gerade eben erkennen; isolierte Keimansiedlungen können evtl. anhand einer lokalen (dunklen) Nährbodenverfärbung ausgemacht und mittels Lupe festgestellt werden. Nach 48 Std. erreichen sie einen Durchmesser von 1 mm: Farbe fahlgrau, Oberfläche bei Lupenbetrachtung wie „gehämmertes Kupfer"; Rand makroskopisch glatt, bei Vergrößerung leicht gewellt. Keine Hämolyse. Ältere Kolonien erreichen einen Durchmesser von mehr als 3 mm, sie erscheinen mehr opak, die Konsistenz wird dabei mehr und mehr schleimig. Manche Stämme entwickeln nach 2–3 Tagen ein gewölbtes Zentrum mit umgebendem Randsaum (Spiegeleier-Form).

Nährbouillon: In Reinkulturen entwickelt Y. pestis Flocken, die auf den Boden des Röhrchens absinken oder an der Wand haften, während die Flüssigkeit sonst klar bleibt.

Selektivzüchtung: Hierzu wird der Serumagar von ALBIZO-SURGALLA empfohlen, der eine beschleunigte Diagnose ermöglicht[1].

[1] Zusammensetzung: Bacto-Pepton (Difco) 2,0 g, NaCl 0,5 g, Agar 1,5 g, Aqua dest. 100 ml. Substanzen unter Erwärmen lösen, 10 min bei 120° C autoklavieren; in Platten ausgießen.

[1] ALBIZO, J. M., M. J. SURGALLA: Appl. Microbiol. 16 (1968) 649.

Tierversuch vom Ausgangsmaterial (bei stärker verunreinigten Proben): Äußerste Vorsicht wegen der Gefahr der Pestübertragung durch Rattenflöhe: Wiederholte Bestäubung der Versuchstiere mit geeigneten Insektiziden zur Beseitigung von Ektoparasiten erforderlich. Sektion der verendeten Tiere unter Beachtung aller Vorsichtsmaßregeln gegen Verspritzen von Material etc., wobei Gesichts- und Handschutz unerläßlich sind (Haube, Schutzbrille oder Plastikschirm, Tuch vor Mund und Nase, Gummihandschuhe)! Die Kadaver sind in Plastikbeuteln zur Verbrennung zu bringen.

Die Versuchstiere (weiße Mäuse, Meerschweinchen) erhalten 0,5–2,0 ml Material (Suspension von Lymphknotengewebe, Exsudat, Sputum etc.) subkutan in die Leistenbeuge injiziert. Bei Vorhandensein von Pestbakterien entwickelt sich rasch ein Ödem im Bereich der Injektionsstelle. 2–3 Tage nach der Applikation des Materials lassen sich vergrößerte, harte Lymphknoten in der Inguinalregion tasten. In der Regel kann schon am zweiten Tag mit einer Spritze Flüssigkeit aus dem Bubo aspiriert und auf Erreger mikroskopisch und kulturell untersucht werden. Die Tiere erliegen der Infektion meist nach 4–6 Tagen.

Sektionsbefund: Lokale Entzündung mit blutigem Ödem und Nekrose, Schwellung der regionalen Lymphknoten. Vergrößerung der Milz mit grauweißlichen Bezirken im Gewebe und z.T. mit grauweißlichen Knötchen auf der Oberfläche, ähnliche Herde auch in Leber und Lunge; häufig Exsudat der Pleura. Infolge der tödlichen Septikämie sind die Erreger auch reichlich im Herzblut nachzuweisen (mikroskopisch und kulturell).

Beachte: Pestähnliche gramnegative Stäbchen mit Polfärbung, z.B. Y. pseudotuberculosis (S. 146), werden nicht selten in lebenden und toten Ratten angetroffen und können bei der Pestdiagnose zu Schwierigkeiten führen. Die Diagnose ist daher stets kulturell zu sichern.

Fluoreszenzserologischer Nachweis der Pestbakterien: Mit markiertem Anti-Pest-Globulin (Moody, M.D., C.C. Winter: J. Infect. Dis. 104 [1959] 288). Der Wert der Methode liegt in der erheblichen Zeitersparnis. Sicherung des Befundes durch Kulturverfahren etc. ist anzuschließen.

3. Identifizierung: Von besonderer Bedeutung ist die Abgrenzung der morphologisch und kulturell oft sehr ähnlichen Y. pseudotuberculosis. Ein wertvolles Unterscheidungsmerkmal stellt schon das wesentlich raschere Wachstum dieses Erregers auf festen Nährsubstraten wie Pepton- oder Blutagar dar (s. Ziffer 2 „Isolierung").

Zur Sicherung der Diagnose kommen folgende Verfahren in Betracht:

Beweglichkeitsprüfung: Durchzuführen bei Zimmertemperatur, da die differentialdiagnostisch vorrangig in Frage kommenden Pseudotuberkulose-Bakterien nur in einem Temperaturbereich von etwa 20–30° C beweglich sind. Pestbakterien zeigen weder bei 37° C noch bei niedrigerer Temperatur Beweglichkeit. Prüfung im Hängenden Tropfen aus Kondenswasser einer 1%igen Schrägagarkultur nach 18stündiger Bebrütung bei 20 bis 22° C, sonst mittels U-Röhrchenmethode.

Stalaktitenförmiges Wachstum in Bouillon: Schwimmkörper, z.B. einige Öltröpfchen, fördern die Bildung eines Oberflächenhäutchens, von dem Bakiensträhnen stalaktitenartig nach unten wachsen. Voraussetzung ist ruhiger Stand der Kultur.

Biochemische Prüfung: Wichtigste Merkmale siehe die nachfolgende Tabelle. Zur Differentialdiagnose gegenüber Y. pseudotuberculosis und anderen ähnlichen Keimen wird verwiesen auf Tabelle S. 148.

Merkmale von Yersinia pestis

Dex	Lak	Sac	Ara	Rha	H_2S	Ind	Nit	Hst	Oxydase	Katalase	Bew
+[1]	—[2]	—	+[1]	—	[3]	—	(+)	—	—	+	—

[1] Ohne Gasbildung.
[2] Gelegentlich positiv.
[3] Mittels Bleiazetatpapier: schwach positiv; auf Kligler-Agar: negativ.

Für die Abgrenzung von Y. pseudotuberculosis sind vor allem folgende Eigenschaften von Bedeutung:

Unbeweglichkeit (Y. pseudotuberculosis beweglich bei Zimmertemperatur);

Fehlende Urease-Aktivität (kräftige Harnstoffspaltung bei Y. pseudotuberculosis);

Fehlende Rhamnose-Spaltung (Y. pseudotuberculosis: positiv);

Langsames Wachstum: Der Unterschied gegenüber Y. pseudotuberculosis wird besonders deutlich bei Verwendung von gewöhnlichem Nähragar und Bebrütung bei 37° C.

Tierversuch mit fraglichem Kulturmaterial: 0,2 ml Keimsuspension Meerschweinchen s.c. in die Leistenbeuge einimpfen. Weiteres Vorgehen und Beschreibung der pathologisch-anatomischen Veränderungen s. S. 145. Die Tiere gehen meist innerhalb 3–5 Tagen zugrunde.

Agglutinationsreaktion mit diagnostischem Serum: Siehe Goldenberg, M.I.: Hlth. Lab. Sci. 5 (1968) 38.

Phagendiagnostik: Mittels an Filtrierpapier angetrockneter Phagen (Cavanaugh, D.C., S.F. Quan: Amer. J. clin. Path. 23 [1953] 619). – PST-Phagentest: Siehe S. 147.

Bei Laborinfektionen: Sofortige Behandlung mit Tetracyclinpräparat und, falls möglich, sofortige Applikation von Antipestserum (siehe Walker: Erg. Mikrobiol. Immunforschg. 41 [1967] 23).

Literatur:

Baltazard, M., u. Mitarb.: Bull. Wld. Hlth. Org. 14 (1956) 457.
Baltazard, M., M. Bahmanyar: Bull. Wld. Hlth. Org. 23 (1960) 169.
Meyer, K.F.: Bact. Rev. 25 (1961) 249.
Pollitzer, R.: Plague. Wld. Hlth. Monograph Series No. 22, Genf 1954.

Yersinia pseudotuberculosis

Syn. Pasteurella pseudotuberculosis, Bact. pseudotuberculosis rodentium.

Dieser den Pestbakt. in vieler Hinsicht ähnliche Keim ist in erster Linie ein Krankheitserreger bei Tieren, insbesondere bei Nagern. Er verursacht tuberkelähnliche Knoten in Leber und Milz der Tiere und, insbesondere im Mesenterialbereich, charakteristische Drüsenpakete mit eitrigem Inhalt; diese Veränderungen können im diagnostischen Tbc-Tierversuch am Meerschweinchen zu Irrtümern Anlaß geben. Infektionen durch Y. pseudotuberculosis bei Ratten können wegen der Ähnlichkeit des Erregers mit Pestbakterien u.U. zu folgenschweren Fehldiagnosen führen.

Der Keim ist auch für den Menschen pathogen. Menschliche Infektionen verlaufen in drei Formen:

a) Appendizitische Form: Als mesenteriale (abszedierend-retikuläre) Lymphadenitis, unter den klinischen Symptomen einer Appendizitis (Masshoff), besonders bei männlichen Jugendlichen.

b) Enteritische Form: Selten; Diarrhoeen und schwer lokalisierbare Beschwerden im Bauchraum.

c) Septikämisch-typhöse Form: Besonders bei Erwachsenen; unter zunehmenden Intoxikationserscheinungen meist tödlicher Ausgang, wenn unbehandelt.

Folgende Antigene lassen sich nachweisen:

H-Antigene: Thermolabile Geißelantigene.

O-Antigene: Thermostabile Körperantigene der Glatt-(S-)Form; sie ermöglichen die serologische Unterscheidung von 6 Erregertypen und mehreren Subtypen.

R-Antigen: Somatisches Antigen der R-Form.

Untersuchungsmaterial: Exzidierte Lymphknoten, Stuhlproben zur kulturellen, Blutproben zur serologischen und kulturellen Untersuchung.

Gang der Untersuchung

1. Mikroskopisches Präparat: Der direkte mikroskopische Erregernachweis hat keine Aussicht auf Erfolg. Das Kulturpräparat zeigt gramnegative, z.T. kokkoide, kapsellose Stäbchen (wechselnde Polymorphie in Abhängigkeit von den Kultivierungsbedingungen). Verstärkte Anfärbbarkeit an den Polen kann bei Methylenblaufärbung vorhanden sein, ist aber ohne differentialdiagnostische Bedeutung, da zu inkonstant. Beweglichkeit besteht nur zwischen 20 und 28° C, nicht bei 37° C.

2. Isolierung: Sie gelingt ohne besondere Schwierigkeit, wenn der Keim ohne Begleitbakterien vorliegt (z.B. in exzidierten Lymphdrüsen), schon auf einfachen Nährböden. Züchtungsoptimum bei 30° C.

Als Anreicherungssubstrat geeignet ist Tetrathionat-Bouillon, nicht geeignet sind Medien mit Brillantgrünzusatz oder Selenitbrühe. Insbesondere für die Isolierung aus Stuhlproben wird die

Kälteanreicherungsmethode empfohlen (s.u.), da sich Y. pseudotuberculosis auch noch bei Temperaturen von 4–6° C vermehrt.
Verdächtige Kolonien werden zur biochemischen Vorprüfung abgeimpft, z.B. auf KLIGLER-Agar, und bei entsprechendem Ausfall (Hochschicht gelb, Schrägfläche rot, kein Gas, keine Schwärzung) weiter untersucht (s. 3. Identifizierung).

Tetrathionat-Bouillon oder andere geeignete Anreicherungsmedien (z. B. Trypticase Broth mit 25 γ K-tellurit/ml Substrat) sollten neben festen Nährböden stets zur Isolierung herangezogen werden (s.o.). Bebrütung bei Zimmertemperatur; Ausimpfung am Tag nach der Inokulation.

Blutagar: Besser aerob und anaerob ansetzen; bei 37° C und stets auch bei niedrigerer Temperatur bebrüten. Kolonien nach 24 Std. bei 37° C größer als bei 22° C, Durchmesser am 2. Tag 2–3 mm; in den ersten 24 Std. hell, durchscheinend, flachgewölbt, später grauweißlich bis gelblich, schließlich undurchsichtig.

Nähragar: Reicht wegen der geringen Ansprüche an den Nährboden zur Züchtung aus. Nach 24 Std. bei 37° C: Helle, durchsichtige Kolonien von 0,25–1 mm Durchmesser; bei weiterer Bebrütung: Kolonien ziemlich trüb und undurchsichtig, Zentrum dann meist erhaben, die (flachere) Randzone klarer und oft radiär gezähnt. Bei Rauhdissoziation erscheinen die Kolonien häufig trokken und flach.

ENDO-*Agar:* Bei 22° C gutes Wachstum; Kolonien anfangs hell, durchsichtig, später leicht trüb; Größe wie auf Nähr- und Blutagar. Bei 37° C deutliche Wachstumshemmung, Neigung zur Rauhdissoziation.

Züchtung aus mischinfizierten Proben nach PATERSON u. COOK (1963): Material in isotonischer Salzlösung aufschwemmen und im Kühlschrank lagern; in etwa 1wöchigen Intervallen ausimpfen auf feste Medien zur Bebrütung bei 22 und 37° C.

Weitere Möglichkeiten der Selektivzüchtung bestehen in der Verwendung von LEIFSON- oder MCCONKEY-Agar. Auf tellurhaltigen Medien (25 γ K-tellurit/ml Substrat) kann Y. pseudotuberculosis an der Schwarzfärbung der Kolonien erkannt werden.

3. Identifizierung: In Pestgebieten, Hafenstädten etc. hat die Abgrenzung von Y. pestis vorrangige Bedeutung (s. S. 143).

Beweglichkeitsprüfung: Im Hängenden Tropfen oder (wegen des oft spärlichen Vorhandenseins beweglicher Organismen) besser mittels U-Röhrchen bei Zimmertemperatur (!): Y. pseudotuberculosis ist beweglich im Gegensatz zu Y. pestis.

Biochemische Prüfung: Siehe Tabelle S. 148. Soweit Kohlenhydrate gespalten werden, erfolgt dies – wie auch bei anderen Arten der Yersinia-Pasteurella-Gruppe – ohne Gasbildung.

PST-Phagentest: Der bei Y. pseudotuberculosis isolierte PST-Phage (nahe verwandt den Coliphagen T2 und T4) lysierte bisher alle geprüften Y. pseudotuberculosis-Stämme I–V. Lysiert werden ebenfalls Peststämme und einzelne Colistämme, dagegen nicht Y. enterocolitica-Stämme (KNAPP, W.: Zschr. Hyg. 148 [1962] 375 und Arch. Hyg. 149 [1965] 715).

4. Antikörpernachweis im Patientenserum: Da die Isolierung des Erregers bei mischinfizierten Proben schwierig ist bzw. oft erst nach operativen Eingriffen aus exzidiertem Material gelingt, können serologische Untersuchungen mit Patientenserum diagnostisch von großem Wert sein, z.B. bei unklaren abdominalen Beschwerden.

Die Untersuchung erfolgt in Form der WIDAL-Reaktion unter Verwendung sämtlicher Typenstämme. Diagnostisch verwertbar sind Titer ab 1:80. Bei Auftreten der durch den Erreger bedingten Krankheitserscheinungen werden Titer von mindestens 1:160 gefunden.
Wegen Antigengemeinschaften von Y. pseudotuberculosis Typ II und Typ IV mit den Salmonella-Untergruppen B bzw. D sind in einem Teil der Fälle zusätzliche Absorptionsversuche erforderlich. Aus diesem Grund und allgemein wegen der für eine sichere Diagnose notwendigen Erfahrung sollten für Agglutininnachweise Speziallaboratorien herangezogen werden (für die Bundesrepublik Deutschland: Institut für Hygiene und Medizinische Mikrobiologie der Universität Erlangen).

Yersinia enterocolitica

Syn. Pasteurella „X".

Mikroskopisch und kulturmorphologisch bestehen weitgehende Ähnlichkeiten mit Y. pseudotuberculosis. Hinsichtlich der Isolierungs- und Identifizierungsverfahren kann auf die vorausgehende Beschreibung dieses Keimes verwiesen werden. Auch in pathogenetischer Hinsicht bestehen keine wesentlichen Unterschiede. Die Frage ist daher berechtigt, ob es sich bei Y. enterocolitica um einen eigenständigen Erreger handelt.

Y. enterocolitica ist, wie Y. pseudotuberculosis, nur im Temperaturbereich unter 30°C beweglich. Unterscheidungsmöglichkeiten bestehen aufgrund des differenten Ausfalls der folgenden biochemischen Reaktionen:
Saccharose-Spaltung: positiv (Y. pseudotuberculosis negativ);
Rhamnose-Spaltung: negativ (Y. pseudotuberculosis positiv);
Ornithindecarboxylase: positiv (Y. pseudotuberculosis negativ).
Verwiesen wird in diesem Zusammenhang auch auf die unterschiedliche Wirkung des PST-Phagen (S. 147), welcher Lyse bei Pest- und Pseudotuberkulose-Bakt., nicht bei anderen Arten der Yersinia-Pasteurella-Gruppe bewirkt.

Literatur:

KNAPP, W.: Erg. Hyg. Bakt. 32 (1959) 196.
KNAPP, W.: Arch. Hyg. 149 (1965) 715.
MOLLARET, H. H.: Int. Bull. Bact. Nomencl. 15 (1965) 97.
PATERSON, J. S., R. COOK: J. Path. Bact. 85 (1963) 241.

Differentialdiagnose wichtiger bipolar färbbarer gramnegativer Stäbchen und Salmonellen (unter Verwertung der Zusammenstellung von KNAPP, W.: Arch. Hyg. 149 [1965] 715).

Bacterium	Dex	Lak	Sac	Rha	Mns	Sal	H_2S[1]	Hst	Ind	Bew 20°	Äsk	Zit	Oxydase	ODC	β-Galaktosidase	PST-Phage (Lyse)	Mc-CONKEY-Agar
Y. pseudotuberc.	+	—	—	+	+	+	—	+	—	+	+	—	—	—	+	+	+
Y. pestis	+	—	—	—	—	±	—	—	—	—	+	—	—	—	+	+	+
Y. enterocolitica	+	—	+	—	—	(±)	—	+	(—)	+	—	—	—	+	+	—	+
P. multocida	+	—	(+)	—		—	w	—	+	—	—	—	(+)	+	—	—	—
P. haemolytica	+	±	+	—		±	w	—	—	—	—	—	+	w	—	—	w
Salmonella	+	—	—	+		—	(+)	—	—	(+)	—	w	—	(+)	—		+

[1] Auf KLIGLER-Agar.

Gattung: Francisella[1])

Francisella tularensis

Syn. Pasteurella tularensis, triv. Tularämiebakterien.

Erreger der Tularämie, einer pestähnlichen Infektionskrankheit gewisser Nager und anderer Wildtiere. Der Keim steht serologisch, biochemisch und hinsichtlich seiner Wachstumsansprüche der Brucellagruppe nahe. Heute wird er vielfach als eigene Gattung Francisella der Familie der Brucellaceae zugeordnet.
Es existieren zwei Varietäten der Erreger: Typ A und Typ B. Sie unterscheiden sich u. a. durch ihr Verbreitungsgebiet (Typ A kommt praktisch nur in Amerika vor), durch den Grad ihrer Virulenz (Typ A zeigt deutlich höhere Virulenz) und durch ihre biochemische Aktivität gegenüber Glyzerin (Typ A: positiv, Typ B: negativ).

[1] Noch nicht offiziell anerkannte Gattungsbezeichnung (bisher geführt im Genus Pasteurella).

Die Infektion des Menschen erfolgt meist durch direkten Kontakt beim Umgang mit infizierten Tieren. Auch blutsaugende Arthropoden können als Überträger fungieren. Gelegentlich erfolgt auch Ansteckung durch infiziertes Wasser (verunreinigt durch Exkrete erkrankter Wasserratten).

Nach 4–5 Tagen kommt es zum Primäraffekt (Papel, die im weiteren Verlauf exulzeriert) an der Eintrittsstelle, meist mit Beteiligung regionaler Lymphknoten. Je nach Eintrittspforte treten unterschiedliche Krankheitsbilder auf:

a) Kutano-, okulo-, oral-glanduläre Formen nach Eindringen infektiösen Materials in die Haut (nach Verletzungen), in den Konjunktivalsack des Auges (durch Einreiben etc.), in den Mund (durch verunreinigte Nahrungsmittel, Wasser u. dgl.).

b) Innere Formen, ohne nachweisbare Eintrittspforte, mit thorakaler (pulmonaler) Manifestation, etwa nach Inhalation infektiösen Materials oder als Ausdruck einer generalisierten Infektion bzw. als abdominale Form, mit thyphus- oder ileusartigem Verlauf.

Da tierische Infektionen pathologisch-anatomisch denen der Pest ähnlich sein können, ist besonders in Pestgebieten stets das Vorliegen von Y. pestis in Betracht zu ziehen.

Untersuchungsmaterial: Eiter, Lymphknotenpunktat, Blut (für Kultur in der ersten Krankheitswoche, für serologische Untersuchungen s. Ziffer 4), Gewebsstücke, Bindehautgeschabsel, Sputum.

Gang der Untersuchung

Ebenso wie für die Arbeit mit Y. pestis ist auch bei Fr. tularensis Sondergenehmigung und Einhaltung strenger Vorsichtsmaßnahmen (S. 143) erforderlich, da zahlreiche Laborinfektionen, z.T. mit tödlichem Ausgang, vorgekommen sind. – Bei Laborinfektion wird Behandlung mit Tetracyclinpräparaten empfohlen.
Für Routinezwecke nehmen serologische Methoden gegenüber der Isolierung des Erregers eine Vorrangstellung ein. Der Keimnachweis gelingt auch auf optimalen Nährböden nicht immer, wird aber durch Zusatz geeigneter Antibiotika (bei mischinfizierten Proben) in Verbindung mit dem Tierversuch entscheidend verbessert.

1. Mikroskopische Untersuchung: Zweckmäßig ist Färbung mit verdünntem Karbolfuchsin.

Originalpräparat: Bakterioskopischer Nachweis der Erreger in menschlichem Untersuchungsmaterial praktisch ohne Erfolgsaussicht. Ausstriche aus Tierorganen: Erreger oft in größeren Mengen in Form blasser, gramnegativer, sehr kleiner, meist kokkoider Stäbchen (0,3–0,7 : 0,2μ), z.T. intrazellulär, mit Neigung zur Pleomorphie; unbeweglich. In vivo erfolgt Kapselbildung. Im GIEMSA-Präparat meist deutlich bipolare Färbung.

Kulturpräparat: Verstärkte Tendenz zu Pleomorphie; in älteren Kulturen überwiegen die kokkoiden Formen. Es kommen auch kleinste, filtrierbare Elemente von 0,1μ Größe vor.

2. Isolierung: Die Erstzüchtung auf festen Nährböden wird begünstigt durch verminderte O_2-Spannung und hohe Luftfeuchtigkeit. Optimum für Temperatur: 37°C, für pH: 6,8–7,3. Wachstum nur auf eiweiß- oder eidotterhaltigen Substraten und/oder bei Cystin-, besser Cysteinzusatz. Bei Anwendung geeigneter Antibiotikabeimischungen, etwa zu dem unten beschriebenen Blut-Dextrose-Cystin-Agar, können heute Kulturverfahren als gleichwertig gegenüber der Isolierung mittels Tierversuch angesehen werden.

Blut-Dextrose-Cystin-Agar nach FRANCIS mit Antibiotikazusatz (Penicillin, Polymyxin-B-Sulfat und Nystatin, je 100 I.E. bzw. γ pro ml Nährboden): Mehrere (4–6) Platten mit je 0,5 ml Material beimpfen und in feuchter Atmosphäre bei 36–37°C bebrüten. Nach 2 Tagen tritt im positiven Fall Wachstum von glatten, gut verreibbaren, leicht grau erscheinenden Kolonien von etwa 1 mm Durchmesser auf, die sich bei weiterer Inkubation auf 2–3 mm vergrößern können. Schon vom Beginn des sichtbaren Wachstums an erscheint der Nährboden im Koloniebereich leicht grünlich verfärbt. Zur endgültigen Identifizierung überimpft man auf antibiotikafreies Substrat.

USAMU-Medium: Ein in neuerer Zeit empfohlenes, cysteinhaltiges Medium, das ebenfalls mit dem oben beschriebenen Antibiotikazusatz verwendet wird. Siehe hierzu GASPAR, A. J., u. Mitarb.: J. Bacteriol. 82 (1961) 564.

Koagulierter Eidotternährboden nach MCCOY *und* CHAPIN (s. S. 540): Nach mehrtägiger Bebrütung wird Wachstum sehr kleiner, tautropfenartiger Kolonien sichtbar. Bei Direktisolierungen von Untersuchungsproben (wegen Verunreinigungsgefahr stets mindestens 5 Nährböden ansetzen!) ist das Wachstum oft erst in der 2. Woche zu erkennen. Für Schutz gegen Austrocknung des Mediums ist zu sorgen durch Versiegeln der (genügend groß zu bemessenden) Nährbodengefäße, da eine reichliche Wasserdampfsättigung der Luft die Isolierungschancen wesentlich begünstigt.

Tierversuch: Die Verwendung von Tieren in der Tularämie-Diagnostik erhöht das Risiko der Laborinfektion erheblich. Die Tiere müssen frei von Ektoparasiten sein (siehe hierzu die Ausführungen auf S. 145). Alle Ausscheidungen, Exsudate etc. von infizierten Tieren sind als infektiös zu betrachten. Jeweils mehrere Tiere zum Versuch ansetzen (jüngere Tiere sind empfänglicher): 0,5–1,0 ml Patienten-(Zitrat- oder Schüttel-)blut, Aufschwemmung von Material (z.B. vom Primäraffekt), Sputum, Drüsenexsudat etc. s.c. oder i.p. applizieren. Als Versuchstiere verwendet man Meerschweinchen und Mäuse, die letzteren jedoch nicht bei Sputum (wegen eines möglichen Gehaltes an Pneumokokken oder anderer Keime, die eine tödliche Infektion bei der Maus bedingen).

Nach 2–4 Tagen zeigen die Tiere Krankheitserscheinungen (Freßunlust, Fieber usw.); man kann bereits bei Krankheitsbeginn die Erreger aus Milz und Leber der Tiere isolieren. Nicht getötete Tiere gehen nach 1–3 Wochen an der Infektion zugrunde. Bei der Sektion zeigen sich geschwollene und vereiterte Lymphknoten (nach s.c.-Impfung) sowie Vergrößerung der mit weißlichen Herden durchsetzten Milz und Leber. Man beimpft geeignete Nährböden (s.o.) sowie den üblichen Plattensatz (Blutagar, Laktoseindikatorplatte etc.) mit Material aus den veränderten Organen, insbesondere aus der Milz. Die üblichen Nährmedien bleiben, wenn es sich um Tularämie-Erreger (ohne Begleitkeime) handelt, steril.

3. Identifizierung

Agglutination mit spezifischem Serum ermöglicht die Identifizierung, wobei aber zu berücksichtigen ist, daß Tularämieseren auch Brucellen agglutinieren (und umgekehrt), wenngleich mit geringerem Titer, vgl. Ziff. 4.

Biochemische Reaktionen: Soweit Kohlenhydratspaltung eintritt, geschieht dies ohne Gasbildung:

Biologische Merkmale von Francisella tularensis

Dex	Lak	Sac	Man	Mal	Gly	Läv	Hst	Gel	Ind	Bew
+	—	±	+	+	[1]	(+)	—	—	—	—

[1] Typ A: positiv; Typ B: negativ.

4. Antikörpernachweis im Patientenserum

stellt wegen der Schwierigkeiten der Erregerisolierung in der Praxis das wichtigste diagnostische Hilfsmittel dar.

Agglutinationsreaktion (WIDAL-Probe): Wegen der Antigenbeziehungen zu Brucella ist stets eine zweite Verdünnungsreihe, die mit Brucella-Antigen beschickt wird, mitzuführen. Ausführung und Bewertung siehe S. 423. – Anfangs kann der Titer gegen den tatsächlichen Erreger (Fr. tularensis) niedriger sein als gegen den heterologen Keim (Brucella); eine umgekehrte Erscheinung kann im akuten Stadium von Brucella-Infektionen auftreten.

Hämagglutinationsreaktion unter Verwendung menschlicher O-Erythrozyten, die mit Tularämie-Polysaccharid sensibilisiert wurden, gewinnt zunehmende diagnostische Bedeutung. Die schon vor den Agglutininen, meist am Ende der ersten Krankheitswoche auftretenden Hämagglutinine können bis zur 8. Woche Titer bis 1:20000 erreichen. Sie sind auch später in höheren Titern als die Agglutinine nachweisbar (KNOTHE, H., G. HAVEMEISTER: Zbl. Bakt. I. Orig. 181 [1961] 80).

5. Sonstige diagnostische Möglichkeiten

Intrakutantest: Injektion von 0,1 ml einer Aufschwemmung von abgetöteten Erregern (Tularine pour IDR [1]) mit 1–2 Millionen Keimen/ml intrakutan an der Volarseite des Unterarmes führt im positiven Fall innerhalb von 2 Tagen zu starker Rötung und Infiltration mit eventueller Papel- oder Pustelbildung. Die Reaktion, die meistens nach 2–3 Tagen abklingt, ist gewöhnlich bereits nach 2–5tägiger Dauer der Erkrankung positiv. Im negativen Fall entsteht höchstens eine leicht entzündliche Rötung an der Injektionsstelle. Nach Erkrankung bleibt die Reaktionsfähigkeit der Haut etwa 1 Jahr erhalten.

Histologische Untersuchung (Probeexzision) und zytologische Prüfung (Punktat eingeschmolzener Lymphome) s. TRAUTMANN, F., Ärztl. Wschr. 1955, 964 u. 991.

Literatur:

MEYER, K.F.: Pasteurella and Francisella. In: Bacterial and Mycotic Infections of Man. Hsg. von DUBOS und HIRSCH. Lippincott, Philadelphia 1965.

TRESSELT, H.B., M.K.WARD: Appl. Microbiol. 12 (1964) 504.

[1] Erhältlich beim Pasteur-Institut, Paris, 36, Rue du Docteur Roux.

Gattung: Haemophilus

Die in dieser Gattung zusammengefaßten Arten sind charakterisiert dadurch, daß sie zum Wachstum einen oder beide der folgenden Zusatzstoffe (Wuchsfaktoren) benötigen, die u.a. im Blut oder Pflanzengewebe enthalten sind:

1. *X-Faktor:* Haemin; thermostabil (hält Autoklavieren bei 120°C aus); wahrscheinlich benötigt für die Synthese von Katalase (unter anaeroben Wachstumsbedingungen wird der X-Faktor nicht benötigt). Vorhanden in den roten Blutkörperchen, wird frei bei Erhitzung.

2. *V-Faktor:* Diphosphopyridin-Nukleotid; wird zerstört bei Erhitzung auf 100°C. Von Bedeutung als Wasserstoffakzeptor im Stoffwechsel der Keime. Wird von fast allen Bakterien (außer der Gattung Haemophilus) synthetisiert; enthalten in der Hefe und verschiedenen Pflanzenextrakten, auch im Blut, in kleinen Mengen auch in gewissen Peptonsorten.

Die Bestimmung des Nährstoffbedarfes stellt eine wesentliche Einteilungsgrundlage der medizinisch wichtigen Haemophilus-Arten dar; s. hierzu Tab. S. 156.

Ermittlung des Wuchsfaktorbedarfes:

a) Entweder durch kombinierte Wachstumsprüfung auf Kochblutagar (enthält X u. V), einfachem Peptonagar ohne Zusatz von Fleisch- oder Hefeextrakt (ohne X und V) und evtl. einfachem Blutagar (enthält X und wenig V) unter Mitführung eines den V-Faktor synthetisierenden Bakterienstammes (s. Ammenphänomen, S. 153);

b) oder mittels Filtrierpapierblättchen, die mit den Faktoren X bzw. V bzw. X + V getränkt sind und auf einen mit dem fraglichen Stamm beimpften, Wuchsfaktor-freien Nähragar aufgelegt werden. Durch Diffusion aus den Blättchen wird der Nährboden mit den entsprechenden Wuchsstoffen angereichert.

Herstellung des X- und V-Faktors (nach Marshall und Kelsey, 1960).

X-Faktor: Erythrozyten von 20 ml Blut abzentrifugieren. Nach Abgießen des Überstandes 50 ml Azeton mit Zusatz von 0,6 ml konz. HCl unter Schütteln zufügen, filtrieren. Zur Ausfällung des Hämins 50–60 ml Aqua dest. zusetzen. Hämin abfiltrieren, mit Aqua dest. auswaschen, dann in 12,5 ml einer $\frac{m}{10}$ Na_2HPO_4-Lösung aufnehmen und 10 min bei 115°C autoklavieren.

V-Faktor: 25 g Brauereihefe in 50 ml $\frac{m}{5}$ KH_2PO_4-Lösung aufschwemmen und 20 min auf 70°C erhitzen. Überstand nach Zentrifugieren sterilfiltrieren.

Herstellung von X-, V- und X + V-Faktor-Scheiben: Filtrierpapierscheiben (wie für Resistenzbestimmung von Bakterien verwendet) mit den einzelnen Lösungen bzw. einer Mischung aus beiden Lösungen tränken, bei 37°C trocknen und im Kühlschrank aufbewahren.

Haemophilus influenzae

Syn. Bact. influenzae, Influenzabact. Pfeiffer.

Während sich die Annahme Pfeiffers, es handle sich bei diesem Keim um den Erreger der Influenza, nicht bestätigt hat, konnte die Bedeutung des Keimes im Sinne einer synergistischen Beteiligung an der Influenza-Infektion (und sonstigen virusbedingten Erkältungskrankheiten) erhärtet werden (Schäfer und Martin, 1959). Der Keim wird zwar auch relativ häufig im Sputum und in Laryngopharyngealabstrichen Gesunder gefunden; die Quote der positiven Nachweise liegt jedoch bei Erkrankungen des Respirationstraktes signifikant höher, wobei sich eine immunologische Auseinandersetzung auch häufig serologisch nachweisen läßt. Die Erreger sind in diesen Fällen auch oft in relativ großer Menge nachweisbar und können dann – oft in Verbindung mit weiteren Entzündungserregern – zu Pneumonie, Bronchitis, Mittelohraffektionen etc. führen. Häufig und in größerer Menge werden sie gefunden in Fällen chronischer Bronchitis und bei Bronchiektasen, während sie bei Gesunden – wenn überhaupt – gewöhnlich nur in geringer Menge nachweisbar sind. Prognostisch ungünstig ist die „Influenza"-Meningitis, bei der die Erreger aus dem Liquor (und zugleich oft auch aus dem Blut) gezüchtet werden können. – Influenzabakterien werden ferner bei einer oft schwer verlaufenden Form von Laryngotracheitis im Kindesalter als Erreger isoliert.

Aufgrund verschiedener Kapselantigene werden insgesamt 6 Typen (a bis f) unterschieden, wobei der Typ b als Erreger von Meningitis und akuter Laryngotracheitis (ganz überwiegend bei kleinen Kindern) eine bedeutende Rolle spielt. Als zuverlässigste Methode der Differenzierung gelten die Kapselquellungsreaktion nach Neufeld und die Präzipitation. Polyvalente und Typensera sind erhältlich von Hyland-Laboratories. Näheres zur Technik siehe bei Zinnemann (s. u.).

Untersuchungsmaterial: Sputum, Bronchialspülflüssigkeit, Liquor, Blut, Eiter, Rachenabstriche (Tupfer zum Versand befeuchten mit etwa 0,3 ml Fildes-, sonst mit einfacher Nährbouillon zur Vermeidung von Austrocknung).

Gang der Untersuchung

1. Mikroskopisches Präparat

Originalpräparat: Zweckmäßig ist verlängerte Nachfärbung (5 min) mit (Karbol-)Fuchsin bei der GRAM-Färbung. Im Bronchialsekret bei Atemwegsinfekten sehr kleine, gramnegative Stäbchen, oft in großer Menge frei zwischen den Zellen in schwarmartiger Anordnung (Abb. 34), später auch intrazellulär. In Eiter- und Liquorproben, Punktaten etc. meist nur vereinzelt nachweisbar, z.T. mit Kapseln.

Kulturpräparat: z.T. kleinste gramnegative Stäbchen (0,2–0,3 : 0,3–0,5 μ), unbeweglich, mit Neigung zu Pleomorphie (Abb. 34): Kokkoide bis fädig/gekrümmte Formen.

2. Isolierung: Auswurf (eitrige Flocken) vor Verimpfung in steriler physiol. NaCl-Lösung mehrmals auswaschen; bei flüssigen Proben Sediment nach Zentrifugieren verarbeiten.

Auf gewöhnlichem Agar kein Wachstum. Gute Kolonie-Entwicklung auf Nähragar mit Zusatz von 5–10% defibriniertem Kaninchen- oder Meerschweinchenblut. Wachstum auf üblichem Schafblutagar, wenn überhaupt, nur in winzigen Kolonien, in Abhängigkeit vom Vorhandensein besonders des V-Faktors (unterschiedliche Spuren des Faktors in verschiedenen Peptonsorten). Durch Erhitzen des Blutsubstrates auf 60–80 °C (z.B. im Kochblutagar s.u.) werden die Wuchsstoffe freigesetzt. Eine Verbesserung der Züchtungsbedingungen läßt sich erzielen durch Zusatz von (Bier-)Hefeextrakt oder Pflanzenextrakten wie Tomatensaft (V-Faktor).

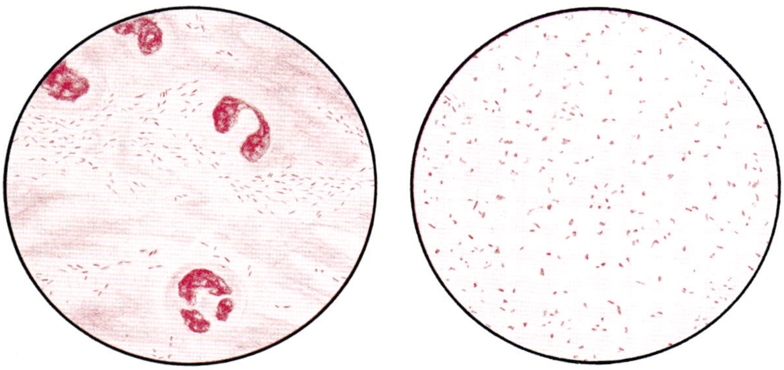

Abb. 34: Haemophilus influenzae. GRAM-Färbung. Vergr. 800fach.
Links: Sputumausstrich: Zarte, schlanke Stäbchen (in schwarmartiger Anordnung). Verlängerte Fuchsin-Nachfärbung.
Rechts: Ausstrich von 24-stdg. Reinkultur auf Kochblutagar.

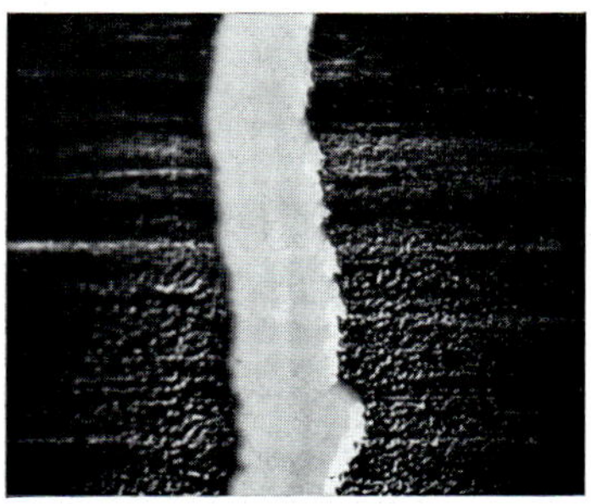

Abb. 35: Haemophilus influenzae: Ammenwachstum. In der Mitte Staphylokokken-Impfstrich, senkrecht dazu Influenzabakterien-Impfstriche. Blutagar, 18 Std. bei 37 °C bebrütet. 3fache Lupenvergrößerung.

Bei Sputum- und sonstigen Proben, die stets eine Mischflora erwarten lassen, verbessert das Auflegen eines mit 10 γ Oleandomycin getränkten Filterpapierplättchens den Kultivierungserfolg entscheidend; die Oleandomycin-resistenten Influenzabakterien sind im Hemmhof meist leicht erkenn- und isolierbar.

Neben dem üblichen Plattensatz (Blut- und Laktose-Indikatorplatte, Leber- oder Thioglykolatbouillon etc.) sollte zumindest einer der folgenden Spezialnährböden verwendet werden:

Kochblut-Agar mit Zusatz von Tomatensaft (S. 540) oder Hefeextrakt, mit einem Oleandomycin-Testblättchen á 10 γ, das auf den zuerst beimpften Teil des Substrates aufgelegt wird (SCHÄFER, 1957): Nach 24 Std. bei 37 °C flache, graue Kolonien von 1–2 mm Durchmesser. Auf einfachem Kochblutagar (ohne Tomatensaft) kleinere, hellglänzende, mehr gewölbte Kolonien ohne Neigung zum Zusammenfließen.

Hammelblutagar mit Saponin-Hefeextrakt-Bacitracinscheiben: Man tränkt für Resistenzbestimmungen übliche Filtrierpapierscheiben mit 2 E Bacitracin und mit einer sterilfiltrierten Lösung von 3 g Saponin und 5 g Hefeextrakt in 100 ml physiol. NaCl-Lösung, trocknet die Blättchen und legt sie auf die beimpfte Platte auf (CONTRONI, G., u. Mitarb.: Amer. J. Clin. Path. 49 [1968] 744).

Durch das in den Nährboden diffundierende Saponin werden die Erythrozyten rund um das Blättchen gelöst. Dabei werden die in den Blutkörperchen vorhandenen Wuchsfaktoren frei. Der Hefeextrakt verbessert zusätzlich die Vermehrungsmöglichkeiten von H. influenzae, während der Bacitracinanteil das Wachstum konkurrierender Keime unterdrückt. Außerhalb der Wirkzone des Blättchens lassen sich hämolysierende Keime wie Streptococcus haemolyticus nachweisen (auf Kochblutagar tritt Hämolyse nicht in Erscheinung); innerhalb der Wirkzone zeigen Kolonien von H. influenzae ein charakteristisches schillernd-irisierendes Aussehen (Abgrenzungsmöglichkeit von H. parainfluenzae, dessen Kolonien diesen Effekt nicht aufweisen).

FILDES-*Bouillon:* Nach Bebrütung über Nacht bei 37° C Ausimpfung auf Kochblut- oder auch einfachen Blutagar (im Symbioseverfahren, z. B. mit Staphylokokken).

Diagnostischer Mäuseversuch zum Erregernachweis, zumal bei Mischinfektionen: Verimpfung von 0,5 ml der Probe i. p.; Ausimpfung des Bauchpunktates auf Spezialnährböden. Stämme mit hoher Mäusepathogenität bedingen den Tod des Versuchstieres nach 1–2 Tagen unter Septikämie; die Erreger sind dann auch aus dem Blut, gewöhnlich in Reinkultur, züchtbar. Auszuschließen ist das Vorhandensein von Pneumokokken und anderen Erregern (z. B. Pasteurellen), die gleichfalls eine tödliche Infektion bei der Maus bedingen (wichtig bei Verarbeitung von Sputum).

3. Identifizierung

Ammen-Phänomen: Verdächtige Kolonien in parallelen Strichen auf eine Blutplatte impfen. Senkrecht dazu in einem Einzelstrich andere Bakterien (z. B. Staphylokokken), die den V-Faktor produzieren, auftragen und über Nacht bebrüten. Influenzabakterien zeigen in der Nähe des bakteriellen „Ammen"-Striches eine deutliche Wachstumsförderung (zum Strich hin zunehmende Vergrößerung der Kolonien), s. Abb. 35.

Wuchsfaktor-Filterpapierscheiben: Mit den Faktoren X bzw. V bzw. X + V getränkte Testblättchen; Influenzabakterien zeigen in Nähe der mit den Faktoren X + V beladenen Scheiben auch auf wuchsfaktorenfreiem Agar Wachstum. Kein Wachstum bei den allein mit Faktor X bzw. V beschickten Blättchen (Bezugsquellen: u. a. OXOID, MAST).

Biochemische Reaktionen: Soweit Kohlenhydrate abgebaut werden, ist die Säurebildung – wie auch bei anderen Haemophilus-Arten – nur schwach (End-pH bei 6,4). Für die Prüfung wird die Verwendung von Schrägagar empfohlen, dem 1% des betreffenden Zukkers, ANDRADE-Indikator und die Wuchsfaktoren (s. S. 151 – 2%ige Konzentration) zugesetzt werden. – Dextrose wird gespalten, Nitrat wird reduziert (Peptonbouillon mit 1% KNO_3 und Zusatz der Wuchsfaktoren). Die kapseltragenden Formen der Typen a, b, c und f bilden Indol.

Löslichkeit in Na-desoxycholat: Zu 4 Teilen einer jungen Flüssigkultur fügt man 1 Teil 10%ige Lsg. von Na-desoxycholat. Nach 2stdg. Bebrütung der Mischung ist im Fall von Influenzabakt. eine Klärung (bis zu einer evtl. Rest-Opaleszenz) eingetreten. Mitführung je einer positiven und negativen Kontrolle zur Erleichterung der Beurteilung wird empfohlen.

4. Antikörpernachweis im Patientenserum

KBR mit dem homologen Stamm dient zur Bestimmung der ätiologischen Bedeutung nachgewiesener Influenzabakt. bei bestehender Erkrankung.

Haemophilus conjunctivitidis

Syn. Bact. aegyptiacum, triv. KOCH-WEEKS-Bakt.

Erreger einer besonders in warmen Ländern auftretenden, dort oft hochinfektiösen Form von Konjunktivitis. In Deutschland nur gelegentlich beobachtet.

Untersuchungsmaterial: Konjunktivalsekret (auf Tupfern; in den Konjunktivalsack eingelegte Seidenfäden u. a.). Für Transportzwecke sind die

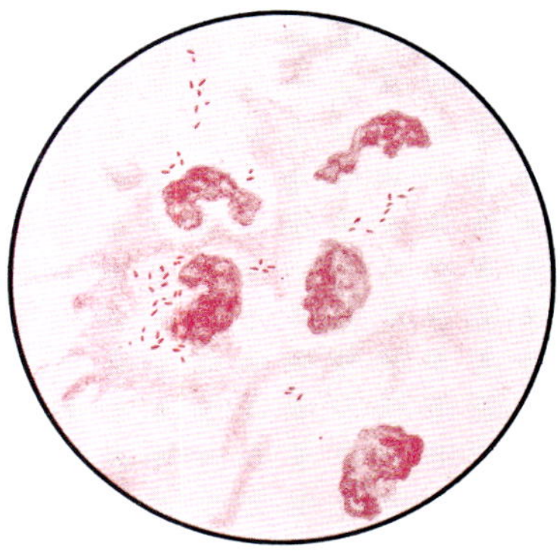

Abb. 36: Haemophilus conjunctivitidis. Primärpräparat von Konjunktivalabstrich: Zarte, z. T. intrazellulär gelagerte Kurzstäbchen und vereinzelte kokkoide Formen. GRAM-Färbung. Vergr. 800fach.

Tupfer, Seidenfäden etc. mit FILDES-Bouillon zu befeuchten (Vermeidung von Austrocknung, die zum Absterben der Erreger führt).

Gang der Untersuchung

1. Mikroskopisches Präparat: Gramnegative Stäbchen ähnlich den Influenzabakterien. Charakteristisch ist intrazelluläre Lagerung in den Granulozyten des entzündlichen Exsudates.

2. Isolierung: Das Vorgehen entspricht ganz dem für H. influenzae beschriebenen. Der Keim ist kulturmorphologisch von Influenzabakterien nicht zu unterscheiden.

3. Identifizierung: H. conjunctivitidis entspricht biochemisch und hinsichtlich seiner Wachstumsansprüche (Ammenwachstum, Bedarf an Wuchsfaktoren) ganz den Influenzabakterien. Möglichkeiten der Abgrenzung bestehen in folgenden Prüfverfahren:

Wachstum im halbstarren Medium (0,15% Agar): H. conjunctivitidis wächst nach 24–36 Std. mit kurzen, in der Art eines flaumigen Kometenschweifes nach unten gerichteten Ausläufern; kapsellose Formen von H. influenzae haben eine körnige Kolonieform ohne flaumige Ausläufer, kapseltragende Formen bilden große, flaumige Kolonien ohne Ausläufer.

Hämagglutination bei Verwendung menschlicher Blutkörperchen: Aufschwemmung der Keime in physiol. NaCl-Lösung gibt eine Agglutination mit menschlichen Blutkörperchen aller Blutgruppen. Man mischt 1 Tropfen der Bakteriensuspension mit 1 Tropfen einer 0,5%igen Aufschwemmung von Erythrozyten in Form der Objektträger-Agglutination. Beim Vorliegen von H. influenzae tritt keine Hämagglutination ein.

Haemophilus ducreyi

Triv. DUCREYsches Streptobact.

Erreger des weichen Schankers (Ulcus molle). Übertragung durch Geschlechtsverkehr. Der Keim benötigt als Wuchsstoff den X-, nicht den V-Faktor.

Untersuchungsmaterial: Material vom Geschwür oder Eiter von den vergrößerten Regionaldrüsen (Bubonen).

Gewinnung:

a) Eiter mit der Spritze aus uneröffnetem Lymphknoten aspirieren (beste Methode).

b) Wenn keine Bubonen vorhanden: Gewebspartikel vom überhängenden Rand des Ulcus mit steifem Drahtspatel abnehmen.

Gang der Untersuchung

1. Mikroskopisches Präparat

Originalpräparat: Gramnegative, sehr kleine Stäbchen (bis 0,5 : 2 μ), teils frei, teils im Inneren von Eiterzellen. Charakteristisch sind zumal in Gewebsabschnitten lange, oft zwischen den Zellen liegende, parallel verlaufende Ketten von Stäbchen („Streptobacterium").

Kulturpräparat: Gramnegative Stäbchen von unterschiedlicher Länge und Dicke, in Ketten, deren Einzelglieder scharf, wie mit einem Messer, abgeschnitten erscheinen. Kettenbildung insbesondere in Kondenswasserpräparaten deutlich.

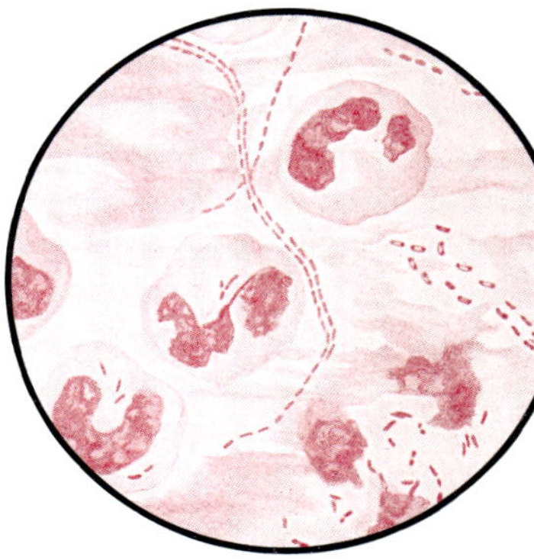

Abb. 37: Haemophilus ducreyi. Ausstrichpräparat von Geschwürssekret, halbschematisch: Gramnegative, schlanke, teils extra-, teils intrazellulär gelagerte, oft Ketten bildende und parallel gelagerte Stäbchen mit abgerundeten Enden von unterschiedlicher Gestalt (Hantel-, Diplo-, Schiffchenform), teilweise in „fischzug"artiger Anordnung. GRAM-Färbung. Vergr. 800-fach.

2. Isolierung: Schwierig und nicht immer erfolgreich. Wichtig ist sofortige Verimpfung des Materials und gute Abdichtung der Kulturgefäße zur Erzielung eines hohen Wasserdampfgehaltes der Luft.

Koaguliertes Kaninchenfrischblut: 2 ml Kaninchenblut in Röhrchen unter Schräglagerung koagulieren lassen; dann 5–10 min bei 55°C erhitzen (auch frisches Menschen- oder Schafblut kann verwendet werden). Die Probe wird in das Serum eingebracht, das sich vom Blutkuchen getrennt hat. Nach 1–2tägiger Bebrütung (besser bei 33 bis 35°C!) zeigen sich die Erreger im Ausstrich vom flüssigen Anteil des Nährbodens.
Weiterzüchtung: Auf Kaninchenblutplatten mit abgedichtetem Deckel.

Kaninchenblut(30%)-Schrägagar mit auf etwa ein Drittel vermindertem Agargehalt: Abfüllen in weite (nach Beimpfung dicht zu verschließende) Röhrchen. – Nach 48 Std. Bebrütung: Grau-opake Kolonien von 1–2 mm ∅, die nicht am Nährboden haften und beim Versuch, sie mit der Öse aufzunehmen, leicht wegrutschen. Nach 4–5 Tagen tritt leichte Hämolyse auf.

3. Identifizierung

Kulturpräparat: s. o.

Ammenphänomen: Negativ (V-Faktor wird nicht benötigt).

Biochemisches Verhalten: Keine Spaltung der üblichen Kohlenhydrate, s. Tab. S. 156.

4. Ito-(Reenstierna-) **Intrakutantest:** Infizierte entwickeln nach 1–2 Wochen eine Überempfindlichkeit gegen abgetötetes Kulturmaterial. Bei intrakutaner Injektion von 0,1 ml des Antigens (s. u.) entsteht in 1–3 Tagen eine örtliche Rötung und Schwellung. Der Aussagewert ist begrenzt dadurch, daß auch Nicht-Ulcus-molle-Kranke diese Reaktion zeigen können. Herstellung des Antigens: Bubonen-Eiter mit phys. NaCl-Lösung 1:4 verdünnen, an 3 aufeinanderfolgenden Tagen je 1 Std. auf 60°C erhitzen. Sterilitätskontrolle!

Haemophilus vaginalis

Dieser Keim wurde verschiedentlich als Erreger einer unspezifischen Vaginitis und Urethritis beschrieben. Er benötigt zum Wachstum nach Amies und Mitarb. (Can. J. Microbiol. 3 [1957] 579) den V-Faktor. Seine ätiologische Bedeutung ist noch nicht geklärt; auch seine taxonomische Einordnung in die Haemophilus-Gruppe ist nicht gesichert (s. u.).

Untersuchungsmaterial: Fluormaterial, Vaginal- und Urethralabstriche, die rasch nach der Entnahme verarbeitet werden müssen (die Erreger sind nur wenige Stunden lebensfähig).

Gang der Untersuchung

1. Mikroskopisches Präparat: In Fluor reichlich feine gramnegative Stäbchen bei relativ geringer Leukozytose. Sehr junge Kulturen färben sich grampositiv! Aus diesem Grunde sowie wegen seines guten Wachstums auf Löffler-Serum und Polkörnchenbildung wird der Keim von verschiedenen Autoren den Korynebakt. zugerechnet (Zinnemann, K., u. E. K. Turner: J. Path. Bact. 85 [1963] 213).

2. Isolierung: Züchtung unter erhöhter CO_2-Spannung (10%) unter Zusatz von Hefeextrakt als V-Faktor-Quelle.

Hammelblutagar unter Bebrütung mittels Kerzenmethode (s. S. 522) ergab bei den Erstbeschreibern nach 24–48 Std. winzige („pinpoint"), farblose, durchscheinende, oft von einer Hämolysezone umgebene Kolonien (am besten erkennbar bei Schrägbeleuchtung).

3. Identifizierung: Als charakteristisch wird die reichliche Bildung von L-Formen angesehen. – Oxydase: negativ; Dextrose, Maltose, Arabinose: positiv (ohne Gasbildung); Laktose, Saccharose, Mannit: negativ (Testsubstrate kräftig beimpfen!). Als einfaches Identifizierungsverfahren wird die gleichzeitige Subkultur auf Menschen- und Hammel-Blutagar bei 10%iger CO_2-Spannung empfohlen. Wachstum von H. vaginalis tritt nur auf der Hammel-, nicht auf der Menschen-Blutagarplatte ein.

Haemophilus haemolyticus

Diese Art entspricht im Wuchsstoffbedarf den Influenzabakt., unterscheidet sich aber von ihnen durch eine deutliche Beta-Hämolyse um die Kolonien. Kommt normalerweise im Respirationstrakt vor und wurde nur selten als Entzündungserreger gesichert. Der Keim ist nicht auf Hammel-, dagegen gut auf Kaninchen- oder Meerschweinchen-Blutagar züchtbar und dann leicht mit hämolysierenden Streptokokken zu verwechseln (Gram-Präparat!). – Sonstige Merkmale: Siehe Tab. S. 156.

Haemophilus parainfluenzae

Der Keim kann als normaler Bewohner des oberen Respirationstraktes vorkommen, gelegentlich aber auch akute Pharyngitis hervorrufen. Auch Endokarditis durch diesen Erreger ist beschrieben. Benötigt nur den V-Faktor als Wuchsstoff, zeigt also das Ammenphänomen. – Weitere Merkmale: Siehe Tab. S. 156.

Differentialdiagnostische Merkmale von Haemophilus- und Bordetella-Arten

Bacterium	Benötigte Wachstums-faktoren X-Faktor	V-Faktor	Nitratredukt.	Indol-bildung	Hämolyse	Besondere Merkmale
H. influenzae	+	+	+	w	—	
H. conjunctivitidis	+	+	+	—	—	Hämagglut. (Menschenblk.)
H. ducreyi	+	—	—	—	±	
H. vaginalis	?	+	—		—	
H. haemolyticus	+	+	+	w	+	
H. parainfluenzae	—	+	+	w	—	
H. parahaemolytic.	—	+	+	—	+	
Bordetella-Arten	—	—	w	—	+	

Literatur:

ZINNEMANN, K.: Ergebn. Mikrobiol. 33 (1960) 307.

Gattung: Bordetella

Diese Gattung enthält mehrere menschenpathogene, im Antigenaufbau nahe miteinander verwandte Species. Während der Hauptvertreter, Bordetella pertussis, zur Erstisolierung Zusatz von Blut (oder Holzkohlepulver) zum Nährboden benötigt, sind die Wachstumsansprüche der anderen Arten, Bord. parapertussis und bronchiseptica, geringer.

Auch Bordetella pertussis wächst unabhängig von den Wuchsfaktoren X und V (der für die Züchtung allgemein verwendete Blutzusatz zum Nährsubstrat dient vielmehr der Unterbindung der Wirkung von Hemmstoffen im Kulturmilieu). Aus diesem Grunde wurde der früher zur Gattung Haemophilus gerechnete Keim einem eigenen Genus Bordetella zugeordnet. Die beiden anderen Arten können gleichfalls Pertussis bzw. pertussisähnliche Krankheitsbilder hervorrufen und sie zeigen in ihrem Antigengehalt Verwandtschaftsbeziehungen zu Bord. pertussis. Daher werden sie von vielen Autoren der Gattung Bordetella zugerechnet. Wegen differenter biochemischer Grundmerkmale (z.B. unterschiedlicher Oxydasereaktion etc.) wird dies jedoch nicht allgemein anerkannt.

Bordetella pertussis

Syn. Haemophilus pertussis, triv. Keuchhustenbakterien.

Erreger des Keuchhustens (Pertussis), einer insbesondere im 1. Lebensjahr nach wie vor ernstzunehmenden Krankheit.

Untersuchungsmaterial:

a) Die Erreger werden direkt auf den Nährboden gehustet, der während eines Hustenanfalles 20–30 cm vom Mund entfernt gehalten wird. Diese sog. „Hustenplatte“ bringt gute Ergebnisse im katharrhalischen Stadium, wenn die Keime reichlich ausgeschieden werden.

b) Abstriche aus dem Nasopharynx ergeben oft Keimwachstum in Reinkultur und haben sich deshalb der Hustenplatte als überlegen erwiesen; technische Durchführung: Siehe S. 26.
Falls eine sofortige Verarbeitung nicht möglich ist, sollten die Tupfer mit etwa 0,3 ml Nähr-, besser mit FILDES-Bouillon befeuchtet und vor Austrocknung geschützt dem Labor zugeleitet werden.

Gang der Untersuchung

1. Mikroskopisches Präparat: Im Gegensatz zu den Influenzabakterien zeigt Bord. pertussis bei verlängerter Färbung mit Methylenblau Neigung zur Polfärbung.

Originalpräparat: Im katarrhalischen Stadium des Keuchhustens massenhaft kleine, ovale, gramnegative Stäbchen, frei im Schleim zwischen den Zellen, später nur noch spärlich, überwiegend intrazellulär und als Diplostäbchen gelagert. Größe: 0,3–0,5 : 1 μ.

Kulturpräparat: Kurzstäbchen, ähnlich Influenzabakterien, jedoch ohne Neigung zur Pleomorphie (Abb. 38), oft ungleichmäßig im Ausstrich verteilt.

2. Isolierung: Schwieriger als die der Influenzabakterien. Sie gelingt am ehesten im katarrhalischen Stadium bei Zusatz eines erheblichen Anteiles an Frischblut (am zweckmäßigsten Menschen- oder Kaninchenblut, 30–50%) zum Nährsubstrat. In Subkulturen zunehmend geringere Ansprüche an den Nährboden, so daß Serum- ohne Blutzusatz genügt.

Wegen der Penicillinresistenz der Keime wird dem Nährboden bei der Isolierung zweckmäßigerweise dieses Antibiotikum zur Unterdrükkung störender Begleitkeime zugesetzt. Ein Zusatz gewisser Stoffe wie Albumin (oder auch Holzkohle) zum Nährsubstrat ist zur Abbindung toxischer Stoffe notwendig. Erhöhte CO_2-Spannung bei der Bebrütung verbessert die Nachweisquote deutlich (Kerzenflammenmethode). Mehrtägige Bebrütung (3–5 Tage) ist erforderlich. Viele Peptone enthalten Substanzen mit wachstumshemmender Wirkung gegenüber Keuchhustenbakterien (s. u.).

BORDET-GENGOU-*Agar* (ohne Pepton oder mit Spezialpepton wie Polypepton BBL, siehe S. 540) mit Zusatz von Penicillin in einer Endkonzentration von 0,5 E/ml Nährboden. – Bei Verwendung von Tupfern: Ein Drittel der Platte mit dem Tupfer bestreichen, dann Material mit Öse auf restlicher Oberfläche verteilen; 3–5tägige Bebrütung unter CO_2 bei 37°C: Mit Lupe ab (2. oder) 3. Tag auf das Auftreten anfangs sehr kleiner, halbkugeliger Kolonien (wie Quecksilbertröpfchen bzw. halbierte Perlen) achten. Sie zeigen leichte Hämolyse, sind oft im ganzen abhebbar und lassen sich (häufig nach kurzem anfänglichem Verklumpen) gut in physiologischer NaCl-Lösung verreiben.

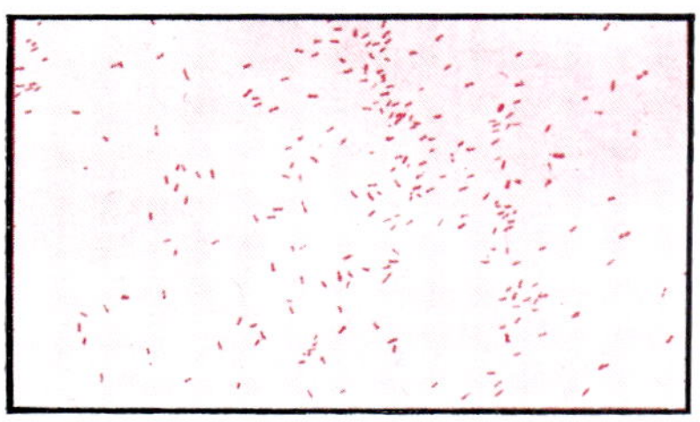

Abb. 38: Bordetella pertussis. Kulturpräparat: Kleine, gramnegative, in der Mitte z.T. schlecht anfärbbare Stäbchen (angedeutete Polfärbung). GRAM-Färbung. Vergr. 800fach.

3. Identifizierung

Kulturpräparat: Neigung zur bipolaren Anfärbbarkeit; keine Neigung zur Pleomorphie.

Beweglichkeitsprüfung: Unbeweglich (Gegensatz: Bord. bronchiseptica).

Ammenphänomen: Fehlt.

Oxydase- und Katalasereaktion: positiv (Katalase z.T. nur schwach).

Biochemisches Verhalten: Die üblichen Zucker werden nicht gespalten, desgleichen nicht Harnstoff. Nitrat wird nicht reduziert, Indol nicht gebildet, Zitrat nicht verwertet.

Objektträger-Agglutination mit spezifischem Serum (Difco): Bei Vorliegen von B. pertussis tritt die Verklumpung sofort, schon beim Verreiben, ein. Spontanagglutinationen müssen durch Kontrollen mit physiol. NaCl-Lösung ausgeschlossen werden.

Abgrenzung gegenüber Influenzabakterien: Siehe Tab. S. 156.

4. Fluoreszenzserologischer Nachweis: Siehe OCKLITZ u. Mitarb.: Zbl. Bakt. I. Orig., 193, 88 und 194, 103, 212 (1964). Die Methode ermöglicht eine rasche Feststellung, sollte aber durch die konventionelle Züchtung ergänzt werden. Die fluoreszenzserologischen Befunde sind zu Beginn der Erkrankung weniger häufig positiv als die Kultur, später ist der fluoreszenzserologische Nachweis überlegen. Bezugsquelle für markierte Antisera gegen B. pertussis (und B. parapertussis): Difco.

5. Antikörpernachweis im Patientenserum: Mittels KBR (siehe S. 476) und Agglutinationsreaktion. Die Bedeutung kann in der Erkennung atypischer Fälle liegen.

Bordetella parapertussis

Der Keim wird gelegentlich als Erreger einer mild verlaufenden Form von Keuchhusten gefunden. Geringere Ansprüche an den Nährboden als bei Bord. pertussis. Unbeweglich. X- und V-Faktor werden zum Wachstum nicht benötigt. Gemeinsame somatische Antigene mit den anderen Bordetella-Keimen (übergreifende Reaktionen bei Verwendung nichtabsorbierter Seren möglich).

Gang der Untersuchung

1. Mikroskopisches Präparat: Stäbchen meist etwas länger als Pertussis-Stäbchen.

2. Isolierung: Wegen der geringeren Ansprüche an den Nährboden ist Züchtung schon auf einfachem Nähragar möglich.

Bordet-Gengou-*Agar* zur Erstzüchtung zweckmäßig. Wachstum rascher als bei Bord. pertussis: Perlenartige Kolonien schon nach 1–2 Tagen. Charakteristisch ist die schmutzig-grünliche Verfärbung des Mediums in einer hämolytischen Zone um die Kolonien und darüber hinaus, bedingt durch die Bildung eines braunen Pigmentes.

3. Identifizierung

Biochemisch: Katalase-positiv, Oxydase-negativ, Zitrat- und Urease-positiv. Indol wird nicht gebildet, übliche Kohlenhydrate werden nicht abgebaut.

Pigmentbildung: Braunfärbung der Koloniеumgebung auf Nähragar.

Beweglichkeitsprüfung: Unbeweglich (im Gegensatz zu Bord. bronchiseptica).

Serologisch: Absorbiertes Parapertussis-Serum (Difco) zur spezifischen Agglutination.

Bordetella bronchiseptica

In erster Linie für eine Reihe von Tieren pathogen (häufige Ursache von Bronchopneumonien). Gelegentlich verursacht der Keim auch Infektionen im Bereich des menschlichen Respirationstraktes mit einem Pertussis-ähnlichen Bild. Es besteht Antigenverwandtschaft einerseits zur Brucella-Gruppe, der der Erreger früher zugerechnet wurde, andererseits zu den anderen Bordetella-Keimen, mit denen er durch weitere Eigenschaften näher verbunden ist. Er vermag auf gewöhnlichen Medien ohne Blutzusatz zu wachsen und ist im Gegensatz zu den anderen Bordetellen beweglich (peritriche Geißeln).

Gang der Untersuchung

1. Mikroskopisches Präparat: Im Nativpräparat gewöhnlich einzeln liegende, kokkoide Stäbchen (0,4–0,5 : 2,0 μ).

2. Isolierung: Auf verschiedenen, auch einfachen Nährböden möglich.

Blutagar (empfohlen zur Erstzüchtung): Glatte, gewölbte, glänzende Kolonien mit Hämolysezone.

3. Identifizierung

Kulturpräparat: Kleine, kokkoide, gramnegative Stäbchen.

Beweglichkeitsprüfung: Beweglich bei 30°C (wesentliches Unterscheidungsmerkmal gegenüber den anderen Bordetella-Arten).

Biochemische Prüfung: Charakteristisch ist die rasche Harnstoffspaltung innerhalb von 4–6 Stunden. Indol wird nicht gebildet, die üblichen Zukker werden nicht gespalten. Zitratverwertung, Nitratreduktion, Katalase-Reaktion positiv.

Literatur:

Beer, J.: Zbl. Bakt. I. Orig. 177 (1960) 196 u. 208.

Lautrop, H.: Parapertussis. Munksgaard, Kopenhagen 1954.

Lautrop, H. und B.W. Lacey: Bull. Wrld. Hlth. Org. 23 (1960) 15.

Ocklitz, H.W.: Der Keuchhusten. VEB Fischer Jena 1969.

Zinnemann, K.: Ergebn. Mikrobiol. 33 (1960) 307.

Merkmale der Bordetella-Arten

Bordetella	Oxydase	Hst	Pigment	Bew	Nit	Zit	Katalase	Wachst. auf einf. Nährb.
pertussis	+	—	—	—	—	—	+	—
parapertussis	—	+	+	—	—	+	+	+
bronchiseptica	+	+	—	+	+	+	+	+

Gattung: Moraxella

Gramnegative, unbewegliche, plumpe, kokkoide Kurzstäbchen, meist in Diploform. Streng aerob, Oxydase-positiv (wie Neisseria), ausgesprochen Penicillin-empfindlich. Kohlenhydrate werden nicht abgebaut. – Für die Züchtung ist Serum- oder Blutzusatz zum Nährsubstrat notwendig bzw. zweckmäßig.

Moraxella lacunata

Syn. Diplobacterium MORAX-AXENFELD.

Erreger der sog. Lidwinkel-Konjunktivitis: Bilaterale, subakute Entzündung der Conjunctiva mit besonderer Beteiligung der Augenwinkel, speziell des inneren Winkels. Nach Auffassung mancher Autoren spielt der Keim lediglich die Rolle eines Sekundärerregers nach vorausgegangener Virus-Infektion.

Untersuchungsmaterial: Augenabstriche, Eiter vom Auge.

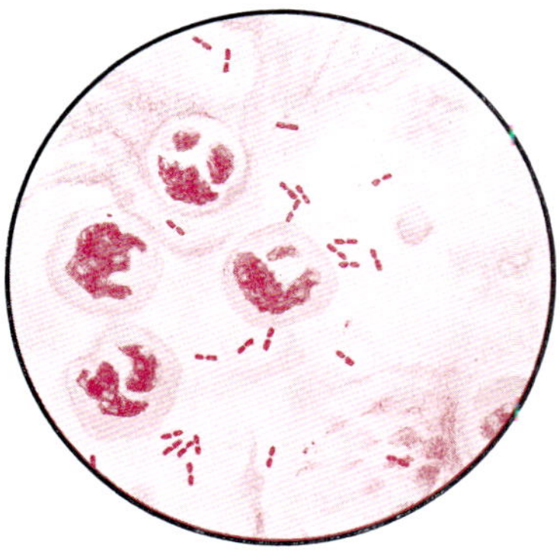

Abb. 39: Moraxella lacunata. Originalpräparat von Konjunktivalabstrich: Kurze, gramnegative, relativ dicke Stäbchen, vorwiegend als Diplo-Formen. GRAM-Färbung. Vergr. 800fach.

Gang der Untersuchung

1. Mikroskopisches Präparat

Originalpräparat: Kurze, dicke, gramnegative Stäbchen, meist zu zweien oder in kurzen Ketten, mit abgerundeten Enden und verdicktem Mittelteil des Stäbchens (oft Eiformen). Zarte Kapseln sichtbar im Tuschepräparat.

Kulturpräparat: Stäbchenförmige Organismen, etwa 1 : 2μ groß; unbeweglich.

2. Isolierung: Kein Wachstum bei Zimmertemperatur, Optimum bei 37°C. Wuchsfaktoren X und V nicht erforderlich, jedoch verbessert der Zusatz von Blut oder Serum zum Nährboden die Nachweismöglichkeit entscheidend. Primär oft auch auf Blutagar kein Wachstum.

LÖFFLER-*Serum* ist der geeignetste Nährboden: Nach 24–48 Std. aerober Bebrütung werden zarte Kolonien sichtbar, die meist zur lokalen Verflüssigung des Substrates unter Bildung von kleinen Dellen (lat. lacuna) führen, wodurch die Kolonien etwas einsinken.

Blutagar: Kein oder nur sehr spärliches Wachstum in der Primärkultur (charakteristisch!).

3. Identifizierung: Siehe die folgende Tabelle sowie Tab. S. 90.

Moraxalla liquefaciens

Eigenschaften: Siehe Tab. S. 160.

Moraxella nonliquefaciens

Wächst auch auf normalen (serumfreien) Medien. LÖFFLER-Serum und Gelatine werden nicht verflüssigt. Die übrigen Eigenschaften entsprechen weitgehend denen von M. liquefaciens (s. Tab. S. 160). – Der Keim ist nach HENRIKSEN in mehr als 10% aller Nasenabstriche nachweisbar.

Moraxella saccharolytica

Ein von FLAMM aus Cerebrospinalflüssigkeit gezüchteter Stamm, der in der Lage war, verschiedene Kohlenhydrate (z. B. Dextrose und Maltose) abzubauen.

Moraxella osloensis

Von BØVRE und HENRIKSEN (1967) beschriebene Art, die im OF-Medium und auf SIMMONS' Zitratagar zu wachsen vermag (ohne Alkalisierung); weitere Eigenschaften: Siehe Tab. S. 160.

Moraxella phenylpyrouvica

(BØVRE und HENRIKSEN 1967)

Der Keim ist durch einen raschen Harnstoffabbau und das Vorhandensein einer Phenylalanindeaminase gekennzeichnet. Sonstige Eigenschaften: Siehe Tab. S. 160.

Weitere Stämme mit für Moraxellen typischen Eigenschaften (s. o.) wurden von TATUM vorwiegend aus dem weiblichen Harntrakt isoliert; als besonderes Merkmal zeigten sie die Fähigkeit, auf SIMMONS-Agar zu wachsen (mit Alkalisierung des Substrates) und sich in Nährbouillon mit 6% NaCl-Gehalt zu vermehren.

Literatur:

HENRIKSEN, S. D.: Int. Bull. Bacteriol. Nomencl. 10 (1960) 23.

Differentialdiagnostische Merkmale von Moraxella-Arten

	Prim.-Kult. auf Bl.agar	LÖFFLER[1]	Zit	Gel	Hst	PAD	Dex	Kat	Nit	Wachst. bei 22°C	42°C
M. lacunata	—	+	—	+	—	—	—	+	+	—	—
M. liquefaciens	+	+[2]	—	+[2]	—	—	—	+	+	±	—
M. bovis	+[3]	+	—	v	—	—	—	(—)	—	+	—
M. saccharolytica	+			+	—	—	v	+			—
M. osloensis	+	—	+[4]	—	—	—	—	+	w	+	±
M. phenylpyrouvica	+	—	w[4]	—	—	+	—	+	w	±	—
Gr. I nach TATUM	+ z.T.[3]		—	—	—	—	v	—	(—)	—	—
Gr. II nach TATUM	+	—	+	—	—	—	—	+	—	±	—

[1] Verflüssigung von LÖFFLER-Serum.
[2] M. nonliquefaciens (s. S. 159): —
[3] Beta-Hämolyse.
[4] Wachstum ohne Alkalisierung.

Gattung: Loefflerella

Loefflerella mallei

Syn. Malleomyces mallei, triv. Rotzbakterien.

Rotzbakterien sind unbewegliche gramnegative Stäbchen, die Zucker oxydativ abbauen (stark verzögert, ohne Gasbildung). Oxydase: schwach positiv; Katalase: positiv. Die Keime werden verschiedentlich zur Pseudomonas-Gruppe gerechnet.
Überwiegend Krankheitserreger bei Einhufern (Pferd, Esel): Knotenbildung im Nasenseptum und Nachbarschaft, begleitet von dickem, rötlich-schleimigem Ausfluß; ferner Hautulzerationen. – Infektionen des Menschen (namentlich durch rissige oder verletzte Hautstellen oder durch Übertragung auf die Nasenschleimhaut) zeigen gewöhnlich einen akuten, oft rasch tödlichen Verlauf. Gefährdet sind besonders Menschen, die beruflich Kontakt mit dem kranken Tier haben. Auffallend häufig wurde auch über Laborinfektionen berichtet.

Untersuchungsmaterial: Exsudat, Pustelinhalt, Geschwürsabstriche, Biopsiematerial.

Gang der Untersuchung

Beachte: *Höchste Vorsicht bei Laborarbeiten mit Loefflerella mallei!*

1. Mikroskopisches Präparat

Originalpräparat: Charakteristisch ist die unregelmäßige Anfärbung und die perlenkettenartige (Körnchen-) Struktur der Erreger.

Kulturpräparat: Gramnegative, unbewegliche, in Form und Größe (0,25–0,4 : 1,5–5 μ) wechselnde Stäbchen, in frischen Kulturen fast wie Kokken, nach längerer Bebrütung vermehrte Pleomorphie.

2. Isolierung: Aerobes Wachstum. Züchtung aus frisch gewonnenem Ausgangsmaterial gelingt nicht leicht. Zusatz von Glyzerin (neben Blut oder Serum) verbessert die Züchtungsbedingungen. Neben einfachem Blutagar empfiehlt sich die Verwendung von Medien mit Zusatz von Glyzerin (2%) und Kristallviolett (1 : 200000).

Beachte: Das zumeist verunreinigte Untersuchungsmaterial sollte vor Kulturansatz in einer Penicillinlösung (1000 I.E./ml) suspendiert und in dieser Form etwa 2–3 Std. bei 37°C inkubiert werden (Vernichtung bzw. Verminderung der Begleitflora).

Blutagar mit 1–2% Glyzerinzusatz: Erstes Wachstum nach 24–48 Std. Bebrütung (37°C) sichtbar: Kleine (ca. 1 mm ⌀), graue, zunächst durchscheinende Kolonien, später gelblich-opak und zähschleimig. Wegen des langsamen Wachstums sind die Kulturen mindestens 4 Tage zu bebrüten.

Tierversuch (STRAUSSsche Reaktion) zur Reinzüchtung besonders geeignet (erhöhte Infektionsgefahr!): Bei i. p.-Applikation rotzhaltigen Materials an ein männliches Meerschweinchen Schwellung und Vergrößerung der Hoden mit Entzündung der Subkutis und der Haut des Hodensackes. Die Tiere gehen innerhalb 6 Wochen zugrunde. Sektionsbefund: Herde in Milz, Leber, Lunge.

3. Identifizierung

STRAUSS*sche Reaktion,* zur Bestätigung des aufgrund der sonstigen Merkmale gegebenen Verdachtes.

Kulturausstrich: Charakteristisch ist die unterschiedliche Reaktion mit Methylenblau: Während einzelne Abschnitte eines Einzelstäbchens tiefblau gefärbt sind, erscheinen andere Stellen desselben Stäbchens nur blaß oder überhaupt nicht gefärbt.

Biochemisch: Rotzbakterien sind biochemisch weniger aktiv als die in vieler Hinsicht ähnlichen WHITMORE-Bakterien; Abgrenzung: s. u., Tab.

Serologisch: Objektträger-Agglutination mit spezifischem Serum.

Zur Abgrenzung von Pseudomonas pseudomallei ist zu berücksichtigen, daß auch dieser Erreger eine der STRAUSSschen Reaktion ähnliche Erkrankung beim Meerschweinchen bewirken kann. Serologisch bestehen Unterschiede. Zur weiteren Unterscheidung wird verwiesen auf die Ausführungen zu Ps. pseudomallei und auf Tab. S. 80.

Differenzierung von Loefflerella mallei und Pseudomonas pseudomallei (s. auch Tab. S. 80)

Bacterium	Dex	Lak	Sac	Man	Ind	H_2S	Gel	Oxydase	Bew	Häm	Nit
L. mallei	+	+	—	—	—	±	v	±	—	—	+
Ps. pseudomallei	+	+	w	+	—	—	+	+	+	+	+

Gattung: Actinobacillus

Eine Art dieser Gattung, Actinobacillus actinomycetem-comitans, wird bei menschlicher Aktinomykose – gewöhnlich zusammen mit Actinomyces israeli – gefunden; gelegentlich wird dieser Keim auch aus Blutkulturen isoliert, ferner aus Zahnbelag. Weitere pathogene Erreger sind bei verschiedenen Tieren, gelegentlich auch beim Menschen, die beiden (möglicherweise identischen) Species Actinobacillus lignieresii und equuli, ferner Actinobacillus muris.

Mikroskopisch handelt es sich um kleine, meist kokkoide gramnegative Stäbchen, die unter anaeroben oder mikroaeroben Bedingungen bei Verwendung nährstoffreicher Substrate züchtbar sind. Gemeinsame biochemische Charakteristika: Säuerung (ohne Gasbildung) von Dextrose und Saccharose sowie (meist) von Laktose und Xylose; Nitratreduktion positiv, Urease positiv (Prüfung im flüssigen Medium von STUART); Oxydase negativ. Die Spaltung der Kohlenhydrate erfolgt fermentativ.

Actinobacillus actinomycetem-comitans

Häufiger Begleitkeim bei menschlicher Aktinomykose.

Untersuchungsmaterial: Meist Eiter aus Aktinomykose-verdächtigen Herden.

Gang der Untersuchung

1. Mikroskopisches Präparat

Originalpräparat: In Eiterausstrichen oder Actinomycesdrusen häufig dichter Rasen von kleinen, kokkoiden gramnegativen Stäbchen.

Kulturpräparat: Zarte, kokkoide, unbewegliche gramnegative Stäbchen (0,5–0,8 : 0,6–1,2 μ).

2. Isolierung

Hämolysierte Blutplatte (nach SCHÄFER) im FORTNER-Verfahren bei 37° C: Nach 2tägiger Bebrütung kleine, glasige, tautropfenartige Kolonien mit

Tendenz, in den Nährboden einzudringen. Bei schwacher Vergrößerung: Charakteristische Innenzeichnung in Form gekreuzter Zigarren.

Weitere Einzelheiten siehe HEINRICH, S., und G. PULVERER: Zbl. Bakt. I. Orig. 174 (1959) 123 u. 176 (1959) 91.

Actinobacillus lignieresii

Erreger aktinomykotischer Granulome in Zunge („Holzzunge"), Unterkiefer und Halsregion des Rindes. Vereinzelte Fälle menschlicher Erkrankung durch A. lignieresii sind beschrieben. Näheres s. bei PHILLIPS, J.E.: J. Path. Bact. 87 (1967) 442.

Isolierung: Auf Blutagar (in 5–10%iger CO_2-Atmosphäre zu bebrüten) kleine, etwas glänzende Kolonien, die im Nährboden haften. Mikroskopisch: Feine, kokkoide Stäbchen, manchmal Fäden.

Einzelheiten zur Kultur und Differenzierung: Siehe MRÁZ, O.: Zbl. Bakt. I. Orig. 209 (1969) 212.

Actinobacillus muris

Syn. Streptobacillus moniliformis.

Normaler Bewohner des Nasopharynx von wilden und von Laborratten, hochpathogen für Mäuse; gelegentlich aber auch Infektionen des Menschen, nach Rattenbiß und nach Aufnahme erregerhaltiger Lebensmittel (Haverhill-Fieber, mit fieberhafter Entzündung von Gelenken mit Erythemen), klinisch verschieden von dem durch Spirillum minus hervorgerufenen Bild der Rattenbißkrankheit. – In neueren Veröffentlichungen wird Actinobacillus muris der Familie Bacteroidaceae zugerechnet.

Untersuchungsmaterial: Blut; Gelenkflüssigkeit bei arthritischen Erscheinungen.

Gang der Untersuchung

1. Mikroskopisches Präparat (von Kultur): Gramnegative, in älteren Kulturen oft extrem pleomorphe, unbewegliche Formen, teils als Stäbchen, teils als Fäden (kettenförmig angeordnete Stäbchen oder ungeteilt bzw. verzweigt). Charakteristisch sind rundliche oder spindelförmige Verdickungen (bis 10μ dick), die teilweise von den Fäden seitlich abgehen oder innerhalb der Fäden angeordnet sind.

2. Isolierung: Sie erfordert erhöhte CO_2- und verminderte O_2-Spannung (Kerzenflammen-Methode) und reichlich Blut- oder Serumzusatz zum Nährboden. Bei festen Substraten ist die Erhaltung der Feuchtigkeit während der Bebrütung besonders wichtig. Empfohlen wird für die Isolierung: Stärke (1%)-Serum (10%)-Medium (Basis erhältlich als „Trypticase Soy Broth with 0,1% Agar" von BBL) als flüssiges Substrat, das mit etwa 10 ml Blut pro 50 ml Medium beimpft wird; einige restliche Tropfen Blut werden auf einem weiteren, mit 1,5% Agar versetzten Nährboden (festes Substrat mit sonst gleichen Inhaltsstoffen) ausgestrichen.

Flüssiges Substrat: Nach 2–3tägiger Bebrütung bei 37° C flaumartiges Wachstum auf der Erythrozytenschicht. Abimpfung der Erreger (mittels PASTEUR-Pipette) sollte wegen des schnellen Verlustes der Lebensfähigkeit rasch vorgenommen werden.

Festes Substrat: Nach 2–3tägiger Bebrütung Wachstum von gewölbten, körnigen Kolonien von 1–2 mm Durchmesser. Diesen benachbart sind winzige, in die Tiefe des Nährbodens wachsende Kolonien der L-Form des Erregers zu erkennen (Plattenmikroskop!), die überwiegend aus sehr kleinen, kokkoiden Formen bestehen und, charakteristisch für L-Formen, resistent gegen Penicillin sind im Gegensatz zu den in Normalkolonien wachsenden, penicillinempfindlichen Keimen. Die L-Formen besitzen nur geringe oder keine Tierpathogenität (s. u.). Um die Organismen der L-Form zu gewinnen, ist es nötig, die festhaftenden Kolonien aus dem Agar zu schneiden und so zu überimpfen.

Blutagar, aerob (zur Erkennung etwaiger anderer Keime) und anaerob sowie unter CO_2: Kolonieformen wie oben beschrieben. Platte zur Erhaltung der Feuchtigkeit mit Parafilm abdichten.
Flüssige Kulturen sollten erst nach wiederholter „Blind"-Verimpfung auf feste Medien als negativ angesehen werden. Nach Penicillinbehandlung sind die sehr empfindlichen Erreger meist nicht mehr anzüchtbar, wohl aber können die (penicillinresistenten) L-Formen überleben; ihr Vorhandensein bzw. ihre Entwicklung läßt sich meist erst nach Überimpfung auf feste Nährböden erkennen.

3. Identifizierung

Mikroskopisch: Das Kulturpräparat (der GRAM-Färbung vorzuziehen ist die GIEMSA-Färbung) ergibt die unter Ziffer 1 beschriebene Charakteristik.

Biochemisch: Oxydase- und Katalase-negativ. Dextrose wird fermentativ abgebaut; Saccharose,

Arabinose, Dulcit werden nicht gesäuert, Harnstoff wird nicht hydrolysiert, Nitrat nicht reduziert, Phenylalanin nicht deaminiert.

Tierversuch (weiße Maus): Nach Verimpfung von Kulturmaterial entwickelt sich entweder eine rasch tödliche, generalisierte oder eine mehr chronische Infektion mit Schwellung der Füße und mit Gelenkentzündungen.

Gattung: Calymnobacterium

Calymnobacterium granulomatis

Syn. Donovania granulomatis.

Erreger des in den Tropen nicht selten beobachteten Granuloma venereum, der sog. ,,Fünften Geschlechtskrankheit". Nach einer mehrwöchigen Inkubationszeit Primäraffekt an der Infektionsstelle. Spätere Metastasierungen in Gelenken, Rückenmark etc. sind möglich.
Antigenetisch bestehen Beziehungen zur Klebsiella-Gruppe.

Untersuchungsmaterial: Objektträgerausstriche bzw. Abstriche oder Granulationsgewebe vom Rand der Geschwüre (nach gründlicher Reinigung der Läsionen mittels Tupfer und physiol. NaCl-Lösung); von Drüsen aspiriertes Material.

Gang der Untersuchung

1. Mikroskopisches Präparat

Originalpräparat: Die Diagnose wird in der Regel erhoben mittels Ausstrichen, hergestellt durch Abschaben von Material vom Ulkus mit der Ecke eines Objektträgers und nachfolgender (Zerquetschung und) Verteilung mittels aufgedrückten zweiten Objektträgers. Färbung nach GIEMSA zeigt die sog. DONOVAN-Körperchen: Pleomorphe (z.T. ovale, z.T. stäbchenförmige), von einer Kapsel umgebene Organismen, die meist in den großen, einkernigen Zellen der Ausstriche (z.T. in Haufen) zu finden sind.

Kulturpräparat: Gramnegative, unbewegliche Stäbchen (1–2 μ lang).

2. Isolierung: Erfordert Inokulierung in den Dottersack des bebrüteten Hühnereis (s. S. 271), wo es zu schwachem Wachstum kommt. Zur Kultur (nach gründlicher Reinigung des Geschwüres, s.o.) vom Rand der Läsion entnommenes Granulationsgewebe mit physiol. NaCl-Lösung im Mörser verreiben. Im positiven Fall findet man nach 3tgg. Bebrütung bei 37° C große Mengen der beschriebenen, von Kapseln umgebenen DONOVAN-Körperchen im Dottersack-Inhalt.
Fortzüchtung auf unbelebten Nährböden: Siehe GOLDBERG, J.: Brit. J. Vener. Dis. 35 (1959) 266.

3. Identifizierung: Nach Adaptation gelingt die Züchtung auf Rinderherzinfusionsagar mit Zusatz von Menschenblut. – Antigen aus Kulturmaterial nach Hitze-Inaktivierung ermöglicht den Nachweis komplementbindender Antikörper im Patientenserum.

Gattung: Noguchia

Noguchia granulosis

Dieser Keim gilt von drei in dieser Gruppe zusammengefaßten Arten als der einzige menschenpathogene Vertreter, gefunden von NOGUCHI bei trachomatösen Augenerkrankungen (granuläre Konjunktivitis).

Untersuchungsmaterial: Bindehautsekret oder Geschabsel von granulären Veränderungen.

Gang der Untersuchung

1. Mikroskopisches Präparat

Originalpräparat: Kleine, meist in Diploform gelagerte Stäbchen mit Kapseln.

Kulturpräparat: Gramnegative, bei 30° C bewegliche, pleomorphe Stäbchen.

2. Isolierung: Optimale Züchtungsbedingungen zwischen 15 und 30° C.

Blutagar: Nach 48stdg. Bebrütung (aerob und anaerob): Sehr kleine, rundliche Kolonien.

Halbstarres Medium nach FLETCHER (sonst zur Leptospirenzüchtung verwendet) soll bei pH 7,8 die besten Isolierungsergebnisse bringen.

3. Identifizierung

Biochemisch: Lt. Tabelle.

Biochemisches Verhalten von Noguchia granulosis

Dex	Lak	Sac	Man	Mal	Sal	Ino	Dul	Sor	Mns	Fru	Xyl	Ara
+	+	+	+	+	+	±	±	±	+	+	+	+

Gramnegative anaerobe sporenlose Stäbchen

Familie Bacteroidaceae

Nach BERGEY (7. Aufl. 1957) werden die Genera Bacteroides, Fusobacterium, Sphaerophorus, Dialister und Streptobacillus in der Familie der Bacteroidaceae (Ordnung Eubacteriales) zusammengefaßt. Läßt man die Gattung Streptobacillus außer Betracht, so besteht ein wesentliches gemeinsames Merkmal dieser Keime in ihrem streng anaeroben Wachstumscharakter, ferner in ihrer Unbeweglichkeit. Den Genera Bacteroides, Fusobacterium und Sphaerophorus ist darüber hinaus gemeinsam, daß sie natürlicherweise im Digestions- und Urogenitaltrakt des Menschen und zahlreicher Tierarten vorkommen. Wirken die Keime als Entzündungserreger, so handelt es sich dabei gewöhnlich um endogene Infektionen.

Die Untersuchungen von BEERENS und Mitarb. (1962) haben ergeben, daß mittels Prüfung der Threoninspaltung und der wachstumsfördernden Wirkung von 10–20% Rindergalle eine Unterteilung der gramnegativen anaeroben sporenlosen Stäbchen in zwei Hauptgruppen möglich ist, nämlich in eine

a) Threonin-positive Gruppe, die im wesentlichen den Genera Fusobacterium und Sphaerophorus von BERGEY entspricht,

b) Threonin-negative Gruppe, die weitgehend identisch ist mit dem Genus Bacteroides von BERGEY.

Während die Unterscheidung innerhalb der ersten Gruppe weiterhin auf mikroskopisch-morphologischen Eigenschaften beruht, die wegen ihrer Variabilität keine ganz befriedigende Grundlage der Einteilung bieten, ist es durch Bestimmung des Fermentationstyps beim Abbau der Dextrose möglich, die zweite Gruppe weiter zu unterteilen:

1. *Eggerthella-Gruppe:* Mit Propionsäure und Essigsäure als Abbauprodukten. Gleichzeitig ist diese Gruppe durch eine Förderung des Wachstums bei Zusatz von 10–20% Rindergalle zum Nährsubstrat gekennzeichnet (eine Ausnahme stellen allerdings die aus dem Mund züchtbaren, Threonin-negativen Stämme dar, die durch Gallezusatz gehemmt werden).

2. *Ristella-Gruppe:* Mit Buttersäure als Dextrose-Abbauprodukt.

WERNER (1968) stellt den genannten Gruppen den Bacteroides melaninogenicus wegen mehrerer spezieller Merkmale (Parahämatin-Bildung, Penicillinempfindlichkeit, Buttersäurebildung aus Dextrose sowie serologische Eigenständigkeit) als gesonderte Art zur Seite.

Die Diskussion über die Neueinteilung der gramnegativen anaeroben sporenlosen Stäbchen ist noch nicht abgeschlossen. Bewährt hat sich offenbar zur Unterteilung der Gesamtgruppe die Bestimmung der Threoninverwertung. Nach den eingehenden Untersuchungen von WERNER scheint es auch berechtigt, die durch Gallezusatz zum Nährboden in ihrem Wachstum geförderten Keime, soweit sie die Merkmale „gramnegativ, anaerob, sporenlos" besitzen, als eigene Gattung Eggerthella aus der Gattung Bacteroides im Sinne von BERGEY (1957) herauszunehmen und dem Bacteroides melaninogenicus die von WERNER vorgeschlagene Sonderstellung als eigene Gattung einzuräumen. Da die Diskussion über die systematische Einordnung und die Nomenklatur der Erregergruppe noch im Fluß ist, wird in diesem Kapitel von einer Einteilung in Bakterien-Genera abgesehen und es werden die einzelnen Species, soweit sie von humanmedizinischer Bedeutung sind, ohne endgültige Stellungnahme hinsichtlich ihrer Zuordnung zu bestimmten Gattungen aus der Sicht der praktischen Diagnostik abgehandelt.

Allgemeines zur Isolierung: Die Züchtung gelingt nur bei einwandfreier Anaerobiose. Zufriedenstellende Ergebnisse liefert die Verwendung des BREWERschen Anaerobentopfes, wobei häufig noch eine Verbesserung durch Einstellen von 1–2 mit E. coli beimpften Nährböden (CO_2-Erzeugung) erzielt werden kann. Zusatz von Cystein (als reduzierende Substanz) sowie von Blut, Aszites oder Serum zum Nährboden steigert entsprechend der gegebenen Hämo- bzw. Serophilie der Keime die Ausbeute. Als bewährte Substrate gelten

a) Peptonbouillon-Agar mit (7-) 10% Schafblut (s. S. 571);

b) Hefeextrakt-Cystein-Blutagar (s. S. 541).

Herstellung mehrerer Verdünnungen des Ausgangsmaterials ist empfehlenswert und hat sich auch bei Züchtung aus Keimgemischen oft dem Zusatz von Selektivstoffen als überlegen erwiesen, da solche Stoffe auch den gesuchten Erreger beeinträchtigen können.

Bacteroides fragilis

Syn. Bacteroides convexus, Eggerthella convexa.

Dieser Keim wird, wie andere Bacteroides-Arten durch 10–20%igen Gallezusatz zum Nährmedium im Wachstum gefördert; er ist, wie die übrigen Arten, gekennzeichnet durch die Bildung von Glutaminsäure-Dekarboxylase sowie von Essig-, Propion-, Isobutter- und Isovaleriansäure, ferner durch fehlende Threoninverwertung. Die Abgrenzung von den übrigen Arten beruht auf unterschiedlichen biochemischen Leistungen gemäß Tab. S. 166. B. fragilis ist meist penicillinresistent im Blättchentest mit 2 E des Antibiotikums. – Während andere Bacteroides-Arten (z. B. B. vulgatus, B. thetaiotaomicron) am häufigsten im Stuhl nachweisbar sind, herrscht B. fragilis in pathologischem Material vor.

An der Spitze der durch B. fragilis und verwandte Keime verursachten Krankheitsbilder stehen Septikämien. Außerdem werden die Keime, teils in Reinkultur, teils zusammen mit anderen Erregern bei Hirnabszeß, Meningitis, Abszessen, Pleuritis, eitrigen Prozessen der Luftwege und des Urogenitaltraktes sowie bei gynäkologischen Infektionen etc. gefunden. Die Mundhöhle scheint kein üblicher Standort des Bacteroides fragilis zu sein; statt dessen werden hier durch Gallezusatz zum Nährboden gehemmte Bacteroides-Keime (B. oralis) gefunden. Im Darm, dessen mikrobielle Flora zu 80–90% aus anaeroben Stäbchen und hiervon etwa zur Hälfte aus gramnegativen sporenlosen Stäbchen besteht, sind nach den bisherigen Untersuchungen Bacteroides-Keime in reichlicher Menge vorhanden.

Untersuchungsmaterial: Blut, Eiter, entzündliches Exsudat, Liquor, Abstriche. Wegen der begrenzten Lebensfähigkeit der Keime rasche Verarbeitung bei Abstrichen wichtig. Längere Haltbarkeit besteht in Eiter- und Stuhlproben.

Gang der Untersuchung

1. Mikroskopische Untersuchung

Originalpräparat: Gramnegative, sporenlose, vorwiegend isomorphe, kleine Stäbchen (0,4–0,6 : 1–3 μ); unbeweglich.

Kulturpräparat: Meist ähnliche Formen wie im Originalpräparat; auch Faden- und Blähformen; unbeweglich. Die Pleomorphie ist nicht stark ausgeprägt mit Ausnahme vereinzelter Stämme.

2. Isolierung

Blutagar (evtl. mit 1% Dextrose), anaerob: Grauweiße, weiche, flachgewölbte Kolonien von 3–4 mm Durchmesser nach 10tägiger Bebrütung; kein fötider, sondern (besonders in zuckerhaltigen Medien) leicht säuerlicher Geruch (Gegensatz zu B. melaninogenicus, Fusobacterium, Sphaerophorus).

Neomycin-Vancomycin-Blutagar: Zusatz von Neomycin (100 γ Base pro ml) und von Vancomycin (7,5 γ/ml – speziell zur Ausschaltung grampositiver, gegen Neomycin unempfindlicher Keime) ergibt eine hohe Selektivität für die meisten gramnegativen Anaerobier. Antibiotikafreier Blutagar sollte stets mitgeführt werden.

Rindergalle-Natriumazid-Agar nach Beerens zur selektiven Züchtung der durch Galle geförderten Arten (s. S. 541).

Glukose-Cystein-Bouillon: Nach 18 bis 24 Std. Bebrütung bei 37° C reichliches Wachstum und geringfügige Gasbildung unter dem Paraffinsiegel.

3. Identifizierung (biochemische Technik einschl. Nährbodenbeschreibung für Vorkulturen und Testsubstrate s. S. 570):

Threoninspaltung (unter Mitführung von je 1 bekannten Bacteroides- und Sphaerophorus-Stamm): Bacteroides negativ; Sphaerophorus- und Fusiformis-Keime positiv.

Wachstumsförderung durch Galle: Bacteroides-Stämme werden durch Zusatz von 10–20% Rindergalle im Wachstum gefördert.

Biochemische Differenzierung von Bacteroides-Arten: Gem. Tab. S. 166.

Bacteroides melaninogenicus

Syn. Ristella melaninogenica.

Auf die Sonderstellung des Keimes unter den gramnegativen anaeroben sporenlosen Stäbchen wurde schon hingewiesen. Er läßt sich sehr häufig in der Mundhöhle, in einem relativ niedrigen Prozentsatz im Stuhl, relativ häufig in der Appendix-Flora, außerdem ziemlich oft im Lochialsekret feststellen. Vereinzelt in Reinkultur bei Lungen- und anderen Abszessen gezüchtet (Heinrich und Pulverer), häufig bei Mischinfektionen, nicht selten bei Puerperalinfektionen.

Untersuchungsmaterial: Eiter, Punktate, Abstriche, Lochial- und anderes Genitalsekret.

Biochemische Differenzierung von Bacteroides-Arten (nach dem Vorschlag von WERNER, H.: Die gramnegativen anaeroben sporenlosen Stäbchen des Menschen. VEB G. Fischer Verlag, Jena 1968)

Bacteroides-Species (in Anlehnung an EGGERTH und GAGNON 1933)	Ind	H_2S	Ar	Xyl	Rha	Tre	Zel	Mel	Sor
B. fragilis	—	w	—	+	—	—	+	—	—
B. exiguus	—	—	—	—	—	—	+	—	—
B. thetaiotaomicron	+	—	+	+	+	+	+	+	—
B. variabilis	+	—	+	+	+	—	+	—	—
B. uniformis	+	—	+	+	—	+	+	+	—
B. vulgatus	—	+	+	+	+	—	—	—	—
B. incommunis	—	+	+	+	+	—	+	—	—
B. distasonis	—	—	—	+	+	+	+	+	—
B. tumidus	—	—	—	—	—	—	—	—	+

Gang der Untersuchung

1. Mikroskopisches Präparat: Gramnegative, kleine, ovale, kapsellose, unbewegliche, teilweise bipolar gefärbte Stäbchen (0,2–0,4 : 0,3–1 μ).

2. Isolierung: Blut bzw. Hämatin wird als Wuchsstoff benötigt. Optimales Wachstum erst bei gleichzeitiger Anwesenheit von Faktor X (Hämin), Faktor V (enthalten in Hefeextrakt) und erhöhter CO_2-Spannung.

Hämolysierter Blutagar nach SCHÄFER: Entweder im FORTNER-Verfahren oder BREWER-Topf unter Anwesenheit mehrerer Serratia-marcescens-Kulturen (CO_2-Erzeugung!) bebrüten. Nach 2–4 Tagen von hellbraun nach tiefschwarz sich verfärbende, z. T. flache, z. T. gewölbte Kolonien mit üblem Geruch. Besonders gutes Wachstum in Mischkultur; Reinzüchtung bei Vorhandensein anderer Anaerobier oft schwierig. Für die Fortzüchtung, die innerhalb einer Woche erfolgen sollte, kann gemeinsame Kultivierung mit Staph. aureus günstig sein.

Blutagar: Bei gleicher Bebrütungstechnik tritt die Schwärzung der Kolonien langsamer ein, meist erst nach Ausbildung einer Hämolysezone.

3. Identifizierung: Sie ist bei dem charakteristischen Koloniebild mit der Züchtung praktisch identisch und wird ergänzend gesichert durch das mikroskopische Kulturpräparat.

Fusobacterium-Gruppe

Die Unterscheidung von der taxonomisch nahe verwandten Sphaerophorus-Gruppe beruht auf mikroskopisch-morphologischen Kriterien. Hierbei ist zu betonen, daß typische Formen bei Fusobakterien oft nur im Originalpräparat vorliegen, während Kulturausstriche oft uncharakteristische Stäbchen und Fäden aufweisen.

Das Merkmal der Threoninspaltung scheint die Einordnung von Keimen mit kulturell und morphologisch entsprechenden Eigenschaften wesentlich zu erleichtern, wobei aber nicht gesichert ist, ob es ausnahmslos gilt. Es vermag bei der Abtrennung der Sphaerophorus-Gruppe nicht weiterzuhelfen, die gleichfalls Threonin zu spalten vermag, die mikroskopisch-morphologisch von einzelnen Fusobakterien-Arten im Kulturpräparat kaum abgegrenzt werden kann, die eine ähnliche DNS-Basenzusammensetzung hat und nach all diesen Fakten, dem Vorschlag von PRÉVOT entsprechend, vielleicht mit den Fusobakterien zu einer gemeinsamen Gruppe „Fusiformis-Sphaerophorus" (z. B. Familie Sphaerophoraceae) zusammengefaßt werden sollte.

Fusobakterien kommen normalerweise in geringer Menge in der Mundhöhle und im Rachenraum vor, werden aber deutlich vermehrt und in symbiontischer Gemeinschaft mit Borrelia vincenti (s. d.) bei der Angina PLAUT-VINCENT, bei Gingivitis, Stomatitis, Noma, ferner bei verschiedenen anderen gangränösen Prozessen im Bereich der Mundhöhle, der Lunge und der Darm- sowie Genitalschleimhäute gefunden. Auch Monoinfektionen kommen vor.

Untersuchungsmaterial: Tonsillen-, Mund- und sonstige Abstriche, Eiterproben, Punktate.

Gang der Untersuchung

1. Mikroskopisches Präparat

Originalpräparat: Gramnegative, 8–16 μ lange, spindelförmige, oft leicht gebogene Stäbchen mit zugespitzten Enden. Bei schwächerer Farbeinwirkung erscheinen im Zelleib Farbaussparungen und wechselnd stark gefärbte Stellen, so daß die Stäbchen wie gebändert oder gestreift aussehen.

Hinsichtlich Begeißelung und Beweglichkeit sind bei Fusobakterien alle Kombinationen dieser beiden Eigenschaften, von begeißelt-beweglich, begeißelt-unbeweglich etc. bis unbegeißelt-beweglich (rotierende Bewegungen) beschrieben. Die Unterschiede in Begeißelung und Bewegung lassen Zweifel an der taxonomischen Zusammengehörigkeit der verschiedenen als Fusobakterien beschriebenen Keime gerechtfertigt erscheinen (s. S. 255, Myxobakterien).

Bei Angina Plaut-Vincent findet man eine charakteristische Mischflora aus fusiformen Stäbchen und gramnegativen Borrelien (siehe auch S. 240). Als positiv ist das Präparat zu bezeichnen, wenn die Erreger in größerer Menge nachweisbar sind. Die Färbung erfolgt am besten mit 1:10 verdünntem Karbolfuchsin für 10 Minuten.

Kulturpräparat: An den Enden zugespitzte, manchmal auch nur uncharakteristische Stäbchen oder Fäden, die artefiziell durch Trocknung gewellte Formen annehmen können.

2. Isolierung: Nur in nährstoffreichen Medien (Blut-, Ascites-Zusatz) erfolgreich.

Blutagar mit 1% Dextrose, anaerob (Fortner-Verfahren oder Brewer-Topf): Nach 4–8tägiger Bebrütung bei 37°C relativ große (3–4 mm ⌀), gelbgrüne bis weißliche Kolonien mit unregelmäßigem Rand und erhöhtem Zentrum, meist mit fleckig-gesprenkelter Innenstruktur (wie Kristalle), oft mit Vergrünungshof (bes. deutlich nach Luftzutritt).

Verbesserung der Züchtungsergebnisse bei Material aus den oberen Luftwegen (insbes. Sputum) nach Wiemann (1967) durch Ausspateln eines Tropfens einer Lösung von 1 mg Streptomycin plus 1 mg Kristallviolett in 1 ml Aqua dest. auf die anschließend mit der Probe zu beimpfende Hälfte einer Fortnerschale, deren andere Hälfte in üblicher Weise mit Serratia marcescens beimpft wird. Die angewendete Konzentration der Hemmstoffe unterdrückt das Wachstum der meisten Begleitkeime. – Neomycin-Vancomycin-Blutagar: s. S. 165.

3. Artdifferenzierung: Die Speciesdiagnose auf Grund biochemischer Testung erweist sich häufig als problematisch. Bei einem Teil der verschiedenen Stammbezeichnungen handelt es sich um Synonyma, andere, bisher den Fusobakterien zugerechnete Keime sind nach ihrem DNS-Basengehalt (Chapiro-Chargaff-Quotient: Adenin + Thymin: Guanin + Cytosin) und sonstigen Merkmalen anderen Bakteriengruppen zuzurechnen.

Fusobacterium nucleatum, syn. F. plauti-vincenti, Fusiformis nucleatus, zeigt die oben für die Fusobakterien beschriebenen Eigenschaften. Fötider Geruch in flüssigen Medien. Vereinzelt sphärische Körper in Kulturpräparaten. Vorkommen in Mundhöhle, Genitalbereich und Darm. In Monokultur vereinzelt als Erreger isoliert (Hirnabszesse, aktinomykoseähnliche Prozesse); in Mischkultur, meist mit anderen gramnegativen Anaerobiern, bei eitrigen oder fötiden Prozessen. – Dextrose und Galaktose, meist auch Saccharose, werden schwach gesäuert (End-pH nicht unter 6,0), Laktose und Maltose nicht angegriffen.

Fusobacterium polymorphum weist gegenüber F. nucleatum nur geringe morphologische und praktisch keine biochemischen Unterschiede auf; die Stäbchen zeigen vermehrte Tendenz zur Fadenbildung und sind allgemein etwas länger (10–15 μ). Wahrscheinlich morphologische Variante des F. nucleatum.

Fusobacterium girans zeigt, obwohl geißellos, eine gleitend-rotierende Bewegung, wobei die Stäbchen abknicken und sich wie ein Uhrzeiger um ein fixiertes Ende drehen können. Wegen des ungewöhnlichen Bewegungstyps ist der in der Mundhöhle vorkommende Keim nach Gräf den Myxobakterien zuzurechnen (s. ds.).

Fusobacterium plauti, syn. Fusocillus plauti: Spindelförmige, oft ziemlich lange (bis 25 μ) Stäbchen, peritrich begeißelt. In Kulturen Ausbildung von sphärischen Körpern. Kommt in der Mundhöhle vor.

Sphaerophorus-Gruppe

Im Gegensatz zu den taxonomisch nahe verwandten Fusobakterien tritt bei der Sphaerophorus-Gruppe die typische Morphologie im mikroskopischen Bild gewöhnlich nicht in Original-, sondern erst in Kulturpräparaten auf.

Normale Bewohner des Darm- und Urogenitaltraktes sowie des Rachens. Menschliche Infektionen dürften häufiger sein als früher angenommen. Die Erreger können – z.B. beim Umgang mit erkrankten Tieren (Necrobacillosis durch Sphaerophorus necrophorus) – durch kleine Hautrisse u. dgl. in den menschlichen Körper eindringen. Außerdem sind lokale abszedierende Prozesse, z.B. nach Zahnextraktionen oder Tonsillektomien, Puerperalinfektionen und schließlich schwere septische Krankheitsbilder als Ausdruck von Sphaerophorus-Infektionen oder Mitbeteiligung des Erregers bekannt. Häufig liegen die

Keime bei infektiösen Prozessen wie Lungenabszessen etc. in Mischinfektionen mit anderen, oft aeroben Keimen vor und werden dann leicht bei der Untersuchung übersehen.

Wie bei den anderen gramnegativen anaeroben sporenlosen Stäbchen haben auch bei der Sphaerophorus-Gruppe Mehrfachbeschreibungen und taxonomische Schwierigkeiten zu einer Vielzahl von Keimbenennungen geführt, bei denen es sich teilweise um Synonyma handelt.

Das Bestehen folgender zweier Arten kann als gesichert gelten:

Sphaerophorus necrophorus: Der Keim ist gekennzeichnet durch Vorhandensein eines Hämagglutinins, das zur kräftigen Verklumpung der Blutk. u.a. von Schafen und Hühnern führt, und durch höhere Toleranz gegen Brillantgrün und Na-azid (s. u.).

Sphaerophorus funduliformis: Keine hämagglutinierende Eigenschaft.

Untersuchungsmaterial: Eiterproben, Punktate, Blutproben etc.

Gang der Untersuchung

1. Mikroskopisches Präparat

Originalpräparat (z.B. Eiterausstriche): Kurze (2–3 μ), weitgehend isomorphe, gramnegative, unbewegliche Stäbchen, z.T. bipolar, z.T. schwer anfärbbar, gerade oder leicht gebogen.

Kulturpräparat: Extreme Polymorphie! Stäbchen (1,5–3 : 0,5–1 μ) und Fäden bis zu 100 μ Länge mit medialen und terminalen Anschwellungen; vereinzelt Verzweigungen; metachromatische Granulierungen geben den Fäden teilweise ein perlschnurähnliches Aussehen. Ausbildung zunächst mit den Fäden verbundener, später freier, rundlicher Körper (Sphäroide).

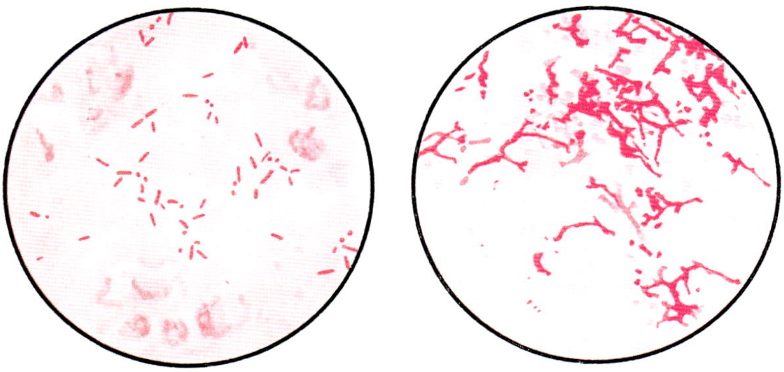

Abb. 40: Sphaerophorus necrophorus. Gram-Färbung. Vergr. 800fach.
Links: Originalpräparat von Eiterprobe: Gramnegative, meist gerade, überwiegend isomorphe Stäbchen.
Rechts: Ausgesprochene Polymorphie, mit Fadenbildungen und Verzweigungen. (Kulturpräparat).

2. Isolierung: Wegen der häufigen Mischinfektionen in Verbindung mit den hohen Ansprüchen an die Kulturbedingungen oft schwierig. Leichter werden Reinkulturen nach Tierpassagen erzielt.

Materialverimpfung in Mäuse: Einimpfung von nekrotischem Gewebe oder anderweitigem Material in Mäuse führt bei Anwesenheit von mäusepathogenen Sphaerophorus-Keimen in 1–2 Wochen zum Tod der Tiere. Isolierung aus Organen und Blut:

Blutagar (als Fortner-Platte oder im Brewer-Topf): Nach mehrtägiger Bebrütung Kolonien mit rundgewölbtem, glattem Zentrum und unregelmäßigem, radiär gestreiftem Randsaum. Sphaer. necrophorus und Sphaer. funduliformis bilden ein sauerstoffstabiles Hämolysin u.a. gegen Schafblutk.

Selektivnährboden für Sphaer. necrophorus und funduliformis: Zusatz von Brillantgrün 1:140000 und Na-azid 0,01%. Durch Erhöhung der beiden Hemmstoffe auf Konzentrationen von 1:3000 bzw. 0,3% wird das Substrat zum reinen Selektivmedium für Sphaer. necrophorus.

3. Identifizierung

Kulturpräparat: Siehe unter 1.

Kaninchentierversuch: Nach Injektion von 5 ml einer Reinkultur pathogener Sphaerophorus-Keime in die Ohrvene kommt es zum Tod innerhalb 4–15 Tagen (unterschiedliche Empfindlichkeit der Tiere berücksichtigen!). Sektionsbefund: Multiple Abszesse in Leber und Lunge, oft auch in Gelenken, Milz und Muskeln. Die Erreger sind aus dem Abszeßeiter und dem Blut züchtbar.

Hämagglutinationsreaktion: Dreimal gewaschenes Schafblut in physiol. NaCl-Lösung suspendieren in einer Konzentration, die etwa dem normalen Blut entspricht. Einen Tropfen davon mit einer dichten Aufschwemmung der Bakterien in Form einer Objektträgeragglutination vermischen. Im positiven Fall treten gewöhnlich rasch relativ große Agglutinate auf.

Dialister pneumosintes

Dieser Keim gehört zu den kleinsten, auf künstlichen Nährböden züchtbaren Mikroorganismen. Er gilt als Saprophyt der oberen Luftwege. Unter ungünstigen Bedingungen bzw. in Zusammenwirken mit anderen Erregern (Influenzabakterien, Pneumo-, Streptokokken, Influenzaviren) kann er pathogene Eigenschaften entfalten und insbesondere bei Lungenprozessen beteiligt sein.

Gang der Untersuchung

1. Mikroskopisches Präparat: Gramnegative, äußerst kleine (0,15–0,3 : 0,5–1,0 μ), unbewegliche, sporenlose Stäbchen, bisweilen in kurzen Ketten.

2. Isolierung: Selbst unter strenger Anaerobiose schwierig (eine zweite Art, Dial. granuliformis, ist weniger O_2-empfindlich). Vorhandensein von Glukose und von tierischen Proteinen ist zur Züchtung erforderlich. Durch Abfiltrieren können Begleitbakterien von Dialister (passiert übliche Bakterienfilter) abgetrennt werden.

Blutagar mit 1% Dextrose: Nach mehrtägiger Bebrütung unter strenger Anaerobiose bei 37° C werden bei Prüfung mit der Lupe winzige, durchscheinende Kolonien mit gleichmäßigem Rand erkennbar.

TAROZZI-*Aszites-Leberbouillon* mit 0,1% Agarzusatz: Allmählich einsetzende feine Trübung in den tieferen Nährbodenschichten.

3. Identifizierung: Biochemisch (siehe die folgende Tabelle).

Literatur:

PRÉVOT, A.R., u. Mitarb.: Les Bactéries anaérobies. Dunold, Paris 1967.
WERNER, H.: Die gramnegativen anaeroben sporenlosen Stäbchen des Menschen. VEB Fischer, Jena 1968.

Biochemische Merkmale von Dialister-Arten

Dialister	Dex	Lak	Sac	Man	Mal	Ino	Ind	Nit	Katalase
D. pneumosintes	+	—	—	—	—	—	—	—	—
D. granuliformis	+	—	+	+			—		

Anhang:

Gattung: Leptotrichia

Hierin wird eine Reihe von Stäbchen überwiegend fädiger Struktur zusammengefaßt. Sie werden verschiedentlich auch den Lactobacteriaceae zugerechnet (der Hauptvertreter, Leptotrichia buccalis, weist im gefärbten Originalpräparat gramnegative und grampositive Elemente auf). Leptotrichia ist nicht zu verwechseln mit den im Wasser vorkommenden Leptothrix-Bakterien.

Leptotrichia buccalis

Vorkommen im Mund und gelegentlich im Urogenitaltrakt.

Untersuchungsmaterial: Zahnbelag; Material von Plaques und Belägen an Pharynxwand, Tonsillen.

Gang der Untersuchung

1. Originalpräparat: Dichtes Geflecht von dünnen, z.T. grampositiven Fäden. Die Fäden sind unbeweglich, erscheinen segmentiert und liegen manchmal paarweise bzw. in kurzen Ketten. Oft Ähnlichkeit mit Fusobakterien (Enden z.T. zugespitzt).

2. Isolierung: Serum-Agar mit Äthylviolett (1 :15000). Bei anaerober Züchtung in 10% CO_2-Atmosphäre erscheinen die jungen Kolonien flach, unregelmäßig, mit lockenförmigen Ausläufern. Ältere Kolonien zeigen das Bild von Gehirnwindungen. GRAM-Präparate von sehr jungen Kolonien: positiv; von älteren Kulturen: negativ. Stäbchen oft lang und ziemlich dick, z.T. an einem Ende zugespitzt, verschiedentlich als Ketten gelagert, die miteinander strähnig verschlungen sein können.

3. Identifizierung: Dextrose, Saccharose, Maltose werden (ohne Gasbildung) gespalten (End-pH bei 5,0) mit Milchsäure als Endprodukt (wie bei Laktobakterien). Kein Abbau von Arabinose, Mannit, Dulcit, Sorbit, Rhamnose.

Grampositive sporenlose Stäbchen

Hier sind humanmedizinisch wichtige Bakterienarten aus folgenden Familien der Ordnungen Eubacteriales und Actinomycetales zu besprechen.

a) Aus der Ordnung Eubacteriales:

1. Familie der Lactobacillaceae (s.u.).
2. Familie der Corynebacteriaceae (S. 174).

b) Aus der Ordnung Actinomycetales:

1. Familie der Mycobacteriaceae (S. 185).
2. Familie der Actinomycetaceae (S. 206).
3. Familie der Streptomycetaceae (S. 213).

Differenzierung humanmedizinisch bedeutsamer Gattungen grampositiver, sporenloser Stäbchen

Gattung	Oxydase	Katalase	OF-Test	Bew	Wachstum aerob	anaerob	Verzweigung	Säurefestigk.	Luftmyzel
Lactobacillus	—	—	F	(—)	(+)	+	(—)	—	—
Corynebacterium	—	(+)	F/O	(—)	+	+	(—)	—	—
Listeria	—	+	F	+	+	—	—	—	—
Erysipelothrix	—	—	F	—	+	+	—	—	—
Mycobacterium	—	w	O	—	+	—	(—)	+	—
Actinomyces	—	—	F	—	(—)	+	w	—	—
Nocardia	—	w	O	—	+	—	w	w	(+)

Familie: Lactobacillaceae

Die Familie umfaßt fakultativ oder obligat anaerobe grampositive Kokken und Stäbchen, die Zucker spalten mit Milchsäure als hauptsächlichem Endprodukt. Sie ist aufgegliedert in zwei Unterfamilien:
Lactobacilleae mit der Gattung Lactobacillus (Lactobacterium) s.u.
Streptococceae siehe S. 50.

Lactobacilleae: Grampositive, sporenlose Lang- und Kurzstäbchen unterschiedlicher Form, unbeweglich (bis auf wenige Ausnahmen). Verbessertes Wachstum unter anaeroben Bedingungen oder bei erhöhter CO_2-Spannung und, häufig, bei erniedrigtem pH des Nährmediums. Katalase- und Cytochromoxydase-negativ.

Man unterscheidet

Homofermentative Arten: Kohlenhydratspaltung ohne Gasbildung (es entsteht fast nur Milchsäure): charakteristisch für Thermobacterium und Streptobacterium;

Heterofermentative Arten: Neben Milchsäure wird u.a. auch CO_2 produziert (Gasbildung): charakteristisch für die Gruppe Betabacterium.

Zur Prüfung der Kohlenhydratspaltung eignet sich ein Nährboden mit 1,5% Pepton, 0,5% Hefeextrakt, 0,1% Bacto-Agar, 0,1% Tween 80, pH 6,4. Indikator: Chlorphenolrot (Endkonzentration 0,004%); Kohlenhydrate 0,5%ig.

Unterscheidungsmerkmale gegenüber grampositiven Sporenbazillen (abgesehen von der u.U. verzögert auftretenden Sporenbildung bei verschiedenen Bazillenarten):

Fehlende Cytochromoxydase (stets vorhanden beim Genus Bacillus).

Fehlende Katalase; zu berücksichtigen ist jedoch bei Laktobazillen das gelegentliche Vorhandensein sog. „Pseudokatalasen". Der Cytochromoxydase-Reaktion kommt deshalb die größere Bedeutung zu.

Fehlende Lezithinase (stets vorhanden bei dem – meist ohne Sporen auftretenden – Clostridium perfringens).

Gattung: Lactobacillus

Zu den Laktobazillen gehört eine Reihe mit verschiedenen Namen belegter grampositiver Stäbchenbakterien, die z.T. miteinander identisch sind bzw. Varianten einer Species darstellen. Sie gedeihen in stark saurem Milieu (pH 4,0) und sind z.T. psychrophil (Wachstum bei niederen Temperaturen), mesophil (Optimum: 25–35°C) oder thermophil (Optimum: 50–60°C). Den Laktobazillen fallen im Organismus teilweise wesentliche Aufgaben zu, z.B. die Stabilisierung des Scheidensekretes auf pH 4,0–4,7 (DÖDERLEIN-Stäbchen) und damit die Unterdrückung schädlicher Keime. Sie haben ferner eine große Bedeutung in der Lebensmittelwirtschaft.

Lactobacillus acidophilus

Syn. Lactobacterium acidophilum.

Der Keim bildet einen der bakteriellen Hauptbestandteile der menschlichen Mund- und Darmflora. Als DÖDERLEINsche Scheidenbakterien physiologischerweise in der gesunden Vagina erwachsener Frauen. Die Stäbchen bilden hier aus dem Glykogen von Epithelien und Uterussekret Milchsäure, wodurch ein pH von 4,0 bis 4,7 gehalten wird. Vor der Pubertät fehlen sie gewöhnlich. Unter krankhaften Verhältnissen treten die normalerweise zurückgedrängten Kokken und gramnegativen Stäbchen mehr oder weniger in den Vordergrund.

Gang der Untersuchung

1. Mikroskopisches Präparat: Grampositive, in Länge und Dicke stark variierende, unbewegliche Stäbchen (0,6–0,9 : 1,5–6 μ), auch kokkoide Formen, z.T. Kettenbildung; im ganzen besteht ein erheblicher Pleomorphismus (in Abhängigkeit von den Kulturbedingungen).

2. Isolierung: Besseres Wachstum bei reduzierter Sauerstoffspannung und Bebrütung bei 37°C über mehrere Tage bei vermindertem pH.

Tomatensaft-Agar nach KULP und WHITE (S. 541): Nach aerober (oder anaerober), mehrtägiger Bebrütung mittelgroße, teils rauhe, flache, teils gelbliche Kolonien.

Blutagar (mit 1–2% Dextrose): Nach 24 bis 48 Std. kleine, farblose Kolonien mit etwas dichterem Zentrum. Oft leichte Vergrünung sichtbar.

Nährbouillon mit 0,5% Eisessig ermöglicht einfache Isolierung aus Stuhl und anderem Material mit reichlich Begleitkeimen. Nach Bebrütung über Nacht sind aerobe Subkulturen auf Nähragar möglich.

3. Identifizierung: Aufgrund der oben beschriebenen mikroskopischen und kulturellen Merkmale in Verbindung mit der biochemischen Prüfung (s. Tabelle). Die Spaltung der Zucker erfolgt ohne Gasbildung.

Abgrenzung von anderen Laktobazillenarten: Siehe Tab. S. 173.

Biochemische Eigenschaften von Lactobacillus acidophilus

Dex	Lak	Sac	Man	Mal	Dul	Ino	Ara	Sor	Xyl	Läv	Gal	Äsk
+	+	+	—	+	—	—	—	—	—	+	+	+

Bakteriengehalt des Vaginalsekretes

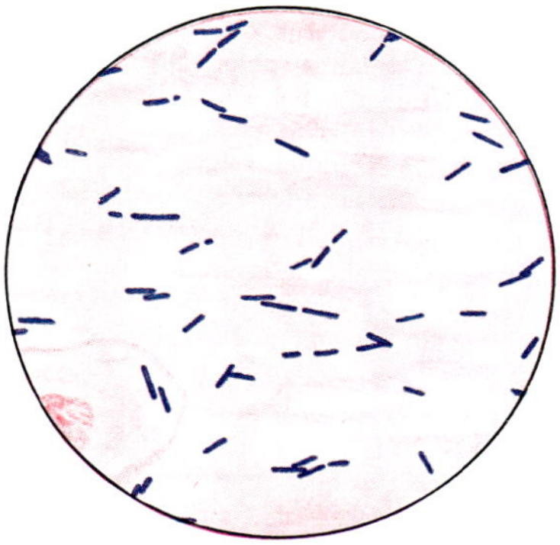

Abb. 41: Reinheitsgrad I: Fast nur DÖDERLEINsche Stäbchen, dazu abgestoßene Epithelien.

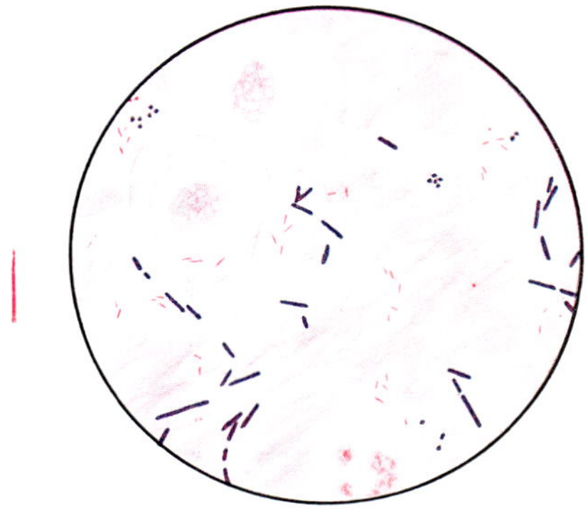

Abb. 42: Reinheitsgrad II: Wie I, jedoch dazu vereinzelte andere Bakterien und Leukozyten.

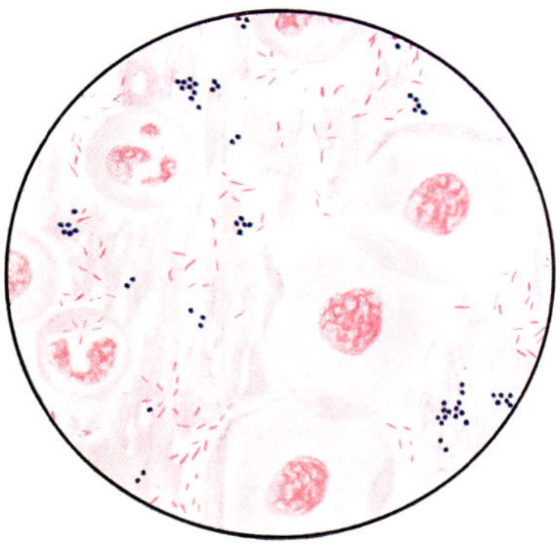

Abb. 43: Reinheitsgrad III: Erhebliche Vermehrung der Leukozyten, gramnegativen Stäbchen und grampositiven Kokken.

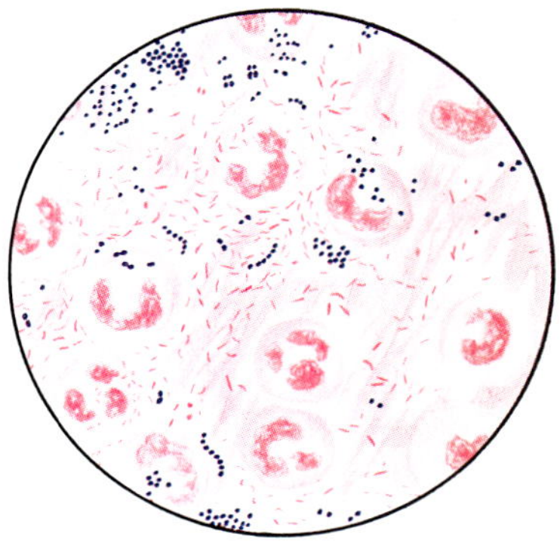

Abb. 44: Reinheitsgrad IV: Reichlich Leukozyten, starkes Wuchern gramnegativer Stäbchen (einschl. Vibrionen) und grampositiver (Staphylo- und Strepto-) Kokken.

Lactobacillus salivarius

Ähnlich L. acidophilus; Mannit und Sorbit werden gespalten.

Lactobacillus odontolyticus

Mit Karies kausal in Zusammenhang gebracht. Nahe verwandt oder identisch mit Lactobac. acidophilus.

Lactobacillus boas-oppleri

Offenbar ebenfalls mit dem Lactobac. acidophilus identisch. Im anaziden Magensaft bei Stagnation des Mageninhaltes (z. B. bei Magenkarzinom).

Sonstige Laktobazillen

(von wirtschaftlicher Bedeutung)

Lactobac. arabinosus: Säurebildner im Sauerkraut.

Lactobac. delbruecki: In der Kartoffelmaische zur Schnapsbrennerei. Keine Laktosespaltung; Temperaturoptimum 45° C.

Lactobac. brevis, syn. L. panis: Im Sauerteig.

Lactobac. bulgaricus: Temperaturoptimum 45–50° C: In Joghurt.

Lactobac. helveticus: In Käsearten.

Lactobac. thermophilus: Temperaturoptimum 50–62° C: Kleinste Kolonien auf Agar. In pasteurisierter Milch.

Lactobac. casei: In Milch und Käsearten.

Lactobac. buchneri: In Wein, Sauerkraut und dgl.

Lactobac. fermenti: Temperaturoptimum 41–42° C. Ubiquitär verbreitet in Milchprodukten, Vegetabilien u. dgl.

Lactobac. lactis, syn. Bac. lactis acidi u.a.: Vorkommen in der Milch, die in 1–2 Tagen koaguliert wird. Temperaturoptimum 40°C. Säurebildung aus Kohlenhydraten wie bei Lactobac. acidophilus, jedoch wird gewöhnlich auch Raffinose und Dextrin gesäuert.

Beachte: Die als Essigbakterien bekannten Keime Acetobacter pasteurianus, A. aceti (acetosus), A. lindneri u.a. sind gramnegative (!) Stäbchen und gehören zur Familie der Pseudomonadaceae.

Biochemische Merkmale einiger Milchsäurebakterien-Arten[1]

Lactobacillus	Dex	Man	Sal	Ara	Äsk
L. acidophilus	+	—	+	—	+
L. arabinosus (plantarum)	+	+	+	+	+
L. brevis	+	w	w	+	±
L. casei	+	+	+	—	+
L. buchneri	+	—	—	+	±
L. fermenti	+	—	—	—	—

[1] Testsubstrat siehe S. 171.

Lactobacillus bifidus

Syn. Lactobact. bifidum, Bifidobacterium bifidum.

Im Säuglingsdarm bei Muttermilchernährung vorherrschend, aber auch im normalen Erwachsenenstuhl in reichlicher Menge (10–100 Milliarden pro Gramm) vorhanden. Gewisse Biotypen kommen nur beim Brustkind vor. – Wegen gewisser Unterschiede zu den Laktobazillen wird zunehmend die Ansicht vertreten, die Bifidus-Keime in einem gesonderten Genus Bifidobacterium zusammenzufassen.

Gang der Untersuchung

1. Mikroskopisches Präparat (Abb. 45)

a) Vom Stuhl: Unbewegliche, grampositive, gerade oder leicht gekrümmte, ungleich lange Stäbchen (etwa 4:0,5–0,7 μ); kaum Anzeichen von Pleomorphie (ähnlich Lactobac. acidophilus).

b) Von Kulturen: Stäbchen verschiedenster Länge, keine Ketten, überwiegend Keulenform. Oft gegabelte („Ast-“)Formen, Ausbuchtungen, seitliche Ansätze, dabei ungleichmäßige Aufnahme des Gentianafarbstoffes (typisch!), wodurch septierte, gebänderte, körnige, gefleckte Farbbilder entstehen. Teilweise angedeutete Spaltung verdickter Enden. In alten Kulturen verschwinden die Verzweigungen weitgehend.

2. Isolierung: Bifiduskeime wachsen nur anaerob (bzw. gelegentlich in Nachbarschaft O_2-zehrender Kolonien wie E. coli) an. Nährbodenzusätze wie Tomatensaft, Hefeautolysat oder fermentierte Magermilch fördern das Wachstum.

Tomatensaftagar (Kulp und White); Bebrütung im Anaerostaten oder als Fortner-Platte bei 37° C: Nach mehrtägiger Bebrütung mittelgroße, weißliche Kolonien, meist gewölbt.

Frauenmilchagar nach Braun *und* Marget, mod. nach Dehnert (Zbl. Bakt. I. Orig. 169 [1957] 66). Kolonieform und -größe abhängig von den verschiedenen Gruppen des Lactobac. bifidus.

3. Identifizierung: Aufgrund der oben beschriebenen mikroskopischen und kulturellen Merkmale in Verbindung mit der biochemischen Prüfung (s. Tabelle).

Biochemische Eigenschaften von Lactobacillus bifidus (Bifidobacterium bifidum)

Dex	Lak	Sac	Man	Gly	Ind	Nit	Katalase
+	+	+	w	—	—	—	—

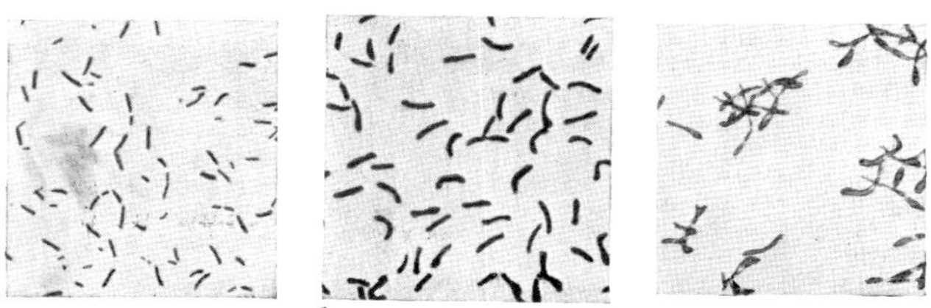

a b c

Abb. 45a–c: Lactobacillus bifidus. Kulturpräparate. In älteren Kulturen zunehmende Polymorphie.

Familie: Corynebacteriaceae

Die Familie setzt sich zusammen aus grampositiven Stäbchen oder keulenförmigen, meist unbeweglichen Bakt. der Gattungen Corynebacterium, Listeria, Erysipelothrix und anderer, humanbakteriologisch unbedeutender Gattungen.

Gattung: Corynebacterium

Unter der Gattung Corynebacterium (gr. koryne, Keule) werden grampositive, fast durchweg unbewegliche[1], nicht-säurefeste, Katalase-positive[2] Stäbchen zusammengefaßt, die mitunter keulen- oder hantelförmige Anschwellungen aufweisen und Farbstoffe ungleichmäßig annehmen. Wichtigster pathogener Vertreter ist das Corynebact. diphtheriae.

Corynebacterium diphtheriae

Triv. Diphtheriebakterien.

Im Gegensatz zu anderen Bakterien dieser Gattung sind Diphtheriebakterien (Di. bakt.) zur Bildung eines löslichen Toxins befähigt. Toxische Stämme sind die Erreger diphtherischer Erkrankungen namentlich des Rachens (Diphtherie), wobei es zur Bildung festhaftender Häutchen, sog. Pseudomembranen, kommt (gr. diphthera Haut); die Bakterien sind vorwiegend an der Unterseite der Pseudomembranen zu finden. Gelegentlich werden auch Wunden, Bindehaut, Scheide, ekzematöse und intertriginöse Körperstellen infiziert. Vom Ort der Infektion aus wird der Organismus mit Toxin überschwemmt. Die Übertragung, vorwiegend durch Tröpfcheninfektion, erfolgt durch Kranke, Genesende und Keimträger.
Di.bakt. sind unbewegliche, unbekapselte Stäbchen, die eine charakteristische Pleomorphie aufweisen. Diese zeigt sich besonders in Kulturausstrichen; ihre Ausprägung steht dabei in Beziehung zum Milieu und Alter der Kultur. – Katalase: positiv; Nitrat: gewöhnlich positiv. Dextrose, ferner auch Maltose, werden fermentativ abgebaut (ohne Gasbildung).

Untersuchungsmaterial: Rachen- und Nasenabstriche (nach Anwendung von lokalen Antiseptica mehrere Stunden abwarten), sonst Wund-, Bindehaut-, Scheiden- oder Hautabstriche von intertriginösen und ekzematösen Stellen.

Gang der Untersuchung

1. Mikroskopisches Präparat: Die Diphtheriebakterien erscheinen meist als schlanke, oft leicht gekrümmte, seltener als dickere Stäbchen (0,3–1 : 2–4 μ) mit mehr oder weniger deutlichen keulen- oder hantelförmigen Verdickungen. Bei Spezialfärbungen (nach NEISSER oder ALBERT) zeigen sich nach geeigneter Kultivierung sog. BABES-ERNSTsche Körperchen (Speicherung von Volutin), vorwiegend an den Polen der Stäbchen (wenig ausgeprägt allerdings beim Typus intermedius, s. u., der statt dessen eine charakteristische Bänderung der Stäbchen aufweist).

Originalpräparat: Die Beurteilung von Originalpräparaten erfordert viel Erfahrung, da verwandte Organismen gelegentlich nicht unterschieden werden können (Volutinbildung kommt auch bei anderen Stäbchen, Kokken und Hefen vor). Andererseits können sich die Erreger bei der mikroskopischen Direktuntersuchung auch dem Nachweis entziehen. Beim Primärpräparat überwiegt die Einzellagerung der Stäbchen (im Gegensatz zum Kulturpräparat).
Spezialfärbungen (s. o.) bringen die metachromatischen, sog. BABES-ERNSTschen Körnchen, die überwiegend an den Polen der Stäbchen lokalisiert und kennzeichnend für Diphtheriebakterien sind, gut zur Darstellung.
Der vorläufige Charakter des Befundes sollte bei Mitteilung des Ergebnisses betont werden, da eine Sicherheit der Diagnose erst nach Reinzüchtung gegeben ist. Empfehlenswert ist die gleichzeitige Durchmusterung eines weiteren Präparates auf das Vorliegen von Keimen der PLAUT-VINCENTschen Angina (verlängerte Fuchsinfärbung).

b) Kulturpräparat: Die Diphtheriebakterien erscheinen gewöhnlich in Form von schlanken Stäbchen mit gleichmäßig großen Polkörnchen. Die Keime sind V-, Y-, fingerförmig gelagert: Eindruck der Unordnung im Gegensatz zum Bild bei Diphtheriebakt.-ähnlichen Keimen, den „Diphtheroiden" (meist kürzer, plumper, gerade, regelmäßig gelagert in Palisaden- oder Parkettmustern, nur gelegentlich Polkörnchen). Der Typus intermedius der Di.bakt. zeigt gleichfalls

---

[1] Ausnahmen: Corynebact. poinsettiae, Corynebact. aquaticum, Corynebact. (Brevibact.) helvolum.
[2] Ausnahmen: Corynebact. pyogenes und Corynebact. haemolyticum, ferner die meisten anaeroben Arten.

nur wenig deutliche Polkörnchenbildung; die Stäbchen sind bei diesem Typ meist keulenförmig und charakteristisch gebändert.

Bei GRAM-Färbung treten die Unregelmäßigkeiten in Form und Größe ebenfalls in Erscheinung. Körnchen und Farblücken werden hier allerdings kaum sichtbar.

Das Bild der Kulturpräparate wird wesentlich vom Nährboden beeinflußt; auf tellurhaltigen Substraten erscheinen die Stäbchen meist dicker und kürzer.

LÖFFLER-Serum, Blutagar: Typische Bilder nach 16–20stdg. Kultur bei 37° C.

CLAUBERG-II-Nährboden: Weniger typisch, aber bei NEISSER-Färbung verwertbar: Di. bakt. allgemein kürzer und dicker (s. oben). Polkörnchenbildung weniger regelmäßig, z. T. undeutlich bis fehlend.

CLAUBERG-III-Nährboden: Uncharakteristisches mikroskopisches Bild. Methylenblau- oder Tuschepräparat sinnvoll zum Ausschluß von Kokken und Hefen. Überimpfung auf LÖFFLER-Serum oder Blutagar notwendig.

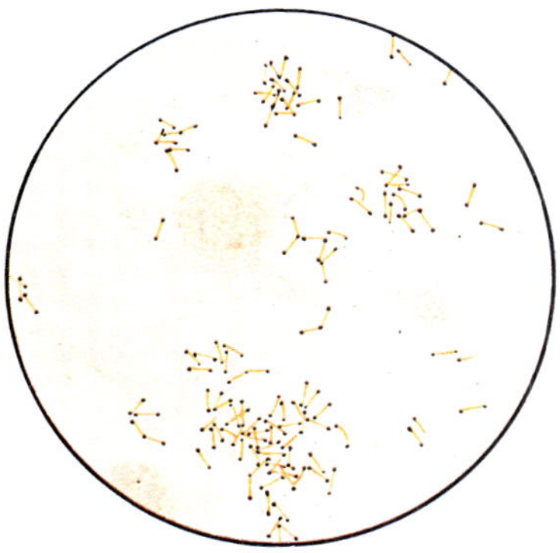

Abb. 46: Corynebacterium diphtheriae. Präparat von LÖFFLER-Serum-Nährboden nach 18stdg. Bebrütung bei 37° C. NEISSER-Färbung. Vergr. 800fach.

2. Isolierung: Die Erstisolierung erfordert Nährböden mit Blut-, Glyzerolat-, Cystein-, Serum- oder anderen Zusätzen. K-tellurit (0,03–0,04%) hemmt viele, gemeinsam mit Di.bakt. vorkommende Keime, während das Wachstum der meisten Di.bakt.-Stämme unbeeinflußt bleibt. Die Erreger lagern das bei ihrer Vermehrung reduzierte Tellurit in die entstehenden Kolonien ein, wodurch diese eine graue bis schwärzliche Farbe annehmen.

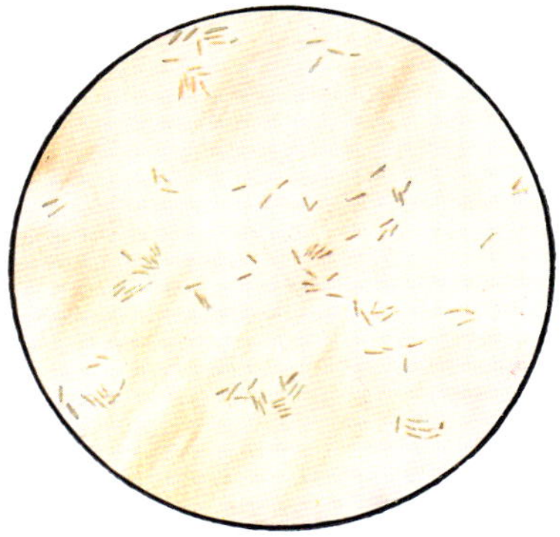

Abb. 47: Corynebacterium hofmanni. Ausstrich von Blutagarkultur. Typische Parallel-Lagerung der Stäbchen. NEISSER-Färbung. Vergr. 800fach.

Beimpfungsmodus bei tellurhaltigen Nährböden: Di.-tupfer unter Drehen über den ganzen Nährboden ausstreichen. Bei kohlenhydrathaltigen Nährböden (z. B. CLAUBERG-III-Agar) zur besseren Erzielung von Einzelkolonien Di.tupfer nur auf ca. $^1/_3$ der Oberfläche ausstreichen und die restliche Platte mit Öse beimpfen. Der Tupfer wird nach Beimpfung der festen Medien in ein Röhrchen mit Anreicherungslösung gebracht und während der Bebrütung darin belassen.

Zu empfehlende Nährbodenkombination:

a) CLAUBERG-*II- (oder III-)Nährboden* als Selektivmedium: CLAUBERG III enthält zusätzlich zum K-tellurit Dextrose und Wasserblau (als Säuerungsindikator), ferner Metachromgelb und Cystein.

b) *Flüssiges Anreicherungssubstrat* nach KRÖGER (Klin. Wschr. 95, 1951): Nach Bebrütung über Nacht ausstreichen auf CLAUBERG-II- oder CLAUBERG-III-Nährboden. Streptokokken (außer Enterokokken) und Mikrokokken werden sehr gut gehemmt.

c) *Blutagar* zur Erkennung anderweitiger Erreger (Streptokokken, Staphylokokken etc.).

LÖFFLER-*Serum* als Platte oder Schrägkultur im Röhrchen ist ein wertvolles Isolierungsmedium, erfordert jedoch erhöhten Arbeitsaufwand. Bei telluritsensiblen Stämmen ermöglicht es allein die Züchtung.

Koloniemorphologie von Di. bakt.:

CLAUBERG-*II-Nährboden:* Ablesung nach 24 und 48 Std. Bebrütung.

Nach 24 Std.: Di.bakt.-Kolonien 0,5–2 mm groß, grau. Meist noch kein Wachstum von Begleitkeimen.

Nach 48 Std.: Di.bakt.-Kolonien 1–3 mm groß, dunkelgrau. Kol.-Form abhängig vom Di.bakt.-Typ (siehe Typenbestimmung). Nun auch vermehrtes Wachstum von Begleitkeimen.

CLAUBERG-*III-Nährboden:* Ablesung nach 36–48 Std.

Bei Durchsicht wird ein intensiver blauer Hof um die Di.bakt.-Kolonie, bei Aufsicht Wasserblauspeicherung in der Kolonie in Form eines hellen, blassen Ringes um ein dunkles Zentrum sichtbar, während die Tellurspeicherung nahezu überdeckt ist.

LÖFFLER-*Serum:* Da die Di.bakt. hier zwar üppig, aber uncharakteristisch wachsen bei gleichzeitig ungehemmtem Wachstum der Begleitflora, ist die Anfertigung eines mikroskopischen Orientierungspräparates unerläßlich. Zur Di.bakt.-Isolierung ist Abimpfung auf tellurhaltigen Nährboden zweckmäßig.

Weitere empfehlenswerte Nährböden sind als Grundsubstrate im Handel erhältlich (Merck, OXOID, Difco, BBL).

3. Identifizierung

Mikroskopisches Präparat: Siehe Ziffer 1 und 2.

Biochemische Eigenschaften: Werden die für die biochemische Prüfung von Enterobakterien gebräuchlichen Fermentationsröhrchen verwendet, so ist massive Beimpfung und zweitägige Bebrütung bis zur Ablesung erforderlich. Besser prüft man nach Zusatz von 1 Tropfen sterilen Rinderserums pro 4 ml Testsubstrat.

Dextrose wird unter Säurebildung gespalten. Zu berücksichtigen ist aber, daß auch die sog. Paradiphtheriebakt. („Xerosebakterien") Dextrose spalten. Das häufig in Abstrichen vorliegende Corynebact. hofmanni läßt Dextrose unverändert.
In der biochemischen Differenzierung ist der Nachweis des Dextrose-Abbaues (zusammen mit der Prüfung der Saccharose-Spaltung) ein wichtiges und zuverlässiges Kriterium.

Saccharose wird von echten Di.bakt. nicht zerlegt, dagegen im allgemeinen von den (gleichfalls Dextrose spaltenden) Para-Di.bakt. (sog. „hyperazide Pseudo-Di.bakt."). „Pseudodiphtherie"-Bakt. im engeren Sinn (Cor. hofmanni) lassen Saccharose und Dextrose ungespalten (sog. „hypazide Pseudo-Di. bakt.").

Harnstoff wird von Di.bakt. nicht gespalten. Das gleiche gilt allerdings auch für einen Teil der differentialdiagnostisch besonders bedeutsamen Para-Di.bakt., während Cor. hofmanni Harnstoff hydrolysiert und so eine alkalische Reaktion des Substrates bewirkt.
Zur Beschleunigung der Diagnose hat sich der Schnelltest nach SACHSE bewährt (S. 574). Nach dem Gesagten ergibt sich aber, daß die Prüfung der Harnstoffspaltung nur im positiven Fall verwertbar ist (Ausschluß des Vorliegens von Di.-bakt.).

Sauerstoffbedarf: Di.bakt. vermögen in Hochschicht-Dextroseagar (Einimpfung und Durchmischung nach Abkühlung auf ca. 45° C) auch im unteren Bereich des Röhrchens zu wachsen. Dieses anaerobe Wachstum zeigen z.T. auch die Para-Di. bakt. (LUBINSKI), nicht jedoch die Pseudo-Di.bakt. (HOFMANN-WELLENHOF).

Virulenzteste: Pathogene Di.bakt. bilden ein hochwirksames Ektotoxin. Die Toxinproduktion ist an das Vorhandensein bestimmter temperierter Bakteriophagen in den Mikroorganismen gebunden, die bei der Teilung vererbt werden. Nichtlysogene Stämme, d.h. Stämme, die den Phagen nicht enthalten und demzufolge kein Toxin bilden, gewinnen diese Fähigkeit, wenn sie mit Phagen von toxinbildenden Di.bakt. infiziert werden. Züchtet man solche „virulenten" Keime in Gegenwart von spezifischem (gegen die in den toxinbildenden Keimen vorhandenen Phagen gerichteten) Anti-Phagenserum, so geht die Fähigkeit zur Toxinbildung verloren, d.h. die neuen Bakterienpopulationen bestehen dann aus avirulenten Keimen. Der Nachweis des Toxinbildungsvermögens kann im Tierversuch und in vitro erfolgen (siehe 5.).

In Einzelfällen kann die biochemische und kulturmorphologische Abgrenzung der Para- von den echten Di. bakt. schwierig sein, z.B. bei schwach entwickeltem Saccharose-Spaltungsvermögen von Paradiphtheriebakterien. In Verbindung mit dem mikroskopischen Bild (evtl. nach Überimpfung auf geeignete Serumnährböden) kommt die Anwendung der in der Differenzierungstabelle aufgeführten Verfahren jedoch einer an Sicherheit grenzenden Diagnosestellung sehr nahe. Für die klinische und epidemiologische Beurteilung nachgewiesener Di. bakt. ist letztlich das Ergebnis des Virulenztestes entscheidend.

Unterscheidungsmerkmale humanmedizinisch wichtiger aerober Korynebakterien

Corynebacterium	O_2-Bedarf	Dex	Sac	Hst	Toxinbildung	Hämolyse
diphtheriae	aerobes u. anaerobes Wachstum	+	—	—	(+)	w
xerosis (Bact. paradiphthericum LUBINSKI)	vorwiegend aerobes Wachstum	+	(+)	—	—	—
pseudodiphthericum HOFMANN-WELLENHOF	streng aerob	—	—	+	—	—

4. Typenbestimmung: Die Diphtheriebakterien lassen sich in die drei verschiedenen Typen Gravis, Mitis und Intermedius einteilen. Folgende Merkmale sind hierbei maßgebend:

Stärkespaltung: Kräftige Amylolyse bei Typus gravis. Die Typen Mitis und Intermedius lassen die Stärke unbeeinflußt.

Hämolysevermögen auf Blutagar (10% Hammelblut): Durch entsprechende Ausstrichtechnik ist dafür zu sorgen, daß Einzelkolonien entstehen. 48 Std. bei 37°C bebrüten, dann bei guter künstlicher Beleuchtung gegen die Lichtquelle ablesen. Ggf. Kolonien mit der Öse abnehmen und die darunterliegende Nährbodenfläche auf Hämolyse prüfen.
Gravis-Typ: Hämolyse meist erst nach 48 Std. oder später oder gar keine.
Mitis-Typ: Hämolyse meist vorhanden.
Intermedius-Typ: Keine Hämolyse.

Wachstum in Nährbouillon:

Gravis-Typ: Meist Oberflächenhäutchen und körniger Bodensatz.
Mitis-Typ: Diffuse Trübung.
Intermedius-Typ: Geringer Bodensatz, kaum Trübung.

Wuchsform auf festen Nährböden, z. B. auf dem Medium nach HOYLE (S. 542) oder auf Nähragar mit 1% Leberextrakt (zu prüfen nach 48stdg. Bebrütung bei 37° C):

Die drei Typen weisen folgende Wuchsformen auf:

Gravis-Typ: Große, trockene, flache Kolonien, meist mit gezacktem Rand und Radiärstreifung („Gänseblümchenform").

Mitis-Typ: Mittelgroße, halbkugelig gewölbte, glänzende Kolonien mit glattem Rand.

Intermedius-Typ: Kleine, zarte, flache Kolonien, z. T. mit zentraler Knopfbildung und mit leicht gebuchtetem Rand.

Beachte: Einzelne Di.bakt.-Stämme verhalten sich „atypisch", d. h. zeigen keinen gleichsinnigen Ausfall bei den verschiedenen Merkmalen bzw. nehmen eine Zwischenstellung ein.
Es bestehen keine Beziehungen der Di.bakt.-Typen zur Schwere des Krankheitsbildes. Die Krankheit kann bei Mitis-Infektion genau so toxisch verlaufen wie bei Gravis-Befunden.
Die – beim allgemein erheblichen Rückgang der Diphtherie in den vergangenen Jahren – relativ vermehrten Intermediusinfektionen erfordern wegen des oft wenig charakteristischen mikroskopischen Bildes der Kulturpräparate ganz besondere Sorgfalt.

5. Toxizitätsprüfungen und Toxinnachweise

Die Toxizitätsprüfung hat sowohl diagnostische als auch klinische und sanitätspolizeiliche Bedeutung (Aufhebung der Isolierung von Keimträgern und Dauerausscheidern bei negativem Reaktionsausfall).

a) Agardiffusionstest nach ELEK-OUCHTERLONY zur Toxizitätsprüfung bei Di. bakt.-Kulturen unter Nachweis von Präzipitationslinien siehe S. 436.

b) Tierversuch zur Toxizitätsprüfung: Heute durch den Agardiffusionstest weitgehend verdrängt.

Zum Tierversuch wird i. a. das Meerschweinchen verwendet. Das von virulenten Di.bakt. gebildete hitzeempfindliche Toxin kann experimentell mit verschiedenen Tieren nachgewiesen werden.

Subkutan-Test: Es werden zwei Meerschweinchen von je ca. 250 g Gewicht behandelt wie folgt:

Versuchstier A erhält eine Öse einer 24-Std.-Kultur, aufgeschwemmt in 2 ml physiol. NaCl-Lsg. subkutan oberhalb des Brustbeins injiziert.

Versuchstier B (Kontrolltier) erhält eine Öse der gleichen Kultur in 2 ml physiol. NaCl-Lsg. mit einem Zusatz von mindestens 500 I. E. Diphtherie-Antitoxin.

Beim Versuchstier A bildet sich im Falle eines toxinbildenden Di.bakt.-Stammes zunächst ein starkes Infiltrat mit Ödem und Blutungen, das sich am 2. bis 3. Tag über die ganze Bauchhaut ausdehnen kann. Das Tier geht gewöhnlich innerhalb von 4–6 Tagen zugrunde. Sektionsbefund: Exsudat in Pleura und Herzbeutel. Charakteristische Schwellung und Rötung der Nebennieren mit kapillaren Blutergüssen. Das Kontrolltier bleibt am Leben.

Intrakutane Virulenzprüfung kann je nach der Zahl der Testproben am Meerschweinchen (für ca. 8 Teste) oder am Kaninchen (entsprechend mehr Teste) durchgeführt werden. Stets positive und negative Kontrollstämme mitführen.

Durchführung des Tests: Von zwei Albino-Meerschweinchen erhält das Kontrolltier (B) am Vortag des Versuches 500 E Diphtherie-Antitoxin intraperitoneal; am Vortag wird außerdem ein LÖFFLER-Serumröhrchen mit einer Reinkultur des fraglichen Stammes beimpft und bis zum Morgen des folgenden (Versuchs-)Tages bebrütet. Beide Meerschweinchen werden an je einer Körperseite enthaart und erhalten dann je 0,1 ml einer Bakterien-Emulsion (Abschwemmung des Nährbodens mit 3–5 ml physiol. NaCl-Lsg. mit einer dem Röhrchen 3 der MCFARLAND-Skala, s. S. 645, entsprechenden Dichte) intrakutan eingespritzt. Das Versuchstier A erhält 3–4 Std. nach der Bakterieninjektion 30–50 E Antitoxin, wodurch ein vorzeitiger Tod des Tieres verhindert und die Beobachtung des Versuchsablaufes gesichert wird.

Beurteilung: Virulente Stämme (Toxinbildner) rufen beim Versuchstier A zunächst in 24 Std. eine Rötung von ca. 15 mm Durchmesser an der Injektionsstelle hervor, die nach etwa 3 Tagen abblaßt und in eine Nekrose übergeht. Beim Kontrolltier (Tier B, das tags zuvor mit einer höheren Antitoxindosis vorbehandelt wurde) tritt keine Reaktion auf.

6. Serodiagnostische Verfahren

Innerhalb der Gravis-Gruppe unterscheidet man 13, bei der Mitis-Gruppe 40 und bei der Intermedius-Gruppe 4 Serotypen. – Literatur: KRÖGER, E., u. Mitarb.: Z. Hyg. 134 (1952) 474; Z. Hyg. 135 (1952) 254.

Fluoreszenz-serologische Verfahren lassen eine Verbesserung der (vorläufigen) Schnelldiagnose erwarten (CHERRY, W. B., and M. D. MOODY: Bact. Rev. 29 [1965] 222).

Schicksche Hautprobe (Schick-Test): Test zum Nachweis des Antitoxingehaltes in menschlichen Körpersäften: Injektion einer Standarddosis von Toxin (1/50 der für ein 250 g schweres Meerschweinchen letalen Dosis) intradermal in die Haut des einen Unterarmes und die gleiche Menge erhitzten Toxins (75–80° C für 15 min) in die Haut des anderen. Ablesung nach 24 und 48 Std., ferner nach 1 Woche.

Positive Reaktion (Fehlen ausreichenden Antitoxins): In wenigen Tagen zunehmende Rötung und Schwellung, die nur langsam abklingt unter Hinterlassung einer bräunlich pigmentierten Stelle. Kontrollstelle: Keine Reaktion.

Negative Reaktion (ausreichend Antitoxin): Keine Reaktion an beiden Injektionsstellen.

Pseudo-SCHICK-Reaktion (Überempfindlichkeit gegen atoxische Bestandteile der Toxinlösung): Kürzerfristige Rötung und Schwellung an beiden Armen (nach 2–3 Tagen abgeklungen).

Bewertung: Der negative Reaktionsausfall besagt, daß vorhandene Di.-Antitoxine eine Neutralisation der injizierten Di.-Toxine bewirkt haben. Eine positive Probe besagt nicht, daß solche Antitoxine auf Toxinreiz hin nicht doch noch gebildet werden können. Die SCHICK-Probe ist daher kein Maßstab für die Di.-Gefährdung des einzelnen, erlaubt aber eine Beurteilung der Di.-Durchseuchung der Bevölkerung.

Corynebacterium xerosis

Syn. Bact. paradiphthericum LUBINSKI, triv. „hyperazide" Pseudo-Di. bakt. oder Xerosebakt.

Vorkommen als Kommensale auf den Schleimhäuten (u. a. auf der Conjunctiva) und auf der Haut, von wo der Keim in erkranktes Gewebe eindringen kann. Sehr häufig auf Wunden mit schmierigen Belägen (verminderte Heilungstendenz). Häufig auf der Nasenschleimhaut.

Unterscheidung von echten Diphtheriebakterien:

Keine Hämolyse auf Blutagar;
gewöhnlich Säuerung von Saccharose.

Weitere Merkmale: Siehe unter Corynebact. diphtheriae und Tabelle S. 180.

Corynebacterium pseudodiphthericum

Triv. „hypazide" Pseudo-Di. bakt. (HOFMANN-WELLENHOF).

Vorkommen und Bedeutung wie Corynebact. xerosis.

Unterscheidung von echten Diphtheriebakterien:

Keine Hämolyse auf Blutagar;

keine Spaltung von Dextrose;

Harnstoff wird abgebaut.

Weitere Merkmale: Siehe unter Corynebact. diphtheriae und Tabelle S. 180.

C. xerosis und C. pseudodiphthericum faßt man als „Diphtheroide" (im engeren Sinne) zusammen.

Corynebacterium belfanti

Eine den echten Diphtheriebakt. gleichende Art, die in Nasenabstrichen von Patienten mit Ozaena häufig gefunden wird. Heute vielfach als atoxische Variante des Mitis-Typs aufgefaßt.

Kennzeichen:
Keine Toxinbildung;
keine Nitrat-Reduktion (Di.bakt. sind Nitrat-positiv).

Corynebacterium pyogenes

Syn. C. necroticans.

Erreger von eitrigen Prozessen bei Schwein, Rind etc. Pleomorphe, z.T. kleine Stäbchen, die mit Diphtheriebakt. verwechselt werden können. Auch in menschlichen Rachenabstrichen bei Angina (mit scharlachähnlichem Exanthem) und bei anderen pathologischen Prozessen des Menschen gefunden. Zur Ektotoxinbildung befähigt; Katalase-negativ.

1. Isolierung: Mikroaerophilie, ausgesprochene Sero- und Hämophilie (kein Wachstum auf serum- und aszitesfreien Medien).

Dextrose-Blutagar: Optimales Wachstum (bei anaerober Bebrütung). Nach eintägiger Bebrütung zarte, transparente Kolonien; im weiteren Verlauf charakteristische Größenschwankungen unter allmählicher gelblich-bräunlicher Färbung. Beta-Hämolyse (anfangs nur zarter Hämolysehof).

2. Identifizierung: Biochemisch. Siehe Tab. S. 180.

Corynebacterium acnes

Vorkommen auf der menschlichen Haut und in Acnepusteln; zweifelhafte (wahrscheinlich keine) Beziehung zur menschlichen Acne. Mikroaerophil. Ausgeprägte Pleomorphie. Leicht züchtbar auf glyzerinhaltigem Nähragar im FORTNER-Verfahren: Halbkugelig gewölbte Kolonien mit typischem säuerlichem Geruch. Neuerdings in die Gattung Propionibacterium eingestuft.

Corynebacterium ulcerans

Gelegentlich von entzündeten Tonsillen gezüchtet. Mikroskopisch und kulturmorphologisch den Di.-bakt. ähnlich, auch fähig zur Bildung von Ektotoxin. Im Gegensatz zu C. diphtheriae vermag der Keim Harnstoff zu hydrolysieren und Nitrat nicht zu reduzieren. – Identifizierung: Siehe Tab. S. 180.

Corynebacterium haemolyticum

Vereinzelt aus Blut und von Rachenabstrichen isoliert. Schlechtes Wachstum auf Tellurit-Substraten. Die Kolonien auf Blutagar ähneln denen von beta-hämolysierenden Streptokokken. Katalasereaktion negativ(!). Dextrose und Saccharose werden gespalten. Weitere Eigenschaften: Siehe Tab. S. 180.

Corynebacterium aquaticum

Bewegliche Art, die wiederholt aus menschlichem Untersuchungsmaterial gezüchtet wurde. Wegen seiner Beweglichkeit kann der Keim mit Listeria monocytogenes verwechselt werden; er unterscheidet sich von dieser dadurch, daß er Kohlenhydrate nicht fermentativ, sondern nur oxydativ abbaut. Siehe Tab. S. 180.

Corynebacterium ovis

Syn. Corynebact. pseudotuberculosis BUCHMANN.

Bewirkt Pseudotuberkulose der Schafe. Bildet mit C. bovis die Gruppe der „PREISZ-NOCARD-Bazillen".

Corynebacterium renale

Bewirkt Cystitis und Pyelitis beim Rind. Charakteristisch ist das kräftige Harnstoffabbau-Vermögen.

Corynebacterium equi

Verursacht Pneumonien bei Fohlen. Auch isoliert bei verschiedenen Entzündungen bei anderen Tieren, z.B. Pyometra beim Rind und tuberkuloseähnlichen Drüsenveränderungen beim Schwein. Wiederholt aus menschlichem Blut und Liquor gezüchtet.

Apathogene Korynebakterien-Arten

Weit verbreitet in der Außenwelt, z.T. mit Farbstoffbildung; gelegentlich in Untersuchungsproben. Hierzu gehören auch die auf S. 178 beschriebenen „Diphtheroiden" (im engeren Sinn).

Anaerobe Korynebakterien

Überwiegend strikt anaerob wachsende, gerade oder leicht gekrümmte, z.T. keulenförmige, manchmal auch verzweigte, grampositive Stäbchen unterschiedlicher Größe, die in Kulturpräparaten z.T. unregelmäßig, z.T. palisadenartig gelagert sind und sich oft

Differenzierung der wichtigsten aeroben Korynebakterienarten (s. auch Tab. auf S. 183)

Corynebacterium	Beta-Hämol.	Bew	Dex	Sac	Hst	Äsk	Gel	Exo-toxin	
diphtheriae	w	—	+	—	—	—	—	+	humanmedizinische Bedeutung
pseudodi. (HOFM.)	—	—	—	—	+	—	—	—	
xerosis	—	—	+	+	—	—	—	—	
aquaticum	—	+	+[1]	+[1]	(—)		w	—	
haemolyticum	+	—	+	(+)	—		—	—	
pyogenes	+	—	+	±	—	—	+	+	
ulcerans	+	—	+	—	+	—	+	+	
equi	—	—	—	—	+	—	—	—	tierpathogen
renale	—	—	+		+	—	—	—	
ovis	+	—	+	—	+	—	—	—	

[1] Abbau nur oxydativ (Prüfung mittels OF-Test).

ungleichmäßig anfärben. Dextrosespaltung positiv; unbeweglich. Zur Züchtung sind Substrate mit Serum- oder Asziteszusatz vielfach erforderlich bzw. zweckmäßig. – Normalerweise vorhanden auf der Haut, im Intestinaltrakt und im vorderen Teil des Nasenraumes gesunder Personen. Gelegentlich gefunden u. a. in Entzündungsprozessen, im Urin als mögliche Ursache von Harnwegsinfektionen (LODENKÄMPER, 1969).

Corynebacterium liquefaciens: Wächst besser im mikroaerophilen als im anaeroben Bereich von Hochschichtkulturen (warzenartige, unregelmäßige Kolonien); keine Gasbildung in dextrosehaltigem Hochschichtagar; Gelatine und Nitrat positiv; Indol meist positiv; Saccharose und Katalase negativ.

Corynebacterium diphtheroides: Linsenförmige oder unregelmäßige Tiefenkolonien im Hochschichtagar, bei Dextrosezusatz mit Gasbildung; Gelatine, Nitrat und Indol negativ; Saccharose positiv; Katalase negativ.

Corynebacterium granulosum: Sehr kleine Tiefenkolonien, bei Dextrosezusatz ohne Gasbildung; Gelatine und Nitrat negativ; Indol positiv; Saccharose wechselnder Ausfall; Katalase negativ.

Literatur:

LINZENMEIER, G.: Zbl. Bakt. I. Orig. 170 (1957) 85.

LINZENMEIER, G.: Die Diphtherie. In: GRUMBACH-BONIN: Die Infektionskrankheiten des Menschen und ihre Erreger. Thieme, Stuttgart 1969.

LODENKÄMPER, H., M. FISCHER, H. NICKEL: Zschr. Hyg. 143 (1957) 467.

PRÉVOT, A. R.: Erg. Mikrobiol. 33 (1960) 1.

Gattung: Listeria

Listeria monocytogenes

Erreger der Listeriose, einer bei Tieren, aber auch beim Menschen vorkommenden Erkrankung. Listerien sind grampositive, bei 20° C bewegliche Stäbchen, die eine positive Katalasereaktion zeigen und Zucker fermentativ abbauen.

Listeria monocytogenes ist unter zahlreichen Tierarten verbreitet. Über die Eintrittspforte bei menschlichen Erkrankungen ist wenig bekannt; in Frage kommen aerogene, orale und konjunktivale Infektionen. Der häufigste Übertragungsmodus ist der diaplazentare. Hierbei kommt es gewöhnlich zu einer generalisierten Erkrankung des Foetus und Neugeborenen (Granulomatosis infantiseptica), die meist tödlich endet. Die Infektion kann auch Ursache von Aborten, Früh- und Totgeburten sein oder sie erfolgt erst intra partum. Der Nachweis ist in diesem Falle im Mekonium, in den Lochialsekreten oder evtl. im mütterlichen Harn zu führen.

Nach der akut-septischen Form rangiert an Häufigkeit die meningo-enzephalitische Art der Infektion. Seltener werden Listeria-Erkrankungen bei Menschen aller Altersstufen unter dem Bild grippaler und septisch-typhöser Erkrankungen mit Pneumonien und Pleuraempyemen oder mit polyserositischen Erscheinungen beobachtet (chronisch-septische Form). Die genannten Krankheitsbilder und die (seltenen) glandulären Haut- und Konjunktival-Listeriosen gehen gewöhnlich mit einer ausgeprägten Vermehrung der Monozyten im Blut einher. Nur ein kleiner Teil der Individuen, die mit dem Erreger in direkte Beziehung kommen, scheint unter den bekannten klinischen Erscheinungen zu erkranken.

Untersuchungsmaterial: Mekonium, Lochialsekret, Liquor cerebrospinalis, Blut, Abstriche, Gewebsteile (Sektionsmaterial) von Leber, Milz etc.

Gang der Untersuchung

1. Mikroskopisches Präparat

Originalpräparat: Grampositive, kurze bis kokkoide Stäbchen mit abgerundeten Enden, im Durchschnitt 2–3 : 0,5 μ groß; teilweise in Paaren gelagert, die Einzelstäbchen oft im spitzen Winkel zueinander oder in Palisadenlagerung; intra- und extrazellulär; keine Kapseln.

Kulturpräparat: Kurze grampositive Stäbchen mit abgerundeten Enden, häufig in Palisadenform, sonst auch zu zweien oder in kurzen Ketten; Beweglichkeit optimal (taumelnd und rotierend) in flüssigen, bei Zimmertemperatur gehaltenen Kulturen; schwache oder fehlende Beweglichkeit nach Bebrütung bei 37° C.

2. Isolierung

Allgemeine Kulturmerkmale: Mikroaerophil bzw. fakultativ aerob; besser anwachsend bei Blutzusatz zum Nährsubstrat und ggf. vermehrter CO_2-Spannung. Temperaturoptimum 37° C, langsame Anreicherung aber auch bei niedriger Temperatur (s. u., Spezialverfahren). Um das Angehen und Wachstum zu fördern, sollten zumindest für Erstkulturen hochwertige Substrate verwendet werden. – pH-Optimum 7,6. Schädlich sind Säuregrade unter pH 5,0; deshalb gehen z. B. Subkulturen aus 1%iger ungepufferter Traubenzucker-Bouillon vielfach nicht mehr an.

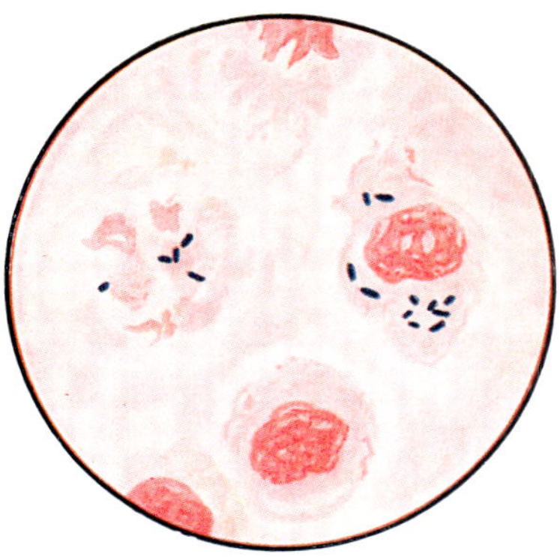

Abb. 48: Listeria monocytogenes. Originalpräparat aus Liquor: Mononukleäre Zellen mit phagozytierten Erregern. GRAM-Färbung. Vergr. 800fach.

Blutagar: Anfangs sehr kleine, grauweißliche, durchscheinende Kolonien (nach 24 Std. 1–2 mm Durchmesser) mit schmalem, β-hämolytischem Hof (Hämolyse besser erkennbar nach Wegwischen der Kolonie). Weitere Bebrütung bringt Größenzunahme auf 3–4 mm ⌀. Kolonien von R-Formen zeigen nur angedeutete Hämolyse, rauhe Oberfläche und unregelmäßigen Rand.

Liegen Mischinfektionen mit gramnegativen Stäbchen vor, so kann das Auflegen eines Filtrierpapierblättchens mit 30 γ Nalidixinsäure die Isolierung erleichtern. Ist mit stärkerer Verunreinigung zu rechnen, so empfiehlt sich wegen der hohen NaCl-Resistenz der Listerien der zusätzliche Einsatz eines Blutagars mit 6–10% NaCl-Gehalt.

Tellurhaltige Substrate: Die Resistenzgrenze der Listerien liegt bei etwa 0,1%; übliche Gebrauchskonzentration in flüssigen und festen Nährsubstraten etwa 50 mg%; gut geeignet sind die für die Diphtherie-Diagnostik gebräuchlichen CLAUBERG-Nährböden. Listerien ähneln hier in der Koloniеform dem Mitis-Typ der Diphtheriebakterien (klein, schwärzlich) bzw. Enterokokken-Kolonien.

„Kältekultur" zum Listeriennachweis:

Blut, Liquor: Probe in zwei Kölbchen mit etwa 20facher Menge hochwertiger Nährbouillon mischen, das eine Gefäß bei 37° C inkubieren, das andere in den Kühlschrank stellen (4–6° C). In zweitägigem Abstand wird die bei 37° C bebrütete Probe auf Blutplatte ausgeimpft und bei erhöhter CO_2-Spannung (Kerzenflammenmethode) während 1 Woche inkubiert.

Bei negativem Ergebnis der 37° C-Kultur wird das bei 4–6° C gehaltene Zweitkölbchen in 14-tägigem Abstand während 2–3 Monaten auf Blutplatte ausgestrichen und bebrütet wie beschrieben.

Gewebe, Sektions- und anderweitiges (verunreinigtes) Material (bes. von Tot- und Neugeborenen): Etwa 5 g Gewebe mit (etwas sterilem Sand und) 20 ml sterilem Aqua dest. oder Bouillon (keine physiol. NaCl-Lsg.) zerreiben. Verunreinigtes Material verdünnen (1 : 20 – 1 : 100). Etwa 10 ml in zwei Kolben mit je 100 ml Thioglykolatbouillon überführen (sterile Pipette mit abgebrochener Spitze), je einen Kolben bei 37° C bzw. bei 4° C inkubieren.

Weiter behandeln, wie bei Blut und Liquor beschrieben; verunreinigtes Material möglichst auch auf das selektive MCBRIDE-Medium (s. u.) ausimpfen.

McBride-*Medium* (S. 543): Nach Beimpfung mit Originalmaterial bzw. mit der bei 37° C (und ggf. mit der bei 4° C) gehaltenen Flüssigkultur unter CO_2 bei 37° C bebrüten (Kerzenflammen-Methode). Am nächsten Tag unter Schräglicht mit Lupe ablesen. Listerien wachsen in Form von leicht gewölbten, blaugrünen Kolonien mit feinstrukturierter Oberfläche (am besten erkennbar bei Anwendung der „Oblique light technique", siehe S. 82). Verdächtige Kolonien werden auf Blutagar abgeimpft.

3. Identifizierung

Biochemische Untersuchung: Als Indikator dient Bromkresolpurpur, wodurch erst Säuregrade unter einem pH von 5,6 angezeigt werden. Nach Seeliger zeigt Listeria monocytogenes bei Verwendung von Fleischextrakt-Bouillon (1% Proteose-Pepton Difco, 0,1% Fleischextrakt, 0,5% NaCl, 0,01% Bromkresolpurpur in Aqua dest., 20 min Autoklavierung bei 121° C, dann Zugabe von 0,5% der entsprechenden, in Lösung steril filtrierten Kohlenhydrate) die in der Tabelle angegebenen Reaktionsausfälle.

Beweglichkeit: Gut beweglich bei Prüfung nach Bebrütung bei Zimmertemperatur (6stdg. Bouillonkultur), fehlend oder sehr schwach nach Bebrütung bei 37° C (wichtiges differentialdiagnostisches Merkmal).

Gelatine-Stich: Wachstum fast nur im Stichkanal (Unterschied zu Erysipelothrix rhusiopathiae: Besenreisartige Auswüchse).

Biologische Kennzeichen von Listeria monocytogenes[1]

Dex	Lak	Sac	Man	Mal	Ino	Dul	Sal	Zit	Hst	H_2S	Ind	Gel	Nit	Äsk 37° C	Äsk 45° C
+	—	v	—	+	—	—	+	—	—	[2]	—	—	—	+	—

Beta-Häm.	Bewegl. 22° C	Bewegl. 37° C	Oxydase	Katalase
+	+	(—)	—	+

[1] Spaltung von Kohlenhydraten erfolgt fermentativ, ohne Gasbildung.
[2] Auf Kligler-Medium: negativ, mit Bleiazetat: positiv.

Tierversuch: Die Erreger sind pathogen für verschiedene Laboratoriumstiere (nicht für Ratten!). Tierversuche werden durchgeführt für

a) Anreicherungszwecke bei verunreinigtem Material, zusätzlich zu speziellen Kulturen: 1 ml des flüssigen oder flüssig gemachten Untersuchungsmaterials einem Meerschweinchen i. p. einimpfen.

b) Diagnostische und Pathogenitätsprüfung:

Weiße Maus: Geeignetstes Versuchstier. Bei i. p. – oder s. c.-Injektion von 0,1 ml einer Bouillonkultur (nicht Dextrosebouillonkultur verwenden, s. o.) gehen die Tiere nach 2–3 Tagen unter Ausbildung einer charakteristischen Monozytose an Sepsis zugrunde. Bei der Sektion finden sich typische Lebernekrosen (Listeriome). Der Erreger ist aus Herzblut und Organen züchtbar.

Kaninchen: Einträufeln von 0,1 ml einer 24stdg. Bouillonkultur in den Bindehautsack führt innerhalb einiger Tage zu eitriger Konjunktivitis (Anton-Test), die sich schließlich wieder zurückbildet und eine lokale Immunität hinterläßt (erneute Infektion des Auges geht nicht an).

Abgrenzung von anderen Listeria-Arten aus Rachenabstrichen (Stanley), Urin und Pleurapunktaten (Seeliger):

Listeria denitrificans: Hämolyse negativ, Nitratreduktion positiv;

Listeria grayi: Mannit positiv, serologisch verschieden.

Abgrenzung von sonstigen Bakterien bzw. Krankheiten, die zu Verwechslung Anlaß geben können:

Enterokokken: Meist keine Beta-Hämolyse, meist unbeweglich.
Wichtigstes Kriterium: Äskulinspaltung bei 45° C (List. monocytogenes: nur bei 37° C).

Laktobakterien: Aerob auf Blutplatte nur spärliches Wachstum ohne Hämolyse, meist unbeweglich, Katalase-negativ.

Bewegliche Korynebakterien, z.B. C. helvolum: Gelatinase pos., oft gelbes Pigment, keine Beta-Hämolyse. – C. aquaticum: Kohlenhydratabbau oxydativ, keine Beta-Hämolyse.

Pneumokokken (z.B. im Liquor): Lanzettform (und Kapselbildung) im Liquor, meist keine Beta-Hämolyse.

Erysipelothrix rhusiopathiae: Keine Beta-Hämolyse; Katalase, Beweglichkeit, Äskulin- und Salicinspaltung negativ.

Infektiöse Mononukleose: Paul-Bunnel-Reaktion zweimal (im Abstand von ca. 10 Tagen) durchführen (s. S. 430).

4. Serologische Untersuchungen: Die Listerien werden aufgrund ihrer O- und H-Antigene in 5 Typen und weitere Subtypen unterteilt. Die serologische Typisierung wird durchgeführt am Institut für Hygiene und Mikrobiologie der Universität Würzburg.

Antikörpernachweis im Patientenserum: Siehe S. 425 und S. 477.

Literatur

Seeliger, H. P. R.: Listeriose. Beitr. Hyg. Epidemiol., 2. Aufl., Leipzig 1958.
Seeliger, H. P. R., W. B. Cherry: Human Listeriosis. Washington D. C. Dept. Health, Education and Welfare. Government Printing Office, 1957.
Proceedings, 3rd International Symposium on Listeriosis. Rijks Instituut voor de Volksgezondheid, Utrecht 1966.

Differentialdiagnostische Merkmale humanmedizinisch bedeutsamer Arten der Gattungen Listeria, Erysipelothrix, Corynebacterium und Lactobacillus

	Beweglichk. (22° C)	Beta-Hämolyse	Katalase	Spaltung (in 24 Std.!) von Äsk	Hst	Dex	Sac	Sal
List. monocytogenes	+	+	+	+	—	+	—	+
Erys. rhusiopath.	—	—	—	—	—	+	—	—
Corynebact. diphth.	—	w	+	—	—	+	—	—
– hofmanni	—	—	+	—	+	—	—	—
– xerosis	—	—	+	—	—	+	(+)	—
Lactobac. acidoph.	—	—	—	(±)	—	+	(±)	+

Gattung: Erysipelothrix

Erysipelothrix rhusiopathiae

Syn. Erys. insidiosa.

Erreger des Schweinerotlaufs, der Mäuseseptikämie und des Erysipeloids beim Menschen.

Das Erysipeloid des Menschen unterscheidet sich vom Schweinerotlauf zur Hauptsache durch die gewöhnlich lokale Begrenzung des Krankheitsherdes (Finger, Hand); selten sind septische Verlaufsformen, im Gegensatz zu der in der Regel bakteriämischen und teilweise schwer septischen Verlaufsform beim Tier.

Untersuchungsmaterial:

Kleine Hautstückchen, exzidiert vom Rand des infizierten Bereiches;

Gewebssaft oder mit der Spritze aufgezogene physiol. NaCl-Lsg., die kurz zuvor in einer kleinen Menge an der Grenze des Hautfleckes intrakutan injiziert worden war;

Blut (in akuten Fällen): Selten erfolgversprechend beim Menschen, da selten bakterienhaltig;

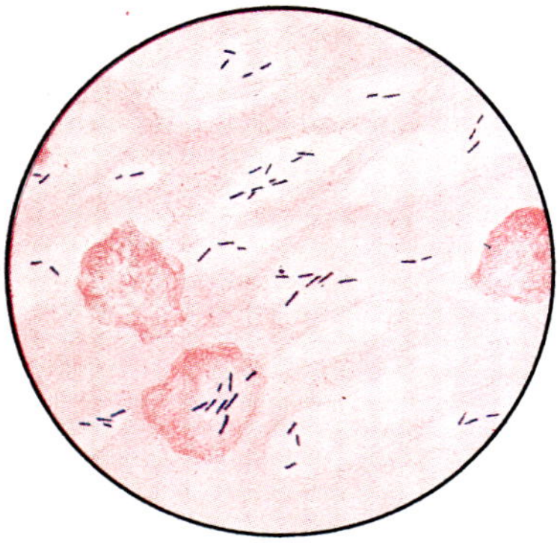

Abb. 49: Erysipelothrix rhusiopathiae. Originalpräparat von Organsaft: Meist gerade, selten leicht gebogene, sehr dünne Stäbchen. GRAM-Färbung. Vergr. 800fach.

Gang der Untersuchung

1. Mikroskopisches Präparat

a) Originalpräparat: Schlanke, unbewegliche, grampositive Stäbchen, z.T. etwas gekrümmt; einzeln oder in kurzen Ketten gelagert, 0,2–0,3 : 0,5–1,5 μ.

b) Kulturpräparat von glatten Kolonien (S-Form): Kleine, schlanke, gleichmäßig grampositive Stäbchen, z.T. mit dunklen Granula. Von rauhen Kolonien (R-Form): Längere, z.T. fadenförmige, grampositive, manchmal verzweigt erscheinende Stäbchen.

2. Isolierung: Die Erreger sind mikroaerophil und neigen zur S-R-Dissoziation. Bestes Wachstum bei 35–37° C. Zusatz von nativem Eiweiß verbessert die Nachweisquote. Zweckmäßig ist, wie bei Listerien, die Kältekultur (analoge Technik wie auf S. 181 beschrieben). Mischinfizierten Proben setzt man vor Verimpfung Antibiotika[1] zu (WOOD, R.L.: Amer. J. Vet. Res. 26 [1965] 1303). Die besten Ergebnisse werden erzielt durch Anreicherungsmedien, die auf feste Substrate ausgeimpft bzw. Mäusen inokuliert werden.

Tryptose-Serum (5%)-Bouillon, sonst Thioglykolatbouillon, mit und ohne Zusatz von Antibiotika[1]: Nach Beimpfung bebrüten bei 35° C über Nacht, dann auf feste Nährböden ausimpfen. Bei fehlendem Wachstum der Subkulturen sind die weiterhin zu bebrütenden flüssigen Substrate an den folgenden Tagen nochmals wiederholt auszuimpfen.

Mitis-Salivarius-Agar (S. 535): Dieser sonst für die Züchtung von Streptokokkenarten verwendete Nährboden erlaubt kräftiges Wachstum von Erysipelothrix. Die Kolonien dieses Erregers sind farblos und schleimig. Sie erreichen einen Durchmesser von 5 mm und mehr.

Blutagar (besser: mit 1% Dextrose): Bei Erstisolierung zweckmäßigerweise anaerob bebrüten. Direkt mit dem Material und mit vorbebrüteter flüssiger Kultur beimpfen. Es entwickeln sich folgende beide Kolonietypen:

S-Form: Winzige, tautropfenähnliche, glatte Kolonien, meist mit Vergrünungszone, nach 24 Std. kaum größer als 0,5 mm Durchmesser. Die S-Form liegt insbesondere in der Primärkultur vor.

R-Form: Größere Kolonien von lockig-gekörntem Aussehen, die an Miniatur-Kolonien von Milzbrandbaz. erinnern. Die R-Form tritt vor allem bei Subkulturen in Erscheinung.

Tierversuch: s. u.

3. Identifizierung

Biochemisch: Siehe die unten folgende Tabelle und, zur Abgrenzung verwandter Keime, Tab. S. 183.

KLIGLER-Medium: Charakteristischer Reaktionsausfall nach Bebrütung bei 37° C: Hochschicht und Schrägfläche gesäuert (gelb), keine Gasbildung, Schwärzung des Hochschicht-Teils infolge H_2S-Bildung (nur wenige andere grampositive Organismen zeigen H_2S-Bildung im KLIGLER-Substrat).

Gelatine-Stich: Gläserbürstenartiges Wachstum ohne Verflüssigung innerhalb 10 Tagen.

Serologisch: Probeagglutination mit spezifischem Immunserum; das Ergebnis sollte stets im Zusammenhang mit den übrigen Prüfungen bewertet werden.

Tierversuch (weiße Maus): s.c.-Injektion von 0,5 ml Keimaufschwemmung (bzw. Suspension erregerhaltigen Materials) führt bei Mäusevirulenz des Stammes zu Septikämie und Tod in etwa 3 Tagen. Die Erreger sind dann im Blut und allen Organen nachweisbar. Die Erkrankung des Tieres

---

[1] 400 γ Kanamycin, 25 γ Vancomycin und 50 γ Neomycin pro ml Substrat.

läßt sich verhindern durch Injektion von 0,3 ml Rotlauf-Hyperimmunserum vom Pferd (Schutzversuch).

Literatur:

SNEATH, P.H.A., J.D.ABBOTT, A.C.CUNLIFFE: Brit. med. J. 1951/II, 1063.

Merkmale von Erysipelothrix rhusiopathiae

Beweglichk.	Katalase	Spaltung[1] von Äsk	Lak	Sal	Mal	Dul	Dex	Nit	H_2S
—[2]	—[2]	—[2]	+[2]	—[2]	—[2]	—	+	—	+

[1] Zu prüfen mit ANDRADE-Indikator und 10% Serumzusatz zum Testsubstrat.
[2] Bei Listeria monocytogenes entgegengesetzter Ausfall der Reaktion.

Familie: Mycobacteriaceae

Gattung: Mycobacterium

Mykobakterien sind unterschiedlich lange Stäbchen, die sich wegen spezifischer biochemischer Struktureigenschaften der Zellwand nur schwer anfärben lassen, die sich aber – wenn die Farben erst einmal angenommen sind – selbst bei Einwirkung von Alkohol oder Säure nicht mehr oder nur sehr schwer entfärben lassen und die deshalb auch als „säurefeste Bakterien" bezeichnet werden. Sie sind unbeweglich, bilden keine Sporen und wachsen aerob (gewöhnlich langsam). Neben zahlreichen harmlosen, auf dem Körper oder in der Umwelt schmarotzenden Keimen enthält die Gattung menschen- und tierpathogene Arten.

Die humanmedizinisch bedeutsamsten Vertreter des Genus Mycobacterium (abgekürzt Mb.) sind die Erreger der Tuberkulose und der Lepra. Darüber hinaus konnten in den vergangenen Jahren zahlreiche weitere Mb.-Arten als Erreger von Krankheitsbildern gesichert werden, die menschlichen bzw. tierischen Tuberkulosen ähnlich bzw. von diesen nicht unterscheidbar sind. Man faßt diese Organismen als sog. „atypische" Mykobakterien zusammen und grenzt sie in diesem Sammelbegriff von den seit langem sehr eingehend bearbeiteten „echten" Tuberkulose-Erregern ab. Die Bezeichnung „atypisch" ist insofern unpassend, als diese Keime sich zwar von den „klassischen" Erregern der Tuberkulose durch verschiedene biologische Merkmale unterscheiden, im übrigen aber die typischen Kennzeichen der Mykobakterien aufweisen.

Die Bezeichnung „Pseudotuberkulosebakterien" ist ein trivialer Sammelbegriff, unter dem mehrere voneinander ganz verschiedene Bakterienarten verstanden wurden, teils wegen der von ihnen hervorgerufenen pathologisch-anatomischen Organveränderungen, teils wegen morphologisch-färberischer Ähnlichkeit (säurefeste Stäbchen), z.B. Corynebact. pseudotuberculosis (triv. PREISZ-NOCARD-Bazillus) oder Yersinia (Pasteurella) pseudotuberculosis: Tuberkulose-ähnliche Organveränderungen bei verschiedenen Tieren (siehe S. 179 und 146); Streptothrix pseudotuberculosa FLEXNER: Dem Genus Nocardia zuzuordnende säurefeste Stäbchen.

Mycobacterium tuberculosis und Mycobacterium bovis

Triv. Tuberkelbakterien, Tuberkulose-Bakterien (TbB.).

Erreger der Tuberkulose. Befallen werden können fast alle Organe, jedoch ist die Tuberkulose der Lunge die weitaus häufigste Form der Erkrankung. Die Übertragung erfolgt in erster Linie direkt von Mensch zu Mensch, durch Hustentröpfchen von Offentuberkulösen, ferner durch Aufnahme erregerhaltiger Lebensmittel (vor allem roher Milch tuberkulöser Kühe). Neben der Zahl und der Virulenz der Erreger kommt der natürlichen Anfälligkeit des Makroorganismus bei der Tuberkulose eine besondere Bedeutung zu.

Die primäre Infektion betrifft meist die Lunge, wo sich die Erreger nach Inhalation in den terminalen Bronchiolen oder Alveolen festsetzen. Viel seltener sind in höher entwickelten Ländern heute die gewöhnlich durch Genuß erregerhaltiger Milch entstehenden primären Infektionen über die Tonsillen oder den Darm geworden, nachdem die Rindertuberkulose weitgehend ausgerottet ist und die Milch gewöhnlich erst nach Pasteurisierung in den Handel kommt. Von der Stelle der Primärläsion (Primäraffekt) gelangen die TbB. auf dem Lymphweg zu den regionalen Lymphknoten, die anschwellen und verkäsen (Primärkomplex: Primärläsion und regionale Lymphadenitis) bzw. später verkalken. Die primäre Infektion kann zu hämatogener Aussaat der TbB. führen, z.B. bei Kleinkindern, mit nachfolgender Entwicklung einer tuberkulösen Meningitis im Anschluß an eine primäre Lungeninfektion. Hämatogene Aussaaten, insbesondere bei älteren Kindern, Jugendlichen und jungen Erwachsenen, können zu latenten Herdbildungen in anderen Organen (Knochen, Nieren etc.) führen, die bei ungünstiger Reaktionslage zu einem späteren Zeitpunkt aktiviert und dann klinisch manifest werden können. Am häufigsten ist diese sog. postprimäre Tuberkulose („endogene Reinfektion") in der Lunge lokalisiert, wo es zur Verkäsung der betroffenen Gebiete, zum Durchbruch in das Bronchialsystem und damit zur „offenen" Tuberkulose kommen kann, mit dem Auftreten von TbB. im Sputum. Die gleichen klinischen Folgeerscheinungen können nach Reaktivierung sekundärer Läsionen oder infolge frischer exogener Infektionen entstehen.

Bei den „echten" TbB. hat man seit langem kulturell und morphologisch mehrere Unterarten (Typen) unterschieden (Typus humanus, Typus bovinus, Typus gallinaceus). Diese werden jetzt als gesonderte Arten aufgefaßt (Mb. tuberculosis, Mb. bovis, Mb. avium). Da sich bei Züchtung von Tuberkulose-Erregern nach wie vor häufig die Frage der Unterscheidung – insbesondere zwischen den primär beim Menschen bzw. beim Rind als Erreger in Betracht kommenden Keimen – stellt, wird die ursprüngliche Benennung der Typen, d.h. insbesondere des Typus humanus und des Typus bovinus, in der Laborpraxis noch vielfach beibehalten. Diese Erregerarten werden im folgenden gemeinsam besprochen:

Mb. tuberculosis (im engeren Sinn), syn. Mb. tuberculosis, var. hominis (= Typus humanus): Übertragung in der Regel von Mensch zu Mensch. Erreger der überwiegenden Zahl menschlicher Tuberkulosen.

Mb. bovis, syn. Mb. tuberculosis, var. bovis (= Typus bovinus): Erreger namentlich der Rindertuberkulose (Perlsucht), aber auch menschenpathogen.

Die dritte Art, *Typus gallinaceus,* bewirkt Tuberkulose beim Geflügel. Beim Menschen sind Infektionen durch diesen Typ selten. Er wird als Mb. avium bzw. als „aviärer Typ" im Abschnitt „Atypische Mykobakterien" besprochen.

Untersuchungsmaterial: Mindestens 3 Tage vor Gewinnung von Proben für Kultur und Tierversuch ist eine ggf. laufende tuberkulostatische Therapie abzusetzen. – Proben so rasch wie möglich verarbeiten. Ist alsbaldige Verarbeitung nicht möglich, dann Material zur Verhinderung der Vermehrung von Begleitkeimen kühl lagern.

Sputum: „tief aus den Lungen", mit möglichst wenig Speichel; möglichst 10–20 ml Morgensputum, sonst während eines Tages gesammeltes Sputum.

Magensaft, Magenspülflüssigkeit: Wenn Sputum nicht oder nicht ausreichend expektoriert wird (kleine Kinder, stark geschwächte Patienten); Gewinnung morgens vor dem Aufstehen nach mindestens 8stündigem Fasten. Aspiration von Magensaft mittels 50-ml-Spritze aus der Sonde, anschließend Zuführung von ca. 30 ml sterilem Wasser (durch Trinken oder über die Sonde), nochmalige Aspiration und Zufügung der gewonnenen Flüssigkeit zur zuerst angesaugten Probe. Wenn das Material nicht sofort nach Gewinnung verarbeitet werden kann, ist es zur Vermeidung einer Abtötung der TbB. durch die Magensäure zu neutralisieren, z.B. durch Zusatz 10%iger Na-karbonatlösung, unter Verwendung einer im pH-Bereich zwischen 7,0 und 8,0 umschlagenden Indikatorlösung (z.B. Phenolrotlösung: 0,1 g Phenolrot + 30 ml n/100 NaOH-Lösung + 220 ml Aqua dest.).

Pleuraexsudat, Spinalflüssigkeit, Punktionsproben: Bei Entnahme und Übermittlung an das Labor Kontaminationen vermeiden, damit sich eine Abtötung von Begleitkeimen erübrigt. Sediment nach Zentrifugieren für den Ansatz verwenden.

Urin: Zur Untersuchung wird der erste Morgenurin empfohlen (Mittelstrahlurin), sonst ein während 12 bis 24 Std. angesammelter Urin.

Sonstiges Material wie Stuhl, (Fistel-)Eiter, Biopsieproben, Menstrualblut, Abstriche: Zur Verminderung ungünstiger Milieueinflüsse auf die gesuchten TbB. (Begleitbakterien etc.) ist hier eine möglichst rasche Verarbeitung besonders wichtig. Tupfer zur Weiterverarbeitung gründlich ausdrükken in steriler physiol. NaCl-Lösung; Sediment nach Zentrifugieren für die Untersuchung verwenden.

Beachte: In Tuberkuloselaboratorien dürfen nur tuberkulinpositive Personen beschäftigt werden. Bei negativer Tuberkulinreaktion ist eine BCG-Impfung durchzuführen und abzuwarten, bis die Reaktion positiv ausfällt. Bei der Arbeit mit Tuberkulosebakterien-Kulturen und bei der Verarbeitung erregerhaltigen Materials wird das Tragen einer Gesichtsmaske bzw. die Verwendung von Impfkästen (mit UV-Leuchten und möglichst auch mit gefilterter Zu- und Abluft) dringend empfohlen.

Wegen der Gefahr des Abspringens von Partikeln mit nicht-abgetöteten Keimen beim Ausglühen von Ösen sollten bei der Arbeit mit Untersuchungs- bzw. Kultur- und Tierversuchsmaterial möglichst Tupfer, Holzstäbchen, PASTEUR-Pipetten (mit Gummihütchen) o. dgl. verwendet werden, die nach Gebrauch in einer Desinfektionsflüssigkeit abgestellt und später Hitzedesinfiziert werden. Arbeitstische und Fußböden der Labors sollen täglich mit einem gegen TbB. wirksamen Desinfektionsmittel gewischt, die Luft im Bereich der Arbeitsplätze entsprechend mit einem Desinfektionsmittel-Zerstäuber behandelt werden.

Geeignete Desinfektionsmittel: 65%iger Isopropylalkohol (für die Händedesinfektion), für sonstige Desinfektion 0,3%ige Na-Hypochloritlösung (10–30 min Einwirkungszeit), 5% Phenol oder geeignete Handelspräparate (s. hierzu S. 653).

Gang der Untersuchung

Die Labordiagnose der Tuberkulose bedient sich – abgesehen von serologischen Verfahren – bakterioskopischer, kultureller und tierexperimenteller Nachweismethoden. Bei gleicher Qualität der technischen Durchführung gelten heute Kultur- und Tierversuche als praktisch gleichwertig. Die mikroskopische Untersuchung ist diesen Verfahren deutlich unterlegen, nachdem z.B. bei Sputum gewöhnlich erst eine Menge von etwa 50000 TbB. pro ml einen positiven mikroskopischen Befund ermöglicht[1]. Im Verlaufe tuberkulostatischer Therapie kann andererseits infolge Fehlens von vermehrungsfähigen oder infolge Anwesenheit von virulenzgeschädigten Keimen die Kultur oder der Tierversuch versagen und nur die bakterioskopische Untersuchung einen Befund ermöglichen. So gilt heute noch mehr als früher, daß sich die drei Nachweismöglichkeiten ergänzen und daß bei gegebenem Verdacht zumindest zwei Verfahren, gewöhnlich Mikroskopie und Kultur, herangezogen werden sollten. Vielfach wird dafür plädiert, bei bestimmten Proben (z.B. Urin) auch einen Tierversuch anzusetzen. Tierversuche sind ferner angezeigt bei Material, das nur schwer oder gar nicht mehr wiederzugewinnen ist, bei Verdacht auf Mb. bovis und allgemein dann, wenn ein geringer Erregergehalt bei Proben angenommen werden muß.

[1] Bei konventioneller Färbung (nach ZIEHL-NEELSEN).

Beim Zentrifugieren von Material ist zu berücksichtigen, daß sich das (relativ geringe) spezifische Gewicht von TbB. oft nur wenig von dem der Suspensionsflüssigkeit unterscheidet. Das Untersuchungsergebnis wird dann weitgehend durch die Dauer der Zentrifugation und die angewandte Tourenzahl beeinflußt. Im allgemeinen sollte 30 min lang bei etwa 2500 g[1] (oder höher) zentrifugiert werden, sofern dies ohne Schädigung der nachzuweisenden Keime (z.B. durch Homogenisierungsmittel) geschehen kann oder eine Herabsetzung des spezifischen Gewichtes der Flüssigkeit bzw. eine anderweitige Verbesserung der Sedimentation nicht erfolgt (s. u.).

1. Mikroskopisches Präparat: TbB. sind unbewegliche, schlanke, längere oder kürzere, gerade oder leicht gebogene Stäbchen (0,2–0,5 : 1–2 μ) mit abgerundeten oder verdickten Enden; sie können gleichmäßig oder unterschiedlich gefärbt sein; nicht selten erscheinen sie granuliert bzw. wie aus einzelnen Körnchen kettenförmig zusammengesetzt. Die Lagerung der Stäbchen kann, z.T. in gewisser Abhängigkeit vom Untersuchungsmaterial, unterschiedlich sein: Im Urin meist klumpenförmige, im Eiter meist Einzellagerung; sie kann auch Rückschlüsse auf die Virulenz der Erreger ermöglichen: serpentinenartige Anordnung (sog. Cords, s. Virulenzteste) findet sich in Kulturausstrichen bei virulenten Stämmen, unregelmäßige Lagerung bei avirulenten Organismen (und den meisten sog. „atypischen Mykobakterien").

Die mikroskopische Feststellung säurefester Stäbchen nach entsprechender Spezialfärbung (s. u.) besagt noch nicht sicher, daß TbB. vorliegen, da das Merkmal der Säurefestigkeit auch für andere Mykobakterien und

[1] g = Relative Zentrifugalbeschleunigung. Errechnung: $0{,}00001118 \times r \times n^2$ (r = Schleuderradius, n = Drehzahl pro min). 2500 g entsprechen bei einem Schleuderradius (= Abstand Drehpunkt – Röhrchenboden) von 16 cm einer Drehzahl von etwa 3700 U/min. Eine Drehzahl von 5000 U/min entspricht unter den gleichen Bedingungen etwa 4500 g.
Bei den folgenden Angaben zur Zentrifugiergeschwindigkeit beim TbB.-Nachweis ist ein Schleuderradius von 16 cm zugrundegelegt.

für Keime der Nocardia-Gruppe kennzeichnend ist. Zwar handelt es sich bei der ganz überwiegenden Zahl nachgewiesener säurefester Stäbchen aus üblichem Untersuchungsgut tatsächlich um TbB., nach dem Gesagten sollte man bei entsprechendem mikroskopischem Untersuchungsergebnis im Befund aber doch grundsätzlich nur von „säurefesten Stäbchen" (nicht von „Tuberkulosebakterien") sprechen, sondern durch Kultur und/oder Tierversuch eine Klärung herbeizuführen suchen. Auffälligkeiten in Form und Färbbarkeit nachgewiesener säurefester Keime sind im Befund gesondert zu vermerken (möglicherweise handelt es sich um anderweitige Mykobakterien oder Nocardien).

Das Untersuchungsmaterial wird entweder direkt oder nach Zentrifugieren zum mikroskopischen Präparat verarbeitet. Sputum und anderes zähflüssiges Material ist durch geeignete Verfahren zu verflüssigen, damit eine möglichst gute Sedimentation der TbB. beim Zentrifugieren erzielt wird. Für eine weitere Verbesserung der Sedimentation stehen – außer hochtourigem Zentrifugieren über längere Zeit – folgende Möglichkeiten zur Verfügung:

Verminderung des spezifischen Gewichtes der Flüssigkeit nach Homogenisierung der Proben (z. B. durch Zugabe von Wasser, besser von Wasser-Alkoholgemisch āā).

Zugabe von Eiweiß-fällenden Substanzen, damit vorhandene TbB. beim Zentrifugieren durch die Präzipitate zu Boden gerissen werden.

Für die Färbung von TbB. kommen die folgenden beiden Verfahren bzw. Modifikationen davon für den praktischen Untersuchungsbetrieb in Betracht:

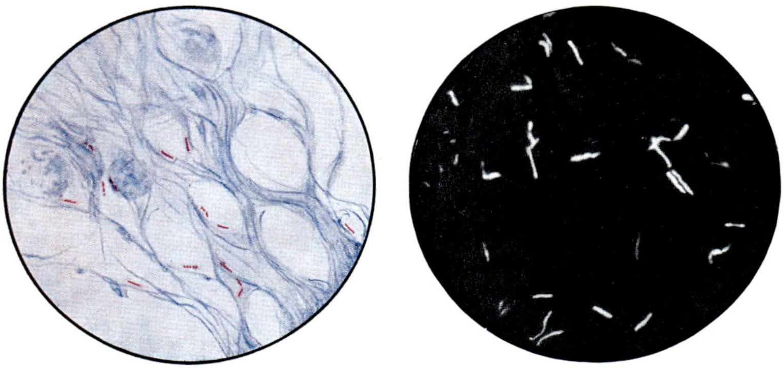

Abb. 50: Mycobacterium tuberculosis.
Links: Sputum-Ausstrichpräparat: Langgestreckte, z. T. leicht gebogene, z. T. granuliert erscheinende, säurefeste (fuchsinrote) Stäbchen. Ziehl-Neelsen-Färbung. Vergr. 800fach.
Rechts: Ausstrich von Liquorsediment bei Meningitis tuberculosa. Nachweis der Erreger im Fluoreszenzpräparat (nach Schild).

a) Färbung nach Ziehl-Neelsen: Das konventionelle Verfahren der TbB.-Färbung. Technik s. S. 636. Bei größerem Arbeitsanfall wird zweckmäßigerweise der Färbekasten von Steigner verwendet (Bezugsquelle: Fa. Aug. Harre, Hannover-Linden). Die TbB. erscheinen bei der Ziehl-Neelsen-Färbung rot auf blauem Untergrund. Die für die mikroskopische Prüfung der Präparate erforderliche Zeitdauer hängt von der Übung des Untersuchers ab; sie sollte sich bei negativen Präparaten über etwa 10 min erstrecken; dabei ist durch entsprechende Führung des Objektträgers zu sichern, daß nicht dieselben Stellen des Präparates wiederholt durchgesehen werden, sondern eine Überprüfung möglichst großer Teile des Ausstriches erfolgt. Werden nur ganz vereinzelte (1–2) säurefeste Stäbchen im ganzen Präparat gefunden, so sollte ein weiteres Präparat geprüft bzw. eine neue Probe angefordert werden.

b) Färbung mit Fluorochromen: Hierbei werden die Präparate mit fluoreszierenden Farbstoffen (sog. Fluorochromen) angefärbt; Färbeverfahren (nach Truant) siehe S. 641. Diese Methode liefert kontrastreichere Präparate und ermöglicht ein Mikroskopieren bei niedriger (100–200facher) Gesamtvergrößerung. Dadurch kann bei gleichem Zeitaufwand ein 5–10fach größeres Präparatefeld durchgemustert werden als bei der konventionellen Färbung (bei der mit etwa 1000facher Vergrößerung gearbeitet wird).

Für die Zuverlässigkeit der Ergebnisse sind ausreichende Einarbeitung und Erfahrung notwendige Voraussetzungen, abgesehen von einer geeigneten optischen Ausrüstung des Mikroskopes (s. u.). Bei Erfüllung dieser Bedingungen gilt die Fluorochromierung heute der konventionellen Färbemethode als deutlich überlegen. Nach Fluorochromierung positive Präparate sollten zunächst bei stärkerer (400facher) Vergrößerung überprüft und ggf. mit der ZIEHL-NEELSEN-Färbung kontrolliert werden, da Täuschungen durch anderweitige fluoreszierende Stäbchenformen möglich sind. Es kann daher von Vorteil sein, die Präparate von vornherein mit der kombinierten Auramin-KINYOUN-Färbung vorzubehandeln (siehe S. 641).

Zum Nachweis der Fluoreszenz eignen sich Durchlicht- und Auflichtanregung. Leitz schlägt als Ausrüstung für Durchlicht vor: Dunkelfeldkondensor (D 0,80 oder D 1,20), Filter 2 mm UG 1, Sperrfilter K 430, 4 mm BG 38; für Zeiß-Mikroskope wird die Verwendung des Ultrakondensors 1,2/1,4 (bzw. bei Hellfeldbetrachtung – s. u. – eines entsprechenden Hellfeldkondensors), der Wärmeschutzfilter KG 1 und des Rotdämpfungsfilters BG 38 (beide Filtertypen sollen stets im Strahlengang bleiben), des Erregerfilters BG 12 und des Sperrfilters S 53 (evtl. zusätzlich 41) empfohlen. Als Lampe: Quecksilber-Höchstdruckbrenner Osram HBO 200. – Durch Auflichtfluoreszenz wird bei mittleren bis hohen Vergrößerungen eine hellere Fluoreszenz erzielt.

Bei Verwendung des üblichen Dunkelfeldkondensors muß zwischen Kondensor und Objektträger ein Tropfen Öl eingebracht werden. Dies erübrigt sich bei Trockendunkelfeldkondensoren; in diesem Fall ist es bei stärkerer Vergrößerung (400fach) zweckmäßig, das Präparat mit einem Tropfen Immersionsöl und dann mit einem Deckglas zu bedecken. – Nach eigenen Erfahrungen ist die Mikroskopie im Hellfeld der Dunkelfeldbetrachtung gleichwertig. Bei Verwendung des Hellfeldes entfällt das für den Routinebetrieb nachteilige Einbringen von Öl zwischen Kondensor und Präparat. Optische Ausrüstung für Hellfeld-Durchlicht: Hellfeld-Kondensor, Apertur 1,2/1,4, sonst wie oben beschrieben.
Einzelheiten zur fluoreszenzmikroskopischen Technik s. auch S. 515 bzw. 494.

Technisches Vorgehen beim mikroskopischen TbB.-Nachweis

Frische, mit Bichromatschwefelsäure gereinigte (einwandfrei entfettete) Objektträger verwenden! Schlecht haftendes Material mit einem Tropfen Serum auf nicht zu großer Fläche dünn (bessere Haftung des Materials!) ausstreichen. Vorbehandlung der Proben siehe unten.
Die luftgetrockneten Präparate werden hitzefixiert, indem man die Objektträger dreimal kurz durch die Flamme zieht (beim STEIGNERschen Verfahren: Sammelfixation) oder, zur sicheren Verhütung des Abschwimmens von Teilen des Ausstriches beim Färben, 2 Std. bei 65° C erhitzt (z. B. im Wärmeschrank). Anschließend werden sie gefärbt und mikroskopisch untersucht. Für die Durchmusterung nach ZIEHL-NEELSEN-Färbung werden Ölimmersionsobjektive und gewöhnlich 10fach vergrößernde Okulare verwendet. Bei der Fluoreszenzmikroskopie arbeitet man gewöhnlich mit einer 100–200fachen Gesamtvergrößerung und überprüft verdächtige Stellen mit stärkerer (400facher) Vergrößerung; weitere Einzelheiten s. o.

Beachte: Präparate beim Auftropfen von Immersionsöl nicht mit dem Mundstück des Ölbehälters, beim Mikroskopieren nicht mit dem Objektiv berühren, um eine Übertragung von säurefesten Stäbchen auf andere Objektträger auszuschließen. – Hitzefixierte und gefärbte Ausstriche können noch vermehrungsfähige Erreger enthalten!

Sputum: Einzelne Proben in einer Petrischale ausbreiten und (z. B. mittels zweier Holzstäbchen) zerteilen. Eitrige Partikel oder „Linsen" mit Öse oder Stäbchen entnehmen und, am besten durch Zerquetschen zwischen zwei Objektträgern, so verteilen, daß gleichmäßige, dünne Ausstriche entstehen (im Impfkasten durchzuführen wegen möglicher Aerosolbildung!)

Anreicherungsverfahren ermöglichen die Verarbeitung größerer Probenzahlen und liefern in der Regel mindestens ebenso gute Ergebnisse wie die geschilderte Behandlung der Einzelproben. Für die Verflüssigung – als Voraussetzung der nachfolgenden Zentrifugierung – werden überwiegend laugenhaltige Präparate verwendet wie z. B. Antiformin (s. Reagenzienverzeichnis): Sputum mit gleichen Teilen 25–30%igen Antiformins mischen und mehrmals durchschütteln (die mit Stopfen verschlossenen Röhrchen mehrmals kippen). Gemisch dann bis zur völligen Homogenisierung, ca. 30 min, in den Brutschrank stellen (37° C), wiederholt schütteln, anschließend mit der gleichen Menge Aqua dest. (besser: Alkohol- oder Brennspiritus-Wasser-Gemisch āā) versetzen und 30 min bei etwa 4000 U/min zentrifugieren. Überstand dekantieren und Röhrchen mit der

Öffnung nach unten 5–10 min auf Zellstoff stellen, damit die laugenhaltige Flüssigkeit restlos abläuft. Sediment mittels Öse oder Wattestäbchen in nicht zu dünner Schicht zusammen mit einem Tropfen Serum ausstreichen auf Objektträger, hoch über der Flamme trocknen, fixieren, färben und mikroskopieren.

Bewährte Handelspräparate: Sputofluol (Merck), Sputosol (Kytta-Werk, Alpirsbach/Schwarzwald); den Präparaten sind detaillierte Arbeitsanweisungen beigegeben.

Eiter und anderes zähschleimiges Material: Entweder direkt ausstreichen oder anreichern wie Sputum; dünnflüssiger Eiter kann ohne Vorbehandlung zentrifugiert werden.

Urin: Sedimentieren lassen; Sediment zentrifugieren 15 min bei etwa 4000 U/min. Wegen des meist spärlichen Vorhandenseins von TbB. sollte das Sediment von 50–100 ml Urin verwendet und mehrere Proben untersucht werden. An ein mögliches Vorliegen von (säurefesten) Smegmabakterien ist zu denken.

Liquor: Material mindestens eine Stunde stehen lassen; im TbB.-haltigen Liquor (aber auch manchmal bei Meningitis serosa) kann sich ein Koagulum, das sog. Spinnwebsgerinnsel, bilden. Es wird sorgfältig auf dem Objektträger ausgebreitet, getrocknet, hitzefixiert und gefärbt. Bildet sich kein Spinnwebsgerinnsel, so gibt man zum Liquor tropfenweise bis zur Trübung 10%ige Sulfosalizylsäure zu; tritt Aufhellung ein, werden einige weitere Tropfen zugefügt, bis der vorherige Trübungsgrad wieder erreicht ist. Nach 10 min Warten 30 min bei etwa 4000 U/min zentrifugieren und das Sediment zum mikroskopischen Präparat verarbeiten: Einen Tropfen auf einen Objektträger aufbringen, nach Eintrocknen des Tropfenrandes die gleiche Sedimentmenge auf die vorher beschickte Stelle aufsetzen. Das Präparat ist 30 min lang durchzumustern, wenn TbB. nicht gefunden werden.

Magenspülflüssigkeit bzw. Magennüchternsaft: 30 min scharf zentrifugieren und möglichst mehrere Präparate vom Sediment anfertigen (TbB. sind wegen der Verdünnung durch den Magensaft schwieriger nachzuweisen).

Seröse Pleura- und sonstige (Gelenks-)Punktate: Mit 10%iger Sulfosalizylsäure bis zu deutlicher, bleibender Trübung versetzen (sehr vorsichtiger Zusatz bei Kniegelenkspunktaten wegen des hohen Eiweißgehaltes). Nach 10 min Einwirkung zentrifugieren; Sediment zum Präparat verarbeiten.

Organverreibungen, dickflüssige Punktate: Zentrifugieren, ggf. nach Anwendung des Anreicherungsverfahrens wie für Sputum beschrieben.

Abstriche, Cervix- und Prostatasekret: Tupfer entweder direkt ausstreichen (trockene Tupfer vorher etwas anfeuchten) oder vorher im Zentrifugenglas mit sterilem Wasser gründlich auspressen und Flüssigkeit 30 min bei 4000 U/min zentrifugieren. Sediment zu Präparaten verarbeiten.

Menstrualblut: 1 Teil Blut mit 4 Teilen Aqua dest. mischen (hämolysieren), mit 1 Teil Sputosol- (oder entsprechender anderer Anreicherungs-) Lösung versetzen und zur Homogenisierung für 15–30 min in den Brutschrank stellen. Dann 30 min bei 4000 U/min zentrifugieren. Sediment weiterverarbeiten.

Faeces: Siehe Wolf u. Narmont: Zschr. Tbk. Leipzig 86 (1941) 33. Nachweiswahrscheinlichkeit säurefester Stäbchen und Aussagewert der mikroskopischen Prüfung gering.

2. Isolierung: Mittels Kultur und/oder Tierversuch.

Wenn davon ausgegangen werden kann, daß keine anderen Mikroorganismen im Untersuchungsmaterial enthalten sind, so kann dieses, ggf. nach Zentrifugieren in sterilen Gefäßen, direkt auf bzw. in geeignete Nährsubstrate verimpft oder Versuchstieren inokuliert werden. Im Zweifelsfall empfiehlt es sich, vom Sediment eine Kultur (Blutplatte, Nährbouillon) anzulegen und deren Ergebnis abzuwarten. Das Untersuchungsmaterial ist bis zum Kulturansatz im Kühlschrank zu lagern.

Vorbehandlung mikrobiell verunreinigten Materials:

Ist das Material durch andere Mikroorganismen verunreinigt, so müssen diese durch geeignete Vorbehandlung abgetötet werden. Gleichzeitig bezweckt die Vorbehandlung die Homogenisierung der Probe, z.B. von Sputum. Man verwendet hierfür laugenhaltige Präparate bzw. Säuren (insbes. H_2SO_4) oder andere schleimlösende Agentien. Allerdings ist dabei auch mit gewissen Schädigungen der TbB. selbst zu rechnen, wobei deren Ausmaß von der Art der Mittel, von der verwendeten Konzentration und von der Dauer der Einwirkung abhängt. Das Bestreben ist daher, mit möglichst niedrigen Konzentrationen bzw.

Einwirkungszeiten auszukommen. Sie können im allgemeinen um so niedriger gewählt werden, je geringer der Verunreinigungsgrad der Probe ist. Die Grenze nach unten liegt da, wo der Abtötungseffekt gegenüber den Begleitkeimen in Frage gestellt wird. TbB. haben eine Generationszeit von etwa 15 Stunden; Bedingungen, die eine raschere Vermehrung ermöglichen, sind nicht bekannt. Andererseits beträgt die Zeitspanne zwischen zwei Zellteilungen bei vielen Begleitkeimen nur 15 bis 30 Minuten. Ein unzureichender Abtötungseffekt kann daher zur Überwucherung der TbB. bei der gewöhnlich 8–12 Wochen dauernden Bebrütungszeit von Kulturen bzw. zum vorzeitigen Tod der Versuchstiere führen, mit der Folge, daß die Untersuchung nicht verwertbar ist. Ein orientierendes GRAM-Päparat kann je nach Menge und Art der gefundenen Begleitkeime einen Hinweis auf die zweckmäßigste Säure- oder Alkalikonzentration geben. Im allgemeinen sind die Erfolge aber mindestens ebenso gut, wenn man die folgenden, für die verschiedenen Arten von Untersuchungsmaterial empirisch gefundenen Zeit- und Konzentrationswerte verwendet, wobei diese bei besonders gelagerten Fällen (z.B. sehr gering oder sehr stark verunreinigte Proben) entsprechend variiert werden können.

Verwendung hochtouriger Zentrifugen bei der Sedimentgewinnung beim Abtötungsprozeß bewirkt eine deutliche Verbesserung der Nachweisquote (möglichst bei mindestens 4000 U/min zentrifugieren).

Bei allen Arbeitsgängen ist streng darauf zu achten, daß durch die verschiedenen verwendeten Flüssigkeiten eine Übertragung erregerhaltigen Materials von einer Probe in die andere vermieden wird (keine Berührung der Röhrchenränder beim Zufüllen der Abtötungs- bzw. Homogenisierungslösungen etc.!).

Die Verimpfung des (ggf. vorbehandelten) Untersuchungsmaterials erfolgt mit Öse, besser mit PASTEUR-Pipette. Je etwa 0,1 ml wird auf die Nährböden verteilt und Substrate mit Schrägfläche flach gelegt, so daß das Material auf die ganze Oberfläche gelangen und hier haften kann.

Sputum, Magensaft, evtl. *Eiter:* Sputum ohne besondere Zusätze (bei Postversand nach Möglichkeit gekühlt) dem Labor zuleiten; Magensaft zur Neutralisation der Säure auffangen in einem Gefäß mit Na_2HPO_4-Lösung (Herstellung: 40 g Na_2HPO_4 in 70 ml Aqua dest. heiß lösen, zu 0,5 ml in sterile Sputumröhrchen bzw. zu 5 ml in sterile 100-ml-Fläschchen abfüllen), nach Zugabe des Magensaftes kräftig schütteln und vor Weiterverarbeitung im Labor einige Zeit stehen lassen, dann den abgesetzten Anteil für die Untersuchung verwenden. – Vorbehandlungsverfahren:

a) Nekal (NELLES, 1966): In 25-ml-Zentrifugengläser 2 ml Sputum, dazu 10 ml Lösung A (s.u.) und 2 Tropfen Lösung B (s.u.) geben, Röhrchen mit sterilem Stopfen verschließen, 1 Std. bei Zimmertemperatur stehen lassen, dann 20 min mittels Schüttelapparat bei niedriger Frequenz schütteln. Über Nacht stehen lassen, Überstand von dem inzwischen entstandenen Niederschlag abheben, je 2 Tropfen des Sediments auf mehrere Nährböden verimpfen.

Lösung A: 3 g Nekal BX (BASF), 5 g feste NaOH, 3 g $Na_3PO_4 \cdot 12\,H_2O$ in 1 Liter Aqua dest. lösen.

Lösung B: 0,4 g $BaCl_2 \cdot 2\,H_2O$, 0,2 g $CaCl_2 \cdot 6\,H_2O$ in 100 ml Aqua dest. lösen (Fällungsmittel).

b) Trinatriumphosphat ($Na_3PO_4 . 12\,H_2O$), 10–15–23%ige Lösung: 4 Teile Lösung mit 1 Teil Probe durch kräftiges Schütteln mischen, 3 Std. bei 37° C bebrüten, dann 20 min bei 5000 U/min zentrifugieren, Sediment mittels HCl (mit Bromkresolpurpur als Indikator) neutralisieren und mit PASTEUR-Pipette verimpfen.

c) N-Acetyl-L-Cystein[1]-(NALC-) Methode (KUBICA, G.P., u. Mitarb.: Am. Rev. Resp. Dis. 87 [1963] 775): Eine in den USA am Communicable Disease Center entwickelte, weniger eingreifende Methode der Homogenisierung und Dekontaminierung verunreinigter, schleimiger Proben mit Hilfe der mukolytisch wirksamen Substanz N-Acetyl-L-Cystein (NALC): 5–10 ml Sputum etc. mit der gleichen Menge NALC-NaOH-Lsg. (s. S. 543) in einem größeren Zentrifugenglas zusammenbringen, mit einem Mixer (nicht zu kräftig) bis zur Homogenisierung mischen (meist reichen 10–30 sec hierfür aus), dann 15 min (bei stärkerer Verunreinigung 30 min) zur Abtötung bei Zimmertemperatur stehen lassen. Anschließend etwa 25 ml eines sterilen Phosphatpuffers, pH 6,8, zufügen (Reduktion von pH und spezifischem Gewicht), 30 min bei 4000 U/min zentrifugieren, Überstand abgießen, 1–2 ml einer sterilen Lösung von 0,2%igem Albumin in physiol. NaCl-Lösung (pH 7,0) zugeben. Je 0,1 ml des aufgeschüttelten Sediments auf die Substrate verimpfen.

[1] Bezugsquelle: British Drug Houses (Canada) Ltd., Barclay Avenue, Toronto 18, Ontario, Kanada.

d) Vorbehandlung mit Laurylsulfat: Ein besonders ergiebiges, jedoch aufwendiges Verfahren, das besondere Laboratoriumseinrichtungen erfordert. Siehe TACQUET, A., F. TISON: Bull. int. Un. Tuberc. 38 (1966) 59.

Urin: Möglichst das Sediment einer größeren Urinmenge verwenden, das sich bei längerem Stehen, am besten im Kelchglas, absetzt. Sonst Urin mit einem Tropfen Rinderserum versetzen, einen Tropfen 20%iger Sulfosalizylsäure zur Fällung zusetzen (das gefällte Eiweiß reißt die meisten vorhandenen TbB. mit dem Sediment hinab); 30 min bei mindestens 3000 U/min zentrifugieren. Begleitkeimfreies Sediment direkt verimpfen; bei zweifelhafter „Sterilität" Sediment mit etwas Urinflüssigkeit aufschwemmen, etwa gleiche Menge 2–6vol%ige H_2SO_4 DAB 7 zugeben (H_2SO_4-Konzentration je nach Verunreinigungsgrad), unter wiederholtem Schütteln 8–10 min bei Zimmertemperatur stehenlassen, 10 min bei mindestens 4000 U/min zentrifugieren. Niederschlag sofort verimpfen. 20 min Gesamteinwirkungszeit der H_2SO_4 nicht überschreiten! Neutralisation ist nur für den Tierversuch erforderlich: Mit tri-Na-phosphat-Lösung (nach Zugabe eines Tropfens steriler Phenolrotlösung, s. S. 186) versetzen bis zum Umschlagspunkt.

Liquor, seröse Punktate: Nach Zusatz von 1 Tropfen 20%iger Sulfosalizylsäure 30 min bei mindestens 3000 U/min zentrifugieren, dann direkt verimpfen oder, bei Vorhandensein von Begleitkeimen, weiter behandeln wie bei Urin beschrieben. Bei nichtkontaminiertem Liquor besteht die Möglichkeit der Membranfiltration (Filterabschnitte einbringen in flüssige bzw. auflegen auf feste Nährböden).

Abstriche, Cervix- und Prostatasekret: Zunächst behandeln wie für den mikroskopischen TbB.-Nachweis beschrieben (s. o.). Sediment nach Zentrifugieren mit 6 vol%iger H_2SO_4 versetzen, ungeschüttelt 10 min stehenlassen, 10 min bei 4000 U/min zentrifugieren.

Menstrualblut: Mit dem 4–6fachen Volumen Aqua dest. hämolysieren, 30 min bei 4000 U/min oder 60 min bei 3000 U/min zentrifugieren (das Gemisch ist stark viskös). Zum Sediment 6 vol%ige H_2SO_4 zufügen, aufschütteln, 10 min stehen lassen, 10 min bei 4000 U/min zentrifugieren. Für den Tierversuch genügt Behandlung mit 2 vol%iger H_2SO_4, Auswaschung in sterilem Aqua dest. und Injektion des in frischem, sterilem Aqua dest. aufgenommenen Sediments.

Gewebe bzw. Tierversuchsmaterial: Steril entnommene Lymphknoten nach Zerreibung im Mörser mit steriler, physiol. NaCl-Lösung direkt für Kultur und Tierversuch verwenden. Flüssigkeit nach Absetzen der festen Partikel zentrifugieren, Sediment verimpfen.

Verunreinigte Proben ebenso im Mörser zerreiben, zum Sediment nach Zentrifugieren der überstehenden Flüssigkeit 6(–8)%ige H_2SO_4 zufügen, unter wiederholtem Schütteln 10 min stehenlassen, dann 10 min bei mindestens 3000 U/min zentrifugieren. Für Kulturen wird das Sediment direkt, für Tierversuche nach Auswaschen mit steriler physiol. NaCl-Lösung verimpft.

Stuhlproben: Kulturen sind oft wenig befriedigend wegen der häufigen Verunreinigungsgefahr durch die aus Sporen auskeimenden Begleitorganismen; Tierversuche sind daher in der Regel vorzuziehen, aber auch hier ist mit vorzeitigem Verlust der Tiere durch nicht abgetötete Keime (z. B. Gasödem-Erreger) zu rechnen. Zweckmäßig ist die Zerteilung der Probe in mehrere Einzelportionen zu etwa 2 g, die mit unterschiedlichen H_2SO_4-Konzentrationen (8, 10 und 12%) vorbehandelt werden: Proben à 2 g mit physiol. NaCl-Lösung bis etwa zur Dichte eines flüssigen Eiters verdünnen, dann 3–5fache Menge H_2SO_4 (8, 10 und 12%ig) zugeben, grobe Teile während 10 min absetzen lassen, überstehende Suspension 10 min bei 4000 U/min zentrifugieren. Sediment für Kulturen direkt, für Tierversuche nach Auswaschen und Resuspendierung in etwa 1 ml steriler physiol. NaCl-Lösung verimpfen.

Abwässer: Wegen der Vielzahl der sekundären Keime versagt die Kultur ebenfalls in der Regel. Für den qualitativen (und quantitativen) Nachweis bleibt also meist nur der Tierversuch. Vorbehandlung analog der bei Stuhlproben angegebenen Methode oder entsprechend dem von KRÖGER und BOSSE beschriebenen Vorgehen (Tbk.-Arzt, Stuttgart 1954, 442).

Kulturverfahren

Allgemeine Bemerkungen: Auf gewöhnlichen Nährböden erfolgt kein Wachstum; auch auf Spezialnährböden dauert die Entwicklung der Kolonien längere Zeit. Die Bebrütung (bei 37° C) hat sich bei flüssigen Medien gewöhnlich auf 6, bei festen Substraten auf 8–12 Wochen zu erstrecken. Erhöhte CO_2-Spannung (5–10%) wirkt sich günstig auf das Wachstum aus.

Neutralisation bzw. Auswaschung des Impfmaterials erübrigt sich nach Säurevorbehandlung bei Verwendung der gut gepufferten Eiernährböden und des KIRCHNER-Substrates, ist dagegen empfehlenswert nach Alkalivorbehandlung und bei Anwendung sonstiger flüssiger Substrate sowie bei Mikrokulturen.

Die Beimpfung der Substrate vom Bodensatz des gewöhnlich zentrifugierten, ggf. vorbehandelten Materials sollte bei festen Nährböden kräftig erfolgen, besser mit PASTEUR-Pipette als mit Öse, in einer Menge von 0,1–0,2 ml. Die Röhrchen sollten nach Beimpfung einige Zeit nahezu horizontal im Brutschrank gelagert werden, um einen intensiven Kontakt des Impfmaterials mit der Substrat-Schrägfläche zu gewährleisten. Stets ist das Kondenswasser der festen Substrate mitzubeimpfen; öfters tritt hier allein bzw. rascher eine Vermehrung der TbB. ein. Röhrchen mit flüssigen Substraten sollen schwächer beimpft werden als solche mit festen Substraten.

Die Ablesung der Kulturen sollte einmal wöchentlich ab Ende der ersten Bebrütungswoche erfolgen (erste Ablesung dient insbesondere zur Feststellung etwaiger schnellwachsender Mykobakterien – s. S. 203). Bei festen Nährböden ist (ggf. mit Lupe) die Substratoberfläche auf Koloniewachstum und das Kondenswasser auf Trübung oder Flockenbildung zu prüfen (dies ist gelegentlich der erste oder einzige Anhaltspunkt für die Anwesenheit von TbB.).

Flüssige Kulturen sind bei auftretender Trübung mikroskopisch zu prüfen. Evtl. gleichzeitig neben säurefesten Stäbchen vorhandene Begleitkeime sind durch Behandlung mit 6%iger H_2SO_4 (10–30 min Einwirkungszeit einschl. Zentrifugieren, je nach Art der Verunreiniger) abzutöten und die Kultur auf frische Nährböden zu übertragen.

Der Röhrchenverschluß muß die Erhaltung einer optimalen Feuchtigkeit und die Vermeidung sekundärer Verunreinigung sicherstellen. Zugleich soll die Möglichkeit einer wiederholten Belüftung (einmal wöchentlich in den ersten 3–4 Wochen kurzes Abziehen der Kappen oder Stopfen) oder eines kontinuierlichen Gasaustausches, z. B. durch Gummistopfen mit Spiralbohrung nach BARTMANN (Bezugsquelle: Fa. Wendt, 1 Berlin SW 61, Kreuzbergstr. 11) bestehen. Im Brutraum soll die relative Luftfeuchtigkeit 70% nicht unterschreiten (Hygrometer!). Eintrocknung der Nährböden wirkt sich in einer starken Verminderung der kulturellen Ausbeute aus und muß unbedingt vermieden werden. Wegen des Flüssigkeitsverlustes ist die Erstarrung von festen Nährböden in Trockenschränken bei 70–80° C abzulehnen und dieser Vorgang unter Dampf (in Koagulationsbädern) durchzuführen. – Plattenkulturen sind nach Beimpfung vor Austrocknung zu schützen (z. B. durch Plastikbandverschluß).

Mikrobielle Verunreinigungen werden in der Regel durch einen Zusatz von Malachitgrün an der Entwicklung gehindert, dabei muß aber auch, entsprechend der Malachitgrünkonzentration, eine Beeinflussung des TbB.-Wachstums in Kauf genommen werden. Der Gehalt an diesem Farbstoff soll also möglichst niedrig liegen. Gegen den Zusatz von Penicillin zu verschiedenen festen Nährböden (z. B. Ölsäure-Albumin-Substraten) zur Hemmung von Begleitkeimen bestehen keine Bedenken, wohl aber zu gewissen flüssigen Substraten, in denen auch TbB. eine Empfindlichkeit zeigen können.

Flüssige Nährböden haben den Vorzug der Einfachheit und Wirtschaftlichkeit der Herstellung, vielleicht auch der etwas schnelleren Wachstumstendenz der TbB.

Pro Untersuchungsprobe sollten mindestens drei verschiedene Substrate verwendet werden (nach Möglichkeit ein flüssiger und zwei feste Nährböden, darunter ein LÖWENSTEIN-JENSEN-Medium); dem Optimum kommt in der praktischen Diagnostik der Einsatz von mindestens je drei Nährbodenpaaren nahe, die mit auf zweierlei Art vorbehandeltem Material inokuliert werden. Für die festen Substrate ist ein unterschiedlicher Glyzeringehalt (zum Nachweis des humanen und bovinen Typs) empfehlenswert.

Die Erfolgsaussichten für das Angehen der Kulturen und überhaupt für den (kulturellen und tierexperimentellen) Erregernachweis sinken nach Behandlung mit Tuberkulostatika erheblich ab.

Folgende Nährböden gelten als bewährt bzw. sind vielerorts im Gebrauch (in gleicher Weise geeignet für die Isolierung Atypischer Mykobakterien):

a) **Flüssige Substrate:** Beimpfung mit der Öse in einer kleinen Menge, da sich sonst die durch die Beimpfung resultierende Änderung der Nährbodenzusammensetzung ungünstig auf das Wachstum der TbB. auswirken kann. Positive Kulturen werden auf feste Substrate (s. u.) abgeimpft. Die Nährbodenchargen sollten zur Sterilitätskontrolle vor Verwendung 3–5 Tage bei 37° C bebrütet werden.

KIRCHNER-*30-Substrat von* HERRMANN (Z. Hyg. 129 [1949] 146) *oder* KIRCHNER-UNHOLTZ-*Substrat* mit 10%igem Zusatz von Menschenplasma und 10 E Penicillin/ml: Nach MEIDL und HARLACHER (1969) verschiedenen festen Nährböden in der Routinediagnostik weit überlegen. TbB. wachsen in Form eines sandartigen Bodensatzes aus hellbraunen, stecknadelkopfgroßen Körnchen. Bei verdächtigem Wachstum: Röhrchen scharf zentrifugieren, überstehende Flüssigkeit steril (!) abgießen, Sediment mikroskopisch untersuchen. Bei negativem Präparat Röhrchen mit neuer Kulturflüssigkeit auffüllen und weiter bebrüten. Siehe S. 543.

DUBOS-*Bouillon* mit 10% Serum- und 0,05% Tween-80-Zusatz: Für Schnellkultur geeignet: Oft schon nach 1 Woche Wachstum in Form granulärer Ablagerung auf dem Boden des Röhrchens erkennbar. Siehe S. 543.

b) **Feste Substrate:** Die Form des Wachstums hängt hierbei insbesondere vom TbB.-Typ und ggf. vom Glyzeringehalt des Nährbodens ab:

Typus humanus: Auf glyzerinhaltigen Eiernährböden (Verschlüsse wöchentlich öffnen, um Zutritt von Luftsauerstoff zu ermöglichen; sonst Gummistopfen mit Spiralbohrung nach BARTMANN verwenden) „eugones", d. h. üppiges, streuselkuchenartiges Wachstum trockener Kolonien; auf glyzerinfreien Substraten nur kümmerliche Entwicklung (Förderung durch Glyzerin). INH-resistente Stämme zeigen z. T. dysgones (schwächeres), verlangsamtes Wachstum.

Typus bovinus: Auf glyzerinhaltigen Medien keine oder nur spärliche Entwicklung (Hemmung durch Glyzerin). Auf glyzerinfreien Nährböden „dysgones" Wachstum in Form feuchtglänzender, fast durchsichtiger, oft flacher und konfluierender Kolonien.

LÖWENSTEIN-JENSEN-*Medium* ist auf internationaler Ebene für die Routinediagnostik anerkannt; s. S. 544. – Koloniemorphologie s. o.

TARSHIS-*Medium*, mod. von KIELWEIN: Wirtschaftlicher Blutnährboden, der in der Leistung dem HOHN-4-Substrat gleichkommt, gegen Verunreinigungen aber unempfindlicher ist (Penicillinzusatz); s. S. 544. – Kolonien anfangs z. T. flacher, dann rauh-höckerig, unregelmäßig, graubräunlich.

HOHN-4-*Substrat*, mod. n. HERRMANN: In Deutschland seit Jahren bewährt; s. S. 545. – Koloniemorphologie ähnlich wie auf LÖWENSTEIN-JENSEN-Medium.

MIDDLEBROOK *7H 10 Agar* mit OADC-Anreicherungslösung erlaubt bei Bebrütung im Dunkeln und unter erhöhter CO_2-Atmosphäre (CO_2-Brutschrank) rascheren Abschluß des Untersuchungsganges (nach 4 Wochen) und, bei Verwendung von Plattenkulturen, Feststellung der Cord-Bildung (mikroskopische Prüfung der Kolonien, s. u.). MIDDLEBROOK 7H 10 Agar (als Trokkenpulver) und OADC-Enrichment (als Fertigprodukt) ist von Difco beziehbar; s. S. 545. – Kolonien grauweißlich, rauh-höckerig-krümelig, unregelmäßig begrenzt.

Die Leistung des Substrates wird bei Bebrütung unter erhöhter CO_2-Spannung (5–10%) deutlich verbessert. Kulturen auf MIDDLEBROOK 7 H 10 Agar sollten daher stets in entsprechender CO_2-Atmosphäre inkubiert werden. Kultivierung in Petrischalen ermöglicht mit Hilfe des Mikroskopes (etwa 50fache Vergrößerung, Durchlicht) eine besonders frühzeitige Erkennung der Entwicklung von Kolonien und Beurteilung von deren Morphologie (Feststellung von Cordbildung, Erkennung von Verunreinigungen). Steht ein CO_2-Brutschrank nicht zur Verfügung, so bebrütet man die Platten nach Verpackung in O_2-durchlässigen Plastikbeuteln, in die vorher eine CO_2 (10%)-Luftmischung eingeleitet wurde. Verschluß der Beutel: Offenes Ende umbiegen und mit Gummiband verschnüren.

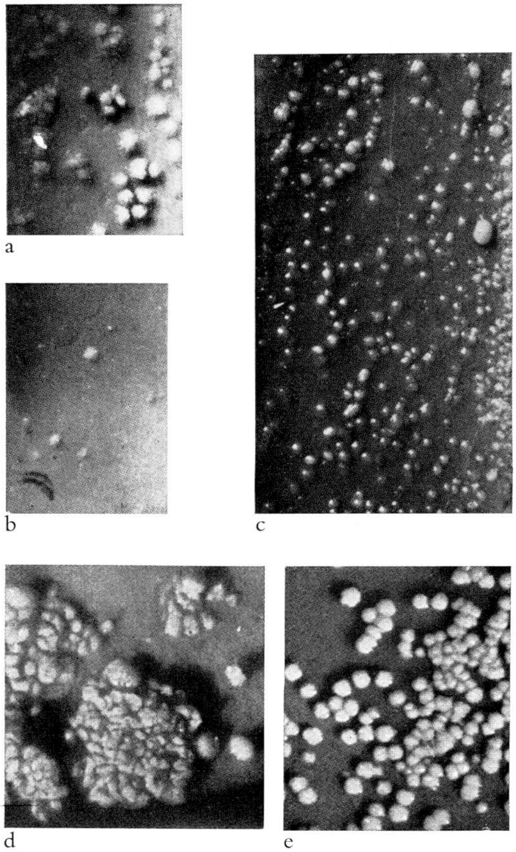

Abb. 51 a–e: Wachstum von Mykobakterien auf Eiernährböden.
a: Mb. tuberculosis, auf glyzerinhaltigem Substrat;
b: Mb. tuberculosis, auf Nährboden ohne Glyzerin;
c: Mb. bovis, auf Nährboden ohne Glyzerin;
d: Mb. lacticola, 3 Wochen alte Kultur;
e: Mb. phlei, 8 Tage alte Kultur (nach MEYN).

c) Kulturelle Schnellverfahren

Objektträger-Mikrokultur nach PRYCE: Hierbei werden Mikrokulturen auf Objektträgern, die in breite Röhrchen mit flüssigen Medien eingetaucht sind, gezüchtet.

Technik: Objektträger zur besseren Haftung des Materials mit etwas Serum bestreichen, trocknen lassen,

Untersuchungsmaterial in nicht zu dünner Schicht aufbringen, 1 Std. im Brutschrank (37° C) in steriler, halb geöffneter Petrischale trocknen; dann 6 min in Küvette mit 6%iger H_2SO_4 stellen, zweimal gründlich mit sterilem Aqua dest. abspülen und in Reagenzgläschen mit Nährlösung versenken. Verwendbar sind alle gebräuchlichen Substrate (ohne Tween 80), z. B. KIRCHNER-30– oder DUBOS-Medium; zur Unterdrückung sekundärer Verunreinigungen kann dem Nährboden Penicillin (500–1 000 E/ml) zugesetzt werden. 7 (bis 12) Tage bebrüten bei 37° C.

Ablesung: Wurden von einer Probe mehrere Mikrokulturen angesetzt, kann eine davon nach 7 Tagen untersucht werden: Röhrchen (mit Kulturflüssigkeit und Objektträger) zur Vermeidung einer Infektionsgefahr 30 min bei 100° C im Dampf erhitzen, dann Objektträger herausnehmen, trocknen, färben und mikroskopieren (s. Abb. 52): Fahndung nach säurefesten Stäbchen, gleichgültig, ob sie einzeln oder in Kolonien angetroffen werden. – Das Verfahren kann auch zur Bestimmung der Tuberkulostatika-Resistenz angewandt werden, unter Verwendung von Nährböden mit abgestuften Mengen Tuberkulostatika. Wegen des erheblichen Zeitaufwandes sind der Durchführung im Routinebetrieb Grenzen gesetzt.

Flüssig-Kultur, z. B. mit Sputumproben nach Vorbehandlung mit H_2SO_4: Je 2 Versuchsproben ansetzen. Nach Vorbehandlung Sedimente mit sterilem Aqua dest. auswaschen, dann zum Bodensatz die doppelte Menge Nährlösung (z. B. KIRCHNER-30-Substrat) geben, ein Röhrchen 7 Tage, das andere 14 Tage bebrüten, zentrifugieren, ausstreichen, färben und mikroskopieren. Beim Schnellverfahren mit Flüssigkultur handelt es sich also praktisch um eine Kultur mit abgestuften Bebrütungszeiten.

Diagnostischer Tierversuch

Der Tierversuch dient insbesondere zum Nachweis spärlich vorhandener Erreger bzw. zum TbB.-Nachweis bei bestimmten Arten von Untersuchungsmaterial (vielfach empfohlen bei Urin, ferner bei Proben mit erwartungsgemäß hohem Begleitkeimgehalt wie Stuhl oder Abwasser); er dient außerdem zur Differenzierung innerhalb der Mykobakteriengruppe, z. B. zur Abgrenzung „echter" TbB. von gewissen atypischen Mykobakterien bzw. zur „TbB.-Typen"bestimmung.

Meerschweinchen weisen besondere Empfindlichkeit gegenüber humanen und bovinen TbB. auf. Der aviäre Typ ist für Meerschweinchen wenig pathogen.

Kaninchen reagieren auf die Applikationen von Reinkulturen humaner Typen nur mit der Ausbildung lokaler, käsiger und ggf. einzelner kleiner Herde in den Lungen (und Nieren). Typus bovinus führt gewöhnlich in 2–4 Monaten zum Tod des Tieres unter Ausbildung käsiger Herde in Milz, Leber, Lungen und Nieren. Aviäre Typen bewirken ebenfalls den Tod des Tieres, allerdings ohne Ausbildung typischer makroskopischer Veränderungen.

Küken zeigen bei Infektionen mit humanen und bovinen Stämmen gewöhnlich keine pathologischen Veränderungen. Mycobacterium avium dagegen führt bei intradermaler Injektion zu einer progredient verlaufenden Erkrankung mit Veränderungen der Leber, Milz, Nieren und Mesenterial-Lymphknoten.

Zum tierexperimentellen Nachweis der Tuberkulose beim Menschen ist das Meerschweinchen das klassische und auch heute noch ganz überwiegend gebrauchte Versuchstier. Zu berücksichtigen ist die Möglichkeit einer Virulenzabschwächung der Erreger nach tuberkulostatischer Therapie, die zum Ausbleiben feststellbarer Veränderungen oder zur Ausbildung oft nur lokaler, regressiver Herde führen kann, welche leicht übersehen werden.

Vergleicht man Vor- und Nachteile von Kultur und Tierversuch, so geht die überwiegende Meinung heute dahin, daß bei den meisten Arten von Untersuchungsmaterial die Kultur mindestens ebensoviele positive Resultate liefert wie der Tierversuch, mit Ausnahme vielleicht der Urogenital-Tuberkulose, wo mikroskopisch negative Proben im Tierversuch öfter positiv zu sein scheinen als in der Kultur. Die TbB.-Kultur hat jedoch den Vorteil geringeren Aufwandes, meist rascherer Diagnose und unmittelbarer Verwendbarkeit der gezüchteten Erreger für Sensibilitätsteste.

Praktisches Vorgehen

Zur Vorbehandlung des Materials wird verwiesen auf die Darstellung bei den Kulturverfahren; zusätzlich kommt es beim Tierversuch auf die Atoxizität des verwendeten Abtötungsmittels und auf gründliche Auswaschung mit steriler physiol. NaCl-Lösung bzw. Neutralisation des angereicherten Sedimentes an. Für die Probe sind nach Möglichkeit zwei (gesunde, 200–250 g schwere) Meerschweinchen anzusetzen, um bei vorzeitigem Tod eines Tieres durch interkurrente Infektion u. dgl. die Diagnose nach normaler Versuchsdauer zu ermöglichen.

Bei Sputum hat sich Vorbehandlung mit 2 bis 6 vol%iger H_2SO_4 DAB 7 bewährt (H_2SO_4-Konzentration je nach Verunreinigungsgrad der Probe); H_2SO_4-Einwirkungszeit (einschl. Zentrifugierzeit) maximal 20 min. Anschließend Neutralisierung des in Restflüssigkeit aufgeschwemmten Sedimentes mit 4%iger NaOH (mit Phenolrot-

Indikator – S. 186). Stark verunreinigte Proben anderer Art werden am besten gleichfalls mit H_2SO_4, Konzentration bis 6(–8)% und maximal 20 min Einwirkungszeit vorbehandelt.

Gebräuchlichste Impfverfahren:

a) Subkutane Impfung (häufigstes Verfahren): Einstich in Mitte des Oberschenkels, Vorschieben der (nicht zu engen!) Kanüle bis zur Schenkelbeuge (Leistendrüsengegend), s.c.-Injektion von 1,0 ml der (ggf. vorbehandelten) Probe. Sektionsbefund siehe unten.

Beachte: Wurde versehentlich i.p. geimpft, so können lokale Veränderungen ausbleiben (s. u.).

b) Intraperitoneale Impfung: Meist schnellerer Krankheitsverlauf mit typischer Vergrößerung der portalen Lymphknoten neben Leber- und Milzherden. Lokale Gewebsveränderungen an der Einstichstelle fehlend oder wenig ausgeprägt.

Krankheitsverlauf

Gesamtbeobachtungszeit mindestens 8 Wochen (über Abkürzung des Tierversuches s. unten), danach Tötung und Sektion der Tiere. Vorher zugrundegegangene Tiere sind ohne Aufschub zu sezieren und auf spezifische Organveränderungen zu untersuchen; bei Tod innerhalb 4 Wochen nach Injektion ist im negativen Fall der Versuch nicht, bei Tod nach 4–6 Wochen nur bedingt verwertbar (Kontrolle veranlassen!).

Veränderungen bei tuberkulöser Infektion: Nach etwa 14 Tagen in der Regel Schwellung und evtl. Verkäsung der regionalen Drüsen; im weiteren Verlauf gewöhnlich zunehmender Organbefall unter fortschreitender Gewichtsabnahme und Entkräftung (Temperatur- und Gewichtskontrolle!).

Bei der Sektion: Im typischen Fall Vergrößerung und Verkäsung der inguinalen und iliakalen Lymphknoten; zahlreiche, unscharf begrenzte, weißliche Herde in der Leber; diffuse Vergrößerung oder grobknotige Veränderung der Milz, z.T. mit weißlichen Infarkten; graue oder gelbliche, kokardenförmige Herde in den Lungen. Von den Organveränderungen sind mikroskopische Präparate zum Nachweis von TbB. anzufertigen. Erst ihre mikroskopische Feststellung berechtigt dazu, den TbB.-Tierversuch als positiv zu bewerten.

Im Zweifelsfall, z.B. bei Infektion durch Yersinia pseudotuberculosis, mit charakteristischer Vergrößerung (Verschmelzung und Vereiterung) von Lymphknoten (bes. im Mesenterialbereich) oder durch C-Streptokokken, mit Entwicklung von großen Eiterherden (bes. im Hals- und Thoraxbereich) Kulturen auf üblichen Nährböden und auf TbB.-Nährböden anlegen.
Nach tuberkulostatischer Therapie bzw. nach zu eingreifender Vorbehandlung des Untersuchungsmaterials vermißt man oft das geschilderte Bild der generalisierten Tuberkulose. Es können dann z.B. nur die inguinalen Lymphknoten allein oder zusammen mit den Iliakaldrüsen befallen sein und sich evtl. noch einige kleine Herde in der sonst nicht vergrößerten Milz finden. In diesen Fällen ist die mikroskopische Sicherung der Diagnose (Klatsch- und Schnittpräparate von verdächtigen Drüsen) besonders wichtig. Bei isolierten Herden im Bereich der Injektionsstelle ist auch an „atypische" Mykobakterien zu denken!

Möglichkeiten rascherer tierexperimenteller Diagnostik

a) Abtasten der Leistendrüsen nach 3–4 Wochen: Aus geschwollenen Drüsen kann in dringenden Fällen mittels Spritze Gewebssaft aspiriert und dieser mikroskopisch untersucht werden.

b) Tuberkulinprobe: Bei deutlicher regionaler Drüsenschwellung injiziert man intrakutan in eine enthaarte, nicht pigmentierte Stelle der Rückenhaut 0,1 ml Alttuberkulinlösung, die kurz vor der Injektion mit der gleichen Menge steriler physiol. NaCl-Lösung verdünnt wurde. Ablesung nach 24 und 48 Std.: Im positiven Fall entsteht eine zentrale Nekrosezone (Schorf) mit umgebender Rötung. Zweifelhafte Reaktionen haben als negativ zu gelten. Voraussetzung für die Verwertbarkeit der Probe ist, daß das Tier vor dem Versuch getestet wurde und negativ reagierte.

3. Identifizierung: Bei Feststellung verdächtiger Kolonien in den angesetzten Kulturen ist stets durch weitere Untersuchungen zu prüfen, ob es sich bei den gewachsenen Keimen um Mykobakterien handelt. Kontaminierende Keime lassen sich mikroskopisch (Kulturausstrich, gefärbt nach Ziehl-Neelsen) abgrenzen. Liegt Mb. tuberculosis vor, so zeigen die Keime praktisch 100%ig Säurefestigkeit. Ist gleichzeitig Cord-Bildung (S. 197) im Präparat (oder mittels Untersuchung von Kolonien bei mäßiger Vergrößerung) feststellbar, so ist das Vorhandensein „echter" TbB. weitgehend gesichert. Als Bestätigungsreaktion für das Vorliegen des (heute ganz überwiegend vorkommenden) Typus humanus (Mb. tuberculosis) sollte in diesem Fall noch der Niacintest (S. 197) durchgeführt werden; der Typus bovinus (Mb. bovis) und die sog. „Atypischen Mykobakterien" reagieren hierbei negativ.

Verfahren zur Abgrenzung der „Atypischen Mykobakterien" sind auf den Seiten 200 bzw. 577ff. im einzelnen dargestellt; die Möglichkeiten der Unterscheidung der verschiedenen TbB.-Typen (Typenbestimmung) werden im folgenden und auf den Seiten 577ff. beschrieben.

Unterscheidung von Mb. tuberculosis und Mb. bovis („Typen"bestimmung)

Zur Identifizierung der beiden TbB.-Arten sind möglichst frisch gezüchtete Stämme zu verwenden, da die charakteristischen Merkmale der Species im Verlaufe mehrerer Überimpfungen verlorengehen können. Stets sind mehrere verschiedene Tests nebeneinander anzusetzen.

a) Tierexperimentelle Prüfung (s. auch „Diagnostischer Tierversuch"): Die Unterscheidung zwischen humanem und bovinem Typ erfolgt mittels Kaninchenversuch. Er hat maßgebliche Bedeutung, sofern die parallel durchzuführende Bestimmung der Isonikotinsäurehydrazid-(INH-) Resistenz keine Resistenzsteigerung des Stammes erkennen läßt und somit ein eventueller Virulenzverlust nicht in Betracht gezogen werden muß.

Kaninchen von etwa 2 kg Gewicht erhalten etwa 10 mg der (Rein-)Kultur in 0,5 ml steriler physiol. NaCl-Lösung subkutan in die Leistenbeuge injiziert; sie werden nach einer Beobachtungszeit von 3 Monaten getötet. Ist der Tod nicht vorher schon eingetreten, so handelt es sich in der Regel um Mb. tuberculosis.

Sektionsbefund:

Mb. tuberculosis: Lokaler, käsiger (oder uncharakteristischer Granulations-)Herd, evtl. einzelne kleine Herde dorsal in den Lungen (und in den Nieren).

Mb. bovis: Starke Abmagerung (oft Tod vor Ende der Beobachtungszeit), schwere tuberkulöse Veränderungen (gelbe, käsige Knoten) in Milz, Leber, Lungen, Nieren; inguinale und iliakale Lymphknoten verbacken und verkäst.

b) Kulturmorphologische Prüfung: Siehe S. 194.

Bei den folgenden Tests sollten stets neben den zu prüfenden Kulturen positive und negative Kontrollen mitgeführt werden:

c) Niacintest: Stark positiver Ausfall (Gelbfärbung nach Zugabe der Reagenzien) ist ein sicheres Zeichen für das Vorliegen von Mb. tuberculosis. Mb. bovis und die anderen Mykobakt.-Arten geben ein negatives Resultat.

Technik: Siehe S. 577. Bei INH-resistenten humanen Stämmen kann die Niacinbildung vermindert sein.

d) Brenzschleimsäurehydrazid-(BSH-)Test (BÖNICKE): INH-empfindliche humane Stämme werden durch 10 γ Brenzschleimsäurehydrazid pro ml Nährsubstrat nicht, bovine Stämme (meist schon durch 0,1 bis 1 γ/ml Substrat) im Wachstum gehemmt. Hemmung durch BSH ist also nur bei INH-empfindlichen Stämmen für die Typisierung verwertbar. Ansatz des Testmediums (mit 10 γ BSH/ml Nährboden) wie bei TbB.-Resistenzbestimmung. Kontrollnährböden ohne BSH-Zusatz sind zum Vergleich stets mitzuführen. Bei der Ablesung (nach 3 Wochen Bebrütung bei 37°C) sollte Wachstum von weniger als 10% auf dem BSH-haltigen gegenüber dem BSH-freien Substrat als Ausdruck der Empfindlichkeit des Stammes gewertet werden. Bezugsquelle für BSH: EGA-Chemie, Keppler & Reif, Steinheim/Albuch, Kreis Heidenheim/Brenz. – Siehe auch S. 578.

e) Niveau-Agartest nach LEBEK: Eugon wachsende humane Stämme wachsen 2–3 Wochen nach Einsaat in verflüssigten, auf 45°C abgekühlten, in Röhrchen abgefüllten Spezialnährboden (s. S. 578) wegen ihres O_2-Bedarfs in schmaler, dichter, oberflächlicher Schicht; dysgone, bovine Stämme entwickeln eine 1–2 cm in den Nährboden reichende, vom nichtbewachsenen Teil des Substrates scharf abgegrenzte Wachstumszone. Die Wachstumstypen sind unabhängig von Resistenz und Virulenz der Stämme. Technik s. S. 578.

f) Nicotinamidase-Test: Siehe BÖNICKE und LISBOA: Tbk.arzt 13 (1959) 377.

Virulenz- und Vitalteste

TbB. können durch bestimmte Umwelteinflüsse in ihrer Virulenz abgeschwächt werden; Beispiel: „bacille bilié" CALMETTE-GUERIN, der durch jahrelange Kultur auf gallehaltigen Nährböden so abgeschwächt wurde, daß er zur menschlichen (BCG-) Impfung verwendet werden kann. Zunehmende INH-Resistenz von Stämmen geht einher mit schwindender Meerschweinchenvirulenz, eine Feststellung, die allerdings in dieser Form nicht für den Menschen gilt (es gibt Beobachtungen über menschliche Primärinfektionen mit INH-resistenten TbB.!).

a) „Cord"bildung in flüssigen Medien: Virulente Keime liegen im mikroskopischen Präparat Seite an Seite und bilden unterschiedlich lange und dicke, schlangenartige Stränge infolge der Wirkung einer in Petroläther löslichen Substanz, des sog. Cord-Faktors (e. cord, Strang). Mit der Beseitigung der Substanz verlieren die Keime ihre Virulenz, nicht aber ihre Vitalität (Bloch).

Nachweis am besten aus flüssigen Substraten oder aus dem Kondenswasser von Eiernährböden: Vorsichtig eingehen mit der Öse, ohne Schütteln der Kultur (starke Bewegung löst das Gefüge der Stränge), Öseninhalt auf sauberen Objektträger aufsetzen und auf kleiner Fläche vorsichtig verteilen; trocknen, hitzefixieren, färben.

Die Cordbildung ist auch sichtbar bei Objektträgerkulturen und, mittels Plattenmikroskop, bei Kolonien auf Middlebrooks 7H 10 Agar im durchscheinenden Licht. Dichte Cord-Bildung zeigen die meisten virulenten Stämme von Säugetier-TbB. (nicht die BCG-Stämme), ungeordnete Lagerung der Keime findet sich bei den meisten avirulenten Stämmen einschließlich der meisten Stämme von sog. atypischen und saprophytischen Mykobakt. Einige schnellwachsende Stämme und vereinzelt Stämme der Gruppe I von Runyon (Mb. kansasii-Stämme, s.u.) können eine stark aufgelockerte Strangbildung bzw. einen gewissen Grad von Parallellagerung erkennen lassen.

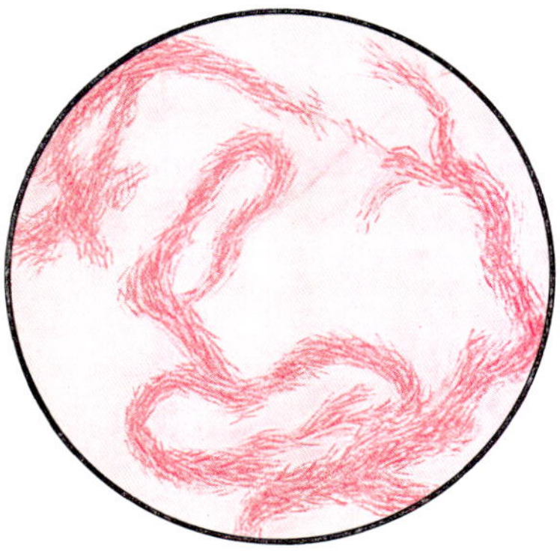

Abb. 52: Mycobacterium tuberculosis. „Cord"-Bildung. Ziehl-Neelsen-Färbung. Vergr. 1000fach.

b) Katalase-Aktivität: Die normalerweise bei säurefesten Stäbchen vorhandene Katalaseaktivität wird abgeschwächt bzw. geht ganz verloren, wenn ein TbB.-Stamm Isoniazid-(INH-) Resistenz entwickelt. Näheres zum Katalasenachweis siehe S. 579.

c) Tierexperimentelle Verfahren: Dabei werden Stärke und Ausdehnung der Organveränderungen beim Meerschweinchen in Beziehung gesetzt zum Virulenzgrad.

Literatur:

Meissner, G.: Beitr. klin. Tbk. 110 (1954) 538 und 113 (1955) 62.

Gierhake: Beitr. klin. Tbk. 114 (1955) 295.

Tuberkulinteste

Beim Tuberkulin handelt es sich um überwiegend aus Proteinen bestehende Bestandteile von TbB. Die in der Human- und Veterinärmedizin in weitem Umfang angewandten diagnostischen Tuberkulin-Proben beruhen auf der Tatsache, daß der mit Tuberkulose infizierte Organismus infolge der Entwicklung einer Allergie gegen gewisse Bestandteile der TbB. schon auf kleine Mengen von Tuberkulin charakteristisch reagiert, während bei Nicht-Infizierten eine Reaktion ausbleibt.

Alt-Tuberkulin (AT) wird gewonnen aus TbB.-haltigen Glyzerinbouillon-Kulturen; das Produkt ist nur wenig gereinigt.

Gereinigtes Tuberkulin (PPD, Purified Proteine Derivative): Weitgehend von Ballaststoffen befreites, jedoch noch keineswegs einheitliches Produkt.

Bei der praktischen Durchführung des Testes werden im wesentlichen drei Methoden angewendet:

a) Perkutane Methode nach Moro: Mit Perkutantuberkulin Hamburger (Ektebin oder Dermotubin); man reibt eine linsengroße Salbenmenge in die Brust- oder Rückenhaut in der Ausdehnung eines Fünfmarkstückes ein (vorheriges Entfetten mit Äther verstärkt den Reaktionsausfall). Im positiven Fall zeigt sich nach 20–30 Std. lokal eine starke Hautrötung mit hochroten, oft juckenden, etwa stecknadelkopfgroßen Knötchen, gelegentlich auch Blasen.

b) Kutane Methode nach v. Pirquet: Man bringt auf die gereinigte Haut des Unterarmes im Abstand von ca. 10 cm 2 Tropfen Tuberkulin und skarifiziert durch die Tropfen hindurch mittels „Impfbohrer" oberflächlich die Haut (Blutung darf keinesfalls auftreten!). Nach 5 min wird die überschüssige Tuberkulinmenge abgetupft. Kontrolle nach 5, 24 und 48 Std. (gelegentlich volle Reaktionsstärke erst nach 5–12 Tagen). Positive Reaktion: Entzündliche Infiltration an der Impfstelle, ohne Beeinträchtigung des Gesamtorganismus.

c) Intrakutane Methode nach Mendel-Mantoux: Applikation einer intrakutanen Quaddel mit 0,1 ml Tuberkulinverdünnung. Für die erste Injektion stellt man eine Verdünnung mit 3–5 E Tuberkulin/0,1 ml her und injiziert diese Menge mit einer kurz geschliffenen Nadel in die oberste Hautschicht an der Streckseite des Unterarmes. Bei positiver Reaktion tritt nach 4–6

Std. eine scharf umschriebene, von einer Induration begleitete Rötung und Schwellung an der Injektionsstelle auf, die nach 6–12 Std. ihr Maximum erreicht. Bei sehr starker Reaktion kann zentral eine Nekrose auftreten. Ansonsten klingen die Erscheinungen nach einigen Tagen ab.
Endgültige Ablesung erfolgt nach 48 Std., wobei der Durchmesser der indurierten Hautstelle gemessen wird. Die Reaktion gilt bei einem Durchmesser von 6 mm oder mehr als positiv. Bei negativem Ausfall wird der Test mit 100 E Tuberkulin nach 1–2 Wochen an einer anderen Hautstelle wiederholt.

Positive Reaktionen besagen, daß eine Auseinandersetzung des Makro- mit dem spezifischen Mikroorganismus irgendwann abgelaufen oder gerade im Gange ist. Im Erwachsenenalter hat die Mehrzahl der Menschen eine tuberkulöse Infektion, häufig im Lungenbereich und klinisch unbemerkt, in der Regel schon hinter sich. Einer positiven Reaktion kommt hier demnach gewöhnlich für ein aktuelles Krankheitsgeschehen kein besonderer diagnostischer Wert zu. Dagegen hat im Säuglings- und Kleinkindesalter, wo eine negative Reaktion die Regel ist, eine positive Tuberkulinprobe große Bedeutung hinsichtlich der ätiologischen Beurteilung einer zweifelhaften Erkrankung.
Negative Reaktionen erlauben bei wiederholt gleichsinnigem Ergebnis der Probe den Ausschluß einer Tuberkulose, mit Ausnahme anergischer Reaktionslage, z. B. bei schwerer Kachexie oder Miliartuberkulose (ungünstige Prognose), während verschiedener fieberhafter Erkrankungen (Keuchhusten, Masern und andere exanthematische Erkrankungen), bei Agammaglobulinämie etc.

Literatur:

MEISSNER, G., und A. SCHMIEDEL: Mykobakterien und Mykobakterielle Krankheiten. Teil IV: Laboratoriumsdiagnose der Mykobakterien. VEB Fischer Verlag, Jena 1967.

Deutsches Zentralkomitee zur Bekämpfung der Tuberkulose: Die Kultur von Mykobakterien (Merkblatt Sept. 1966).

KUBICA, G. P., W. E. DYE: Laboratory Methods for Clinical and Public Health Mycobacteriology. PHS Pub. No. 1547. Washington, D. C.: Government Printing Office.

Nicht-klassifizierte (atypische, anonyme) Mykobakterien

Unter dem Begriff der Nicht-klassifizierten (atypischen, anonymen) Mykobakterien (Mb.) wird eine wachsende Zahl unterschiedlicher, in der Natur weitverbreiteter Arten von säurefesten Stäbchen zusammengefaßt. Sie lassen sich aufgrund verschiedener Merkmale von den „echten" Tuberkelbakterien, mit denen sie das Hauptcharakteristikum der Säurefestigkeit gemeinsam haben, unterscheiden und sind, obwohl teilweise schon seit langem bekannt und beschrieben, erst in neuerer Zeit Gegenstand intensiver Forschung geworden.

Gewisse Arten Atypischer Mb. vermögen Erkrankungen hervorzurufen, die sich weder klinisch noch pathologisch-anatomisch von den durch „echte" TbB. bedingten Erscheinungsbildern unterscheiden. Derartige Infektionen betreffen bei (meist älteren) Erwachsenen in erster Linie die Lungen (oft Vorschäden als disponierende Momente); bei Kindern treten solche Mykobakteriosen (ein Begriff, der ansonsten die Erkrankung durch Mb. tuberculosis einschließt) ganz überwiegend als Lymphdrüsenerkrankungen in Erscheinung. Eine Übertragung von Mensch zu Mensch ist ungewöhnlich, ebenso treten fast nie Streuungen in andere Organe auf. Der Krankheitsverlauf ist, vor allem bei den Lungenaffektionen, ausgesprochen chronisch.

Für die Einteilung der Atypischen Mb. wurden im wesentlichen Unterschiede in der Farbstoffbildung und Wachstumsgeschwindigkeit zugrundegelegt (TIMPE u. RUNYON, 1959). Diese Merkmale werden zu einer groben Unterteilung auch heute noch verwendet. Nach dem von RUNYON aufgestellten Schema unterscheidet man folgende Gruppen:

I. Photochromogene Mykobakterien: Bildung eines meist zitronengelben Pigmentes nach (relativ kurzfristiger) Lichteinwirkung. Im Dunkeln gezüchtete Keime dieser Gruppe bleiben unpigmentiert.

II. Skotochromogene Mykobakterien: Auch ohne Lichteinwirkung Entwicklung von gelben oder gelb-orangefarbigen Kolonien nach anfänglich zartem, farblosem Wachstum.

III. Nicht-(photo-)chromogene Mykobakterien: Wachstum im Dunkeln ohne Pigmentbildung. Bei längerem Stehen im Tageslicht kann allmählich bananen- bis ockergelbe Farbstoffbildung erfolgen.

IV. Schnellwachsende Mykobakterien: Schon innerhalb einer Woche kräftige Entwicklung grauweißer bis graugelblicher, oft bizarrer Kolonien.

Atypische Mykobakterien werden in der Regel mittels derselben technischen Verfahren bzw. auf denselben Nährböden isoliert wie sie für den Nachweis von Mb. tuberculosis und Mb. bovis in Gebrauch sind (s. S. 543). Daher ist bei der Isolierung säurefester Stäbchen – sofern das Vorliegen anderweitiger säurefester Keime (z. B. Nocardia-Arten) ausgeschlossen ist – zunächst zu prüfen, ob es sich um „echte" TbB. oder um Atypische Mb. handelt. Hierfür stehen verschiedene Prüfverfahren zur Verfügung. Da es bei den meisten Reaktionen (und beim Tierversuch) Ausnahmen gibt, ist stets eine Mehrzahl von Tests anzusetzen. In der praktischen Diagnostik führt man zunächst – stets unter Mitführung bekannter Kontrollstämme – verschiedene „Screening-Tests" durch, um die Frage „echte TbB. oder Atypische Mykobakterien?" zu klären. Dabei ist nach Möglichkeit von Subkulturen aus Einzelkolonien des fraglichen Stammes auszugehen.

Reaktionen zur Abgrenzung Atypischer Mykobakterien von Mycobact. tuberculosis (und Mb. bovis)

Niacintest: Beschreibung s. S. 197. Mb. tuberculosis (Typus humanus) ist positiv; die übrigen Mykobakt.-Stämme einschl. des Typus bovinus (Mb. bovis) bilden meist nur geringe Mengen von Nikotinsäure, die bei den üblichen Nachweismethoden nicht erfaßt werden. Zu beachten ist, daß der Test bei INH-Resistenz humaner Stämme (10–50 γ/ml Substrat) schwach positiv ausfallen kann. Umgekehrt können bei der (empfindlichen) Original-Reaktion nach KOENIG in Ausnahmefällen eugon wachsende bovine Stämme und BCG-Stämme eine schwache Reaktion ergeben.

Die Menge der produzierten Nikotinsäure steigt mit der Qualität des verwendeten Nährbodens und mit der Bebrütungszeit. Zur Abkürzung der Untersuchungsdauer kann man mehrere Nährböden beimpfen und die Prüfung mit jeweils einem Röhrchen wöchentlich (ab 3. Woche) durchführen.

Der Niacintest gilt als einer der sichersten Tests zur Bestimmung des Mb. tuberculosis und sollte bei Züchtung säurefester Stäbchen stets angesetzt werden. Für die Abgrenzung Atypischer Mykobakt. von „echten" TbB. ist er erst bei Ausschluß des Mb. bovis verwertbar.

Wachstumsprüfung auf LÖWENSTEIN-JENSEN-*Nährboden mit 0,03% Toluidinblau* nach NASSAL (1961): Werden die isolierten Keime – bei normaler Entwicklung auf gleichzeitig angesetztem LÖWENSTEIN-JENSEN-Medium ohne Toluidinblauzusatz – im Wachstum gehemmt, so handelt es sich um „echte" TbB. (Atypische Mb. erfahren keine nennenswerte Beeinflussung).

Resistenzteste gegen die Tuberkulostatika Isonikotinsäurehydrazid (INH), p-Aminosalizylsäure (PAS) und Conteben (TSC – Thiosemicarbazon): Atypische Mb. zeigen eine (für die verschiedenen Species unterschiedliche) natürliche Resistenz gegen die genannten Chemotherapeutika. Allerdings können „echte" TbB. „sekundäre" Resistenzen während einer entsprechenden Behandlung entwickeln. Bei Empfindlichkeitsbestimmungen festgestellte Mehrfachresistenz (d.h. gegen zwei oder drei Mittel) sollte aber stets den Verdacht auf Atypische Mykobakterien erwecken. Technik der Resistenzbestimmung s. S. 599.

Katalasereaktion: Die natürlicherweise bei Mykobakterien vorhandene Katalaseaktivität steht bei den „echten" TbB. in engem Zusammenhang mit der Sensibilität gegen INH. INH-Resistenzentwicklung führt zum Erlöschen der Aktivität dieses Fermentes. Ist ein Stamm gegen 10 und 50 γ INH/ml Nährsubstrat resistent und besitzt er gleichzeitig keine (oder deutlich verminderte) Katalasewirkung, so handelt es sich i.a. um TbB.; besteht bei vorhandener INH-Resistenz eine kräftige Katalaseaktivität, so handelt es sich gewöhnlich um Atypische Mykobakterien (oder ggf. um Mischkulturen), siehe S. 579.

Cord-Bildung (S. 197): Feststellung von Cords spricht für echte TbB.; bei Mb. kansasii (RUNYONS Gruppe I) kann Cord-Bildung angedeutet vorhanden sein. Bei Mb. phlei (Gruppe IV) kann das mikroskopische Bild eine Anordnung der Stäbchen in Form von Schlingen ergeben. Die übrigen „atypischen" Mykobakterien, ferner auch avirulente TbB., zeigen eine ungeordnete Lagerung.

Prüfung der Wachstumsgeschwindigkeit und des Wachstums bei verschiedenen Temperaturen: Mehrere Kulturröhrchen mit gleicher Einsaatmenge beimpfen, bei 22, 37 und 45 °C bebrüten und in kürzeren Zeitabständen auf Wachstum prüfen. Siehe auch S. 201.

Gruppenbestimmung bzw. Artdifferenzierung

Ist die Zugehörigkeit eines fraglichen Stammes zu den sogenannten Atypischen Mb. gesichert, so sind weitere Teste für die Gruppenbestimmung bzw. Artendifferenzierung erforderlich. Als wichtigste Methoden gelten:

Bestimmung der Koloniemorphologie auf LÖWENSTEIN-JENSEN-*Nährboden:* Sie ist durchzuführen bei 0,75%igem Glyzerinzusatz zum Medium und

Suchteste für „atypische Mykobakterien"

		Niacintest	Toluidin-Substrat	INH-Resistenz	Katalase nach Kultivierung bei 10 γ INH/ml Substrat
Typus hum.,	empfdl.	+	—	—	kein Wachstum
	resist.	±	—	+	—
Typus bov.,	empfdl.	—	—	—	kein Wachstum
	resist.	—	—	+	—
„Atypische" Mykobakt.		—	+	+	+

Verwendung eines ausreichenden Gasaustausch ermöglichenden Röhrchenverschlusses; abgelesen wird nach voller Entwicklung der Kultur. Kulturcharakteristika: s. Beschreibung der einzelnen Gruppen.

Pigmentierung: Bei photochromogenen Stämmen läßt sich die Pigmentbildung durch kurzzeitige Lichtexposition induzieren:

14tägige, im Dunkeln mit luftdurchlässigem Verschluß bebrütete Kulturen (möglichst mit Einzelkolonien) auf LÖWENSTEIN-JENSEN-Nährboden mit 0,75% Glyzerinzusatz werden in ca. 50 cm Abstand mit einer 100W-Klarglasbirne 3 Stunden belichtet und nach anschließender Bebrütung bei 37° C am folgenden Morgen abgelesen. Eine unbelichtete Parallelkultur (z.B. eingewickelt in Aluminiumfolie etc.) dient als Kontrolle:

Photochromogene Mb.: Zitronenfarbiges Pigment bei der belichteten, nicht bei der unbelichteten Kultur.

Skotochromogene Mb.: Keine Farbänderung.

Beachte: Auch bei einigen schnellwachsenden Arten (Mb. balnei und Mb. vaccae) wird durch kurzfristige Lichtwirkung Pigmentbildung induziert.

Bestimmung des Amidase-Spektrums (BÖNICKE, Jber. Borstel 5, [1961] 7): Dieses schnelle, zuverlässige, von Virulenz und Isolierungsalter der Kultur unabhängige Verfahren stellt heute den Basistest bei der Einordnung der Mykobakterien in die RUNYON-Gruppen I–III dar. In der Praxis reichen von den zehn ursprünglich empfohlenen Säureamiden entsprechend den Vorschlägen von BÖNICKE für die Routinediagnostik sechs aus: Acetamid (1), Benzamid (2), Harnstoff (3), Nikotinamid (5), Pyrazinamid (6) und Succinamid (9). Die Reaktionszeit beträgt nur 12 Stunden. Technische Durchführung der Reaktionen und erforderliche Reagenzien: Siehe S. 580.
Auch verschiedene schnellwachsende Arten haben charakteristische Amidasespektren.

Temperaturbereich des Wachstums: Voraussetzung verwertbarer Ergebnisse ist die Beimpfung mit gleichen Bakterienmengen. Empfohlen wird Einimpfung von 0,001 mg Bakterien pro Röhrchen (Aufschwemmung von 0,1 mg Feuchtgewicht an Bakterien pro ml Aqua dest., davon 1 Öse von 3 mm ⌀), Bebrütungstemperaturen von 22, (31), 37 und 45° C. Ablesung nach 4, 7, 14, 28, 42 Tagen.

Weitere Tests wie die Bestimmung der Nitratreduktase vermögen zusätzliche Hinweise bezüglich der Artzugehörigkeit von Stämmen zu geben. Erwähnt seien noch die Prüfung der Arylsulfatase, des Tween-80-Abbaues, der Oleattoleranz, der Phagensensibilität und serologischer Eigenschaften. Diese Verfahren sind wohl auch weiterhin Spezialinstituten (in der BRD z.B. Forschungsinstitut Borstel über Bad Oldesloe) vorbehalten.

Die Gruppen der Atypischen Mykobakterien nach RUNYON im einzelnen

Gruppe I (photochromogene Mykobakterien)

Diagnostische Merkmale: Induktion der Pigmentbildung durch kurzfristige Lichteinwirkung bei langsamem Wachstum. Einheitliches Amidspektrum: Vergärung der Amide 3 und 5 (Harnstoff und Nikotinamid); Nitratreduktase meist positiv (Technik s. S. 578). Optimales Wachstum, erkennbar etwa 2 Wochen nach Beimpfung der Kulturen, zwischen 31 und 37° C. Relativ niedrige Resistenz gegen INH und TSC. Mikroskopisch kann sich ein Hinweis auf die Gruppe I ergeben durch das Vorhandensein besonders großer und charakteristischer, gebänderter Formen (Gegensatz zu den übrigen, bakterioskopisch uncharakteristischen Gruppen) und durch angedeutete Cord-Bildung. Kolonien meist in Glattform: ziemlich groß, gewölbt, grauweißlich, allgemein weich, etwas feucht; häufig Brustwarzenform; Wachstum relativ rasch: in 3-4 Wochen ausreichend entwickelt.

Tendenz zur Rauhform besonders auf MIDDLEBROOKS 7H 10 Agar. Durch i. v.-Injektion bei Meerschweinchen können tuberkuloseähnliche Erkrankungen ausgelöst werden.

Haupttyp: Mb. kansasii. Zu erwähnen ist, daß es auch eine skotochromogene Variante des Mb. kansasii gibt. – Nitratreduktion positiv. Langsames Wachstum bei 25° C (Mb. tuberculosis: kein Wachstum bei 25° C).

Pathogenität: Mb. kansasii verursacht schwere Lungen-Mykobakteriosen mit ausgesprochen chronischem Verlauf bei meist älteren Menschen. Keine Streuungen. Konventionelle Chemotherapie meist ohne Wirkung.

Gruppe II (Skotochromogene Mykobakterien)

Diagnostische Merkmale: Pigmentbildung über hellgelb bis gelborange, unabhängig von Belichtung, jedoch gelegentlich verzögert auftretend (Fehlermöglichkeit bei frühzeitiger Ablesung!). In der Amidreihe nicht einheitlich: Untergruppe IIa spaltet nur Harnstoff (var. ureolyticum, Mb. aquae, Typ a), IIb spaltet kein Amid (Mb. aquae, Typ b), IIc spaltet Harnstoff, Nikotinamid und Pyrazinamid (Mb. aquae, Typ c). Wachstum frisch gezüchteter Stämme gewöhnlich ziemlich langsam; Temperaturbereich ähnlich Gruppe I, Resistenz gegen Tuberkulostatika im ganzen etwas größer als Gruppe I. Unterschiedliche Kolonieformen: teils halbkugelige, kräftig entwickelte, glatte Einzelkolonien, teils ähnlich kräftig entwickelte, jedoch rauhe Kolonien, teils sehr langsam wachsende Glattformen. Vorkommen normalerweise im Boden und Wasser, gelegentlich in Untersuchungsproben (Magensaft etc.).

Haupttypen: Mb. aquae mit 3 Subgruppen IIa, IIb, IIc (IIc = Mb. scrofulaceum).

Pathogenität: Erkrankungen sind im Vergleich zur Häufigkeit des Vorkommens skotochromogener Stämme sehr selten. Zu erwähnen sind die meist im Halsbereich lokalisierten Lymphadenitiden bei kleinen Kindern. Sehr selten sind Lungenerkrankungen.

Gruppe III (nicht-photochromogene Mykobakterien)

Diagnostische Merkmale: Im Dunkeln tritt keine Pigmentbildung ein, bei Einwirkung von Tageslicht kann allmählich eine bananen- bis ockergelbe Verfärbung der anfangs weißlichen Kolonien eintreten. Kulturmorphologisch ist ein ausgeprägter Pleomorphismus charakteristisch (Kolonien von sehr unterschiedlicher Größe, Entwicklung größerer, auf zartem Rasen aufgelagerter Kolonien). Die Gruppe ist Nitratreduktase-negativ und hat ein einheitliches Amidasespektrum: alle Stämme vergären die Amide 5 und 6 (Nikotinamid und Pyrazinamid). – In diese Gruppe gehören auch die bereits auf S. 186 erwähnten Geflügel-pathogenen aviären Mykobakterien („Typus gallinaceus").

Die verschiedenen Stämme der Gruppe werden nach MEISSNER unterteilt in die „echten aviären" (= Mb. avium) und die „aviumähnlichen" Stämme (Sammelbegriff für Stämme dieser Gruppe, die in maßgeblichen Merkmalen große Ähnlichkeit mit den „echten aviären" Mb. zeigen).

Die echten, hühnervirulenten Mb. avium-Stämme zeigen gewöhnlich langsames Wachstum zarter, glatter, grauweißlicher, perlartiger Kolonien, ähnlich bovinen bzw. dysgon wachsenden humanen TbB. Auch längeres Stehen bei Tageslicht bewirkt im allgemeinen keine Pigmentbildung. Charakteristisch ist ihre Fähigkeit, bei 45° C zu wachsen; Wachstum tritt auch bei 37 und 31° C ein, nicht jedoch bei 22°. Gewöhnlich besteht totale Resistenz gegen INH, PAS und TSC in Konzentrationen von 10–50 γ/ml Substrat (länger bebrüten wegen des meist langsamen, zarten Wachstums!).

Die aviumähnlichen, nicht hühnervirulenten Mb. wachsen gewöhnlich etwas kräftiger als die Mb. avium-Stämme und können bei Zimmertemperatur allmählich bananen- bis ockergelbe Verfärbung der Kolonien entwickeln. Nur ein Teil der Stämme wächst bei 45° C, ein größerer Teil wächst bei 22° C.

Haupttypen und Pathogenität:

Mb. avium: Menschliche Infektionen selten, meist pulmonale Lokalisation; langsamer, trotz Chemotherapie (mit den üblichen Mitteln) gewöhnlich progredienter Verlauf. – Tierpathogenität: Siehe S. 195.

Mb. battey: Infektionen meist der Lunge, hauptsächlich bei älteren Männern. Charakteristisch ist das schlechte Ansprechen auf konventielle Chemotherapie und der chronische, langsam progrediente Verlauf. Arylsulfatase bei Mb. battey positiv. – Die anfangs gewöhnlich glatten, durchscheinenden, flachen Kolonien des Keimes zeigen später z. T. eine Neigung zum Rauhwerden. Mikroskopisch: Pleomorphe, überwiegend kurze Stäbchen.

Weitere Typen der Gruppe III: Mb. xenopi (hühnervirulent); Mb. ulcerans (Hautinfektionen): Kaum Wachstum bei 37° C, jedoch gute, wenn auch langsame Entwicklung bei 30° C. Mb. terrae und Mb. gastri: Ohne pathogene Bedeutung (isoliert vom Boden, von Pflanzen, auch von menschlichem Untersuchungsmaterial).

Gruppe IV (schnellwachsende Mykobakterien)

Diagnostische Merkmale: Gemeinsames Merkmal der meist saprophytischen Stämme dieser Gruppe ist die rasche Entwicklung makroskopisch gut sichtbarer Kolonien innerhalb 3–7 Tagen; Subkulturen zeigen Wachstum in 2–4 Tagen. Im mikroskopischen Präparat oft zahlreiche nicht-säurefeste neben säurefesten Stäbchen.
Die Kolonien sind sehr unterschiedlich in Form und Pigmentierung. Kräftiges Wachstum im Temperaturbereich ab Zimmertemperatur bis 37°, teilweise auch bei 45° C. Mehrere Typen haben charakteristische Amidasespektren (s. Tab. S. 204). Gegen die 3 Chemotherapeutika 1. Ordnung – INH, PAS und Streptomycin (SM) –, aber auch gegen die meisten neueren Tuberkulostatika sind die schnellwachsenden Stämme hochresistent. Die Isolierung kann sich mit Erfolg dieser Chemoresistenz und des breiten Temperaturspektrums bedienen (Kultur auf festen Nährböden mit 10 γ INH und/oder 10–100 γ PAS pro ml Substrat, Bebrütung bei Zimmertemperatur). Die Differenzierung der einzelnen Arten ist u.a. möglich mit den klassischen biochemischen Verfahren (Zukkerspaltung, Gelatineverflüssigung etc.) und mittels Prüfung weiterer Merkmale gem. Tab. S. 204.

Haupttypen und deren humanmedizinische Bedeutung:

Mb. fortuitum kann gelegentlich schwere, entzündliche Pneumonien verursachen oder durch Befall anderweitiger Lungenveränderungen chronische Begleiterkrankungen bedingen (z.B. bei Bronchiektasen etc.). Oft Erreger oder mitbeteiligter Keim bei Hautgeschwüren in den Tropen. Abgrenzung von anderen Stämmen der Gruppe IV durch den in 3 Tagen positiven Phenolphthaleinsulfatasetest bzw. Arylsulfatasetest (s. Käppler, W.: Beitr. Klin. Tuberk. 129 [1964] 210). Charakteristisch ist die Aufnahme von Malachitgrün aus entsprechenden Nährböden: grau- bis dunkelgrüne Färbung der Kolonien oder des Rasens nach 2–4 Wochen (verstärkt sichtbar nach 14 Tagen Lagerung im Kühlschrank). Gutes Wachstum auf McConkey-Agar, im Gegensatz zu den meisten anderen Typen der Gruppe IV (innerhalb 5 Tagen).

Mb. smegmatis wurde vereinzelt als Erreger von Lungenprozessen (ähnlich den von Mb. fortuitum verursachten) beschrieben. Normalerweise im Smegma; Verwechslung mit TbB. kann gewöhnlich vermieden werden durch Nach-Entfärbung von säurefesten Stäbchen aus Urinen mit absolutem Alkohol (2 min) im Anschluß an die übliche Ziehl-Neelsen-Färbung. Mb. smegmatis wird dabei entfärbt.

Mb. balnei (Mb. marinum) ist photochromogen. Technik der kurzfristigen Induktion der Pigmentbildung durch Belichtung s. S. 201. Primärwachstum gut bei Temperaturen unter, schlecht über 33° C. Der Keim kann gelegentlich bei Kindern Hauterkrankungen ohne normale Heilungstendenz verursachen, offenbar hauptsächlich nach oberflächlichen Verletzungen beim Baden.

Weitere Typen der Gruppe IV: Mb. vaccae (ebenfalls photochromogen), Mb. borstelense, Mb. phlei (in Staub, Heu, auf Wasserhähnen etc.), Mb. lacticola (in Milch und Molkereiprodukten, in Staub).

In Zusammenfassung des oben Gesagten kommen nach Meissner aus menschlichem Untersuchungsmaterial isolierte photochromogene Stämme meist, nichtchromogene Stämme vom Battey-Typ sehr oft als Erreger einer Erkrankung beim Menschen in Frage. Skotochromogene Stämme sind nur selten als pathogene Keime zu werten; fast stets handelt es sich in diesen seltenen Fällen um kindliche Lymphadenitiden; desgleichen werden die echten Mb. avium-Stämme und vor allem die schnellwachsenden Stämme nur selten als Krankheitserreger gefunden.
Um einen gefundenen Stamm Atypischer Mykobakterien mit hinreichender Sicherheit als Erreger einer bestimmten Erkrankung ansprechen zu können, müssen verschiedene Voraussetzungen erfüllt sein. Die wichtigsten sind:

1. Keine gleichzeitige Isolierung von „echten" TbB. oder anderer, ätiologisch in Betracht kommender Erreger aus demselben Material.
2. Wiederholte Züchtung in nicht zu geringer Zahl (es sei denn, es handelt sich um Erkrankungsherde ohne Zugang zur Außenwelt; bei ihnen sollte der Nachweis zumindest bei operativer Entfernung aus dem exzidierten Material noch einmal möglich sein).
3. Bei jüngeren Menschen, insbesondere bei Kindern, evtl. Nachweis positiver Hautreaktionen.

Hautreaktionen: Sie müssen wegen der Kreuzreaktion zwischen Tuberkulin und den aus Atypischen Mb. herstellbaren Sensitinen als Simultanteste durchgeführt werden. Im allgemeinen sind sie nur verwertbar bei Kindern und jungen Menschen bzw. bei Gruppen mit geringer Durchseuchung mit „echten" TbB. Zeigt die Hautreaktion einen mindestens 5 mm

„Kleine" Amidreihe nach BÖNICKE zur Differenzierung der Atypischen Mykobakterien

Mycobacterium	Einwirk.-Zeit (Std.)	Acet-amid (1)	Benz-amid (2)	Harn-stoff (3)	Nikotin-amid (5)	Pyrazin-amid (6)	Succin-amid (9)
Gruppe I (Photochromogene Mb.)	12	—	—	+	+	—	—
Gruppe II (Skotochromogene Mb.)							
Untergruppe a	12	—	—	+	—	—	—
Untergruppe b	12	—	—	—	—	—	—
Untergruppe c	12	—	—	+	+	+	—
Gruppe III (Nichtchromogene Mb.)	12	—	—	—	+	+	—
Gruppe IV (Schnellwachsende Mb.)							
Mb. fortuitum	2	+	—	+	—	—	—
	12	+	—	+	+	+	—
Mb. smegmatis	2	—	+	+	+	+	+
	12	+	+	+	+	+	+
Mb. phlei	2	—	—	+	(+)	(+)	—
	12	(+)	—	+	+	+	—
Mb. vaccae	4	—	+	+	+	+	—
Mb. balnei		—	—	+	+	+	—
Mb. borstelense		+	—	+	+	+	—

Differenzierung schnellwachsender Mykobakterien (auszugsweise aus HEIN, H.: Med. Lab. XXI, [1968] 49)

Mycobacterium	Dex	Lak	Sac	Man	Mal	Ino	Ara	Gel	Wachstum bei 40°	45°	52°	Thermores.[1]	Nitr.-reduktase
Mb. fortuitum													
Typ A	+	—	—	+	—	+	—	—	(—)	—	—	—	+
Typ B	+	—	—	+	—	—	—	—	(—)	—	—	—	+
Typ C	+	—	—	—	—	—	—	—	(—)	—	—	—	+
Mb. smegmatis	+	—		+	±	+	+	—	+	+	—	—	+
Mb. phlei	+	—		+	—	—	+	±	+	+	+	+	+
Mb. vaccae	+	—		+	—	±	—	—	+	(—)	—	—	(—)
Mb. borstelense[2]	+	—	—	—	—	—	—	—					—
Mb. balnei[2]	+	—	—	—	—	—	—						—

[1] 4 Std. bei 60°C.
[2] Siehe auch Amidase-Spektrum (Differenzierung Mb. balnei/Mb. borstelense).

größeren Durchmesser gegenüber dem Tuberkulin-Test, so kann sie im allgemeinen als beweisend für eine durch das entsprechende Atypische Mb. ausgelöste Allergie betrachtet werden.

Fragliche Stämme sollten zur Überprüfung an Speziallaboratorien übersandt werden (z. B. Forschungsinstitut Borstel üb. Bad Oldesloe).

Literatur:

Bönicke, R.: Beitr. klin. Tbk.: 121 (1959/60) 160.
Gruhn, I.: Zschr. ges. Hyg. 12 (1966) 368.
Naumann, P.: Arch. Hyg. 151 (1967) 332.
Meissner, G., und A. Schmiedel: Mykobakterien und mykobakterielle Krankheiten. Teil IV: Laboratoriumsdiagnose der Mykobakterien. VEB G. Fischer Verlag, Jena 1967.
Hein, H.: Differenzierung von Mykobakterien. Med. Lab. XXI (1968) 49 und 79.
Kubica, G. P., and W. E. Dye: Laboratory Methods for Clinical and Public Health Mycobacteriology. U. S. Public Health Serv. Publ. 1547 (1967).

Mycobacterium leprae

Syn. Bact. leprae, triv. Lepra-Bakterien.

Erreger des Aussatzes (Lepra). Folgende Typen (stabile Krankheitsformen) bzw. Gruppen (weitere Entwicklung unbestimmt) der Erkrankung werden unterschieden:

1. *Lepromatöser (L-)Typ:* Maligne Verlaufsform: Ausbildung von diffusen Hautinfiltrationen oder Knoten (Lepromen; histologisch: Anhäufung großer, vakuolisierter „Leprazellen"); zunehmende Beteiligung der peripheren Nerven, z. T. auch der inneren Organe; später Ulzerationen und schwere Verstümmelungen. Bakteriologisch regelmäßig stark positiv. Leprominreaktion (s. u.) negativ.

2. *Tuberkuloider (T-)Typ:* Relativ gutartige Form mit flachen, erythematösen Hautinfiltrationen (histologisch: tuberkelähnliche Struktur). Bakterien in den Läsionen nicht oder nur spärlich nachweisbar. Leprominreaktion meist positiv.

3. *Indeterminierte (I-) Gruppe:* Gewöhnlich makuläre Hautveränderungen mit meist negativem Bakterienbefund und wechselndem Ausfall der Leprominreaktion. Relativ benigne Form, die sich zum L- bzw. T-Typ entwickeln kann.

Daneben gibt es noch die sog. *borderline-Formen (B-Gruppe)*, die unter Aufflackern des Krankheitsprozesses (Lepra-Reaktion) allmählich vom tuberkuloiden in den lepromatösen Typ übergehen. Bakteriologisch sind die entsprechenden Hautstellen gewöhnlich stark positiv, während Nasenabstriche (s. u.) meist keinen Erregernachweis erbringen.
Im Gegensatz zu früheren Annahmen ist die Kontagiosität der Lepra – zumindest beim Erwachsenen – gering (Infektionen des Pflegepersonals ausgesprochen selten). Von Bedeutung für die Übertragung sind vor allem die lepromatösen Patienten, die die Erreger in großen Mengen ausscheiden.
Lepraherde bestehen, was Europa betrifft, noch in den südlichen Ländern; in subtropischen und tropischen Ländern spielt die Erkrankung z. T. noch eine bedeutende Rolle, wobei niedriger Lebensstandard und ungünstige hygienische Verhältnisse maßgebliche kausale Faktoren sind.

Untersuchungsmaterial:

Nasenabstriche: Mit breitgeklopftem und am vorderen Ende rechtwinklig abgebogenen Platindraht nach oberflächlicher Reinigung und Anästhesierung der Schleimhaut vom hinteren Teil des Nasenseptums unter Sichtkontrolle (Speculum) verdächtige Schleimhautstellen abschaben und das Material auf Objektträger aufbringen.

Beachte: Bei verschiedenen Lepraformen nur spärlicher oder fehlender Erregernachweis aus Nasenabstrichen (s. o.), desgl. bei Frühfällen; Gefahr der Verwechslung mit anderen säurefesten Stäbchen! Der Abstrichbefund ist von Bedeutung für die Feststellung offener Formen, ferner bei der Frage der Entlassung nach Behandlung, Beurteilung von Reaktivierungen etc.

Gewebsflüssigkeit von skarifizierten Hautstellen, besonders von den Randpartien mehrerer (!) verdächtiger Läsionen, aufgebracht auf Objektträger.

„Scraped skin incision" nach Wade gilt als zweckmäßigstes Verfahren: Haut (am Rand verdächtiger Stellen) desinfizieren, Hautfalte abheben und zwischen zwei Fingern fest zusammenpressen, mit kleinem Skalpell oder Rasiermesser einen kurzen, ca. 2–3 mm tiefen Einschnitt in das Corium ausführen, am Rand des Einschnittes Material abkratzen und auf Objektträger auftragen.

Gang der Untersuchung

Die Kultur des Mb. leprae ist bisher nicht mit Sicherheit gelungen. Neuerdings konnte der Erreger in Mäusepfoten vermehrt und über weitere Passagen fortgeführt werden. Die praktische Labordiagnostik beschränkt sich nach wie vor auf die mikroskopische Prüfung. Zunehmende Bedeutung hat die histologische Untersuchung gewonnen (wichtiges Verfahren auch der Klassifizierung und prognostischen Beurteilung).

1. Mikroskopisches Präparat: Mb. leprae ist als Einzelstäbchen von Mb. tuberculosis morphologisch nicht zu unterscheiden. Der Lepraerreger ist ebenfalls säurefest, nimmt aber die Farben etwas leichter an und gibt sie auch leichter ab als TbB., zumal bei Entfärbung mit Alkohol.
Als empfehlenswert gilt folgendes Färbeverfahren:
Objektträger auf einer waagerechten Glasplatte 30 sec über einem kochenden Wasserbad hitzefixieren, mit Karbolfuchsin 30 sec bedecken, dann mit Wasser leicht abspülen; mit einer Lösung von 0,2% Methylenblau in 4 Vol.% H_2SO_4 30–90 sec gegenfärben, erneut mit Wasser abspülen und lufttrocknen.

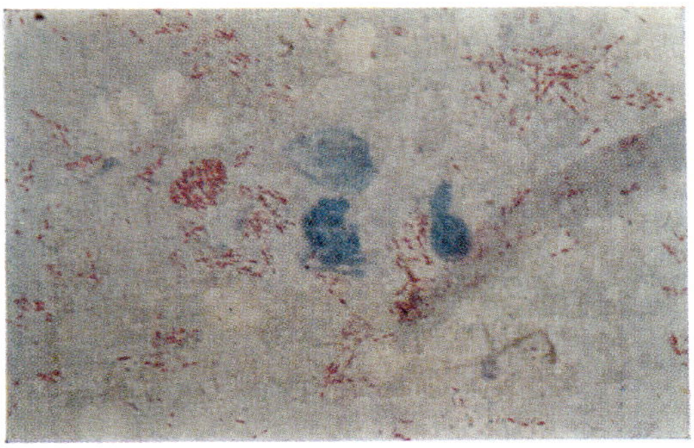

Abb. 53: Mycobacterium leprae. Abstrich von der Schleimhaut des Nasenseptums: Globi und massenhaft mehr oder weniger dicht zusammengelagerte Einzelstäbchen. ZIEHL-NEELSEN-Färbung. Vergr. 800fach.

Die Differenzierungszeit ist dann richtig gewählt, wenn die Epithelzellen rote Farbe und die Erythrozyten blassere Tönung zeigen.

Charakteristisch ist der Nachweis intrazellulär gelagerter und zigarrenbündelförmig verklumpter säurefester Stäbchen (sog. Globi) oder Vorhandensein der Stäbchen in großer Anzahl. Im Zweifelsfall (Differentialdiagnose zu TbB.) ist Kultur und/oder Tierversuch anzusetzen (negativ bei Lepra) oder, sofern TbB.-Material vorhanden, Färbung von Vergleichsproben auf demselben Objektträger durchzuführen bei Variierung der Einwirkungszeit der zweiten Farblösung.

2. Sonstige diagnostische Verfahren:

Lepromin-Reaktion: Injektion kleiner Mengen eines sterilen Extraktes aus bakterienreichem lepromatösem Gewebe. Der Test ist weniger für die Diagnostik als für die prognostische Beurteilung und für die Bestimmung des Krankheitstyps von Bedeutung. Nach einer unspezifischen, innerhalb 24–48 Std. erscheinenden und dann rasch wieder abklingenden Rötung entwickelt sich nach 2–4 Wochen im positiven Fall ein dunkelrotes Knötchen, das sich nur langsam zurückbildet. Eine positive Reaktion gilt als prognostisch günstig, umgekehrt ist eine negative Reaktion im Sinne einer ungünstigen Reaktionslage zu werten (ohne Bedeutung bei Gesunden). Der Test ist auch bei vielen Nicht-Leprakranken und auch bei Tuberkulösen positiv (bzw. wird nach BCG-Impfung positiv).

Literatur:

MEISSNER, G., A. SCHMIEDEL: Mykobakterien und mykobakterielle Krankheiten. Teil IX: Human and Murine Leprosy. VEB G. Fischer Verlag, Jena 1967.

Familie: Actinomycetaceae

Aktinomyzeten (Strahlenpilze) sind grampositive Mikroorganismen, die in Form verzweigter Fadennetze wachsen und dadurch Ähnlichkeit mit Fadenpilzen haben können. Hinsichtlich ihrer Zellstruktur jedoch gleichen sie den Bakterien; beim Zerfall bilden sie bakterienartige Teilstücke. So können die Strahlenpilze als Übergangsformen zwischen Bakterien und Fadenpilzen angesehen werden.

Die Familie der Actinomycetaceae wird unterteilt in
Gattung Nocardia: Obligat aerob; katalasepositiv. Ubiquitär verbreitet in der Luft und im Boden als Saprophyten. Verschiedene Arten sind als Erreger chronischer Eiterungen des subkutanen Gewebes (Myzetome) oder als Ursache von tuberkuloseähnlichen Lungenaffektionen bekannt. Die Kolonien zeigen je nach Art des Mikroorganismus ver-

schiedenes Aussehen, mehrere Arten bilden ein Luftmyzel[1], einzelne Arten sind partiell säurefest, besonders im Originalpräparat. Charakteristisch ist der Zerfall der Myzelfäden in kokkoide und Stäbchenformen.

Gattung Actinomyces: Obligat anaerob oder mikroaerophil; katalasenegativ. Normalerweise gefunden in Mundhöhle, oberen Luftwegen und Darm; nicht in der Außenwelt. Fast regelmäßig in Gesellschaft mit anderen Keimen, verursachen Aktinomyzeten chronische, eiternde und fistelnde Entzündungen. Charakteristisch ist die Ausbildung von Drusen im entzündeten Gewebe: kolonieartige Fadengeflechte mit – kennzeichnend für Drusen des Act. bovis – strahlenförmigen peripheren Ausläufern (bei A. israelii meist nur angedeutet), die der Erregergruppe den Namen gaben.

Die Drusen können bis stecknadelkopf- und hirsekorngroß werden; sie liegen als Körnchen im Eiter und werden aus Fisteln entleert. Allerdings ist zu berücksichtigen, daß Drusen gelegentlich auch bei andersartigen Entzündungen, z.B. von Fusobakterien oder Leptotrichien, gelegentlich auch von aeroben Strahlenpilzen und Hyphomyzeten (z.B. bei Maduromykose) gebildet werden können.

Gattung: Nocardia

Ein Teil dieser weitverbreiteten Keime weist tierpathogene Eigenschaften auf. Von einigen Arten wird ein Luftmyzel gebildet. Kommt es zu menschlichen Infektionen, so erfolgen diese exogen durch Inhalation „sporen"- bzw. pilzhaltigen Materials (Lungen-Nocardiose) bzw. über Hautverletzungen (Myzetome). Hauptunterscheidungsmerkmal gegenüber den humanmedizinisch bedeutenden Actinomycesarten ist das obligat aerobe Wachstum der Nocardien.

Abgrenzung von Streptomyzeten erfolgt am sichersten durch Analyse der Zellwandbestandteile mittels Papierelektrophorese (DL-Diaminopimelinsäure bei Nocardia, LL-Diaminopimelinsäure bei Streptomyces). Die Unterscheidung von echten Pilzen wird ermöglicht durch den geringen Durchmesser der Fäden (bei Nocardia bis 1 μ), von Mykobakterien durch das Vorhandensein von Verzweigungen und – vielfach – von Luftmyzel.

[1] Von dem am Nährboden haftenden Fadengeflecht (= Myzel) nach oben in den Luftraum wachsendes Netz von fädigen Elementen.

Nocardia asteroides

Dieser Keim ist der häufigste Erreger der Lungen-Nocardiose, einer seltenen Erkrankung, die sich meist als Sekundärinfektion bei Vorschädigung durch andere Erkrankungen entwickelt. Ausgesprochene Neigung zur Metastasierung im Gehirn, seltener auch in den Nieren etc. Die Lungenaffektionen werden wegen der Ähnlichkeit des klinischen Bildes leicht mit Tuberkulose verwechselt, eine Fehldiagnose, die wegen der partiellen Säurefestigkeit der Erreger auch noch durch Laboruntersuchungen „gestützt" werden kann, wenn die nach Ziehl-Neelsen-Färbung rot erscheinenden Erreger im Sputum oder Pleurapunktat mit Tuberkelbakterien verwechselt werden. – Auf geeigneten festen Nährböden bei längerer Bebrütung gewöhnlich Ausbildung von Luftmyzel.

Untersuchungsmaterial: Sputum, Pleurapunktat, Eiter (von Hirnabszessen etc.), Liquor.

Gang der Untersuchung

1. Mikroskopisches Präparat

Originalpräparat: Grampositive, oft auch unregelmäßig angefärbte, teilweise verzweigte oder keulenförmige Stäbchen und Fäden, z.T. auch kokkoide und diphtheroide Formen. Bei Ziehl-Neelsen-Färbung mit verkürzter Entfärbungszeit (HCl-Alkohol-Einwirkung 5–10 sec) partiell säurefest (unterschiedliche Farbreaktion der einzelnen Formelemente).

Kulturpräparat: Verzweigte, grampositive Myzelfäden, teilweise säurefest. Die etwa 1 μ dicken Fäden zeigen einen charakteristischen Zerfall in Stäbchen- und kokkoide Formen. Verzweigung und Fragmentation lassen sich gut darstellen in Objektträgerkulturen (S. 524).

2. Isolierung: Unter aeroben Bedingungen schon mittels einfacher Nährmedien möglich. Da Noc. asteroides die beim kulturellen TbB.-Nachweis aus Sputum gebräuchlichen Abtötungsverfahren gewöhnlich überlebt, ist es zweckmäßig, Sputumproben nicht nur direkt, sondern auch nach Vorbehandlung (S. 190ff.) zu kultivieren.
Zu empfehlen ist Bebrütung bei Zimmertemperatur und bei 37° C. Makroskopisch feststellbare Kolonien benötigen meist mehrtägige Bebrütung zu ihrer vollen Entwicklung.

Blutagar: Nach 2–5tägiger Bebrütung bei 37° C Entwicklung gewölbter, runzliger, körniger oder glatter Kolonien, die später weiß bis orange pigmentiert sind. Bei Ausbildung von Luftmyzel erscheint die Oberfläche matt, wie bestäubt.

SABOURAUD-*Dextrose-Agar:* Nach mehrtägiger Bebrütung treten weiche, mehr oder weniger gefältelte Kolonien in Erscheinung, deren Farbe zwischen weiß, gelb und orange variieren kann. Infolge Ausbildung von Luftmyzel kann die Oberfläche ganz oder teilweise wie mit Mehl bestäubt aussehen.

Beachte: Noc. asteroides zeigt auch auf Medien zur TbB.-Kultur gute Entwicklung in Form feuchter, glatter Kolonien, die in 1–2 Wochen auftreten und wie Ansiedlungen sog. „atypischer Mykobakterien" aussehen (S. 200). Die Unterscheidung ist möglich durch den Nachweis von Verzweigungen, z. B. mittels Objektträger-Kultur (S. 524).

3. Identifizierung

Kulturausstrich: Charakteristisch ist neben dem Zerfall der Myzelfäden in stäbchen- und kokkenförmige Elemente die deutlich ausgeprägte Säurefestigkeit.

Biochemische Reaktionen: Die enzymatischen Leistungen sind gering; nur wenige Zucker werden angegriffen. Harnstoff wird hydrolysiert. Im Gegensatz zu Noc. brasiliensis wird Galaktose nicht angegriffen und Gelatine nicht verflüssigt; Wachstum tritt auch bei 46° C ein.

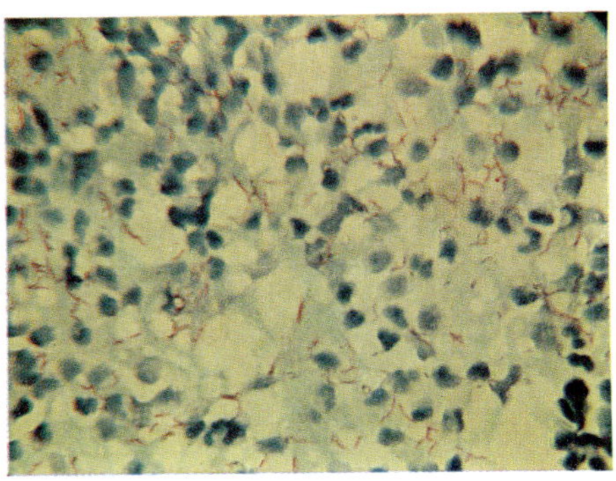

Abb. 54: Nocardiose der Lunge mit Durchbruch in den Pleuraraum. Originalpräparat vom Pleuraeiter mit massenhaft unregelmäßigen, säurefesten Stäbchen und zerfallenden Eiterzellen. ZIEHL-NEELSEN-Färbung. Vergr. 800fach.

Meerschweinchen-Tierversuch: i. p.-Injektion frisch gezüchteter Kulturen führt meist zum Tod der Tiere in 1–2 Wochen (generalisierte Entzündungsprozesse).

Abgrenzung von Aktinomyzeten: Noc. asteroides ist katalasepositiv (Aktinomyzeten: katalasenegativ). Wachstum obligat aerob (Aktinomyzeten: anaerob oder mikroaerophil).

Nocardia brasiliensis

Erreger von Myzetomen: langsam fortschreitende, knotig-geschwulstartige Wucherungen aus reaktivem Bindegewebe mit eingelagerten Abszessen, aus denen sich Keime und häufig Drusen enthaltender Eiter entleert, besonders am Fuß (sog. Madurafuß, s. unten). Der Keim dringt durch kleine Verletzungen in die Haut ein. Nur ausnahmsweise Erreger von Lungen-, Gehirn- oder anderen viszeralen Nocardiosen. Vorkommen: Mittel- und Südamerika.

SABOURAUD-*Dextrose-Agar:* Rasches Wachstum verschieden gestalteter, meist gerunzelter, schimmelig-erdig riechender Kolonien: Farbe von ockergelb bis rot; teilweise Ausbildung von Luftmyzel. Noc. brasiliensis ist, wie Noc. asteroides, (partiell) säurefest und Urease-positiv. Kein Wachstum bei 46° C.

Nocardia madurae

Bekannt als ein Erreger des Madurafußes in Indien. Mit dem Eiter werden weißliche bis rötlich tingierte, große Drusen ausgeschieden. Kolonien auf SABOURAUD-Dextrose-Agar (besser bei 37° als bei 30° C): Membranartig, oft wie Gehirnwindungen geformt, von elastischer Konsistenz, weiß, rosa bis rot gefärbt; gelegentlich Luftmyzel. Die Myzelfäden zeigen keine Neigung zur Fragmentation. Nicht säurefest. Gelatinase-positiv; Urease-negativ.

Maduromycosis (Mycetoma): Chronisch-granulomatöse Entzündung des Fußes (Madurafuß, Mycetoma pedis), selten der Hand oder anderer Körperteile. Gehäuft in Indien, zumal bei Barfußgehern. Aus den sich entwickelnden Fisteln werden mit dem Eiter weißgelbliche bis rötliche, drusenartige Körner ausgeschieden. Außer Noc. brasiliensis und Noc. madurae gelten folgende weitere Arten als Erreger:

Nocardia pelletieri: Besonders in Westafrika. Charakteristisch sind die in reichlicher Menge aus den Läsionen ausgeschiedenen, roten, kleinen Körnchen; langsam wachsende, später rosa bis korallenrote, harte Kolonien auf SABOURAUD-Agar; Urease-negativ.

Nocardia (Streptomyces) somaliensis: In Ost-, aber auch in Westafrika; Körnchen gelb bis gelbrötlich. Rasches Wachstum auf SABOURAUD-Agar in Form von anfangs weißlichen Kolonien, die rasch eine braune bis blauschwarze Farbe annehmen. Bei Ausbildung von Luftmyzel erhält die Oberfläche einen grauen Farbton. Urease-negativ.

Maduromykosen können außerdem durch verschiedene Pilze (Monosporium-, Aspergillus-, Allescheria-, Cephalosporium-, Penicillium- und Sterigmatocystis-Arten) verursacht werden (siehe auch S. 338).

Die Abgrenzung von Streptomyzeten von Nocardien durch Bestimmung der in der Zellwand vorhandenen Form der Diaminopimelinsäure läßt sich in der praktischen Diagnostik kaum realisieren. Die in der nachfolgenden Tabelle beschriebenen Merkmale erlauben in der Regel eine diagnostische Entscheidung.

Literatur:

MARIAT, F.: Arch. Biol. Med. 33 (1957) 939.
— Ann. Soc. Belg. Med. Trop. 4 (1962) 651.

Differenzierung von Nocardia und Streptomyces

	Nocardia		Streptomyces
Myzel	Zerfällt in kokkoide oder Stäbchenformen (Deckglaskultur)		keine Fragmentation, jedoch meist Ausbildung langer, spiraliger Ketten von teilweise säurefesten Arthrosporen durch das Luftmyzel
Casein-Hydrolyse (s. S. 557)	N. asteroides:	negativ	positiv
	N. brasiliensis:	positiv	positiv
Säurefestigkeit:	N. asteroides:	partiell	nicht säurefest
	N. brasiliensis:	säurefest	(Sporen können säurefest sein)
	Übrige Arten:	nicht säurefest	
Wachstum in Gelatine	N. asteroides:	negativ oder nur schwach	meist gutes (flockiges oder faseriges) Wachstum
	N. brasiliensis:	positiv	

Gattung: Actinomyces

Man unterscheidet (neben anderen, apathogenen Arten)

Actinomyces israelii: Der klassische und hauptsächliche Erreger der menschlichen Aktinomykose,

Actinomyces propionicus: In Einzelfällen als Aktinomykose-Erreger des Menschen nachgewiesen,

Actinomyces eriksoni: Menschenpathogene Wirkung noch nicht voll gesichert,

Actinomyces naeslundi: Hauptvertreter der apathogenen Mundaktinomyzeten des Menschen,

Actinomyces bovis: Erreger der Aktinomykose des Rindes.

Actinomyces israelii

Regelmäßiger Bewohner der Mundhöhle, der oberen Luftwege und wahrscheinlich auch des Darmes des Menschen. Bei Verletzungen der Schleimhaut (durch Borsten, Gräten etc.), über kariöse Zähne, von pneumonischen Infiltraten aus vermag er – praktisch immer unter Mitwirkung lokaler Begleitkeime – in das tiefere Gewebe einzudringen, wenn das Redoxpotential bei gestörter Gewebsatmung in den negativen Bereich verschoben ist. Die Begleitflora scheint für die Entstehung des Krankheitsbildes unabdingbar zu sein. Die meisten aktinomykotischen Prozesse spielen sich ab in der Zervikofazialregion, zu der die Erreger gewöhnlich über die Mundhöhle Zugang finden; von hier erfolgt die Ausbreitung in die benachbarten Halspartien. Lungenaktinomykosen gehen gewöhnlich von bronchopulmonalen Herden aus. Eine weitere Prädilektionsstelle ist das Ileozökal- und Rektalgebiet (Ausbildung tumorähnlicher Infiltrate). Vereinzelt werden auch Aktinomykosen in der weiblichen Genitalregion beobachtet. Stets handelt es sich um endogene Infektionen. Charakteristisch ist dabei die Bildung von Granulationsknoten, in deren Innerem Act. israelii in Form von Fäden oder Fadengeflechten zusammen mit den symbiontischen Begleitkeimen zu finden ist. Diese Erregerkonglomerate, sog. Actinomycesdrusen, weisen eben wahrnehmbare Punkt- bis Stecknadel- und Hirsekorngröße auf und sind von ziemlich fester Konsistenz und weißlicher Farbe. Sie zeigen nur angedeutet den strahligen Aufbau, der der Krankheit den Namen gegeben hat (der dagegen für die Drusen der Aktinomykose des Rindes typisch ist).

Häufig vorkommende Begleitkeime:

Actinobacillus actinomycetem-comitans (S. 161).

Bacteroides melaninogenicus (S. 165): Erzeugt einen charakteristischen „fötiden" Geruch des Eiters.

Leptotrichia buccalis: Oft mit A. israelii in Drusen vergesellschaftet.

Ferner: Fusobakterien, anaerobe Streptokokken, E. coli (bei Darmaktinomykose) etc.

Untersuchungsmaterial: Eiter, Abstriche, Sputum, Punktate, Operations- und Exzisionsmaterial.

Beachte: Stammt das Material aus Regionen, in denen Act. israelii auch normalerweise vorkommt, so ist aus seiner kulturellen Isolierung nur bei Nachweis von Drusen mit hinreichender Sicherheit auf eine ätiologische Bedeutung zu schließen. Steril entnommenes Operations- und Exzisionsmaterial sowie Punktate aus isolierten Krankheitsprozessen erlauben den Schluß auf die ätiologische Bedeutung von A. israelii auch ohne Nachweis von Drusen bei positivem Kulturbefund.

Gang der Untersuchung

Eitriges Material in flacher Schicht auf steriler Schale ausbreiten und auf Drusen (evtl. mit Lupe) überprüfen. Geronnenes Material (z.B. bei reichlicher Blutbeimengung) zu diesem Zweck sorgfältig zerkleinern. Verdächtige Knötchen mit 1%iger wäßriger Methylenblau-Lösung unter leicht aufgedrücktem Deckglas bei geringer Vergrößerung mikroskopieren: Typisch ist die blumenkohlartige Struktur der Myzelmassen; an einzelnen Stellen kann ein kleiner peripherer Besatz leicht kolbig verdickter, radiärer Myzelausläufer erkennbar sein; s. Abb. 56.

Verwechslungsmöglichkeiten sind gegeben bei Vorliegen von Eiterzellklümpchen oder bei Konglomeraten von Leptotrichien (meist weichere Körnchen), die nicht als Ursache aktinomykotischer Prozesse gelten.

1. Mikroskopische Untersuchung

Originalpräparat

a) Drusenverdächtige Körnchen: Deckglas von der vorher mikroskopierten Druse unter leichtem Quetschen vom Objektträger abziehen, nach GRAM färben: die Actinomyces-Elemente erscheinen als gebogene oder geschlängelte, seltener als verzweigte Stäbchen. Nicht selten ist ein gemeinsames Vorkommen mit Leptotrichien in Mischdrusen. Gewöhnlich sind außerdem in wechselnder Menge weitere Begleitkeime sichtbar.

b) Sonstiges Material: Actinomyces-Fragmente in Form grampositiver, gebogener, unregelmäßiger, z.T. gekörnter und verzweigter Stäbchen. Ein zweites Präparat wird zum Ausschluß von Nocardien und TbB. nach ZIEHL-NEELSEN gefärbt.

Kulturpräparat: Nur in den ersten Tagen (R-Formen, s.u.) zeigen Ausstriche neben gebogenen Stäbchen grampositive, gekörnte Fäden mit Verzweigungen. Präparate von älteren Kulturen (S-

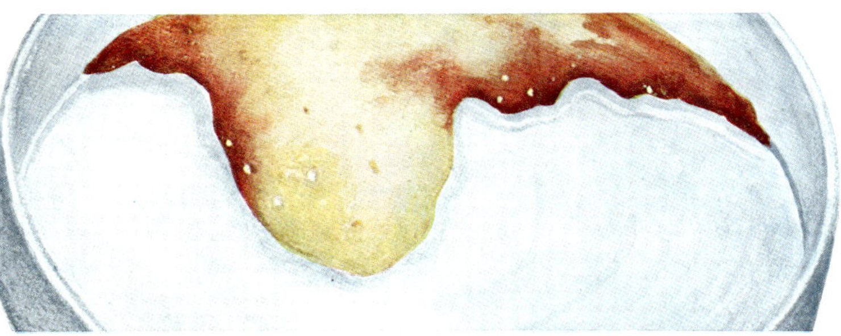

Abb. 55: Aktinomykose-Eiter mit Eiterkörnchen (Drusen). Natürliche Größe.

Formen, s. u.) enthalten praktisch nur noch grampositive, oft etwas gebogene oder unregelmäßige Stäbchen in V- oder X-Lagerung (ähnlich Korynebakterien).

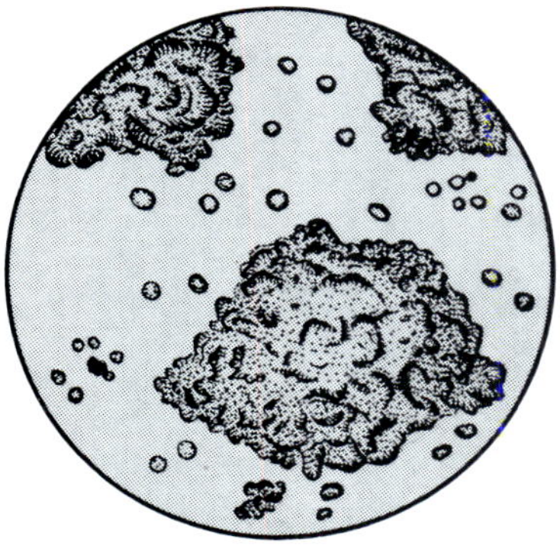

Abb. 56: Actinomyces israelii. Ungefärbtes Quetschpräparat von Drusen (halbschematisch), mittlere Vergrößerung: Charakteristische blumenkohlartige Struktur mit angedeutetem Besatz kolbig verdickter, radiärer Myzelausläufer.

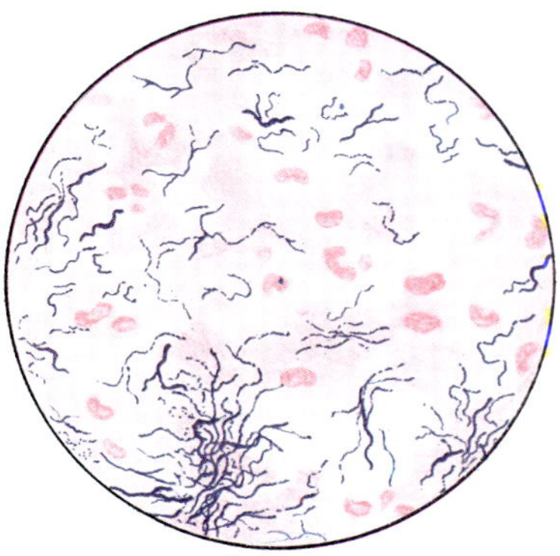

Abb. 57: Actinomyces israelii. Originalpräparat von Eiter: Grampositive, z. T. verzweigte Fäden, z. T. unregelmäßig gekrümmte oder in kurze Formen zerfallende Stäbchen. GRAM-Färbung. Vergr. 800fach.

2. Isolierung: Act. israelii wächst am besten bei weitgehend verminderter O_2- und mäßiger (5%) CO_2-Spannung. Die charakteristische, fädig-geflechtartige Kolonieform entwickelt sich rasch, innerhalb 2–3 Tagen, ist in diesem Alter aber nur bei Vergrößerung erkennbar. Nach dem Ende der ersten, typischen Wachstumsphase (R-Form), etwa nach dem 3.–5. Tag, entwickelt sich eine zweite, uncharakteristische Wuchsform, wobei kurze, bazilläre Formelemente gebildet werden. Dabei wird das primäre Myzel zunehmend überwachsen, so daß zunächst noch die Myzelausläufer, dann gar nichts mehr davon zu sehen ist. Da die Kulturen anfangs täglich zu überprüfen sind, ist die Kultivierung auf durchsichtigen Nährböden im FORTNER-Verfahren am zweckmäßigsten: genügende Luftfeuchtigkeit bleibt erhalten und die auf einen Teil der Platte aufgeimpfte Serratia marcescens bewirkt ausreichende Reduktion des O_2 und die Schaffung einer günstigen CO_2-Atmosphäre. Die Kulturen können dabei täglich bei etwa 100facher Vergrößerung von der Rückseite des Nährbodens her ohne Unterbrechung der Anaerobiose mikroskopiert werden; meist sind schon nach 2–3 Tagen die typischen Kolonien feststellbar.

Drusen werden aus dem Untersuchungsmaterial gefischt und auf geeignete Nährböden aufgedrückt, evtl. nach vorheriger wiederholter Waschung in steriler physiol. NaCl-Lösung zur Verminderung anhaftender Begleitkeime. Partielles Eindrücken von Drusen oder Drusenstückchen in den Agar fördert oft das Angehen der Kultur. Drusenfreies Material wird, wenn dickflüssig, direkt, sonst nach Zentrifugieren verimpft.

Aszites-Agar[1] als FORTNER-Platte: Bebrütung bei 37°C; ab 2. oder 3. Tag nach Beimpfung tägliche Kontrolle (s. o.): Kolonien mit einem Kranz radiär ausstrahlender, verzweigter Fäden (sog. R-Form, wird zuerst ausgebildet). Nach 3–4 Tagen tritt Dissoziation ein, d. h. zunehmende Ausbildung der sog. S-(Glatt-)Form, wobei die radiären Ausläufer vom Zentrum her überdeckt werden. Die Kolonien sind dann stark lichtbrechend, haften (wie die der R-Form) fest am Nährboden, sind aber ansonsten nicht mehr sehr charakteristisch. Manchmal entwickeln sich Actinomyces-Kolonien nur in direkter Verbindung mit eingeimpften Drusen oder Drusenstücken bzw. zusammen mit oder in andersartigen Kolonien.

Hämolysierter Blutagar nach SCHÄFER (S. 540) als FORTNER-Platte: Kolonie-Morphologie wie auf Aszites-Agar. Der Nährboden vermittelt gleichzeitig optimales Wachstum des häufig als Begleitkeim auftretenden Bact. melaninogenicus und Actinobac. actinomycetem-comitans.

---

[1] Fleischwasseragar (oder gleichwertiges Substrat), pH 7,2–7,4, mit Zusatz von 20% Aszitesflüssigkeit.

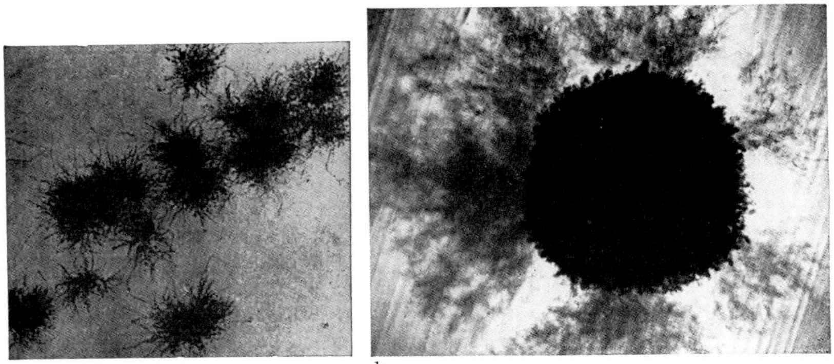

a b

Abb. 58a und b: Actinomyces israelii.
a: Kolonien nach 5tgg. Bebrütung bei 37° C auf Kochblutagar im FORTNER-Verfahren, Vergr. 30fach.
b: 9 Tage alte Kolonie, Vergr. 24fach. (Nach LENTZE, 1938).

3. Identifizierung:

Kulturpräparat: Nur in den ersten Tagen nach Entwicklung der Kolonie typisch (s. 1.).

Anaerobe Deckglaskultur nach dem FORTNER-Verfahren (Technik s. S. 520): Zum Nachweis der differentialdiagnostisch wichtigen Verzweigungen.

Biochemisches Verhalten: Die Gewinnung von Reinkulturen kann sehr schwierig und zeitraubend sein. Oft führen erst zahlreiche Passagen zu einer sicheren Abtrennung von begleitenden Satellitenstämmen. Die wichtigsten Eigenschaften sind in der folgenden Tabelle dem Verhalten anderer Aktinomyzeten gegenübergestellt.

Abgrenzung von Leptotrichien: Leptotrichia-Kolonien haben nicht die für Act. israelii typischen, feinen Ausläufer.

Verhalten der wichtigsten humanen Actinomyces-Arten und des Actinomyces bovis

Actinomyces	Aerobes Wachst. (37° C)	Beginn der Dissoziation (Tage)	Spaltung (in 14 Tg.) von						in 14 Tg.		Katalase
			Man	Ara	Sal	Ino	Inu	Xyl	Nit	Gel	
A. israelii	–[1]	3–4	+	+	+	+	–	+	+	–	–
A. propionicus	+	1	+	–	–	–	–	–	+	+	–
A. eriksoni	–	1	+	+	+	–	–	+	–	–	–
A. naeslundi	+	1	–	±	+	+	+	–	+	–	–
A. bovis	–[1]	1	–	–	–	+	–	–	–	–	–

[1] Bei Anwesenheit von 5% CO_2 auch mikroaerophiles Wachstum.

Sonstige Mund-Aktinomyzeten

Im Zahnbelag, Speichel etc. vorkommend:

Act. propionicus: Erreger einzelner Aktinomykosefälle. Die Kolonien haften, wie die des Act. israelii, fest am Nährboden, doch gelingt die Züchtung auch aerob auf nährstoffangereicherten Substraten; s. Tabelle.

Act. eriksoni: Möglicherweise ebenfalls für einzelne Aktinomykosefälle verantwortlich. Streng anaerob. Abgrenzung von Act. israelii ist möglich aufgrund der Kolonieform (fädige Kolonieausläufer sind gewöhnlich nicht sichtbar) in Verbindung mit der Prüfung des biochemischen Verhaltens (s. Tabelle).

Act. naeslundi und andere (noch nicht hinreichend spezifizierte) Actinomyces-Arten wie Act. parabifidus gelten nicht als Aktinomykose-Erreger; Act. naeslundi, dessen Kultur in den ersten Tagen derjenigen des Act. israelii ähneln kann, läßt sich auf nährstoffreichen Substraten bei erhöhter CO_2-Spannung auch aerob züchten.

Sonstige Aktinomykose-Erreger

Act. bovis: Normaler Bewohner des Maules beim Rind, Erreger der Rinder-Aktinomykose. Die Drusen der Rinder-Aktinomykose zeigen den typischen radiären Kranz kolbiger Endanschwellungen mit zentralem Myzelgeflecht. Die Kolonien (Anaerob-Kultur wie bei Act. israelii) sind weich und haften nicht am Nährboden. Der Antigenaufbau von Act. bovis und Act. israelii ist praktisch einheitlich.

Act. baudeti: Mikroaerophiler Aktinomyzet; als Aktinomykose-Erreger bei Hund und Katze isoliert. Apathogen für den Menschen.

Literatur:

Lentze, F.: Münch. med. Wschr. 85 (1938) 1826.
Lentze, F.: Med. Klin. 45 (1950) 992.
Prévot, A.R., u. Mitarb.: Les bactéries anaerobies. Dunold, Paris 1967.

Familie: Streptomycetaceae

Gattung: Streptomyces

Die der Streptomyces-Gruppe angehörenden Bakterien sind in der Regel saprophytäre, in Staub, Erde, Stroh, Getreide vorkommende Keime. Humanmedizinisch sind sie deshalb bedeutungsvoll, weil einige Vertreter dieser Gruppe zur Gewinnung von Antibiotika benutzt werden, z.B. Streptomyces griseus *(Streptomycin)*, Streptomyces venezuelae (Chloramphenicol), Streptomyces aureofaciens *(Aureomycin)*, Streptomyces fradiae *(Neomycin)*.

Streptomyzeten weisen Ähnlichkeiten mit Nocardia-Arten auf und können dadurch zu Verwechslungen Anlaß geben. Differentialdiagnostische Hinweise s. S. 209.

Sporenbildende Stäbchen
(Sporenbazillen)

Sporenbazillen kommen in zahlreichen Arten, zumal in humusreicher Erde, vor und gelten als notwendige Zersetzungserreger in der Natur (Mineralisation, d.h. die Zerlegung der organischen Stoffe in ihre anorganischen Urbestandteile wie Wasser, CO_2, Ammoniak, Salze). Sie bevölkern auch den menschlichen Dickdarm und gewinnen hier durch ihre eiweißabbauende und kohlenhydratvergärende Tätigkeit Bedeutung bei der normalen Verdauung. Einzelne Vertreter dieser Sporenbazillen können unter geeigneten Milieubedingungen pathogene Wirkung entfalten.
Charakteristisch für alle Keime dieser Gruppe ist die Fähigkeit, zumal unter ungünstigen Lebensbedingungen, Sporen zu bilden. Diese entwickeln sich bei aeroben Bazillen meist ohne Auftreibung des Bazillenleibes, bei anaeroben Keimen dagegen meist unter charakteristischer Anschwellung (Schwellung in der Mitte: Spindel- oder Clostridiumform; trommelschlegel- oder tennisschlägerartige endständige Auftreibung: Plectridiumform). Sporen werden von üblichen chemischen Desinfektionsmitteln nicht abgetötet und weisen gegen Austrocknung, teilweise auch gegen Hitze erstaunliche Widerstandsfähigkeit auf. Sie werden daher als Testobjekte zur Prüfung von Sterilisationsanlagen verwendet.

Familie: Bacillaceae

Bacillaceae sind stäbchenförmige, Endosporen bildende Mikroben, entweder mit peritricher Begeißelung oder unbeweglich (ohne Geißeln). Bei der systematischen Unterteilung ist das Sauerstoffbedürfnis zugrundegelegt.

Gattung Bacillus (S. 214): Aerobes (oder auch fakultativ anaerobes) Wachstum. Große, gewöhnlich grampositive Stäbchen, Katalase-positiv. Die Organismen finden sich im Boden und Wasser, in der Pflanzenwelt etc.

Bac. anthracis (s. u.) ist die einzige menschenpathogene Art dieser Gattung. Unter den anderen, gewöhnlich apathogenen, gelegentlich als Verunreiniger auf Nährböden gefundenen Arten kann Bac. subtilis ganz ausnahmsweise humanmedizinische Bedeutung erlangen. Nicht unwichtig ist die Rolle verschiedener aerober Sporenbildner, insbes. des Bac. cereus, als Erreger unspezifischer Nahrungsmittelvergiftungen.

Gattung Clostridium (S. 221): Anaerobes Wachstum (zumindest unter Sauerstoffbeschränkung); Katalase und Oxydase werden nicht oder nur in sehr kleiner Menge gebildet.
Mehrere Arten dieser ebenfalls allgemein verbreiteten Gattung (Boden, Staub, Wasser, Darminhalt von Mensch und Tier) sind von medizinischer Bedeutung.

Für eine erste praktische Differenzierung nachgewiesener Sporenbildner dient die Feststellung des kulturellen Sauerstoffbedürfnisses. Dabei sind innerhalb der Clostridien-Gruppe alle Abstufungen von strengster Anaerobiose bis zur Mikroaerobiose möglich.

Differenzierung grampositiver sporenbildender Stäbchen

Gattung	Oxydase	Katalase	OF-Test	Bew	Wachstum aerob	Wachstum anaerob
Bacillus	w	+	w	(+)	+	(—)
Clostridium	—	—	F/–	(+)	(—)	+

Grampositive aerobe Sporenbazillen

Gattung: Bacillus

Bacillus anthracis

Triv. Milzbrandbazillus.

Erreger des besonders als Tierseuche gefürchteten Milzbrandes.
Infektion des Menschen fast stets über Haustiere oder von diesen stammendes, infektiöses Material. Der menschliche Milzbrand manifestiert sich entsprechend den verschiedenen Infektionswegen in drei Formen:

Hautmilzbrand (Pustula maligna), häufigste Form, entsteht durch Übertragung erreger-(sporen-)haltigen Materials auf die Haut (bei Hautschädigungen), u. a. durch infizierte Haare an Bürsten und Pinseln, beim Enthaaren, beim Scheren, Abhäuten von Tieren, mit überwiegender Lokalisation an Hand und Unterarm, aber auch im Gesicht.
Bevorzugt betroffen sind Metzger, Tierärzte, die Landbevölkerung und andere beruflich exponierte Personen. Die sich entwickelnde, auffallend schmerzlose Pustel ist umgeben von einem verschieden großen, entzündeten und ödematösen Bereich. Das in Nekrose übergehende, schwärzliche Zentrum umgibt sich ringförmig mit Bläschen, die mit seröser oder serös-blutiger Flüssigkeit gefüllt sind.

Lungenmilzbrand entsteht durch Einatmung von Sporen an Haaren etc. (besonders in Woll-, Leder- und Pinselfabriken, Lumpensortieranstalten). Schlagartiger Beginn mit Schüttelfrost, hohem Fieber mit gewöhnlich rasch tödlichem Ausgang. Der Nachweis der im Sputum reichlich vorhandenen Bazillen kommt meist zu spät.

Darmmilzbrand, sehr selten; gewöhnlich nach Genuß infektiösen Fleisches. Verlauf als schwere infektiöse, meist tödliche Enteritis. Die Erreger lassen sich in den serös-blutigen Entleerungen nachweisen.

Alle drei Formen können zur Milzbrandseptikämie führen.

Lebensfähigkeit der Erreger

Vegetative Organismen: Thermo-Resistenz entsprechend anderen nicht-sporenbildenden Mikroorganismen. Hitzeeinwirkung von 60° C während 30 min führt zur Abtötung.

Sporen: Hohe (allerdings von Stamm zu Stamm differierende) Thermo- und Chemoresistenz.
Feuchte Hitze (Dampftopf etc.) von 100° C wird 5–10 min ertragen. Diese Eigenschaft wurde benützt für die biologische Prüfung von Dampfdesinfektionsgeräten. Wegen möglicher Infektionsgefahr verwendet man besser die ungefährlichen Sporen von Bac. subtilis.

Für die chemische Vernichtung der Lebensfähigkeit von Anthrax-Sporen eignen sich 1%ige Quecksilberchloridlösung (bei 2 Std. Einwirkung) bzw. 4%ige K-permanganatlösung (bei 15 min Einwirkung).

Sporenbildung erfolgt nicht in lebendem Gewebe, jedoch im Boden und in totem Material.

Antigene der Milzbrandbazillen

Von den drei bisher bekannten Antigenen ist

das somatische Protein-Antigen für die Antikörperbildung bei den meisten Tieren verantwortlich;

das somatische Polysaccharid-Antigen ein Hapten, das mit der Virulenz nicht in Beziehung zu stehen scheint;

das Kapsel-Antigen ein Polypeptid, das nur in virulenten Stämmen nachweisbar ist.

Untersuchungsmaterial:

Abstriche vom Bereich der Pustula maligna, am besten Flüssigkeit aus Bläschen um die zentrale Nekrose.

Blut, Stuhl, Sputum (bei Septikämie- bzw. Darm- oder Lungenmilzbrand-Verdacht);

Menschliches Sektionsmaterial: Herzblut, Milz, Lunge, Darminhalt;

Tierisches Material: Milz und andere Organteile, sonst Borsten, Haare, Häute etc.

Gang der Untersuchung

Milzbranduntersuchungen sollen zur Vermeidung von Laborinfektionen bzw. von Keimverstreuungen nur in Laboratorien durchgeführt werden, bei denen sachgemäßer Umgang mit den Kulturen und sichere Abtötung auch sporenhaltigen Materials durch Autoklaven bzw. Verbrennungsöfen voll gewährleistet sind.

Aerosolbildung mit erregerhaltigem Material ist unbedingt zu vermeiden; die Verarbeitung soll in dicht schließenden Impfkästen erfolgen. Verwendetes Instrumentarium ist vor der Reinigung zu autoklavieren, Labortisch- und sonstige kontaminierte Oberflächen sind mit 5%iger Karbolsäure zu desinfizieren. Tierische Ausscheidungen sind in Kunststoffbeuteln zur Verbrennung zu bringen, desgl. tote Versuchstiere. Käfige sind vor der Reinigung zu autoklavieren.
Bei Verdacht auf Laborinfektion sofort mit Penicillin oder einem Breitspektrumantibiotikum behandeln.

1. Mikroskopisches Präparat

a) Originalpräparat: grampositive, große, plumpe Stäbchen (1,0–1,25 : 5–10 μ) mit eckigen Enden. Nicht unterscheidbar von aeroben saprophytären Bazillen, wenn Kapseln und Sporen nicht zur Darstellung kommen. Häufig liegen die Erreger in kurzen Ketten vor; bei stärkerer Fixierung kommt es zur Schrumpfung des Bazillenleibes und es entsteht das Bild der „Bambusform". Die Ketten sind gewöhnlich von einer Schleimkapsel umgeben, die am deutlichsten in Präparaten aus flüssigem Material erkennbar ist. „Bambusformen" sind sehr verdächtig für Milzbrand, wenn auch noch nicht beweisend. Die Darstellung der Kapseln erhärtet den Verdacht (Färbung mit alkalischem Methylenblau oder mit Safranin nach Olt s. S. 643). Kapselbildung kann auch nach Züchtung auf hochwertigen Medien (z. B. Blutagar) beobachtet werden.

b) Kulturpräparat: Stäbchen bis 2 μ dick, unbeweglich, oft lange Fäden, die bei vorsichtiger Erhitzung und Färbung wie rechteckige, in regelmäßigen Abständen mit dem Messer abgeschnittene Plättchen erscheinen.

Sporen: Elliptisch, fast stets mittelständig, stark lichtbrechend („Perlenketten", wichtiges Merkmal). Sie bleiben bei üblicher Färbung, z. B. nach Gram, ungefärbt, lassen sich aber durch Spezialmethoden sichtbar machen (s. S. 643).

Beachte: Nach erfolgter Sporulation pflegen die Bakterien rasch zu zerfallen; Reste der vegetativen Zellen können dann noch als gramnegatives Material sichtbar sein, bis die Sporen schließlich freiliegend allein in Erscheinung treten. – Die übliche Hitzefixierung bei der Färbung tötet Milzbrandsporen nicht mit Sicherheit ab!

2. Isolierung: Aerobes und fakultativ anaerobes Wachstum auf allen üblichen Nährböden in einem Temperaturbereich von 12–45° C bei einem Optimum von 35° C. Sporenbildung tritt nur bei O_2-Zutritt ein. Bei einer Züchtungstemperatur ab 42–43° C kommt es zum Verlust an Virulenz (Pasteur); dieser geht mit dem Verlust der Kapselbildung einher.

Vorbereitung des Untersuchungsmaterials:

a) Bei nicht oder nur unbedeutend verunreinigten Proben (z. B. Blut bei Septikämie, Karbunkelsekret etc.): direkte Beimpfung der Nährmedien.
b) Bei stärker verunreinigtem Material (z. B. Auswurf, Stuhl, gewisse Leichenorgane wie Darmschlingen etc.): Proben in Wasser aufschwemmen, gut durchschütteln, Sediment verarbeiten nach Vorbehandlung mit Hitze (80° C für 10 bis 30 min, evtl. abgestuft); hierbei gehen alle vegetativen Bakterienformen zugrunde, während die hitzeresistenten Milzbrand- (und evtl. andere) Sporen lebensfähig bleiben.
c) Faulige Leichenorgane, verweste Kadaver etc. prüft man mittels des Thermopräzipitationsverfahrens nach Ascoli (s. S. 216).

Blutagar (8–10% Hammelblut): Fehlende oder nur sehr schwache Hämolyse (Gegensatz: Bac. subtilis) der nach 24 Std. mittelgroßen, mattglänzenden, grauweißen Kolonien; bei schwacher Vergrößerung (Lupe) erkennt man die charakteristischen, vom Kolonierand ausstrahlenden, kommaförmigen, lockigen Ausläufer, die der Ansiedlung das Aussehen eines „Medusenhauptes" verleihen (Abb. 59a). Cave: Verwechslung mit apathogenen Bazillen, z.B. mit Bac. cereus (s. S. 218, Tab. S. 218 u. Abb. 60).

Neben der beschriebenen typischen Kolonie (der sog. R-Form) gibt es gelegentlich eine kleine, „glatte" Variante, die nicht das typische lockige Aussehen aufweist und relativ avirulent ist.

Nähragar ohne weitere Zusätze: Ähnliches Wachstum wie auf Blutagar.

Nährbouillon: Nach 24stündiger Bebrütung bildet sich eine watteartige, aus Scheinfäden bestehende Flocke am Röhrchenboden. Die überstehende Flüssigkeit pflegt meist klar zu bleiben.

Tierversuch für Erstisolierung: Probe in physiol. NaCl-Lsg. aufschwemmen (Organteile im Mörser mit physiol. NaCl-Lsg. zerkleinern), durch Glaswolle filtrieren, Filtrat 10–30 min bei 80° C erhitzen, 15 min bei 3000 U/min zentrifugieren, Sediment einem Meerschweinchen i.m. injizieren, das am Vortag mit Tetanus-Antitoxin (500 E) und polyvalentem Gasbrandserum (welches in seiner Wirkung je etwa 1000 E Clostridium-perfringens- und Cl. oedematiens-Antitoxin plus 500 E Cl. septicum-Antitoxin entsprechen soll) vorbehandelt wurde. Der Tod durch Milzbrand tritt innerhalb 2–3 Tagen ein (der Tod durch Gasbranderreger gewöhnlich früher). In jedem Fall sollten aerobe Kulturen von der Milz, vom Herzblut und evtl. vorhandenen pathologischen Organveränderungen angelegt werden, wie unter 2. beschrieben. Der Tierversuch wird positiv, wenn im injizierten Material mindestens 30–50 Milzbrandsporen vorhanden sind.

3. Identifizierung

Beweglichkeitsprüfung: Hängender Tropfen aus Bouillonkultur: Milzbrandbazillen sind unbeweglich, während fast alle aeroben apathogenen Sporenbildner beweglich sind.

Gelatine-Stichkultur: Typische gläserbürstenartige Ausstrahlungen vom Stichkanal, „umgekehrter Tannenbaum".

Biochemisch: Siehe Tab. S. 218. Für die Prüfung der Kohlenhydratspaltung geeignet ist das Testsubstrat nach SMITH u. Mitarb. (s. Fußn. S. 502).

Tierversuch: Bevorzugt verwendet werden weiße Mäuse. Nach s.c. Injektion von 0,25 ml einer 24stdg. Bouillonkultur gehen die Tiere in 2–4 Tagen unter einer Septikämie zugrunde. Die Erreger sind züchtbar aus Herzblut, Milz, Leber, Lungen etc. Ein besonders wichtiges Merkmal ist die Kapselbildung im Tierkörper.

Sektionsbefund: Sulziges Ödem an der Injektionsstelle; auffallende Vergrößerung der Lymphknoten und der Milz, die schwarzrot (wie verbrannt) aussieht.

Perlschnurtest (JENSEN, J., und H. KLEEMEIER: Zbl. Bakt. I. Orig. 159 [1952/53] 494) zur beschleunigten Bestätigung bei bestehendem Milzbrand-Verdacht: Man legt eine Deckglaskultur unter Verwendung von Agar mit 0,5 I.E./ml Penicillin an. Nach 6stdg. Bebrütung in feuchter Kammer Direkt-Mikroskopie (cave Infektionsgefahr!): Milzbrandbaz. zeigen perlschnurartige Deformation der Stäbchen.

Abgrenzung von Bac. cereus und anderen apathogenen Sporenbildnern: Siehe Tabelle S. 218 und Tabelle S. 219.

Gammaphagentest: Siehe BROWN, E.R., W.B. CHERRY: J. Inf. Dis. 96 (1955) 34.

4. Präzipitationsprobe nach *Ascoli*

Zur Extraktherstellung ist besonders die Milz geeignet, sonst auch Tierhäute, Felle etc.

a) Frische Organe: 2–3 g des Materials zerkleinern, mit 10 ml Chloroform überschichten, 5 Std. bei Zimmertemperatur einwirken lassen, überschüssiges Chloroform abgießen, breiigen Rückstand mit 5 ml physiol. NaCl-Lösung versetzen, extrahieren, bis zur völligen Klärung filtrieren.

b) Faulige Organe: Zerkleinern, in 5–10facher Menge physiol. NaCl-Lösung mit Zusatz von Essigsäure 1:1000 5 min kochen, schnell abkühlen, klarfiltrieren.

Technik der Präzipitationsreaktion, Ablesung: Siehe S. 435.

Sonstige aerobe Sporenbildner

Aerobe Sporenbildner sind – abgesehen von Milzbrandbazillen – in der Regel apathogen. Bei reichlichem Vorhandensein in Speisen vermag Bac. cereus unspezifische, gewöhnlich rasch abklingende Lebensmittelvergiftungen auszulösen. Bac. subtilis ist gelegentlich an menschlichen Infektionen mitbeteiligt.
Die apathogenen aeroben Sporenbildner sind gewöhnlich beweglich, die Enden der Stäbchen in der Regel etwas abgerundet. Meist kräftiges Wachstum auf einfachen Nährböden.

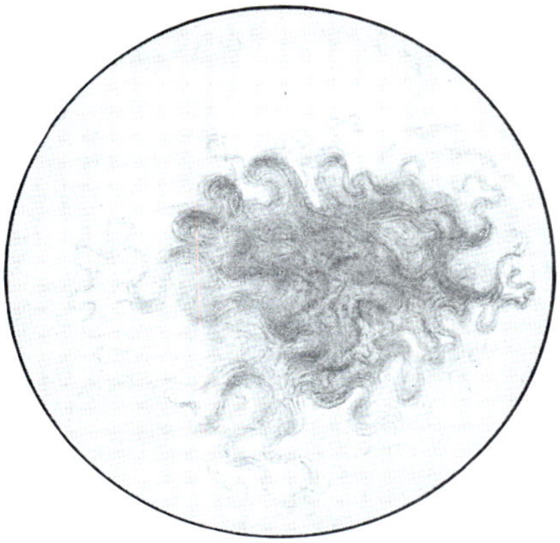

a

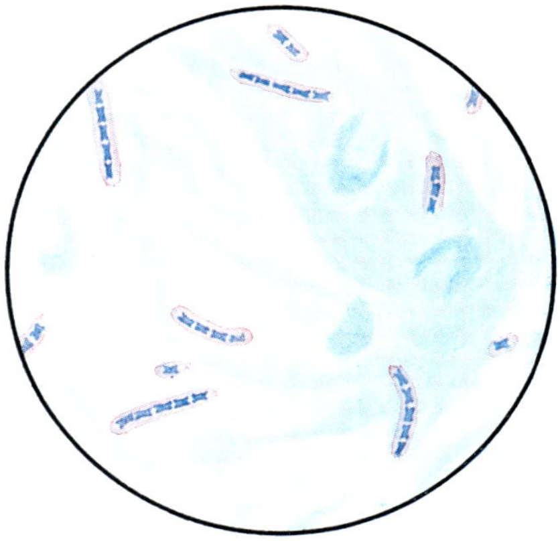

b

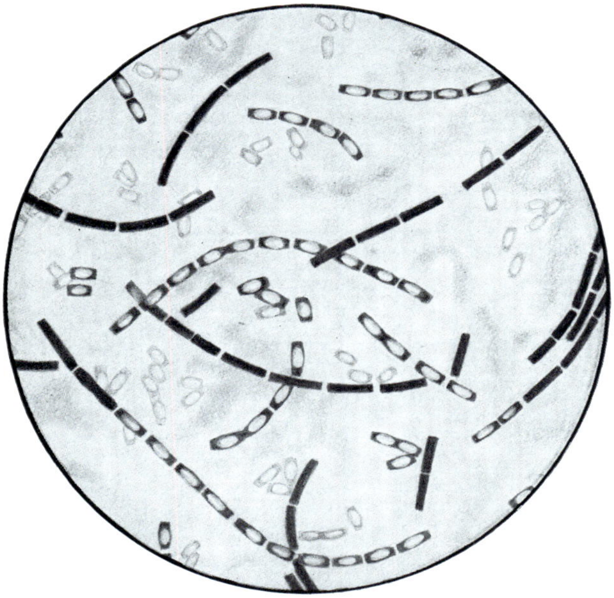

c

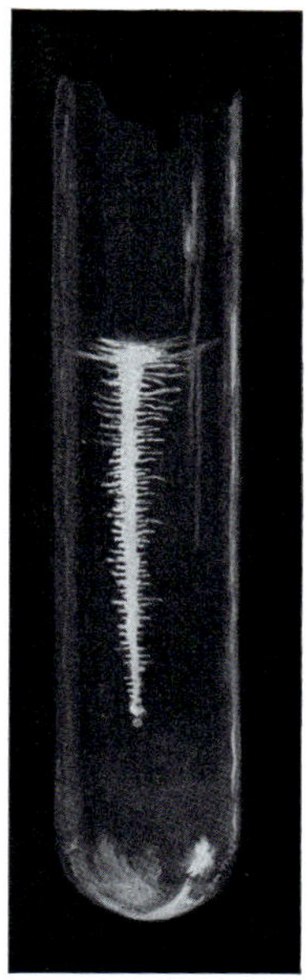

d

Abb. 59a–d: Bacillus anthracis.
a: Junge Milzbrandkolonie auf Nährgelatine. Typisches lockiges Aussehen („Medusenhaupt"). Vergr. etwa 6fach.
b: Ausstrichpräparat aus der Milz einer mit Bac. anthracis infizierten Maus; Kapselfärbung. Deutlich sichtbare Kapseln. Die einzelnen Bazillen haben infolge der Hitzewirkung beim Fixieren „Sanduhr"form angenommen. Vergr. 800fach.
c: Präparat von Agarkultur (halbschematisch). Deutlich sichtbare Sporen- und Fadenbildung. Bazillenenden wie mit einem Messer geschnitten. Vergr. etwa 1200fach.
d: Gelatinestichkultur: „Gläserbürsten"artiges Wachstum.

Biochemische Differenzierung von Bac. anthracis und apathogenen aeroben Sporenbildnern[1] (s. auch Tab. S. 219)

Bacillus	Dex	Lak	Sac	Man	Mal	Sal	Ara	Rha	Xyl	VPR	Nit
anthracis	+	–	+	–	+	(–)	–	–	–	+	±
cereus	+	(–)	(+)	–	+	(+)	–	–	–	+	±
– var. mycoides	Biochemisch zwischen Bac. cereus u. Bac. megaterium										
megaterium	+	w	+	+	+	+	w	(–)	(+)	(–)	–
subtilis	+	–	+	+	+	+	+	w	+	+	+

[1] Prüfung der Zuckerspaltung mittels des Testsubstrates nach Smith u. Mitarb. (s. Fußnote S. 502).

Bacillus cereus

Ubiquitär in Erde und Staub; morphologisch-kulturell große Ähnlichkeit mit Milzbrandbazillen. Nicht selten Ursache unspezifischer Lebensmittelvergiftungen.

Gang der Untersuchung

1. Mikroskopisches Präparat: Stäbchen 3–5 μ lang; sporenfreie Stäbchen bilden lange Ketten, Stäbchen mit Sporen (wenn überhaupt vorhanden) sind nur leicht aufgetrieben und bilden kürzere Ketten. Meist beweglich.

2. Isolierung

Nähragar: Große, flache, meist unregelmäßig begrenzte Kolonien, die charakteristischerweise bei durchfallendem Licht wie poliertes Glas oder wie glänzende Seide aussehen. Daneben auch kleine, glatte, glänzende, kompakte Kolonien und Übergänge zwischen beiden Formen. Ältere Kolonien: wachsartig.

Blutplatte: Hämolyse.

Cereus-Selektivagar nach Mossel (als Trocken-Nährboden von Merck): Das Medium enthält u. a. neben Mannit und Phenolrot eine 50%ige Eigelb-Suspension. Zur Erhöhung der Selektivität kann Polymyxin-B-Sulfat (10–100 γ/ml Substrat) zugesetzt werden. Bac. cereus wächst in Form rauher, trockener Kolonien mit rosa- bis purpurfarbenem Untergrund, die von einem weißen Niederschlagsring umgeben sind (Lezithinase-Wirkung). – Quantitativer Nachweis des Keimes zur Beurteilung seiner ätiologischen Bedeutung bei Lebensmittelvergiftungen erforderlich, siehe hierzu S. 629. Die Zählung setzt die sichere Identifizierung des Keimes voraus (s. u.).

Bei Lebensmittelvergiftungen durch Bac. cereus findet man den Erreger in Mengen von etwa 10^6 bis 10^9 Keimen pro Gramm Speise.

3. Identifizierung

Tierversuch: Meist negativ (aber Infektion mit großen Dosen von Kulturmaterial kann unter Septikämie zum Tode führen).

Beweglichkeit: Meist vorhanden.

Gelatine: Rasch verflüssigt.

Lezithinase-Test (s. o. und S. 556): Positiv oder zumindest schwach positiv, bei Bac. anthracis fast negativ (bei den übrigen aeroben Bazillen negativ).

Sonstige biochemische Merkmale: Siehe Tab.

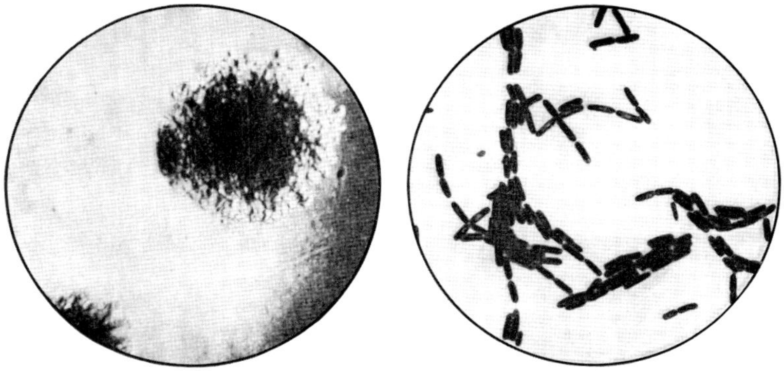

Abb. 60: Bacillus cereus. a: 24stdg. Agarkultur, 8fach vergrößert: Grauweißliche Kolonie mit lockigem Rand. b: Kulturpräparat: Beginnende zentrale Sporenbildung. Vergr. 800fach.

Differenzierung Bac. anthracis – Bac. cereus

Merkmal	Bac. anthracis	Bac. cereus
Kapselbildg. im Gewebe	+	—
Hämolyse	— (oder nur schwach)	+
Beweglichkeit	—	(+)
Gelatine-Stich	„Umgekehrter Tannenbaum". Anfangs kraterförmige Verflüssigung	Prompte Verflüssigung
Lezithinase	(±)	+
Perlschnurtest	+	—
Tierpathogenität	+	— oder ±

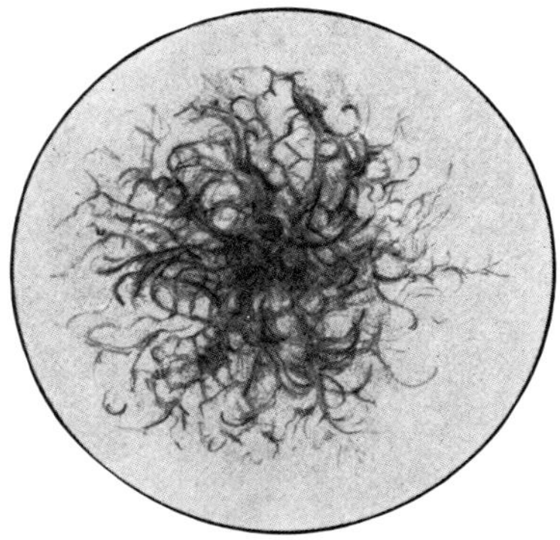

Abb. 61: Bacillus cereus var. mycoides. Kolonie nach 24stdg. Bebrütung auf Nähragar. Vergr. 8fach.

Bacillus mycoides

Wird als Intermediärform des Bac. cereus und Bac. megaterium angesehen. Charakteristische strahlenförmige, gewöhnlich gegen den Uhrzeigersinn gebogene Ausläufer von der Kolonie. Längliche Sporen mit Auftreibung des Bazillenleibes.

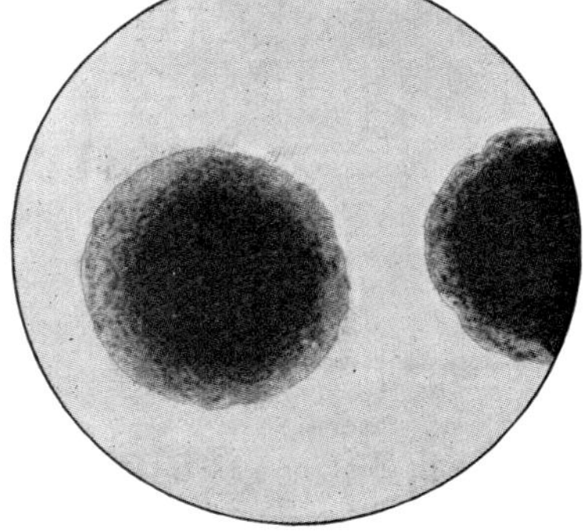

Abb. 62: Bacillus megaterium. 24stdg. Agarkultur. Originalgröße.

Bacillus megaterium

Ubiquitär im Erdboden, Staub, Wasser etc. Sporenfreie Stäbchen einzeln oder in Ketten, 1,2–1,5:2,0–4,0 μ, Enden abgerundet. Sporenhaltige Keime elliptisch bis zylindrisch. Kolonien auf Agar dick, opak, weiche Konsistenz, Farbe cremeartig bis gelblich. Auf Blutagar Hämolyse. Bei geeigneter Kultivierung auch Kapselbildung. – Biochemische Eigenschaften siehe Tab. S. 218.

Bacillus subtilis

Triv. Heubazillus

Ubiquitär im Staub (Heu), Erdboden etc. Gelegentlich Ursache von unspezifischen Nahrungsmittelvergiftungen. Sporenfreie Stäbchen 0,7–0,8 : 2,0–3,0 μ, einzeln oder in kurzen Ketten; sporenhaltige Stäbchen nur leicht aufgetrieben. Auf Blutagar matte, trockene, unregelmäßige Kolonien mit kräftiger Hämolyse. Charakteristischer Mäusegeruch der Kulturen. Schleimige Varianten können als Übergang zu der als Kartoffelbazillus (Bac. mesentericus, s.u.) bezeichneten Form betrachtet werden. In flüssigen Medien diffuse Trübung mit Häutchenbildung an der Oberfläche. – Biochemische Eigenschaften siehe Tab. S. 218.

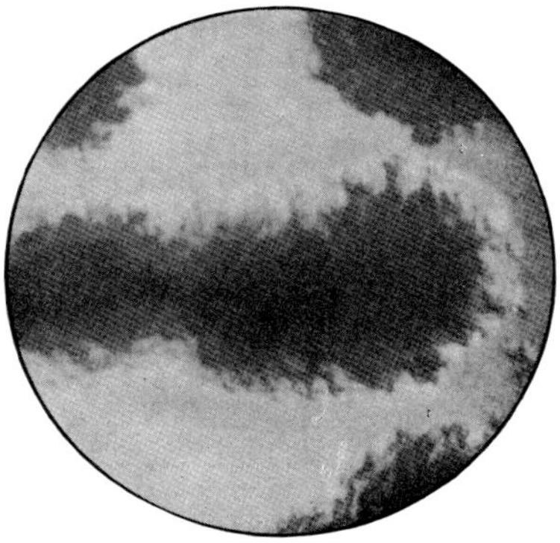

Abb. 63: Bacillus subtilis. Kolonien mit lockenförmigem Rand nach 24stdg. Bebrütung auf Nähragar. Vergr. 8fach.

Bacillus sphaericus

Dieser Sporenbildner kann (ebenso wie Bac. alvei) wegen endständiger Sporen bakterioskopisch mit Tetanusbazillen, wegen seines schleierartig die Agaroberfläche überziehenden Wachstums („Wanderbazillen") auch mit Proteusbakterien verwechselt werden. Biochemische Merkmale siehe Tab.

Verwiesen wird auf die zusammenfassende Darstellung von SEIDEL: Die aeroben Sporenbildner (Beitr. Hyg. Epid., Heft 17, Leipzig 1963). In dieser Monographie werden die bestehenden Schwierigkeiten in der Klassifizierung, bedingt durch die Veränderlichkeit verschiedener Merkmale bei aeroben Sporenbildnern, deutlich.

Mit Erfolg angewandt wird heute zunehmend die folgende

Aufteilung des Bac. mesentericus:

Bac. mesentericus	ruber (KRUSE):	Bac. licheniformis
	fuscus (FLÜGGE): hydrolyticus: panis viscosus II (VOGEL:) valyatus (FLÜGGE):	Bac. subtilis
	(Chester-Stämme): flavus (LAUBACH):	Bac. pumilus
	viscosus:	cereus

Im folgenden wird das diagnostische Schema von SEIDEL gekürzt wiedergegeben. Es kann naturgemäß die große Veränderlichkeit der Keime nicht berücksichtigen. So ist es oft nicht vermeidbar, von Intermediärtypen zu sprechen, z.B. Intermedius subtilis-megaterium o.ä.

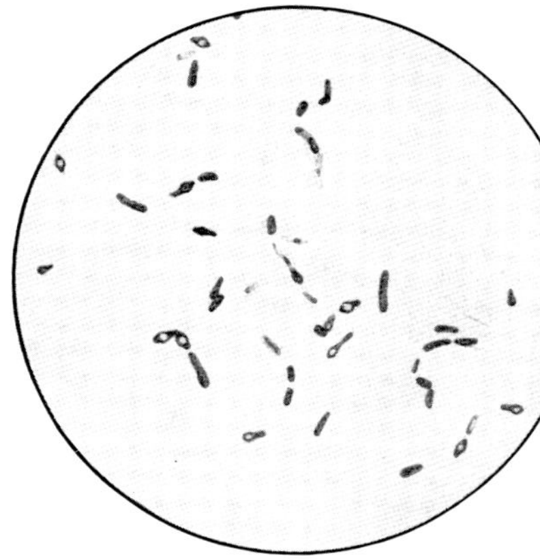

Abb. 64: Bacillus sphaericus. Präparat von 48stdg. Agarkultur: z.T. spindelförmige, kurze Stäbchen mit rundlichen, teilweise endständigen Sporen (Ähnlichkeit mit Clostridium tetani!). Vergr. 800fach.

Differenzierungstabelle der aeroben Sporenbildner nach SEIDEL (gekürzt).

Bacillus	Eidotter-Platte (Lezithinase)	VPR	Amylolyse	Gelatinase[1]	Nitrat-redukt.	Anaerobes Wachstum
cereus	+	+	+	+	±	+
megaterium	—	—	+	+	(—)	—
subtilis	—	+	+	+	+	—
sphaericus	—	—	—	(+)	—	—
licheniformis	—	+	+	+	+	+
pumilus	—	+	—	+	—	—

[1] Geprüft mittels Plattenmethode nach FRAZIER (S. 562).

Weitere biochemische Merkmale s. Tab. S. 218 (Biochemische Differenzierung von Bac. anthracis und apathogenen aeroben Sporenbildnern).

Grampositive anaerobe Sporenbazillen

Gattung: Clostridium

Neben zahlreichen Gärungs- und Fäulniskeimen gehören zur Gruppe der sporenbildenden Anaerobier auch wichtige Krankheitserreger wie die Exotoxine bildenden Bazillen des Gasbrandes (Gasödems), der Wurstvergiftung (Botulismus) und des Wundstarrkrampfes (Tetanus). Sie gedeihen, im Gegensatz zu den aeroben Sporenbildnern, nur unter mehr oder minder strengem Luftabschluß; sie bilden keine Katalase, Cytochromoxydase oder Peroxydase bzw. (die wenigen aerotoleranten Formen) nur sehr wenig davon.
Die Organismen kommen in weiter Verbreitung vor, so im Erdboden, Staub und Wasser, an Kleidern etc. und fast regelmäßig im menschlichen und tierischen Darminhalt. Mikroskopisch handelt es sich um grampositive Stäbchen, die in der Regel durch ihre Plumpheit und Größe auffallen, jedoch nur zum Teil Sporen enthalten. Sporenbildung ist in der Kultur nicht immer leicht zu erzielen; Schwierigkeiten bestehen besonders bei Clostridium (Cl.) perfringens.

Um eine Schädigung bzw. Abtötung der Keime durch Luftsauerstoff während des Transportes hintanzuhalten, sollte Untersuchungsmaterial zum Nachweis von Clostridien mittels des Transportmediums nach STUART (S. 533) – flüssige Proben aufgesaugt in Tupfern und diese in das Medium gesteckt – eingesandt werden.

Beweglichkeit: Nahezu alle Clostridien sind beweglich; Cl. perfringens, der häufigste Erreger des Gasbrandes, bildet hier eine wichtige Ausnahme. Es ist aber zu beachten, daß bei der geläufigen Beweglichkeitsprüfung im „Hängenden Tropfen" (s. S. 527) auch begeißelte Anaerobier unbeweglich erscheinen oder ihre Motilität, beispielsweise bei Sauerstoffzutritt, rasch einbüßen können. Aus diesem Grund bietet die Verwendung eines (frisch zubereiteten oder zur Austreibung des Sauerstoffs vorher erhitzten) halbstarren Nähragars (mit 1% Dextrosezusatz zur Verbesserung der Anaerobiose), der wiederholt und vor ausgeprägter Gasbildung überprüft werden sollte, gewisse Vorteile.

Kapseln werden nur von Cl. perfringens und Cl. butyricum gebildet.

Biochemisch sind die Clostridien aktiv. Teilweise überwiegen saccharolytische (kohlenhydratabbauende), teilweise proteolytische (eiweißabbauende) Eigenschaften.

a) Gruppe der Saccharolyten: Kräftige Entwicklung in kohlenhydrathaltigen Medien unter Säure- und Gasbildung. Dextrose und in der Regel auch andere Zucker werden abgebaut. Vorwiegend saccharolytische Organismen sind Cl. perfringens, Cl. septicum, Cl. tertium, Cl. fallax, doch hat z.B. Cl. perfringens auch gewisse proteolytische Eigenschaften.

b) Gruppe der Proteolyten: Gekennzeichnet durch Eiweißabbau. Die Grenzlinie zur anderen Gruppe ist auch hier nicht scharf gezogen. So hat von den Proteolyten, zu denen Cl. sporogenes, Cl. histolyticum und Cl. tetani gerechnet werden, beispielsweise Cl. sporogenes auch saccharolytische Eigenschaften.

Allgemeines zur Isolierung mittels kultureller Methoden

Das Vorkommen anaerober Sporenbildner zusammen mit aeroben Begleitkeimen ist nahezu die Regel. Um auch diese in der Kultur zu erfassen, ist daher stets auch aerob zu untersuchen.
Das Untersuchungsmaterial sollte möglichst aus der Tiefe der Läsionen gewonnen werden (Flüssigkeit, aufgesaugt in Abstrichtupfern; nekrotische Gewebspartikel etc.). Ist eine sofortige Einimpfung in entsprechende Nährböden nicht möglich, so empfiehlt sich die Aufbewahrung in Leber-, Thioglykolat- oder Kochfleischbouillon bei Zimmertemperatur.

Detaillierte Beschreibung der Technik der Anaerobenzüchtung: Siehe S. 518ff.

Flüssige Nährmedien: Hierfür haben sich die drei oben genannten Nährböden bewährt, wobei durch 1–2% Dextrosezusatz (Reduktion) die Anaerobiose verbessert und durch einen geringgradigen Agarzusatz (0,1%) die Viskosität erhöht und damit das Eindringen von Luftsauerstoff hintangehalten wird.
Flüssige Nährböden, die nicht frisch zubereitet sind und eine Erhitzung vertragen, sind vor der Beimpfung im strömenden Dampf zu erhitzen (Austreibung des Sauerstoffes) und nach Abkühlung möglichst umgehend zu beimpfen. Flüssiges Untersuchungsmaterial sollte mittels PASTEUR-Pipette nahe dem Boden der Röhrchen verimpft werden. Kontrolle der Sauerstoffspannung (bzw. der Abwesenheit von O_2): Siehe S. 518.

Feste Nährböden: Hierfür steht vor allem Blutagar, evtl. mit erhöhtem Hammelblutgehalt und (2%-igem) Dextrosezusatz, in Verwendung. Die Kultivierung erfolgt im FORTNER-Verfahren oder, besser, im einwandfrei evakuierten Anaerobengefäß.

Bakteriell verunreinigtes Ausgangsmaterial: Hier kann die Verwendung von Nährböden mit selektiv wirkenden Reagenzien, z.B. Kristallviolett, Na-azid oder Antibiotika (insbesondere von Neomycin) von Nutzen sein. In verschiedenen Substraten wird die selektive Wirkung von Neomycin (gewöhnlich 100 γ/ml Nährboden) mit Indikatorfunktionen gewisser Substratbestandteile verbunden (z.B. im Medium nach WILLIS und HOBBS). Nach NARAYAN (Zbl. Bakt. I. Orig. 201 [1966] 57; 202 [1967] 112) führt der Zusatz von Hemmstoffen für Begleitkeime jedoch stets auch zu einer mehr oder minder starken Reduktion der Nachweisquote vorhandener Clostridien und es scheint schwer, einen Selektivnährboden für das Genus Clostridium als ganzes zu entwickeln. Der Autor erzielte die besten Ergebnisse bei Zusatz von Kristallviolett (1:500000).

Die Clostridien-Isolierung aus Keimgemischen ist oft schwierig bei Anwesenheit schnellwachsender Keime der Enterobacteriaceae- oder der Pseudomonasgruppe, vor allem bei schwärmenden Keimen wie Proteus. Liegen die gezüchteten Erreger in Sporenform vor, so hilft Erhitzen des beimpften Kulturröhrchens auf 80° C für 15 bis 30 min und nachfolgendes Ausimpfen auf festen Nährboden. Da aber gerade der häufigste Vertreter der pathogenen Clostridien, Cl. perfringens, auf diese Weise oft nicht erfaßt werden kann (vielfach keine Sporenbildung), ist stets ein unerhitztes Röhrchen mitzuführen. – Verwendung diagnostischer Testblättchen zur Clostridien-Isolierung aus Mischkulturen: siehe S. 46.

In jedem Fall sollten zunächst (außer der aeroben Blutplatte) flüssige und feste Substrate beimpft werden. Die für die Anaerobkultur bestimmten Platten sollten vor Beimpfung gut getrocknet werden, um ein Überschwärmen des Nährbodens durch stark bewegliche Anaerobier zu vermeiden oder einzuschränken. Die Kulturschalen sind mit dem Schalenboden nach unten in die Anaerobengefäße einzulegen, da sich sonst beim Absaugen der Luft der Nährboden ablösen und in den Deckel fallen kann.

Die Bebrütung – in einem einwandfreien anaeroben System, möglichst bei etwa 5% CO_2-Gehalt der Kulturatmosphäre – sollte bis zur Ablesung mindestens 48 Std. (in der Regel 3–5 Tage) dauern.

Zur Überimpfung sind allgemein größere Keimmengen erforderlich; insbesondere sind Milch- und Gelatinekulturen reichlich zu beimpfen. Die direkte Übertragung zarter Einzelkolonien von Platte zu Platte mißlingt häufig. Erfolgversprechender ist hier die vorangehende Passage über geeignete flüssige Nährsubstrate.

Allgemeines zur Differenzierung

Die Erzielung von Reinkulturen als Voraussetzung verwertbarer Differenzierungsergebnisse kann bei Anaerobiern besonderen Arbeits- und Materialaufwand erforderlich machen. Zunächst ist durch fraktionierte Aussaat auf mehrere feste Nährböden auf die Erzielung von Einzelkolonien zu achten. Diese sollten erneut – evtl. nach unterschiedlicher Erhitzung – und ggf. wiederholt über flüssige und feste Substrate geführt und dann kulturmorphologisch und im GRAM-Präparat auf Reinheit überprüft werden (auch aerob).

Mitunter ist zur Erzielung einer Reinkultur mehrwöchige Bearbeitung unter stetem Wechsel von Erhitzung, Ausimpfung und Bebrütung notwendig. Unzulänglich ausgestattete Laboratorien und unerfahrene Untersucher sollten derartige Bestimmungen besser Speziallaboratorien überlassen.

Die wichtigsten Methoden der Differenzierung

a) Biochemische Prüfung in der Bunten Reihe, von Einzel-(sicheren Rein-)Kolonien ausgehend, mit den in Tabelle S. 232 angegebenen Kohlenhydraten bzw. Testverfahren.

b) Bestimmung der Wuchsform: Neben der früher geläufigen Ermittlung auf der ZEISSLERschen Dextrose-Blutagarplatte ist hierfür jetzt im Verfahren von HEICKEN und BELLINGER (Zbl. Bakt. I. Orig. 194 [1962] 493) eine weitere Methode gegeben, wobei Hinweise auf die vorliegende Cl.-Species nach dem unterschiedlichen Wachstum in einem halbfesten Cystein-Glukoseagar gewonnen werden können.

c) Tierversuche: Meist am Meerschweinchen oder auch an der weißen Maus.

Zu a) Biochemische Prüfung:

Als Grundsubstrat, dem die verschiedenen Kohlenhydrate für den Nachweis der Zuckerspaltung zugefügt werden, dient zuckerfreie Bouillon (nicht Pferdefleisch-Bouillon), die in enge Röhrchen in hoher Schicht unter Zufügung eines DURHAM-

Röhrchens abgefüllt wird. Vor Beimpfung ist durch kurzes Kochen (10 min) eingedrungener Sauerstoff auszutreiben.

Die Kohlenhydrate werden in 1%iger Konzentration beigegeben.

Die Beimpfung (nahe dem Röhrchenboden!) erfolgt nach rascher Abkühlung der Röhrchen am zweckmäßigsten mittels (PASTEUR-)Pipette von einer 24stündigen Reinkultur in Leber- oder Kochfleischbouillon aus in einer Menge von 0,25 ml pro 8–10 ml Röhrcheninhalt.

Die Bebrütung kann im Anaerobentopf, sie kann aber auch, wenn als Grundsubstrat Thioglykolatbouillon mit 0,1%igem Agarzusatz verwendet wird, aerob vorgenommen werden. Bebrütungszeit (3–) 5 Tage.

Da Indikatorfarben während des Wachstums der Kultur reduziert werden können, erfolgt die Bestimmung des Zuckerabbaus nach Abschluß der Bebrütung durch Zugabe eines Säureindikators, z.B. 0,5 ml der sonst für Bunte Reihen gewöhnlich verwendeten Bromthymolblau-Lösung. Soll wiederholt (an verschiedenen Tagen) auf Säure geprüft werden, so bringt man jeweils mittels PASTEUR-Pipette eine kleine Menge Kultur auf eine weiße Lochplatte und fügt Indikatorlösung hinzu.

H_2S-Bildung läßt sich kenntlich machen durch Einklemmen eines Bleiazetatpapierstreifens (S. 568) zwischen Stopfen und Glaswand (im positiven Fall Schwärzung). Der Nachweis der Indolbildung erfolgt in üblicher Weise durch Zufügung von Indolreagens (nach KOVÁCS, s. S. 560) zu Kochfleischbouillon, die Bestimmung der Nitratreduktion im entsprechenden nitrathaltigen (nitritfreien) Substrat (S. 559) unter Zugabe der erforderlichen Reagenzien (S. 559).

Lezithinasewirkung ist erkennbar auf Eigelb-Nährboden (S. 556) an der Ausbildung undurchsichtiger bzw. stärker getrübter Höfe um die Kolonien bzw. unter diesen. Lipasewirkung läßt sich mit dem gleichen Testsubstrat feststellen (Ausbildung einer perlmutterartig irisierenden Schicht am Kolonierand). Proteolyse erkennt man auf dem Medium an der Entstehung von Klärungshöfen um die Kolonien (manchmal erst nach mehr als einwöchiger Bebrütung) bzw., bei Verwendung von Kochfleischbouillon, an der Verkleinerung bzw. Auflösung der Fleischstückchen (wegen der hierzu erforderlichen Bebrütungszeit von 2 Wochen ist eine Abdeckung der Kultur mit Paraffin notwendig).

Wegen der Sauerstoffempfindlichkeit vieler Anaerobier sind feste Kulturen nach Beendigung der Anaerobiose möglichst schnell weiterzuverarbeiten (Medien zur Subkultur bzw. zur biochemischen Prüfung usw. rechtzeitig vorbereiten). Es ist zweckmäßig, vor Durchführung von Differenzierungs- und sonstigen Maßnahmen Einzelkolonien vorsorglich in bereitgestellte Röhrchen mit Leberbouillon o. dgl. einzuimpfen.

Zu b) Bestimmung der Wuchsform:

ZEISSLERsche Wuchsformen: Siehe ZEISSLER, J.: Zbl. Bakt. I. Orig. 110 (1929) 24; dsb.: Hdb. path. Mikroorg. Bd. 10, S. 35; ZEISSLER, J., C. KRAUSPE, L. RASSFELD-STERNBERG: Die Gasödeme des Menschen. Steinkopf, Darmstadt 1958/60.

Wuchsbilder nach HEICKEN *und* BELLINGER: Sie beziehen sich auf die bei Minimaleinsaat in Cystein-Hochschichtagar bzw. Cystein-Thioglykolat-Hochschichtagar nach 24- bis 48stündiger Bebrütung auftretenden Erscheinungsbilder, die die folgenden Hinweise ergeben:

Wuchsform	Clostridien-Typ
„Tannenbaum“ oder „Gewürznelken“	Cl. perfringens
„Kugel“ oder „Wattebausch“ (durchwirkt mit runden, kompakten Körnchen)	Cl. novyi
Diffuses Wachstum oder „Punkte“, „Kügelchen“ oder „Striche“	Cl. tetani
„Punkte“ oder „Striche“ wachsen zu scharf abgegrenzten Zonen aus	Cl. histolyticum
„Wattebausch“, später diffuses Wachstum (Gasentwicklung)	Cl. feseri
„Halbkugelige Quallen“; später, bei 20°C, diffuse Trübung	Cl. botulinum

Zu c) Tierversuche:

Die für alle Arten von Gasödemerregern empfänglichen Meerschweinchen erfordern in der Regel größere Impfdosen. Bei Tetanus- und Botulismusuntersuchungen werden meist weiße Mäuse verwendet.

Verimpfung des nativen Materials (evtl. zerkleinerte und in physiol. NaCl-Lsg. aufgeschwemmte

Gewebsteile, in Flüssigkeit ausgedrückte Tupfer) ist immer unsicher. Vorzuziehen ist eine Kultur in Leberbouillon (1–2 ml s.c.).

Für Differenzierungszwecke angesetzte Versuche sind – wie bei der biochemischen und bei der Wuchsformprüfung – nur sinnvoll, wenn mit Reinkulturen gearbeitet wird. Auf die Beschreibung der einzelnen Clostridientypen wird verwiesen.

In der Regel ist kräftig beimpfte Leber- oder Kochfleischbouillon (mit 1% Dextrosegehalt) nach 6stündiger Bebrütung bei 37° C für die Inokulierung des Tieres zu verwenden.

Nach Isolierung (und Reinzüchtung) eines Clostridium-Stammes läßt sich die Identifizierung in den meisten Fällen mittels folgender Untersuchungen durchführen:

1. *Kultur auf Blutagar, anaerob:* Bestimmung der Koloniemorphologie und des Hämolysevermögens;
2. *Kochfleisch-(oder Leber-)Bouillon:* Beweglichkeitsprüfung und Tierversuch;
3. *Biochemische Prüfung:* Dextrose-, Laktose-, Saccharose-, Mannit-, Maltose-, Salicinspaltung; Nitratreduktion, Gelatinase- und Indolbildung;
4. *Meerschweinchentierversuch:* Pathogenitätsprüfung.

Die Charakteristika der humanmedizinisch wichtigen Clostridium-Arten werden im folgenden Teil beschrieben bzw. können aus Tab. S. 232 ersehen werden.

A. Gruppe der Gasödem-Erreger

Gasödem-Erreger sind gekennzeichnet durch die Fähigkeit, sich im Gewebe zu vermehren und Toxine zu bilden. Ebenso wie für die apathogenen Clostridien sind für sie menschlicher und tierischer Darminhalt bevorzugte Brutstätten. Sie werden daher besonders zahlreich in gedüngter Erde angetroffen.

Im charakteristischen Fall verursachen die pathogenen Gasödembazillen ein sich rasch ausbreitendes Ödem mit Gewebsnekrose und Gasbildung, meist als Komplikation bei Verletzungen. Der Hauptvertreter der Gruppe ist Cl. perfringens (Cl. welchii); Auswertungen aus den beiden letzten Weltkriegen haben ergeben, daß dieser Erreger in ca. 60% der Fälle von Gasbrand (Gas-Gangrän) beteiligt war, gefolgt von Cl. oedematiens (etwa 20–40%) und Cl. septicum (10 bis 20%). Die anderen Erreger dieser Gruppe werden wesentlich seltener bei menschlichen Gasödemen gefunden. Häufig sind bei entsprechenden Erkrankungen zwei oder mehr Typen ursächlich beteiligt. Hingewiesen sei nochmals auf das häufige, gleichzeitige Vorliegen aerober Erreger; Mischinfektionen in Wunden sind praktisch die Regel.

Clostridium perfringens

Syn. Clostridium welchii, triv. Welch-Fraenkelscher Gasbazillus.

Untersuchungsmaterial: Wundabstriche, insbesondere von den tieferen Regionen, nekrotisches Gewebe; Stuhl, Lebensmittel (bei unspezifischer Lebensmittelvergiftung).

Gang der Untersuchung

1. Mikroskopisches Präparat

Originalpräparat: Große, unbewegliche (!) Stäbchen mit meist abgerundeten Enden, 4–6 : 1 μ groß. Charakteristisch ist die Kapselbildung im Gewebe

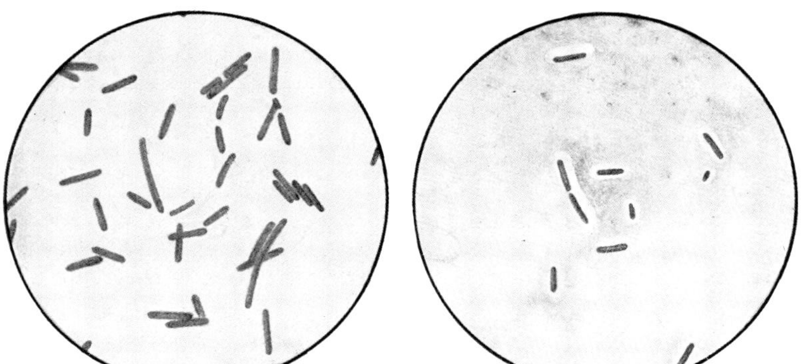

Abb. 65: Clostridium perfringens. Vergr. 800fach. Links: Präparat von Blutagar nach 24stdg. anaerober Bebrütung bei 37° C. Plumpe, mitunter leicht gekrümmte Stäbchen mit abgerundeten Enden, gelegentlich auch fadenförmige oder kurze, kokkoide Formen. Rechts: Präparat von der Leberoberfläche eines infizierten Meerschweinchens: Stäbchen mit deutlicher Kapselbildung.

(Abb. 65) und in den ersten Kulturpassagen auf eiweißreichen Substraten (Serumzusatz). Sporenhaltige Stäbchen gewöhnlich nur in Material wie Stuhl oder Erde nachweisbar.

Kulturpräparat: In eiweißreichen Substraten öfter Fadenbildung. Sporen nur ausnahmsweise vorhanden.

Sporenbildung nur in nicht-saurem (zuckerfreiem) Milieu, z.B. in alkalischem Hirnbrei, besser gewöhnlich in Spezialmedien wie dem ELLNER-Nährboden (S. 547), aber auch hier unterschiedlich (mindestens 1 Woche bebrüten). Sporen mehr end- als mittelständig, ohne Auftreibung der Stäbchen[1].

2. Isolierung: Zum Wachstum werden anaerobe Verhältnisse benötigt, jedoch nicht in so strengem Maße wie bei Tetanus- und Botulinus-Bazillen. Für die Kultur sind kohlenhydrathaltige Nährböden wie Dextrose-Blutagar besonders geeignet. Kräftiges Wachstum bei 44° C.
Zur Erstzüchtung sollten (neben einem Kulturensatz für aerobe Begleitkeime) stets verschiedene Verfahren herangezogen werden. Zu den gebräuchlichsten zählen:

Leber- und/oder Kochfleischbouillon: Schnelles und üppiges Wachstum unter starker Trübung und Gasbildung. Keine Proteolyse (d.h. keine Verkleinerung der Leber- bzw. Fleischstückchen).

Thioglykolatbouillon mit 0,5% Dextrose: Gutes Wachstum, vor allem in der Tiefe der Röhrchen.

Beachte: Enthalten die flüssigen Medien einen Agarzusatz (0,1%, siehe S. 518), so können sie unter normalen atmosphärischen Bedingungen bebrütet werden. Erforderlich ist kurzes Aufkochen vor der Beimpfung zur Austreibung von O_2, sofern die Substrate nicht erst kurze Zeit vorher zubereitet wurden. Nach Bebrütung werden die flüssigen Kulturen aus der Tiefe auf feste Nährböden zur weiteren Inkubation unter anaeroben Bedingungen ausgeimpft.

Dextrose-Blutagar im FORTNER-Verfahren, besser im Anaerobengefäß oder mittels des Anaerobiose-Ringes nach OTT (Berlin. und Münch. tierärztl. Wschr. 73 [1960] 451): Nach 24std. Bebrütung bis 2 mm große, runde, gewölbte, feuchtglänzende Kolonien. Die leicht erdbeerfarbenen Kolonien werden nach Sauerstoffzutritt zuerst grau, dann lehmbraun und schließlich grünlich (oft erst nach Stunden). Ein nahezu undurchsichtiger, breiter, schmutzigbrauner Hämolysehof umgibt die Kolonien.

Einfacher Blutagar (ohne Dextrose) läßt die für Cl. perfringens charakteristische Doppelzonenhämolyse deutlich in Erscheinung treten: Unterschiedlich breite Zone von Betahämolyse um die Kolonie; in größerer Entfernung – meist mehrere Kolonien oder den Bakterienrasen gemeinsam umfassend – dehnt sich ein Bereich unvollständiger Hämolyse aus.

Eisensulfitagar als Schüttelkultur, mit 10% Serumzusatz, bebrütet bei 46° C (MOSSEL, 1959) hat sich für die Züchtung aus Stuhlproben bewährt. Nach KUHLMANN und HERRMANN kann hierfür auch KLIGLER-Nährboden mit 10% Serumzusatz verwendet werden. Durch Bebrütung bei 46° C werden die meisten Begleitkeime aus der Familie der Enterobacteriaceae unterdrückt.

Bestimmung des Clostridien-Gehaltes in Stuhlproben (etwa 90% davon sind Cl. perfringens): Stuhlprobe mit physiol. NaCl-Lsg. in Zehner-Potenzen verdünnen und – beginnend mit der Verdünnung 1 : 1000 – je 1 Tropfen dem verflüssigten und auf 45° C abgekühlten Nährboden beimischen. Nährboden erstarren lassen, dann bei 46° C bebrüten. Clostridienkolonien färben sich schwarz und sprengen durch Gasbildung die Agarsäule.

Laktose-Eigelb-Nährboden nach WILLIS *and* HOBBS (S. 547): Selektiv für viele Clostridien. Durch Zusatz von Neomycin (100–250 γ/ml) wird die Selektiv-Wirkung für Cl. perfringens gesteigert, während andere Cl.-Arten, aerobe Sporenbildner, Staphylokokken und Enterobacteriaceae weitgehend unterdrückt werden. Laktose-Abbau (Cl. perfringens spaltet Laktose) wird durch einen rosafarbenen Hof um die Kolonien erkennbar. Bildung von Lezithinase (Alpha-Toxin) durch Cl. perfringens führt zu deutlicher Trübung um die bzw. unterhalb der Kolonien (NAGLER-Reaktion), während Proteolyten an Klärungszonen um die Kolonien zu erkennen sind.

Streicht man auf einem Teil des Nährbodens vor der Beimpfung Cl. perfringens-Antitoxin aus, so wird in diesem Bereich die Lezithinase-Wirkung von Cl. perfringens- (und Cl. bifermentans-)Kolonien neutralisiert (gutes Identifizierungsmerkmal – Cl. bifermentans ist anhand seiner Sporenbildung abgrenzbar).

---

[1] Der mikroskopische Sporennachweis ist fast stets schwierig. Man kann das Vorhandensein besser indirekt feststellen durch 10 min Erhitzen der Kultur auf 80° C und nachfolgende Ausimpfung: Eintretendes Wachstum zeigt an, daß sporulierte Formen vorhanden waren.

3. Identifizierung

Die Abgrenzung von anderen Clostridien-Arten ist durch eine Kombination verschiedener Untersuchungsverfahren einschließlich des Meerschweinchen-Versuches möglich. Es ist aber zu berücksichtigen, daß man bei Cl. perfringens mehrere verschiedene Typen zu unterscheiden hat, die zwar in erster Linie durch die von ihnen produzierten Toxine differieren, die aber doch auch verschiedentlich Unterschiede in biologisch-biochemischer und kulturmorphologischer Hinsicht aufweisen (s. unten).

Tierversuch am Meerschweinchen: 1–2 ml einer 6stdg. Leberbouillon-Kultur (besonders toxinreich) entweder s.c. in die Bauchhaut oder i.m. in den Oberschenkel injizieren. Die Infektion geht besser an, wenn gleichzeitig eine Gewebeschädigung gesetzt wird, z.B. durch simultane Injektion von 1–2 ml 10%iger Milchsäure an der gleichen Stelle.
Nach s.c.-Injektion bildet sich rasch eine schmerzhafte Infiltration, in deren Gefolge eine große, mit Gas und fleischwasserartiger Flüssigkeit gefüllte Blase zwischen Haut und vorderer Bauchwand entsteht. Meist gehen die Tiere, je nach Virulenz der Stämme, in 12 bis 72 Std. zugrunde.
Im Bereich der Blase ist die Muskulatur zerfallen; z.T. finden sich in der Blase erhaltene Muskelstränge. Die Haut darüber ist mißfarben bis grünlich. Aus dem Blaseninhalt lassen sich die Bazillen mikroskopisch (Schleimkapsel!) und kulturell darstellen.

Beachte: Ein kleiner Teil der Perfringens-Stämme bildet in den flüssigen Substraten wenig oder kein Toxin. In diesem Fall überstehen die Tiere die Infektion weitgehend symptomlos.

Beweglichkeit: Cl. perfringens ist, im Gegensatz zu fast allen anderen Clostridien-Arten, unbeweglich. Durchführung der Prüfung siehe S. 527. – Gleichfalls unbeweglich ist Cl. inocuum (s. Tab. S. 232).

Biochemisch: Merkmale von Cl. perfringens siehe Tab. S. 232. Durchführung der Prüfung siehe S. 222.

Die wichtigsten Toxine des Clostridium perfringens

Aufgrund verschiedener von den Cl. perfringens-Stämmen produzierter Toxine, die hämolytische, letal wirksame, nekrotisierende und andere Eigenschaften aufweisen, werden mehrere Perfringens-Typen unterschieden. Die wichtigeren Toxine (sämtlich letal und nekrotisierend wirkend bei Meerschweinchen) sind:

Alpha-Toxin: Wichtigstes der letal wirkenden Toxine; von allen Cl. perfringens-Stämmen gebildet, jedoch in unterschiedlicher Menge, am deutlichsten bei Typ A-Stämmen; Hauptursache der mit dem menschlichen Gasbrand einhergehenden Toxämie. Relativ hitzeresistente Lezithinase, die Lipoprotein-Komplexe (u.a. im Eidotter) spaltet und so z.B. zur Trübung im Nährboden nach WILLIS and HOBBS führt (NAGLERsche Reaktion). Ursache von Hämolyse des Blutes von fast allen Tierarten (Ausnahmen: Pferd und Ziege – Betahämolyse auf Pferdeblutagar ist bedingt durch Thetatoxin). Letale Wirkung bei Labortieren; nekrotisierende Wirkung bei intradermaler Applikation.

Beta-Toxin: Gebildet von Typ B- und C-Stämmen. Letale und nekrotisierende Wirkung.

Epsilon-Toxin: Von Typ B- und D-Stämmen produziert, bedarf zur Aktivierung seiner nekrotisierenden und letalen Wirkung eines proteolytischen Enzyms in alkalischem Milieu.

Jota-Toxin: Nur von Typ E-Stämmen gebildet. Bedarf der Aktivierung durch proteolytische Enzyme.

Neben den beschriebenen Haupttoxinen sind noch weitere Perfringens-Toxine bekannt.

Bestimmung des Toxin-Typs: Mittels Neutralisationstestes.

Beispiel: Verwendung von Perfringens-Typ-A- und C-Antitoxin [1] (siehe hierzu auch Tab. S. 227). Je 0,8 ml eines bakterienfreien Filtrates einer 6stdg. Kochfleischbouillonkultur (1% Dextrose) mit je 0,2 ml Typ A- bzw. Typ C-Antitoxin bzw. Normalserum versetzen, 30 min bei Zimmertemperatur stehen lassen, je 0,5 ml der einzelnen Gemische je 2 weißen Mäusen i.p. applizieren; Tiere 2 Tage beobachten.
Bleiben alle Tiere am Leben, so liegt ein atoxischer (schwach toxischer) Stamm vor; gehen alle Tiere zugrunde, so ist der Versuch mit (1 : 10) verdünntem Kulturfiltrat zu wiederholen (ggf. handelt es sich nicht um Perfringens-Typ A oder C). Gehen nur die Kontrolltiere zugrunde, so handelt es sich um Typ A; gehen auch die mit Typ A-Antitoxin-Gemisch behandelten Tiere zugrunde, so liegt Typ C vor.

---

[1] Bezugsquelle: Burroughs Wellcome & Co. Inc., Tuckahoe, N.Y. – In gleicher Weise wie Cl. perfringens reagieren mit dem Antitoxin auch Cl. sordelli und Cl. bifermentans.

Toxinproduktion der Cl.-perfringens-Typen (nach Brooks et al., 1957, gekürzt)

Cl.-perfringens-Typ	Toxine Alpha	Beta	Epsilon	Jota
A	+	—	—	—
B	+	+	+	—
C (bzw. F)[1]	+	+	—	—
D	+	—	+	—
E	+	—	—	+

[1] Siehe unten.

Clostridium-perfringens-Typen

Folgende Typen werden auf Grund der Wirkung antitoxischer Sera unterschieden (siehe auch obige Tab.).

Typ A: Der Fraenkelsche Bazillus im engeren Sinn, Erreger des „klassischen" Gasbrandes beim Menschen. Auch bei septischen Aborten gefunden. Dringt er in die Blutbahn ein, so kann es zu massiver intravasaler Hämolyse mit nachfolgender Oligurie und Anurie kommen (gewöhnlich tödlicher Verlauf innerhalb von 1–2 Tagen).

Thermoresistenz der Sporen: 8–90 min/100° C (Ausnahme s.u., Lebensmittelvergiftung durch Cl.-perfringens-Stämme) und damit leicht bis deutlich erhöht gegenüber den Typen B bis E (nicht F!).
Eine Abart kann nach Wucherung, bes. in Fleisch, unspezifische Nahrungsmittelvergiftung hervorrufen.

Kennzeichen: Gelatine-Verflüssigung innerhalb 24 Std. (übrige Perfringens-Typen negativ oder verzögert positiv).

Nahrungsmittelvergiftung durch Cl. perfringens: Mild verlaufende Form einer unspezifischen Lebensmittelintoxikation mit Leibschmerzen und Durchfällen, die etwa 6–12 Std. nach Aufnahme des kontaminierten Essens einsetzen, infolge Wucherung bestimmter Stämme des Typs A, besonders in Fleischspeisen. Die Erreger kommen relativ oft im Darm gesunder Menschen und Tiere vor.

Für Nahrungsmittelvergiftungen verantwortliche Perfringens-Stämme sind anhämolytisch oder nur schwach hämolytisch. Charakteristisch ist die hohe Thermoresistenz der Stuhlsporen (mehrere Stunden Kochtemperatur werden vertragen). Gelegentlich können allerdings Lebensmittelvergiftungen auch durch typische hämolysierende A-Stämme hervorgerufen werden bzw. durch Stämme mit geringer Thermoresistenz (sicherheitshalber Parallelkultur ansetzen mit nicht erhitztem Material!).

Bakteriologische Diagnose: Unter Ausnutzung der Thermoresistenz der Stuhlsporen: Beimpfung nach 1stündiger Erhitzung im Dampftopf und anaerobe Bebrütung von (Dextrose-) Blutagar ergibt gewöhnlich Wachstum in Reinkultur. Isolierung aus Nahrungsmitteln gelingt wegen des dort seltenen Vorliegens der Sporenform nach Erhitzen meist nicht; Ausimpfen auf verschiedene feste und flüssige Nährböden in verschiedenen Verdünnungen ist erforderlich.

Sicherung der Diagnose: Fehlende Hämolyse auf Pferdeblut-Agar trotz Lezithinase-(Alpha-Toxin-) Bildung, da das sonst für die Hämolyse verantwortliche Theta-Toxin nicht gebildet wird und Pferde-Blutkörperchen gegen Alpha-Toxin (welches Hämolyse bei den meisten anderen Tierarten bewirkt) resistent sind.
Typisierung wird durchgeführt im Food Hygiene Laboratory, Central Public Health Laboratory, Colindale Avenue, London (Dr. Betty C. Hobbs).

Typ B: Bac. agni. Verursacht Dysenterie bei Lämmern in den ersten Lebenstagen	Unterschiede zu Typ A:
Typ C: Bac. paludis. Erreger einer Darmerkrankung bei Schafen („struck") und Kälbern	Verminderte Thermoresistenz der Sporen (5 min/100° C)
Typ D: Bac. ovitoxicus. Verursacht ähnliche Krankheitsbilder wie Typ C	Gelatine-Verflüssigung fehlend bzw. sehr langsam

Typ E (Bosworth): Erreger einer Enterotoxämie bei Tieren.

Typ F: Bac. enterotoxicus Zeissler, auch als Unterart des Typs C betrachtet. Der Keim wird in Zusammenhang gebracht mit einer vielfach tödlichen, phlegmonös-nekrotisierenden Entzündung des Darmes beim Menschen. Eine Mitwirkung einer sekundär nach Schädigung des Darmes auftretenden, abnormen Bakterienbesiedlung an der Entstehung des schweren Krankheitsbildes wurde verschiedentlich diskutiert.

Der Keim ist nach Zeissler u. Mitarb. durch folgende Merkmale gekennzeichnet:

Mikroskopisch: Vielfach Blähformen und Ketten von Spindeln (ähnlich Cl. butyricum) schon nach zweitägiger Bebrütung in Leberbouillon.

Kulturell: Bemerkenswert reichliche Entwicklung „rauher" Kolonieformen und dadurch deutliche Abweichung von der „glatten" Rundform des Typs A. Ähnlichkeit mit Cl. novyi-Kolonien.

Thermoresistenz der Sporen: Zwischen 60 und 240 min (Hauptkriterium!); gelegentlich kommen Stämme mit verminderter Hitzeresistenz vor.

Glyzerin: Wird, im Gegensatz zu den anderen Typen, nicht zerlegt.

Clostridium novyi

Syn. Bac. oedematis maligni II (Novy 1894), triv. Novyscher Bacillus des malignen Ödems.

Der Erreger ist in der Natur weit verbreitet und verursacht Infektionen beim Menschen (Typ A, s. u.) und zahlreichen Tierarten. Peritrich begeißelt; Beweglichkeit erlischt rasch bei Anwesenheit von Sauerstoff.

Aufgrund differenten Gehaltes an löslichen Toxinen werden vier verschiedene Typen unterschieden:

Typ A: Nach Cl. perfringens der häufigste Erreger des Gasbrands beim Menschen. Am Ort der Ansiedlung entsteht ein glasiges, farbloses, rasch fortschreitendes Ödem.

Toxine: In Filtraten zuckerfreier Kulturen werden vier Antigen-wirksame Komponenten gefunden: Alpha- (letales Toxin), Gamma- (hämolytische Lezithinase), Delta- (O_2-labiles Hämolysin) und Epsilon-Toxin; letzteres kommt nur bei A-Stämmen vor und bewirkt infolge seines Charakters als Lipase irisierende Effekte bei Kolonien dieses Types auf Eigelbsubstraten.

Typ B, syn. Bac. gigas Zeissler: Gefunden bei nekrotisierender Hepatitis der Schafe; auch für verschiedene andere Tiere bei peroraler Verabreichung pathogen. Auffallend ist die besondere Größe des Keimes (bis zu 20 μ).

Typ C, syn. Cl. bubalorum Prévot: Apathogen für Versuchstiere.

Typ D, syn. Cl. haemolyticum: Erreger von infektiöser Ikterohämoglobinurie beim Rind.

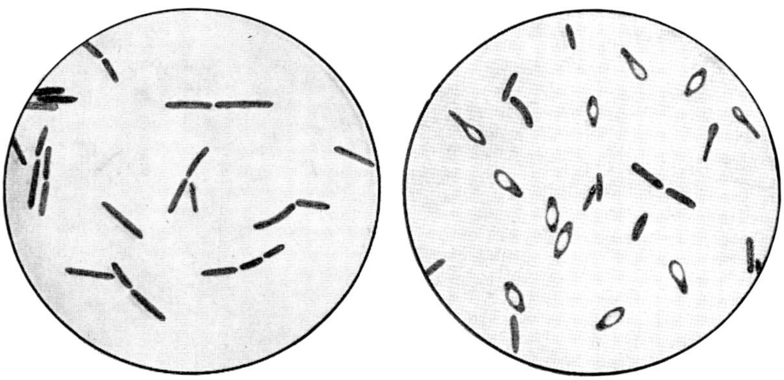

Abb. 66: Clostridium novyi. Vergr. 800fach.
Links: Präparat von junger Kultur: Dicke, lange Stäbchen mit abgerundeten Enden, gelegentlich auch kürzere oder längere Formen. Keine Kapselbildung.
Rechts: Präparat von 48stdg. Kultur: Ausbildung ovaler, großer, mittel- bis endständiger Sporen.

Die folgenden diagnostischen Hinweise beziehen sich auf den für die menschliche Pathologie wichtigen Typ A.

Untersuchungsmaterial: Abstriche (aus der Tiefe der Läsionen), nekrotisches Gewebe, Sektionsmaterial.

Gang der Untersuchung

1. Mikroskopisches Präparat: In jungen Kulturen grampositive, plumpe Stäbchen, später überwiegend gramnegativ.

Sporen: Zentral bis subterminal, groß, eiförmig; sie entstehen unter Auftreibung des Bazillenleibes nach 2–3tägigem Wachstum.

2. Isolierung: Die Keime sind sehr Sauerstoffempfindlich! – Empfehlenswerte Nährböden:

Leber-, Kochfleisch-(oder Thioglykolat-)bouillon: Deutliche Gasbildung.

Dextrose-Blutagar, im Anaerobengefäß bebrütet: Verwendung frisch gegossenen Agars erhöht die Nachweis-Chancen. Kolonien meist flach, un-

regelmäßig, mit Tendenz zur Bildung eines sich ausbreitenden Belages. Sehr kleine „Tochterkolonien" können sich vom Rand von Mutterkolonien abtrennen.
Leicht hämolytische Randzone auf Blutagar.

Schüttelkultur (in Hochschicht-Agar), wobei Zusatz von frischen Hirninfusen empfohlen wird (SMITH, 1955), ist bei dem O_2-sensiblen Keim oft die einzige erfolgreiche Isolierungsmethode. Die Kolonien treten als unregelmäßige, kleine „Wollbällchen" in Erscheinung.

Eigelb-Medium (WILLIS und HOBBS): Irisierender Glanz der Kolonie und evtl. auch der Präzipitationszone um die Kolonie. (Lezithinase- und Lipasepositiv).

3. Identifizierung

Glyzerin wird gespalten (Unterschied zu den meisten anderen Gasbrand-Erregertypen außer Cl. perfringens, Typ A bis E).

Sonstige biochem. Merkmale: s. Tab. S. 232.

Tierversuch: Injektion von 0,5 ml flüssiger Kultur bei Meerschweinchen unter die Bauchhaut: Entwicklung eines sulzig-glasigen, farblosen oder nur leicht sanguinolenten Ödems der Subcutis ohne oder nur mit wenig Gasbildung. Tod des Versuchstieres in 1 bis 4 Tagen.

Clostridium septicum

Syn. Clostr. oedematis maligni I, triv. Pararauschbrandbazillus.

Diese Keime sind in der Erde zwar weniger verbreitet (etwa 8% der Erdproben), aber als Gasbranderreger trotzdem keineswegs selten (10 bis 20%). Am Ort der Infektion bildet sich in der Regel nur Ödem, das blutig-serösen Charakter hat; nur selten kommt es zur fortschreitenden Gewebsnekrose.

Gang der Untersuchung

1. Mikroskopisches Präparat

Originalpräparat: Unterschiedlich lange und dicke, grampositive Stäbchen. In Geweben Entwicklung geschwollener, zitronenförmiger Körper.

Kulturpräparat: Grampositive, etwa 3–10 : 0,6–1 μ große, bewegliche Stäbchen. Neigung zu Wachstum in knäuelartig gewundenen Ketten oder Fäden. Cave Verwechslung mit Cl. chauvoei (s. S. 230).

Sporen werden prompt gebildet: Länglich, mittel- bis endständig bei aufgetriebenem Bazillenleib.

2. Isolierung: Der Keim ist mäßig O_2-empfindlich!

Blutagar: Schwärmendes Wachstum; Hämolyse, gewöhnlich erst nach einigen Tagen.

Dextrose-Blutagar: Schleierartiger, zarter Kolonierasen mit sehr feinen Ausläufern.

Eigelb-Medium: Flache, unregelmäßige Kolonien ohne Glanzeffekt und ohne Präzipitation (Lezithinase- und Lipase-negativ).

3. Identifizierung

Biochemische Merkmale: Siehe Tab. S. 232.

Tierversuch: Nach s.c.-Injektion beim Meerschweinchen (Bauchhaut) Ausbildung eines sulzigen, blutig-roten (Johannisbeergelee-artigen) Ödems mit wenigen oder ohne Gasblasen.

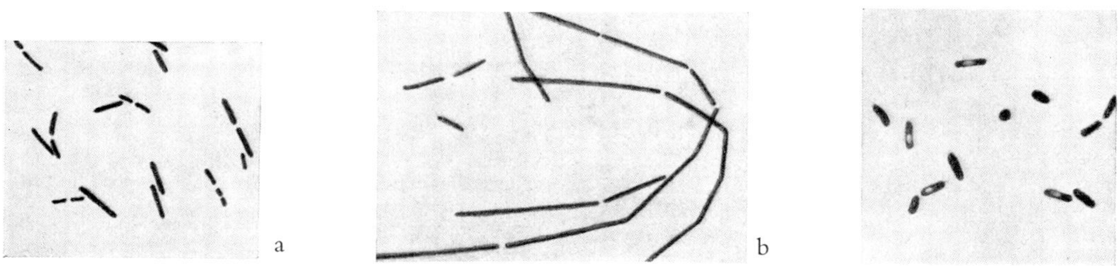

Abb. 67: Clostridium septicum. Vergr. 1000fach.
a: Präparat von junger Kultur auf festem Nährboden: Schlanke Stäbchen mit abgerundeten Enden, daneben kürzere und dünnere Formen.
b: Tupfpräparat von der Leberoberfläche eines infizierten Meerschweinchens: Ausbildung langer Fäden.
c: Präparat aus 48stdg. Flüssigkultur: Mittel- bis endständige, längliche Sporen.

Charakteristisches Unterscheidungsmerkmal gegenüber der Rauschbrandinfektion ist die in Abklatschpräparaten von der Leberoberfläche nachweisbare Fadenbildung (gelegentlich auch fehlend).

Weitere Gasödem-Erreger

Die folgenden Clostridien sind teils menschen- und tierpathogen, teils nur tierpathogen. Ihre Charakteristika sind aus der Tabelle auf S. 232 ersichtlich. Wesentlichere Besonderheiten sind bei der Beschreibung der einzelnen Keime erwähnt.

Clostridium histolyticum

Der seltenste, aber zugleich gefährlichste Gasbranderreger. Aktiv proteolytisch, aber nicht saccharolytisch; bringt lebendes Material in einer Art Gewebsverdauung infolge Gift- und Enzymwirkung zum völligen Zerfall, so daß nur eine strukturlose, hämorrhagische Masse übrigbleibt.

Toxine: Mindestens drei Antigen-wirksame, toxische Komponenten von Kulturfiltraten; ferner eine (verändertes Kollagen angreifende) Proteinase. Außerdem wird ein O_2-labiles Hämolysin gebildet.

Gang der Untersuchung

1. Mikroskopisches Präparat: Grampositive, sehr bewegliche Stäbchen, viel kleiner als Cl. perfringens. Sporen dick, oval, meist endständig (unter Auftreibung der Stäbchen).

2. Isolierung: Anaerobes bis mikroaerobes Wachstum (schwaches Wachstum auch auf aerobem Plattensatz).

Leberbouillon: Üppiges Wachstum unter Schwärzung und teilweiser Auflösung der Leberstückchen; charakteristisch ist der sehr üble Geruch der Kulturen.

Kochfleischbouillon: Verdauung der Fleischstückchen unter Bildung weißer, kristalliner Massen von Tyrosin.

Dextrose-Blutagar: Auffallend kleine Kolonien mit zartem hämolytischem Hof.

Eigelb-Medium: Kleine, runde bis schwach unregelmäßige Kolonien, glatt, ohne Glanzeffekt.

3. Identifizierung

Biochemische Merkmale: Siehe Tab. S. 232.

Tierversuch: 0,5 ml einer 24stdg. Leberbouillonkultur unter die Bauchhaut des Meerschweinchens injiziert: Rascher Gewebszerfall zu einer brüchigen, hämorrhagischen Masse (Gewebsverdauung, die meist auch die Haut der Brust und des Oberschenkels mit erfaßt.) Der Tod des Versuchstieres kann eintreten, bevor ein Gewebszerfall sichtbar wird.

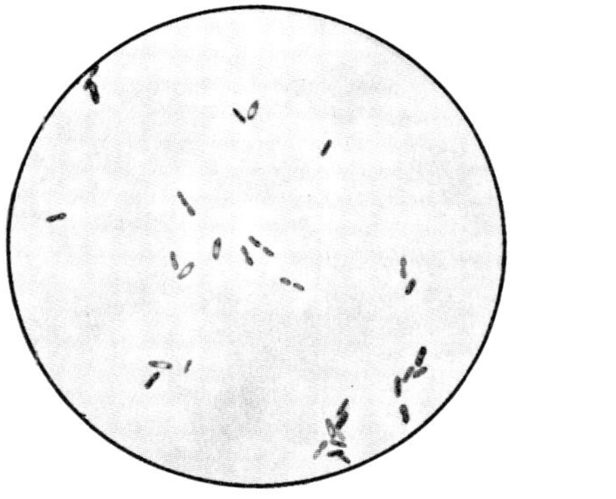

Abb. 68: Clostridium histolyticum. Präparat aus Leberbouillonkultur: Ovale, meist mittel- (bis end-) ständige Sporen bei aufgetriebenem Bazillenleib. Vergr. 800fach.

Clostridium chauvoei

Syn. Cl. feseri, triv. Rauschbrandbacillus.

Nicht menschenpathogen, aber differentialdiagnostisch von Interesse (siehe Morphologie).

1. Mikroskopisches Präparat: Ähnlichkeit mit Cl. septicum (Pararauschbrand-Baz.) durch Ausbildung zitronenförmiger Körper im Gewebe, jedoch keine Neigung zur Bildung langer Fäden.

2. Isolierung: Streng anaerobes Wachstum; schwer oder nicht züchtbar in Traubenzuckerhochagar oder Traubenzuckerbouillon (Gegensatz zum relativ aerotoleranten Cl. septicum); Medien mit Blut- oder Leberzusatz zur Züchtung erforderlich.

3. Identifizierung bzw. Abgrenzung von Cl. septicum (s. auch S. 229) ist außer aufgrund der genannten morphologischen und kulturellen Merkmale noch möglich durch biochemische Prüfung (s. Tab. S. 232).

Tierversuch: Bei üblicher Injektion von 1 ml Bouillonkultur erkranken zwar Meerschweinchen unter den gleichen Erscheinungen wie bei Applikation von Pararauschbrand-Baz. Im Abklatschpräparat von der Leberoberfläche wird aber keine Fadenbildung beobachtet.

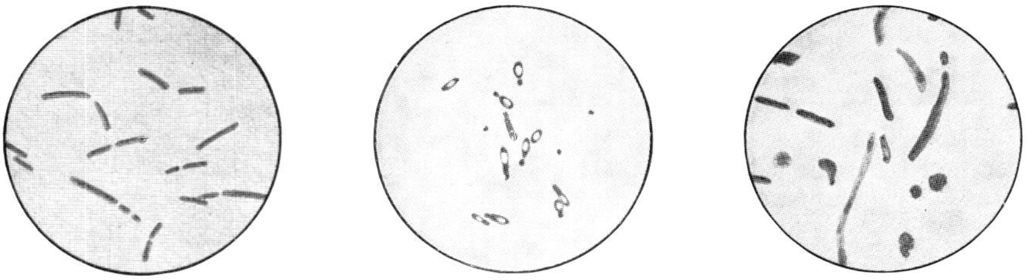

a b c

Abb. 69: Clostridium chauvoei. Vergr. 800fach.
a: Normale Morphologie: Nicht sehr dicke Stäbchen mit abgerundeten Enden.
b: Mit mittel- bis endständigen Sporen.
c: Oft ausgesprochene Polymorphie.

Clostridium bifermentans

Weit in der Natur verbreiteter und gewöhnlich apathogener Fäulniserreger. Bildet eine dem Alpha-Toxin des Cl. perfringens serologisch nahestehende Lezithinase. Diagnostische Merkmale s. Tab. S. 232. Auf Dextrose-Blutagar kleine, durchsichtige, später opake bis gelbliche Kolonien mit Hämolyse.

Cl. sordelli ist eine gelegentlich auch menschen- und tierpathogene Abart, die ein letal wirkendes Toxin bildet. Urease-positiv.

Identifizierung der toxischen Stämme:

Flüssige Kulturen: Ausgesprochen Baldrian-ähnlicher Geruch.

Tierversuch: Kaninchen gehen im Falle hochtoxischer Stämme innerhalb 24 Std. zugrunde (schwächere Toxinbildner bewirken lediglich das Auftreten eines Ödems).

Darüber hinaus gibt es noch zahlreiche weitere Clostridienarten, die gelegentlich auf Wunden, in Stühlen bei intestinalen Erkrankungen oder als Begleitkeime bei Gasödem gefunden werden. Die differentialdiagnostisch wichtigsten Clostridien sind in der folgenden Gruppe zusammengefaßt.

B. Gruppe der meist apathogenen, aber differentialdiagnostisch wichtigen Clostridien

Cl. tale: Fäulnis-Erreger, in abgebauter organischer Substanz. Kann ein Toxin bilden, das Mäuse bei i.v.-Injektion in wenigen Sekunden tötet. Beim Meerschweinchen nach s.c.-Injektion Organschäden.

Besonderheit: Cl. tale ist unbeweglich (cave Verwechslung mit Cl. perfringens!).

Cl. chromogenes: Schwacher Toxinbildner; hämorrhagische, seröse Peritonitis nach i.p.-Inj. bei Mäusen und Meerschweinchen.

Besonderheit: Cl. chromogenes bildet in Abhängigkeit vom Peptongehalt des Mediums einen roten Farbstoff, der erst bei O_2-Zutritt sichtbar wird.

Cl. carnis: Schwacher Toxinbildner; in hoher Dosierung Tod bei Labortieren. Zartes Wachstum auch auf aerobem Plattensatz.

Cl. fallax: Wahrscheinlich weit verbreitet; schwacher Toxinbildner, der gelegentlich Meerschweinchen-pathogen ist. Kapselbildung in Körperflüssigkeiten! Verwechselbar mit Cl. perfringens, daher die Bezeichnung „fallax" (lat. trügerisch).

Cl. difficile: Weit verbreitet; Toxinbildner: Ödem beim Meerschweinchen nach s.c.-Applikation.

Cl. capitovale: Stäbchen ähnlich den Tetanusbaz.; s. auch S. 233
Cl. aerofoetidum: Teilweise Meerschweinchen-pathogen.
Cl. lentoputrescens:
} Eiweißzersetzer, Fäulniserreger

Cl. sporogenes: Weitverbreiteter Bodenbazillus, auch im menschlichen und tierischen Darm; Eiweißzersetzer.

Cl. butyricum, triv. Buttersäurebazillus: Zerlegt Kohlenhydrate in stinkende Buttersäure, Essigsäure, CO_2, H_2, Alkohole und Azeton.

Cl. tertium: Lange, schlanke, schwach bewegliche Stäbchen mit endständigen Sporen.

Cl. sphenoides:
Cl. tetanomorphum:
Cl. tetanoides: Gram-labil.
} Wegen endständiger Sporen mit Tetanusbaz. verwechselbar. Vergärer von Kohlenhydraten.

Cl. cochlearium: Ausgesprochen fermentschwach: Keine Spaltung üblicher Kohlenhydrate, keine Gelatine- oder Eiweißverflüssigung. Wegen endständiger Sporen morphologische Ähnlichkeit mit Tetanusbazillen.

Außer eiweiß- und kohlenhydratzersetzenden Clostridien gibt es auch methanbildende Arten.

Differential-Tabelle von Clostridien (auszugsweise nach Zeissler, Krauspe, Rassfeld-Sternberg und anderen Bearbeitern)

Clostridium	Sporen										Spaltung von									
	zentral	subterminal	terminal	Dampf-resistenz	Hämolyse Dextr.-Bl.ag.	Hirnbrei-schwärzg.	Proteolyse	Gelatine-verflüss.	Nitrat-reduktion	Indol-bildung	Dex	Lak	Sac	Man	Mal	Sal	Beweg-lichkeit	Gas in Le-berbouillon	Lezithinase	Lipase
perfringens, Typ A	+	+	+	90 Min.	+[2]	–	–	+[3]	+	–	+	+	+	–	+	(–)	–	+	+	–
perfringens, Typ F	+	+	+	1–4 Std.		–	–	v	+	–	+	+	+	–	+	–	–	+	+	–
novyi, Typ A	+	+		ca. 60 Min.	+	–	–		+[4]	–	+	–	–	–	w	–	+	+	+	+
novyi, Typ B (gigas)		+			w	–	–	v	+	–	+	–	–	–	w	–	+	±	+	–
septicum	+	+		2–15 Min.	(v)	–	–	+	+	–	+	+	–	–	+	+	+	+	–	–
histolyticum		+	+	60–90 Min.	+	+	+	+	–	–	–	–	–	–	–	–	+	–	–	–
chauvoei		+		2–12 Min.	±	–	–	+		(–)	+	+	+	–	+	–	+	+	–	–
bifermentans	+	+	+	40–60 Min.	+	+	+	+	–	+	+	–	–	–	+	w	[1]	±	+	–
tale		+					±	+	+	±	+		+				–	+		
chromogenes	+	+	+		+		+	v		–							+	+		
carnis		+			±	–	–	–	+	–	+	+	+	–	+	+	+		–	–
fallax		+			w	–	–	–	+	–	+	(+)	+	–	+	(+)	+	+	–	–
difficile		+			–	±		–	+	–	+			+		+	+		–	–
capitovale			+		–	+	±	+	–	(+)	+	–	–	–	–	–	+	+	–	–
aerofoetidum		+			–	+	+	+	+	–	+	+	–	–	+	+	+	+	–	–
lentoputrescens			+		+	v	+	+	–	w	(±)	–	–	–	–	–	+	+	–	–
sporogenes		+		1–2 Std.	+	+	+	+	–	w	w	–	–	–	w	–	+	+	–	+
butyricum		+		2–10 Min.	–	–	–	–	–	–	+	+	+	+		+	+	+	–	–
tertium			+		+	–	–	–	+	–	+	+	+	+	+	+	+		–	–
innocuum			+		(–)		–	–	–	–	+	–	w	+		(+)	–	±	–	–
sphenoides		+	+	2–10 Min.	w	–	–	–	+	+	+	+	w	w	+	+	+	+	–	–
tetanomorphum			+	w	–	–	–	w	+[4]	–	+	–	–	–	+	–	+	+	–	–
tetanoides			+			–	–	–		(±)	+	–	–	–	+	–	[1]	–		
cochlearium			+	1–3 Std.		–	?	–	–	–	–	–	–	–	–	–	+	–	–	–
tetani			+	1–3 Std.	±	+	+	v	–	(+)	–	–	–	–	–	–	+	+	–	–
botulinum Typ B	+	+	+	2–3 Std.	±	–	–	+	–	–	+	–	w	–	+	–	+	+	±	(+)
botulinum Typ E		+			w	–	–	v	–	–	+	–	w	–	+	w	+	+	±	(+)

[1] Nur in sehr jungen Kulturen (bis 24 Std.) beweglich.
[2] Ausnahme: Typische Erreger der Perfringens-Nahrungsmittelvergiftung.
[3] Typ A: +, Typen B, C, D, E: v.
[4] Reduktion über Nitrit hinaus.

C. Gruppe der Tetanus- und Botulinusbazillen

Erkrankungen durch Tetanus- oder Botulinusbazillen sind die Folge der Wirkung produzierter Toxine, wobei sich die Erreger lediglich am Infektionsort vermehren (Tetanus) oder ein bereits vorher gebildetes Gift im Organismus ohne notwendig gleichzeitige Vermehrung des toxinproduzierenden Mikroorganismus seine Wirkungen im Makroorganismus entfaltet (Botulismus). Die Keime kommen, wie fast alle anaeroben Clostridien, natürlicherweise in der Außenwelt (Boden, Wasser, Staub etc.) vor, finden sich aber auch mehr oder weniger häufig im Darm von Mensch und Tier. Wie bei den Gasödemerregern sind auch die Toxine der Erreger des Tetanus und des Botulismus gekennzeichnet durch ihre komplexe Natur und ihre spezifische antigene Wirksamkeit.

Clostridium tetani

Triv. Tetanusbazillus.

Cl. tetani, der Erreger des Wundstarrkrampfes, kommt im Darm von Mensch und Tier in unterschiedlicher Häufigkeit vor. Häufig findet er sich im Boden, besonders bei natürlicher Düngung; er ist aber auch im Straßenstaub, an Kleidern und Bedarfsgegenständen sowie an den Wänden von Häusern und in Krankenhäusern anzutreffen. Gelegentlich gelingt die Isolierung aus Catgut (aus Schafdarm). Die Folge derart kontaminierten (d.h. ungenügend sterilisierten) Catguts können postoperative Tetanusfälle sein.
Die Tetanusbazillen siedeln sich vor allem in tiefen, verschmutzten Wunden an, wo verminderte Sauerstoffspannung das Auskeimen der Sporen ermöglicht. Gefährlich sind vor allem Fremdkörperverletzungen (Holzsplitter!). Ein nicht geringer Teil der Tetanusfälle – besonders bei Kindern – ist aber auch auf sog. Bagatellverletzungen zurückzuführen. Erwähnt sei noch der Tetanus neonatorum (Verschmutzung der Nabelwunde).

Die Widerstandsfähigkeit der Sporen schwankt zwischen wenigen Minuten und (meist!) 1–2 Std. Exposition bei Siedehitze. Trockene Hitze kann 1 Std. lang vertragen werden bei 150° C. 5% Phenol benötigt zur Abtötung bis 2 und mehr Wochen.
Die Krankheitssymptome werden ausgelöst durch die Bildung eines Ektotoxins. Tetanospasmin, die entscheidende Komponente, wirkt neurotoxisch; die andere Komponente, Tetanolysin, hat hämolytische Wirkung. Tetanospasmin ist nach dem Botulinustoxin das zweit-wirksamste biologische Gift. Es wurde dargestellt als reines, kristallinisches Protein; 0,0001 γ genügen, um eine Maus zu töten.
Durch Agglutinationsteste lassen sich 10 Erreger-Typen unterscheiden, wobei die Unterschiede in den differenten Geißelantigenen begründet sind. Bei allen Typen gibt es auch nicht-toxogene Stämme.

Untersuchungsmaterial: Da sich die Tetanusbazillen nur am Ort der Infektion aufhalten, während in den übrigen Organismus nur ihre Toxine gelangen, eignen sich zum Baz.-Nachweis nur Gewebsproben, die direkt von der verdächtigen Wunde exzidiert wurden. Außer Gewebsteilen kommen für die Untersuchung in Frage: Eiter, Fremdkörper aus der Wunde (Holzsplitter etc.). Zum Toxin-Nachweis (nur aussichtsreich, solange kein antitoxisches Serum verabfolgt ist): Patientenblut.

Gang der Untersuchung

1. Mikroskopisches Präparat

a) Originalpräparat vom infizierten Gewebe wegen des meist spärlichen Vorhandenseins der Erreger im negativen Fall ohne Aussagekraft. Nur gelegentlich finden sich die „trommelschlegelförmigen" Stäbchen (am Ende des Bazillenleibes durch runde Spore aufgetrieben); aber auch hier ist zu berücksichtigen, daß es sich um andere, morphologisch nicht unterscheidbare Keime (s. S. 231) handeln kann.

b) Kulturpräparat: In jungen Kulturen grampositive (später bzw. auch in jüngeren Flüssigkulturen z.T. gramnegative), schlanke Stäbchen, 2–5 : 0,4–0,5 μ groß, mit abgerundeten Enden; sie zeigen im charakteristischen Fall die in Abb. 70 dargestellten, runden, endständigen Sporen, welche im vollentwickelten Zustand gewöhnlich mehr als den doppelten Durchmesser der Stäbchen aufweisen. Die anfänglich lebhafte Beweglichkeit der Erreger geht bei Zutritt von Sauerstoff rasch verloren.

Die Neigung zur Entwicklung der charakteristischen Trommelschlegelform wechselt von Stamm zu Stamm. Empfehlenswert ist die Anwendung einer Sporenfärbung, z.B. nach Dorner (s. S. 643).

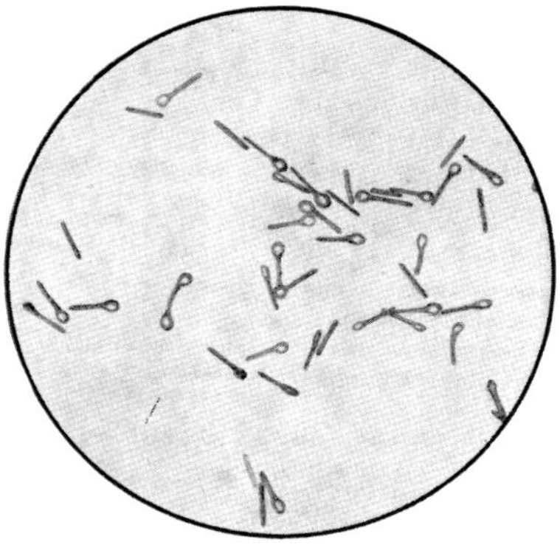

Abb. 70: Clostridium tetani. Präparat aus Leberbouillonkultur: Schlanke, gerade Stäbchen, zumeist mit runden, endständigen Sporen (Trommelschlegelformen). Vergr. 800fach.

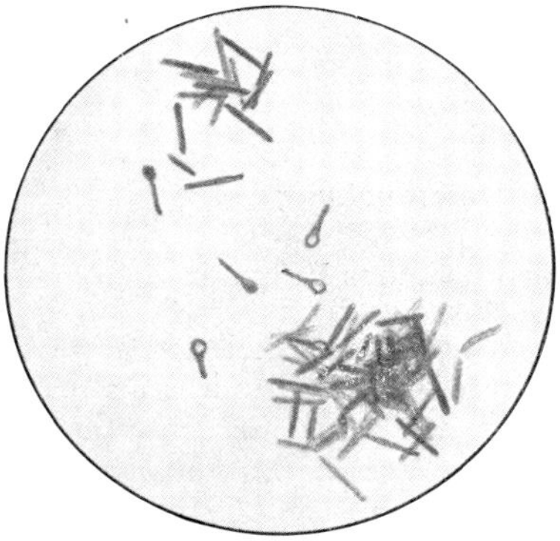

Abb. 71: Clostridium tetanomorphum. Präparat aus 48stdg. Leberbouillonkultur. Vergr. 800fach.

2. Isolierung: Sie gelingt bei den sehr O_2-empfindlichen Tetanusbazillen nur bei strenger Anaerobiose.

Der Nachweis der Tetanus-Infektion ist möglich entweder durch Kultur oder durch den Tierversuch; zweckmäßigerweise sollten beide Verfahren nebeneinander laufen und mit nativem und evtl. auch – zur Abtötung sporenloser Begleitkeime – mit erhitztem Material (20 min, 80° C) durchgeführt werden. Folgender Kulturansatz ist zweckmäßig:

Leber- oder Kochfleisch-Bouillon: Nur langsames Wachstum mit mäßiger Gasbildung und Proteolyse. Nach 2-3 Tagen – ggf. nach Anfertigung mikroskopischer Präparate für GRAMfärbung bzw. „Hängenden Tropfen" – ausimpfen auf feste Nährböden (direkt oder ggf. nach erneuter Hitzebehandlung der Kultur). Nach insgesamt 4–8tägiger Bebrütung der flüssigen Kulturen Material zum Toxinnachweis (s. u.) entnehmen, falls der Bazillennachweis nicht inzwischen schon anderweitig geführt werden konnte.

Dextrose-Blutagar wird zunächst direkt und dann von einer mehrtägigen Flüssigkultur aus beimpft. Bebrütung anaerob bei 37° C für 24–48 Std.; später Prüfung des Koloniewachstums makroskopisch und bei schwacher Vergrößerung: Typisch sind (bei der üblicherweise vorliegenden beweglichen Form des Erregers) schleierförmig zarte, farblose Kolonien mit gefranstem Rand und feinsten Ausläufern. Von hier kann hauchartige Ausbreitung eines feinen Bazillenrasens über die ganze Nährbodenoberfläche erfolgen (der bei oberflächlicher Untersuchung übersehen werden kann!). Außer dieser Wuchsform kommen aber auch runde, sehr kleine Kolonien von ca. 1 mm ∅ vor, von denen später feine Ausläufer abgehen können. Hämolyse meist nur unter Einzelkolonien, nicht unter dem Schwärmrasen.

Tierversuch: Nicht selten gelingt allein aus dem direkten Tierversuch der Toxinnachweis und damit die Diagnose des Tetanus. Andererseits ist aber zu berücksichtigen, daß in seltenen Fällen von menschlichem Tetanus isolierte Stämme apathogen für Mäuse sein können. Eine exakte Untersuchung erfordert bei negativem Primär-Tierversuch einen erneuten Ansatz unter Verwendung von 5–8tägiger Flüssigkultur (s. o.). Die Tiere sind eine Woche lang zu beobachten.

a) Primärversuch mit dem Ausgangsmaterial:

Flüssiges oder aus Abstrich bzw. Tupfer in physiol. NaCl-Lsg. ausgequetschtes Material mehreren weißen Mäusen in einer Menge von ca. 0,5 ml subkutan injizieren; ein Tier erhält außerdem 500 I. E. Tetanus-Antitoxin. Steht genügend Material zur Verfügung, so wird ein Teil davon vor Injektion der beschriebenen Hitzebehandlung unterzogen.

Festes Material (exzidierte Wundteile) in mehrere kleine Stücke zerteilen und mehreren Mäusen in eine Hauttasche auf dem Rücken in der Nähe der Schwanzwurzel einimpfen. Besonders empfiehlt sich das Einbringen von Fremdkörpern aus Wunden; auch die Applikation von mit Wundsekret getränkten Holzsplittern oder abgeschnittener Watte-Teile von Tupfern wird vielfach geübt, da diese Prozeduren die Infektion begünstigen. Die durch einen Scherenschlag hergestellte Hauttasche wird nach Einbringung des Materials mit einer einfachen Naht und etwas Kollodium geschlossen oder nur mit Kollodium verklebt. Ein Kontrolltier erhält 500 I.E. Tetanus-Antitoxin.

b) Sekundärversuch mit Kulturmaterial nach etwa 5tägiger Bebrütung: Je 0,2 ml Flüssigkultur mehreren Mäusen s.c. injizieren (einen Teil davon ggf. nach 20 min Erhitzung auf 80°C). Auch hier ist ein durch Antitoxin geschütztes Kontrolltier mitzuführen.
Bei Vorhandensein von Tetanusbazillen bzw. von Tetanustoxin entwickelt sich bei den ungeschützten Tieren eine Steifheit des Schwanzes und der Hinterbeine, die in „Robbenstellung" krampfartig nach hinten gehalten werden (siehe Abb.72). Gewöhnlich tritt am nächsten oder übernächsten Tag der Tod ein. Das geschützte Tier bleibt symptomlos.

3. Identifizierung: Soweit Tierversuche das typische Bild des Tetanus ergeben haben, kann die Untersuchung als abgeschlossen gelten. Zur Identifizierung gezüchteter Keime entnimmt man bei hauchartigem Wachstum der Erreger Material vom Rand des Schwärmrasens nach etwa 3tägiger Bebrütung. Sind schwärmende Aerobier, z.B. Proteusbakterien, vorhanden, so schwemmt man etwas Material in physiol. NaCl-Lösung auf, erhitzt 20 min auf 80°C und verimpft weiter. Handelt es sich bei den Begleitkeimen um schwärmende Sporenbildner, so kann stufenweise Erhitzung der Keimsuspension zum Ziele führen.

Möglichkeiten der Identifizierung sind:

Kultur-Präparat (s. S. 233): Cave Verwechslung mit morphologisch ähnlichen Keimen.

Beweglichkeitsprüfung: Zu berücksichtigen ist die hohe O_2-Empfindlichkeit und das rasche Sistieren der Motilität bei Luftzutritt. Die Möglichkeit einer Verwechslung mit morphologisch ähnlichen Keimen besteht auch hier.

Biochemische Reaktionen: Siehe Tab. S. 232.

Toxin-Nachweis im Tierversuch, wie unter 2. beschrieben, ist – auch wenn eine Reinzüchtung nicht gelingt – im positiven Fall der für sich allein ausreichende, ausschlaggebende Beweis für das Vorliegen der Erreger im Untersuchungsmaterial.

Durchführung (siehe hierzu auch 2. b):
Mit keimfreiem Filtrat aus einer 4–8tägigen Leberbouillonkultur 3 weiße Mäuse nach folgendem Schema inokulieren:

1. Maus: 0,5 ml Filtrat
2. Maus: 0,5 ml Filtrat + 500 I.E. Tetanus-Antitoxin
3. Maus: 0,5 ml Filtrat, vorher 30 min auf 100°C erhitzt.

Lagen die Erreger im Untersuchungsmaterial vor, so erkrankt die 1. Maus mit den charakteristischen Erscheinungen (Robbenstellung, s.o.), während die Antitoxin-geschützte 2. Maus am Leben bleibt. Da das Tetanustoxin durch Hitze (100°C, 30 min) zerstört wird, muß auch die 3. Maus am Leben bleiben.

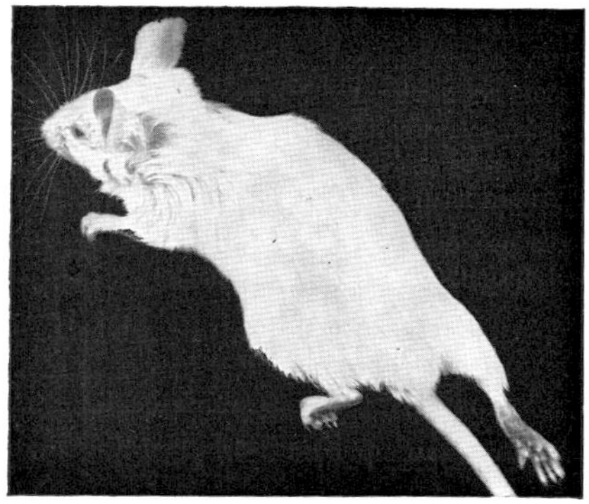

Abb. 72: Mit Clostridium tetani infizierte Maus in typischer „Robbenstellung".

Tierversuch zum Toxinnachweis im Patientenserum: Dies ist eine weitere diagnostische Möglichkeit im Frühstadium der Erkrankung, solange das Toxin nicht durch therapeutische Antitoxin-Gaben neutralisiert ist. Untersuchungsgang: Wie für den Toxinnachweis aus Kulturfiltrat beschrieben; man verwendet 0,5 bis 1,0 ml Patientenserum.

Clostridium botulinum

Triv. Botulinusbazillus.

Die verschiedenen Erregertypen vermögen in totem Material, vor allem in (äußerlich unter Umständen unauffälligen) Nahrungsmitteln wie mangelhaft geräucherten, gekochten oder gesalzenen Fleischwaren und Fischen bzw. in ungenügend sterilisierten Konserven (Gemüse, Fleischwaren) bei pH-Werten über 4,5 thermolabile Ektotoxine zu bilden, die von der Magen- und

Abgrenzung des Cl. tetani von apathogenen, anaeroben Köpfchensporen- (= „Pseudotetanus"-) Bazillen

Clostridium	Dex	Lak	Sac	Mal	Sal	H_2S	Ind	Nit	Ektotoxin
tetani	—	—	—	—	—	+	—	—	+
tetanomorphum	+	—	—	+	—	±	±	+	—
tetanoides	+	—	—	—	—		±		—
capitovale	+	—	—	—	—	+	(+)	—	—
cochlearium	—	—	—	—	—	—	—	—	—
difficile	+	—	—	—	+	—	—	+	+

Darmschleimhaut aufgenommen werden und zu Lähmungen vor allem im Bereich des parasympathischen Nervensystems mit charakteristischen Krankheitserscheinungen (Schluck-, Sprach-, Oculomotorius-Lähmung etc.) führen. Die ersten Krankheitszeichen pflegen 12–40 Std., zuweilen erst 4–8 Tage nach Aufnahme der kontaminierten Nahrungsmittel, aufzutreten.
Aufgrund antigenetisch verschiedener Toxine unterscheidet man die Typen A bis F. Die von den einzelnen Typen produzierten Gifte sind nur durch die jeweiligen spezifischen Antitoxine neutralisierbar.

Typ A (Bac. ermengemi): Stärkste Toxinwirkung. Das Gift läßt sich als kristallinisch reines Protein darstellen und dürfte das wirksamste aller mikrobiellen Toxine sein. Für die weiße Maus hat man eine tödliche Dosis von 0,000033 γ errechnet; bei peroraler Aufnahme genügt 0,1 γ, um einen Menschen zu töten. Bei aerogener Aufnahme ist die Giftwirkung noch um mehrere Zehnerpotenzen höher; das bedeutet, daß mit nur 1 g der gereinigten Substanz theoretisch mehrere Millionen Menschen umgebracht werden könnten (wohl die gefährlichste Waffe im Falle „biologischer" Kriegsführung). Das Gift wird durch 10 min Erhitzen auf 100° C zerstört.

Typ A des Cl. botulinum ist im Boden verbreitet und kommt in Konserven vor.

Typ B: Ebenfalls im Erdboden verbreitet und als Botulismuserreger über Konserven – offenbar in Europa als überwiegender Typ – auftretend.

Typ C: Mit den Untertypen C-Alpha und -Beta. Während das Alpha-Toxin nur durch Alpha- nicht durch Beta-Antitoxin neutralisiert wird, vermag das Beta-Antitoxin beide Toxine zu entgiften.

Typ C: Für den Menschen unschädlich.

Typ D, auch Cl. parabotulinum bovis Theiler: Toxin für den Menschen bei oraler Aufnahme ebenfalls apathogen.

Typ E bildet ein stark wirksames Ektotoxin. Er kommt relativ häufig in Fischkonserven vor, wobei eine Bombage der Gefäße nicht selten vermißt wird.

Typ F: Äußerst seltener Typ.

Die folgenden diagnostischen Hinweise beziehen sich speziell auf die Typen A, B und E, da diese als Giftbildner in Konserven etc. in Frage kommen.

Bei dem ubiquitären Vorkommen der Botulinus-Bazillen hat der Nachweis der Bazillen selbst oft keine Bedeutung (z. B. im Stuhl). Pathogen ist das vom Bazillus erzeugte, thermolabile Botulinus-Toxin. Seinem Nachweis kommt in den meisten Fällen ausschlaggebende diagnostische Bedeutung zu. Der Nachweis der Erreger kann, z. B. nach Zerstörung des Toxins in Konserven durch Erhitzung, von Bedeutung sein, falls ein Toxinnachweis anderweitig (z. B. aus dem Patientenblut) nicht möglich ist.

Gang der Untersuchung und Art des Untersuchungsmaterials

Die Diagnose kann gestellt werden aufgrund

a) des Toxinnachweises im Patientenserum, Erbrochenen, Leichenmaterial, Lebensmittel.

b) des Erregernachweises in Lebensmitteln.

Toxinnachweis

a) Im Patientenserum: Das Serum muß vor der Applikation von Antitoxin gewonnen werden, da

Botulinus-Toxin nach der Serumbehandlung im strömenden Blut neutralisiert wird und der übliche tierexperimentelle Nachweis dann gewöhnlich versagt.
Zum Versuch werden weiße Mäuse nach folgendem Schema geimpft:

1. Tier: 0,1 ml Patientenserum;
2. Tier: 0,5 ml Patientenserum;
3. Tier: 0,5 ml Patientenserum + 0,5 ml polyvalentes Botulinus-Antitoxin.

Man verwendet unterschiedliche Mengen Patientenblut wegen des unbekannten Toxingehaltes, um bessere Beobachtungsmöglichkeiten zu schaffen (hohe Toxinkonzentration kann z.B. beim 2. Tier den Eintritt des Todes verursachen, bevor sich die charakteristischen Symptome der Toxinwirkung entwickeln, während das mit geringerer Serummenge geimpfte Tier die Merkmale der Intoxikation – s.u. – zeigt). Aus dem Tod der ungeschützten Tiere ist nur dann mit Sicherheit auf Botulinus-Toxin zu schließen, wenn das mit Antitoxin vorbehandelte Tier am Leben bleibt.

b) In Nahrungsmitteln: Wichtig ist die sorgfältige Auswahl verdächtiger Stellen in der fraglichen Probe; s. hierzu die Ausführungen zum Erregernachweis.

Vorbehandlung der Probe: Nahrungsmittel im Mörser zerreiben und mit Standard-Verdünnungsmittel nach Boor u. Mitarb. (1% Phosphatpuffer, pH 6,8, mit 0,2% Gelatine, 30 min autoklaviert bei 121 °C) über Nacht extrahieren, dann zentrifugieren und sterilfiltrieren (= keimfreies Filtrat).

Impfschema bei i.p.-Applikation an weiße Mäuse:

1. Tier: 0,5 ml „keimfreies Filtrat"

2. Tier: 0,5 ml „keimfreies Filtrat" + 0,5 ml polyv. Botulinus-Antitoxin.

Im positiven Fall erscheinen bei Tier 1 nach 6 bis 24 Std. die folgenden

Krankheitssymptome: Wespentaillenartige Einziehung der Bauchwandungen, allgemeine Muskelschlaffheit, motorische Lähmungen der Beine. Schließlich Tod durch Atemlähmung.
Sind die applizierten Dosen zu groß, so kann der Tod ohne Entwicklung des charakteristischen Krankheitsbildes eintreten; der Versuch wird in diesem Fall mit geringeren Mengen keimfreien Filtrates wiederholt. Stirbt auch das mit Antitoxin vorbehandelte Tier, so ist der Schluß auf Vorliegen von Botulinus-Toxin nicht möglich.

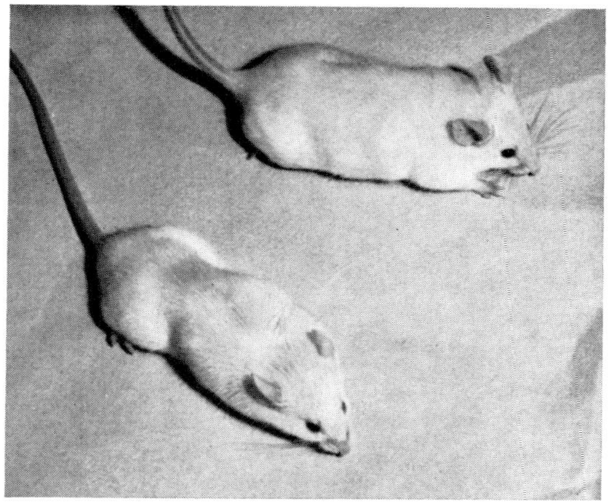

Abb. 73: Nachweis des Botulinus-Toxins im Mäuseversuch. Links unten: Mit Toxin infizierte Maus, mit typischer „Wespentaille". Rechts oben: Mit Antitoxin behandeltes Kontrolltier (ohne Auffälligkeit).

Erregernachweis

Da die Erreger (und das von ihnen produzierte Toxin) feste Lebensmittel nicht gleichmäßig durchsetzen, sondern oft nur an einzelnen Stellen lokalisiert sind, ist es wichtig, nach verdächtigen Veränderungen (z.B. zersetzt erscheinende, grünliche Flecken) zu fahnden bzw. erfahrungsgemäß häufiger befallene Stellen (Fleisch in der Nähe von Knochen) zu verarbeiten. Flüssige Lebensmittel und solche, aus denen sich Flüssigkeit auspressen läßt, werden, evtl. nach Zerkleinerung im Mixgerät, zentrifugiert und der Bodensatz für die Untersuchung verwendet. – Nachweisverfahren:

1. Mikroskopisches Präparat: Ein mikroskopischer Direktnachweis in verdächtigen Lebensmitteln hat keine Erfolgschancen.

Kultur-Präparat: In jungen Kulturen grampositive, bewegliche Stäbchen (3–10 : 0,5–1,2 μ). Sporen vorwiegend (aber nicht immer) terminal, wobei der Bazillenleib aufgetrieben ist. Form der Sporen länglich-eiförmig, was eine charakteristische „Tennisschläger-"Form der Stäbchen bedingt (s. Abb. 75).

2. Isolierung: Strenger Anaerobier – hohe O_2-Empfindlichkeit. Wegen möglicher Herdbildungen sind verschiedene (verdächtige) Stellen des Nahrungsmittels zu verarbeiten, wobei jeweils die

Hälfte jeder Probe direkt bzw. nach Erhitzung (80° C für 15 min zur Ausschaltung sporenloser Begleitkeime) zu verimpfen ist.

Hammelblutagar, anaerob: Teils flach gewölbte, glatte Kolonien mit faserigem Rand, teils flache, rauhe Kolonien, teils schleierartige Ansiedlungen, besonders auf feuchten Nährböden. Hämolyse variabel, abhängig von der Koloniedichte. Toxogene Kolonien und nicht-toxogene Kolonien kommen nebeneinander vor, wobei die ersteren mehr durchsichtig, die letzteren opak erscheinen.

Kochfleisch-(oder Leber-)Bouillon: Als Vorkultur, zum nachfolgenden Ausstrich auf Blutagar bzw. auf

Eigelb-Medium (WILLIS und HOBBS): Bei Typ B flache, sich ausbreitende Kolonien mit einem über den Kolonierand ausgedehnten Glanzeffekt, darunter eine Präzipitationszone.

3. Identifizierung

Toxinnachweis: Mittels Tierversuch. Man verabfolgt je 0,5 ml des Filtrates einer mindestens 5 Tage bei 30° C bebrüteten Flüssigkultur (bei 37° C meist nur geringe oder fehlende Toxinbildung!) weißen Mäusen (Technik und Bewertung des Tierversuches wie beim Toxinnachweis in Lebensmitteln, s. o.) oder verfüttert einige Tropfen des Kulturfiltrates mittels PASTEUR-Pipette. In Abhängigkeit von der Dosis treten die typischen Symptome (s. o.) innerhalb 12–48 Stunden auf.

Biochemisch: Siehe Tab. S. 232.

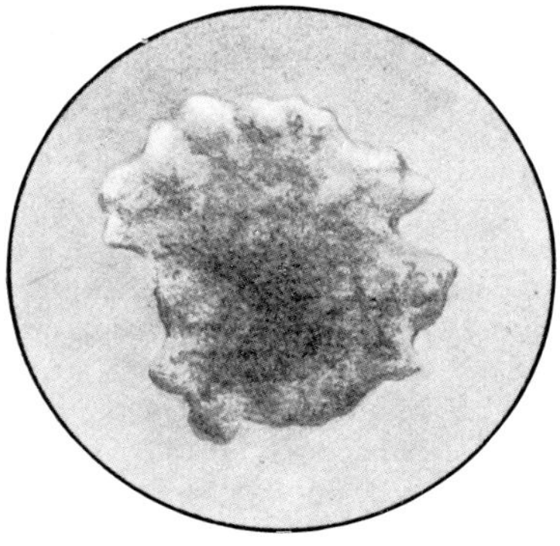

a

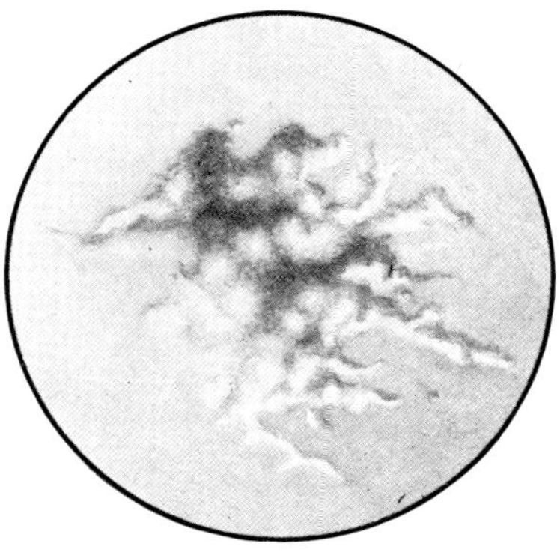

b

Abb. 74: Clostridium botulinum. Lupenvergrößerung von Kolonien.
a: Flache, rauhe Kolonie im durchfallenden Licht.
b: Leicht gewölbte, asbestflockenartige Kolonie im durchfallenden Licht.

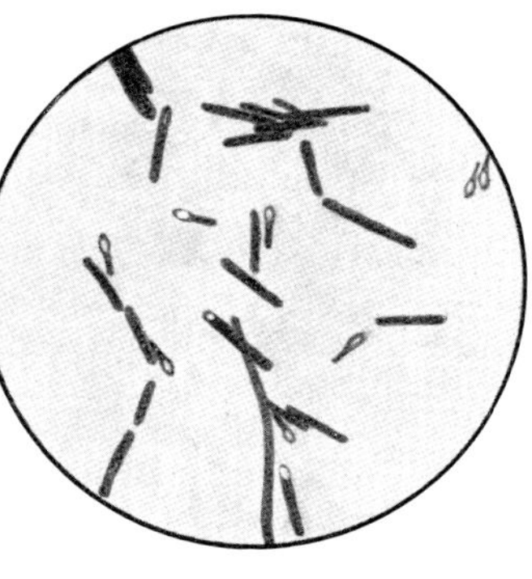

Abb. 75: Clostridium botulinum. Präparat aus 5tgg. alkalischer Leberbouillon: Große, dicke Stäbchen mit abgerundeten Enden, z. T. mit zylindrischen, meist endständigen Sporen (Tennisschlägerformen). Vergr. 800fach.

Literatur (Clostridien):

MCLENNAN, J. D.: Bact. Rev. 26 (1962) 177.

PRÉVOT, A. R.: Manual for the classification and determination of the anaerobic bacteria. Lea and Febiger, Philadelphia 1966.

SMITH, L. D., L. V. HOLDEMANN: The Pathogenic Anaerobic Bacteria. Thomas, Springfield 1968.

STERNE, M., G. H. WARRACK: J. Path. Bact. 88 (1964) 279.

Flexible Schraubenbakterien

Ordnung: Spirochaetales

Die Ordnung Spirochaetales umfaßt schlanke, spiralförmige Organismen, die zwar geißellos, meist jedoch beweglich sind. Die Bewegung kommt zustande durch Drehbewegungen um die Längsachse bzw. durch Knickbewegungen der – im Gegensatz zu anderen schraubenförmigen Keimen wie Spirillum- und anderen Arten – nicht starren, sondern biegsamen Bakterienzellen. Sofern eine Färbung mit dem GRAMschen Verfahren möglich ist, verhalten sie sich negativ. Die Spirochaetales bestehen aus den Familien der Treponemataceae und der Spirochaetaceae. Von medizinischer Bedeutung sind die Treponemataceae; die Spirochaetaceae, die in stagnierendem Süß- und Salzwasser sowie u.a. im Darmtrakt von Mollusken gefunden werden, spielen als Erreger menschlicher Infektionen keine Rolle.

Familie: Treponemataceae

Die Familie der Treponemataceae setzt sich aus drei Gattungen gemäß der unten folgenden Abb. zusammen.

Gattung: Borrelia

Große, bewegliche, schraubenförmige Organismen mit wenigen, relativ breiten, unregelmäßigen Windungen; gut mit den üblichen Farbstoffen anfärbbar; gramnegativ. Aufgebaut aus einem zentralen, zytoplasmatischen, von einem Fibrillenbündel umwundenen und durch eine Zellmembran zusammengehaltenen, von einer schleimigen Hülle umgebenen Längskörper.

Borrelia recurrentis

Syn. Spirochaeta obermeieri.

Erreger des durch Läuse übertragenen, epidemischen Rückfallfiebers. Das klinische Bild ist durch wiederholte mehrtägige Fieberanfälle geprägt. Während der Fieberanfälle (kaum in den Intervallen) sind die Erreger massenhaft im Blut nachweisbar.

Untersuchungsmaterial: Blut, entnommen während (am besten zu Beginn) des Fieberstadiums; Leichenblut.

Gang der Untersuchung

1. Mikroskopisches Präparat: Gramnegative, 0,3–0,6 : 10–30 μ große Mikroorganismen mit 4–10 spiraligen, flachen Windungen. Anilinfarben werden leicht angenommen.

Nativpräparat (Lebenduntersuchung im Dunkelfeld oder, besser, im Phasenkontrast): Die Borre-

Borrelia

Genus Borrelia: Größer, leichter anfärbbar bei üblichen Färbeverfahren. Spiralwindungen relativ weit (1–2 μ Wellenlänge).

Treponema

Genus Treponema: Dünnere, spiralige Gebilde, mit gleichmäßigen, steilen Windungen (1–1,5 μ Wellenlänge), schwer anfärbbar.

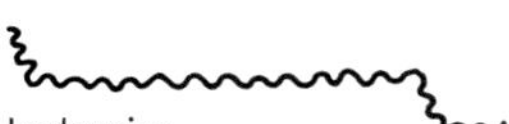
Leptospira

Genus Leptospira: Windungen so eng, daß sie bei Dunkelfeldbetrachtung eben noch erkannt werden können. Ein- oder beidseitig an den Enden abgebogen.

lien sind an ihren lebhaften, schlangenartigen Bewegungen zwischen den Blutk. gut erkennbar. Lebhafte Vor- und Rückwärtsbewegung ohne wesentliche Ortsveränderung! Im Leichenblut fehlt oft die Beweglichkeit.

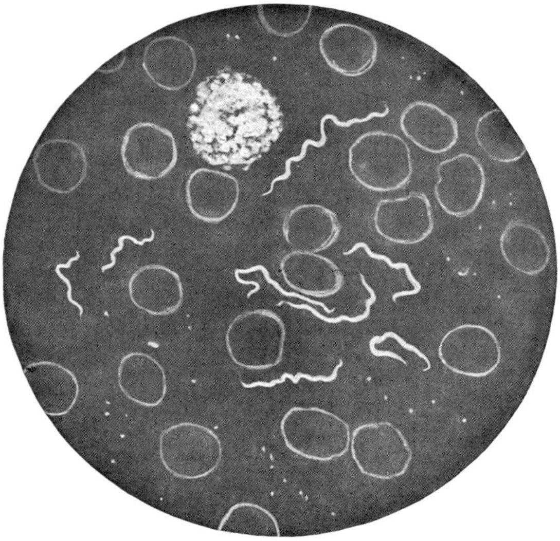

Abb. 76: Borrelia recurrentis. Dunkelfeldpräparat: Blutausstrich vom erkrankten Menschen. Vergr. 1200fach.

Gefärbtes Präparat (Blutausstrich): Färbung am besten nach Giemsa, sonst auch mit verdünntem Karbolfuchsin.

Dicke-Tropfen-Methode (verlängerte Giemsa-Färbung, ohne vorherige Fixierung) gilt als sicherste und einfachste Methode, die evtl. auch in der anfallsfreien Zeit einen Nachweis ermöglichen kann.

Anreicherungsverfahren: Bei spärlichem Vorhandensein der Erreger: Blutkörperchen in Aqua dest. mit 1%igem Essigsäurezusatz auflösen, zentrifugieren, Bodensatz ausstreichen, nach Giemsa färben oder im Dunkelfeld mikroskopieren.

2. Isolierung

Kultur: Die direkte Züchtung der Bor. recurrentis gelingt nur bei einem sehr kleinen Teil der Fälle, sie ist zur Routinediagnostik nicht zu empfehlen.

Läusetest: Man läßt die Läuse am Fiebernden saugen. Die Borrelien finden sich nach 6–9 Tagen angereichert in der Coxalflüssigkeit.

Tierversuch: Für den Nachweis von Bor. recurrentis (im Gegensatz zum Nachweis der durch Zecken übertragenen Erkrankung – s. Bor. duttoni) wenig geeignet.

3. Antikörpernachweis im Patientenserum

Agglutinations-(Agglomerations-)Reaktion ist mit homologen Kultur-Borrelien möglich. Die Reaktion wird nach dem zweiten Fieberanfall positiv.

Borrelia duttoni

Erreger des durch verschiedene Zecken, vor allem Ornithodorus moubata, übertragenen, endemischen (westafrikanischen) Rückfallfiebers (Zeckenfiebers), das klinisch ein ähnliches Bild bietet wie die durch Läuse übertragene und durch Bor. recurrentis hervorgerufene Erkrankung. Im Gegensatz zur Einheitlichkeit der Stämme von Bor. recurrentis sind bei Bor. duttoni eine Reihe von Varietäten abzugrenzen, die sich z.T. antigenetisch, z.T. durch ihr Wirtsspektrum unterscheiden. Morphologisch besteht kein faßbarer Unterschied zwischen beiden Species. Auch bei Bor. duttoni ist die direkte mikroskopische Feststellung des Erregers im Blut des Fieberkranken, am besten mittels der „Dicke-Tropfen-Methode" das sicherste und praktisch einzige gängige Nachweisverfahren. Anstelle von Läusen können Zecken beim fiebernden Patienten angesetzt werden. In den Zecken bleiben die Erreger über 2 Jahre lebensfähig. – Bei Verimpfung von 0,5 bis 1 ml Krankenblut an junge Ratten i.p. treten die Erreger nach 2–4 Tagen im Blut der Versuchstiere auf. Wiederholte Blutentnahmen durch Abschneiden eines Schwanzstückes ab 2. Tag nach der Impfung und mikroskopische Prüfung, wie für Bor. recurrentis beschrieben.

Borrelia vincenti

Gewöhnlich in Gesellschaft mit fusiformen Stäbchen bei einer Reihe von geschwürigen und zu Gewebszerfall führenden Prozessen gefunden. Beide Keime sind normale Bewohner der Schleimhäute der Mundhöhle und des Nasopharynxbereiches, wo sie gewöhnlich in geringerer Menge vorhanden sind. Eine ätiologische Bedeutung der Erreger bei Geschwürs- und Zerfallsprozessen ist dann anzunehmen, wenn sie in den Läsionen in auffälliger, größerer Menge nachweisbar sind.

Angina plauti-vincenti (Vincentsche Angina). Sie ist die bekannteste Form einer durch diese

Symbiose charakterisierten Erkrankung. Bei der diphtheroiden Form dieser Erkrankung ist die Tonsillenoberfläche mit einer grauweißlichen Pseudomembran bedeckt, nach deren Abstoßung ein oberflächlicher Substanzverlust sichtbar wird; die ulzeromembranöse Form ist durch größere, scharf begrenzte und schmierig belegte Gewebsdefekte gekennzeichnet.

Weitere Manifestationen der „Fuso-Borreliose" im Bereich der Haut und Schleimhaut:

Stomatitis ulcerosa, Alveolarpyorrhoe im Mundbereich, gelegentlich mit der VINCENTschen Angina vergesellschaftet;

Balanitis circinata, geschwürig veränderte Kondylome und andere Geschwüre im Genitalbereich, letztere besonders in den Tropen als Komplikationen venerischer Infektionen;

Noma, Nosokomialgangrän: Gangrän der Wangenschleimhaut bzw. der Haut, besonders bei Kindern, nach Infektionen oder aufgrund von Mangelernährung;

Lungengangrän, Lungenabszeß;

Tropische Haut- und Schleimhautgeschwüre (Ulcus tropicum, Amöbendysenterie-Geschwüre etc.).

Ferner bei geschwürig zerfallenden Karzinomen, bei gangränösen und nekrotisierenden Prozessen (z. B. bei Agranulozytose).

Allgemein kann eine ursächliche Bedeutung der symbiontischen Borrelien und Fusobakterien bei Prozessen im Mundbereich erst angenommen werden, wenn die Erreger in größerer Menge nachgewiesen werden.

Gang der Untersuchung

1. Mikroskopisches Originalpräparat ist für den Nachweis einer „Fuso-Borreliose" genügend. Präparat 10 min mit 1 : 10 verdünnter Karbolfuchsinlösung färben. Borrelia vincenti: sehr zarte Fäden (0,3–0,5 : 8–12 μ) mit (1–5) langwelligen, unregelmäßigen Windungen; gleichzeitig sind fusiforme Bakt. nachweisbar: beiderseits zugespitzte, spindelförmige, leicht gebogene Stäbchen (s. S. 166). Das zahlenmäßige Verhältnis beider Erreger zueinander schwankt stark; s. Abb. 77.

2. Isolierung: Zum Ausschluß anderweitiger Erreger sollte ein Teil des Materials (Tupfer) kulturell mittels Blutagar und CLAUBERG-Nährboden untersucht werden. Differentialdiagnostisch kommen vor allem in Betracht: Infektionen durch hämolysierende Streptokokken, Staphylococcus aureus, Diphtherie-Bakterien.

Kultur der Borrelien: Für die praktische Diagnostik ohne Bedeutung. Die Züchtung erfordert Medien mit hohem Serum- oder Ascitesgehalt (25%) und anaerobe Bebrütung.

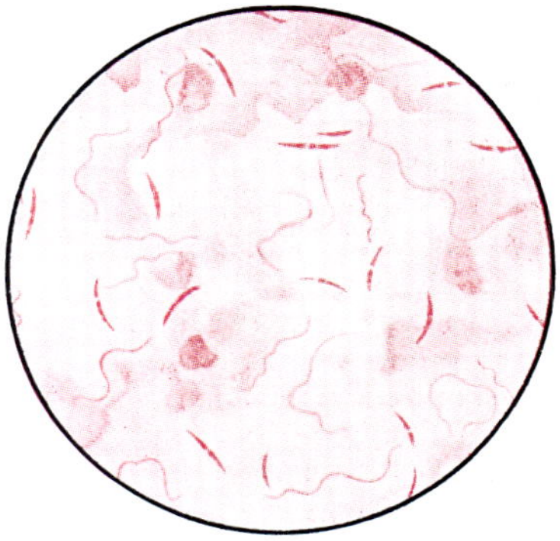

Abb. 77: Fusoborreliose. Originalpräparat von Tonsillenabstrich bei PLAUT-VINCENTscher Angina: Fusobakterien (teilweise mit charakteristischen Farblücken) und zarte Spirillen mit unregelmäßigen, großen Windungen (Borrelia vincenti). Vergr. etwa 800fach.

Sonstige beim Menschen vorkommende Borrelien

Bor. buccalis: Kommt ebenfalls im Mund vor; wesentlich dicker als Bor. vincenti.

Bor. refringens: Auf Mund-, Rachen- und Genitalschleimhaut bzw. bei Nekrosen. Cave Verwechslung mit Syphilis-Treponemen, s. Trep. pallidum, 1a), S. 243!

Literatur:

FELSENFELD, O.: Bacteriol. Rev. 29 (1965) 46.

Gattung: Treponema

Die Gattung setzt sich zusammen aus pathogenen und saprophytischen, korkenzieherförmigen Organismen. Sie bestehen aus einem starren zentralen Faden, der von Zytoplasma umgeben ist. Um dieses windet sich ein Fibrillenbündel, das wahrscheinlich die Elastizität und die charakteristische Bewegungsform der Treponemen bewirkt. Der ganze Organismus ist umgeben von einer Zellmembran. Gewöhnlich schlecht anfärbbar.

Treponema pallidum

Syn. Spirochaeta pallida, triv. Syphilisspirochäte.

1905 von SCHAUDINN als Erreger der Syphilis festgestellt. Die Infektion erfolgt meist beim Geschlechtsverkehr. Die Krankheit wird aus klinisch-epidemiologischen Gründen in verschiedene Stadien eingeteilt:

Primärstadium: Nach durchschnittlich 3–4wöchiger Inkubationszeit Entwicklung des sog. Primäraffektes: umschriebene, harte Infiltration (Induration, Initialsklerose), die geschwürig zerfällt und mit regionaler Lymphknotenschwellung (indolente Bubonen, nach 5–8 Wochen) einhergeht.
Die Erreger sind schon innerhalb der ersten 24 Std. post infectionem lokal und in den regionalen Lymphknoten nachweisbar. Ausbreitung zunächst auf dem Lymphweg. Der Primäraffekt kann fehlen, unerkannt bleiben oder mit anderen Erscheinungen verwechselt werden (z.B. mit Ulcus molle, unspezifischen Ulcera, Herpes, Tumoren). Verzögert auftretender oder larvierter Primäraffekt bei unzureichender antibiotischer Behandlung (z.B. Behandlung wegen Gonorrhoe).

Sekundärstadium: Nach 8–12 Wochen: Exantheme, meist zuerst makulöser, später häufiger papulöser Natur, Schleimhauterscheinungen (Plaques muqueuses). Die Papeln neigen zur Exsudation und sind in diesem Zustand hochinfektiös. Die Ausbreitung der Erreger erfolgt in diesem Stadium über die Blutbahn.

Tertiärstadium: Meist ab 3. Jahr, oft erst viel später nach der Infektion. Vielgestaltige klinische Erscheinungen. Eine charakteristische Erscheinungsform ist das Gumma: Geschwulstartige, knotige Gebilde mit Neigung zum Zerfall; ferner Gefäßveränderungen, tertiäre Syphilide etc. Ansteckungsgefahr ist auch hier gegeben (wenn auch gegenüber dem Sekundärstadium stark vermindert), vor allem bei Bluttransfusionen.

Sonderformen:

Lues latens: Bestehende Infektion ohne erkennbare äußere Erscheinungen. Infektiosität ist weiterhin gegeben (Bluttransfusion, Schwangerschaft). Lues latens besteht zwischen Abheilung des Primäraffektes und Auftreten der Sekundärerscheinungen sowie nach den Sekundärerscheinungen bis zum Lebensende oder bis zum etwaigen Auftreten tertiärer Symptome.

Lues congenita: Infolge diaplazentarer Übertragung (nicht vor dem 4.–5. Monat).

Metalues und Neurolues: Als progressive Paralyse, Tabes dorsalis bzw. als meningitische, gummöse oder Gefäßlues, meist 10–20 Jahre nach der Ansteckung. Die Erreger sind, wenn auch schwierig, in den Krankheitsherden nachweisbar und treten auch spärlich im Blut auf (Transfusionssyphilis möglich).

Transfusionssyphilis: Die Übertragung der Erreger durch Bluttransfusion muß praktisch ab dem Zeitpunkt der Infektion des Spenders als möglich angesehen werden. Im abgenommenen Spenderblut muß bei Kühlschranktemperatur mit einer Haltbarkeit der Erreger von 2–3 Tagen gerechnet werden.

Syphilis in den Tropen: Bei der Infektion spielen Schmierinfektionen und nicht-venerischer Kontakt eine bedeutendere Rolle; Ansteckung häufig schon im Kindesalter. Stark ausgeprägte Sekundärerscheinungen in Form papulöser Syphilide. Selbstheilungstendenz höher, spätluetische Erscheinungen kaum beobachtet. Diese nicht nur bei Einheimischen, sondern auch bei Europäern zu beobachtende Änderung des Krankheitscharakters steht mit besonderen, vor allem klimatischen Faktoren im Zusammenhang.

Infektiosität: Primäraffekt, Sekundäreffloreszenzen (insbes. nässende Papeln und Plaques muqueuses) hochinfektiös; Blut bis zur völligen Sanatio infektiös; Blutkonserven in den ersten 2–3 Tagen der Lagerung potentiell infektiös; Organteile bei Lues latens und anderweitiges erregerhaltiges Organmaterial bei normaler Temperatur bis etwa 6 Std. post mortem infektiös. Die Erreger können außerdem im Sperma, Vaginal- und Cervixsekret und Speichel (bei bestehendem Primäraffekt im Mund) infektionstüchtig vorhanden sein. Die Infektiosität der Erreger erlischt ansonsten außerhalb des Organismus rasch bei Eintrocknung, ist dagegen in feuchter Umgebung einige Zeit erhalten.

Untersuchungsmaterial: Schutz vor Infektion bei der Materialgewinnung sorgfältig beachten (Gummihandschuhe!).

Reizserum vom Primäraffekt: Läsion mit einem in warme physiol. NaCl-Lösung getauchten Tupfer sorgfältig reinigen und oberflächliche Epithelien der Randzone entfernen; mit mäßigem Druck etwas Exsudat auspressen. Stärker bluthaltiges Serum wegwischen (die Blutk. können die Treponemen verdecken) und erneut ausdrücken, bis klare Flüssigkeit kommt. Mit einem an einer Pinzette gehaltenen Deckgläschen einen Tropfen Reizserum aufnehmen, mit der Öse auf einen Objektträger einen Tropfen physiol. NaCl-Lösung geben; nun das Deckgläschen mit der Schichtseite nach unten so auf den Objektträger legen, daß beide Flüssigkeiten sich mischen und unter dem Deckgläschen ausbreiten. Dann sofort – möglichst im Dunkelfeld – mikroskopieren (Beweglichkeit der Treponemen schwindet innerhalb 30 Minuten!). Als zuverlässig negativ ist ein Ergebnis erst zu werten, wenn bei dreimaliger Untersuchung ein Erregernachweis nicht gelang. – Wurde ein Antiseptikum lokal verabreicht, so kann der Befund negativ sein. In diesem Fall wird ein mit steriler physiol. NaCl-Lösung getränkter Tupfer aufgelegt und die Untersuchung nach 24–48 Std. wiederholt. Vorausgegangene antisyphilitische Behandlung vermindert die Aussichten eines Erregernachweises erheblich. Auch beim abheilenden Primäraffekt gelingt der Nachweis oft nicht mehr.

Punktat von regionalen Bubonen (wenn Nachweis im Reizserum vom Primäraffekt negativ oder fraglich positiv): Haut über der Drüse desinfizieren, in einer 1-ml-Spritze ca. 0,5 ml sterile physiol. NaCl-Lösung aufziehen, Drüse mit den Fingern fixieren und Nadel in die Drüse einstechen. Dann Flüssigkeit einspritzen, Nadelspitze in der Drüse etwas hin- und herbewegen und die leicht blutige Flüssigkeit in die Spritze zurücksaugen; Anfertigung eines Dunkelfeldpräparates (s. o.).

Material von Sekundäreffloreszenzen: Verdächtige Eruptionen skarifizieren, durch gelinden Druck vom Rand her 1–2 Tropfen Gewebsflüssigkeit auspressen und diese mit einer 1-ml-Spritze in 0,1 ml physiol. NaCl-Lösung mit Zusatz von 10% menschlichem Serum aufnehmen. Die Bedeutung des Erregernachweises ist hier wegen des regelmäßig positiven Ausfalles der Seroreaktionen geringer.

Gang der Untersuchung

1. Mikroskopisches Präparat

a) Nativpräparat (Lebenduntersuchung): Am besten als Dunkelfeldpräparat: Dünne, korkzieherartig gewundene Organismen, Länge bis zum zweifachen Durchmesser eines Erythrozyten (0,1–0,2 : 6–15 μ); man erkennt deutlich 6–24 regelmäßige und fast gleichgroße Windungen (charakteristisch: Wie die Zähne einer Säge), die endwärts etwas niedriger werden. In Ruhelage schnurgerade Achsenrichtung. Sehr charakteristische Eigenbewegungen: Rotation um die Längsachse – Gleiten nach vorn und rückwärts – knickende, beugende, seitliche, rasch ablaufende Abbiegungen, nach denen das Treponema wieder in die gerade Ruhelage zurückkehrt (beachte: Die Bewegungen der auf Mund-, Rachen- und Genitalschleimhaut vorkommenden Borrelia refringens sind viel gröber und schlangenartiger). Bei Ansammlung massenhafter Treponemen auch Lagerung in Knäuel-, Rosetten- und Fischzugform. Manchmal auch degenerierte, ring- oder hakenförmig gebogene Exemplare.

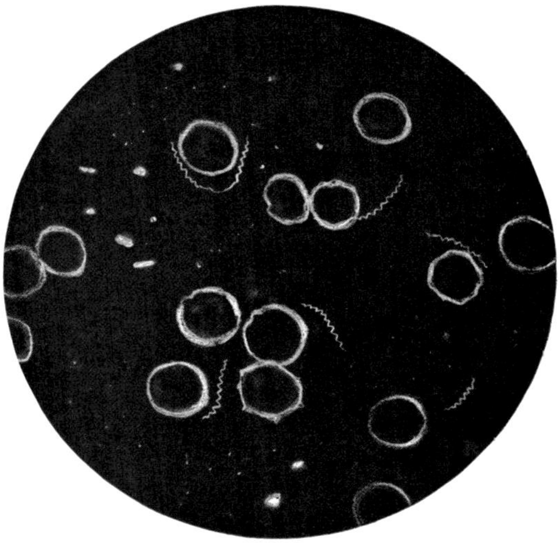

Abb. 78: Treponema pallidum. Dunkelfeldpräparat von einem Tropfen Reizserum vom syphilitischen Primäraffekt. Vergr. 1000fach.

b) Tuschepräparat nach BURRI: Siehe S. 515.

c) GIEMSA-Präparat: Charakteristisch ist die schlechte Anfärbbarkeit von Tr. pallidum. Keine Färbung bei Anwendung des GRAM-Verfahrens. Auch GIEMSA-Farbstoff muß zur Färbung lange einwirken: In dünner Schicht ausgebreitete und lufttrockene Reizserum-Ausstriche mit GIEMSA-Gebrauchslösung (10 Tropfen GIEMSA-Lösung auf 20 ml Wasser) mindestens 12 Stunden unter wiederholter Erneuerung der Lösung färben.

d) Schnellfärbeverfahren: Siehe S. 638.

e) Gewebsfärbungen: Siehe S. 638 (Versilberungsverfahren nach FONTANA).

f) Fluoreszenzserologischer Nachweis: Siehe YOBS, A. F., u. Mitarb.: Arch. Pathol. 77 (1964) 220.

Verwechslungsmöglichkeiten:

Beim Reizserum vom Primäraffekt: Typische Treponemen bei Geschwüren in der Genitalregion können bei sachgemäßer Materialgewinnung nahezu immer als Tr. pallidum angesehen werden. Zu berücksichtigen ist jedoch das Vorhandensein von

Borrelia refringens: Siehe unter a).

Tr. calligyrum (gracile): Kann in oberflächlichem Geschwürsmaterial, auch beim Primäraffekt, vorkommen und ähnelt dem Tr. pallidum, ist aber dicker und hat flachere Windungen. Es kommt praktisch nicht zu Gesicht bei Material aus der Tiefe des Geschwürs.

Bei Punktaten aus regionalen Bubonen: Keine Verwechslungsmöglichkeit; andere Treponemen kommen in den Lymphknoten nicht vor (praktisch sicherster Beweis).

Bei Plaques muqueuses: Wegen der Möglichkeit des Vorhandenseins morphologisch ähnlicher Mund-Treponemen sollte der Befund hier stets nur lauten „Treponemen positiv".

Tr. microdentium ist im Dunkelfeld von Tr. pallidum praktisch nicht zu unterscheiden (s. u.).

Tr. macrodentium: Etwas größer und plumper als der Syphiliserreger, mit gröberen und weniger (2–8) Windungen.

Bei Hauterscheinungen in den Tropen ist stets an das Vorliegen von Frambösie und Pinta zu denken: Tr. pertenue bzw. Tr. carateum, die Erreger dieser Erkrankungen, sind von Tr. pallidum nicht unterscheidbar.

2. Isolierung

Kultur: Berichte über gelungene Züchtung sind bisher nicht hinreichend bestätigt.

Tierversuch: Übertragung auf Affen ist möglich und gelingt am sichersten nach tiefer Skarifizierung der Haut. Von praktischer Bedeutung ist die Fortführung gewisser Pallidum-Stämme mittels intratestikulärer Injektion erregerhaltigen Materials beim Kaninchen (siehe Immobilisationstest).

3. Antikörpernachweis im Patientenserum (siehe auch S. 473ff.):

„Klassische" Luesreaktionen wie WASSERMANNsche Reaktion einschließlich Pallues- bzw. „Spirochäten"-Eiweiß-Reaktion und Flockungsreaktionen s. S. 457 bzw. 459–467.

„Spirochäten"-Agglutinationstest im Liquor nach ROEMER und SCHLIPKÖTER s. S. 472).

Treponema-pallidum-Immobilisationstest (TPI-Test) nach NELSON und MAYER: Allgemeines zu Prinzip und Technik des Testes siehe S. 468.

Haft- und Schwundtest (NELSON): Prinzip siehe S. 468.

Treponemen-Immunofluoreszenzteste (FTA-200- und FTA-ABS-Test): s. S. 468.

Treponema pertenue

Erreger der Frambösie. Die Unterschiede zum Tr. pallidum sind so gering, daß eine morphologische Abgrenzung nicht möglich ist. Die Übertragung erfolgt durch direkten Kontakt, wobei die im Exsudat der himbeerähnlichen Hauteffloreszenzen sehr reichlich vorhandenen Treponemen durch kleine Hautverletzungen eindringen; Fliegen können den Erreger ebenfalls übertragen.

Die Krankheit ist beschränkt auf feucht-heiße Tropenregionen. Eine Unterscheidung von der Syphilis ist auch serologisch nicht möglich. Wo sich tropische Syphilis und Frambösie überschneiden, wird deshalb der allgemeine Begriff „Treponematosis" verwendet. Die Unterschiede liegen auf klinisch-epidemiologischem Gebiet: Die Primärläsion ist bei Frambösie fast immer extragenital lokalisiert, meist sind Kinder befallen; der Primäraffekt ist weich, es bestehen keine Adenopathien, die Papeln jucken häufig, Schleimhautbeteiligungen sind ganz selten, kardiovaskuläre und neurologische Komplikationen treten kaum auf.

Treponema carateum

Erreger der tropenamerikanischen Hautfleckenkrankheit, Pinta. Der Erreger ist in den Hautläsionen des Primär- und frühen Sekundärstadiums nachweisbar und ist vom Tr. pallidum weder morphologisch noch serologisch unterscheidbar.

Treponema (Spirochaeta) forans

Triv. REITER-Spirochäte.

Die REITER-Spirochäte dient als Ausgangsmaterial für das von GAETHGENS eingeführte Pallida- (jetzt Pallues-) Antigen bzw. das Spirochäten-Eiweiß-Antigen.

1. Mikroskopisches Präparat: 1,5–3 mal so dick und meist 2–4 mal so lang wie Tr. pallidum; grobe Windungen, träge Bewegungen.

2. Isolierung: Hinweise zur Züchtung bei SCHMEROLD, Zbl. Bakt. I. Orig. 166 (1956) 274.

Treponema calligyrum

Kommt vor in Genitalsekreten und kann bei Entnahme des Untersuchungsmaterials von den oberflächlichen Schichten von Genitalgeschwüren (statt Reizserum aus der Tiefe) Anlaß zur Verwechslung mit Tr. pallidum geben. Siehe S. 243.

Treponema microdentium

Kommt physiologischerweise in der Mundhöhle und zwar insbesondere nahe dem Zahnfleischrand vor und ist wegen großer Ähnlichkeit leicht mit Tr. pallidum zu verwechseln; es ist aber züchtbar in Serumwasser mit frischem Gewebe. – Hinweise zur Züchtung oraler Treponemen: BERGER, U.: Zschr. Hyg. 143, (1956) 1.

Treponema macrodentium

Ebenfalls in der Mundhöhle vorkommend. Siehe auch S. 244.

Treponema cuniculi

Erreger der Kaninchenspirochätose: Morphologisch von Tr. pallidum nicht unterscheidbar. Nicht menschenpathogen. Ursache der bei vielen Kaninchen nachweisbaren, mit Lues-KBR-Antigenen reagierenden Antikörper.

Gattung: Leptospira

Nach der Empfehlung des WHO-Nomenklatur-Subkomitees für Leptospiren ist diese Gattung einzuteilen in zwei Species:

a) Leptospira biflexa: Apathogene, sog. Wasserleptospiren,

b) Leptospira interrogans: Pathogene Leptospiren.

Beide Arten sind morphologisch nicht zu unterscheiden; es handelt sich um zarte, gebogene oder gewellte Fädchen mit oft hakenförmig gebogenen oder knopfartig verdickten Enden. Der fadenförmige Organismus setzt sich aus zahlreichen, sehr dicht aneinanderliegenden Spiralen zusammen, die bei gefärbten Präparaten nur schwer, wohl aber bei Dunkelfeldbetrachtung darstellbar sind. Elektronenoptisch bestehen die Leptospiren aus einem zentralen Achsenfaden, einer um den Faden gewickelten protoplasmatischen Spirale und einer den ganzen Organismus einschließenden Hülle. Pathogene und apathogene Art können entsprechend ihrem Antigenaufbau in verschiedene Serotypen, diese wiederum in Subtypen unterteilt werden. Heute kennt man insgesamt über 100 Typen und Subtypen.

Pathogene Leptospiren

Die pathogenen Typen benötigen zum Wachstum einen Zusatz von Kaninchen- oder anderem tierischen Serum zum Nährsubstrat, während die apathogenen Leptospiren ohne Serumzusatz züchtbar sind. Weitere Abgrenzungsmöglichkeiten bestehen in der Bestimmung der serologischen Eigenschaften sowie der Pathogenität gegenüber Versuchstieren. Die Unterschiede zwischen den pathogenen Typen sind in biochemischer Hinsicht nur gering; die biochemischen Leistungen sind daher für eine Unterteilung der Species nicht verwertbar. Sieht man vom Krankheitsbild des Morbus Weil (hervorgerufen hauptsächlich durch Leptospira icterohaemorrhagiae) ab, so sind die durch die übrigen Leptospiren hervorgerufenen Krankheitsbilder ziemlich einheitlich. Morbus-Weil-ähnliche Krankheitsbilder können allerdings auch durch die übrigen Leptospiren hervorgerufen werden, und andererseits äußert sich die Infektion durch Leptosp. icterohaemorrhagiae nicht selten in einer uncharakteristischen Form.

Die Erreger sind an tierische Träger gebunden. Beim Tier sind die Leptospiren gewöhnlich in den Nieren lokalisiert, meist ohne äußerlich feststellbare Wirkungen zu erzeugen. Sie können über Monate hinweg in großen Mengen durch den Urin ausgeschieden und auf diese Weise auf andere Tiere oder auch auf den Menschen übertragen werden. In feuchtem, nicht-saurem Milieu sind sie außerhalb des Makroorganismus kürzere Zeit haltbar. Die Infektion des Menschen erfolgt in erster Linie über kleine Hautverletzungen beim Kontakt mit den (durch ihre Ausscheidungen verunreinigten) Tieren selbst, durch den Urin der Tiere oder durch verunreinigtes Wasser; gelegentlich kommen Infektionen über die Schleimhäute (Nasopharynx, Conjunctiva) vor, besonders beim Baden. Eine Übertragung von Mensch zu Mensch ist wegen der hier quantitativ unbedeutenden und zeitlich begrenzten Leptospirurie ungewöhnlich.

Leptospirenträger sind in erster Linie Muriden (Ratten, Mäuse etc.); aber auch viele Haus- und Wildtiere (Hunde, Schweine etc.) können die Erreger ausscheiden. Die Häufigkeit menschlicher Infektionen steht dementsprechend in Beziehung zum Beruf.

Bei menschlicher Leptospirose lassen sich grundsätzlich zwei Krankheitsphasen unterscheiden:

1. Phase der Leptospirämie, meist zwischen 3. und 8. Krankheitstag;

2. Phase der Organerkrankung (Nephritis; Leberbeteiligung, evtl. mit Ikterus, seröse Meningitis etc.).

Dementsprechend ist der Leptospirennachweis gewöhnlich nur in der ersten Krankheitswoche aus Blut (Liquor) möglich; in den folgenden Wochen kann er aus dem Urin gelingen. Ab 8.–10. Tag treten spezifische Antikörper auf.

Untersuchungsmaterial: Sterile Entnahme und sofortige Verarbeitung ist für Erregerisolierung von entscheidender Bedeutung, da die Züchtung in Anwesenheit von Begleitkeimen oft mißlingt und die Erreger, z. B. in Urin, rasch absterben.

Blut, Liquor: In der ersten Krankheitswoche zum Erregernachweis mittels Kultur oder/und Tierversuch; evtl. Versuch des mikroskopischen Direktnachweises. In den folgenden Wochen: Blut zur Antikörperbestimmung.

Urin: Am zweckmäßigsten in der 2. (und 3.) Krankheitswoche für Tierversuch und (oder) Kultur.

Organmaterial: Zur Züchtung bzw. färberischen Darstellung der Erreger.

Gang der Untersuchung

Der Nachweis kann, je nach Untersuchungsmaterial, mittels Direktmikroskopie, Erregerisolierung oder durch serologische Verfahren geführt werden. Die Isolierung des Erregers benötigt eine Zeit von 2–4 Wochen. Für praktisch-diagnostische Zwecke hat deshalb der Antikörpernachweis die größere Bedeutung, wenngleich auch auf diesem Wege eine Frühdiagnose nicht möglich ist (Antikörper sind kaum vor Ende der ersten Krankheitswoche nachweisbar).

a) Direkter Erregernachweis

1. Mikroskopische Untersuchung: Dünne, fädige, leicht gekrümmte oder gewellte Gebilde (0,1 : 7–20 μ) mit hakenartig gebogenen oder knopfartig verdickten Enden (Kleiderbügel- oder Hantelformen).

Dunkelfeld-Untersuchung (zweckmäßigste Methode), bei etwa 200facher Vergrößerung; verdächtige Stellen des Präparates prüft man mit stärkerem Trockensystem: Lebhafte, meist rotierende Bewegung, wobei die Enden ruckartig hin- und hergeschlagen werden; gelegentliches Abknicken und Wieder-Strecken des ganzen Organismus oder Gleitbewegung quer durch das Gesichtsfeld, sonst ohne große Ortsveränderungen.

Blut (1. Krankheitswoche): Der Direktnachweis gelingt nur selten.

Evtl. Nachweisversuch mittels des von Wolff empfohlenen Verfahrens: 5 ml Patientenblut, ungerinnbar gemacht durch Zusatz von 1 ml einer 1%igen Lösung von Liquoid in physiol. NaCl-Lösung, 15 min bei 500 U/min zentrifugieren, Überstand im Dunkelfeld mikroskopieren. Bei negativem Ergebnis Plasma nochmals mindestens 20 min bei hoher Drehzahl zentrifugieren, eine winzige Menge Sediment zwischen Objektträger und Deckglas verlaufen lassen (Schicht muß sehr dünn sein), mikroskopieren. Cave Verwechslung mit sog. „Pseudospirochäten": Fadenförmige Zerfallsprodukte von Blutk. oder Blutplättchen, erkennbar mittels konzentrierten Streptolysins O (einen Tropfen mittels Kapillare an den Deckglasrand bringen und, unter Ansaugen am gegenüberliegenden Deckglasrand, zulaufen lassen bei Beobachtung mit dem Mikroskop): „Pseudospirochäten" werden rasch aufgelöst.

Die mikroskopische Untersuchung ist stets durch Kultur und/oder Tierversuch (s. u.) zu ergänzen.

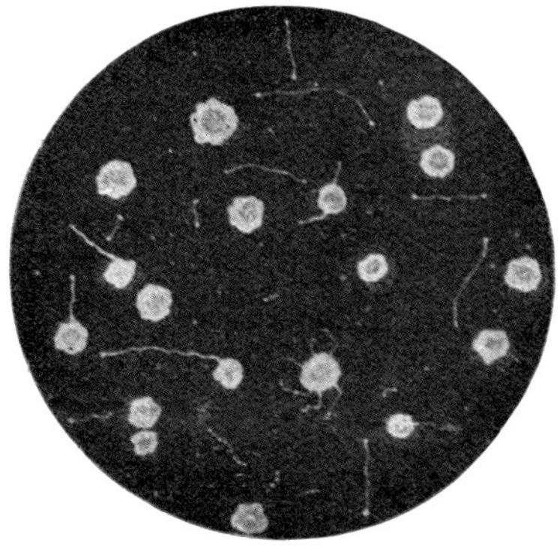

Abb. 79: Erythrozyten, Hämokonien und „Pseudoleptospiren" im Dunkelfeld.

Urin: Mikroskopischer Nachweis (wenig aussichtsreich) kann versucht werden nach scharfem Zentrifugieren; Untersuchung des Sedimentes im Dunkelfeld. Mikroskopischer Nachweis gelingt nur in der 2. Woche. Ergänzung der mikroskopischen Untersuchung durch Kultur und/oder Tierversuch (s. u.) ist erforderlich.

Gewebs- und Punktionsmaterial von Tierversuchen: Evtl. nach vorheriger Zerkleinerung in steriler physiol. NaCl-Lösung im Dunkelfeld prüfen.

Gewebsschnitte: Nachweis mit Versilberungsmethoden, z. B. Verfahren nach Fontana (S. 638) oder nach Blendon u. Mitarb. (J. Bact. 89 [1965] 899).

2. Isolierung: In der ersten Krankheitswoche aus dem Patientenblut, in der zweiten und evtl. dritten Woche aus dem Urin. Organmaterial (Nieren- und Lebergewebe von Tieren, z. B. im Rahmen des diagnostischen Tierversuches) wird steril zerkleinert. Grundsätzlich ist Gewinnung von Untersuchungsgut anzustreben, das nicht durch an-

dere Keime verunreinigt ist. Die Verarbeitung hat nach Möglichkeit unmittelbar nach der Materialgewinnung zu erfolgen.
An mehreren aufeinanderfolgenden Tagen wiederholte Untersuchungen erhöhen die Aussichten des Nachweises erheblich.

Kulturverfahren ermöglichen die Vermehrung nahezu aller Leptospirentypen gleich gut, während die verschiedenen Laboratoriumstiere für die einzelnen Typen unterschiedlich empfänglich sind. Gewöhnlich werden flüssige und halbfeste Substrate für die Erstzüchtung benutzt. Der gebräuchlichste und universellste flüssige Nährboden ist das KORTHOF-Medium (S. 547); von den halbstarren Substraten hat das Medium von FLETCHER (S. 548) weite Verbreitung gefunden. Als wichtigste Bestandteile enthalten die gebräuchlichen Substrate Pepton, Puffersubstanzen und 10% tierisches Serum. Meist wird leicht hämolytisches Kaninchenserum verwendet, jedoch sind auch die Seren anderer Tierarten brauchbar, sofern durch entsprechende Untersuchung gesichert ist, daß sie keine Leptospiren-Antikörper enthalten. Als förderlich für das Wachstum der Erreger gilt nach BABUDIERI der Zusatz von 1 mg Vitamin B_{12} pro Liter Substrat.

Nach Prüfung der Sterilität durch 48stdg. Inkubation bei 37°C werden die Kulturröhrchen mit maximal 1/10 Volumen Material beimpft. Um die Wirkung von möglicherweise im Material vorhandenen wachstumshemmenden Substanzen auszuschalten, ist es zweckmäßig, weitere Röhrchen mit einer 1 : 10-Verdünnung der Proben zu inokulieren – wegen der eintretenden Antikörperbildung wirken sich kleine Inokula mit fortschreitender Krankheitsdauer insbesondere bei Blutproben zunehmend günstiger auf die Nachweisquote aus, da die mit dem Material eingeimpften Abwehrstoffe das Wachstum der Erreger hemmen. Vom konzentrierten und vom verdünnten Material sollte man jeweils mindestens 4 Röhrchen von 2 verschiedenen Isolierungsnährböden ansetzen. Die Kulturen werden bei 28–30°C bebrütet.
Bei Wachstum von Leptospiren kommt es in flüssigen Medien zum Auftreten einer leichten Trübung, bei halbfesten Substraten meist zur Ausbildung einer etwa 2 cm unter der Oberfläche liegenden, scheibenförmigen Wachstumszone. Für die mikroskopische Prüfung im Dunkelfeld entnimmt man Material aus einem Bereich einige cm unter der Oberfläche bei flüssigen bzw. aus dem scheibenförmigen Bereich bei halbstarren Kulturen. Sind Leptospiren vorhanden, so sind anfangs häufige Passagen erforderlich, wobei die vorausgehende Kultur im Verhältnis von etwa 1 : 10 in neue Röhrchen mittels Sicherheitspipette übertragen wird. Die Identifizierung des Stammes erfolgt in gekreuzten Absorptionsversuchen (siehe 3.) oder durch Analyse der Antikörperbildung nach experimenteller Infektion von Labortieren.

Bei Weiterzüchtung sind die Kulturen ab 7. Tag täglich (!) mikroskopisch zu kontrollieren und bei auftretenden Hemmungen sofort (sonst im Abstand von 1–2 Wochen) abzuimpfen. Für die Fortzüchtung in Stammsammlungen eignen sich besser halbfeste Medien wie der NOGUCHI-Nährboden in der Modifikation nach DINGER (s. S. 548).

Tierversuche sind besonders bei verunreinigten Proben angezeigt. Die Tiere, gewöhnlich Meerschweinchen (Albinos) oder Goldhamster, sollen nicht älter als 6 Wochen sein. Allerdings sind nur zwei Serotypen mittels Tierversuch einwandfrei nachzuweisen:

L e p t o s p. i c t e r o h a e m o r r h a g i a e mit Meerschweinchen und Goldhamster.

L e p t o s p. c a n i c o l a mit Goldhamster.

A n d e r e L e p t o s p i r e n a r t e n bewirken meist keine charakteristischen Krankheitssymptome oder makroskopischen Organveränderungen, sondern lediglich eine Leptospirämie, kenntlich an kurzer Fieberphase mit anschließender Leptospirurie und Ausbildung einer typenspezifischen Immunität mit nach 3–4 Wochen nachweisbaren Antikörpern.

Verdächtiges Material jeweils zwei Meerschweinchen von 150–250 g Gewicht i. p. applizieren in einer Menge von 1–4 ml. Vom 3. Tag ab täglich vom unteren Bereich des Peritonealraumes Flüssigkeit entnehmen, während das Tier in aufrechter Stellung bei gestreckten Hinterbeinen gehalten wird. Sobald im Dunkelfeld Leptospiren festgestellt werden bzw. bei Eintreten von Temperaturerhöhung Herzblut entnehmen zur Einimpfung in mehrere Kulturröhrchen; nach Fieberabfall auf Antikörper prüfen. Bei deutlicheren Krankheitserscheinungen Tiere töten und Nieren, Leber und Blut mikroskopisch sowie kulturell, Blut auch serologisch untersuchen. Die Tiere sollten nach 3 Wochen Beobachtungszeit getötet und die Organe kulturell bzw. das Serum serologisch untersucht werden, auch wenn keine Krankheitserscheinungen beobachtet wurden, da Symptome wie Fieber, Gewichtsverlust etc. auch bei eingetretener Infektion ausbleiben bzw. der Feststellung entgehen können.

Bei verunreinigten Kulturen, evtl. auch bei Wasser- und Erdproben wird anstelle von Filtrationsverfahren (z.B. mit Glasfilter von Schott & Gen. mit Porengröße unter 1 μ) besser das Meerschweinchen als „lebendes Schnellfilter" verwendet: i.p.-Impfung mit 0,5–1,0 ml der verunreinigten Kultur oder Einreibung des infizierten Materials in eine skarifizierte Hautstelle; nach etwa 15–30 Minuten Entnahme von etwa 1 ml Blut mittels Herzpunktion und Verteilung auf mehrere Kulturröhrchen. – Eine weitere Möglichkeit der Reinzüchtung besteht im Zusatz von 1–2 ml einer 1%igen Lösung von 5-Fluorouracil[1] (Bezugsquelle: Hoffmann – La Roche, Nutley, N.Y., USA) zu 100 ml Nährsubstrat.

Isolierung aus Blut:

KORTHOF-Nährboden (S. 547) und halbstarres Medium nach FLETCHER (Difco Laboratories, Detroit): Am besten direkt am Krankenbett 3–6 Röhrchen (je 9 ml Substrat) mit 0,1–0,5 ml Blut beimpfen, sonst mit Antikoagulans versetztes, eingesandtes Blut verwenden. Ansätze ab 5.–7. Tag wiederholt im Dunkelfeld kontrollieren und im Verdachtsfall auf mehrere neue Medien überimpfen (1 Teil der verdächtigen oder positiven Kultur auf 9 Teile neues Medium). Bei Verdacht auf Vorliegen von Begleitbakterien sollte den für die Primärkultur verwendeten Substraten 5-Fluorouracil zugesetzt werden (s. o.).

Tierversuch: Mit Meerschweinchen und evtl. Goldhamstern: 2–3 ml bzw. 1–2 ml ungerinnbar gemachtes Blut i.p. injizieren; weiteres Vorgehen s.o. („Tierversuche").

Isolierung aus Liquor: Wie bei Blutproben.

Isolierung aus Urin: Nur in der 2. und 3. Krankheitswoche aussichtsreich. Wichtig ist die Untersuchung mehrerer, an verschiedenen Tagen entnommener Proben und deren sofortige Verarbeitung, da die Leptospiren im gewöhnlich sauren Urin rasch absterben. Nach Zentrifugieren (10 min bei 3000 U/min) Sediment in mehrere Kulturröhrchen verimpfen. Wenn nicht Nährböden mit Zusatz von 5-Fluorouracil (s.o.) verwendet werden, ist wegen des häufigen Vorhandenseins von Begleitkeimen der Nachweis über den Tierversuch erfolgversprechender: 2 junge Meerschweinchen erhalten je 2 ml frisch gelassenen Urin i.p.; weitere Bearbeitung wie beschrieben im Absatz „Tierversuche" (s.o.). Ist eine sofortige Untersuchung nicht möglich, so ist der Urin zu alkalisieren und bis zum Kultur-Ansatz im Kühlschrank zu lagern.

[1] Herstellung: 1 g Substanz und 2 ml 2 n NaOH-Lösung zu 50 ml Aqua dest. fügen, 1–2 Std. auf 56°C erwärmen. pH 7,4 einstellen mit n HCl-Lösung. Auffüllen mit Phosphatpuffer (0,02 m, pH 7,4) auf 100 ml. Sterilfiltrieren.

Isolierung aus Gewebematerial:
Gewebeteile in mindestens 6 Kulturröhrchen einbringen. Wegen häufiger Verunreinigungen ist Isolierung über den Tierversuch (s.o.) aussichtsreicher, wobei steril zerkleinertes und in physiol. NaCl-Lösung aufgeschwemmtes Material in Mengen von je 2 ml Meerschweinchen i.p. injiziert wird.

Der direkte Erregernachweis aus Patientenmaterial ist der sicherste Beweis für das Vorliegen einer Leptospirose. Negative Ergebnisse können bedingt sein durch ungeeigneten Entnahmezeitpunkt, zu geringe Erregermenge, Schädigung der Leptospiren in der Zeit zwischen Materialentnahme und Isolierungsversuch, vorausgegangene antibiotische Behandlung etc.; sie schließen daher eine Leptospirose nicht aus.

3. Identifizierung bzw. Bestimmung des Serotyps gezüchteter Stämme erfolgt mittels des gekreuzten Absorptionstestes. Technik: s. MOCHMANN, H.-P.: Zbl. Bakt. I. Orig. 192 (1964) 385. Die Technik ist aufwendig und erfordert außer der nötigen Erfahrung die entsprechenden Typenstämme und -Sera; sie wird in der Regel nur von Speziallaboratorien[1] durchgeführt.

b) Antikörpernachweis

Der serologische Nachweis hat in der praktischen Diagnostik gegenüber dem direkten Erregernachweis die größere Bedeutung. Er ist rationeller durchführbar und ermöglicht früher die Diagnose. Antikörper erscheinen frühestens am Ende der ersten Woche; sie erreichen ihr Maximum um den 20. Tag und sinken dann langsam ab, bleiben in niedrigen Titern aber oft jahrelang bestehen.

Die Antikörper können mittels verschiedener serologischer Verfahren bestimmt werden. Bewährte Reaktionen sind:

[1] Leptospiren-Referenzlaboratorien der FAO/WHO in Europa z.B. London School of Hygiene and Tropical Medicine, London/England. WHO-Leptospirosis Reference Laboratory: Gamaleja Institute of Epidemiology and Microbiology, Moskau, USSR

Agglutinations-Lysis-Probe: Sicherstes Verfahren. Die Prüfung auf Antikörper erfolgt mit den wichtigeren, ätiologisch in Betracht kommenden Serotypen. Voraussetzung für die Reaktionsdurchführung sind daher – neben einem Vorrat an den erforderlichen Kontrollseren – eine entsprechende Stammhaltung oder formolisierte Aufschwemmungen. Das Verfahren ist im hohen Maße Serotyp-spezifisch. Daher ist der Ansatz mit einer ausreichenden Zahl unterschiedlicher Typen zwingend notwendig. – Technik und Bewertung siehe S. 425/426.

Komplementbindungsreaktion: Siehe S. 476.

Objektträgeragglutinationstest (GALTON et al., 1958) mittels formolisierter Antigene: Siehe S. 426.

Humanmedizinisch bedeutsame Leptospiren

Leptospira icterohaemorrhagiae, triv. WEIL-Spirochäte. Erreger des Icterus septico-haemorrhagicus (der WEILschen Krankheit): Akut fieberhafte, mit Gelbsucht, Nierenentzündung und Milzschwellung, oft auch mit Hämorrhagien einhergehende, schwere Krankheit. Hauptüberträger: wilde Ratten (insbes. R. norvegicus, namentlich in Kanalisationsanlagen, Abwassergräben usw.), die in einem hohen Prozentsatz Leptospirenträger sind. Infektion nicht nur durch Bißverletzungen, sondern auch durch Eindringen der Erreger in Haut (kleine Verletzungen) und unverletzte Schleimhäute (Augenbindehaut). Auch andere Tiere können innerhalb von Infektketten als Überträger auf den Menschen fungieren, z.B. Hunde.

Infektionsgefährdet sind insbesondere Kanalarbeiter, Tierwärter, auch Landwirte, d.h. Menschen, die bei ihrer Arbeit in Kontakt mit Ratten bzw. deren Exkreten kommen, oder solche, die in stagnierendem Wasser, Tümpeln u. dgl., in deren Umgebung Ratten vorkommen, baden.
Beim Arbeiten mit Erregern der WEILschen Krankheit sind die im Rd. Erl. des RuPrMdI. v. 22. 8. 1936 erlassenen Sondervorschriften zu beachten (Schutzbrille, Gummihandschuhe, Vorrat an spezif. Heilserum).

Für den Erreger-Nachweis impft man junge Albino-Meerschweinchen mit 4–6 ml Krankenblut (1. Krankheitswoche) bzw. Urinsediment (2. und 3. Woche) u.a. Material i.p.; weiteres Vorgehen s. unter 2. Isolierung, Tierversuche. Die Tiere erkranken innerhalb 3–7 Tagen: Freßunlust, Gelbfärbung der Fußsohlen, Ohren und Konjunktiven. Tod in 6–10 Tagen. Sektionsbefund: Ikterus, Nekrosen besonders der Leber, Blutungen in seröse Häute und Lunge. Ab 3. Tag post infectionem sind die Leptospiren im Peritonealexsudat nachweisbar. Aseptisch entnommenes Gewebe von Leber und Nieren oder auch von anderen Organen erlaubt den Nachweis der Erreger mikroskopisch (Dunkelfeld) und kulturell. Das Blut kann kulturell untersucht werden (Herzblut, nach steriler Entnahme des Herzens und Öffnung mit frischen Instrumenten in steriler Petrischale; Gerinnsel werden zerkleinert und in sterilem Leitungswasser 1 : 10 aufgeschwemmt, davon 1 ml pro Kulturröhrchen) oder serologisch mit Agglutinations-Lysis-Probe.

Leptospira canicola, Erreger der Stuttgarter Hundeseuche; beim Menschen: Canicolafieber. Natürlicher Wirt ist (neben Schakal und Schwein) insbesondere der Hund, der an einer oft chronischen Nephritis erkrankt, selten auch Ikterus aufweist und die Erreger in großer Menge im Urin ausscheiden kann, evtl. auch im Speichel. Infektion des Menschen durch Kontakt mit dem Urin, möglicherweise auch durch Belecken verletzter Hautstellen. Führendes Syndrom beim Menschen: Meningitis, hepatorenale Erscheinungen. Nur gelegentlich Gelbsucht. Infektionsgefährdet sind Hundeliebhaber, Tierärzte, Hundezüchter, aber auch Arbeiter in Schweinezuchtbetrieben.

Geeignetstes Versuchstier ist der Goldhamster: Nach i.p. Injektion von ca. 2–3 ml Blut oder anderem erregerhaltigen Material entwickelt sich in wenigen Tagen eine schwere Septikämie, wobei die Leptospiren bei Dunkelfelduntersuchung des Blutes in großer Zahl gefunden werden können, ohne daß das Tier zunächst äußerlich Krankheitserscheinungen zeigt. Der Tod tritt jedoch dann ziemlich plötzlich, zwischen 6. u. 9. Tag, ein. Sektion: Ausgeprägte Blutungen in Niere, Lunge, Darm; kein Ikterus.

Sonstige pathogene Leptospirentypen bewirken bei den üblichen Versuchstieren Leptospirämie (erkennbar an Temperaturerhöhung) mit nachfolgender Ausbildung typenspezifischer Antikörper, meist ohne makroskopisch sichtbare Organveränderungen. Für das diagnostische Vorgehen mittels Tierversuch (neben Kulturansatz) gilt bei allen Typen, daß nach i.p.-Injektion des verdächtigen Materials bei Temperaturanstieg Blut mittels Herzpunktion zu entnehmen und auf mehrere Kulturröhrchen zu verteilen ist. Nach

Fieberabfall wird das Blut serologisch untersucht, dann das Tier getötet; dann werden vor allem die Nieren mikroskopisch und kulturell auf Leptospiren geprüft.

Die wichtigsten Leptospirentypen in Europa sind (außer den beiden erwähnten Typen):

Leptosp. grippotyphosa. Wirtstiere: Feldmaus, Wühlmaus. Beim Menschen: Feld-, Schlamm-, Erntefieber, mit Meningitis serosa als Hauptsymptom; relativ milder Krankheitsverlauf. Exponierte Berufsklasse: Landarbeiter.

Leptosp. bataviae. Wirtstier: Zwergmaus. Beim Menschen: Reisfeldfieber; in Italien mit relativ mildem Verlauf; in Südostasien, wo Ratten (R. norvegicus) die Träger sind, verläuft die Krankheit viel schwerer, meist mit Ikterus und nicht selten tödlich. Betroffen werden hauptsächlich Menschen, die in stehenden Gewässern (z. B. Reisfeldern) arbeiten.

Leptosp. australis. Wirtstier: Feldratte. Beim Menschen: Feldfieber, „Zuckerrohrfieber" (in australischen Zuckerrohrfarmen); relativ milder Krankheitsverlauf.

Leptosp. pomona, syn. Leptosp. suis. Wirtstier: Schwein. Beim Menschen: Schweinehüterkrankheit, mit Meningitis serosa als Hauptsymptom. Prädisponierter Personenkreis: Schweinehüter, Metzger, Landarbeiter.

Leptosp. pyrogenes. Wirtstiere: Gewisse Rattenarten. Beim Menschen unterschiedlich schwerer Krankheitsverlauf. Vorkommen hauptsächlich im Fernen Osten.

Weitere in Europa nachgewiesene Typen: Leptosp. ballum (Wirtstier: Maus), L. sejrö (Wirtstier: Waldmaus), L. saxkoebing (Wirtstier: Gelbhalsmaus), L. poi, L. hyos.

Untersuchung von Ratten und anderen Nagern auf Leptospiren: Der Nachweis gelingt in der Regel schon wenige Stunden nach dem Todeseintritt beim Tier nicht mehr; deshalb sollten, wenn irgend möglich, lebende Tiere zur Untersuchung gebracht werden. Zu untersuchen ist das durch Herzpunktion gewonnene Blut (kulturell und serologisch). Die Nieren sind kulturell und mittels Tierversuch auf Erreger zu prüfen.

Literatur:

MOCHMANN, H. P.: Zbl. Bakt. I. Orig. 192 (1964) 385.

KATHE, J., H. P. MOCHMANN: Leptospiren und Leptospirosen. Teil I und II. VEB G. Fischer Verlag, Jena 1967.

Morphologisch variable und sonstige Bakterien

Ordnung: Mycoplasmatales

Diese Ordnung faßt Keime zusammen, die infolge Fehlens einer Zellwand sehr verschiedenartige Formen (in Abhängigkeit von den Umweltbedingungen) annehmen können. Morphologisch besteht keine Unterscheidungsmöglichkeit zu den sog. L-Formen der Bakterien, die im Gegensatz zu den natürlicherweise vorkommenden Vertretern der Mycoplasmatales unter dem Einfluß schädigender Agentien (z. B. Antibiotika) entstehen[1].

Elementarformen im Entwicklungsprozeß sind Granula mit einem Durchmesser von 0,1 bis 0,3 μ, die die üblichen bakteriendichten Filter zu passieren vermögen. Unter geeigneten Bedingungen nehmen die Granula an Größe zu, wobei sich das Zytoplasma in unterschiedlich dichte Bereiche differenziert, bis schließlich aus den dichteren Bezirken erneut Granula als kleinste Vermehrungseinheiten entstehen.

Die Organismen sind schon lange bekannt als Erreger wichtiger Tierkrankheiten. Sie bewirken z. B. die sog. Peripneumonie der Rinder, worauf ihre auch heute noch vielfach verwendete Bezeichnung PPLO (Pleuropneumonia-like Organisms) zurückzuführen ist. Pathogenität beim Menschen ist in den letzten Jahren gesichert worden für Mycoplasma pneumoniae (Ursache der primär atypischen Pneumonie); eine andere Art, Mycoplasma hominis, Typ I, spielt mit großer Wahrscheinlichkeit eine ursächliche Rolle bei menschlichen Urogenitalinfektionen. Neuerdings wird die Bedeutung der Mykoplasmen bei neoplastischen Erkrankungen diskutiert.

Familie: Mycoplasmataceae

Gattung: Mycoplasma

Die Gattung Mycoplasma setzt sich aus menschen- oder tierpathogenen und saprophytischen Arten zusammen. Die Typisierung bedient sich teilweise biochemischer Methoden; geeigneter sind serologische Verfahren wie die Immunofluoreszenzmethode, die Hämagglutinationshemmung, die Komplementbindungsreaktion und die Wachstumshemmung durch Hyperimmunseren. Im menschlichen Untersuchungsmaterial wurden bisher gefunden:

M. pneumoniae (EATON's agent): Die ätiologische Bedeutung für die primär atypische Pneumonie ist gesichert. Weitere Hinweise s. S. 254.

M. hominis, Typ I: Wahrscheinliche Ursache verschiedener Genitalinfektionen.

Der in Amerika beim Menschen aus dem Genitalbereich gezüchtete Typ II ist nicht unterscheidbar von einer bei Ratten Arthritis verursachenden Art. Weitere Hinweise siehe S. 254.

M. fermentans: Gezüchtet aus gangränösen Prozessen mit fusoborreliärer Flora. Es vermag (wie M. pneumoniae) Dextrose sowie einige andere Kohlenhydrate zu Säure zu zerlegen.

M. salivarium: Sehr häufig in der Mundhöhle; apathogen.

M. orale: Kommt ebenfalls im Mund vor, als Typ I (= M. pharyngis) und Typ II.

M. laidlawii: Gilt als saprophytische Art in Abwasser, Erdboden, Dünger. Neuere Untersuchungen bei Kindern (FRITZSCHE u. Mitarb., 1968) deuten auf mögliche Pathogenität.

T-Stämme: Im Urogenitaltrakt.

---

[1] L-Formen können von zahlreichen bakteriellen Erregern gebildet werden. Sie sind, wie die Mykoplasmen, zellwandlos und dadurch extrem deformierbar. Dabei können sowohl kleine, granuläre Gebilde entstehen als auch große Körper („large bodies"). Für die Züchtung eignen sich serum- und asziteshaltige Substrate. L-Formen sind gegen das Antibiotikum resistent, das ihre Entstehung ausgelöst hat; sie bleiben bei Weiterwirken des schädlichen Agens am Leben. Sie können sich in die bakterielle Ausgangsform zurückverwandeln oder offenbar auch als stabile Formen bestehen bleiben. Die Pathogenität ist gegenüber der bakteriellen Ausgangsform abgeschwächt oder sie fehlt ganz. Das Überleben bakterieller Erreger als L-Formen und, als Folge davon, das Entstehen chronischer Infektionen bzw. das Auftreten von Rezidiven (z. B. bei Urogenitalinfektionen) wird als Erklärungsmöglichkeit bei Versagern antibiotischer Therapie diskutiert.

Da die verschiedenen Mykoplasmenarten viele gemeinsame Merkmale aufweisen, erfolgt die Besprechung des Untersuchungsganges für das Genus Mycoplasma als Ganzes.

Untersuchungsmaterial: Sputum, Nasensekret (atypische Pneumonie), Urethral-, Zervikal- und Vaginalabstriche, Urin (Genitalinfektionen), aber auch Punktate, Blut, Mittelohrabstriche etc.

Gang der Untersuchung

1. Mikroskopisches Präparat: Die Mykoplasmen sind gramnegativ, jedoch nur schlecht anfärbbar. Wegen der hohen Empfindlichkeit der zellwandlosen Organismen gegen mechanische und chemische Einflüsse sind die üblichen Fixierungs- und Färbeverfahren nicht brauchbar.
Die Darstellung ist möglich aus Flüssigkulturen mittels Dunkelfeld- bzw. Phasenkontrastmikroskopie (hochgradige Pleomorphie: Winzige Granula, kokkoide, amöboide, Kugel-, Scheiben-, Fadenformen).
Für die Herstellung gefärbter Präparate von festen Kulturen werden verschiedene Verfahren mit unterschiedlichem Erfolg praktiziert. Für die Routinediagnostik erübrigt sich eine mikroskopische Darstellung der Einzelformen. Die mikroskopische Untersuchung hat dagegen eine Bedeutung bei der Feststellung von Mykoplasmen-Kolonien (s. u., Färbung nach Dienes).

2. Isolierung: Das Material ist innerhalb einer Stunde nach der Gewinnung, am besten sofort, zu verarbeiten. M. pneumoniae und M. hominis können unter normalen atmosphärischen Bedingungen gezüchtet werden; die übrigen Arten benötigen zum Wachstum eine Atmosphäre von 5% CO_2. Zweckmäßig für die Züchtung aller Mykoplasmen- (einschließl. der T-)Stämme ist das Fortner-Verfahren (Madoff 1960; Shepard 1967). Wachstum erfolgt auf bzw. in Medien mit Zusatz von tierischem Serum und Hefeextrakt. Zur Unterdrückung von Begleitkeimen wird den Isolierungsmedien gewöhnlich Penicillin und Thalliumazetat (letzteres nicht bei der Suche nach T-Stämmen), ggf. außerdem Amphotericin B (zur Hemmung von Pilzwachstum) beigegeben.
Erst nach längerer Bebrütung auf Spezialmedien entwickeln sich winzige, zunächst nur mittels Plattenmikroskop wahrnehmbare Kolonien, die schließlich das für alle Mykoplasma-Arten charakteristische „Spiegelei"-artige Aussehen annehmen: dunkler, zentraler, in den Nährboden hineingewachsener Teil aus übereinandergelagerten Schichten von PPLO-Zellen und peripherer, oft granuliert erscheinender Bereich flach ausgebreiteten Wachstums. – Zur Vermeidung einer Austrocknung der Nährbodenoberfläche während der 1- bis 4wöchigen Bebrütungszeit ist es notwendig, die Kulturschalen abzudichten (mit Klebeband, Plastillin o. dgl.), soweit nicht im Anaerobengefäß bebrütet wird.
Bei Erstisolierungen werden Kolonien in der Regel erst am Ende der zweiten Bebrütungswoche sichtbar. Ablesung zweimal wöchentlich mikroskopisch bei ca. 100facher Vergrößerung von der Rückseite der Kultur aus, ohne Öffnung des Deckels. Durchmesser voll ausgebildeter Kolonien in der Regel nicht größer als 0,2 mm.

Cave Verwechslung mit sog. Pseudokolonien oder Stegasmen: flache, streifig erscheinende bzw. spiralig angeordnete Kristallisationsherde von Fettsäurecharakter im Agar, die bis 0,2 mm Durchmesser erreichen können und gewöhnlich über die ganze Nährbodenoberfläche, auch außerhalb der Impfstriche, verteilt sind. Echte Kolonien lassen ein mehr opakes Zentrum erkennen, das auf einer anderen optischen Ebene liegt als die Peripherie (Änderung der Scharfeinstellung bei der mikroskopischen Prüfung erforderlich); sie finden sich nur im Bereich der Impfstriche. Der Beweis, daß es sich um Mykoplasma-Kolonien handelt, wird schließlich erbracht durch die Färbung nach Dienes bzw. durch die Fortzüchtung auf einem neuen Nährboden (s. u.).

Bei der in-situ-Färbung der Kolonien auf Agar nach der Methode von Dienes nehmen PPLO-Kolonien eine blaue Farbe an und behalten diese (Ausnahme: M. gallinarum) 1–2 Tage lang, während sich fast alle anderen Bakterienkolonien infolge Methylenblaureduktion innerhalb 15–30 min entfärben[1].

[1] *In-situ-Färbung von Mycoplasma-Kolonien nach* Dienes (Dienes, L. und Weinberger: Bact. Rev. 15 [1951] 245):

Farblösung:

Methylenblau	2,5 g	
Azur II	1,25 g	Substanzen im
Na-karbonat	0,25 g	Aqua dest. auf-
Maltose	10,0 g	lösen
Aqua dest.	100,0 ml	

Färbetechnik:

Einen Tropfen der Farblösung auf fettfreiem Deckgläschen ausbreiten und antrocknen lassen.
Kleines Agarstück mit verdächtigen Kolonien aus dem

Subkulturen gewinnt man, indem man kleine Agarblöcke (etwa 5 × 5 mm) mit PPLO-Kolonien ausschneidet und, mit der Kolonieseite nach unten, auf die Oberfläche neuer Medien unter möglichst kräftigem Druck aufstreicht bzw. sie in geeignete flüssige Substrate versenkt.

Auf feste Nährböden aufgestrichene Agarblöckchen beläßt man auf der Agaroberfläche und verschiebt sie nach zwei Tagen nochmals. Oft tritt nur dort, wo der ausgeschnittene Block liegengelassen wurde, Wachstum ein.

Bewährte Züchtungssubstrate:

HAYFLICK's *Medium:* Zu verwenden, wenn anderweitige Kontaminationen des Materials nicht vorhanden bzw. nicht wahrscheinlich sind: 7 Teile PPLO-Agar (Difco), 2 Teile unerhitztes Pferdeserum, 1 Teil Hefeextrakt[2].

Selektivmedium zur Mykoplasmen-Züchtung aus verunreinigtem Material: Zusatz von Penicillin (500 E/ml) und Thalliumazetat (0,5 mg/ml) zu HAYFLICK's Medium, zur Ausschaltung der (meisten) Begleitkeime. Eine weitere Verbesserung des Nährbodens ist erzielbar durch Verwendung von Bacto-PPLO Serum Fraction in 1%iger Konzentration an Stelle des 20%igen Pferdeserumzusatzes und von Thymus-DNA (British Drug House) in einer Konzentration von 20 γ/ml. End-pH des Nährbodens bei 7,8. Bebrütung 2–4 Wochen.

Selektivmedium zur Züchtung von M. pneumoniae: Zusatz von 0,02% Methylenblau zum vorgenannten Substrat läßt nach KRAYBILL lediglich das Wachstum von M. pneumoniae unbeeinflußt, während alle anderen humanen Mykoplasmen in der Entwicklung gehemmt werden. Zu beachten ist, daß sich die charakteristische „fried egg"-Form der Kolonien bei M. pneumoniae hier (wie auch auf anderen Medien) nicht deutlich bzw. erst sehr spät entwickelt.

Agar ausschneiden und auf einen Objektträger aufbringen (Kolonien nach oben).
Deckglas mit gefärbter Seite vorsichtig, ohne seitliche Verschiebung, auf das Agarstück auflegen und zur Verhinderung der Austrocknung ringsum mit Paraffin abdichten.
Bei Prüfung mittels Mikroskop (schwache Vergrößerung) zeigen Mycoplasma-Kolonien eine kräftige zentrale Blaufärbung und hellblaue Randzone.

[2] 25 g Bäckerhefe in 75 ml Aqua dest. 30 min bei 70° C erhitzen, zentrifugieren, sterilfiltrieren.

Flüssiger PPLO-Nährboden: Zusammensetzung wie die beschriebenen Medien (PPLO-Bouillon Difco statt PPLO-Agar Difco). Nach längerer Bebrütung tritt bei Anwesenheit von Mykoplasmen eine sehr feine, wolkige Trübung auf. Abimpfung auf brauchbare feste Nährböden läßt die typischen spiegeleierförmigen Kolonien rascher in Erscheinung treten als bei Direktverimpfung des Materials auf feste Medien.

3. Identifizierung: Das Vorliegen von Mycoplasma-Kolonien kann als gesichert gelten, wenn das typische Koloniebild in Erscheinung tritt, wenn Wachstum auf serumfreien Medien ausbleibt, die Kolonien fest im Nährboden haften und bei der Färbung nach DIENES die Blaufärbung der Kolonien für etwa 1 Tag bestehen bleibt.

Die wichtigsten Methoden zur Unterscheidung der Typen sind:

Wachstumshemmungsreaktion: Mit bestimmten Mykoplasmen-Typen hergestellte Immunsera bewirken Wachstumshemmung beim homologen Erregertyp. Legt man mit spezifischem Immunserum getränkte Filterpapierblättchen (Bezugsquelle: BBL) auf gleichmäßig beimpfte Nährböden auf, so entsteht im Bereich des mit dem homologen Serum getränkten Blättchens eine kreisförmige, wachstumsfreie Zone.

Komplementbindungsreaktion: Durch Testung mit bekannten Typenseren ist es möglich, die Zugehörigkeit neugezüchteter Stämme zu bestimmen. Als Antigen dient das Sediment von flüssigen Kulturen nach scharfem Zentrifugieren (bei stärkerer antikomplementärer Wirkung mit 0,5% Phenol versetzen und 30 min auf 56° C erhitzen).

Dextrosefermentation: M. pneumoniae und M. fermentans sind von den übrigen, beim Menschen vorkommenden Typen durch ihre Fähigkeit, Dextrose zu spalten, abgrenzbar.

Dem Testsubstrat ist Kaninchenserum oder 1% PPLO Serum Fraction (Difco) statt Pferdeserum (wegen möglicher störender Fermente) zuzusetzen. Indikator: Phenolrot (5 mg/100 ml Substrat). Beimpfung: mittels kolonietragender Agarstückchen; Ablesung: im negativen Fall nicht vor Ablauf von 4 Wochen.

Hämolysereaktion: Überlagert man Kolonien von M. pneumoniae mit einer dünnen (!) Schicht einer 3%igen Aufschwemmung von Meerschweinchen-Blutk. in Nähragar, so entstehen innerhalb 24 Std. beta-hämolytische Höfe um die Kolonien infolge Wirkung eines löslichen, in den Agar diffundierenden Hämolysins. M. hominis, Typ II, M. salivarium und M. fermentans zeigen nach längerer Inkubation Alpha-Hämolyse.

Tetrazolium-Reduktionstest: Siehe KRAYBILL, W.H., Y.E. CRAWFORD: Proc. Soc. Exp. Biol. Med. 118 (1965) 965.

4. Antikörpernachweis im Patientenserum: Spezifische Antikörper als Ausdruck der Immunreaktion des Makroorganismus sind mittels der KBR (ferner u.a. mittels des indirekten Hämagglutinationstestes) feststellbar. Bei der KBR gilt ein 4facher Titeranstieg innerhalb 10–14 Tagen als Beweis einer frischen Infektion. Bezugsquelle für Antigene: Microbiological Associates, Bethesda, Md., USA. Beim indirekten Hämagglutinationstest wurden von FRITZSCHE, H., u. Mitarb. (Zbl. Bakt. I. Orig. 208 [1968] 289) Titer ab 1 : 10 als positiv bewertet.

Nachweis von Kälteagglutininen (Technik S. 432) bzw. Agglutininen gegen einen nichthämolysierenden, als MG bezeichneten Streptokokkenstamm bei der primär atypischen Pneumonie gelingt in etwa der Hälfte der Fälle (Kälteagglutination) oder in einem noch geringeren Prozentsatz (MG-Agglutination).

Antikörpernachweis mittels indirekter Immunofluoreszenz: Siehe LIU u. Mitarb.: J. exp. Med. 109 (1959) 545.

Mycoplasma pneumoniae

Erreger der primär atypischen Pneumonie, die heute als ätiologisch und klinisch klar abgegrenzte Krankheitsform angesehen werden kann. Die gewöhnlich mittelschwer verlaufende Infektion ist gekennzeichnet durch meist einseitige Lungenbeteiligung mit Fieber, Atemnot, Brustschmerzen und hartnäckigem Husten.

Labordiagnose: Die KBR wird an Zuverlässigkeit noch durch den fluoreszenzserologischen Antikörpernachweis übertroffen; in der Rekonvaleszenz werden mit diesem Verfahren Titer von 1 : 20 bis 1 : 80 gefunden. Stehen spezifische Antigene nicht zur Verfügung, so kann durch die Kälte- (oder durch die Streptokokken-MG-)Agglutination eine ätiologische Klärung möglich sein (s. o.). Direkter Erregernachweis: s. Ziffer 2 (Isolierung).

Mycoplasma hominis

Typ I kann häufig bei Erkrankungen der Geschlechtsorgane nachgewiesen werden, bei denen anderweitige ätiologische Faktoren infektiöser Natur (Gonokokken etc.) nicht feststellbar sind. Aus verschiedenen epidemiologischen Feststellungen (vermehrter Nachweis bei Promiskuität) leitet sich der Verdacht ab, daß die Übertragung beim Geschlechtsverkehr erfolgt. Die ursächliche Bedeutung des Erregers bei der „unspezifischen" bzw. der „nichtgonorrhoischen" Urethritis ist allerdings noch nicht hinreichend gesichert. Gleichermaßen sind auch die sog. T-Stämme zu bewerten, die besonders kleine Kolonien bilden. Sie werden gewöhnlich durch Thalliumazetat gehemmt und vermögen (im Gegensatz zu den anderen Arten) Harnstoff zu hydrolysieren.

Krankheitsprozesse, bei denen die Erreger gefunden werden: Bei beiden Geschlechtern akute hämorrhagische Zystitis; bei der Frau Urethritis, Cervicitis, Vaginitis, Salpingo-Oophoritis, Entzündungen im kleinen Becken, Puerperalfieber; beim Mann vor allem eine mit Ausfluß verbundene Urethritis. Es ist anzunehmen, daß M. hominis Typ I eine von mehreren Ursachen dieses Zustandsbildes ist.

Kultivierungsmethoden: Die Züchtung von Mycoplasma hominis gelingt relativ leicht aus Genitalsekreten und zentrifugiertem Urin auf Pferde- oder Menschenblutagar, wenn das Material rasch nach Gewinnung verimpft bzw. eine Austrocknung beim Versand durch Verwendung von STUARTS Transportmedium verhindert wird. Die Kulturen sind 3–5 Tage zu inkubieren, wobei durch Verschluß mit einem Klebeband oder, besser, durch Einstellen in ein dichtes Gefäß mit 5–10% CO_2-Gehalt ein Verlust an Feuchtigkeit hintangehalten werden muß. Wachstum in größerer Menge bei Fehlen anderer fakultativ pathogener Keime spricht bei Entzündungsprozessen für die Erregernatur der Organismen.

Zur mikroskopischen Darstellung wird folgendes Vorgehen empfohlen: Deckgläschen leicht auf die fraglichen Kolonien aufdrücken, mit Pinzette abnehmen unter Vermeidung seitlichen Verrutschens (hierbei können am Gläschen haftende Kolonien kleine Dellen im Nährboden hinterlassen), Deckgläschen vorsichtig hitzefixieren, auf Objektträger auflegen (Schichtseite nach oben), mit etwas Paraffin ankleben, dann nach GRAM färben: Gramnegative, schwammartige, am Rande meist winzige stäbchenförmige bzw. kokkoide, polymorphe Strukturen.

Literatur:

KLIENEBERGER-NOBEL, E.: Pleuropneumonia-like Organisms (PPLO). In: Mycoplasmataceae. Academic Press, London 1962.

CRAWFORD, Y.E., u. Mitarb.: A Microbial Enigma – Mycoplasma and Bacterial L-Forms. World Publishing, Cleveland 1967.

OFFENHAUER, R.: Zschr. ges. Hygiene 12 (1966) 804.

Ordnung: Myxobacterales

Bei den Myxobacterales (Myxobakterien) handelt es sich um eine im Erdboden und in Oberflächengewässern weit verbreitete Organismengruppe mit einem komplizierteren Entwicklungszyklus. Als charakteristische funktionelle und morphologische Merkmale gelten:

Kriechend-gleitende Fortbewegung entlang der Längsachse auf festen Unterlagen. Die Bewegung wird gelegentlich unterbrochen durch ruckartige Richtungsänderungen, wobei das eine Ende des Organismus fixiert wird und als Drehpunkt von uhrzeigerartigen Rotationen erscheint.

Aktive Flexibilität in Form schlangenartiger oder zukkender Bewegungen unter Abknickung oder Abbiegung des Bakterienleibes.

Ausbildung sog. Ruhezellen oder Mikrozysten unter starker Verkürzung oder Abkugelung der stäbchenförmigen Organismen bzw. Aggregatbildung und Ausformung pilz- oder baumförmiger Gebilde, sog. Fruchtkörper. Bei geeigneten Umweltbedingungen kann daraus zyklisch die Neubildung vegetativer Formen erfolgen.

Die Ordnung wird je nach Vorhandensein bzw. Ausgestaltung von Mikrozysten und Fruchtkörpern in verschiedene Familien unterteilt.

Familie: Myxococcaceae

Von den verschiedenen Gattungen dieser Familie verdient nach den Untersuchungen von GRÄF eine Gruppe von Organismen, die sich von allen übrigen Myxobakterien durch ein streng anaerobes Verhalten unterscheidet, humanmedizinisches Interesse. Sie wurde von GRÄF in einer besonderen Gattung Sphaerocytophaga zusammengefaßt.

Gattung: Sphaerocytophaga

Im Mund des Menschen vorkommende, strikt anaerobe Organismen, die die charakteristische Fortbewegungsart und aktive Flexibilität der Myxobakterien aufweisen, die jedoch zur Bildung von Fruchtkörpern nicht befähigt sind. Es werden Mikrozysten gebildet, die im Kulturpräparat, mit den vegetativen Formen vermischt, sichtbar sind. Fast regelmäßig in entzündlich veränderten Zahnfleischtaschen nachweisbar. Enden der Stäbchen teilweise zugespitzt; bei näherer Untersuchung des Bewegungsverhaltens sind viele „Fusobakterien" als Myxobakterien anzusprechen, so z. B. Fusocillus girans, der charakteristische uhrzeigerartige Drehbewegungen um ein fixiertes Ende des fusiformen Bakterienleibes sowie kriechend-gleitende Bewegungen ausführt und demnach den Myxobakterien zuzuordnen ist.

Allgemein ist nach den einschlägigen neueren Untersuchungen zu sagen, daß im Mund nachweisbare Elemente der fusiformen Flora sicher zu einem erheblichen Teil Myxobakterien sind.
Das nahezu regelmäßige Vorkommen in Zahntaschen bei entzündlichen marginalen Parodontopathien, die Fähigkeit des Keimes zu aktiver Durchwanderung des Epithels und der festgestellte zytopathogene Effekt bei direktem Kontakt mit Gewebszellen, schließlich auch entsprechende Ergebnisse von Tierversuchen machen eine ätiologische Bedeutung des Keimes bei Parodontopathien sehr wahrscheinlich.

Gang der Untersuchung

1. Mikroskopisches Präparat

Originalpräparat: Im sog. „falschen hängenden Tropfen" (Sekret, z. B. aus Zahnfleischtaschen, mit einem Tropfen Nährbouillon auf planem Objektträger verteilen, mit Deckglas bedecken und mit Vaseline abdichten) ist im Phasenkontrastmikroskop (Vergr. 1 : 1000) das typische kriechend-gleitende Bewegungsverhalten erkennbar.

Kulturpräparat: Gramnegative, meist spindelförmige Stäbchen (0,2–0,3 : 3–8 μ). Mehrere Tage alte Kulturen weisen rundliche Körper auf, aus denen unter fingerartiger Ausstülpung neue Stäbchen entstehen (9tägiger Zyklus).

2. Isolierung: Die Keime sind auf nährstoff-(eiweiß-)angereicherten Substraten unter anaeroben Bedingungen züchtbar.

Blutagar (FORTNER-Verfahren): Nach mehrtägiger Bebrütung bei 37° C werden leicht schleimige Kolonien sichtbar, von denen ein charakteristischer hauchartiger Schwärmrasen ausgeht (s. Abb. 80). Die Ausbildung des Schwärmrasens erlaubt auch bei Mischkulturen nach etwa 1wöchiger Bebrütung die Reinzüchtung.

Literatur:

GRÄF, W.: Arch. Hyg. 145 (1961) 405; 146 (1962) 481 u. 492; 150 (1966) 135.

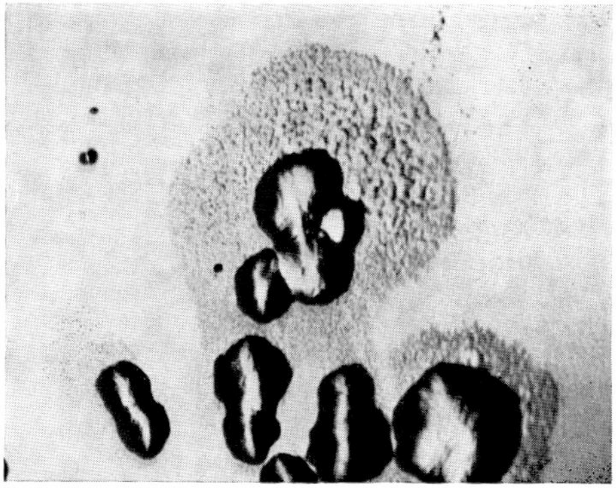

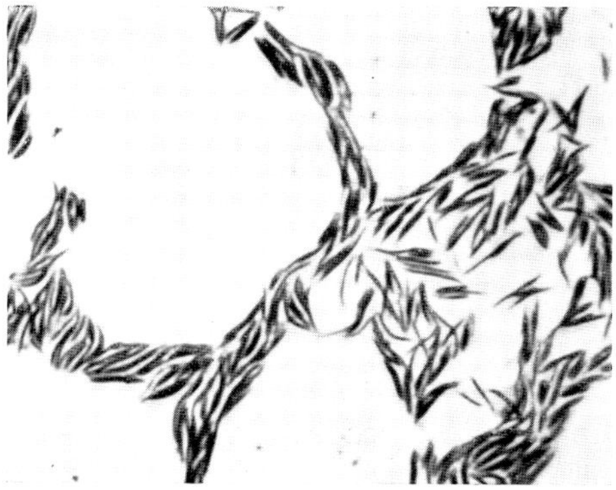

Abb. 80: Anaerobe Myxobakterien (Gattung Sphaerocytophaga).
Links: Typische Kolonien auf Blutagar-Oberfläche nach anaerober Bebrütung bei 37° C: Schleimig-glänzende Keimansiedlungen mit umgebendem Schwärmsaum. Vergr. 9fach. (Nach GRÄF.)
Rechts: Präparat von mehrtägiger anaerober Oberflächenkultur: Die Ähnlichkeit mit Fusobakterien kommt deutlich zum Ausdruck. Vergr. 1000fach. (Nach GRÄF.)

Virologischer Teil

Der Übergang des Bakterienreiches zu den Viren ist, was den chemischen Aufbau, die Größe, die Struktur und den Stoffwechsel der verschiedenen Mikroorganismen betrifft, fließend. Als Organismen der „Übergangsgruppe" zwischen Bakterien und Viren können die Rickettsien, die Bartonellen und die Chlamydien (Bedsonien bzw. Ornithose-Lymphogranuloma inguinale-Trachom-Gruppe) aufgefaßt werden.
Bakterien können auf künstlichen Nährböden gezüchtet werden. Die Organismen der Übergangsgruppe dagegen bedürfen zu ihrer Entwicklung und Vermehrung lebender Zellen. Ihre Züchtung erfordert dementsprechend besondere Arbeitsverfahren. Alle Organismen dieser Gruppe besitzen – in unterschiedlichem Verhältnis – teils Bakterien-, teils Virus-Eigenschaften. In einer Hinsicht weist die Gruppe einen grundlegenden Unterschied zu den Viren auf: Die hierher gehörenden Mikroorganismen enthalten, wie alle Bakterien, zwei Arten von Nukleinsäuren, nämlich RNS und DNS[1], im Gegensatz zu den Viren, die jeweils nur eine der beiden Nukleinsäuren (RNS oder DNS) aufweisen. Bei Wertung weiterer Hauptmerkmale der Organismen der Übergangsgruppe (Größe, Art des Stoffwechsels, Antibiotika-Empfindlichkeit) erscheint es derechtigt, zu sagen, daß sie den Bakterien näher stehen als den Viren.

Differentialdiagnostische Merkmale von Bakterien – Übergangsgruppe – Viren

	Bakterien	Übergangsgruppe	Viren
Größe in $m\mu$	500–5000	200–500	20–250
Sichtbarkeit (lichtoptisch)	ja	unterschiedlich	nein
Eigener Stoffwechsel	ja	ja	nein
Kultivierbarkeit auf üblichen Nährböden	ja	nein [1]	nein
Antibiotikaempfindlichkeit	ja	ja	nein
Nukleinsäuren	RNS *und* DNS	RNS *und* DNS	RNS *oder* DNS

[1] Außer Rickettsia quintana und Bartonellen.

[1] RNS: Ribonukleinsäure; DNS: Desoxyribonukleinsäure.

I. Übergangsgruppe
(Rickettsien – Bartonellen – Chlamydien)

Gattung: Rickettsia

Rickettsien leben in der Regel als harmlose Parasiten in Arthropoden (Läusen, Zecken, Milben, Flöhen). Sie sind 0,2–0,3 : 0,3–0,6 μ groß und lassen elektronenoptisch eine Kernregion und eine Zellwand erkennen. Die Organismen enthalten ein Enzymsystem, das ihnen einen eigenen Stoffwechsel, jedoch gewöhnlich nur innerhalb lebender Zellen, ermöglicht; eine Kultivierung in künstlichem Nährboden ist bisher nur bei Rickettsia quintana gelungen. Innerhalb der Zelle behalsen sie im Gegensatz zu den Viren ihre morphologische Einheit bei, wachsen im Verlauf ihrer Entwicklung zu einer gewissen Größe heran und vermehren sich dann, wie Bakterien, durch Zweiteilung. Sie sind gramnegativ und können als kleine, kokkoide bis stäbchen- oder hantelförmige Teilchen in der Zelle, die sie je nach der Zahl der vorausgegangenen Teilungen mehr oder weniger ausfüllen, mikroskopisch dargestellt werden. Die Zelle geht bei dem Entwicklungsprozeß gewöhnlich zugrunde, sei es infolge Bildung toxischer Stoffwechselprodukte oder infolge Aufbrauchs der für den Zellstoffwechsel erforderlichen Nährsubstanzen. Die Erreger sind gegen verschiedene Antibiotika empfindlich.
Wenn bestimmte Rickettsienarten in den menschlichen Organismus gelangen, können sie schwere Krankheitszustände auslösen.

Menschliche Rickettsiosen

Krankheit	Erreger: Rickettsia (R.) Coxiella (C.)	Überträger	Serologische Reaktionen[1] mit OX 19	mit OX K	mit OX 2	spez. KBR[2]
Epidem. Fleckfieber	R. prowazeki	Kleiderlaus	+	–	±	+
Murines Fleckfieber	R. mooseri	Rattenfloh	+	–	±	+
Felsengebirgsfleckfieber[5]	R. rickettsi	Schildzecken	+	–	+[3]	+
Fièvre boutonneuse	R. conori		+	–	+	
Nordasiat. Zeckenbißfieber	R. sibirica					
Austral. Zeckenbißfieber[6]	R. australis					
Tsutsugamushi-Krankheit[7]	R. orientalis	Milben	–	+	–	+
Rickettsienpocken	R. akari					
Q-Fieber	C. burneti	Zecken	–	–	–	+
Wolhynisches Fieber[8]	R. quintana	Kleiderlaus	–	–	–	[4]

[1] Antikörper treten bei allen Rickettsiosen (Ausnahme: Wolhynisches Fieber) gegen Ende der 2. bis Anfang der 3. Krankheitswoche auf.
[2] KBR mit spezifischem rickettsienhaltigem Antigen.
[3] Mitunter ist der OX 2-Titer höher als der OX 19-Titer.
[4] Keine Antikörper nachweisbar.
[5] Synonyma: Rocky Mountains spotted fever, Amerikanisches Zeckenbißfieber.
[6] Synonyma: North Queensland tick fever.
[7] Synonyma: Scrub typhus, Japanisches Fleckfieber.
[8] Synonyma: Fünftagefieber, trench fever, fièvre des tranchées.

Klassisches (epidemisches) Fleckfieber

Syn. Flecktyphus, Typhus exanthematicus (in der anglo-amerikanischen Literatur „typhus").

Eine weltweit (insbesondere in Asien, Nordafrika, Südamerika, Balkanländern) verbreitete Rickettsiose.
Nach einer Inkubationszeit von 10–14 Tagen tritt eine etwa 10 Tage anhaltende Fieberkontinua bei schwerem Krankheitsgefühl auf; zwischen dem 4. und 7. Tag erscheint ein für die Infektion charakteristisches Exanthem.

Brillsche Krankheit: Hierbei handelt es sich um ein erneutes Aufflammen einer früheren Rickettsien-Infektion (Rickettsien können nach Genesung im Organismus latent erhalten bleiben). Die Erkrankung pflegt milder zu verlaufen als bei der Erstinfektion. Spezifische Antikörper treten früher auf als bei der primären Infektion. Die WEIL-FELIX-Reaktion (s. u.) bleibt gewöhnlich negativ.

Erreger: Rickettsia prowazeki. Die Organismen werden von Kleiderläusen (möglicherweise auch von Kopfläusen) beim Saugakt an Fleckfieberkranken oder Rickettsienträgern aufgenommen. Sie vermehren sich massenhaft in den Darmepithelzellen, die schließlich platzen, wodurch die Erreger in das Darmlumen entleert und mit dem Kot ausgeschieden werden. Übertragung auf den Menschen gewöhnlich beim Stechakt, durch Zerdrücken infizierter Läuse und Einreiben von Läusekot in die durch den Einstich und durch das Kratzen entstandenen Hautläsionen, aber auch durch Inhalation rickettsienhaltigen Staubes.

Sonstige Rickettsiosen: Siehe die Übersichtstabelle S. 260. Wolhynisches Fieber und Q-Fieber, siehe auch S. 262.

Untersuchungsmaterial: Blut zur Erregerisolierung (einsenden in tiefgefrorenem Zustand) und zum Antikörpernachweis.

Gang der Untersuchung bei Rikettsien-Infektionen[1]

1. Mikroskopisches Präparat: Bei GIEMSA-Färbung blauviolette, pleomorphe, z.T. kokkobazilläre Formen von 0,3–0,6 (–2)μ Länge, oft von einem hellen Hof umgeben (wie von einer Kapsel). Lagerung einzeln, paarweise oder in kurzen Ketten, im Zytoplasma oder Zellkern (z.B. von Endothel- oder Serosa-Zellen) und auch extrazellulär (s.u.).

2. Isolierung der Erreger: Aus dem Blut des Kranken. Nach der Infektion besteht eine Rickettsiämie nicht nur während des Fieberstadiums, sondern bereits während der Inkubationszeit.
Die Züchtung kann durch Übertragung auf erwachsene männliche Meerschweinchen bzw. auf weiße Mäuse erfolgen (i.p.-Injektion von zur Zeit des Fiebermaximums entnommenem Patientenblut). Meerschweinchen reagieren ab 10. Tag mit einer mehrere Tage bestehenden Temperaturerhöhung auf 41–42° C. Werden die Tiere während der Fieberperiode getötet, so lassen sich die Erreger in Ausstrichen von Peritonealexsudat bei GIEMSA-Färbung nachweisen; sie liegen einzeln oder in Ketten bzw. Klumpen im Zytoplasma von Endothelien und Serosa-Zellen. Bei Infektion mit dem Erreger des Tsutsugamushi-Fiebers gehen die Tiere meist zugrunde, während Infektionen mit den anderen Rickettsien meist überstanden werden bzw. überhaupt milder verlaufen. Rickettsia mooseri ruft eine charakteristische Schwellung des Hodens mit Entzündung der Tunica vaginalis hervor, in deren Endothelzellen die Erreger nachweisbar sind. Die Erreger des epidemischen Fleckfiebers finden sich in Haufen im Zytoplasma, die des Felsengebirgsfiebers auch im Zellkern.

Die verschiedenen Rickettsienarten lassen sich durch spezifische Antigene voneinander abgrenzen. In sorgfältig gewaschenen Suspensionen der Erreger finden sich lediglich typenspezifische Antigene, während sonst auch ein lösliches, gruppenspezifisches Antigen nachweisbar ist.

Beachte: Wegen der bestehenden Infektionsgefährdung bei der Arbeit mit lebenden Erregern sollte die Isolierung nur in Speziallaboratorien erfolgen. – Das Material muß sofort nach Gewinnung verarbeitet, sonst tiefgefroren (— 65° C) zum Labor gesandt werden.

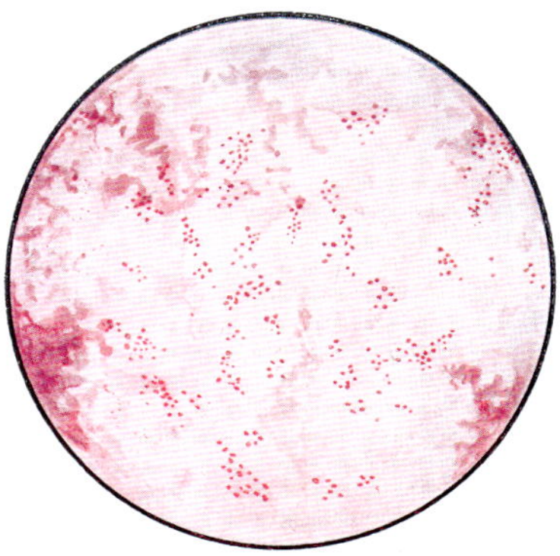

Abb. 81: Rickettsien aus Dottersackkultur. GRACIAN-Färbung. Vergr. 1300fach.

[1] Für Infektionen durch R. quintana und R. (C.) burneti siehe auch S. 262.

3. Antikörpernachweis im Patientenserum

a) WEIL-FELIX-*Reaktion* (S. 424) gilt nach wie vor als geeignete Methode für den Routinebetrieb. Zu beachten sind dabei die in der Tabelle S. 260 vermerkten Antigengemeinschaften.

b) KBR mit Dottersack-Antigen ist ein weitgehend spezifisches Nachweisverfahren, doch bleibt ihre Durchführung wegen der schwierigen Antigenbeschaffung in der Regel Spezialinstituten vorbehalten.

Wolhynisches Fieber

Syn. Fünftagefieber.

Charakteristisch für die Erkrankung sind periodische, im Abstand von etwa fünf Tagen auftretende Fieberschübe, die etwa 1 Tag andauern. Die Erkrankung, die nahezu immer gutartig verläuft, hinterläßt keine Immunität.

Erreger: Rickettsia quintana. Übertragung durch die Kleiderlaus. Beim Biß der Laus werden die Rickettsien, die beim Kranken nicht nur während der Fieberschübe im Blut vorhanden sind, mit dem Blut aufgenommen. Sie vermehren sich im Läusemagen. Gelegentlich ist eine Übertragung auch durch Kopfläuse bzw. durch Läusekotstaub möglich.

Untersuchungsmaterial und Nachweisverfahren

Trotz der Virämie werden keine Antikörper im Blut nachweisbar; diagnostisch kommt Blutfütterung von Zuchtläusen am Krankenbett und späterer Nachweis der Rickettsien im Läusemagen in Betracht.

Q-Fieber

Syn. Queensland-Fieber, Balkangrippe.

Das Q-Fieber ist eine Anthropozoonose, die hauptsächlich von Schafen, Ziegen und Rindern übertragen wird, welche ihrerseits durch Zecken infiziert werden. Der Erreger, Coxiella burneti, wurde früher beim Genus Rickettsia geführt, weist jedoch gegenüber den Vertretern dieser Gattung mehrere deutliche Unterschiede auf (relativ hohe Resistenz gegen Hitze und Desinfektionsmittel; keine Antikörperbildung gegen Proteus-X-Stämme bei menschlichen Infektionen); man betrachtet ihn heute als Prototyp eines neuen Genus Coxiella (der Familie der Rickettsiaceae). Auch das Krankheitsbild weicht vom klassischen Fleckfieber insofern ab, als ein Exanthem beim Q-Fieber gewöhnlich nicht auftritt. Im Vordergrund des Krankheitsbildes steht hier meist ein Lungeninfiltrat. Verlauf gewöhnlich relativ gutartig.

Untersuchungsmaterial: Blut (Sputum, Urin) zur Erregerzüchtung, Blut zum Antikörpernachweis.

Gang der Untersuchung

1. Isolierung des Erregers: Technisch schwierig (daher für die Routinediagnostik von nur geringer Bedeutung).

Verwendet wird Blut aus den ersten Krankheitstagen zur Beimpfung embryonierter Hühnereier oder zur i.p.-Verimpfung bei Meerschweinchen. Krankheitszeichen sind bei den Versuchstieren meist nur wenig ausgeprägt. Bei Temperaturerhöhung, Hodenschwellung, Ausbildung von Nekrosen werden die Tiere getötet, von Milz und Leber Tupfpräparate angefertigt und nach CASTAÑEDA gefärbt bzw. das Blut auf Antikörper untersucht (evtl. nach Passagen über weitere Tiere). Im CASTAÑEDA-Präparat sind die Erreger im Zytoplasma der Peritonealzellen als winzige, blau gefärbte Diplokokkenformen einzeln bzw. zusammengeklumpt vorhanden.

2. Antikörpernachweis im Patientenserum: Die Methode der Wahl ist die KBR (S. 479). Der Nachweis kann auch geführt werden durch die Mikro- oder Makroagglutination (S. 424).

Gattung: Bartonella

Über die Stellung der Gattung Bartonella im System der Mikroorganismen herrscht noch keine Übereinstimmung. Bartonellen treten in vivo als intrazelluläre Parasiten auf, lassen sich aber auch in speziellen künstlichen Substraten züchten. Mikroskopisch handelt es sich bei den Erregern um kleine, pleomorphe (oft kokkoide, sonst stäbchen- oder hantelförmige), in Kulturen begeißelte Organismen von 0,3–2 μ Länge. Bisher ist nur eine Art, Bartonella bacilliformis, allgemein als Erreger menschlicher Erkrankungen anerkannt. Sie wird auf den Menschen durch Phlebotomus-Arten (Sandfliegen) übertragen.

Bartonellosen

Die menschenpathogene Art der Bartonella-Gruppe, Bartonella bacilliformis, ist der Erreger von zwei sehr unterschiedlichen Krankheitsbildern:

a) Oroya-Fieber, syn. CARRIONsche Krankheit. Nach 20- bis 30tägiger Inkubation treten plötzlich Zeichen einer schweren Allgemeininfektion mit hohem Fieber, Leber-, Milz- und Lymphknotenschwellung auf. Charakteristisch ist eine rasch eintretende hämolytische Anämie, die dadurch zustandekommt, daß der Erreger die Erythrozyten befällt und diese in der Folge zugrundegehen.

b) Verruga peruana. Vorzugsweise im Gesicht und an den Streckseiten der Extremitäten treten multiple papuläre, rötliche Hauteffloreszenzen von unterschiedlicher Größe auf, die später ein warzenartiges Aussehen annehmen. Die Hautveränderung kann nach Überstehen des Oroyafiebers oder ohne vorausgegangene klinische Erscheinungen auftreten.

Untersuchungsmaterial: Blut, Blutausstriche.

Gang der Untersuchung

1. Mikroskopisches Präparat: In GIEMSA-gefärbten Blutausstrichen finden sich bei Oroya-Fieber die oben beschriebenen Erreger purpurviolett gefärbt einzeln, paarweise, in kurzen Ketten oder in Y- bzw. V-Lagerung (intraerythrozytär gelagert). Ausstriche vom Blut und von den Hautknoten bei Verruga peruana sind fast immer negativ.

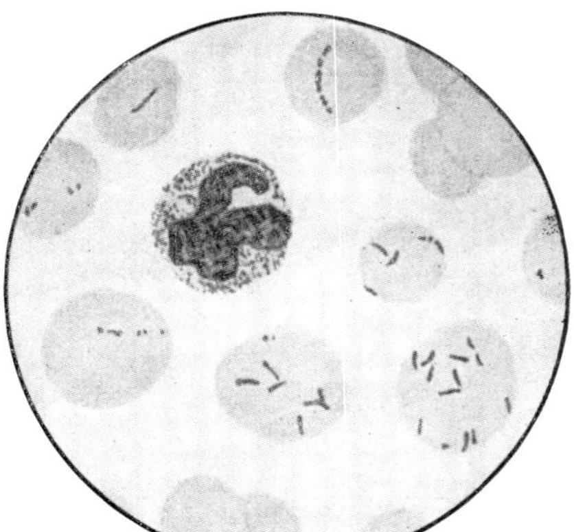

Abb. 82: Bartonella bacilliformis. Blutausstrich. Vergr. etwa 1200fach.

2. Isolierung ist möglich auf halbstarren serum- oder bluthaltigen Nährböden (z.B. mit 10% Kaninchenserum und 0,5% Hämoglobin), sonst in Zellkulturen bzw. Chorioallantoisflüssigkeit. In künstlichen Nährböden tritt unter Bebrütung bei 28° C allmählich (meist innerhalb 2 Wochen) eine feine Trübung ein; der mikroskopische Ausstrich läßt im GIEMSA-Präparat die beschriebenen Erregerformen erkennen.

Literatur:

WIGAND, R.: Morphologische, biologische und serologische Eigenschaften der Bartonellen. Thieme, Stuttgart 1958.

Gattung: Chlamydia[1])

(Ornithose - Lymphogranuloma inguinale - Trachom-Gruppe, TPL-Gruppe)

Die Chlamydien, früher als sog. „große Viren" in der Psittakose-Gruppe zusammengefaßt, sind – im Verhältnis zu den echten Viren – relativ große Parasiten, die nicht auf künstlichen Nährmedien gezüchtet werden können. Die Gruppe besteht aus verschiedenen, einander morphologisch ähnlichen Arten von Erregern von 200–350 mμ Größe.

Wie die Viren sind sie zu ihrer Entwicklung auf Lebendgewebe angewiesen. Im Gegensatz zu den Viren behalten Chlamydien nach dem Eindringen in die Zellen ihre morphologische Einheit bei. Sie werden als kleine, infektiöse Partikel, sog. Elementarkörperchen (etwa 0,3μ) durch Phagozytose in die Zellen des Wirtsorganismus aufgenommen, wo sich um sie eine Vakuole bildet. Unter Vergrößerung auf 0,5–1μ wandeln sich die kleinen Partikel um in sog. Initialkörperchen; diese vermehren sich in der Vakuole durch Querteilung.

Die Vakuolen sind schließlich ganz von kleinen Partikeln erfüllt und sind nun als Einschlußkörperchen im Zytoplasma zu sehen. Die entstandenen kleinen Partikel vermögen nach ihrer Freisetzung andere Zellen zu infizieren und dort den beschriebenen Vermehrungszyklus zu wiederholen. – Reife Einschlußkörperchen liegen nahe dem Zellkern und erscheinen bei GIEMSA-Färbung dunkelrotviolett, die Elementarkörperchen rotviolett, die (nicht-infektiösen) Initialkörperchen blau.

Chlamydien enthalten sowohl RNS als auch DNS. Sie besitzen Enzyme, die sie zu gewissen metabolischen Aktivitäten befähigen. Zwei Typen von Antigenen kommen vor: Gruppenantigene (den verschiedenen Arten gemeinsam) und artspezifische Antigene (nur bei einzelnen Arten vorhanden). Die Erreger besitzen eine (rudimentäre) Zellwand und sind gegen verschiedene Antibiotika empfindlich.

---

[1] Auch als Bedsonia oder Miyagawanella bezeichnet.

Psittakose-Ornithose

Psittakose und Ornithose sind weitgehend ähnliche oder sogar identische Krankheiten. Der Erreger der Psittakose wird vorerst noch von dem der Ornithose abgetrennt, obwohl er sich von diesem nicht sicher unterscheiden läßt. Nach allgemeiner Übereinkunft spricht man von Psittakose, wenn die Erkrankung auf eine Infektion durch Papageienvögel zurückzuführen ist, und von Ornithose, wenn sie von anderen Vögeln (Tauben, Enten, Seevögeln usw.) ausgeht. – Die Infektion erfolgt in der Regel durch Inhalation erregerhaltigen Materials (z. B. Staub) und führt häufig zu einer schweren Pneumonie. Atypische Verlaufsformen oder auch inapparente Infektionen sind jedoch nicht selten. Charakteristisch für die Anamnese bei Erkrankungen ist der Umgang mit Vögeln.

Erreger: Chlamydia psittaci bzw. Chlamydia ornithosis. Beide Arten sind hinsichtlich Morphologie und Antigenstruktur praktisch identisch. Größe bei 300–400 $m\mu$. Das mit den Erregerpartikeln gekoppelte komplementbindende Antigen besteht aus einer hitzestabilen und einer hitzelabilen Komponente. Der hitzestabile Anteil kommt auch bei den anderen Chlamydienarten vor; seine Verwendung in der KBR ergibt dementsprechende Kreuzreaktionen, während das hitzelabile Antigen nur wenigen Chlamydienarten eigen ist.

Untersuchungsmaterial: Die Erreger sind bis zum Ende der ersten Krankheitswoche im Blut, bei Entwicklung einer Lungenaffektion auch im Sputum nachweisbar. – Verdächtige Vögel mit Chloroform töten und mit Lysol befeuchten (nicht lebend versenden, Staubentwicklung vermeiden).

Gang der Untersuchung

1. Isolierung des Erregers[1] ist möglich durch Verimpfung von in Bouillon emulgiertem Sputum, Organemulsion, Blut etc. (möglichst ohne Antibiotikavorbehandlung; nach Abzentrifugieren der gröberen Partikel) auf weiße Mäuse (0,5 ml i.p.). Im positiven Fall Tod der Tiere nach etwa einer Woche (Milz- und Lebervergrößerung, Darmblähung, fadenziehendes Peritonealexsudat). Im negativen Fall wird eine zweite und dritte Serie von Mäusen mit emulgiertem Milzgewebe der vorausgegangenen, nach etwa 10 Tagen getöteten Serie inokuliert. Bleiben auch diese Tiere ohne Krankheitszeichen, so gilt der Versuch als negativ. Gleichzeitig sind (evtl. nach Behandlung der Suspension des Materials mit bis zu 2000 E Streptomycin/ml) Eikulturen anzusetzen (Verimpfung von 0,1 ml in den Dottersack der Embryonen). Im positiven Fall tritt der Tod nach 3–4 Tagen ein. Mikroskopische Präparate (vom Dottersack der Embryonen und vom Peritonealexsudat der Mäuse) werden nach Fixation mit Methylalkohol nach GIEMSA gefärbt: Intrazytoplasmatische basophile Einschlußkörperchen. Im negativen Fall sind auch hier drei Blindpassagen für ein gesichertes Ergebnis notwendig.

[1] Für Arbeiten mit Ornithose-Erregern (z. B. Isolierung) ist eine behördliche Genehmigung erforderlich.

2. Antikörpernachweis im Patientenserum: Für die Routinediagnostik kommt praktisch nur die KBR (S. 480) in Betracht. Die Reaktion ist gruppenspezifisch (s. o.), erfaßt also auch Antikörper gegen die anderen Chlamydien-Arten. Der Antikörpertiter pflegt bei Ornithose-Rekonvaleszenten zunächst noch anzusteigen und monatelang bestehenzubleiben (manchmal sogar jahrelang).

Lymphogranuloma inguinale

Syn. L. venereum.

Es handelt sich um eine hauptsächlich durch Geschlechtsverkehr übertragene Erkrankung. Nach einer Inkubationszeit von 5–24 Tagen bildet sich zunächst an der Infektionsstelle (meist Glans penis oder intraurethral beim Mann, Vaginalwand oder Zervix bei der Frau) ein knötchen-, später bläschenförmiger Primäraffekt, aus dem sich ein flaches Geschwür entwickelt. Unter Ausbreitung des Virus auf dem Lymphwege kommt es zur Vergrößerung und in der Mehrzahl der Fälle zur Vereiterung der regionalen Lymphknoten. Im Spätstadium der Erkrankung können durch die chronische Entzündung des regionalen Lymphsystems Strikturen, Sklerose und Elephantiasis im Anogenitalbereich entstehen.

Erreger: Chlamydia lymphogranulomatis, ist hinsichtlich Morphologie, Entwicklungsgang und Empfindlichkeit gegen äußere Einflüsse nahe verwandt mit dem Psittakose-Erreger; etwa 350 $m\mu$ groß, also lichtoptisch noch ausreichend erkennbar. Der Erreger enthält neben einer thermolabilen spezifischen Antigenkomponente ein thermostabiles, komplementbindendes Antigen, das auch bei den anderen Chlamydienarten vorkommt und zu Kreuzreaktionen mit diesen führt.

Untersuchungsmaterial: Bläscheninhalt des Primäraffektes, Buboneneiter, Biopsiematerial.

Gang der Untersuchung

1. Mikroskopisches Präparat: Empfohlen wird die GIEMSA-Färbung des Materials. Man findet intraplasmatische (aber auch extrazelluläre) basophile Einschlußkörperchen in einem Teil der Fälle (der Nachweis ist schwierig).

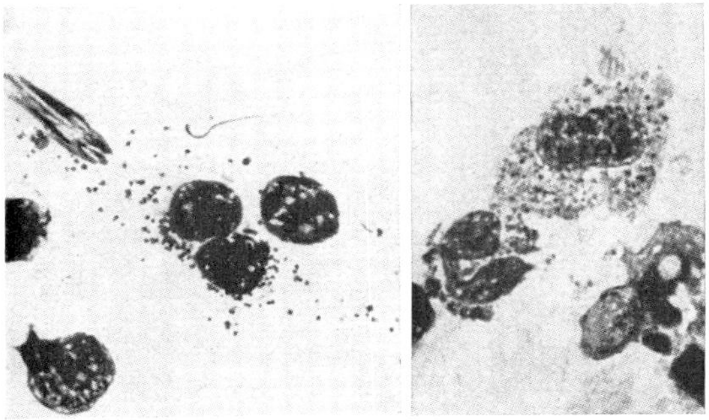

a b

Abb. 83: Lymphogranuloma inguinale.
a: Ausstrich vom Primäraffekt: Elementarkörperchen einzeln oder in kleinen Haufen.
b: Originalpräparat von Drüseneiter: Mononukleärer Leukozyt mit deutlichen intraplasmatischen Einschlüssen.

2. Isolierung des Erregers

a) durch Beimpfung des Dottersackes von (nicht länger als 7 Tage) bebrüteten Hühnereiern: Mit Bakterien kontaminiertes Material ist vorzubehandeln mit Streptomycin (1000–2000 γ/ml), nicht mit Sulfonamiden oder anderen Antibiotika (der Erreger ist streptomycinresistent).

b) mittels Tierversuch: Intrazerebrale Verimpfung des Materials (0,03 ml) an Mäuse ist das sicherste Verfahren der Erregerisolierung. 3–4 Tage nach der Applikation tritt der Tod der Tiere ein. Die Viruspartikel sind in Tupfpräparaten von der Meningenoberfläche durch GIEMSA-Färbung darstellbar.

3. Antikörpernachweis im Patientenserum: Die Methode der Wahl für den Routinebetrieb ist die KBR (S. 480) mit erhitztem, aus dem Dottersack infizierter Hühnereier hergestelltem TPL-Gruppenantigen bzw. mit homologem Antigen. Zu beachten ist die Möglichkeit von Kreuzreaktionen bei Psittakose- und Trachom-Infektion.

4. Intrakutantest nach *Frei*: Als Antigen[1] dient Dottersackmaterial. Man verimpft 0,1 ml des Antigens intradermal in die Beugeseite des Vorderarms und an anderer Stelle ein gleichermaßen zubereitetes, nicht infiziertes Dottersackmaterial. Bei der Ablesung (nach 48 Std.) gilt ein deutlich tastbares Infiltrat als positiv, wenn es einen mindestens 6 mm größeren Durchmesser aufweist als eine etwaige Reaktion an der Kontrollstelle.

Beachte: Der Test bleibt über Jahre positiv. Die positive Reaktion besagt, daß irgendwann vorher eine Infektion stattgefunden hat. Da der Test üblicherweise mit Gruppenantigen durchgeführt wird, fällt er auch bei anderen Chlamydia-Erkrankungen positiv aus.

Trachom

Syn. Ägyptische Augenkrankheit, Körnerkrankheit.

Hierbei handelt es sich um eine schwere Entzündung der Binde- und Hornhaut mit papulärer Gewebshypertrophie und nachfolgender Geschwürs- und Narbenbildung. Die Übertragung erfolgt durch direkten Kontakt oder indirekt, insbesondere über gemeinsam benützte Tücher etc. Häufig führt die Erkrankung zur Erblindung.

Erreger: Chlamydia trachomatis, von runder bis ovaler Form, erreicht als Elementarkörper eine Größe von 0,25–0,4 μ, ist also lichtoptisch sichtbar. Der Erreger ist empfindlich gegen Sulfonamide und viele Antibiotika, nicht gegen Streptomycin. Charakteristisch ist seine Affinität zum Epithel. Die Zellen werden nach Reifung der Erreger zerstört, diese werden frei und können weitere Zellen befallen.
Charakteristisch sind die PROWAZEK-HALBERSTÄDTERschen Körperchen. Dabei handelt es sich um zytoplasmatische Einschlußkörper, die in einer glykogenartigen (durch Jod nachweisbaren) Matrix runde, bei GIEMSA-Färbung rotviolette Elementarkörperchen und/oder rundliche bis ovale, bläuliche Initialkörperchen enthalten. Sie sind einzeln oder zu mehreren in Zellen des Konjunktivalepithels sichtbar (oft halbmondförmig dem Kern anliegend).
Chlamydia trachomatis ist sehr nahe verwandt dem Erreger der Einschlußkonjunktivitis und läßt sich von diesem durch Labormethoden nicht unterscheiden.

---

[1] Im Handel erhältlich als „Lygranum" von Squibb bzw. als „Antigène de FREI" vom Institut Pasteur, Paris.

Mit den anderen Chlamydien hat der Trachomerreger ein gruppenspezifisches Antigen gemeinsam. Da es sich beim Trachom um eine lokalisierte Erkrankung handelt, tritt gewöhnlich nur eine schwache Antikörperbildung auf.

Untersuchungsmaterial: Man verwendet Bindehautgeschabsel, das von Follikeln der kokainisierten Schleimhaut des Oberlides mittels Platinspatel gewonnen und auf einen Objektträger übertragen wird. Nicht geeignet für die Untersuchung ist entzündliches Exsudat.

Gang der Untersuchung

1. Mikroskopisches Präparat: Der mikroskopischen Untersuchung kommt die Hauptbedeutung bei der Labordiagnose zu. Die Diagnose beruht auf dem Nachweis der charakteristischen Einschlußkörperchen in den Epithelzellen der Konjunktiva. Folgende Färbeverfahren kommen für den Routinebetrieb in Betracht:

a) GIEMSA-*Präparat:* Frische Objektträgerausstriche 3 min in absolutem Methylalkohol fixieren, dann mit frischer (!), 1 : 40 verdünnter GIEMSA-Lösung 1 Std. färben. Im positiven Fall finden sich die typischen basophilen PROWAZEK-HALBERSTÄDTERschen Körperchen (reichlicher bei dem seltenen akuten Krankheitsverlauf; im chronischen Krankheitsstadium nur in geringer Zahl); siehe auch Beschreibung S. 265 und Abb. 84.

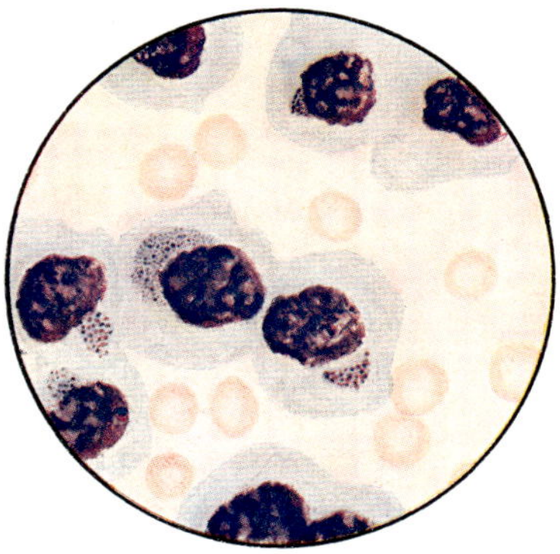

Abb. 84: Trachom. Originalabstrich von der Konjunktiva. Epithelzellen mit PROWAZEK-HALBERSTÄDTERschen Körperchen.

b) Jodpräparat: Unfixierte Ausstrichpräparate 2 min färben mit einer wäßrigen Lösung von 5% Jod und 10% KJ, dann bei mittlerer Vergrößerung untersuchen. Die Glykogenmatrix der Einschlußkörperchen erscheint in Form einer mahagoni- bis dunkelbraunen Masse auf einem klaren zytoplasmatischen Untergrund. Das Glykogen ist allerdings gewöhnlich nur im mittleren Stadium des Reproduktionszyklus der Erreger nachweisbar. Im positiven Fall entfärbt man das Jodpräparat mit 95%igem Methylalkohol, der gleichzeitig als Fixierungsmittel dient, und schließt die Färbung nach GIEMSA an.

c) Fluoreszenzpräparat: Für die Immunofluoreszenz-Färbung (indirekte Methode) wird ein markiertes Serum mit einem möglichst hohen Titer an Antikörpern gegen das gemeinsame Gruppenantigen der Chlamydien benützt. Das Verfahren liefert rasche und spezifische Resultate und ist in der Hand des Geübten den anderen Färbemethoden offensichtlich überlegen.

2. Isolierung des Erregers: Die Züchtung ist in Speziallaboratorien möglich nach Streptomycinvorbehandlung des Materials durch Beimpfung des Dottersackes bebrüteter Hühnereier oder Verwendung von Zellkulturen. Voraussetzung für den kulturellen Nachweis ist schnellste Verarbeitung der Proben nach der Gewinnung.

3. Antikörpernachweis im Patientenserum: Eine grundsätzliche Schwierigkeit besteht in der gewöhnlich nur schwachen Antikörperbildung. Seitdem die Reaktion mit unerhitztem, von Antikomplementfaktoren und unspezifisch reagierenden Substanzen weitgehend gereinigtem Antigen durchgeführt werden kann, lassen sich die im Verlauf der Erkrankung gebildeten Antikörper mittels KBR in einem Teil der Fälle erfassen.

Einschluß-Konjunktivitis

Hierbei handelt es sich um eine primäre Infektion des Genitaltraktes. Von hier aus erfolgt die eigentliche Infektion, d.h. bei Neugeborenen beim Geburtsakt („Einschluß-Blennorrhoe"), sonst durch Schmierinfektion bzw. über Badewasser („Schwimmbadkonjunktivitis"). Bei Neugeborenen äußert sich die Infektion nach einer Inkubationszeit von 5–7 Tagen als akute, schleimig-eitrige, auf die Konjunktiven beschränkte Konjunktivitis. Die Konjunktivitis des Erwachsenen hat mehr follikulären Charakter. Im Gegensatz zum Trachom tritt die Entzündung gewöhnlich stärker am Unter- als am Oberlid in Erscheinung. Die Genitalinfektion bleibt gewöhnlich symptomlos.

Erreger: Chlamydia oculogenitalis. Es besteht sehr enge Verwandtschaft mit dem Trachomerreger; beide Arten können mit labordiagnostischen Verfahren nicht gegeneinander abgegrenzt werden. Die Einschlußkörperchen sind von denen des Trachoms nicht unterscheidbar. Ein Unterschied findet sich in der deutlich verminderten Empfindlichkeit von Chlamydia oculogenitalis gegenüber Austrocknung im Vergleich zum Trachomerreger.

Untersuchungsmaterial und Nachweisverfahren

Siehe „Trachom". Bei Neugeborenen ist die Möglichkeit einer gonokokkenbedingten Konjunktivitis in Betracht zu ziehen, während Trachom differentialdiagnostisch ausscheidet, da es in den ersten Wochen nach der Geburt nicht vorkommt.

Lymphadenitis infectiosa

Syn. Katzenkratzkrankheit.

Die Infektion erfolgt meist nach Katzenkratzern oder -biß. Am Ort der Infektion entwickelt sich häufig ein Primäraffekt in Form einer Papel, Pustel oder lediglich einer Rötung mit nachfolgender Entzündung der regionalen Lymphknoten, die häufig vereitern. Die Krankheit dürfte von einem Erreger der Chlamydiengruppe verursacht werden.

Als diagnostische Maßnahme kommt die Intrakutanprobe nach Debré in Betracht. Sie wird ausgeführt mit Lymphknoteneiter: Mit steriler NaCl-Lösung 1 : 5 verdünnen und, nach gründlicher Durchmischung, an drei aufeinanderfolgenden Tagen je 60 min auf 60° C erhitzen. Nach Ansatz von Sterilitätskontrollen 15 min bei 5000 U/min zentrifugieren. 0,1 ml Überstand (Antigen) intrakutan injizieren. Im positiven Fall kommt es nach 36–48 Std. an der Injektionsstelle zu einer Infiltration von etwa 10 mm Durchmesser und anschließend zur Papelbildung. Positive Reaktionsausfälle können auch bei Gesunden vorkommen. – Die mit TPL-Antigen durchgeführte Intrakutanprobe (Frei-Test) fällt in der Regel negativ aus.

II. Viren

Im Gegensatz zu den Bakterien (und den Organismen der Übergangsgruppe) vermögen sich Viren nicht aufgrund eigener Stoffwechselleistungen zu vermehren. Sie bedürfen zu ihrer Entwicklung vielmehr lebender Zellen, in die sie eindringen und die sie vermöge ihres eigenen Nukleinsäureanteiles zur Bildung virusspezifischer Nukleinsäuren und Eiweißsubstanzen veranlassen. Der Vermehrung der Viren liegt, anders als etwa bei den Bakterien und Organismen der Übergangsgruppe, keine bloße Teilung der intakten infektiösen Partikel zugrunde; vielmehr erfolgt in der infizierten Zelle eine separate Reproduktion der verschiedenen viralen Makromoleküle und – danach – deren Vereinigung zur neuen Viruseinheit. Im Gegensatz zu den vorher besprochenen Mikroorganismen enthält die einzelne Viruseinheit nur einen einzigen Typ von Nukleinsäuren (RNS oder DNS). Neben der Nukleinsäure besitzen Viren als weiteren essentiellen Bestandteil zumindest eine Proteinsubstanz bzw. mehrere verschiedene Proteine. Die virale Nukleinsäure repräsentiert dabei die gesamte genetische Information zum Aufbau neuer Viruseinheiten.

Die einzelne Viruseinheit, das sog. Virion, besteht aus einem zentralen Kern von infektiöser Nukleinsäure, der von einer Proteinhülle, dem sog. Capsid, umgeben ist. Die Funktion des Capsids besteht u.a. darin, das Eindringen der Nukleinsäure in die Wirtszelle zu erleichtern bzw. zu ermöglichen. Dabei wird die Wirtsspezifität des Virus vom Capsid bestimmt. Das Protein bzw. die Proteine des Capsids oder seiner Untereinheiten, der sog. Capsomeren, wirken als Antigen. Die Anordnung der Capsomeren ergibt die für die einzelnen Virusarten unterschiedliche Form des Virions. Als Nukleocapsid bezeichnet man die aus Nukleinsäure und Capsid bestehende Einheit. Diese kann noch von Außenhüllen umgeben sein, die aus Protein, Kohlenhydraten und Lipoiden bestehen können. Bei verschiedenen Viren sind darüber hinaus Fermente wie Phosphatasen, Katalasen, Lipasen und die für die Anheftung an die Wirtszelle wichtige Neuraminidase (Myxoviren) festgestellt worden.

Beim Befall von Zellen durch gewisse Virusarten können sog. Einschlußkörperchen auftreten; diese liegen entweder im Zellplasma oder im Kern oder in beiden Zellbestandteilen. Bei basophilen Einschlüssen handelt es sich praktisch stets um virales Material; azidophile Einschlüsse stellen meist Abbauprodukte zellulärer Proteine dar („Narben"), die im Rahmen der Virusinfektion der Zelle entstehen; zumeist handelt es sich hierbei also nicht um virale Strukturelemente.

Einteilung der Viren

Bei der Einteilung der Viren werden heute gemäß dem von Lwoff u. Mitarb. (1962) ausgearbeiteten System als Hauptkriterien die Art der vorhandenen Nukleinsäure und der symmetrischen Anordnung der Capsomeren sowie das Vorhandensein oder Fehlen einer Außenhülle, also chemische und morphologische Merkmale, zugrundegelegt. Auf diesem System beruhen auch die vom Provisional Committee for the Nomenclature of Viruses (1965) ausgearbeiteten Klassifizierungsvorschläge, nach denen entsprechend der Systematisierung der Tiere und Pflanzen auch die Viren nach Genus und Species benannt werden sollen. Bei der folgenden Aufzählung werden die derzeit geläufigen Bezeichnungen gebraucht.

RNS-Viren

I. Picornaviren. Name: Aus ital. pico sehr klein und RNA (Ribonucleic acid = Ribonukleinsäure). Sehr kleine Viren. Größe: Zwischen 20 und 30 mμ.

1. *Enteroviren.* Gemeinsame charakteristische Merkmale: Größendurchmesser etwa 25 mμ, perorale Infektion, Lokalisation überwiegend im Darm, Affinität zum ZNS; nach Immunisierung auftretende Antikörper erfassen häufig auch heterologe Enterovirus-Typen. – Menschenpathogene Vertreter:

a) Poliomyelitisviren.
b) Coxsackieviren.
c) ECHO-Viren.

2. *Rhinoviren.* Sammelgruppe von Erregern katarrhalischer Erkrankungen des Nasen- Rachenraumes und der oberen Luftwege.
3. *Encephalomyocarditis-Viren.*
4. *Maul- und Klauenseuche-Viren.*

II. Reoviren. Name: Aus den Abkürzungen von respiratory, enteric (Vorkommen im respiratorischen und enteralen System) und orphan (Waise, wegen der ursprünglich unklaren Zuordnung dieser Viren zu bestimmten Krankheitsbildern). Größe: 60–70 mμ.

III. Arboviren. Name: Abkürzung von arthropode born (übertragen durch Arthropoden). Größe der verschiedenen Virusarten der Gruppe zwischen 20 und 100 mμ. Mittels HAHT (S. 273) bzw. mittels Kombination von HAHT und KBR ist eine Einteilung in Subgruppen möglich.

IV. Myxo- und Paramyxoviren. Name abgeleitet von der Affinität dieser Erreger zu Schleimsubstanzen der Atmungswege und anderer Organe. Charakteristisch für diese Viren ist ihre Fähigkeit, Erythrozyten zu agglutinieren. Größe: 80–250 mμ.

Zu den Myxo- und Paramyxoviren gehören:

1. *Influenzaviren.*
2. *Parainfluenzaviren.*
3. *RS-Virus.* Der Name ist die Abkürzung von respiratory syncytial.
4. *Newcastle-Virus.*
5. *Parotitis-(Mumps-)Virus.*
6. *Masern-Virus.*

V. Rhabdoviren.

Tollwut-Virus.
Marburg-Virus.

VI. Toga-Viren. Name: Von der Toga-artigen Umhüllung dieser Viren.

Röteln-Virus.

VII. Noch nicht klassifizierte Viren. Hierzu wird u.a. gezählt das

Virus der lymphozytären Choriomeningitis (LCM-Virus).

DNS-Viren

VIII. Adenoviren, syn. APC-Viren. Die Bezeichnung „Adeno" beruht darauf, daß Viren dieser Gruppe zuerst aus adenoidem Gewebe isoliert wurden. Größe: zwischen 70–80 mμ.

IX. Herpesviren. Sie rufen unterschiedliche, auf Gewebe ektodermaler Herkunft beschränkte Erkrankungen hervor. Durchmesser: 80–120 mμ.

Menschenpathogene Vertreter:

1. *Herpes-hominis-(simplex-)Virus* (Typ I und II).
2. *Herpes-B-Virus.*
3. *Varizellen-Virus.*
4. *Zytomegalie-Virus.*
5. Epstein-Barr-*Virus.*

X. Pockenviren. Sie gehören zu den größten Viren. Gemeinsam ist ihnen die Tendenz, sich auf Haut und Schleimhaut zu manifestieren. Durchmesser 240 bis 380 : 170–270 mμ.

Menschenpathogene Vertreter:

1. *Variola-Virus.*
2. *Alastrim-Virus.*
3. *Vaccinia-Virus.*
4. *Kuhpocken-Virus.*
5. *Molluscum-contagiosum-Virus.*

IX. Papova-Viren. Name: Von Papilloma-Virus (Warzen beim Menschen), Polyoma-Virus (Polyome bei der Maus) und vakuolisierendem Virus (des Affen).

Krankheiten mit wahrscheinlicher Virusgenese

Hierzu gehören:

Virushepatitis;
Exanthema subitum;
Erythema infectiosum.

Nachweisverfahren bei Virusinfektionen

Die nachfolgenden Ausführungen über Isolierung, Identifizierung und quantitative Bestimmung von Viren geben im wesentlichen nur Grundlagen und Prinzipien der in der virologischen Praxis angewandten Arbeitsverfahren wieder. Detaillierte Beschreibungen finden sich in virologischen Fachbüchern wie z.B. Starke, G: Virologische Praxis, Fischer, Jena 1968 – Grist, N.R., C.A.C. Ross, E.J. Bell, E.J. Stott: Diagnostische Methoden in der klinischen Virologie. Thieme, Stuttgart 1969. - Lennette, E.H., N.J. Schmidt: Diagnostic Procedures for Viral and Rickettsial Infections. American Public Health Association, Inc. 1740 Broadway, New York, N.Y. 10019, 1969.

In nicht spezialisierten Laboratorien nimmt der Antikörpernachweis im Patientenserum eine Vorrangstellung unter den verschiedenen Möglichkeiten des Nachweises einer Virusinfektion ein. Zu berücksichtigen ist hierbei, daß im Einzelfall eine für den Nachweis ausreichende Antikörperbildung fehlen kann, etwa bedingt durch die Art des Virus, durch die Besonderheiten des Infektionsablaufes, durch mangelnde Reaktion des Wirtes oder auch durch Entnahme einer Blutprobe in einem zu frühen Stadium der Infektion. Andererseits können positive serologische Befunde auf persistierende Antikörper oder auf Kreuzreaktionen infolge von Antigenbeziehungen unterschiedlicher Erreger zurückzuführen sein. Eine ausreichende diagnostische Sicherheit bietet die serologische Untersuchung in der Regel erst bei Untersuchung eines Serumpaares bzw. bei Feststellung deutlicher Veränderungen des Antikörpertiters. Dies setzt gewöhnlich voraus, daß eine erste Probe möglichst frühzeitig zu Beginn der Krankheit und eine zweite etwa 10–14 (–20) Tage später entnommene Probe für eine Prüfung zur Verfügung steht. Bei gewissen Virusinfektionen, insbesondere, wenn noch kein Kontakt mit dem Antigen vorausgegangen war (jüngere Kinder!) steigt der Antikörperspiegel nur sehr langsam an. In diesen Fällen vermag gegebenenfalls erst eine dritte oder u. U. erst eine vierte Blutprobe die diagnostische Klärung zu ermöglichen. Die zu verschiedenen Zeitpunkten entnommenen Proben sind zu gleicher Zeit, d.h. unter gleichen Bedingungen, zu untersuchen. Das Serum der zuerst entnommenen Proben ist bis zur Durchführung der serologischen Reaktionen in der Kühltruhe (bei etwa — 20° C) aufzubewahren. Als beweisend für eine Infektion gilt in der Regel ein 4facher Titeranstieg.

Die Methoden der Isolierung und Identifizierung von Viren konzentrieren sich in der Praxis noch vielfach auf die Klärung besonderer oder epidemiologisch bedeutsamer Fälle und Gruppenerkrankungen bzw. auf diejenigen Infektionen, die serologisch nicht oder nicht eindeutig geklärt werden können.
Lichtmikroskopische Nachweisverfahren, d.h. übliche Färbeverfahren oder Phasenkontrast- und Dunkelfeldverfahren haben, da nur wenige Virusarten die Grenze der lichtoptischen Sichtbarkeit überschreiten bzw. zur Ausbildung zuverlässig verwertbarer Reaktionsprodukte entsprechender Größe (z.B. Einschlußkörperchen) führen, in der praktischen Diagnostik nur eine eingeschränkte Bedeutung. Der elektronenoptische Nachweis von Viren kann andererseits für die Erkennung bestimmter Erkrankungen, z.B. für die Schnelldiagnose der Pocken, von großem Wert sein.

Die Messung der Virusgröße kann u.a. erfolgen durch Filtration unter Verwendung von Membranen mit bekannter Porengröße, durch Feststellung der Sedimentationsgeschwindigkeit in der Ultrazentrifuge oder mittels des Elektronenmikroskops durch Vergleich mit Partikeln bekannter Größe.

Einen Überblick über die Größenverhältnisse der Viren (und der Übergangsformen) vermittelt die folgende Abbildung:

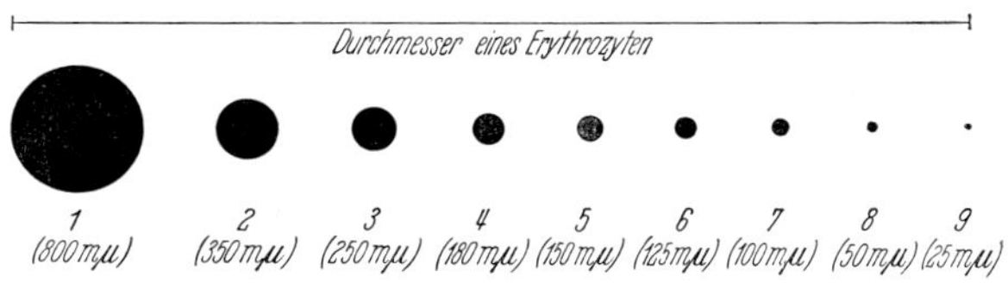

Abb. 85: Schematische Darstellung der Größenverhältnisse von Chlamydien und Viren im Vergleich zur Größe von Erythrozyten und Staphylokokken.

Es bedeutet:

1. (um 800 mμ): Staphylococcus aureus
2. (um 350 mμ): Chlamydia-Arten
3. (um 250 mμ): Variola-, Vaccinia-Virus
4. (um 180 mμ): Parotitis-Virus
5. (um 140 mμ): Herpes-simplex-Virus
6. (um 125 mμ): Influenza-Virus
7. (um 100 mμ): Röteln-Virus
8. (um 50 mμ): Pappataci-, Choriomeningitis-lymphocytaria-Virus
9. (um 25 mμ und darunter): Enteroviren, Rhinoviren, Enzephalomyokarditis-, Maul- und Klauenseuche-, Gelbfieber-, Dengue- u.a. Viren.

Isolierung von Viren

Der Manifestation einer virusbedingten Erkrankung geht stets eine Vermehrung des Virus in Zellen des Wirtsorganismus voraus. In der Regel treten im Zuge der Infektion rasch Antikörper in Erscheinung, die durch Neutralisierung des Virus dessen direkten Nachweis erschweren. Der Versuch der Virusisolierung hat daher um so größere Erfolgsaussichten, je früher die entsprechenden Nachweisverfahren eingeleitet werden.

Untersuchungsmaterial: Insbesondere folgende Proben kommen in Betracht: Sputum, Gurgelwasser, Rachen- und Nasenabstrich, Stuhl, Blut, Liquor, Eiter, Urin, ferner Biopsie- und Sektionsmaterial. Weitere Hinweise siehe im Kapitel „Entnahme und Verarbeitung von Untersuchungsmaterial – Bewertung von Untersuchungsergebnissen“, S. 14ff. Das Material ist möglichst rasch nach der Entnahme zu verarbeiten und – in der Regel gekühlt – in Thermosgefäßen zum Labor zu senden, wenn möglich per Boten.

Für die Isolierung von Viren kommen Gewebekulturen, Eikulturen (Hühnerembryonen) und Tierversuche in Betracht.

1. Gewebekultur: Verwendet werden „primäre", d.h. direkt vom Organgewebe abstammende und „sekundäre", d.h. nach Erstpassage weitergezüchtete Kulturen. Die Kultivierung erfolgt in der Regel nach mechanischer und enzymatischer Freisetzung von Zellen aus Geweben. Dadurch ist die Zellzusammensetzung insbesondere der primären Kulturen inhomogen; durch Weiterzüchtung kann sich das Zahlenverhältnis der verschiedenen Zellen zueinander wesentlich verschieben, eine Tatsache, die die Ursache für eine Änderung der Empfindlichkeit der Kultur gegenüber bestimmten Viren sein kann. Bei fortgesetzten Passagen kann es zum Auftreten eines morphologisch und funktionell neuen Zelltyps kommen. Die sich daraus entwickelnden sog. „permanenten" Zellstämme lassen sich im Gegensatz zur originären Kultur verhältnismäßig leicht und praktisch unbegrenzt weiterzüchten und vermehren. Bekannte permanente Zellstämme dieser Art (z.T. von karzinomatösem Gewebe abgeleitet) sind „FL"-, „KB"- und „HeLa"-Zellen.

Primäre Gewebekulturen werden häufig aus Zellen von Affennieren oder menschlichem Amnion angelegt. Affennieren-Zellkulturen sind für die Isolierung zahlreicher Viren geeignet. Sie sind relativ teuer; ihr Gebrauch läßt sich einschränken durch Amnionzellkulturen, deren Ausgangsmaterial (Plazenta) billig beschafft werden kann und die das Empfindlichkeitsspektrum der Affennierenzellkultur ergänzen.
Die Zellen wachsen bei geeigneter Technik an der Wand der Kulturgefäße. Die Kulturen werden gewöhnlich mit dem zu prüfenden Material beimpft, wenn sich die Zellen zu einem geschlossenen Rasen entwickelt haben. Im Gegensatz zu derartigen, hauptsächlich diagnostischen Zwecken dienenden „Monolayer-Kulturen" verwendet man sog. „Suspensionskulturen" dann, wenn große Virusmengen gewonnen werden sollen. Die Züchtung erfolgt hierbei gewöhnlich unter dauerndem Rühren.

Vorhandensein bzw. Vermehrung von Virus kann aufgrund verschiedener Veränderungen der Zellkultur erkannt werden:

a) Auftreten eines „zytopathischen (zytopathogenen) Effektes" (abgek.: CPE): Mehr oder weniger charakteristische, mikroskopisch erkennbare Veränderungen oder Zellnekrosen bzw. CPE-Interferenz bei Zufügung bestimmter Virusstämme zur infizierten Zellkultur.

b) Veränderung des Zellstoffwechsels in Form einer Verminderung bzw. Verstärkung der Säurebildung durch virusinfizierte Zellen (erkennbar durch Indikatorumschlag).

c) Auftreten von komplementbindenden Antigenen oder von Hämagglutininen.

d) Auftreten von Hämadsorption bzw. Feststellung von Hämadsorptionsinterferenz.

2. Eikultur (Hühnerembryokultur): Man verwendet befruchtete Eier, die bei 37–38° C bebrütet werden. Die Eier werden dann durchleuchtet und auf ausreichende Entwicklung der Allantoisgefäße, Beweglichkeit des Embryos etc. untersucht. Je nach der Art des zu kultivierenden Virus bzw. nach der beabsichtigten Verwendung des bei der Eikultur entstehenden infektiösen Materials wird der Dottersack, die Allantois, das Amnion oder die Chorioallantoismembran beimpft; siehe Abb. 86.

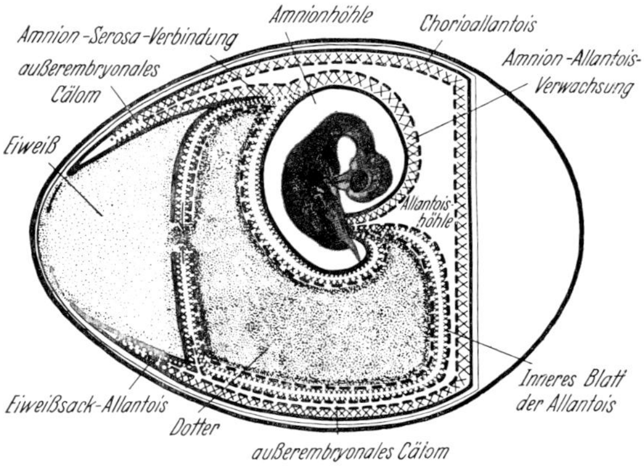

Abb. 86: Schematischer Längsschnitt durch ein Hühnerei am 12. Bebrütungstag. (Nach MAYR.)

Vermehrung von Virus in der Eikultur kann analog zur Gewebekultur aufgrund verschiedener Veränderungen morphologischer und/oder serologischer Art bzw. am Auftreten charakteristischer Substanzen (z.B. Hämagglutinine) erkannt werden. Sie kann zum Tod des Embryos führen.

3. Tierversuch: Man wendet den Tierversuch vor allem für Virusisolierungen an, wenn Gewebe- und Eikultur gegenüber dem betreffenden Virus keine Empfänglichkeit zeigen. Häufig werden weiße Mäuse, evtl. Mäuse im Säuglingsalter (sog. Babymäuse) verwendet.

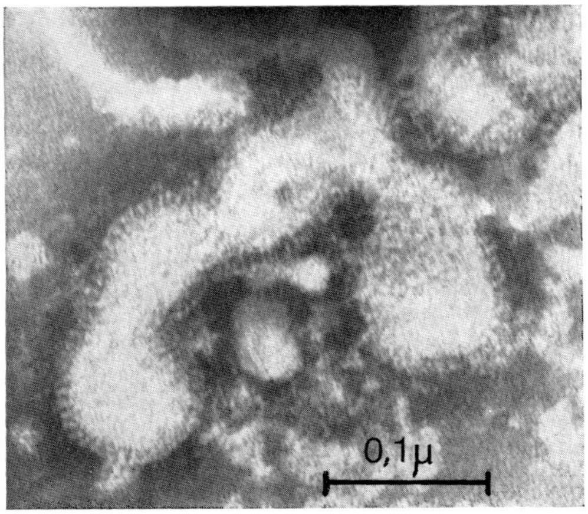

Abb. 87: Influenzavirus (Hongkong-Stamm A_2/1968) Das Hämagglutinin ist in den stäbchenartigen Ausstülpungen des Virions lokalisiert. Elektronenmikroskopische Aufnahme. Vergr. etwa 180000fach (Tuchinda, Bangkok).

Wegen der besonderen Möglichkeiten der Erregerausbreitung und der gewöhnlich zu erwartenden Erregerausscheidung sind ausreichende Sicherheitsvorkehrungen für das Personal bei Tierversuchen unumgänglich. Außer für die Züchtung von Viren (z.B. Coxsackie-A-Viren) werden Versuchstiere insbesondere für die Gewinnung von Immunseren oder Antigenen verwendet. Das Vorhandensein von Viren im verimpften Untersuchungsmaterial kann zum Tod der Tiere führen. Sonst können Virusinfektionen der Versuchstiere u.a. an Symptomen wie Lähmungen und Haltungsabnormitäten bzw. am Auftreten von Antikörpern erkannt werden.

Identifizierung von Viren

In Gewebe- oder Eikulturen entstehende morphologische Veränderungen können Rückschlüsse auf die Art des vorliegenden Virus ermöglichen. Von wesentlich größerer Bedeutung ist in der Praxis die Verwendung von Antiseren, die gegebenenfalls durch spezifische Blockierung die Virusvermehrung hemmen, d.h. durch Neutralisierung des Virus das Auftreten morphologischer Veränderungen in Gewebe- oder Eikulturen bzw. die Erkrankung von Versuchstieren verhindern (s.u., Neutralisationstest).
Unter Verwendung bekannter Immunsera kann auch die KBR zur Identifizierung von Viren in Gewebe- und Eikulturen herangezogen werden. Die Spezifität dieser Reaktion ist zwar geringer als der Neutralisations- bzw. der Hämagglutinationshemmungstest (s.u.); andererseits ermöglicht sie bisweilen, Viren mit gleichem Gruppenantigen gemeinsam zu erfassen.
Eine weitere Möglichkeit der Virusidentifizierung ist in der Tatsache begründet, daß verschiedene Erreger die Erythrozyten bestimmter Tierarten agglutinieren (Hämagglutinationsreaktion, s.u.). Durch homologe Antisera kann die Reaktion spezifisch gehemmt werden (Hämagglutinationshemmung, s.u.).
Gewisse Viren bewirken eine Adsorption geeigneter Blutkörperchen an den befallenen Zellen von Gewebekulturen. Gibt man vor dem Aufbringen der Erythrozyten Immunserum zur Zellkultur, so wird die Adsorption spezifisch gehemmt (Hämadsorptionshemmung). Das Phänomen der Hämadsorption bzw. ihrer Hemmung durch homologe Antikörper bietet also ebenfalls eine Möglichkeit der Identifizierung verschiedener Viren.

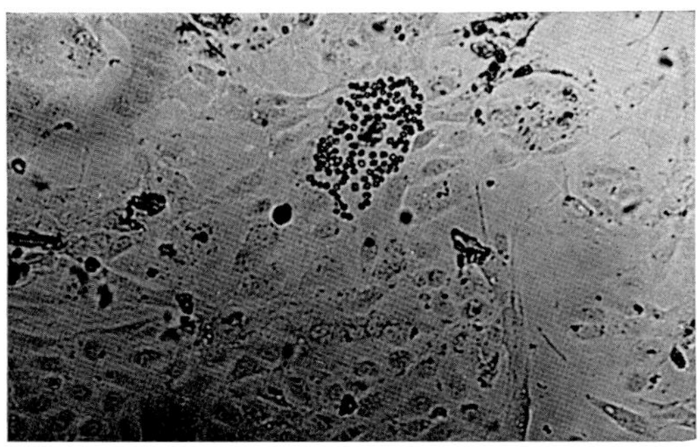

Abb. 88: Hämadsorption (Parainfluenza 3 auf Kälber/nierenzellen.) Aus H.H. Gerth, in Grumbach/Kikuth/Bonin: Die Infektionskrankheiten der Menschen und ihre Erreger. Thieme, Stuttgart 1969.

Spezifischer Sera bedient sich auch der Präzipitationstest im Agargel. Das Prinzip entspricht der Ouchterlony-Technik (S. 437). Dieses Verfahren erlaubt den direkten Antigennachweis im Untersuchungsmaterial, z.B. bei Pocken (Pustelinhalt, Krusten). Die Möglichkeit des Nachweises des Antigens im Untersuchungsmaterial ergibt sich auch durch direkte oder indirekte Immunofluoreszenz, z.B. bei Lyssa. Der Vorteil dieser beiden Verfahren besteht vor allem darin, daß sie eine rasche Diagnose ermöglichen.
Zwecken der Virusidentifizierung dient schließlich auch der Tierversuch, wobei aus den Krank-

heitszeichen bzw. dem Tod der Tiere sowie aus dem Auftreten von Antikörpern im Blut der Tiere auf die Natur des Erregers geschlossen werden kann.

Quantitative Bestimmung des Virusgehaltes

Die quantitative Bestimmung von Viren in Gewebe- und Eikulturen bzw. anderweitig infiziertem Material kann auf verschiedene Weise erfolgen:

a) Hämagglutination: Bestimmung des Hämagglutinationstiters der virushaltigen Flüssigkeit. Da die hämagglutinierende Fähigkeit auch bei abgestorbenen Viruseinheiten noch fortbesteht bzw. schon bei unreifen Partikeln gegeben sein kann, ist dieser Titer vielfach höher als bei den nachfolgenden Methoden.

b) Bestimmung des zytopathischen Effektes: Bei Verwendung steigender Verdünnungen der zu prüfenden Flüssigkeit ergibt die eben noch zum zytopathischen Effekt führende Grenzverdünnung ein Maß für die Konzentration infektiöser Einheiten. ID 50: Diejenige Dosis, die bei 50% der hiermit behandelten Kulturen zum CPE führt (s.u., LD 50).

c) Plaque-Methode: Ähnlich wie bei der Wirkung von Bakteriophagen auf Bakterienrasen können bei Verwendung konfluierender Ein-Zell-Lagen, z.B. in Petrischalen, auch entsprechende Plaquebildungen durch Viren in Gewebekulturrasen hervorgerufen werden, wenn das Übertreten des neugebildeten Virus in die flüssige Phase der Kultur durch Überschichtung mit Agar verhindert wird. Die Wirkung der einzelnen infektiösen Partikel wird dadurch makroskopisch sichtbar, daß die Zellzerstörung (nach Vermehrung einer einzelnen Viruseinheit im Zellinnern) auf die benachbarten Zellen übergreift. Bei geeigneter Vorverdünnung des zu prüfenden Materials kann der Virusgehalt durch Auszählung der Plaques und Umrechnung ermittelt werden. Analog ist eine Bestimmung des Gehaltes infektiöser Partikel durch die Zählung von virusbedingten Veränderungen der Chorioallantois-Membran möglich.

d) Bestimmung der LD 50: Hierbei wird diejenige Dosis ermittelt, die bei 50% der hiermit behandelten Tiere zum Tod führt. Die LD 50 läßt sich aufgrund verschiedener Umrechnungsmethoden bzw. graphisch bestimmen, wenn (wie dies gewöhnlich der Fall ist) die verabreichte Dosis nicht zum Tod von genau 50% der für den Versuch verwendeten Tiere geführt hat. Am häufigsten wird für die Berechnung die Methode nach Reed und Munch verwendet (Reed, L., H. Munch: Amer. J. Hyg. 27 [1938] 493).

Grundlagen und Prinzipien virusserologischer Verfahren

Hämagglutinationstest (HAT) und Hämagglutinationshemmungstest (HAHT)

Die Hämagglutination beruht auf der Fähigkeit zahlreicher Virusarten, sich an bestimmte Rezeptorstellen der roten Blutkörperchen des Menschen und/oder verschiedener Tierarten (Hühner, Meerschweinchen u.a.) anzulagern. Auf diese Weise kommt es zur Brückenbildung zwischen den einzelnen Erythrozyten und im Gefolge davon zur makroskopisch erkennbaren Agglutination. Einige Myxovirusarten bewirken eine enzymatische Zerstörung der an der Zelloberfläche lokalisierten Rezeptoren und lösen sich dann wieder von den Blutkörperchen ab. Nach Eluierung des Virus lassen sich die vorher besetzten Erythrozyten nicht mehr durch das gleiche Virus zur Agglutination bringen, während dieses seine agglutinierende Eigenschaft gegenüber unbehandelten Blutzellen behält.
Das Phänomen der Hämagglutination wird verwertet zur Feststellung verschiedener Virusarten in Ei- und Gewebekulturen sowie zur Reinigung von Virussuspensionen. Hämagglutination wird bei den Myxoviren beobachtet, aber auch bei den Pocken-, Vaccinia- und Kuhpockenviren sowie bei Arbo- und Enteroviren. Bei Mischung mit homologen Antikörpern geht die hämagglutinierende Eigenschaft der Viren verloren. Diese Tatsache liegt dem Hämagglutinationshemmungstest zugrunde.

a) Schema des *Hämagglutinationstestes* (HAT) am Beispiel eines Myxovirus:

Myxovirus-Suspension + Hühner-Erythrozyten → Hämagglutination

b) Schema des *Hämagglutinationshemmungstestes* (HAHT) am Beispiel eines Myxovirus:

Myxovirus-Suspension	↗	+	Serum *mit* homologen Antikörpern	+	Hühner-Erythrozyten	→	keine Hämagglutination (Hemmung)
	↘	+	Serum *ohne* homologe Antikörper	+	Hühner-Erythrozyten	→	Hämagglutination

Der Hämagglutinationshemmungstest kann ebenso zur Identifizierung eines fraglichen Virusstammes (mittels bekanntem Immunserum) wie zur Bestimmung spezifischer Antikörper im Patientenblut angewandt werden. Technik der Durchführung des Testes zum Nachweis von Antikörpern gegen Influenzaviren siehe S. 429, gegen Rötelnviren siehe S. 294.

Die Adsorption von Erythrozyten an infizierte Gewebszellen (sog. Hämadsorption) wird analog beim Hämadsorptions- bzw. beim Hämadsorptionshemmungstest diagnostisch genutzt (siehe S. 272).

Neutralisationstest (NT)

Die Infektiosität von Viren gegenüber einem empfänglichen Wirtssystem (Gewebekultur, embryoniertes Hühnerei, Versuchstier) wird durch spezifische Antikörper gehemmt; das Virus wird „neutralisiert". In praxi werden Virus und Antiserum vor der Verimpfung zusammengemischt und inkubiert.

Durch den Neutralisationstest können unbekannte Viren mittels bekannter Immunsera identifiziert bzw. der unbekannte Antikörpergehalt von Seren mittels bekannter Viren ermittelt werden. Der Neutralisationstest ist hinsichtlich Spezifität den anderen serologischen Untersuchungsmethoden überlegen; Neutralisationsteste sind mit allen Virusarten durchführbar.

Beim quantitativen Versuch wird mit fallenden Serum- bzw. Antigenmengen gearbeitet. Bei der Prüfung auf Antikörper im menschlichen Serum ist der Titeranstieg zwischen zwei oder mehreren, in verschiedenen Krankheitsphasen entnommenen Seren diagnostisch besonders bedeutungsvoll.

Schema des *Neutralisationstestes (NT)*:

Serum mit fraglichen Antikörpern	+	Virussuspension	→	Übertragung auf empfängliches Wirtssystem	↗	Infektion von Gewebe-, Eikultur, Versuchstier	=	keine spezifisch neutralisierenden AK im Serum
					↘	*keine* Infektion v. Gewebe-, Eikultur, Versuchstier	=	spezifisch neutralisierende AK im Serum

Komplementbindungsreaktion (KBR)

Prinzip und Technik der KBR sind im serologischen Teil dieses Buches besprochen. Die Reaktion wird im weiten Umfang in der Virologie angewandt und zwar in gewissen Fällen zur Identifizierung von Viren an Stelle des Neutralisationstestes und zur Untersuchung ihrer Antigenstruktur, gelegentlich auch (z.B. bei Infektionen der Pockengruppe unter Verwendung von Bläschenmaterial) zum Nachweis des Virusantigens im Untersuchungsgut. Ihre Hauptbedeutung hat sie in der praktischen Diagnostik beim Nachweis von Antikörpern im menschlichen Serum bzw. bei Tierversuchen. Aus Gründen des verminderten Zeit- und Materialaufwandes wird Mikromethoden – z. B. unter Verwendung des Microtiter-Systems von Flow Laboratories (53 Bonn 1, Mechenstraße 55) – heute vielfach der Vorzug gegeben.

Immunofluoreszenzverfahren

Das Verfahren beruht auf der Sichtbarmachung von Antigenen durch Bindung an Antikörper, die mit fluoreszierenden Farbstoffen gekoppelt sind (s. S. 494ff.). Virusantigene können dadurch unter bestimmten Umständen innerhalb der Zelle bzw. im Untersuchungsmaterial sichtbar gemacht werden. Bei verschiedenen Infektionen ermöglicht die Immunofluoreszenz eine Schnelldiagnose durch Nachweis des Virusantigens im Untersuchungsmaterial, z. B. bei Lyssa (im positiven Fall innerhalb weniger Stunden).

Antikörpernachweis im Patientenserum bzw. bei Versuchstieren

Die gebräuchlichsten Verfahren zum Antikörpernachweis, der zur Feststellung des Titers bzw. seiner etwaigen Veränderung fast stets quantitativ bzw. anhand mindestens zweier, während unterschiedlicher Krankheitsphasen entnommener Serumproben anzusetzen ist (s. S. 478), sind die Komplementbindungsreaktion (S. 274), der Hämagglutinationshemmungstest (S. 273) und der Neutralisationstest (S. 274). Insbesondere die KBR kann auch in kleineren Laboratorien unter Verwendung handelsüblicher Antigene durchgeführt werden. Bei den meisten größeren Viren sowie bei Rickettsien und Chlamydien kommen jeweils mindestens zwei verschiedene komplementbindende Antigene vor; sie unterscheiden sich insbesondere hinsichtlich Typenspezifität und zeitlichen Auftretens der gegen sie gerichteten Antikörper. Rickettsien und Chlamydien besitzen jeweils gruppen- und typenspezifische Antigene; bei größeren Viren, z. B. aus der Pocken- und aus der Myxovirusgruppe, lassen sich S-(= soluble, lösliche) und V-(= virale) Antigene unterscheiden. Das S-Antigen ist mit dem viralen Nukleoprotein identisch; das V-Antigen haftet dem Virion an dessen Oberfläche an. Es läßt sich z. B. beim Influenzavirus durch Ätherbehandlung als freie, streng stammspezifisch reagierende Substanzen gewinnen, die – außer mittels KBR – insbesondere mittels HAHT und NT nachgewiesen werden. Zum Nachweis des S-Antigens ist vornehmlich die KBR geeignet.

Antikörper gegen das S-Antigen treten gewöhnlich früher auf als V-Antikörper; die letzteren wiederum pflegen länger zu persistieren als S-Antikörper. Ist der Ansatz der KBR unter Verwendung getrennter S- und V-Antigene möglich, so kann der Nachweis von S-Antikörpern bei fehlenden V-Antikörpern, z. B. bei Mumps, schon frühzeitig im Sinne des Vorliegens dieser Erkrankung interpretiert werden. – Als Vollantigen wird komplexes Antigen bezeichnet, das an die Viruspartikel gekoppeltes (V-) und lösliches (vor allem im Gewebe vorhandenes S-)Antigen enthält.

Die für die Hämagglutination verantwortlichen Hämagglutinine sind entweder Bestandteile des Virions oder virusspezifische, vom Virion abtrennbare Substanzen. Ihre Wirkung wird durch Immunserum gehemmt, eine Tatsache, die der Hämagglutinationshemmungsreaktion zugrundeliegt (s. S. 273). Bei der Hämagglutination von Viren ist zu berücksichtigen, daß ihre Reaktion mit Erythrozyten außer durch spezifische Antikörper auch durch unspezifische Inhibitoren gehemmt werden kann. Hämagglutinationshemmende Antikörper persistieren nach einer Infektion lange im Blut, daher ist im allgemeinen nur ein Titeranstieg diagnostisch verwertbar.

Der Nachweis neutralisierender Antikörper ist nach Infektionen in der Regel über Jahre hinweg möglich. Neutralisierende Antikörper treten auch nach erfolgreichen Impfungen mit Virusvakzinen auf und dienen daher als Maßstab für den Impferfolg. Bei Erkrankungen ist ihr Nachweis wegen der langdauernden Persistenz nur bei entsprechendem Titeranstieg verwertbar. Dem Vorteil der besonders hohen Spezifität neutralisierender Antikörper steht der relativ hohe, mit dem Neutralisationstest verbundene Aufwand gegenüber.

Beachte: Bei allen Reaktionen zum Antikörpernachweis im Serum möglichst nur steriles, hämoglobinfreies Serum verwenden, um Reaktionsstörungen zu vermeiden.

Grundzüge der mikrobiologisch-serologischen Diagnostik wichtiger Virus nfektionen

Adenovirus-Infektionen

Adenoviren (syn. APC-Viren) rufen in erster Linie Infektionen des Respirationstraktes (Schnupfen, Pharyngitis, grippalen Infekt, Viruspneumonie) und der Augen (akute Konjunktivitis, epidemische Keratokonjunktivitis), ferner auch exanthematische Erkrankungen mit ZNS-Beteiligung und offenbar auch enteritische Erscheinungen hervor. Vielfach verlaufen Adenovirus-Infektionen auch symptomlos. Die Erreger sind nicht selten latent im adenoiden Gewebe vorhanden. Der Nachweis der Viren im Untersuchungsmaterial ohne signifikanten Antikörperanstieg erlaubt daher keinen hinreichenden Rückschluß auf ihre ätiologische Bedeutung.

Erreger: Die Adenovirus-Gruppe besteht aus mehr als 30 für menschliche Erkrankungen verantwortlichen Typen, die gemeinsame lösliche, komplementbindende Gruppenantigene aufweisen und dadurch als Gruppe von anderen Viren abgegrenzt werden können. Ein weiteres Antigen der Adenoviren ist Träger der Typenspezifität (nachweisbar durch spezifische Neutralisation). Gemeinsam ist den Adenoviren auch ein typischer zytopathischer Effekt. Die Vermehrung des Virus erfolgt im Zellkern. Aufgrund ihres Hämagglutinationsvermögens gegenüber Rhesusaffen- und Ratten-Erythrozyten lassen sich 4 Adenovirus-Untergruppen abgrenzen – Größe der Viren: 60 bis 70 mμ.

Humanmedizinisch wichtige Typen:

Typ 1, 2, 5, 6: Akute, relativ milde Pharyngitis.
Typ 3, 4, 7, 14: Fieberhafte, häufig epidemisch verlaufende Erkrankungen in Form von Pharyngokonjunktivalfieber (akutes Fieber mit follikulärer Pharyngitis und Konjunktivitis), besonders in den ersten Lebensjahren auch Laryngotracheobronchitis, Bronchiolitis und atypische Pneumonie und vermutlich auch Gastroenteritis.

Typ 8: Epidemische Keratokonjunktivitis.

Die Typen 3, 7, 18 und 31 zeigen bei gewissen Tierarten eine onkogene Wirkung.

Untersuchungsmaterial: Blut zum Antikörpernachweis, Rachenspülwasser, Stuhl, ggf. auch Konjunktivalabstriche, Sputum etc. zur Virusisolierung (Material zum Erregernachweis in Nährbouillon mit 1% Rinderalbumin oder Gelatine einbringen und gekühlt im Thermosgefäß versenden).

Nachweismöglichkeiten

Antikörpernachweis im Patientenserum ist auch in kleineren Labors mittels KBR möglich unter Verwendung handelsüblicher Antigene (S. 480). Der infizierende Virustyp kann bestimmt werden mittels NT.

Isolierung des Virus: Auf HeLa-Kulturen mit vorbehandeltem (homogenisiertem und mit Antibiotika versetztem) Material kann schon nach wenigen Tagen der charakteristische zytopathische Effekt eintreten (Auftreten „strangbildender" bzw. traubenartig gelagerter Zellen). Es hat sich jedoch bewährt, die Kulturen bis zu 3 Wochen zu beobachten, da die Adenovirus-Ausbeute aus Untersuchungsmaterial dadurch beträchtlich gesteigert werden kann.

Alastrim

Siehe „Pocken-Gruppe".

Arbovirus-Infektionen

Das wesentliche gemeinsame Merkmal der zahlreichen Arten der heterogenen Arbovirus-Gruppe besteht darin, daß sie durch blutsaugende Insekten (insbesondere Stechmücken und Zecken) auf Menschen bzw. Wirbeltiere übertragen werden. Nahezu alle Arboviren lassen sich im Gehirn von Babymäusen züchten. Ein weiteres Kennzeichen ist das Vorhandensein eines Hämagglutinins mit Antigencharakter, welches Erythrozyten von Gänsen und von einen Tag alten Küken agglutiniert. Die Erreger treten häufig unter Umweltbedingungen auf, die eine Vermehrung der Überträger in der Nähe des Menschen bzw. empfänglicher Tiere begünstigen, d.h. insbesondere im feuchtwarmen Tropenklima. Soweit sie für den Menschen pathogen sind, können sie zu Enzephalitis und Enzephalomyelitis führen bzw. einen z. T. uncharakteristischen Fieberzustand mit oder ohne Exanthem bewirken; ein Teil der Infektionen verläuft inapparent.
Das eigentliche Virusreservoir sind gewisse Tierarten, an denen sich der Arthropode beim Blutsaugen infiziert (z.B. Pferde, Vögel, Schafe). Die infizierten Arthropoden werden durch die Viren nicht geschädigt und bleiben nach einer „äußeren Inkubationszeit" von 1–2 Wochen lebenslang infektiös. Beim Menschen ist die Virämie gewöhnlich nur kurz, daher pflegt sich die Infektion von ihm aus nicht zu verbreiten.

Menschenpathogene Arboviren

	Virus	Zwischenwirt	Krankheitsbild
Subgruppe A:			
Östliche equine Enzephalomyelitis	EEE-Virus	Culex-Arten	Enc. haemorrhagica
Westliche equine Enzephalomyelitis	WEE-Virus	Culex-Arten	Allgemeininfekt, dann Enzephalitis
Venezuelische equine Enzephalomyelitis	VEE-Virus	Culex-Arten	Allgemeininfekt, dann Enzephalitis
Chicungunya, 'Nyong-Nyong (ONN)	...-Virus ...-Virus	Anopheles-Arten	Fieber, Kopfschmerz, Lichtscheu, Exanthem
Mayaro-Fieber	...-Virus	Mansonia venezuelensis	Fieber, Kopf- und Muskelschmerz, evtl. Ikterus
Sindbis	...-Virus	Culex-Arten	Allgemeininfekt, Fieber
Subgruppe B:			
Japanische B-Enzephalitis	JBE-Virus	Culex-Arten	Allgemeininfekt, evtl. Enzephalitis
Murray-Valley-Enzephalitis	MVE-Virus	Culex-Arten	Fieber, Meningoenzephalitis
St. Louis-Enzephalitis	SLE-Virus	Culex-Arten	Fieber (hoch), Enzephalitis, Lichtscheu
West-Nile-Fieber	WN-Virus	Culex-Arten	Exanthem, Fieber, gelegentlich Meningoenzephalitis
Gelbfieber	...-Virus	Aedes- bzw. Culex-Arten	siehe S. 281
Denguefieber	...-Virus	Aedes- und Culex-Arten	siehe S. 279
Russische (Frühsommer-) Zeckenenzephalitis; Zentraleuropäische (Frühsommer-) Zeckenenzephalitis	FSME-Virus	Ixodes ricinus (Zecken)	Fieber, Enzephalitis, Krämpfe, Hemiparesen, vegetative Störungen
Louping Ill-Virus	LI-Virus	Ixodes ricinus (Zecken)	Allgemeininfekt, dann Enzephalitis
Kyasanur-Waldkrankheit	KFD-Virus	Haemaphysalis-Arten (Zecken)	Fieber, Konjunktivitis, Bradykardie Hypotonie
Omsk'sches hämorrhagisches Fieber	OHF-Virus	Dermacentor-Arten (Zecken)	Fieber, Kopf- und Gliederschmerz, Konjunktivitis, Exanthem, Lymphknotenschwellung, Somnolenz
Subgruppe C und nicht gruppierte Arboviren:			
Bunyamvera-Gruppe	div. Viren	Verschiedene Stechmücken-Arten	Fieber, Schüttelfrost, Kopf- u. Gliederschmerz, Konjunktivitis, gelegentlich Enzephalitis
Californische Enzephalitis (CE)	CE-Virus (USA)	Culex-Arten	Fieber, Enzephalitis (bes. bei Kindern)[1]
	(Tahyňa-Virus (Südosteuropa)	Aedes-Arten	
Colorado-Zeckenfieber (Colorado Tick Fever)	CTF-Virus	Verschiedene Zecken-Arten	Fieber, Muskelschmerz, Lichtscheu, dann evtl. Meningoenzephalitis
Rift-Valley-Fieber	RVF-Virus	Culex-Arten	Fieber, Muskelschmerz, Lichtscheu
Pappataci-Fieber	...-Virus	Phlebotomen	Siehe S. 288

[1] Lit.: Ackermann: V. Intern. Kongr. f. Inf. Krh. Wien 1970.

Erreger: Die Größe der Arboviren schwankt im Bereich zwischen 20 und 50 (bis 100) mμ. Nach immunologischen Gesichtspunkten werden 4 verschiedene Gruppen unterschieden (A, B, C und nichtgruppierte Arboviren), wobei innerhalb der Gruppen zwischen den einzelnen Stämmen zumindest teilweise gekreuzte Immunitätsreaktionen mittels Hämagglutinationshemmungstest oder KBR nachweisbar sind.

Humanmedizinisch wichtige Typen: Siehe Tabelle S. 277. Gelbfiebervirus: S. 281, Denguefieber-Virus: S. 279, Pappatacifieber-Virus: S.288; FSME-Virus: S. 281.

Untersuchungsmaterial: Blut (entnommen in den ersten Krankheitstagen), Liquor, Sektionsmaterial (Gehirn), zu versenden möglichst tiefgefroren, mittels dicht schließender Gefäße (Ampullen) mit Trockeneis; Rachenspülwasser (mit gepufferter Kochsalzlösung mit 0,75% Rinderalbumin).

Nachweismöglichkeiten

Antikörpernachweis im Patientenserum: Zufriedenstellende Resultate liefert im allgemeinen die KBR, der NT und der HAHT. Wegen der bestehenden Antigenverwandtschaften wird in der Regel nur die Gruppenbestimmung durchgeführt. Komplementbindende Antikörper entwickeln sich langsamer als neutralisierende oder hämagglutinationshemmende; die KBR ermöglicht deshalb am besten den Nachweis einer Titersteigerung. Einzeltiter ab 1 : 32 (KBR) bzw. 1 : 320 (NT) können in der Regel als signifikant gewertet werden (bei entsprechendem Krankheitsbild).

Isolierung des Virus: Am gebräuchlichsten und sichersten ist die intrazerebrale Impfung von Babymäusen. Die Infektion führt zu einer Enzephalitis, die meist schon nach zwei Tagen zum Tod der Tiere führt. Für die Isolierung mittels Gewebekultur werden meist Hamsternierenzellen verwendet.

Choriomeningitis lymphocytaria

Syn. Lymphozytäre Choriomeningitis (LCM).

Diese Infektion wird durch die Hausmaus, ferner durch den Goldhamster auf den Menschen übertragen. Die Erkrankung kann inapparent, als flüchtiger, fieberhafter Infekt („grippeähnliche" Form) oder in Form einer Meningitis bzw. Meningoenzephalitis verlaufen.

Erreger: Es handelt sich um ein noch nicht klassifiziertes Virus von 40–60 mμ Größe, das ein lösliches und ein an die Viruspartikel gebundenes Antigen besitzt.

Untersuchungsmaterial: Blut zum Antikörpernachweis und – in den ersten Krankheitstagen – zur Erregerisolierung; Liquor (tiefgefroren in dicht verschlossenem Gefäß einsenden); Gehirnsubstanz bei tödlich verlaufenen Fällen im Thermosgefäß bei etwa 4° C dem Labor zuleiten.

Nachweismöglichkeiten

Antikörpernachweis im Patientenserum: Angewandt wird vor allem die KBR unter Verwendung von S-Antigen (aus der Lunge infizierter Meerschweinchen). In der 3.–4. Krankheitswoche treten komplementbindende Antikörper auf (Maximum zwischen der 5. und 8. Woche). Wegen des relativ langsamen Antikörperanstieges kann die Entnahme von mehr als 2 Blutproben zur Feststellung eines signifikanten Titeranstieges erforderlich sein. – Der Antikörpernachweis ist auch mittels NT möglich. Neutralisierende Antikörper treten gewöhnlich in der 6.–8. Woche nach Krankheitsbeginn auf.

Isolierung des Virus: Hierzu ist das Untersuchungsmaterial möglichst sofort nach Gewinnung weißen Mäusen intrazerebral zu inokulieren. Dabei ist zu berücksichtigen, daß die Tiere durch das Virus latent infiziert sein können. Zur Sicherung der Diagnose sollte daher das Krankenserum stets auch serologisch untersucht werden.

Beachte: Charakteristisch (und differentialdiagnostisch bedeutsam zur Abgrenzung gegenüber Meningitis tuberculosa) ist der Liquorbefund: 200–1000 Zellen pro mm³ mit hohem Lymphozytenanteil; Eiweißanstieg auf 60–100 mg/100 ml bei normalen Chlorid- und Zuckerwerten.

Colorado-Zeckenfieber

Siehe Arbovirus-Infektionen.

Coxsackievirus-Infektionen

Coxsackieviren gehören neben den Poliomyelitis- und ECHO-Viren zu den Enteroviren. Sie sind charakterisiert durch eine selektive Pathogenität für saugende, nicht für erwachsene Mäuse. Aufgrund der differenten morphologischen Veränderungen, die sie im Tierversuch bewirken, ist eine Aufteilung der Coxsackievirustypen in 2 verschiedene Gruppen (A und B) möglich. Sie rufen unterschiedliche Krankheitserscheinungen hervor:

Herpangina: Insbesondere bei Kindern auftretende Bläschenbildungen im Mund-Rachenbereich (z. B. am Gaumenbogen, auf den Tonsillen) mit Fieber und Halsschmerzen. Verursacht durch verschiedene Typen der A-Gruppe.

„Sommergrippe“: Besonders im Spätsommer und Herbst auftretende, fieberhafte Pharyngitis (ohne Bläschen), z. T. mit flüchtigen Exanthemen. Verursacht durch Typen der A- und B-Gruppe.

Abakterielle Meningitis: Gelegentlich verbunden mit Muskelschwäche oder Paresen bzw. myalgischen Beschwerden. Verursacht durch Typen der A- und B-Gruppe.

Enzephalitis: Verursacht durch Typ A 16.

Myalgia epidemica, syn. Bornholmsche Krankheit, Pleurodynie: Fieber und Kopfschmerz; heftige Muskelschmerzen im Thorakal-, oft auch im Abdominal-, seltener im Extremitätenbereich. Verursacht durch die Typen A1, A4, A6 und alle Typen der B-Gruppe.

Myo-(und Peri-)karditis: Gehäuft in Neugeborenenstationen. Verursacht durch die Typen A1, A9, A16 und B1-5.

Erreger: Die Coxsackieviren können aufgrund differenter Antigene in 30 unterschiedliche Typen eingeteilt werden. Sie kommen im Darmtrakt vor (Enteroviren); die Infektion erfolgt peroral, die Ausscheidung vor allem mit dem Stuhl. Virusgröße: Etwa 30 mμ.

Gruppe A besteht aus 24 Typen: Bei Babymäusen schlaffe Lähmungen (besonders der Hinterbeine), denen eine ausgedehnte Myositis zugrundeliegt. Die Tiere gehen meist 1–2 Tage nach Auftreten der Paresen zugrunde.

Gruppe B setzt sich aus 6 Typen zusammen: Bei Babymäusen herdförmige Myositiden (Tremor, Lähmungen) und nekrotisierende Entzündungen besonders im Bereich des Interskapularfettes. Häufig tritt 3–7 Tage nach der Infektion der Tod der Tiere ein.

Untersuchungsmaterial: Stuhl, Rektalabstriche (zur Versendung auspressen in Gewebekulturmedium mit Zusatz von je 500 E bzw. γ Penicillin und Streptomycin pro ml Flüssigkeit), Rachenabstriche, Liquor (bei aseptischer Meningitis) zur Virusisolierung. Versendung in (tief-)gekühltem Zustand im Thermosgefäß (s. auch S. 28 und 23). Evtl. Blut zum Antikörpernachweis.

Nachweismöglichkeiten

Isolierung des Virus: Durch Inokulation des entsprechend vorbehandelten Untersuchungsmaterials in etwa 5 Babymäuse, die nicht älter als 24 Std. sein sollen (intrazerebral und subkutan) oder in Affennierenzellkulturen. Mäuse 14 Tage beobachten, kranke Tiere töten und hinsichtlich der für Coxsackieviren charakteristischen Läsionen (s. o.) histologisch untersuchen. In den Gewebekulturen (für die Züchtung der A 7-, A 9- und der B-Typen) wird gewöhnlich am Ende der 1. oder während der 2. Woche ein zytopathischer Effekt erkennbar. Die endgültige Bestimmung des Typs erfolgt durch NT in der Gewebekultur oder in Babymäusen (wegen der zahlreichen Typen sehr aufwendig).

Antikörpernachweis im Patientenserum (aufwendig wegen der zahlreichen Typen): In Betracht kommt vor allem der NT. Wegen häufiger heterotypischer Reaktionen ist die KBR für den Antikörpernachweis weniger geeignet. – Neutralisierende Antikörper sind meist schon zu Beginn der Erkrankung in hohem Titer nachweisbar, so daß ein diagnostisch verwertbarer Anstieg gewöhnlich nicht zu beobachten ist. Neutralisierende Antikörper bleiben jahrelang bestehen.

Der Nachweis von Coxsackieviren aus Liquor oder Gehirnmaterial kann in der Regel ohne weitere Untersuchungen als Beweis für ihre Erregernatur bei einer bestehenden Erkrankung gewertet werden. Wegen ihrer weiten Verbreitung und des häufigen Vorkommens asymptomatischer Infektionen besagt dagegen die Feststellung im Stuhl für sich allein nicht viel. In diesem Fall sollte der kausale Zusammenhang mit einer bestehenden Infektion durch den Nachweis eines Titeranstieges gegenüber dem gefundenen Typ zu klären versucht werden. Im Gegensatz zu den (jahrelang persistierenden) neutralisierenden Antikörpern sind die mittels KBR feststellbaren Antikörper nur wenige Monate in höheren Titern nachweisbar. Die KBR zeigt jedoch wegen der innerhalb der Coxsackie- und mit der ECHO-Virusgruppe bestehenden Antigengemeinschaften häufig heterotypische Reaktionen. Ein mittels KBR festgestellter Titeranstieg gegen einen bestimmten Typ ist daher noch kein sicherer Beweis für dessen ursächliche Rolle bei einer bestehenden Erkrankung.

Dengue-Fieber

Charakteristisch für diese durch Stechmücken übertragene Krankheit ist der Verlauf in 2 Fieberschüben, wobei während der zweiten Fieberperiode (etwa 4.–6. Krankheitstag) beim größeren Teil der Fälle ein masern- oder scharlachähnliches Exanthem auftritt. Die in den Tropen und Subtropen weit verbreitete Erkrankung geht gewöhnlich mit rheumatischen Schmerzen der Glieder und Gelenke einher. Befall von Kindern in Ostasien kann zum schweren, oft tödlichen Krankheitsbild des „Hämorrhagischen Fiebers" führen.

Erreger: Das zu den Arboviren gehörende Denguefieber-Virus ist etwa 20 mμ groß. Mittels KBR und Neutralisationstest lassen sich 4 Typen unterscheiden. Als Erreger des Hämorrhagischen Fiebers werden die Typen 3 und 4 angesehen.

Untersuchungsmaterial: Blut (in den ersten 3 Krankheitstagen zur Erregerisolierung, Serumpaar zum Antikörpernachweis).

Nachweismöglichkeiten

Isolierung des Virus ist möglich durch intrazerebrale Verimpfung von Blut auf Babymäuse. Die Identifizierung erfolgt nach dem Tod der Tiere durch NT mit spezifischen Antisera. Die Typenbestimmung wird mittels Immunsera in der KBR und im Neutralisationstest durchgeführt; hierbei sind Mitreaktionen verschiedener Typen und Antigenbeziehungen zum Gelbfieber-Virus zu berücksichtigen.

Antikörpernachweis im Patientenserum: Mittels HAHT (Erythrozyten von Gänsen oder einen Tag alten Küken) läßt sich gewöhnlich ein eindeutiger Titeranstieg feststellen, wenn die erste Blutprobe während der akuten Erkrankung, die zweite Probe nach Abklingen der klinischen Erscheinungen entnommen wird.

ECHO-Virus-Infektionen

In der Gruppe der ECHO-Viren sind über 30 verschiedene Antigentypen zusammengefaßt. Sie bewirken beim Menschen unterschiedliche, z.T. poliomyelitisähnliche Krankheitsbilder:

Abakterielle Meningitis: Mit oder ohne Exanthem, evtl. verbunden mit Muskelschwäche und leichten Lähmungen.

Bostoner Exanthem: Mit Fieber und Leibschmerzen, jedoch gewöhnlich ohne meningitische Erscheinungen einhergehendes, makulöses oder makulopapulöses Exanthem. Offenbar vorwiegend durch Typ 16 verursacht.

Respiratorische Infekte: Mit Hals- und Gliederschmerzen. Offenbar überwiegend verursacht durch die Typen 1, 11, 19, 20, 21, 22, 25.

Durchfallserkrankungen: Bei Kindern, vorwiegend in der warmen Jahreszeit („Sommerdiarrhöen"). Als Verursacher wurden insbesondere die Typen 16 und 18 beschrieben.

Erreger: ECHO-Viren kommen im Darm vor und entsprechen den anderen Enteroviren hinsichtlich des Infektionsweges und des epidemiologischen Verhaltens, d.h. sie werden peroral aufgenommen und mit dem Stuhl ausgeschieden. Sie sind gewöhnlich nicht pathogen für Babymäuse (Gegensatz Coxsackieviren), wirken zytopathogen in Affennieren- und in menschlichen Amnionzellkulturen, sind – wie die anderen Enteroviren – resistent gegen Chloroform und haben eine Größe von 25–35 mμ. Für die Differenzierung der Typen kann auch die Plaquetechnik (S. 273) von Wert sein insofern, als bestimmte Stämme unterschiedliche Plaquegrößen und -formen bedingen.

Untersuchungsmaterial: Stuhl, Rektalabstrich (auspressen in etwa 3 ml Gewebekulturmedium mit Zusatz von je 500 E bzw. γ Penicillin und Streptomycin pro ml Flüssigkeit), Rachenspülwasser; evtl. Liquor, Biopsiematerial. Versendung (tief-)gekühlt im Thermosgefäß.

Nachweismöglichkeiten

Isolierung des Virus ist möglich auf primären Zellkulturen von Affennieren, sonst auch von menschlichem Amnion. Gegen Versuchstiere besteht gewöhnlich keine Pathogenität. Der zytopathische Effekt auf Gewebekulturen zeigt sich, wie bei anderen Enteroviren, im Auftreten stärker lichtbrechender Rundzellen und anschließend im völligen Ablösen des Zellrasens von der Glaswand; bei den Typen 22 und 23 kommt es zu einer charakteristischen Verdickung der Zellmembran. Als orientierender Vorversuch kann der HAT gegen menschliche Erythrozyten der Blutgruppe 0 angewandt werden, da diese von verschiedenen Enteroviren agglutiniert werden (einzelne Stämme eines Typs können allerdings von der Norm abweichen).
Die Identifizierung der Erreger erfolgt gewöhnlich mit antikörperhaltigen Serumgemischen im NT bzw. mit Seren, welche Antikörper gegen Typen enthalten, die erfahrungsgemäß in der betreffenden Gegend vorkommen.

Antikörpernachweis im Patientenserum: Vornehmlich mittels NT in Affennieren-, primären Amnionzellkulturen oder permanenten Zellinien, an die die verschiedenen ECHO-Viren adaptiert sind (z.B. FL-Zellen). Wegen der vielen in Betracht kommenden Typen ist der Nachweis aufwendig. Die neutralisierenden Antikörper erreichen gewöhnlich frühzeitig nach Krankheitsbeginn ihr Maximum und persistieren dann jahrelang im Blut. Zum Nachweis einer Erkrankung ist die Feststellung eines Titeranstieges notwendig, wobei die Erstprobe möglichst frühzeitig nach Auftreten klinischer Erscheinungen entnommen werden sollte.

Zu berücksichtigen ist, daß das Virus im Stuhl ausgeschieden werden kann, ohne daß Krankheitssymptome bestehen. Der Virusnachweis im Stuhl besagt also noch nicht, daß eine ECHO-Viruserkrankung vorliegt. Wegen der bestehenden Antigenverwandtschaft innerhalb der ECHO-(und Coxsackie-)Virusgruppe tritt oft ein heterologer Titeranstieg im Patientenserum ein. Antikörperuntersuchungen können daher nur bedingt den Zusammenhang zwischen dem nachgewiesenen Virus und einem bestehenden Krankheitszustand sichern. Die Isolierung des Virus aus Liquor oder Gehirnmaterial kann dagegen als Beweis für seine Erregernatur bei der Erkrankung angesehen werden. – Wegen häufiger heterotypischer Reaktionen infolge Antigenverwandtschaften innerhalb der Enterovirusgruppe (mit Ausnahme der Poliomyelitisviren) ist die KBR zum Antikörpernachweis nur von eingeschränktem Wert.

Frühsommer-Meningoenzephalitis (FSME)

Syn. Centraleuropean Encephalitis (CEE), Zekken-Enzephalitis. Ferner Russische Frühlings-Sommer-Enzephalitis (syn. Russische Fernost-Enzephalitis).

Die Erreger, zwei verwandte Arten, gehören zu den Arboviren. Die meist durch Zecken übertragene (gelegentlich auch durch Trinken virushaltiger Ziegenmilch aquirierte) Infektion kann zunächst zu einem uncharakteristischen Fieberstadium führen, dem nach einem fieberfreien Intervall bei einem kleinen Teil der Infizierten eine zweite Krankheitsphase mit neurologischen Symptomen folgt. Diese können in meningitischen oder enzephalitischen (prognostisch ungünstigeren, besonders bei älteren Patienten auftretenden) Erscheinungen bestehen. Erkrankungsgipfel im Frühsommer (und im Herbst). Gehäuft werden Waldarbeiter betroffen (häufigerer Zeckenbefall). Wirtstiere: Freilebende Wildtiere, Rinder, Schafe, Ziegen.

Untersuchungsmaterial: Blut zur Virusisolierung und zum Antikörpernachweis. Im Todesfall Material vom ZNS.

Nachweismöglichkeiten

Isolierung des Virus: U.a. mittels Tierversuch (intrazerebrale Inokulation von Untersuchungsmaterial bei Babymäusen).

Antikörpernachweis im Patientenserum: Zuerst treten im NT und HAHT nachweisbare Antikörper auf. In der ersten Woche der zweiten Krankheitsphase erscheinen komplementbindende Antikörper. Als beweisend für eine Infektion gilt ein mindestens 4facher Titeranstieg. Wurde eine Erstprobe nicht rechtzeitig entnommen, so gelten Titer ab 1 : 64 als beweisend.

Gelbfieber

Bei der urbanen Form dieser schweren, mit Virämie und Ikterus einhergehenden Infektion fungiert der Mensch als einziger Wirt für diese durch Stechmücken (fast ausschließlich Aedes aegypti) übertragenen Erreger. Bei der im Dschungel bzw. Busch vorkommenden Form der Krankheit handelt es sich primär um eine Erkrankung der Affen, die von diesen durch infizierte Mücken (in Afrika Aedes-, in Südamerika Haemagogus-Arten) auf den Menschen übertragen werden kann. Das Fieber ist in typischen Fällen zweigipflig; in der zweiten Fieberperiode treten Organmanifestationen (insbesondere Zeichen der Leber- und Nierenschädigung) auf. Neben schweren gibt es auch leichte und klinisch inapparente Formen der Infektion.

Erreger: Das Gelbfiebervirus gehört zur Gruppe B der Arboviren. Größe: 20–30 mμ. Man unterscheidet antigenetisch einen amerikanischen und einen afrikanischen Subtyp. Das Virus tritt etwa 3 Tage nach dem Stich der infizierten Mücke im Blut auf und ist hier während der ersten 3–5 Tage der Erkrankung nachzuweisen. Es ruft die Bildung neutralisierender, komplementbindender und hämagglutinationshemmender Antikörper hervor.

Untersuchungsmaterial: Blut, entnommen während der ersten 5 Krankheitstage, in tödlichen Fällen Lebergewebe (versenden bei etwa 4° C im Thermosgefäß) zur Virusisolierung; sonst Blut (Serumpaar) zur Antikörperbestimmung.

Nachweismöglichkeiten

Isolierung des Virus: Durch intrazerebrale Verimpfung auf Mäuse (am besten Babymäuse). Die Tiere erkranken an einer Enzephalitis und werden, wenn entsprechende Symptome auftreten, getötet. Die Identifizierung des Virus in der Gehirnemulsion ist möglich mittels NT unter Verwendung spezifischer Antisera.

Antikörpernachweis im Patientenserum: Neutralisierende Antikörper treten schon bald nach Beginn der Krankheit auf und sind weitgehend spezifisch bei Patienten, die nicht früher schon an einer Infektion durch Arboviren der B-Gruppe erkrankt oder gegen Gelbfieber geimpft worden waren. Im anderen Fall reagieren die entstehenden Antikörper auch mit anderen Arboviren und eine sichere serologische Diagnose ist dann nicht möglich. Neutralisierende Antikörper bleiben lebenslang nachweisbar. – Der NT wird durchgeführt mit Mäusen, die intrazerebral geimpft werden mit einem Maus-adaptierten, neurotropen Stamm. Von den erforderlichen beiden Serumproben sollte die Erstprobe möglichst frühzeitig zu Beginn der Erkrankung gewonnen werden.

Komplementbindende Antikörper treten später als die neutralisierenden auf und bleiben nur wenige Monate feststellbar, sofern sie überhaupt die Schwelle der Nachweisbarkeit erreichen (das ist in der Regel der Fall bei schwererem Krankheitsverlauf, dagegen nicht bei Geimpften). Mittels der KBR kann im positiven Fall bei Rekonvaleszenten die Diagnose retrospektiv gestellt bzw. gesichert werden.

„Grippale Infekte“

Virusschnupfen, Viruskatarrh, „Erkältung“.

Hierbei handelt es sich um banale, katarrhalische Infekte der oberen Luftwege, für welche ätiologisch zahlreiche verschiedene Virusarten in Betracht kommen. Von Bedeutung ist bei Säuglingen und Kleinkindern insbesondere die Infektion mit RS-Viren, die hier akute Erkrankungen der tieferen Luftwege auslösen können (Bronchiolitis, Bronchopneumonie).

Erreger: Zahlreiche Virusarten wie Reoviren, RS-Viren, Rhinoviren, auch Parainfluenza- und einige Adeno- und Enteroviren.

Untersuchungsmaterial: Gurgelwasser, Rachen- und Nasensekret (RS-Viren), Stuhl (insbes. bei Reo- und Enteroviren; Versendung im Thermosgefäß bei etwa 4° C).

Nachweismöglichkeiten

a) Reoviren: Die bisher bekannten 3 verschiedenen Virustypen (Größe: 60–80 mμ) besitzen ein gemeinsames komplementbindendes Antigen. Sie lassen sich aus Stuhl, sonst auch aus Rachenspülwasser in Gewebekulturen verschiedenster Herkunft (Nieren-, HeLa-, KB-Zellkulturen) züchten. Geeignet sind – da stets frei von latenter Reovirus-Infektion – insbesondere Affennierenzellkulturen. In diesen tritt etwa am 6. Tag ein charakteristischer zytopathogener Effekt in Erscheinung: die Zellen lösen sich aus dem Gewebeverband, das Zytoplasma zeigt RNS-haltige Einschlußkörper, während die Kerne noch intakt sind. Im ganzen ähnelt das Bild einer unspezifischen Degeneration oder einer alternden Kultur. – Der Antikörpernachweis wird am sichersten geführt mittels HAHT. Dieser basiert auf der Tatsache, daß Reoviren menschliche Blutk. der Gruppe 0 zu agglutinieren und die Bildung entsprechender hämagglutinationshemmender Antikörper auszulösen vermögen.

b) Weitere, als Erreger in Betracht kommende (oben erwähnte) Viren: Siehe die Besprechung der einzelnen Infektionen.

Grippe (Virusgrippe)

Siehe „Influenza“.

Hepatitis

Siehe „Virushepatitis“.

Herpangina

Siehe „Coxsackievirus-Infektionen“.

Herpesvirus-Infektionen

Von den Herpesviren im engeren Sinn haben das Herpes-simplex- und das Herpes-B-Virus humanmedizinische Bedeutung. Beide Viren und das für verschiedene Tierarten pathogene Pseudorabiesvirus (syn. Herpesvirus suis) sind miteinander antigenverwandt.

a) Herpes-simplex-Virus, syn. Herpesvirus hominis. Das Virus ist bei etwa 5% der Menschen nachzuweisen. – Zwei Typen des Virus lassen sich abgrenzen: Typ I (insbes. bei Infektionen im oralen Bereich, gelegentlich Ursache schwerer Erkrankungen des ZNS, s. u.) und Typ II (bei Infektionen im Genitalbereich – s. u. –, wobei der Befall eine Art Geschlechtskrankheit darstellt und die Frage der ätiologischen Bedeutung beim Zervix-Karzinom diskutiert wird).

Die Infektion manifestiert sich am häufigsten an den Haut-Schleimhautgrenzen, z. B. an den Lippen (Herpes labialis) oder am Genitale (Herpes genitalis), wobei flüssigkeitsgefüllte Bläschen auftreten (z. T. mit regionaler Lymphknotenschwellung). Die Bläschen verschorfen und heilen ohne Narbenbildung ab. Bei einer ernsteren Form der Infektion, dem Ekzema herpeticum handelt es sich um die Erstinfektion ekzematöser Haut mit dem Herpesvirus, die unter hohem Fieber zum Aufschießen zahlreicher, z. T. konfluierender Bläschen führt. Die Primärinfektion kann sich in Form der Stomatitis herpetica auch auf der Mundschleimhaut lokalisieren. Herpesinfektionen können ferner das Auge (Keratoconjunctivitis herpetica) oder das ZNS betreffen und hier zum Bild einer Meningoenzephalitis führen.

Während viele Menschen eine Herpesinfektion nur ein einziges Mal durchmachen, kann sie sich in anderen Fällen in Form lokalisierter Rezidive, denen die Aktivierung eines persistierenden Virus durch Reize verschiedener Art (Fieber, Sonnenbestrahlung etc.) zugrundeliegt, sehr oft wiederholen.

b) Herpes-B-Virus, syn. Herpesvirus simiae. Das Virus wird von Affen auf den Menschen durch Bißverletzungen oder auch aerogen übertragen und verursacht schwere, gewöhnlich tödlich verlaufende (Meningo-)Enzephalitis oder Enzephalomyelitis.

Erreger: Charakteristisch für die Herpesviren ist ihre Vermehrung im Zellkern, wobei die entstehenden Veränderungen als intranukleäre eosinophile Einschlußkörperchen sichtbar sein können. Die Größe des Virions beträgt 100–160 $m\mu$. Herpesviren lassen sich züchten in Gewebe- und Eikulturen; es besteht eine enge Antigenverwandtschaft.

Untersuchungsmaterial:

a) Herpesvirus hominis: Die Erregerisolierung gelingt bei Herpes labialis am sichersten aus dem Inhalt frischer Bläschen, der nach Anstechen mittels Glaskapillare entnommen wird, sonst aus Blasendecken oder Krusten; bei Stomatitis herpetica: Speichel, bei Herpes genitalis: Harnröhrensekret; bei Infektionen des ZNS: Liquor; nach Todesfällen: Hirnmaterial. Wegen der besonderen Hinfälligkeit des Virus ist das Material schnellstens zu verarbeiten.

b) Herpesvirus simiae: Nach dem Tod Gehirn oder Rückenmark.

Nachweismöglichkeiten

Isolierung des Erregers: Durch Verimpfung des Materials auf die Chorioallantoismembran von 12 Tage alten Hühnerembryonen oder in Primärkulturen (Affennieren- oder menschliche Amnionzellen, HeLa-Zellen). Die Chorioallantoismembran wird 3 Tage nach der Inokulation entnommen; sie zeigt im positiven Fall herdförmige, rundlich-ovale Veränderungen von grauweißlicher Farbe (kleiner als bei Variola). In Zellkulturen erscheinen nach 2–5 Tagen zytopathische Effekte in Form von Auftreibung (Ballonisierung, bei menschlichen Embryonalzellen) bzw. Schrumpfung (bei HeLa-Zellen). Bei weiteren Passagen treten synzytiale Riesenzellen auf. Die Identifizierung des Virus erfolgt durch NT mit spezifischem Antiserum.

Antikörpernachweis im Patientenserum: Zuverlässige Resultate gibt die KBR unter Verwendung handelsüblicher Antigene. Bei Primärinfektionen tritt ein mindestens 4facher Titeranstieg ein. Der Antikörpernachweis im Serum Erwachsener hat in der Regel nur sehr beschränkte Aussagekraft, da sich bei mehr als 60% der Untersuchten auch ohne Vorliegen von Krankheitszeichen positive Titer ergeben und sich Titersteigerungen bei späteren Infektionen nur bei großem Arbeitsaufwand diagnostisch verwerten lassen.

Herpes zoster

Siehe „Varizellen-Zoster-Infektionen".

Infektiöse Mononukleose

Siehe „Mononucleosis infectiosa".

Influenza

Syn. Virusgrippe.

Influenza ist eine meist epidemisch oder pandemisch auftretende Infektionskrankheit, die durch Tröpfcheninfektion übertragen wird. Das Virus vermehrt sich im

Epithel des Respirationstraktes und führt zu Zellschädigungen bzw. Gewebsveränderungen. Klinisch äußert sich die Infektion als akute, fieberhafte, entzündlich-katarrhalische Erkrankung der Luftwege. Die virusbedingten Gewebsschädigungen führen häufig zu Superinfektionen durch Bakterien oder Pilze. Die als schwere Komplikation auftretende, nicht selten tödliche Influenza-Pneumonie ist häufiger die Folge solcher bakteriellen Misch- oder Superinfektionen als einer Infektion durch das Influenzavirus selbst. Besonders gefürchtet ist die Staphylokokken-Pneumonie. Die Virusinfektion bleibt fast stets auf den Respirationstrakt beschränkt, eine Virämie kommt gewöhnlich nicht vor. Die postinfektiöse Immunität ist daher relativ schwach ausgeprägt. Sie ist auf den jeweiligen Erregertyp gerichtet, und bietet, vor allem wegen der für Influenzaviren typischen Veränderlichkeit des Antigencharakters, nur einen bedingten Schutz vor Neuinfektionen.

Erreger: Die (zur Myxovirusgruppe gehörenden) menschenpathogenen Influenzaviren werden unterteilt in 3 Haupttypen A, B und C. Innerhalb des Typs A werden immunologisch die Subtypen A(= A_0), A_1 und A_2 unterschieden. Ihre Entstehung beruht auf der für Influenzaviren charakteristischen Tatsache, daß in unregelmäßigen Zeitabständen Verschiebungen im Antigenauf bau der Erreger erfolgen („Antigen-Drift"), so daß nach mehreren Jahren Epidemien auftreten, die von Erregern mit vorher unbekanntem Antigenaufbau verursacht werden.
Influenzaviren sind rundlich und haben einen Durchmesser von 90–120 mμ. Aus menschlichem Material gezüchtete Stämme des Typs A zeigen oft fädige Strukturen; die Fäden sind etwa 100 mμ dick, können eine Länge von mehreren μ (!) erreichen und nach Färbung lichtmikroskopisch dargestellt werden. Im Elektronenmikroskop erkennbare, aus der Oberfläche des Virions herausragende, stäbchenförmige Strukturen stellen das Hämagglutinin dar (s. Abb. 89), dessen Vorhandensein ebenso für das Influenzavirus wie für die anderen Vertreter der Myxovirusgruppe charakteristisch ist.

Entwicklungszyklus: Viruswachstum und -vermehrung sind bei Myxoviren besonders gründlich untersucht und sollen deshalb an dieser Stelle kurz besprochen werden.
Nach Eindringen in die Zelle läßt sich eine Infektiosität des Virus etwa 3 Stunden lang nicht nachweisen (dieses Phänomen wird als Eklipse bezeichnet). Offenbar separieren sich hier verschiedene Bestandteile des Virions voneinander und werden in der Folgezeit getrennt an verschiedenen Stellen innerhalb der Zelle vermehrt. Der Zellkern scheint der Ort der Synthese des viralen Nukleoproteins zu sein, das 3–4 Std. nach Infektion der Zelle als Antigen faßbar wird. Dieses Antigen ist typenspezifisch; es hat keine hämagglutinierenden Eigenschaften und besteht aus Partikeln von etwa 10 mμ Durchmesser. Man bezeichnet es, im Gegensatz zu später auftretenden Bestandteilen des Virions, die gleichfalls Komplement binden, wegen seiner geringen Größe als S-(soluble, lösliches)Antigen. In der Folgezeit tritt es in das Zellplasma über.
Nach Auftreten des S-Antigens erscheint das an anderer Stelle in der Zelle aufgebaute Hämagglutinin. Das reife, infektiöse Partikel wird schließlich nahe der Zelloberfläche aus S-Antigen und Hämagglutinin unter aktiver Beteiligung der Zellwand zusammengefügt. Beim anschließenden Verlassen der Zelle, die dabei – im Gegensatz zur phagenbedingten Bakteriolyse – zunächst nicht sichtbar geschädigt wird, erhält es eine Lipoproteinhülle, welche die – allen Myxoviren gemeinsame – Empfindlichkeit gegen Äther und Chloroform bedingt. Der Prozeß von der Infektion der Zelle bis zur Freisetzung neuer Viren dauert etwa 4–8 Stunden. Er setzt sich über eine Zeit von 30–40 Std. fort und führt zur Neubildung von 60–120 Viruspartikeln aus einer Zelle. Bei der infizierten Zelle führen Erschöpfung der Nährstoffe und Störung des Stoffwechsels schließlich zu Kern- und Plasmazerfall.
Das reife Virus ist aufgebaut aus einem Kern von Ribonukleoprotein (Träger der Vermehrungsfähigkeit, S-Antigen – ermöglicht die Unterscheidung der Typen), das von einer Lipoproteinhülle umgeben ist. Durch diese treten stäbchenförmige Ausstülpungen (sog. „Spikes"). Sie stellen das Hämagglutinin dar, das den Myxoviren die charakteristische Eigenschaft verleiht, Erythrozyten zu agglutinieren (s. S. 273) und das die Wirtsspezifizität des Virus bedingt. Die agglutinierende Komponente der Virushülle wird als V-Antigen bezeichnet.

Typ A: Dieser Typ hat einen komplizierten Antigenauf bau aus zahlreichen Einzelkomponenten, die bei den einzelnen Stämmen in unterschiedlichem Verhältnis vorhanden sind. Die Subtypen (A_0, A_1, A_2) besitzen ein gemeinsames Antigen, nämlich das mittels KBR nachweisbare lösliche (S-)Antigen, das ihre Abtrennung von den anderen Influenzavirus-Typen ermöglicht. Die Subtypen werden mittels HAHT und NT nach ihrem V-Antigen unterteilt, das stets an die Viruspartikel gebunden, in der Hülle des Virus lokalisiert und für die einzelnen Stämme spezifisch ist.
Infolge der Neigung des Typs A zur fortwährenden Ausbildung neuer Antigenvarianten treten nach längeren Zeitintervallen Stämme mit gänzlich neuen dominierenden Antigenen auf. So wurde das bis 1957 vorherrschende A_1-Virus, das seinerzeit nur noch geringe Antigenbeziehungen

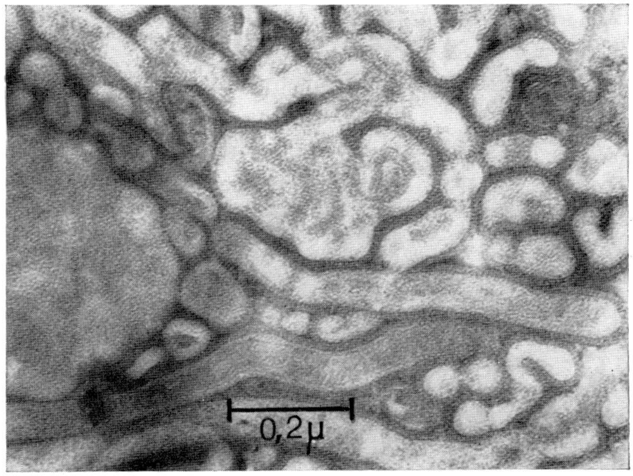

Abb. 89. Influenzavirus, Hongkong-Stamm (Typ A_2), erstmals isoliert in Hongkong 1968, kurz danach in Bangkok. Kultur im embryonierten Hühnerei, Negativfärbung. Elektronenmikroskopische Aufnahme, Vergr. 80000fach. Charakteristisch ist die Pleomorphie: Sphärische Viruspartikel mit etwa 100 mμ Durchmesser und, typisch für den Stamm, reichlich Fadenformen (bis mehrere μ lang). Zu erkennen sind die etwa 10 mμ langen, stäbchenartigen Ausstülpungen (Spikes), die die hämagglutinierende Wirkung des Virus bedingen. (Aufnahme: TUCHINDA, Bangkok.)

zu dem vorher dominierenden A_0-Virus aufgewiesen hatte, vom A_2-Virus verdrängt, das nun seinerseits eine zunehmende Verschiebung seiner Antigenstruktur erkennen läßt. Für neue Subtypen besteht Empfänglichkeit auch bei Personen, die (wie viele Erwachsene) neutralisierende Antikörper gegen die bis dahin geläufigen Virustypen enthalten.

Typ B: Auch hier treten Änderungen im Antigenaufbau ein, wenn auch langsamer und weniger ausgeprägt.

Typ C: Bei diesem Typ scheint Stabilität im Antigenaufbau zu bestehen.

Untersuchungsmaterial: Blut zum Antikörpernachweis; Gurgelwasser und insbesondere Rachenabstriche zur Isolierung bzw. zur direkten (fluoreszenzserologischen) Feststellung des Erregers in den ersten 3 Krankheitstagen. Versendung: Abstriche in etwa 3 ml Nährbouillon mit 1% Rinderserumalbumin- (oder 1% Gelatine-)Zusatz auspressen, Flüssigkeit im Thermosgefäß (bei etwa 4° C) rasch dem Labor zuleiten.

Nachweismöglichkeiten

Antikörpernachweis im Patientenserum: In Betracht kommen KBR und HAHT. Für Routinezwecke wird die KBR mit V-S-Antigenen verwendet; siehe S. 480.

Isolierung des Virus: Für die Isolierung des Typs A scheint die Eikultur anderen Methoden überlegen zu sein. Für einige Stämme, insbesondere des Typs B, erweist sich die Gewebekultur mit Affennierenzellen zweckmäßiger als die Eibeimpfung. Typ C wächst nur auf Eiern. Das Material soll in den ersten 3 Krankheitstagen gewonnen und rasch nach der Entnahme verimpft werden; eine Lagerung bei —20° C oder +4° C ohne besondere Vorbehandlung der Probe (Proteinzusatz) bewirkt einen Infektiositätsverlust. Zur Beseitigung von Begleitkeimen wird es mit Antibiotika versetzt und dann zur Beimpfung der Amnionhöhle von 10–11 Tage vorbebrüteten embryonierten Hühnereiern[1] bzw. von Gewebekulturen verwendet. Nach 2- bis 3tägiger Bebrütung bei 36° C wird die Amnion- und Allantoisflüssigkeit entnommen und auf Hämagglutinine untersucht durch Zusatz einer 1%igen Suspension menschlicher Blutkörperchen der Gruppe 0, Hühner- oder Meerschweinchen-Erythrozyten (Influenza-A-Viren agglutinieren nach primärer Isolierung oft nur Meerschweinchen- oder Menschen-Erythrozyten). Die Anwesenheit von Hämagglutininen macht eine Virusinfektion sehr wahrscheinlich (unspezifische Hämagglutinationen durch Bestandteile von Eiflüssigkeiten sind möglich!). Bei negativer Reaktion führt man Passagen über weitere Eikulturen mit Amnionflüssigkeit aus. Ist eine Hämagglutination nach zwei Passagen nicht nachweisbar, so gilt die Untersuchung als nega-

---

[1] Zur Züchtung von Typ C verwendet man 7 Tage vorbebrütete Eier und inkubiert 5 Tage bei 33° C.

tiv. – In Gewebekulturen ist der CPE in der Regel nur wenig ausgeprägt, desgleichen die Hämagglutininbildung. Daher bevorzugt man hier zum Virusnachweis die Hämadsorption: Nach 2–3tägiger Bebrütung fügt man zu den Kulturen Meerschweinchen-Erythrozyten hinzu und prüft mikroskopisch, ob diese auf dem Zellrasen haften (Bildung von Ketten- oder Rosettenformen). Diese Untersuchung wird während der Beobachtungszeit der Kulturen – am besten vor jedem Mediumwechsel – ausgeführt.
Die Identifizierung isolierter Stämme kann erfolgen unter Verwendung von Immunseren mittels HAHT, KBR oder (in Gewebekulturen) Hämadsorptionshemmungstest.

Direkter fluoreszenzserologischer Nachweis des Virus ist in einem Teil der Fälle möglich aus Nasenspülflüssigkeit und Abstrichen, die zu Objektträgerpräparaten verarbeitet und mit fluorochromierten Antiseren behandelt werden.

Keratokonjunktivitis

Siehe „Adenovirus-Infektionen" und „Newcastle-(Kerato-)Konjunktivitis".

Kuhpocken

Siehe „Pockengruppe".

Lymphozytäre Choriomeningitis

Siehe „Choriomeningitis lymphocytaria".

Lyssa

Siehe „Tollwut".

Masern

Syn. Morbilli.

Nach einem 2–4 Tage dauernden, katarrhalischen Vorstadium tritt ein charakteristisches makulo-papulöses Exanthem auf. Insbesondere bei kleinen Kindern kann es zu virusbedingten Komplikationen in Form von subglottischer Schleimhautschwellung bis zur völligen Verlegung der Atemwege bzw. zu Bronchiolitis und Masernpneumonie kommen. Folge der virusbedingten Schädigung des Bronchialepithels können Sekundärinfektionen (besonders durch Staphylokokken, Hämophile Bakterien, Pneumokokken, Streptokokken) sein. Gefürchtet ist die mit der Erkrankung gelegentlich vorgesellschaftete, nicht selten tödliche Enzephalomyelitis.

Erreger: Das Masernvirus wird auf Grund struktureller und biologischer Eigenschaften zur Paramyxovirusgruppe gerechnet. Größe: etwa 140 mμ. Masernvirusstämme sind untereinander antigenetisch einheitlich. In der infizierten Gewebekultur entsteht ein komplementbindendes Antigen, das durch Zentrifugieren von den Elementarkörperchen getrennt werden kann.

Untersuchungsmaterial: Blut und Rachensekret (Tupfer befeuchtet mit Gewebekulturmedium mit 10% Rinderserum) innerhalb 2 Tagen, Urin innerhalb 4 Tagen nach Ausbruch des Exanthems, evtl. Gehirnmaterial nach tödlicher Enzephalitis zur Virusisolierung; die Proben müssen gekühlt (nicht gefroren!) zum Labor transportiert werden. Serumpaar zum Antikörpernachweis.

Nachweismöglichkeiten

Antikörpernachweis im Patientenserum: Am empfindlichsten ist der HAHT, gefolgt vom NT, dann von der KBR. Für Routineuntersuchungen steht Antigen zur Durchführung der KBR im Handel zur Verfügung (z.B. von Flow Laboratories). Siehe „Masern-KBR", S. 481.

Isolierung des Virus: Hierzu eignen sich primäre menschliche Nieren-, sonst auch Amnionzellkulturen. Im positiven Fall kommt es innerhalb von 6–12 Tagen zum zytopathischen Effekt unter Bildung von multinukleären Riesenzellen mit intranukleären und zytoplasmatischen, eosinophilen Einschlußkörperchen.

Sonstige Laborbefunde: Eine Nachweismöglichkeit besteht in der Herstellung von Objektträgerpräparaten von Nasenabstrichen. Nach GIEMSA-Färbung überprüft man sie mikroskopisch auf Vorhandensein der für Masern charakteristischen synzytialen, evtl. vakuolisierten Riesenzellen (nachweisbar zwei Tage vor bis kurze Zeit nach dem Exanthemausbruch).

Maul- und Klauenseuche

Syn. Stomatitis epidemica.

Es handelt sich hierbei primär um eine Erkrankung der Klauentiere, die auf den Menschen übertragbar ist, z.B. durch direkten Kontakt bzw. durch Trinken viushaltiger Milch von erkrankten Tieren. Beim Menschen äußert sich die Erkrankung in einem Fieberzustand mit Bildung erbsengroßer Bläschen mit rotem Hof an den Händen oder anderen Kontaktstellen bzw. in der Entwicklung einer Stomatitis mit Schleimhautbläschen.

Erreger: Das Maul- und Klauenseuche-Virus gehört bei einer Größe von 20–25 mμ zu den Picorna-Viren. Die 7 antigenetisch verschiedenen Typen sind charakterisiert durch eine ausgesprochene Tendenz zur Bildung von Varianten.

Untersuchungsmaterial und Nachweismöglichkeiten

Die Isolierung ist möglich aus Bläschenmaterial durch Verimpfung in Babymäuse, Eikulturen oder Gewebekulturen aus Kälber- oder Schweinenieren. Von eingesandtem Aphthenmaterial kann binnen kurzer Zeit die Diagnose mittels KBR unter Verwendung spezifischer Immunsera gestellt werden. Antikörpernachweis im Blut durch NT und KBR.

Meningitiden – Meningoenzephalitiden

(Verursacht durch Viren): Siehe „Arbo-“, „Coxsackie-“, „ECHO-“, „Herpes-“, „Poliomyelitis“-Virusinfektionen.

Molluscum contagiosum

Siehe „Pocken“.

Mononucleosis infectiosa

Syn. PFEIFFERsches Drüsenfieber, Monozytenangina.

Diese akut auftretende Krankheit wird insbes. durch Schmierinfektion (Speichel) übertragen. Nahezu konstant treten im Verlauf der Erkrankung Antikörper gegen das EPSTEIN-BARR-Virus auf, das als Erreger des BURKITT-Lymphoms (eines in Afrika bei Kindern vorkommenden Lymphosarkoms) gilt und dessen Erregernatur für die Mononucleosis infectiosa in jüngster Zeit gesichert werden konnte.

Die Erkrankung verläuft unter Fieber, Halsschmerzen und lokalisierter oder generalisierter Lymphadenopathie, z.T. vergesellschaftet mit Milzvergrößerung, evtl. Hepatitis und Beteiligung weiterer Organe (z.B. in Form von Myokarditis, Nephritis) oder Erscheinungen seitens des ZNS. Charakteristisch ist das Blutbild, in dem überwiegend „lymphoide“ Zellen mit großem, oft exzentrisch gelegenem Kern, ferner große plasmazytoide Zellen mit hellblauem, mehr oder weniger vakuolisiertem Plasma vorhanden sind.

Untersuchungsmaterial und Nachweismöglichkeiten

Bis vor kurzem fehlten spezifische Untersuchungsverfahren. Zur Routine-Labordiagnose wird weitgehend die PAUL-BUNNEL-Reaktion herangezogen (Untersuchung von Patientenseren auf heterophile Antikörper s. S. 430).
Neuerdings stehen die folgenden spezifischen Nachweismöglichkeiten zur Verfügung:
1. Bestimmung des Anti-VCA-(viral capsid antigen-)Titers;
2. Bestimmung des Anti-EA-(early antigen-)Titers;
3. Bestimmung von IgM-Antikörpern.
Diese Nachweisverfahren (in der BRD durchgeführt am Institut für Klinische Virologie der Universität Erlangen) bedienen sich der indirekten Immunofluoreszenz. Die Ergebnisse sind – im Gegensatz zum Resultat des PAUL-BUNNEL-Testes – spezifischer Natur.

Mumps

Siehe „Parotitis epidemica“.

Myalgia epidemica

Siehe „Coxsackie-Infektionen“.

Newcastle-(Kerato-)Konjunktivitis

Der Erreger ruft die atypische Geflügelpest, syn. Newcastle Disease, hervor. Sie kann durch direkten Kontakt mit den erkrankten Tieren auf den Menschen übertragen werden. Die Erkrankung verläuft als follikuläre, meist unilaterale Konjunktivitis; gelegentlich mit Pharyngitis und ulzerösen Mundschleimhautveränderungen.

Erreger: Das Virus wird zu den Paramyxoviren gerechnet und zeigt hämagglutinierende Eigenschaften. Größe: zwischen 120 und über 200 mμ. Zwischen den einzelnen Stämmen bestehen geringe antigenetische Unterschiede.

Untersuchungsmaterial: Augen-, evtl. auch Rachenspülwasser zum Virusnachweis; Blut zur Antikörperbestimmung.

Nachweismöglichkeiten

Isolierung des Virus: Sie ist möglich auf verschiedenen Zellkulturen (z.B. HeLa-Zellen) bzw. in embryonierten Hühnereiern; die dabei entstehenden Hämagglutinine vermögen Hühner-, Meerschweinchen- und Menschenblutk. zu agglutinieren.

Antikörpernachweis im Patientenserum: In Betracht kommen HAHT und/oder NT. Bei den isolierten Konjunktivitiden wird ein Titeranstieg oft vermißt.

Pappataci-Fieber

Syn. Dreitagefieber.

Durch Sandfliegen (Phlebotomus-Arten) übertragene, akut mit hohem Fieber und Schüttelfrost einsetzende Krankheit mit Kopf-, Rücken- und Gelenkschmerzen sowie Gesichts- und Augenrötung. Nach etwa 3tägiger Krankheit bleiben im Vergleich zur relativ kurzen Dauer der Erkrankung noch erhebliches Schwächegefühl und neurasthenische Symptome zurück. Die Krankheit tritt nur in den Tropen und Subtropen auf (z.B. Balkan, Süditalien) und verläuft praktisch immer gutartig.

Erreger: Das etwa 25 mμ große Pappatacifieber-Virus gehört zur Arbovirus-Gruppe C. Mindestens 10 verschiedene Antigentypen sind bekannt.

Untersuchungsmaterial und Nachweismöglichkeiten

Die Virusisolierung aus Blut und Phlebotomen ist möglich durch Übertragung auf Babymäuse. Die nach der Erkrankung auftretenden, typenspezifischen Antikörper sind mittels HAHT, KBR und NT nachweisbar.

Parainfluenza

Parainfluenzaviren spielen eine bedeutende Rolle bei Erkrankungen der oberen und unteren Luftwege. Am meisten gefährdet sind Kinder in den ersten 6 Lebensmonaten. Die Typen 1, 2 und 3 des Erregers rufen hier absteigende Infektionen der Luftwege sowie Bronchienverschlüsse hervor, die zu teilweisen Atelektasen und Emphysem führen. Ein sehr schweres Krankheitsbild stellt die von Parainfluenzaviren hervorgerufene nekrotisierende oder interstitielle Pneumonie dar.

Erreger: Parainfluenzavirus. Es gehört zur Paramyxovirusgruppe und hat mit den anderen Arten verschiedene Charakteristika gemeinsam, z.B. Hämagglutininbildung, Äthersensibilität, Produktion von Neuraminidase (wie Typ A und B des Influenzavirus). Ausgeprägte Antigenverwandtschaft besteht mit den Mumps-, Newcastle-Disease- und RS-Viren, weshalb man diese Erreger auch zur Gruppe der Paramyxoviren zusammenfaßt. – Auf Zellkulturen werden nur minimale zytopathische Effekte hervorgerufen. Der Nachweis der Parainfluenzaviren stützt sich deshalb hier in erster Linie auf ihre Fähigkeit, Adsorption von Erythrozyten an die infizierten Gewebszellen auszulösen. Die Größe der Viren schwankt je nach Typ zwischen 100 und 180 mμ.

Typ 1 enthält das HA2-Virus (Hämadsorptionsvirus Typ 2) und das Sendai-Virus der Maus. Er verursacht Neugeborenenpneumonie mit ZNS-Beteiligung, ferner auch leichtere Erkrankungen des Respirationstraktes einschließlich Bronchitis.

Typ 2 ist verantwortlich für akute Laryngo-Tracheo-Bronchitis (infektiöser Croup; deshalb ursprünglich als Croup Associated-(CA-)Virus bezeichnet).

Typ 3 entspricht dem HA1-Virus (Hämadsorptionsvirus Typ 1) und verursacht gleichfalls Erkrankungen des Respirationstraktes mit Croup und Bronchopneumonie.

Typ 4 ruft milder verlaufende Infektionen der Atemwege hervor.

Untersuchungsmaterial: Rachenspülflüssigkeit oder -abstriche (entnommen in den ersten 3 Krankheitstagen), ferner Biopsiematerial (Lungen) zur Virusisolierung; Blut zum Antikörpernachweis. Abstriche in Nährbouillon mit Zusatz von 0,5% Rinderserumalbumin auspressen und die Flüssigkeit auf etwa 4° C gekühlt (im Thermosgefäß) dem Labor zuleiten.

Nachweismöglichkeiten

Isolierung des Virus: Mittels Gewebekulturen mit Affennieren- sonst mit menschlichen Embryonalnieren-Zellen. Wegen des oft wenig ausgeprägten zytopathischen Effektes wendet man zum Nachweis der Virusvermehrung die Hämadsorptionsmethode an. Typ 2 erzeugt keinen sichtbaren zytopathischen Effekt. Das Virus läßt sich nachweisen durch seine Fähigkeit, Meerschweinchen-Blutk. (in geringerem Maß auch menschliche 0-Blutk.) bei 4° C zu agglutinieren oder zu adsorbieren; bei 37° C ist die Elution des Virus möglich. Typ 3 kann im Gegensatz zu den anderen Typen auf menschlichem Amnionzellgewebe unter einer Agarschicht Plaques mit Riesenzellen ausbilden. Typ 4 zeigt keinen zytopathischen Effekt; zur Feststellung ist die Hämadsorptionsmethode heranzuziehen.

Antikörpernachweis im Patientenserum: Mittels KBR, HAHT oder Hämadsorptionshemmungstest. Die für Routineuntersuchungen in erster Linie in Betracht kommende KBR ist auf S. 481 beschrieben.

Parotitis epidemica

Syn. Mumps.

Die durch Tröpfcheninfektion übertragene Krankheit betrifft in erster Linie die Speicheldrüsen und kann in diesem Fall in der Regel leicht klinisch festgestellt werden. Die nach der Infektion eintretende Virämie kann – gewöhnlich nach dem Befall der Speicheldrüsen – auch andere Organe (Bauchspeicheldrüse, Hoden, Eierstock, selten auch Schilddrüse, Leber, Niere, Myokard etc.) und vor allem das ZNS erfassen (z. B. in Form der Mumpsmeningitis, die die häufigste Form der aseptischen Meningitiden sein dürfte).

Erreger: Die Größe des zu den Paramyxoviren gehörenden Mumpsvirus schwankt zwischen 100 und 220 mμ. Man unterscheidet das mit den Virusteilchen assoziierte V- und das aus kleineren Einheiten bestehende S-(soluble, lösliche)Antigen.

Untersuchungsmaterial: Blut zum Antikörpernachweis; Speichel, Rachenabstriche, Urin, Liquor zur Virusisolierung. Die Stabilität des Virus wird gesteigert durch Zusatz von Nährbouillon mit 0,5% Gelatine oder 2% inhibitorfreien Serums. Die Infektiosität bleibt erhalten bei 4° C einige Tage, bei —20° C einige Wochen.

Nachweismöglichkeiten

Antikörpernachweis im Patientenserum: Die Methode der Wahl für Routinezwecke ist die KBR (S. 481). Ferner eignet sich zum Antikörpernachweis der HAHT.

Isolierung des Virus ist möglich mittels Eikulturen. Man verwendet 8 Tage alte Embryonen und bebrütet nach Beimpfung der Amnionhöhle 6 Tage bei 36° C. Virusvermehrung wird nachgewiesen durch den Hämagglutinationstest mit einer 1%-igen Hühnererythrozyten-Suspension unter Verwendung von Amnionflüssigkeit. Die Identifizierung des Virus erfolgt mittels spezifischen Antiserums in der KBR oder im HAHT. Üblich ist auch die Isolierung in primären und permanenten Zellkulturen von Mensch und Affen.

Intrakutantest (Antigen Lilly) ist wegen der gewöhnlich erst spät eintretenden Überempfindlichkeit nur von eingeschränktem Wert. Die Applikation des Antigens kann außerdem zur Entwicklung komplementbindender Antikörper führen, die später Anlaß zu diagnostischen Irrtümern geben können.

Pocken und durch verwandte Erreger hervorgerufene Infektionen

Kennzeichnende Eigenschaft der durch die verschiedenen Erreger der Pockengruppe hervorgerufenen Erkrankungen ist ihre besondere Beziehung zur Haut und z. T. auch zur Schleimhaut. Charakteristische Manifestationen sind Papeln, Bläschen und Pusteln. Je nach Virusart (s. u.) oder Empfänglichkeit entstehen schwerste, generalisierte bis zu leichten, lokalisierten Krankheitsformen.

Erreger: Die Erreger weisen verschiedene Gemeinsamkeiten hinsichtlich Form (sog. Quaderviren), Struktur, Züchtbarkeit und Zusammensetzung auf. Sie zählen zu den größten Viren (180 bis 270 : 250–350 mμ) und sind lichtoptisch gerade noch erkennbar (sog. PASCHENsche Körperchen). In Epithelzellen, zu denen sie eine ausgesprochene Affinität aufweisen, führen sie zur Ausbildung charakteristischer intrazytoplasmatischer, eosinophiler Einschlußkörper (GUARNIERIsche Körperchen).

Variolavirus, syn. Pockenvirus: Erreger der Variola vera (syn. Variola major; triv. Echte Pokken, engl. smallpox), einer in Form einer toxischen Allgemeininfektion verlaufenden Erkrankung mit einer Letalität von 5–40%. Nach einem anfangs masernartigen, fleckigen Ausschlag folgt rasch am 3.–4. Krankheitstag das Eruptionsstadium, wobei sich aus den entstehenden hirsekorngroßen, blaßroten Papeln am 6. Tag kleine Bläschen entwickeln, die am 7.–8. Tag in die erbsengroßen, zunächst halbkugeligen, dann in der Mitte meist gedellten, für Pocken typischen Blasen übergehen (die Nabelung verschwindet später wieder). Die Blasen sind mehrkammerig: Beim Anstechen fließt Exsudat aus, ohne daß die Blase ganz zusammenfällt. Das Exanthem (insbesondere an Licht-exponierten Körperteilen) fehlt nie am Gesicht sowie an den Innenseiten der Hände und an den Fußsohlen (wichtiges Hinweiszeichen bei leichtem Krankheitsverlauf), kann in der dicken Epidermis von Händen und Füßen aber, statt in Form von Bläschen, als derbe Infiltrate auftreten. In den jeweiligen Befallsregionen zeigen die Eruptionen das gleiche Stadium (gleiches Alter). – Unter Variolois versteht man eine mildere, ggf. atypisch verlaufende Variola-Erkrankung bei Geimpften. – Alastrim: s. u. (Alastrimvirus).

Untersuchungsmaterial: Hautgeschabsel, gewonnen im makulopapulösen oder vesikulären Stadium, Bläscheninhalt und Geschabsel vom Bläschenboden, Schorfe, Objektträger-Ausstriche, Abstriche von Effloreszenzen im Mund-Rachenraum zum Virusnachweis; Blut zum Antikörpernachweis.

Sehr zweckmäßig ist ein sog. „Pockenbehälter" für den Versand verdächtigen Materials, aus äußerer und innerer, jeweils mit Deckel verschließbarer Metallhülse. Die innere Hülse wird allein in den Raum gebracht, in dem das Material entnommen wird, und wird nach der Entnahme in die Außenhülse gesteckt (unter Vermeidung einer Verunreinigung von deren Außenseite). Die Innenhülse sollte neben einer HAGEDORN-Nadel (in verschlossenem Röhrchen) mehrere Objektträger, mehrere Kapillaren (in verschlossenem Röhrchen) und ein Röhrchen zur Aufnahme von Krusten enthalten.

a) Exanthemflecken, Papeln: Mit Nadel kratzen zur Gewinnung blutfreien Sekretes [1]. Material von mehreren Krankheitsherden auf verschiedene Stellen von Objektträgern ausstreichen, Ausstriche lufttrocknen, zum Versand in Alufolien einpacken, sonst färben nach HERZBERG (s. u.).

b) Bläschen: Mit der Nadel anstechen, Inhalt in Kapillaren auffangen (zur Anfertigung mikroskopischer Präparate, zur Virusisolierung und zur Antigengewinnung). Vom Blasengrund Ausstriche zur mikroskopischen Untersuchung anfertigen (Abklatschpräparate). Weiterbehandlung: Siehe a).

c) Pusteln: Pusteln anstechen, Inhalt in Kapillaren oder kleinen Röhrchen sammeln zur Anfertigung von Ausstrichen. Weiterbehandlung: Siehe a).

d) Krusten: Mit Skalpell oder Pinzette abnehmen und in Röhrchen sammeln.

e) Schleimhauteffloreszenzen: Quetschsekret mit sterilem Mundspatel (oder Tupfer) entnehmen und in dicker Schicht auf Objektträger ausstreichen. Weiterbehandlung: Siehe a).

Nachweismöglichkeiten

Lichtmikroskopische Untersuchung (Nachweis der Elementarkörperchen = PASCHENschen Körperchen): Sie kann (in etwa 60% der Fälle) eine vorläufige Diagnose ermöglichen. Die Elementarkörper werden am ehesten im präpustulären Stadium gefunden; im Inhalt von Pusteln ist das Virus von granulären Zerfallsprodukten der Leukozyten kaum mehr zu unterscheiden.

Man färbt dünne Objektträgerausstriche bzw. Abklatschpräparate nach GUTSTEIN (S. 639), sonst nach HERZBERG (S. 640).

Im positiven Fall erkennt man zahlreiche gleichgroße Elementarkörper von etwa 0,3 mμ Durchmesser. Bei den differentialdiagnostisch in Betracht zu ziehenden Windpocken sind gewöhnlich nur wenig derartige Körper vorhanden oder fehlen ganz; statt dessen findet man häufig vielkernige Riesenzellen.
Das Verfahren ist durch weitere Untersuchungen zu ergänzen.

Elektronenmikroskopische Untersuchung: Sie erlaubt eine rasche und sichere Differenzierung zwischen Viren der Pockengruppe und anderen Erregern (z. B. Varizellen- und Herpesvirus). Verwendet werden am besten Reizserum oder Bläscheninhalt, Tupfpräparate oder ultradünne Schnitte des Läsionsgewebes. Bläscheninhalt streicht man auf einem sauberen Objektträger in dicker Schicht aus (ähnlich der Anfertigung des „Dicken Tropfens" zur Malaria-Diagnose), legt nach Lufttrocknung einen zweiten Objektträger unter Zwischenlegung von 2 Abstandshölzchen über die ausgestrichene Fläche, verbindet beide Objektträger durch Umkleben mit Klebeband und versendet sie in dichter, bruchsicherer Verpackung per Boten (telefonisch ankündigen!) an eines der folgenden Spezialinstitute: Bayer. Landesimpfanstalt, 8 München, Am Neudeck 1. – Bernhard-Nocht-Institut für Schiffs- und Tropenkrankheiten, 2 Hamburg, Bernhard-Nocht-Str. 74. – Robert Koch-Institut, 1 Berlin 65, Nordufer 20. – Institut für Serum- und Impfstoffprüfung, 1 Berlin-Pankow, Wollankstr. 16.

Antigennachweis mittels KBR oder Gel-Diffusionstest nach OUCHTERLONY (s. S. 437): Man verwendet Pustelinhalt oder Suspensionen von Krusten und bringt die Flüssigkeit mit einem hochtitrigen Anti-Vakzine-Serum vom Kaninchen (handelsüblich) zusammen. Die KBR liefert in mehr als 90% der Pockenfälle positive Ergebnisse innerhalb 12–24 Std.; die Immunodiffusion führt mitunter zu einem rascheren Ergebnis.

[1] Keine Impflanzette benutzen (wegen möglicherweise anhaftendem Impfvirus).

Das Verfahren erlaubt die Abgrenzung von Antigenen der Pockengruppe (Variola-, Vakzine-, Kuhpockenvirus) gegen Herpes-, Varizellen- und andere Viren.

Isolierung des Virus: Insbesondere mittels Eikultur. Das mit Penicillin und Streptomycin (200 I.E. bzw. γ/ml) vorbehandelte Material (Bläschen-, Pustelinhalt, Pusteldecken, Schorf) wird auf der Chorioallantoismembran von 11–12 Tage bebrüteten Eiern gezüchtet. Variola- und Alastrimvirus bilden nach 2–3 Tagen kreisrund-erhabene, weißliche Herde von ½–1 mm Durchmesser aus, wobei das umgebende Gewebe nicht beteiligt ist. Durch Vakzinevirus verursachte Läsionen sind nach 3 Tagen etwa 2–3 mm groß, gelblich tingiert, flacher und oft kraterförmig ulzeriert. Läsionen durch Kuhpocken sind flach und deutlich hämorrhagisch. Vom Herpesvirus erzeugte Herde sind bei Erstisolierung in der Regel sehr klein, leicht oval. Varizellenvirus erzeugt keine Veränderungen.

Eine Unterscheidung zwischen den Pockenviren ist auch durch Variierung der Bebrütungstemperatur möglich. Die Maximaltemperaturen betragen für Alastrimvirus 37,5°, für Variolavirus 38,5°, für Kuhpockenvirus 40°, für Vakzinevirus 40,5–41 °C.
Zur Virusisolierung sind auch verschiedene Gewebekulturen geeignet. Auf HeLa-Zellen zeigen Variola- und Vacciniavirus charakteristische, Plaque-artige Veränderungen.

Antikörpernachweis im Patientenserum:

Antikörpernachweis mittels KBR: Siehe S. 481.

Beim HAHT ist ein Titer ab 1:8 bei Ungeimpften als positiv zu werten. Nach (Wieder-)Impfung auftretende HAHT-Titer können vorübergehend bis über 1:320 ansteigen; sie pflegen jedoch nach 1–2 Jahren zu verschwinden. Nach Impfungen ist ein 4facher Titeranstieg kennzeichnend für die Infektion.
Der Antikörpernachweis kann auch im Agargel erfolgen, wobei wegen der bestehenden Antigengemeinschaft die löslichen Antigene des Vakzinevirus verwendet werden können.

Alastrimvirus: Erreger der Variola minor, syn. Alastrim, einer Erkrankung, die in Bezug auf äußere Erscheinungen wie Pocken, jedoch viel milder verläuft. Diese Infektion ist gleichfalls hochkontagiös. Die Immunität nach Überstehen von Variola minor schützt auch gegen Variola major. Eine Unterscheidung vom Erreger der Variola vera ist immunologisch nicht möglich.

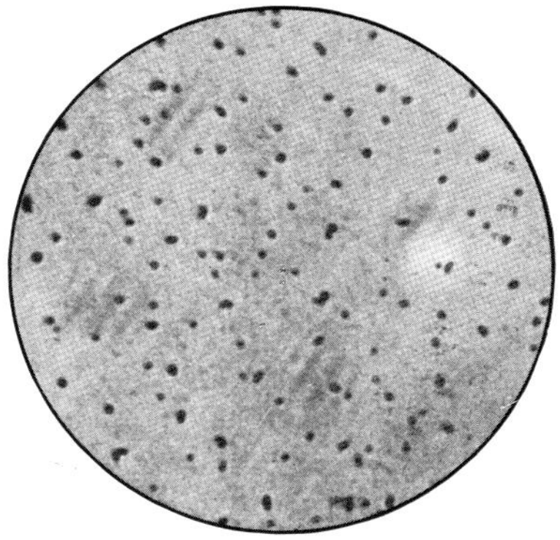

Abb. 90: PASCHENsche Körperchen im Reinausstrich. (Nach FLÜGGE.)

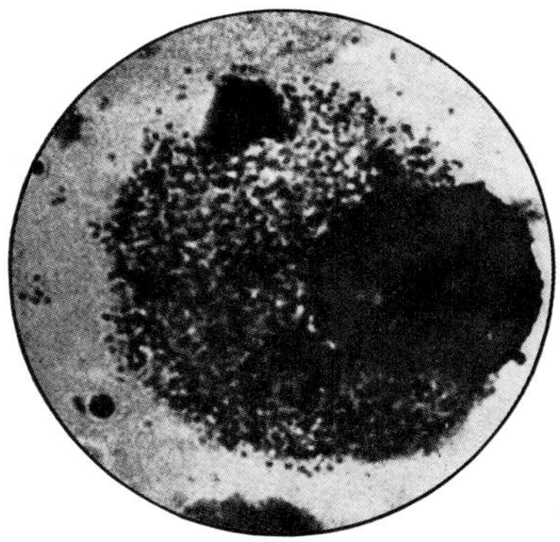

Abb. 91: Epithelzelle mit PASCHENschen Körperchen und einem GUARNIERIschen Körperchen. (Nach HAAGEN und KODOMA.)

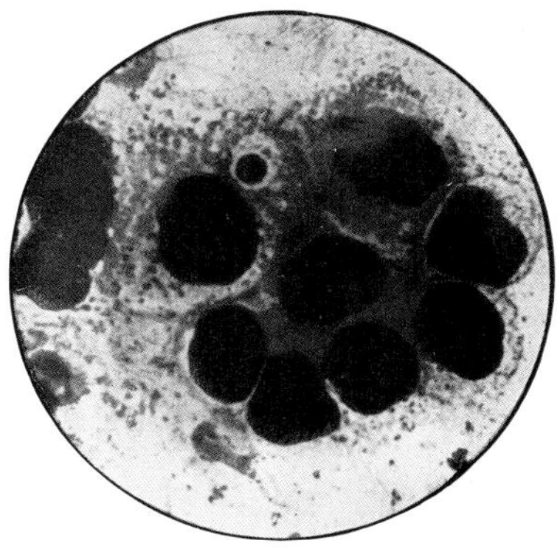

Abb. 92: PASCHENsche und GUARNIERIsche Körperchen mit Lungenausstrich einer i.v. infizierten Maus. Färbung mit Viktoriablau. Vergr. 800fach. (Nach EYER.)

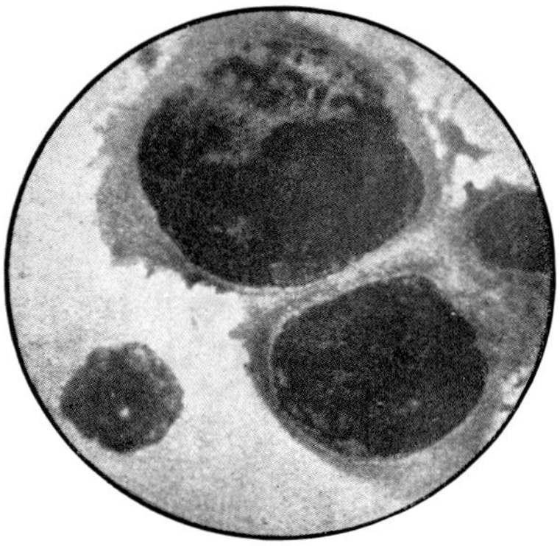

Abb. 93: Ausstrich von Varizellenbläschen: Riesenzellen. (Nach JOCHMANN.)

Vaccinia virus, syn. Poxvirus officinalis: Dem Kuhpockenvirus nahe verwandtes Virus, das infolge zahlreicher Passagen zwischen Mensch und Kuh eine Abwandlung seiner ursprünglichen Eigenschaften erfahren hat. Es ist als sog. Vakzinevirus in den üblichen Pockenimpfstoffen enthalten. Nach der Impfung vermehrt sich das Virus im menschlichen Organismus; an der Inokulationsstelle tritt eine pockenähnliche Reaktion auf. Die Impfung ergibt gegenüber dem Variolavirus eine gekreuzte Immunität. In Pockengebieten (und -labors!) sollte der Impfschutz jedes Jahr aufgefrischt werden. – Züchtung und Identifizierung des Virus siehe oben „Variolavirus".

Kuhpockenvirus: Erreger der Kuhpocken, einer pockenähnlichen, aber harmlosen Erkrankung, die am Euter bzw. an den Zitzen des Rindes zur Ausbildung von kleinen Papeln (später Bläschen und Pusteln) führt. Die Infektion ist auf den Menschen übertragbar; sie verursacht, z.B. an den Händen von Melkern, eine milde, pockenartige Erkrankung[1], die eine Immunität gegen echte Pocken hinterläßt.
Auf dieser Beobachtung beruht die von JENNER eingeführte Pockenschutzimpfung.
Das Virus entspricht in Größe, Struktur und Resistenz gegenüber äußeren Einflüssen dem Vacciniavirus. Abgrenzung von den anderen Pockenviren, siehe oben „Variolavirus".

[1] Nicht zu verwechseln mit dem gleichfalls durch ein Virus ausgelösten Melkerknoten. Der Erreger des Melkerknotens ist morphologisch vom Pockenvirus nicht unterscheidbar, weist aber kaum Antigengemeinschaft mit diesem auf und bewirkt keine Immunisierung gegen Pocken.

Molluscum-contagiosum-Virus: Erreger von stecknadelkopf- bis erbsengroßen, glänzenden, anfangs halbkugelig vorgewölbten, später zentral eingedellten Hautgeschwülsten (besonders im Gesicht, am Hals und am Genitale; vor allem bei Kindern und Jugendlichen). In den befallenen Epithelzellen treten azidophile Einschlußkörper auf, die eine Größe von mehr als 20 μ erreichen und die ganze Zelle ausfüllen können. Übertragung meist durch direkten Kontakt. Das Virus kann elektronenmikroskopisch eindeutig gegen Variola- und Vacciniavirus abgegrenzt werden.

Poliomyelitis anterior acuta

Syn. Epidemische (spinale) Kinderlähmung.

Sie ist die Folge eines Befalles des ZNS durch Polioviren, wobei vor allem die motorischen Neuronen des Rückenmarks betroffen werden.
Ansteckungsquelle ist der Mensch, der das Virus mit dem Stuhl ausscheidet. Die Infektion erfolgt in erster Linie peroral. Sie kann ohne klinische Symptome verlaufen, kann sich auch in einem grippeähnlichen Fieberzustand – eventuell verbunden mit einer abakteriellen Meningitis – äußern, ohne daß paralytische Symptome auftreten. Bei der schweren Verlaufsform schließen sich an die genannten Erscheinungen schlaffe Lähmungen infolge der virusbedingten Zerstörung der motorischen Vorderhornzellen des Rückenmarks, ferner evtl. auch (bei Invasion des Hirnstammes) respiratorische und vasomotorische Störungen an.

Erreger: Die Poliomyelitisviren (Polioviren) gehören mit den Coxsackie- und den ECHO-Viren zur Enterovirus-Gruppe der Picornaviren. Enteroviren haben eine Größe von etwa 30 mμ, sind sich in struktureller und biochemischer Hinsicht sowie in ihrer (relativ großen) Resistenz gegen Umwelteinflüsse ähnlich und kommen vor allem im Darm vor (Name „Enteroviren"). Die Infektion führt stets zu einer Virämie mit nachfolgender typenspezifischer Immunität. Im Vergleich zur Zahl der Infizierten ist die Zahl der Erkrankten sehr klein (1 : 300 bis 1 : 10000).

Charakteristisch für Polioviren ist – außer ihrer Affinität zum Nervengewebe – ihr enges Wirtsspektrum: Pathogenität besteht praktisch nur für Primaten (Menschen und Affen).
Die Züchtung gelingt leicht in Affennieren- und in HeLa-Zellkulturen.

Mittels NT lassen sich folgende 3 Haupttypen unterscheiden:

Typ 1: Brunhilde- und Mahoney-Stämme. Der Typ verursacht bei weitem die meisten Infektionen.

Typ 2: Lansing- und MEF1-Stämme. Öfter vergesellschaftet mit endemischen Infektionen.

Typ 3: Leon- und Saukett-Stämme. Selten Ursache von Epidemien.

Untersuchungsmaterial: Stuhl, evtl. Liquor; Material vom ZNS Verstorbener. Biopsiematerial gekühlt (bei etwa 4° C), Stuhl und Liquor möglichst tiefgekühlt im Thermosgefäß dem Labor zuleiten.

Nachweismöglichkeiten

Isolierung des Virus: Sie kann erfolgen mittels Gewebekulturen (primäre Affennierenkulturen, HeLa-Zellkulturen; billiger zu beschaffen, aber etwas weniger empfindlich als primäre Affennierenzellen sind primäre Amnionzellen). Zytopathische Effekte entstehen nach etwa 48 Std. (Bildung kleiner, runder Zellen, ähnlich wie bei den meisten anderen Enteroviren). Die Identifizierung erfolgt mittels NT unter Verwendung von standardisierten Typenseren.

Antikörpernachweis im Patientenserum: Da Antikörper schon frühzeitig gebildet werden, ist die Feststellung eines deutlichen Titeranstieges an eine möglichst frühzeitige Entnahme der Erstprobe des zu untersuchenden Serumpaares gebunden.

Zum Nachweis ist die KBR geeignet (unter Verwendung von lebendem Virus); komplementbindende Antikörper steigen langsamer an als die mittels NT nachweisbaren Antikörper. Daher läßt sich mittels KBR oft noch ein Titeranstieg nachweisen, wenn dies mittels NT nicht mehr möglich ist (Titermaximum neutralisierender Antikörper wird oft schon während der akuten Erkrankung erreicht). Komplementbindende Antikörper bilden sich innerhalb einiger Monate zurück, neutralisierende bleiben jahrelang bestehen.

Beweisend für Poliomyelitis ist der Erregernachweis im Liquor oder im Material aus dem ZNS. Bei Nachweis aus dem Stuhl oder aus Rachenabstrichen u. dgl. ist ein kausaler Zusammenhang mit einer bestehenden Erkrankung möglichst durch Feststellung eines entsprechenden Titeranstieges im Blut zu sichern.

Rabies

Siehe „Tollwut".

Reovirus-Infektionen

Siehe „Grippale Infekte", S. 282.

Rhinovirus-Infektionen

Erkrankungen durch Rhinoviren äußern sich in der Regel in banalem Schnupfen und in Erkältungskrankheiten mit Halsschmerzen, Husten und Kopfweh. Die Übertragung erfolgt durch Tröpfcheninfektion.

Errreger: Die Rhinoviren haben eine sphärische Gestalt und eine Größe von etwa 30 mμ; sie gehören zu den Picornaviren. Inzwischen sind mehr als 60 antigenetisch unterschiedliche Typen bekannt. Charakteristisch für Rhinoviren ist, daß sie zur Vermehrung in Gewebekulturen eine Temperatur von 33° C und einen genau eingestellten pH-Wert (7,0–7,2) benötigen.

Beachte: Pharyngitis und grippeähnliche Erkrankungen werden auch durch verschiedene Enteroviren, ferner durch Adeno-, Reo- und Parainfluenzaviren hervorgerufen.

Untersuchungsmaterial und Nachweismöglichkeiten

Rhinoviren können gezüchtet werden aus Rachen-Nasenabstrichen (Versand bei etwa 4° C, nicht gefroren) insbes. auf Gewebekulturen menschlichen Ursprungs. Ihre Identifizierung erfolgt mittels NT unter Verwendung typenspezifischer Seren. Derartige Untersuchungen werden nur in wenigen Speziallaboratorien durchgeführt.

Röteln

Syn. Rubeola.

Hierbei handelt es sich um eine gewöhnlich mild verlaufende Infektionskrankheit, die meist aerogen, sonst durch Schmierinfektion übertragen wird. Charakteristisch für die Erkrankung ist ein kleinfleckiges Exanthem mit Fieber und Vergrößerung insbesondere der zervikalen und subokzipitalen Lymphknoten. Infektiosität ist 1 Woche vor bis 4 Tage nach Exanthemausbruch gegeben. Verlauf fast immer gutartig. Die Infektion verläuft in 60% der Fälle inapparent. Hauptdurchseuchung im Kindes- und Schulalter. Am Ende des zweiten Lebensjahrzehnts lassen sich bei 90% der Bevölkerung Antikörper gegen das Virus nachweisen.

Von Bedeutung ist ein möglicher Befall schwangerer Frauen, da auf dem Wege der dem Krankheitsausbruch vorausgehenden Virämie die Infektion diaplazentar auf den Embryo übergehen kann mit der Folge von Organmißbildungen (sog. Rötelnembryopathie). Eine besondere Gefährdung

der Frucht besteht in den ersten 3–4 Schwangerschaftsmonaten. Nach durchgemachter Rötelnembryopathie läßt sich bei vielen Neugeborenen das Virus noch im ersten Lebensmonat und z.T. weit darüber hinaus nachweisen.
Die virologische Diagnose der Rötelninfektion bzw. der Nachweis vorhandener Antikörper ist deshalb ganz überwiegend im Hinblick auf eine künftige oder bestehende Schwangerschaft von Interesse. Die Fragen beziehen sich dabei in erster Linie auf das mögliche Vorhandensein einer Immunität bzw. auf den Nachweis einer frischen Rötelninfektion.

Erreger: Das Rötelnvirus, syn. Rubellavirus, wird neuerdings in die Gruppe der Toga-Viren eingereiht. Größe des Virus: Etwa 50 (bis 150) mμ.

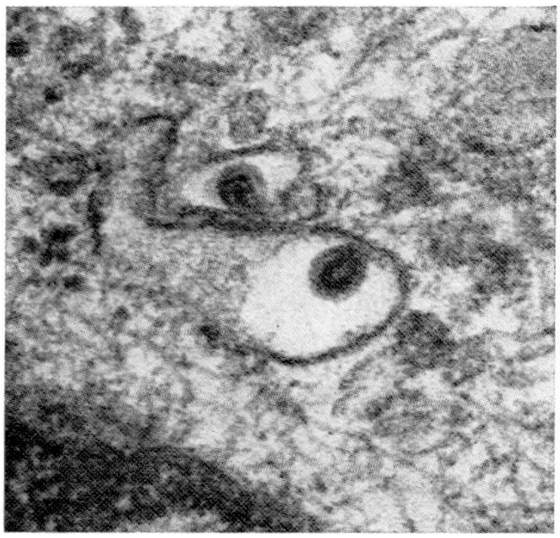

Abb. 94: Rubella-Virionen in Zytoplasma-Vakuolen von BHK 21/WI-2-Zellen, eine Woche nach Inokulation des Virus. Negativ-Färbung. Elektronenmikroskopische Aufnahme, Vergr. 87000fach. (TUCHINDA u. Mitarb., Bangkok.)

Untersuchungsmaterial: Blut zum Antikörpernachweis; Urinproben, Rachenabstriche, ferner Plazenta, Stuhl, Blut, Liquor zum Virusnachweis bei Verdacht auf kongenitale Infektion; bei postnataler Infektion Rachen- und Nasenabstriche aus der Zeit 1 Woche vor bis 1 Woche nach Exanthemausbruch.
Proben zum Virusnachweis einbringen in gepufferte Salzlösung mit 1% Rinderalbumin, ggf. mit Zusatz von Penicillin und Streptomycin (200 E bzw. γ/ml) und in gekühltem Zustand (etwa 4° C) einsenden).

Nachweismöglichkeiten

Von praktischer Bedeutung ist – insbesondere in der Schwangerschaft – die Bestimmung des Immunitätszustandes und die Feststellung einer eventuell eingetretenen Rötelninfektion. Hierfür wird in erster Linie der HAHT angewandt. Die erforderlichen Reagenzien stehen z.T. als Testbestecke einschließlich positiver und negativer Kontrollsera im Handel zur Verfügung (erhältlich z.B. bei den Behringwerken, bei Röhm & Haas, bei Labor-Service GmbH, 6236 Eschborn/Taunus). Die erforderlichen Taubenerythrozyten[1] sind u.a. erhältlich bei BAG Lich/Hessen.

Technik des Röteln-HAHT[1]

Bei Anwendung des Mikrotiterverfahrens (s. auch S. 429):

Vor dem Testansatz sind aus dem Probandenserum unspezifische Inhibitoren und Heteroagglutinine mittels Kaolinbehandlung und Absättigung mit Erythrozyten zu entfernen. In einem Vorversuch wird die geeignete Gebrauchsverdünnung des Antigens (Ag) ermittelt. Verdünnungs- und Erythrozytensuspensions-Flüssigkeit: DGV-Puffer.

1. *Herstellung des DGV-Puffers:* 0,58 g Barbitursäure und 0,60 g Gelatine in 200 ml Aqua dest. 30 min im Wasserbad (80° C) erwärmen, abkühlen auf Zimmertemperatur. 0,38 g Na-barbiturat, 0,02 g $CaCl_2 \cdot 2H_2O$, 0,10 g $MgCl_2 \cdot 6H_2O$, 8,5 g NaCl, 10,0 g Dextrose in 800 ml Aqua dest. lösen und mit der vorher beschriebenen Lösung mischen. pH mit 1 n NaOH auf 6,9 bis 7,1 einstellen; sterilfiltrieren; abfüllen zu 100 ml in Flaschen mit dichtem Verschluß; aufbewahren im Kühlschrank.

2. *Herstellung der Kaolinsuspension:* 80 g Kaolin (Bolus alba) in 500 ml 0,1 n HCl verrühren; Kaolin abzentrifugieren; Überstand abgießen; Sediment in etwa 250 ml Aqua dest. wieder aufnehmen; erneut zentrifugieren. Diesen Waschvorgang 5mal wiederholen (der aufgenommene Bodensatz muß jedesmal durch ein feines Sieb oder durch einige Lagen Mull gerührt werden). Nach dem Waschen den pH prüfen. Er darf nicht niedriger sein als der pH des verwendeten Aqua dest.; andernfalls muß der Waschvorgang wiederholt werden. Zum Schluß mit Aqua dest. auf insgesamt 250 ml auffüllen. Durch Schütteln kräftig

---

[1] Siehe hierzu auch die einschlägigen Testanweisungen der Antigenlieferfirmen; ferner s. Fußn. S. 296.

mischen und in Portionen zu 50 ml in 100-ml-Schraubflaschen abfüllen; 15 min bei 121°C autoklavieren. Der Kaolingehalt soll etwa 25% betragen.
Vor Gebrauch den Inhalt einer Flasche 1mal in DGV-Puffer waschen und mit DGV-Puffer auf 50 ml auffüllen.

3. Herstellung der Taubenerythrozyten-Suspension: 1 ml ALSEVER-Lösung (s. S. 455) aufziehen in einer sterilen 5-ml-Spritze mit 16er Kanüle. Nach Desinfektion mit 70%igem Isopropylalkohol Blut aus der Flügelvene einer Taube bis zur Marke 2,5 ml nachziehen (1,5 ml Blut reicht für etwa 20 Seren). Blut dreimal in 5- bis 10facher Menge DGV-Puffer waschen (jeweils 5 min bei 2000 U/min abzentrifugieren). Überstand absaugen; Sediment messen und in der 3fachen Menge DGV-Puffer aufschwemmen = 25%ige Erythrozytensuspension.

0,5 ml dieser Aufschwemmung in 20 ml DGV-Puffer suspendieren; es entsteht eine Blutk.konzentration von etwa 0,5%. Davon 0,5 ml mit 4,5 ml Transformationslösung (Cyanhämiglobinmethode, s. S. 444) mischen, 30 min in ein Wasserbad von 37°C einstellen, dann die Extinktion photometrisch bestimmen bei Filter Hg 546 nm gegen Transformationslösung als Leerwert. Die Extinktion der Blutk.-Gebrauchssuspension soll zwischen 0,09 und 0,10 liegen (Gebrauchssuspension); sie ist ggf. entsprechend einzustellen:

$$\frac{\text{Abgelesene Extinktion}}{\text{Soll-Extinktion}} \times \text{angesetzte Menge Ery-}$$

throzytenaufschwemmung; zieht man von dem erhaltenen Wert die angesetzte Menge Erythrozytenaufschwemmung ab, so resultiert die hinzuzugebende Puffermenge.

Will man die Blutk. aufbewahren, so stellt man eine 5%ige Suspension in ALSEVER-Lösung her (Haltbarkeit maximal 1 Woche; zeigt die Aufschwemmung stärkere Hämolyse, so soll man sie verwerfen).

4. Vorbehandlung des Patientenserums:

Serum 30 min bei 56°C im Wasserbad inaktivieren;

0,2 ml Serum in ein Röhrchen einpipettieren;

0,5 ml 25%ige Kaolinsuspension zugeben;

gut schütteln, dann 20 min bei Zimmertemperatur stehenlassen;

10 min bei 3000 U/min zentrifugieren;

0,1 ml (= 2 Tropfen) 25%ige Taubenblutk.suspension zutropfen;

vorsichtig mischen (ohne das Kaolin aufzuschütteln);

1 Std. bei Zimmertemperatur stehenlassen;

5 min bei 2000 U/min zentrifugieren.

Der Überstand entspricht einer Serumverdünnung von 1:4.

5. Hämagglutinationstiter-Bestimmung des Antigens (zur Erhöhung der Genauigkeit der Bestimmung besser zweifach ansetzen):

Antigen in der vom Hersteller vorgeschriebenen Menge sterilen DGV-Puffers lösen;

auf Mikrotiter-V-Platten in 2 Reihen à 12 Vertiefungen je 0,025 ml DGV-Puffer vorlegen;

in die erste Vertiefung beider Reihen je 0,025 ml Antigen geben und bis Loch 11 geometrisch verdünnen; 0,025 ml aus 11. Loch verwerfen;

in jedes Loch 0,025 ml DGV-Puffer nachtropfen;

pro Vertiefung 0,025 ml Blutk.gebrauchssuspension zufügen;

1 Std. stehenlassen bei Zimmertemperatur;

ablesen.

Bestimmung der Antigengebrauchsverdünnung: Als 1 hämagglutinierende Einheit gilt der reziproke Wert der höchsten Ag-Verdünnungsstufe, bei der noch eine deutliche Hämagglutination zu sehen ist. Für den HAHT werden 4 hämagglutinierende Einheiten verwendet. Beispiel: Bei einer Grenzverdünnung des Antigens von 1:256 ist für den eigentlichen Test eine Ag-Verdünnung von 1:64 zu verwenden. – Die Mischungen in den Vertiefungen Nr. 12 dürfen keine Hämagglutination zeigen.

Beachte: Die Grenzverdünnung des Antigens sollte nicht unter 1:64 liegen, damit es beim HAHT ausreichend verdünnt werden kann (zum Ausschluß unspezifischer Reaktionen). – Das aufgelöste, hinsichtlich seines Hämagglutiningehalts getestete Ag muß bis zum Hauptversuch bei 4°C aufbewahrt und dieser muß am selben Tag angesetzt werden. Wird das Ag erst später verwendet, so ist die Gebrauchsverdünnung erneut zu bestimmen.

6. HAH-Testansatz: In 8 Vertiefungen von Mikrotiter-V-Platten pro Serum.

Im 2. bis 7. Loch je 0,025 ml DGV-Puffer vorlegen;

in 1. und 8. Loch je 0,050 ml vorbehandeltes (1:4 verdünntes) Serum einfüllen;

durch Überpipettieren des Serums bis zur 7. Vertiefung Verdünnungen (bis 1:256) herstellen; 0,025 ml aus Loch 7 verwerfen;

in 1. bis 7. Loch je 0.025 ml Antigenverdünnung einfüllen;

30 min bei Zimmertemperatur stehenlassen;

pro Loch 1–8 0,025 ml der Taubenblut-Gebrauchssuspension[1] zufügen;

leicht schütteln;

1 Std. bei Zimmertemperatur stehenlassen;

ablesen.

Kontrollen (stets neben dem eigentlichen Testansatz mitzuführen):

Antigenkontrolle: 0,025 ml Ag-Gebrauchsverdünnung, 0,025 ml DGV-Puffer, 0,025 ml Blutk.-Gebrauchssuspension. Es muß Hämagglutination eintreten.

Serumkontrolle: 0,025 ml Serum, 0,025 ml DGV-Puffer (statt Ag), 0,025 ml Blutk.-Gebrauchssuspension. Es darf keine Hämagglutination eintreten.

Blutk.kontrolle: 0,050 ml DGV-Puffer (statt Serum und Ag), 0,025 ml Blutk.-Gebrauchssuspension (zur Prüfung auf Abwesenheit unspezifischer Hämagglutinine). Es darf keine Hämagglutination eintreten.

Positive und negative Kontrolle: Mit bekannten Seren.

Bewertung:

a) Bestimmung des Immunitätszustandes: Ein HAHT-Titer von 1 : 16 oder mehr spricht für eine Immunität durch eine früher abgelaufene Rötelninfektion.

b) Nachweis einer frischen Rötelninfektion: Er erfolgt durch Feststellung eines mindestens 4fachen Antikörperanstieges in einem Serumpaar beim HAHT. Da Antikörper schon 1–2 Tage vor Exanthemausbruch bzw. am Ende der Inkubationszeit nachweisbar sind, muß die erste Blutprobe möglichst frühzeitig nach Exanthemausbruch bzw. nach Kontakt mit einem Erkrankungsfall entnommen werden. Die Zweitprobe ist frühestens 14 Tage nach der Erstprobe zu entnehmen. Falls sich – z.B. wegen zu später Erstentnahme – ein Titeranstieg im HAHT nicht mehr nachweisen läßt, kann die KBR noch einen Titeranstieg zeigen (siehe S. 482).

[1] Besser als Taubenerythrozyten sind Blutk. von ungefütterten Eintagsküken (nicht älter als 24 Std.) für den HAHT geeignet.

Bewertung der Reaktionsergebnisse bei Schwangeren nach Kontakt mit Erkrankten:

a) HAHT-Titer 1 : 16 oder mehr innerhalb der ersten 11 Tage nach dem Kontakt: es kann mit Immunität gerechnet werden. Bei einem Titer von 1:8 ist (wegen der Fehlerbreite der Reaktion) eine Kontrolle zu empfehlen. Wird dabei das Erstergebnis bestätigt, so kann Empfänglichkeit für das Rötelnvirus nicht ausgeschlossen werden.

b) HAHT unter 1:16 bei Untersuchung innerhalb der ersten 11 Tage nach dem Kontakt: Empfänglichkeit für das Rötelnvirus muß angenommen werden. Zur Klärung einer etwa eingetretenen Infektion ist eine weitere Probe, ggf. danach noch eine dritte Probe, zu untersuchen.

c) Entnahme der Erstprobe später als 11 Tage nach dem Kontakt bzw. unbekanntes Datum der Exposition: Untersuchung einer Zweitprobe ist erforderlich. Ein Titeranstieg ist als Beweis einer frischen Infektion zu werten. Ggf. KBR ansetzen.

Wenn in Betracht gezogen werden muß, daß die Erstprobe erst nach Erreichen des Titermaximums entnommen wurde, kann der Nachweis von IgM-Antikörpern noch die Diagnose gestatten. IgM-Antikörper werden bei der Röteln-Infektion etwa ab 2. Woche produziert und sind etwa bis zur 6. Woche nachweisbar, und zwar anfangs allein, in der 4. Woche etwa in gleicher Konzentration wie die (später auftretenden und wesentlich länger persistierenden) IgG-Antikörper, die ab etwa 6. Woche weitgehend dominieren.

Beachte: Prophylaktische Gaben von Gammaglobulin können die Inkubationszeit verlängern bzw. den Antikörperanstieg verzögern. In diesem Fall ist die Untersuchung einer dritten und evtl. einer vierten Blutprobe erforderlich.

Nachweis einer während der Schwangerschaft durchgemachten Rötelninfektion beim Kind: Passiv übertragene Antikörper (vom Typ Ig G) verschwinden im 2. Lebenshalbjahr, aktiv erworbene steigen dagegen eher an. Zur Klärung ist eine Antikörperbestimmung nach der Geburt und eine weitere im 2. Lebenshalbjahr erforderlich. – Ebenfalls beweisend für eine Infektion des Kindes ist der Nachweis von Ig M-Antikörpern im Neugeborenen-(Nabelschnur-)blut, da IgM-Proteine nicht diaplazentar übertragen werden.

Isolierung des Virus: Am besten geeignet sind Urinproben (5–10 ml) und Rachenabstriche. Für die Züchtung des Virus sind insbesondere Gewebekulturen aus transformierten Kaninchennierenzellen (RK 13) geeignet. Der Nachweis des Virus kann hierbei geführt werden durch die Feststellung der Interferenz mit einem ECHO-11-Stamm: bei Anwesenheit von Rötelnvirus unterbleibt der sonst durch diese Viren ausgelöste zytopathische Effekt.

RS-Virus-Infektionen

RS-Virus ist die Abkürzung für Respiratory Syncytial Virus (benannt nach den synzytialen Zellverbänden, die bei Infektionen von Gewebekulturen entstehen). Es verursacht insbesondere in den Wintermonaten und speziell bei Säuglingen und Kleinkindern respiratorische Infekte. Der Erreger ist weit verbreitet und spielt bei der Entstehung von Bronchiolitis und Pneumonie in den ersten Lebensjahren eine wichtige Rolle. Bei Erwachsenen lassen sich in einem sehr hohen Prozentsatz neutralisierende Antikörper nachweisen, während die Ausbildung von Immunstoffen bei Säuglingen und Kleinkindern nur zögernd verläuft.

Erreger: RS-Virus; Größe 100–300 mμ. In seiner Struktur ähnelt es den Myxoviren, weist jedoch keine hämagglutinierende oder hämadsorbierende Aktivität auf. Es wird der Paramyxovirusgruppe zugerechnet. In Gewebekulturen wird ein komplementbindendes Antigen ausgebildet.

Untersuchungsmaterial: Nasen- und Rachensekret bzw. -spülflüssigkeit zum Virusnachweis. Das Material sollte innerhalb weniger Stunden verarbeitet bzw. bis zur Verimpfung bei 4° C (nicht eingefroren!) aufbewahrt werden (Material versetzen mit 0,5% Rinderserumalbumin zur Stabilisierung des Virus). – Blut zum Antikörpernachweis.

Nachweismöglichkeiten

Isolierung des Virus: Meist werden hierzu HeLa-Zellkulturen verwendet. Charakteristisch ist der zytopathische Effekt in empfindlichen Zell-Linien mit Ausbildung von Verbänden großer, nicht hämadsorbierender, mehrkerniger Riesenzellen, die kleine, eosinophile, zytoplasmatische Einschlüsse erkennen lassen. – Identifizierung der Viren: Mittels KBR.

Antikörpernachweis im Patientenserum: Die nach der Infektion meist signifikant ansteigenden Antikörper lassen sich mittels NT (auf Gewebekulturen) und mittels KBR nachweisen. Die KBR gilt als Methode der Wahl für Routinelaboratorien. Zum Nachweis der Erkrankung ist die Untersuchung eines Serumpaares erforderlich, wobei die Erstprobe in der akuten Krankheitsphase, die Zweitprobe 2–3 Wochen später entnommen sein soll. Ein 4facher Titeranstieg gilt als beweisend für eine frische Infektion. Im 1. Lebenshalbjahr versagt der Antikörpernachweis bei einem Teil der Fälle.

Serumhepatitis

Siehe „Virushepatitis".

Tollwut

Syn. Lyssa, Rabies.

Es handelt sich um eine hauptsächlich bei Säugetieren vorkommende Infektionskrankheit, die gewöhnlich durch den Biß eines tollwütigen Tieres, gelegentlich auch von äußerlich unauffälligen Tieren durch kleine Wunden auf den Menschen übertragen wird. Beim infizierten Tier findet sich das Virus schon vor dem Auftreten von Tollwutsymptomen im Speichel. Hier und im Gehirn ist es reichlich nachweisbar, in geringerer Menge auch in anderen Organen und Körperflüssigkeiten.

Erreger: Das stäbchenförmige Virus ist etwa 80 mμ dick und etwa 150–250 mμ lang. Als Straßenvirus bezeichnet man das von natürlich infizierten Tieren isolierte Virus. Das sog. Virus fixe ist eine durch fortlaufende intrazerebrale Passagen in Versuchstieren entstandene neurotrope Variante, die eine kürzere Inkubationszeit sowie eine bei intrazerebraler Verimpfung erhöhte Virulenz und bei subkutaner oder intramuskulärer Inokulation verminderte Infektiosität aufweist.

Untersuchungsmaterial: Beim Menschen Speichel (mit Tupfer unter der Zunge aufnehmen, Tupfer in etwa 3 ml physiol. NaCl-Lösung auspressen), Nasen- und Rachenabstriche (Tupfer behandeln wie für Speichel beschrieben), Urin, Liquor; post exitum: Gehirn (und Speicheldrüsen). Proben gekühlt (4° C) oder tiefgekühlt versenden.
Beim Tier ist am besten der ganze Kopf der zuständigen Untersuchungsstelle (s.u.) zuzuleiten. Das Material wird in ein mit Desinfektionslösung getränktes Tuch eingewickelt, wasserdicht verpackt und in einem dichten (Metall-)Behälter eisgekühlt transportiert.

Beachte: War das Tier zur Zeit des Bisses symptomfrei, dann ist es möglichst bis zum Eintritt von Paresen zu beobachten, wenn die Diagnose aufgrund des Nachweises der für die Infektion charakteristischen NEGRIschen Körperchen (s. u.) geführt werden soll, da sich diese erst im Spätstadium der Krankheit entwikkeln. Besteht die Möglichkeit einer fluoreszenzserologischen Untersuchung, so kann man das Tier sofort töten. Kennzeichen der Tollwut beim Hund: Freßunlust, Unruhe oder Teilnahmslosigkeit, heiseres Husten, Verschlingen unverdaulicher Gegenstände, allgemein verändertes Verhalten. Der Tod tritt gewöhnlich innerhalb 5 Tagen nach Auftreten von Krankheitserscheinungen ein.

Nachweismöglichkeiten

Beachte: Beim Hantieren mit verdächtigem Material sind alle Vorsichtsmaßnahmen zum Schutz vor einer Infektion zu beachten: Gesichtsschutz, kräftige Gummihandschuhe verwenden! Die gesamte Hautoberfläche des Untersuchenden soll geschützt sein, nicht nur Augen und Atemwege.

a) Diagnose der Tollwut beim Tier (Untersuchungsstellen: Siehe Fußnote S. 299):

1. *Nachweis der* NEGRI*schen Körperchen:* Hierbei handelt es sich um zytoplasmatische, 2–10 μ große, eosinophile, rundliche Einschlüsse mit basophilen Granula in Ausstrichpräparaten von Hirngewebe, speziell des Ammonshorns. Sie sind für Tollwut pathognomonisch, sind aber nur bei 60–90% der infizierten Tiere nachweisbar. – Man schneidet aus einem frischen Querschnitt des Ammonshorns etwas Material von der Ganglienzellschicht heraus, zerquetscht es zwischen zwei Objektträgern, fixiert 5 min in Methylalkohol, läßt lufttrocknen und färbt nach GIEMSA.

Färbung von NEGRI-Körperchen nach SELLER: 15 ml in abs. Methylalkohol gesättigter Methylenblaulösung (ca 1,5 g/100 ml) mischen mit 25 ml abs. Methylalkohol (azetonfrei), dann 2–4 ml einer in abs. Methylalkohol gesättigten Fuchsinlösung (ca 6,0 g/100 ml) zusetzen. Das richtige Mischungsverhältnis von Methylenblau und Fuchsin besteht, wenn die dünnen Stellen im Präparat rötlichviolett erscheinen. Zur Färbung taucht man die noch feuchten Tupf- bzw. Quetschpräparate 2–3 sec in die Farblösung und spült sofort mit Leitungswasser nach. Die NEGRI-Körperchen erscheinen kirschrot.

2. *Fluoreszenzmikroskopischer Nachweis des Virus:* Er sollte mittels Gehirn- und Speicheldrüsenmaterial durchgeführt werden. Die Färbung mit fluoreszierenden Antikörpern ist hinsichtlich Genauigkeit und Schnelligkeit die Methode der Wahl (GOLDWASSER, R. A., u. Mitarb.: Bull. Wrld. Hlth. Org. 20 [1959] 579). Der fluoreszenzserologische Nachweis der Infektion ist – im Gegensatz zur Feststellbarkeit von NEGRI-Körperchen – in jedem Stadium der Krankheit möglich. Die Nachweissicherheit liegt nahe bei 100%.

3. *Virusnachweis im Tierversuch:* Bei negativem Befund ist zum sicheren Ausschluß einer Rabies eine Suspension von Gehirnmaterial weißen (1–2 Tage alten) Mäusen intrazerebral zu injizieren. Im positiven Fall treten bei den Tieren schlaffe Lähmungen der Beine auf. Die Tiere gehen (in 6–18 Tagen) zugrunde. Liegt Rabies als Todesursache vor, so finden sich NEGRI-Körper im Gehirn. Fehlen diese, so ist das Virus durch NT zu identifizieren. Der Tierversuch bietet eine fast 100%ige Sicherheit.

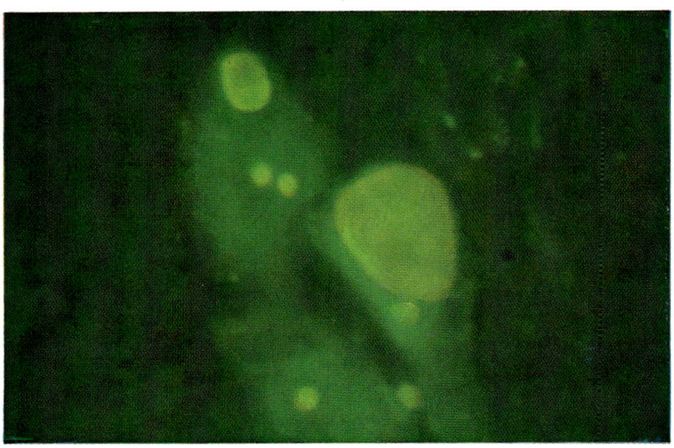

Abb. 95: Infizierte Ganglienzellen mit fluoreszierenden, tollwutspezifischen Partikeln, von denen eines das gesamte Zytoplasma ausfüllt. Vergr. 1250fach; Abb.-Maßst. Neg. 400fach. (Aus GIESSEN, H. L.: Leitz-Mitt. Wiss. u. Techn. III [1967] 247.)

b) Diagnose der Tollwut beim Menschen[1]**:** Versucht werden kann der Virusnachweis im Speichel, Liquor oder Morgenurin (mittels Mäuseversuch bzw. Immunofluoreszenz). Neuerdings wird der Cornea-Test als sicheres und frühdiagnostisches Nachweisverfahren empfohlen SCHNEIDER, L. G.: Zbl. Vet. Med. 16 [1969] 24).

Die für die post-mortem-Diagnose angewandten Verfahren entsprechen den für die Diagnose beim Tier beschriebenen Methoden.

Hingewiesen wird auf die Merkblätter Nr. 3 und 4 DÄV und die Verordnung zum Schutz gegen die Tollwut vom 13. 3. 1970 (BdGBl. I Nr. 24 v. 21. 3. 70, S. 289 ff.).

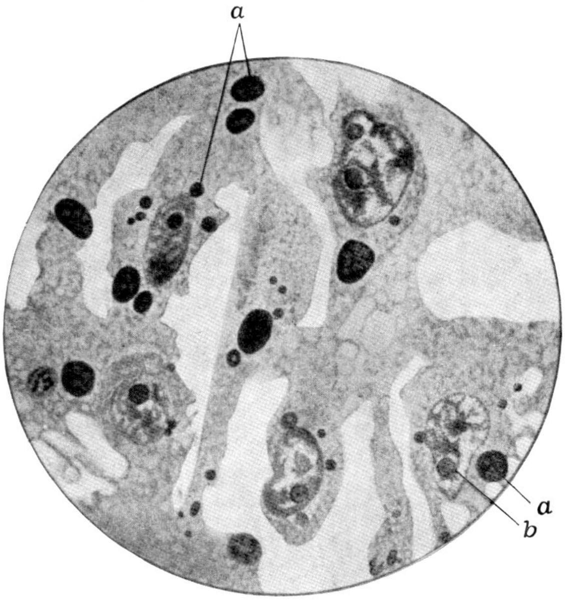

Abb. 96: Schnitt aus dem Ammonshorn eines Hundes nach Tod durch Tollwut.
a: Charakteristische NEGRIsche Körperchen.
b: Kernkörperchen der Ganglienzellen. (Nach JOEST.)

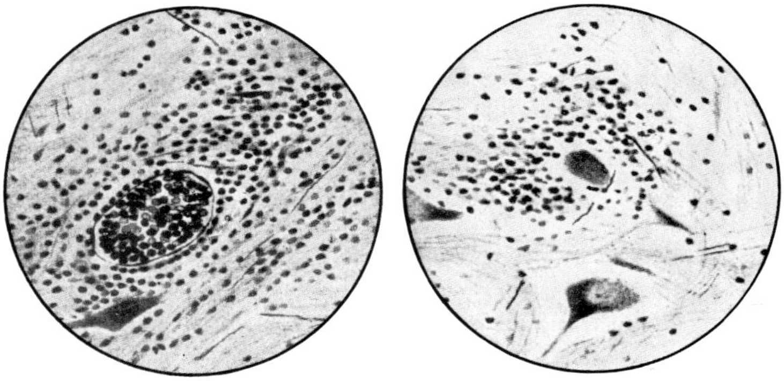

Abb. 97: „Wutknötchen".
Schnittpräparate vom Vorderhorn eines mit Lyssa-Virus infizierten Hundes. (Nach J. KOCH.)
Vergr. 80fach. Ausgesprochene Zellinfiltration.
Links: um ein Gefäß,
Rechts: um eine Ganglienzelle.

Vaccinia – Variola – Variolois

Siehe „Pocken und durch verwandte Erreger hervorgerufene Infektionen".

---

[1] *Untersuchungsstellen* für Tollwut: Robert Koch-Institut, Berlin 65, Nordufer 20. – Bayer. Landesanstalt für Tierseuchenbekämpfung, 8042 Oberschleißheim b. München, Veterinärstr. 78. – Bernhard-Nocht-Institut für Schiffs- und Tropenkrankheiten, 2 Hamburg 4, Bernhard-Nocht-Str. 74.

Varizellen-Zoster-Infektionen

Beide Infektionen werden durch eine Erregerart, das Varizellen-Zoster-Virus, hervorgerufen, zeigen jedoch eine unterschiedliche klinische Symptomatik.

a) Varizellen, syn. Windpocken: Diese Erkrankung betrifft vollempfängliche Menschen (fast ausschließlich Kinder). Milden Allgemeinerscheinungen folgt rasch ein aus roten Flecken bestehendes, meist juckendes

Exanthem, das sich in Papeln und dann in Bläschen umwandelt. Diese trocknen schließlich unter Krustenbildung ein. Die Krankheit kann auch klinisch inapparent verlaufen. Im Gegensatz zur differentialdiagnostisch gelegentlich in Betracht kommenden Pockenerkrankung bleiben Hände und Füße fast stets frei von Effloreszenzen. Weitere Unterschiede gegenüber Pokken: Die Bläschen sind einkammerig; sie sind meist nicht genabelt; alle Stadien von der Flecken- bis zur Krustenbildung liegen nebeneinander vor.

b) Herpes zoster, syn. Gürtelrose: Hierbei handelt es sich um die Folge einer Reinfektion bzw. der Reaktivierung des gleichen Erregers bei partiell immunen, meist erwachsenen Menschen. Gewöhnlich einseitig treten im Versorgungsbereich eines oder mehrerer Spinal- oder Hirnnerven (halb-)gürtelartig Bläschen auf gerötetem Grund auf. Gleichzeitig und insbesondere bei alten Leuten noch längere Zeit nach dem Abklingen der Hauterscheinungen bestehen gewöhnlich heftige neuritische Schmerzen.

Erreger: Das Varizellen-(Zoster-)Virus läßt sich weder im bebrüteten Hühnerei noch im Versuchstier züchten. Größe: 200 (bis 250) mμ.

Untersuchungsmaterial und Nachweismöglichkeiten

Differentialdiagnostisch ist es in einzelnen Fällen erforderlich, das Vorliegen von Viren der Pockengruppe oder von Herpes-simplex-Viren auszuschließen. Im Zweifelsfall sollte das Untersuchungsmaterial in der gleichen Weise entnommen werden, wie bei Pocken beschrieben. Im GIEMSA-Präparat finden sich, im Gegensatz zu echten Pokken, charakteristische, vielkernige Riesenzellen; ihre Anwesenheit schließt jedoch eine Herpes-simplex-Eruption nicht aus, da solche Riesenzellen hierbei auch auftreten. Eine rasche Abgrenzung von Viren der Pockengruppe ist elektronenoptisch möglich durch Negativkontrastierung von Bläschenmaterial. Eine Schnelldiagnose kann bei Vorhandensein entsprechenden Immunserums unter Verwendung von Bläscheninhalt als Antigen auch mittels KBR erfolgen. Die Züchtung des Virus (aus dem Inhalt frischer Bläschen) ist schwierig. Sie kann gelingen unter Berücksichtigung verschiedener methodischer Besonderheiten auf Kulturen embryonaler menschlicher Zellen. –

Antikörpernachweis: Mittels KBR (heterotypische Reaktionen bei Herpes-simplex-Infektionen sind nicht ungewöhnlich), ferner fluoreszenzserologisch.

Virus-Hepatitis

Syn. Hepatitis infectiosa.

Die Züchtung des Erregers ist bisher noch nicht gelungen, eine Virusätiologie der beiden folgenden Hepatitisarten wird jedoch allgemein angenommen:

Hepatitis infectiosa, Typ A; syn. Hepatitis mit kurzer Inkubationszeit, Hepatitis epidemica;

Hepatitis infectiosa, Typ B; syn. Serumhepatitis, Inokulationshepatitis, Hepatitis mit langer Inkubationszeit.

Zwischen beiden Hepatitisarten besteht in pathologisch-anatomischer und klinisch-symptomatologischer Hinsicht weitgehende Übereinstimmung. Die Aufnahme des Virus bei der Hepatitis, Typ A, erfolgt offenbar ganz überwiegend peroral, die Ausscheidung erfolgt vorrangig im Stuhl; gelegentlich wird der Erreger auch parenteral übertragen. Für die Hepatitis, Typ B, wird indessen eine überwiegend parenterale Übertragung durch Inokulation von infektiösem Blut, Serum und anderen Blutkomponenten angenommen und erst in zweiter Linie ein oraler Infektionsweg. Bei beiden Hepatitisarten besteht auch eine Übertragbarkeit durch Nasen-, Rachen- und andere Sekrete der Erkrankten. Die Inkubationszeit beträgt bei Hepatitis A durchschnittlich zwischen 25 und 45 Tage, bei Hepatitis B nach oraler Infektion zwischen 100 und 150, nach parenteraler Infektion zwischen 70 und 110 Tage.
Wenngleich eine Züchtung oder anderweitige Darstellung der Erreger bisher noch nicht mit hinreichender Sicherheit gelungen ist, ist davon auszugehen, daß es sich um zwei verschiedene Virusarten handelt. Das ätiologische Agens der Hepatitis mit kurzer Inkubationszeit (Hepatitis, Typ A) wird als Virus A, syn. IH-Virus, das der Hepatitis mit langer Inkubationszeit (Hepatitis, Typ B) als Virus B, syn. SH-Virus bezeichnet.

Hepatitis, Typ A: Diese Form befällt insbesondere Kinder und junge Erwachsene; sie tritt vermehrt endemisch bzw. in Form von Epidemien besonders in Schulen, Heimen und militärischen Einheiten auf. Der Erreger wird insbesondere mit dem Stuhl ausgeschieden und mit fäkal verunreinigten Lebensmitteln oder Trinkwasser aufgenommen. Bei etwa einem Drittel der Infizierten tritt die Erkrankung in ihrer typischen Form auf (Gelbsucht mit vergrößerter und druckschmerzhafter Leber, nach einem meist mit Appetitlosigkeit, Übelkeit, uncharakteristischen Abdominalbeschwerden und Fieber einhergehenden Prodromalstadium). Bei einem weiteren Drittel der Infizierten verläuft die Erkrankung anikterisch; die Feststellung erfolgt hier insbesondere aufgrund pathologischer Leberfunktionsproben und erhöhter Transaminasewerte. Ein letztes Drittel erkrankt überhaupt nicht. Im Blut ist der Erreger bereits in der präikterischen, ferner in der ikterischen Phase der Krankheit vorhanden, bei einem Teil der Fälle schon vor Einsetzen des Prodromalstadiums. Die Untersuchung auf Australia-Antigen (s. u.) verläuft bei Hepatitis A negativ.

Hepatitis, Typ B: Die klinischen Erscheinungen entsprechen denjenigen der Hepatitis A (s. o.). Im Gegensatz zur Hepatitis A gibt es für die Hepatitis B kein Prädilektionsalter. Zur Auslösung der Erkrankung kann die parenterale Zufuhr schon sehr geringer Mengen infektiösen menschlichen Blutes (bzw. infektiöser Blutbestandteile), etwa bei Verwendung ungenügend sterilisierter Spritzen, Kanülen, kosmetischen Instrumentariums usw., ausreichend sein. Nach neueren Untersuchungsergebnissen muß man davon ausgehen, daß das infektiöse Agens auch unmittelbar von Mensch zu Mensch übertragen werden kann. Häufig wird der Erreger, der sich jahrelang im Blut halten kann, bei Bluttransfusionen übertragen.
Die Hepatitis B läßt sich vom Typ A durch den Nachweis des sog. Australia-Antigens (syn. „Hepatitis-Associated“ Antigen, abgek. HAA; auch als Au/SH-Antigen bezeichnet) abgrenzen. Der Nachweis gelingt bei der akuten Hepatitis B in einem Teil der Fälle nur vorübergehend; bei Untersuchung in einer zeitlich ungünstigen Phase der Krankheit ist das Testergebnis dann negativ. Der Nachweis des Antigens besagt, daß der Erkrankte mit dem Virus B infiziert ist. Auch klinisch Gesunde können Träger des Australia-Antigens sein, das außerdem bei chronisch persistierenden Hepatitiden, chronisch aktiven Hepatitiden und Leberzirrhosen sowie bei Mongolismus, akuter Leukämie, Morbus Hodgkin, lepromatöser Lepra und anderen Krankheiten in relativ hohem Prozentsatz nachweisbar ist. Sein Vorkommen unter der offensichtlich gesunden Bevölkerung Mitteleuropas wird auf 0,1–0,8% veranschlagt.
Ob es sich beim Australia-Antigen um den Erreger der Hepatitis B, um Bestandteile des Erregers, um Reaktionsprodukte des menschlichen Organismus oder um etwas anderes handelt, ist derzeit noch nicht geklärt. Der Nachweis des Antigens gibt keinen sicheren Aufschluß über den Zeitpunkt der Infektion und über das Vorhandensein des Erregers zur Zeit der Untersuchung. Die Hauptbedeutung des Antigennachweises für die Praxis liegt in der Möglichkeit, Australia-Antigen-Träger vom Blutspenden auszuschließen und dadurch das Risiko der (Post-)Transfusionshepatitis zu senken. Die HAA-Testung von Blutspendern gehört daher heute bei den meisten namhaften Blutspendediensten zur Routinediagnostik (durchzuführen *neben* anderen bewährten labordiagnostischen Verfahren, da die Verabreichung HAA-negativer Blutkonserven die Gefahr, an einer Hepatitis zu erkranken, nicht in jedem Falle ausschließt).

Unterscheidungsmerkmale bei Hepatitis infectiosa

	Hepatitis mit kurzer Inkubationszeit (A)	Hepatitis mit langer Inkubationszeit (B)
Australia-Antigen	fehlt	vorhanden
Bevorzugte Jahreszeit	Herbst und Winter	keine
Übertragbarkeit durch Stuhl	nachgewiesen	nicht nachgewiesen
Erreger im Blut während Inkubationszeit und Rekonvaleszenz	vorhanden	vorhanden
Infektionsweg	vorwiegend oral, jedoch auch parenteral	vorwiegend parenteral, jedoch auch unmittelbar von Mensch zu Mensch
Durchschnittliche Inkubationszeit	35 Tage	bei parenteraler Übertragung: 86 Tage, bei oraler Übertragung: 126 Tage
Immunität	wahrscheinlich homolog	wahrscheinlich homolog, Zweiterkrankungen möglich

Untersuchungsmaterial und Nachweismöglichkeiten:

Virologische Untersuchungsmethoden fehlen bisher. Labordiagnostisch bedeutungsvoll sind – abgesehen vom Nachweis des Australia-Antigens (und -Antikörpers), s.u. – die Nachweise der Bilirubin- und Urobilinogenvermehrung, der Ausfall der Leberfunktionsproben, das Elektrophoresediagramm und insbesondere die Bestimmung der Transaminasen.

Zur Durchführung der im folgenden genannten Verfahren zum Australia-Antigen-Nachweis müssen Australia-Antigen-positive und Australia-Antikörper-positive Sera (als Antigen bzw. zu Kontrollzwecken) zur Verfügung stehen. Antigenhaltige Sera finden sich in etwa der Hälfte der Fälle akuter Hepatitis. Wesentlich schwieriger gestaltet sich die Gewinnung von antikörperhaltigen Seren; Antikörper werden vorwiegend von Patienten gebildet, die häufig Bluttransfusionen oder Blutprodukte erhalten, insbesondere von Hämophilen, die sehr regelmäßig antihämophiles Plasma o.ä. parenteral verabreicht bekommen.

Zum Nachweis des Australia-Antigens (bzw. des in einem kleinen Teil der Fälle nachweisbaren, gegen das Antigen gerichteten Antikörpers) werden im wesentlichen die folgenden drei Verfahren herangezogen:

1. Doppeldiffusion im Agargel nach OUCHTERLONY, meist in der Mikromodifikation nach PRINCE;

2. Überwanderungselektrophorese nach PESENDORFER, KRASSNITZKY und WEWALKA;

3. Komplementbindungsreaktion.

Die Verfahren sind unter Kontrolle mittels antigen- und antikörperhaltiger Sera durchzuführen. Reagenzien für die Mikromodifikation der OUCHTERLONY-Technik bzw. zur Durchführung der Überwanderungselektrophorese stehen im Handel zur Verfügung (u.a. von den Behringwerken bzw. von Fermotest); detaillierte Testanweisungen liegen den Packungen bei. Test-Sets einschl. Elektrophoresekammer für die Überwanderungselektrophorese sind u.a. erhältlich von Ortho-Diagnostics (Hapindex-System) und von Spectra Biologicals, Becton-Dickinson & Co. – Bezugsquelle in der BRD: Fa. Johnson & Co., 401 Hilden (Hepascreen).

Als empfindlichstes Verfahren vor der Überwanderungselektrophorese gilt die KBR; sie ermöglicht, auch Antigen-Antikörper-Komplexe im Blut des Untersuchten zu erfassen. Diese Reaktion verbraucht allerdings relativ viel Antikörper und nicht alle im Handel befindlichen Antisera sind dafür verwendbar (häufig Eigenhemmungen)[1]. Am wenigsten empfindlich ist die OUCHTERLONY-Technik; weitere Nachteile des Verfahrens bestehen in der langen Reaktionsdauer (Ablesung durchschnittlich erst nach 48 Std. möglich). – Die Überwanderungselektrophorese ermöglicht bei geringem Arbeitsaufwand eine endgültige Ablesung 3 Std. nach Testansatz; sie erlaubt die gleichzeitige Untersuchung einer größeren Anzahl von Sera und die gleichzeitige Prüfung auf Antigen und Antikörper. Für größere Reihenuntersuchungen, insbes. bei Blutspenderuntersuchungen, kann nach PESENDORFER und KRASSNITZKY (1970) auf den Antikörpernachweis verzichtet werden.

[1] Geeignete Antisera liefert u.a. die Fa. Immuno GmbH Heidelberg, 69 Heidelberg. Postfach 1987.

Literatur:

PESENDORFER, F., O. KRASSNITZKY, F. WEWALKA: Klin. Wschr. 48 (1970) 58.

PESENDORFER, F., O. KRASSNITZKY: Methoden der Au/SH-Bestimmung: In: Ber. 14. Tagg. dtsch. Ges. Bluttransf., Gießen. Bibl. haemat. (Basel). Karger, Basel 1970.

Windpocken

Siehe „Varizellen".

Zecken-Enzephalitis

Siehe „Arbovirus-Infektionen" bzw. „Frühsommer-Meningoenzephalitis".

Zytomegalie

Die Erkrankung ist charakterisiert durch die Ausbildung von Riesenzellen nach Infektion durch das ursächliche Agens. Sie kann konnatal im Verlauf einer bei der Mutter bestehenden Virämie zustandekommen; in den anderen Fällen ist der Infektionsweg ungeklärt. Sie tritt, insbesondere bei Neugeborenen, in generalisierter Form auf (Hauptsymptome: Ikterus und Anämie); häufig besteht dabei eine Beteiligung des ZNS im Sinne einer Meningoenzephalitis. Lokalisiert kommt die Erkrankung bei Säuglingen in der Parotis vor („Speicheldrüsenkrankheit"), bei Kindern und Erwachsenen auch als gastrointestinale, sonst als hepatosplenomegale, pulmonale und renale Formen. Während die Infektion bei Erwachsenen meist stumm verläuft, muß bei Frühgeborenen und Säuglingen in den ersten Lebensmonaten mit einer hohen Letalität gerechnet werden.

Erreger: Das Zytomegalievirus wird wegen morphologischer Ähnlichkeiten den Herpesviren nahegestellt. In den befallenen Zellen ruft es die

Bildung typischer eosinophiler Kern- und basophiler Plasmaeinschlüsse bei allgemein starker Zellvergrößerung (bis über 30 μ Durchmesser) hervor. Größe des Virus: 120–250 mμ.

Untersuchungsmaterial und Nachweismöglichkeiten

Die Diagnose läßt sich bei Ausscheidung von Riesenzellen im Urin bzw. im Speichel stellen. Sofortiger Zusatz von gleichen Teilen 70%igen Alkohols zur Probe schützt die Zellen. Die Untersuchung ist wiederholt durchzuführen. Prüfung des Sedimentes auf Vorhandensein von Riesenzellen (10–40 μ groß, großer Zellkern mit zentralem, von einem Hof umgebenen Einschlußkörper): Überstand nach 15 min Zentrifugieren bei 3000 U/min ersetzen durch ein Gemisch aus gleichen Teilen 96%igen Alkohols und Äthers, Sediment aufschütteln, erneut zentrifugieren, auf Objektträger ausstreichen, nach der Methode von HEIDENHAIN färben (s. S. 350), dann mit Eosinlösung nachfärben und in Kanadabalsam einschließen. – Die Züchtung des Virus ist möglich auf menschlichen Fibroblastenkulturen; nach 2–3 Wochen entstehende zytopathische Effekte sind gekennzeichnet durch Vorhandensein von Zellen mit großen intranukleären und kleinen zytoplasmatischen Einschlüssen. – Positive serologische Befunde sind wegen der weiten Verbreitung von Antikörpern im Erwachsenenalter von eingeschränkter Aussagekraft. Im Säuglings- und Kindesalter sollte ein in Serumproben ermittelter Titeranstieg (nachweisbar mittels KBR oder NT) nach Möglichkeit durch den Versuch der Virusisolierung (aus Urin oder Speichel – bis zum Versuchsansatz bei etwa 4°C aufbewahren) ergänzt werden. Ein im zweiten Lebenshalbjahr erhobener positiver KBR-Befund kommt jedoch dem Nachweis einer bestehenden Infektion praktisch gleich, da zu dieser Zeit passiv übertragene Antikörper aus dem Blut verschwunden sind und gesunde Kinder dieser Altersstufe in der KBR mit dem Zytomegalievirus negativ reagieren.

Mykologischer Teil

Als Pilze (Fungi) werden dem Pflanzenreich zugerechnete Organismen bezeichnet, denen ebenso wie den Bakterien das Chlorophyll fehlt. Von den Bakterien (Schizomyzeten) unterscheiden sie sich vielfach schon durch die Größe der Einzelzelle. Sie weisen einen sehr großen Formenreichtum – von einzelligen Organismen bis zu relativ hoch organisierten Zellverbänden – auf. Im Gegensatz zu Bakterien besitzen sie (meist mehrere, allerdings oft nur schwer darstellbare) Zellkerne.

Es existiert eine große Zahl verschiedenartiger Systematisierungsvorschläge. Für den praktischen Laborgebrauch erscheint die vom Communicable Disease Center, Atlanta, USA, verwendete Einteilung[1] zweckmäßig, die zwischen Pilzen mit septiertem und unseptiertem Myzel unterscheidet und die erstere Gruppe nach der Art der Vermehrung (geschlechtlich, ungeschlechtlich) in Verbindung mit der Sporenbildung einteilt.

Zusammenstellung wichtiger mykologischer Fachausdrücke siehe S. 340.

Sammlungsstätten für Pilz- und Hefekulturen siehe S. 664.

Arten der Pilzentwicklung und Sporenbildung – Wichtige mykologische Begriffe

Die wesentlichen Grundelemente der Pilze sind das Myzel (s. u.), das sich aus einzelnen Fäden (= Hyphen) zusammensetzt, und die Fruktifikationsorgane. Letztere bilden Sporen aus, die jedoch im Gegensatz zu den Bazillensporen in vielen Fällen nicht besonders resistent gegen äußere Einflüsse wie Hitze, Desinfizienzien und dgl. sind. Man kann sie als Grundeinheit betrachten, die der Vermehrung und Verbreitung der einzelnen Arten dient. Unter zusagenden Bedingungen quillt die Spore durch Aufnahme von Flüssigkeit und bildet einen Keimschlauch aus, der sich mit oder ohne Entwicklung von Verzweigungen verlängert. Dieses Wachstum kann mit oder ohne Ausbildung von Querwänden vor sich gehen: Man unterscheidet dementsprechend septierte und unsegmentierte Hyphen. Die Hyphen haben eine Dicke von 3–10μ. Sie entwickeln bei zunehmender Verzweigung bzw. Verflechtung ein netzartiges Gebilde, das sog. Myzel. Hierbei kann man einen vegetativen Teil, das sog. Vegetationsmyzel, unterscheiden, das im Substrat verankert ist und diesem die erforderlichen Nährstoffe entnimmt, sowie ein Luft-(Fruktifikations-)Myzel, das aus dem vegetativen Myzel nach oben sproßt und die Fruktifikationsorgane ausbildet.

Vom „echten", aus Hyphen zusammengesetzten Myzel abzugrenzen ist das sog. Pseudomyzel, das aus langgestreckten Sproßzellen (s. u.) besteht. Die Durchmesser dieser fadenartigen Zellen sind gewöhnlich ungleichmäßig und pflegen sich an der septenartigen Anschlußstelle zur nächsten Zelle zu verjüngen. Pseudomyzelbildende Organismen vermögen – ebenso wie verwandte Arten, die zur Bildung dieser Myzelform nicht befähigt sind – bakterienartige Kolonien zu bilden (sog. Hefetyp). Demgegenüber weisen viele Fadenpilze bei zunehmendem Alter infolge der Entwicklung von Luftmyzel eine watteähnliche Oberfläche auf.

Bei der Mehrzahl der Hyphen-(Faden-)Pilze und bei den Sproßpilzen unterscheidet man im wesentlichen folgende beide Arten der Fortpflanzung:

a) Geschlechtliche Fortpflanzung (Hauptfruchtformen): Diese ist charakterisiert durch die Verschmelzung zweier Chromosomensätze in der haploiden Phase; hierdurch erhält das neue Gebilde wieder den diploiden Chromosomensatz. Der Vorgang kann ablaufen dadurch, daß sich zwei Hyphenenden zusammenlagern und verschmelzen, wobei ein dickwandiges Gebilde (sog. Zygospore) entsteht. Als Askosporen bezeichnet man durch einen sexuellen Vorgang entstandene Sporen, die im Inneren eines sackartigen Gebildes entwickelt werden. Eine andere Form der Sporenbildung auf geschlechtlicher Basis findet sich bei den Basidiomyzeten. Die hierbei entwickelten sog. Basidiosporen sitzen zu mehreren auf besonderen Zellen, den Basidien (zu den Basidiomyzeten gehören die eßbaren Pilze).

[1] Ajello, L., L.K. Georg, W. Kaplan, L. Kaufman: CDC Manual for medical mycology. Public Health Service Publication No. 994. US Government Printing Office, Washington, D. C. 1963.

b) Ungeschlechtliche Vermehrung (Nebenfruchtformen): Die Ausbildung der Sporen erfolgt hierbei ohne vorausgehende Reduktionsteilung. Die sporenproduzierenden Elemente des Myzels bezeichnet man als Sporophoren. Als Sporangiophoren bezeichnet man sie dann, wenn sie an ihrem distalen Ende eine kugelförmige Auftreibung (Sporangium) ausbilden, in der die Sporen (Endosporen) entstehen. – Von Konidiophoren spricht man, wenn die Sporophoren keine besondere Hüllmembran ausbilden und exogen Sporen (sog. Konidien) von Sterigmen[1] abgetrennt werden. Größe, Färbung, Form, evtl. Septierung der Konidien stellen wichtige Hilfsmittel der Klassifizierung dar. Als Mikrokonidien bezeichnet man Formen, die rund, elliptisch und meist einzellig sind und mit dem Myzel unmittelbar oder durch einen Stiel verbunden sind. Makrokonidien sind meist spindel- oder keulenförmig und besitzen oft mehrere Querwände. – Eine weitere Form der ungeschlechtlichen Vermehrung stellt die Bildung von Arthrosporen (Oidien) dar; sie entstehen durch einen Zerfall der Hyphen in mehr oder weniger rechteckige Sporenformen. – Bei den Sproßpilzen tritt Knospung einzelner Zellen auf, indem sich zunächst kleine Tochterzellen (wesentlich kleiner als die Mutterzelle) von der Ausgangszelle abschnüren und sich entweder ganz davon ablösen oder mit ihr einen Verband bilden. Man bezeichnet derartige Absprossungen als Blastosporen.

Als Fungi imperfecti werden alle diejenigen Pilze bezeichnet, für die eine Hauptfruchtform bisher nicht bekannt ist. Zu ihnen gehören viele der medizinisch bedeutsamen Arten.

Die wichtigsten Kriterien für die Identifizierung und Klassifizierung der Pilze bestehen in der Art der Fruktifikationsorgane bzw. des Sporulationstyps und in der Ausbildung des Myzels (Größe, Form, Septierung, Farbe von Sporen und Pilzgeflecht). Schon an dieser Stelle muß aber auf die erhebliche Variabilität der einzelnen Arten und auf die Abhängigkeit der kulturmorphologischen Merkmale von einer Reihe verschiedener Faktoren (Art des Nährbodens, Bebrütungstemperatur, Alter des Stammes) hingewiesen werden. Oft findet man bei pathogenen Arten auch einen Dimorphismus, d.h. das parasitäre Stadium (im Gewebe) unterscheidet sich wesentlich vom saprophytären Stadium.

[1] Hyphenfortsätze, die an ihrem freien Ende Konidien abschnüren.

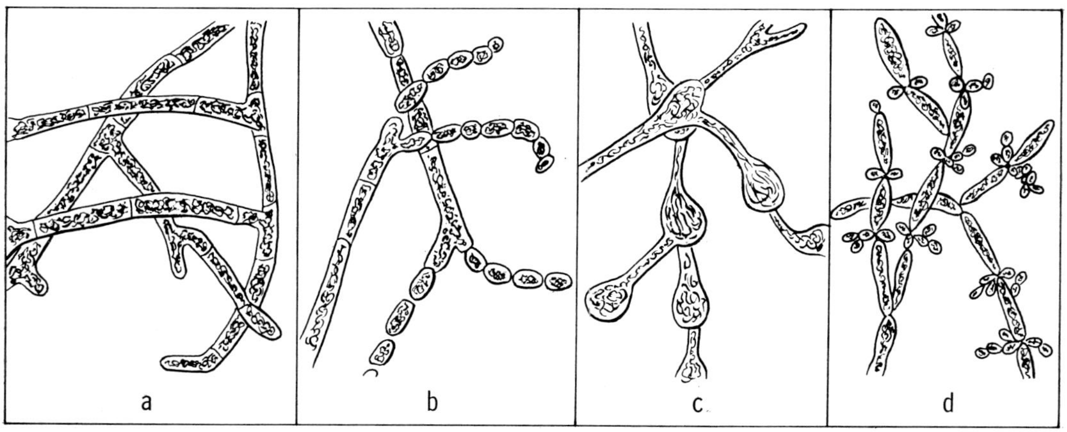

Abb. 98: Häufigere Myzelformen bei Pilzen, schematisch.
a: Fadenmyzel.
b: In Arthrosporen zerfallendes, septiertes Myzel.
c: Racketmyzel (siehe S. 341).
d: Pseudomyzel, mit Blastosporen.

Art und Entnahme von Untersuchungsmaterial

Bei Haut-, Nagel- und Haarmykosen: Beim Befall der unbehaarten Haut entnimmt man Material vom Rande der Effloreszenz nach vorsichtigem Abtupfen mit 70%igem Alkohol (zur Verminderung der Begleitflora). Die mit scharfem Löffel, Skalpell oder dgl. abgeschabten Hautpartikel bzw. Nagelteile sammelt man zur Weiterleitung an das Labor in einem sterilen Papiertütchen. Zur Untersuchung bei Haarbefall zieht man mit der Cilienpinzette abgebrochene, glanzlose, oft wie bestäubt erscheinende Haare heraus. Für die Untersuchung abgebrochener Haare eignet sich oft auch das mit einem scharfen Instrument von der erkrankten Partie abgeschabte Material, in dem man dann auch zahlreiche kranke Haarteile vorfindet.
Bei Verdacht auf Infektion durch Microsporum (M.) audouini, M. canis, Trichophyton schoenleinii oder Malassezia furfur ist – besonders bei Reihenuntersuchungen und zur Therapiekontrolle sowie bei der Kontrolle von Tieren mit Verdacht auf Pilzbefall – Verwendung von WOOD-Licht wertvoll. Man verwendet Quarzlampen mit vorgeschaltetem Schwarz-UV-Filter zum Entzug der sichtbaren Strahlung. Pilzbefall läßt sich (im verdunkelten Raum) an der Fluoreszenz der erkrankten Partien erkennen. Erreger von Mikrosporie leuchten hellgrün, von Trichophythie grau(-weißlich), von Pityriasis versicolor rötlichgelb bis gelbgrünlich auf. Verwendung von WOOD-Licht kann auch für die Gewinnung ausreichenden Untersuchungsmaterials sehr zweckmäßig sein.

Bei sonstigen Mykosen: Sputum, Bronchialsekret, Eiter etc. Verdächtige Stellen (Klümpchen etc.) aussuchen bzw. Material soweit verdünnen, daß eine einwandfreie mikroskopische Durchmusterung bzw. Verteilung auf entsprechende Nährböden ohne Schwierigkeiten möglich ist. Dünnflüssiges Material ggf. zentrifugieren.

Allgemeiner Gang der Untersuchung

1. Mikroskopisches Präparat: Die mikroskopische Untersuchung verdächtigen Materials ermöglicht in der Regel nur die Aussage, daß Formelemente von Pilzen, z. B. Hyphen, Sporen, Sproßzellen vorhanden oder nicht vorhanden sind.

Nativpräparat (Hautschuppen, Haare, Nägel): Das Keratin von Hautschuppen und von Haaren wird durch Behandlung mit Alkali hydrolysiert und teilweise aufgelöst, wodurch die darin enthaltenen Pilze erkennbar werden. Man legt das Material in einen Tropfen einer 10–30%igen Kalilauge auf einem Objektträger ein oder behandelt mit Kalilauge-Farbgemisch[1], bedeckt das Ganze mit einem Deckgläschen, erwärmt leicht über der Sparflamme des Bunsenbrenners und läßt die Lauge 10–30 min einwirken. Noch exakter sind die Ergebnisse, wenn man das Präparat, ohne es zu erwärmen, 2–3 Std. in eine verschlossene Petrischale legt. Die KOH-Konzentration bzw. -Einwirkungszeit soll sich nach der Dichte des Materials richten. Nagellamellen behandelt man mit höher konzentrierter KOH, die man 2–3 Std. einwirken läßt und die während dieser Zeit ggf. zu erneuern ist. Dickere Nagelteile sollten in einem Röhrchen mit 30% KOH mehrere Stunden im Brutschrank gehalten werden. Nach Ende der Einwirkungszeit drückt man das Deckgläschen vorsichtig nach unten und erzielt so die Ausbildung einer dünnen Schicht. Die überschüssige Flüssigkeit saugt man mit Filtrierpapier ab.

Bei der mikroskopischen Untersuchung verwendet man zunächst eine schwache Vergrößerung bei enggestellter Kondensorblende zum Auffinden pilzverdächtiger Stellen. Diese werden dann mit starkem Trockensystem geprüft. Sind Pilze vorhanden, so kann man Myzelfäden, Ketten von Chlamydo- oder Einzelsporen bzw. Einzelsporen erkennen. Die Abgrenzung von Sproßpilzen ist bei Vorhandensein von Blastosporen schon im Nativpräparat möglich. Fadenpilze bilden in vielen Fällen Chlamydosporenketten aus; aus ihrem Vorhandensein kann man daher in der Regel auf das Vorliegen einer Infektion durch Dermatophyten schließen.

Beachte: In Nativpräparaten bestehen Verwechslungsmöglichkeiten mit Öltröpfchen, Fasern u. dgl.; erwähnt seien hier auch die sog. Mosaikpilze (Kunstprodukte in Form von Cholesterinkristallen, die Sporenketten ähneln): sie liegen den Zellgrenzen an, während echte Pilzhyphen die Zellen gewöhnlich schneiden (überqueren).

---

[1] *Kalilauge-Farbgemisch:* 1 Teil Parker Superchrome Blue-Black Füllhaltertinte (gleichwertiges deutsches Präparat: Mont Blanc-Füllhaltertinte Nr. 18) + 9 Teile 5–20%iger KOH (bei Nägeln die stärkste Konzentration wählen); das Farbgemisch ist nur etwa 2 Monate haltbar.
Farbgemisch mehrere Std. in der feuchten Kammer auf das Präparat einwirken lassen (kürzere Zeit bei dünnen Präparaten).

Artefakte lassen sich manchmal besser erkennen durch Verwendung von Laktophenolblau-Lösung. Sie führt zur Aufhellung und zarten Blaufärbung der Myzelien, während andere Elemente ungefärbt bleiben: Man setzt einen Tropfen der Lösung auf eine Seite des Deckgläschens, zieht von der anderen Seite die vorhandene KOH ab und wiederholt dieses Vorgehen, bis das zu untersuchende Material blau erscheint. Zusammensetzung der Laktophenolblau-Lösung: 10 g Phenol. (krist.), 10 ml Milchsäure, 20 ml Glyzerin und 10 ml Aqua dest. unter leichtem Erwärmen lösen, dann 0,05 g Wasserblau (bzw. Cotton blue) zufügen.

Haarpräparate sollen nicht länger als 30 min in 20%iger KOH belassen, stärkere Quetschung durch das Deckgläschen vermieden werden, da sonst evtl. vorhandene Sporenscheiden platzen und Veränderungen im mikroskopischen Bild entstehen. Man hat zu unterscheiden zwischen dem Endothrix-Typ, wobei Hyphen innerhalb des Haarschaftes zur Bildung von Arthrosporen führen, und dem Ektothrix-Typ mit Hyphen bzw. Sporen auf der Haaroberfläche.

Gefärbtes Präparat: Die Anwendung spezieller Färbeverfahren – abgesehen von der erwähnten Färbung mit Laktophenolblau bzw. Kalilaugenfarbgemisch – ist bei Haut- und Haarpilzen in der Regel entbehrlich.

GRAM-Färbung: Pilzelemente verhalten sich positiv. Die GRAM-Färbung ist angebracht – außer bei Strahlenpilzerkrankungen (S. 206) – bei allen Infektionen mit Sproßpilzen bzw. Sporothrix und Monosporium.

GIEMSA-Färbung wird bevorzugt angewandt bei intrazellulärer Lagerung von Pilzelementen, z.B. bei Histoplasmose.

Sonstige Methoden (insbesondere zur Färbung von Pilzelementen im Gewebe): Färbung nach HOTCHKISS-MCMANUS (S. 641) zum Nachweis hefeähnlicher Erreger von Gewebsmykosen (Blastomykose, Kryptokokkose, Kokzidioidomykose, Sporotrichose, Histoplasmose, Chromoblastomykose, Candidiasis).

Tuscheverfahren: Insbesondere zum Nachweis von Kapseln, z.B. bei Verdacht auf Kryptokokkose, im Liquorsediment.

2. Isolierung: Kulturverfahren dienen in erster Linie zur weiteren Identifizierung mikroskopisch nachgewiesener Pilzelemente bzw. zur Klärung eines mikroskopisch erhobenen Verdachtes auf Pilzbefall. Sie sind ferner notwendig zur Resistenzbestimmung gegen Antimykotika.

Laboratorien, die sich nicht vorwiegend mit mykologischer Diagnostik befassen, verwenden zur Züchtung am besten im Handel befindliche dehydrierte Substrate. Empfohlen werden können Glukose-Pepton-Agar nach SABOURAUD (verschiedene Hersteller), Selektiv-Agar für pathogene Pilze (Merck), LITTMAN-Agar (verschiedene Hersteller), Mycosel-Agar (BBL), KIMMIG-Agar (Basis von Merck) sowie die Difco-Produkte Trichophyton Agar, Mycobiotic Agar, Brain Heart CC Agar (besonders für Blastomyces und Histoplasma). Zweckmäßig ist vielfach – sofern nicht Schimmelpilze gezüchtet werden sollen – ein Zusatz von Actidion (Cycloheximid) zur Unterdrückung gewisser saprophytischer Organismen dieser Art. Näheres siehe bei „Nährböden" (Kultur von Pilzen und Hefen).

Dermatophyten sind Aerobier. Man verwendet deshalb Kulturgefäße mit ausreichendem Luftraum, z.B. Schrägagarröhrchen, Erlenmeyerkölbchen, Kolleschalen und dgl. und verschließt sie mit Wattestopfen. In Petrischalen treten öfter Verunreinigungen, insbesondere durch Luftkeime, auf; außerdem neigen hier die Nährböden bei der notwendigen verlängerten Bebrütungszeit eher zur Austrocknung. In jedem Fall ist für eine möglichst hohe Luftfeuchtigkeit im Brutschrank zu sorgen. Einer Austrocknung der Kulturen kann ggf. auch vorgebeugt werden durch Verschließen der Kulturgefäße mit Parafilm o.dgl.

Die Inkubation soll bei Dermatophyten möglichst bei 28° C durchgeführt werden; notfalls bebrütet man bei Zimmertemperatur. Dermatophyten wachsen gut bei höherer Zuckerkonzentration; verminderter pH schadet ihnen nichts, hemmt aber, ebenso wie der erhöhte Zuckerzusatz, das Wachstum verschiedener kontaminierender Bakterien. Verunreinigungen durch Schimmelpilze und Bakterien können zusätzlich durch Beigaben von Antibiotika oder chemischen Reagenzien wie K-tellurit (Endkonzentration $1^0/_{00}$) eingedämmt werden. Bei gewissen anderen Pilzarten ist der Zusatz von Serum oder Blut (Blastomyces) bzw. Thiamin (Trichophyton-Arten) zweckmäßig.

Die Beimpfung sollte möglichst bei UV-Entkeimung der Raumluft erfolgen. Hautschuppen und dgl. werden ggf. mit steriler Schere und Pinzette zerkleinert, evtl. in einer Antibiotikum-Lösung (z.B. Gentamycinsulfat, 4 mg/ml) gewaschen und nach Abtupfen der überschüssigen Flüssigkeit in den Nährboden eingedrückt. Man benützt dazu kräftige Impfnadeln oder Ösen, die nach dem Abflammen zur Abkühlung kurz auf Nährsubstrat aufgetupft werden. Das anhaftende Substrat erleichtert das Übertragen der Teilchen auf den Nährboden. Man bringt auf Schrägagarmedien etwa 4 Probenstückchen in einem Abstand von etwa 1 cm auf. Stets sollten mehrere, möglichst verschiedene Substrate beimpft werden, einerseits wegen der stets bestehenden Verunreinigungsgefahr, andererseits wegen der unterschiedlichen Nährbodenansprüche der verschiedenen Pilzarten.

Angesetzte Kulturen sind in 2- bis 3tägigen Abständen auf Wachstum zu prüfen; hierbei achtet man in erster Linie auf etwaiges Wachstum am Rand der eingeimpften Stückchen. Gewöhnlich ist dieses bei Dermatophyten nach etwa 4–10 Tagen gut zu erkennen; negative Befunde sollte man nicht vor Ablauf von 3–5 Wochen erstatten.

Zeigt sich Wachstum, so verimpft man Material vom Kolonierand zur Erzielung von Reinkulturen auf einzelne frische Schrägagarröhrchen. Man beimpft diese jeweils mit einer einzelnen Abimpfung und zwar etwa in der Mitte der Substratoberfläche. Das ermöglicht die Ausbildung großer Einzelkolonien, deren morphologische Eigenschaften bei der Identifizierung von Bedeutung sind. Oft ist es zweckmäßig, vom Primärwachstum sog. in-situ-Kulturen (s. u.) zu beimpfen.

Eine mikroskopische Untersuchung ohne Öffnung der Kulturgefäße ist möglich, indem man z. B. bei Schrägagarröhrchen die Randzone des Substrates mit der Lupenvergrößerung oder dem nächstgrößeren Objektiv (mit großem Arbeitsabstand) einstellt. Bei manchen Pilzen dauert es 3–4 Wochen, bis man auf diese Weise das hochsteigende Myzel bzw. die charakteristische Morphologie erkennen kann.

Färbung von Kulturmaterial kann nach entsprechender Entwicklung der Pilzkolonie versucht werden, indem man von der Mitte mit einer Nadel eine kleine Menge Luftmyzel entnimmt und es in einen Tropfen Laktophenolblau-Lösung überträgt. Nach Ausbreitung der Fäden mit Hilfe zweier Nadeln legt man ein Deckglas auf, läßt die Farbe einige Minuten einwirken und saugt unter gleichzeitigem leichten Druck auf das Deckglas mit etwas Filtrierpapier die überschüssige Flüssigkeit ab. Anschließend untersucht man mikroskopisch zunächst mit dem schwächsten, dann mit einem stärkeren Trockensystem. Überprüft wird dabei das Vorhandensein, die Form und Größe von Konidien, von Chlamydosporen und eventuelle Besonderheiten des Myzels. Eine besondere Methode der mikroskopischen Beobachtung ist gegeben über die Agarblock-Kultur (s. u.).

In-situ-Kultur: Diese Form der Kultur ermöglicht in der Regel die mikroskopische Beurteilung der Organismen (Myzel, Fruktifikationsorgane) besser als dies mittels Material von den üblichen, für Primärisolierungen verwendeten Nährböden (Makrokulturen) der Fall ist.

Agarblock-Methode nach RIDDELL-KADEN: Aus einer etwa 2 mm dicken Nährsubstratschicht wird ein Quadrat von etwa 1 × 1 cm steril ausgeschnitten und auf einen durch Abflammen sterilisierten Objektträger aufgelegt. Etwa in der Mitte von jeder der vier Seiten des Agarblocks impft man mit einer Nadel etwas Pilzkulturmaterial auf, deckt mit einem sterilen Deckglas ab und bebrütet bei 28 °C in einer feuchten Kammer (z. B. Petrischale mit abgeknicktem Glasstab, auf den man den Objektträger auflegt). Die Feuchtigkeit erhält man am besten durch Einlegen mehrerer Filterpapierlagen, die mit einer 20%igen Glyzerinlösung getränkt sind. Man untersucht jeden zweiten Tag mikroskopisch (Trockensystem). Die Methode ermöglicht die Beobachtung der Anordnung des Myzels und der Ausbildung der Konidiophoren und Konidien in den verschiedenen Stadien der Entwicklung.

Die Agarblock-Kultur ermöglicht nach ausreichendem Wachstum bzw. entsprechender Sporenentwicklung auch die Färbung des gezüchteten Organismus. Dazu hebt man das Deckglas mit der Pinzette ab (seitliche Verschiebung möglichst vermeiden), entfernt – ebenfalls unter Vermeidung seitlicher Verschiebung – den Agarblock, bedeckt die entsprechenden Seiten von Deckglas und Objektträger mit absolutem Alkohol, fügt – nachdem dieser fast verdunstet ist – je einen Tropfen Laktophenolblau-Farblösung (s. S. 310) hinzu, bedeckt den Objektträger mit einem Deckglas (und ggf. auch das vorher für die Agarblockkultur benutzte Deckglas mit einem frischen Objektträger), läßt die Farbe über Nacht einwirken und umrandet mit Nitrolack (z. B. Nagellack).

Beachte: Wegen des Infektionsrisikos sollte der Ansatz von in-situ-Kulturen bei Coccidioides, Histoplasma und Blastomyces unterbleiben.

3. Identifizierung: Die Identifizierung der Pilze ist – mit wenigen Ausnahmen – nur mittels kultureller Methoden möglich. Wegen der Abhängigkeit der Wachstumsformen und der Ausbildung von Fruktifikationsorganen von Nährboden, pH, Bebrütungstemperatur, Alter der Kultur etc. ist es wichtig, die Kulturbedingungen weitgehend zu standardisieren. Die endgültige Identifizierung der Erreger stützt sich in der Regel auf makroskopische und mikroskopische Charakteristika.

Makroskopische Merkmale: Bei Hyphenpilzen tritt das Wachstum zunächst gewöhnlich in Form von radiär in das Medium einwachsenden, fädigen Elementen in Erscheinung, während sich das Zentrum unter zunehmender Ausbreitung zur Peripherie zum Myzel verdichtet. Dieses wird gewöhnlich rasch durch das sich entwickelnde, sporenbildende Luftmyzel überdeckt, welches der Kolonie ein flaumiges, wie mit Puder bestreutes oder samtartiges Aussehen verleiht. Jedoch gibt es auch unter langsam wachsenden Fadenpilzen Arten, die zunächst bakterienähnliche Kolonien bilden und die erst später ein oft nur recht spärliches Luftmyzel entwickeln. Bei vielen Hefepilzen fehlt die Myzelentwicklung völlig.
Von diagnostischer Bedeutung sind Größe und Form (Oberflächenstruktur) der Kolonie, ihre Haftfähigkeit, evtl. ein charakteristischer Geruch. Die meisten Arten zeigen früher oder später eine unterschiedlich ausgeprägte Pigmentbildung; hierbei ist sowohl die Ober- als auch die Unterseite zu prüfen und darauf zu achten, ob das Pigment in das umgebende Medium diffundiert oder nicht.

Mikroskopische Merkmale: Die besten Untersuchungsmöglichkeiten bilden die Agarblock-Kulturen (s. S. 311). Die Untersuchung erstreckt sich – außer auf die Breite, Konturierung und Anordnung etwa vorhandenen Myzels – in erster Linie auf die Art der Sporenbildung. In älteren Kulturen können die typischen Merkmale gänzlich verlorengehen (sog. Pleomorphismus).

Makrokonidien werden gebildet an den distalen Enden gewisser Hyphen (Konidiophoren). Sie sind ziemlich groß (zwischen 10 und 150 μ lang), von spindelartiger, zylindrischer oder birnenartiger Form. Im reifen Zustand zeigen sie Quersepten, die etwa 2–10 Segmente abgrenzen können. Unterschiedlich ausgereifte Formen kommen nebeneinander bei der gleichen Kultur vor (dementsprechend unterschiedliche Größen, variierende Zahl von Septen). Die Oberfläche kann glatt oder mehr höckerig bzw. mit kleinen, warzenartigen Gebilden besetzt sein. Meist sind im gleichen Präparat Makro- und Mikrokonidien nachweisbar.

Mikrokonidien sind wesentlich kleiner (etwa 2–6 μ Durchmesser), andererseits oft zahlreicher als die Makrosporen. Man findet rundliche, längliche, birnförmige Elemente, die einzeln an den Seiten der Hyphen, gestielt oder ungestielt bzw. auch traubenförmig an kurzen Stielen sitzen.

Chlamydosporen sind bei verschiedenen Faden- und Hefepilzen vorkommende, große, rundliche Gebilde mit dicker Zellwand, die interkalar (d.h. im Verlauf des Hyphen), endständig oder auch seitlich, einzeln oder kettenförmig angeordnet sein können.

Biochemische Merkmale: Fermentationsprüfung: Sie ist insbesondere für die Abgrenzung der verschiedenen Candidaarten von Bedeutung. Man verwendet die üblichen Substrate zur Feststellung der Zuckerspaltung, jedoch mit jeweils 2–3%igem Zusatz der verschiedenen Kohlenhydrate und prüft die (kräftig zu beimpfenden) Röhrchen nach 1 Woche Bebrütung bei 25° C auf Säure- und Gasbildung.

Assimilationsprüfung (auxanographische Methode nach Beijerinck): Sie dient zur Unterteilung von Hefearten aufgrund der Bestimmung ihres Kohlenhydrat- und Stickstoffbedarfes. Es ist zweckmäßig, hierfür ein geeignetes handelsübliches Basalmedium zu verwenden, z.B. Yeast Nitrogen Base Difco.

a) Kohlenhydratassimilation: Man bereitet zunächst eine 10fach konzentrierte Stammlösung von Bacto-Yeast Nitrogen-Basissubstrat (Code Nr. 0335), filtriert bakterienfrei, stellt eine sehr dünne Suspension der fraglichen, ggf. vorher auf zukkerfreien Nährböden fortgezüchteten und in steriler NaCl-Lösung gewaschenen Keime in steriler physiol. NaCl-Lösung her und pipettiert von dieser Suspension 2,0 ml in eine klar durchsichtige Petrischale. Man fügt dann dazu 1,5 ml der Bacto-Yeast Nitrogen Base und 15 ml eines 2%igen, sterilen, klaren, auf etwa 45° C abgekühlten Agars (z.B. Special Agar Noble von Difco), vermischt gründlich, läßt erstarren und unter teilweiser Öffnung des Deckels trocknen. Anschließend bringt man an einzelne, vorher am Boden markierte Stellen mit 20%iger, sterilfiltrierter Zuckerlösung getränkte Filtrierpapierscheibchen (wie bei der Resistenzbestimmung von Bakterien) auf und bebrütet 2 Tage bei 25° C. Anschließend stellt man fest, an welchen Stellen Wachstum eingetreten ist (Trübungshof), d.h. welcher Zucker assimiliert wurde.

b) Stickstoff-Assimilation: Man verfährt, wie für die Prüfung der Kohlenhydrat-Assimilation beschrieben, tränkt statt dessen aber die Blättchen mit einer 20%igen Lösung der zu prüfenden N-Substanz (z.B. Pepton, Asparagin, NH_4-Sulfat, KNO_3) bzw. einer 10%igen Lösung von Harnstoff. Bebrütung und Ablesung wie unter a) beschrieben.

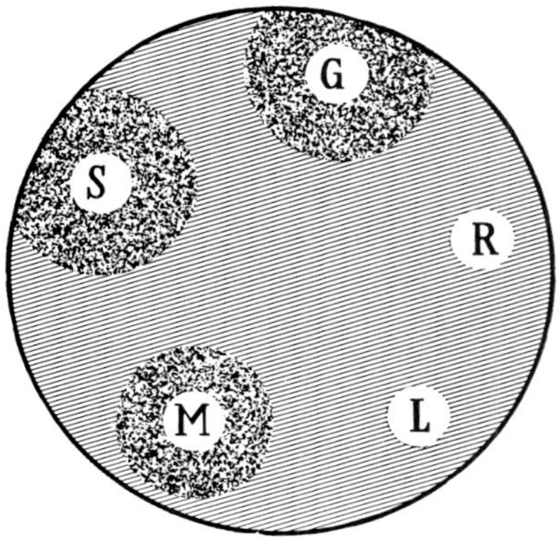

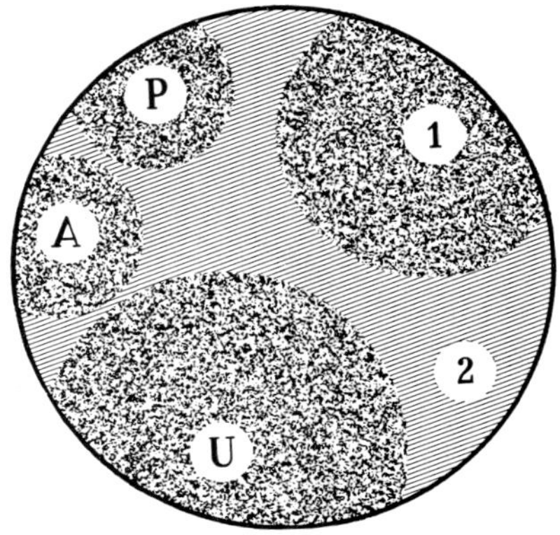

Abb. 99: Blättchentest zur Prüfung der Kohlenhydrat-Assimilation (links) bzw. der N-Assimilation (rechts) – schematische Darstellung. – Zeichenerklärung: G: Dextrose; L: Laktose; M: Maltose; R: Raffinose; S: Saccharose; – Laktose und Raffinose werden beim Beispiel der linken Abbildung nicht assimiliert. – A: Asparagin; P: Pepton; U: Urea (Harnstoff); 1: $(NH_4)_2SO_4$; 2: KNO_3.

4. Antikörpernachweis im Krankenserum: In Betracht kommen Komplementbindungs-, Agglutinations- und Präzipitations-Reaktionen oder die Prüfung auf fungistatische Aktivität. Diese Verfahren haben wenig praktisch-diagnostische Bedeutung erlangt (Ausnahmen sind bei der Beschreibung der einzelnen Pilze angeführt). Eine eingehende Darstellung der serodiagnostischen Verfahren bei Mykosen findet sich bei SEELIGER, H.P.R.: Mykologische Serodiagnostik. J.A. Barth Verlag, Leipzig 1958.

5. Tierversuche: Siehe entsprechende Vermerke bei einzelnen Erregern.

Von Wert kann der Tierversuch im Sinne einer zusätzlichen diagnostischen Möglichkeit bei gewissen Dermatophyten sein, wenn die kulturmorphologischen Charakteristika wenig ausgeprägt sind. Gut empfänglich sind Meerschweinchen für sog. zoophile Pilze wie Trichophytonarten.
Nach Entfernung der Haare am hinteren Teil des Rükkens massiert man mittels feinen Sandpapiers Material von mehrwöchigen Kulturen ein, möglichst ohne Blutungen zu verursachen. Im positiven Fall treten Schwellung, Krustenbildung und Kahlstellen unterschiedlichen Ausmaßes auf.

6. Hautteste: Diagnostisch verwendete Tests sind ebenfalls bei den entsprechenden Erregern vermerkt. Ihr Ausfall ist stets mit gebührender Kritik zu werten, da einerseits ein negatives Ergebnis das Vorliegen einer Pilzinfektion nicht ausschließt und andererseits Kreuzreaktionen mit zahlreichen, selbst nicht verwandten Pilzarten in Betracht gezogen werden müssen.

7. Aufbewahrung von Pilzkulturen: Die Lyophilisation ist zweckmäßig bei Candidaarten. Andere Pilze neigen hierbei jedoch leicht zum Übergang in steriles Myzel und allgemein zu Degenerationserscheinungen. Die Aufbewahrung erfolgt hier am besten in Schrägagarröhrchen, die reichlich zu beimpfen, bei optimaler Temperatur zu bebrüten und mit einfachen Wattestopfen (Luftaustausch!) zu verschließen sind. Nach ausreichender Kolonieentwicklung bewahrt man die Kulturen im Kühlschrank auf und überimpft in 4- bis 8wöchigem Abstand.

Schimmelpilze

Schimmelpilze begegnen dem Mikrobiologen meist als Verunreiniger auf oder in Kulturen, Seren, Reagenzien. Gewöhnlich sind sie ausgesprochene Saprophyten. Unter bestimmten Bedingungen (z.B. bei anderweitig geschädigtem Ge-

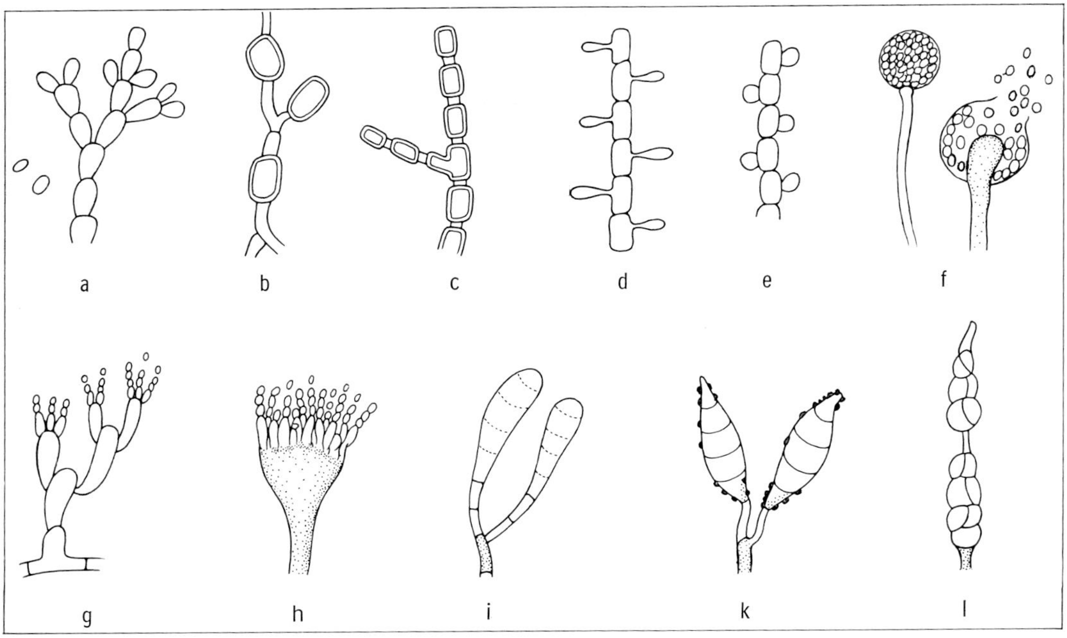

Abb. 100: Beispiele ungeschlechtlicher Sporenbildung bei Pilzen (schematische Darstellung):
a: Blastosporen. Sie entstehen durch Sprossung. Die Tochterzelle löst sich entweder von der Mutterzelle ab oder bleibt mit ihr verbunden, so daß einfache oder verzweigte Ketten entstehen, an deren Enden sich jeweils die jüngsten Zellen befinden.
b: Chlamydosporen (Mantelsporen). Sie entstehen unter Vergrößerung und gleichzeitiger Verdickung der Zellwand (Entwicklung interkalar oder endständig).
c: Arthrosporen (Gliedersporen). Die vegetativen Hyphen teilen sich in zylindrische oder faßförmige Sporen, die zunächst noch mit benachbarten Hyphen bzw. untereinander verbunden bleiben können.
d: Mikrokonidien, den Hyphen mit einem Stiel („gestielt") aufsitzend.
e: Mikrokonidien, den Hyphen direkt („ungestielt") aufsitzend.
f: Endosporen, in einem Sporangium entstehend (sog. Sporangiosporen).
g: Mikrokonidien, endständig abgeschnürt von verästelten Konidienträgern (Sterigmen).
h: Mikrokonidien, abgeschnürt von unverästelten Konidienträgern.
l: Makrokonidien, septiert (keulen-, spindel-, knötchenförmig).

webe) sind gewisse Arten in der Lage, auch für sich pathogen zu wirken oder sogar gesundes Gewebe anzugreifen. Bei der überaus weiten Verbreitung von Schimmelpilzen ist ihr Nachweis bei Krankheitsprozessen stets mit entsprechender Kritik zu beurteilen. Als ätiologisches Agens bzw. für ein Krankheitsbild wesentlicher Begleitkeim kann ein Schimmelpilz dann gewertet werden, wenn er wiederholt (und in nicht zu geringer Menge) aus dem Krankheitsherd gezüchtet wird. Im Zweifelsfall ist eine Sicherung durch serodiagnostische Methoden anzustreben.

Schimmelpilze werden in der Kultur im Wachstum gehemmt durch Cycloheximid (Actidion); sonst zeigen sie auf den gebräuchlichen Nährböden eine meist rasche, kräftige Entwicklung. Charakteristisch für alle menschenpathogenen Arten ist, daß sie bei 37° C zu wachsen vermögen.

Im Rahmen dieses Buches kann nur auf die wichtigsten Arten eingegangen werden, die primär ätiologisch oder – häufiger – als sog. Nosoparasiten (d.h. im Rahmen anderweitiger Krankheitszustände) für Infektionen in Betracht kommen. Verwiesen wird auf GRIMMER, H. und RIETH, H.: Krankheiten durch Schimmelpilze bei Mensch und Tier. Springer, Berlin 1965.

Aspergillus

Syn. Kolbenschimmel, Gießkannenschimmel.

Ubiquitär verbreitet; häufig als Saprophyt auf Nahrungsmitteln, bakteriologischen Nährböden etc., wo er in verschiedenen Arten auftritt.
Das Myzel ist septiert; die von hier nach oben wachsende Konidiophore trägt am oberen Ende eine bläschenförmige Anschwellung (Vesiculum). Von dieser gehen radiär Sterigmen aus, die an ihren Endpunkten laufend Konidien abschnüren.

Aspergillus fumigatus, der rauchgraue Kolbenschimmel, ist der häufigste Krankheitserreger; er kann Lungenverpilzung, evtl. mit hämatogener Aussaat, Mykose des äußeren Gehörganges, der Nasennebenhöhlen etc. hervorrufen.
Bei Lungenmykose kann der Nachweis von Pilzelementen im Sputum gelingen, sofern der Prozeß nicht in Form eines sog. Aspergilloms gegen die Umgebung abgeschlossen ist.

Gang der Untersuchung

1. *Mikroskopisches Präparat:* Im (Morgen-)Sputum oder Bronchoskopiematerial (unter Deckglas zu untersuchen) können sich Fragmente von septierten, ggf. verzweigten, 3–6 μ dicken Hyphen finden (gewöhnlich eingebettet in Schleimklümpchen). Charakteristisch für A. fumigatus ist im Kulturpräparat, das zunächst das Vorliegen eines Kolbenschimmels sichert (s.o.), daß die Sterigmen nur in der oberen Hälfte des flaschenförmigen Vesiculums auftreten.

2. *Isolierung:* Typisch ist das relativ rasche Wachstum (in 1–3 Tagen) bei 37° C und höherer Temperatur (bis über 45° C). Die Züchtung gelingt auf Blutagar, besser auf den üblichen Pilznährböden (ohne Actidion!). Zunächst sind feine, weißliche, fädige Kolonien zu erkennen, die, rasch größer werdend, nach Ausbildung des Luftmyzels und Einsetzen der Sporenentwicklung vom Zentrum her bald eine blaugrüne Farbe annehmen, während der Rand noch weiß erscheint. Später nimmt die Kultur eine rauchgraue Tönung an, die schließlich fast schwarz werden kann.

3. *Antikörpernachweis im Patientenserum:* Mittels KBR. Die Reaktion wird durchgeführt am Institut für Hygiene und Mikrobiologie der Universität Würzburg.

Penicillium

Syn. Pinselschimmel.

Es gibt auch hier eine Reihe von Arten; sie sind ebensoweit verbreitet wie Aspergillus. Penic. notatum und Penic. chrysogenum werden für die Produktion von Penicillin benutzt. Die Konidiophore zeigt keine Endauftreibung. Von ihr gehen Verzweigungen, sog. Metulae, ab, die ihrerseits Sterigmen tragen; von diesen schnüren sich kettenförmig die Konidien ab. Im ganzen entstehen dadurch finger- bzw. pinselartige Gebilde. Das Myzel ist septiert. Auch Penizillien können unter besonderen Bedingungen den Respirationstrakt befallen oder andernorts Mykosen auslösen (äußerer Gehörgang, Urogenitaltrakt, Nägel etc.); der Nachweis von Pilzen dieser Art ist jedoch diagnostisch mit derselben Vorsicht zu bewerten wie der von anderen Schimmelpilzen.

Gang der Untersuchung

1. *Mikroskopisches Präparat:* Im Originalpräparat können sich Pilzelemente finden, die von Aspergillus nicht zu unterscheiden sind. Kulturpräparat: s.o.

2. *Isolierung:* Schnelles Wachstum auf den meisten Nährböden. Die Kolonien färben sich unter Entwicklung eines flachen Luftmyzels und wirken infolge der intensiven Konidien-Bildung wie gepudert.

Mucor

Syn. Kopfschimmel.

Als Saphrophyten in der Umwelt; häufige Ursache von Nährbodenverunreinigungen. Das Myzel ist im Gegensatz zu den beiden anderen Arten unsegmentiert; im Gegensatz zu Rhizopus (s.u.) weist es keine Rhizoide auf. Die Sporangiophoren sind lang und verzweigt; sie zeigen am distalen Ende eine Auftreibung, die sog. Columella. Um diese wird das Sporangium ausgebildet, in der sich die Sporen entwickeln. Ist das Sporangium reif, so platzt es und die Sporen werden frei.
Gelegentlich können Mucorarten schwere, z.T. tödliche Erkrankungen – insbesondere im Bereich der Lunge oder des Zentralnervensystems – auslösen (lokale Entzündungsprozesse und Thrombosierung der Venen, die zu Generalisierung füh-

ren kann, insbesondere bei längerdauernder Antibiotikum-, Kortikoid- oder zytostatischer Therapie, auch bei schwerem Diabetes). Wie andere Schimmelpilze können Kopfschimmel nur bei wiederholtem Nachweis und Ausschaltung anderer Verunreinigungsmöglichkeiten als Erreger von Krankheiten angesprochen werden.

Gang der Untersuchung

1. *Mikroskopisches Präparat:* In Sputum-, evtl. auch in Liquorproben ist der Pilz am besten mittels des in Laktophenolblau (S. 310) eingebetteten Präparates nachzuweisen: dicke (5–10 μ breite), unsegmentierte Fäden. Kulturpräparat: Charakteristisch ist die runde Form der Columella (Gegensatz zu Rhizopus); übrige Beschreibung s. o.

2. *Isolierung:* Rasches Wachstum auf fast allen üblichen Nährsubstraten (ohne Actidion-Zusatz), so daß die Kulturschalen oder -Röhrchen in 2–4 Tagen von dem flaumigen, dichten Myzel erfüllt sind.

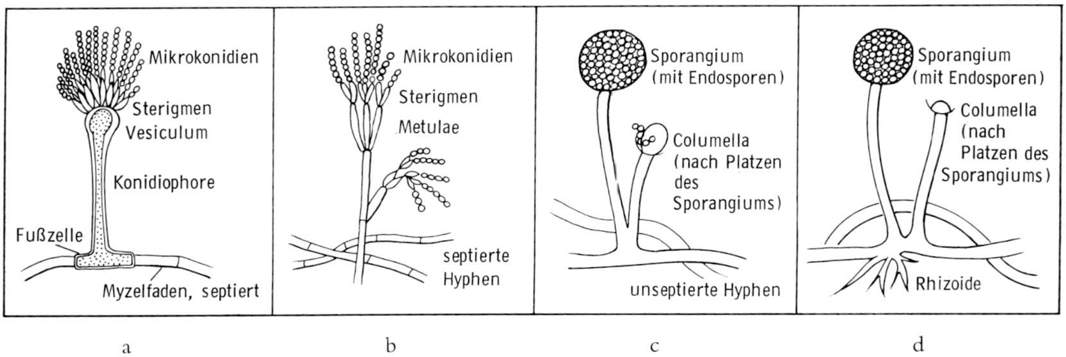

Abb. 101: Schematische Darstellung der Mikromorphologie wichtiger Schimmelpilze.
a: Aspergillus; b: Penicillium; c: Mucor; d: Rhizopus.

Sonstige Schimmelpilze

Rhizopus-Arten – normalerweise als Saprophyten weit verbreitet – können in Ausnahmefällen ebenfalls zu schweren, teilweise tödlichen Infektionen führen. Im Gegensatz zu Mucor zeigen die Sporangiophoren an ihrer Basis kleine, wurzelähnliche Ausläufer, sog. Rhizoide, die im Medium, an der Röhrchenwand etc. haften. Ein weiterer Unterschied besteht in der mehr halbkugeligen Ausbildung der Columella. Das Myzel ist nicht segmentiert.

Absidia zeigt, ebenso wie Rhizopus, rasche Entwicklung eines weißlichen bis grauen Luftmyzels. Mikroskopisch finden sich Rhizoide am nicht segmentierten Myzel, die jeweils zwischen den Abgangsstellen der verzweigten Sporangiophoren entspringen (Rhizopus: Sporangiophoren unverzweigt, Rhizoide entspringen gegenüber den Basen der Sporangiophoren). Sporangien mit zahlreichen Endosporen und Columella.

Scopulariopsis, eine weitere Schimmelpilzart, wird nicht ganz selten als ätiologisches Agens bei Nagelmykosen gefunden. Der Pilz entwickelt leicht bräunlich gefärbte Kolonien, deren Oberfläche gepudert erscheint. Vom septierten Mycel entspringen gedrungene Konidiophoren mit relativ großen, an der Oberfläche gezähnelten, doppelt konturierten Konidien.

Abgesehen von den beschriebenen Arten können in Ausnahmefällen auch andere Schimmelpilze als Erreger von Mykosen des Menschen in Betracht kommen. Siehe das einschlägige Fachschrifttum (z. B. S. 314).

Haut-, Haar-, Nagelpilze (Dermatophyten)

Die Haut-, Haar- und Nagelpilze im engeren Sinne sind durch das gemeinsame Merkmal der Keratinophilie, d. h. der Affinität zu Hornsubstanzen, gekennzeichnet. Die von ihnen ausgelösten Erkrankungen werden als Dermatomykosen zusammengefaßt. Die Pilze leben z. T. in den oberflächlichen Hautepithelien, sie können aber auch in tiefere Schichten eindringen. Sie wurden bis vor kurzem den Fungi imperfecti zugerechnet.

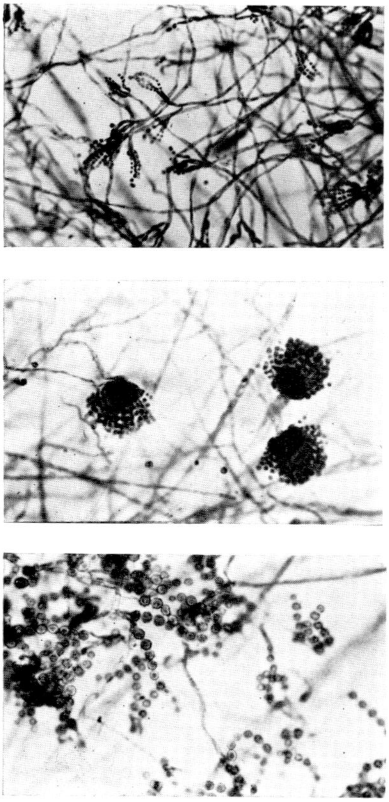

a b c

Abb. 102: Mikroskopische Kulturpräparate von Schimmelpilzen.
a: Penicillium; b: Aspergillus; c: Scopulariopsis. (Aufnahmen: SCHWARZENBACH, Univ.-Hautklinik Erlangen.)

In neueren Untersuchungen konnte bei vielen Dermatophyten die Bildung von Askosporen (S. 307) nachgewiesen werden. Diese Arten sind demnach den Askomyzeten zuzurechnen.

Die einzelnen Species werden aufgrund der unterschiedlichen Kolonie-Morphologie sowie der Art und Form der Konidien unterschieden, die als Makro- und/oder Mikrokonidien vorliegen können. – Charakteristisches Wachstum auf SABOURAUD-Agar. Keine Hemmung durch Actidion.

Einteilung:

1. *Microsporum:* Haut und Haare befallende Arten.

Mikrokonidien: In wechselnder Menge vorhanden, bei den meisten Arten jedoch nur spärlich.

Makrokonidien: Einzeln den Hyphen aufsitzend, meist dickwandig (Ausnahme: M. gypseum), Oberfläche stachlig, 3–15kammerig.

2. *Epidermophyton:* Eine die Haut (und Nägel) befallende Art.

Mikrokonidien: keine;

Makrokonidien: zu zweien oder dreien den Hyphen aufsitzend, dünnwandig, Oberfläche glatt, 2–4kammerig.

3. *Trichophyton:* Haut, Haare und Nägel befallende Arten.

Mikrokonidien: in unterschiedlicher Menge vorhanden;

Makrokonidien: gewöhnlich einzeln den Hyphen aufsitzend, meist dünnwandig, Oberfläche glatt, unterschiedliche Zahl von Septen.

Die Übertragung auf den Menschen kann erfolgen von infizierten Menschen oder auch von Tieren, bei denen sie z.T. ihren primären Standort haben bzw. latent vorkommen können.

Nachweisverfahren

Materialgewinnung sowie Prinzipien und diagnostisch bedeutsame Verfahren der Untersuchung: siehe S. 309–313.

Primärpräparat: Bei alleiniger mikroskopischer Untersuchung kann bis etwa ein Drittel dieser Pilzinfektionen unentdeckt bleiben. Kulturverfahren können diese Lücke schließen bzw. den mikroskopisch erhobenen Verdacht bestätigen; sie ermöglichen auch die Identifizierung des Erregers.

Isolierung und Identifizierung: Auf die für die verschiedenen Arten charakteristischen Merkmale wird bei der Besprechung der einzelnen Erreger eingegangen. Auch das Verhalten der Kulturen im WOOD-Licht kann differentialdiagnostisch mit herangezogen werden, wobei allerdings bedacht werden muß, daß hier durch äußere Umstände bedingte Abweichungen möglich sind (z.B. durch unterschiedliche Nährbodenchargen). Zweckmäßig ist es, nicht nur verschiedene Nährböden, sondern diese stets doppelt, mit Actidion- und entsprechendem Antibiotikazusatz bzw. ohne eine Beimischung dieser Stoffe zu beimpfen (s. Nährböden S. 548). Die Bebrütung sollte bei 25–28° C und über einen Zeitraum von mindestens 4 Wochen durchgeführt werden. Meist tritt die charakteristische Sporenbildung nach 5–10 Tagen ein, bei gewissen Arten jedoch erst später. Jüngere Kulturen zeigen mikroskopisch eine typischere Morphologie (Überprüfung ab der zweiten Woche etwa zweimal wöchentlich). Mikrokulturen (S. 311) sind zur Identifizierung unentbehrlich.

Genus: Microsporum

Der Ausdruck Microsporum (kleinsporig) bezieht sich nur auf die am Haar gebildeten Sporen. Befallen werden in erster Linie die Haare, ferner die Haut.
Von humanmedizinischer Bedeutung sind insbesondere die folgenden drei Arten:

M. audouinii: Von Mensch zu Mensch übertragen; meist im Schulalter vorkommend und hier ausgesprochen kontagiös. Hellgrüne Fluoreszenz unter WOOD-Licht, s. S. 319.

M. gypseum: Kommt freilebend im Boden vor; vom Tier auf den Menschen übertragen. In der Regel keine Fluoreszenz befallener Stellen im WOOD-Licht.

M. canis (M. lanosum): Ähnlich M. gypseum, meist vom Tier auf den Menschen übertragen.

M. nanum: Hauptsächlich beim Schwein vorkommend. Menschliche Infektionen selten.

M. ferrugineum: Anthropophile, vorwiegend in Osteuropa, Asien, Afrika auftretende Art.

Die Erreger befallen in erster Linie die Kopfhaut. Im Bereich der rundlichen Herde sind die Haare bis auf etwa 5 mm abgebrochen und erscheinen im unteren Teil wie von einer grauen Hülle umgeben.
Es entstehen Kahlstellen, die gelegentlich auch ulzerieren können. Die Krankheit trat früher häufiger bei Schulkindern auf; mit der Pubertät erlischt sie von selbst.
Den meisten Mikrosporumarten ist die Ausbildung großer (8–20 : 30–200 μ), spindelförmiger, septierter Makrokonidien auf künstlichen Nährböden gemeinsam. Bei M. audouini pflegt allerdings die Makrokonidienbildung ganz oder fast ganz zu fehlen. Soweit Mikrokonidien gebildet werden, sind diese keulenförmig und sitzen entweder direkt oder an kurzen Stielen den Hyphen auf.

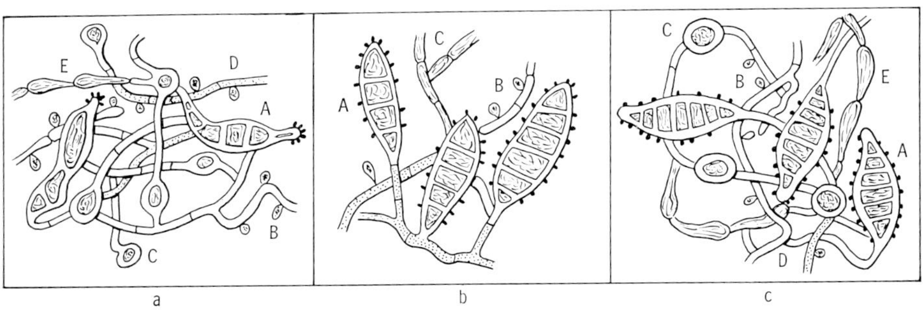

Abb. 103: Microsporum-Arten. Mikroskopische Präparate von Kulturen, schematisch.
a: Microsporum audouinii.
A: Makrokonidien (spärlich, unregelmäßig, z. T. eingeschnürt, an den Enden stachlig bzw. verbreitert).
B: Mikrokonidien (entlang den Hyphen).
C: Chlamydosporen (zahlreich).
D: Myzel (septiert).
E: Racket-Myzel.

b: Microsporum gypseum.
A: Makrokonidien (sehr reichlich, mit stacheliger Oberfläche).
B: Mikrokonidien (nicht zahlreich, lateral an den Hyphen).
C: Myzel (septiert).

c: Microsporum canis:
A: Makrokonidien (vielkammerig, dickwandig, reichlich, Enden z. T. verbreitert).
B: Mikrokonidien.
C: Chlamydosporen.
D: Myzel (normales, z. T. mit Mikrokonidien).
E: Racket-Myzel.

Microsporum audouinii

Mikroskopisches Originalpräparat: Oberfläche der epilierten Haarstümpfe mit zahlreichen kleineren, 2–4 μ großen, runden Sporen besetzt (Ektothrix-Typ. – Befallene Haare zeigen helle, grüngelbe Fluoreszenz im WOOD-Licht). – Bei Hautbefall: Myzelfäden und Ketten von Arthrosporen.

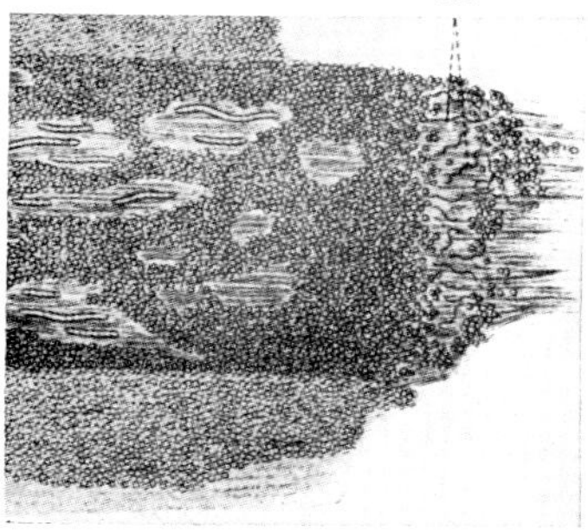

Abb. 104: Microsporum audouinii. Haar mit stark ausgebildeter Pilzscheide, die aus Sporen besteht. Im Haarinnern kurzes, nicht sporulierendes Myzel. Am Ende, bei M, sog. ADAMSONsche Quaste, die außer Sporen Myzelfäden enthält.

Kulturpräparat: Auf SABOURAUD-Agar oft fehlende, sonst nur spärliche Entwicklung von großen, unregelmäßigen, an den Polen oft mit Stacheln versehenen, zwei- bis mehrkammerigen Makrokonidien, die unregelmäßig geformt, in der Mitte bisweilen eingeschnürt sind. Zufügung von Hefeextrakt fördert die Makrokonidienbildung sowie das Entstehen keulenförmiger Mikrokonidien, die lateral den Hyphen aufsitzen. Auch Bildung von Racketmyzel und von (oft reichlichen) Chlamydosporen wird beobachtet.

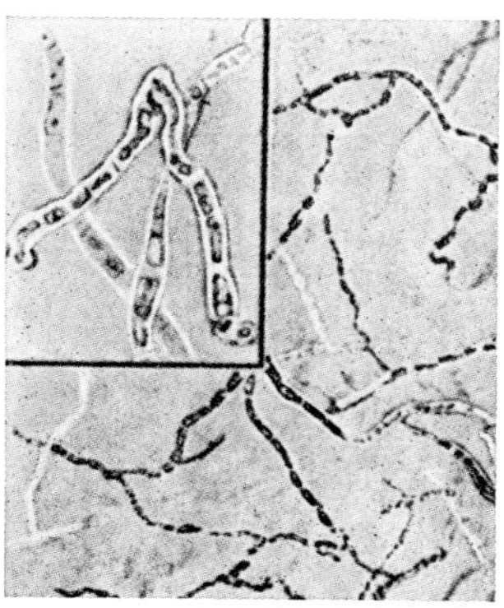

Abb. 105: Hautschuppe mit Microsporum-Myzel.

Koloniemorphologie: Charakteristisch ist das langsame Wachstum auf SABOURAUD-Agar: Oberfläche samtartig, später mit Radiärfaltung. Farbe der Oberseite nach etwa 2 Wochen gelbbraun, der Rückseite rötlichbraun. Die Züchtung gelingt nicht auf Reiskornmedium[1].

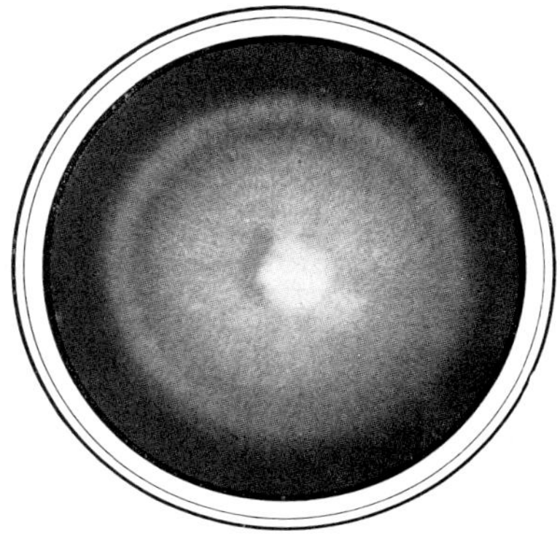

Abb. 106: Microsporum audouinii. Kultur auf Maltoseagar nach 10tgg. Bebrütung bei 28° C.

Microsporum gypseum

Mikroskopisches Originalpräparat: Haare ähnlich wie bei M. audouinii befallen (Ektothrix-Typ), Sporen jedoch größer (4–8 μ) und gelegentlich in Ketten. – Bei Hautbefall: Myzelfäden und reichlich Arthrosporen.

Kulturpräparat: Charakteristisch ist das reichliche Vorhandensein von großen, spindelförmigen Makrokonidien. Ihre Oberfläche ist mit warzigstachligen Erhebungen bedeckt; meist 4–8 Septen. Mikrokonidien spärlich.

Kolonie-Morphologie: Rasches Wachstum auf SABOURAUD-Agar als zunächst zartes, weißliches Myzel mit unregelmäßigem Rand. Zentral gewinnt die Kolonie dann ein gepudertes Aussehen, wobei mit peripherem Fortschreiten dieser Oberflächenveränderung eine Verfärbung zum Gelblichen eintritt. Auch die Rückseite der Kolonie ist deutlich pigmentiert. M. gypseum wächst gut auf Reisagar[1].

---

[1] 10 g weißen Reis und 30 ml Aqua dest. in 100-ml-Erlenmeyerkölbchen füllen, 15 min bei 121° C autoklavieren, in Schräglage erstarren lassen.

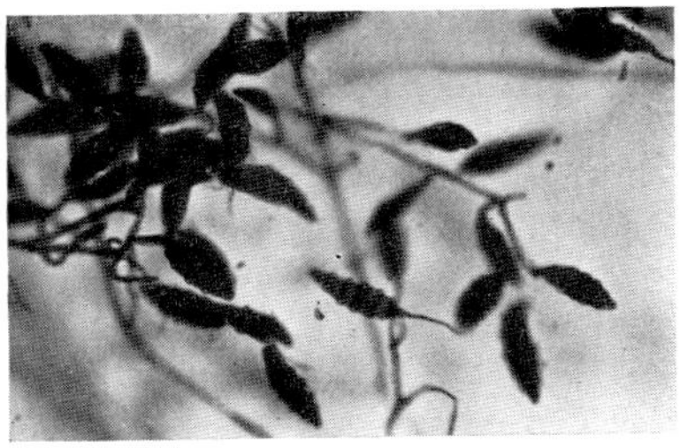

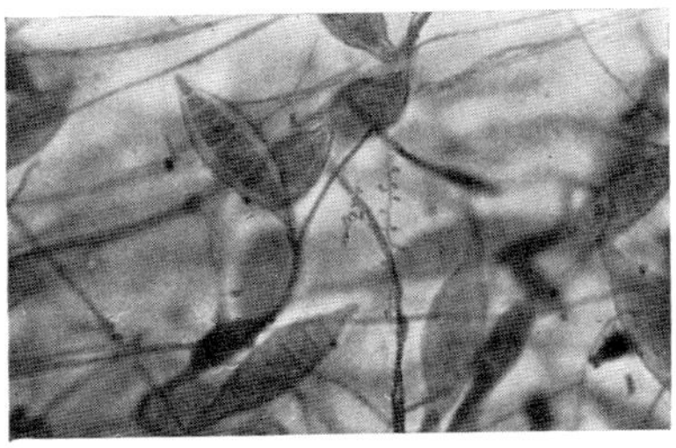

Abb. 107: Microsporum-Arten. Mikrophotographie von Kulturen. (Aufnahmen: SCHWARZENBACH, Univ.-Hautklinik Erlangen).
Oben: Microsporum gypseum.
Unten: Microsporum canis.

Microsporum canis

Mikroskopisches Originalpräparat: Ektothrix-Typ, ähnlich den beiden anderen Arten.

Kulturpräparat: Noch stärkere Kammerung der reichlich vorhandenen, dickwandigen, schlankspindeligen, höckerigen Makrokonidien, die z.T. knopfförmig verbreiterte distale Enden aufweisen. Selten sind Racket-Hyphen und Chlamydosporen. Mikrokonidien spärlich.

Kolonie-Morphologie: Rasches Wachstum auf SABOURAUD-Agar. Myzel flach, später hellgelb bis bräunlich. Gutes Wachstum auf Reisagar (s. Fußnote S. 319).

Microsporum ferrugineum: Orangerote Koloniefarbe; z.T. ähnlich Tr. schoenleinii, sonst in Form von „Bambus-Hyphen": Wenig verzweigte, an Bambusgräser erinnernde Hyphen zum Rand der Kolonie hin, deren Myzeldichte dadurch hier deutlich vermindert erscheint.

Microsporum nanum

Kulturpräparat: Reichlich ovale, dünnwandige Makrokonidien, die unsegmentiert oder in 2–3 Kammern geteilt sind und eine stachelige Oberfläche aufweisen. Mikrokonidien spärlich; birnenförmig, den Hyphen aufsitzend.

Kolonie-Morphologie: Rasches Wachstum in Form flacher, weißlich-cremefarbener bis bräunlicher Kolonien, mit wie gepudert aussehender Oberfläche. Die anfangs orangefarbige Unterseite der Kolonie wird später braun- bzw. dunkelrot. Gutes Wachstum auf Reisagar (s. Fußnote S. 319).

Genus: Epidermophyton

Epidermophyton floccosum

Einziger Vertreter dieser Gattung; befällt insbesondere die Haut der Hand- und Fußflächen sowie Hautduplikaturen (Submammar-Region etc.), selten auch die Nägel.

Mikroskopisches Originalpräparat (Kalilaugenpräparat): Feine, z.T. sich verzweigende, in Ketten von Arthrosporen zerfallende Hyphen; bei älteren Läsionen mehr rundliche Formelemente.

Kulturpräparat: Charakteristisch sind die in jungen Kulturen meist zahlreichen, dünnwandigen, 5–10 : 20–40 μ großen Makrokonidien, die 3–5 Kammern aufweisen und am distalen Ende abgerundet sind. Sie sind einzeln oder in Gruppen durch gestielte Fortsätze mit dem septierten Myzel verbunden. Selten Spiralhyphen; Mikrokonidien fehlen ganz, dagegen können Chlamydosporen (besonders in älteren Kulturen) zahlreich vorhanden sein.

Kolonie-Morphologie: Langsames Wachstum auf SABOURAUD-Agar, zunächst als kleine, weißgelbliche Pünktchen; bei der wachsenden Kolonie tritt später eine grüngelbliche bis oliv-bräunliche Verfärbung auf, wobei die Oberfläche wie bestäubt erscheint und zentral radiär gefurcht ist. Die Rückseite der Kolonie erscheint dann bräunlich-gelblich. Mit zunehmendem Alter steigert sich die Pleomorphie der Kulturen (Auftreten flaumig-weißlicher Luftmyzelflecken).

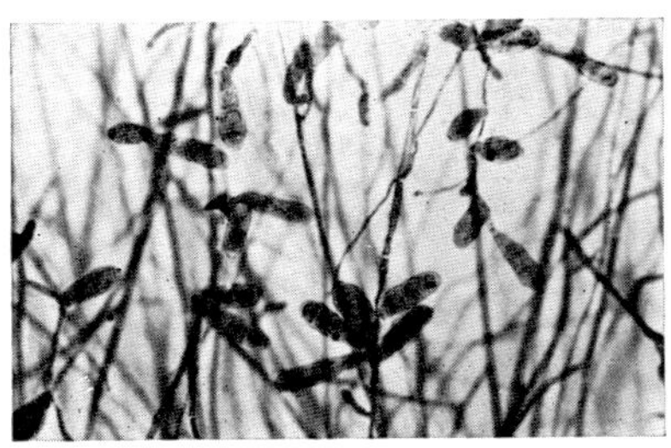

Abb. 108: Epidermophyton floccosum. Mikroskopisches Kulturpräparat. (Aufnahme: SCHWARZENBACH, Univ.-Hautklinik Erlangen).

Genus: Trichophyton

Die Trichophytonarten vermögen Haut, Nägel und Haare zu befallen. Bei Haarbefall kann man Pilzelemente als Arthrosporen in Parallelreihen innerhalb oder außerhalb des Haares (Endothrix- bzw. Ektothrix-Typ) finden und zwar als Ketten kleiner oder großer Arthrosporen. In Haut und Nägeln findet man sie als segmentierte, z. T. verzweigte Fäden, die in Chlamydosporen zerfallen sein können. Erkrankungen der Haut beginnen oft mit kleinen, juckenden Bläschen, die konfluieren bzw. sich charakteristisch bogenförmig ausbreiten können, während zentral eine Abheilung eintritt.

Gruppen-Hauttest mit handelsüblichem Trichophytin-Antigen (eiweißhaltiger Pilzextrakt, z. B. von Fa. Lederle): 0,1 ml Reagens (nach Vorschrift verdünnt) intrakutan in den Oberarm injizieren, Kontrolle mit physiol. NaCl-Lösung ansetzen zur Ausschaltung unspezifischer Reizungen. Ablesung nach 15 min, 24 und 48 Std. Diagnostisch verwertbar sind Rötungen mit leichter Infiltration, die nach 24 Std. mindestens Pfenniggröße erreichen. Die Probe ist eine Gruppenreaktion mit sonst guter Spezifität.

Es existieren zahlreiche Arten, die man in fünf Gruppen (Gypseum-, Rubrum-, Crateriforme-, Faviforme- und Rosaceum-Gruppe) zusammenfaßt. Die folgende Beschreibung beschränkt sich auf die wichtigsten Arten.

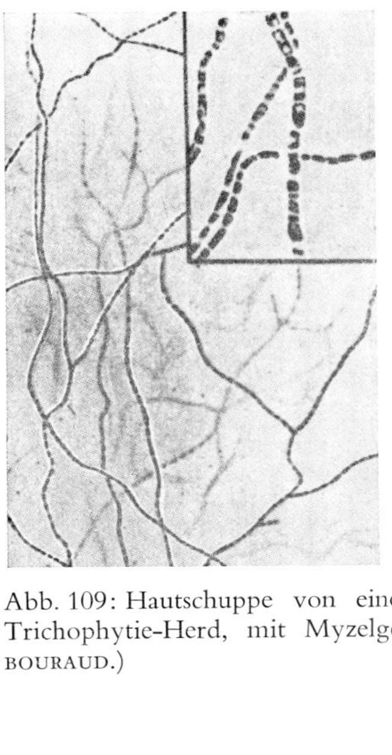

Abb. 109: Hautschuppe von einem oberflächlichen Trichophytie-Herd, mit Myzelgeflecht. (Nach SABOURAUD.)

Trichophyton mentagrophytes

Syn. Tr. gypseum.

Einer der wichtigsten Erreger, der insbesondere Erkrankungen der unbehaarten und der behaarten Haut (z. B. die tiefe Trichophytie der Barthaare), ferner interdigitale Mykosen und Onychomykosen auslöst. Man kann nach dem Aussehen der Kolonien verschiedene Typen unterscheiden.

Mikroskopisches Originalpräparat: Sporen von 3 bis 5 μ Größe lagern auf den befallenen Haaren wie Scheiden oder als einzelne Ketten; Myzelfäden im Inneren der Haare. – Befallene Hautstellen: Hyphen und Arthrosporenketten.

Kulturpräparat: Charakteristisch ist die Polymorphie des Myzels (Racket-Myzel, Spiral- und Kammhyphen[1]); Mikrokonidien sind meist rundlich, reichlich vorhanden und haufenförmig angeordnet. Finden sich Makrokonidien (am ehesten in einwöchigen Kulturen), so sind diese dünnwandig, septiert, stabförmig, oft an den Querwänden eingeschnürt (5–8 : 15–50 μ).

Kolonie-Morphologie: Rasches Wachstum auf SABOURAUD-Agar. Reinweiße, gelbliche oder zartrosa pigmentierte, pudrige Oberfläche mit glatten oder mehr zerfransten Rändern oder mit ringförmigen Wachstumszonen. Die Rückseite der Kolonie wird blaß-gelblich, rosabraun, orange oder gelegentlich rot.

Trichophyton rubrum

Dieser Hautpilz hat an Häufigkeit offenbar zugenommen, insbesondere in Form lokalisierter Haut- und Nagelmykosen.

Mikroskopisches Originalpräparat: Pilzfäden von 3 bis 8 μ Dicke und Ketten von Arthrosporen in befallenen Hautstellen. Bei Infektion des Haares (selten): Sporenscheiden um das Haar, Hyphen im Haar.

Kulturpräparat: Bei flaumig wachsenden Stämmen findet man weniger, bei samtartigen Kolonieformen gewöhnlich reichlicher Mikrokonidien (oft traubenförmig angeordnet, seitlich an die Hyphen angelagert, meist Tropfenform). Auch hier pflegen die Makrokonidien nicht häufig zu sein, sie sehen schlank (wurstförmig) aus, mit stumpfem

[1] Siehe S. 340 (Zusammenstellung mykologischer Fachausdrücke).

distalen Ende, und weisen eine unterschiedliche Zahl von Septen auf; sie sind an den Querwänden nicht oder nur undeutlich eingeschnürt (Gegensatz Tr. mentagrophytes). Chlamydosporen können vorhanden sein. Spiralhyphen fehlen.

Kolonie-Morphologie: Tr. rubrum wächst langsamer als Tr. mentagrophytes und bildet flache oder etwas gewölbte, flaumige Kolonien. Die anfänglich weiße Farbe geht nach etwa 10 Tagen meist in eine zunehmende kirschrote Tingierung über, die zuerst am Rand auftritt und am besten auf der Rückseite zu erkennen ist. Gute Pigmententwicklung auf Maismehlagar (S. 549).

Trichophyton schoenleinii

(Faviforme-Gruppe).

Erreger des typischen Kopfgrinds, des Favus (ähnliche Bilder können allerdings auch durch andere Arten, z.B. Microsporum gypseum, hervorgerufen werden). Fast nur im Kindesalter übertragen; in Ländern mit höherem Entwicklungsstandard kaum mehr anzutreffen. Charakteristisch sind die linsen- bis pfenniggroßen „Scutula": goldgelbe Schildchen mit einer Delle in der Mitte, die sich um die Haarbasis bilden. Die Erkrankung kann infolge Atrophie der Haarfollikel zu dauernder Kahlköpfigkeit führen. Im Haar findet man bei mikroskopischer Untersuchung große, nach unten zu dünner werdende Hyphen und Arthrosporen im Gebiet der Haarfollikel, ferner verzweigtes Myzel in der ganzen Länge des Haares, das dabei aufgespalten wird. Bei Herstellung des KOH-Präparates dringt Flüssigkeit in die Haarspalten ein und man kann dazwischen Luftbläschen finden.

Kulturpräparat: Charakteristisch ist das fast gänzliche Fehlen von Mikrokonidien. Die Hyphenenden zeigen oft keulenförmige Anschwellung und erinnern an kandelaberartige Gebilde (auch bei anderen Arten der Gruppe vorkommend). In jüngeren Kulturen sind „Kammzinken" zu sehen (kurze seitliche Verzweigungen von Hyphen). Chlamydosporen sind ziemlich reichlich vorhanden.

Kolonie-Morphologie: Sehr langsames Wachstum auf SABOURAUD-Agar, sowohl bei 37°C als auch bei Zimmertemperatur (länger als 1 Monat bebrüten!). Die Kolonie ist von einer knorpelähnlichen Konsistenz und ähnelt in ihrer unregelmäßigen Faltung einem Schwamm. Die Farbe ist hellgelblich bis bräunlich, die Rückseite bräunlich oder farblos. Das am Rand der Kolonie entwickelte Myzel wächst in die Tiefe des Nährbodens ein und kann ihn dabei sprengen.

Trichophyton tonsurans

(Crateriforme-Gruppe).

Diese Art kann ebenfalls Infektionen des Haares vom Endothrix-Typ auslösen. In Mitteleuropa selten, häufiger in Amerika gefunden (insbesondere bei Kindern).
Im Nativpräparat epilierter Haarstümpfe findet man nach Behandlung mit 10%iger KOH massenhaft Arthrosporen (4–6 μ) im Haarschaft.

Kulturpräparat: Reichliche, längliche, schmale Mikrokonidien an den Seiten der Hyphen; Makrokonidien spärlich und von unregelmäßiger Form, dünnwandig und von Septen unterteilt. In älteren Kulturen reichlich Chlamydosporen.

Kolonie-Morphologie: Auf SABOURAUD-Agar langsames Wachstum. Die Entwicklung wird gefördert durch Zusatz von Thiamin (10 mg/Liter) zum Nährboden. Die zunächst flachen, weißen, samtartigen Kolonien nehmen später einen cremefarbenen bis gelbgrauen Ton an und wirken dann mehr wie bepudert. Zugleich tritt eine radiäre Furchung ein und im Zentrum bilden sich kraterförmige Vertiefungen mit schmalen Einschnitten.

Andere Trichophytonarten

Trichophyton verrucosum (Faviforme-Gruppe): meist bei der Landbevölkerung (Infektion vom Rind her). Befallene Haare zeigen Myzel und Ketten großer Sporen auf dem Haar (Ektothrix-Typ).

Kulturpräparat: z.T. Kandelaberformen; Chlamydosporen in Ketten; kaum Mikrokonidien auf Medien ohne Thiaminzusatz, oft reichlich bei Thiaminzusatz (10 mg/Liter) zum Substrat. Kaum Makrokonidien.

Kolonie-Morphologie (besseres Wachstum bei 37°C gegenüber Zimmertemperatur; begünstigend wirkt Thiamin- und Inositzusatz zum Nährboden): Anfangs wachsartig; später kann sich ein kurzes Luftmyzel entwickeln. Koloniefarbe weiß bis ocker, Untergrund bräunlich-gelb.

Trichophyton violaceum (Faviforme-Gruppe): Verursacht Ringelflechte in Osteuropa und Asien. Haarbefall vom Endothrix-Typ, ähnlich der Infektion durch Tr. tonsurans.

Kulturpräparat: Ähnelt Tr. schoenleinii.

Kolonie-Morphologie: Sehr langsames Wachstum; anfangs cremefarben, später violett; Unterseite kann unpigmentiert sein. Das Wachstum wird wesentlich verbessert durch Thiaminzusatz zum Nährboden (10 mg/Liter).

Trichophyton megninii (Rosaceum-Gruppe): Zartrosa Koloniefarbe; Unterseite rot pigmentiert.

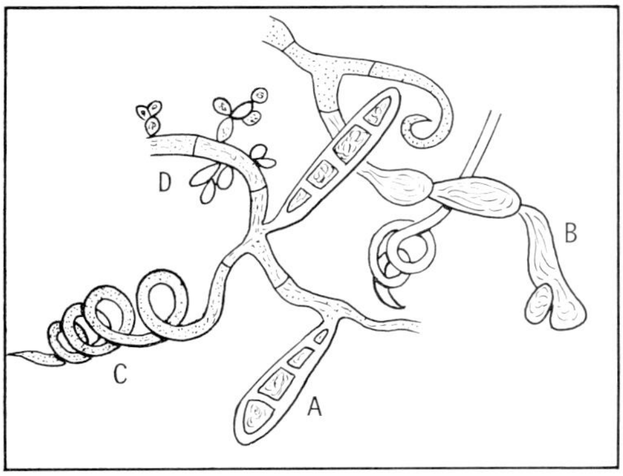

a

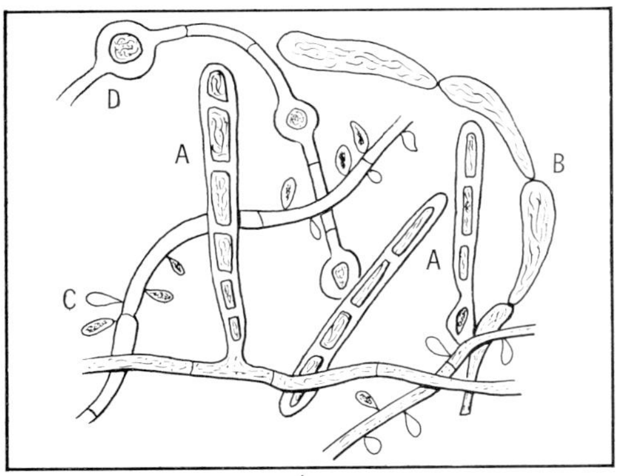

b

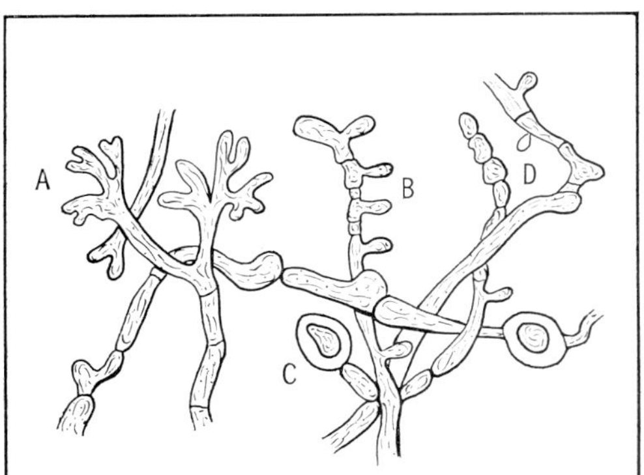

c

Anhang:

Trichosporon beigelii, syn. Tr. cutaneum, Erreger der Haarknötchen-Krankheit (Piedra alba). An Kopf- und Barthaaren bilden sich anfangs weiche, weißliche bis hellbraune Knötchen bis zu 2 mm Dicke. Sie bestehen mikroskopisch aus durchscheinenden Hyphen, die in rechtwinklig begrenzte oder ovale Arthrosporen zerfallen. Auf SABOURAUD-Dextrose-Agar grauweiß,

a

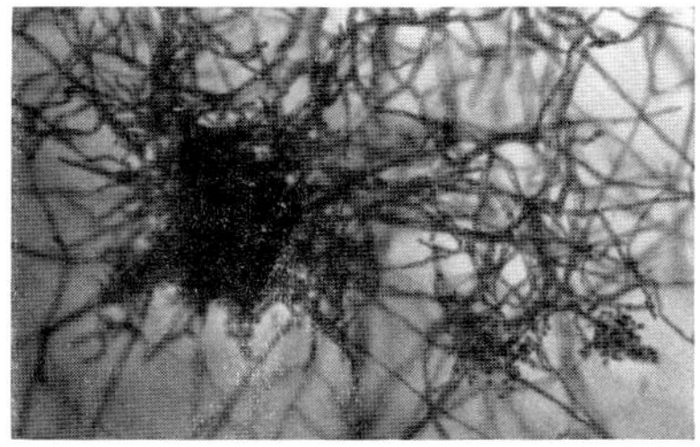

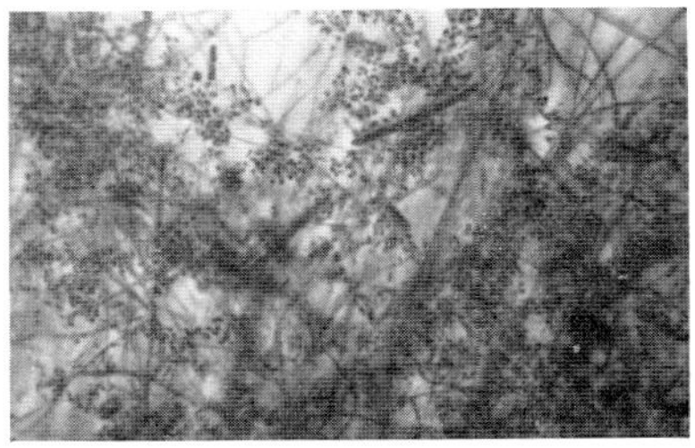

c

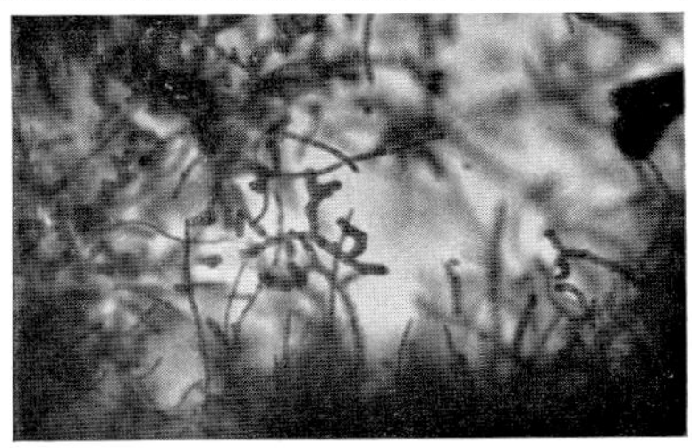

Abb. 110: Trichophyton-Arten. Mikroskopische Merkmale bei Kulturpräparaten. Schematische Darstellung.

a: Trichophyton mentagrophytes. A: Makrokonidien. B: Racket-Myzel. – C: Spiralhyphen. – D: Mikrokonidien.

b: Trichophyton rubrum. A: Makrokonidien. – B: Racket-Myzel. – C: Mikrokonidien. – D: Chlamydosporen.

c: Trichophyton schoenleinii. A: Kandelaber-Formen. – B: Kammzinken-Formen. – C: Chlamydosporen. – D: Mikrokonidien.

Abb. 111: Trichophyton-Arten. Mikrophotographie von Kulturen. (Aufnahmen: SCHWARZENBACH, Univ.-Hautklinik Erlangen.)
Oben: Trichophyton mentagrophytes.
Mitte: Trichophyton rubrum.
Unten: Trichophyton schoenleinii.

runzelige Kolonien von cremeartiger Konsistenz. Das Wachstum wird durch Actidion gehemmt.

Kulturpräparat: Durchscheinendes, in ovale und rechteckige Arthrosporen zerfallendes Myzel sowie Ausbildung von Blastosporen. – Wegen der Blastosporenbildung wird der Erreger vielfach zu den Sproßpilzen gerechnet.

Sproßpilze (Hefen und hefeähnliche Pilze)

In der Gruppe der hefeähnlichen Sproßpilze bzw. der Sproßpilze im weiteren Sinn werden bei der folgenden Beschreibung aus praktisch-diagnostischen Gründen Erreger zusammengefaßt, die im Gewebe oder in sonstigem, von einem Infektionsherd stammenden Material zumindest teilweise in Form rundlicher oder ovaler Zellen (Blastosporen, Sproßzellen) erscheinen und charakteristische Sprossung, z. T. auch sexuelle Endosporulation aufweisen.

Genus: Candida

Bei den zur Candidagruppe gehörenden Arten handelt es sich um dünnwandige, grampositive, kapsellose, nichtsporenbildende Hefen von ovaler bis rundlicher Form und von 3–6 μ Durchmesser, die sich durch Sprossung vermehren, die teilweise aber auch als fadenartige Zellen auftreten, wobei ein sog. Pseudomyzel entsteht. Die Gruppe zählt etwa 30 verschiedene Arten, die fast alle unter bestimmten Umständen als Krankheitserreger in Erscheinung treten können, wobei Candida albicans (s. u.) bei weitem an der Spitze steht. Nicht ganz selten sind auch Infektionen durch C. tropicalis, C. pseudotropicalis, C. parapsilosis und C. krusei.
Candidaarten vermögen sich auch außerhalb des Körpers im Untersuchungsmaterial rasch zu vermehren. Um die vorhandene Erregermenge richtig beurteilen zu können, ist es daher wichtig, die Proben möglichst rasch nach der Gewinnung zu untersuchen oder, bei längerer Transportdauer, das Material im gefrorenen Zustand zu versenden, da eine Vermehrung der Hefen auch schon bei bloßer Kühlung eintritt. Da die Menge der primär vorhandenen Keime wichtig für die Beurteilung ihrer ätiologischen Bedeutung bei einem bestehenden Krankheitsprozeß ist, sollte man – falls ein Versenden der Probe im gefrorenen Zustand nicht möglich ist – einen Teil des Materials mit Formalin fixieren und diesen dann für die mikroskopische Untersuchung verwenden. Der mikroskopischen Untersuchung kommt auch deshalb besondere Bedeutung zu, weil verschiedene Candidaarten langgestreckte (Hyphen-)Formen annehmen, wenn sie sich im invasiven Zustand befinden, während sie als Saprophyten im Organismus in Form rundlicher oder ovaler Blastosporen vorliegen.

Die Identifizierung der verschiedenen Arten erfolgt mittels Prüfung morphologischer Besonderheiten der Kultur (z. B. Chlamydosporen- oder Pseudomyzelbildung) sowie durch Fermentations- und Assimilationsprüfung etc.
Candidaarten zeigen keine sexuelle Sporulation; die Prüfung auf etwaige Sporenbildung kann deshalb wichtig sein zur Abgrenzung der Candidagruppe gegenüber anderen, morphologisch ähnlichen Keimen (Technik s. S. 326). Wichtig ist auch die Abgrenzung gegenüber Cryptococcusarten (mittels Ureaseprüfung, s. u.).

Candida albicans

Wegen seiner besonderen Bedeutung wird dieser Keim im folgenden eingehender besprochen. Die Untersuchungs- und Differenzierungsverfahren sind für die anderen Arten dieser Gruppe im wesentlichen die gleichen.
Candida albicans ist ubiquitär verbreitet. Sie ist auch bei gesunden Personen in einem gewissen Prozentsatz nachzuweisen (Haut, Mund, Rachen, Darm, Vagina). Andererseits kann sie unter bestimmten Umständen vom saprophytären in den parasitären Zustand übergehen. Prädisponierende Momente sind hier z. B. langdauernde Antibiotikabehandlung, allgemeine Schwächung der Widerstandskraft, Fehlernährung bei Kleinkindern, höheres Lebensalter, gewisse Grundkrankheiten (Diabetes, Karzinom), Schwangerschaft, auch häufige Befeuchtung von Körperteilen (z. B. bei Spülerinnen, Hausfrauen) etc.
Im Mund kann sich die Candidamykose manifestieren in Form grauweißer, häutiger Beläge (auch als Soor, Moniliasis bezeichnet; beim Kleinkind bekannt als Ibrahimsche Soormykose). Unter den Candidamykosen der Haut ist insbesondere die Onychomykose von Bedeutung, wobei nach Befall des Nagelbettes der Nagel dick, hart, oft bräunlich wird. Oft geht eine schmerzhafte Schwellung des Nagelfalzes (Paronychie durch Candida) voraus. Im Bereich von Hautduplikatu-

ren bildet sich oft die intertriginöse Form, gewöhnlich als Rötungen oder mit Papeln (z. B. interdigital, submammär, in der Leisten- oder Achselgegend). Die Haut-Candidiasis kann von der lokalisierten auch in die generalisierte Form übergehen, wobei die übrige Haut ergriffen wird. Nicht ganz selten ist die bronchopulmonale Form der Candidiasis, die sich von einem kleinen Herd zu einer ausgedehnten Lungenmykose entwickeln kann, und die intestinale Candidiasis. Seltenere Verlaufsformen sind anderweitige Organmykosen, generalisierte Formen und Sepsis, auch Meningitis.

Untersuchungsmaterial: Haut- und Nagelteile, Abstriche (Mund, Rachen, Vagina etc.), Sputum, Stuhl usw.

Gang der Untersuchung

Wegen der allgemeinen Verbreitung dieser Mikroorganismen in der Umwelt bzw. auch bei vielen gesunden Menschen besteht das Problem, wann man ihren Nachweis im Sinne einer pathogenen Funktion der Keime beim einzelnen Krankheitsfall werten kann. Als Ausdruck einer bestehenden Candidamykose ist der Erregernachweis im allgemeinen dann zu betrachten, wenn er wiederholt geführt werden kann und die Keime in größerer (gewöhnlich reichlicher) Menge im Untersuchungsmaterial vorhanden sind, wobei in der Regel andere, für die Krankheit in Frage kommende Keime ausgeschlossen sein müssen. Da sich Candida albicans in vielen Materialien (besonders im Sputum) rasch vermehrt, kommt es für die Beurteilung besonders auf die Verarbeitung möglichst frisch gewonnenen Materials an. Versendung von Proben: Siehe S. 324.

1. Mikroskopisches Präparat

Originalpräparat: Bei Haut- und Nagelteilen, evtl. auch bei Sputum und sonstigem Material, nach Behandlung mit 10- bis 20%iger KOH und – bei Nagelteilen – nach leichtem Erwärmen mit Deckglas abdecken und mit stärkerem Trockensystem mikroskopieren: Deutlich konturierte, 3–6 μ große, rundliche Hefezellen, evtl. mit Pseudomyzelelementen unterschiedlicher Länge und Dicke. – Gram-Reaktion: positiv.

Kulturpräparat: Grampositive, rundlich-ovale Zellen und ggf. Pseudomyzelfäden, z. T. mit traubenförmig an den Zellgrenzen angeordneten Blastosporen.

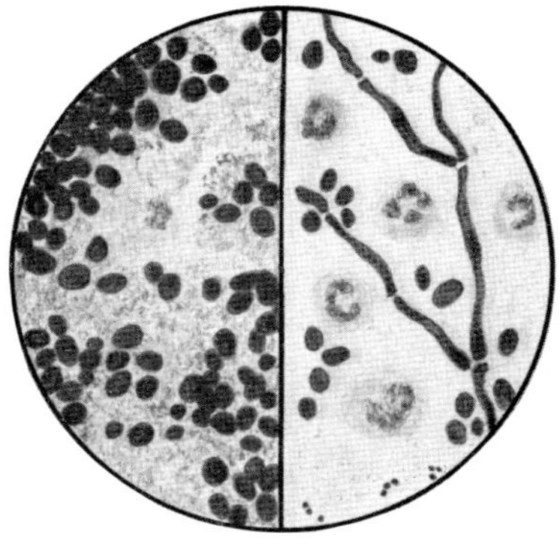

Abb. 112: Candida albicans. Originalpräparate (Gram-Färbung).
Linke Bildhälfte: Ausstrich von Faeces bei starkem intestinalen Befall nach oraler antibiotischer Behandlung.
Rechte Bildhälfte: Ausstrich von Sputum bei Candida-Mykose der Lunge, mit Sporen- und Myzelnachweis.

2. Isolierung: Die Isolierung ist möglich auf vielen der gebräuchlichen Nährböden, z. B. auf Blutagar. Besseres Wachstum wird auf Pilznährböden wie Sabouraud-Agar erzielt. Die Proben sollten stets sowohl bei 37° C als auch bei etwa 30° C bebrütet und auf Nährböden mit und ohne Actidion angesetzt werden (C. krusei und C. parapsilosis, ebenso Stämme von C. tropicalis werden durch diese Substanz gehemmt). Zur Ausschaltung bakterieller Begleitflora ist Zusatz von Antibiotika (z. B. Chloramphenicol, 200 γ/ml Nährboden) zweckmäßig. In 1–3 Tagen tritt auf Pilznährböden Wachstum mittelgroßer, weicher, cremefarbener Kolonien mit mattglänzender, manchmal auch gefurchter Oberfläche (Rauhformen) auf. Auf Blutagar sind die Kolonien kleiner und grauweißlich gefärbt. Auf weniger zusagenden Nährsubstraten finden sich einzelne Myzelausläufer vom Kolonierand (teilweise schon auf Blutagar) bzw. eine deutliche radiäre Anordnung von fädigen Elementen.

3. Identifizierung

Prüfung der Pseudomyzelbildung: Unter geeigneten Bedingungen bilden alle Candidaarten ein mehr oder weniger deutlich ausgeprägtes Pseudomyzel aus langgestreckten, durch Querwände voneinander getrennten Zellen. C. albicans entwickelt oft „Bäumchen"-ähnliche Formen (reichlich dünnwandige Blastosporen von 3–4 μ Durchmes-

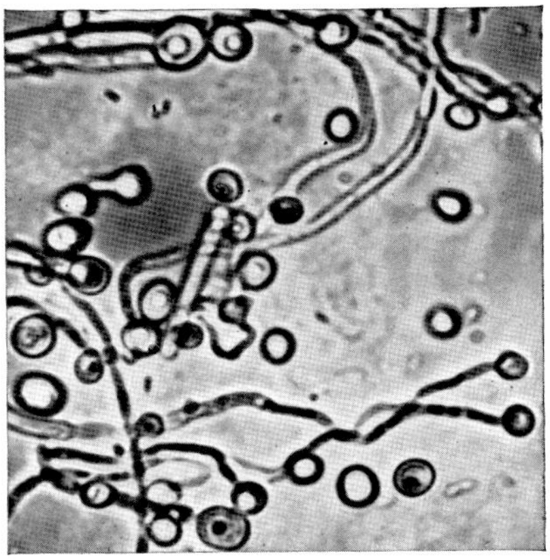

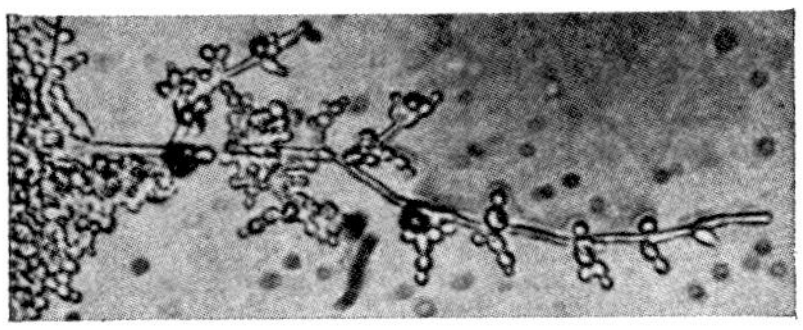

Abb. 113: Candida albicans: Mikroskopische Präparate von Chlamydosporenagar (Difco) mit 1% Tween 80.
Oben: Pseudomyzel mit reichlich Chlamydosporen.
Unten: Pseudomyzel mit reichlich Blastosporen.

ser an den Verbindungsstellen der hyphenartigen Zellen) und (charakteristisch!) Chlamydosporen.

Der Pseudomyzelnachweis kann zusammen mit dem der Chlamydosporen geführt werden (s. u.). Man findet im positiven Fall vielfach makroskopisch, sonst mit der Lupe fädige Ausläufer. – Eine rasche Identifizierung von C. albicans kann möglich sein durch Feststellung von Keimschlauchbildung: Kulturmaterial in 0,5 ml menschliches oder tierisches Serum einreiben, 4 Std. bei 37° C bebrüten, dann mikroskopieren: im positiven Fall sieht man schlauchartig-fädige Auswüchse aus Blasto- oder Chlamydosporen.

Für die Methode sind nicht alle Seren geeignet; sie soll daher nur mit vorher ausgetesteten Seren durchgeführt werden. Gut geeignet sind vielfach Schafsera (nach Vortestung tiefgekühlt in Mengen zu 0,5 ml aufbewahren).

Nachweis der Chlamydosporen: Reichliches Vorhandensein von Chlamydosporen gilt als das sicherste Zeichen von C. albicans: runde, 6–12 μ große Gebilde mit dicker, stark lichtbrechender Wand an den Enden des Pseudomyzels (daneben gewöhnlich reichlich die wesentlich kleineren Blastosporen).

Zum beschleunigten Nachweis unter Verwendung von Zein-Agar (S. 549) oder Chlamydosporen-Agar (Difco, BBL) mit 1% Tween 80: Mit Koloniematerial behaftete, steife Platinnadel im Winkel von etwa 45° einstechen in die Oberfläche des in einer Petrischale ausgegossenen Substrates und einen geraden Schnitt ausführen; Deckglas auf den Impfschnitt auflegen und bei etwa 25° C bebrüten (keine Chlamydosporenentwicklung bei 37° C!), positiven Kontrollstamm mitführen. An mehreren Tagen mittels schwacher, dann stärkerer Mikroskopvergrößerung die Kultur prüfen. Bei gegebenem Verdacht, aber ausbleibender Chlamydosporenbildung nochmals überimpfen und in gleicher Weise untersuchen. – Bei reichlichem Chlamydosporennachweis und sonst typischem kulturellen und mikroskopischen Befund kann die Diagnose als gesichert gelten, wenngleich auch andere Candidaarten gelegentlich (in geringerer Menge) Chlamydosporen bilden können (z. B. C. stellatoidea).

Wuchsform im flüssigen SABOURAUD-*Medium:* Siehe Tab. S. 327.

Fermentationsprüfungen: Siehe Tab. S. 327, Technik siehe S. 312.

Assimilationsprüfungen (Auxanogramm): Siehe Tab. S. 327; Technik siehe S. 312.

Abgrenzung von Cryptococcus-Arten: Mittels Urease-Prüfung auf dem Medium nach CHRISTENSEN. Die Cryptococcusarten sind ureasepositiv, die Candidaarten (ausgenommen einzelne C. krusei-Stämme und einige seltene Candidaarten) negativ. Im positiven Fall ist also insbesondere C. krusei durch weitere Prüfungen abzugrenzen (siehe Tabelle).

Abgrenzung von anderen morphologisch ähnlichen Arten: Durch Prüfung auf Endo-(Asko-)sporenbildung mittels Azetat-Schrägagar (0,5% Naazetat, 1,5% Agar OXOID Nr. 3, 100 ml Aqua dest., pH 6,4 einstellen, abfüllen in Röhrchen, 15 min bei 110° C autoklavieren). Substrate strichförmig beimpfen, bei 25 bzw. 37° C bebrüten. Wöchentlich einmal eine Suspension des Kulturmaterials (auf Objektträger, mit Deckglas bedekken) mittels Ölimmersion prüfen: Sporen erscheinen als ovale, gut begrenzte Gebilde im Zellinnern (Askosporen). Cave Verwechslung mit Vakuolen (viel unregelmäßiger gestaltet, ohne eigene Wandung).

Differenzierung der wichtigsten Candidaarten

Candida	Chlamy-dosporen	Häutch. auf SABOURAUD-Bouillon[1]	Fermentation[2]				Assimilation			
			Dex	Lac	Sac	Mal	Dex	Lac	Sac	Mal
C. albicans	+	—	SG	—	S	SG	+	—	+	+
C. tropicalis	—	±	SG	—	SG	SG	+	—	+	+
C. pseudotropicalis	—	—	SG	SG	SG	—	+	+	+	—
C. krusei	—	+	SG	—	—	—	+	—	—	—
C. parapsilosis	—	—	SG/S	—	(—)	—	+	—	+	+
C. stellatoidea	evtl. spärlich	—	SG	—	S/—	SG	+	—	—	+
C. guilliermondii	—	±	—/SG	—	—/SG	—	+	—	+	±

[1] Ablesung nach 48stdg. Bebrütung bei 37° C.
[2] Endgültige Ablesung der Gasbildung nach 7tgg. Bebrütung bei 37° C.

4. Tierversuch: Injektion von 1,0 ml einer etwa 1%igen Suspension einer 24- bis 48stdg. Kultur von C. albicans in physiol. NaCl-Lösung in die Ohrvene von Kaninchen führt meist innerhalb von 3–4 Tagen zum Tod der Tiere. In den Nieren finden sich zahlreiche Abszesse, in denen der Erreger nachgewiesen werden kann.

5. Antikörpernachweis im Patientenserum: Bei Candidiasis-Patienten lassen sich agglutinierende Antikörper im Blut feststellen. Der Nachweis ist jedoch nur von beschränktem Wert, da auch Seren Gesunder die Erreger oft agglutinieren.

Genus: Malassezia (Pityrosporum?)

Malassezia furfur

Hefeähnlicher, mittels ölhaltiger Spezialmedien[1] züchtbarer Pilz, der die Pityriasis versicolor, eine chronische, oberflächliche Hautaffektion, verursacht. Am häufigsten treten gelbe Flecken (besonders in der Brustbeingegend) auf, die „kleieartig" abschilfern.

Mikroskopisches Präparat: Man legt Hautschüppchen in einen Tropfen 10%iger KOH ein und erwärmt den Objektträger leicht über der Sparflamme des Bunsenbrenners. Zweckmäßig ist es,

[1] GORDON, M. A.: Mycopath. et mycol. appl. 43 (1951) 524.

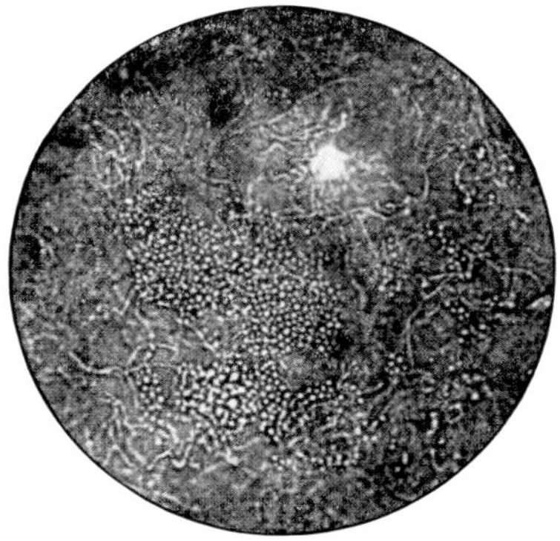

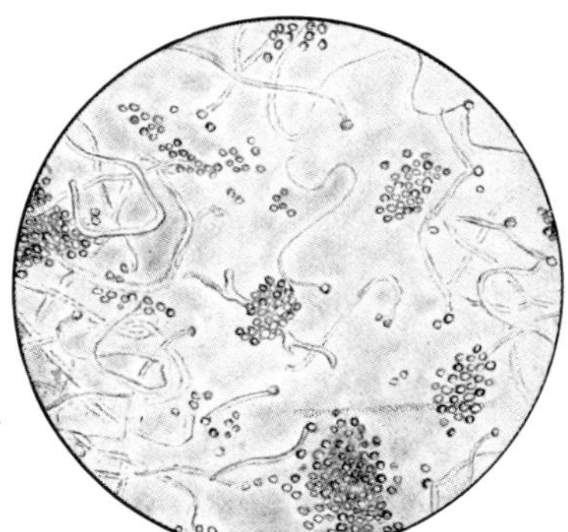

Abb. 114: Malassezia furfur.
Oben: Mikroskopisches Bild einer Hautschuppe nach Aufhellung mit 10%iger KOH.
Unten: Dasselbe, halbschematisch: Reichlich Pilzfäden (meist kurz, gebogen, verästelt) und stark lichtbrechende, traubenförmig gruppierte Sporen.

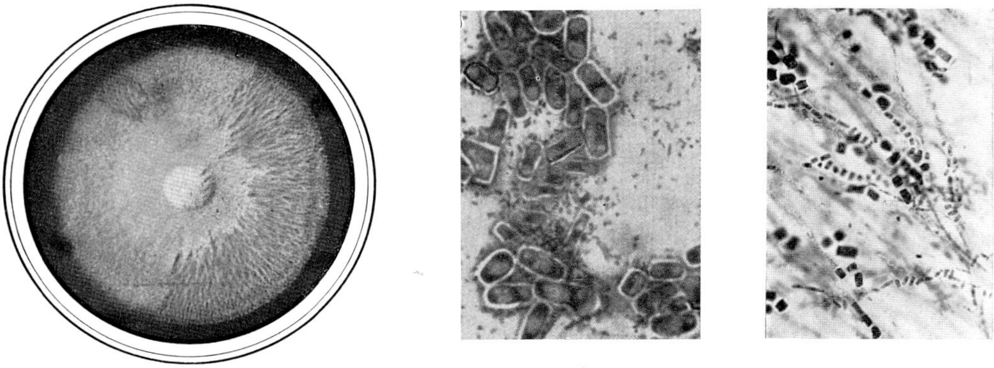

a b c

Abb. 115: Geotrichum candidum.
a: Schimmelpilzartige Kolonie.
b: Originalpräparat von Sputum bei Geotrichose der Lunge. (Nach HAUSER.)
c: Ausstrichpräparat von 48stdg. Kultur mit Arthrosporenbildung. (Aufnahme: SCHWARZENBACH, Univ.-Hautklinik Erlangen.)

noch einen Tropfen Methylenblaulösung hinzuzufügen. Nach Auflegen eines Deckglases mikroskopieren: Dickwandige, kurze Hyphen und in Haufen gelagerte, kugelige Sproßzellen von 3–8 μ Durchmesser.

Genus: Geotrichum

Geotrichumarten sind hefeähnliche Pilze, die sich durch die Bildung von Arthrosporen vermehren, d.h. durch Zerfall der Hyphen in einzelne, rechtwinklig begrenzte Zellen. Die Keime können gelegentlich verwechselt werden mit dem fädig wachsenden Pilz Coccidioides immitis. Praktisch nur die im folgenden beschriebene Species tritt gelegentlich ätiologisch bei menschlichen Krankheiten in Erscheinung.

Geotrichum candidum

Syn. Oidium lactis, Oospora lactis, triv. Milchschimmel.

Da der Erreger, ebenso wie Candida, bei gesunden Personen vorkommt und auch sonst in der Umwelt verbreitet ist, gilt hinsichtlich der diagnostischen Bedeutung des Nachweises des Keimes das gleiche, was schon für die Candidagruppe ausgeführt wurde. Befallen werden können vor allem der Respirationstrakt (bronchiale und pulmonale Geotrichose), ferner die Mund- und Darmschleimhaut; die Erkrankung dürfte, wie die Candidamykose, gewöhnlich endogener Natur sein.

Untersuchungsmaterial: Sputum, Bronchialspülflüssigkeit, Mundabstriche, Stuhl, Eiter.

Gang der Untersuchung

1. Mikroskopisches Präparat: Bei Untersuchung des ungefärbten Nativpräparates (z.B. blutige oder eitrige Sputumflöckchen zwischen Objektträger und Deckglas) hefeähnliche, mehr oder weniger rechtwinklig begrenzte, 4–8 μ große, z.T. auch größere, rundliche Arthrosporen. Grampositiv. Vorhandensein in großer Menge und wiederholter Nachweis legt den Verdacht auf Vorliegen von Geotrichose nahe.

2. Isolierung: Auf den üblichen Pilznährböden, auch auf Blutagar. Wachstum bei Zimmertemperatur schneller als bei 37°C. Die Kolonien zeigen zunächst hefeähnliches Aussehen und bilden dann eine Art Luftmyzel, das als weißlicher, samtartiger Belag in Erscheinung tritt. Unter Bebrütung bei 37°C bleibt das Oberflächenwachstum ziemlich schwach und es bildet sich ein Randsaum von Myzelfäden, der in das Medium einwächst. Das mikroskopische Präparat von Kulturen ergibt das beschriebene Bild der meist rechtwinklig begrenzten Zellen. Blastosporen treten bei Geotrichum nicht auf; insofern hat die Beschreibung des Keimes unter den hefeähnlichen Organismen eher vom allgemeinen mikroskopischen Bild und von der Kolonieform her eine gewisse Berechtigung.

Abgrenzung von Blastomyces dermatitidis: Blastomyces bildet bei Erstisolierung oft ebenfalls verlängerte Zellen, die durch Segmentierung den Arthrosporen von Geotrichum ähneln können. Blastomyces erzeugt jedoch später schimmelpilzähnliche Kulturen und Konidien.

Genus: Cryptococcus

Grampositive, rundliche Sproßzellen, die – mit Ausnahme von Cryptococcus neoformans, der einzigen menschenpathogenen Art dieser Gattung – bei 37° C kein Wachstum zeigen. Gewöhnlich keine Pseudomyzelbildung; keine Chlamydosporenbildung. Urease-positiv.

Cryptococcus neoformans

Erreger der Cryptococcosis, syn. Europäische Blastomykose (Busse-Buschke). Die Krankheit ist nicht auf Europa beschränkt, sondern kommt in vielen Teilen der Welt vor. Es handelt sich insofern um eine „echte" Blastomykose, als die Erreger im Gewebe als sprossende Pilze in Erscheinung treten.
Man findet den Keim häufig in den Exkrementen

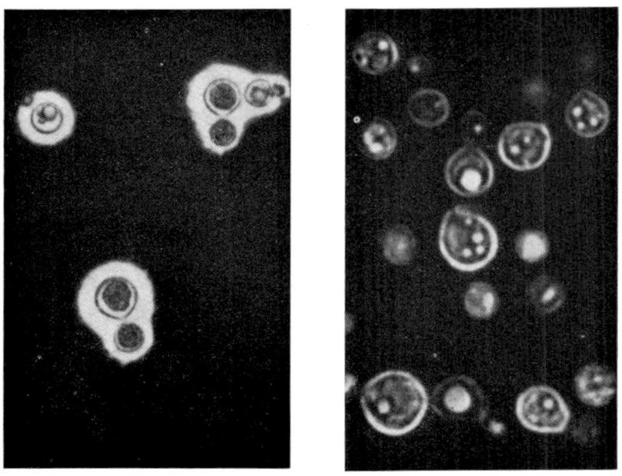

Abb. 116: Cryptococcus neoformans.
Links: Tuschepräparat von Liquor: Breite Schleimkapseln.
Rechts: Hängende-Tropfen-Kultur.

von Vögeln. Befallen werden primär die Lungen, sekundär das Zentralnervensystem („Torula-Meningitis"), die Haut (Bildung von Tumoren mit gelatinösem Inhalt), selten innere Organe, Gelenke und sonstige Körperteile.

Untersuchungsmaterial: Liquor, Sputum, Exsudate, Inhalt von Pusteln, Eiter, Abstriche, Urin, Blut etc.

Gang der Untersuchung

1. Mikroskopisches Präparat: Wichtig für Liquor-, aber auch für Untersuchung sonstigen Materials auf Cryptococcus ist die Anwendung des Tuscheverfahrens, da bei üblicher Färbung das für den Erreger charakteristische Bild fehlen kann. Man mischt einen Tropfen Material mit einem Tropfen Tusche und untersucht sofort (Artefaktbildung bei Austrocknung!) nach Auflegen eines Deckglases mit Objektiv 16 oder 40 bei abgeblendetem Licht.
Im positiven Fall sind rundliche oder ovale, hefeähnliche, dickwandige, gelegentlich sprossende Zellformen (5–20 μ Durchmesser) zu erkennen, die von einer meist sehr breiten Kapsel umgeben sind. Die Breite der Kapseln variiert von Stamm zu Stamm; im Ausnahmefall können Kapseln so schmal sein, daß sie beim üblichen Tuscheverfahren unentdeckt bleiben.

2. Isolierung

Blutagar, zu bebrüten bei 37° C und bei Zimmertemperatur bis zu 2 Wochen: Wachstum weißlicher, zuerst evtl. an Hautstaphylokokken erinnernder, dann runzlig werdender Kolonien. Die Kultur bei 37° C ist wichtig zur Abgrenzung apathogener Kryptokokken (s. u.).

Sabouraud-*Agar* bei 37° C und bei Zimmertemperatur (ohne Actidion, da dieses das Wachstum der Erreger hemmt!): Kolonieform ähnlich wie auf Blutagar. Mikroskopische Präparate von jungen Kolonien zeigen lediglich Sproßzellen ohne Kapseln. Bei weiterer Bebrütung wird die Kolonie schleimig und nimmt eine bräunliche Farbe an; nun sind im Tuschepräparat die typischen Kapseln zu erkennen.

Negersaat-Agar (Staib, F.: Z. Hyg. 148 [1961/62] 466): Der Erreger wächst in Form brauner Kolonien und kann durch diesen Braunfarbeffekt (BFE) in Sproßpilzmischkulturen erkannt werden

(Arten der Gattungen Candida, Torulopsis, Saccharomyces u. a. zeigen keinen BFE). Wenige Stämme seltener Cryptococcus-Arten zeigen einen schwachen BFE; sie wachsen jedoch nicht bei 37° C.

3. Identifizierung

Biochemisch: Wertvoll, aber als alleiniges Merkmal zur Abgrenzung von Candidaarten und anderen, morphologisch ähnlichen Hefen (Rhodotorula) nicht immer ausreichend, ist der Ureasenachweis auf CHRISTENSEN-Harnstoff-Schrägagar nach eintägiger Bebrütung bei 37° C (Leitreaktion).

Zuckerfermentation: Dextrose, Maltose und Galaktose verzögert und schwach, Laktose und Saccharose nicht gespalten.

Assimilationsleistungen: Glukose, Saccharose und Maltose werden assimiliert, nicht aber Laktose und Nitrat.

Abgrenzung von apathogenen Arten: Saprophytische Stämme zeigen in der Subkultur bei 37°C meist kein, Cr. neoformans dagegen stets Wachstum. Bei der Differenzierung bewährte sich zusätzlich die Kreatinin-Assimilation (s. STAIB, F.: Zbl. Bakt. I. Orig. 191 [429] 1963); sie ermöglicht in Verbindung mit dem BFE (s. o.) eine rasche Identifizierung des Erregers. Pathogenitätstest bei der weißen Maus: Siehe unten.

Tierversuch: Mehreren weißen Mäusen je 0,5 ml einer kräftigen Suspension der fraglichen Kultur in physiol. NaCl-Lösung i. p. injizieren. Nach 2–3 Wochen Tiere töten. Im positiven Fall findet sich ein gelatinöses Exsudat, in dem die Erreger nachgewiesen werden können. – Nach i. m. Injektion kann man Bekapselung schon nach 12 Std. sicher nachweisen (STAIB, F.: Zbl. Bakt. I. Orig. 185 [135] 1962).

4. Antikörpernachweis im Patientenserum

ist möglich im Anfangsstadium der Krankheit, z. B. mittels Latex-Test (s. hierzu BLOOMFIELD, N. u. Mitarb.: Proc. Soc. exp. Biol. N. Y. 114 [1963] 64). Später werden die Antikörper durch die massenhaft freigesetzten Kapselpolysaccharide der Erreger im Makroorganismus neutralisiert und sind dann nicht mehr nachweisbar. Als Reagens für serologische Untersuchungen ist nun antikörperhaltiges Serum (zum Antigennachweis im Patientenblut) erforderlich. Nach dem Gesagten sollte die Serodiagnose stets mit antikörper- und mit antigenhaltigen Reagenzien erfolgen.

Weitere, nicht oder nur ausnahmsweise menschenpathogene Hefen

Gärungshefen: Weit verbreitet in der Natur. Am bekanntesten sind die zur Gattung Saccharomyces gehörenden Hefen. Fortpflanzung ausschließlich durch Sprossung.
Mittels bestimmter Enzyme vermögen sie Mono-, z. T. Disaccharide in Äthylalkohol zu zerlegen (alkoholische Gärung). Wichtiger Vertreter: Saccharomyces cerevisiae (Bierhefe); biochemische Merkmale siehe Tabelle.

Torulopsis glabrata und andere Arten dieser Gattung können gelegentlich Krankheitssymptome im Bereich des Genital-, Intestinal- und Respirationstraktes sowie der Haut und Nägel auslösen. – T. glabrata wächst bei 28 und 37° C. Oberflächenkolonien anfangs gelblich, später braun. Charakteristischer teigartiger Geruch.

Biochemische Kennzeichen: Siehe Tabelle.

Rhodotorula-Arten: Rot wachsende Hefen mit Temperaturoptimum bei 18–28° C, max. 33° C. Auch sie können gelegentlich Haut, Nägel, Genital- und Intestinaltrakt sowie die Gallenblase befallen. Biochemische Merkmale: Siehe Tabelle.

Differentialdiagnostische Merkmale von Sproßpilzen

Sproßpilz	Pseudomyzel	Kapseln	Fermentation von Dex	Lak	Sac	Mal	Gal	NO_3-Assimilation	Hst	Besonderheit
Candida (meiste Arten)	+	—	s. Tab. S. 327					—	—	
Cryptococcus neoformans	—	+	—/v	—	—	—/v	—/v	—	+	
Torulopsis glabrata	—	—	SG	—	—	—	—	—	—	
Saccharomyces cerevisiae	—	—	SG	—	SG	SG	SG	—	—	
Rhodotorula-Arten	(—)	—/±	—	—	—	—	—	v	+	rosa bis rotes Pigment

Dimorphe Pilze – Erreger von System-Mykosen

Hier sind in erster Linie diejenigen Pilze zu besprechen, die in besonderer Abhängigkeit von den Umweltbedingungen entweder als Fäden oder als hefeartige Organismen (sog. dimorphe Pilze im engeren Sinn) wachsen. Bei 22° C pflegt Wachstum auf Nährmedien oder im Erdboden gewöhnlich in Form eines Myzels zu erfolgen (saprophytäre Phase), bei 37° C dagegen – auf künstlichen Substraten oder im Makroorganismus – in Form von hefeartigen Zellen (parasitäre Phase) – sog. Dimorphismus.
Schließlich sind in diesem Kapitel noch weitere Pilzarten aufgeführt, die unterschiedlich systematisiert werden, die aber ebenfalls menschliche Erkrankungen auszulösen vermögen.

Die nachfolgend beschriebenen Erreger verursachen in der Regel primär Infektionen der Lunge. Von hier aus kann eine Ausbreitung auf die verschiedensten inneren Organe und auf die Haut erfolgen. Selten ist – mit Ausnahme von Sporothrix schenckii (S. 336) – ein primärer Befall der Haut.

Wegen der Gefahr von Laborinfektionen sind die Untersuchungen, insbesondere bei dimorphen Pilzen, mit besonderer Vorsicht durchzuführen. Versprühen von Material in die Laborluft ist unbedingt zu vermeiden (Arbeiten im Impfkasten durchführen!). Um ein Austrocknen der Substrate bei der meist längeren Bebrütungszeit zu verhüten und ein Verwehen von infektiösen Sporen zu verhindern, führt man die Kultivierung in dicht verschließbaren Röhrchen durch. Für Isolierungsversuche sollten jeweils mindestens 3 Röhrchen der in Schrägschicht gegossenen Substrate beimpft werden.

Blastomyces dermatitidis

Erreger der nordamerikanischen Blastomykose (Gilchrist). Die Infektion dürfte meist Folge einer Inhalation sein. Befallen werden die Haut und das subkutane Gewebe in Form von Knotenbildungen und granulomatösen Wucherungen sowie die Lungen (häufigster Primärherd), von wo die Infektion auf dem Blutweg in verschiedene Organe (Knochen, Nieren, Gehirn etc., ferner in das Hautgewebe) verschleppt werden kann.

Untersuchungsmaterial: Hautstückchen, Abstriche vom Rand der Hautläsionen, aus tieferliegenden Abszessen aspiriertes Material, Morgensputum (nach Mundspülung), Liquor etc.

Gang der Untersuchung

1. Mikroskopische Untersuchung: Direktuntersuchung von Hautmaterial, das bei unzureichender Transparenz in 10% KOH (auf einem Objektträger) unter leichtem Erwärmen aufgehellt, mit einem Deckglas bedeckt und – soweit erforderlich – etwas gequetscht wird. Bei der Untersuchung (mit abgeblendetem Licht) erscheinen die Erreger als einzelne oder sprossende (gewöhnlich Einsproßformen), runde, etwa 5–18 μ große Zellen mit einer dicken, stark lichtbrechenden Wandung, die oft doppelt konturiert wirkt. Myzelelemente treten nicht auf.

2. Isolierung: Kulturen zur Erkennung des Dimorphismus stets gleichzeitig bei 37° C und bei Zimmertemperatur bebrüten. Im Regelfall entwickelt sich bei Zimmertemperatur die Myzel-Phase (saprophytäre Phase) in Form feuchter, grauer, langsamwachsender Kolonien, die nach einiger Zeit ein weißliches, später bräunlich werdendes Luftmyzel bilden; die Kolonien können dabei ähnlich wie jene von Geotrichum aussehen. Mikroskopische Untersuchung: Unterschiedlich breite, septierte Hyphen, die nach weiterer Entwicklung ovale bis runde Konidien von 3-5 μ Durchmesser in der Nähe der Septen entwickeln, welche den Hyphen seitlich direkt oder auf Sterigmen aufsitzen. In älteren Kulturen bilden sich größere, dickwandige, chlamydosporenartige Konidien, die einen Durchmesser von 8–15 μ erreichen. Bebrütung bei 37° C ergibt binnen etwa 1 Woche Wachstum von hefeähnlichen, runzeligen Kolonien von creme- bis wachsartiger Konsistenz, die aus dickwandigen Sproßzellen (8–20 μ Durchmesser) bestehen, ähnlich den im Primärpräparat vorhandenen Formen, mit gewöhnlich nur einer einzigen Sproßzelle.
Die Kulturen sind wegen des langsamen Wachstums 4 Wochen zu bebrüten.
Blutagar, zur Bebrütung bei 37° C: Ist stärker verunreinigtes Material zu verimpfen, so ist ein Zusatz von Chloramphenicol (50 γ/ml Substrat) und Actidion (0,5 mg/ml Substrat) zu empfehlen; allerdings kann hierbei auch das Wachstum des gesuchten Erregers selbst gehemmt werden.

SABOURAUD-*Agar* wird besser bei 22 und 37° C bebrütet und bei stärker verunreinigtem Material jeweils mit und ohne die genannten Zusätze verwendet.

3. Identifizierung: Zur endgültigen Diagnose muß der charakteristische Dimorphismus des Erregers gesichert werden durch Überimpfung der bei Zimmertemperatur gewachsenen Myzelform auf einen bei 37° C zu bebrütenden Nährboden und umgekehrt. Die Subkultur bei 37° C sollte auf frisch gegossenem Blutagar erfolgen.

Tierversuch: Zur Identifizierung erforderlich, wenn die Umwandlung der Myzel- in die Hefeform nicht eindeutig gelingt. Man beimpft weiße Mäuse i. p. mit 0,5 ml einer Ausfchwemmung von reichlich Kulturmaterial (entweder von der Myzel- oder Hefephase) in physiol. NaCl-Lösung. Drei Wochen später findet man nach Tötung der Tiere die beschriebenen dickwandigen Gewebsformen in den regionalen (gewöhnlich vereiterten) Lymphknoten.

4. Hautteste: Mit Blastomycin-Antigen (Parke-Davis Comp. Detroit/Michigan 48232), durchgeführt und abgelesen wie die Tuberkulinprobe. Da auch ein kleiner Prozentsatz von Patienten mit Coccidioidomykose und Histoplasmose positiv reagiert, ist es zweckmäßig, gleichzeitig Hautteste mit Coccidioidin- und Histoplasmin-Antigen anzusetzen (beide Antigene ebenfalls von Parke-Davis beziehbar). Ein positiver Ausfall besagt, daß irgendwann im Leben eine entsprechende Auseinandersetzung mit dem Mikroorganismus stattgefunden hat. Diagnostisch bedeutsamer ist daher – im Sinne eines Ausschlusses einer Infektion – ein negatives Testergebnis.

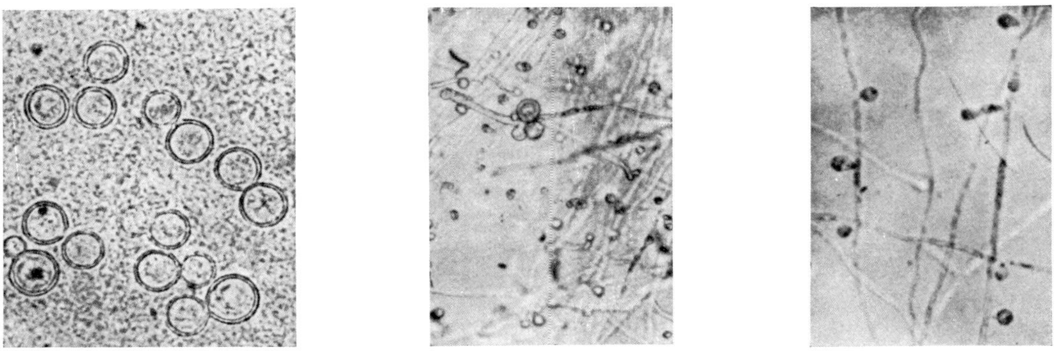

a b c

Abb. 117: Blastomyces dermatitidis.
a: Originalpräparat von Exsudat. Vergr. 500fach. (Nach SMITH.)
b und c: Mikroskopische Präparate von einer bei Zimmertemperatur gezüchteten Kolonie.

Paracoccidioides brasiliensis

Erreger der Südamerikanischen Blastomykose (Paracoccidioidomykose, besonders in Brasilien verbreitet). Der Pilz bewirkt eine chronische, granulomatöse Erkrankung der Haut, der Schleimhaut und inneren Organe (z.B. ulzerierende Papeln mit Ausbreitungstendenz, Lymphknotenschwellungen, Knötchenbildungen in der Lunge, Intestinalgeschwüre etc.).

Untersuchungsmaterial: Geschabsel von Schleimhaut bzw. von Geschwürsrändern, Eiter, Sputum, Gewebsmaterial, Abstriche, von vergrößerten Lymphknoten aspirierte Flüssigkeit, Morgensputum etc.

Gang der Untersuchung

1. Mikroskopische Untersuchung: Man geht vor wie für Blastomyces dermatitidis beschrieben. Die Erreger erscheinen als dickwandige, hefeähnliche Zellen von 10–60 μ Durchmesser: Seltener einzeln, üblicherweise in der charakteristischen Mehrsprossenform, wobei von einer oft besonders großen, zentral liegenden, dickwandigen Mutterzelle ringsum zahlreiche kleine Tochterzellen aussprossen. Wegen des meist reichlichen Vorhandenseins der Erreger im Untersuchungsmaterial bereitet ihr Nachweis keine Schwierigkeiten.

2. Isolierung

SABOURAUD-*Agar* mit Chloramphenicol- und Actidionzusatz (50 bzw. 500 γ/ml Substrat), bebrütet bei Zimmertemperatur: Sehr langsames Wachstum in Form von anfangs weißlichen, erhabenen, gefältelten Kolonien, die innerhalb von 10–20 Tagen ein spärliches Luftmyzel bilden, welches sich später von weißlich nach bräunlich verfärbt. Gelegentlich kann bei der Primärkultur die Luftmyzelentwicklung unterbleiben. Das Myzel besteht aus septierten Hyphen, die unmittelbar oder auf sehr kurzen Sterigmen kleine (3–4 μ), runde oder ovale Konidien tragen können; oft besteht es jedoch nur aus feinen, septierten Hyphen und chlamydosporenähnlichen Formen.

Blutagar bzw. SABOURAUD-*Agar* bei 37° C: Auch hier langsames Wachstum. Nach einigen (etwa 5–10) Tagen treten hefeähnliche Kolonien mit gefurchter Oberfläche auf. Die mikroskopische Untersuchung ergibt dem beschriebenen Nativpräparat entsprechende Bilder.

3. Identifizierung: Wie bei Bl. dermatitidis ist der Nachweis der Konversion der Wuchsformen bei Subkultur von 22 auf 37° C bzw. umgekehrt wichtig für die Diagnose.

Tierversuch: Bei unklarem Ausfall der Subkulturen verimpft man 0,5 ml einer dichten Aufschwemmung der Erreger intratestikulär bei Meerschweinchen. Man tötet die Tiere nach etwa 10 Tagen und untersucht das entstandene Exsudat.

4. Hauttest: Unter Verwendung von „Lutziomycin" (Paracoccidioides-Extrakt, beziehbar vom Oswaldo-Cruz-Institut, Rio de Janeiro). Durchführung wie bei

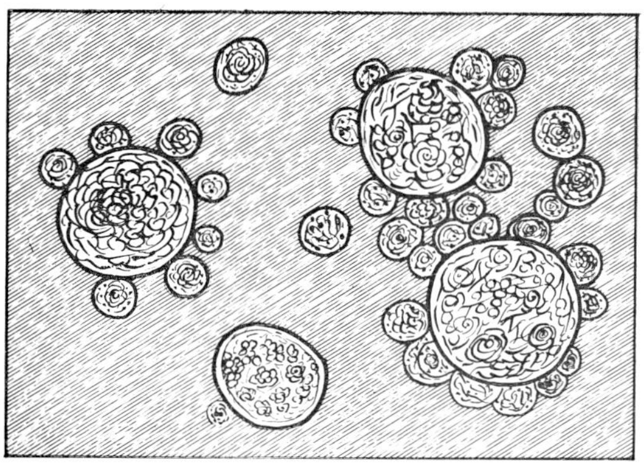

Abb. 118: Paracoccidioides brasiliensis. Präparat von 7tgg. Kultur auf Blutagar, bebrütet bei 37° C: Hefephase (Mutterzellen mit zahlreichen Tochterzellen). Halbschematisch. Vergr. etwa 800fach.

Blastomycin-Hauttest. Wegen möglicher Kreuzreaktionen wird gleichzeitige Testung mit Blastomycin-Antigen empfohlen.

Histoplasma capsulatum

Erreger der Histoplasmose. Normalerweise im Erdboden (besonders bei Verunreinigung durch Vogelexkremente). Der Keim wird durch Inhalation sporenhaltigen Materials aufgenommen und kann zu schweren Infektionen vor allem der Lungen, nach Disseminierung aber auch anderer Organe einschließlich des Zentralnervensystems führen. Die Infektion verläuft ganz überwiegend asymptomatisch und tritt nur in Ausnahmefällen manifest in Erscheinung.

Untersuchungsmaterial: Sputum (möglichst mehrere einzelne Proben von Morgen-Sputum, die sofort verarbeitet, sonst mit Chloramphenicol-Lösung – Endkonzentration etwa 200 γ/ml Sputum – versetzt werden, jedenfalls nicht längere Zeit bei Zimmertemperatur gelagert werden sollten), Material von exzidierten Lymphknoten, Leber- und Milz-Biopsiematerial, Knochenmark, Abstriche.

Gang der Untersuchung

Da es sich bei dem Erreger primär um einen intrazellulären Parasiten des endothelialen Systems handelt, sind ungefärbte Ausstriche von klinischem Material für den Nachweis ungeeignet.

1. Mikroskopische Untersuchung: Objektträgerausstriche nach GIEMSA oder WRIGHT färben und eingehend mittels Ölimmersion untersuchen. Die Erreger sind zu finden als zahlreiche kleine, ovale Körper (1–4 μ), meist im Zytoplasma von Makrophagen. Man erkennt eine breite, farblose, kapselähnliche Zone und eine meist halbmondförmige Protoplasmastruktur im Inneren (ähnlich Leishmania donovani, mit der der Erreger leicht verwechselt werden kann, so daß stets eine diagnostische Sicherung mittels Kulturverfahren anzustreben ist).

2. Isolierung: Wegen des langsamen Wachstums sind die Kulturen mindestens 1 Monat zu bebrüten und zwar bei 22 und 37° C, gleichzeitig zur Erkennung der beiden Wachstumsphasen. Zweckmäßig ist die Verwendung von je 2 Blut- und SABOURAUD-Agar-Medien mit und ohne Zusatz

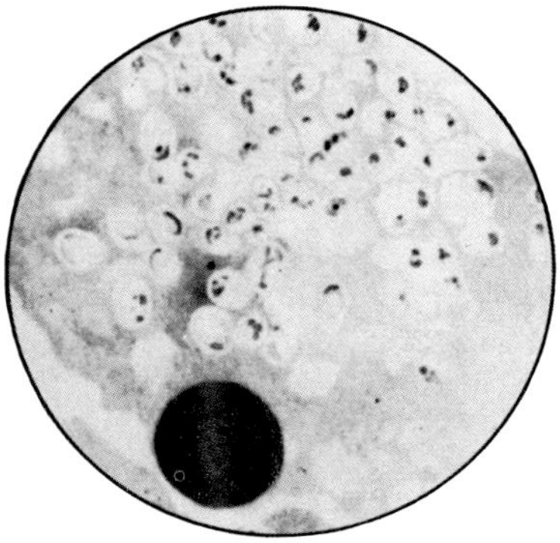

Abb. 119: Histoplasma capsulatum. Ausstrichpräparat mit intrazellulär gelagerten Parasiten. (Nach ROCHA-LIMA.)

von Chloramphenicol (50 γ/ml Nährboden) für Bebrütung bei 22° C, ohne Zusatz für Bebrütung bei 37° C (die Hefeform entwickelt sich bei 37° C nur in Medien ohne Antibiotika). Flüssiges Material (Magenspülflüssigkeit, Liquor, Zitratblut bei generalisierter Histoplasmose) wird zentrifugiert und das Sediment verimpft.

Blutagar (ohne Antibiotikum-Zusatz) bei 37° C (feuchte Substrate verwenden!): Langsame Entwicklung weißlicher bis bräunlicher, hefeähnlicher Kolonien, die an Staphylococcus aureus oder an schleimige Bakterien-Kolonien erinnern können; z.T. findet sich ein myzelialer oder gemischter Wachstumstyp. Die Kultur auf Blutagar bei 37°C ergibt eine bessere Nachweisquote als die Bebrütung auf SABOURAUD-Agar bei 22°C. Bei alleinigem Nachweis auf Blutagar sind Überimpfungen auf SABOURAUD-Agar (Bebrütung bei 22°C) und ggf. weitere Maßnahmen zur Bestätigung der Diagnose durchzuführen (z.B. Tierversuch, s.u.).

SABOURAUD-*Agar* mit und ohne Zusatz von Actidion (0,5 mg/ml Substrat) und Chloramphenicol (50 γ/ml Substrat) bei Zimmertemperatur bebrüten. Wachstum tritt gewöhnlich in der zweiten Woche ein in Form weißer, schimmelpilzartiger Kolonien, die allmählich eine bräunliche Farbe annehmen. Mikroskopisch findet man zunächst verzweigte, septierte Hyphen mit seitlich direkt oder an kurzen Seitenästen angelagerten, rundlichen oder länglich-ovalen Mikrokonidien (2–4 μ). In dieser Wachstumsphase ist eine Verwechslung mit Blastomyces dermatitidis möglich. Später entwickeln sich dann große, runde Makrokonidien, d.h. eine Art Chlamydosporen, die einen Durchmesser von 30 μ erreichen können und eine dicke, meist mit warzenartig-spinösen Fortsätzen besetzte Oberfläche aufweisen (charakteristische Stechapfelform).

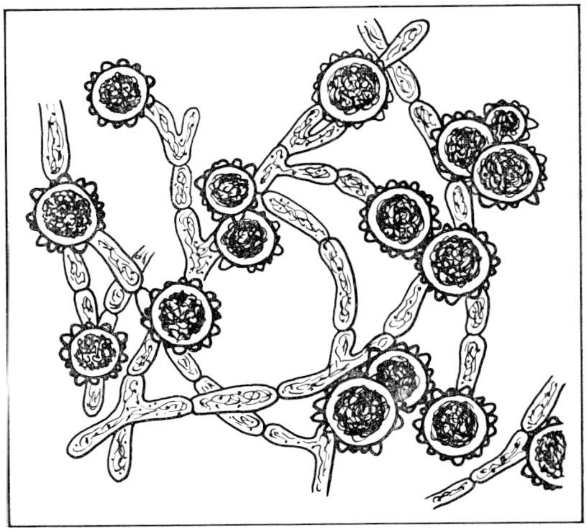

Abb. 120: Histoplasma capsulatum. Myzelphase (3wöchige Kultur bei 22° C): Reichlich Chlamydosporen, die an der Oberfläche charakteristische spinös-höckerige Fortsätze aufweisen (halbschematisch).

Nachweis mittels Tierversuch: Besonders bei Sputum. Material durch Schütteln mit gleichen Teilen physiol. NaCl-Lösung in einem Röhrchen mit Glasperlen verflüssigen, anschließend – ebenso bei anderweitigem, durch Bakterien kontaminiertem Material – mit Chloramphenicol (50 γ/ml) versetzen, Mischung 1 Std. in den Brutschrank stellen, dann mehrere weiße Mäuse mit je 1,0 ml der Suspension i.p. injizieren. Tiere nach 3 bzw. 4 Wochen töten, Organmaterial (insbes. Leber und Milz) kultivieren wie oben beschrieben bzw. mikroskopisch untersuchen.

3. Identifizierung: Entscheidend für die Diagnose ist auch hier die Feststellung des Dimorphismus. Meist gelingt es, die Hefeform aus der Myzelform zu züchten durch Überimpfung auf Blut-Schrägagarröhrchen, die man mittels Parafilm o. dgl. abdichtet und mehrere Wochen bei 37°C bebrütet. Die entstehenden Kolonien haben eine matte bzw. gerunzelte Oberfläche und setzen sich aus kleinen, ovalen Sproßzellen (1–3 μ) zusammen, ähnlich denen, wie sie im Gewebe zu finden sind (s.o.). Manchmal gelingt die Darstellung dieser Formen erst über den Tierversuch (s. unter 2.) bzw.

bei Verwendung spezieller Substrate, z.B. Kurung-Yegian-Medium (Kurung, J. M., D. Yegian: Amer. J. clin. Path. 24 [1954] 505), nach mehreren Passagen.

4. Antikörpernachweis im Patientenserum: Von gutem diagnostischen und prognostischen Aussagewert ist die KBR (mit je einem Antigen der Hefe- und der Myzelphase). Diagnostisch (und prognostisch) wertvoll ist die Feststellung von Titerveränderungen. Als beweisend für eine Infektion gilt bei einmaliger Untersuchung ein Titer von 1 : 32 oder mehr. Gut bewährt hat sich in den letzten Jahren auch der Histoplasmin-Latextest.

Beachte: Ein negativer serologischer Test schließt die aktive Erkrankung nicht aus, da anergische Reaktionen bei der disseminierten Histoplasmose vorkommen. – Der Wert serologischer Tests liegt mehr auf dem Gebiet der Epidemiologie als der individuellen klinischen Diagnose.

Coccidioides immitis

Erreger der Coccidioidomykose. Sie manifestiert sich gewöhnlich als akute, benigne, pulmonale Form (influenzaähnlich), seltener entwickelt sich die progressive Form der Erkrankung, wobei es zur hämatogenen Ausbreitung der Erreger und Metastasierung in den verschiedensten inneren Organen, in den Knochen, in der Haut und im Zentralnervensystem kommt. In Endemiegebieten sind klinisch inapparente Infektionen häufig. Der Pilz wird aufgenommen durch Inhalation sporenhaltigen Materials vom verunreinigten Boden her.

Untersuchungsmaterial: Morgensputum (nach gründlicher Mundspülung), Magenspülflüssigkeit, Geschabsel von Ulcera oder verdächtigen Hautstellen, Eiter, Exsudate, Abstriche, Liquor etc.

Gang der Untersuchung

Wegen der besonderen Infektionsgefährdung ist bei kulturellen Untersuchungen höchste Vorsicht geboten; siehe hierzu die besonderen Angaben im folgenden Text.

1. Mikroskopische Untersuchung: Man findet in den – soweit erforderlich durch 10% KOH aufzuhellenden – Präparaten große Zellen (sog. Sphärulen – 20–60 μ Durchmesser), die infolge erheblicher Wanddicke meist doppelt konturiert erscheinen (Kondensorblende verkleinern!). Es handelt sich dabei um Sporangien, die mit körnigem Material bzw. zahlreichen Endosporen (2–4 μ) gefüllt sind. Diese werden durch Platzen des Sporangiums frei. Dichtet man das Deckglas gegen den Objektträger mit Vaseline ab und bebrütet über Nacht, so entwickeln sich bis zum nächsten Morgen Myzelelemente aus den Endosporen.

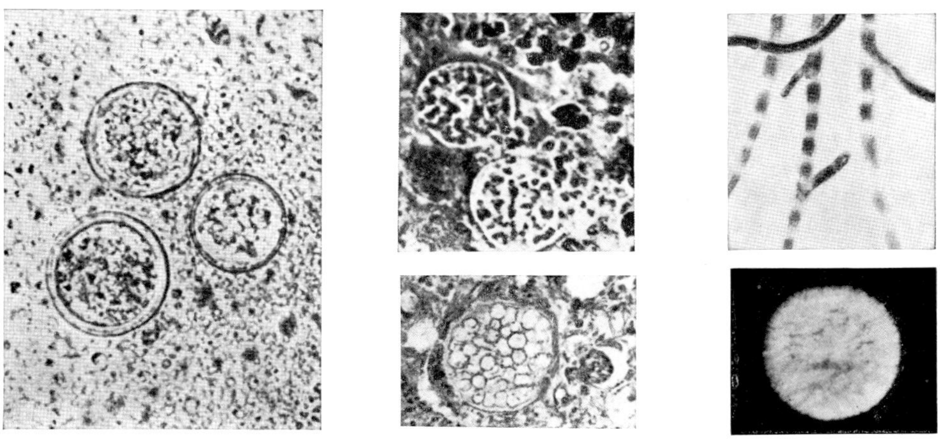

Abb. 121: Coccidioides immitis.
Links: Originalpräparat von Lymphknoteneiter.
Mitte: Sporenhaltige Zellen, z.T. mit geplatzter Zellmembran und austretenden Sporen.
Rechts: 3 Wochen alte Kultur. Oben: Charakteristische Segmentation der Hyphen. (Nach Davis-Lewis-Baker-Stiles.)

2. Isolierung: Die Gewebsform des Pilzes mit Ausbildung der charakteristischen Sphärulen läßt sich in der Kultur nicht darstellen. Dennoch sollte das Material stets auf Blut- und SABOURAUD-Agar – jeweils mit und ohne Zusatz von Actidion (0,5 mg/ml) und Chloramphenicol (50 γ/ml) – verimpft und je ein Satz Nährböden bei 37 und 22° C bebrütet werden. Die Kultur ist wegen der hohen Infektiosität der Sporen in Schrägagarröhrchen, nicht in Petrischalen durchzuführen!

Blut- und SABOURAUD-*Schrägagar:* Bei Zimmertemperatur entwickeln sich innerhalb von 3–4 Tagen zunächst feuchte, membranartige Kolonien, die rasch ein flauschiges, weißes, später sich bräunlich verfärbendes Luftmyzel ausbilden. Vor der mikroskopischen Untersuchung bzw. Überimpfung auf andere Nährböden ist nach Entwicklung des Myzels die Oberfläche des Agars mit steriler physiol. NaCl-Lösung mit 0,5% Tween 80 mittels Spritze bei aufgesetztem Röhrchenstopfen zu befeuchten, um ein Verwehen von Material zu verhindern. In jedem Fall ist ganz besondere Vorsicht geboten, wenn die Möglichkeit des Vorliegens von Coccidioides immitis in Betracht zu ziehen ist. Bei mikroskopischer Untersuchung findet man reichlich Racket-Hyphen in einem verzweigten, septierten Myzel, das sich in Ketten von dickwandigen, rechteckig-ellipsoiden (faßförmigen) Arthrosporen (2–3 : 3–4 μ) umwandelt. Charakteristisch ist im Laktophenolblau-Präparat junger Kulturen das Abwechseln intensiv gefärbter Sporen mit durchsichtigen Bereichen (ausgetrocknete Zellen) innerhalb der Ketten.

Blut- und SABOURAUD-*Schrägagarkulturen* bei 37° C ergeben ebenfalls die saprophytäre (Myzel-) Phase. Die Gewebsphase läßt sich jedoch im Tierversuch darstellen.

Tierversuch: Als evtl. zusätzliche Maßnahme zur Isolierung der Erreger bzw. zur Darstellung der Gewebsphase. Für den letzteren Zweck verimpft man 0,1 ml einer Myzelsuspension intratestikulär beim Meerschweinchen. Gewöhnlich entwickelt sich binnen einer Woche eine Orchitis; ansonsten wird das Tier nach 3 Wochen getötet. Im Exsudat lassen sich die charakteristischen Sphärulen nachweisen. Vor Injektion wird das Untersuchungsmaterial zur Beseitigung oder Verminderung evtl. Begleitkeime mit Chloramphenicol versetzt (50 γ/ml) und 1 Std. bei 37° C bebrütet.

3. Identifizierung

Tierversuch (s. o.).

Abgrenzung von den gleichfalls Arthrosporen bildenden Keimen des Genus Geotrichum (meist apathogen) ist möglich aufgrund der charakteristischen Unterschiedlichkeit der Färbbarkeit der Arthrosporen bei C. immitis. Geotrichum behält auf SABOURAUD-Agar weitgehend seinen Hefecharakter bei.

4. Antikörpernachweis im Patientenserum: Unter Verwendung von Coccidioidin:

Mittels Präzipitationsreaktion: Geeignet zur Früherkennung von Infektionen und zur Feststellung von Exazerbationen. Der Test wird meist innerhalb von 6 Monaten nach eingetretener Infektion negativ.

Mittels KBR: Dieser Test wird gewöhnlich später als die Präzipitationsreaktion positiv. Der KBR-Titer pflegt bei Verschlechterung des Krankheitszustandes zu steigen und bei Besserung zu fallen.

5. Hauttest: Mit standardisiertem Coccidioidin-Antigen (Parke-Davis, s. S. 332) gemäß beigegebener Anweisung. Wegen möglicher Kreuzreaktionen sollten gleichzeitig Teste mit Blastomycin und Histoplasmin (Parke-Davis) angesetzt werden.

Sporothrix schenckii

Syn. Sporotr. beurmannii.

Erreger der Sporotrichose, einer Krankheit, die sich vornehmlich in der Haut, im subkutanen Gewebe und in den Lymphknoten manifestiert. Der Erreger kommt im Erdboden, auf Pflanzen etc. vor und dringt meist durch Verletzungen in den Organismus ein (oft mit Holzsplittern, Dornen u. dgl.). Es entstehen knotenartige Veränderungen, während sich die Infektion über die Lymphgefäße ausbreitet. Nach geschwürigem Zerfall der Knoten entstehen indolente, chronische Ulzerationen. Selten ist die Generalisierung der Infektion auf dem Blutweg. Im Gewebe liegt der Erreger in der Hefeform vor, ist aber mikroskopisch bei üblicher Technik meist nicht, dagegen gut bei Anwendung der Immunofluoreszenz-Technik nachweisbar (KAPLAN, W., und M. J. IVENS: Invest. Dermat. 35 [1960] 151). In Kulturen verhält sich der Pilz dimorph, d.h. er wächst, abhängig von den Züchtungsbedingungen, in der Hefe- bzw. Myzelphase.

Untersuchungsmaterial: Wenn möglich Eiter von uneröffneten subkutanen Knötchen (mittels Spritze aspirieren). Ansonsten Abstrichmaterial bzw. Eiter von den Ulzera.

Gang der Untersuchung

1. Mikroskopische Untersuchung: Sie führt meist zu negativen Resultaten. Gelegentlich wurde über das Vorkommen sternartiger Körper („asteroid bodies") berichtet. Hyphen fehlen gänzlich im Gewebe; die charakteristischen kleinen, rundlichen bis länglichen (zigarrenförmigen) Gewebsformen (s. u., Tierversuch) sind leicht mit Leukozytenkernen zu verwechseln. Die Diagnose der Sporotrichose basiert unter diesen Umständen in erster Linie auf Kulturmethoden.

2. Isolierung: Zum Nachweis des Dimorphismus ist Bebrütung bei 22 und 37° C erforderlich. Man verwendet SABOURAUD-Agar und als zweiten Nährboden besser den Dextrose-Blut-Cystin-Agar nach FRANCIS, zur Ausbildung der Hefephase. Da Sporothrix schenckii durch Actidion und Chloramphenicol nicht gehemmt wird, ist es zweckmäßig, bei verunreinigtem Material diese Wirkstoffe (0,5 mg/ml bzw. 50 γ/ml) einem Teil der Substrate beizufügen.

SABOURAUD-*Agar:* Nach etwa 4tägiger Bebrütung bei Zimmertemperatur entwickeln sich zunächst kleine, weiße Kolonien ohne Luftmyzel. Bei zunehmender Größe wird die Kolonie feucht, gefurcht und membranartig, wobei sie meist eine cremeartige Farbe annimmt. Später kann sich ein grauer, flaumiger Belag auf der Oberfläche entwickeln (Luftmyzel). In der 2. Woche nehmen die Kolonien eine bräunliche, später eine schwarze Farbe an. Das mikroskopische Präparat zeigt besonders zarte, verzweigte, septierte Myzelfäden (etwa 2 μ dick), welche birnförmige bis runde Konidien (2–4 μ) tragen. Sie sind oft strauß- oder büschelartig angeordnet am Ende von Konidiophoren oder sie sitzen den Myzelfäden – vor allem bei verlängerter Bebrütung – blätterartig auf. Später vergrößern sie sich auf 2–4 : 2–6 μ; ihre Wanddicke nimmt zu. Das Erscheinungsbild solcher Konidien entspricht dem von Chlamydosporen.

Dextrose-Blut-Cystin-Agar bei 37° C: Nach 3–5 Tagen Wachstum kleiner, graugelblicher, Bakterien-ähnlicher Kolonien (mikroskopisch: Zigarrenförmige bis runde, grampositive Sproßzellen).

Tierversuch: Nach i.p.-Injektion von Untersuchungsmaterial bei weißen Mäusen oder Ratten entwickelt sich eine Peritonitis bzw. – bei intratestikulärer Impfung – eine Orchitis. Die Tiere werden nach 2–3 Wochen getötet. In dem vom entstandenen Eiter bzw. Exsudat angefertigten GRAM-Präparat sind die charakteristischen zigarrenförmigen bzw. ovalen Sproßzellen zu erkennen.

3. Identifizierung: Durch Umwandlung der myzelialen in die Hefephase. Dies gelingt nicht immer bei der ersten Überimpfung der bei 22° C gewachsenen Kulturen. Zur Diagnose kann der Tierversuch herangezogen werden: Man verimpft 0,2 ml einer Aufschwemmung der bei 22° C gewachsenen Kultur in physiol. NaCl-Lösung intratestikulär bei weißen Mäusen und verfährt, wie oben (Tierversuch) beschrieben.

Anmerkung: Saprophytäre Sporotrichumarten entsprechen morphologisch der Myzelphase; die Umwandlung in die Hefephase ist daher für die Sicherung der Diagnose entscheidend.

4. Intrakutan-Test mit „Sporotrichin" (Bezugsmöglichkeit: Fungus Registry, Duke University School of Medicine, Durham/N. C.) in Verdünnung 1 : 100. Der Test (gute Spezifität) wird ab 5. Tag nach der Infektion positiv. Die Reaktion ist nach 24 und 48 Std. abzulesen; nicht verwertbar sind Sofortreaktionen.

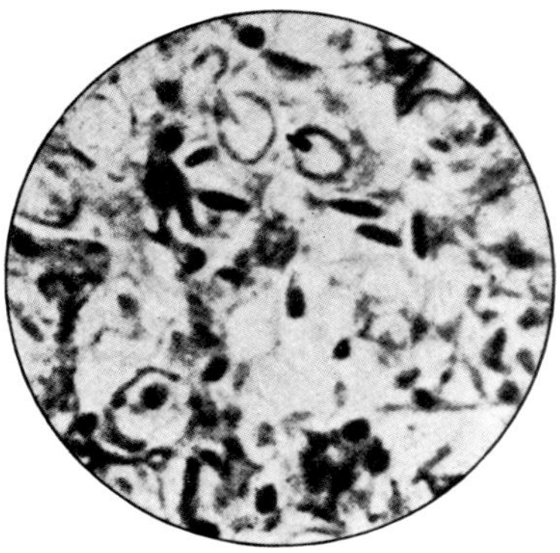

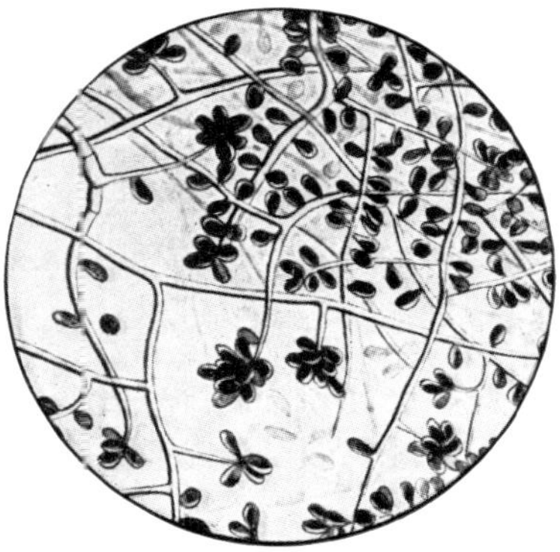

Abb. 122: Sporothrix schenckii.
Links: Rundliche bis längliche Gewebsformen beim Rattentest. (Nach HOPKINS.)
Rechts: 3wöchige, bei 22° C bebrütete Kultur (Mikroskopie durch das Reagenzglas hindurch): Segmentiertes Myzel mit eiförmigen, einzeln oder traubenförmig gelagerten, durch dünne Stiele mit den Hyphen verbundene Mikrokonidien (schematisch).

Anhang: Rhinosporidium seeberi

Hierbei handelt es sich um einen überwiegend als Pilz gewerteten Mikroorganismus, der bisher noch nicht kultiviert werden konnte. Er ruft die Rhinosporidiose hervor, eine papillomatöse Wucherung der Nasenschleimhaut, der Augenbindehaut, des Gehörganges und gelegentlich der Genitalien. Die papillomatöse Masse ist rosarot, zeigt oberflächlich weißliche Stippchen und kann Himbeeren ähneln.
Zum mikroskopischen Nachweis entnimmt man etwas Material von den Wucherungen und quetscht es zwischen Objektträger und Deckglas. Im positiven Fall findet man dickwandige Sporen bzw. verschiedene Entwicklungsstadien von Sporangien, die sich aus den Sporen entwickeln und eine Größe von über 300 μ erreichen können. In den Sporenbehältern in großer Zahl entstehende neue Sporen werden durch Platzen der Hülle im Bereich einer vorgebildeten Pore frei und wiederholen den Entwicklungszyklus im Gewebe.

Gruppe der Chromoblastomykose-Erreger

Unter Chromoblastomykose wird eine hauptsächlich in den Tropen auftretende, durch verschiedene Pilze bedingte Erkrankung verstanden. Sie manifestiert sich in anfangs papulösen, später ulzerierenden, papillomatösen (z. T. blumenkohlartigen) Hautveränderungen, die sich aus zahlreichen Pusteln zusammensetzen, welche z. T. Eiter absondern und zu Ulzerationen führen. Die Erkrankung ist häuptsächlich im Bereich der unteren Extremitäten lokalisiert; die Sporen der im Erdboden verbreiteten Erreger dringen bei Verletzungen in die Haut ein.

Als wichtigste Erreger gelten die folgenden, nahe verwandten Arten:

Fonsecaea pedrosoi (syn. Hormodendrum pedrosoi),

Fonsecaea compacta (syn. Hormodendrum compactum),

Phialophora verrucosa.

Die Diagnose der Chromoblastomykose ist relativ leicht mikroskopisch nach Vorbehandlung von Hautkrusten oder -Geschabsel bzw. von eitrigem Material mit 10% KOH zu stellen. Man findet dunkelbraune, dickwandige Körper von 6–12 μ Durchmesser, die sich durch Teilung, nicht durch Knospung vermehren (der Name Chromo*blasto*mykose ist demnach eigentlich nicht berechtigt). Im Gewebe nachweisbare Hyphen sind verzweigt und segmentiert. Die drei genannten Pilzarten zeigen im Gewebsmaterial ein gleichartiges Bild. Eine Unterscheidung ist nur durch Kulturverfahren möglich.

Isolierung und Identifizierung: Man bebrütet Krusten, Eiter, Biopsiematerial usw. auf SABOURAUD-Agar mit Actidion-(0,5 mg/ml) und Chloramphenicol-(50 γ/ml)Zusatz bei 22° C. Die Kolonien wachsen langsam (Bebrütung mindestens 3 Wochen!), sie sind gewölbt, leicht gefaltet, dunkel pigmentiert und entwickeln ein graues, samtartiges Luftmyzel; die Rückseite ist schwarz. Die Identifizierung stützt sich maßgeblich auf die Art der Sporulation.

Sporulationstypen (Objektträger-Kultur!):

Acrotheca-Typ: Konidienentwicklung an keulenförmig aufgetriebenen, unregelmäßigen Konidiophoren.

Phialophora-Typ: Flaschenförmige Konidiophoren, mit distaler, becherartiger Vertiefung, die die Konidien enthalten.

Cladosporium-Typ: Konidiophoren in verzweigten, akropedal wachsenden Ketten angeordnet; die Konidien (3–6 : 1–3 μ) werden gebildet in verzweigten Ketten, sie zeigen olivbraune Farbe.

Fonsecaea pedrosoi: Mikroskopisch sind alle drei Sporulationstypen zu finden, wobei der Cladosporium-Typ zu überwiegen pflegt.

Fonsecaea compacta: Mikroskopisch ähnlich dem vorgenannten Typ. Die Konidienketten zerreißen wegen ihrer kompakten Struktur nur schwer.

Phialophora verrucosa: Mikroskopisch gekennzeichnet durch flaschenförmige Konidiophoren.

Pilze als Erreger von Maduromykose

Auf S. 208 wurde bereits kurz auf das Krankheitsbild der Maduromykose eingegangen und erwähnt, daß neben Nocardia-Arten auch verschiedene Pilze als Erreger vorkommen. Diese meist im Erdboden, auf Pflanzen und Holz etc. lebenden Keime gelangen gewöhnlich durch kleine Verletzungen in das Hautgewebe; dabei werden fast nur die unteren Extremitäten befallen (meist von Barfußgehern in den tropischen und subtropischen Regionen). Wie bei der durch Nocardia ausgelösten Maduromykose entwickeln sich bei den durch Pilze ausgelösten Formen in

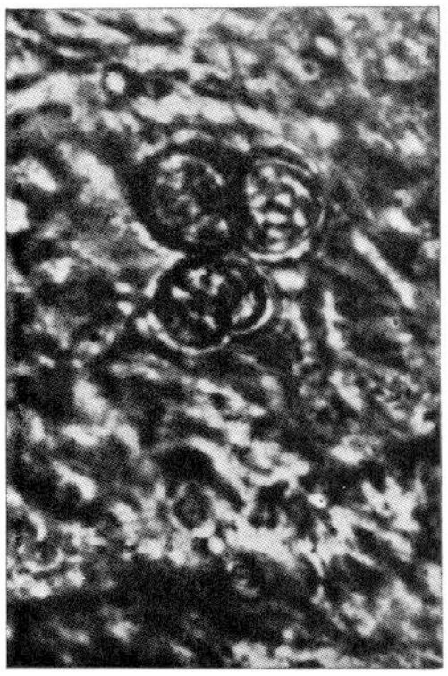
a

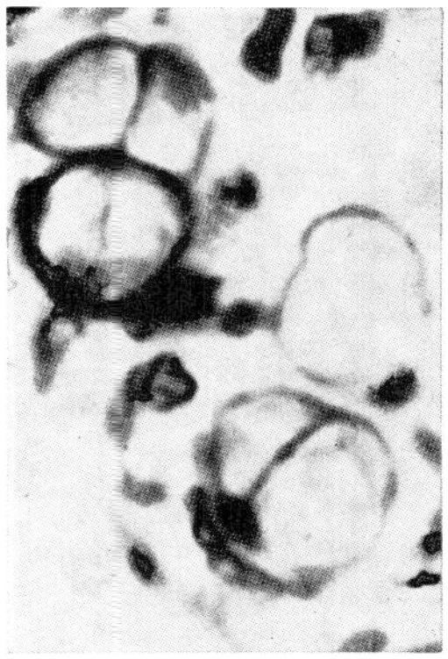
b

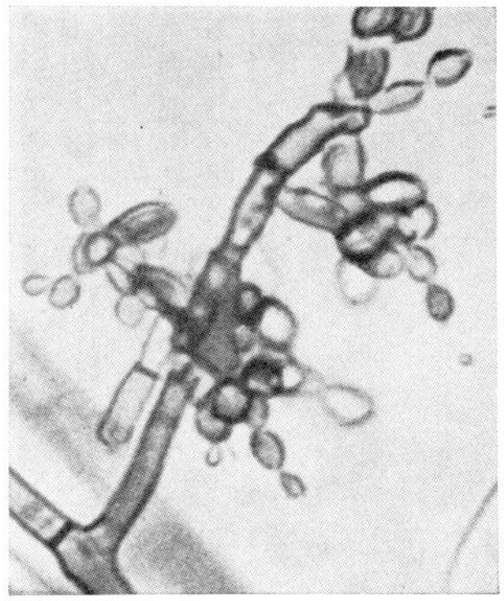
c

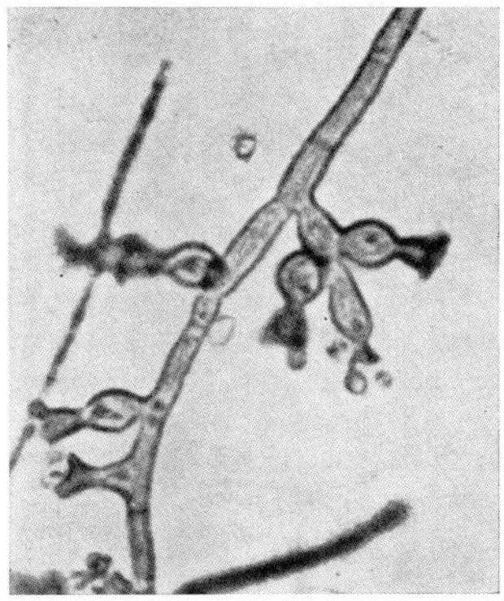
d

Abb. 123: Fonsecaea pedrosoi.
a: Originalpräparat von Eiter: Dunkle, doppelt konturierte, rundliche Körperchen. (Nach LACAZ.)
b: Gewebsschnitt: Dunkelbraune, septierte Zellen. Hämatoxylin-Eosin-Färbung. (Nach BRAY.)
c und d: Mikroskopische Kulturpräparate: Konidiophoren vom Acrotheca- bzw. Phialophora-Typ. (Nach LEWIS-HOPPER.)

den entstehenden Abszessen und Fistelgängen in der Regel actinomycesdrusenähnliche Körnchen, die mit dem Sekret nach außen entleert werden können.

Von den zahlreichen, ätiologisch in Frage kommenden Arten dürften unter den Fungi imperfecti Pilze aus den Genera Monosporium und Madurella (neben Phialophora etc.), unter den Fungi perfecti Pilze aus dem Genus Allescheria (neben Aspergillus und Penicillium) eine Vorrangstellung als Erreger einnehmen. Bei Monosporium apiospermum handelt es sich um die imperfekte Form von Allescheria boydii. Wenn die erstere Art dennoch von vielen Autoren gesondert besprochen wird, so deshalb, weil bei Maduromykose diese Erregerform besonders häufig gefunden wird.

Untersuchungsmaterial: Eiter aus Fisteln; aus uneröffneten Abszessen aspiriertes, eitriges Material.

Gang der Untersuchung

Man geht vor wie beim Drusennachweis für Aktinomykose (beschrieben S. 210). Bei Maduromykose kann man im Eiter ovale oder unregelmäßig geformte Körnchen von 0,3 bis 2,0 mm Durchmesser und unterschiedlicher Farbe finden (z. B. weiß, gelb, rot, schwarz).

1. Mikroskopische Untersuchung: Ungefärbtes und gefärbtes Präparat, wie bei Aktinomykose beschrieben. Oft ist hier vorheriges Einlegen des Materials in einen Tropfen 10%iger KOH zur Aufhellung erforderlich. Das mikroskopische Bild kann der durch Actinomyces oder Nocardia verursachten Druse oft völlig gleichen; es kann aber auch – soweit durch höhere Pilze hervorgerufen – aus segmentierten, verzweigten Hyphen von 2–4 μ Durchmesser mit Schwellungen und eingestreuten großen Chlamydosporen bestehen.

2. Isolierung: Hierbei ist die Verwendung von Substraten mit und ohne Zusatz von Chloramphenicol (50 γ/ml) notwendig (Nocardien werden durch dieses Antibiotikum gehemmt). Man bebrütet zum Nachweis der Pilze SABOURAUD-Nährböden bei Zimmertemperatur.

Monosporium apiospermum bzw. Allescheria boydii

Die Pilze zeigen rasches Wachstum auf SABOURAUD-Agar bei Zimmertemperatur unter Entwicklung eines flaumigen, weißen, später graubraunen Myzels mit grauschwarzer Rückseite der Kolonie. Mikroskopisch: 4–5 μ dicke, segmentierte Hyphen, die an ihrem Ende oder auch seitlich ovale bis birnförmige, asexuell gebildete Konidien (5–7 : 8–10 μ) an kurzen Konidiophoren tragen. Die Konidien verhalten sich, im Gegensatz zu den intensiv nach GRAM färbbaren Hyphen, meist gramlabil. Gelegentlich finden sich auch sog. Corämien, d.h. büschelförmig angeordnete Konidiophoren, die eine gewisse Ähnlichkeit mit Getreidegarben aufweisen können. Allescheria boydii, die perfekte Form des Pilzes, bildet sog. Perithezien; hierunter versteht man dünnwandige, dunkelbraune, rundliche Gebilde von 50–200 μ Durchmesser. In ihnen werden Asken mit bräunlichen Askosporen entwikkelt, die bei der Ruptur der Perithezienwand frei werden.

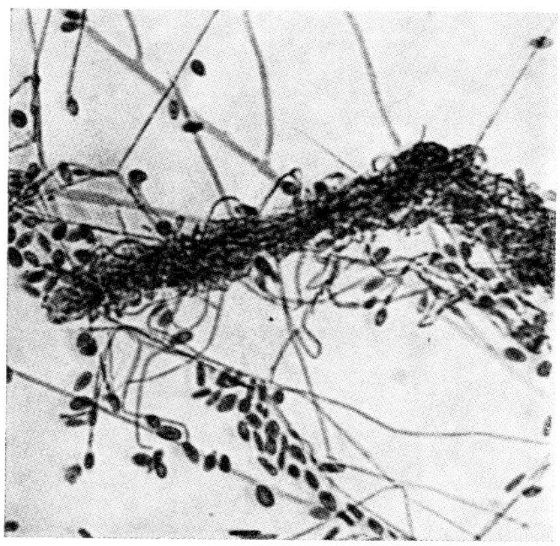

Abb. 124: Monosporium aspiospermum. Mikroskopisches Kulturpräparat: Myzel mit Konidien und garbenartigem Coraemium. (Nach HAIN.)

Mykologische Fachliteratur

AJELLO, L., L.K. GEORG, W. KAPLAN, L. KAUFMAN: Laboratory Manual for Medical Mycology. U.S. Department of Health, Education and Welfare, Public Health Service, Communicable Disease Center, Atlanta 22, Georgia USA. U.S. Government Printing Office, Washington 1963.

CONANT, N.F., D.T. SMITH, R.D. BAKER, J.L. CALLAWAY, D.S. MARTIN: Manual of Clinical Mycology. Saunders, London 1966.

FUNDER, S.: Practical Mycology. Hafner Publishing Company Inc., New York 1968.

LODDER, J.: The Yeasts, a Taxonomic Study. North Holland Publ. Company, Amsterdam 1970.

MÜLLER, E., und W. LOEFFLER: Mykologie. Thieme, Stuttgart 1968.

REBELL, M.S., T. TAPLIN, H. BLANK: Dermatophytes. Their Recognition and Identification. Dermatology Foundation of Miami. Miami, Florida 33136, 1964.

SCHABINSKI, G.: Grundriß der Medizinischen Mykologie. VEB. G. Fischer, Jena 1960.

Mykologische Fachausdrücke

Akladium: Pilzhyphe, welcher Mikrokonidien (s. ds.) auf beiden Seiten aufsitzen. Die Kammhyphenform ist eine Akladiumfruktifikation, bei der die Sporen nur oder vorwiegend auf einer Seite angeordnet sind. Aus den Sporen entwickeln sich wieder Myzelien, die (wenn die Spore nicht vorher abfällt) als verlängerte Hyphenäste imponieren.

Arthrosporen: Sporen, die aus Abschnürungen, Bruchstücken bzw. Zerfall einer Hyphe entstehen.

Ascus: Schlauchförmiger Sporenbehälter der Askomyzeten mit meist beschränkter Anzahl von Endosporen (Askosporen). Vergleichbare Behälter asexuell gebildeter Sporen sind die Sporangien.

Askomyzeten: Schlauchpilze, mit septiertem Myzel, die in schlauchartigen Behältern Sporen (sog. Askosporen) als (geschlechtliche) Hauptfruchtformen bilden. Vielfach werden daneben außerdem Konidien als (ungeschlechtliche) Nebenfruchtformen gebildet.

Askosporen: In schlauchförmigen Behältern gebildete, durch geschlechtliche Fortpflanzung entstandene Sporen.

Basidie: Anschwellung der Myzelfäden, auf der sich dünne Stielchen, die Sterigmen, entwickeln, welche ihrerseits an den Enden Sporen, sog. Basidiosporen, ausbilden.

Basidiomyzeten: Hierher gehören unter anderen die wirtschaftlich wichtigen Brand- und Rostpilze, Bauholzschädlinge (Hausschwamm), die Hutpilze und Boviste.

Basidiosporen: An Ständern (Basidien) als Hauptfruchtformen gebildete Sporen.

Blastomyzeten: Pilze, die sich durch Aussprossung einer oder mehrerer Tochterzellen von einer Mutterzelle aus (nicht durch Teilung) vermehren.

Blastosporen: Sporen die durch Sprossung gebildet werden.

Brutzellen: Siehe Chlamydosporen.

Chlamydosporen: Entstehen, wenn sich einzelne Glieder des Myzels vergrößern und ihre Membran verdikken (mikroskopisch oft doppelte Konturierung).

Columella: Das distale Ende der Trägerhyphe und zugleich das stützende Zentrum eines Sporangiums.

Ektosporen: Siehe Konidien.

Ektothrix-Typ: Pilzbefall des Haares, wobei die Sporen auf der Haaroberfläche auftreten.

Endosporen: Im Innern von Sporenbehältern gebildete Sporen.

Endothrix-Typ: Pilzbefall (fast nur) innerhalb des Haares.

Eumyzeten: Der Begriff wird im Fachschrifttum unterschiedlich verwendet. Viele Autoren verstehen darunter den Oberbegriff für alle „echten Pilze“ im Gegensatz etwa zu den Schizomyzeten (Bakterien). Andere Autoren verwenden ihn als Oberbegriff nur für diejenigen Pilze, die ein septiertes Myzel entwickeln (Askomyzeten, Basidiomyzeten, Fungi imperfecti – s. ds.) im Gegensatz zu den Phykomyzeten, deren Myzel keine Septierung aufweist.

Fadenmyzel: Das von Fadenpilzen gebildete Hyphengeflecht (s. auch Sproß- bzw. Pseudomyzel).

Fungi imperfecti: Pilze, für die eine geschlechtliche Vermehrung (bisher) nicht bekannt ist.

Gliedersporen: Siehe Oidien.

Hauptfruchtformen: Durch sexuelle Vorgänge entstehende Fortplanzungsprodukte.

Hyphe: Pilzfaden, entweder in Form eines einzigen, verzweigten Zellraumes = Algenpilze (Phykomyzeten, z.B. Mucor) oder mit Querwänden (Septen) = echte (höhere) Pilze (Askomyzeten, Basidiomyzeten).

Kammhyphen: Hyphen mit kurzen (meist einseitigen), seitlichen Verzweigungen.

Konidien: Sporen, die sich durch Abschnürung vom vegetativen Myzel bilden.

Konidiophore: Ein Hyphenteil, an dessen freiem Ende asexuelle Konidien entstehen bzw. welcher Keimstreifen (sog. Sterigmen) ausbildet, die ihrerseits eine unterschiedliche Zahl von Konidien abschnüren.

Luftmyzel: Vom vegetativen (im Substrat haftenden) Vegetationsmyzel nach oben wachsendes Myzel; auch Fruktifikationsmyzel genannt, da es oft die für die Fortplanzung und Verbreitung wichtigen Konidien bzw. Fruktifikationsorgane ausbildet.

Makrokonidien: Mehrzellige, gewöhnlich septierte (asexuell entstandene) Konidien.

Mikrokonidien: Kleine, gewöhnlich einzellige (asexuell entstandene) Konidien.

Myzel: Die Gesamtheit der als Netzwerk oder Geflecht in Erscheinung tretenden Hyphen.

Myzelversporung: Zerfall des Myzels in Sporen.

Nebenfruchtformen: Sporen, die ohne vorherige Reduktionsteilung, d.h. asexuell, entstehen.

Noduläre Formen: Knotenförmige Pilzorgane („Organes nodulaires“).

Oidien: Zylindrische oder faßförmige Arthrosporen.

Phykomyzeten (Algenpilze): Pilze, welche Hyphen ohne Septierungen ausbilden.

Pseudomyzel: Von hyphenartig gestreckten Sproßzellen gebildetes Myzel (auch als Sproßmyzel bezeichnet).

Racket-Formen: Kolbige Anschwellungen an den Hyphenenden oder auch im Verlaufe des Hyphenfadens dort, wo Septierungen im Myzel bestehen.

Rhizoide: Wurzelähnliche Organe an Myzelfäden.

Septen: Trennwände zwischen den einzelnen Abteilungen (Kammern) des Hyphenschlauches.

Sphärulen: Rundliche Gebilde bei Coccidioides, die den Chlamydosporen ähneln und Endosporen enthalten.

Spindelsporen: Makrokonidien vom Aussehen einer Spindel.

Spiralhyphen: Rankenförmige Hyphen (bei verschiedenen Arten von Hautpilzen).

Sporangien: Sporenbehälter, gewöhnlich am Ende einer Hyphe, die meist zahlreiche Endosporen (Sporangiosporen) enthalten.

Sporangiophore: Hyphe, die ein Sporangium trägt.

Sporangiosporen: In Sporangien entstehende Endosporen.

Sporophoren: Sporentragende bzw. -produzierende Elemente des Myzels.

Sproßpilze: Pilze, die sich gewöhnlich durch Sprossung (statt durch Querteilung) vermehren.

Sterigma: Der kurze Stiel, der (z.B. bei Aspergillus) eine Konidie(nkette) trägt.

Vegetationsmyzel: Der vegetative, im Substrat verankerte Teil des Myzels.

Parasitologischer Teil

Die folgenden Ausführungen beschränken sich auf die wichtigeren Parasitosen des Menschen bzw. die wesentlichsten Verfahren zu deren labordiagnostischer Feststellung.

Detaillierte Darstellungen sind in Spezialbüchern zu finden, z.B. in PIEKARSKI, G.: Lehrbuch der Parasitologie. Springer, Berlin 1954; – REICHENOW-VOGEL-WEYER: Leitfaden zur Untersuchung der tierischen Parasiten des Menschen und der Haustiere. 4. Aufl., J.A. Barth, Leipzig 1969; – NAJARIAN, H.H.: Textbook of Medical Parasitology. Williams & Wilkins, Baltimore 1967; – BURROWS, R.B.: Microscopic Diagnosis of the Parasites of Man. Yale University Press, New Haven and London 1965; – FAUST, E.C., P.F. RUSSEL: Clinical Parasitology. 7*th* Edition. Lea and Fiebiger, Philadelphia 1964.

Für medizinisch-diagnostische Fragestellungen sind im wesentlichen die im folgenden näher beschriebenen Protozoen und Helminthen von Bedeutung. Im weiteren Sinne sind auch die Hirudineen (Blutegel) und verschiedene Arten von Arthropoden zu den Parasiten zu rechnen; beim Menschen wirken sie in der Regel als temporäre Ektoparasiten, die vorwiegend als Blutsauger, als Ursache von toxischen Schädigungen oder als Überträger von Krankheitserregern wirksam werden bzw. als Zwischenwirte von Wurmlarven fungieren können (z.B. Läuse, Flöhe, Zecken, Stechmücken). Da sie selbst – von wenigen Ausnahmen abgesehen (z.B. Krätzemilben) – nicht als Erreger von Infektions- bzw. Invasionskrankheiten fungieren, werden sie im Rahmen dieses Buches nicht besprochen.

Protozoen

Als Protozoen bezeichnet man einzellige Organismen, die einen morphologisch klar abgegrenzten Zellkern, häufig auch mehrere Zellkerne besitzen. Gewisse Teile der Zelle können eine funktionelle Differenzierung aufweisen, z.B. für den Zweck der Fortbewegung, für den Schutz der Zelle oder für den Stoffwechsel. Derartig funktionell differenzierte Teile werden als Organellen bezeichnet.

Protozoen können gewöhnlich in zwei verschiedenen Zustandsformen auftreten, nämlich als

a) Trophozoiten: Das vegetative, meist bewegliche Stadium;

b) Zysten: Die Dauerform.

Die Einteilung der Protozoen erfolgt aufgrund ihrer Bewegungsweise:

Klasse I: Rhizopoden. Fortbewegung mittels Pseudopodien unter Ausstülpung von Plasma aus dem formveränderlichen Zellkörper;

Klasse II: Flagellaten (Mastigophoren). Fortbewegung mittels Geißeln (Flagellen);

Klasse III: Ziliaten (Ziliophoren). Fortbewegung mittels Wimpern (Zilien);

Klasse IV: Sporozoen. Parasitische Protozoen, die sich schlängelnd oder gleitend fortbewegen. Gemeinsam ist den Sporozoen die Entwicklung von Sporen; in diesen werden Sporozoiten (Keimlinge) ausgebildet, die der Übertragung der Art auf andere Organismen dienen. Bei Arten, die durch Insekten übertragen werden, fehlt die Spore.

Systematische Einteilung der Protozoen mit humanmedizinischer Bedeutung

Klasse	Gattungen	
Rhizopoda	Entamoeba Endolimax	Jodamoeba Dientamoeba
Mastigophora (Flagellata)	Trichomonas Enteromonas Retortamonas	Chilomastix Lamblia Trypanosoma Leishmania
Ciliophora	Balantidium	
Sporozoa	Isospora Toxoplasma	Plasmodium

Für die Labordiagnose spielt – abgesehen von der Zellform sowie von Zahl und Art der Kerne – die Feststellung gewisser charakteristischer Zellbestandteile eine Rolle, z. B.:

Geißeln: Lange, fadenförmige Anhänge, die aus der Zelle an deren Vorder- oder Hinterende einzeln oder zu mehreren austreten. Sie können mit einer undulierenden Membran verbunden sein, einem freien, zwischen Geißel und Zelloberfläche ausgespannten Häutchen; sie können bei gewissen parasitären Stadien von Flagellaten auch fehlen.

Wimpern: Kurze, fädige Fortsätze an der Zelloberfläche.

Vakuolen: Mit Flüssigkeit, Bakterien oder anderem Material gefüllte Bläschen im Protoplasma.

Chromidialkörper (Chromatoide Körper): Mit basischen Kernfarbstoffen anfärbbare Elemente unterschiedlicher Zahl und Größe, z. B. bei Amöben.

Reservestoffe: Volutin (mit gewissen Kernfarbstoffen anfärbbar), Glykogen (nachweisbar mittels LUGOLscher Lösung), Fett-Tröpfchen.

Stützfibrillen: Feine Fäden im Innern oder an der Oberfläche der Zellen bei Lamblien und Ziliaten.

Achsenstäbe: Kräftigere Stützorgane bei Trichomonaden.

Schutzhüllen: Bei Zysten bzw. bei den Sporen der Sporozoen.

Beurteilung der Zellkerne: Hierbei ist – neben der Anzahl der Kerne – die Lokalisation und Menge der Chromatinsubstanz sowie die Zahl, Größe und Lagerung von Binnenkörpern zu beachten.

Helminthen

Unter Helminthen versteht man endoparasitische Würmer, die unterschiedlichen Stämmen angehören und die die verschiedensten Organe befallen können. Häufig besteht eine feste Bindung an bestimmte Wirtsarten und – innerhalb des Wirtes – an bestimmte Organe.
Die Ausbildung einer neuen Generation hat fast stets das Verlassen des befallenen Wirtsorganismus zur Voraussetzung. Häufig ist ein bestimmter Zwischenwirt bzw. sind mehrere, verschiedene Zwischenwirte erforderlich, in denen sich die Entwicklung von Zwischenstadien vollzieht. Man unterscheidet:

a) Endwirt: Träger des geschlechtsreifen Stadiums;

b) Zwischenwirt(e): Hier bilden sich die Jugendformen zum Entwicklungsstadium aus, das zum Befall entweder eines weiteren Zwischenwirtes oder des Endwirtes fähig ist.

Aus dem Wirtsorganismus gelangende Vermehrungsprodukte können in Form von Eiern oder Zysten unter dem Schutz besonderer Hüllen längere Zeit in der Außenwelt existieren, bis sie, etwa von Zwischenwirten, aufgenommen werden; in anderen Fällen entwickeln sich frei bewegliche Larven, die in Zwischen- oder Endwirte aktiv eindringen bzw. von diesen aufgenommen oder durch Insekten übertragen werden. Im Zwischen- (oder auch End-)wirt kann der Entwicklungsgang verschiedene Stadien aufweisen.

I. In Stuhl, Urin oder Urogenitalsekret nachweisbare Parasiten (oder -Entwicklungsstadien)

Als Parasiten des Darmes und Urogenitaltraktes kommen Protozoen und Helminthen in Betracht. Der Befall dieser Organsysteme verläuft z. T. klinisch inapparent, z. T. führt er zu uncharakteristischen Krankheitserscheinungen, z. T. zu mehr oder weniger ausgeprägten lokalen Symptomen (Durchfälle, Zystitis etc.). In der Regel läßt sich aufgrund der klinischen Symptome nicht auf die Art des ätiologischen Agens schließen. Zweckmäßig ist – insbesondere bei Durchfällen – die gleichzeitige Durchführung bakteriologischer Untersuchungen.

Eine Sonderstellung nehmen an dieser Stelle die Schistosomen ein. Im geschlechtsreifen Zustand leben diese Parasiten im Blut. Sie sind hier durch Verfahren der Routinediagnostik nicht nachweisbar. Ihr Standort im menschlichen Organismus steht in Beziehung zur Schistosomenart; soweit die von ihnen abgelegten

Eier in die Außenwelt gelangen, erfolgt dies über den Stuhl oder über den Urin. Das Vorhandensein der Parasiten im Organismus wird dementsprechend in erster Linie durch die Untersuchung von Stuhl bzw. Urin festgestellt. Es erscheint daher zweckmäßig, sie im Zusammenhang mit der Beschreibung derjenigen Untersuchungsverfahren darzustellen, mittels deren sie in der praktischen Diagnostik erfaßt werden können. Sie werden deshalb im Anschluß an die parasitischen Würmer des Intestinaltraktes besprochen.

Gewinnung, Aufbewahrung und Transport von Untersuchungsmaterial

Als Untersuchungsmaterial kommen bei Erscheinungen seitens des Intestinaltraktes in erster Linie Stuhl, sonst Analabstriche, Duodenalsaft, Rektoskopiematerial oder auch Abszeßeiter in Betracht. Bei Symptomen von Urogenitalerkrankungen werden insbesondere Urinproben, Urethral-, Vaginal-, Zervikalabstriche oder -sekrete zur Untersuchung verwendet.

Zu beachten ist, daß die Trophozoiten von Darmprotozoen leicht durch Urin oder Wasser zerstört werden können. Eine Vermischung von Stuhl mit diesen Flüssigkeiten sollte deshalb möglichst vermieden werden. Wird der Stuhl in Wasserklosetts abgesetzt, so entnimmt man Proben von denjenigen Teilen, die nicht mit dem Wasser der Spülung in Kontakt gekommen sind. Grundsätzlich sollte die Untersuchung so rasch wie möglich nach Gewinnung des Materials vorgenommen werden (Stuhl im warmen Zustand). Dies trifft in erster Linie zu für die Prüfung auf Trophozoiten, da diese in der Außenwelt rasch absterben bzw. charakteristische Merkmale (Beweglichkeit, Struktur) verlieren. Ist eine sofortige Untersuchung nicht möglich, so ist es bei Untersuchung auf Darmprotozoen besser, die Proben bei Zimmertemperatur aufzubewahren, statt sie im Brutschrank warmzuhalten, da Wärme das Absterben von Trophozoiten (insbesondere von Amöben) beschleunigt.

Zur Untersuchung von Darmentleerungen auf abgegangene Würmer oder Bandwurmglieder ist in der Regel die Verarbeitung einer größeren Stuhlmenge erforderlich.

Bei mehrstündiger Transportdauer zum Labor, insbesondere bei Postversand, sollten die Proben vorher fixiert werden:

Fixierung zur Untersuchung von Protozoenzysten, Wurmeiern und -Larven: 3 Teile einer 5- bis 10%igen Formalinlösung mit 1 Teil Stuhl gründlich verrühren. Das Verfahren ist heute weitgehend abgelöst durch die beiden folgenden Methoden.

Fixierung unter gleichzeitiger Erhaltung der mikroskopischen Nachweismöglichkeit für Protozoen-Trophozoiten (neben Zysten, Wurmeiern und -larven) in Stuhl oder Rektoskopiematerial:

a) Mittels MIF-(Merthiolat-Jod-Formalin-)Lösung: Das Verfahren liefert ausgezeichnete Fixierungsergebnisse bei Darmparasiten, hat jedoch den Nachteil, daß die enthaltene Jodlösung erst kurz vor Durchführung der Fixierung zugesetzt werden darf und jeweils nur einige Wochen haltbar ist. Zusammensetzung der MIF-Lösung siehe S. 349. Man mischt 1 Teil Stuhl zu 2–3 Teilen der Fixierungslösung.

b) PVA-Fixierung (in der Modifikation von BURROWS, 1967): 1 Teil Untersuchungsmaterial mit maximal 5 Teilen der folgenden Lösung gründlich vermischen.

Das Verfahren ist auch für die Fixierung von Proben aus dem Urogenitaltrakt, z. B. für Vaginalabstriche geeignet.

Fixierungslösung: 9 g $HgCl_2$ in 62 ml abs. Alkohol unter mehrmaligem Aufschütteln in einer 100-ml-Flasche (mit dichtem Stopfen) lösen, dann 10 ml Eisessig zufügen und durch Schütteln gründlich mischen. Die Lösung ist längere Zeit haltbar. – 10 g PVA-Pulver[1] mit 3 ml Glyzerin intensiv verrühren mittels Glasstab, Mischung in einen 250-ml-Kolben übertragen, 125 ml Aqua dest. zufügen, Flasche mit Stopfen schließen und 3 Std. bei Zimmertemperatur stehen lassen unter gelegentlichem Schütteln, im Wasserbad bei etwa 70 °C unter Umschütteln erhitzen, bis das PVA-Pulver weitgehend gelöst erscheint, dann die $HgCl_2$-Eisessig-Alkohol-Lösung zufügen, Mischung im Wasserbad weitere 2–3 min belassen unter dauerndem Schütteln, wobei sich diese vollends klärt. Nach Abkühlen wird die Lösung in einer Flasche mit Glasstopfen aufgehoben.

Übersendung abgegangener Würmer oder Wurmteile:

In Versandgefäßen mit 70%igem Alkohol oder 10% Formalin.

---

[1] Bezugsquelle: Delcote, Inc., P. O. Box 1335, Wilmington, Del., USA.

A. Protozoen des Intestinal- und Urogenitaltraktes

Neben (z.T. fakultativ) pathogenen Arten kommen im Darm verschiedene Protozoen vor, die zwar als apathogen gelten können, deren Kenntnis aber aus differentialdiagnostischen Gründen wichtig ist.

Die wichtigsten Protozoen des Intestinal- und Urogenitaltraktes des Menschen

Klasse	Art	Größe in μ Trophozoit	Zyste	Pathogenität
Rhizopoden	Entamoeba histolytica			
	Magna-Form	20–30 (–40)		Amöbiasis
	Minuta-Form	(10–) 12–18	(5–) 10–16 (–20)	
	Entamoeba hartmanni	6–8 (maximal 10)	bis 10	apathogen
	Entamoeba coli	(10–) 25 (–50)	(10–) 17 (–32)	apathogen
	Endolimax nana	(6–) 8 (–12)	(5–) 9 (–10)	apathogen
	Jodamoeba bütschlii	(5–) 12 (–20)	(6–)10 (–18)	apathogen
	Dientamoeba fragilis	(5–) 8 (–15)	Existenz fraglich	apathogen
Flagellaten	Lamblia intestinalis	(10–) 12 (–18) : 6–10	etwa 12 : 8	Lambliasis
	Chilomastix mesnili	(7–) 14 (–20) : 5–6	7–9, ovoid	apathogen
	Retortamonas intestinalis	4–10 : 3–4	4–7, oval	apathogen
	Enteromonas hominis	4–8	6–8, oval	apathogen
	Trichomonas hominis (intestinalis)	10–15 : 7–10	keine	apathogen
	Trichomonas vaginalis	8–25 : 10–15	keine	Trichomoniasis
Ziliaten	Balantidium coli	30–150 : 20–100	50–60	Balantidiasis
Sporozoen	Isospora belli Isospora hominis	Oozyste: 25–32 : 12–15		Kokzidiose

Allgemeine Nachweisverfahren

Makroskopische Untersuchung

Wegen der geringen Größe der Protozoen vermag die makroskopische Untersuchung die Parasiten selbst nicht aufzudecken. Besonderes Interesse sollte aber bei der Untersuchung von Darminhalt der Feststellung von ungewöhnlichen Bestandteilen, insbesondere von Blut oder Schleimflocken gewidmet werden, da in diesen der Nachweis von Parasiten wesentlich häufiger gelingt als etwa in normalen Stuhlbestandteilen.

Mikroskopische Untersuchung

Man prüft grundsätzlich zumindest ein Nativ- und ein Jodpräparat (s.u.). Dies kann routinemäßig auf einem einzelnen Objektträger pro Untersuchungsprobe geschehen, indem man einen Tropfen physiol. NaCl-Lösung auf die eine Seite und einen Tropfen LUGOLscher Lösung auf die andere Seite des Objektträgers gibt, dicht neben jedem Tropfen etwas Untersuchungsmaterial (bei Stuhl etwa ¼ Reiskorngröße) aufbringt, mittels Holz- oder Glasstäbchen mischt (zuerst den NaCl-Ansatz) und dann mit Deckgläschen bedeckt. Mittels Anreicherungsverfahren gelingt eine Konzentrierung von Zysten (und gleichzeitig von Wurmeiern); dagegen existiert keine zufriedenstellende Methode zur Anreicherung von Trophozoiten. Spezielle Färbeverfahren (z.B. nach HEIDENHAIN) dienen dem Nachweis und der Identifizierung von Trophozoiten und Zysten bzw. der Herstellung von Dauerpräparaten.

Ungefärbte bzw. mit LUGOLscher (oder Eosin-) Lösung gefärbte Präparate durchmustert man mit einem 40fach vergrößernden Objektiv (Gesamtvergrößerung etwa 300- bis 400fach) unter weitgehender Verengung der Kondensorblende. HEIDENHAIN- und andere gefärbte Präparate werden in der Regel ebenfalls erst mit 40fach vergrößerndem Objektiv geprüft; die endgültige Beurteilung festgestellter Organismen erfolgt (bei geöffneter Blende) mittels Ölimmersion.

a) Nativpräparat

Es wird angefertigt bei frischem Untersuchungsmaterial vor allem zum Nachweis lebender, vegetativer Formen (Trophozoiten), insbesondere zur Erkennung der Beweglichkeit bzw. charakteristischer Formveränderungen. Zur Darstellung von Protozoen in Nativpräparaten ist außer der Hellfeld-Mikroskopie auch das Phasenkontrastverfahren gut geeignet.

Beachte: Zum Nachweis lebender Amöben ist die Vorwärmung der Reagenzien und Objektträger auf 37°C zweckmäßig, da Abkühlung einen rascheren Verlust der Beweglichkeit bedingt. Das Präparat soll nicht zu dicht und nicht zu dünn sein; untergelegte kleine Druckschrift soll noch gut lesbar sein. Verwendung von physiol. NaCl-Lösung mit 1% Eosinzusatz kann für weniger Geübte das Auffinden der Protozoen erleichtern. Das mit Deckglas bedeckte Präparat muß bei durchfallendem Licht gegen weißen Hintergrund hellrosa sein (bei tieferer Rosa- und gar Rotfärbung ist es unbrauchbar). Lebende Protozoen (und andere lebende Zellen) bleiben ungefärbt, während sich abgestorbene Zellen vielfach färben. Der aus totem Material bestehende Untergrund erscheint rosafarben oder bei vorhandener Eigenfarbe leicht grünlich.

b) Jodpräparat

Zur Herstellung verwendet man verdünnte LUGOLsche Lösung (0,5 g KJ in 50 ml Aqua dest. lösen, dann 0,25 g kristallines Jod hinzufügen). Die Lösung ist nur etwa 3 Wochen verwendbar. Jodpräparate dienen insbesondere zum Nachweis von Zysten. Die Kernstrukturen treten deutlich hervor (vor allem bei Entamöben-Zysten). Zu ihrer näheren Untersuchung verwendet man die Ölimmersion. Das Protoplasma der Zysten färbt sich – je nach dem Grad der Abblendung – zitronengelb bis hellbraun. Die Kernmembran und das Kernkörperchen werden nicht angefärbt; sie erscheinen vielmehr bei entsprechender Reduktion des Lichtes heller als das übrige Kernmaterial; auch die Chromidialkörper nehmen keine Farbe an. Die Glykogenkörper (bzw. -vakuolen) färben sich intensiv rot- bis mahagonibraun; Stärkekörnchen erscheinen blauschwarz.

c) MIF-Konzentration (MIFC-Verfahren)

Man benötigt hierzu MF-Stammlösung (200 ml 1‰ige Merthiolat-, Timerosal- oder Cialitlösung mit 25 ml 36- bis 40%igem Formaldehyd mischen, dann 5 ml Glyzerin und 250 ml Aqua dest. hinzufügen; aufbewahren in brauner Flasche) und verdünnte LUGOLsche Lösung (1,0 g KJ in 100 ml Aqua dest. lösen, 0,5 g Jod zufügen und bis zur Auflösung schütteln; aufbewahren in brauner Flasche. Nach Ablauf von 3 Wochen neue Lösung ansetzen).

In einem 25-ml-Becherglas 2,35 ml MF-Stammlösung mit 0,15 ml verdünnter LUGOLscher Lösung mischen und hierin eine etwa erbsengroße Stuhlmenge mit einem Holzstäbchen verreiben. Suspension mittels eines kleinen Trichters durch eine doppelte Lage weitmaschiger, angefeuchteter Gaze in ein Zentrifugenröhrchen filtrieren, mit 1,5 ml gekühltem Äther versetzen, Röhrchen mit Gummistopfen verschließen, kräftig schütteln (Äther darf auf der Oberfläche nicht mehr sichtbar sein), dann – nach Entfernung des Gummistopfens – 1 min bei 1600 U/min zentrifugieren. Anschließend den im mittleren Drittel entstandenen Detrituspfropfen mit einem frischen Stäbchen von der Glaswand lösen, den flüssigen Inhalt samt Pfropfen dekantieren und die Röhrchenwand mit trockener Gaze säubern.
Zur Herstellung des Präparates das Sediment (in dem sich ggf. die Protozoenzysten oder die Wurmeier befinden) in der restlichen Flüssigkeit aufrühren, einen Tropfen auf einen Objektträger aufbringen, mit einem Deckglas abdecken und mit 40fach vergrößerndem Objektiv mikroskopieren (für die Fahndung nach Wurmeiern verwendet man gewöhnlich die 10fache Objektivvergrößerung).

Mit dem MIFC-Verfahren lassen sich Protozoenzysten (und Wurmeier) selbst dann nachweisen, wenn sie nur in sehr spärlicher Menge in der Probe vorhanden sind. Die Methode bietet jedoch gegenüber dem Nativpräparat keine Vorteile bei der Suche nach Trophozoiten; bei Verdacht auf Amöbenruhr wird sie daher in der Regel nicht angewandt.

d) Jod-Zinksulfat-Anreicherung

Material in etwa 10facher Menge lauwarmen Wassers emulgieren, etwa 10 ml davon durch eine Doppellage weitmaschiger Gaze in ein Zentrifugenglas filtieren, 1 min bei etwa 2500 U/min zentrifugieren und diesen Waschvorgang 3- bis 4mal wiederholen, bis die überstehende Flüssigkeit klar ist. Dann Überstand abgießen, 3–4 ml einer 33%-

igen Zinksulfatlösung zufügen, Sediment aufschütteln, weitere Zinksulfatlösung hinzugeben bis ca. 1 cm unterhalb des Röhrchenrandes, erneut 1 min zentrifugieren (2000–3000 U/min).

Zur mikroskopischen Untersuchung von der Oberfläche (!) mehrere Ösen Material auf einen Objektträger aufbringen, 1 Tropfen LUGOLscher Lösung zusetzen, mit Deckglas bedecken und mikroskopieren.

e) Heidenhain-Färbung (Eisenhämatoxylinfärbung). Sie ist die Methode der Wahl zur exakten Differenzierung von vegetativen und Zystenformen von Protozoen und zur Anfertigung von Dauerpräparaten. Notwendig für die Erzielung einwandfreier Färbungen sind – abgesehen von ausreichender Einarbeitung – frische Proben, richtige Ausstrichdicke, unbedingte Vermeidung der Trocknung des Ausstriches während des gesamten Färbevorganges, einwandfreie Fixierung, ausreichend (etwa 2 Monate) gereifte Farblösung, völlige Entwässerung des Präparates vor der Einbettung.

Erforderliche Reagenzien:

1. Fixierungsmittel (SCHAUDINNS Reagens): 10 ml abs. Alkohol + 20 ml gesättigte wäßrige Sublimatlösung[1] mischen, 70 ml Aqua dest. und 1 ml Eisessig zufügen. Die Fixierungsflüssigkeit ist vor Gebrauch jeweils frisch herzustellen.

2. Jod-Alkohol: 10 ml verdünnte LUGOLsche Lösung (0,5 g KJ in 50 ml Aqua dest. lösen, 0,25 g Jod zufügen – die Lösung ist 3 Wochen haltbar) mit 90 ml 70%igem Alkohol mischen.

3. Eisenalaunlösung: 2%ige wäßrige Lösung. Die gebrauchte Flüssigkeit ist nicht mehr verwendbar; die ungebrauchte Lösung hält sich längere Zeit.

4. Hämatoxylin-Farblösung: 0,5 g Hämatoxylin-Kristalle in 10 ml 95%igem Alkohol lösen, dann 90 ml Aqua dest. zufügen. Die Lösung benötigt (zur Oxydation) eine Reifungszeit von 2 Monaten, ist dann aber lange Zeit haltbar. Zusatz von 0,1 g Na-jodat ($NaJO_3$) ergibt sofort brauchbare Farblösungen.

5. Weitere Reagenzien: 70%iger Alkohol, 95%iger Alkohol, Isopropylalkohol, Xylol, Kanadabalsam (oder Caedax).

Technisches Vorgehen: Zur Färbung werden insgesamt 11 Küvetten benötigt für die folgenden Schritte Nr. 2, 3, 4, 6, 10, 15, 16, 17, 18, 19, 20[2]. Die hier beschriebene Modifikation der Färbung verkürzt den sonst zeitaufwendigen Vorgang der Herstellung der Präparate auf etwa 2½ Stunden. Für die Spülungen wird Aqua dest. in Spritzflaschen bzw. Wasser aus der Leitung verwendet. Sonst werden für die Fixierungs-, Färbungs-, Differenzierungs- und Entwässerungsvorgänge Färbeküvetten benützt.

1. Dünnen Ausstrich in Größe eines Deckgläschens herstellen mittels Holzstäbchen auf einem mit Diamantschreiber markierten Objektträger (Fettstift-Schrift geht beim Färben ab),
2. den noch feuchten Ausstrich 3–15 min fixieren in frisch bereiteter SCHAUDINNscher Lösung,
3. 2 min einstellen in Jodalkohol,
4. 2 min einstellen in 70%igen Alkohol zur Abspülung überschüssigen Jods,
5. 2 min spülen in Aqua dest.,
6. 30 min einstellen in 2%ige Eisenalaunlösung (Lösung in der Küvette belassen für die unter 12. beschriebene Differenzierung),
7. 2 min spülen in Aqua dest.,
8. 3mal unter fließendem Leitungswasser nachspülen,
9. 1mal mit Aqua dest. nachspülen,
10. 30 min (oder länger) färben in Hämatoxylinlösung[3], dann Farbe in die Vorratsflasche zurückgießen (Färbekraft hält lange Zeit an),
11. spülen mit Aqua dest.,
12. 5 min einstellen in die Eisenalaunlösung (Küvette von Schritt 6) zur Differenzierung; Lösung anschließend verwerfen,
13. 15 min spülen in langsam fließendem Leitungswasser,

---

[1] Herstellung: 40 g $HgCl_2$ in 500 ml heißem Aqua dest. lösen, aufbewahren bei Zimmertemperatur, zum Gebrauch die erforderliche Flüssigkeitsmenge von der nach einiger Zeit am Boden des Gefäßes entstandenen Präzipitationsschicht abgießen. Vorsicht: Sublimat zerstört Metall und ist ein starkes Gift!

[2] Gießt man die weiterverwendbaren Flüssigkeiten jedesmal nach Gebrauch in die Vorratsflasche zurück, so genügen 2 Küvetten für die Färbung.

[3] Die für eine ausreichende Färbung notwendige Zeit hängt stark von der Temperatur ab. Höhere Umgebungs- (und damit Reagens-)Temperaturen führen zu schnelleren, jedoch auch gröberen Farbausfällungen als niedrige.

14. nachspülen mit Aqua dest.,
15. 5 min einstellen in 70%igen Alkohol (frischen, d.h. nicht den bei Schritt 4 benutzten Alkohol verwenden!),
16. 5 min einstellen in 95%igen Alkohol,
17. 5 min einstellen in Isopropylalkohol (Küvette 1),
18. 5 min einstellen in Isopropylalkohol (Küvette 2),
19. 5 min einstellen in Xylol (Küvette 1),
20. 5 min einstellen in Xylol (Küvette 2),
21. Objektträger einzeln aus der Küvette nehmen; abtropfen, aber nicht ganz trocknen lassen,
22. 1 Tropfen Kanadabalsam oder Caedax auf den Ausstrich tropfen, Deckgläschen auflegen.

Sind vorhandene Protozoen zu intensiv gefärbt, so verlängert man das nächste Mal die Differenzierung in der Eisenalaunlösung um 1–2 min; bei zu schwacher Anfärbung verkürzt man die Differenzierungszeit entsprechend. Eine Möglichkeit unterschiedlicher Differenzierung auf einem einzelnen Objektträger besteht darin, daß man das Material auf eine größere Fläche ausstreicht, bei Schritt 12 die Küvette zunächst nur halb füllt, in den folgenden beiden Minuten je ein weiteres Viertel des Volumens hinzugießt und das Präparat der Küvette nach insgesamt 6 min entnimmt. Man erreicht auf diese Weise, daß die erste Hälfte des Objektträgers 6 min, die beiden restlichen Viertel je eine Minute kürzer differenziert werden.

Die Heidenhain-Färbung ist besonders geeignet bei Verdacht auf Amöbenruhr zur Unterscheidung zwischen Trophozoiten von Entamoeba histolytica und apathogenen Amöben. Man mikroskopiert die Präparate zunächst mit 40fach vergrößerndem Objektiv, dann, zur exakten Bestimmung verdächtiger Organismen, mit Ölimmersion, wobei der Kondensor ziemlich weit geöffnet ist. Jedes Präparat ist sorgfältig, mindestens 10 min lang, durchzumustern. Der Zellkern, das Zytoplasma und die inneren Zellstrukturen färben sich in unterschiedlichem Ton zwischen schwarz und grau an. Sehr deutlich erkennbar wird die Chromatinstruktur der Kerne. Intensiv färben sich auch etwaige Chromidialkörper, da diese die Kernfarbstoffe kräftig annehmen. Im Gegensatz zur Jodfärbung bleiben Glykogenkörper ungefärbt.

f) Giemsa-Färbung

Sie ist wenig geeignet für Amöbenfärbung, aber gut brauchbar zum Trichomonaden-Nachweis bei dem im folgenden beschriebenen Vorgehen:

Erforderliche Reagenzien:

Methylalkohol zur Fixierung; Giemsa-Stammlösung und Phosphatpuffer, pH 7,2 (s. S. 380) zur Färbung.

Technisches Vorgehen:

1. Dünnen Objektträgerausstrich von frisch gewonnenem Material anfertigen (Objektträger mit Diamantschreiber markieren),
2. 5 min lufttrocknen lassen,
3. 5 min in Färbeküvette mit Methylalkohol fixieren,
4. Objektträger auf Färbebrücke auflegen und lufttrocknen lassen,
5. Giemsa-Farblösung herstellen durch Mischung von je 1 Tropfen Stammlösung mit je 1 ml Phosphatpuffer[1], ph 7,2 (pro Objektträger sind etwa 5 ml Farblösung erforderlich),
6. Ausstriche mit der Farblösung bedecken und diese 45 min einwirken lassen.
7. Farblösung abspülen mit Leitungswasser,
8. Objektträger unter Schrägneigung trocknen lassen.

Zur mikroskopischen Untersuchung bringt man einen dünnen Film von Immersionsöl auf das Präparat und untersucht mit 40fach vergrößerndem Objektiv.

Kulturverfahren

Kulturverfahren werden bei Darmprotozoen in erster Linie angewandt für Entamoeba histolytica. Da auch die übrigen Darmamöben und -flagellaten (mit Ausnahme von Lamblia intestinalis) auf den üblichen Medien gezüchtet werden können, ist bei kultureller Untersuchung von Stuhlproben eine morphologische Differenzierung der gezüchteten Protozoen anzuschließen. Für die Züchtung von Darmprotozoen ist das Vorhandensein geeigneter Begleitbakterien aus dem Stuhl erforderlich.

Kulturverfahren können mit guter Aussicht auf Erfolg bei frisch gewonnenem Material zur Diagnose herangezogen werden. Wenngleich auch die Züchtung aus Zysten möglich ist, sind die Aussichten für einen Nachweis aus älterem, z.B. mit der Post eingesandtem Material nur gering.

[1] Phosphatpuffer in 0,01 m Konzentration verwenden (der übliche Sörensen-Puffer – 0,15 m – verhindert die Lyse der Erythrozyten).

Die meisten Nährsubstrate enthalten einen flüssigen und einen festen Bestandteil. Kurz vor Ansatz erhalten die Kulturen eine Öse voll autoklavierter Reisstärke[1] und ggf. 2–3 Tropfen Moronal auf etwa 10 ml der flüssigen Phase des Mediums (bzw., wenn der Nährboden – wie das BALAMUTH-Medium – nur aus Flüssigkeit besteht, auf das ganze Medium) zur Verhinderung der störenden Wucherung von Blastocystis (s. Abb. 128) sowie evtl. weitere Antibiotika-Zusätze (s. u.) zur Unterbindung hemmungslosen Bakterienwachstums und damit einhergehender Zerstörung der Reisstärke.

Nährböden: Als bewährte Substrate gelten

BALAMUTH-*Medium:* Flüssiges Substrat (ohne festen Nährbodenanteil). Es erlaubt die Züchtung der meisten Protozoen und läßt sich im Kühlschrank ohne nennenswerten Verlust an Leistungsfähigkeit mehrere Monate lang aufheben (Herst.: S. 549).

DOBELL-LAIDLAW-*Medium:* Ein besonders empfehlenswertes Substrat zur Protozoenzüchtung (Herst.: S. 549).

Medien zur Züchtung von Trichomonas vaginalis: s. S. 37 und S. 550.

Beimpfung: Jede Probe sollte in mindestens 2 Röhrchen, denen zuerst etwas Reisstärke (s. o.) zugesetzt wird, eingeimpft werden. In eines der Röhrchen gibt man je 200–250 E bzw. γ Penicillin und Streptomycin pro ml flüssiger Nährbodenkomponente. Vor der Beimpfung sind die Substrate auf 37 °C anzuwärmen durch Einstellen in den Brutschrank. Man fügt mittels einer Pipette mit breiter unterer Öffnung 0,5 ml flüssiges oder halbfestes Untersuchungsmaterial zu jedem Röhrchen und vermischt die Probe mit der flüssigen Komponente; dabei sollte möglichst wenig Luft zugeführt werden. Festes Material verreibt man (in etwa erbsengroßer Menge) mittels eines Holzstäbchens mit der flüssigen Nährbodenkomponente seitlich an der Röhrchenwand. Abnorme Bestandteile (Schleim, Blut, Gewebefetzen), sind bevorzugt für die Beimpfung zu verwenden.

Bebrütung und Ablesung bzw. weitere Verarbeitung: Man bebrütet zunächst 24 Std. bei 37 °C und prüft dann erstmals auf Wachstum. Da Amöben am Boden der Kultur bzw. am festen Nährsubstratanteil nahe dem Boden wachsen, entnimmt man von dort einige Tropfen des Sediments mit einer Pipette, bringt sie auf einen Objektträger, deckt mit Deckgläschen ab und mikroskopiert mit 40fach vergrößerndem Objektiv. Sind keine oder mengenmäßig unzureichende Protozoen vorhanden, so überträgt man etwa die Hälfte des Sediments in neue Medien, ohne Antibiotika zuzusetzen. Die Gesamtbebrütungszeit beträgt für Primär- und Sekundärkulturen 48–72 Stunden. Vorhandene Protozoen differenziert man endgültig mittels HEIDENHAIN-Färbung.

Antikörpernachweis im Patientenserum: Serologische Nachweisverfahren sind insbesondere bei fraglichen Entamoeba-histolytica-Infektionen von Interesse. In Betracht kommt in erster Linie die KBR; siehe hierzu S. 356.

Rhizopoden des Darmes

Nach ihrer Kernstruktur lassen sich unter den darmbewohnenden Amöben 3 Gruppen unterscheiden:

1. *Entamoeba:* Bläschenförmiger Kern mit ziemlich kleinem Binnenkörper. Kernmembran durch reichlichen Chromatinbelag deutlich abgegrenzt.

2. *Endolimax, Jodamoeba:* Großer Binnenkörper; unscharfe, da chromatinfreie Kernmembran.

3. *Dientamoeba:* Kerne aus groben Chromatinbrocken mit chromatinfreier Außenzone.

Entamoeba histolytica

Ursache der Amöbenuhr, einer mit Leibschmerzen und im typischen Fall mit schweren, blutigen Durchfällen einhergehenden Erkrankung, die insbesondere in tropischen und subtropischen Regionen auftritt und klinisch oft nicht von der bakteriellen (durch Shigellen bedingten) Ruhr abgegrenzt werden kann. Sie neigt mehr als die Bakterienruhr zu chronischem Verlauf, wobei dann feste Stühle ausgeschieden werden, die Blut- und Schleimbeimengungen (aus den Ulzerationen des Darmes) enthalten.

Die Erreger treten in verschiedenen Entwicklungsformen auf:

a) Gewebsform (Magnaform): Die pathogene, vegetative Form, die sich im Gewebe vermehrt, zu dessen Zerstörung führt und in den Entleerungen hauptsächlich in Schleimflocken oder abgestoßenen Gewebefetzen nachweisbar ist.

b) Minutaform: Eine gleichfalls vegetative Form, die im Darmlumen lebt und sich beim Angriff auf das Gewebe in die Magnaform verwandeln kann.

c) Dauerform (Zyste): Sie entsteht durch Umwandlung aus der Minutaform und findet sich bei

[1] Endolimax nana gedeiht nach DOBELL und LAIDLAW besser ohne Stärke.

chronischer Infektion (Amöbenträger) neben der Minutaform. Aus der Zyste können unter geeigneten Bedingungen Minutaformen durch Ausschlüpfen hervorgehen.
Die Übertragung erfolgt per os durch Trinkwasser bzw. Nahrungsmittel, die durch die Zysten kontaminiert sind, welche meist von symptomlosen Trägern ausgeschieden werden. Dabei können Fliegen als Überträger auf Lebensmittel eine Rolle spielen. Nach der Infektion entwickeln sich im menschlichen Darm die vegetativen Formen (Trophozoiten). Wie andere Amöbenarten bewegen sich diese unter dauerndem Wechsel der Gestalt infolge Bildung von Pseudopodien (Scheinfüßchen, die sich bei Entamoeba histolytica ruckartig in Form von Vorwölbungen des Ektoplasmas bilden, wieder verschwinden oder weitere Zellsubstanz nach sich ziehen können). Bei Einwirkung schädigender Faktoren (bakterielle, klimatische Einflüsse) kann die Infektion klinisch als Amöbenruhr in Erscheinung treten. Die Amöben dringen dabei in tiefere Schichten der Darmwand ein und führen zur Zerstörung des Gewebes. Nach Eröffnung von Blutgefäßen können sie in andere Organe (insbesondere Leber, ferner Lunge und Gehirn) verschleppt werden und dort zu Abszeßbildungen Anlaß geben[1]. Erst der Nachweis der Gewebsformen (s. u.), nicht etwa schon der Nachweis von Minutaformen oder Zysten sichert die Ätiologie. Typisch für die vegetativen Formen ist die Ausbildung bruchsackartiger Pseudopodien. Diese typische Beweglichkeit geht jedoch bei Abkühlung des Untersuchungsmaterials bald verloren.

Untersuchungsmaterial:

Bei akuter Amöbiasis: Blutig-schleimige Flocken, aus frischen (!) Entleerungen. Da die Magnaform rasch zugrunde geht, ist nach längerer Transportdauer, etwa bei Postversand von Stuhlproben, mit einem positiven Ergebnis nicht zu rechnen. Fixierungsverfahren für Transportzwecke: Siehe S. 347.

[1] Eine seltene Form der Krankheit ist die Infektion des Urogenitaltraktes, die vermutlich vom Anus aus erfolgt und zu schweren Gewebszerstörungen führt.

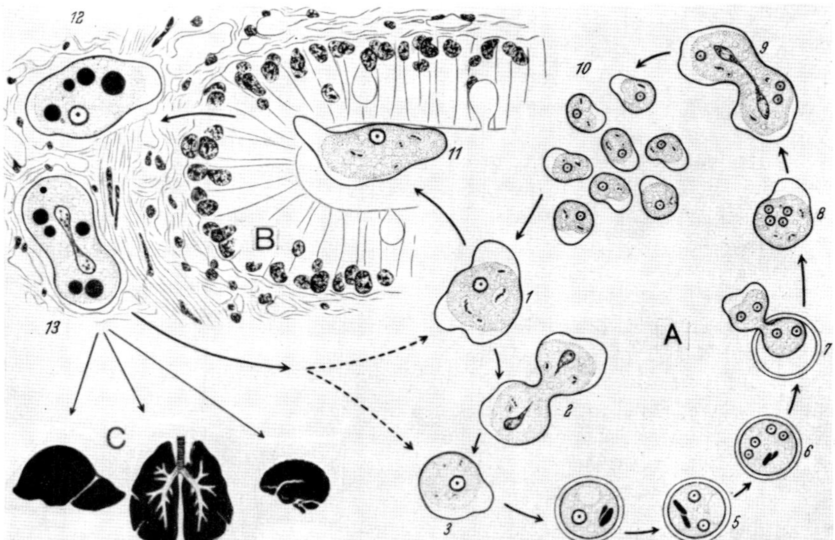

Abb. 125: Entamoeba histolytica. Entwicklungszyklus im menschlichen Darm.
A: Formen im Darmlumen. – B: Befall der Darmwand. – C: Metastasierung in Lungen, Leber, Gehirn.
1: Minuta-Form mit Kern und phagozytierten Bakterien. – 2: Teilungsform. – 3: Präzystische Form. – 4: Einkernige Zyste mit Glykogenvakuole und zwei Chromidialkörpern. – 5 und 6: Zwei- bzw. vierkernige Zyste mit Chromidialkörperpaar. – 7: Vierkernige Form beim Ausschlüpfen aus der Zyste. – 8 bis 10: Metazystische Amöben, anfangs mit 4 Kernen, nach der Teilung mit 1 Kern. – 11: Vegetative Form (wie Form 1) beim Eindringen in die Darmschleimhaut. – 12–13: Magna-(Gewebs-)Formen in der Submukosa, mit Kern und mehreren phagozytierten Erythrozyten. (Nach GEIGY-HERBY, verändert,)

Bei chronischer Amöbiasis bzw. Trägertum: Diarrhoischer Stuhl nach Purgation, z.B. nach Verabreichung eines in einem Glas Wasser aufgelösten Eßlöffels Karlsbader Salz (einzunehmen am Vorabend des Untersuchungstages). Hierbei bietet die Untersuchung der zuletzt abgesetzten, dünneren Entleerungen erhöhte Nachweischancen. Bei negativem Stuhlbefund ist der Nachweis oft noch möglich von Material, das mittels Rektoskop von Geschwüren in der Wand möglichst hoher Darmabschnitte entnommen wurde.

Bei Leber-(Lungen-, Hirn-)abszeß: Aseptisch aspirierter Inhalt. Wurde eine Drainage angelegt, so finden sich Amöben höchstens in frischen Präparaten. Oft sind die Amöben nur in der Wand der Abszesse nachweisbar.

Gang der Untersuchung

Die Untersuchung sollte nach Möglichkeit sowohl mikroskopisch als auch kulturell durchgeführt werden. Für die mikroskopische Untersuchung ist die Durchmusterung zumindest eines Nativ- bzw. Eosinpräparates sowie eines LUGOL-Präparates erforderlich. Möglichst bei jeder Probe, zumindest in Zweifelsfällen, bei chronischer Amöbiasis und bei der Suche nach Histolytica-Trägern sollte die Eisenhämatoxylinfärbung nach HEIDENHAIN angeschlossen werden. Der sichere Ausschluß einer Infektion erfordert mehrere (etwa 3–4) negative Untersuchungen.
Man breitet das Material in einer angewärmten Petrischale aus, entnimmt Schleimflocken oder andere verdächtige Bestandteile (Gewebefetzen) mit Öse oder Holzstäbchen und bringt sie auf 2 Stellen eines Objektträgers auf. Das eine Präparat schwemmt man mit physiol. NaCl- oder 1%iger Eosinlösung, das andere mit LUGOLscher Lösung auf (zum Nachweis der vegetativen bzw. der Zystenformen). Bei nichtflüssigem Material stellt man mit entsprechenden Mengen der Probe Präparate in physiol. NaCl- bzw. Eosinlösung sowie in LUGOLscher Lösung her.
Man sucht im Nativpräparat in erster Linie nach Elementen mit Pseudopodienbildung. Charakteristisch für Entamoeba (E.) histolytica ist eine Trennung des Zytoplasmas in einen homogenen ektoplasmatischen und einen gekörnt strukturierten endoplasmatischen Anteil sowie die bereits erwähnte plötzliche Ausbildung von Pseudopodien, die gegenüber dem gekörnten Endoplasma der Amöbe homogen-hyalin erscheinen. Die Pseudopodien umfließen Erythrozyten, Zelltrümmer u. dgl. Der Nachweis eingeschlossener Erythrozyten ist als ein für die Gewebsform entscheidendes diagnostisches Merkmal zu erachten. Zur exakten Differenzierung der Kernstruktur sowie zur Darstellung etwaiger Chromidialkörper und Plasmaeinschlüsse (Bakt., Blutk.) ist die Färbung mit Eisenhämatoxylin nach HEIDENHAIN (S. 350) empfehlenswert.

1. Mikroskopische Untersuchung

a) Nativ-(Eosin-)Präparat: Es dient in erster Linie zur Fahndung nach vegetativen (beweglichen) Formen.

Magnaform: Etwa 20–30 μ Durchmesser, deutliche Unterschiede in der Struktur der homogenen, rasch ausgestülpten, ektoplasmatischen Pseudopodien gegenüber dem gekörnten Endoplasma. Erythrozyten erscheinen als gelbliche Scheibchen im Innern der Amöbe. Die Amöbe enthält einen Zellkern, der aber im Nativpräparat oft nicht gut sichtbar ist.

Minutaform: Etwa 12–18 μ Durchmesser, also kleiner als die Gewebsform. Das Plasma erscheint weniger dicht und enthält einen (im Nativpräparat nicht sichtbaren) Zellkern. Phagozytierte Erythrozyten fehlen. Im Plasma vorhandene Vakuolen weisen gewöhnlich homogenen Inhalt auf, da sich diese Form hauptsächlich von gelösten Stoffen ernährt; gelegentlich enthält sie auch Bakterien in den Nahrungsvakuolen. Das homogene Ektoplasma ist meist auf die Pseudopodien beschränkt.

Zyste: Etwa 10–16 μ Durchmesser, rundlich, im Eosinpräparat ungefärbt in rötlicher Umgebung, mit mehr oder weniger deutlich ausgebildeter Membran.

b) Jodpräparat: Es dient vor allem zum Nachweis von Amöbenzysten, der auch in festen Stuhlproben gelingen kann. Jodfärbung führt zur bräunlichen Anfärbung der (glykogenhaltigen) Zysten. Die Zellkerne treten deutlich hervor; im allgemeinen ist der für Entamöben charakteristische Chromatinkranz an den Kernmembranen gut erkennbar und dadurch eine Abgrenzung der Nicht-Entamöben möglich. Im unreifen Zustand ist die Zyste einkernig, im Zustand der Reife, nach zweimaliger Kernteilung, vierkernig (Gegensatz

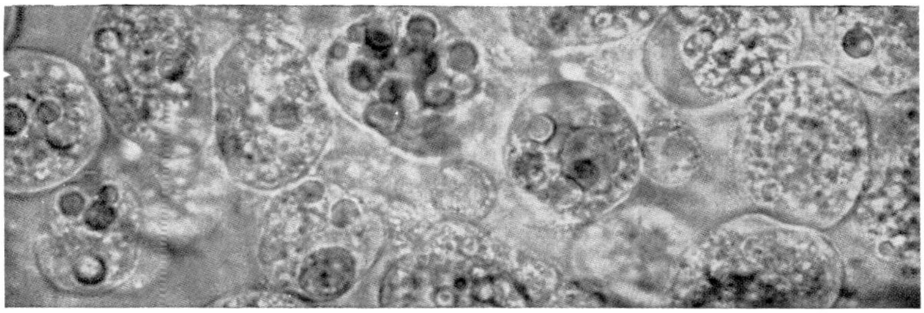

Abb. 126: Entamoeba histolytica. Nativpräparat von Stuhl, mit Magna-Formen. (Nach RUGE, MÜHLENS, ZUR VERTH.)

Entamoeba coli : 8kernig!). Entsprechend der Zunahme der Zahl der Kerne verkleinert sich eine ursprünglich in der Zyste vorhandene Vakuole und bildet sich schließlich ganz zurück.

c) Eisenhämatoxylin-(HEIDENHAIN-)*Präparat:* Die Färbung läßt den für alle Amöben der Gattung Entamoeba charakteristischen „Entamöbenkern" gut erkennen: chromatischer Ring am Rand des (bläschenförmigen) Kernes und (meist zentral gelegener) sehr kleiner Binnenkörper (s. Abb. 127). Gefärbt werden außerdem etwaige Chromidialkörper (mit Kernfarbstoffen anfärbbare, im typischen Fall wetzsteinförmige Strukturen, die nicht die für Zellkerne typische Thymonukleinsäure enthalten – nicht zu verwechseln mit Chromatin).

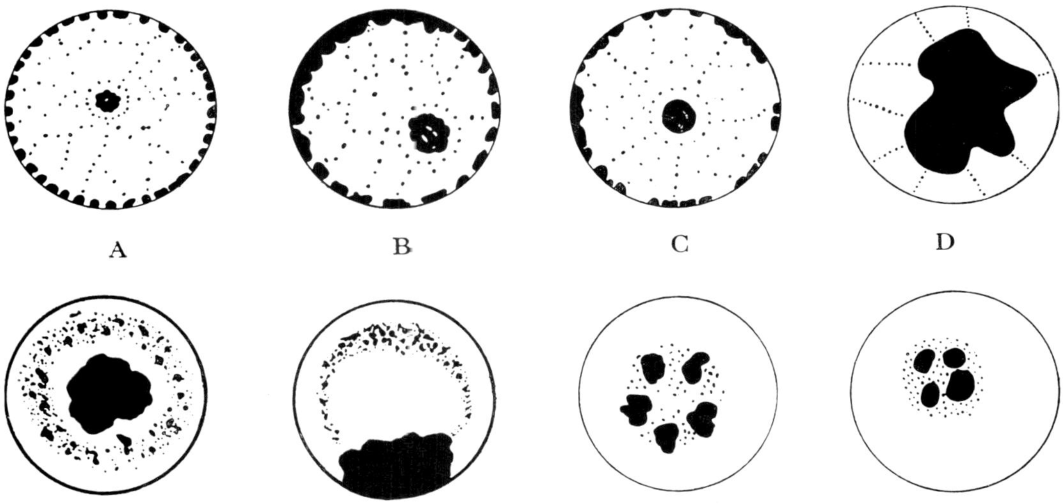

Abb. 127: Kernstruktur bei Amöben nach HEIDENHAIN-Färbung (schematisch):

A, B, C: Mit chromatischem Rand auf der Innenseite der Kernmembran (Entamöben-Typ) und kleinem Binnenkörper.

A: Entamoeba histolytica: Dünne Lage chromatischer Granula auf der Innenseite der Kernmembran („Perlenrand"), sehr kleiner, meist zentraler Binnenkörper.

B: Entamoeba coli: Dickere Lage gröberer Körnchen (dsgl. auch innerhalb des Chromatingerüstes) an der Innenseite der Kernmembran. Binnenkörper etwas größer als bei A, mehr exzentrisch gelegen.

C: Entamoeba gingivalis (Mund-Amöbe): Dünne Lage etwas unregelmäßig verteilter Granula auf der Innenseite der Kernmembran; Binnenkörper mittelgroß, zentral oder exzentrisch.

D, E, F, G, H: Ohne chromatische Randzone.

D: Endolimax nana: Zellkern mit relativ großem Binnenkörper, der oft mehrere Einbuchtungen aufweist.

E und F: Jodamoeba bütschlii: Zellkern mit bläschenförmigem Binnenkörper, zentral bei vegetativer Form (E), exzentrisch bei Zyste (F).

G und H: Dientamoeba fragilis: Zellkern aus mehreren Chromatinkörnern, ohne erkennbare Zellkernmembran. Meist zweikernig.

2. Kulturelle Untersuchung: Für die Züchtung von Entamoeba histolytica stehen verschiedene bewährte Nährsubstrate zur Verfügung, z. B. das BALAMUTH- oder das DOBELL-LAIDLAW-Medium. Die Züchtung ist besonders aussichtsreich bei Verwendung frisch gewonnenen Materials und sollte nach Möglichkeit stets neben der mikroskopischen Untersuchung durchgeführt werden (Mehrausbeute bis 25%). Einzelheiten zur Technik siehe S. 352.

3. Identifizierung: Bei der mikroskopischen Untersuchung sind die folgenden Täuschungs- bzw. Verwechslungsmöglichkeiten in Betracht zu ziehen:

a) Vorliegen anderer darmbewohnender Amöben (s. u.);

b) Verwechslung mit Leukozyten, insbesondere mit Makrophagen, die bei der Bakterienruhr in den abgestoßenen Schleimhautflocken auftreten, beweglich sind und auch Erythrozyten phagozytieren können; ferner auch mit abgestoßenen Epithelzellen.

c) Verwechslung mit sonstigen Gebilden, vor allem Pilzen der Gattung Blastocystis (wichtigste Fehlerquelle, s. Abb. 128): Rundliche Formen von 10–15(–30) μ Durchmesser, die den Blastomyzeten nahestehen, mit einer zentralen, von einem Zytoplasmawall umgebenen Vakuole und mit 1–8 Kernen. – Auch andere Gebilde, z. B. Sporen, Stärkekörnchen oder Bruchstücke pflanzlicher Tracheiden können zu Täuschungen Anlaß geben.

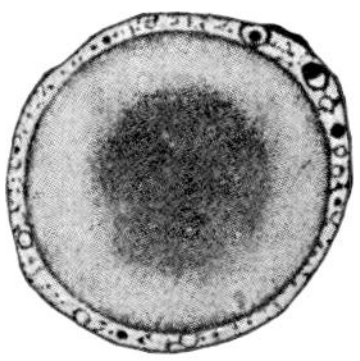

Abb. 128: Blastocystis hominis, Eisenhämatoxylinfärbung. (Nach DOBELL-O'CONNOR.)

4. Bewertung positiver Befunde

Nachweis von Magna-(Gewebs-)formen: Es bestehen aktive Prozesse im Sinne einer Amöbenruhr mit pathologisch-anatomischen Läsionen.

Nachweis von Minutaformen und Zysten: Ihr Vorhandensein beweist noch nicht, daß einem etwa bestehenden Krankheitsbild eine Histolytica-Infektion zugrunde liegt, da die Minuta-(= Darmlumen-)form und die aus ihr hervorgehenden Zysten je nach den territorialen, hygienischen bzw. klimatischen Gegebenheiten in einem mehr oder weniger hohen Prozentsatz symptomfreier Personen vorkommen. Minutaträger sind in erster Linie von epidemiologischer Bedeutung insofern, als sie große Mengen von Zysten auszuscheiden vermögen, die im Gegensatz zu den sehr empfindlichen vegetativen Formen längere Zeit in der Außenwelt überleben und zu Infektionen anderer Menschen führen können.

5. Antikörpernachweis im Patientenserum: Er ist möglich mittels KBR; die Zuverlässigkeit der Reaktion ist allerdings nicht allgemein anerkannt. Die KBR kann bei akuter Amöbiasis versagen, sie kann aber bei extraintestinaler Amöbiasis wertvolle diagnostische Hilfe geben, z. B. bei Verdacht auf Amöbenabszeß der Leber.

6. Hauttest mit Histolytica-Antigen: Der Hauttest hat sich als spezifisch erwiesen und bewährt bei Dickdarm- und Leberbefall durch Amöben. Er wird frühestens 3 Wochen nach Beginn der Diarrhoe positiv (WHARTEON und BIDDLE: Am. J. Gastroenterology 48 [1967] 233).

Beim Menschen vorkommende apathogene Amöbenarten

Entamoeba hartmanni: Diese Art wurde von manchen Autoren für eine kleine Rasse der Entamoeba histolytica gehalten. Die Artverschiedenheit beider Amöben konnte durch Antigenanalyse mittels Immunofluoreszenztechnik bewiesen werden. Die Amöbe erreicht nur eine Größe von 5–10 μ (vegetative Form) bzw. 7–10 μ (Zysten). Die Struktur der vegetativen und der Zystenform entspricht weitgehend derjenigen der Minutaform von Entamoeba histolytica.

Entamoeba coli: Diese Amöbe ist etwa von der gleichen Größe wie die Gewebsform von Entamoeba histolytica (20–30μ). Die Bewegung der Pseudopodien ist auch im körperwarmen Material träge und massig; das Ektoplasma hebt sich vom gröber granulierten Endoplasma kaum oder nur als sehr schmaler, unscharf begrenzter Saum ab. In den häufig vorhandenen Nahrungsvakuolen finden sich oft Bakterien, jedoch keine Erythrozyten. Der Kern ist auch im Frischpräparat gewöhnlich deutlich sichtbar (bläschenförmig, scharf umrandet, mit relativ großem, meist exzentrisch gelagertem Binnenkörper). Im HEIDENHAIN-Präparat Kern mit Chromatinbelag an der Innenseite der Membran, weitere Chromatinkörnchen im Kernraum verteilt.

Zysten: Im reifen Zustand größer als Histolytica-Zysten (15–25 μ), mit 8, im Nativpräparat deutlich erkennbaren Kernen. Im unreifen (2- und 4kernigen) Stadium große, mit der Reifung sich zurückbildende Vakuole. Das 4kernige Stadium (Verwechslungsmöglichkeit mit Histolytica-Zysten!) wird selten angetroffen. Chromidialkörper meist fehlend, sonst körnig oder fädig.

Endolimax nana: Die vegetative Form wird bis 10 μ groß, ist also kleiner als die Minutaform von Entamoeba histolytica. Die Bewegung ist träge, mit meist nur einem, breiten Pseudopodium. Kaum Differenzierung von Endo- und Ektoplasma. Der große Binnenkörper des Kerns ist im Nativpräparat erkennbar. Er zeigt sich besonders deutlich im HEIDENHAIN-Präparat, mit runder oder eingebuchtet-unregelmäßiger Form, von schmaler, heller, chromatinfreier Randzone umgeben.

Zysten: Maximal 8–10 μ groß, meist oval oder etwas unregelmäßig, z.T. mit Glykogenvakuole. Kerne im Nativ- und im Jodpräparat undeutlich. Im HEIDENHAIN-Präparat zeigen sich 4 Kerne mit charakteristischen, großen, häufig exzentrisch gelagerten Binnenkörpern und ohne chromatische Randzone.

Jodamoeba bütschlii: Die vegetative Form ist 10–16 μ groß, Endo- und Ektoplasma sind bei der ruhenden Amöbe kaum abgrenzbar. Bewegung meist langsam. Keine Erythrozyten, jedoch oft reichlich Bakterien im Zytoplasma. Der große Binnenkörper des Kerns ist im Nativpräparat sichtbar. HEIDENHAIN-Präparat: Großer Kern-Binnenkörper mit dicht angelagertem Chromatin und umgebender heller Außenzone.

Zysten: Durchmesser 9–11 μ; Form unregelmäßig. Kern mit großem, exzentrisch gelagertem Binnenkörper. Charakteristisch ist eine große, im Jodpräparat dunkelbraune, scharf umrandete Glykogenvakuole, die den Kern zur Seite drängt.

Dientamoeba fragilis: Durchmesser bis 10 μ. Bewegung z.T. lebhaft (unter Bildung großer Pseudopodien), z.T. fehlend. Im Nativpräparat Kerne nicht

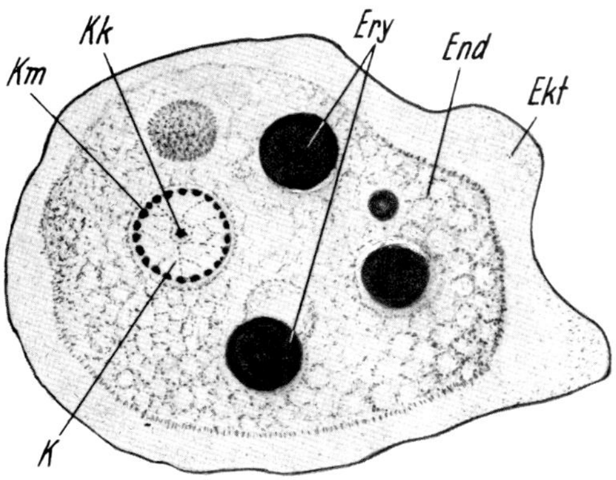

A

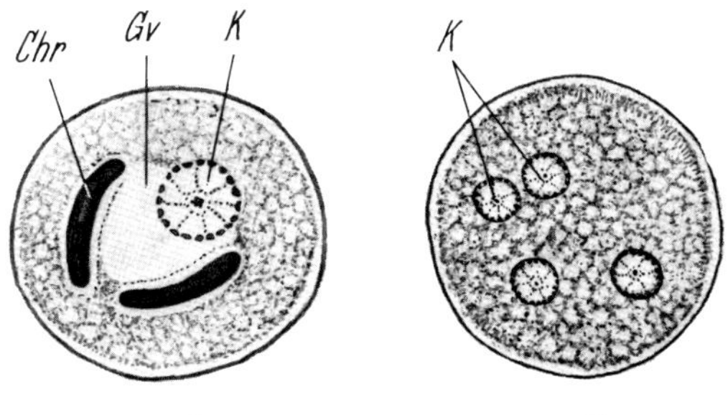

B C

Abb. 129: Entamoeba histolytica. Halbschematische Darstellung. A: Throphozoit. – B: Junge, 1kernige Zyste. – C: Reife, 4kernige Zyste.

Zeichenerklärung (Abb. 129/130):

K: Kern – Km: Kernmembran – Kk: Kernkörperchen
Ery: Erythrozyten – V: Vakuolen mit Bakterien – End: Endoplasma – Ekt: Ektoplasma – Chr: Chromidialkörper – Gv: Glykogenvakuole.

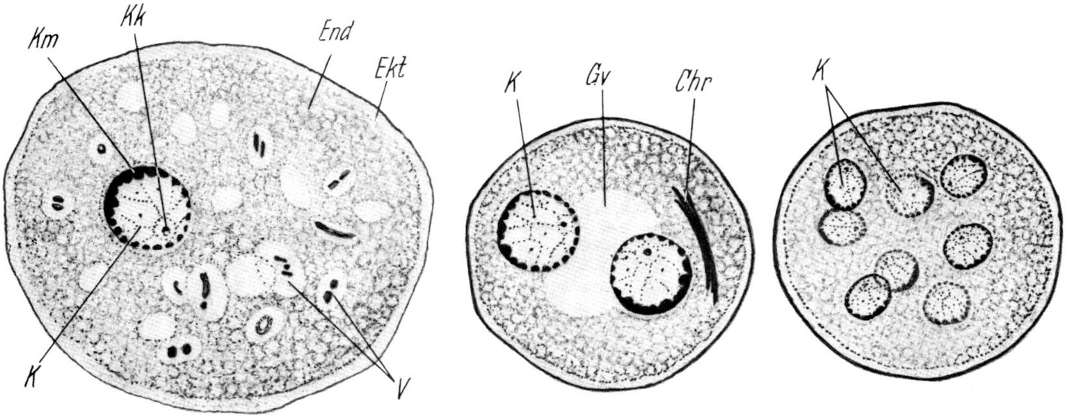

A B C

Abb. 130: Entamoeba coli. Halbschematische Darstellung.
A: Trophozoit. – B: Junge, 2kernige Zyste. – C: Reife, 8kernige Zyste.

sichtbar. Im HEIDENHAIN-Präparat stellen sich meist zwei Kerne dar, die aus mehreren Chromatinbrocken bestehen.

Zysten: Bisher nicht mit Sicherheit nachgewiesen.

Anhang:

Entamoeba gingivalis: Diese bei vielen Menschen vorkommende Amöbenart lebt im Mund, insbesondere im Zahnbelag. Hinsichtlich Morphologie und Beweglichkeit hat sie große Ähnlichkeit mit Entamoeba histolytica. Ihre Größe liegt zwischen 10 und 20 μ. Zystenformen sind nicht bekannt.

Entamoeba polecki: Häufige Amöbe von Haustieren, besonders Schweinen. Selten beim Menschen; apathogen. Die Trophozoiten sind von der Minutaform der Entamoeba histolytica nicht unterscheidbar. Die reifen Zysten sind einkernig, sehr selten zweikernig.

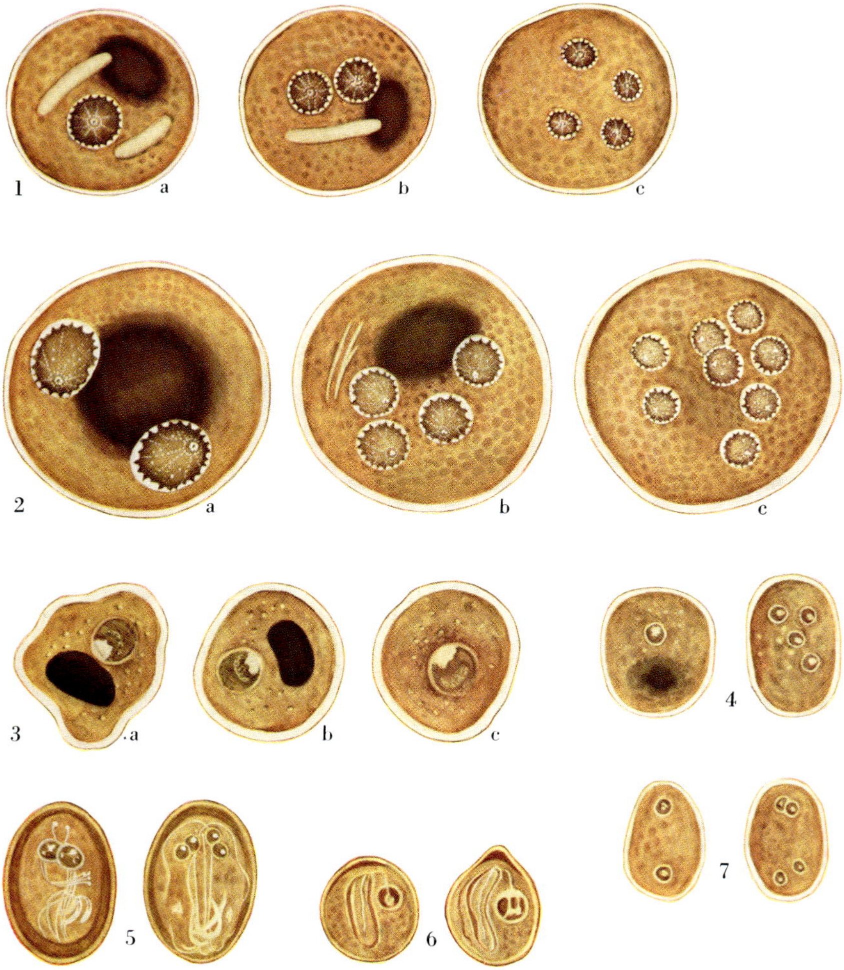

Abb. 131: Zysten von Darmprotozoen. Jodfärbung. Vergr. etwa 1800fach.

1: Entamoeba histolytica. a/b: Ein- und zweikernige Zyste mit Chromidialkörpern und Glykogenvakuole. – c: Reife, vierkernige Zyste.

2: Entamoeba coli. a/b: Zwei- und vierkernige Zyste mit Glykogenvakuole und (bei b) mit splittrigen Chromidialkörpern. – c: Reife, achtkernige Zyste.

3: Jodamoeba bütschlii. a/b: Mit tiefbrauner, scharf konturierter Glykogenvakuole. – c: Reife, einkernige Zyste.

4: Endolimax nana.

5: Lamblia intestinalis.

6: Chilomastix mesnili.

7: Enteromonas hominis.

Merkmale von Entamoeba histolytica und differentialdiagnostisch in Betracht kommenden Amöbenarten

		Entamoeba histolytica		Entamoeba coli	Entamoeba hartmanni	Endolimax nana	Jodamoeba bütschlii	Dientamoeba fragilis
		Magnaform	Minutaform					
a) Vegetative Formen								
Nativpräparat	Größe[1] (μ)	20–30	12–18	20–30	5–10	5–10	10–16	8–10
	Erythrozyten Bakterien	+ (—)	— (+)	— +	— (+)	— +	— +	— +
	Kerne: Zahl Sichtbarkeit	 1 (+)		 1 +	 1 (+)	 1 +	 1 (—)	 (2) (—)
	Trennung Endo-Ektopl.	+		—	+	—	—	—
	Pseudopodienbildg.	bruchsackartig, plötzlich		plump, langsam	ähnlich Entamoeba histolytica	plump, langsam	meist langsam	blattförmig, schnell
HEIDENHAIN-Präparat	Kernstruktur	chromatischer Rand, kleiner Binnenkörper		chromatischer Rand, etwas größerer Binnenkörper	wie Entamoeba histolytica	bläschenförmig, relativ großer Binnenkörper, z. T. eingebuchtet	bläschenförmig, relativ großer Binnenkörper	aus mehreren Chromatinbrocken
b) Zysten								
Jodpräparat	Größe (μ)	10–16		15–25	7–10	8–10	9–11	
	Wandung	dünn		dünn	dünn	dünn	dünn	
HEIDENHAIN-Präparat	Kernstruktur[2]	chromatischer Rand, kleiner Binnenkörper		chromat. Rand, etwas größerer Binnenkörper	wie Entamoeba histolytica	bläschenförmig; rel. großer Binnenkörper	bläschenförmig; rel. großer Binnenkörper	
	Chromidialkörper	+, dick		(—), splitterförmig	oft klumpen- oder splitterförmig	—	—	
Kernzahl der reifen Zysten		4		8	4	4	1	

[1] Extremwerte sind nicht vermerkt.
[2] Siehe auch Abb. S. 355 (Kernzeichnung bei Amöben, schematisch).

Flagellaten des Darm- und Urogenitaltraktes

Mit Ausnahme von Lamblia intestinalis, die im oberen Dünndarm lebt, bewohnen die Darmflagellaten des Menschen vorwiegend Colon und Coecum. Sie sind, ebenfalls im Gegensatz zu Lamblia, die verschiedene Krankheitssymptome auslösen kann, keine Parasiten, sondern Kommensalen, die von Nahrungsresten und von Bakterien der Dickdarmflora leben. Im Urogenitaltrakt ist die praktisch einzige vorkommende Protozoenart Trichomonas vaginalis von humanmedizinischem Interesse.
In geformten Stühlen sind vielfach nur die Zysten, hauptsächlich von Lamblia und Chilomastix, festzustellen; die sehr kleinen Dauerformen von Retortamonas werden leicht übersehen, diejenigen von Enteromonas leicht mit Amöben (Endolimax nana) verwechselt. Am besten lassen sich die Trophozoiten von Darmflagellaten bei Durchfällen bzw. nach Einläufen nachweisen.

Allgemeingültige Nachweisverfahren

Die Nachweisverfahren entsprechen denjenigen, die oben für die Amöben beschrieben wurden. Charakteristisch für die Flagellaten ist ihre Begeißelung; die Zahl der Geißeln vermittelt einen Hinweis auf die vorliegende Gattung:

Gattung Retortamonas: 2 Geißeln;

Gattung Trichomonas, Chilomastix, Enteromonas: 3–6 Geißeln;

Gattung Lamblia: 8 Geißeln.

Geißeldarstellung: Die Geißelzählung ist möglich mittels des Phasenkontrastverfahrens. Sehr deutlich erkennbar werden Geißeln auch im LUGOL-Präparat, desgleichen im HEIDENHAIN-Präparat bei kurzer Differenzierungszeit.

Kulturen: Sie ermöglichen bei den relativ leicht züchtbaren bakterienfressenden Dickdarmflagellaten den Nachweis einer Infektion gewöhnlich auch im geformten Stuhl bei negativem mikroskopischen Präparat. Lamblia intestinalis ist nur zusammen mit gewissen Hefen züchtbar; die Kulturverfahren sind zur Routinediagnostik ungeeignet.

Nährsubstrat: Bewährt hat sich eine Emulsion von koaguliertem Serum in 0,5%iger NaCl-Lösung: 25 ml Serum mit 35 ml 0,5%iger NaCl-Lösung mischen und das Gemisch tropfenweise, unter ständigem Rühren, zu 40 ml kochender NaCl-Lösung zugeben (Wasserbad); verdunstete Flüssigkeit durch Aqua dest. ersetzen (auffüllen auf 100 ml). Abfüllen in Röhrchen zu 5 ml, 15 min bei 115 °C autoklavieren.

Beimpfung: Kleine Menge Material mit Platinöse auf den Boden des Röhrchens aufbringen und verreiben.

Kultur von Trichomonas vaginalis: Siehe S. 363.

Lamblia intestinalis

Syn. Giardia intestinalis, Giardia lamblia.

Lamblien finden sich in Mitteleuropa bei etwa 10% der Untersuchten (häufiger bei Kindern als bei Erwachsenen). Sie bewohnen den oberen Dünndarm und heften sich hier an die Epithelzellen. Die Infektion erfolgt durch perorale Aufnahme von Zysten, in der Regel über fäkal verunreinigte Lebensmittel oder Wasser. Sie bleibt in den meisten Fällen symptomlos, kann aber – insbesondere im warmen Klima – gelegentlich auch für ausgeprägte Abdominalerscheinungen in Form epigastrischer Schmerzen, heftiger Durchfälle (Lamblienruhr) oder Verstopfung verantwortlich sein. In diesen Fällen ist Lamblia intestinalis oft sehr reichlich nachweisbar.

Mikroskopische Merkmale

a) Trophozoit (nachweisbar im Duodenalsaft): Birnenförmig, dorsoventral abgeflacht, 10–20 μ lang, mit saugnapfartig gestalteter Bauchseite (zur Anheftung an die Darmepithelien). Zwischen den zwei nebeneinander in der vorderen (abgerundeten) Körperhälfte liegenden Kernen mit deutlichen Binnenkörpern finden sich 4 Basalkörner. An diesen entspringen 8 Geißeln (4 Paare), die die Zelle als Stützfibrillen durchziehen und dann an verschiedenen Stellen aus der Oberfläche austreten. Im hinteren Teil der Zelle liegt schräg eine stark anfärbbare Doppelstruktur, der sog. Parabasalkörper.

b) Zyste (nachweisbar im Stuhl): 8–14 μ groß, oval, mit meist 4, an einem Pol liegenden Kernen, ferner charakteristischen, längsverlaufenden Geißelfibrillen und 2 Paaren sichelförmiger, stark färbbarer Parabasalkörper.

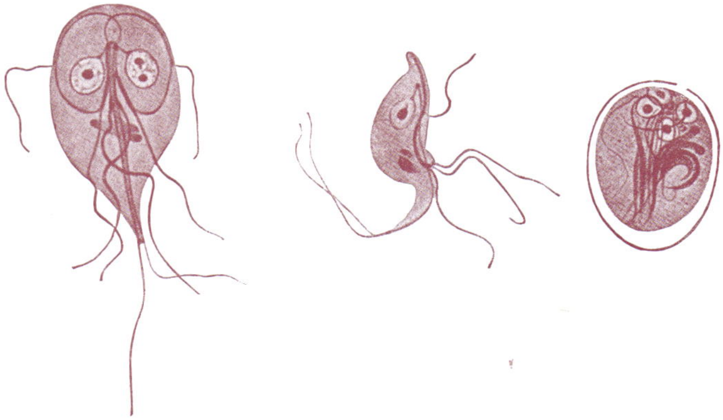

a b c

Abb. 132: Lamblia intestinalis. Eisenhämatoxylinfärbung.
a: Vegetative Form von vorn. – b: Von der Seite. –
c: Zyste. Vergr. 2000fach. (Nach VIRNICH.)

Chilomastix mesnili

Vorwiegend im Dickdarm, gelegentlich im unteren Dünndarm vorzufindender, apathogener Flagellat.

Mikroskopische Merkmale

a) Trophozoit: Birnen- bis spitztütenförmig, 10–15 μ lang, mit einem nahe dem vorderen (abgerundeten) Zellpol liegenden, zwei Binnenkörper aufweisenden Zellkern und – unmittelbar benachbart – dicht zusammenliegenden vier Basalkörnern. Drei von den hier entspringenden vier Geißeln treten an der Vorderseite der Zelle nach außen; die vierte, kürzere Geißel steht in Beziehung zu dem in der vorderen Zellhälfte liegenden, längsgespaltenen Mundfeld (Zytostom, erkennbar im gefärbten Präparat neben dem Kern).

b) Zyste: Oval, 7–10 μ lang, mit kappenartigem Aufsatz (ähnlich dem Pol einer Zitrone), einkernig. Nach Hämatoxylinfärbung sieht man neben dem (auch ungefärbt sichtbaren) Kern das Zytostom mit Randfibrillen.

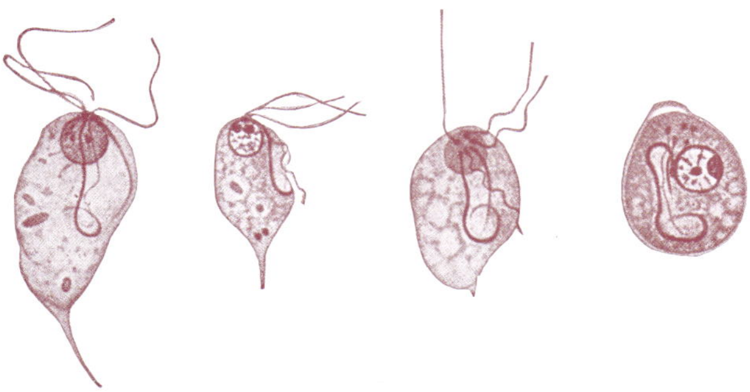

a b c d

Abb. 133: Chilomastix mesnili. Eisenhämatoxylinfärbung.
a bis c: vegetative Formen. – d: reife Zyste.
(Nach VIRNICH.)

Retortamonas intestinalis

Seltenere, im Dickdarm lebende Art, von ähnlichem Aufbau wie Chilomastix, 6–9 μ lang, mit einer nach vorn und einer durch das Zytostom austretenden Geißel. Zysten ähnlich denen von Chilomastix, jedoch etwas kleiner (bis 7 μ lang). Apathogen.

Enteromonas hominis

Rundlich bis birnenförmig, 5–8 μ lang; mit einem Zellkern nahe dem Pol, aus dem 4 Geißeln austreten. Im Zytoplasma reichlich kleine Vakuolen. Zysten oval, 6–8 μ lang, im reifen Stadium 4kernig, wobei sich je 2 Kerne an den Polen gegenüberliegen (maßgebliches Merkmal zur Unterscheidung von der sonst sehr ähnlichen Endolimax nana). Apathogener Dickdarmbewohner.

Darmtrichomonaden

Im Darm des Menschen kommen Trichomonaden mit 3, 4 oder 5 freien Geißeln vor. Ihre Gestalt ist meist birnförmig, ihre Größe beträgt 10–15 : 7–10 μ. Die als Trichomonas hominis bezeichnete, häufige Art (s. Abb. 134) besitzt ebenso wie Trichomonas vaginalis (s. u.) 4 freie Geißeln; häufiger ist auch Pentatrichomonas ardin-delteili (5 Geißeln), selten Tritrichomonas fecalis (3 Geißeln). Eine weitere Geißel ist mit einer undulierenden Membran und diese mit einer vom Ursprungsort der Geißeln ausgehenden Stützfibrille verbunden. Diese Geißel verläuft nach hinten, die übrigen Geißeln nach vorn. Gemeinsam und charakteristisch für die verschiedenen Arten ist das Vorhandensein eines Achsenstabes, der vom Ursprungsort der Geißeln ausgeht, die Zelle in Längsrichtung durchzieht und am hinteren (zugespitzten) Ende der Zelle aus deren Oberfläche hervorragen kann. Der Achsenstab färbt sich bei GIEMSA-Färbung nur schlecht an, ist aber dennoch gut erkennbar; demgegenüber ist der nahe dem Vorderrande liegende Kern nur im gefärbten Präparat sichtbar. Trichomonaden sind als apathogene Bewohner des Darmes (Dickdarm, unterer Dünndarm) zu bewerten.

Kultureller Nachweis: Wie bei Trichomonas vaginalis (S. 363).

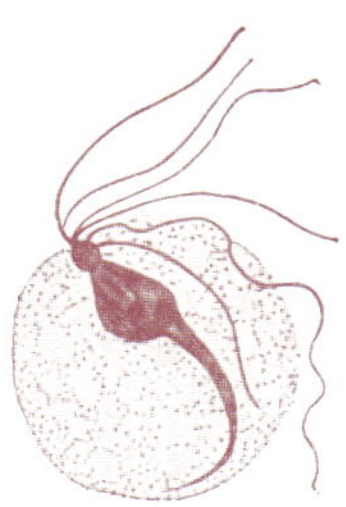

Abb. 134: Trichomonas hominis. Eisenhämatoxylinfärbung. (Nach VIRNICH.)

Trichomonas vaginalis

Diese Trichomonadenart kommt in unterschiedlicher Häufigkeit bei Mann und Frau im Genitaltrakt vor; die Infektion kann symptomlos verlaufen, sie kann aber auch zu mehr oder weniger ausgeprägten klinischen Erscheinungen führen. Diese äußern sich beim Mann als Urethritis, bei der Frau als Kolpitis und evtl. Urethritis, mit z. T. oft starkem, im typischen Fall blasig-schaumigem Vaginalfluor. Die Übertragung der gegen Austrocknung sehr empfindlichen Erreger erfolgt offenbar ganz überwiegend durch direkten Kontakt, d. h. beim Geschlechtsverkehr.

Untersuchungsmaterial: Die Proben sind sofort zu verarbeiten, da die Erreger sehr rasch absterben und ihre charakteristischen Eigenschaften (Morphologie, Geißelbewegung) schnell verlieren. Soweit Abstriche nicht unmittelbar nach der Entnahme zu Objektträgerausstrichen verarbeitet werden, bringt man sie in ein Röhrchen mit SCHAUDINNscher Fixierungsflüssigkeit ein (siehe S. 350). Zum Versand: Behandlung von Sekret mit PVA-Fixierungslösung (s. S. 347).

a) Bei der Frau: Sekret aus dem hinteren Scheidengewölbe, von der Vaginalwand und aus dem Zervikalkanal, zu entnehmen mittels Öse (für die direkte Anfertigung von mikroskopischen Präparaten) oder Abstrichtupfer; Urethralabstriche oder evtl. frische (!) Urinproben (erste Portion).

b) Beim Mann: Urethralsekret; frische (!) Urinproben (erste Portion des Morgenurins), Sekret nach Prostatamassage.

Nachweismöglichkeiten

Trichomonas vaginalis ist 8–25 μ lang und im Durchschnitt 12 μ breit. Die Gestalt ist wechselnd, oft gedrungen-birnförmig, mit abgerundetem Vorder- und spitzem Hinterende. Neben dem im vorderen Teil der Zelle liegenden Kern finden sich Basalkörner, von denen (4 nach vorne und eine nach hinten gerichtete) Geißeln ausgehen. Die letztere ist mit einer relativ kurzen, undulierenden Membran verbunden und endet, im Gegensatz zu entsprechenden Geißeln der Darmtrichomonaden, nicht frei. Die Zelle wird in ihrer Längsachse von einem hyalinen Achsenstab durchzogen, der aus der hinteren Zellwand herausragt. Zysten werden, wie bei den anderen Trichomonaden, nicht gebildet; gelegentlich kugeln sich die Erreger ab (insbesondere vor dem Absterben).

1. Mikroskopische Untersuchung

Mikroskopisches Feuchtpräparat: Es ermöglicht einen einfachen und für die Routinediagnostik zumeist ausreichenden Nachweis, vorausgesetzt, daß die Untersuchung unmittelbar im Anschluß an die Gewinnung des Materials durchgeführt wird. Man verrührt einige Ösen Untersuchungsmaterial bzw. Urinsediment mit 1 Tropfen angewärmter physiol. NaCl-Lösung, bedeckt mit Deckglas und mikroskopiert sofort mit schwacher, dann mit mittlerer Vergrößerung. Sehr zweckmäßig ist die Anwendung des Phasenkontrast- (oder Dunkelfeld-)verfahrens, sonst durchmustert man das Präparat im stark abgeblendeten Hellfeld. Die Trichomonaden sind an ihrer Form und ihren lebhaften, ruckartigen Bewegungen zu erkennen. Die Durchmusterung der Präparate muß mit großer Sorgfalt erfolgen, da die Erreger subepithelial oder unter bzw. an Gewebstrümmern und Leukozyten gelagert sein können; in diesen Fällen sind sie oft höchstens an dem durch die Geißelbewegung verursachten Herumwirbeln in der Nähe befindlicher Bakterien, kleiner Gewebstrümmer etc. erkennbar. Verdächtige Stellen sollten mittels Ölimmersion kontrolliert werden.

GIEMSA-*Präparat:* Färbung nach GIEMSA ist angebracht bei fixiertem Material bzw. wenn die sofortige Untersuchung im Feuchtpräparat nicht möglich ist: Sekret bzw. Harnsediment oder Abstrichtupfer auf fettfreiem Objektträger in dünner Schicht ausstreichen wie einen Blutfilm, 5 min lufttrocknen, zur Fixierung 5 min in eine Färbeküvette mit Methylalkohol einstellen, dann färben, wie auf S. 351 beschrieben. Das Plasma der Trichomonaden färbt sich blau, Zellkern, Geißeln und Achsenstab färben sich rot. Demgegenüber erscheint das Plasma von Epithelzellen rötlich und der Zellkern gewöhnlich violett.

Geißeldarstellung: Mittels Phasenkontrastverfahren, sonst nach Fixierung des Ausstrichpräparates mit Osmiumsäure; in 1 Tropfen 1%iger Osmiumsäure wird auf dem Objektträger eine Öse des Sekretes verrieben, als dünner Film ausgestrichen, luftgetrocknet, mit Methylalkohol fixiert und nach GIEMSA gefärbt.
Besonders geeignet für die Geißeldarstellung ist die HEIDENHAIN-Färbung bei kurzer Differenzierungszeit (s. S. 350).

2. Züchtung: Trichomonasbefall ist bei negativem Untersuchungsbefund erst dann mit Sicherheit auszuschließen, wenn auch kulturell die Organismen nicht nachweisbar sind. Daher sollte nach Möglichkeit neben der mikroskopischen gleichzeitig eine kulturelle Untersuchung eingeleitet werden. Technik der Züchtung siehe S. 352.

Geeignete Trockennährböden (Basissubstrate) sind das Trichomonas-Medium OXOID, Trichomonas-Medium Nr. 2 OXOID, Trichomonas-Nährboden Merck (S. 550) und das LASH Serum Medium Difco, ferner STS-Grundsubstrat (BBL) mit 5% Serumzusatz. – Micrognost-Trichomonas-Kulturflasche: Siehe S. 37.

3. Antikörpernachweis im Patientenserum ist in einem Teil der Fälle möglich mittels KBR und Agglutinationsreaktion (ohne praktische Bedeutung).

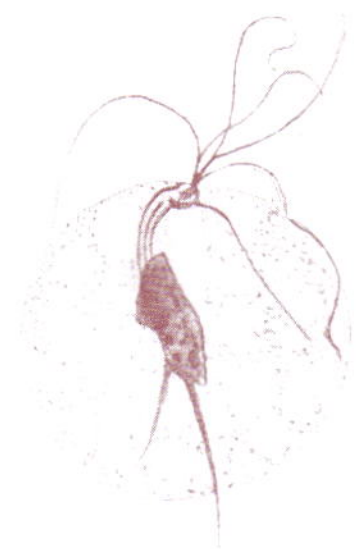

Abb. 135: Trichomonas vaginalis. Eisenhämatoxylinfärbung. Vergr. 1400fach. (Nach VIRNICH.)

Anhang:

Trichomonas tenax

Eine im Mund lebende Trichomonadenart (Größe zwischen 5 und 15 μ), die im Aufbau weitgehend den anderen Trichomonaden entspricht. 4 freie Geißeln sind nach vorne, eine mit einer undulierenden Membran verbundene Geißel nach hinten gerichtet.

Sonstige Protozoen des Darmes

Balantidium coli

Balantidium coli, der einzige menschenpathogene Vertreter der Ziliaten, wird regelmäßig im Dickdarm des Schweines gefunden und durch ausgeschiedene Zysten gelegentlich auf den Menschen übertragen. Im menschlichen Dickdarm kann Balantidium coli Ulzerationen hervorrufen und zu Krankheitszuständen führen, die sowohl pathologisch-anatomisch als auch klinisch der Amöbenruhr ähnlich sind (sog. Balantidienruhr); in anderen Fällen verläuft die Infektion symptomlos. In den Darmentleerungen ist Balantidium bei Diarrhöen nachweisbar im Trophozoitenstadium, bei geformten Stühlen ausnahmsweise auch in der Zystenform.

Mikroskopische Merkmale und Nachweise

a) Trophozoit: Ovale Form von 30–150 : 20–100μ Größe, mit meist zentral gelegenem, nieren-(wurst-)förmigem Makronukleus, in dessen Einbuchtung ein Mikronukleus liegt (oft schwer erkennbar). In der Nähe der Zellpole liegt je eine kontraktile Vakuole; an einem Ende der Zelle befindet sich eine von einer Wimpernzone umgebene Mundöffnung (Zytostom), am entgegengesetzten Pol eine spaltartige Afteröffnung (Zytopyge). Die Zelloberfläche ist mit Wimpern besetzt.

Die Balantidien sind im Nativpräparat wegen ihrer Größe und lebhaften Beweglichkeit relativ leicht bei schwacher bis mittlerer Vergrößerung zu erkennen; gut sichtbar ist dabei der charakteristische Makronukleus. Zur Anreicherung wird etwas Stuhl in ein Gazesäckchen gebunden und dieses in ein Spitzglas mit angewärmter RINGER-Lösung gehängt. Die Balantidien sammeln sich am Boden des Glases an.

b) Zyste: Annähernd rund, von etwa 50 μ Durchmesser, dünnwandig. Charakteristisch ist auch hier der große, meist nierenförmig eingebuchtete Kern. Durch Verreiben von Stuhl in etwa 20facher Menge gesättigter NaCl-Lösung läßt sich – wie bei Nematodeneiern – eine Anreicherung der Zysten an der Oberfläche der Flüssigkeit erzielen. Einzelheiten der Anreicherungstechnik siehe S. 365.

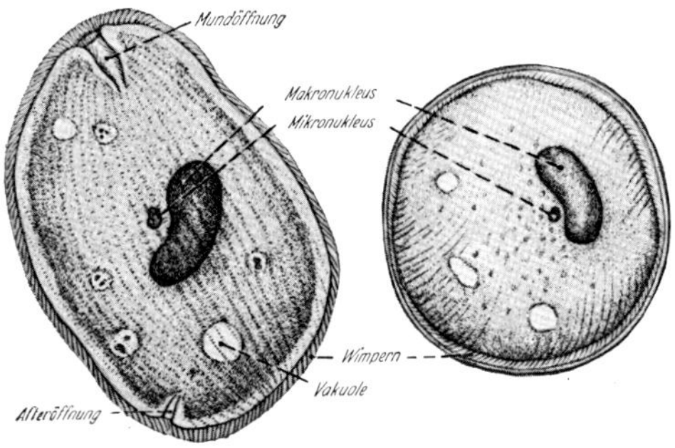

Abb. 136: Balantidium coli. Vergr. etwa 500fach.
Links: Vegetative Form.
Rechts: Zyste.

Isospora belli und Isospora hominis

Diese Erreger gehören der Ordnung Coccidia in der Unterklasse Telosporidia der Sporozoen an und werden auch als Kokzidien bezeichnet. Sie durchlaufen einen Entwicklungszyklus mit Generationswechsel ähnlich wie die Erreger der Malaria. Als ausgesprochene Zellschmarotzer vermehren sie sich intrazellulär in der Wand der oberen Darmabschnitte. Die Entwicklung führt schließlich zur Ausbildung von (männlichen) Mikro- und (weiblichen) Makrogameten. Nach deren Vereinigung entstehen Oozysten, die sich mit einer Membran umgeben und mit dem Stuhl entleert werden können. Die perorale Aufnahme ausgeschiedener Zysten mit verunreinigten Nahrungsmitteln oder Getränken führt zum Befall der Darmschleimhaut durch die in den Zysten entstehenden Sporozoiten. Die Infektion kann symptomlos verlaufen oder zu leichteren Darmerscheinungen oder auch – infolge der durch stärkere Zellzerstörung entstehenden Gewebsschäden – zu schwerer Enterokolitis führen (Kokzidiose). Der Nachweis der Infektion erfolgt durch Feststellung der Oozysten in den Darmentleerungen.

Mikroskopische Merkmale und Nachweise

a) Isospora belli: Die Oozysten sind lang-eiförmig (25–32 : 12–15 μ). Im frischen Stuhl finden sich nur unreife Oozysten mit graumeliertem Inhalt. Bei Zimmertemperatur entwickeln sich darin innerhalb von 3 Tagen zwei 12–14 μ lange und 7–9 μ breite Sporen. Jede Spore enthält 4 Sporozoiten und einen kernlosen Restkörper. Eine Anreicherung der frisch entleerten Oozysten ist möglich durch Verreiben einer Stuhlprobe in der 20fachen Menge gesättigter NaCl-Lösung. Während etwa einstündigen Stehens steigen die Oozysten nach oben und können von der Oberfläche der Flüssigkeit abgenommen werden (Einzelheiten der Technik s. S. 365). Um eine Verwechslung mit Wurmeiern zu vermeiden, läßt man die Zysten reifen. Hierzu schwemmt man den Stuhl auf, siebt ihn durch Gaze und setzt zur Verhinderung von Fäulnis 0,5%ige K-bichromatlösung zu.

b) Isospora hominis ist offenbar noch seltener als I. belli. Die Oozysten sind schon im frisch entleerten Stuhl ausgereift und zeigen längliche Sporen mit je 4 Sporozoiten.

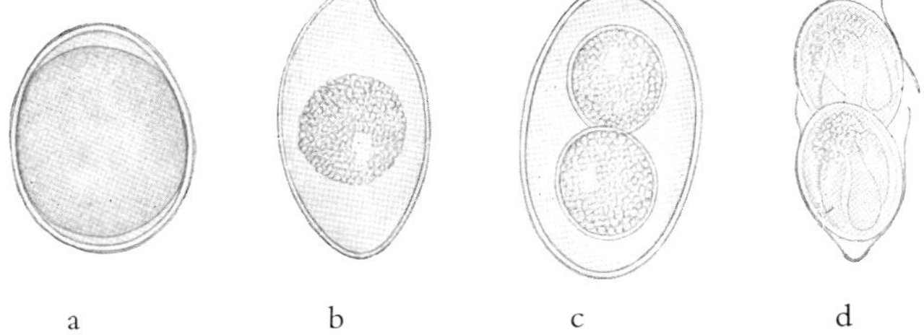

Abb. 137: Isospora belli. Vergr. etwa 1000fach.
- a: Oozyste mit feingranuliertem Inhalt.
- b: Mit einer kugeligen Spore. Die Eindellung der Oozystenhülle wird nur gelegentlich beobachtet.
- c: Nach erfolgter Durchschnürung mit 2 kugeligen Sporen, von denen jede von einer doppelt konturierten Membran umgeben ist.
- d: Reife Oozyste mit 2 Sporen, die je 4 Sporozoiten und einen Restkörper enthalten. Oozystenhülle gesprengt.

B. Parasitische Würmer des Intestinal- und Urogenitaltraktes

Die humanmedizinisch bedeutsamen parasitischen Würmer gehören folgenden Gruppen an:

Nematoden (Fadenwürmer): Drehrunde, fadenförmige oder dickere, getrennt-geschlechtliche Würmer, die einen vollständigen Darmkanal besitzen. Teils Endo-, teils Ektoparasiten (beim Menschen nur Endoparasiten).

Cestoden (Bandwürmer): Sie sind gegliedert in Kopf (Scolex) und Glieder (Proglottiden). Jede einzelne Proglottide enthält einen zwittrigen Geschlechtsapparat. Ein Darmkanal existiert nicht. Ausschließlich Endoparasiten.

Trematoden (Saugwürmer): Meist dorsoventral abgeflachter Körper, mit Saugnäpfen, die das Haften im oder am Wirt ermöglichen. Hermaphroditer Geschlechtsapparat (mit Ausnahme der Schistosoma-Arten). Darm meist als Gabeldarm ausgebildet (bei großen Arten sekundär verzweigt), ohne After. Beim Menschen nur Endoparasiten.

Allgemeine Nachweisverfahren

Makroskopische Untersuchung. Bei entsprechendem Verdacht ist das Material auf abgegangene Würmer bzw. Bandwurmglieder makroskopisch zu untersuchen durch Aufrühren des Stuhles in Wasser und nachfolgendes Sieben bzw. durch wiederholtes Aufrühren in Wasser und Dekantieren des Überstandes.

Mikroskopische Untersuchung

Nativpräparat: Eine linsengroße Menge der möglichst frischen Stuhlprobe (insbesondere schleimige Anteile) mit der Platinöse von verschiedenen Stellen der Probe entnehmen, mit etwas physiol. NaCl-Lösung verreiben und so dünn auf dem Objektträger ausstreichen, daß Druckschrift durch den Ausstrich lesbar ist. Abdecken mit Deckglas. Zunächst mit etwa 100-(bis 200-)facher Vergrößerung mikroskopieren, bei Auffindung verdächtiger Formelemente ggf. auf 200- bis 400fache Vergrößerung schalten.
Kleinere, durchsichtige Eier (z.B. von Ancylostoma oder Enterobius) erkennt man meist erst deutlich bei stärkerer Abblendung. Stets mindestens 2 Ausstriche mikroskopieren und das Präparat systematisch in Mäanderlinien durchmustern.

Zweckmäßig kann die Verwendung 1%iger Eosin- statt physiol. NaCl-Lösung sein zur Abgrenzung morphologisch den Wurmeiern ähnlicher Strukturen; diese färben sich dabei leicht an, während Wurmeier ungefärbt bleiben.

Anreicherungsverfahren: Sie bezwecken, die Partikel, welche schwerer oder leichter bzw. größer oder kleiner als die gesuchten Wurmeier sind, von diesen abzutrennen. Hierzu eignen sich die Verfahren des Siebens (Entfernung grober Partikel), des Sedimentierens (Entfernung leichterer Partikel im Überstand) und des Auftreibens (Anreicherung der gesuchten Eier an der Oberfläche der Aufschwemmung). Oft werden mehrere dieser Prinzipien in einer einzelnen Anreicherungsmethode verwirklicht. Voraussetzung für den Erfolg ist in jedem Fall eine ausreichend feine Verteilung des Probenmaterials in der zugesetzten Flüssigkeit durch entsprechend gründliches Verrühren.

MIFC-Verfahren: Dieses Verfahren hat sich heute weitgehend für Routineuntersuchungen durchgesetzt und kann als die Methode der Wahl für die Anreicherung von Wurmeiern betrachtet werden. – Technik siehe S. 349.

Kochsalz-Anreicherung: Nur für Nematodeneier, insbesondere Hakenwurmeier (und einige Bandwurmeier) geeignet.

Prinzip: Bei Suspension einer Stuhlprobe in einer Flüssigkeit mit hohem spezifischen Gewicht (z.B. konz. NaCl-Lösung) steigen vorhandene Nematodeneier zur Oberfläche auf.

Technik: Etwa 1 g Stuhl mit 20facher Menge konzentrierter NaCl-Lösung (35,8 g NaCl + 100 ml Wasser) im Becherglas verreiben (NaCl-Lösung allmählich zusetzen), grobe Teilchen von der Oberfläche abschöpfen, nach 40 min mit einer rechtwinklig abgebogenen Drahtöse (etwa 0,5 cm Durchmesser) Flüssigkeit von der Oberfläche (!) abnehmen, mehrere solcher Tropfen auf Objektträger nebeneinander auftupfen, einzeln mit Deckgläschen abdecken, bei etwa 100-(bis 200-) facher Vergrößerung mikroskopieren.

Jod-Zinksulfat-Anreicherung: Siehe S. 349.

Anreicherung nach TELEMANN: Das Verfahren ist für alle Wurmeier geeignet.

Prinzip: Eiweiß und anderes Material werden durch HCl aufgelöst; nachfolgender Zusatz von

Äther löst Neutralfette. Gleichzeitig befreit intensives Rühren die Wurmeier von dem sie umgebenden Detritus. Grobe Partikel werden abgesiebt.

Technik: Bohnengroße Menge Stuhl im Becherglas in 7 ml 16–18%iger HCl aufschwemmen, gleiche Menge Äther zufügen und zu einer homogenen Emulsion verrühren, diese mittels Trichter durch eine Doppellage Mull in ein Zentrifugenglas gießen, 1 min bei niedriger Tourenzahl zentrifugieren. Hierbei entstehen 4 Schichten: Von oben nach unten Äther (gelblich), Detrituspfropf, HCl-Zone, Bodensatz (enthält u.a. evtl. vorhandene Wurmeier). Nach Lösen des Detrituspfropfes von der Glaswand mittels Stäbchens obere Schichten rasch abkippen, ohne das Sediment auszugießen, Öffnung des Röhrchens nicht wieder nach oben drehen, sondern Röhrchen waagrecht halten (verhindert Zurückfließen von restlichem Detritus), mittels PASTEUR-Pipette Sediment etwas aufrühren, dann auf Objektträger übertragen und nach Auflegen eines Deckgläschens mikroskopieren.

Klebestreifenmethode zum Nachweis von Oxyuren-Eiern: Siehe S. 367.

Kulturverfahren: Siehe im Abschnitt „Ancylostoma duodenale", S. 368.

Nematoden

Ascaris lumbricoides (Spulwurm).

Dieser Parasit kommt in fast allen Teilen der bewohnten Welt vor und ist auch in Deutschland noch einer der am meisten verbreiteten Darmwürmer. Er lebt im Dünndarm, ist etwa bleistiftdick (Form ähnlich Regenwurm), hat eine rötliche Farbe und kann eine Größe von etwa 20 cm (Männchen) bis zu 40 cm (Weibchen) erreichen. Männchen sind makroskopisch in der Regel daran erkennbar, daß ihr Hinterende ventralwärts eingerollt ist. Die Würmer können den menschlichen Darm durch den Analausgang verlassen; gelegentlich werden sie auch erbrochen oder können über Nacht aus den Nasenlöchern herauskriechen. In der Regel stützt sich die Diagnose auf den Nachweis der Eier im Stuhl.

Entwicklungsgang: Die mit dem Stuhl ausgeschiedenen Eier können infolge der sehr widerstandsfähigen Schale im Erdboden u.U. jahrelang entwicklungsfähig bleiben. Im Ei-Innern entwickelt sich in etwa 1–7 Wochen (abhängig von der Außentemperatur) eine Larve; Voraussetzung dafür ist O_2-Zutritt. Werden larvenhaltige Eier aufgenommen, z.B. über verunreinigten Salat etc., so werden die jungen Parasiten im Dünndarm frei, gelangen durch die Darmwand über das Pfortadersystem zur Leber und von hier über das rechte Herz in die Lunge, wo sie in die Alveolen eindringen und zu röntgenologisch erkennbaren Veränderungen (eosinophiles Infiltrat) führen. Die Würmer wandern dann weiter über die Bronchien und die Trachea zum Schlund, werden dort verschluckt und gelangen so erneut in den Dünndarm, wo sie sich im Jejunum festsetzen. Bei stärkerem Ascaridenbefall kann es zum Verschluß des Darmes (Ileus), in seltenen Fällen, beim Eindringen in die Papilla vateri zu entsprechenden Symptomen seitens der Gallenwege kommen. Ansonsten sind die durch Spulwurmbefall hervorgerufenen Beschwerden uncharakteristisch (Übelkeit, Leibschmerzen und andere Abdominal- oder sonstige Symptome). Für starken Wurmbefall ist Nüchternerbrechen am Morgen charakteristisch. Nach 6–8 Wochen werden die Würmer im Darm geschlechtsreif. Ein weiblicher Wurm legt täglich bis etwa 200000 Eier. Da diese dem Stuhl weitgehend gleichmäßig beigemengt sind, ergibt sich eine Menge von etwa 1000 Ascaris-Eiern pro Gramm Stuhl bzw. entsprechend mehr bei Vorhandensein mehrerer weiblicher Würmer. Da die Eier erst nach Entwicklung der Larven infektionstüchtig werden, ist eine direkte Übertragung von Mensch zu Mensch, wie etwa bei Enterobius vermicularis, nicht möglich.

Labordiagnose

Eine stärkere Eosinophilie des Blutes soll stets den Verdacht auf Befall durch Ascariden (und andere Würmer) erwecken. Gesichert wird die Diagnose, abgesehen von der gelegentlichen Feststellung abgegangener Würmer, durch den Nachweis der Eier im Stuhl. Sie sind wegen der relativ großen Zahl gewöhnlich auch ohne Anreicherungsverfahren nachzuweisen. Man mikroskopiert dabei am besten mit 100- bis 200facher Vergrößerung.

Ascarideneier: Meist oval (etwa 40 : 60 μ), im typischen Fall umgeben von einer bräunlichen, gebuckelten Hülle, manchmal auch hüllenlos; befruchtete Eier (Regelfall) enthalten eine große runde Eizelle und zahlreiche Granula (zu sehen im optischen Schnitt). Unbefruchtete Eier sind etwas länger (etwa 60 : 90 μ), mit großen, stark lichtbrechenden Tröpfchen im Innern. Die Hülle ist meist dünner; z.T. sind sie mehr oder weniger stark deformiert. Siehe Abb. S. 138.

Anreicherungsverfahren: MIFC-Verfahren (S. 349), Verfahren nach TELEMANN (S. 365), Kochsalzanreicherung (S. 365).

Trichuris trichiura (Peitschenwurm)

Dieser Parasit ist, wie der Spulwurm, über die ganze Welt verbreitet. Der ausgereifte weibliche Wurm ist etwa 5 cm lang; sein Vorderende ist haardünn, das sackartig verdickte Hinterteil setzt sich deutlich vom Vorderteil ab; dadurch erinnert der Parasit an eine Peitsche (Name). Er bohrt sich mit dem Vorderende in die Schleimhaut des Dickdarmes (insbesondere des Coecums) ein und ist fast nie im Stuhl zu finden.

Entwicklungsgang: Die mit dem Stuhl in die Außenwelt kommenden Eier enthalten meist eine befruchtete Eizelle. Diese entwickelt sich innerhalb der Eihülle im Freien zu einer Larve. Die Dauer der Entwicklung ist temperaturabhängig (bei mitteleuropäischer Hochsommertemperatur etwa 4, in den Tropen etwa 2 Wochen). Erst nach dieser Entwicklung sind die Eier invasionstüchtig; eine unmittelbare Übertragung von Mensch zu Mensch findet wegen der erforderlichen Reifungszeit nicht statt. Werden invasionstüchtige Eier aufgenommen (meist über verunreinigte Nahrung), so wandern die Larven direkt in den Dickdarm, bohren sich mit dem Vorderteil in die Darmwand ein und werden nach 6 bis 12 Wochen zu geschlechtsreifen Würmern. Abgesehen von einer deutlichen Eosinophilie des Blutes führt der Befall meist zu keinen, allenfalls zu uncharakteristischen Symptomen. Die Zahl der von weiblichen Würmern abgelegten Eier beträgt etwa 10000 pro Wurm und Tag.

Labordiagnose

Da sich die Würmer fast nie im Stuhl finden, ist für die Diagnose die Feststellung der Eier praktisch allein entscheidend. Wegen ihrer oft nur geringen Zahl sollten Anreicherungsverfahren zum Nachweis herangezogen werden.

Peitschenwurm-Eier: Oval (etwa 20 : 50 μ), gelb bis braun, von zitronenförmiger Gestalt, mit charakteristischen knopfartigen Verdickungen an beiden Polen; mit doppelter Schale. Im Innern ist meist die Eizelle erkennbar (ungefurcht). Siehe Abb. 139.

Enterobius vermicularis

Syn. Oxyuris vermicularis, Madenwurm

Der Madenwurm kommt in allen Teilen der Welt vor und ist insbesondere bei Kindern verbreitet. Die Würmer leben vorwiegend im unteren Dünndarm, Blinddarm, Wurmfortsatz und oberen Dickdarm. Die Männchen sind nur 3–5 mm lang, sterben meist rasch nach der Begattung ab und sind nur selten bei der üblichen makroskopischen Untersuchung des Stuhles zu finden. Die Weibchen erreichen eine Länge von etwa 9–12 mm; sie haben ein spitz ausgezogenes Schwanzende, werden häufig mit dem Stuhl ausgeschieden und sind mit bloßem Auge gut erkennbar. Die Diagnose des Wurmbefalls stützt sich entweder auf die Feststellung der im Stuhl sich windenden Würmer oder auf den Nachweis der Eier.

Entwicklungsgang: Zur Eiablage (etwa 5000 Eier in wenigen Minuten) kriechen die Weibchen nachts aus dem Anus. Dies erzeugt meist einen Juckreiz, der zum Kratzen veranlaßt. Dadurch gelangen die auf die perianale Haut abgelegten Eier auf die Finger bzw. unter die Fingernägel. Da sich invasionsfähige Larven in den Eiern binnen weniger (4–6) Stunden entwickeln, tritt bei Kindern häufig Selbstinfektion ein, z. B. beim Fingerlutschen. Die Übertragung erfolgt außerdem aerogen durch den beim Bettenschütteln entstehenden Staub, aerogen auch durch den Staub in Klassenzimmern etc., ferner beim Händereichen, schließlich auch durch retrogrades Einwandern der Larven in den Darm. Nach Verschlucken der peroral aufgenommenen Eier schlüpfen die Larven im Magen oder Zwölffingerdarm aus. Sie heften sich an die Darmschleimhaut, häuten sich hier mehrmals und wandern dann darmabwärts in den unteren Dünndarm- bzw. oberen Dickdarmbereich.

Labordiagnose

Aufgrund der im Stuhl vorgefundenen Würmer, sonst mittels Ei-Nachweises (s. u.). In diesem Fall liefert jedoch die Stuhluntersuchung in der Regel keine positiven Ergebnisse. Die Feststellung gelingt hingegen relativ einfach mittels der Klebestreifenmethode: Am besten frühmorgens, vor dem Anziehen, drückt man unter Spreizen der Gesäßbacken ein etwa 10 × 2 cm großes Stück durchsichtiger Klebefolie (ggf. mit Hilfe eines Zungenspatels, an dessen einem Ende man den Streifen auf die Oberseite führt und ihn mit Daumen und Zeigefinger festhält) mehrmals mit der Klebeseite gegen die Anal- und Perinealregion. Der Streifen wird dann mit der Klebeseite auf einen Objektträger aufgeklebt und direkt oder nach Zusatz einiger Tropfen Toluol bei schwacher Vergrößerung untersucht. Toluolzusatz führt zur weitgehenden optischen Auflösung der meisten, dem Streifen anhaftenden Detritusteile, während die Oxyureneier stark kontrastieren. Sie können dadurch etwas an Luftblasen erinnern.

Madenwurm-Eier: Unsymmetrisch längs-oval (etwa 25 : 50 μ), scharf konturiert, mit relativ dikker, oft lamellenartig geschichteter Schale. Im Innern ist, sofern es sich nicht um ganz frisch abgelegte Eier handelt, gewöhnlich schon eine kaulquappenartige Larve sichtbar (s. Abb. 140).

Ancylostoma duodenale und Necator americanus

(Hakenwurm)

Diese Parasiten kommen vorwiegend in den Tropen und Subtropen vor und zwar z.T. in unterschiedlichen Gebieten der Erde (Ancylostoma duodenale: Hakenwurm der Alten Welt; Necator americanus: Hakenwurm der Neuen Welt). In Südostasien sind beide Arten häufig. Da sich die Larven erst bei einer Durchschnittstemperatur von mindestens 18° C und ausreichender Umgebungsfeuchtigkeit auszubilden vermögen, ist das Vorkommen der beiden Arten auf tropische und subtropische Gebiete mit entsprechender Bodenfeuchtigkeit beschränkt. Einschleppung in Kohlenbergwerke etc., wo ähnliche Temperatur- und Feuchtigkeitsbedingungen herrschen, kann zur Verbreitung unter den hier beschäftigten Arbeitern auch in gemäßigten Klimazonen führen. Ancylostoma ist etwas größer als Necator, die Weibchen größer als die Männchen. Die Körpergrößen betragen bei den Weibchen etwa 12 bzw. 10, bei den Männchen etwa 10 bzw. 8 mm.

Die Farbe frischer Würmer ist oft rötlich (infolge Blutaufnahme, s.u.). Die Hinterenden der Männchen sind, wie bei den anderen besprochenen Nematoden, eingerollt. Die reifen Parasiten setzen sich mit Hilfe von 4 Chitinzähnen (Ancylostoma) bzw. von 2 sichelförmigen Schneideplatten (Necator) an der Schleimhaut des Duodenums bzw. oberen Jejunums fest und nehmen hier unter Verletzung von Gefäßen Blut und Schleimhautmaterial auf. Unterschiede zwischen Ancylostoma und Necator bestehen außer im Bereich der Mundkapsel und in der Größe (s.o.) auch in den sog. Spicula der Kopulationsorgane am Hinterende der Männchen (Chitin-Fortsätze der Bursa copulatrix, mit welcher das Weibchen bei der Kopulation in Höhe seiner Geschlechtsöffnung umfaßt wird); sie weichen bei Ancylostoma auseinander und enden spitz, während sie bei Necator eng beieinanderliegen und Widerhaken tragen. Die Weibchen unterscheiden sich dadurch, daß die Geschlechtsöffnung bei Ancylostoma hinter, bei Necator vor der Körpermitte liegt und daß das Hinterteil mit einem stiftchenartigen Fortsatz (Ancylostoma) bzw. stumpf (Necator) endet.

Entwicklungsgang: Ein Weibchen legt pro Tag etwa 10000 Eier ab. Gelangen diese mit dem Stuhl in die Außenwelt, so entwickeln sich daraus bei entsprechenden Bedingungen (s.o.) in etwa 2 Tagen zunächst sog. rhabditiforme Larven und aus diesen nach wiederholter Häutung in weiteren 4–6 Tagen die invasionstüchtigen, gescheideten, filariformen Larven. Sie bohren sich, insbesondere bei Barfüßigen, durch die Haut, gelangen in venöse Gefäße und vollziehen dann eine Herz-Lungen-Passage, wie sie schon für Ascaris lumbricoides beschrieben wurde. Der endgültige Standort im Dünndarm wird etwa 4–5 Tage nach Penetration durch die Haut erreicht. Etwa 1 Monat später werden die Würmer geschlechtsreif.
Starker Befall kann infolge des dauernden Blutverlustes zu schwerer Eisenmangelanämie und Kachexie führen. Charakteristisch ist auch hier eine ausgeprägte Eosinophilie. Bei Befall durch nur vereinzelte Würmer können Symptome fehlen.

Labordiagnose

Der Nachweis wird geführt durch die Feststellung der Eier im Stuhl, was gewöhnlich ohne besondere Anreicherungsverfahren möglich ist. Die Eier sind fast farblos und können dadurch beim Mikroskopieren übersehen werden (mit abgeblendetem Kondensor mikroskopieren!).

Hakenwurm-Eier: Sie sind bei Ancylostoma gewöhnlich etwas weniger länglich (40 : 60 μ) als bei Necator (40 : 70 μ); doch sind diese Größenunterschiede für die Differenzierung der beiden Arten nicht ausreichend. Die Eier sind farblos, durchsichtig und dünnschalig. Das frisch abgesetzte Ei kann noch ungefurcht sein, enthält aber meist schon 2–16 granulierte Zellen (s. Abb. 141), bei stärker verhaltenen oder älteren Stühlen evtl. schon Larven.

Bei geringen Eizahlen ergeben Anreicherungsverfahren, z.B. nach TELEMANN, mehr positive Resultate.

Kulturverfahren: Besonders bei spärlichem Vorhandensein von Eiern empfehlenswert. 5 g einer frischen Stuhlprobe mit gleicher Menge gepulverter Tierkohle und etwas Wasser zu einem Brei verrühren, 5 Tage in hohen Schalen bei 30° C bebrüten, dann mit etwa 10 ml Wasser (etwa 30° C) übergießen, anschließend noch 15 min im Brutschrank belassen. Die Larven, die dabei in das

Wasser einwandern, lassen sich aus diesem durch kurzes Zentrifugieren ausschleudern und auch bei geringer Zahl im Sediment nachweisen. Die Untersuchung der Kohle-Kot-Kultur hat mit Vorsicht zu geschehen, da sie invasionsfähige Larven enthalten kann.
Unterscheidung der Hakenwurm- von Strongyloides-Larven: Siehe S. 372.

Trichostrongylus orientalis

Der Wurm ist ein regelmäßiger Parasit der Wiederkäuer in Asien und Nordafrika. Die Würmer erreichen ihre vollständige Geschlechtsreife auch im Menschen und sind in manchen Gebieten (Korea) häufiger als Hakenwürmer.

Entwicklungsgang: Die Eier gelangen mit den Faeces in die Außenwelt. Die ausgeschlüpften Larven machen eine ähnliche Entwicklung durch wie Hakenwurmlarven. Infektionen erfolgen im allgemeinen durch orale Aufnahme der filariformen Larven mit kontaminierten Pflanzenteilen. Nach Festsetzung im Dünndarm wachsen die Würmer heran; die Larven vollziehen keine Wanderung im Körper des Befallenen. Die Ernährungsweise entspricht derjenigen der Hakenwürmer. Klinische Symptome treten nur bei stärkerem Befall auf und sind geringfügig.

Labordiagnose

Nachweis der Eier mittels Anreicherungsverfahren.

Trichostrongylus-Eier: Die Eier ähneln sehr den Hakenwurmeiern, sie sind lediglich etwas länger und schlanker (40 : 80 μ).

Wichtig ist die Differenzierung gegenüber Hakenwurmbefall aus zwei Gründen: Erstens neigt Trichostrongylus wegen des oralen Infektionsweges nicht zur epidemischen Ausbreitung unter Gruben- und Tunnelarbeitern. Die schwerwiegenden Folgen, welche Hakenwurmbefall bei dieser Berufsgruppe hat, entfallen also (Verbot der Berufsausübung bis zum nachgewiesenen Ende des Wurmbefalles). Zweitens spricht Trichostrongylus kaum auf die für Hakenwürmer gebräuchlichen Behandlungsmethoden an; die Anwendung einer entsprechenden (oft recht eingreifenden) Therapie erübrigt sich daher.

Strongyloides stercoralis

(Zwergfadenwurm, Kotälchen)

Der Wurm hat etwa das gleiche Verbreitungsgebiet wie die Hakenwürmer, bedingt u.a. durch den Umstand, daß die freilebenden Stadien dieses Parasiten zur Fortentwicklung eine Durchschnittstemperatur von mindestens 15° C benötigen. Da diese Bedingung auch in Bergwerken, bei Tunnelbauten etc. in den gemäßigten Klimazonen gegeben ist, kann, wie bei Hakenwürmern, in solchen Betrieben auch durch Strongyloides eine Verseuchung eintreten. Die im oberen Bereich des Dünndarmes bzw. dessen Schleimhaut lebenden Weibchen werden etwa 2 mm lang.

Entwicklungsgang: Die Weibchen legen parthenogenetisch Eier ab, aus denen gewöhnlich noch im Darm rhabditiforme Larven ausschlüpfen. Sie können entweder noch im Darm, sonst im Freien zu invasionsfähigen filariformen Larven werden. Erfolgt diese Entwicklung noch im Darm, so können sie direkt in die Darmschleimhaut (sog. Endo-Autoinvasion) oder erst außerhalb des Darmes in der Analgegend perkutan in den Wirt penetrieren (Exo-Autoinvasion). Erfolgt die Entwicklung der filariformen Larven erst außerhalb des Wirtes (was gewöhnlich 3–4 Tage dauert), so bestehen 2 Möglichkeiten der Weiterentwicklung: Entweder die filariformen Larven dringen durch die Haut in das Körperinnere und setzen sich nach Durchlaufen einer Herz-Lungen-Passage (wie u.a. Ascaris lumbricoides) im Dünndarm fest, oder sie machen im Freien zunächst einen Generationswechsel durch. In diesem Fall entsteht aus den mit dem Stuhl abgesetzten rhabditiformen Larven eine getrenntgeschlechtliche Generation. Die Weibchen legen nach Befruchtung Eier ab, in denen sich erneut rhabditiforme Larven entwickeln; aus diesen können sich entweder filariforme, invasionsfähige Larven oder erneut rhabditiforme, zur getrenntgeschlechtlichen Vermehrung befähigte Formen entwickeln. Diese Entwicklung im Freien kann zu einer starken Verseuchung feuchter Böden führen, sofern die zur Vermehrung erforderliche Durchschnittstemperatur von 15° C besteht. Mit Strongyloides stercoralis Infizierte können wegen der nur wenige Stunden währenden Entwicklung der filariformen aus rhabditiformen Larven Menschen ihrer Umgebung unmittelbar gefährden.
Der bei der perkutanen Einwanderung der Larven entstehende Reiz kann zu längerdauernden dermatitischen Erscheinungen mit Erythem, Juckreiz etc. führen[1]. Bei der Lungenpassage pflegen Hustenreiz oder andere pulmonale Symptome aufzutreten. Die durch den Darmbefall bedingten Erscheinungen hängen vor allem von der Zahl der eingedrungenen Parasiten ab;

---

[1] Eindringen von Strongyloides-Larven tierischer Wirte führt nicht zur Entwicklung von Würmern im Darm. Solche Larven können einige Zeit unter der Haut wandern und den „Hautmaulwurf" erzeugen, wobei 3–5 mm breite Kriechspuren gebildet werden. Die gleichen Erscheinungen treten bei Befall durch Larven des tropischen Hunde-Hakenwurmes, Ancylostoma braziliense, auf.

Wurmeier

(ca. 450fache Vergrößerung)

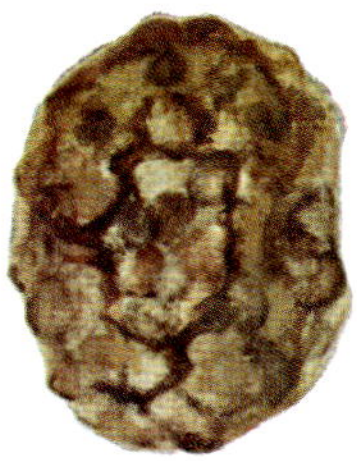

a
Aufsicht

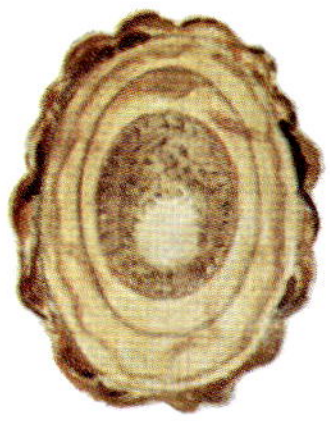

b
optischer Schnitt

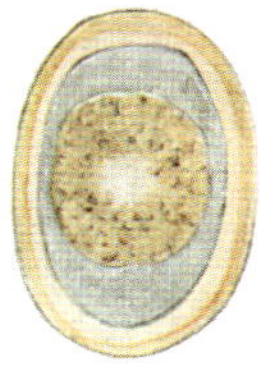

c
hüllenloses Ei

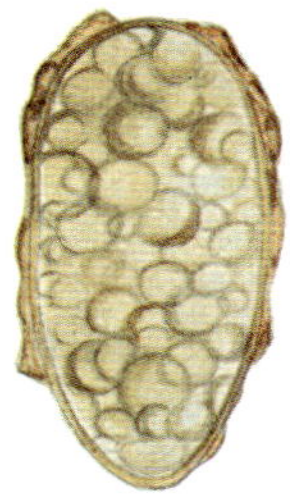

d
unbefruchtetes Ei

Abb. 138. Askarideneier

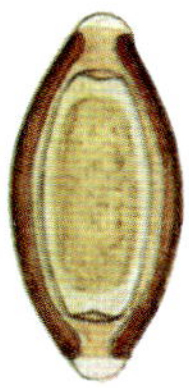

Abb. 139
Ei von Trichuris trichiura

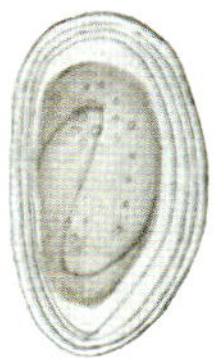

Abb. 140
Ei von Enterobius vermicularis

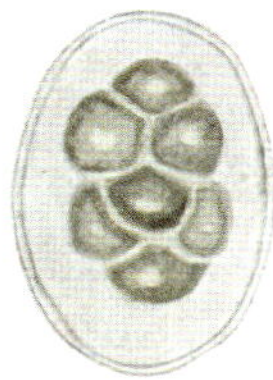

Abb. 141
Ei von Ancylostoma duodenale / Necator americanus

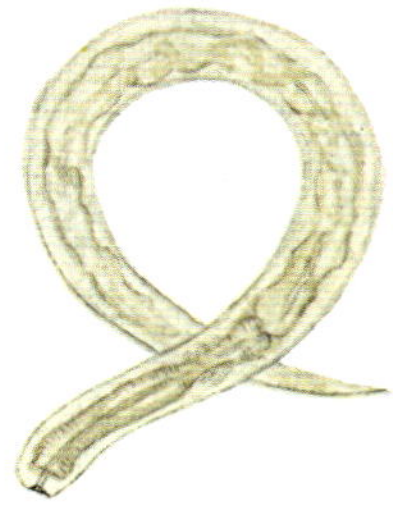

Abb. 142
Strongyloides-stercoralis-Larve

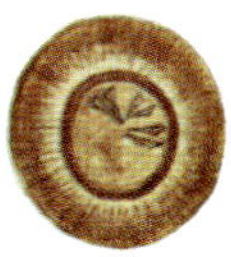

a
Taenia saginata, Taenia solium

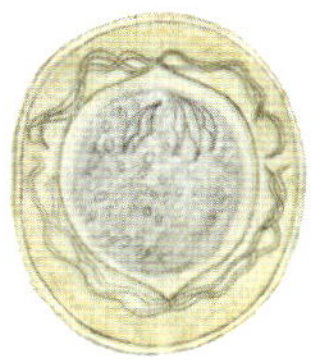

b
Hymenolepis nana

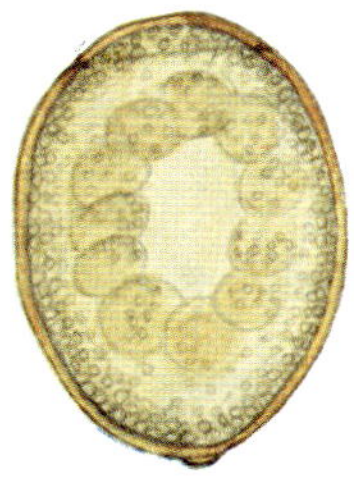

c
Diphyllobothrium latum

Abb. 143. Bandwurmeier

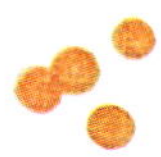

Abb. 144
Erythrozyten (zum Größenvergleich)

Wurmeier

(ca. 450fache Vergrößerung)

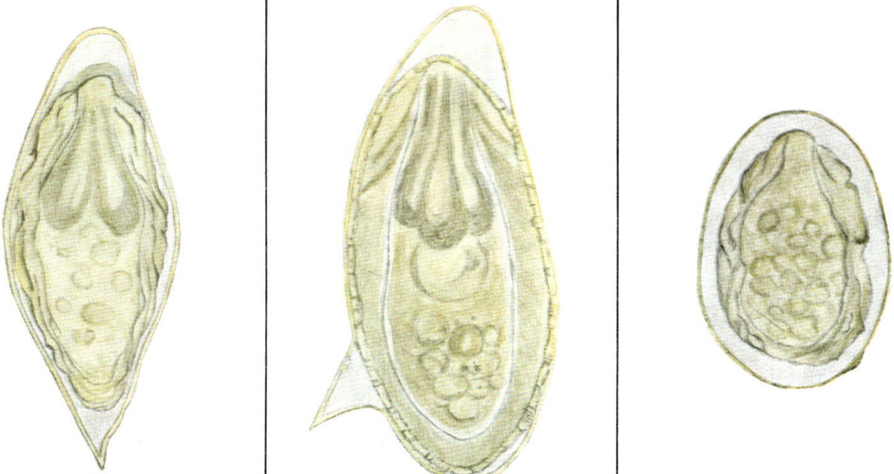

a
Schistosoma haematobium

b
Schistosoma mansoni

c
Schistosoma japonicum

Abb. 145 Schistosomeneier

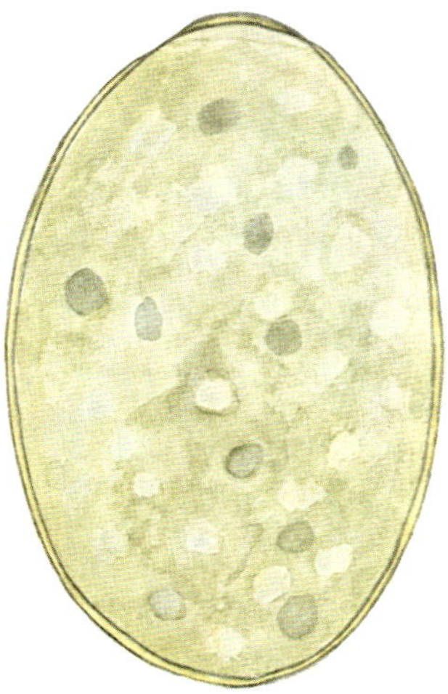

Abb. 146.

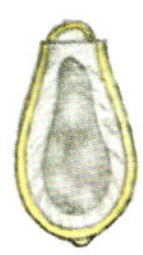

Abb. 147.

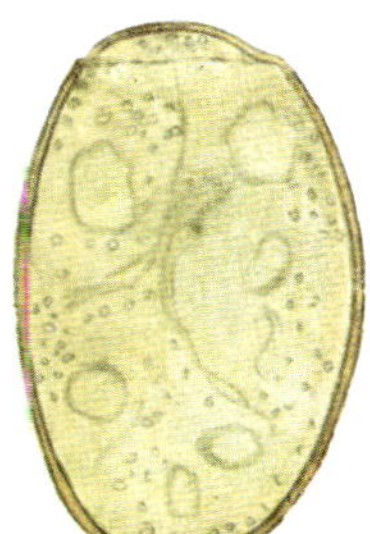

Abb. 148.

Abb. 146. Ei von Fasciolopsis buski

Abb. 147. Ei von clonorchis sinensis

Abb. 148. Ei von Paragonimus westermani

neben der häufigen Blut-Eosinophilie können sich unterschiedliche abdominale Symptome wie Übelkeit, Diarrhoe, Obstipation, Leibschmerzen, ferner allgemeine Schwäche und Gewichtsverlust einstellen.

Labordiagnose

Eier werden im Stuhl nur ausnahmsweise, z. B. bei stärkerer Diarrhoe, gefunden (morphologisch ähnlich Hakenwurmeiern). Charakteristisch für Strongyloides-Befall des Darmes ist das Vorhandensein lebhaft beweglicher Larven (bei etwa 100-facher Vergrößerung untersuchen). Diese sog. rhabditiformen Larven sind 200–300 : 15 μ groß; sie lassen einen dreiteiligen Oesophagus (mit keulenförmigem vorderen Abschnitt, einer postmedianen Einschnürung und anschließendem Bulbus) erkennen. Die filariformen Larven werden fast doppelt so lang wie die rhabditiformen Larven und sind ebenfalls lebhaft beweglich. Wegen der Infektionsgefahr ist bei der Untersuchung Vorsicht geboten. – Manchmal gelingt der Larvennachweis besser im Duodenalsaft als im Stuhl. *Kulturverfahren* in Form der Kohle-Kot-Kultur wie bei Hakenwürmern (s. ds.). Die Durchführung – in Ergänzung zur mikroskopischen Untersuchung – ist zweckmäßig bei spärlichem Vorhandensein der Parasiten.

Unterscheidung der Larven von Strongyloides und Hakenwürmern:

a) Rhabditiforme Larven: Die Unterscheidung erfolgt am besten anhand der Größe der sog. Mundhöhle. Dies ist eine schmale, dünnwandige Einstülpung des Vorderendes, welche in den dickwandigen, muskulösen Oesophagus überleitet. Die Mundhöhle ist bei den Hakenwurmlarven 15–20 μ lang, bei Strongyloideslarven hingegen nur etwa 5 μ.

b) Filariforme Larven: Sie sind zu unterscheiden an ihrem Oesophagus. Dieser nimmt bei Hakenwurmlarven etwa ein Viertel des Verdauungstraktes ein und ist relativ dünnwandig bis auf eine muskulöse Verdickung am hinteren Ende. Filariforme Strongyloideslarven haben einen gleichmäßig dickwandigen Oesophagus, der sich über die halbe Länge des Verdauungstraktes erstreckt.

Cestoden

Taenia saginata und Taenia solium

(Rinder- bzw. Schweinebandwurm).

Diese Bandwürmer sind weltweit verbreitet und leben als Finnen (Zystizerken) im Rind (Cysticercus bovis) bzw. Schwein (Cysticercus cellulosae). Auch beim Menschen ist eine Ansiedlung des Parasiten im Finnenstadium möglich (ganz überwiegend Taenia-solium-Finnen), wodurch – je nach Lokalisation – u. U. sehr ernste Zustandsbilder entstehen können, etwa bei der Zystizerkose des Gehirns. – Abgehende Einzelglieder der Bandwürmer zeigen Eigenbewegung (Anheftung des einen Endes an die Unterlage, Nachziehen des anderen Endes unter brückenförmiger Wölbung des Gliedes). Die Würmer können im Darm viele Jahre lebensfähig bleiben.

Taenia saginata wird 5–10 m, Taenia solium 2–4 m lang. Der Scolex hat bei beiden Arten einen Durchmesser von nur 1–2 mm. Wichtige Unterschiede bestehen in der

Form des Uterus: Bei T. saginata sehr reichlich Seitenäste (20 und mehr), bei T. solium nur etwa 8–12;

Ausbildung des Scolex: Bei T. saginata mit 4 seitlichen Saugnäpfen, bei T. solium zusätzlich mit einem doppelten Hakenkranz am Vorderende.

Entwicklungsgang: Die in den Proglottiden produzierten Eier (Embryophoren) beherbergen einen mit 6 Haken ausgestatteten Embryo (Oncosphäre). Sie werden gewöhnlich nicht einzeln, sondern innerhalb der mit Eiern gefüllten Proglottiden ausgeschieden, erscheinen daher nur ausnahmsweise im Stuhl. Nach peroraler Aufnahme von Eiern oder ganzen Proglottiden durch den Zwischenwirt werden die Larven im Magendarmtrakt frei, durchbrechen die Darmwand und gelangen auf dem Blutweg gewöhnlich in die Muskulatur, wo sie sich in etwa einem Vierteljahr zu Finnen umwandeln. Hierbei handelt es sich um Flüssigkeits-gefüllte Blasen mit einem Durchmesser von 4–10 mm, die bereits den (nach innen gestülpten) Scolex enthalten. Wird finniges Fleisch roh (Tartar-Beefsteak!) oder ungenügend erhitzt verzehrt, so stülpt sich der Scolex – nach Auflösung der äußeren Finnenkapsel durch den Magensaft – nach außen um und heftet sich im oberen Dünndarmbereich an die Darmwand. In der Folgezeit werden von einer dicht hinter dem Kopf liegenden Keimzone fortlaufend neue Proglottiden ausgebildet. Diese gelangen mit dem Stuhl oder auch aktiv unter Eigenbewegung durch die Analöffnung ins Freie, wo sie sich mittels des geschilderten Mechanismus fortbewegen können. Bei Zerstörung oder Zersetzung der Proglottiden werden die Eier frei. Unsauberkeit nach der Defäkation oder Verzehr von eierhaltigen Lebensmitteln (z. B. mit Fäkalien von Bandwurmträgern gedüngtes Gemüse) kann im Falle des Schweinebandwurms zur Ausbildung von Finnen beim Menschen mit sehr ernsten Krankheitszuständen führen (s. o.).

Bei Bandwurmbefall fehlt Blut-Eosinophilie meist oder sie ist nur gering. Oft finden sich Symptome wie

Gewichtsverlust, Appetitlosigkeit oder abdominale Beschwerden, gelegentlich auch starker Hunger. Ernstere Erscheinungen sind ungewöhnlich. Im Gegensatz zum Befall durch Diphyllobothrium latum treten Blutbildungsstörungen nicht auf.

Labordiagnose

Da Eier einzeln nicht abgelegt werden, wird der Bandwurmbefall gewöhnlich an abgehenden Proglottiden erkannt. Diese sind weiß-gelblich, mehr lang als breit und zeigen oft noch längere Zeit nach Verlassen des Darmes Eigenbewegung. Die Art des Bandwurmes läßt sich bei Proglottiden aufgrund der Uterus-Konfiguration (s. Abb. 149), beim Scolex aufgrund des fehlenden oder vorhandenen Hakenkranzes bestimmen (s. o). – Größe der Proglottiden: Etwa 4–7:15–20 mm (T. saginata) bzw. 5–6:10–12 mm (T. solium).

Tänien-Eier (etwa 35 μ Durchmesser) sind charakterisiert durch eine dicke, radiär strukturierte Schale und durch das Vorhandensein von 6 kleinen Embryonalhäkchen. Eine sichere Unterscheidung der Eier beider Bandwurmarten ist nicht möglich (s. Abb. 143a).

Überprüfung abgegangener Bandwürmer auf Vorhandensein des Scolex ist wichtig, da der Wurm innerhalb weniger Wochen nachwächst, wenn der Kopf nicht mit abgegangen ist: Würmer in flache Schale mit Wasser einbringen, auf dunklem Untergrund mittels Lupe nach dem Scolex fahnden. Diesen in einem Tropfen Glyzerin zwischen zwei Objektträgern vorsichtig quetschen und bei schwacher Mikroskopvergrößerung untersuchen. Reife Proglottiden in gleicher Weise insbesondere auf die Form des Uterus prüfen.

Cysticerus-cellulosae-KBR: Siehe S. 483.

Diphyllobothrium latum

(Fischbandwurm).

Dieser Parasit hat einen komplizierten Entwicklungsgang über zwei verschiedene Zwischenwirtarten; Endwirte sind außer dem Menschen auch Hund, Katze und Fuchs. Der Fischbandwurm tritt im Ostseegebiet und verschiedenen Binnenseengebieten Mitteleuropas, aber auch in anderen europäischen und außereuropäischen Ländern auf. Er kann eine Länge bis zu 20 m erreichen. Der Scolex (2–3 mm Durchmesser) ist abgeplattet und weist seitlich 2 längliche Saugnäpfe auf. Im Gegensatz zu den vorher genannten Cestoden legt D. latum die Eier einzeln ab. Die Proglottiden sind mehr breit als lang und messen im ausgereiften Zustand etwa 12 × 4 mm. Sie enthalten einen rosettenartig aussehenden Uterus (s. Abb. S. 149c).

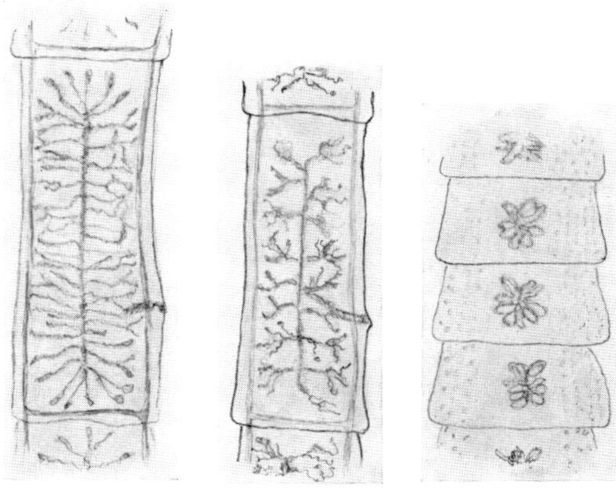

a b c

Abb. 149: Proglottiden wichtiger Bandwurm-Arten. a: Taenia saginata. – b: Taenia solium .– c: Diphyllobothrium latum.

Entwicklungsgang: Kommen Fischbandwurm-Eier in Gewässer, so entstehen daraus freischwimmende Flimmerlarven (sog. Coracidien).

Sind geeignete Zwischenwirte vorhanden (Krebse der Arten Cyclops und Diaptomus), so nehmen diese die Larven auf. Nach Durchbohren der Darmwand entwickelt sich die Larve in der Leibeshöhle des Krebses zur Vorfinne (Prozerkoid). Wird der Krebs von einem geeigneten Fisch aufgenommen, so entsteht in der Muskulatur dieses zweiten Zwischenwirtes die Vollfinne (Plerozerkoid), die sich – falls der zweite Zwischenwirt von anderen geeigneten Fischen gefressen wird – in diesen wiederum in die Muskulatur einbohren kann. Der Mensch akquiriert den Bandwurm beim Verzehr ungekochter, Plerozerkoid-haltiger Fische. Der Scolex heftet sich an die Wand des Dünndarms, meist des Ileums. Nach etwa 3 Wochen treten die Eier im Stuhl auf.

Sitzt der Bandwurm im oberen Dünndarmabschnitt, kann er zu Störungen in der Blutbildung führen dadurch, daß er dem Wirtsorganismus Vitamin B_{12} entzieht. Es entwickelt sich dann eine Anämie vom Perniciosa-Typ.

Labordiagnose

Die Eier werden in großer Zahl abgelegt; Fischbandwurmbefall ist deshalb bei Stuhluntersuchung relativ leicht festzustellen. Proglottiden und Scolex: Siehe oben.

Fischbandwurm-Eier (etwa 45 : 70 μ) sind gelblich gefärbt, zeigen an einem Pol einen Deckel, am anderen Pol eine sehr kleine, höckerige Erhebung der Schale und im Innern neben der befruchteten Eizelle eine Anzahl Dotterzellen (siehe Abb. 143c).

Hymenolepis nana (Zwergbandwurm)

Der Parasit ist weltweit verbreitet, tritt jedoch gehäuft in warmen Ländern auf und lebt im Dünndarm, insbesondere von Kindern. Er erreicht nur eine Länge von 10–40 mm, bildet dabei aber bis 200 Glieder aus, die deutlich breiter als lang sind. Der Kopf erreicht einen Durchmesser von etwa 0,2–0,4 mm und trägt außer 4 Saugnäpfen einen einfachen Hakenkranz. Die Eier werden nach teilweiser Verdauung der Glieder frei und erscheinen daher wie beim Fischbandwurm im Stuhl.

Entwicklungsgang: Die Eier gelangen durch Aufnahme verunreinigter Nahrung, bei Kindern besonders auch durch Selbstinfektion, in das Duodenum, wo die aus den Eiern geschlüpften Oncosphären in die Darmzotten eindringen und sich dort zum Cysticercoid entwickeln (dieses Stadium kann sich außerdem in Insekten als echten Zwischenwirten ausbilden). Nach wenigen Tagen erfolgt nach Wiedereintritt in das Darmlumen die Anheftung an der Schleimhaut und die Entwicklung des Bandwurmes. Eier findet man etwa 1 Monat nach der Infektion im Stuhl.
Krankheitserscheinungen (Bauchbeschwerden) nur bei starkem Befall.

Labordiagnose

Sie erfolgt durch den Nachweis der Eier im Stuhl mittels einfachen Nativpräparates, besser mittels Kochsalz-Anreicherungsverfahren.

Zwergbandwurm-Eier: Oval bis kugelig (etwa 40 : 50 μ), durchsichtig, mit 2 Hüllen, zwischen denen sich Flüssigkeit und gewundene fädige Strukturen befinden. Die im Innern befindliche kugelige Oncosphäre weist 6 Embryonalhaken auf. Siehe Abb. 143b.

Dipylidium caninum (Gurkenkernbandwurm)

Der Parasit tritt kosmopolitisch auf. Er wird 20 bis 50 cm lang, hat einen Scolex mit 4 Saugnäpfen und einem Hakenkranz und bildet etwa 100–200 Glieder aus, die im reifen Zustand gurkenkernartig aussehen und nach Ablösung vom Wurm meist einige Tage im Darm verbleiben. Die Eier werden in Säckchen zu etwa 8–15 Stück ausgestoßen. Das Finnenstadium entwickelt sich in Insekten, z. B. Hunde- oder Menschenflöhen. Der Wurm findet sich hauptsächlich bei Hunden und Katzen, selten beim Menschen und zwar dann gewöhnlich bei Kindern.

Labordiagnose

In erster Linie durch Feststellung der gurkenkernartigen Glieder im Stuhl, die aktiv beweglich sind und in der Mitte beider Seitenränder je eine Geschlechtsöffnung aufweisen.

Gurkenkernbandwurm-Eier: (Seltener im Stuhl) kugelig (etwa 30 μ), schwach ziegelrot, durchsichtig und dünnwandig. Sie sind in charakteristischen Ei-Paketen zusammengefaßt.

Trematoden

Fasciolopsis buski (Großer Darmegel)

Der Parasit tritt in den Ländern Ostasiens auf. Sein Vorkommen ist gebunden an Gegenden, in denen gewisse Schneckenarten und Wasserpflanzen vorhanden sind. Der Egel wird 5–7 cm groß, 1–2 cm breit und 2 mm stark (bei starkem Befall kleiner) und lebt im Dünndarm. Er ist mit zwei Saugnäpfen ausgestattet. Seine Oberfläche ist, besonders im Bereich des Bauchsaugnapfes, mit Querreihen sehr kleiner Dornen besetzt.

Entwicklungsgang: Aus den reichlich abgelegten Eiern schlüpfen im Wasser Wimperlarven (Miracidien) aus, die in bestimmte Schneckenarten eindringen und sich dort zu Sporozysten entwickeln. In diesen entstehen über weitere Entwicklungsstadien (Redien) schließlich sog. Zerkarien, die in ihrer Struktur bereits den erwachsenen Würmern ähnlich (Mund- und Bauchsaugnapf, gegabelter Darm) und mit einem Schwanz ausgestattet sind. Sie verlassen die Schnecke etwa am 25.–30. Tag nach der Invasion der Miracidien, setzen sich schließlich an gewissen Wasserpflanzen fest und enzystieren sich (nun Metazerkarien genannt). Eine Rolle bei der Übertragung spielt häufig die Wassernuß, die beim Schälen mit den Zähnen aufgebissen wird, wodurch anhaftende Zysten in den Mund gelangen und verschluckt werden können.
Die beim Befall des Menschen auftretenden Krankheitszeichen werden als Folge einer Intoxikation durch

die Stoffwechselprodukte der Parasiten aufgefaßt. Sie bestehen – je nach Befallstärke – u. a. in Durchfällen, Ödemen, blutigen Stühlen, sekundären Anämien. Bei Kindern oft Entwicklungsstörungen.

Labordiagnose

Der Befall wird durch den Nachweis der Eier im Stuhl festgestellt. Wegen ihres meist reichlichen Vorhandenseins lassen sie sich gewöhnlich auch ohne Anreicherungsverfahren leicht nachweisen.

Fasciolopsis-Eier: Relativ groß, jedoch in der Größe erheblich variierend (Durchschnitt 80 : 140 μ); meist oval, farblos bis gelbbraun, mit einem etwa 4 μ hohen Deckel und einer von Dotterkugeln umgebenen Keimzelle (siehe Abb. 146).

Echinostoma ilocanum und E. lindoensis (Kleiner Darmegel)

Diesen Parasiten kommt ebenso wie weiteren, den Menschen gelegentlich invadierenden Darmegeln (Heterophyes heterophyes, Metagonimus yokogawai u. a.) nur bei sehr starkem Befall klinische Bedeutung zu.

Feststellung des Befalles durch Nachweis der gewöhnlich in großer Zahl im Stuhl vorhandenen Eier: Etwa 60 : 100 μ groß, gedeckelt, mit einer in der unteren Eihälfte liegenden, von Dotterballen umgebenen Eizelle.

Fasciola hepatica (Großer Leberegel)

Dieser Egel kommt bei Schafen, Rindern und anderen pflanzenfressenden Tieren, dagegen nur selten beim Menschen vor und ist weltweit verbreitet. Er bewohnt die Gallengänge des Wirtes, wird 2–4 cm lang (Breite etwa 1 cm) und ist von grauweißlicher oder auch dunklerer Farbe. Der Entwicklungsgang des Parasiten entspricht weitgehend dem von Fasciolopsis buski.

Labordiagnose

Sie erfolgt durch Nachweis der Eier im Stuhl oder Duodenalsaft. Zu berücksichtigen ist jedoch, daß es sich u. U. um Eier handeln kann, die beim Verzehr von Schafs- oder Rinderleber aufgenommen wurden und lediglich als „Darmpassanten" aufzufassen sind.

Fasciola-Eier: Groß (80 : 140 μ), oval, gelb bis bräunlich, mit einem Deckel versehen; im Innern eine Ei- und mehrere Dotterzellen.

Die Diagnose ist auch serologisch (mittels KBR) und mittels Hauttest möglich. Die Fasciola-hepatica-KBR wird durchgeführt u. a. am Bernhard-Nocht-Institut, 2 Hamburg, Bernhard-Nocht-Str. 74.

Clonorchis sinensis (Chinesischer Leberegel)

In Ostasien weit verbreiteter Parasit. Entwicklung über 2 Zwischenwirte (Schnecken zur Zerkarien-, Süßwasserfische zur Metazerkarien-Entwicklung). Zur Invasion des Endwirtes (Mensch, Hund, Katze und andere Säugetiere) kommt es beim Verzehren roher Fische.

Der Parasit setzt sich in den Gallengängen fest und erreicht hier eine Größe von durchschnittlich 4 : 15 mm. Der Mundsaugnapf tritt infolge seiner Größe deutlich gegenüber dem Bauchsaugnapf hervor. – Bei starkem chronischem Befall kann es zur Leberzirrhose kommen; geringerer Befall bleibt unbemerkt oder führt zu uncharakteristischen Magen-Darm-Symptomen.

Labordiagnose

Zur Feststellung des Befalles ist der Nachweis der Eier im Stuhl oder Duodenalsaft erforderlich. Zu empfehlen ist die Anwendung von Anreicherungsverfahren.

Clonorchis-Eier: Sehr klein (etwa 15 : 30 μ), gelbbraun, von charakteristischer, krugförmiger Gestalt, mit einem Deckel. Im Innern ist das bereits entwickelte Miracidium zu erkennen (siehe Abb. 147).

Opisthorchis felineus (Katzenleberegel)

Hinsichtlich Morphologie und Entwicklung ähnlich Clonorchis sinensis, jedoch vorwiegend in gemäßigten Klimazonen, in Europa z. B. nahe den Süd- und Ostküsten der Ostsee und im Donaugebiet, auftretend. Zwischenwirte sind Schnecken und Süßwasserfische. Befall von Katzen ist häufig (Name), doch wird der Katzenleberegel auch bei anderen Tieren und beim Menschen festgestellt. Der reife Parasit lebt in den Gallengängen des Endwirtes. Zur Invasion des Menschen kommt es beim Verzehr von rohen Fischen, z. B. in Fischsalaten. Der Befall durch eine geringe Zahl von Parasiten verläuft oft ohne klinische Symptome. Stärkerer Befall kann zu Lebervergrößerung, Gallengangs- und Gallenblasenentzündung, im chronischen Stadium zur Entwicklung eines Gallengangkarzinoms führen.

Labordiagnose

Durch Nachweis der Eier, die denen des Clonorchis sinensis ähnlich sind, jedoch gewöhnlich etwas gedrungener wirken, im Stuhl oder Duodenalsaft. Größe der Eier: Durchschnittlich 12 : 28 μ.

Opisthorchis viverrini ist eine sehr ähnliche Art, von der in Ostasien stellenweise bis 80% der Bevölkerung befallen sind.

Schistosoma haematobium, Schistosoma mansoni, Schistosoma japonicum

Diese drei Trematoden-Arten sind im Gegensatz zu den anderen Trematoden des Menschen getrenntgeschlechtlich. Die länglich-blattförmigen Männchen legen ihre Seitenränder wie eine Rinne zusammen; in dieser wird das drehrunde Weibchen aufgenommen (Pärchenegel). Die drei Arten unterscheiden sich u.a. durch den Sitz der geschlechtsreifen Würmer im Endwirt und die dadurch geprägten Krankheitserscheinungen, durch die Form ihrer Eier, durch die Art ihrer Zwischenwirte und z.T. auch durch ihre geographische Verbreitung.

Schistosoma haematobium, Erreger der Blasenbilharziose, lebt vorwiegend in den venösen Gefäßen der Harnblase, selten in den Darm- oder Lungenvenen. Er ist verbreitet in großen Teilen Afrikas, ferner in Gebieten des Nahen Ostens, auf Zypern und in Südindien. In Europa besteht ein Herd in Südportugal.

Schistosoma mansoni, Erreger der Darmbilharziose, lebt vorwiegend in den Mesenterial- und Lebervenen. Er kommt im mittleren Teil Afrikas einschließlich des südlichen Niltales, ferner im Nahen Osten und in Gebieten Mittel- und Südamerikas vor.

Schistosoma japonicum, Erreger der Asiatischen (Darm-)Bilharziose, lebt ebenfalls in den Mesenterialvenen. Sein Vorkommen ist auf den Fernen Osten beschränkt.

Die geschlechtsreifen Würmer erreichen je nach Art eine Länge von etwa 1–2 cm. Die weiblichen Parasiten legen ihre Eier in die feineren Gefäße ab, die sich, da ihr Querschnitt kleiner ist als der der Eier, erweitern und infolge der Blockade vielfach obliterieren. Eine vom Ei ausgehende lytische Wirkung auf die Gefäßwand fördert in Verbindung mit den Darm- und Blasenkontraktionen das Eindringen der Eier in das Lumen von Blase oder Darm, soweit sie der Innenfläche dieser Hohlräume naheliegen. Andere Eier werden entweder mit dem Blutstrom abgeschwemmt in die Leber und andere Organe oder sie bleiben im Gewebe liegen und lösen hier entzündliche Reaktionen aus, mit der Folge fibröser Verhärtungen und entsprechender funktioneller Störungen, Entzündungen der Blase und des Darmes, Polypen- und Abszeßbildungen.

Die klinischen Erscheinungen hängen insbesondere von Stärke des Wurmbefalles, Alter und Reaktion des Patienten bzw. vorausgegangenen Expositionen, Art der beteiligten Organe (insbesondere Leber) infolge Verschleppung von Eiern bzw. Lokalisation und Menge der im Gewebe abgestorbenen Eier ab.

Blasenbilharziose (S. haematobium): Im Vordergrund steht, besonders bei Kindern und Jugendlichen, Hämaturie z.T. extremer Art und bei stärkerem Befall Anämie; in verseuchten Gebieten läßt sich die Diagnose mit hoher Sicherheit schon aufgrund des rötlichen bis intensiv blutig gefärbten Urins stellen. Dazu kommen vielfach Symptome der Zystitis. Bei Menschen mittleren und höheren Lebensalters pflegt Hämaturie und Auftreten der Eier im Urin zunehmend seltener zu werden. In den verseuchten Gebieten sind maligne Blasentumoren ungewöhnlich häufig.

Darmbilharziose (S. mansoni bzw. japonica): Die Krankheitserscheinungen sind sehr wechselhaft. Neben leichten Durchfällen mit Leibschmerzen können schwere fieberhafte, mit Amöbenruhr zu verwechselnde, schleimig-blutige Diarrhöen oder Milz- und Lebervergrößerungen auftreten, später oft gefolgt von zunehmenden Symptomen der Pfortaderstauung und Leberzirrhose.

Entwicklungsgang: Er ist gebunden an das Vorhandensein von bestimmten Zwischenwirten (gewisse Arten von Wasserschnecken); in diese dringt die im abgelegten Ei bereits vorgebildete Larve (sog. Miracidium) ein, nachdem sie im Wasser aus dem Ei geschlüpft ist. Im Zwischenwirt entsteht aus dem Miracidium eine schlauchförmige Mutter-Sporozyste. Die in dieser entstehenden Tochtersporozysten bilden die infektionstüchtigen Larven (Zerkarien) aus, welche aus der Atemhöhle der Schnecke in das Wasser gelangen. Charakteristisch für die Schistosoma-Zerkarien ist die Gabelung des Schwanzes („Gabelschwanz-Larven"). Finden sie einen geeigneten Endwirt, so bohren sie sich aktiv, unter Abwerfen des Schwanzes, durch dessen Haut und gelangen mit dem Blutkreislauf über das Herz, die Lungen und großen Körperarterien in die Pfortadergefäße. Hier wachsen die Würmer heran, paaren sich hier und wandern dann, je nach Wurmart, in unterschiedliche Bereiche des Mesenterialgefäßsystems, wo dann die Eiablage erfolgt (bei Darmbilharziose etwa 5–8, bei Blasenbilharziose etwa 10–12 Wochen nach der Invasion der Erreger).

Labordiagnose

Die Diagnose des Wurmbefalls basiert in erster Linie auf dem Nachweis der charakteristischen Eier. Bei spärlichem Vorhandensein von Eiern kann ihre Feststellung schwierig sein und mehrere Untersuchungen bzw. die Anwendung verschiedener der im folgenden beschriebenen Verfahren erforderlich machen.

a) Blasenbilharziose: Man findet die Eier vorwiegend im Urin, z.T. aber auch in Rektalschleimhaut-Biopsieproben, gelegentlich auch im Stuhl. Bei Urinuntersuchung werden die besten Ergebnisse mit Proben erzielt, die zwischen 12 und 14 Uhr gewonnen werden. Man läßt den letzten Teil des Urins in einem Spitzglas mindestens 30 min sedimentieren oder zentrifugiert, überträgt etwas Material vom Boden des Glases auf einen Objektträger, deckt ab mit Deckglas und untersucht mikroskopisch. Bei negativem Befund kann die Untersuchung von bioptisch entnommener Blasenschleimhaut noch den Einachweis ermöglichen (Technik analog der Untersuchung von Biopsiematerial aus dem Rektum – s.u.).

b) Darmbilharziose: Enthält der Stuhl schleimige oder blutige Anteile, so verwendet man diese in erster Linie für die mikroskopische Untersuchung. Bei negativem Befund untersucht man nach Durchführung eines geeigneten Anreicherungsverfahrens, z.B. mittels MIF-Anreicherung oder nach TELEMANN. Von großem Wert ist das Miracidium-Schlüpfverfahren: Etwa 5 g Stuhl und 250 ml kühle physiol. NaCl-Lösung (15°C oder weniger) verrühren, durch Mull in ein Spitzglas filtrieren, sedimentieren lassen, überstehende Flüssigkeit abgießen, Sediment erneut mit physiol. NaCl-Lösung auffüllen. Vorgang so oft wiederholen, bis die überstehende Flüssigkeit klar bleibt. Nun das Gefäß über Nacht in den Kühlschrank stellen, am nächsten Morgen den Überstand durch Wasser von 30–40°C ersetzen und Gefäß an das Sonnenlicht oder unter eine starke Leuchte stellen. Unter dem Reiz von Licht und Wärme schlüpfen die Miracidien binnen weniger Stunden aus und sind nun mittels Lupe gegen dunklen Hintergrund bei Lichteinfall von oben als feine, weiße, rasch bewegliche Punkte zu erkennen. Mansoni-Miracidien findet man vorwiegend unten, Japonicum-Miracidien vorwiegend oben in der Flüssigkeit.

Zur Untersuchung von Biopsiematerial aus dem Rektum (bei wiederholt negativem Stuhlbefund) entnimmt man aus der rechten Plica transversalis ein etwa reiskorngroßes Stück der Mucosa und Submucosa, befreit es durch etwa 5 min langes Einlegen in Wasser von Blut und preßt es dann zwischen Glas bis zur Durchsichtigkeit. Schistosomen-Eier können nun deutlich wahrgenommen werden.

Schistosomen-Eier: Die ausgeschiedenen Eier enthalten ein fertig ausgebildetes, lebhaft bewegliches Miracidium. Die Gestalt der Eier ist für jede der 3 Arten charakteristisch; artspezifisch ist die Form, Größe und Lage des bei Schistosomen-Eiern vorhandenen Stachels. Siehe Abb. 145a–c.

a) *Schistosoma-haematobium-Eier:* Längsoval, etwa 130 μ lang, Stachel endständig (Endstachel);
b) *Schistosoma-mansoni-Eier:* Längsoval, etwa 150 μ lang, Stachel seitenständig (Seitenstachel);
c) *Schistosoma-japonicum-Eier:* Gedrungen-oval bis fast kugelig, 90 μ lang, Stachel in Form eines sehr kleinen seitlichen Hakens (winziger Seitenstachel).

Antikörpernachweis im Patientenserum:

KBR: Diese Reaktion weist ein hohes Maß an Empfindlichkeit und Spezifität auf und hat deshalb praktische Bedeutung. Als Antigen werden vorwiegend Schistosomen bzw. freie oder in Schneckenlebern vorhandene Zerkarien benutzt.

Zerkarien-Hüllenreaktion von VOGEL und MINNING: Werden Zerkarien in Serum gebracht, das Antikörper gegen Schistosomen enthält, so bildet sich eine Membran, die durch Reaktion der spezifischen Antikörper mit Sekreten der Zerkarien entsteht. Die Reaktion tritt auch ein bei Verwendung von lebenden Schistosomeneiern: Sog. zirkumovale Präzipitinreaktion. Bewertung wie die KBR. Die Reaktion wird durchgeführt im Bernhard-Nocht-Institut, 2 Hamburg, Bernhard-Nocht-Straße 74.

II. Im Blut nachweisbare Parasiten

Im Blut nachweisbar sind neben gewissen Arten von Sporozoen und Flagellaten auch Mikrofilarien, d.h. Entwicklungs- bzw. Jugendstadien bestimmter Nematodenarten, welche im geschlechtsreifen Zustand lymphatisches Gewebe oder Bindegewebe des Makroorganismus bewohnen. Gemeinsam ist allen diesen Erregergruppen die Tatsache, daß die Übertragung durch verschiedene Arten von stechenden Insekten (Mücken, Wanzen, Fliegen, Bremsen) erfolgt, welche ihrerseits beim Saugakt am kranken Menschen die Erreger bzw. Entwicklungsstadien der Parasiten aufnehmen und beim Stich andere Individuen infizieren können.

Blutparasiten mit humanmedizinischer Bedeutung

Protozoen	Krankheit	Protozoen	Krankheit	Nematoden	Krankheit
Plasmodium vivax	Malaria tertiana	Trypanosoma gambiense/ rhodesiense	Afrikanische Schlafkrankheit	Wuchereria bancrofti	Filariasis
				malayi	Filariasis
malariae	Malaria quartana	cruzi	CHAGAS-Krankheit	Onchocerca volvulus	Onchozerkose
falciparum	Malaria tropica	rangeli	apathogen	Loa loa	Loaiasis
ovale	Malaria tertiana	Leishmania donovani	Kala-Azar	Mansonella ozzardi	Mansonelliasis
				Acanthocheilonema perstans	Acanthocheilonemiasis

A. Blutparasitische Protozoen

Allgemeine Nachweisverfahren

Bei der Feststellung von blutparasitischen Protozoen, insbesondere von Malariaerregern, stellt die Untersuchung des gefärbten Blutausstriches bzw. des sog. „Dicken Tropfens" das maßgebliche Verfahren der praktischen Labordiagnostik dar.

Zur Untersuchung auf Trypanosomen können die direkten Methoden des Nachweises im gefärbten Blutausstrich noch ergänzt werden durch die Untersuchung von Feuchtpräparaten bzw. – wegen des meist spärlichen Vorhandenseins im Blut – die Anwendung von Anreicherungsverfahren und die Untersuchung anderweitiger Proben, z.B. Lymphknotenpreßsaft oder Liquor, bzw. durch Tierversuche und Kulturen.

Um eine gesicherte Verwertbarkeit der für die Diagnose gewöhnlich entscheidenden mikroskopischen Präparate zu gewährleisten, sind verschiedene praktische Gesichtspunkte zu beachten. Die Objektträger müssen einwandfrei sauber und sollen nicht verkratzt sein. Nach Möglichkeit sind jeweils neue Objektträger zu verwenden; vor Gebrauch sind sie gründlich mit warmem Leitungswasser, dann mit Aqua dest. zu spülen, nach Abtropfen der Flüssigkeit abzutrocknen mit einem sauberen Tuch, anschließend in 95%igen Alkohol einzulegen und dann mit einem nicht-flusenden Leinenlappen zu trocknen (siehe auch S. 510). Gebrauchte Objektträger legt man über Nacht in Bichromatschwefelsäurelösung (Herstellung siehe S. 510) und läßt am nächsten Tag unter wiederholtem Umlagern mehrere Stunden lang Leitungswasser darüber fließen, bis die letzten Reste der Reinigungslösung beseitigt sind. Die Weiterbehandlung erfolgt dann, wie für neue Objektträger beschrieben. Die gründliche Reinigung bezweckt die Entfernung von Fettsubstanzen, deren Vorhandensein eine gleichmäßige Verteilung der Blutproben auf den Objektträgern verhindern oder zum Abspringen von Dicken Tropfen beim Färbevorgang führen könnte. Ebenso wichtig ist die Beseitigung von Alkali oder Säure, da sonst mit einer Beeinflussung der Farbreaktionen gerechnet werden müßte.

1. *Blutausstrich:* Man nimmt einen kleinen Tropfen Blut (der spontan oder nur auf geringen Druck hin austreten soll) von der mit 70%igem Alkohol gereinigten Fingerbeere, besser vom Ohrläppchen auf die Kante eines Deckglases auf (besser erst den zweiten oder dritten Tropfen), setzt das Deckglas mit dem Tropfen nahe am Ende eines Objektträgers in einem Winkel von etwa 45° auf, wobei sich der Tropfen an der Berührungslinie zwischen Deckglaskante und Objektträgeroberfläche ver-

teilt. Nun schiebt man das Deckglas unter Beibehaltung seiner Schrägneigung gleichmäßig und ohne Druck über die Fläche des Objektträgers, so daß sich der Tropfen darauf gleichmäßig und in dünner Schicht ausbreitet. Statt eines Deckglases kann zum Ausstreichen auch die schmale Kante eines zweiten (glattrandigen) Objektträgers verwendet werden. Nach Lufttrocknung wird das Präparat während 3–5 min in Methylalkohol fixiert.

Der „Dünne Blutausstrich" dient vor allem morphologischen Studien, d.h. der Differenzierung von Parasiten, da hier deren Struktur am klarsten erkennbar ist. Als alleiniges diagnostisches Hilfsmittel ist er nur bei entsprechender Dichte der Blutparasiten ausreichend. Sind sie nur spärlich vorhanden oder ist das Untersuchungsergebnis negativ, so ist die Durchmusterung weiterer Präparate bzw., besser, des im folgenden beschriebenen Dicken Tropfens erforderlich.

2. *Dicker Tropfen:* Der Dicke Tropfen sollte bei Verdacht auf Malaria und Filariasis routinemäßig nach Anfertigung des Blutausstriches hergestellt werden und zwar entweder auf einem Ende des für den Blutausstrich verwendeten Objektträgers oder auf einem gesonderten Glas. Man reinigt die Blutentnahmestelle, läßt einen großen Tropfen Blut austreten, bringt ihn mit der Oberfläche des Objektträgers in Berührung (falls der für den Blutausstrich verwendete Objektträger benützt wird: Tropfen auf den Teil des Objektträgers aufbringen, der den Anfang des Blutausstriches trägt) und verteilt ihn mittels Glasstäbchens o. dgl. auf einen Durchmesser von etwa 1,5 cm bzw. in der Form, daß das Zentrum eine dickere, die Peripherie eine dünnere Schicht aufweist.

Anschließend wird das Präparat staubgeschützt an der Luft oder im Brutschrank waagrecht gelagert bis es trocken erscheint (etwa 2 Std. bei 20° C oder etwa 30 min bei 37° C). Beim Transport (in Behältern zum Objektträgerversand) läßt sich die Präparatfläche schützen durch Auflegen eines zweiten Objektträgers bei zwischengelegten Abstandshölzchen (Zündholzstückchen) und staubdichte Papierverpackung.

Der Dicke Tropfen erlaubt die Untersuchung einer relativ großen Menge Blut. Bei richtiger Technik und Einarbeitung erhöht dieses Verfahren die Wahrscheinlichkeit eines Parasitennachweises gegenüber dem einfachen Blutausstrich um das 5- bis 20fache. Die Durchmusterung von 100 Gesichtsfeldern ermöglicht in der Regel den Nachweis selbst spärlich vorhandener Parasiten. Bedenkt man, daß Krankheitszeichen von Malaria vorhanden sein können, wenn sich in nur einem einzigen von 100000 Erythrozyten ein Parasit befindet, und daß man beim einfachen Blutausstrich etwa 30 min benötigt, um diese Zahl von Blutk. zu durchmustern, so liegt der Vorteil des Dicken Tropfens auf der Hand. Um eine möglichst große Zahl von Erythrozyten auf möglichst kleinem Raum untersuchen zu können, ist es erforderlich, das Blut vor der Färbung zu hämolysieren. Durch diese Vorbehandlung werden allerdings auch die Plasmodien, weniger die Trypanosomen, in Mitleidenschaft gezogen, so daß ihre Erkennung und Differenzierung erschwert wird und entsprechende Erfahrung verlangt. Man sollte daher stets auch gleichzeitig einen dünnen Blutausstrich herstellen.

Mikrofilarien findet man in Dicken Tropfen nur, wenn sie in ziemlich großer Menge im peripheren Blut vorhanden sind. Da dies, außer bei Loa loa, nur während der Nacht erwartet werden kann, hat die Blutentnahme bei entsprechendem Verdacht in der Nacht zu erfolgen.

Dem Dicken Tropfen überlegen zum Nachweis von Mikrofilarien ist folgendes Vorgehen: 2–3 große Blutstropfen auf einer Fläche von 2–3 cm^2 ausbreiten, rasch trocknen lassen, zur Entfernung des Hämoglobins Objektträger mit der Schichtseite nach unten in eine Petrischale mit Aqua dest. so einlegen, daß ein Ende am Schalenrand aufliegt; die farblos gewordene Schicht trocknen lassen und mindestens 10 min in abs. Alkohol fixieren. Anschließend die unten beschriebene DELAFIELDsche Färbung durchführen.

Beachte: Statt Frischblut kann auch mit Antikoagulantien versetztes Blut verwendet werden. Zu dicke Blutschichten springen leicht ab und färben sich schlecht; das letztere gilt auch, wenn das Präparat zum Zweck der Zeitersparnis bei höherer Temperatur getrocknet wurde. Die Bezeichnung der Präparate erfolgt am besten mittels Diamantschreibers, da sich Farbschrift beim Färbevorgang ablösen kann. Dicke-Tropfen-Präparate dürfen – im Gegensatz zum dünnen Blutausstrich – nicht mit Methylalkohol behandelt werden, da durch die Fixierung die durch den Wassergehalt der GIEMSA-Lösung bewirkte Enthämoglobinisierung während der anschließenden Färbung verhindert würde. Bei Verwendung der WRIGHTschen Färbung muß der Dicke Tropfen durch vorherige Behandlung mit Aqua dest. enthämoglobinisiert werden.

3. *Blut-Nativpräparat:* Zur Lebenduntersuchung des Blutes auf Mikrofilarien und Trypanosomen. Man bringt dazu frisches Blut in dünner Schicht

zwischen Objektträger und Deckglas. Mikrofilarien sind bereits bei schwacher Vergrößerung an der Bewegung der Blutk. in ihrer Nachbarschaft feststellbar. Zur sicheren Unterscheidung der einzelnen Arten bedarf es spezieller Färbungen.

4. *Essigsäure-Formalin-Anreicherungsverfahren* für Mikrofilarien: 9,5 ml 5%iges Formalin mit 0,5 ml Eisessig mischen, je 4,5 ml der Mischung auf 2 kleine Röhrchen verteilen und 0,5 ml frisch entnommenes oder mit einem Antikoagulans versehenes Blut pro Röhrchen zugeben. 2 min bei 1500 U/min zentrifugieren, Überstand abgießen, zweimal mit Aqua dest. auswaschen, Sediment auf einen Objektträger aufbringen, mit Deckglas abdecken; mit 10fach vergrößerndem Objektiv bei enggestellter Kondensorblende gründlich durchmustern. Das Verfahren führt zur weitgehenden Zerstörung der Erythrozyten unter Erhaltung der Leukozyten und evtl. vorhandener Mikrofilarien.

Färbeverfahren

***Giemsa*-Färbung:** Die wichtigste Färbung für Malaria-Plasmodien und Trypanosomen, ferner auch für Leishmanien, stellt die GIEMSA-Färbung dar. Die hierbei benutzte Farblösung wird aus einer Stammlösung hergestellt (im Handel erhältlich). Um Zersetzungserscheinungen zu vermeiden, ist sie lichtgeschützt in dicht verschlossenen braunen Glasflaschen aufzubewahren. Aus der Stammlösung ist die Gebrauchsverdünnung jeweils kurz vor der Verwendung frisch zu bereiten. Die Verdünnung erfolgt in einem Bereich zwischen 1 : 10 und 1 : 30 (1–2 Tropfen Stammlösung auf 1,0 ml Verdünnungsflüssigkeit). Als Verdünnungsmittel ist Phosphatpufferlösung, pH 7,2, besonders geeignet.

Phosphatpufferlösung: Man löst nach WEISE 1,14 g Na_2HPO_4 und 0,49 g KH_2PO_4 in 1 Liter abgekochtem Wasser auf. Das WEISEsche Puffersalzgemisch ist fertig im Handel erhältlich. pH-Wert der Lösung: 7,2.

Pro Objektträger ist mit einem Bedarf von 5 ml Farblösung zu rechnen.

Zur Herstellung der Gebrauchslösung für eine größere Zahl von Färbungen entnimmt man die erforderliche Menge Stammlösung (3,5–10 ml pro 100 ml Gebrauchslösung) und übergießt sie in einem mindestens 3 cm breiten Standzylinder unter leichtem Schwenken mit der errechneten Puffermenge. Größere Mengen vermischt man mit Glasstab oder Pipette durch leichtes Umrühren. Zu starkes Schwenken oder Rühren führt zum Ausfallen des Farbstoffes und damit zur Qualitätsminderung der Farblösung. Die Reinigung des Mischgefäßes soll nur durch Spülen mit Aqua dest. erfolgen. Geringe, am Glas haftende Farbniederschläge sind bedeutungslos.

Ist der dünne Blutausstrich mit dem Dicken Tropfen auf einem einzigen Objektträger untergebracht, so darf der Objektträger nur so weit in die Fixierungsflüssigkeit eingetaucht werden, daß der Dicke Tropfen davon unberührt bleibt (s. o.).

Färbung des dünnen Blutausstriches:

1. Lufttrockenen Ausstrich 3(–5) min in eine Küvette mit Methylalkohol einstellen;
2. Fixierungsflüssigkeit abtropfen lassen, lufttrocknen (der Methylalkohol kann wiederholt für Ausstrichfixierungen verwendet werden);
3. Objektträger auf Färbebrücke auflegen und dabei achten auf a) exakt waagrechte Lagerung, b) getrennte Plazierung;
4. GIEMSA-Gebrauchslösung herstellen durch Auflösung von je 1 Tropfen Stammlösung (Tropfpipette) mit 1 ml Phosphatpuffer, pH 7,2 (s. o.);
5. Objektträger mit der Farblösung bedecken und diese 45 min darauf belassen;
6. Farblösung abspülen mit Leitungswasser;
7. Objektträger in Schräglage trocknen lassen.

Die mikroskopische Durchmusterung erfolgt mit Ölimmersion bei geöffneter Kondensorblende. Alle Blutelemente sind vorhanden und zeigen ihre charakteristischen Merkmale. Die Parasiten findet man in ihrer natürlichen Lagerung (Malariaerreger innerhalb der Erythrozyten).

Färbung des Dicken Tropfens:

Es unterbleibt lediglich die Fixierung; ansonsten läuft die Färbung genauso ab wie beim dünnen Blutausstrich.

Die Untersuchung auf Malariaparasiten erfordert die Anwendung der Ölimmersion. Die Differenzierung der Plasmodienarten erfolgt besser im dünnen Blutausstrich.

Zur Prüfung auf Mikrofilarien bedeckt man den Ausstrich mit einem dünnen Film von Immersionsöl und untersucht mit 10fach vergrößerndem Objektiv. Die Larven sind blaugefärbt.

***Delafield*sche Färbung** zur Differenzierung von Mikrofilarien (nach Fixierung der Präparate in 70%igem Äthylalkohol für 3–5 min):

1. Farblösung entweder fertig beziehen oder in folgender Weise herstellen:
4 g Hämatoxylin in 25 ml abs. Alkohol, 52 g Ammoniakalaun in 400 ml warmem Wasser lösen; beide Flüssigkeiten mischen; Lösung in offener, gegen Staubeinfall geschützter Flasche dem Licht ausgesetzt mindestens 4 Tage stehenlassen, dann filtrieren und anschließend je 100 ml Glyzerin und Methylalkohol zufügen; nach nochmaligem Filtrieren Flasche so lange offen stehenlassen, bis die Lösung einen tiefvioletten Farbton angenommen hat. Die Lösung wird gewöhnlich in einer Verdünnung von 1 : 10 bis 1 : 20 verwendet und vor Gebrauch zur Vermeidung von Niederschlägen nochmals filtriert.

2. Ausstriche 1 Std. in der Gebrauchslösung färben (Küvette).

3. Mittels eines Gemisches aus 0,5 ml HCl, 70 ml 70%igem Alkohol und 30 ml Glyzerin differenzieren (Differenzierungszeit ermitteln anhand unterschiedlich lang differenzierter Präparate).

Die Färbung erlaubt die Erkennung struktureller Details der Mikrofilarien unter Erhaltung ihrer natürlichen Form. Die Kerne der Mikrofilarien werden blau bis violett, Hüllen hellviolett gefärbt.

Blutparasitische Sporozoen

Von humanmedizinischer Bedeutung ist die Gattung Plasmodium. Sie gehört innerhalb der Familie der Plasmodiidae der Ordnung der Hämosporidia (Klasse Sporozoa) an.

Hierbei handelt es sich um Parasiten, die sich in Zellen von Zwischenwirten (Wirbeltieren) unter Bildung von Merozoiten ungeschlechtlich vermehren (Schizogonie) und außerdem geschlechtlich differenzierte Zellen, sog. Gametozyten (Gamonten), ausbilden (Gametogonie). Zur vollständigen Entwicklung ist ein Wirtswechsel erforderlich. Im Endwirt (Überträger) – meist einer Stechmückenart – wird die geschlechtliche Entwicklung vollendet. Als Produkt aus der Paarung eines weiblichen und eines männlichen Gameten entsteht eine sog. Oozyste in der Magenwand der Mücke. Sie teilt sich in zahlreiche Sporozoiten, die in die Speicheldrüsen des Überträgers eindringen. Bei den Gattungen Leukozytozoon, Hepatozystis und Haemoproteus der Haemosporidien läuft die Schizogonie nicht in Zellen des Blutes, sondern nur im Blutgefäßendothel oder in Leberzellen des Zwischenwirtes ab. Im Gegensatz dazu findet sich bei der Gattung Plasmodium neben dieser ersten noch eine zweite, in den Erythrozyten ablaufende, ungeschlechtliche Entwicklung (extraerythrozytäre und erythrozytäre Schizogonie). In den Erythrozyten werden hier zugleich geschlechtlich differenzierte Zellen ausgebildet (Gametogonie). Ihre Heranreifung zu den (männlichen Mikro- und weiblichen Makro-)Gameten und deren Vereinigung spielt sich im Endwirt (Mücke) ab, desgleichen die weitere Entwicklung bis zum Sporozoiten, der als eigentliches Infektionsstadium zum Befall des Zwischenwirtes in der Lage ist. Da bei Stechmücken nur die Weibchen Blut saugen, kommen nur sie als Überträger in Frage.

Malaria-Plasmodien

Malaria-Plasmodien sind die Erreger der Malaria, der noch immer wichtigsten, durch Insekten übertragenen Krankheit der warmen Länder. Sie ist gekennzeichnet durch ein intermittierendes Fieber und Vergrößerung der Milz. Das Fieber zeigt bei drei der vier menschenpathogenen Erreger-Arten (Plasmodium vivax, Pl. malariae, Pl. ovale) eine charakteristische Periodizität; die vierte Art (Pl. falciparum) führt zu unregelmäßigen Fieberzuständen.

Erreger: Die Malaria-Parasiten werden als kleine, spindelförmige Organismen, sog. Sporozoiten, durch verschiedene Anopheles-Arten (Stechmükken) übertragen, die ihrerseits die Infektion durch den Saugakt am kranken Menschen erworben haben. Der komplizierte, mit einem Wirtswechsel zwischen Mücke und Mensch verbundene Entwicklungszyklus der Plasmodien umfaßt die folgenden Phasen:

Ungeschlechtliche Vermehrung (Schizogonie): Im Menschen, in zwei unterschiedlichen Formen:

a) Präerythrozytäre Phase: Die mit dem Speichel der stechenden Mücke in den Menschen injizierten Sporozoiten gelangen vorübergehend in den Kreislauf und dringen dann in Gewebszellen, insbesondere in Parenchymzellen der Leber ein. In diesen tritt eine ungeschlechtliche Vermehrung ein („präerythrozytäre, syn. exoerythrozytäre Schizogonie"), die je nach Erreger-Art 6–9 Tage dauert. Die entstehenden Merozoiten werden frei unter Zerstörung der Zelle. Sie können nun erneut in Zellen des Lebergewebes eindringen oder auch rote Blutk. befallen und damit im Blutkreislauf die erythrozytäre Phase einleiten. Erst in dieser Phase treten die charakteristischen Krankheitserscheinungen auf. Erythrozytäre und präerythrozytäre Phase können so nebeneinander herlaufen. Bei Infektionen durch Pl. vivax und Pl. malariae kann der präerythrozytäre Entwicklungszyklus lange Zeit fortbestehen, während die Parasiten längst aus dem peripheren Blut verschwunden sind. Dadurch sind während unterschiedlich langer Latenzzeiten Invasionen von Blutk., d.h. Rezidive möglich. Bei Infektionen durch Pl. falciparum besteht die exoerythrozytäre Phase nicht fort. Nach Beendigung der erythrozytären Phase treten daher Rückfälle hier nicht auf.

b) Erythrozytäre Phase: Die in die Blutk. eingedrungenen Merozoiten wachsen intraerythrozytär zu sog. Trophozoiten heran, wobei sich verändertes Blutpigment in den Erythrozyten in Form bräunlicher Körnchen ansammelt. Bedingt durch die Ausbildung einer Art Vakuole nimmt der Trophozoit eine charakteristische Ringform an, wobei der Kern in Form eines Chromatinkörnchens an einer Stelle des Ringes lokalisiert ist („Siegelringform"). Später wird die Blutzelle zunehmend vom Parasiten ausgefüllt. Reife Trophozoiten enthalten gewöhnlich eine größere Menge eisenhaltigen Pigments. Schließlich kommt es zu mehrfachen Teilungen des Kernmaterials; der Parasit wird in diesem Stadium als Schizont bezeichnet. Entsprechend den multiplen Teilungen des Kernes treten Teilungen des Plasmas auf, wobei eine Anzahl etwa 2 μ großer, ovaler bis runder Merozoiten entsteht, d.h. Organismen, die jeweils einen Anteil des ursprünglichen Chromatins und des ursprünglichen Plasmas enthalten. Man spricht jetzt – wegen der morphologischen Ähnlichkeit mit einer Maulbeere (Morula) – vom Morula-Stadium. Beim Zerfall der Morula werden die Merozoiten frei. Sie befallen dann erneut Erythrozyten. Dieser Vorgang der „erythrozytären Schizogonie" läuft in einem bestimmten, für die einzelnen Malariaarten charakteristischen Zeitraum ab; er dauert z.B. 48 Std. bei Pl. vivax. Auch die Zahl der bei einer Schizogonie entstehenden Merozoiten ist unterschiedlich in Abhängigkeit von der Erregerart. Kurz nach dem Freiwerden einer Merozoiten-Generation reagiert der befallene Organismus mit einem Fieberanstieg.

Die freigewordenen Merozoiten befallen nun erneut rote Blutkörperchen, wo sich die asexuelle Entwicklung, d.h. die Ausbildung von Schizonten, nun mehrmals wiederholen kann, oder sie wandeln sich um in geschlechtlich differenzierte Formen, sog. Gametozyten. Diese können, in Form von (männlichen) Mikrogametozyten und (weiblichen) Makrogametozyten von einer am kranken Menschen saugenden Mücke aufgenommen, nach dem Wirtswechsel den Entwicklungszyklus des Erregers in Form geschlechtlicher Vermehrung fortsetzen.

Geschlechtliche Entwicklung und Vermehrung (Sporogonie): In der Mücke. Sie wird eingeleitet dadurch, daß sich die Gametozyten in Gameten verwandeln. Während die gleichzeitig aufgenommenen ungeschlechtlichen Formen zugrunde gehen, reifen im Magen der Mücke die Makrogametozyten zu Makrogameten heran. Vom Mikrogametozyten trennen sich 4–8 schlanke, sehr bewegliche Mikrogameten ab (Vorgang der „Exflagellation"); zurück bleibt ein kernloser Plasmarest. Der Mikrogamet vereinigt sich mit einem Makrogameten. Die dabei entstandene Zygote wird zum beweglichen, länglichen Ookinet, der durch die Magenwand hindurchwandert, an der Außenseite der Wand unter Abrundung und Ausbildung einer Zystenmembran zur Oozyste wird und an Größe zunimmt. In der Oozyste vollzieht sich die Entwicklung zahlreicher Sporoblasten, die sich durch weitere Teilung in Sporozoiten umwandeln. Die Oozyste wird in diesem Stadium als Sporozyste bezeichnet. Beim Platzen der Zyste werden die Sporozoiten frei und wandern in die Speicheldrüse der Mücke ein. Beim Stich gelangen sie mit dem Speichel in den menschlichen Organismus, wo dann der beschriebene Vorgang der Schizogonie eingeleitet wird. Bei Tropenklima nimmt der Entwicklungsvorgang von der Infektion der Mücke beim Saugakt bis zum Auftreten der infektionstüchtigen Sporozoiten im Speichel etwa 7–10 Tage, bei niedrigerer Umgebungstemperatur bis 35 Tage in Anspruch.

Die einzelnen Parasitenarten rufen z.T. klinisch unterschiedliche Krankheitsbilder hervor.

a) Plasmodium vivax. Erreger der Malaria tertiana. Die Fieberanfälle kehren mit großer Regelmäßigkeit mit eintägigem fieberfreien Intervall wieder (s. Abb. 152). Bei Vorhandensein zweier Parasitengenerationen kann täglicher Fieberanstieg (Tertiana duplicata) erfolgen.

b) Plasmodium malariae. Erreger der Malaria quartana. Die fieberfreie Pause beträgt 2 Tage.

c) Plasmodium falciparum. Erreger der Malaria tropica. Fieber und Krankheitsverlauf sind oft sehr vielgestaltig (s. Abb. 154); die Infektion wird daher relativ oft nicht oder erst später erkannt.

d) Plasmodium ovale. Erreger eines der Malaria tertiana entsprechenden Krankheitsbildes.

Fortsetzung auf Seite 386

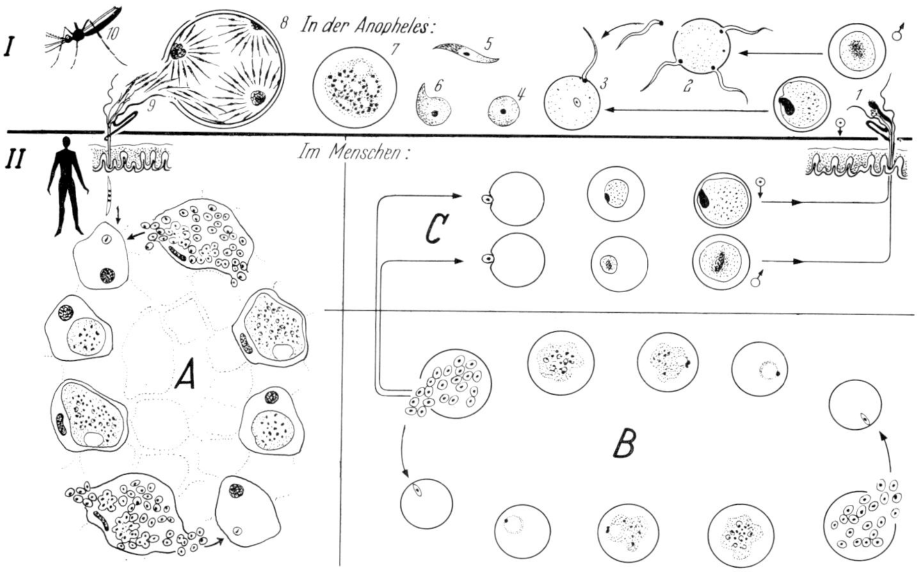

Abb. 150: *Entwicklungsgang* bei *Malariaparasiten.* Halbschematisch dargestellt am Plasmodium vivax (Malaria tertiana).

I. Sporogonie *(geschlechtliche Entwicklung = Gamogonie)* in der weiblichen *Anopheles-Mücke.*
1: Mikro- und Makrogametozyten, aufgenommen beim Saugakt der Anopheles.
2: Exflagellation der Mikrogameten aus den Mikrogametozyten.
3: Befruchtung der weiblichen Zelle durch den Mikrogameten.
4–6: Ookineten (frei und nach Eindringen zwischen die Darmzellen).
7–8: Entwicklung der Oozyste und Bildung von Sporozoiten.
9: Freiwerden der Sporozoiten und Eindringen in die Speicheldrüse der Mücke. – Der Sporozoit gelangt dann beim Stich mit dem Speichel der Mücke (10) in die Stichwunde.

II. Schizogonie *(ungeschlechtlicher Entwicklungsgang)* im *Menschen.* Unterscheide:
A: Prä(Exo)erythrozytärer Zyklus im Leberparenchym.
B: Erythrozytärer Zyklus im Blut.
C: Entwicklung des Makrogametozyten (obere Reihe), des Mikrogametozyten (untere Reihe).

Bei diesem ungeschlechtlichen Entwicklungsgang (II) im *Blut* dringen die Parasiten, nach einer Entwicklung im Leberparenchym (A), in die roten Blutk. ein (B) und erscheinen hier zunächst als kleine, ringförmige Körper (Schizonten), gewöhnlich mit einem nach Giemsa hellrot gefärbten Chromatinkern meist an der schmalsten Stelle, so daß „Siegelringform" entsteht. Unter Zerstörung des Blutfarbstoffes und seiner Umwandlung in dunkles, eisenhaltiges Pigment (Hämatin nach Brown) wächt der Parasit, bis schließlich durch Kern- und Plasmateilungen eine Morula entsteht, bei deren Zerfall die einzelnen Zellen frei werden. Diese jungen, als Merozoiten bezeichneten und auf ungeschlechtlichem Wege (Schizogonie) entstandenen Parasiten dringen wiederum in rote Blutkörperchen ein und erzeugen unter Ring-, Schizonten- und Morulabildung die periodisch wiederkehrenden Fieberanfälle beim Zerfall der Blutkörperchen.

Oder: Statt Ring- und Schizontenformen auszubilden, entwickeln sich die in die Blutk. eingedrungenen Merozoiten zu Mikro- und Makrogametozyten. Diese sind als erstes Stadium geschlechtlicher Vermehrung anzusehen. Gelangen beim Stich der Mücke bzw. durch Aufsaugen gametozytenhaltigen Blutes eines Malariakranken beide Geschlechtsformen in den Magen der Mücke, so läuft in dieser der unter I. „Sporogonie" beschriebene, zur Ausbildung von Sporozoiten führende Vorgang ab. Nach Eindringen der Sporozoiten in die Speicheldrüse ist die Mücke infektiös.

Unterscheidungsmerkmale der menschlichen Malariaplasmodien
(bei Methylalkohol-Fixierung und GIEMSA-Färbung)

<table>
<tr><th colspan="2"></th><th>Pl. vivax</th><th>Pl. malariae</th><th>Pl. ovale</th><th>Pl. falciparum</th></tr>
<tr><td rowspan="2">Infizierte Erythrozyten</td><td>Tüpfelung [1] oder (und) Fleckung [1]</td><td>Tüpfelung häufig bei älteren Parasitenformen</td><td>Keinerlei Tüpfelung oder Fleckung</td><td>Immer Tüpfelung keine Fleckung</td><td>Zuweilen MAURERsche Fleckung</td></tr>
<tr><td>Vergrößerung und Abblassung</td><td>Vorhanden bei älteren Parasitenformen</td><td>Keine</td><td>Gering. Erythrozytenrand vielfach ausgefranst, zerrissen</td><td>Keine</td></tr>
<tr><td colspan="2">Vorkommen der verschiedenen Entwicklungsformen</td><td colspan="3">Alle Formen der Schizogonie und Gametogonie in den Erythrozyten des peripheren Blutes</td><td>Im peripheren Blut nur „Ringe“ und „Halbmonde“; Teilungsformen nur in den Kapillaren der inneren Organe</td></tr>
<tr><td rowspan="4">Formen der Schizogonie</td><td>Jüngste Form</td><td colspan="3">Siegelringähnliche „Ringe“ mit einem runden roten Zellkern und relativ breitem, kobaltblauem Plasmasaum (selten ohne gleichzeitiges Vorhandensein von älteren Stadien)</td><td>Kleine Ringe („Tropicaringe“) mit rundem oder hantelförmigem, oft zweigeteiltem Kern und stets schmalem Plasmasaum</td></tr>
<tr><td rowspan="2">Ältere Form</td><td colspan="3">„Halberwachsene“ Parasiten meist mit mehr als einem Zellkern</td><td rowspan="2">Große Ringe (zuweil. verzogen), oft die einzigen Formen (kein Pigment)</td></tr>
<tr><td>Häufig amöboide Formen; keine Bänder; zartes zerstreutes Pigment; „zerrissenes“ blaues Plasma</td><td>Kompaktere Formen, zuweilen charakteristische Bandformen; Pigment klumpig, goldgelb u. häufig randständig</td><td>Kompakte Formen; ähnlich dem Quartanaparasit, aber ohne Bandformen, Pigment grob granuliert</td></tr>
<tr><td>Fertige Teilungsform</td><td colspan="3">Im peripheren Blut vorwiegend während des Schüttelfrostes vorhanden
Größer als nicht parasierte Blutkörperchen, etwa 16–24 Teilstücke (Merozoiten), sog. Morulastadium | So groß wie unveränderte Blutkörperchen. Etwa (6-) 8–12 Merozoiten, manchmal sogenannte „Gänseblümchen“ | Ovale Gestalt, etwa 8 Merozoiten, zentral gelegenes Pigment</td><td>Im peripheren Blut fast nie zu finden. Mitunter in der Agonie, sonst in zentralen Organen (Hirnkapillaren), (8-) 16–24 Merozoiten</td></tr>
<tr><td colspan="2">Form der Gametozyten im zirkulierenden Blut</td><td colspan="3">Rundlich
♂ „Mikrogametozyt“ mit hellblauem bis leicht lilafarbenem Protoplasma und locker verteiltem Kernchromatin
♀ „Makrogametozyt“ mit kräftig dunkelblauem Protoplasma und kompaktem Kernchromatin</td><td>Halbmondförmig (mitunter noch mit Blutkörperchenresten)</td></tr>
</table>

[1] Tüpfelung = SCHÜFFNERsche Tüpfelung. — Fleckung = MAURERsche Fleckung.

	Junger ringförmiger Parasit	Halberwachsener Trophozoit	Reifer Schizont	Makrogametozyt ♀	Mikrogametozyt ♂
Plasmodium vivax	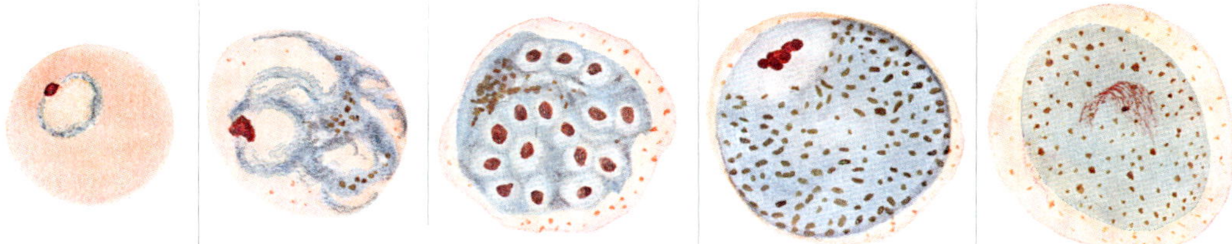				
	Plasma schmal; Vakuole groß; Kern mitteldick	Zunehmende Blutk.-Vergrößerung u. -Abblassung; evtl. SCHÜFFNER-Tüpfelung; Pigment gelbbraun		Kern exzentrisch, dunkelrot; Pigment verteilt, grobkörniger	Kern zentral oder exzentrisch; Pigment verteilt, feinkörniger
		Pseudopodien! Pigment hellbraun, verteilt	12–24 Merozoiten; Pigmenthaufen peripher oder zentral		
Plasmodium malariae	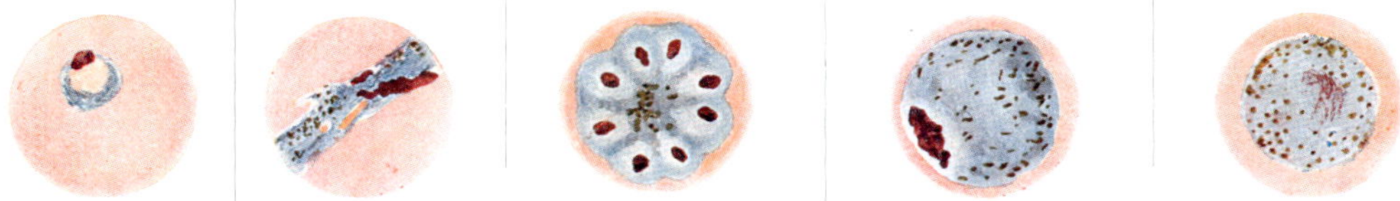				
	Plasma breit; Vakuole mittelgroß; Kern dick	Keine Blutk.-Vergrößerung, keine -Abblassung		Aussehen wie bei Pl. vivax, aber im ganzen kleiner	
		Keine Pseudopodien; oft Bandform; Pigment dunkelbraun	6–12 Merozoiten; Oft „Gänseblümchen"-form mit zentralem Pigment		
Plasmodium falciparum	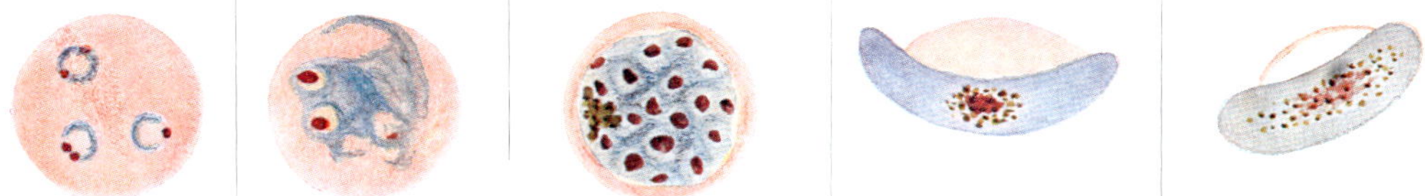				
	Plasma schmal; Vakuole klein; Kern klein; oft Doppelinfektionen	Gewebeformen! (nur sehr selten im peripheren Blut)		Schmal sichelförmig	Breiter und flacher gebogen
		Pigment hellbraun oder schwarzbraun; verteilt	klumpig	Plasma blau; Kern zentral, kompakt, dunkelrot; Pigment um den Kern	Plasma rosa-violett; Kern größer, diffusfädig, hellrot
Plsamodium ovale	Der infizierte Erythrozyt ist größer als normal (aber kleiner als bei Pl. vivax), oft *oval geformt mit ausgefranstem oder unregelmäßigem Rand.* SCHÜFFNER-Tüpfelung ausgeprägter als bei Pl. vivax und schon bei jungen Trophozoiten. – Ringförmiger Parasit ähnelt Pl. falciparum, aber das Plasma ist breiter und intensiver gefärbt. – Halberwachsener Parasit ist rundlicher, kaum Pseudopodien, Pigment hellbraun. – Reifer Schizont: 8 (bis 12) Merozoiten mit meist zentralem Pigment (ähnlich Pl. malariae). – Gametozyten ähneln dem Pl. vivax, aber in normal großen (nur gelegentlich ovalen) Erythrozyten.				

Abb. 151: Wichtigste Differenzierungsmerkmale der Malariaparasiten des Menschen.

Labordiagnose

Blutausstrich und Dicker Tropfen stehen bei der praktischen Diagnostik ganz im Vordergrund. Herstellung siehe S. 378. – Erste Präparate werden – möglichst vor Beginn der Anti-Malaria-Therapie – während oder kurze Zeit nach der Fieberattacke angefertigt, weitere Präparate – insbesondere bei negativem Befund – in Abständen von 8–12 Std. Bei spärlichem Vorhandensein von Erregern ist der Nachweis oft nur im Dicken Tropfen möglich. Dünne Blutausstriche sollten mindestens 15 min durchmustert werden, bevor man das Präparat als negativ bezeichnet. Nicht selten werden die Parasiten leichter an den Rändern des Ausstriches gefunden als in den zentralen Partien.

Zur *Identifizierung* der Parasitenart reicht bei positivem Befund der während des Anfalls hergestellte Ausstrich häufig nicht aus, da hierbei gewöhnlich nur junge Ringformen nachweisbar sind, die eine Unterscheidung zwischen den Erregerarten meist nicht gestatten. Daher in positiven Fällen auch im fieberfreien Intervall Blutausstriche anfertigen, um so auch spätere Entwicklungsstadien für Differenzierungszwecke mit zu erfassen.

Die Erkennung der Parasiten ist möglich auf Grund ihrer morphologischen Merkmale; sie erfordert jedoch, insbesondere beim Dicken Tropfen, ausreichende Erfahrung. Bei GIEMSA-Präparaten sind die ungeschlechtlichen Plasmodien als Einschlüsse in den Erythrozyten nachweisbar; ihr Plasma erscheint kobaltblau, die Kernsubstanz rötlich-violett. Bei ringförmigen Parasiten (Siegelringformen) fällt meist zunächst nur der kräftig gefärbte, punktförmige Kern als etwas Ungewöhnliches auf, bis man bei Scharfeinstellung dann auch den ringförmigen, blaßblauen Plasmasaum wahrnimmt (cave Verwechslung mit auf Erythrozyten aufgelagerten Blutplättchen!).

Anreicherungsverfahren: Aussicht auf Erfolg bietet bei spärlichem Vorhandensein von Tropica-Gametozyten (-Gamonten) die Essigsäure-Formalin-Methode entsprechend der Mikrofilarienanreicherung (S. 380).

SCHÜFFNER*sche Tüpfelung:* Feine, rötliche, über den befallenen Erythrozyten verteilte Tüpfelchen bei Pl. vivax-(und Pl. ovale-)Infektion in GIEMSA-gefärbten Ausstrichen (Abb. 153) unter Anwendung leicht alkalisierter Farblösung.

MAURER*sche Fleckung:* Gröbere, unregelmäßig verteilte, blaurote Flecken in befallenen Erythrozyten bei Pl. falciparum-Infektion im GIEMSA-Präparat. Siehe Abb. 156. Nur durch Färbung in alkalischem Milieu (pH etwa 7,4) darstellbar.

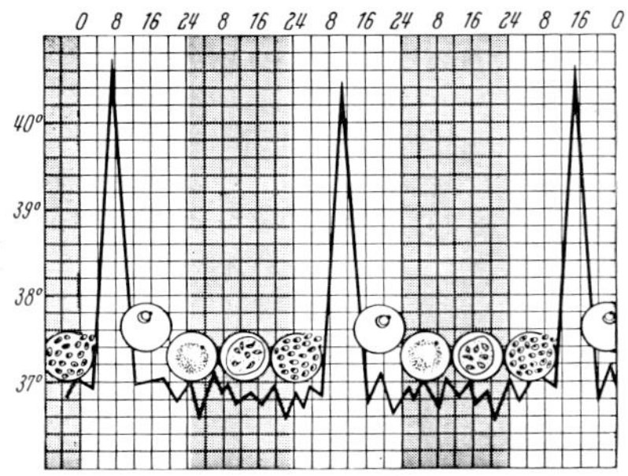

Abb. 152: Fieberverlauf bei Malaria tertiana.

Plasmodium vivax

(Erreger der Malaria tertiana).

Trophozoiten: Bei GIEMSA-Färbung blauer Protoplasmaring mit rotem Chromatinkern an der Seite und Vakuole im Zentrum. Zunehmendes Parasitenwachstum führt zur Vergrößerung der Erythrozyten (bis zweifache Blutk.-Größe) unter Verkleinerung der Vakuole und Bildung hellbrauner Pigmentschollen. Der abblassende Erythrozyt kann SCHÜFFNERsche Tüpfelung (s. o.) aufweisen.

Schizonten: Etwa 24 Std. nach dem Anfall ist ein Großteil der Ringformen verschwunden. Durch Chromatinteilung bilden sich 12–24 Kerne unter maulbeerförmiger Lagerung (Morula).

Gametozyten: Rundlich bis oval. Keine Vakuolen. Gleichmäßig über den Parasiten verteilt feine, braune Pigmentschollen. Anfangs ist die Unterscheidung zwischen männlichen und weiblichen Formen schwierig; mit zunehmender Reife und Größe zeigt der Makrogametozyt mehr bläuliches Protoplasma mit dickem, mehr randständigem Kern; der Mikrogametozyt hat mehr rosafarbenes Protoplasma und einen mehr aufgelockerten Kern.

Charakteristische Blutbefunde: Meist sind im Präparat mehrere Entwicklungsstadien nachweisbar, wobei ein Stadium – in Abhängigkeit vom Zeitpunkt der Blutentnahme – dominiert. Typisch sind: Größenzunahme und Abblassung der befallenen Erythrozyten und die SCHÜFFNERsche Tüpfelung. 12–24 unregelmäßig gelagerte Merozoiten und nicht zentral liegendes Pigment.

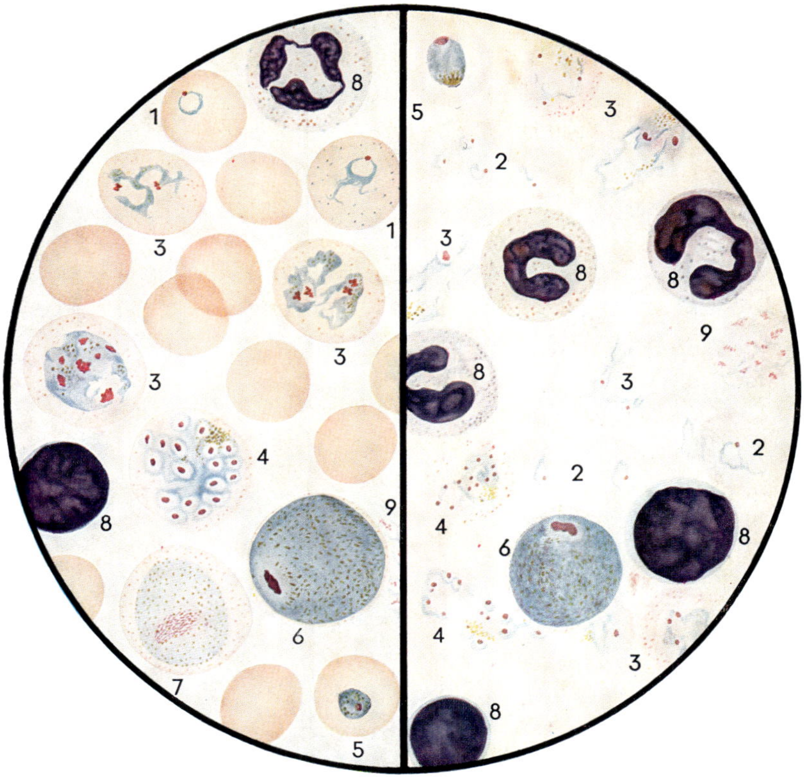

Abb. 153: **Plasmodium-vivax-Präparat** mit allen denkbaren Entwicklungsformen, die aber in Wirklichkeit nicht gleichzeitig aufzutreten pflegen.

Blutausstrich (links): Mit der Plasmodienentwicklung zunehmende Abblassung und Vergrößerung der Erythrozyten, ferner SCHÜFFNERsche Tüpfelung (nur mit leicht alkalisierter GIEMSA-Lösung darstellbar). Die etwas reiferen Wachstumsformen sind oft zerrissen und unscharf begrenzt (Pl.-ovale-Parasiten sind kompakter und scharf begrenzt). Zunehmende braune Pigmentierung. – Geschlechtsformen: Makrogametozyt (♀) größer als ein Erythrozyt (1 ½- bis 2fach), mit kompaktem Kern. Mikrogametozyt (♂), mit mehr aufgelockertem, oft bandförmigem Kern.

Dicker Tropfen (rechts): Die Zerrissenheit und Unschärfe der etwas reiferen Formen tritt hier noch deutlicher hervor. Die Erythrozyten sind meist noch schattenhaft erhalten, evtl. mit SCHÜFFNER-Tüpfelung (auch bei Pl. ovale-Parasiten).

Bedeutung der Zahlenhinweise:

1: Junge, ringförmige Trophozoiten in verschiedenen Entwicklungsstadien (ein Erythrozyt mit basophiler Punktierung).
2: Junge, ringförmige Trophozoiten mit amorphem Plasmaanhang.
3: Halberwachsene Trophozoiten, ein- und mehrkernig, mit Pseudopodien, gelbbraunem Pigment und SCHÜFFNERscher Tüpfelung; rechts mit stark zerrissenem Plasma.
4: Morulastadium mit 18 Merozoiten.
5: Junge, indifferente Geschlechtszelle.
6: Makrogametozyt (♀).
7: Mikrogametozyt (♂).
8: Leukozyten (Lymphozyten und Neutrophile, z.T. mit toxischer Granulierung).
9: Thrombozyten.

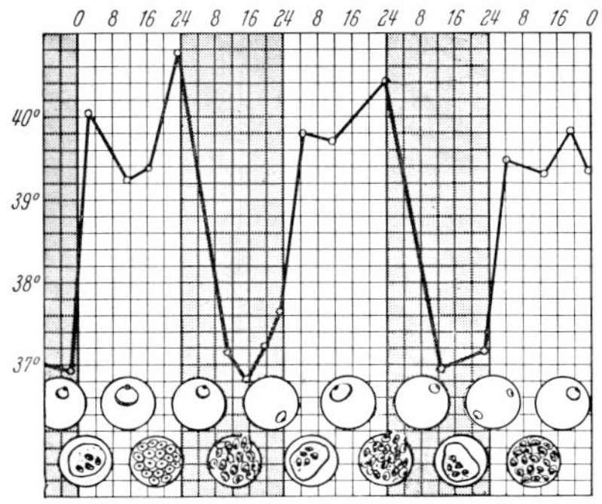

Abb. 154: Fieberverlauf bei *Malaria tropica*[2].

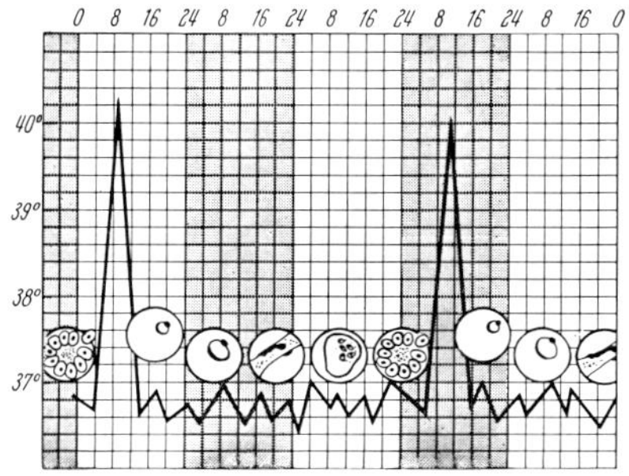

Abb. 155: Fieberverlauf bei *Malaria quartana*.

Plasmodium falciparum

(Erreger der Malaria tropica).

Im Ausstrichpräparat findet man (außer halbmondförmigen Gametozyten) praktisch nur Ringformen, da sich die Teilungsprozesse gewöhnlich in den Kapillaren der inneren Organe (z.B. Gehirn, Nieren, Milz) abspielen.

Trophozoiten: Bei GIEMSA-Färbung sehr zarte, blaue Ringe, oft mit 2 roten Chromatinkörnern; häufig mehrere Ringe in ein und demselben Erythrozyten. Befallene Erythrozyten nicht vergrößert; teilweise zeigen sie die MAURERsche Fleckung[1].

Schizonten: Fast nie (außer bei schweren Krankheitsformen) im peripheren Blut.

Gametozyten: Oft reichlich nachweisbar; nieren- oder halbmondförmig. Der gedehnte Erythrozyt ist meist nur noch als zarte Membran erkennbar.

Charakteristische Blutbefunde: Im Ausstrich fast nur *Ringformen* und oder die typischen wurst-, halbmond- oder sichelförmigen *Gametozyten*. Die Ringformen sind sehr zart und können wegen der geringen Größe leicht übersehen werden; oft weisen sie zwei, manchmal drei Chromatinkörner auf; oft befinden sich mehrere Parasiten in einem einzigen Erythrozyten. Zeigt das Blut mehrere Tage hintereinander nur diese Ringformen, so genügt dieser Befund schon zur Diagnose. Befallene Erythrozyten zeigen teilweise die MAURERsche Fleckung[1]. Die Diagnose „Malaria tropica" ist beim Nachweis der oft erst nach längerer Krankheitsdauer auftretenden Gametozyten, die vielfach nur andeutungsweise Erythrozytensubstanz um sich herum erkennen lassen, praktisch gesichert.

Plasmodium malariae

(Erreger der Malaria quartana).

Trophozoiten: Ringformen wie bei Pl. vivax (s. ds.), später infolge Streckung mitunter bandförmig, so daß die Blutk. wie von einem Gurt durchzogen erscheinen. Erythrozyten nicht vergrößert, nicht abgeblaßt, ohne SCHÜFFNERsche Tüpfelung.

Schizonten: Meist 6–12, kreisförmig um zentral gelagertes Pigment angeordnete Merozoiten (Gänseblümchenformen).

Gametozyten: Ähnlich den Gametozyten von Pl. vivax, jedoch wesentlich kleiner.

Charakteristische Blutbefunde: *Keine* Vergrößerung der befallenen Blutk., *keine* SCHÜFFNERsche Tüpfelung. Merozoiten in *„Gänseblümchenform"*. Das vorausgehende Trophozoitenstadium erscheint vielfach *band-,* sonst *ringförmig*.

Anmerkungen: Gelegentlich wird in Präparaten, die bei pH 7,5 nach GIEMSA stark gefärbt sind, eine feine Tüpfelung oder Flockung beobachtet; sie entspricht *nicht* der SCHÜFFNERschen Tüpfelung (bei Pl. vivax) oder der MAURER-Fleckung (bei Pl. falciparum). – Die charakteristische *Bandform* kann anfänglich nur sehr schmal sein und nur wenig Pigment erkennen lassen. Erst später wird das Band breiter und erhält dunkleres Pigment.

---

[1] Siehe die Hinweise auf S. 386.

[2] Im *peripheren Blut* (obere Parasitenreihe der Abb. 154) überwiegend kleine (bis mittlere) Ringe (und Makro- und Mikrogametozyten). – In den Gewebskapillaren (untere Reihe) entwickeln sich die Teilungsformen.

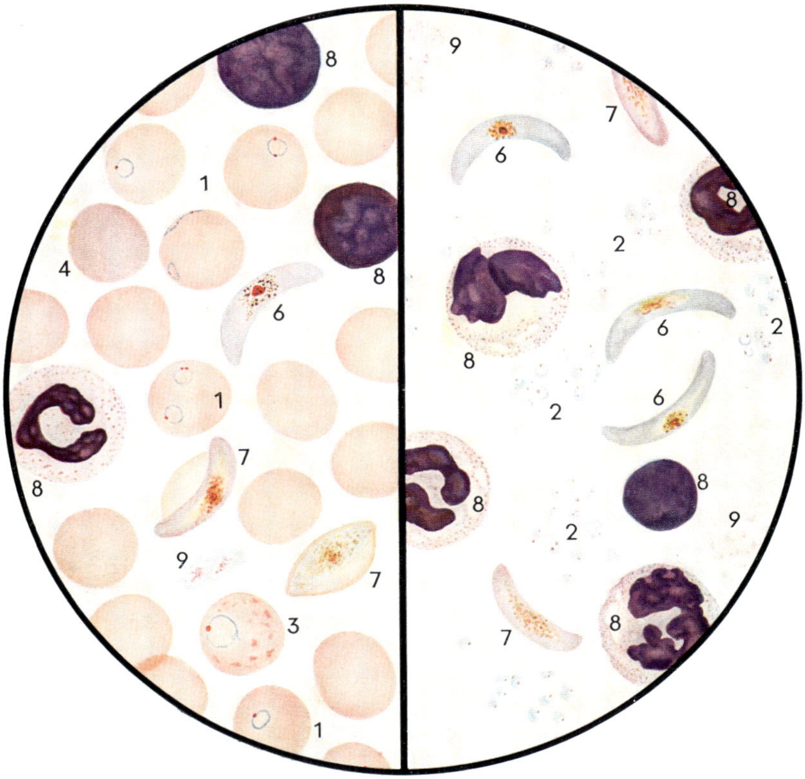

Abb. 156: **Plasmodium-falciparum-Präparat.**

Blutausstrich (links): Nahezu einheitliche Blutformen: a) *Ringe* (jüngste Stadien kleiner und zarter als Vivax-Ringe; oft nur Zellkern und etwas Plasmaanhang erkennbar); typisch ist die periphere Lage der Ringe und häufig Mehrfachbefall, z.B. Doppelringe. Keine Blutk.vergrößerung, keine Abblassung, *keine* SCHÜFFNERsche Tüpfelung, aber evtl. MAURERsche Fleckung[1]. – b) Geschlechtsformen (sog. „Halbmonde", ihr Nachweis sichert die Diagnose): Makrogametozyt (♀), mit blauem (dunkelblauem) Zellkörper; Pigment lagert sich mantelförmig um den zentral gelegenen Kern. Mikrogametozyt (♂) mit mehr rötlichem (blaßblauem bis violettem) Farbton; die Pigment- und Chromidialkörper sind weitläufig über den größten Teil des Zellkörpers verteilt.

Dicker Tropfen (rechts): Halbmonde am Tropfenrand suchen!

Bedeutung der Zahlenhinweise:

1: Junge, ringförmige Trophozoiten, z.T. mehrkernig (doppelter, dreifacher Befall).

2: Junge Parasiten mit amorphem Plasmaanhang.

3: Größere Ringform mit etwas verzogenem Plasma und MAURERscher Fleckung.

4: Polychromer Erythrozyt.

6: Makrogametozyt (♀).

7: Mikrogametozyt (♂).

8: Leukozyten (Lymphozyten und Neutrophile, z.T. mit toxischer Granulierung).

9: Thrombozyten.

---

[1] MAURERsche Fleckung siehe Seite 386.

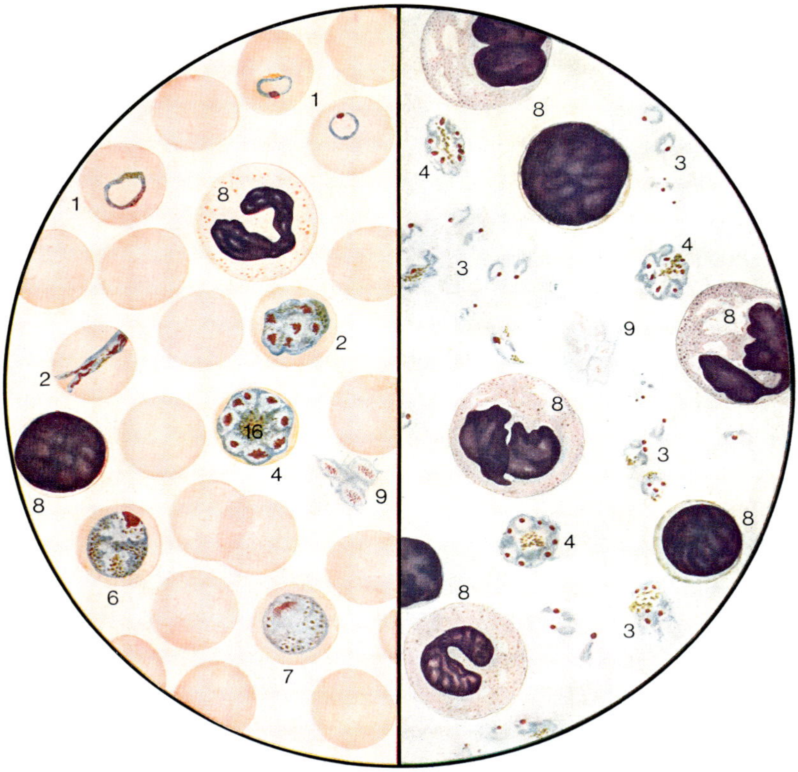

Abb. 157: **Plasmodium-malariae-Präparat.**

Blutausstrich (links): Die Ringformen sind von den Vivax-Ringen nicht zu unterscheiden, aber die wachsenden Schizonten erscheinen kompakter und scharf begrenzt (nicht selten sind Bandformen). Keine Vergrößerung, keine Abblassung der Erythrozyten, keine SCHÜFFNERsche Tüpfelung[1]. – Die Teilungsform enthält 8 (selten bis 12) Kerne, die regelmäßig kreisförmig um das zentral angehäufte Pigment liegen („Gänseblümchenform"). Die Gametozyten sind kleiner als die entsprechenden Vivax-Formen. Die Makrogametozyten (♀) füllen das normal große Blutk. eben aus; die Mikrogametozyten (♂) sind etwas kleiner.

Dicker Tropfen (rechts): Die Erythrozyten bleiben nie erhalten (auch nicht schattenhaft). Vorhandene „Gänseblümchenformen" sichern die Diagnose.

Bedeutung der Zahlenhinweise:

1: Junge, ringförmige Trophozoiten in verschiedenen Entwicklungsstadien, mit und ohne Pigment.

2: Halberwachsener Trophozoit, bandförmig.

3: Halberwachsene Trophozoiten mit amorphem Plasmaanhang.

4: Morula (Gänseblümchenform).

6: Makrogametozyt (♀).

7: Mikrogametozyt (♂).

8: Leukozyten (Lymphozyten und Neutrophile, z.T. mit starker toxischer Granulierung).

9: Thrombozyten.

---

[1] SCHÜFFNERsche Tüpfelung siehe die Hinweise auf S. 386.

Blutparasitische Flagellaten

Die blutparasitischen Flagellaten gehören zur Familie der Trypanosomiden. Die menschenpathogenen Arten können außer im Blut auch in anderen Körperflüssigkeiten, z. B. im Liquor oder im Lymphsystem auftreten. Ihre Vermehrung erfolgt durch Längsteilung.
Man unterscheidet vier morphologische Typen, die als Phasen im Entwicklungskreislauf einer einzigen Art auftreten können. Die Namen für diese Typen sind außerdem Gattungsbezeichnungen in der Nomenklatur der Trypanosomidae, wodurch die Beschreibung der Lebenszyklen zunächst etwas verwirrend wirken kann.

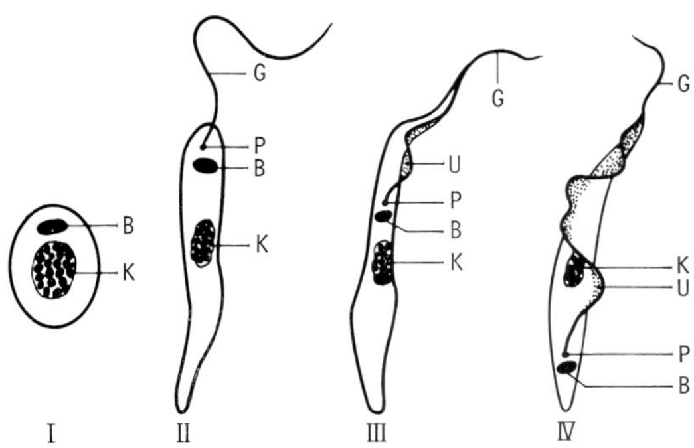

I: Leishmania-Form
II: Leptomonas-Form
III: Crithidia-Form
IV: Trypanosoma-Form

K Kern
B Blepharoplast
P Basalkorn
U Undulierende Membran
G Geißel

Abb. 158: Erscheinungsformen bei Trypanosomiden.

Leishmania-Form: Rundlich-oval, 2–3 μ groß. Sie besitzt einen Kern und einen Blepharoplasten, ist unbegeißelt, lebt intrazellulär und entwickelt sich unter bestimmten Bedingungen aus begeißelten Formen bzw. kann sich in diese zurückverwandeln. Die Vermehrung erfolgt durch Zweiteilung, wobei größere Haufen von Erregern in den Zellen entstehen.

Leptomonas-Form: Wahrscheinlich die primäre Form der Blutflagellaten; schlank-spindelförmig, durchschnittlich 15–20 μ lang. Sie besitzt einen Kern, einen Blepharoplasten (s. o.) und eine am Vorderende entspringende Geißel ohne undulierende Membran. Umwandlung in die Leishmania-Form bzw. Entstehung aus ihr ist unter bestimmten Bedingungen möglich.

Crithidia-Form: Form und Größe ähnlich der Leptomonas-Form, von dieser jedoch unterschieden durch eine undulierende Membran, die sich zwischen der Geißel und dem Zell-Leib ausspannt. Der Blepharoplast liegt nahe dem in der Zellmitte liegenden Kern, zwischen diesem und dem Vorderende des Organismus; unter bestimmten Bedingungen wandelt sich die Crithidia- in die Trypanosoma-Form bzw. entwickelt sich aus ihr.

Trypanosoma-Form: Der Blepharoplast und zugleich der Geißelansatz liegen hinter dem Zellkern. Die mit der Geißel verbundene undulierende Membran zieht sich über die Zelle nach vorn. Im Entwicklungszyklus der menschenpathogenen Trypanosomen können Stadien vom Aussehen der Leishmanien oder Crithidien auftreten – sog. amastigote bzw. epimastigote Formen.

Trypanosomen

Die menschenpathogenen Trypanosomen gehören zur Klasse der Flagellaten und sind obligate Blutparasiten (daher auch als „Hämoflagellaten" bezeichnet). Von humanmedizin. Bedeutung sind:

Tryp. gambiense } *Tryp. rhodesiense* }	Erreger der afrikanischen Schlafkrankheit
Tryp. cruzi	Erreger der CHAGAS-Krankheit

Überträger sind blutsaugende Insekten, in denen es nicht zur geschlechtlichen Vermehrung kommt, sondern lediglich zur Umwandlung in einen anderen (meist ursprünglicheren) morphologischen Typ. Der eigentliche Entwicklungszyklus ist an den Wirtwechsel zwischen Mensch und Insekt beim Saugakt gebunden, der zwei charakteristische Formen erkennen läßt:

Trypanosoma-Form: Schlankspindelig, mit einer am Ende der Zelle entspringenden, von einem Basalkorn ausgehenden Geißel, die in Form einer Wellenlinie zum vorderen Zellpol verläuft, wo sie frei endet. Während ihres Verlaufes nach vorne ist sie mit dem Zellorganismus durch eine undulierende Membran verbunden. Charakteristisch für Trypanosomen ist ferner der Blepharoplast, ein endständig, d. h. hinter dem Zellkern, nahe dem Basalkorn gelagerter Körper, der mit Kernfarbstoffen gut anfärbbar ist. Der Zellkern liegt meist in der Mitte. Die Trypanosomen leben beim Menschen meist im Blut, aber auch in anderen Körperflüssigkeiten, z. B. im Lymphsystem.

Crithidia-Form: Der Blepharoplast liegt (im Gegensatz zur Trypanosoma-Form) vor dem Zellkern; die undulierende Membran ist entsprechend verkürzt. Die Zelle ist langgestreckt, kann sich aber zu einer leishmaniaartigen Form verkürzen.

Trypanosoma gambiense* u. *Tryp. rhodesiense
(Erreger der Schlafkrankheit)

Das Vorkommen dieser Erkrankung ist gebunden an das Verbreitungsgebiet von verschiedenen Glossina-Arten (Tsetse-Fliegen); sie sind in Zentralafrika, etwa zwischen dem 20.° nördlicher und dem 20.° südlicher Breite zu finden und übertragen die Erreger durch ihren Stich, nachdem sie sich vorher an erkrankten Menschen infiziert haben. Die beiden Erregerarten kommen in geographisch unterschiedlichen Gebieten vor und haben spezielle Fliegenarten als Überträger.

1–3 Wochen nach dem Stich tritt an der Infektionsstelle ein Primäraffekt in Form einer lokalisierten, furunkelartigen Entzündung auf. Das folgende Krankheitsstadium ist gekennzeichnet durch wiederholte Fieberschübe (entsprechend einem schubweisen Auftreten der Erreger im peripheren Blut), multiple Lymphknotenschwellungen (insbesondere im Nackenbereich), Anämie und Ödeme. In einem dritten Stadium, das einige Monate nach der Infektion oder auch erst nach Jahren einsetzt, kommt es durch das Eindringen der Erreger in das ZNS zu Symptomen einer Meningoenzephalitis mit zunehmender Apathie, Benommenheit, Kachexie und unüberwindlicher Schlafsucht.

Erreger: Beide Trypanosomen-Arten sind morphologisch nicht voneinander unterscheidbar. Unterschiedlich ist lediglich ihre Virulenz, die bei Tryp. rhodesiense deutlich größer ist und zu rascherem und schwererem Krankheitsverlauf führt.

Nach der Infektion durch den Stich der Fliege, der gewöhnlich bei Tage erfolgt, vermehren sich die Trypanosomen lokal im Primäraffekt. Von der Infektionsstelle gelangen sie in das periphere Blut und in die Lymphknoten. Ihr Auftreten im Blut erfolgt schubweise; ihr jeweiliges Verschwinden aus dem Blut ist auf Abwehrreaktionen des Makroorganismus zurückzuführen. Bei Nichtvorhandensein der Erreger im Blut sind diese in den Interstitien der geschwollenen Lymphknoten nachzuweisen. Nimmt die Fliege beim Saugakt erregerhaltiges Blut auf, so erfolgt zunächst im Mitteldarmbereich und in den Speicheldrüsen die Entwicklung des Crithidia-Stadiums, das sich dann in die infektionsfähige („metazyklische") Trypanosomenform umwandelt. Die Zeit von der Aufnahme infektiösen Blutes bis zum Auftreten der infektionsfähigen Erreger im Speichel dauert 3–6 Wochen.

Untersuchungsmaterial: Blut (möglichst in den Anfangsstadien der Krankheit, während des Fiebers; später wird der Trypanosomennachweis aus Blut zunehmend schwieriger), Gewebssaft vom Primäraffekt (gewonnen durch Anritzen der durch Abklemmen blutleer gemachten Haut), Lymphknotenpunktat (besonders der geschwollenen Nackendrüsen), Liquor im zweiten und im dritten (lethargischen) Stadium. Nadel und Spritze müssen bei Punktionen trocken sein, da Wasser die Erreger rasch abtötet.

Labordiagnose[1]

Dicker Tropfen (bzw. Blutausstrich), anzufertigen während des Fiebers, kann ab 2. Woche den Nachweis ermöglichen. Er gelingt leichter bei Infektionen mit Tr. rhodesiense, da hier die Parasiten zahlreicher auftreten. Im GIEMSA-Präparat finden sich nach 20 min Färbung mit 1 : 10 verdünnter Lösung (Näheres zur Technik s. S. 380) die spindelförmigen, unterschiedlich langen Erreger (etwa 2- bis 3mal so lang wie die Durchmesser von Erythrozyten). Der Kern liegt rot gefärbt in der Mitte der Zelle, der ebenfalls mit Kernfarbstoffen rot färbbare Blepharoplast am hinteren Ende. Das Protoplasma erscheint bläulich und enthält dunkelrote Granula. Vom nahe am Blepharoplasten gelagerten Basalkorn entspringt die oft dunkelrot gefärbte Geißel, die sich am Rande einer undulierenden Membran zum vorderen, zugespitzten Körperende zieht und dort frei endet.

Frischpräparat von Blut, Liquor oder Lymphknotenpunktat erlaubt u. U. eine bessere Erkennung einzelner Parasiten aufgrund ihrer Beweglichkeit; es sollte daher neben dem gefärbten Präparat stets angefertigt werden. Man durchmustert das mit Deckglas abgedeckte Präparat mit einem Trokkensystem mittlerer Stärke. Auffallendstes Merkmal: Die Blutk. werden durch die lebhafte Beweglichkeit der Trypanosomen hin- und hergestoßen.

Anreicherung aus Blut: Zu 1 ml einer 6%igen Nazitratlösung zieht man etwa 9 ml Blut auf, zentrifugiert bei niedriger Tourenzahl, hebt mittels Pipette die den Erythrozyten aufliegende, graue Leukozytenschicht (enthält die Trypanosomen) vorsichtig ab und fertigt davon GIEMSA- und Frischpräparate an.

Kultur (bei gegebenem Verdacht bei negativem mikroskopischen Befund): Als bewährtes Nährmedium gilt der NNN-Agar (s. S. 402), der gleichermaßen auch zur Züchtung von Tr. cruzi und

[1] Charakteristische Allgemeinbefunde: Hoher Gammaglobulingehalt im Serum (Formolprobe positiv) und erhöhte Senkungsgeschwindigkeit bei deutlicher Verklumpung der Erythrozyten.

Leishmanien brauchbar ist. Soll Blut untersucht werden, so zentrifugiert man 5–10 ml und verwendet am besten die als grauer Belag über den Erythrozyten aufgelagerte Leukozytenschicht. Untersuchung auf Wachstum erfolgt einmal wöchentlich mittels Frischpräparat; Bebrütungstemperatur: 22–25° C; Gesamtbebrütungszeit: 4 Wochen. Außer Blut kann auch sonstiges Untersuchungsmaterial (s.o.) für die Beimpfung verwendet werden (ggf. 250 E bzw. γ Penicillin und Streptomycin pro ml Substrat zusetzen).

Tierversuch: Geeignet sind Mäuse, besonders auch Meerschweinchen. In der zweiten Woche nach intraperitonealer Injektion des Materials untersucht man das Blut der Tiere an mehreren Tagen auf Vorhandensein der Erreger.

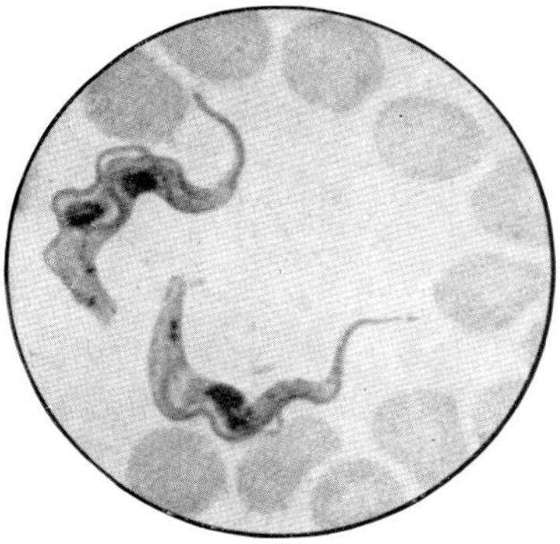

Abb. 159: Trypanosoma gambiense im Blut. GIEMSA-Färbung. Vergr. 950fach. (Nach SCHILD.)

Trypanosoma cruzi

(Erreger der CHAGAS-Krankheit)

Diese auf Süd- und Mittelamerika beschränkte Krankheit wird durch blutsaugende Raubwanzen der Gattung Triatoma und verwandte Arten übertragen.

Im Bereich der Eintrittspforte entstehen ödematös entzündliche Primärläsionen, die von einer regionalen Lymphadenitis begleitet werden. Der Erregernachweis gelingt leicht bei der akuten Erkrankung. Diese ist in den Endemiegebieten Südamerikas meist nur bei Kindern zu finden. Kennzeichen sind neben Fieber Gesichtsödeme, Lymphknotenschwellungen und Anämie. Im chronischen Stadium stehen bei Heranwachsenden Symptome seitens des Herzens, des ZNS, der Schilddrüse und anderer Organe im Vordergrund. Bei älteren Patienten überwiegen die kardialen Störungen (Myokarditis). Durch Zerstörung der vegetativen Nervenplexus kommt es zur Dehnung innerer Hohlorgane (Megakolon, Megaösophagus). In dieser Phase ist der Parasitennachweis im Blut nur schwer möglich. Auch im Gewebe der betroffenen Organe sind die Erreger nur spärlich vorhanden. Am zuverlässigsten ist dann die serologische Diagnose (KBR). – Der Verlauf der Krankheit ist unterschiedlich; er kann leicht sein, die Krankheit kann aber auch als foudroyante Infektion, besonders bei Kindern, zum Tode führen.

Erreger: In der akuten, fieberhaften Phase treten die Parasiten im Blut auf, vermehren sich hier aber nicht, sondern dringen in RES- und Muskelzellen verschiedener Organe ein, wobei das Herz bevorzugt wird. Die bei der Infektion und im Blut als Trypanosomen-Formen auftretenden Erreger wandeln sich nach Eindringen in die Muskel- und Organzellen unter Verlust ihrer Geißeln in Formen um, die wie Leishmanien aussehen, und vermehren sich hier durch Zweiteilung. Dabei entwickeln sich intrazellulär Parasitenhaufen, die Hunderte von Erregern enthalten. Diese wandeln sich wieder in Trypanosomenformen um, welche in das periphere Blut gelangen und erneut Gewebs-(Muskel-)Zellen befallen. Dieser Wechsel zwischen Blut- und Gewebsphase unterliegt einer ständigen Wiederholung.

Beim Saugakt während der Blutphase infizieren sich die Raubwanzen mit den Trypanosomen. Diese machen im Mitteldarm des Insektes eine Umwandlung in die Crithidia-Form (s. ds.) durch, vermehren sich und wandeln sich im Enddarm wieder in die Trypanosoma-Form zurück, die dann beim Saugakt auf die Haut des Menschen ausgeschieden und in Stich- und Kratzwunden eingerieben wird. Die Erreger kommen außer beim Menschen auch bei verschiedenen Tieren (Hund, Katze, Affe, Gürteltier) vor, die in verschiedenen Regionen Süd- und Mittelamerikas als hauptsächlichstes Erregerreservoir gelten.

Untersuchungsmaterial: Blut, Lymphdrüsenpunktat, ggf. Biopsiematerial (Muskelgewebe) zum Nachweis der Parasiten; Blut zum Antikörpernachweis.

Labordiagnose

Mikroskopisch und kulturell wie für die Erreger der Schlafkrankheit beschrieben. Der Erregernachweis gelingt am ehesten in der akuten Krankheitsphase.

GIEMSA-*Färbung:* Unterschiedlich lange, im Durchschnitt (einschließlich Geißel) etwa 20 μ messende, spindelförmige Flagellaten mit median gelagertem Zellkern und endständigem, ungewöhnlich großen Blepharoplasten. Charakteristisch ist die Lagerung der Organismen in U- oder C-Form. Keine Teilungsformen im peripheren Blut.

Kulturen (NNN-Agar, S. 402) sind mit etwa 0,5 ml Blut oder mit Lymphdrüsenpunktat zu beimpfen und 2, 3 und 4 Wochen nach Ansatz (Bebrütung bei 22–25°C) mittels Feuchtpräparaten auf Vorhandensein von Erregern zu untersuchen. Im positiven Fall (Crithidiaformen) ist die Prüfung eines gefärbten Präparates zur Abgrenzung des apathogenen Tr. rangeli (s. u.) anzuschließen.

Tierversuch: Bei negativem mikroskopischen Befund anstelle (oder mit) der Kultur. Man verimpft mehrere ml Patientenblut, Lymphdrüsenpunktat oder Gewebsbrei einer exzidierten Drüse intraperitoneal bei Meerschweinchen. Das Auftreten der Trypanosomen im Blut ist in der zweiten Woche nach der Inokulation zu erwarten.

Antikörpernachweis im Patientenserum ist möglich mittels KBR unter Verwendung von Antigen aus Trypanosomenkulturen. Bei Anwendung der KOLMER-Technik wird die Reaktion als ausreichend spezifisch bewertet.

Hauttest unter Verwendung von Cruzin-Antigen gilt als weitgehend spezifisch.

Xenodiagnose: Man läßt erregerfreie Triatomen bei Verdacht am Patienten Blut saugen. Im positiven Fall sind die Erreger 2 Wochen später im Darm der Wanzen nachweisbar.

Anhang:

Trypanosoma rangeli

Dieser apathogene Flagellat ist abzugrenzen von Tr. cruzi durch seine größeren Ausmaße, durch den kleinen Blepharoplasten und durch das Auftreten von Teilungsformen im peripheren Blut (Längsteilung wie bei den anderen Hämoflagellaten; Kern, Geißeln etc. vor der Teilung verdoppelt).

Leishmania donovani

Siehe S. 401.

B. Blutparasitische Helminthen

Die blutparasitischen Helminthen des Menschen gehören der Oberfamilie Filarioidea der Nematoden an. Sie werden durch blutsaugende Insekten übertragen. Die geschlechtsreifen Würmer leben in Lymphgefäßen, in Lymphknoten bzw. im Bindegewebe, wo beide Geschlechter zusammenliegen. Die von den Weibchen abgesetzten Larven sind bei einigen Arten in eine Scheide (Eihülle) eingehüllt, in der sie anfangs zusammengerollt liegen. Durch einen Streckungsprozeß, der von der Hülle mitvollzogen wird, entsteht die sog. gescheidete Mikrofilarie. Wenn die Larve ohne Hülle geboren wird (z. B. bein Onchocerca volvulus), entsteht die ungescheidete Mikrofilarie.
Die Mikrofilarien der wichtigsten Arten haben die charakteristische Eigenschaft, während bestimmter Perioden des Tagesablaufes im peripheren Blut aufzutreten (sog. Mikrofilarien-Turnus), wobei sie sich genau nach den Lebensgewohnheiten der übertragenden Insekten richten. Die Dicke dieser Larven entspricht dem Durchmesser eines Erythozyten; sie können somit auch kleine Gefäße passieren. Mikrofilarien können sich lange im Blut oder Gewebe aufhalten. Zur Weiterentwicklung bedürfen sie der Aufnahme durch bestimmte Mückenarten bzw. Bremsen (Tabaniden). In diesen erreichen sie, je nach klimatischen Bedingungen in einer Zeit von 1–3 Wochen, das für den Menschen infektiöse Stadium (sog. metazyklische Larven), wobei sie in den Stechrüssel des Zwischenwirtes einwandern. Beim Stich des Insektes gelangen sie auf die Haut des Menschen und dringen über den Stichkanal aktiv in sie ein. Die Zeitdauer bis zum Auftreten der ersten Mikrofilarien im menschlichen Blut beträgt bei den verschiedenen menschenpathogenen Arten etwa 9–12 Monate, bei Loa loa kann sie 1–4 Jahre betragen.

Wuchereria bancrofti und Brugia malayi

Beide Arten zeigen hinsichtlich Morphologie und Entwicklungsgang große Ähnlichkeit und können daher gemeinsam besprochen werden. Die Unterschiede betreffen in erster Linie ihre geographische Verbreitung (W. bancrofti hauptsächlich in Zentralafrika, ferner in Südchina, Indien, Südamerika und auch im Mittelmeergebiet; B. malayi vorwiegend in Südostasien, Zentralindien, Ceylon und Südchina; eine Abart von W. bancrofti – var. pacifica, s. u. – kommt auf Inseln des Pazifik vor). Ein Unterscheidungsmerkmal beider Arten besteht in der Verteilung der Kerne im Schwanzende der Mikrofilarien.

Die geschlechtsreifen Würmer sind fadenförmig dünn und von weißlicher Farbe; die Weibchen von Wuchereria erreichen eine Länge von etwa 10 cm, die Männchen von etwa 4 cm. Die Menge der im Blut vorhandenen Mikrofilarien ist kein Maßstab für die Schwere des Krankheitsbildes. Sie können jahrelang im Blut vorhanden sein, ohne daß ernsthafte Erscheinungen auftreten. Das Krankheitsbild wird bestimmt durch den Sitz der geschlechtsreifen Würmer, durch ihre Anzahl, durch eventuelle Sekundärinfektionen sowie durch allergische Reaktionen auf die Stoffwechselprodukte der Würmer, durch Abflußbehinderungen etc. In akuten Fällen kann Fieber mit Schüttelfrost auftreten, verbunden mit lymphangitischen und lymphadenitischen Erscheinungen, Erythemen und lokalen Ödemen, besonders im Bereich der Extremitäten und der Genitalregion. Die bedeutendste Spätfolge der chronischen Infektion sind Elephantiasis von Gliedmaßen und Hydrozelenbildung, bedingt durch Abflußbehinderung nach mehr oder weniger ausgeprägtem Verschluß der lokalen Lymphgänge. – Überträger: Culiciden (Stechmücken) der Gattungen Anopheles und Mansonia bei B. malayi, bei W. bancrofti zusätzlich auch der Gattungen Aedes und Culex.

Labordiagnose

Mikroskopische Untersuchung: Von Bedeutung für den mikroskopischen Nachweis sind nur die Mikrofilarien im Blut. Ihre Feststellung hängt maßgeblich vom richtigen Zeitpunkt der Blutentnahme ab. Die Mikrofilarien beider Erregerarten schwärmen regelmäßig nachts in das periphere Blut aus, verschwinden daraus während des Tages dagegen fast völlig („Microfilaria nocturna"). Die günstigste Zeit für die Blutentnahme liegt zwischen 21 und 2 Uhr (dieses nächtliche Auftreten wird nicht bei der var. pacifica der W. bancrofti beobachtet; die günstigste Zeit der Blutentnahme liegt hier zwischen 15 und 17 Uhr).

Nativpräparat mit Frischblut: Einfache, gute Nachweismöglichkeit, die in der Routinediagnostik angewandt werden sollte. Mikrofilarien sind durch ihre lebhafte Beweglichkeit schon bei schwacher Vergrößerung als kleine, etwa 250 μ lange, aalförmige Rundwürmer vom Durchmesser eines Erythrozyten gut zu erkennen. Die Methode erlaubt eine rasche Feststellung der Mikrofilarien; zur Artdifferenzierung ist die Untersuchung im gefärbten Präparat erforderlich.

Anreicherungspräparat: Siehe S. 380. – Das folgende Verfahren erlaubt die Untersuchung einer größeren Blutmenge und die gleichzeitige Färbung der Larven: Zu 1 Teil 3,8%iger Na-zitratlösung 4 Teile Patientenblut aufziehen, mit dem mehrfachen Volumen der folgenden Lösung versetzen: 95 ml einer 5%igen wäßrigen Lösung von Handelsformol, 5 ml Eisessig und 2 ml einer konz. (etwa 4%igen) alkoholischen Gentianaviolettlösung; 5 min bei 1500 U/min zentrifugieren, Bodensatz etwa 1–2mal in Aqua dest. aufnehmen und jeweils erneut zentrifugieren, dann das Sediment auf Objektträger bringen, mit Deckglas abdecken und bei 10facher Vergrößerung mikroskopieren. Im positiven Fall findet man tote, violett gefärbte Mikrofilarien und Leukozyten.

Dicker Tropfen oder dicker Blutausstrich durch Ausbreitung von 2–3 Tropfen Blut auf etwa 6 cm^2 Fläche: Die Methode wird insbesondere verwendet zur strukturellen Prüfung unter Anwendung der DELAFIELDschen Färbung (S. 380).

Diese Färbung erlaubt die Prüfung auf Vorhandensein oder Fehlen von Hüllen und die Beurteilung der Lagerung der Kerne im Schwanzteil der Larven. Kopfteil abgerundet, Schwanzteil zugespitzt.

Mikrofilarien von *W. bancrofti:* die Kerne reichen nicht bis zur Schwanzspitze.

Mikrofilarien von *B. malayi:* die Kerne reichen bis zur Schwanzspitze.

Mikrofilarien von *Loa loa:* die Kerne reichen bis zur Schwanzspitze.

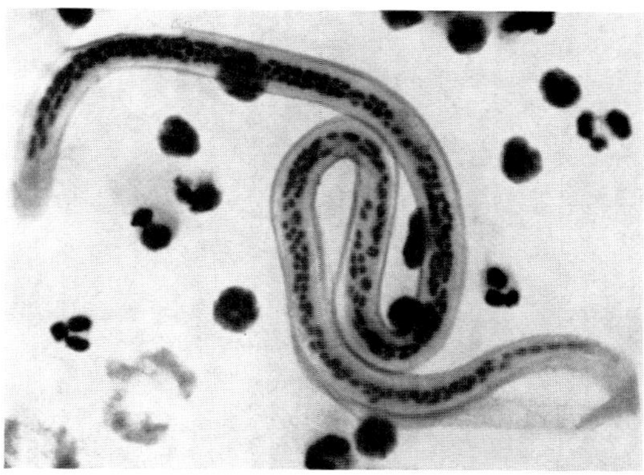

Abb. 160: Mikrofilarie im Blut. (Aus MÜHLENS-NAUCK.)

Antikörpernachweis im Patientenserum: Für die Routinediagnostik wird meist die KBR benutzt unter Verwendung des Körperantigens von Dirofilaria immitis, einer beim Hund vorkommenden Filarienart (Filarienantigene aus Körpersubstanzen wirken Filarien-gruppenspezifisch). Die KBR wird u.a. durchgeführt am Bernhard-Nocht-Institut, 2 Hamburg, Bernhard-Nocht-Straße 74.

Intrakutan-Reaktion auf Filariasis: Zur Durchführung steht Antigène filarien des Institut Pasteur, Paris, zur Verfügung. Durchführung und Beurteilung der Reaktion gemäß der dem Antigen beigegebenen Anleitung.

Loa loa

Hauptsächlich im westlichen Zentralafrika. Die erwachsenen Würmer leben im Unterhautbindegewebe, wo die Weibchen bis 70 mm, die Männchen bis 35 mm lang werden. Die Mikrofilarien treten während des Tages im Blut auf (am reichlichsten zwischen 11 und 13 Uhr). Möglicherweise stellen Affen ein Erregerreservoir dar. Die Übertragung der Mikrofilarien erfolgt durch Bremsen der Gattung Chrysops. Die Entwicklung der invasionsfähigen Mikrofilarien nimmt in den Insekten eine Zeit von etwa 8–10 Tagen in Anspruch. Beim Stechen wandern sie aktiv aus der Fliege aus und dringen über den Stichkanal in den Wirbeltierwirt ein.

Die erwachsenen Würmer wandern im Unterhautbindegewebe und treten an verschiedenen Stellen des Körpers auf. Beim Patienten können sich Lid- und Konjunktivalödeme einstellen. Am Sitz der Würmer bilden sich vorübergehende, bis hühnereigroße Schwellungen (Kalabar-Schwellung); zugleich bestehen oft lokale Schmerzen und Juckreiz. Auffällig ist oft die erhebliche Eosinophilie (bis über 50%). Die erwachsenen Würmer selbst werden sichtbar, wenn sie in der Augenbindehaut auftreten oder über die Nasenwurzel wandern.

Labordiagnose

Sie entspricht im wesentlichen den Methoden, wie sie für die anderen Arten beschrieben wurden. Blutentnahme: Etwa um die Mittagszeit. Die Mikrofilarien sind 250–300 μ lang, 6–8,5 μ breit, gescheidet und mit einer bis zum Schwanzende reichenden Kernreihe versehen.

Acanthocheilonema perstans

In Teilen Afrikas und Südamerikas. Die erwachsenen Würmer leben im tieferen Bindegewebe. Der Befall führt zu leichten allergischen Erscheinungen; ernstere Krankheitssymptome werden nicht beobachtet. Die Mikrofilarien treten im peripheren Blut auf; sie sind ungescheidet, die Kerne reichen bis in die Schwanzspitze.

Überträger: Weibliche Mücken der Gattung Culicoides (Gnitzen).

Mansonella ozzardi

In verschiedenen Teilen Südamerikas. Die erwachsenen Filarien bewohnen ebenfalls das Bindegewebe, ferner auch das Fettgewebe, ohne stärkere Befallssymptome auszulösen. Die Mikrofilarien sind ungescheidet; im Gegensatz zu der vorgenannten Art reichen bei ihnen die Kerne nicht bis in die Schwanzspitze. Überträger: Weibliche Mücken der Gattung Culicoides.

Anhang:

Onchocerca volvulus

Die Mikrofilarien dieses Parasiten treten nicht oder nur spärlich im peripheren Blut auf. Ihr Nachweis erfolgt durch Untersuchung von Gewebeproben aus der Nähe von Hautknoten, in denen sich die erwachsenen Würmer lokalisieren oder, am besten, von Epidermis-Stückchen, die (möglichst unter Vermeidung einer Blutung) exzidiert wurden.

Onchozerkose wäre demgemäß eher unter diejenigen Parasitosen einzuordnen, die durch Untersuchung von Gewebsproben diagnostiziert werden und nicht durch Blutuntersuchung. Sie soll aber wegen der systematischen Stellung des Erregers und des gleichartig ablaufenden Entwicklungszyklus an dieser Stelle besprochen werden.
Der Parasit tritt in West- und Mittelafrika und auch in einigen Ländern Mittelamerikas auf. Die geschlechtsreifen Weibchen erreichen eine Breite von fast ½ mm und können über 50 cm lang werden, während die Männchen nur 2–4 cm lang sind. Sie lösen die Bildung größerer oder kleinerer Bindegewebstumoren aus, in denen sie eingeschlossen sind. Die vivipar abgelegten, ungescheideten Larven durchdringen aktiv die Bindegewebskapseln und wandern, vorzugsweise über Lymphkanäle, in die Haut in der Umgebung der Knoten und in das Bindegewebe ein. Hierbei können erhebliche allergische Reaktionen wie quälender Juckreiz, Bildung urticariaartiger Quaddeln auftreten; die Knoten können schmerzhaft sein. – Gewöhnlich besteht eine ausgeprägte Eosinophilie.
Die Hauptbedeutung des Befalles liegt in einer möglichen Einschränkung oder im Verlust der Sehkraft. Die Gefährdung der Augen ist um so größer, je näher sich bei ihnen Knoten befinden (also insbesondere bei Kopf- und Schulterbefall), da die Mikrofilarien gleichmäßig nach allen Seiten auswandern und ihre Dichte mit der Entfernung von den Knoten abnimmt. In der Haut sterben sie relativ rasch ab, wenn sie nicht von den übertragenden Zwischenwirten (s. u.) aufgenommen werden. Wandern sie in die Hornhaut ein, so resultieren Gewebsreaktionen mit nachfolgenden Hornhauttrübungen. Oft dringen sie in die Iris ein und können dabei auch in die vordere Augenkammer gelangen. Durch Schädigung der Retina und des Nervus

Merkmale wichtiger menschenpathogener Filarien

Filaria	Makrofilarien Größe (mm)	Aufenthaltsort im Menschen	Mikrofilarien Größe (μ)	Scheide	Schwanzspitze	Nachweismöglichkeit Ort	Nachweismöglichkeit wann im Blut?	Überträger-Insekt
Wuchereria bancrofti	♂ : 40 ♀ : 50–100 : 0,1	Lymphgefäße Lymphknoten	250–300 : 7–10	vorhanden	kernfrei	Blut, Hydrocelen- u. Lymphknotenpunktat	nachts (var. pacifica: nachmittags)	Culex, Aedes, Mansonia, Anopheles
Brugia malayi	♂ : 25 ♀ : 50–70 : 0,1	Lymphsystem Bindegewebe	170–250 : 5–6	vorhanden	kurz, mit Kern; davor eine kleine Anschwellung mit Kern	Blut	nur nachts	Mansonia, Anopheles
Onchocerca volvulus	♂ : 20–40 ♀ : 300–500 : 0,4	Tumoren des subkutanen Bindegewebes	200–300 : 5–7	fehlt	kernfrei	Punktat bzw. exzidierte Haut aus subkutanen Knoten oder deren näherer Umgebung	kaum	Simulien (Kriebelmücken)
Loa loa	♂ : 30 ♀ : 50–70 : 0,4	Unterhautbindegewebe. Wurm wandert	250–300 : 7–8	vorhanden	Kerne bis zur Schwanzspitze	Blut, Punktat aus flüchtigen Tumoren der Unterhaut	meist mittags	Bremsen der Gattung Chrysops

opticus tritt im Laufe der Zeit, vielfach im mittleren Lebensalter, Erblindung ein.
Die übertragenden Insekten, Simulien (Kriebelmükken), brüten in schnell fließenden Gewässern (schwierige Bekämpfung!). Die Weibchen nehmen die Mikrofilarien beim Blutsaugen auf. Während etwa einwöchiger Entwicklung bilden sich im Insekt die infektiösen (metazyklischen) Larven; diese wandern in den Rüssel ein und werden beim Stich auf den Menschen übertragen.

Labordiagnose

Der mikroskopische Nachweis der Mikrofilarien ist möglich in der bei Punktion verdächtiger Hautknoten oder auch vergrößerter regionaler Lymphknoten gewonnenen Flüssigkeit bzw. im Geschabsel von der nahe bei Knoten liegenden Haut. Häufig gelingt der Nachweis durch Exzision eines kleinen Hautstückchens; legt man dieses für etwa 30 min in ein Röhrchen mit physiol. NaCl-Lösung ein, so wandern die Mikrofilarien in diese aus und lassen sich nach Zentrifugieren im Bodensatz nachweisen entweder mittels Nativpräparat bei enggestellter Kondensorblende oder nach Färbung (s. S. 380). Sie sind etwa 300 μ lang und sind ungescheidet; die Kerne reichen nicht bis zur Schwanzspitze.

Erwachsene Würmer können in chirurgisch entfernten Hautknoten nachgewiesen werden, wo die weiblichen Erreger als sehr dünne, charakteristisch geringelte Fadenkonvolute zusammen mit den (vergleichsweise kurzen) Männchen innerhalb einer bindegewebigen Kapsel liegen.

III. Im Gewebe bzw. in verschiedenen Körpersekreten oder -flüssigkeiten nachweisbare Parasiten

Unter dem Begriff der Gewebeparasiten werden im Folgenden Parasiten heterogener Art besprochen, die verschiedene tiefer liegende Organe befallen und die gewöhnlich nicht in den natürlichen Körperausscheidungen (Stuhl und Urin) bzw. im Blut morphologisch erfaßt werden können. Unberücksichtigt bleiben in diesem Kapitel diejenigen Erreger, die zwar nicht oder nur vorübergehend in den genannten Untersuchungsstoffen auftreten, die aber eine nahe Verwandtschaft zu bereits besprochenen Parasitenarten aufweisen, die mit denselben Methoden wie diese festgestellt werden können und daher schon an anderer Stelle besprochen worden sind. Die Besprechung dieser Parasiten geschieht also rein aufgrund praktisch-diagnostischer Erwägungen, denen nach der Aufgabenstellung dieses Buches unter den für die Aufgliederung des Stoffes maßgeblichen Gesichtspunkten die Priorität zukommt.

A. Gewebsparasitische Protozoen

Toxoplasma gondii

Der Parasit gehört systematisch in die Ordnung Sporozoa. Er kommt bei zahlreichen Säugetierarten und Vögeln vor. Eine wichtige Rolle bei der Entwicklung und Übertragung des Erregers spielt die Hauskatze, in deren Darmgewebe es nach Aufnahme infizierten Fleisches (z.B. von Mäusen) zu einer Schizogonie und dann auf geschlechtlichem Wege zur Entwicklung von Oozysten kommt, die mit dem Kot entleert werden. In feuchtem Boden tritt innerhalb 4 Tagen Sporogonie auf, wobei sich in den beiden Sporozysten einer Oozyste je 4 Sporen entwickeln. Nach Aufnahme der Sporozysten durch einen intermediären Wirt entwickeln sich Merozoiten, die sich asexuell vermehren oder im Gewebe des Wirtes enzystiert fortleben. Verzehr eines solchen Wirtes, etwa durch die Katze, bei der allein bisher sexuelle Reproduktion der Erreger festgestellt wurde, schließt den Entwicklungszyklus. Als Hauptinfektionsquellen für den Menschen gelten roh verzehrtes, Erreger-(Zysten-)haltiges Fleisch und durch Katzenkot infizierte Nahrungsmittel (bei Kleinkindern wohl auch Infektionen beim Spiel auf kontaminiertem Boden).

Die Infektion kann während der Schwangerschaft von der Mutter (die in diesem Fall meist latent infiziert ist) auf die Frucht übertragen werden und zum Bild der fötalen bzw. kongenitalen Toxoplasmose führen. Schwere Schäden betreffen insbesondere das ZNS und den Augenhintergrund (Symptomentrias: Hydrocephalus, Chorioretinitis, Kalkablagerungen im Gehirn); Leber, Milz und Mesenteriallymphknoten können von granulomatös-nekrotischen Herden durchsetzt sein; Folgen der Infektion sind Fehl- oder Totgeburt bzw. entsprechende Schädigungen des Kindes.

Infektionen beim Erwachsenen verlaufen meist symptomlos; sonst finden sich Lymphadenopathien oder, bei akuten Formen, Fieber, Exanthem, Muskelschmerzen, Pneumonie, Myokarditis, Uveitis oder Meningoenzephalitis. Übertragung von Mensch zu Mensch offenbar nur diaplazentar.

Erreger: Toxoplasmen können im Gewebe als vegetative, intrazelluläre Organismen vorliegen oder in Zysten eingeschlossen sein. Die vegetativen Formen erscheinen als bogenförmige, an einem Pol oft mehr zugespitzte, am anderen mehr abgerundete Gebilde, z.T. auch als plump-ovale Formen; Größe: 4–7 : 2–4 μ. Die Vermehrung erfolgt intrazellulär in Endothel- und Parenchymzellen aller Organe, vornehmlich in Lymphknoten und im ZNS. Ist die Kapazität der Wirtszelle erschöpft, so werden die Parasiten durch Platzen der Zelle frei und können in weitere Zellen eindringen, wo sie die Vermehrung fortsetzen. Freie Toxoplasmen können eine drehend-bohrende Bewegung zeigen; Flagellen oder Wimpern sind jedoch nicht nachweisbar. Bei GIEMSA-Färbung wird ein rötlicher Kern in einem blauen Protoplasma sichtbar.

Die charakteristische Vermehrungsweise der Toxoplasmen ist die sog. Endodyogonie. Der Kern bildet zwei Knospen, die zu Tochterkernen heranwachsen und sich vom Ursprungskern lösen. Hierbei entstehen in der Mutterzelle zwei Tochterzellen, während die Mutterzelle zerstört wird. Sog. virulente Stämme lassen sich vor allem bei der Maus durch intraperitoneale Verimpfung rasch vermehren (Vermehrung insbesondere in den mononukleären Zellen des Peritonealexsudates). Möglicherweise bedingt durch das Auftreten von Antikörpern bzw. durch Vorliegen schwach virulenter Erreger kommt es zu latenten Infektionen bei Mensch und Tier unter Ausbildung von Zysten in verschiedenen Geweben. Innerhalb der Zystenmembran liegen die Toxoplasmen dicht nebeneinander. Die Zysten können zu Durchmessern von mehr als 150 μ heranwachsen und mehrere tausend Erreger enthalten. Die Resistenz der in den Zysten vorhandenen Erreger gegen Verdauung dürfte bei der Übertragung, z.B. bei Verzehr von rohem Fleisch, eine Rolle spielen.

Labordiagnose

Der direkte Nachweis der Toxoplasmen gelingt beim Patienten praktisch nur bei akuter Infektion des ZNS im Liquorsediment, wenn die intrazellulären Erreger gerade ausgeschwemmt wurden. Ganz im Vordergrund der praktischen Diagnostik stehen daher serologische Nachweisverfahren.

KBR und Serofarbtest: Siehe S. 483 bzw. 484.

Immunofluoreszenzverfahren: Prinzip s. S. 495. Es wird durchgeführt in Form des indirekten Nachweises unter Verwendung von Bauchhöhlenexsudat infizierter weißer Mäuse (s.u.) oder von lyophilisiertem Toxoplasma-Antigen (BBL).

Agglutinationsreaktion: Dieses Verfahren zeigt gute Empfindlichkeit und Spezifität. Der Vorteil liegt in der leichten und makroskopischen Ablesbarkeit sowie in der Verwendbarkeit abgetöteter Erreger. Das erforderliche Antigen ist als Toxoplasmose-„Agglutinotest" im Handel (Italdiagnostic).

Toxoplasmin-Hauttest (Antigen beziehbar z.B. von Fa. Heyl & Co, Berlin 37): Intrakutane Injektion von 0,06–0,1 ml des Toxoplasmins und, in mindestens 6 cm Abstand, eines Kontrollantigens an der Volarseite des gründlich gereinigten Unterarmes mittels zweier Tuberkulinspritzen. Ablesung nach 24 und 48 Std.

Positive Reaktion: Rötung und Infiltration mit einem Durchmesser von mindestens 10 mm bei negativer Reaktion der Kontrollinjektion.

Bewertung: Der Hauttest wird erst relativ spät positiv, bleibt dann aber während des ganzen Lebens positiv. Er ist daher weniger für die individuelle Untersuchung als zur Feststellung latenter Infektionen von größeren Personengruppen geeignet. Zur Vermeidung falsch positiver Ergebnisse sollte der Hauttest im Einzelfall erst nach der Blutentnahme für die serologische Untersuchung durchgeführt werden.

Züchtung der Toxoplasmen: Neben der Züchtung in Gewebekulturen verschiedener Zellarten (insbesondere HeLa-Zellen) und im bebrüteten Hühnerei hat die Züchtung im Peritoneum weißer Mäuse zum Nachweis der Erreger und insbesondere zur Antigengewinnung für den Serofarbtest sowie für die KBR eine erhebliche praktische Bedeutung.

Beachte: Bei der Arbeit mit Toxoplasmen und infizierten Tieren sind die Vorsichtsmaßnahmen gegen Infektionen zu beachten (Schutzbrille; bei Handverletzungen Gummihandschuhe). Injektion von Toxoplasmen bei Versuchstieren sollte durch männliches Laborpersonal erfolgen. Zweckmäßig ist ein zwischen dem Bearbeiter und dem infektiösen Material (Mäuse etc.) aufgestellter, durchsichtiger Schirm zur Verminderung des Risikos von Infektionen durch Tröpfchen etc. Im Falle einer möglichen Infektion sollen sofort therapeutische Maßnahmen eingeleitet und serologische Tests in zweiwöchigen Abständen durchgeführt werden. – Hingewiesen wird auch auf das Toxoplasmose-Merkblatt Nr. 20, D.Ä.V. 1964, S. 915.

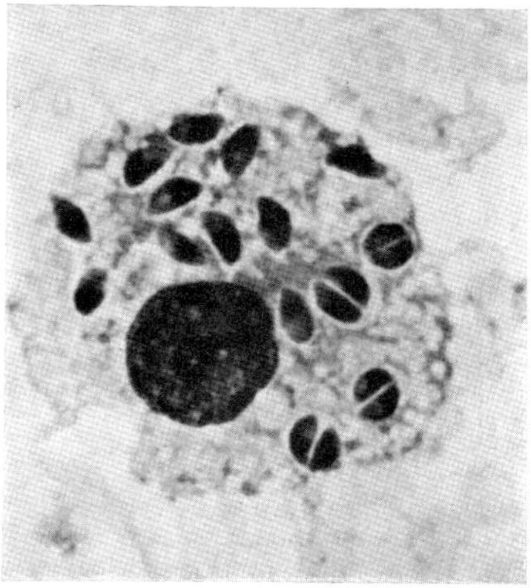

Abb. 161: Toxoplasma gondii im Plasma eines degenerierten Monozyten. Mehrere Parasiten in Zweiteilung. Charakteristisch ist die bogen- bis apfelsinenscheibenförmige Gestalt.

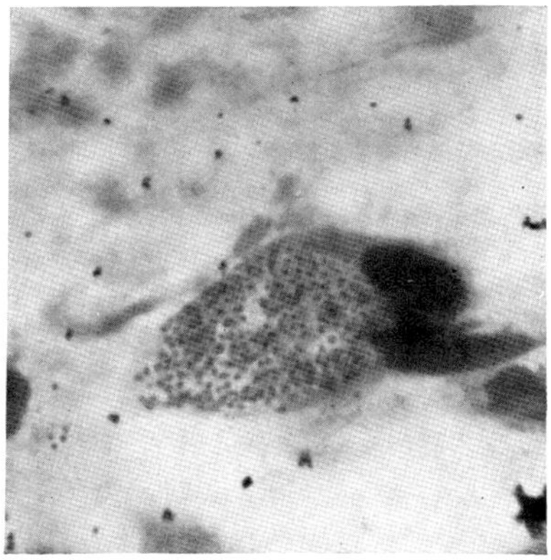

Abb. 162: Toxoplasma-(Pseudo-)Zyste im Peritonealepithel einer Maus. Latente Infektion. GIEMSA-Färbung. Vergr. 1000fach. (Nach WESTPHAL.)

Erhaltung von Toxoplasmen: Durch Passage in jeweils zwei gesunden (toxoplasmafreien), männlichen weißen Mäusen von 20–25 g Gewicht, denen 1 Million Erreger intraperitoneal eingeimpft werden. Die Tiere werden nach 3 Tagen getötet und aus ihrer Bauchhöhle gewonnene Toxoplasmen in einer Menge von 1 Million Erregern sogleich auf zwei weitere Tiere verimpft (Technik s. u.). Bei Passage in 4tägigen Abständen verwendet man nur 0,1 Million Erreger pro Maus.

Toxoplasmen-Gewinnung für serologische Zwecke: Durch Züchtung der Erreger in weißen Mäusen. Die Zahl der Mäuse richtet sich nach dem Antigenbedarf.
Tier 3 Tage nach der i. p.-Injektion von 1 Million Toxoplasmen töten (z. B. durch Äther);
totes Tier mittels Nadeln aufspannen auf eine Styroporplatte mit zwischengelegter Plastikfolie;
Fell von der Mitte des Abdomens aus abpräparieren (die Muskelschicht bleibt uneröffnet);
2,0 ml sterile physiol. NaCl-Lösung mittels 2-ml-Spritze in die Peritonealhöhle injizieren, Spritze steckenlassen;
mit derselben Spritze möglichst viel Exsudat aus dem Bauchraum aufziehen (Verletzung von Gefäßen oder Ansaugen von Fettgewebe vermeiden; bluthaltiges Exsudat ist ungeeignet als Antigen, kann aber notfalls für die nächste Passage der Erreger verwendet werden). Spritze in ein steriles Röhrchen entleeren. Einwandfreie Exsudate verschiedener Tiere können zusammengemischt werden;
Toxoplasmenzahl mittels Zählkammer bestimmen; dazu Inhalt des Röhrchens aufschütteln, Probe mittels steriler PASTEUR-Pipette entnehmen. Erforderliche Erregerzahl durch Verdünnen mit physiol. NaCl-Lösung einstellen.

Züchtungsversuch aus Untersuchungsmaterial: Lymphknotenpunktat oder Autopsiematerial im Mörser in physiol. NaCl-Lösung zerreiben und nach Zugabe von 5000 E Penicillin/ml (oder eines anderen Antibiotikums) Mäusen intraperitoneal injizieren.

Beachte: Toxoplasmen werden durch Aqua dest. in kurzer Zeit abgetötet. Einstellen der verwendeten Instrumente in Aqua dest. bzw. Aufziehen von Aqua dest. in die verwendeten Spritzen macht das benutzte Gerät rasch frei von den Erregern. Exsudat und Organmaterial werden desinfiziert durch Erhitzung oder Behandlung mit einem der üblichen Desinfektionsmittel.

Pneumocystis carinii

Der Parasit gilt als Erreger der interstitiellen, plasmazellulären Säuglingspneumonie, einer altersgebundenen, fast nur in Säuglingsheimen auftretenden Krankheit von Frühgeborenen und Säuglingen, die akut verläuft und vielfach tödlich endet. Die Erkrankung ist gekennzeichnet durch unvermittelt auftretende pneumonische Erscheinungen mit Zyanose, bedingt durch Infiltration der Lungen mit Plasmazellen sowie Anschoppung der Bronchiolen und Alveolen mit einer schaumig-schleimigen Masse, die zu Sauerstoffmangel führt und Erstickungstod zur Folge haben kann. Fieber fehlt gewöhnlich, Antibiotika sind wirkungslos. Übertragung durch Tröpfcheninfektion wird angenommen.

Pneumocystis carinii, dessen Erregernatur für das beschriebene Krankheitsbild nicht unbezweifelt geblieben ist, dürfte zu den Protozoen zu rechnen sein. In postmortal angefertigten Lungenabstrichen findet man bei mikroskopischer Untersuchung teils sichel-, teils halbmondförmige, teils ovale, 5–8 μ große, zystenähnliche Gebilde, die 1–8 Kerne (Sporen?) aufweisen und sich gut mittels GIEMSA-Färbung darstellen lassen.

Antikörpernachweis im Patientenserum: Verwendet wird die KBR; jedoch fällt die Antigenherstellung (aus infizierten Lungen) unterschiedlich aus.

Literatur:

FISCHER, R., u. Mitarb.: Dtsch. med. Wschr. 42 (1969) 2135.

Leishmanien

Die verschiedenen menschenpathogenen Leishmania-Arten sind morphologisch nur schwer unterscheidbar. Sie werden übertragen durch weibliche Sandmücken (Phlebotomen) und treten je nach dem Milieu, in dem sie leben, entweder in der (unbegeißelten) Leishmania- oder in der (begeißelten) Leptomonas-Form auf (siehe hierzu S. 391). Erstere findet sich intrazellulär in Zellen des befallenen Menschen und verschiedener, als Erregerreservoir fungierender Wirbeltiere, letztere frei im Darm der übertragenden Insekten, ferner (gleichfalls für Menschen und Wirbeltiere infektionsfähig) in künstlichen Kulturen. Die Unterscheidung der verschiedenen Arten erfolgt aufgrund ihrer Lokalisation im Körper bzw. der durch sie hervorgerufenen Krankheiten.

Folgende Arten sind von humanmedizinischer Bedeutung:

Leishmania donovani:	Erreger von Kala-Azar,
Leishmania tropica:	Erreger der Haut-Leishmaniase (Orientbeule),
Leishmania brasiliensis:	Erreger der südamerikanischen Haut-Schleimhaut-Leishmaniase.

Leishmania donovani

Erreger der viszeralen Leishmaniase, Kala-Azar, einer in tropischen und subtropischen Gebieten weit verbreiteten Infektionskrankheit, die besonders Kinder befällt. Es handelt sich um eine generalisierte Infektion, wobei sich die Erreger in den Zellen des RES vermehren und nach deren Zerstörung in die Blutbahn gelangen, um von neuem Organe zu befallen, die reich an retikuloendothelialen Zellen sind, z.B. Milz, Leber, Lymphknoten, Knochenmark sowie den Intestinaltrakt. Die Krankheit verläuft nach einer Inkubationszeit von mehreren Wochen und Monaten vielfach schleichend und führt unter unregelmäßigen Fieberschüben zu Anämie, Gewichtsverlust, evtl. heftigen Durchfällen und Kachexie. Hauptsymptom ist die Vergrößerung der Milz und oft auch der Leber, bedingt durch die Wucherung der endothelialen Zellen infolge des Parasitenbefalls[1]. Im Mittelmeergebiet ist der Hund, bei dem vorzugsweise die Haut befallen wird, das Reservoir für die Infektion des Menschen.

Erreger: Die Übertragung erfolgt in der Leptomonasform; an der Stichstelle kann sich eine Papel entwickeln. Nach Umwandlung der Parasiten in die Leishmaniaform setzt in den Endothelzellen (zunächst der regionalen Lymphknoten) eine intensive Vermehrung durch Zweiteilung und Befall von weiteren Endothelzellen sowie von Monozyten ein. Die Wirtszelle wird dabei von den sich vermehrenden Parasiten prall erfüllt.

Nimmt die Mücke beim Stich erregerhaltiges Blut auf, so vermehren sich die Parasiten unter Umwandlung in die Leptomonasform im Darm des Insekts. Durch starke Vermehrung im vorderen Magenteil kann eine Blockierung der Passage und ein Rückstau der Erreger in den Ösophagus eintreten. Die Phlebotomen werden etwa 5–8 Tage nach der Aufnahme parasitenhaltigen Blutes infektiös. Beim Stich werden die Erreger dann auf den Wirt übertragen.

Untersuchungsmaterial: Blut, Lymphknoten-, Milz-, Leber- und Knochenmarkpunktat, zum Nachweis der Parasiten; Blut auch zur serologischen Untersuchung.

Labordiagnose

Der Nachweis der Erreger aus dem Blut ist nicht leicht zu erbringen, da sie hier nur in geringer Zahl vorhanden sind. Sie finden sich im Blut meist in Monozyten, sonst in anderen Leukozyten oder Makrophagen. Die besten Ergebnisse liefert die Untersuchung von Milzpunktaten, jedoch birgt die Punktion des Organs bei Kala-Azar die Gefahr der Ruptur und Verblutung. Ausgezeichnete Resultate liefert die Untersuchung von

[1] In Ostafrika und Indien ist ein – besonders nach Behandlung auftretendes – Spätstadium bekannt, das sich, etwa 1 Jahr nach Abklingen der viszeralen Symptome, in Hauterscheinungen äußert.

Sternalpunktat, ferner z. T. auch von Lymphknotenflüssigkeit (Untersuchung des Aspirates); zudem ist die Gewinnung ungefährlich. Bei Untersuchung von Blut liefert der Dicke Tropfen weniger gute Resultate als der einfache (wie zur Malariadiagnose angefertigte und gefärbte) Ausstrich. Man untersucht hier insbesondere die Leukozytenansammlungen am Ende des Ausstriches.

Mikroskopisches Präparat: Man findet die Parasiten meist intrazellulär in großen, mononukleären Leukozyten in Form zahlreicher rundlicher oder ovaler Körper von 2 bis maximal 5 μ Längsdurchmesser mit rundlichem Kern und stäbchenförmigem (kleinerem) Blepharoplasten. Im GIEMSA-Präparat erscheint das Plasma der Erreger blau, Kern und Blepharoplast rot bis rotviolett (Blepharoplast meist intensiv gefärbt). – Leukopenie bei positiver Formolprobe bzw. hohen Gammaglobulinwerten und bei starker Mononukleose im Blutbild lenkt den Verdacht auf Kala-Azar.

Kultur: Als empfehlenswerte Nährböden gelten das Medium nach TOBIE, v. BRAND und MEHLMANN (S. 550) und das NNN-Medium von NOVY, MCNEAL und NICOLLE[1]. Bei der Beimpfung muß Kondenswasser vorhanden sein. In dieses wird das Material mittels PASTEUR-Pipette eingeimpft. Man bebrütet bei 25° C, überimpft einmal wöchentlich in neue Röhrchen und prüft auf Wachstum der Erreger, die sich im positiven Fall in der promastigoten (= Leptomonas-)Form entwickeln.
Die Kultur gilt als wichtige Ergänzung der mikroskopischen Untersuchung.

Antikörpernachweis im Patientenserum ist möglich mittels KBR unter Verwendung von Erregerkulturen.

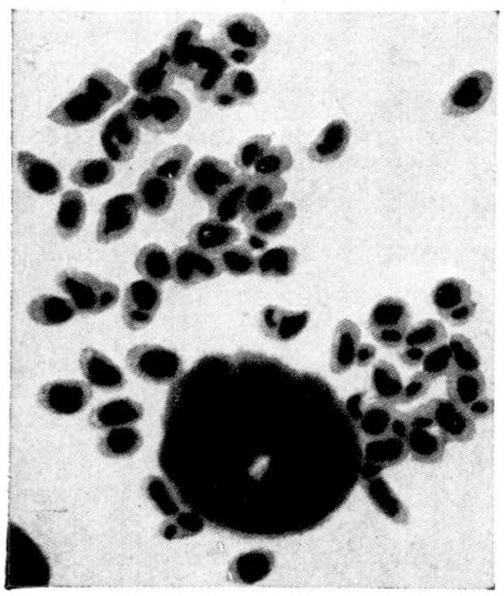

Abb. 163: Leishmania donovani im Leberpunktat eines an Kala-Azar Erkrankten. Die Erreger kommen innerhalb von Endothelzellen, großen Mononukleären, Makrophagen, auch frei nach Zerreißen der Zellen im Organausstrichpräparat von Milz, Leber, Knochenmark, Lymphknoten vor. (Aus RUGE, MÜHLENS, ZUR VERTH.)

[1] Herstellung: 1,4 g Agar und 0,6 g NaCl in 90,0 ml Aqua dest. lösen und 20 min bei 121° C autoklavieren, nach Abkühlung auf 45–50° C 30,0 ml vorgewärmtes, defibriniertes Kaninchenblut zusetzen, steril abfüllen in Röhrchen zu 5 ml und diese in Schräglage erstarren lassen.

Leishmania tropica

Die durch diesen Parasiten ausgelösten Krankheitserscheinungen betreffen die Haut. Die gewöhnlich an ungeschützten Körperstellen entstehenden Läsionen werden als Orientbeule bzw., je nach geographischem Auftreten, als Aleppo- oder Bagdadbeule bezeichnet. An der Stelle des Phlebotomenstiches entsteht eine Papel, die sich zu einem flachen, indolenten Geschwür mit erhöhten Rändern entwickelt. Die über mehrere Monate bis einige Jahre anhaltende Ulzeration hinterläßt nach Abheilung eine depigmentierte, unregelmäßig eingezogene Narbe. Der im Leptomonasstadium von der Sandmücke übertragene Erreger nimmt in Makrophagen des Gewebes oder anderen RES-Zellen des Unterhautbindegewebes die Leishmaniaform an und vermehrt sich intrazellulär. Nach Platzen der befallenen Zelle werden die Erreger frei und invadieren nun andere Zellen.

Beim „feuchten Typ" der Infektion kommt es oft zur Beteiligung der regionalen Lymphknoten; die Erreger sind dabei relativ spärlich. Beim „trockenen Typ" (hauptsächlich in den Städten) findet man die Erreger häufiger; in der Regel tritt hierbei keine Beteiligung der regionalen Lymphknoten auf.
Verschiedene wildlebende Nagetiere, z. T. vielleicht auch Hunde, sind als Erregerreservoir von Bedeutung.

Labordiagnose

Man untersucht nach sorgfältiger Reinigung des Geschwürs Material von den Rändern oder Reizserum vom Grund der Läsionen in Form von Ausstrichpräparaten, die nach GIEMSA gefärbt werden. Die Erreger entsprechen morphologisch weitgehend den bei Kala-Azar beschriebenen Formen; sie sind häufig mehr länglich und sind etwas öfter extrazellulär zu finden.

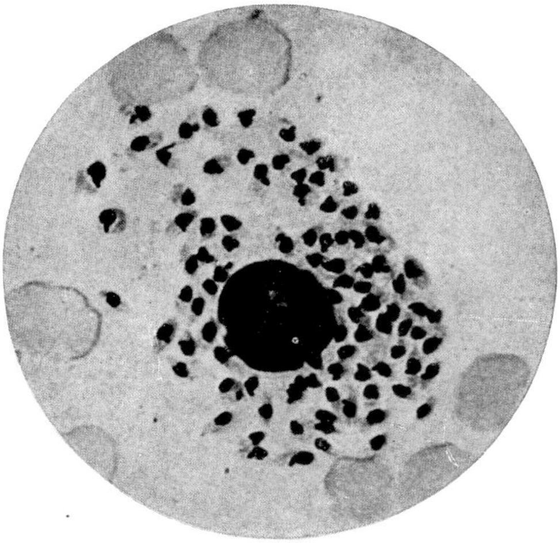

Abb. 164: Leishmania tropica. Ausstrichpräparat vom Geschwürsrand bei Orientbeule. Zahlreiche Parasiten in der Umgebung einer geplatzten Zelle. (Aus RUGE, MÜHLENS, ZUR VERTH).

Kultureller Nachweis wie für L. donovani beschrieben. Da das Untersuchungsmaterial in der Regel durch Bakterien kontaminiert ist, setzt man dem NNN-Nährboden je 2–3 Tropfen einer Lösung von 10000 IE Penicillin/ml und von 2 mg Streptomycin/ml (pro 5 ml Substrat) zu.

Unter Verwendung von spezifischem Antigen aus Erregerkulturen ist der Antikörpernachweis im Patientenserum mittels KBR möglich.

Beachte: Bei Verdacht auf Hautleishmaniase sollte auch die Möglichkeit einer Blastomykose differentialdiagnostisch in Betracht gezogen werden.

Leishmania brasiliensis

Auch dieser Erreger befällt primär gewöhnlich unbedeckte Körperstellen, wo die Phlebotomen Gelegenheit zum Stechen haben. Folge der Infektion ist die (südamerikanische) Haut-Schleimhaut-Leishmaniase (Espundia, Uta), die sich in chronischen Hautulzerationen äußert. Diese pflegen sich auf die Schleimhäute von Nase, Mund und Pharynx auszudehnen und vielfach mit Mischinfektionen und raschem Gewebszerfall einherzugehen. Die destruktiven Prozesse können zu schweren Haut- und Schleimhautzerstörungen und zu erheblichen Entstellungen führen. Verwechslungen mit Blastomykose, Lepra etc. sind dadurch leicht möglich.

Labordiagnose

Die Untersuchungsverfahren entsprechen weitgehend den für den Nachweis von L. tropica bzw. L. donovani beschriebenen. Man findet die Erreger leichter an den Rändern frischer Ulzerationen, während sie in älteren Geschwüren nur spärlich vorhanden sind und dadurch leicht der Feststellung entgehen. Die Parasiten können auch in den regionalen Lymphknoten und – nach Skarifikation – in der Haut nahe den Geschwüren festgestellt werden.
Ein für die Klinik einfaches Verfahren stellt die Intrakutanprobe nach MONTENEGRO dar: Injektion von 0,1 ml einer Kultursuspension von L. brasiliensis führt im positiven Fall zum Auftreten eines Erythems mit zentraler Induration oder Quaddel von 5–10 mm Durchmesser. Die Reaktion ist gruppenspezifisch.

Enzephalitis verursachende Amöben

Eine eigenartige Form der Enzephalitis wird durch Amöben der Gattungen Naegleria, Hartmanella und Acanthamoeba hervorgerufen, die als Bewohner von Gewässern und humusreichen Böden ubiquitär verbreitet sind und gelegentlich in sehr großer Zahl auftreten.

Amöben der genannten Gattungen sind seit langem bekannt von jungen Bakterienkulturen, die sie infolge ihrer raschen Vermehrung und großen Gefräßigkeit vollständig vernichten können. Die widerstandsfähigen, dickwandigen Zysten (Durchmesser von 10–15μ) werden leicht mit dem Staub verbreitet. Die Amöben wurden späterhin auch als Verunreinigungen in Zellkulturen gefunden, wo sie zytolytische Wirkungen ähnlich denen mancher Viren zeigen. Wurde das Kulturmaterial Versuchstieren appliziert, so führte dies zu Enzephalitis mit letalem Ausgang.
Menschliche Fälle von Amöbenenzephalitis wurden bisher in Australien, den USA und der ČSSR festgestellt. Charakteristisch war dabei das Auftreten der Krankheit in Form einer kleinen, lokal begrenzten Epidemie bei Personen, die in einem bestimmten stehenden Gewässer gebadet hatten (Süß- und Seewasser).
Die Krankheit äußert sich als stark progrediente Enzephalitis oder Meningoenzephalitis mit großen Mengen polymorphkerniger Leukozyten im Lumbalpunktat. Die Klärung der Ätiologie erfolgte in den meisten Fällen post mortem durch den mikroskopischen Nachweis der Amöben in Gehirnpräparaten oder durch

Anzüchtung aus Gehirngewebe. Histologisch finden sich ausgeprägte perivaskuläre Infiltrate in den betroffenen Gehirnpartien.
Eintrittspforte für die Parasiten ist vorzugsweise die Nasenschleimhaut, von wo aus sie entlang dem Nervus olfactorius unter starker Vermehrung in das Gehirn vordringen (CARTER, R. F.: J. Path. Bacteriol., 96 [1968] 1).
Da seit der Erstbeschreibung innerhalb von 4 Jahren fast 100 Fälle bekannt wurden, dürfte die Krankheit durchaus nicht allzu selten sein.

Erreger: Amöben von ca. 25 μ Durchmesser, Kern mit großem, rundem, zentral gelegenem Binnenkörper und feinen, randständigen Chromatingranula. Pseudopodien teils breit, lappig und in geringer Anzahl, teils zahlreich und fingerförmig. Stark granuliertes, vakuolenhaltiges Endoplasma. Mäßig breiter oder sehr schmaler Ektoplasmasaum. Zwei verschiedene Species sind bisher eindeutig bei menschlichen Enzephalitisfällen bestimmt worden:

Naegleria sp. bildet beim Umsetzen aus der Kultur in Aqua dest. vorübergehend 2 Geißeln aus.

Acanthamoeba castellanii, syn. Hartmannella castellanii, bildet keine Geißeln.

Kulturmethoden: Geeignete Nährböden sind „Mycological Peptone" (OXOID), 4%ig oder Proteosepepton-Dextrose-Medium. – Kultivierung bei 30° C auf dem Schüttelapparat.

B. Gewebsparasitische Helminthen

Dracunculus medinensis

(Medina-, Guineawurm).

Im Gebiet vom Nahen Osten bis Indien sowie in Ost- und Westafrika und Teilen Amerikas. Übertragung durch perorale Aufnahme der Larven.

Die geschlechtsreife Form des Wurmes entwickelt sich innerhalb von 8–12 Monaten nach Aufnahme der invasionsfähigen Larven mit Trinkwasser, das die Zwischenwirte, infizierte Copepoden, enthält. Unter Brennen und Jucken tritt – meist im Bereich der Beine und hier insbesondere an den Füßen – eine große Papel auf. Diese exulzeriert; im Geschwürsgrund erscheint der Kopf des Wurmes. Bevor der Parasit an der Außenfläche des Körpers erscheint, können uncharakteristische toxische oder allergische Symptome auftreten (Erbrechen, Durchfall, Exantheme); im Blut besteht Eosinophilie. Beim Versuch, den Wurm durch allmähliches Aufwinden auf ein Holzstäbchen aus dem Gewebe zu entfernen, oder auch ohne diesen Reiz können schwere Sekundärinfektionen auftreten. – Erregerreservoir: Verschiedene Wirbeltiere.

Entwicklungsgang: Die unter der Geschwürsoberfläche lebenden Weibchen können eine Länge von etwa 1 m und eine Dicke von etwa 1,5 mm erreichen, während die Männchen nur etwa 1–2 cm lang werden. Der befruchtete weibliche Wurm ist fast ganz von einem paarigen Uterus ausgefüllt. Bei der Geburt der Larven reißt der vordere, ins Freie ragende Teil des Wurmes auf; gewöhnlich geschieht dies aufgrund einer durch Kältereiz ausgelösten Kontraktion, wenn der betreffende Körperteil mit Wasser in Berührung kommt. Die Larven werden dabei in beträchtlicher Menge entleert. Danach verschließt sich die Öffnung am Wurm wieder, um bei erneuter Berührung mit Wasser wiederum aufzubrechen. So ist den Larven die Möglichkeit gegeben, in das Wasser zu kommen. Zur Reifung müssen die Larven von Flohkrebsen (Cyclops-Arten und verwandten Gattungen) aufgenommen werden. Die Larven sind etwa 600 μ lang, haben keine Scheide und sind gekennzeichnet durch einen sehr langen, spitzen Schwanz. Sie werden in der Leibeshöhle des Zwischenwirtes nach mehreren Wochen invasionsfähig.
Nach Verschlucken der infizierten Copepoden durch einen Endwirt werden die Larven durch die Wirkung der Verdauungssäfte frei. Sie durchwandern die Darmwand und dringen in tiefes Bindegewebe ein, wo sie heranreifen. Nach der Begattung setzt sich das Weibchen gewöhnlich unter der Körperoberfläche fest und bricht schließlich durch die Epidermis durch.

Labordiagnose

Meist ist der aus dem Geschwürsgrund ragende Kopf des Wurmes zu sehen. Im Zweifelsfall bringt man Wasser auf die verdächtige Hautstelle. In diesem lassen sich bei Medinawurm-Befall die Larven mikroskopisch nachweisen. Vor dem Durchbruch des Wurmes ist eine Diagnose durch Antikörpernachweis bzw. mittels Intrakutantest möglich.

Onchocerca volvulus

Siehe S. 396.

Trichinella spiralis

(Trichine).

Dieser Parasit kommt in Mitteleuropa nur noch selten, häufiger noch in Osteuropa und Nordamerika vor. Verschiedene Tierarten bilden das Erregerreservoir (z.B. Schweine, Ratten, Bären). Die Infektion des Menschen erfolgt fast stets durch Verzehr infektiösen Schweinefleisches. Man unterscheidet zwei Stadien:

a) Darmtrichinen: Männchen etwa 1,5, Weibchen etwa 4 mm lang. Sie entwickeln sich nach Aufnahme von muskeltrichinenhaltigem (s.u.) Fleisch in der Mucosa des Dünndarms, wo die Weibchen etwa vom 6. Tag nach der Aufnahme des Fleisches ab vivipar Larven zur Welt bringen (etwa 1000–2500 Larven pro Weibchen). Diese dringen über die Lymphbahnen in den Blutstrom ein und setzen sich in der quergestreiften Muskulatur des Wirtskörpers fest.

b) Muskeltrichinen: Die in die Muskulatur eingedrungenen Larven wachsen zu spiralig aufgerollten, wurmartigen Formen heran und werden binnen einem Monat von einer Bindegewebskapsel eingeschlossen, die nach etwa 6 Monaten kalzifiziert. Hier können sie z.T. über 20 Jahre invasionstüchtig bleiben.

Darmtrichinen können durch Schädigung der Darmwand Oberbauchbeschwerden, evtl. mit Fieber, Erbrechen und Durchfall, infolge einer Entzündung des Dünndarmes verursachen. Muskeltrichinenbefall führt zu starker Eosinophilie und insbesondere zu Muskelschmerzen, neben ausgeprägten Zeichen von Intoxikation und Allergie (Ödeme, insbesondere der Augenlider, hochgradige Eosinophilie von 50–90%, Fieber). Die Schwere der Erscheinungen hängt im allgemeinen maßgeblich von der Stärke des Befalles ab.

Labordiagnose

Im Ausnahmefall können die Larven im Venenblut während der ersten 4 Wochen nachgewiesen werden (10 ml Blut mit 100 ml 3%iger Essigsäure mischen und zentrifugieren; die Larven finden sich im Sediment). Durch Biopsie ist ein Nachweis der Larven bzw. Kapseln gelegentlich während der Phase der Muskelschmerzen möglich; entnommene Muskelstückchen werden, wie bei der Fleischbeschau, zwischen zwei dicken Glasplatten (Trichinenkompressorium) gequetscht, bis Druckschrift durch das Präparat hindurch lesbar wird, und dann bei etwa 50facher Vergrößerung durchmustert. Im positiven Fall finden sich die Parasiten spiralig eingerollt in einer Bindegewebskapsel bzw., kurz nach der Einwanderung, noch frei im Muskelgewebe.

Serologische Nachweisverfahren haben beim Menschen eine wesentlich größere praktische Bedeutung als der direkte Parasitennachweis.

Trichinose-KBR: Siehe S. 483.

Bentonit-Flockungstest (Difco): Durchführbar als Objektträger- oder als Röhrchen-Test. Die Reaktion ist von guter Spezifität. Sie beruht auf Verklumpung von Bentonitpartikeln, an die Trichinella-Antigen adsorbiert ist, und wird zwei Wochen nach der Infektion positiv. Die technischen Details der Versuchsdurchführung sind der mit der Testpackung gelieferten Anweisung zu entnehmen.

Präzipitationsprobe: Siehe S. 436.

Intrakutanprobe (mit dem Antigen des Bundesgesundheitsamtes – Max von Pettenkofer-Institut – oder mit dem Antigène trichien des Institut Pasteur, Paris): Anwendung und Ablesung gemäß beigegebener Anweisung. Der Test wird nicht früher als 3–4 Wochen nach der Infektion positiv (Sofortreaktion in positiven Fällen innerhalb 15 min) und bleibt dann mehrere Jahre positiv.

Echinococcus granulosus und Echinococcus multilocularis

(Hundebandwurm).

Die beiden Arten des Hundebandwurmes im engeren Sinn (im Gegensatz zu Dipylidium caninum, S. 374) kommen weltweit, E. granulosus besonders in Schafzuchtgebieten, vor, zeigen aber deutlich getrennte Verbreitungsgebiete (in Europa: E. granulosus im Norden Deutschlands und in Jugoslavien; E. multilocularis u.a. in kleineren Gebieten wie Oberbayern, Baden, Südwürttemberg, Teilen Österreichs, der Schweiz, Italiens, Rußlands). Es bestehen auch morphologische Unterschiede in der geschlechtsreifen Form und im Finnenstadium. Der geschlechtsreife Parasit lebt im Dünndarm des Hundes und anderer Caniden; die Finnen entwickeln sich in verschiedenen Zwischenwirten, gelegentlich auch im Menschen. Das Finnenstadium wird als Echinokokkus bezeichnet. Bei E. granulosus ist es blasenartig gestaltet als flüssigkeitsgefüllte Zyste (Hydatide), die auf einer inneren sog. Keimschicht zahlreiche sandkorngroße „Brutkapseln" ausbildet, an deren Innenwand wiederum jeweils mehrere Scolices entstehen („Echinococcus cysticus"). Die Finne des E. multilocularis entwickelt sich fast ausschließlich in der Leber. Sie hat einen schwammartigen Bau, wobei sich die Scolices in den durch exogene

Sprossung entstehenden, blasigen Waben ausbilden („Echinococcus alveolaris"). Während E. cysticus sich früher oder später durch Verdrängungserscheinungen mit entsprechenden Symptomen, z.B. in der Leber oder im Gehirn, bemerkbar macht, wächst E. alveolaris geschwulstartig infiltrierend.

Der geschlechtsreife E. granulosus wird etwa 4–5 mm, der geschlechtsreife E. multilocularis nur etwa halb so lang. Bei beiden Arten trägt der Scolex 4 Saugnäpfe und einen doppelten Hakenkranz. Die Würmer bestehen nur aus 3–4 Gliedern; nur das letzte davon ist reif. Die Lebensdauer der Bandwurmstadien wird mit etwa 100 Tagen beziffert.

Entwicklungsgang: Nach peroraler Aufnahme fertiler (d.h. Scolices enthaltender) Zysten – meist durch Verfütterung roher Schlachtungsabfälle – entwickelt sich das Bandwurmstadium zwischen den Zotten des Dünndarms des Wirtes. Etwa 5 Wochen nach Aufnahme der Finnen beginnt die Ausscheidung der Eier mit dem Kot. Zwischenwirt ist bei E. granulosus in erster Linie das Schaf, bei E. multilocularis Feld- und Wühlmäuse. Das Finnenwachstum geht langsam vor sich, kann bei E. cysticus aber bis zu Kindskopfgröße führen. Werden Eier vom Menschen aufgenommen, so tritt das Finnenwachstum, meist in der Leber, sonst auch in Lunge, Gehirn und anderen Organen auf. Bei Durchbruch einer Lungenzyste in das Bronchialsystem können u.U. Membranteile und Haken mit dem Sputum ausgehustet werden.

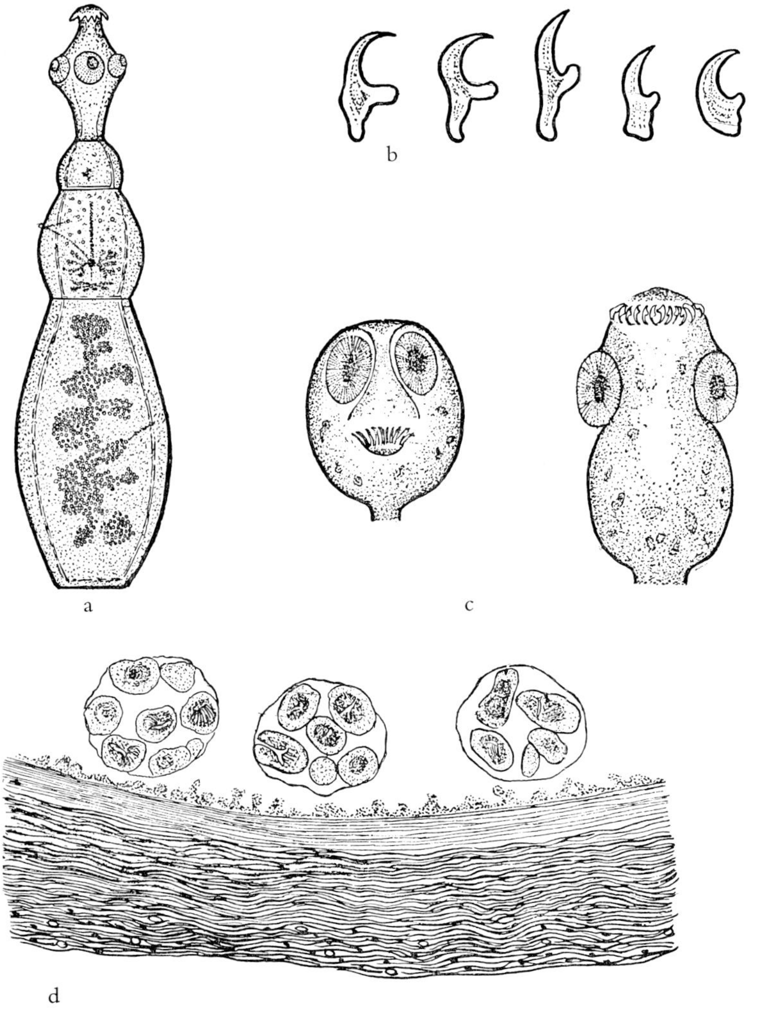

Abb. 165: Echinococcus granulosus. a: Reifer Bandwurm. – b: Haken. – c: Scolices aus einer Brutkapsel (ein- bzw. ausgestülpt). – d: Schnitt durch die Wandung einer Zyste.

Labordiagnose

In Frage kommen praktisch nur serologische Verfahren wie KBR oder Präzipitationsreaktion, ferner ein Hauttest. Zum Antikörpernachweis bei Echinococcus cysticus ist Hydatidenflüssigkeit geeignet. Zur serologischen Diagnose von E. multilocularis ist ein alkoholischer Extrakt von getrockneten und zerriebenen Bläschen, die reichlich Scolices enthalten, brauchbar, dagegen ist Hydatidenflüssigkeit hier ungeeignet. Die KBR ist nicht artspezifisch, sondern eine Gruppenreaktion, die auch bei Zystizerkose (und bei Fasciola-hepatica-Befall) positiv ausfallen kann. Weitere Angaben zur KBR siehe S. 483.

Anmerkung: Punktion einer Hydatidenzyste, etwa zu diagnostischen Zwecken, gilt als Kunstfehler, da wegen des inneren Turgors unweigerlich Brutkapseln aus der Zyste austreten, die wiederum zu Echinococcus-Blasen auswachsen.

Intradermalreaktion (nach CASONI): Mit steril gewonnenem Blaseninhalt fertiler Zysten (als Trockenpräparat im Handel, identisch mit dem KBR-Antigen). Intrakutan an der Volarseite des sorgfältig gereinigten Unterarmes 0,1–0,2 ml des im mitgelieferten Lösungsmittel aufgenommenen Antigens mit Tuberkulinspritze injizieren. Zur Kontrolle: Gleichartige Injektion mit physiol. NaCl-Lösung.

Man unterscheidet im positiven Fall:

a) Frühreaktion: Erreicht wenige Minuten nach der Injektion ihren Höhepunkt in Form einer Quaddelbildung mit deutlichen Pseudopodien und hochrotem Hof von mehreren Zentimetern Durchmesser.

b) Spätreaktion (nach 24 Std. abzulesen): Subkutanes entzündliches Ödem an der Injektionsstelle von etwa 5 cm Durchmesser. Dazu oft Hautrötung, aber keine Druckempfindlichkeit. Eine alleinige Rötung ist nicht als positiv zu werten.

Bewertung: Die Intrakutanprobe ist beim Menschen gewöhnlich empfindlicher und spezifischer als die KBR (beim Tier umgekehrt). Frühreaktion spricht eher für E. alveolaris, Spätreaktion für E. cysticus. Die Hautallergie bleibt nach Ausheilung noch jahrelang bestehen.

Paragonimus westermani

(Lungenegel).

Dieser Parasit und der sehr ähnliche P. kellicotti sind insbesondere in Ostasien verbreitet, ferner in verschiedenen Teilen Afrikas und Südamerikas. Die Parasiten kommen, außer beim Menschen, auch bei verschiedenen Wirbeltieren (u. a. Schwein, Hund, Katze) vor.

Die Paragonimusarten gehören zu den Trematoden. Größe: 8–14 : 5–7 mm; Form plump-oval, Farbe rötlich-braun. Der Egel hat einen etwa in Körpermitte liegenden Saugnapf; seine Oberfläche ist mit Dornen besetzt. In der Lunge des Menschen treten selten mehr als 10 Würmer auf. Ihre Lebensdauer scheint sehr groß zu sein. An ihrem Sitz rufen sie Nekrosen und Ulzerationen hervor, wobei sich bis haselnußgroße Zysten mit fester Wand bilden, die von blutig-eitrigem Material erfüllt sind. Die Eier gelangen durch das Sputum oder, da sie häufig verschluckt werden, durch den Stuhl in die Außenwelt.

Entwicklungsgang: Die Erreger machen in der Außenwelt zunächst einen Entwicklungszyklus analog dem bei Fasciolopsis buski beschriebenen durch: Das sich entwickelnde Miracidium dringt in bestimmte Schneckenarten ein, entwickelt sich dort zur Sporozyste, in welcher Mutter- und Tochter-Redien entstehen, die dann Zerkarien freisetzen. Diese dringen in Krabben oder Krebse als zweite Zwischenwirte ein. Werden diese roh gegessen, so bohren sich die inzwischen entstandenen Metazerkarien durch die Wand des oberen Dünndarmabschnittes und dringen dann über das Zwerchfell meist in die Lungen ein; außerdem ist auch ein („heterotopischer“) Befall anderer Organe (Milz, Leber, Gehirn etc.) möglich. Die Präpatentperiode, d.h. die Zeit vom Befall des Endwirtes bis zum Auftreten der ersten Eier, dauert etwa 2–3 Monate.
Die Art der bei menschlichem Befall auftretenden Erscheinungen hängt maßgeblich von Sitz und Zahl der Würmer ab. Sind die Parasiten – wie dies meist der Fall ist – in der Lunge lokalisiert, so treten Brustschmerzen, Husten mit rotbraun-blutigem Auswurf sowie bronchopneumonische oder lungentuberkuloseartige Krankheitsbilder auf. Während ihres Entwicklungszyklus aberrierende Parasiten können extrapneumonisch, z.B. in der Pleura- oder Peritonealhöhle, insbesondere dann zu Schädigungen führen, wenn sie dort geschlechtsreif werden und Eier ablegen. Mannigfache klinische Bilder können auch durch Gewebsreaktionen entstehen, die von abgestorbenen Würmern in anderen Körperteilen ausgelöst werden.

Labordiagnose

Der Befall wird durch den Nachweis der Eier im Sputum (bräunlich-blutige Anteile bevorzugt untersuchen) oder auch im Stuhl (verschlucktes Sputum) festgestellt. Häufig sind im Sputum gleichzeitig CHARCOT-LEYDENsche Kristalle vorhanden. Bei atypischem Sitz mag die bestehende Eosinophilie in Verbindung mit anamnestischen Erhebungen (Verzehr rohen Krabbensalates, Aufenthalt in Ostasien oder anderen Verbreitungsgebieten) den Verdacht auf Paragonimus lenken.

Bei spärlichem Vorhandensein von Eiern im Sputum kann eine Anreicherung den Nachweis ermöglichen: Man vermischt 1 Teil Sputum mit 5 Teilen 5%iger Natronlauge, läßt etwa 3 Std. stehen bei Zimmertemperatur unter wiederholtem Umrühren bis zur völligen Verflüssigung, zentrifugiert 1 min bei 2000 U/min und untersucht dann das Sediment bei schwacher Mikroskopvergrößerung.

Paragonimus-Eier: Z.T. in der Größe variierend, meist etwa 60 : 90 μ groß, mit goldbrauner, relativ dicker Schale. Die Eier haben einen Deckel, der etwas eingesunken wirkt; am gegenüberliegenden Pol zeigt sich z.T. eine kleine Vorwölbung. Im Innern findet sich eine Eizelle mit 5–10 Dotterzellen.

Anhang:

Paragonimus africanus

Im tropischen Westafrika. Seine Haupt-(End-)wirte sind marderartige Schleichkatzen (Viverridae).

Erratische Nematodeninvasionen

Nematodenlarven, die normalerweise in Tieren ihre Entwicklung vollenden, können u. U. auch in den menschlichen Organismus eindringen und dort eine Zeitlang existieren. Sie gelangen aber nur selten zur Geschlechtsreife. Unter den Krankheitssymptomen überwiegen diejenigen, die sich aus Abwehrreaktionen entwickeln; sie sind meist wenig charakteristisch. Die für alle Nematodeninfektionen typische Eosinophilie tritt auch hier regelmäßig auf, und zwar sowohl im Blutbild als auch in lokalen Infiltraten an den Stellen, wo sich die Wurmlarven befinden.

Zur *Diagnose erratischer Nematodeninvasionen* sind vielfach serologische Teste, insbesondere die KBR mit Erfolg herangezogen worden. Sie sind jedoch durchweg als Gruppenreaktion zu betrachten und erfordern den Ausschluß anderer Wurmkrankheiten.

Von den zahlreichen Wurmarten, die gelegentlich beim Menschen gefunden werden, haben drei eine gewisse, insbesondere differentialdiagnostische Bedeutung:

Toxocara canis

(Hundespulwurm).

Die Entwicklung im Hund verläuft analog der von Ascaris lumbricoides im Menschen. Die Toxocaralarven dringen beim Menschen durch die Darmwand hindurch und in verschiedene Organe ein, wo sie für einige Zeit unter Gewebszerstörung umherwandern und schließlich durch Granulationen eingeschlossen werden (Larva migrans visceralis, vgl. auch Ancylostoma braziliense, S. 369). Das am meisten betroffene Organ ist die Leber. Neben einer anhaltenden Hypereosinophilie sind die auffälligsten Symptome Leberschwellung und Asthma; Beteiligung des Zentralnervensystems ist nicht selten. Die Erkrankung wurde bisher nur bei Kindern festgestellt. Anamnestisch ist das Essen von Erde bedeutungsvoll, da auf diese Weise eine größere Zahl von Toxocara-Eiern aufgenommen werden kann. Die Diagnose wird durch den Nachweis von Wurmlarven in Biopsiematerial gesichert: Rhabditiforme Nematodenlarven von 290–350 μ Länge und 14–20 μ Breite.

Anisakis sp.

(Heringswurm)

Die fadendünnen, erwachsenen Würmer leben im Darm von Delphinen und Robben. Der Mensch kann sich durch Aufnahme ungenügend gekochter oder nur schwach fermentierter Seefische (z.B. Matjesheringe) mit den Larven infizieren. Diese dringen in die Darmwand ein und werden dort von eosinophilen Granulomen eingeschlossen. Krankheitssymptome sind Fieber und äußerst schmerzhafte Darmkoliken. Chirurgische Eingriffe an dem während der Periode der Koliken hochsensibilisierten Darm verschlechtern die Prognose. Die Differenzierung gegenüber Tumoren kann durch serologische Teste erleichtert werden (s.o.). Nachweis der Parasiten in den verhältnismäßig umfangreichen Granulomen gelingt häufig erst bei gründlicher histologischer Untersuchung. Je nach dem erreichten Entwicklungsstadium sind die Würmer unterschiedlich groß, maximal erreichen sie etwa 10 cm Länge bei einer Breite von 0,2–0,3 mm.

Angiostrongylus cantonensis

Die geschlechtsreifen Würmer leben in der Lunge von Ratten und erreichen dort bis 25 mm Länge und 0,35 mm Breite (die Männchen bleiben etwas kleiner). Die Zwischenwirte (Süßwasserschnecken, Landschnekken und Süßwassergarneelen) können, in ungenügend gekochtem Zustand verzehrt, die Infektion auf den Menschen übertragen.

Die im Körper umherwandernden Larven gelangen häufig in das Gehirn, wo sie zwar weiter wachsen, aber nicht die volle Geschlechtsreife erlangen. Es entsteht eine langsam fortschreitende eosinophile Meningoenzephalitis mit psychotischen Reaktionen und häufig letalem Ausgang.

Der Parasit ist auf Südostasien und die tropischen Inseln des Pazifik beschränkt, die Krankheit ist jedoch dort nicht selten.

Serologischer Teil

I. Allgemeines

Auf die parenterale, vereinzelt auch auf die orale Zufuhr körperfremder Stoffe wie Bakterien, deren Toxinen, Viren etc. antwortet der Makroorganismus mit Immunreaktionen, deren Ziel es ist, diese Fremdstoffe zu eliminieren. Substanzen, die den Körper zu solchen Reaktionen veranlassen, werden als Antigene bezeichnet. Hauptmerkmal dieser Reaktionen ist ihre Spezifität, d.h., die durch den Antigenreiz im Wirtsorganismus ausgelösten Vorgänge sind hochgradig auf das auslösende Agens abgestimmt. Soweit diese Reaktionen zur Bildung von Antikörpern führen, die in vitro faßbar sind, fallen sie in das Arbeitsgebiet der Serologie.

Eine spezifische Reaktion von Antigen und Antikörper gilt als der Beweis für die Anwesenheit der gesuchten bzw. unbekannten Substanz. Ausbleiben der spezifischen Reaktion bedeutet Fehlen der gesuchten Antigene bzw. Antikörper im untersuchten Material.
Serologische Reaktionen können als qualitative oder auch als quantitative Tests durchgeführt werden. Der quantitative Ansatz der Reaktion soll Auskunft über die vorhandene Menge bzw. Konzentration von Antikörper- oder Antigeneinheiten geben. Die Angabe des quantitativen Ergebnisses erfolgt meist als sog. Titer. Bei einem Serum sollte der Titer das auf ein bestimmtes Volumen bezogene Maß der enthaltenen Antikörpereinheiten darstellen (bei einem Antigen entsprechend das Maß der Antigeneinheiten). Zeigt beispielsweise ein Serum bis zur Verdünnung von 1:200 in 1,0 ml eine positive Reaktion, so hat es einen Titer von 200 (Antikörpereinheiten pro ml). Während der Titer eines Serums von zahlreichen Autoren als der reziproke Wert der höchsten Serumverdünnung definiert wird, die noch eine positive Reaktion ergibt (also als der reziproke Wert der Grenzverdünnung), so ist an dieser Stelle doch darauf hinzuweisen, daß vielfach im allgemeinen Sprachgebrauch der Titer mit der Grenzverdünnung gleichgesetzt wird, d.h. die Angabe lautet im obigen Beispiel dann „Titer 1:200", während es sich bei dem Wert von 1:200 eigentlich um die Grenzverdünnung (z.B. eines Serums) handelt.

Antikörper

Antikörper sind Eiweißstoffe, die unter dem Stimulus von Antigenen im Makroorganismus gebildet werden. Sie wirken hochgradig spezifisch, d.h. auf das Antigen, das ihre Erzeugung ausgelöst hat oder mit diesem identisch ist. Die Antikörper sind ganz überwiegend in der Gammafraktion der Serumglobuline enthalten. Diese Proteine werden in die folgenden Immunglobulinklassen unterteilt:

γA (IgA), macht etwa 10% der Gammaglobuline im menschlichen Serum aus. Sie sind die Hauptimmunglobuline verschiedener Sekrete wie Nasenschleim, Parotisspeichel, Bronchialsekret etc. und dürften hier eine Schutzfunktion auf muköse Oberflächen ausüben. Sie vermögen Toxine zu neutralisieren. Dagegen sind sie zur Komplementaktivierung nicht befähigt, d.h. durch die Reaktion von IgA mit homologen Antikörpern wird der Vorgang der Komplementbindung nicht in Gang gesetzt.

γG (IgG), macht den Hauptteil der Gammaglobulinfraktion aus; mindestens 80% aller gegen Bakterien, Viren und Toxine gerichteten Antikörper gehören zu dieser Klasse, die – im Gegensatz zu anderen Immunglobulinen – plazentagängig ist; das Neugeborene ist daher hauptsächlich durch IgG-Antikörper geschützt. IgG vermag Komplement zu aktivieren. Es tritt nach einem Antigenreiz später auf als IgM (s.u.), persistiert aber gewöhnlich sehr viel länger.

γM (IgM), enthält vor allem Antikörper gegen Kohlenhydrat-Antigene. Zur Klasse IgM, die etwa 5–10% der Serumantikörper ausmacht, gehören außer den gegen Lipopolysaccharid-Antigene gramnegativer Bakterien gerichteten Immunstoffen auch die meisten FORSSMAN- und WASSERMANN-Antikörper und Kälteagglutinine (s. ds.). IgM vermag Komplement zu aktivieren; IgM-Bildung setzt nach einem Antigen-Stimulus rasch ein, jedoch sind IgM-Antikörper nur relativ kurze Zeit nachweisbar.

γD (IgD), eine neu entdeckte, nur in geringer Menge im Serum vorkommende Immunglobulingruppe, deren Funktion unbekannt ist.

γE (IgE), nur in sehr geringer Menge im Serum vorhanden. Die Klasse enthält u.a. die für die PRAUSNITZ-KÜSTNERsche Reaktion verantwortlichen Immunstoffe, die auch als Reagine bezeichnet werden (nicht zu verwechseln mit den bei Syphilis auftretenden, gleichfalls als „Reagine" bezeichneten Antikörpern). Möglicherweise bewirkt IgE einen Schutz bei Wurminfektionen bzw. einen Einfluß auf den Krankheitsverlauf, da bei Wurminfektionen stark erhöhte IgE-Werte gefunden werden. Signifikant erhöhte Spiegel bestehen insbesondere bei atopischen Erkrankungen wie Asthma bronchiale, Heuschnupfen etc. (wahrscheinliche Beteiligung an allergischen Reaktionen nach Kontakt mit Antigenen über die Haut, durch perorale oder aerogene Aufnahme).

Die Spezifität der Antikörper wird durch den chemischen Aufbau des zugehörigen (= homologen) Antigens bestimmt. Besteht ein Antigen, wie in der Regel Bakterien, aus mehreren chemisch differenten Antigenen, so kann dadurch die Bildung entsprechend verschiedener Antikörper ausgelöst werden.

Werden Antikörper mit den homologen Antigenen im Reagenzglas zusammengebracht, so erfolgt häufig eine direkt oder indirekt erkennbare Reaktion. Je nach den dabei auftretenden Antikörperwirkungen bezeichnet man die Antikörper als

Agglutinine: Verklumpen (agglutinieren) korpuskuläre Antigene,

Präzipitine: Fällen (präzipitieren) lösliche Antigene,

Lysine: Zerstören (lysieren) korpuskuläre Antigene (unter Mitwirkung einer weiteren Substanz, des Komplements),

Bakteriozidine: Töten unter Mitwirkung von Komplement Bakterien ab,

Komplementbindende Antikörper: Führen zu einer mittels einer akzessorischen Reaktion erkennbaren Fixierung von Komplement (s.u.) bei der Reaktion mit dem Antigen.

Andere Reaktionen von Antikörpern mit Antigenen lassen sich im Tierversuch bzw. in der Gewebekultur sichtbar machen, z.B. die Neutralisation von Toxinen bzw. von Viren (antitoxische bzw. neutralisierende Antikörper).

Natürliche Abwehrstoffe

Im Gegensatz zu den aufgrund von Immunreaktionen entstehenden Antikörpern sind „natürliche Abwehrstoffe" Substanzen, die primär in den Körpersäften vorhanden sind. Sie bedürfen zu ihrer Ausbildung keines spezifischen Antigenreizes und bestehen (im Gegensatz zu den durch Immunitätsreaktionen mit Antigenen entstehenden Antikörpern) gewöhnlich während des ganzen Lebens.

Im Zusammenhang mit den „natürlichen Abwehrstoffen" verdient auch das sog. Komplement Erwähnung, ein Komplex von Proteinen, der im normalen, frischen Serum enthalten ist. Es stellt ein System von Ko-Faktoren dar, das für die Lysewirkung von Antikörpern gegen korpuskuläre Antigene notwendig ist (s.o.).

Die Bedeutung des Komplements bei der Lysinreaktion, besonders im Rahmen der Immunhämolyse wird u.a. auf S. 439 und 440 besprochen. Die ursprünglich beschriebenen Eigenschaften betrafen jedoch die bakterizide Wirkung der zunächst als Alexin bezeichneten, thermolabilen Substanz. Seine Rolle in der unspezifischen Infektabwehr ist auch heute noch nicht restlos geklärt. Die Hauptbedeutung liegt offenbar in einer Art Katalysatorwirkung bei einer Reihe verschiedener biologischer Prozesse, insbesondere bei Antigen-Antikörper-Reaktionen.

„Normalantikörper" sind Substanzen, die den aufgrund eines spezifischen Antigenreizes entstandenen Antikörpern in ihrer Wirkung sehr ähnlich und im Blut des normalen Makroorganismus vorhanden sind. Häufig dürften sie als Folge einer Immunantwort auf eine nicht bemerkte Infektion durch einen Mikroorganismus aufzufassen sein; oft dürften sie auch auf heterologe Antigenreize zurückzuführen sein, etwa auf Stimulationen durch Keime der Normalflora, welche pathogenen Keimen antigenverwandt sind. Die Hauptaktivität der gegen Bakterien wirksamen, auch als „natürliche Antikörper" bezeichneten Immunstoffe dieser Art richtet sich gegen gramnegative Organismen.

Opsonine sind Stoffe, welche die durch bestimmte Oberflächensubstanzen von pathogenen Keimen bewirkte Hemmung der Phagozytose aufheben und dadurch die Aufnahme der Erreger in Leukozyten ermöglichen. Immunseren zeigen in der Regel eine wesentlich größere Opsoninwirkung als Normalseren. Die Natur der Opsonine ist noch Gegenstand verschiedener Interpretierung.

Properdin: Hierbei handelt es sich um eine thermolabile, durch Zymosan (unlösliches Kohlenhydrat von Hefezellwänden) bei 15° C selektiv isolierbare Substanz aus dem Plasma, die antibakterielle Wirkungen zeigt bei Anwesenheit von Mg^{++} und Komplement. Es wurde als ein selbständiges bakterizides Serumprotein (Euglobulin) angesehen. Später gewann die Auffassung mehr und mehr an Boden, daß es sich bei Properdin um ein Gemisch niedertitriger natürlicher Antikörper, nicht um eine eigenständige Serumkomponente handelt. Neuerdings ergab sich indessen, daß offenbar doch das Vorhandensein eines besonderen Proteins angenommen werden muß, das die dem Properdin ursprünglich zugeschriebenen Eigenschaften besitzt, das aber nicht zu den Immunglobulinen gehört.

Lysozym: Diese in Gewebe und Körperflüssigkeiten, vor allem aber in den Tränen vorkommende Substanz wirkt besonders intensiv gegen gewisse saprophytische grampositive Keime, kann aber auch bei der Abwehr pathogener Keime beteiligt sein. Der Nachweis erfolgt mittels des besonders empfindlichen Micrococcus lysodeikticus.

Antigene

Antigene sind Substanzen mit einem meist über 10000 liegenden Molekulargewicht. Wirken Stoffe geringerer Molekülgröße, z.B. Formaldehyd, gewisse Medikamente etc., als Antigene, so wird das dadurch erklärt, daß sie mit Eiweiß chemische Bindungen eingehen und dadurch Bestandteile eines größeren Moleküls werden. Der Antigenreiz kann durch gleichzeitige Verabfolgung sog. „Adjuvantien" (die Antikörperbildung stimulierende Stoffe, z.B. Lipoide aus Mykobakterien) verstärkt werden. Voraussetzung der Antigenwirkung ist – außer einer gewissen Mindestgröße – eine Oberflächenbeschaffenheit des Antigens, die von den immunologisch kompetenten Zellen (Medawar, 1960) des Makroorganismus als fremd empfunden wird.

Voll-Antigene sind Substanzen, die sowohl Antikörperbildung auslösen als auch sich mit diesen Antikörpern verbinden können. Die Ausbildung des spezifischen, homologen Antikörpers wird bestimmt durch das Vorhandensein sog. determinierender Bezirke bzw. determinanter Gruppen am Antigenmolekül, die die Entstehung entsprechender Reaktionsbereiche am Antikörpermolekül veranlassen und sich bei der Antigen-Antikörper-Reaktion mit diesen spezifisch verbinden.

Protein-Antigene sind Eiweißkörper; ihre determinanten Gruppen sind dementsprechend aus Aminosäuren aufgebaut. Wegen der vielen Variationsmöglichkeiten der Anordnung der Aminosäuren in den determinanten Gruppen gibt es in der Natur sehr viele serologisch unterscheidbare Antigene dieser Art. Sie wirken gewöhnlich, wenn sie als artfremd empfunden werden, als Vollantigene.

Polysaccharid-Antigene: Polysaccharide können ebenfalls antigen wirksam sein, wenn ihr Molekül entsprechend groß ist. Die Spezifität der Antigen-Antikörper-Reaktion ist bei Polysaccharid-Antigenen jedoch gewöhnlich etwas geringer als bei Protein-Antigenen. Als Beispiel für eiweißfreie Polysaccharid-Antigene seien die Kapselpolysaccharide der Pneumokokken genannt.

Glykopeptid-Antigene: Hochmolekulare Polysaccharid-Polypeptid-Komplexe, die überwiegend aus Zuckerbestandteilen, zum kleineren Teil aus Aminosäuren bestehen. Die Blutgruppensubstanzen (A, B, AB und 0 bzw. H) stellen derartige Antigene dar; dabei ist der Polysaccharidanteil für die Spezifität verantwortlich.

Lipopolysaccharid-Antigene: Aufgebaut aus Lipoid-, Kohlenhydrat- und Protein-Anteilen; sie stellen z.B. das in der Zellwand lokalisierte O-Antigen der Enterobacteriaceae dar. Die Proteinkomponente bewirkt die Antigenität, die Polysaccharidkomponente die Spezifität. Es zeigte sich, daß für die einzelnen Serotypen bei Salmonellen bestimmte endständige Zuckermoleküle verantwortlich sind (z.B. der Zucker Tyvelose für den O-Faktor 9).

Haptene sind, im Gegensatz zu „Voll-Antigenen", Stoffe, die nicht für sich allein Antikörperbildung auszulösen in der Lage sind; sie vermögen jedoch für sich allein eine Bindung mit dem homologen Antikörper einzugehen. So sind zum Beispiel Lipoide für sich nicht antigen; jedoch sind einzelne Glykolipoide wie Cardiolipin (s. Syphilis-KBR S. 457) serodiagnostisch als Hapten insofern bedeutsam, als sie in Gegenwart von Antikörpern Komplement binden.

Allergene rufen nicht die Bildung humoraler, d.h. im Serum faßbarer Antikörper, sondern zelluläre Immunreaktionen hervor (z.B. Tuberkulin bei Tuberkulose).

Im Rahmen der Themenstellung interessieren aus dem Gebiet der Immunkörper die Begriffe der aktiven und passiven Schutzimpfung insoweit, als sie für die Diagnostik von Erkrankungen durch verschiedene Erreger bedeutsam sind:

Aktive Immunisierung: Impfung mit abgeschwächten oder abgetöteten Keimen bzw. mit entgifteten Toxinen, mit der Folge einer Immunität durch aktive Bildung spezifischer Abwehrstoffe.

Passive Schutzimpfung: Einverleibung von Schutzstoffen, die in Seren immun gewordener Menschen (Rekonvaleszentenserum) oder in Seren künstlich immunisierter Tiere enthalten sind. Die Rolle des Serums besteht gewöhnlich in der Inaktivierung der frei in den Körperflüssigkeiten vorhandenen bzw. im Organismus infolge Infektion noch entstehenden Toxine, während bereits an Körperzellen verankerte Giftstoffe nicht mehr neutralisiert werden. Antitoxische Seren werden diagnostisch im Tierversuch für den Nachweis der Spezifität von Giftwirkungen verwendet, z.B. beim Botulismus-Tierversuch (s.d).

Bakterielle Antigene: Bakterien stellen chemisch komplexe Strukturen dar, deren Einzelelemente in unterschiedlichem Ausmaß als Antigene wirksam sein können. Für die Auslösung von Antikörperbildung sind die Antigene intakter Bakterien vor allem dann bedeutsam, wenn sie auf oder in der Nähe der Oberfläche der Keime lokalisiert sind. Aus der Vielzahl der Antigene der Bakterienzelle kommen daher in erster Linie Zellwand, Geißeln, Fimbrien und Hüllen für serodiagnostische Zwecke in Betracht.
Die gegen diese Antigene gebildeten Antikörper sind in ihrem chemischen Aufbau verschieden und wirken nur gegen das jeweilige Antigen, z.B. Geißel-Antikörper nur gegen die Flagellen, sog. H-Antigene, begeißelter Bakterien. Gehen Mikroorganismen von der sog. S-(= Glatt-)Form (e. s., smooth) in die R-(Rauh-)Form (e. r., rough) über, so läuft damit eine Änderung der serologischen Eigenschaften der somatischen Antigene parallel, während sich die H-Antigene dabei meist nicht ändern. Der dem „Rauhwerden" von Keimen zugrundeliegende Verlust des O-Antigens bringt tiefer gelegene Antigene an die Oberfläche, die mehreren, gewöhnlich verwandten Arten gemeinsam sind. Die serologischen Reaktionen büßen dadurch ihre Spezifität mehr oder weniger stark ein und es tritt eine Tendenz zur Spontanagglutination (s. S. 417) auf, die insbesondere in höherprozentigen (häufig schon in physiologischen) NaCl-Lösungen festzustellen ist.

Manche bakterielle Oberflächenantigene sind für die Virulenz gegenüber bestimmten Tierarten bedeutsam und können bei wiederholter Überimpfung der Keime leicht verlorengehen, so z.B. das Vi-Antigen bei Typhus- und einigen anderen Salmonella-Stämmen oder die K-Antigene anderer Enterobacteriaceae. Diagnostisch bedeutsam ist, daß ihr Vorhandensein die serologischen Reaktionen mit dem O-Antigen hemmt.

Als bakterielle Antigene sind schließlich die von den Keimen gebildeten Toxine wirksam, die im Wirtsorganismus die Produktion neutralisierender Antikörper auslösen.

Für die Herstellung von entsprechenden antitoxischen Seren und – analog – auch von Impfstoffen zur aktiven Immunisierung macht man von der Tatsache Gebrauch, daß Formalinbehandlung gewisser Toxine zwar die Giftwirkung, nicht jedoch die antigene Wirkung aufhebt. Derartige entgiftete „Toxine" werden als Toxoide bezeichnet.

Bakterien-Toxine sind enzymartige Stoffe mit zellschädigenden Eigenschaften. Man unterscheidet zwei Formen:

Ektotoxine: Proteine, die von lebenden Bakterien abgesondert werden. Filtriert man z.B. eine flüssige Diphtheriebakterienkultur durch ein Bakterienfilter, so erhält man ein bakterienfreies, aber ektotoxinhaltiges Filtrat.

Endotoxine: Bestandteile der bakteriellen Zellwand, die erst beim Zerfall von Bakterien frei werden.

Überträgt man toxinhaltiges Material – z.B. bei gewissen aktiven Schutzimpfungen – auf den Menschen (gewöhnlich in entgifteter Form, als sog. Toxoide) oder auf ein geeignetes Versuchstier, so treten im Serum spezifische Antitoxine auf. Die bekanntesten, für prophylaktische und therapeutische Zwecke benützten Sera dieser Art sind die antitoxischen Diphtherie-, Tetanus-, Botulismus- und Gasödem-Sera.

Antitoxine neutralisieren nur die homologen Toxine. Diphtherie-Antitoxin macht also nur Diphtherie-Toxin, nicht etwa auch Tetanus-Toxin unwirksam. Es schädigt auch nicht oder kaum die toxinbildenden Bakterien selbst. Für die Bestimmung des Antitoxingehaltes von Seren wurde der Begriff der Antitoxineinheit geschaffen; hierbei handelt es sich um eine für jede Serumart ursprünglich willkürlich festgesetzte Antitoxinmenge. Als 1 Diphtherie-Antitoxin-Einheit wurde diejenige Menge von antitoxischem Serum definiert, welche die 100fache tödliche Toxinmenge für ein 250 g schweres Meerschweinchen unwirksam macht.

Qualitativer Toxin-Nachweis:

a) Tierexperimentell: Nachweise dieser Art sind im bakteriologischen Teil bei den jeweiligen Erregern beschrieben.

b) Mittels Präzipitationsverfahren: u.a. im Agar-Diffusionstest (S. 437).

V- und S-Antigen bei Viren, siehe u.a. S. 275.

Literatur:

HUMPHREY, J.H., R.G. WHITE: Kurzes Lehrbuch der Immunologie. Thieme, Stuttgart 1971.
KABAT, E.A.: Einführung in die Immunchemie und Immunologie. Springer, Berlin 1970.
MÜLLER, F.: Grundriß der medizinischen Immunologie. Enke, Stuttgart 1963.
STEFFEN, C.: Allgemeine und experimentelle Immunologie und Immunpathologie. Thieme, Stuttgart 1968.

II. Antigen-Antikörper-Reaktionen

Antigen-Antikörper-Reaktionen können eintreten, wenn zu den Antikörpern homologe Antigene bzw. zu den Antigenen passende Antikörper vorhanden sind. Die Reaktionspartner müssen dabei – insbesondere bei in vitro darzustellenden Reaktionen – gewöhnlich als (weitgehend) intakte Moleküle vorliegen. Für die Bindung zwischen Antigen und Antikörper sind elektrostatische Bindungspotenzen, in erster Linie die VAN DER WAALSschen Kräfte maßgeblich, die durch ihre kurze Reichweite die hohe Spezifität der Reaktion begründen. Die spezifische Reaktion erfolgt an der Oberfläche der Moleküle; die chemische Struktur der Reaktionspartner wird dabei nicht verändert. Es entstehen feste, unter gewissen Bedingungen jedoch reversible Bindungen. Wird beispielsweise bei einer Toxin-Antitoxin-Verbindung der Antikörperteil des Reaktionsproduktes zerstört, so läßt sich am freigewordenen Antigen (dem Toxin) die vor der Neutralisierung vorhandene Giftwirkung wieder darstellen.

Die Antigen-Antikörper-Reaktion läuft in zwei Phasen ab. Die erste Phase besteht in der Verbindung der homologen Molekülgruppen von Antigen und Antikörper unter Freisetzung von Energie, ohne Auftreten äußerlich sichtbarer Veränderungen. Diese Reaktionsphase läßt sich im Experiment nur indirekt nachweisen. Sind die für die zweite Phase erforderlichen Bedingungen nicht gegeben (fehlen z.B. erforderliche Elektrolyte im Reaktionsmilieu), so ist die Reaktion mit Ablauf der Bindung beendet. Die zweite Phase ist durch das Auftreten von in vitro oder in vivo feststellbaren Reaktionsergebnissen wie Agglutination, Lyse, Präzipitation, Fixation von Komplement etc. gekennzeichnet. Die Verschiedenartigkeit der äußeren Erscheinungsformen berechtigt nicht zu dem Schluß, daß eine entsprechende Vielheit von verschiedenen Antikörpern angenommen werden muß. Nach Ablauf der Primärreaktion ist das sichtbare Ergebnis der Reaktion vielmehr Ausdruck und Folge der gegebenen Reaktionsbedingungen (Vorhandensein gelöster oder korpuskulärer Antigene etc.).

A. Agglutinations-Reaktion

Die Agglutination besteht in der Verklumpung korpuskulärer Elemente, an deren Oberflächendeterminanten sich die Antikörper anheften und brückenartige Verbindungen zwischen den verschiedenen Partikeln herstellen, so daß größere, körnige oder flockige Gebilde entstehen, die entweder makroskopisch oder mittels Vergrößerung erkannt werden können. Agglutinine, d.h. Antikörper, die sich in Form von Agglutinationen darstellen lassen, treten im Serum nach parenteraler Applikation von Bakterien, Blutkörperchen oder anderen Zellen bzw. im Rahmen entsprechender Auseinandersetzungen mit dem Makroorganismus, etwa bei Infektionskrankheiten, auf. Handelt es sich dabei um IgM-Antikörper, so zeigt die Reaktion eine größere Empfindlichkeit als beim Vorliegen von IgG-Antikörpern.

Die Agglutinate bestehen ganz überwiegend aus korpuskulären Elementen, während die Antikörper nur einen kleinen Teil davon ausmachen. Agglutinationsreaktionen sind daher – im Gegensatz zu Präzipitationsreaktionen (s.u.) – vor allem dann besonders geeignet, wenn es um den Nachweis kleiner Antikörpermengen geht. Das Auftreten der Agglutinationsreaktion ist abhängig vom pH und vom Elektrolytgehalt des Reaktionsmilieus. Sie tritt nicht auf, wenn Elektrolyte im Antigen-Antikörper-Gemisch fehlen, dagegen ist Komplement für das Zustandekommen der Reaktion nicht erforderlich.

Besondere diagnostische Bedeutung für die serologische Routinediagnostik haben die folgenden Untersuchungsverfahren gewonnen:

a) Hämagglutination: Antikörperbedingte (oder auch anderweitig, etwa durch Viren – s. u. – verursachte) Agglutination von Blutkörperchen. Je nachdem, ob die Agglutination in isotonen Salzlösungen erfolgt bzw. ob sie nur in makromolekularen Medien (z. B. Albuminmilieu), nach fermentativer Abdauung gewisser Oberflächenstrukturen der Erythrozyten (Enzymteste) oder nach Bindung von Antikörpern mit spezifisch an die Erythrozyten gebundenen Immunglobulinen (COOMBS-Test) eintritt, spricht man z. B. in der Blutgruppenserologie von kompletten bzw. inkompletten Antikörpern.

Heterohämagglutination: Verklumpung speziesfremder Erythrozyten durch sog. Heteroagglutinine. Sie wird diagnostisch angewendet bei der Serumkrankheit (HANGANATZIU-DEICHER-Reaktion) und bei der Mononucleosis infectiosa (PAUL-BUNNELL-Reaktion). Die Erhöhung des Titers bei der Serumkrankheit wird auf einen Antikörper zurückgeführt, der durch ein u. a. im Pferdeserum enthaltenes „Hetero-“ Antigen, das sog. S-Antigen, induziert wird. Dieses ist wiederum nahe verwandt mit dem M-Antigen, das mit dem bei infektiöser Mononukleose auftretenden Hetero-Antikörper reagiert, und mit dem in der Natur weit verbreiteten FORSSMANN-Antigen (sog. F-Antigen).

Hämagglutinationsreaktionen finden ferner Anwendung in der Bakteriologie (z. B. Differentialdiagnose Vibrio cholerae und Vibrio el-Tor, s. S. 84) und in der Virologie (z. B. bei der Influenzadiagnose, s. S. 285). In diesen Fällen handelt es sich jedoch nicht um eine antikörperbedingte Agglutination, sondern um direkte Einwirkung gewisser Bakterien und Viren auf die Erythrozyten von Menschen oder bestimmten Tierspezies.
Eine wichtige Möglichkeit der diagnostischen Anwendung von Hämagglutinationsreaktionen zur Feststellung kleiner Antikörpermengen besteht in der Fixation von Antigenen an die Erythrozytenoberfläche. Besonders geeignet sind hierfür Polysaccharid-Antigene, die rasch an native Blutkörperchen adsorbiert werden. Entsprechende Anlagerung von Proteinantigenen geht wesentlich langsamer vor sich; sie wird begünstigt durch Vorbehandlung der Erythrozyten mit Tannin (1 : 20000). Hämagglutinationsreaktionen mit antigenbeladenen Erythrozyten ergeben gewöhnlich wesentlich höhere Titer als etwa die direkte Agglutination von Bakterien. Sie werden angewendet zum Nachweis von Antikörpern z. B. bei Typhuskranken bzw. Typhusbakterienausscheidern (O- und Vi-Antikörpernachweis) oder bei Viruskrankheiten (sog. indirekte Hämagglutination).

b) Agglutinationsreaktion unter Verwendung anderweitiger korpuskulärer, antigenbeladener Elemente: Zunehmend werden heute an Stelle von Erythrozyten Latexpartikel genormter Größe als Antigenträger verwendet, z. B. beim Nachweis des Rheumafaktors.

c) Bakterienagglutination: Das Bild der Agglutination wird hier wesentlich von der Lokalisation der Antigendeterminanten bestimmt. Bei begeißelten Bakterien unterscheidet man dementsprechend mehrere Agglutinationstypen:

H-Agglutination: Selektive Verklumpung der Geißeln durch H-Antikörper. Die Reaktion tritt rasch ein, die Agglutinate sind aufgelockert, flockenartig.

O-Agglutination: Verklumpung hauptsächlich im Bereich der Bakterienpole. Makroskopisch: Körniger Agglutinationstyp. Die Verklumpung durch O-Antikörper geht langsamer vor sich als die H-Agglutination.

Vi-Agglutination: Verklumpte Bakterien mehr seitlich aneinandergelagert. Agglutinate gleichfalls körnig, langsam in Erscheinung tretend.

Begeißelte Bakterien, z. B. fast alle Salmonellen, ergeben somit, je nach Antikörpergehalt des Serums, den O + H-Agglutinationstyp bei Vollseren (d. h. H- und O-Antikörper-haltigen Seren) bzw. O- oder H-Agglutination bei entsprechend absorbierten Seren. Die (geißellosen) Ruhrbakterien werden dagegen nur in Form körniger Agglutination verklumpt.

Die spezifische Bakterienagglutination kann, da sie auf dem Zusammenwirken von Antigen und Antikörper beruht, ebenso wie sonstige Antigen-Antikörper-Reaktionen in zweifacher Richtung bei der Serodiagnostik angewendet werden:

Prüfung eines fraglichen Bakterienstammes mit bekannten spezifischen Seren,

Prüfung eines Krankenserums auf Vorhandensein spezifischer Agglutinine mit bekannten Bakterienstämmen.

Mit-Agglutinationen entstehen infolge partieller Antigengemeinschaft hauptsächlich bei biologisch nahe verwandten Bakterien (z. B. innerhalb der Salmonellagruppe), gelegentlich aber auch bei Keimen, die zu anderen Genera gerechnet werden (z. B. Agglutination gewisser Yersinia-pseudotuberculosis-Typen durch Salmonella-Gruppensera B und D).

„Unspezifische“ Agglutinationen: Unter diesem Begriff kann man alle diejenigen Formen von Bakterienverklumpung zusammenfassen, die nicht auf einer spezifischen Antigen-Antikörper-Reaktion beruhen.

Hierzu zählt auch das Phänomen der Autoagglutination bei R-Formen von Bakterien, erkennbar daran, daß Verklumpung nicht nur mit dem Immunserum erfolgt, sondern auch in physiologischer NaCl-Lösung. Im Verdachtsfall ist der Stamm in 3,5%iger NaCl- oder in 0,2%iger Trypaflavinlösung auf dem Objektträger zu prüfen. Unspezifische Agglutination von Bakterien kann auch bei Einwirkung chemischer Stoffe (Säuren, Chrysoidin u. a.) auftreten. Schließlich könnte man auch die Reaktion eines unerkannten Antikörpers in einem „spezifischen“ Immunserum als „unspezifische“ Agglutination werten (richtiger: Mit-Agglutination).

(Pro-)Zonenphänomen: Hierunter versteht man das Auftreten negativer Reaktionszonen beim Versuchsansatz mit abgestuften Serumverdünnungen im Bereich der höheren Serumkonzentrationen. Die Erscheinung wird bei Agglutinationsreaktionen (vor allem beim Brucellose-Widal, aber auch bei anderen Antigenen) und bei der Komplementbindungsreaktion sowie anderen serologischen Reaktionen (Präzipitation) beobachtet. Als Ursache kommen außer einem relativen Antigen- oder Antikörpermangel vor allem blockierende Antikörper im Versuchsserum in Betracht.

*Gruber-Durham*sche Reaktion

Bei der Gruber-Durhamschen Reaktion werden unbekannte Antigene mittels bekannter Immunseren bestimmt.

Übliche Nachweisverfahren:

Objektträger-Agglutination: Zum Nachweis bzw. zur Typendifferenzierung von Enterobacteriaceae und Angehörigen anderer Bakterien-Familien, mittels im Handel befindlicher bzw. selbst hergestellter, zum Gebrauch für die Objektträger-Agglutination eingestellter Seren, die oft mehrere Antigene erfassen oder durch Absorption, Art der Herstellung oder der Verdünnung nur gegen ein einzelnes Antigen wirksam sind (sog. Faktorensera).

Technik: Einen Tropfen Serum auf den Objektträger bringen; mit Öse von Schrägagar o. dgl. bzw. von dem zur Primärzüchtung des Keimes verwendeten Nährboden soviel Bakterienmaterial abnehmen, daß bei der folgenden Verreibung im Serumtropfen eine Suspension von leicht milchigem Aussehen entsteht. Hierzu das mit der Öse abgenommene Bakterienmaterial vorher kurz in den Serumtropfen tauchen, neben diesem zu einer Paste verreiben und diese dann in dem restlichen Tropfen gleichmäßig verteilen, so daß eine homogene Aufschwemmung ohne Bröckel entsteht. Objektträger mehrmals hin- und herkippen, wobei die Flüssigkeit jeweils von einer Längsseite des Objektträgers zur anderen läuft; dann Flüssigkeit mit Lupe (6fach) gegen dunklen Hintergrund auf die Bildung von Körnchen oder Flocken (Agglutination) prüfen.

Im positiven Fall wird die Zusammenballung der Bakterien gewöhnlich in wenigen Sekunden sichtbar, im negativen Fall bleibt die Suspension gleichmäßig getrübt. Bei positiver Reaktion ist stets mittels physiolog. (besser: 3,5%iger) NaCl-Lösung oder mit Trypaflavin (0,2%ige Lösung) auf „Spontanagglutination“ zu prüfen. Die positive Reaktion mit dem Immunserum ist nur dann verwertbar, wenn diese Kontrolle nicht gleichfalls zur Verklumpung der Bakterien führt.

Mikroskopische Agglutination: Wenn nur sehr wenig Bakterienmaterial vorhanden oder eine besondere Empfindlichkeit erforderlich ist. Einen Tropfen Immunserum auf ein Deckgläschen aufbringen, eine kleine Menge Kultur gründlich einreiben, dann Deckglas umdrehen und auf einen Hohlschliffobjektträger aufkleben, dessen Vertiefung mit Vaseline umrandet ist. Nach Einlegen in den Brutschrank (15–30 min) mikroskopisch ablesen mit starkem Trocken- oder Ölimmersionssystem, zweckmäßigerweise mit Phasenkontrast. Stets ist eine Kontrolle mit physiol. NaCl-Lösung mitzuführen. Bei positiver Reaktion erscheinen in dem mit Immunserum hergestellten Präparat Bakterienagglomerate (s. Abb. 166). Handelt es sich um O-Agglutination, so liegen die Bakterien mit den Polen aneinander und die Beweglichkeit kann sichtbar bleiben. Bei der H-Agglutination kommt es zur Verklebung der Geißeln und die Keime sind unbeweglich.

Beachte: Ungenügende Verteilung des Bakterienmaterials beim Einreiben kann positive Reaktion vortäuschen!

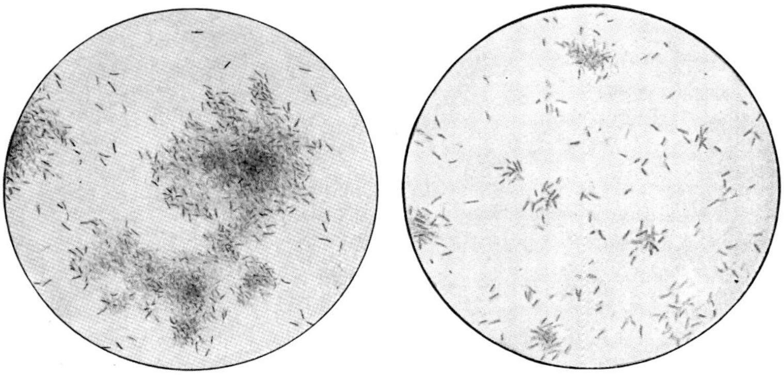

Abb. 166: Mikroskopische Agglutinationsprobe (Hängender Tropfen, Ölimmersion). Links: Agglutination. Rechts: Keine Agglutination

Reagenzglas-Agglutination

Technik: Verdünnungen des Immunserums bis eine oder zwei Stufen über den bekannten Endtiter herstellen, wobei die Ausgangsverdünnung von diesem abhängt. Anschließend die zu prüfende Bakterienaufschwemmung – Bouillonkulturen oder Agarkulturabschwemmungen (Dichte etwa wie eine eintägige Bouillonkultur bzw. der Dichte des zweiten Röhrchens der McFarland-Skala entsprechend) – den Serumverdünnungen zu gleichen Teilen zusetzen.

Herstellung der Verdünnungsreihe:

Röhrchen der Reihe, ausgenommen das erste Röhrchen, mit 0,5 ml physiol. NaCl-Lösung beschicken;

Serumausgangsverdünnung (im Beispiel: 1 :25) herstellen: 0,5 ml Serum + 12 ml physiol. NaCl-Lösung, kräftig mischen;

je 0,5 ml der Serumausgangsverdünnung (1 :25) in das erste und zweite Röhrchen der Reihe pipettieren;

zugefügte Serumausgangsverdünnung mit der im zweiten Röhrchen befindlichen Verdünnungslösung mischen;

0,5 ml aus zweitem Röhrchen überpipettieren in das folgende usw.; 0,5 ml der Verdünnung aus vorletztem Röhrchen verwerfen. Das letzte Röhrchen enthält nur 0,5 ml physiol. NaCl-Lösung (Kontrolle);

0,5 ml Bakteriensuspension pro Röhrchen zugeben (auch in das Kontrollröhrchen). Hierdurch verdoppelt sich die Verdünnung, die Verdünnungsreihe beginnt also mit 1 :50.

O-Suspensionen werden durch Kultur auf trockenem, O + H-Suspensionen durch Züchtung auf feuchtem Agar gewonnen. Die Keime werden vor Versuchsansatz in der Regel abgetötet und zwar durch Kochen für den Nachweis der O-Agglutinine (Ausschaltung der Geißelantigene) bzw. durch Zusatz von 0,3% Formalin für den Nachweis der H-Agglutinine (weitgehende Ausschaltung des O-Antigens).

Ablesung des Reaktionsausfalles (mit Lupe oder Agglutinoskop) je nach dem zu erwartenden Agglutinationstyp nach unterschiedlicher Zeitdauer:

H-Agglutination tritt frühzeitig, gewöhnlich innerhalb ½–2 Std., auf. Ablesung erfolgt nach 2 Std. Inkubation im Wasserbad bei 50° C, bei negativem Ergebnis soll ein zweites Mal, nach Stehen der Röhrchen über Nacht bei Zimmertemperatur, abgelesen werden.
Bei ausgesprochener H-Agglutination zeigen sich flockige Gebilde (flockige Agglutination), die bei längerem Stehen als wolkig-weicher Bodensatz die Röhrchenkuppe ausfüllen und sich durch leichtes Schütteln wieder in der Flüssigkeit verteilen lassen.

O-Agglutination wird abgelesen nach 18stdg. Einstellen der Röhrchen in ein Wasserbad von 50° C. Bei reiner O-Agglutination bilden sich feine, körnchenartige Gebilde aus (körnige Agglutination), die unter Klärung der Flüssigkeit zu Boden sinken und dort zu einer Haut verkleben, die bei leichtem Beklopfen des Glases in kleine Fetzen oder Bröckel, bei starkem Schütteln in kleine Körnchen zerfällt.

Negative Reaktion: Die Serumverdünnungen bleiben homogen getrübt. Nach längerem Stehen setzt sich ein Teil der Bakterien als knopfförmiges Häutchen ab. Schütteln der Röhrchen bewirkt erneut homogene Trübung der Flüssigkeit.

Häufig findet sich ein gemischter Agglutinationstyp, wenn O- und H-Antigene sowie die homologen Agglutinine vorhanden sind.
Die Kochsalzkontrollen müssen homogen getrübt bleiben; näch längerem Stehen weisen sie ein knopfförmiges Sediment auf.
Zum Nachweis, daß ein unbekannter Keim die den Agglutininen des Serums entsprechenden Antigene besitzt, ist es zweckmäßig, einen bekannten, dem Serum homologen Keim in einer zweiten Verdünnungsreihe parallel mitzuprüfen und so den aktuellen Titer des Serums zu bestimmen. Handelt es sich bei dem unbekannten Stamm um einen homologen Stamm, so wird er bis zur Titergrenze des Serums bzw. bis zur gleichen Titerstufe wie der bekannte homologe Stamm agglutiniert.

*Gruber-Widal*sche Reaktion

Die Gruber-Widalsche Reaktion, kurz Widal-Reaktion genannt, dient zum Nachweis spezifischer Agglutinine im Patientenserum mittels bekannter Antigene. Hierbei läßt man das Serum gewöhnlich in abgestuften Verdünnungen auf die in Betracht kommenden Erreger einwirken und stellt fest, bis zu welcher Verdünnung unter bestimmten Versuchsbedingungen eine Verklumpung der Bakterien eintritt.

Die Agglutinine – gewöhnlich O- und H-Agglutinine – bilden sich unter immunologischer Einwirkung entsprechender Erreger, sei es im Verlaufe einer Infektionskrankheit, sei es infolge einer Schutzimpfung. Ihr zeitliches Auftreten sowie die Stärke des Reaktionsausfalles hängt von verschiedenen Faktoren ab, insbesondere von der Reaktionsfähigkeit des Makroorganismus, vom Krankheitsstadium (s.u.), von therapeutischen Maßnahmen, von der antigenen Wirkung des Erregers.

Bei der praktischen Bewertung der Reaktionsergebnisse sind folgende Punkte zu berücksichtigen:

Agglutinationstiter: Der Titer eines Serums stellt ein Maß für die enthaltenen Antikörper dar. Näheres zum Titerbegriff siehe S. 411. Die diagnostisch verwertbare Mindesttitergrenze zeigt bei den einzelnen Infektionskrankheiten beträchtliche Unterschiede und ist stets in Beziehung zu Stadium und bisheriger Dauer der Krankheit zu beurteilen. Durchführung von Agglutinationsproben vor dem Auftreten von Agglutininen im Serum kann durch ein negatives Ergebnis irreführend wirken. Ein in frühem Krankheitsstadium festgestellter, selbst niedriger Titer hat ein stärkeres diagnostisches Gewicht als ein gleich hoher am Krankheitsende oder in der Rekonvaleszenz. Bei Kindern kommt es oft nur zu geringen Titersteigerungen. Andererseits können auch klinisch inapparente Infektionen zu deutlichem Ansteigen der Antikörperwerte führen (Boecker 1941).

Schutzimpfungen wirken sich vielfach in Titersteigerungen aus (sog. Impftiter), die zwar in der Regel niedrig sind, aber als Ausdruck einer beginnenden Erkrankung mißdeutet werden können. Unspezifische Reize im Rahmen anderer Erkrankungen können zum Anstieg von früher infolge Impfung oder natürlicher Infektion entstandenen Antikörpern führen (sog. anamnestische Reaktion), während bei Chemotherapie die Ausbildung spezifischer Agglutinine weitgehend unterbleiben kann.

O-Agglutinationen erreichen in Normalseren gewöhnlich keine höheren Titer als 1 : 100, H-Agglutination wird nicht beobachtet.

Widal-Probe im Reagenzglas

Für die Durchführung wird die Verwendung kleiner Reagenzröhrchen von etwa 100 mm Länge und 8–10 mm lichter Weite empfohlen.

Die Reaktion wird in den einzelnen Labors uneinheitlich gehandhabt. Da Abweichungen in den technischen Einzelheiten zu unterschiedlichen Ergebnissen führen, sollte die Reaktion zumindest im einzelnen Labor stets in der gleichen Weise durchgeführt werden. U.a. beeinflußt schon die Dichte der verwendeten Bakterien-Suspensionen das Reaktionsergebnis: Je dichter das Antigen, um so niedriger der Titer und umgekehrt. – Die Haltbarkeit dünner Aufschwemmungen ist geringer als die dichter Emulsionen. Man bewahrt daher besser konz. Stammlösungen auf, aus denen man die Gebrauchsverdünnungen in kürzeren Zeitabständen ansetzt. Herstellung und Kontrolle der Bakteriensuspensionen, ihre Dichte und Konservierung s. S. 606.

Versuchsdurchführung: Vom Krankenserum werden mit physiol. NaCl-Lösung soviele Verdünnungsreihen angesetzt, wie Bakterienstämme getestet werden sollen. Auf S. 420 ist als Beispiel eine Versuchsanordnung mit 4 Bakterienstämmen angeführt. Zur Zugabe des Patientenserums in der Ausgangsverdünnung (im Schema: 0,16 ml Serum + 3,84 ml physiol. NaCl-Lösung) ist eine 0,20-ml-Pipette zu verwenden. Eine Erhöhung der Genauigkeit der Grundverdünnung wird erzielt bei Ansatz des Serums in einem größeren Volumen (z.B. 0,5 ml Serum + 12,0 ml physiol. NaCl-Lösung).

Für die Zugabe der Verdünnungsflüssigkeit wird, soweit es sich um gleiche Volumina handelt, die Verwendung von Abfüllspritzen empfohlen, da diese bei vermindertem Zeitaufwand eine exaktere Dosierung als das „Pipettieren von Hand" gewährleisten. Für die Herstellung der Serumverdünnungen überträgt man nach Zugabe der Verdünnungsflüssigkeit vom vorhergehenden in das folgende Röhrchen der Reihe jeweils 0,5 ml der Serumverdünnung, mischt diese mit der vorher eingefüllten Flüssigkeit (0,5 ml physiol. NaCl-Lösung) durch wiederholtes Aufziehen und Zurückblasen mittels Pipette unter Verwendung einer Pipettiervorrichtung (Piko-Ball[1], Peleus-Ball etc. – Pipettieren mit dem Mund ist im mikrobiologisch-serologischen Labor verboten) und pipettiert dann von der Mischung 0,5 ml in das nächste Röhrchen. Dieser Vorgang wird wiederholt bis zum letzten Röhrchen der jeweiligen Verdünnungsreihe. Von diesem werden 0,5 ml verworfen, so daß hier 0,5 ml – also die gleiche Flüssigkeitsmenge wie in den anderen Röhrchen – übrigbleibt. – Ein zusätzliches Röhrchen mit Verdünnungsflüssigkeit (ohne Serum) dient zur Stabilitätskontrolle der Antigensuspension. – Zuletzt erhalten die Röhrchen je 0,5 ml Antigenaufschwemmung (die Serumverdünnungen werden dadurch verdoppelt!).

Das Schema kann bei Anwendung von mehr oder weniger Stämmen oder Serumverdünnungen entsprechend variiert werden; siehe hierzu die bildlich dargestellte Versuchsanordnung nebenan (für 4 Bakterienstämme).

Als orientierende Vorprobe bzw. bei Reihenuntersuchungen kann die Widal-Reaktion auch auf dem Objektträger durchgeführt werden. Tritt nach Verreibung der Bakterien mit dem (z. B. 1 : 5) verdünnten Probandenserum Agglutination ein, so ist die Probe im Reagenzglas anzuschließen.

Agglutinationsreaktion mit Trockenbakterien auf Objektträgern etc. (Eyer, Gill, Hallmann, Schäfer u. a.), z. B. mit (vorher geprüften, optimal reagierenden) Proteus-OX-19-Bakterien zur Fleckfieberdiagnose: 24stdg. Kultur (30° C) mit Bouillon von Agarplatte abschwemmen, zentrifugieren, Bodensatz mittels Platinöse in Tropfenform auf Objektträger aufbringen und bei Zimmertemperatur antrocknen lassen. Für die Objektträgerreaktion wird das Patientenserum (ggf. in verschiedenen Verdünnungen) auf die bis zum Versuchsansatz feuchtigkeitsgeschützt im Kühlschrank aufbewahrten Objekträger aufgebracht und mit den angetrockneten Bakteriensuspensionen verrieben. Ablesung wie bei der auf S. 417. beschriebenen Objektträgeragglutination.

[1] Kotrba, W.: Münch. med. Wschr. 105 (1963) 688. – Hersteller des Piko-Balles: Fa. J. Mellert, 7518 Bretten, Postfach 34.

Widal-Probe im Reagenzglas

Versuchsanordnung mit 4 Bakterienstämmen (I, II, III, IV) und Stabilitätskontrollen.

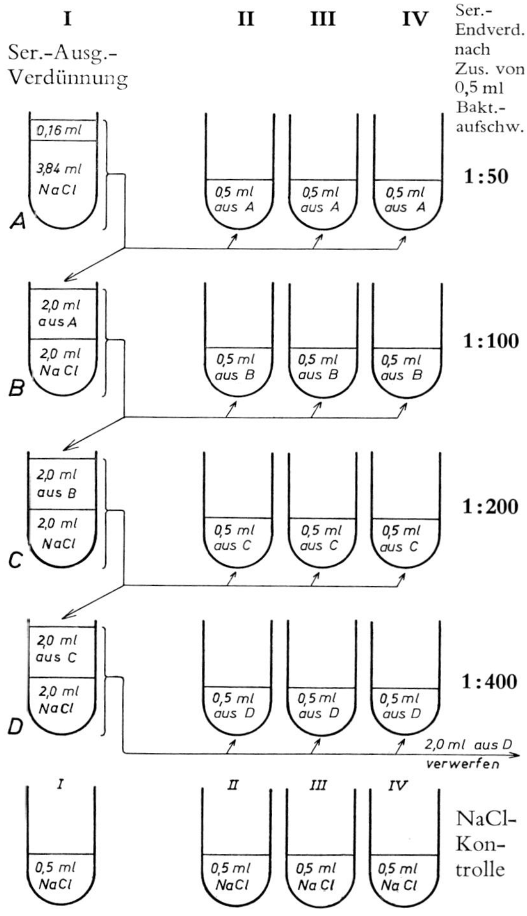

Dazu in die Röhrchen 0,5 ml der entsprechenden Bakt.suspension. Mischen und vorschriftsmäßig temperieren.

Nachweis agglutinierender Antikörper bei speziellen Krankheiten

Widal-Reaktion bei Salmonellose

Patientenserum: Verdünnung ab 1 : 50 (nach Zugabe der Bakteriensuspension) bis 1 : 1600 ansetzen (6 Serumverdünnungs-, 1 Kontrollröhrchen).

Bakterienstämme: Herstellung der Aufschwemmungen s. S. 606. Empfehlenswert ist die Verwendung eines Basisansatzes von je 1 Typhus-O-

und Paratyphus-O-Stamm sowie, für die H-Agglutination, je eines Stammes mit den H-Antigenen d bzw. b. Je nach Fragestellung, Krankheitsbild, Anamnese etc. können zusätzlich Stämme aus anderen O-Gruppen bzw. mit anderen H-Antigenen angeschlossen werden, so insbesondere ein Paratyphus A-und/oder Paratyphus C-Stamm. Routinemäßig sollte stets eine Testreihe mit Brucella-Antigen mitgeführt werden, um klinisch in der Regel schwer erkennbare Brucellosen in die serologische Diagnostik mit einzubeziehen.

Typhus- und Paratyphus-O-Antigen: Zweckmäßig ist die Verwendung geißelloser Stämme wie Typhus O 901 Felix und Paratyphus O Kauffmann.

Typhus-H-Antigen (d): Gut beweglichen Typhusstamm oder – um die gleichzeitige Reaktion der Typhus-O-Antigene zu vermeiden – einen Salmonellastamm mit H-Antigen d aus einer anderen O-Gruppe, z.B. S. muenchen, Phase 1, verwenden.

Paratyphus B-H-Antigen (b): Analog zum Typhus-H-Antigen kann hier z.B. S. hvittingfoss, Phase 1, verwendet werden.

Liegt bereits ein Kulturergebnis vor, empfiehlt es sich, die Reaktion mit dem gezüchteten Keim (evtl. nach Kochen, z.B. zur Ausschaltung von Vi-Antigen bei Typhusstämmen) anzusetzen.

Stammkontrollen: Die Prüfung erstreckt sich auf das Vorhandensein der maßgeblichen Antigene und auf die Stabilität der Stämme. Näheres hierzu siehe S. 607.

Versuchsdurchführung: Röhrchen – nach Zugabe der Antigensuspensionen zu den Serumverdünnungen und Kontrollröhrchen – für 2 Std. in ein Wasserbad von 50°C einstellen. Anschließend erstmals getrennt nach O- und H-Agglutination ablesen. Gemische dann über Nacht im Kühlschrank halten und am nächsten Morgen endgültig ablesen.

Ablesung: Mit schwacher Lupenvergrößerung (6-fach) bei gleichmäßiger Beleuchtung, oder mit Agglutinoskop. Stärkeres Schütteln der Röhrchen vor der Ablesung vermeiden. Zur Erzielung vergleichbarer Ergebnisse ist die Einhaltung stets der gleichen Reaktions- und Ablesebedingungen erforderlich.

Erste Ablesung (nach 2 Std. bei 50°C):
O-Agglutination: Noch nicht vollkommen ausgebildet.
H-Agglutination: Je nach Stärke des Reaktionsausfalles lockere Flocken in der mehr oder weniger geklärten Flüssigkeit. Im negativen Fall gleichmäßige Trübung der Flüssigkeit.

Zweite Ablesung (nach etwa 18 Std. bei Kühlschranktemperatur):

O-Agglutination: Nun voll entwickelt. Zweckmäßig ist die Ablesung der Sedimentbildung mittels Spiegel (von unten) vor dem Aufschütteln der Röhrchen: Im negativen Fall Ausbildung eines kleinen, scheibenförmigen Sedimentes am Boden der Röhrchen; im positiven Fall ist diese Scheibe von unregelmäßiger Form und mehr oder weniger stark verbreitert. Nach dem Aufschütteln (kurzes Beklopfen der Röhrchen) schwimmen, je nach Intensität der Reaktion, grobe Fetzen oder Bröckel bzw. mehr oder minder große Körnchen in der klaren oder, bei schwächerer Agglutination, unterschiedlich stark getrübten Flüssigkeit.

Zentrifugiermethode nach Felix: Zu den einzelnen Serumverdünnungen gleiche Volumina der auf Röhrchen Nr. 2 der McFarland-Skala eingestellten Antigensuspensionen hinzufügen, 30 min im Wasserbad inkubieren bei 37°C, 7 min bei 600 × g (etwa 2000 U/min bei 16 cm Schleuderradius) zentrifugieren, dann ablesen bei hellem Licht gegen dunklen Hintergrund. H-Agglutinate erscheinen nach Aufschütteln der Röhrchen als flockige Gebilde, O-Agglutinate sehen feinkörnig bis staubartig aus. Die Flüssigkeit im serumfreien Kontrollröhrchen muß nach Aufschütteln frei von Agglutinaten sein. – Die Ablesung erfordert bei dieser zeitsparenden und besonders empfindlichen Methode eine gewisse Einübung.

Bewertung des Reaktionsergebnisses: Die Agglutinine sind bei einem Teil der Kranken schon zum Ende der ersten Krankheitswoche nachweisbar. Anfangs pflegen bei Ungeimpften die O-Agglutinine zu überwiegen. Eine deutlichere Antikörperentwicklung tritt erst in der zweiten Woche, manchmal noch später ein. In der dritten bis vierten Krankheitswoche erreichen die Titer gewöhnlich ihre Maxima, wobei dann die H-Titer höher liegen als die O-Titer. Während O-Titer meist schon einige Wochen später wieder verschwinden, pflegen die H-Agglutinine länger bestehenzubleiben.

Bei unspezifischen Reizen, z.B. bei andersartigen Erkrankungen nach durchgemachter Salmonella-Infektion oder nach vorausgegangenen Schutzimpfungen gegen Keime der TPE-Gruppe, können insbesondere die H-Agglutinine, die nach der

Impfung bis in Serumverdünnungen von 1 : 400 und höher nachweisbar sein können, erneut deutlich ansteigen (sog. anamnestische Reaktion); deshalb ist ein H-Titer nach Schutzimpfung oft nicht oder nur mit besonderer Vorsicht zu werten. Bei (niedrigeren) O-Titern ist an die Möglichkeit unspezifischer Reaktionsausfälle infolge von „Normal-O-Agglutininen" zu denken. Oft ist erst retrospektiv nach der Entfieberung eine endgültige Entscheidung mit einiger Sicherheit möglich insofern, als der Titer bei echter Erkrankung deutlicher ansteigt und dann längere Zeit hoch bleibt, während unspezifische Agglutinationswerte nach Verschwinden des unspezifischen Infektes schnell wieder abfallen. Durch antibiotische Behandlung wird die Bildung von Antikörpern im negativen Sinn beeinflußt, so daß verwertbare Titeranstiege völlig fehlen können.

Wegen der verschiedenen Einflüsse auf die Titerhöhe (vorausgegangene Impfung, Krankheitsstadium, therapeutische Maßnahmen, aber auch unterschiedliche Labormethodik etc.) ist es schwierig, generelle Grenzwerte anzugeben, die ausreichend sichere Schlüsse aus dem Reaktionsergebnis zulassen. Bei Ungeimpften, die nicht schon früher an Typhus oder Paratyphus erkrankt waren, kann ein positives Ergebnis bei einer Serumverdünnung von 1 : 100 schon als verdächtig gelten. Diagnostisch verwertbar wird der serologische Befund, wenn sich bei Wiederholung der Reaktion ein wesentlicher Titeranstieg ergibt. Daher sollte stets eine (in 1- bis 2wöchigem Abstand durchzuführende) Zweituntersuchung angestrebt werden.

Widal-Reaktion bei Ruhr

Patientenserum wird gewöhnlich von der Verdünnung 1 :25 ab geprüft.

Bakterienstämme: Es sind stets mehrere Stämme zu verwenden, unter denen sich vor allem die regional vorwiegend gefundenen Typen befinden sollen; bei Epidemien ist das Mitführen der Erregerstämme unerläßlich. Herstellung der Antigene S. 607. Nur einwandfreie Glatt-Stämme verwenden (insbes. Sh. sonnei neigt zum Umschlag in die Rauh-Form!).

Versuchsdurchführung: Entsprechend der WIDAL-Reaktion bei Salmonellen.

Bewertung: Shigella-Agglutinine kommen natürlicherweise in den Seren der meisten Menschen und Tiere vor; ihre Entstehung wird auf die Wirkung von antigenverwandten Darmkeimen zurückgeführt. Häufiger und in Titern über 1 :100 werden Sh. flexneri-, nur selten Sh. sonnei-Agglutinine festgestellt. Daraus ergibt sich, daß Agglutinationsergebnisse insbesondere bei Verwendung von FLEXNER-Antigenen i.a. nur bei Verfolgung des Titerverlaufes mit ausreichender Sicherheit diagnostisch verwertbar sind. Die gewöhnlich am Ende der ersten Krankheitswoche auftretenden Agglutinine pflegen in der 4. Woche ihr Maximum zu erreichen und fallen dann wieder ab. Die Angaben über die Höhe eines diagnostisch verwertbaren Agglutinintiters schwanken zwischen 1 :40 bis 200, ja 400. Im allgemeinen werden bei FLEXNER-Infektionen erst Grenzverdünnungen über 1 :100, dagegen bei Sh. sonnei-Infektionen schon solche ab 1 :50 als krankheitsverdächtig zu gelten haben.

Bei chronischer Ruhr können erhöhte Titer jahrelang nachweisbar sein. Bei einem Teil der akuten Krankheitsfälle wiederum kommt es überhaupt nicht zu einer faßbaren Agglutininbildung, besonders unter der Wirkung früh einsetzender Chemotherapie.

Im allgemeinen kann man sagen, daß die WIDAL-Reaktion nur von begrenztem Wert für die Diagnostik des akuten Ruhr-Falles ist.

Widal-Reaktion bei Coli-Infektion

Zur Klärung der ätiologischen Bedeutung gezüchteter Colistämme, z.B. bei Gallen- und Harnwegsinfektionen sowie bei der Coli-Enteritis der Säuglinge.

In erster Linie handelt es sich um den Nachweis der O-Antigene. Der in Frage kommende Stamm wird 2 Std. gekocht (Dampftopf) und dann in üblicher Dichte (siehe S. 418) der Serumverdünnungsreihe zugesetzt, die hier ab 1 : 10 angesetzt wird. Die Reaktion wird entweder nach 20stündigem Aufenthalt der Röhrchen im Wasserbad bei 50° C abgelesen oder es wird die besonders empfindliche Zentrifugiermethode angewandt (siehe S. 421). Stets negative und nach Möglichkeit auch positive Kontrollen mitlaufen lassen. Normalserum agglutiniert Colistämme praktisch nie in Verdünnungen von mehr als 1 : 80.

Nachweis von K-Antikörpern: Mittels lebender Agarkulturabschwemmungen.

Nachweis von H-Antikörpern: Mittels formolisierter Bouillonkulturen (0,3% Formalinzusatz).

Widal-Wright-Reaktion bei Brucellose

Patientenserum: Verdünnungsreihe ab 1 : 20 (nach Antigenzugabe, die in gleichen Volumina wie die Serumverdünnung erfolgen soll).

Bakterienstämme: Brucella abortus und Bruc. melitensis in Form von käuflichem Antigen oder von frischen Aufschwemmungen 24-(48-)stündiger Schrägagarkulturen, die im Kühlschrank aufbewahrt werden. Zur Abtötung der Keime wird der Abschwemmungsflüssigkeit 0,5% Phenol (nicht Formol) zugesetzt. Um vergleichbare Ergebnisse zu erzielen, ist es vorteilhaft, lyophilisierte Antigene zu verwenden (z.B. Brucella-abortus-Trockenantigen „Dessau" etc.).

Versuchsdurchführung: Allgemein wird die Röhrchen-(Langsamagglutinations-)Methode angewandt, die bei Mitführung eines Standardserums die Ermittlung des Antikörpergehaltes in internationalen Einheiten ermöglicht. Zur Standardisierung der Reaktion wird von HUDEMANN u. Mitarb. folgendes Vorgehen empfohlen:

Gleiche Volumina von Serumverdünnung und Antigensuspension (Serumendverdünnung nach Antigenzugabe 1 : 20 bis 1 : 1280) 2 Std. bei 37° C, dann 18 Std. bei Zimmertemperatur bebrüten unter Mitführung von Standardserum (beziehbar vom Max-von-Pettenkofer-Institut, 1 Berlin-Dahlem, Unter den Eichen 82–84, vom Staatlichen Veterinärprüfungsinstitut, Berlin, Hannoversche Straße 27, oder von Referenzlabors der WHO, s. S. 138) und einer Antigenkontrolle mit physiol. NaCl-Lösung statt Serum, sowie von Serum-Leerkontrollen. Bei Ablesung mit bloßem Auge gelten Agglutinate als positiv, die nach leichtem Schütteln bestehenbleiben (körniger Agglutinationstyp). Der Antikörpergehalt soll statt eines Titerwertes in Internationalen Einheiten angegeben werden; dies ist bei Mitführung eines entsprechenden Referenz-Serums durch Vergleich und Umrechnung leicht möglich: Zeigt das mitgeführte Referenzserum z. B. bei einem Antikörpergehalt von 1000 I. E./ml ein positives Ergebnis bis zur Verdünnung 1 : 1000 und das zu prüfende Patientenserum bis 1 : 250, so beträgt sein Antikörpergehalt 250 I. E./ml. Würde das Referenzserum dagegen nur eine Grenzverdünnung von 1 : 500 aufweisen, so würde sich für das Patientenserum des vorgenannten Beispieles ein Gehalt von 500 I. E./ml errechnen.

Bewertung: Neben der Agglutination sollte stets auch eine KBR mit Brucellose-Antigen angesetzt werden, da die Infektion in einem Teil der Fälle nur mit einer der beiden Methoden (bei chronischen Fällen besser mittels KBR) nachgewiesen werden kann. Für Brucellose spricht ein Gehalt von 80 I. E./ml oder mehr; Seren mit 40 I. E./ml gelten als verdächtig. Dies entspricht einem positiven Ergebnis in Serumverdünnungen von etwa 1 : 100 bzw. 1 : 50 (verdächtig).

In Normalseren kann ausnahmsweise bis zur Verdünnung 1 : 50 eine Agglutination eintreten. Im Krankheitsfall treten Agglutinine nahezu regelmäßig auf, allerdings erst etwa 2–3 Wochen nach Krankheitsbeginn. Die Agglutinationswerte können eine beträchtliche Höhe erreichen (Grenzverdünnungen 1 : 3200 und mehr); der Titer sinkt nach Ausheilung nur sehr langsam ab und Agglutinine sind nicht selten noch etwa 1 Jahr lang nachweisbar. Daher ist auch an die Möglichkeit anamnestischer Reaktionen aufgrund latenter Infektionen (besonders bei gefährdeten Berufsgruppen wie Tierärzten, Schlächtern, Molkereipersonal, Melkern) zu denken.

Prozonen sind bei Brucellose-WIDAL infolge der Wirkung inkompletter, blockierender Antikörper besonders häufig; unter Umständen kann die Agglutination dadurch völlig ausbleiben. Der Nachweis kann in diesem Fall durch Verwendung von 5%iger NaCl- oder Albuminlösung statt des üblichen Verdünnungsmittels möglich sein; sonst ist er mittels COOMBS-Test zu führen (S. 427).

Mit-Agglutinationen sind möglich innerhalb der Brucellagruppe, deren einzelne Typen serologisch nahe miteinander verwandt sind. Zur Differenzierung durch Absättigung sollten die Seren an Speziallabors weitergegeben werden (s. S. 138).

Kreuzreaktionen sind ferner möglich bei Tularämie und bei gewissen Salmonellen-Infektionen, bei Erkrankung durch Yersinia enterocolitica, ferner nach Cholera-Immunisierung.

Widal-Reaktion bei Tularämie

Patientenserum: Verdünnung (nach Zugabe von gleichem Volumen Antigensuspension) 1 : 10 bis 1 : 1280.

Bakterienstamm: Handelsübliche Bakterienemulsion (auf Homogenität achten!).

Versuchsdurchführung: Man gibt je 0,5 ml der Antigensuspension zu gleichen Volumina der einzelnen Serumverdünnungen und setzt wegen einer möglichen Kreuzreaktion eine weitere Verdünnungsreihe mit Brucella-Antigen an. Erste Ablesung nach 3 Std. Inkubation bei 37° C, zweite Ablesung nach 18 Std. bei Zimmertemperatur.

Im positiven Fall zeigt sich ausgesprochene O-Agglutination. Prozonen kommen gelegentlich vor.

Bewertung: Agglutinine treten in der 2. Krankheitswoche auf. Als Grenzwerte einer positiven Reaktion gelten in seuchenfreien Gebieten Verdünnungen von (1 : 20 bis) 1 : 40; als beweisend sind positive Ergebnisse ab 1 : 80 anzusehen. Da erhöhte Titerwerte nach Erkrankung jahrelang bestehen bleiben können, kann die Feststellung von Titeränderungen wichtig sein (Einfrieren des Serumrestes der Erstuntersuchung, Parallelansatz mit der in 8–10 Tagen entnommenen Zweitprobe).

Differentialdiagnose zu Brucellose: Die bestehende partielle Rezeptorengemeinschaft zwischen Tularämie- und Brucelloseerregern bewirkt, daß Tularämieseren häufiger auch Brucellen agglutinieren, daß aber umgekehrt Brucelloseseren bei Tularämieerregern nur seltener, erst bei höheren Titern, eine unspezifische Agglutination bewirken. Eine Klärung ist möglich durch Absättigung des Serums:

Absättigung von Tularämieserum mit Tularämiebakterien: Weder die homologen Keime noch die Brucellen werden bei der folgenden Widal-Probe agglutiniert;

Absättigung von Tularämieserum mit Brucellen: Agglutinierende Wirkung auf Tularämiebakterien bleibt erhalten.

Weil-Felix-Reaktion bei Fleckfieber

Der Antikörpernachweis bei Fleckfieber kann, wie auch sonst üblich, mit dem homologen Antigen, also mit Rickettsienaufschwemmung geführt werden. Im Routinebetrieb findet aber meist die Weil-Felix-Reaktion Anwendung, bei der bestimmte geißellose Proteusarten, in erster Linie Proteus OX 19 (s. S. 133), als Antigene benutzt werden, die infolge Verwandtschaft des O-Antigens mit entsprechenden Antigenen von Fleckfieberrickettsien vom Serum Fleckfieberkranker agglutiniert werden.

Reagenzglas-Agglutination nach *Weil* und *Felix*

Patientenserum: Verdünnung 1 :100 bis 1 :3200.

Bakterienstämme: Bei Fleckfieber Proteus OX 19, bei anderen Rickettsiosen die auf S. 133 als agglutinabel angegebenen Proteusstämme.

Versuchsdurchführung: Verdünnungsreihe nach Zugabe der Antigensuspension über Nacht bei 50° C bebrüten, dann ablesen: Rein körniger Agglutinationstyp.

Bewertung: Ein positives Ergebnis in der Serumverdünnung von 1 :200 gilt im seuchengefährdeten Gebiet als verdächtig, eine Grenzverdünnung von 1 :400 als beweisend. Entscheidend ist stets ein Ansteigen des Titers. Eine positive Reaktion ist in der Regel nicht vor dem 5. Tag zu erwarten, sondern erst kurz nach Auftreten des Exanthems (das aber ausbleiben kann). Besonders schwere Fälle zeigen oft verspätete oder negative Reaktionsausfälle. Ansonsten steigt der Serumgrenzwert rasch an und erreicht in der 2. Krankheitswoche gewöhnlich Werte von 1 :1600, ja selbst 1 :25000. Bei leichtem Verlauf (Kinder), aber auch bei ganz schweren Fällen steigt der Titer oft nicht über 1 :600. Ähnlich niedrig bleibende Titer werden nach Schutzimpfungen und latenten Infektionen beobachtet.

Unspezifische Reaktionsausfälle mit niedrigen Titern kommen bei ikterischen Seren und bei Infektionen durch TPE-Erreger vor.

Mikro-Agglutination mit Rickettsienaufschwemmung

Verwendung homologer Rickettsienarten zur spezifischen Agglutination ergibt etwas erhöhte Empfindlichkeit. Die Antigenbeschaffung stößt bei den heutigen Methoden der Rickettsienzüchtung auf keine Schwierigkeiten mehr. Aus wirtschaftlichen Gründen empfiehlt sich die Anwendung von Mikroverfahren.

Ausführung: Krankenserum 1 :5 bis 1 : 640 verdünnen, von jeder Verdünnung mit einer 1-mm-Öse auf ein Deckgläschen kleinste Tröpfchen bringen, außerdem noch 1 Tropfen physiol. NaCl-Lösung. Mittels fein ausgezogener Kapillare zu jedem Tröpfchen gleiche Mengen nicht zu dichter (!) Rickettsienaufschwemmung geben (beginnend bei der NaCl-Kontrolle, aufhörend bei der Serumverdünnung 1 :5), dann – nach Art des „Hängenden Tropfens“ (S. 527) – einen mit Vaseline umrandeten Hohlschliff-Objektträger darüberdecken, über Nacht im Brutschrank belassen, dann im Dunkelfeld mikroskopieren.

Negativer Ausfall: Lebhaft hin und her zitternde Rickettsien (Molekularbewegung).

Positiver Ausfall: Dem Agglutiningehalt entsprechende, mehr oder weniger vollständige Verklumpung der Rickettsien unter Flockenbildung.

Bewertung: Die Reaktion fällt gewöhnlich um 1–2 Tage früher positiv aus als die WEIL-FELIX-Reaktion und kann als besonders spezifisch angesehen werden. Epidemisches und murines Fleckfieber sind durch Titerdifferenzen unterscheidbar.

Widal-Reaktion bei Pest und Pseudotuberkulose

Diese Untersuchungen sollten Speziallaboratorien vorbehalten bleiben (in Deutschland für Pseudotuberkulose: Institut für Hygiene und Medizinische Mikrobiologie der Universität Erlangen), denen die erforderlichen Kontrollsera und Test- bzw. Typenstämme zur Verfügung stehen und die über besondere Erfahrung bei der Durchführung der Reaktion, bei erforderlichen Absorptionen etc. verfügen. Siehe auch S. 147.

Widal-Reaktion bei Listeriose

Für den praktischen Untersuchungsbetrieb werden gewöhnlich nur Aufschwemmungen der Typen 1 und 4b verwendet. Die übrigen Typen sind sehr selten und überdies mit den normalerweise verwendeten Stämmen durch Antigengemeinschaften eng verwandt. Wegen der engen Antigenbeziehungen zu Staphylococcus aureus wird insbesondere von der zusätzlichen Mitführung des Typs 3 im Routinebetrieb abgeraten. Auch bei den üblicherweise verwendeten Serotypen können Kreuzreaktionen mit Staphylococcus aureus oder Enterokokken vorkommen.

Bakterienstämme: Geprüfte Suspensionen sind beim Handel beziehbar. Bei Selbstherstellung der Antigene wird eine Homogenisierung der Suspension durch Ultraschall empfohlen.

Patientenserum: In Verdünnungen ab 1:20 bis 1:640 ansetzen.

Versuchsdurchführung: Nach Art anderer WIDAL-Reaktionen, getrennt mit H- und O-Suspensionen. Volumen der Serumverdünnung gewöhnlich 0,25 ml; Verdünnungsmittel: Phosphat-gepufferte physiol. NaCl-Lösung (pH 7,0–7,4). Durch Zusatz gleicher Volumina Antigensuspension zu den Verdünnungsröhrchen verdoppelt sich die ursprüngliche Serumverdünnung auf 1:40 im ersten Röhrchen.

O-Agglutination: Röhrchen 4–18 Std. in ein Wasserbad von 50°C, dann einige Stunden in den Kühlschrank stellen.

H-Agglutination: Röhrchen 2–4 Std. in ein Wasserbad von 50°C einstellen, dann 30 min bei Zimmertemperatur stehenlassen.

Bewertung: Sie ist – insbesondere bei Untersuchung einer einzelnen Serumprobe – mit Unsicherheiten belastet, da einerseits oft in Seren Gesunder Agglutinationen auftreten (im Schulalter findet sich bei 80% der Untersuchten eine positive Reaktion bis zur Serumverdünnung 1:100), andererseits nicht selten Erkrankte nur niedrige Titer zeigen bzw. Neugeborene auch bei begründetem Verdacht stets negativ reagieren. Serumgrenzwerte ab 1:320 haben bei entsprechenden klinischen Symptomen eine gewisse Beweiskraft. Von größerer diagnostischer Bedeutung ist die Feststellung von Titeranstiegen; eine Zweituntersuchung sollte daher stets angestrebt und gemeinsam mit der in der Tiefkühltruhe aufbewahrten Erstprobe angesetzt werden. Titeranstiege um zwei Stufen begründen einen erhöhten Verdacht. Von größerem diagnostischen Gewicht scheint der H-Antigennachweis zu sein. Oft ist Absättigung der Seren mit gewissen Stämmen von Staphylococcus aureus bzw. Streptococcus faecalis und nachfolgende Titerprüfung zweckmäßig. Hierzu empfiehlt sich eine Weiterleitung der Seren an Spezialinstitute (z.B. Institut für Hygiene und Mikrobiologie der Universität Würzburg).

Schlüssige Beweise für das Vorliegen einer Listeriose vermag die Agglutinationsreaktion nur in Einzelfällen zu liefern, wohl aber oft brauchbare Hinweise. Zur Serodiagnose sollte unbedingt die KBR mit herangezogen werden, die höhere Spezifität besitzt.

Agglutinations-Lysis-Reaktion bei Leptospirose

Diese Reaktion erfordert – soweit sie mit lebenden Erregern angesetzt wird – eine Stammhaltung für die wichtigeren Leptospirentypen und einen entsprechenden Vorrat an Kontrollseren. Sie wird daher fast nur in Spezialinstituten durchgeführt. – Vorhandene Antikörper bewirken nach kurzer Zeit Agglutination und Lyse der Erreger, wobei die Lyse im Vordergrund steht. Die technischen Einzelheiten der Reaktion können der Publikation von MOCHMANN, H.-P.: Zbl. Bakt. I. Orig. 192 (1964) 385 entnommen werden.

Vorprüfung von Seren mit dem apathogenen Leptospira-biflexa-Stamm „PATOC“:

Die Verwendung des apathogenen Stammes „PATOC“ wird in neuerer Zeit für nichtspezialisierte Laboratorien oder für Gebiete, bei denen mit dem Vorkommen einer größeren Zahl unterschiedlicher Leptospirentypen zu rechnen ist, zunehmend empfohlen (z.B. MAILLOUX: Ann. Inst. Pasteur 112 [1967] 121). Der Stamm besitzt ein den Leptospiren gemeinsames Gruppenantigen, das seine Verwendung für einen präsumptiven Test ermöglicht. Die Antigengewinnung erfolgt durch Züchtung des Stammes in den für die Kultivierung von Leptospiren üblichen Medien.

Versuchsdurchführung: Man stellt zunächst Serumverdünnungen 1 : 2,5 bis 1 : 80 her, pipettiert je 0,1 ml jeder Verdünnung in kleine, sterile Röhrchen und versetzt diese mit je 0,9 ml der Antigen-Aufschwemmung, so daß Endverdünnungen 1 : 25 bis 1 : 800 entstehen. Zur Verdünnungsreihe wird eine Kontrolle hinzugefügt, die statt der Pat.-Serumverdünnung 0,1 ml physiol. NaCl-Lösung enthält. Nach Schütteln der Gemische bebrütet man im Dunkeln 1 Std. bei 37° C, dann 2 Std. bei Zimmertemperatur. Anschließend liest man im Dunkelfeld (Vergr. etwa 500fach) ab, nachdem man aus den Gemischen je einen Tropfen auf einen Hohlschliff-Objektträger aufgebracht und mit einem Deckglas bedeckt hat.

Bewertung: Da die Reaktionsbilder weniger deutlich ausfallen als bei Verwendung pathogener Leptospiren, erfordert die Ablesung eine erhöhte Kritik. Im positiven Fall ist die Beweglichkeit der Keime vermindert, die Einzelorganismen erscheinen starrer, ihre Windungen weniger deutlich. Meist sind nur wenige Leptospiren miteinander verklebt, die Lyse ist nur schwach entwickelt oder fehlt gänzlich. Liegt der beschriebene Reaktionsausfall vor, so ist die Prüfung des Serums mit pathogenen Leptospiren anzuschließen bzw. in Spezialinstituten (s. S. 248) durchführen zu lassen.

Als beweisend für eine Leptospireninfektion gilt im allgemeinen ein Serumgrenzwert ab etwa 1 :300. Die Agglutinine sind ab der zweiten Krankheitswoche nachweisbar und können sehr hohe Werte (1 :16000 und höher) erreichen. Der Titer fällt dann wieder erheblich ab, kann aber noch jahrelang in niedriger Höhe bestehenbleiben. – Anamnestische Reaktionen sind möglich.

Objektträgeragglutinationstest für Leptospiren

Dieses von GALTON u. Mitarb. entwickelte Verfahren arbeitet mit formalinisierten Leptospirenaufschwemmungen und erlaubt eine rasche Diagnose der Leptospireninfektion mittels Objektträger-Agglutination. Die erforderlichen Antigene sind von Difco beziehbar. Vergleiche mit der Agglutinations-Lysis-Probe verliefen durchaus zufriedenstellend. Der Test wird wegen der leichten Durchführbarkeit zunehmend in der Routinediagnostik verwendet. Zum Antikörpernachweis stehen Einzel- und mehrere Gruppen von Mischantigenen zur Verfügung. Die Antigensuspensionen sind im Kühlschrank 2 Jahre haltbar. – Technische Anweisungen zur Durchführung der Reaktion liegen den Testpackungen bei.

Literatur:

GALTON, M.M., u. Mitarb.: Leptospirosis methods in laboratory diagnosis. U.S. Department of Health, Education, and Welfare, Public Health Service, Atlanta 1960.

KATHE, J., H.-P. MOCHMANN: Leptospiren und Leptospirosen. Teil I und II. VEB Fischer, Jena 1967.

Widal-Reaktion bei Q-Fieber

Als Makro- oder (nach HAAS) als Mikroreaktion durchführbar (evtl. neben der KBR – S. 479 – anzusetzen, die als Methode der Wahl bei Q-Fieber-Verdacht gilt).

Patientenserum: 30 min bei 56° C inaktivieren, dann Verdünnungsreihe ab 1 :2 ansetzen.

Antigensuspension: Q-Fieber-Antigen (z.B. von den Behringwerken, Marburg).

1. Makroreaktion: Antigen zur Serumverdünnungsreihe in einer Menge zusetzen, daß eine ausreichende optische Dichte erreicht wird, die noch eine einwandfreie Beurteilung ermöglicht; dann 4 Std. in ein Wasserbad bei 42° C, anschließend über Nacht in den Kühlschrank einstellen. Ablesung makroskopisch.

2. Mikroreaktion: Je 1 Tropfen der einzelnen Serumverdünnungen und des Antigens mit Öse auf ein Deckglas aufbringen und gut mischen, dann 2 Std. bebrüten bei 37° C in Form des „Hängenden Tropfens“. Anschließend Ablesung im Dunkelfeld und erneute Ablesung nach Belassen des Ansatzes bei Zimmertemperatur über Nacht.

Bewertung: Die Agglutinine treten gewöhnlich in der zweiten bis vierten Krankheitswoche auf und bleiben dann lange Zeit, oft mehrere Jahre, als niedriger Titer bestehen. Bei schwach positiven Reaktionen ist daher eine Wiederholung der Untersuchung mit etwa einer Woche Zeitabstand notwendig. Titerhöhe und Verweildauer der Antikörper stehen nach SIEGERT u. Mitarb. (1952) im Zusammenhang mit der Schwere der Erkrankung. – Wie bei anderen Infektionen wird auch beim Q-Fieber durch frühzeitige antibiotische Behandlung der Anstieg der Antikörper beeinträchtigt, so daß dadurch der diagnostische Wert der Seroreaktionen eingeschränkt werden kann.

Nachweis blockierender (inkompletter) Antikörper

In gewissen Seren, am häufigsten bei Brucellose, werden Prozonen, d.h. Ausbleiben sichtbarer Reaktionen in den niedrigen Verdünnungsstufen, beobachtet. Als wichtige Ursache hierfür gelten sog. blockierende (inkomplette, univalente) Antikörper. Als inkomplett werden Antikörper dann bezeichnet, wenn sie im Milieu der physiol. NaCl-Lösung mit ihren homologen, potentiell fällbaren (kolloidal gelösten oder korpuskulären) Antigenen nicht ausflocken, obwohl sie sich an diese binden (HUMMEL, K.: Zbl. Bakt. I. Ref. 155 [1955] 1). Die Erscheinung der Prozone kommt nicht nur bei agglutinierenden, sondern auch bei anderen (z.B. präzipitierenden oder komplementbindenden) Antikörpersystemen vor und kann auch andere Ursachen haben, z.B. Antigen- oder Antikörperüberschuß, agglutinationshemmende, unspezifische Serumbestandteile (z.B. Lezithin, Gallensäuren), bei der KBR Normalhämolysine oder unspezifische erythrozytolytische Substanzen wie gallensaure Salze, Fermente, Bakterien, Toxine (BREDE, 1958).
Blockierende Antikörper werden in Normalseren nur ganz ausnahmsweise gefunden; ihr Nachweis ist ein ziemlich sicheres Zeichen für eine Immunisierung. Für ihre Feststellung wird in der Praxis der von COOMBS u. Mitarb. entwickelte Antiglobulintest angewendet.

Allgemeine Untersuchungstechnik: Unter Verwendung kleiner Röhrchen wird eine Serumverdünnungsreihe ab 1:10, Volumen je 0,5 ml, hergestellt; ein Kontrollröhrchen erhält 0,5 ml physiol. NaCl-Lösung. Alle Röhrchen erhalten nun 0,5 ml einer Aufschwemmung des fraglichen Antigens (meist BANG-Bakt.) in der für die WIDAL-Reaktion verwendeten Gebrauchsverdünnung, wodurch sich ein Gesamtvolumen von 1,0 ml mit beginnender Serumverdünnung 1:20 ergibt. Nach kräftigem Schütteln Röhrchen eine Stunde in ein Wasserbad von 37° C stellen, anschließend ablesen. Bei Prozonenphänomen oder (trotz Verdacht auf eine spezielle Erkrankung) negativem Ergebnis wird mittels des folgenden Verfahrens weiter untersucht:

Antiglobulintest (Coombs-Test, mod.)

Prinzip: Wenn sich an korpuskuläre Antigene (Bakterien etc.) inkomplette Antikörper binden, so blockieren sie die Anlagerung der Agglutinine und verhindern damit die Entstehung einer sichtbaren Antigen-Antikörper-Reaktion. Da diese blockierenden Antikörper der Gammaglobulinfraktion des Serums angehören, reagieren sie mit entsprechendem Antiglobulinserum (gewonnen durch Immunisierung von Kaninchen mit menschlichem Gammaglobulin). Die entstehenden Brücken zwischen den einseitig an das Antigen fixierten Antikörpern (menschlichen Gammaglobulinen) führen zu einer sichtbaren Agglutination.

Versuchsdurchführung: Serum-Antigen-Gemische (einschließlich eines Kontrollröhrchens mit physiol. NaCl-Lösung statt Serumverdünnung) durch dreimaliges Waschen in physiol. NaCl-Lösung völlig von nichtgebundenen Serumbestandteilen befreien (20 min bei 3000 U/min zentrifugieren, Überstand abgießen, durch physiol. NaCl-Lösung ersetzen, Sediment mit feiner Pipette aufwirbeln, erneut zentrifugieren usw.), überstehende Flüssigkeit nach letztem Zentrifugieren abgießen, Sediment jedes Röhrchens in je 0,5 ml physiol. NaCl-Lösung resuspendieren; dann in jedes Röhrchen 0,5 ml eines 1:50 verdünnten Antihumanglobulinserums, Minimaltiter 1:100, pipettieren; 2 Std. bei 37° C inkubieren, dann über Nacht bei Zimmertemperatur stehenlassen.

Ablesung: Mit bloßem Auge gegen durchfallendes Licht (zunächst nicht aufschütteln):

Positiv: Röhrchenboden von einem lockeren, die Kuppe bedeckenden Häutchen ausgekleidet. Beim Aufschütteln löst sich das Sediment in Körnchen auf. Im Kontrollröhrchen dürfen keine Agglutinate auftreten.

Negativ: Scharf begrenztes, knopfartiges Sediment wie bei üblicher negativer Agglutination. Beim Aufschütteln u.U. wahrnehmbare, feine Partikel sind Verklebungen, die keine diagnostische Bedeutung haben.

Der COOMBS-Test kann auch in Form eines Objektträgertests durchgeführt werden, wobei je 1 Tropfen des gewaschenen Sedimentes der Verdünnungsröhrchen mit der Öse in je 1 Tropfen COOMBS-Serum eingerieben wird. Im positiven Fall werden nach wiederholtem Hin- und Herwiegen des Objektträgers Agglutinate in der Flüssigkeit sichtbar.

Anhang:

Konglutination

Für das Zustandekommen von spezifischen Agglutinationen ist im Regelfall kein Komplement nötig. Es gibt hier jedoch Ausnahmen; sie bestehen darin, daß korpuskuläre Antigene wie Blutzellen oder Bakterien, welche sich nach Bindung mit besonderen Antikörpern mit Komplement verbunden haben, durch einen im Serum von Rindern und anderen Wiederkäuern vorkommenden Faktor verklumpt werden. Hierbei handelt es sich um ein von Immunglobulinen differentes Protein, das sich mit gebundenem C'_3 (= Komplementkomponente 3, s. S. 439) zu verbinden vermag und dementsprechend bei der Reaktion verbraucht wird. – Speziell geeignet ist Pferde-Komplement, welches sensibilisierte Partikel nicht lysiert („konglutinierendes" Komplement, im Gegensatz zum hämolytischen Komplement, etwa des Meerschweinchens). Es ermöglicht (bei Vorhandensein von Konglutinin, z.B. aus Rinderblut, und in Gegenwart von Ca^{++}) den Nachweis einiger menschlicher Antikörper, welche hämolytisches Komplement kaum, dagegen konglutinierendes (z.B. Pferde-)Komplement gut fixieren.

Beispiel eines Reaktionsausfalles mit Prozonen-Phänomen bei positivem COOMBS-Test

	Serumverdünnung							
	1:4	1:8	1:16	1:32	1:64	1:128	1:256	Kontr.
WIDAL-Reaktion	—	—	±	+	++	++	++	—
COOMBS-Reaktion	++	++	++	++	++	++	++	—

Literatur:

SCHMIDT, H.: Die Konglutination und das Komplement. Fortschr. Immun. Forschg. Steinkopff, Darmstadt 1959.

Hämagglutinationsteste

Die Verklumpung von Erythrozyten und unter gewissen Umständen auch ihre Lyse kann entweder mit einer bestimmten, normalerweise vorhandenen Struktur der Erythrozytenmembran in Zusammenhang stehen oder damit, daß die Blutk.-Oberfläche als Träger angelagerter Antigene benutzt wird, die sich mit einem Antikörper verbinden und auf diese Weise eine Agglutination auslösen können. Je nachdem, welcher der beiden Mechanismen zugrunde liegt, spricht man von direkter bzw. von indirekter Hämagglutination.

a) Direkte Hämagglutination und Hämagglutinationshemmung

Ein typisches Beispiel für die direkte Hämagglutination ist die spezifische Reaktion der menschlichen Blutgruppensubstanzen mit den jeweils homologen Antikörpern, z.B. Agglutination von Erythrozyten der Blutgruppe A durch (anti-A-haltiges) Serum eines Menschen der Blutgruppe B.

Agglutination von Blutk. bestimmter Species kann aber auch durch die Wirkung verschiedener Bakterien- und Virusarten zustande kommen. Hierzu sind die Fimbrien-, Virus-, Hetero- und Kälte-Hämagglutination zu rechnen.

Fimbrien-Hämagglutination

Die meisten bei Bakterien der Enterobacteriaceae-Familie vorkommenden Fimbrien bewirken durch ihre adhäsiven Eigenschaften eine Anlagerung der entsprechenden Mikroorganismen an Zellen, so auch an Blutzellen gewisser Tiere wie Meerschweinchen, Hühner, Pferde. Bringt man eine Suspension solcher Bakterien mit einer entsprechenden Erythrozytensuspension zusammen, so lagern sich die Keime mittels der Fimbrien an die Blutk. an und bilden Brücken zwischen ihnen. Die Erythrozyten sinken als makroskopisch sichtbare Agglutinate zu Boden. Aus dieser Erscheinung ergibt sich eine Möglichkeit zur Prüfung, ob die Bakterienkultur Fimbrien hat oder nicht:

Nachweis von Fimbrien mittels Hämagglutination: Frisches Sediment einer Bouillonkultur der fraglichen Keime nach Zentrifugieren und Dekantieren des Überstandes in der restlichen, im Röhrchen befindlichen Flüssigkeit aufschwemmen. Hiervon einen Tropfen mit einem Tropfen einer 3%igen, dreimal in physiol. NaCl-Lösung gewaschenen Aufschwemmung von frischen Meerschweinchen-Blutk. (Zitratblut) bei Kühlschranktemperatur mischen in einer Vertiefung einer weißen Agglutinationsplatte; Platte etwa 5 min hin und her wiegen, wobei sich das Reaktionsgemisch auf etwa Zimmertemperatur anwärmen kann. Bei kräftig hämagglutinierenden Keimen tritt innerhalb weniger Sekunden eine grobe Verklumpung der Blutzellen ein. Abgeschwächte Hämagglutininwirkung führt erst innerhalb einiger Minuten zu einer körnchenartigen Agglutination. Vereinzelte Stämme bewirken die Zusammenballung der Erythrozyten nur in der Kälte bei 4–6° C. Einige Klebsiella- und Serratia-Stämme vermögen Erythrozyten erst nach Tanninbehandlung (s. u.) zu agglutinieren.

Anhang: Manche Bakterienarten bilden lösliche Hämagglutinine. Nachweis: Bouillonkultur-Überstand nach Zentrifugieren abheben, Verdünnungsreihe (Faktor 2) herstellen, gleiche Mengen einer 1%igen Erythrozytenaufschwemmung in die einzelnen Röhrchen pipettieren, Gemische kräftig schütteln, 2 Std. bei Zimmertemperatur stehenlassen. Positive Reaktionen sind kenntlich am Auftreten eines netzartigen Belages, der den ganzen Boden des Röhrchens einnimmt.

Literatur:

Duguid, J. P., u. Mitarb.: J. Path. Bact. 92 (1966) 107.

Beachte: Direkte Hämagglutination durch Bakterien wird auch beobachtet bei Einwirkung anderer Keime wie Clostridien, Vibrioarten (Vibrio el-Tor) etc.

Virus-Hämagglutination

Verklumpung von Blutk. durch Viren wird insbesondere bei der Influenzavirusgruppe beobachtet. Der Erscheinung liegt eine Anheftung des Virus an die Erythrozytenoberfläche unter Reaktion enzymatischer Gruppen mit einem Mukopolysaccharid-Substrat zugrunde, wie sie sich in gleicher Weise etwa an den Epithelzellen des Respirationstraktes abspielt. Die Anheftung des Virus an die Blutzellen führt zur Bildung von Brücken zwischen den Erythrozyten und auf diese Weise zur Agglutination.
Das Phänomen der Hämagglutination durch Influenzavirus wird diagnostisch verwertet beim Virusnachweis in Zell- und Eikulturen, ferner zur Reinigung von Virussuspensionen. Virushämagglutination kommt u. a. auch bei Pocken- und Vakzine-, Röteln-, Adeno- und einigen ECHO-Virusstämmen vor. Analog zu den Bakterien zeigen die verschiedenen Virusarten eine Abhängigkeit der hämagglutinierenden Wirkung von der Species, von welcher die Blutk. stammen.

Hämagglutinationshemmungstest (HAHT)

Der HAHT beruht auf der Beobachtung, daß die Agglutinationswirkung verschiedener Viren, z. B. des Influenzavirus, auf rote Blutzellen verschiedener Tierarten durch homologe Antikörper verhindert wird.

Allgemeine Versuchsdurchführung[1]: Die für den Test verwendeten Erythrozyten werden in einer je nach Methodik unterschiedlichen Konzentration, gewöhnlich als Aufschwemmung in gepufferter physiol. NaCl-Lösung, verwendet. Die Tierart, deren Blutzellen für die Reaktion verwendet wird, hängt von dem in Frage stehenden Antigen ab (z. B. werden meist Hühnererythrozyten bei Influenza-, Tauben- oder Eintagskükenzellen bei Rötelnvirus benutzt).
Nach Herstellung der geeigneten Blutk.-Suspension wird im ersten Teil des Versuches (= Virustitration) die Konzentration des Virus bestimmt, indem die Testerythrozyten zu unterschiedlichen Verdünnungen der Virussuspension hinzugegeben werden. Nach einer gewissen Zeit, die von der Sedimentation der Blutk. abhängt, wird schräg von unten (Röhrchentest) oder ggf. mittels Spiegel (z. B. bei Mikroverfahren) abgelesen. Eine ausbleibende Hämagglutination ist erkennbar an der Ausbildung eines scharfrandigen, knopfförmigen Bodensatzes oder dichten Flecks bzw. eines geschlossenen Ringes (abhängig von den benutzten Röhrchen oder Platten bzw. von der Dichte der Erythrozyten-Suspension); agglutinierte Erythrozyten bilden eine breite, unregelmäßig begrenzte, maschenartig strukturierte Schicht am Boden aus. Das Reaktionsgemisch mit der höchsten Virusverdünnung, die noch eine vollständige Hämagglutination zeigt, enthält 1 hämagglutinierende Einheit (1 HA-Einheit).
Der Hämagglutinationshemmungstest wird mit 4 HA-Einheiten angesetzt. Um 4 HA-Einheiten zu erhalten, verdünnt man die Antigensuspension so, daß ihre Konzentration vierfach so hoch ist wie die Verdünnung, welche bei der vorausgegangenen Antigen-Titrierung 1 HA-Einheit enthielt.
Patientenseren, die im HAHT untersucht werden sollen, sind einer Vorbehandlung zu unterziehen, welche die Entfernung unspezifisch hämagglutinationshemmender bzw. hämagglutinierender Substanzen zum Ziele hat, z. B. mit Choleravibrionen-Filtrat (RDE, receptor destroying enzym) und Hühnerblutkörperchen

[1] Detaillierte Beschreibung des Röteln-HAHT s. S. 294.

bei Untersuchung auf Influenza-Antikörper bzw. mit Kaolin und Taubenblutkörperchen bei Prüfung auf Röteln-Antikörper (die Behandlung mit den Blutzellen dient zur Absorption evtl. vorhandener Hämagglutinine des Serums gegen die entsprechende Blutart). Für den eigentlichen Test werden Verdünnungen der Seren, meist ab 1 : 10, angesetzt, dann die Antigenverdünnung (mit Gehalt von 4 HA-Einheiten, bezogen auf das Reaktionsvolumen im Vergleich zum Vorversuch) den einzelnen Serumverdünnungen beigemischt und die Mischung inkubiert (z. B. bei Influenzavirus: 30 min bei Zimmertemperatur). Anschließend wird jedem Testgemisch die geeignete Erythrozytensuspension zugefügt.

Als Kontrollen sind mitzuführen:

Serumkontrolle: Puffer statt Antigen (in ein eigenes Gemisch, das die höchste, im Test verwendete Serumkonzentration enthält, zur Prüfung des Serums auf Agglutinine);

Antigenkontrolle: Puffer statt Serum (Prüfung der hämagglutinierenden Wirkung des Antigens); Verdünnungsreihe des Antigens im Puffer, zur Kontrolle der Antigenkonzentration unter den Bedingungen des Hauptversuches.

Erythrozytenkontrolle: Puffer (doppelte Menge) statt Serum und Antigen (Ausschluß von Spontanagglutination);

Positive und negative Serumkontrolle: Nach Vorbehandlung der Kontrollseren in gleicher Weise wie die Patientenseren.

Ablesung: Sobald die Erythrozytenkontrolle den normalen Sedimentationsknopf zeigt. Als Hämagglutinationshemmungstiter gilt die höchste Serumverdünnung, die eine Hemmung der Hämagglutination aufweist.
Der HAHT kann als Röhrchentest oder im Mikroverfahren, z. B. mittels des Microdiluter-Systems, durchgeführt werden. Für gewisse Reaktionen werden Testbestecke angeboten, die alle erforderlichen Reagenzien oder einen Teil davon (z. B. Antigen, Kontrollseren, Verdünnungslösung) enthalten und damit auch kleinere Labors in die Lage versetzen, entsprechende Untersuchungen durchzuführen (z. B. für den HAHT auf Röteln-Antikörper: Labor-Service GmbH, 6236 Eschborn/Taunus; Röhm & Haas Pharma GmbH, Darmstadt).

Bewertung: Der erste Teil des Versuches (Virustitration) erlaubt die Messung der Konzentration des in Flüssigkeit von Ei- oder Gewebekulturen vorhandenen Virus. Im zweiten Teil läßt sich der Gehalt an agglutinationshemmenden Antikörpern, z. B. von Patientenseren, feststellen oder – unter Benutzung bekannter Testseren – die Virussuspension identifizieren bzw. quantitativ bestimmen.

Zur Erzielung vergleichbarer Ergebnisse ist die Anwendung einer einheitlichen Technik erforderlich. Wie bei anderen Antikörpernachweisverfahren ist für eine gesicherte Verwertbarkeit der Ergebnisse häufig die Untersuchung von zwei, im Abstand von 8–14 Tagen entnommenen Serumproben zur Feststellung von Titeränderungen notwendig. Der Hemmungstest ist bei Influenzaviren weitgehend stammspezifisch. Wegen der Stammspezifität werden Antigenvarianten nicht erfaßt. Aus diesen und anderen Gründen ist er bei Antikörperbestimmungen in der Diagnostik einzelner Viruskrankheiten (z. B. bei Influenza) durch die KBR verdrängt worden, während er bei anderen Infektionen (u. a. bei der Feststellung von Röteln-Antikörpern) ein entscheidendes diagnostisches Hilfsmittel darstellt.

Heterohämagglutination

Unter Heterohämagglutination wird die Verklumpung von artfremden Erythrozyten durch im Serum enthaltene Agglutinine (sog. Heteroagglutinine) verstanden.

Immunstoffe dieser Art spielen eine Rolle bei der serologischen Diagnose der infektiösen Mononukleose, einer virusbedingten, überwiegend bei jüngeren Menschen auftretenden, mit starker Vermehrung der Monozyten und mit Drüsenvergrößerung einhergehenden fieberhaften Erkrankung („Pfeiffersches Drüsenfieber"). Heterohämagglutinine werden ferner bei der Serumkrankheit, die nach Applikation artfremden Serums (für diagnostische oder therapeutische Zwecke) auftreten kann, gefunden.

***Paul-Bunnell*-Reaktion:** Zum Verständnis dieser dem serologischen Nachweis der infektiösen Mononukleose dienenden Reaktion wird nochmals auf die verschiedenen Typen heterophiler Antikörper, die im menschlichen Serum auftreten können, hingewiesen (siehe auch S. 416):

„F" = Forssman-*Antikörper:* Können auch im normalen Serum nachweisbar sein,

„S" = *Serumkrankheits-Antikörper:* Entstehen bei Serumkrankheit bzw. bei mit Pferdeserum behandelten Personen (erstmals von Hanganatziu und Deicher nachgewiesen),

„M" = *Mononukleose-Antikörper:* Entstehen bei der Mononucleosis infectiosa.

Schließlich können in besonderen Fällen „H"-Antikörper, d. h. spezifisch gegen Hammelblutk. gerichtete Agglutinine nachweisbar sein. Auch Kälte-Agglutinine (s. u.) können u. U. die Reaktion beeinflussen.

Die einzelnen, den genannten Antikörpern homologen Antigene bzw. eine Kombination davon pflegen in bestimmten tierischen Organsubstanzen vorzukommen. Mit ihrer Hilfe lassen sich die verschiedenen Antikörperarten unterschiedlich durch Absorption aus dem zu prüfenden Serum entfernen, wodurch die Antikörper gemäß der Absorptionstabelle auf S. 432 differenziert werden können.

Reagenzien:

Patientenserum: 30 min bei 56° C inaktivieren.

Schafblutkörperchen: Konserviertes oder frisch gewonnenes, defibriniertes Hammelblut dreimal in etwa 4facher Menge physiol. NaCl-Lösung waschen (8 min bei 2000 U/min zentrifugieren, Überstand abkippen, frische Kochsalzlösung in gleicher Menge zufüllen, Sediment aufschütteln, erneut zentrifugieren. Waschvorgang dreimal wiederholen). Vom letzten Sediment eine 2%ige Erythrozytensuspension in physiol. NaCl-Lösung herstellen [1].

Meerschweinchennierenzell-Suspension: Frische, von Bindegewebe und Fett befreite Meerschweinchennieren in kleine Stückchen schneiden, mit etwas physiol. NaCl-Lösung im Mörser zerreiben, durch Mull in ein Röhrchen seihen, dreimal in physiol. NaCl-Lösung waschen (s. o., Waschen der Schafblutk.). Vom letzten Sediment eine 20%ige Suspension in physiol. NaCl-Lösung herstellen und diese in einem verschlossenen Gefäß 1 Std. kochen. Anschließend 0,5% Phenol zusetzen, kräftig schütteln, abfüllen zu 2 ml in Röhrchen mit Korkstopfen, aufbewahren im Kühlschrank.

Rinderblutkörperchen-Suspension: Frisches, defibriniertes Rinderblut in etwa 4facher Menge physiol. NaCl-Lösung dreimal waschen (s. o., Waschen der Schafblutk.). Vom letzten Sediment eine 20%ige Suspension in physiol. NaCl-Lösung herstellen, dann weiter verarbeiten, wie für Meerschweinchennierenzell-Suspension beschrieben.

Versuchsdurchführung:

Verdünnungen des inaktivierten Patientenserums von 1:5 bis 1:640 und, zur Kontrolle, eines Serums mit bekanntem Titer mit physiol. NaCl-Lösung herstellen in Mengen von je 0,5 ml pro Röhrchen;

[1] Da das Titerergebnis mit steigendem Alter der Blutk.-Suspension sinkt, ist diese an jedem Versuchstag frisch anzusetzen. Aufschwemmungen, die nach dem dritten Waschvorgang noch einen hämolytischen Überstand aufweisen, sind für den Test nicht geeignet.

zu jedem Röhrchen 0,5 ml 2%ige Schafblutk.-Suspension zusetzen (Verdoppelung der Serumverdünnung!);

Gemische nach kräftigem Schütteln 10 min bei 600 × g zentrifugieren (= 2000 U/min bei 16 cm Schleuderradius);

ablesen nach leichtem Aufschütteln des Inhaltes der Röhrchen:

positiv: Die Erythrozyten heben sich als zusammengeklebte Masse oder in größeren Klumpen vom Boden ab;

negativ: Sehr kleine Klümpchen bzw. diffuse Trübung der Flüssigkeit (nichtagglutinierte Erythrozyten).

Tritt bis zur Serumverdünnung 1:80 (4. Röhrchen) eine positive Reaktion ein, so ist der Versuch in folgender Weise fortzusetzen:

Absorptionsversuch:

Absorption des inaktivierten Patientenserums: Je 0,5 ml Serum mit 2,0 ml der 20%igen Aufschwemmung der Meerschweinchennieren bzw. Rinderblutzellen versetzen (Verdünnung 1:5), kräftig schütteln, 30 min in den Kühlschrank stellen und in dieser Zeit wiederholt aufschütteln;

Herstellung von 2 Verdünnungsreihen aus den unterschiedlich absorbierten Serumverdünnungen: Beide Röhrchen 15 min bei 2000 U/min zentrifugieren, vom Überstand je eine Verdünnungsreihe 1:5 bis 1:640 à 0,5 ml/Röhrchen mit physiol. NaCl-Lösung ansetzen (erstes Röhrchen erhält nur Überstand, ab zweitem Röhrchen wird mit 0,5 ml vorher zugegebener physiol. NaCl-Lösung überpipettiert);

den Röhrchen beider Testreihen je 0,5 ml 2%ige Hammelblutk.-Suspension zusetzen, dann Reaktion weiterführen und ablesen, wie für das nichtabsorbierte Serum beschrieben. Als Heterohämagglutinintiter gilt die höchste Serumverdünnung, die noch deutliche Verklumpung der Blutk. zeigt.

Mitzuführende Kontrolle: 0,5 ml 2%ige Hammelblutk.-Suspension, verdünnt mit 0,5 ml physiol. NaCl-Lösung (darf keine Agglutination zeigen).

Verhalten der Antikörpertypen im Absättigungsversuch

Bei Behandlung des Versuchsserums	erfolgt Absättigung des heterophilen Antikörpertyps „M“	„S“	„F“	„H“
mit Meerschw.niere	nein	ja	ja	nein
mit Rinderblutk.	ja	ja	nein	nein

Bewertung: Normalseren agglutinieren Schaf-Erythrozyten selten in einer höheren Verdünnung als 1 :40. Ein Titer von 1 :80 kann im allgemeinen, bei gleichzeitiger Monozytose, als beweisend für infektiöse Mononukleose angesehen werden, sofern dieser nach Absorption mit Meerschweinchennierenzellen erzielt wurde. Beweiskräftige Titer werden meist in der zweiten, seltener erst in der dritten Krankheitswoche oder noch später erreicht. Die Untersuchung einer Zweitprobe zur Überprüfung eines etwaigen Titeranstieges ist zweckmäßig.

Wie sich aus der Tabelle ergibt, werden durch die Meerschweinchennierenzellen heterophile Antikörper gegen das S- und das F-Antigen entfernt; Mononukleoseseren haben somit nach entsprechender Absättigung etwa den gleichen Titer wie das ohne Absättigung angesetzte Serum. In der nach Absättigung mit Rinderblutk. angesetzten Reihe fällt der Heteroagglutinintiter auch bei Mononukleose gegenüber der nicht-absorbierten Reihe deutlich ab.
Umgekehrt verhält sich ein Serum, das infolge Gehaltes an F-Antikörpern Hämagglutination bewirkt. Bei Serumkrankheit bewirkt Absättigung sowohl mit Meerschweinchenniere als auch mit Rinderblut erheblichen Rückgang eines ohne Serumabsorption vorhandenen Heterohämagglutinintiters.

Objektträger-Agglutination mittels papainisierter Schafblutk. nach Lovric (Lancet 1961/I, 142): Unter Berücksichtigung der Tatsache, daß Papainbehandlung die Rezeptoren der Schafblutk. für die bei der infektiösen Mononukleose auftretenden Antikörper zerstört, wurde ein Objektträger-Test entwickelt, der auf dem Vergleich der Reaktion nativer und papainisierter Erythrozyten beruht. Auf einen Objektträger wird je ein Tropfen von beiden Blutk.-Suspensionen aufgebracht, in jeden Tropfen dann ein Tropfen Patientenserum eingerieben und nach 2 min – nachdem der Objektträger vorsichtig hin und her bewegt wurde – die Reaktion mit bloßem Auge abgelesen.

Bewertung:

Positiv: Die nativen Erythrozyten werden mindestens 15 sec früher als die papainisierten (Kontroll-) Erythrozyten agglutiniert oder letztere zeigen überhaupt keine Agglutination.

Negativ: Zuerst werden die papainisierten Blutk. agglutiniert (bedingt durch unspezifische heterophile Antikörper).

Auf dem beschriebenen Prinzip beruht u.a. der Mononukleose-Schnelltest der Fa. Haury (8 München 23, Postfach 48). Eine detaillierte Testanweisung ist den Packungen beigegeben. – Weitere Mononukleose-Testbestecke werden u.a. von Fa. Merck, Darmstadt, vertrieben (Mononukleose-Merckotest), ferner von OXOID (Reagenzkarten).

Kälte-Hämagglutination

Kälte-Hämagglutination wird bedingt durch Agglutinine, die vorzugsweise und optimal bei Temperaturen um 4–6 °C, gelegentlich aber auch bei höherer Temperatur menschliche Erythrozyten der Blutgruppe 0 zu agglutinieren vermögen. Das Auftreten dieser Kälteagglutinine wird – außer bei Blutkrankheiten etc. – bei primär atypischer Pneumonie beobachtet; es hat sich gezeigt, daß etwa 90% solcher mit Kälteagglutininbildung einhergehender Pneumonien auf Infektionen mit Mycoplasma pneumoniae zurückzuführen sind. Allerdings ergeben nur etwa 50% der Fälle von Erkrankungen durch diesen Erreger einen positiven Kälteagglutinationstest.

Bei der Prüfung auf freie Kälteantikörper im Serum ist die Blutprobe so lange bei Körperwärme oder zumindest bei einer Temperatur über 20 °C zu halten, bis das Serum vom Blutkuchen bzw. das Plasma von den festen Bestandteilen des Blutes getrennt werden kann, da diese Agglutinine bei Abkühlung an die Blutk. gebunden werden, somit aus dem Serum verschwinden und dann mit Direktproben nicht mehr nachweisbar sind. In diesem Fall ist als Nachweismethode der direkte Coombs-Test heranzuziehen, oder es kann versucht werden, die Antikörper durch 2stdg. Einstellen der Blutprobe in den Brutschrank unter mehrmaligem Schütteln abzusprengen.

Quantitativer Nachweis:

Untersuchungsmaterial: Bei Zitratblut können die Patienten-eigenen Blutk. verwendet werden (1,0 ml 3,8%iges Na-zitrat + 4 ml Blut ergeben etwa 2 ml 1:2 verdünntes Plasma), bei geronnenem Blut werden menschliche 0-Erythrozyten benutzt.

Erythrozytensuspension: Dreimal in physiol. NaCl-Lösung waschen (jeweils bei 2000 U/min zentrifugieren), aus dem letzten Sediment eine 0,5 %ige Suspension herstellen.

Versuchsdurchführung: Drei Serumverdünnungsreihen mit je 9 Röhrchen und einem Kontrollröhrchen (ohne Serum), beginnend mit Verdünnung 1:4, Volumen 0,5 ml pro Röhrchen, ansetzen; in jedes Röhrchen 0,5 ml der 0,5%igen Blutk.-Suspension einpipettieren (hierdurch verdoppelt sich die Serumausgangsverdünnung auf 1:8); dann eine Reihe im Kühlschrank, eine Reihe bei Zimmertemperatur, eine Reihe bei 37° C inkubieren bis zum nächsten Morgen.

Ablesung: Mit bloßem Auge; nach leichtem Schütteln der einzelnen Röhrchen auf das Auftreten von Agglutinaten achten.

Bewertung: Ein Agglutinationstiter von 1:32 bis 1:64 in dem im Kühlschrank gehaltenen Ansatz gilt, bei negativem Ergebnis in den bei 37° C inkubierten Gemischen, als signifikant.

b) Indirekte Hämagglutination

Hierbei wird ein heterologes Antigen an das Erythrozytenstroma fixiert. Durch eine folgende spezifische Immunreaktion eines Antikörpers mit dem an die Blutzelle gebundenen Antigen kommt es zur Agglutination der Erythrozyten (oder anderweitiger Trägersubstanzen, s. u.) bzw., bei Anwesenheit von Komplement im Reaktionssystem, zur Lyse der Blutzellen. Bei der indirekten (Häm-) Agglutination (bzw. Hämolyse) fungiert also stets ein vorher 'ünstlich an Partikel angelagertes Antigen als Brückensubstanz.

Die Vorzüge der Reaktion liegen in der besseren Erkennbarkeit von Antigen-Antikörper-Reaktionen, mit der Folge einer erheblichen Steigerung der Empfindlichkeit.
Besonders rasch werden Polysaccharid-Antigene adsorbiert, Protein-Antigene dagegen wesentlich langsamer. Im letzteren Fall wird die Adsorption ermöglicht bzw. verbessert durch Vorbehandlung der Blutzellen mit Tannin (s. S. 434). Wichtig für die Verwertbarkeit der Reaktion ist es, evtl. im Serum vorhandene Antikörper gegen die verwendeten Erythrozyten durch vorherige Absorption des Serums mit den unbehandelten Blutzellen zu beseitigen.
Die Methode der indirekten (Häm-)Agglutination hat Anwendung gefunden für den Antikörpernachweis u.a. bei Tuberkulose (MIDDLEBROOK-DUBOS-Reaktion), bei O-(und Vi-)Antikörpern gegen Salmonellen, andere Enterobacteriaceae und verschiedene sonstige Bakterien sowie bei Virus-Antikörpern. Als eine Sonderform der indirekten Hämagglutination kann man auch den COOMBS-Test bezeichnen, soweit dieser (z.B. in der Blutgruppenserologie) mit Erythrozyten angesetzt wird; bei diesem Verfahren ist allerdings, im Gegensatz zu den meisten anderen Reaktionen dieser Art, auch der erste Schritt der Reaktion spezifischer Natur.

Waaler-Rose-Reaktion

Siehe S. 490 (Rheuma-Reaktionen).

Hämagglutinations-Reaktion zum Vi-Antikörpernachweis

Für die Fahndung nach Typhusbakt.-Dauerausscheidern (SCHUBERT, J.H., u. Mitarb.: J. Bact. 77 [1959] 648).

Antigen-Herstellung: Dicke Agarplatte mit Vi-Stamm (zweckmäßig ist die Verwendung des Vi-haltigen Citrobacter-Stammes O 29, da Salmonella-O- und H-Antigene die Reaktion verfälschen könnten) beimpfen, 18 Std. bei 37° C bebrüten, mit 75%igem Alkohol abschwemmen, Suspension 30 min bei Zimmertemperatur stehenlassen, dann 45 min bei 3000 U/min zentrifugieren, Überstand dekantieren, Sediment mehrere Stunden im Brutschrank (37° C) trocknen, anschließend im doppelten Volumen Aqua dest. resuspendieren und weitere 4 Std. in den Brutschrank stellen. Nach Aufbewahrung im Kühlschrank über Nacht die Suspension bei etwa 12000 U/min 30 min zentrifugieren. Der Überstand stellt das Antigen dar.

Sensibilisierung der Erythrozyten (menschliche Blutk. der Gruppe 0): Blut dreimal mit physiol. NaCl-Lösung waschen (jeweils bei 2000 U/min zentrifugieren), 10%ige Suspension herstellen, mit gleichen Teilen Antigenlösung mischen, 2 Std. in 37° C-Wasserbad einstellen, dann Erythrozyten erneut dreimal in physiol. NaCl-Lösung waschen und als 1%ige Suspension für die Reaktion verwenden. Die Suspension ist bei Kühlschranklagerung 1 Woche haltbar.

Versuchsdurchführung: Serum inaktivieren, Verdünnungsreihe ab 1:2,5 herstellen mit 0,1 ml Serumverdünnung pro Röhrchen, je 0,1 ml sensibilisierter Blutk.-Suspension pro Röhrchen hinzufügen, schütteln, 2 Std. in Wasserbad bei 37° C einstellen.

Mitzuführende Kontrollen: Sensibilisierte Blutk. + Verdünnungsreihe eines bekannten, positiven Serums, zwei Kontroll-Röhrchen (ohne Serumzusatz + sensibilisierte Blutk. bzw. mit Serum + nicht-sensibilisierte Blutk.).

Ablesung kann beschleunigt werden dadurch, daß man die Röhrchen, statt sie in das Wasserbad einzustellen, 2 min bei 800 U/min zentrifugiert. Im positiven Fall bildet sich aus dem Sediment bei leichtem Beklopfen des Röhrchens eine zusammenhängende Flocke.

Hämagglutinations-Reaktion zum O-Antikörpernachweis

Bei Shigella-, Escherichia- und sonstigen Infektionen:

Antigen-Herstellung: 24stdg. Agarkultur mit physiol. NaCl-Lösung abschwemmen, zentrifugieren, in physiol. NaCl-Lösung entsprechend der Dichte einer 24stdg. Bouillonkultur resuspendieren, 2 Std. im Dampftopf erhitzen; dann zentrifugieren, bis die überstehende Flüssigkeit klar ist. Der Überstand stellt das Antigen dar. Es ist, im Kühlschrank aufbewahrt, mehrere Wochen verwendbar.

Sensibilisierung der Erythrozyten und Versuchsdurchführung: Wie beim Vi-Antigen. Die Serumverdünnung beginnt man hier mit 1 : 10 und erhält nach Zufügung einer gleichen Menge des Antigens eine Ausgangsverdünnung von 1 : 20. Für Escherichia-Infektionen geben NETER (1959) und andere Autoren eine 10fache Steigerung der Empfindlichkeit gegenüber der Agglutinintiterbestimmung an.

Anhang:

Reaktionen mit künstlichen Partikeln als Antigenträger

Anstelle von Erythrozyten können auch indifferente Stoffe bestimmter Teilchengröße wie Latex-Partikel – z. B. Bacto-Latex 0,81 (Difco) –, Bentonit etc. als Antigenträger verwendet werden. Auch sie werden nach entsprechender Beladung bei Anwesenheit homologer Antikörper verklumpt und zeigen damit den Ablauf einer Antigen-Antikörper-Reaktion an. Die Verwendung derartiger antigenbeladener Partikel hat den Vorteil der technisch einfachen Durchführbarkeit in Form der Objektträgeragglutination, die auch quantitativ, mit abgestuften Verdünnungen des Serums, durchgeführt werden kann. Heute ist es möglich, die Bindung mit den Antigenen so zu festigen, daß auch bei längerer Lagerung kein störender Aktivitätsverlust eintritt.

Gebräuchlich ist die Anwendung von handelsüblichen künstlichen Antigenträgern u. a. beim

Rheuma-Latex-Test (Rheumatoid Arthritis Test, RA-Test): Siehe S. 491.

CRP-Test (Nachweis von C-reaktivem Protein): s. S. 492.

Trichinella-Bentonit-Flockungstest: Siehe S. 405.

Außerdem kann der Latex-Test angewendet werden u. a. bei Salmonellose, Brucellose, Tularämie, Leptospirose und Kryptokokkose. Von deutschen Veröffentlichungen über serologische Untersuchungen unter Verwendung von Latexsuspensionen seien erwähnt: HERING, L., A. DITTBERNER: Ärztl. Lab. 12 (1966) 213; WIEDERMANN, G.: Zbl. Bakt. I. Orig. 182 (1961) 106; 184 (1962) 155 und 187 (1962) 278.

Tanninbehandlung von Erythrozyten

Behandlung von Erythrozyten mit Gerbsäure bewirkt eine Veränderung der Blutk.-Oberfläche, die mit einer Verbesserung der Agglutinabilität einhergeht. Die veränderten Oberflächen ermöglichen nun außer der Anlagerung von Polysacchariden (die auch ohne Tanninbehandlung möglich ist) eine bessere Fixierung von Protein-Antigenen und Virusarten. Durch die Tanninbehandlung wird also das Spektrum der indirekten Hämagglutinationsreaktion erheblich erweitert.

Methodik (unter Verwendung von phosphatgepufferter physiol. NaCl-Lösung, pH 7,2, im folgenden als Puffer bezeichnet): 0,6 ml des Sediments von zweimal in physiol. NaCl-Lösung und einmal im Puffer gewaschenen Erythrozyten in 10 ml Puffer aufschwemmen, 10 ml einer frisch zubereiteten Gerbsäurelösung in Verdünnung 1 : 20000 (Ansatz: 25 mg Gerbsäure + 500 ml Puffer) zufügen, Röhrchen für 15 min in den Brutschrank stellen, Blutk. in 20 ml Puffer waschen (5 min bei 2000 U/min zentrifugieren), Sediment erneut in 20 ml Puffer aufschwemmen und in 2 Röhrchen à 10 ml aufteilen (ein Röhrchen dient zur Absorption heterophiler Antikörper und für Vergleichszwecke, das andere für die Beladung mit Antigen).
Für die Beladung der Zellen des einen Röhrchens wird das Sediment in 5 ml Puffer resuspendiert und dann die gleiche Menge Antigenlösung (ebenfalls in Puffer) zugefügt, das Gemisch 30 min in den Brutschrank gestellt und wiederholt aufgeschüttelt. Anschließend beide Röhrchen 5 min zentrifugieren und Überstand abgießen. Dann beide Röhrcheninhalte auffüllen mit Puffer, der für diesen Arbeitsgang noch mit 1% inaktiviertem und absorbiertem Kaninchen-Normalserum zu versetzen ist, und erneut dreimal in diesem Milieu waschen. Zuletzt das Sediment beider Röhrchen auffüllen mit dem 1% Serum enthaltenden Puffer auf 25 ml = gebrauchsfertige tanninbehandelte Suspensionen mit bzw. ohne gebundenes Antigen.

B. Präzipitationsreaktion

Das Wesen der Präzipitationsreaktion besteht in der Ausfällung gelöster Antigene durch homologe Antikörper, die sog. Präzipitine. Zugrunde liegt wahrscheinlich, wie aufgrund verschiedener, von einander unabhängiger Befunde angenommen werden kann, die Verbindung von multivalenten Antigenen mit bivalenten Antikörpern zu einem unlöslichen Netzwerk. Dabei hängt das Ergebnis des Versuches allerdings maßgeblich vom Verhältnis der Antigen- und Antikörperkonzentration ab.

Stellt man fortlaufende Verdünnungen beider Reaktionspartner her und prüft die verschiedenen Konzentrationen gegeneinander, so zeigt sich, daß der höchste Präzipitintiter eines Immunserums mit einer relativ kleinen Antigenmenge erzielt wird. Nur in einem kleinen Bereich des Verhältnisses von Antigen- zu Antikörperkonzentration (Äquivalenzzone) kommt es zu einem völligen Verbrauch der Reaktionspartner (kein verbleibender Antikörper- bzw. Antigenüberschuß im Reaktionsgemisch). Besteht ein stärkerer Antigenüberschuß, so bleibt eine sichtbare Reaktion völlig aus. Auch in diesem Fall entstehen Antigen-Antikörper-Komplexe; diese bleiben aber in Lösung. Ein Antigenüberschuß bei der Präzipitationsreaktion muß also vermieden werden, da sonst die Reaktion in der ersten, unsichtbaren Phase der Antigen-Antikörper-Reaktion stecken bleibt. – Auch bei der Präzipitation besteht eine Abhängigkeit vom pH und vom Elektrolytgehalt des Reaktionsmilieus; die Reaktion tritt bei elektrolytfreiem Gemisch nicht in Erscheinung.

Aus dem Gesagten ergibt sich, daß sich die Agglutination in erster Linie für den Nachweis geringer Antikörpermengen eignet, daß dagegen die Präzipitation bei Verwendung stärkerer Immunseren beim Nachweis kleiner Antigenmengen bessere Ergebnisse zu liefern vermag.
Neben der früher gebräuchlichen Röhrchenmethode (Ringprobe), bei der das Antigen über das Immunserum geschichtet wird, hat sich in den letzten Jahren (insbesondere bei der Streptokokken-Gruppenbestimmung) die materialsparende Kapillarmethode durchgesetzt, bei welcher nacheinander das Serum und das Antigen eingesaugt werden. In beiden Fällen entsteht an der Berührungsstelle der Reaktionspartner eine weißliche Scheibe bzw. Schicht von Präzipitat, die ringförmig in Erscheinung tritt bei Prüfung gegen dunklen Hintergrund bzw. – bei der Kapillarmethode – unter Ausnutzung des TYNDALL-Effektes (Lichteinfall schräg von vorne). Im weiteren Verlauf setzen sich die Präzipitate am Boden des Röhrchens bzw. am unteren Ende der in Plastillin eingesteckten Kapillaren ab.
Vermehrt kommen in neuerer Zeit Agargeldiffusions-Methoden in Gebrauch, die – im Gegensatz zur Ringprobe – komplexe Antigen-Antikörper-Gemische zu erkennen und aufzutrennen bzw. Verwandtschaftsreaktionen bei verschiedenen Antigenen aufzuklären ermöglichen (OUCHTERLONY, Ö.: Progr. Allergy 5 [1958] 1). – Eine besonders empfindliche Nachweismethode stellt die Immunelektrophorese dar[1].

In der praktischen Diagnostik werden Präzipitationsreaktionen mannigfach angewendet:

a) *Untersuchung von Extrakten bakterienhaltiger Organe;*

b) *Untersuchung von Patientenseren* mit bekannten Antigenen oder (z.B. beim Nachweis des Australia-Antigens – s. S. 302 –) mit bekannten Antikörpern;

c) *Untersuchung von Bakterienkulturen,* z.B. Gruppenbestimmung bei Streptokokken;

d) *Toxinnachweis und Antigen-Analysen*;

e) *Bestimmung von Eiweißkörpern unbekannter Herkunft* (mittels bekannter Antiseren).

Untersuchung von Extrakten bakterienhaltiger Organe

Herstellung der Organextrakte: Wie bei der Präzipitationsprobe auf Milzbrand (ASCOLI-Reaktion), s. S. 217.

Versuchsdurchführung: In kleine Röhrchen oder Standzylinder von etwa 8 mm lichter Weite und 70 mm Höhe, die vor Gebrauch gründlich gewaschen, mit Alkohol und Äther getrocknet und mittels Wattebausch gesäubert wurden, etwa 1 ml Extrakt einfüllen; 5–10 Tropfen des präzipitierenden Serums mit Kapillarpipette aufnehmen, Pipettenspitze schnell auf den Boden des Gefäßes führen und unterschichten (bei Präzipitation auf Milzbrand wird zuerst das Serum eingefüllt und dieses dann mit dem Extrakt überschichtet).

---

[1] GRABAR, P.: Behringwerke-Mitt., Heft 30; dsb. Zbl. Bakt. I. Orig. 164 (1955) 15.

Der Ansatz geschieht nach folgendem Schema

Röhrchen	Extrakt	Serum
1	1 ml Extrakt der Probe	Immunserum
2	1 ml Extrakt der Probe	Normalserum
3	1 ml Extrakt von Normalorganen	Immunserum

Ablesung: Im positiven Fall bildet sich im ersten Röhrchen gewöhnlich innerhalb 10 min an der Grenzzone zwischen Extrakt und präzipitierendem Serum ein weißlicher Ring, richtiger eine Scheibe. Später auftretende Reaktionen sind i. a. mit Vorsicht und unter besonderer Berücksichtigung der Ergebnisse in den Kontrollen zu bewerten. Eine manchmal in dem Kontrollröhrchen fast momentan auftretende Trübung an der Grenze beider Flüssigkeitsschichten ist dadurch als unspezifisch zu erkennen, daß sie auch bei längerem Stehen nicht an Intensität zunimmt und sich nach unten zu ohne Grenze in der Flüssigkeit verliert. Spezifische Präzipitationen nehmen, im Gegensatz dazu, nach ihrem Auftreten an Intensität zu.

Untersuchung von Patientenseren im flüssigen Milieu

Präzipitationsprobe bei Rotz: Man läßt fragliches Rotzserum auf eine 25%ige Lösung von trockenem Mallein[1] wirken und beobachtet, ob innerhalb 10 min Ringbildung auftritt. Bei negativem Ausfall liest man ein zweites Mal nach 2stdg. Inkubation bei 37° C ab. Jetzt nachweisbare Ringbildung ist aber mit Vorsicht zu bewerten, da dann auch Normalseren Trübung zeigen können.

Präzipitationsprobe bei Trichinose: Die Reaktion gilt als zuverlässiges Nachweisverfahren. Für die Präzipitation geeignet ist das Antigen der Fa. Lederle, 8 München 60, Fritz-Berne-Str. 47. Hinweise zur Technik sind der beigegebenen Anweisung zu entnehmen.

[1] Bezugsquelle: Bundesgesundheitsamt, Max-von-Pettenkofer-Institut, 1 Berlin-Dahlem, Unter den Eichen 82–84.

Untersuchung von Bakterienkulturen

Schrägagarkulturen mit physiol. NaCl-Lösung abschwemmen, Suspensionen 30 min kochen, filtrieren, dann Versuch nach folgendem Schema ansetzen:

Röhrchen Nr.	1 ml Kulturfiltrat	Serum
1	von verdächtiger Kultur	Immunserum
2	von verdächtiger Kultur	Normalserum
3	des homologen Erregers	Immunserum

In Röhrchen 3 muß spezifische Ringbildung auftreten (positive Kontrolle), in Röhrchen 2 muß sie unterbleiben (negative Kontrolle). Entspricht das Kulturfiltrat der verdächtigen Kultur dem verwendeten Immunserum, so tritt auch in Röhrchen 1 Ringbildung auf. Im übrigen entspricht Ablesung und Bewertung des Versuches den für die Untersuchung von Organextrakten gegebenen Richtlinien.

Streptokokken-Präzipitationsprobe zur serologischen Gruppenbestimmung siehe S. 53.

Immunodiffusionsverfahren

(Nachweis bzw. Analyse von Toxinen, Antigenen, Serumproteinen, Antikörpern im Agargel).

Toxinnachweis nach *Elek-Ouchterlony* bei Corynebact. diphtheriae:

Prinzip: Ein gallertiges Nährmedium wird mit einem antitoxinhaltigen Filtrierpapierstreifen belegt und mit dem zu prüfenden Stamm sowie entsprechenden Kontrollstämmen beimpft. Beim Zusammentreffen des aus dem Streifen diffundierenden Antitoxins mit dem von den Bakterien gebildeten Toxin entstehen charakteristische Präzipitationslinien (Abb. 167).

Versuchsdurchführung: Mit Diphtherie-Antitoxin getränkten Filtrierpapierstreifen (6 × 1 cm)[1] auf

[1] Die Streifen sind fertig von Difco beziehbar. Selbstherstellung: Streifen mit Diphtherie-Antitoxin (Konzentration 1000 E/ml) tränken, überschüssige Flüssigkeit an steriler Fläche abtupfen (z. B. an Röhrchen-innenwand), dann 1 Std. im Brutschrank trocknen. In verschlossenem Röhrchen aufbewahren bei Kühlschranktemperatur.

frisch gegossenen, eben erstarrenden Spezialnährboden (Herstellung siehe S. 542) auflegen und mit steriler Pinzette leicht eindrücken. Erstarrtes Medium etwa 1 Std. in den Brutschrank zum Trocknen stellen, dann den fraglichen Keim im rechten Winkel zum Antitoxinstreifen strichförmig aufimpfen (kräftiges Inokulum, am besten von einer 24stdg. Blutagarkultur). Beiderseits des zu testenden Stammes einen toxinbildenden Diphtheriebakt.-Stamm bzw. einen atoxischen Corynebakt.-Stamm in gleicher Weise aufbringen. Bei 37°C mindestens 48 Std. bebrüten.

Ablesung (zweckmäßig gegen dunklen Hintergrund): Im positiven Fall tritt frühestens nach einem, oft erst nach zwei oder spätestens drei Tagen ein feiner Präzipitatstreifen auf, der in einem Winkel von etwa 45° beiderseits von der strichförmig gewachsenen Kultur abgeht. Bei verzögert auftretenden Präzipitationslinien sind „Sekundärlinien“ in Betracht zu ziehen, die nicht als Ausdruck einer Toxin-Antitoxinreaktion, sondern der Reaktion anderweitiger bakterieller Substanzen zu gelten haben.

Literatur:

Hussels, H.: Zbl. Bakt. I. Orig. 162 (1955) 67.

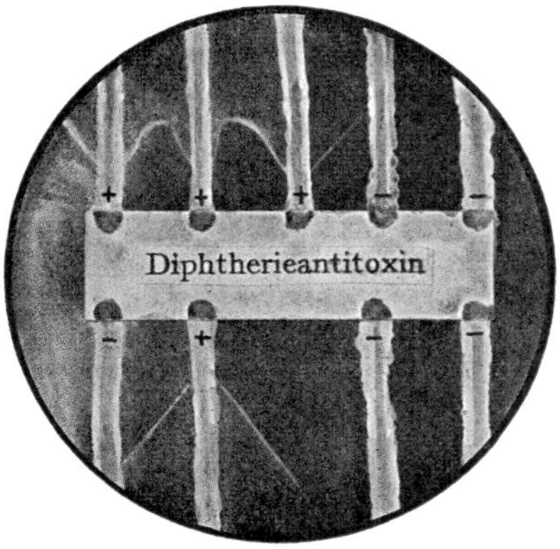

Abb. 167: Agar-Diffusionstest zum Toxinnachweis bei Diphtheriebakterien. In der Mitte ein mit Diphtherie-Antitoxin getränkter Filtrierpapierstreifen. Senkrecht dazu ausgestrichen mehrere zu prüfende Diphtheriebakt.-Stämme. Nach 1- bis 2tgg. Bebrütung bei 37°C entwickeln sich bei den mit + bezeichneten Stämmen Präzipitationsstreifen als Ausdruck der Toxinbildung.

Beachte: Prüfungen gleicher Art sind auch bei anderen Bakterien, z.B. zur Identifizierung von Anaerobiern aufgrund ihrer spezifischen Toxine bzw. zur Gruppendifferenzierung von Streptokokken oder zur Feststellung anderweitiger diffundierender Substanzen von Antigencharakter möglich. Die bei Staphylokokken auftretenden Linien sind zahlreicher und schwächer als die bei Diphtheriebakt. (Lupenablesung!). Cave Verwechslung mit bloßen Trübungshöfen, die bei toxin- und nicht-toxinbildenden Bakt. auftreten.

Agar-Diffusionstest nach Ouchterlony (Progr. allergy 5 [1958] 1) zur qualitativen Analyse von Patientenseren, Toxinen oder (in der Modifikation von Seeliger, Zschr. Hyg. 141 [1955] 110) unter Verwendung löslicher Antigene zur O-Antigen-Analyse von Bakterien, z.B. bei Listerien, Pilzen u. dgl.

Prinzip: Füllt man in getrennte Aussparungen einer Agarschicht lösliches Antigen und homologes Antiserum, so treten nach Diffusion beider Flüssigkeiten an den Stellen, wo beide Reaktionspartner in passender Konzentration aufeinandertreffen, Präzipitationsstreifen ähnlich der Abb.167 im Agar auf.

Technik: In Petrischalen wird 10 ml wasserklar filtrierter Agar (z.B. 0,8%iger OXOID-Agar Nr. 3) in m/15 Phosphatpuffer, pH 7,2, mit 0,1% Naazid in völlig ebener Fläche ausgegossen. Nach Erstarrung werden mit abgeflammtem Korkbohrer in vorher festgelegten Abständen Löcher eingebohrt (Benutzung einer unter den Boden der Schale gelegten Schablone) oder man bedeckt zunächst den Boden mit einer dünnen Agarschicht, setzt auf diese nach dem Erstarren Matrizen (paraffinierte, quadratische Messingblöckchen von 1 cm Seitenlänge und 3 mm Höhe) auf, gießt weiteren Agar auf bis zum oberen Matrizenrand und entfernt die Matrizen vorsichtig nach Erstarren der zweiten Agarschicht (s. Abb. 168). In die mittlere Aussparung gibt man Antiserum, in eine der äußeren Aussparungen physiol. NaCl-Lösung (Kontrolle), in die anderen Aussparungen lösliche Antigene. Bei Verwendung quadratischer Matrizen soll der Abstand der Ecken der mittleren Matrize zu den benachbarten Ecken der „Antigenmatrizen“ 7–10 mm betragen.

Bei niedriger Temperatur entwickeln sich die Präzipitationslinien langsamer, sind aber gewöhnlich klarer und schärfer ausgebildet, bei höherer Temperatur treten die Linien rascher auf, die Ergebnisse sind aber i.a. nicht so klar. – Zur Erhaltung der Feuchtigkeit während der meist 48stdg. Reaktionszeit dichtet man die Platten mit Plastikband ab.

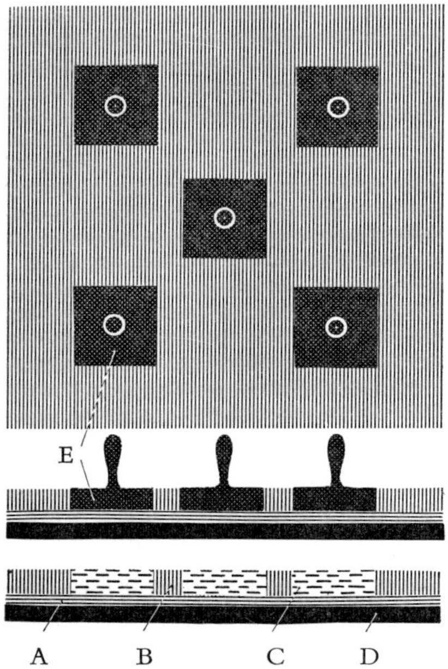

Abb. 168: Agar-Diffusionstest (Versuchsansatz, schematisch). Oben: Matrizen im Agargel, in Aufsicht. Mitte: Agarschichten mit Matrizen im Querschnitt: Unten: Querschnitt nach Entfernung der Matrizen und Ausfüllung der entstandenen Aussparungen mit Antigen bzw. Antiserum.
A: Agargrundschicht. – B: Obere Agarschicht. – C: Aussparungen im Agar, gefüllt mit Antigen bzw. Antiserum. – D: Glasboden der Petrischale. – E: Matrize.

Die Ablesung erfolgt am besten gegen eine unter der Platte angebrachte Beleuchtung, die nicht direktes, sondern von den Wänden abgestrahltes Licht schräg nach oben wirft.
Als Antigene verwendet man u.a. Bouillonkulturfiltrate, Extrakte mehrstündig geschüttelter oder ultraschallbehandelter Suspensionen von Agarkulturen.

Die Präzipitationsstreifen können grundsätzlich in drei verschiedenen Formen auftreten (s. Abb. 169).

a) Identität, z.B. von Antigenen: Die Linien laufen kontinuierlich und bogenförmig von einer der äußeren Aussparungen zur anderen.

b) Teil-Identität: Neben kontinuierlich verlaufenden Identitätslinien ist im Bereich der Vereinigung der Linien, am Kurvenscheitel, ein zusätzlicher Präzipitationsstreifen erkennbar.

c) Nicht-Identität: Die Linien kreuzen sich.

Nachweis von Australia-Antigen und -Antikörper: Siehe S. 302.

Immun-Elektrophorese: Eine weitere Verfeinerung der Immunodiffusion, z.B. zur Proteindifferenzierung nach Grabar und Williams. – Nachweis des Australia-Antigens bzw. -Antikörpers mittels Immunelektrophorese: Siehe S. 302.

Literatur:

Scheiffarth, F., H. Goetz: Arch. Allergy (N. Y.) 16, 61; Lab. Blätter (Behringwerke) Mai 1964, S. 11 ff.

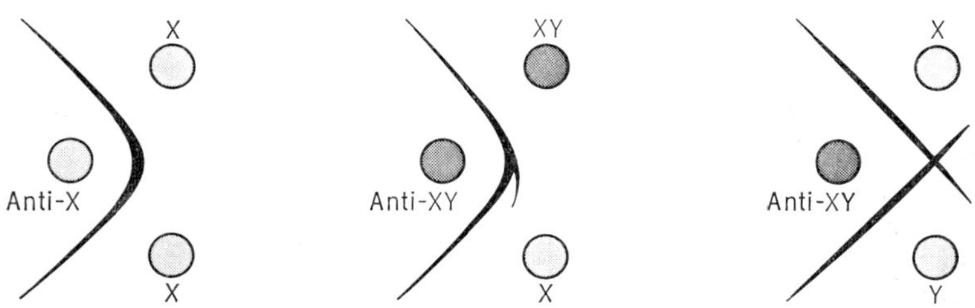

Abb. 169: Immunodiffusionstest nach Ouchterlony. Links: Identitätsreaktion (kontinuierlich-bogenförmiger Verlauf der Präzipitationslinien). – Mitte: Teil-Identitätsreaktion (Spornbildung am Kurvenscheitel). – Rechts: Nicht-Identitätsreaktion (gekreuzte Präzipitationslinien).

Präzipitationsprobe zur Bestimmung von Eiweißkörpern unbekannter Herkunft

(z. B. zur Feststellung von Blut an Kleidungsstücken bzw. von Lebensmittelverfälschungen).

Die erforderlichen präzipitierenden Sera sind u.a. von den Behringwerken erhältlich. Hinsichtlich Herstellung der Extrakte (z.B. aus Blutflecken oder aus Fleischproben) und der technischen Details der Reaktion wird auf die den Testseren beiliegenden Anweisungen verwiesen.

C. Lysisreaktion

Unter einer Lysisreaktion im serologischen Sinne ist die Zerstörung von Zellen durch spezifische Antikörper („Bakteriolysine, Hämolysine") zu verstehen. Charakteristisch ist für die Lysisreaktion, daß die Bindung von Antigen und homologem Antikörper für sich allein noch nicht zur Zerstörung der Zellen führt, sondern daß Lysine zu ihrer spezifischen Wirkung noch eines zusätzlichen, normalerweise im Serum vorhandenen, komplexen Systems, des Komplementes bedürfen, das bei der Reaktion zwischen Antigen und Antikörper in den entstehenden Komplex eingebaut (und damit aktiviert, „gebunden" bzw. verbraucht) wird.

Solche Antikörper entstehen, wenn man z.B. Tieren die Blutkörperchen einer anderen Tierart parenteral appliziert, etwa bei Injektion von Schaferythrozyten in Kaninchen; man spricht in diesem Fall von Hämolysinen. Appliziert man Bakterien, so werden die entstehenden Antikörper als Bakteriolysine oder Bakteriozidine bezeichnet. Läßt man die entstandenen Immunstoffe in Gegenwart von Komplement auf entsprechende Blutkörperchen einwirken, so tritt das Hämoglobin aus den Erythrozyten aus. Handelt es sich bei dem Antigen um Bakterien, so können diese einer sichtbaren Lyse anheimfallen oder ihre Lebensfähigkeit verlieren, ohne daß eine Lyse der Bakterienzellen optisch in Erscheinung tritt.

Bei Abwesenheit von Komplement bleibt trotz Vorhandenseins von Lysin die Zerstörung homologer korpuskulärer Antigene aus. Bakterien können in diesem Fall agglutiniert werden, wobei aber ihre Lebensfähigkeit erhalten bleibt; ebenso können Blutkörperchen durch den gegen sie gerichteten „Ambozeptor" (= das spezifische Hämolysin) verklumpt werden.

Beim Vorgang der immunisatorisch bedingten Lyse wirken also gegen das Antigen zwei verschiedene Wirkstoffe:

a) das *Lysin:* Der thermostabile, streng spezifische, eigentliche Träger der Antikörperfunktion. Im Falle von Hämolysinen hat sich im Sprachgebrauch der Begriff des hämolytischen Ambozeptors eingebürgert;

b) das *Komplement:* Der thermolabile, unspezifische, im normalen Serum vorhandene Bestandteil (ursprünglicher Name: Alexin).

Hämolytischer Ambozeptor

Die Lysisreaktion unter Verwendung „sensibilisierter" Blutzellen, das heißt einer Aufschwemmung von Erythrozyten und homologem Ambozeptor in einer physiologischen Lösung, dem sog. „hämolytischen System", hat in der praktischen Labordiagnostik eine wesentliche Bedeutung zum Nachweis von Komplement, insbesondere bei der sog. Komplementbindungsreaktion (s.u.). Ist in einem Reaktionsgemisch neben dem spezifischen Lysin ausreichend Komplement vorhanden, so kommt es zur Lyse (sog. Immun-Hämolyse) der Erythrozytensuspension; das vorher undurchsichtige (deckfarbene) Gemisch wird durchsichtig (lackfarben). Ist Komplement nur in unzureichender Menge vorhanden, so tritt eine partielle Hämolyse ein; fehlt Komplement, so bleibt die Suspension unverändert. Das hämolytische System dient also als Indikator für Vorhandensein oder Fehlen von Komplement.

Gewinnung und Konservierung des Ambozeptors siehe S. 454.

Komplement ist ein im Blut von Mensch und Tier enthaltenes kompliziertes Fermentsystem. Nach Abtrennung der Erythrozyten findet es sich im Serum und verfällt hier normalerweise einem von der Temperatur abhängigen Inaktivierungsprozeß. Es setzt sich aus verschiedenen Einzelkomponenten zusammen, die in ihrem Zusammenwirken den zur Zytolyse führenden Vorgang auslösen. Das Komplementsystem wird durch das Entstehen von Antigen-Antikörper-Komplexen aktiviert, soweit hieran Globuline des γM- oder des γG-Typs beteiligt sind. Eine Aktivierung durch spezifische Reaktionen von γA-Antikörpern tritt dagegen nicht ein. Ist es zur Bildung entsprechender Antigen-Antikörper-Komplexe gekommen, so läuft die Bindung der Komplementkomponenten (C') in der Reihenfolge 1, 4, 2, 3, 5 und 6 ab. Unter Bildung von Komplexen mit verschiedenen weiteren Einzelkomponenten werden jeweils die folgenden Komponenten an die Zellwand fixiert. Als Abschluß der Reaktion wird eine Aktivierung autolytischer Membranfermente vermutet, die schließlich zur Manifestation der Lyse führt.

Das im Blut enthaltene Komplement wird durch halbstündige Erhitzung des Serums inaktiviert; eine Inaktivierung einzelner Komplementkomponenten tritt aber auch bei Zimmertemperatur und bei Kühlschranklagerung von Serumproben ein. In tiefgefrorenem Zustand sinkt die Aktivität um so langsamer ab, je tiefer die Lagertemperatur liegt. Die Wirkung des Komplements ist an das Vorhandensein verschiedener Ionen – bei dem gewöhnlich gebrauchten Meerschweinchen-Komplement an Mg^{++} und Ca^{++} – gebunden. Werden solche essentiellen Ionen ausgefällt bzw. blockiert, z.B. durch Zitratzusatz zum Blut, so kann die Komplementbindung nicht ablaufen.

Gewinnung und Konservierung von Komplement: S. 455.

Anmerkungen:

Komplement-Schwund im menschlichen Serum: Das normalerweise im menschlichen Serum vorhandene Komplement kann einem Schwund unterliegen (z.B. bei rheumatischer Endokarditis, Polyarthritis, Röntgenschäden).

Nachweis: In 9 Röhrchen je 0,5 ml 2%ige Schafblutk.-Suspension und je 0,5 ml hämolytischen Ambozeptor (in lösender Dosis) pipettieren, dazu steigende Mengen Krankenserum (0,02, 0,03, 0,04 ... bis 0,1 ml) hinzufügen, Ansatz 45 min in den Brutschrank stellen.

Bewertung: Sind mehr als 0,06 ml Serum erforderlich, so ist Komplementschwund anzunehmen.

Normalhämolysine für Schafblutk. kommen im nativen Menschenserum häufig vor (40%). Erreichen sie höhere Titer, so können serologische Reaktionen, z.B. die Komplementbindungsreaktion, so gestört werden, daß es zum Zonenphänomen kommt. Normalhämolysine sind nicht vorhanden beim Neugeborenen und in der normalen Zerebrospinalflüssigkeit, wohl aber in pathologischen Liquorproben, z.B. bei Tabes, Paralyse, Meningitis, Diabetes, Schwangerschaftstoxikose.

Nachweis mittels Hämolysinreaktion nach Weil und Kafka: Das Prinzip der Reaktion besteht im Zusatz von Komplement zu absteigenden, vorher mit Schafblutk. versetzten Liquormengen und in der Prüfung, ob und in welchen Gemischen Hämolyse (Rotfärbung des Überstandes nach Zentrifugieren der Röhrchen) eintritt.

D. Komplementbindungsreaktion (KBR)

Wie schon ausgeführt, bewirkt die Bildung von Antigen-Antikörper-Komplexen die Bindung von Komplement (Komplementbindung, -fixation), sofern die entsprechenden Voraussetzungen (Vorhandensein geeigneter Antikörper und essentieller Ionen) erfüllt sind. Die Bindung des Komplements, d.h. das Verschwinden des vorher freien Komplements aus dem Reaktionsgemisch, ist unter den üblichen Reaktionsbedingungen nicht erkennbar. Zur Darstellung werden im allgemeinen indirekte Methoden angewandt. Hierbei dient in der Regel das „hämolytische System", d.h. ein Gemisch aus Erythrozyten und dem homologen Lysin (dem Ambozeptor) als Indikator für Fehlen oder Vorhandensein von Komplement im Reaktionsmilieu. Die Erythrozyten werden gewöhnlich durch Blutentnahme von Hammeln, der homologe Ambozeptor durch Injektion von Hammelerythrozyten beim Kaninchen gewonnen.

Die Komplementbindungsreaktion (KBR) wird überwiegend zum Nachweis von Antikörpern im Serum herangezogen, wobei ein bekanntes Antigen verwendet wird. Sie kann aber auch umgekehrt zur Prüfung eines unbekannten Antigens – mittels eines Serums mit bekanntem Antikörper – benützt werden.

Außer Serum- können mittels KBR auch Liquorproben untersucht werden, ferner andere Körperflüssigkeiten wie Aszites-, Pleura-, Hydrozelenflüssigkeit u. dgl.; für Liquoruntersuchungen sind z.T. spezielle Verfahren im Gebrauch, die übrigen Proben werden gewöhnlich wie Serum behandelt.

Für die Durchführung der KBR gibt es mehrere Methoden:

A. Qualitativer Hauptversuch: Er wird mit nur einer einzigen Serum- und einer einzigen Komplementverdünnung durchgeführt und bezweckt die Unterscheidung zwischen negativen Proben einerseits und verdächtigen bzw. positiven Proben andererseits.

B. Quantitativer Hauptversuch: Zur graduellen Auswertung positiver Proben. Hierfür kommen im wesentlichen zwei Verfahren in Betracht:

a) Untersuchung abgestufter Serum-(Liquor-)Mengen bei gleichbleibender Komplementkonzentration (Serumtitration),

b) Abstufung des Komplements bei gleichbleibenden Serum-(Liquor-)Mengen (Komplementtitration).

Bei der Reaktion kann man die folgenden beiden Stufen (gezeigt am Beispiel der Prüfung eines unbekannten Serums mit einem bekannten Antigen) unterscheiden:

1. Primär-Reaktion: Dem fraglichen Serum wird Antigen sowie Komplement zugesetzt. Sind im Serum homologe Antikörper vorhanden, so wird das Komplement an den entstehenden Antigen-Antikörper-Komplex gebunden und verschwindet aus dem Reaktionsgemisch. Liegen passende Antikörper im Serum nicht vor, so bleibt die Antigen-Antikörper-Reaktion aus und das Komplement bleibt weiterhin in der Flüssigkeit nachweisbar.

2. Sekundär-Reaktion: Dem Primär-Reaktionsgemisch wird eine Suspension sensibilisierter, d.h. mit Ambozeptor versetzter Erythrozyten (= hämolytisches System) zugefügt. Lief in der Primärstufe der KBR eine Antigen-Antikörper-Reaktion ab, so wurde das Komplement an den entstehenden Antigen-Antikörper-Komplex fixiert; es steht in diesem Fall für die Lyse des im zweiten Reaktionsteil zugesetzten hämolytischen Systems nicht mehr zur Verfügung und die Erythrozytensuspension bleibt ungelöst (positive Reaktion). Trat dagegen in der Primärphase eine Antigen-Antikörper-Reaktion nicht ein, so blieb das zugesetzte Komplement für die Sekundär-Reaktion, d.h. für die Lyse der sensibilisierten Erythrozyten erhalten und bewirkt deren Auflösung (negative Reaktion).

Vor Versuchsansatz wird das in den Probandenseren in unterschiedlicher Menge vorhandene Komplement durch halbstündiges Erhitzen der Proben auf 56°C beseitigt („inaktiviert")[1]. Dann wird Antigen und komplementhaltiges Meerschweinchenserum in einer durch Vorversuch ermittelten Menge zugesetzt. Die Komplementgebrauchsdosis muß so bemessen sein, daß bei negativen Seren nach Abschluß der Primär-Reaktion noch ausreichend Komplement für die Lyse der in der Sekundärstufe zugesetzten Erythrozyten verfügbar ist. Im Falle antikörperhaltiger Seren muß umgekehrt bei Bildung des Antigen-Antikörper-Komplexes das Komplement soweit verbraucht werden, daß die Lyse der Erythrozyten in der Sekundärphase der Reaktion ganz oder – bei geringerer Reaktivität des Serums – teilweise unterbleibt.

[1] Die Erhitzung bezweckt gleichzeitig die Eliminierung antikomplementärer Aktivität, die sich im normalen Serum während Lagerung bei Zimmertemperatur entwickeln kann; sie dient also der Beseitigung pro- und antikomplementärer Serumwirkung.

Ein in der Praxis relativ häufiger, für das Untersuchungsergebnis u.U. relevanter „unspezifischer" Komplementverbrauch, d.h. ein Verlust an Komplementaktivität, der nicht durch eine ablaufende Antigen-Antikörper-Reaktion bedingt ist, kann auf gewisse Bestandteile des zu untersuchenden Serums zurückzuführen sein. Tritt z.B. bei der Inaktivierung eine Aggregierung von Gammaglobulinen auf, so kann – ebenso nach anderweitigen denaturierenden Eingriffen, bei Vorliegen abnormaler Gammaglobuline usw. – Komplement an solche Serumbestandteile in der Primärstufe der KBR gebunden werden. Der resultierende antikomplementäre Effekt kann so ausgeprägt sein, daß das Reaktionsgemisch auch ohne Zusatz von Antigen (wenn also eine spezifische Antigen-Antikörper-Reaktion gar nicht abgelaufen sein kann) trotz einer für Normalseren ausreichenden Dosierung des Komplements keine Lyse der Erythrozyten zeigt. Eine solche „Eigenhemmung" des Serums wird in der Praxis insbesondere auch bei hämolytischen oder bakteriell zersetzten Seren beobachtet. Um sie von der durch eine spezifische Antigen-Antikörper-Reaktion bedingten, echten positiven Reaktion unterscheiden zu können, ist es notwendig, stets ein antigenfreies Reaktionssystem neben dem eigentlichen Versuchsansatz mitzuführen (siehe Schema S. 449).

Auch die jeweils verwendeten Antigene können einen antikomplementären Effekt zeigen. Komplement wird schließlich „unspezifisch" auch bei der Lyse des hämolytischen Systems verbraucht, wobei dieser Verbrauch in Beziehung zu Art (Sensibilisierungsgrad) und Konzentration der Erythrozytensuspension steht.
Werden verschiedene Seren mit einem einheitlichen Antigen untersucht, so ist das Ausmaß einer derartigen Komplementinaktivierung durch Antigen und hämolytisches System in jedem der Einzelansätze gleich groß. Dagegen besteht zwischen den einzelnen Probandenseren eine deutliche Streubreite zwischen komplementneutralem (manchmal sogar prokomplementärem) und mehr oder weniger ausgeprägtem antikomplementärem Verhalten. Wird also eine größere Zahl von Seren – wie z.B. bei der Lues-KBR im Routinelabor – im gleichen Versuchsansatz geprüft, so muß diesen Unterschieden in einer Art Kompromiß bei der Komplementeinstellung Rechnung getragen werden, d.h. ein gewisser Komplementüberschuß gegenüber dem Bedarf bei komplementneutralen Seren ist notwendig, damit nicht leicht oder mäßig antikomplementäre Seren eine positive Reaktion oder Eigenhemmung ergeben. Hält sich dieser Überschuß aber nicht in angemessenen Grenzen, so können negative Ergebnisse bei antikörperhaltigen Seren die Folge sein.

Eine weitere Ursache falscher Reaktionsergebnisse

kann dadurch gegeben sein, daß sich gleichgerichtete Fehler rein quantitativer Art – z.B. etwas zuviel Serum, Antigen, hämolytisches System (komplementverbrauchende Faktoren) bei gleichzeitiger Unterdosierung des Komplementvolumens – im Einzelfall summieren können.

Prinzipien der Normierung und Standardisierung der KBR

Die KBR soll die folgenden (in gleicher Weise auch für andere serologische Reaktionen gültigen) Forderungen erfüllen:

Spezifität: Möglichst ausschließliches Ansprechen auf den homologen Antikörper.

Empfindlichkeit: Nachweis geringer Antikörpermengen.

Reproduzierbarkeit: Gleiches Ergebnis bei Wiederholung des Versuches.

Bei der Vielzahl der an der KBR beteiligten, sich gegenseitig beeinflussenden biologischen Komponenten sind diese Forderungen hinreichend nur unter Einhaltung optimaler, normierter Versuchsbedingungen, d.h. durch Verwendung von Reagenzien gleichmäßiger (Re-)Aktivität bzw. Wirksamkeit, erfüllbar. Wegen der vorrangigen Bedeutung des Komplements ist insbesondere die exakte Bestimmung der Komplement-Gebrauchsverdünnung für die Qualität der Ergebnisse ausschlaggebend. Zur Kontrolle der Reaktion bedarf es der Mitführung bekannter Standardseren. Ihr Titerausfall erlaubt die Standardisierung der Versuchsergebnisse durch Umrechnung des im aktuellen Versuch ermittelten Titers unter Bezug auf den Sollwert des Titers.
Nach den in neuerer Zeit aufgrund eingehender Untersuchungen erarbeiteten Vorschlägen (Spielmann u. Schulz 1952, Heymann u. Mitarb. 1957, Laue 1960, Hudemann 1963, Bozdech 1964, Morenz u. Mitarb. 1964, Burkhardt 1965) haben sich die folgenden Gesichtspunkte als wesentlich herauskristallisiert. Sie ermöglichen, da sie für alle Komplementbindungsreaktionen gelten, außer der Normierung der Reaktion an sich, eine einheitliche Durchführung der KBR mit den verschiedensten (z.B. Virus-, Bakterien-, Protozoen-) Antigenen.

a) Methodik der normierten KBR

Inkubation der Reaktionsgemische: Im Wasserbad. Die sehr unterschiedliche Anwärmung im Brutschrank würde eine Normierung von Temperatur und Zeit nicht erlauben.

Reaktionsvolumina: Das Partialvolumen der einzelnen Reaktionspartner[1] sollte 0,25 ml (oder ein Vielfaches) betragen, jedenfalls die Menge von 0,25 ml nicht unterschreiten, da sonst der prozentuale Pipettierfehler zu sehr ins Gewicht fallen kann. Komplement, als kritische Reaktionskomponente, sollte im doppelten Partialvolumen zugegeben werden. Bei größeren Untersuchungszahlen läßt sich eine exakte Dosierung bei vermindertem zeitlichen Aufwand gegenüber dem Pipettieren „von Hand" erzielen durch Verwendung von automatischen Pipettierspritzen, z.B. der Cornwall-Spritze (Fa. A. Krauth, 2 Hamburg 70, Wandsbeker Königstr. 27) oder der Abfüllspritze Ultra-Asept (Fa. Medicihaus, 8 München 15, Lindwurmstr. 23–25).

Art der Komplementbindung: Eine optimale Komplementbindung läßt sich bei den meisten Antigenen durch Kälte-Langzeitbindung über Nacht (14–16 Std. bei 4–6° C) und anschließende halbstündige Wärmebindung im Wasserbad bei 37° C erzielen.

Erythrozytenkonzentration: Nicht über 2% in der Gebrauchsverdünnung (vor Zugabe der Ambozeptorlösung), da die Empfindlichkeit der KBR umgekehrt proportional der Blutk.-Dichte ist. Photometrische Einstellung der Erythrozytensuspension (s. S. 444).

Bestimmung der Komplementgebrauchsverdünnung zweckmäßigerweise photometrisch (s. S. 446), sonst, als Ersatz, durch visuelle Beurteilung der Lyse.

Bestimmung der Ambozeptorgebrauchsverdünnung hat neben der Lyse- eine eventuelle Agglutinationswirkung und nach Möglichkeit auch den Aviditätsgrad des Lysins zu berücksichtigen (s. S. 443).

Lysezeit: 45 min bei 37° C. Nach dieser Zeit ist die Reaktion bei Systemen, in denen das Komplement der limitierende Faktor für die Lyse ist, i.a. abgeschlossen.

Mitführung von Standardseren: Bestimmung der Serumtiter, zur Kontrolle der Reaktion und gegebenenfalls zur Umrechnung der bei den Probandenseren erhobenen Titer im Sinne der Standardisierung der Versuchsergebnisse. Die Standardseren machen gesonderte Antigenkontrollen

[1] Bei der Durchführung der KBR als Makro-Reaktion (in Röhrchen).

und negative Serumkontrollen überflüssig. Gewinnung von Standardseren durch Sammlung und Mischung positiver Seren oder, besser, von einzelnen Lueskranken.

b) Reagenzien der normierten KBR

Die für normierte Bedingungen erforderliche Konstanz der Eigenschaften der Reagenzien soll über einen möglichst langen Zeitraum vorhanden sein. Eine Normierung macht daher den Einsatz entsprechender Konservierungs- und Lagerungsmethoden für die empfindlichen Wirksubstanzen, insbesondere für das Komplement, notwendig.

Probandenseren: Bei Kühlschranktemperatur aufbewahren und vor dem Versuch inaktivieren (30 min bei 56°C im Wasserbad); bei erneuter, späterer Untersuchung 15 min nachinaktivieren. Gebrauchsverdünnung gewöhnlich 1:5, Reaktionsvolumen 0,25 ml (oder ein Vielfaches davon).

Antigene: Lagerung entsprechend der Vorschrift des Herstellers. Bei käuflichen Antigenen kann die Herstellung der Gebrauchsverdünnung (jeweils vor Versuchsansatz frisch aus der Stammverdünnung!) in der Regel ohne eigenen Vorversuch gemäß den Angaben auf der Verpackung erfolgen. Durchführung evtl. erforderlicher Antigen-Vorversuche s. S. 447.

Komplement: Gewinnung s. S. 455. Verwendung von tiefgefrorenem Sammelkomplement, sonst von Trockenkomplement, wird dringend empfohlen. In Anbetracht des temperaturabhängigen Aktivitätsschwundes des Komplements ist für eine von Versuch zu Versuch konstante zeitliche Beziehung zwischen Komplementvorversuch und Hauptversuch Sorge zu tragen. Bei tiefgefrorenem Komplement ist auf einen stets gleichbleibenden Auftauvorgang zu achten: Erforderliche, in kleinen Portionen abgefüllte Komplementmenge erst 15 min vor Versuchsbeginn dem Tiefkühlgerät entnehmen und unter strömendem Leitungswasser verflüssigen; übriggebliebenes Komplement verwerfen! Komplement-Vorversuch s. S. 446. Sind alle Reaktionsfaktoren des Hauptversuches normiert, so kann bei Verwendung der gleichen Komplement-Charge der vorangegangene Hauptversuch zugleich als Vorversuch für den neuen Reaktionsansatz verwertet werden, sofern gewisse weitere Voraussetzungen (Titerbestimmung laufend mitgeführter Standardseren) erfüllt sind (siehe hierzu auch S. 464ff.).

Erythrozytensuspension: Verwendung von konserviertem Schafblut nach etwa 10 Tagen Stabilisierungszeit. Gewinnung des Blutes und Herstellung der Konserve siehe S. 455. Photometrische Einstellung der Blutkörperchenkonzentration mittels Cyanhämiglobin-Methode s. S. 444.

Ambozeptor: Möglichst 1:100 vorverdünnt (zur Verminderung des Verdünnungsfehlers), z.B. in Form der Ambozeptorkonserve nach SPIELMANN und SCHULZ (1952); Herstellung s. S. 455. Vorversuche zur Bestimmung der Ambozeptor-Gebrauchsverdünnung s. u.

Hämolytisches System: Ambozeptor- und Erythrozyten-Gebrauchsverdünnung zu gleichen Teilen mischen und im Wasserbad bei 37°C für 30 min zur Reaktion bringen („sensibilisieren").

Verdünnungsmittel bzw. Erythrozytensuspensions- und -waschflüssigkeit: Veronalpuffer nach MAYER u. Mitarb.

Herstellung der Stammlösung: 85,0 g Na-chlorid DAB 7, 5,75 g Barbital DAB 7, 3,75 g Barbital-Na DAB 7, 0,32 g Magnesiumsulfat DAB 7 und 0,328 g Kalziumchlorid DAB 7 in 2000 ml Aqua dest. durch 1stdg. Einstellen in den Dampftopf lösen. Diese konzentrierte Stammlösung ist im Kühlschrank wochenlang haltbar. Herstellung der Gebrauchslösung: 1 Teil Stammlösung mit 4 Teilen Aqua dest. vermischen (nur 12 Std. haltbar); pH bei 7,35.

Der Veronalpuffer (im folgenden kurz als Puffer bezeichnet) gewährleistet einen für die Immunhämolyse optimalen pH-Wert, Kalzium- und Magnesiumgehalt sowie eine geeignete Ionenstärke (Isotonie).

Vorversuche zur Ermittlung der Gebrauchsverdünnung für Ambozeptor, Komplement und Antigen

(Z.T. in Anlehnung an die Vorschläge von MORENZ, J., u. Mitarb.: Arch. ges. Hyg. 10 [1964] 219).

Ermittlung der Ambozeptor-Gebrauchsverdünnung

Bei der KBR muß das Komplement die hämolysebegrenzende Komponente sein, d.h. der Ambozeptor muß im Überschuß vorhanden sein, da sich beide Substanzen bis zu einem gewissen Grad ergänzen können und ein Zuwenig an Ambozeptor die Empfindlichkeit der Reaktion infolge Erhöhung des Komplementverbrauches vermindern würde. Ambozeptoren besitzen neben einer lysierenden Wirkung bei stärkerer Konzentration auch einen agglutinierenden Effekt gegenüber homologen Erythrozyten. Wegen der Agglutinationswirkung (die eine hämolysehemmende Wirkung hat!) kann der Ambozeptor nicht in beliebig starker Konzentration verwendet werden. Bei Bestimmung der Ambozeptor-Gebrauchsverdünnung ist deshalb neben dem Lysetiter stets auch der Agglutinationstiter zu ermitteln.

a) Bestimmung des Lysetiters

1. Herstellung einer Ambozeptor-Verdünnungsreihe 1:200–1:51200 aus Ambozeptor-Konserve (s. u., mit Vorverdünnung 1:100), Verdünnungsfaktor 2; Verdünnungsmittel Veronalpuffer:

in 10 Röhrchen je 0,5 ml Puffer einfüllen;

in das 1. Röhrchen mit Pipette 0,5 ml Ambozeptor-Vorverdünnung 1:100 zugeben, mischen;

0,5 ml der Mischung in das 2. Röhrchen übertragen, mischen; hiervon 0,5 ml in das nächste Röhrchen usw. bis zum 9. Röhrchen; 0,5 ml aus dem 9. Röhrchen verwerfen; 10. Röhrchen bleibt (zur Kontrolle einer Spontanlyse) ohne Ambozeptor.

Schema der Ambozeptor-Verdünnung 1 : 200 bis 1 : 51.200, mit Kontrollröhrchen

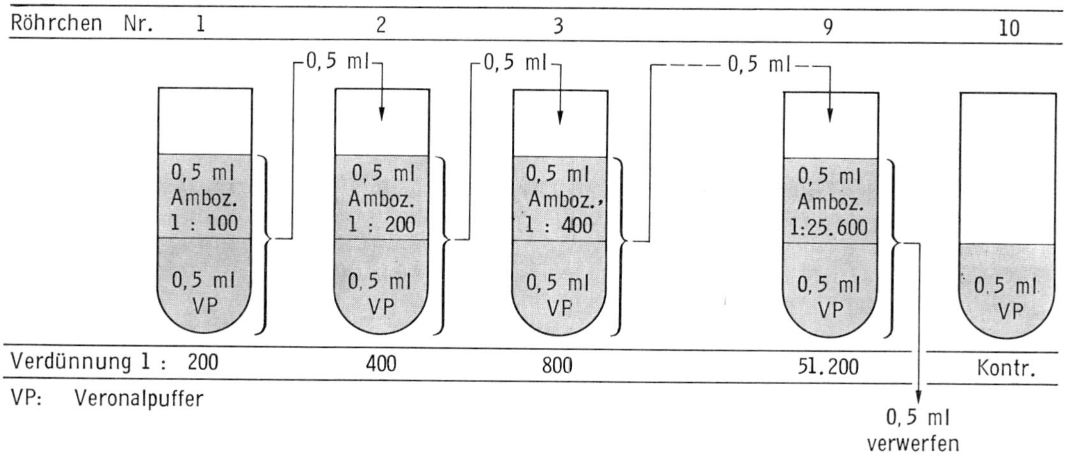

2. Zufügung von je 0,5 ml Erythrozyten-Gebrauchsverdünnung pro Röhrchen nach exakter Einstellung mittels Cyanhämiglobin-Methode auf eine Extinktion von 0,200 (= etwa 1,5%ige Blutk.suspension):

Zur Herstellung von 100 ml Erythrozyten-Gebrauchsaufschwemmung etwa 6 ml Konservenblut (Hammelblutk.; Gewinnung S. 455) dreimal mit etwa 6facher Menge Puffer waschen: Suspension 10 min bei 2000 U/min zentrifugieren, Überstand absaugen; neuen Puffer in gleicher Menge zufügen, Blutk. aufschütteln und erneut 10 min bei 2000 U/min zentrifugieren usw.; „Wasch"vorgang insgesamt dreimal durchführen.

Letztes Sediment mit Puffer auf 100 ml auffüllen, dann das Hämoglobin von 0,5 ml dieser Suspension überführen in Cyanhämiglobin (Hämiglobincyanid) und die Extinktion messen.

Beispiel (bei Verwendung des Reagenziensatzes Hämopack der Fa. ASAL, Chem. Fabrik, 1 Berlin, SW 61): Nach gründlichem Aufschütteln 0,5 ml der Suspension (Vollpipette) versetzen mit 4,5 ml Transformationslösung mittels 4,5 ml-Vollpipette, gut durchschütteln; nach 30 min Reaktionszeit Extinktion photometrisch bestimmen: Einstellung (gegen Aqua dest.) auf Wellenlänge 540 nm, z. B. bei Eppendorf-Photometern mittels Filter Hg 546, bei Zeiß-Photometern mittels Filter S 53 E.

Extinktion der angesetzten Suspension auf 0,200 einstellen (= etwa 1,5%ige Blutk.suspension) durch Umrechnung mittels folgender Formel:

0,200 mal x = festgestellte Extinktion mal angesetzte ml Blutk.-Suspension.

Hierbei bedeuten:

0,200: Die gewünschte Extinktion der Suspension,

x: Die Anzahl ml, auf die die angesetzte Suspension mit Puffer aufzufüllen ist, damit eine Suspension entsprechend einer Extinktion von 0,2000 resultiert.

Beispiel (angesetzte Menge Blutk.-Suspension: 100 ml; gemessene Extinktion: 0,220):

$$0{,}200 \text{ mal } x = 0{,}220 \text{ mal } 100;\; x = \frac{220 \cdot 100}{200} = 110.$$

Demnach ist die angesetzte Erythrozyten-Suspension (100 ml) mit 10 ml Puffer aufzufüllen auf 110 ml.

Falls kein Photometer verfügbar ist, kann die Erythrozytensuspension durch Mischung von 1,5 ml Sediment (nach der dritten Waschung der konservierten Hammel-Erythrozyten unter Einhaltung stets gleicher Zentrifugiergeschwindigkeit und -dauer – 20 min bei 2000 U/min) mit 98,5 ml Puffer hergestellt werden.

3. Ambozeptor-Verdünnungen und zugesetzte Blutk.-Suspension kräftig mischen;
4. 1,0 ml Puffer zu jedem der 10 Röhrchen zugeben, mischen;
5. 1,0 ml 3%iges Komplement pro Röhrchen zugeben, erneut kräftig mischen;
6. zur Lyse für 45 min in das Wasserbad (37° C) stellen;
7. Bestimmung des 100%-Hämolysetiters durch Ablesung mit bloßem Auge. Z. B. letztes Röhrchen mit völliger Hämolyse ist Nr. 8: Lysetiter 1 : 25600. Der Ambozeptorgehalt desjenigen Röhrchens, in dem gerade noch eine komplette Hämolyse vorliegt, wird als 1 Ambozeptoreinheit bezeichnet.

Tritt im Röhrchen 10 (ohne Ambozeptor) Hämolyse auf, so ist der Vorversuch mit einer höheren Komplementverdünnung oder einer anderen Komplementcharge zu wiederholen.

b) Bestimmung des Agglutinationstiters

1. Herstellung einer Ambozeptorverdünnungsreihe, wie für Bestimmung des Lysetiters beschrieben, 0,5 ml/Röhrchen;
2. Zugabe von je 0,5 ml Erythrozyten-Gebrauchsverdünnung (Herstellung s. Bestimmung des Lysetiters);
3. Einstellen der Röhrchen (nach gründlichem Durchmischen) in den Kühlschrank (4–6° C) über Nacht.
4. Bestimmung des Agglutinationstiters durch Ablesung mit bloßem Auge: letztes Röhrchen, das bei leichtem Aufschütteln eben noch sichtbare Agglutinate zeigt.

Tritt in Röhrchen 10 (ohne Ambozeptor) Agglutination auf, so ist der Versuch mit einer anderen Erythrozytensuspension zu wiederholen.

Bewertung der Lyse- und Agglutinationstiterbestimmung:

Als Ambozeptor-Gebrauchsverdünnung soll eine mindestens 4-(besser 6-)fach stärkere Konzentration als der Hämolysetiter verwendet werden und diese Konzentration soll mindestens 4-(bis 6-)fach schwächer sein als der festgestellte Agglutinationstiter (z. B. wäre bei einem Lysetiter von 1 : 25600 und einem Agglutinationstiter von 1 : 400 eine Ambozeptor-Gebrauchsverdünnung von etwa 1 : 4200 zweckmäßig).

Ein besserer Bewertungsmaßstab ist gegeben, wenn an die beiden beschriebenen Vorversuche noch die Bestimmung des Aviditätsgrades des Ambozeptors angeschlossen wird. Die Avidität ist ein Ausdruck für die Bindungsfestigkeit und Transgressionsgeschwindigkeit des Ambozeptors. Je geringer die Avidität des Ambozeptors ist, desto geringer ist die Ausnutzbarkeit des Komplements pro Zeiteinheit und desto flacher ist die Hämolysekurve bei der quantitativen KBR.

c) Bestimmung des Aviditätsgrades

1. Herstellung zweier Komplementverdünnungsreihen, Faktor 1,25, nach folgendem Schema:

Röhrchen Nr.	1	2	3	4	5	6
Kpl. %	4,76	3,81	3,05	2,44	1,95	1,56
Kpl. (ml) Puffer (ml)	0,72 14,40 } →	10,0 2,5 } →	10,0 2,5 } →	10,0 2,5 } →	10,0 2,5 } →	10,0 2,5 } →

Röhrchen Nr.	7	8	9	10	11	12
Kpl. %	1,25	1,00	0,80	0,65	0,52	0,42
Kpl. (ml) Puffer (ml)	10,0 2,5 } →	10,0 2,5 } →	10,0 2,5 } →	10,0 2,5 } →	10,0 2,5 } → }	10,0 2,5

Die verschiedenen Komplementverdünnungen werden nun in 2 Röhrchenreihen zu je 1,0 ml verteilt; dadurch ist eine Gleichheit der Komplementkonzentration in den korrespondierenden Röhrchen gewährleistet;

2. je 1,0 ml Puffer in die Röhrchen beider Reihen zugeben;
3. je 1,0 ml hämolytisches System in die Röhrchen beider Reihen einfüllen.

Das hämolytische System wird hergestellt mit der aus Lyse- und Agglutinationstiterbestimmung abgeleiteten Gebrauchsverdünnung des Ambozeptors, die zu gleichen Teilen zur Erythrozyten-Gebrauchsverdünnung hinzugefügt und mit dieser gründlich vermischt wird. Vor der Verteilung in die Röhrchen wird die Mischung zur Sensibilisierung für 30 min in ein Wasserbad von 37° C gestellt.

4. Nach Zugabe des hämolytischen Systems wird die eine Verdünnungsreihe für 15 min, die andere für 45 min in ein 37° C-Wasserbad gebracht. Sofort nach Ablauf der entsprechenden Lysezeiten werden die Röhrchen beider Reihen zur Vermeidung von Nachlösung erythrozytenfrei zentrifugiert und dann aus dem Überstand der einzelnen Röhrchen der jeweiligen Reihe die Hämolysekurve durch Messung des Hämoglobingehaltes im Überstand photometrisch bestimmt. Gesucht wird dabei die Komplementmenge, welche eine 95%ige Hämolyse ergibt (Kurve!).

Bewertung: Aviditätsgrad (%) =

$$100 \cdot \frac{95\%\text{-Lysetiter}^{1} \text{ nach 15 min.}}{95\%\text{-Lysetiter nach 45 min}}$$

Der Ambozeptor ist ungeeignet, wenn der Aviditätsgrad weniger als 70% beträgt.

Ermittlung der Komplement-Gebrauchsverdünnung

Die Einstellung der Komplement-Gebrauchsverdünnung sollte möglichst auf photometrischem Wege erfolgen. Die Hämolysekurve, d.h. die graphische Darstellung der Abhängigkeit des Lysegrades eines hämolytischen Systems von verschiedenen Komplementkonzentrationen, zeigt normalerweise eine S-Form mit flach ansteigendem Anfangs-, steilem Mittel- und flach auslaufendem Endteil. Bei Aufzeichnung auf halblogarithmischem Papier ist die 50%-Hämolyse am genauesten ablesbar. Bei der unten beschriebenen Ermittlung der Kpl-Gebrauchsverdünnung wird daher die 50%-Lyse zugrunde gelegt.

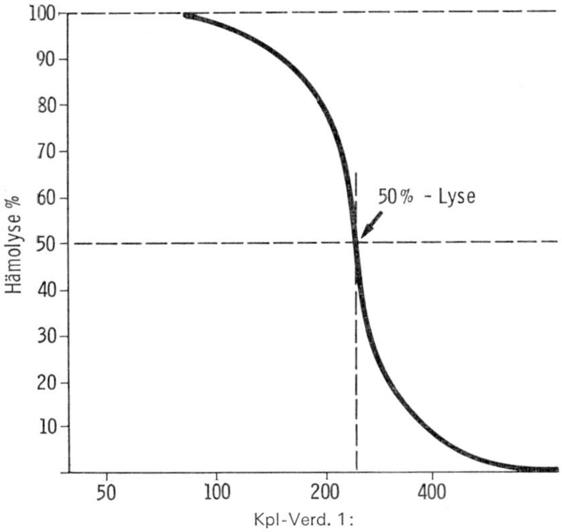

Abb. 170: Verlauf der Lyse-Kurve bei photometrischer Auswertung und Verwendung von halblogarithmischem Papier.

Zur Ermittlung der Kpl-Gebrauchsverdünnung sind zu bestimmen der Kpl-Titer (Ausdruck des Kpl-Verbrauches für die 50%-Lyse der sensibilisierten Erythrozyten) und der durch Einbeziehung des Antigens in das Reaktionssystem zusätzlich eintretende Kpl-Verbrauch (im folgenden bezeichnet als Kpl-Zusatzverbrauch).

a) Bestimmung des Komplementtiters

1. Herstellung einer Kpl-Verdünnungsreihe, Verdünnungsfaktor 1,25 (s. S. 445);

Die Verdünnungen werden in einer Menge angesetzt, die auch noch für die zur Bestimmung des Kpl-Zusatzverbrauches nötige zweite Reihe ausreicht, so daß Identität der Kpl-Konzentrationen in den homologen Röhrchen beider Reihen gewährleistet ist. In die Röhrchen werden je 1,0 ml der verschiedenen Kpl-Verdünnungen pipettiert; ein Röhrchen erhält 1,0 ml Puffer statt Kpl (Kontrolle);

[1] Als Lyse-(Prozent-)Titer wird im folgenden der reziproke Wert der Verdünnung des Komplements verstanden, welche den entsprechenden Hämolysegrad ergibt.

2. je 1,0 ml Puffer in jedes Röhrchen zugeben;
3. Röhrchen über Nacht in den Kühlschrank stellen;
4. am nächsten Morgen nach 5 min Anwärmen der Röhrchen im Wasserbad (37° C) je 1,0 ml hämolytisches System in jedes Röhrchen zugeben;
5. Röhrchen für 45 min in ein 37° C-Wasserbad einstellen;
6. Ermittlung des 50%-Hämolysetiters durch photometrische Bestimmung des Hämoglobingehaltes der überstehenden Lösung nach Zentrifugieren; Benutzung von halblogarithmischem Papier. Die für die 50%-Lyse erforderliche Kpl-Menge wird als 1 Komplement-Einheit (1 KE) bezeichnet.

b) Bestimmung des Komplementzusatzverbrauches (gesondert für jedes Antigen):

1. Verdünnungsreihe mit Faktor 1,25 (wurde gleichzeitig mit dem vorhergehenden Versuch angesetzt); je 1,0 ml Komplementverdünnung pro Röhrchen;
2. je 0,5 ml Puffer pro Röhrchen zugeben;
3. je 0,5 ml Antigengebrauchsverdünnung pro Röhrchen zugeben;
4. Gemische über Nacht in den Kühlschrank einstellen;
5. am nächsten Morgen nach Anwärmen (5 min Wasserbad bei 37° C) je 1,0 ml hämolytisches System zugeben;
6. zur Lyse einstellen in 37° C-Wasserbad für 45 min;
7. photometrische Ablesung wie beim vorher beschriebenen Versuch.

Bewertung: Die Einbeziehung eines Antigens in das Reaktionssystem äußert sich in einer – je nach Antigen – mehr oder weniger ausgeprägten Erhöhung der für die 50%-Lyse erforderlichen Kpl-Menge (Komplement-Zusatzverbrauch). Die Differenz des Kpl-Verbrauches mit und ohne Antigen läßt sich ausdrücken als Bruchteil der mittels Versuch a) festgestellten KE. War z.B. bei Versuch a) ein Verbrauch von 0,50%, bei Versuch b) ein Verbrauch von 0,55% ermittelt worden, so betrug der zusätzliche Verbrauch durch das Antigen 0,05%, d.h. 1/10 KE.

c) Bestimmung der Komplement-Gebrauchsverdünnung

Um die zusätzlichen unspezifischen Kpl-Verluste auszugleichen, die durch die durchschnittliche antikomplementäre Wirkung der Patientenseren entstehen, und zur Angleichung an die im Hauptversuch übliche Ablesung der 100%-Lyse beim negativen Reaktionsausfall wird für den Hauptversuch das Kpl folgendermaßen eingestellt: Die im Vorversuch a, d.h. bei der Bestimmung des Komplementtiters (ohne Antigen), ermittelte KE wird vervierfacht und dazu der (aus Vorversuch b, ggf. von früherer Bestimmung her) bekannte Komplementverbrauch durch das Antigen (Komplement-Zusatzverbrauch, ausgedrückt in KE-Anteilen) addiert. Drückt man also den durch das Antigen bedingten Komplement-Zusatzverbrauch in KE-Anteilen aus, so braucht dieser nur einmal für jede Antigencharge bestimmt zu werden (Antigen- und Arbeitseinsparung).

Beispiel: Der Kpl-Zusatzverbrauch des Antigens war mit 1/8 KE bestimmt worden; als KE wurde für den „einfachen Kpl-Vorversuch" (Kpl-Titerbestimmung) vor dem aktuellen Hauptversuch 0,4% ermittelt.

Kpl-Gebrauchsverdünnung: $4 \times 0{,}4 + \frac{0{,}4}{8} = 1{,}6 + 0{,}05 = 1{,}65\%$.

Anmerkung:
Wird mit konserviertem Kpl gearbeitet, so ist die KE annähernd bekannt. Zur graphischen Darstellung bzw. Ermittlung des „aktuellen" Kpl-Titers ist dann, da die Lysekurve im mittleren Bereich als Gerade verläuft, die Festlegung von etwa 4 „Kurven-"Punkten in der Regel ausreichend.
Steht ein Photometer nicht zur Verfügung, so kann an Stelle des 50%-Lysetiters die Bestimmung des 100%-Lysetiters mit bloßem Auge erfolgen. Wertet man in diesem Fall die geringste Kpl-Menge, die gerade noch komplette (= 100%ige) Lyse ergibt, als 1 KE, so ist zur Bestimmung der Kpl-Gebrauchsverdünnung für den Hauptversuch die KE zu verdoppeln (nicht, wie oben aufgrund der 50%-Lyse, zu vervierfachen!) und, analog zum oben beschriebenen Verfahren, noch der (in KE-Anteilen ausgedrückte) Kpl-Zusatzverbrauch zur verdoppelten KE hinzuzuschlagen.

Ermittlung der Antigengebrauchsverdünnung

Die verwendete Antigengebrauchsverdünnung soll einen maximalen Antikörpertiter beim Serum ermöglichen. Sie darf nicht hämolysierend und soll möglichst

nicht oder nur wenig antikomplementär wirken. Andererseits soll die zugefügte Antigenmenge die vorhandenen Antikörper ausschöpfen.
Eine sachgerechte Ermittlung der Gebrauchsverdünnung ist möglich mittels Kreuztitration zwischen dem Antigen und einem Serum bekannter Titerhöhe. Das Titermaximum ist bei der praktischen Bestimmung in der Regel nicht als „Spitze“, sondern als „Plateau“ erkennbar. Als Antigengebrauchsverdünnung ist die der Plateaumitte entsprechende Antigenverdünnung zu wählen.

a) Bestimmung der hämolysierenden Wirkung

1. Herstellung einer Antigenverdünnungsreihe, Faktor 2:

In die Röhrchen der Reihe werden je 0,5 ml Veronalpuffer eingefüllt, in das erste Röhrchen 0,5 ml des Antigens zugefügt, gemischt und dann 0,5 ml der Verdünnung überpipettiert in das nächste Röhrchen usw. bis zum vorletzten Röhrchen, von dem nach Mischen 0,5 ml des Inhaltes verworfen wird. Das letzte Röhrchen erhält nur 0,5 ml Puffer (Kontrolle).

2. Zufügung von je 1,5 ml Veronalpuffer in sämtliche Röhrchen der Reihe;
3. Zugabe von je 1,0 ml hämolytisches System (Herstellung s. S. 443);
4. Einstellen der Röhrchen in ein 37° C-Wasserbad für 45 min;
5. Ablesung des Hämolysetiters, d.h. derjenigen Antigenverdünnung, bei der mit bloßem Auge eben noch sichtbare Hämolyse erkennbar ist.

b) Bestimmung der antikomplementären Wirkung: Mittels Kreuztitration zwischen Antigenstammlösung und Komplement.

1. Herstellung mehrerer Antigenverdünnungsreihen, Faktor 2 (Zahl der Reihen entsprechend der Zahl der Komplementverdünnungen):

   Es werden zunächst die einzelnen Antigenverdünnungen – wie für die Prüfung der hämolysierenden Wirkung beschrieben (s. o.), jedoch in entsprechend größerem Volumen – angesetzt und die einzelnen Verdünnungen in Portionen zu je 0,5 ml auf die homologen Röhrchen der erforderlichen Verdünnungsreihen verteilt, so daß ein gleicher Verdünnungsgrad des Antigens in den entsprechenden Röhrchen gewährleistet ist; außerdem wird – zur Bestimmung des Bezugstiters (s. u.) – eine antigenfreie Reihe hergestellt (mit gleicher Röhrchenzahl wie die Antigenverdünnungsreihen und je 0,5 ml Puffer pro Röhrchen).

2. Zugabe von 0,5 ml Puffer zu jedem Röhrchen;
3. Herstellung einer Komplementverdünnungsreihe, Faktor 1,25:

   Analog dem auf S. 445 beschriebenen Vorgehen. Die Mengen der einzelnen Komplementverdünnungen sind so zu bemessen, daß damit (in Portionen à 1,0 ml) alle entsprechenden Röhrchen der Verdünnungsreihen beschickt werden können. In die Röhrchen der einzelnen Antigenverdünnungsreihen und in die der antigenfreien Kontrollreihe wird nun je 1,0 ml der verschiedenen Komplementverdünnungen einpipettiert.

4. Einstellen der Röhrchen in ein 37° C-Wasserbad für 30 min;
5. Zugabe von je 1,0 ml hämolytischem System (Herstellung s. S. 443);
6. Lyse im 37° C-Wasserbad für 45 min;
7. Ablesung des etwa 50%igen Hämolysehemmtiters für jede Antigenverdünnung mit bloßem Auge unter Berücksichtigung der antigenfreien Kontrollreihe (Puffer statt Antigen) zur Beurteilung des nicht durch das Antigen bedingten Komplementverbrauches (Bezugstiter).

c) Bestimmung der antigenen Wirkung: Mittels Kreuztitration zwischen positivem Serum und Antigenstammlösung. Als Komplementgebrauchsverdünnung verwendet man ein Viertel der Hämolysehemmtiter des vorausgegangenen Versuches, um eine eventuell unterschiedliche antikomplementäre Wirkung der einzelnen Antigenverdünnungsstufen zu berücksichtigen.

1. Herstellung von Serumverdünnungsreihen entsprechend der Zahl der zu prüfenden Antigenverdünnungen; Verdünnungsfaktor: 2; beginnend mit Serumverdünnung 1:5. Die einzelnen Verdünnungsstufen werden wieder in größerer Menge hergestellt und dann in Portionen zu je 0,5 ml auf die entsprechenden Röhrchen gleicher Serumverdünnung verteilt.
2. Herstellung einer entsprechenden Zahl von Antigenverdünnungsreihen, Faktor 2, analog der Herstellung der Serumverdünnungsreihen, und Übertragung der Verdünnungen in die homologen Röhrchen zu je 0,5 ml.
3. Zugabe der Komplementgebrauchsverdünnungen, abgestellt auf die einzelnen Antigenverdünnungen, entsprechend den Ergebnissen des vorausgegangenen Versuches, wobei ein Viertel der jeweiligen Hämolysehemmtiter verwendet wird, in Portionen zu je 1,0 ml für die entsprechenden Reihen.

4. Bindung über Nacht im Kühlschrank und anschließend für 30 min im Wasserbad bei 37°C.
5. Zugabe von je 1,0 ml des hämolytischen Systems pro Röhrchen.
6. Lyse im Wasserbad bei 37°C für 45 min.
7. Bestimmung des 100%-Hämolysehemmtiters mit bloßem Auge.

Mitzuführen sind: Antigen- bzw. Serumkontrolle mit je 0,5 ml Veronalpuffer statt Serum bzw. Antigen.

Bewertung: Als Antigengebrauchsverdünnung gilt diejenige Verdünnung, die einen maximalen Antikörpertiter des Serums ergibt und die zugleich nicht hämolysierend sowie nicht oder möglichst wenig antikomplementär wirkt.

KBR-Hauptversuch[1]

Qualitativer Hauptversuch

0,25 ml Probandenserum (inaktiviert; 1:5 verdünnt[2]) einpipettieren in 2 Röhrchen (davon bleibt das eine ohne Antigen als Eigenhemmungskontrolle);

0,25 ml Antigengebrauchsverdünnung in das eine Röhrchen (Hauptreihe), in das Kontrollröhrchen statt des Antigens 0,25 ml Puffer zugeben;

0,5 ml Komplementgebrauchsverdünnung in beide Röhrchen einpipettieren;

Gemische zur Bindung über Nacht in den Kühlschrank stellen; anschließend 30 min Bindung bei 37°C im Wasserbad;

0,5 ml hämolytisches System (bestehend aus gleichen Teilen Erythrozyten- und Ambozeptor-Gebrauchsverdünnung, 30 min im Wasserbad bei 37°C sensibilisiert) in beide Röhrchen pipettieren; Gemische zur Lyse für 45 min in das Wasserbad (37°C) einstellen.
Als Kontrolle ein oder mehrere Standardseren in Verdünnung 1:5 bis 1:160 mitführen. Ansatz mit allen Serumverdünnungen wie Röhrchen der Hauptreihe (d.h. mit 0,25 ml Antigengebrauchsverdünnung); Eigenhemmungskontrolle des Standardserums wird gewöhnlich nur in der Ausgangsverdünnung (1:5) mitgeführt.

Ablesung mit bloßem Auge nach 45 min Lysezeit:
Lösung von

etwa 0 bis 50% der Erythrozyten (Reaktionsgemisch stark getrübt): + (positiv, reaktiv);

etwa 50 bis 90% der Erythrozyten (Reaktionsgemisch mäßig getrübt): ± (zweifelhaft; schwach reaktiv);

etwa 90 bis 100% der Erythrozyten (Reaktionsgemisch durchsichtig): – (negativ, nicht reaktiv).

Schema des Hauptversuchsansatzes (qualitative KBR).

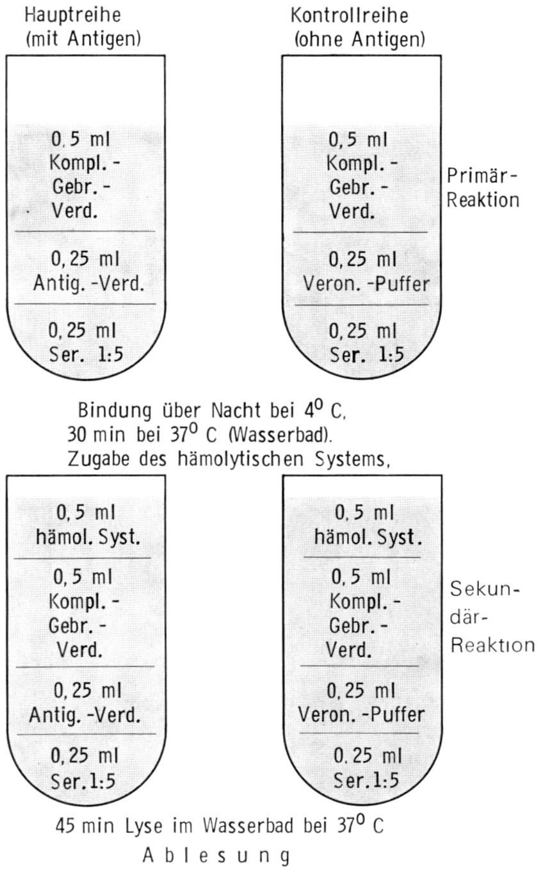

Quantitative KBR mit abgestuften Serummengen (Serumtitration)

Im quantitativen Hauptversuch mit abgestuften Serummengen wird geprüft, bis zu welcher Serumverdünnung ein positives Reaktionsergebnis erzielt wird. Hierzu wird das Serum – Ausgangs-

[1] Die folgenden Ausführungen beziehen sich, soweit nicht eine andersartige Technik ausdrücklich erwähnt ist, auf den Ansatz der KBR als Makroreaktion (in Röhrchen).
[2] Ausnahme: Cardiolipin-KBR (s. S. 461).

verdünnung gewöhnlich 1:5 – mit Puffer verdünnt (Faktor 2) und in der Regel bis zur Verdünnung 1:160, d.h. in sechs Röhrchen nebst einem Kontrollröhrchen (ohne Antigen, Verdünnung 1:5) angesetzt. Die Röhrchen werden mit den verschiedenen Reagenzien beschickt, wie für den qualitativen Hauptversuch beschrieben bzw. im Schema dargestellt. Auch die Prozeduren für die Komplementbindung und die Form der Ablesung sind die gleichen wie beim qualitativen Versuch.
Als aktueller (d.h. bei der Ablesung ermittelter) KBR-Titer gilt die auf das Serum-Partialvolumen bezogene höchste Serumverdünnung, die noch einen positiven Reaktionsausfall ergibt. Nicht berücksichtigt wird bei der Titerbestimmung also das Volumen der übrigen Reaktionspartner. Siehe auch die Ausführungen zum Titerbegriff, S. 411.

Standardisierung des KBR-Ergebnisses:

Die Standardisierung bezweckt die Berichtigung all jener Einflüsse auf das Titerergebnis, die trotz der Normierung der Versuchsbedingungen nicht völlig ausschaltbar sind; dies geschieht mit Hilfe mitgeführter Standardsera (von bekanntem Titer).

Der auf Grund des mitgeführten Standardserums berichtigte, sog. „normale" Titer eines unbekannten Serums wird ermittelt, indem man seinen, im Versuch gefundenen, „aktuellen" Titer zu dem unter identischen Versuchsbedingungen ermittelten aktuellen und dem bekannten Normaltiter des Standardserums in Beziehung setzt (HEYMANN u. Mitarb. 1957). Dies geschieht mittels folgender Umrechnungsformel:

$$\frac{St_A}{St_N} = \frac{U_A}{U_N}; \quad U_N = U_A \cdot \frac{St_N}{St_A}.$$

Hierbei bedeutet

St_A: Aktueller Titer des Standardserums.
St_N: Normaler Titer des Standardserums.
U_A: Aktueller Titer des unbekannten Serums.
U_N: Normaler Titer des unbekannten Serums.

Beispiel: Bei einem Standardserum mit Normaltiter $St_N = 1:15$ (Berechnung s. S. 463) wurde ein aktueller Titer St_A von 1:20 ermittelt, während der Titer des unbekannten Serums U_A im gleichen Versuch 1:40 betrug. Als Normaltiter des Serums errechnet sich:

$$U_N = \frac{1}{40} \cdot \frac{\frac{1}{15}}{\frac{1}{20}} = \frac{20}{40 \cdot 15} = 1:30.$$

Literatur:

SPIELMANN, W., W. SCHULZ: Z. Hyg. 134 (1952) 233.
HEYMANN, G., u. Mitarb.: Z. Immun.-Forschg. 114 (1957) 85.
LAUE, F.: Zbl. Bakt. I. Orig. 178 (1960) 105.
MORENZ, J., u. Mitarb.: Z. ges. Hyg. 10 (1964) 219.

Quantitative KBR mit abgestuften Komplementmengen (Komplementtitration)

Neben der Serumtiterbestimmung stellt die Ermittlung des Komplementverbrauches eines Systems durch Zusatz abgestufter Komplementmengen zu Reaktionsgemischen mit gleicher Serumkonzentration eine weitere Möglichkeit der quantitativen Bestimmung des Antikörpergehaltes eines Serums dar.
Das Prinzip der Reaktion besteht darin, diejenige Komplementmenge zu bestimmen, die nötig ist, um bei einem aus Patientenserum und Antigen bestehenden System nach Ablauf der Primärreaktion eine 50%ige Lyse der zugesetzten sensibilisierten Erythrozyten zu erzielen (die Feststellung der 50%-Lyse, ggf. mittels Interpolation, ergibt eine höhere Genauigkeit als etwa die Bestimmung der kompletten Lyse). Der ermittelte Wert wird dann in Beziehung gesetzt zu dem gleichzeitig ermittelten Komplementverbrauch für die 50%-Lyse in einem zweiten System, bei welchem kein Antigen, sondern lediglich das Patientenserum zugesetzt ist und in welchem also keine Antigen-Antikörper-Reaktion ablaufen konnte. In der Praxis wird pro Untersuchungsprobe eine Reihe von Gemischen aus Patientenserum (stets gleicher Konzentration) und Antigen (Hauptreihe) sowie eine zweite Reihe von Gemischen aus Patientenserum und Veronalpuffer (statt Antigen) hergestellt (Kontrollreihe). Dann wird zu beiden Reihen Komplement in aufsteigender Konzentration (Faktor gewöhnlich 1,5, beginnend mit 0,7%, 1%, 1,5% ... bis 11,3%) zugefügt. Nach Kälte- und anschließender Wärmebindung erfolgt Zugabe des hämolytischen Systems und nach entsprechender Lysezeit Bestimmung derjenigen Komplementkonzentration, die eine 50%ige Lyse bewirkt.

Der Vorteil dieses Verfahrens liegt vor allem in der Einsparung des Komplementvorversuches. Führt man die Reaktion in Form der Mikromethode unter Verwendung von „Lochplatten" aus (z.B. Perspex-Platten, beziehbar bei Fa. Süße und Schmidt, 35 Kassel-Wilhelmshöhe, Wilhelmshöher Allee 273), so wird dadurch eine erhebliche Einsparung an Reaktionssubstanzen erzielt, was insbesondere bei teuren Antigenen

von Bedeutung sein kann. Die folgenden Ausführungen sind auf diese üblicherweise durchgeführte Form der Komplementtitration (sog. Mikro-Komplementtitration) abgestellt.
Aufgrund von Vergleichsuntersuchungen läßt sich sagen, daß die quantitativen Ergebnisse bei der Komplementtitration weniger vom Grad der Normierung der KBR abhängig sind als bei der Untersuchung abgestufter Serummengen, daß die Serumtitration also von Schwankungen der Versuchsbedingungen stärker betroffen wird als die Komplementtitration. Fehlen die Möglichkeiten, die KBR zu normieren, so ist dies allein schon ein Gesichtspunkt, die Komplementtitration für quantitative Untersuchungen zu verwenden.

Prinzipiell kann die quantitative Untersuchung von Seren, Liquorproben etc. mittels Komplementtitration in allen Fällen durchgeführt werden, in denen ein für die KBR geeignetes Antigen zur Verfügung steht. Eine gewisse Zurückhaltung ist dort am Platz, wo ungenügend konzentrierte Antigenlösungen verwendet werden müssen, da in diesen Fällen (infolge eines relativen Antigenmangels?) gelegentlich negative Ergebnisse vorgetäuscht werden können.

Geht man davon aus, daß der Gesamtverbrauch eines Systems die Summe aus dem Komplementverbrauch durch die einzelnen Reaktionsfaktoren Serum (S), Antigen (Ag), hämolytisches System (Y) und eine mögliche Antigen-Antikörper-Reaktion (R) darstellt, so ist der mit V bezeichnete Komplementverbrauch der Hauptreihe (mit Antigen):

$$V = Ag + S + R + Y.$$

Der mit K bezeichnete Verbrauch der Kontrollreihe (ohne Antigen) ist dann:

$$K = S + Y.$$

Vergleichende Untersuchungen (Burkhardt 1962) haben ergeben, daß die Ermittlung des Quotienten Q aus V und K in der Praxis unter bestimmten Voraussetzungen (s.u.) die zuverlässigsten Ergebnisse liefert. Im Prinzip identisch ist bei der üblichen Verwendung von geometrischen Komplementverdünnungsreihen die Fassung des Ergebnisses in Stufendifferenzen zwischen Haupt- und Kontrollreihe, wie dies u.a. von Piekarski u. Mitarb. praktiziert wurde. In den Q-Wert fließt der durch das Antigen bedingte Komplementverbrauch ein; Q muß also stets (gleich oder) größer sein als 1,0. Ist der Komplementverbrauch durch das Antigen weitgehend konstant und nicht ungewöhnlich hoch – was für eine Reihe von Antigenen unterstellt werden kann, so erlaubt der für Q errechnete Wert einen Rückschluß auf eine etwa abgelaufene Antigen-Antikörper-Reaktion und deren Intensität.
Ist dagegen das Antigen stärkeren Schwankungen unterworfen oder hat es einen hohen Komplementverbrauch, so ist eine zusätzliche Bestimmung dieses Wertes notwendig, was zweckmäßigerweise mittels negativer Sera geschieht. In diesem Fall errechnet sich der Komplementverbrauch des verwendeten Antigens aus der Differenz von Haupt- und Kontrollreihe (Subtraktion der für die 50%-Lyse nötigen Komplementmengen). Die Bewertung des Ergebnisses beim Patientenserum erfolgt in solchen Fällen besser durch Subtraktion des für die Kontrollreihe gefundenen Wertes vom Ergebnis der Hauptreihe und zusätzliche Subtraktion des für den Antigen-Komplementverbrauch gefundenen Wertes.

Bewährt hat sich die Komplementtitration insbesondere bei der Luesdiagnose unter Verwendung von Cardiolipin und Pallues- (Pallida-, Reiter-Spirochäten-) oder Reiter-Spirochäten-Eiweiß-Antigen, ferner bei Brucellose-, Leptospirose-, Q-Fieber-KBR unter Errechnung des Komplementverbrauchsquotienten Q von Haupt- und Kontrollreihe. Die Beziehung zwischen Q-Wert und Positivitätsgrad wird unten erläutert.

Beim Vorversuch mit abgestuften Komplement- und Ambozeptormengen ergibt sich, daß von einer bestimmten Ambozeptormenge an die für die 50%-Lyse erforderliche Komplementmenge trotz weiterer Erhöhung des Ambozeptors konstant bleibt. Nach Wigand empfiehlt sich als Gebrauchsdosis für den Ambozeptor das Doppelte der Konzentration, die gerade noch mit minimalen Komplementmengen reagiert. Fulton schlägt die Verwendung der vierfachen Ambozeptordosis vor. Nach eigenen Erfahrungen bestehen hinsichtlich der Einstellung für eine optimale Ablesbarkeit noch gewisse Schwierigkeiten. Bei Verwendung neuer Chargen kann es daher am zweckmäßigsten sein, mehrere, nach entsprechendem Vorversuch in Frage kommende Ambozeptorkonzentrationen mit bekannten Seren zu prüfen und so die günstigste Einstellung zu ermitteln.

Komplement- und Serumtitration können sich vor allem bei der Diagnostik der Lues ergänzen und zusätzliche Einblicke in die serologische Situation vermitteln, was vor allem bei unklaren Befunden von Wert ist. Die Überprüfung von im Hauptversuch erhobenen Reaktionsausfällen mittels der Komplementtitration ist auch ein wertvolles Hilfsmittel für die nachträgliche Beurteilung der Komplementeinstellung (s. Routine-KBR der Syphilis).

Methodik der Mikro-Komplementtitration

Material

Verdünnungslösung: Veronalpufferlösung nach MAYER et al. (Herstellung S. 443).

Antigene: In der vorgeschriebenen Gebrauchsverdünnung, mit Ausnahme von Pallues-Antigen, das 1:4 verdünnt wird.

Patientenseren: 30 min bei 56° C inaktivieren; Gebrauchsverdünnung 1:5. Kontrollseren (nach Gewinnung inaktiviert, in zweckmäßiger Verdünnung tiefgefroren aufbewahrt) nach dem Auftauen vor dem Versuch 15 min nachinaktivieren.

Komplement: Möglichst tiefgefrorenes (—20° C) Sammel-, sonst jeweils frisches Komplement (S. 455). Herstellung folgender Verdünnungen aus 10%iger Vorverdünnung:

1.	0,7%:	0,3 ml Kompl.-Verd. (10%)	+	3,7 ml Puffer
2.	1,0%:	0,4 ml Kompl.-Verd. (10%)	+	3,6 ml Puffer
3.	1,5%:	0,6 ml Kompl.-Verd. (10%)	+	3,4 ml Puffer
4.	2,3%:	0,9 ml Kompl.-Verd. (10%)	+	3,1 ml Puffer
5.	3,4%:	1,4 ml Kompl.-Verd. (10%)	+	2,6 ml Puffer
6.	5,0%:	2,0 ml Kompl.-Verd. (10%)	+	2,0 ml Puffer
7.	7,5%:	3,0 ml Kompl.-Verd. (10%)	+	1,0 ml Puffer
8.	11,3%:	0,45 ml unverdünntes Kompl.	+	3,55 ml Puffer

Hämolytisches System (für eine Gesamtmenge von 50,0 ml):

Ambozeptorverdünnung: Siehe Ausführungen auf S. 451. Bei einem Ambozeptor mit Endtiter 1:6000 gibt folgende Verdünnung im allgemeinen gute Ergebnisse: 2,5 ml Ambozeptorkonserve nach SPIELMANN und SCHULZ (Verdünnung 1:100) + 22,5 ml Puffer (Herstellung S. 455).

Hammelblutk.-Suspension: Photometrische Einstellung mittels Cyanhämiglobinmethode (S. 444) auf eine Extinktion von 0,150 (entspricht einer 1,1–1,2%igen Blutk.-Suspension).

Hämolytisches System herstellen bei Abschluß der Kältebindung des laufenden Versuchsansatzes. Inhalte der getrennt bei 4° C aufbewahrten Kölbchen mit Ambozeptor-Gebrauchsverdünnung und Blutk.-Gebrauchssuspension zusammengießen und 30 min bei 37° C im Wasserbad sensibilisieren.

Plexiglasplatten mit 8 × 10 „Loch"reihen.

Reinigung nach Versuchsabschluß: Ausspülen unter fließendem Kaltwasser, 2 Std. wässern in Aqua dest., ausschütteln, abtropfen lassen, trocknen im Brutschrank. Zusätzlich, einmal wöchentlich: 2 Std. einlegen in frisch angesetzte 0,5%ige Hämosol-Verdünnung (Fa. ASID, Lohhof b. München), Vertiefungen mit Bürste im kalten Wasserstrahl reinigen, 2 Std. einlegen in Aqua dest., Aqua dest. wechseln und Platten erneut 2 Std. einlegen.

Pipette mit Tropfengröße 0,05 ml; gründliche Spülung in Aqua dest. nach jedem Arbeitsgang; zur Erzielung gleichmäßiger Tropfengröße Pipette stets senkrecht halten.

Technische Durchführung

In die 8 Vertiefungen von je 2 horizontalen Reihen je 1 Tropfen Serumverdünnung 1:5, in die obere der beiden Reihen (Hauptreihe) zusätzlich je 1 Tropfen Antigen-Gebrauchsverdünnung, in die untere (Kontrollreihe) je 1 Tropfen Veronalpuffer pro Vertiefung einpipettieren. Zu den vertikalen Reihen nun, von links beginnend, hinzufügen: Je 1 Tropfen Komplementverdünnung 0,7% (1. vertikale Reihe), 1,0% (2. vertikale Reihe) usw. bis 11,3% (8. vertikale Reihe).

Soll ein Serum gegen mehrere Antigene getestet werden, so werden die Vertiefungen einer entsprechend vermehrten Zahl horizontaler Reihen (Hauptreihen) plus einer weiteren Reihe (Kontrollreihe) mit je 1 Tropfen Serumverdünnung 1:5 beschickt und die entsprechenden Antigene in die jeweiligen Hauptreihen zugegeben.

Nach kurzem Schütteln der Platten (Beklopfen) 16 Std. Bindung bei 4–6° C in Kunststoffbeuteln mit (unter der Platte) eingelegtem feuchten Filterpapier (Verdunstungsschutz). Anschließend 30 min Wärmebindung im Brutschrank (Platten einzeln, nicht gestapelt, auf die Etagen legen). Indessen Ansatz des hämolytischen Systems (s. o.), dann Zugabe von je 2 Tropfen pro Vertiefung, anschließend 2 Std. Lyse im Brutschrank (in Kunststoffbeuteln). Platten vor Ablesung auf exzentrisch gelagertem Teller mittels kleinen Elektromotors bewegen (ca. 80–120 U/min), was eine Ansammlung der ungelösten Erythrozyten im Zentrum der Vertiefungen und dadurch bessere Ablesbarkeit bewirkt.

Auswertung

Die Ablesung erfolgt in Lysestufen von —, + … bis ++++ (bzw. 0, 1, … bis 4). Je nachdem, in wievielen Vertiefungen der Reihe eine völlige Lysehemmung (4) oder Teillyse (2 oder 3, 1 etc.) vorliegt, ergeben sich die in der folgenden Tabelle niedergelegten (z. T. interpolierten) Werte des Komplement-Verbrauches.

Komplementverbrauch für 50%-Lyse (Prozentwerte)[1]

Vertiefungen mit kompletter Lysehemmung (4 = komplette Lysehemmung) –	1	2	3	4	5	6	7	anschließende Teillyse
–	8	12	18	28	41	62	93	–
6	9	14	20	31	46	69	103	1
7	10	15	23	34	51	76	114	2
7	11	17	25	37	56	84	126	3
8	12	18	28	41	62	93	140	4
7	11	17	25	37	56	84		2, 1
8	12	18	28	41	62	93		3, 1
9	13	20	31	46	69	103		3, 2
10	15	23	34	51	76			3, 2, 1

[1] Aus Vereinfachungsgründen sind für die Prozentwerte nur die Zahlen ohne Komma geschrieben, z. B. 0,7% = 7; 2,3% = 23.

Beispiel zur Erläuterung der obigen Tabelle:

	Komplementkonzentration in % 0,7	1,0	1,5	2,3	3,4	5,0	7	Komplementverbrauch für die 50%-Lyse	
Reaktionsausfall der Hauptreihe	++++	++++	++++	++++	+++	+	—	4,1	(41)
Reaktionsausfall der Kontrollreihe	++++	+++	—	—	—	—	—	1,1	(11)

Im obigen Beispiel würde sich somit bei einem Unterschied von etwa 3 Titerstufen zwischen Haupt- und Kontrollreihe ein Q = 4,1 : 1,1 = 3,7 errechnen.

Erfahrungsgemäß entspricht

Q = 1,0 bis etwa 2,2 einem negativen Reaktionsausfall,

Q = 2,2 bis etwa 3,0 einem zweifelhaften Reaktionsausfall,

Q = 3,0 oder mehr einem positiven Reaktionsausfall.

Mikrodilutoren und Zubehör zur rationellen, arbeits- und materialsparenden Durchführung von Mikroreaktionen (KBR, Hämagglutinationshemmungstest etc.) sind beziehbar von Fa. Flow Laboratories GmbH, Bonn, Mechenstr. 55. Der Gerätesatz wird zunehmend, insbesondere für serologische Arbeiten in der Virologie, verwendet (siehe S. 478).

Literatur:

FULTON, F., K. R. DUMBELL: J. Gen. Microbiol. 3 (1949) 97.
WIGAND, R.: Zschr. Hyg. 143 (1956) 188.
BURKHARDT, F.: Zschr. Immun.-Forschg. 124 (1962) 70.

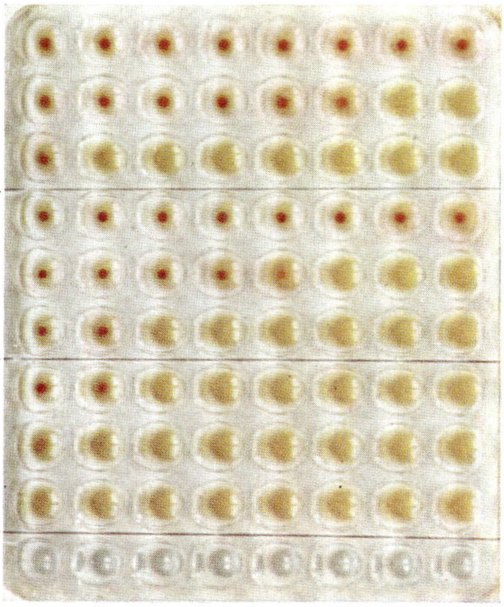

Serum Nr.	Antigen	Ablesung	Kpl.-Verbr. (%)	Q	Bewertg.
1	Pall.-Ag.	4, 4, 4, 4, 4, 4, 4, 4	≧ 14,0	≧ 20,0	positiv
	Card.-Ag.	4, 4, 4, 4, 4, 3, –, –	5,6	8,0	positiv
	– (Kontr.)	3, –, –, –, –, –, –, –	0,7		
2	Pall.-Ag.	4, 4, 4, 4, 4, 4, 4, 3	12,6	11,5	positiv
	Card.-Ag.	4, 4, 4, 3, 2, –, –, –	3,1	2,8	zweifelh.
	– (Kontr.)	4, 3, –, –, –, –, –, –	1,1		
3	Pall.-Ag.	4, 2, –, –, –, –, –, –	1,0	1,7	negativ
	Card.-Ag.	1, –, –, –, –, –, –, –	0,6	1,0	negativ
	– (Kontr.)	±, –, –, –, –, –, –, –	≦ 0,6		
	Leer-Reihe				

Abb. 171: Mikro-Komplementtitration. Ansatz auf Perspex-Platte. 3 verschiedene Patientensera, jeweils mit Pallida-Antigen-, Cardiolipin-Antigen- und Kontrollreihe. (Aufnahme: KLATTE, Erlangen.)

Gewinnung, Aufbewahrung und Vorbereitung der Reagenzien zur Durchführung von Komplementbindungsreaktionen

Patientenserum

Gewinnung: Blut aus (Ellenbeugen-)Vene entnehmen, gerinnen lassen. Blutkuchen mit Glasstab o. dgl. von der Glaswand ablösen, evtl. bis zum nächsten Tag im Kühlschrank abstellen (Retraktion des Blutkuchens vergrößert die Serumausbeute, oft ist dann direktes Abpipettieren des klaren Serums möglich). Frisch entnommenes Blut keinesfalls sofort stark abkühlen oder zentrifugieren, da hierdurch der Gerinnungsvorgang gestört wird und dann oft nur eine mehr oder weniger gallertige Substanz entsteht, die unspezifische Hämolysehemmung ergeben kann. – Eingesandte Blutproben: Serum sogleich durch Zentrifugieren vom Blutkuchen trennen und abpipettieren.

Reaktionsstörungen sind möglich bei chylösen Seren (Blutentnahme möglichst beim nüchternen Patienten), bei Blutproben von Narkotisierten und stärker Alkoholisierten, bei ikterischen, hämolytischen, gallertigen und bakteriell verunreinigten Proben, ferner bei Untersuchung von Seren sofort nach Inaktivierung.

Antigene

Cholesterinisierte Organextrakte sind, vor Licht geschützt, bei Zimmertemperatur aufzubewahren, da sie im Kühlschrank an Wirksamkeit verlieren können.
Bakteriensuspensionen und andere Antigene hebt man jedoch besser im Kühlschrank auf.

Hämolytischer Ambozeptor

Ambozeptoren mit einem Hämolysintiter unter 1:4000 sollten nicht verwendet werden. Das Reagens ist bei Aufbewahrung im Kühlschrank in unverdünnter Form weitgehend stabil. Gleiche Blutk.-Dichte vorausgesetzt, genügt in der Regel eine Titerkontrolle zweimal pro Monat. Neueinstellung ist notwendig bei Verwendung neuer Ambozeptorchargen bzw. bei Ansatz neuer Ambozeptorkonserven (s. u.).

Gewinnung von hochwertigem hämolytischem Ambozeptor (nach RUGE, H., Zbl. Bakt. I. Orig. 177 [1960] 95):

Nach dem etwas abgeänderten Schema von ULRICH und MCARTHUR werden Kaninchen in folgender Weise i. v. immunisiert:

Woche	1		2			3		4		5
Tag	Mi.	Fr.	Mo.	Mi.	Fr.	Mi.	Fr.	Mo.	Mi.	Mo.
Hammelserum (ml)	0,5	1,0	0,2 1,3 [1]	0,2 1,8 [1]	0,2 2,3 [1]	—	0,2	0,2	0,2	Ent- blutung
10% gewasch. Hammelblutk. (ml)						1,0	2,0 [1]	3,0 [1]	4,0 [1]	

[1] Der Zwischenraum zwischen je zwei, am gleichen Tag verabfolgten Dosen soll 30 min betragen.

Das Blut beläßt man über Nacht im Kühlschrank, pipettiert dann das Serum steril ab, inaktiviert 30 min bei 56° C und versetzt es dann zur Konservierung mit dem gleichen Volumen Glycerin. puriss. neutral.

Ambozeptorkonserve nach SPIELMANN und SCHULZ (Z. Hyg. 134 [1952] 233).
Um stärkere Verdünnungsfehler bei der Herstellung der Ambozeptor-Gebrauchsverdünnung zu vermeiden, wird die folgende Verdünnung (1 : 100) in Form der Ambozeptorkonserve empfohlen (verschiedentlich wird allerdings der Einwand erhoben, daß in einer Vorverdünnung die Stabilität des Ambozeptors geringer ist).

Ansatz der Konserve:

1,0 ml Ambozeptor wird mit
1,0 ml Glyzerin DAB 7 gemischt,
94,0 ml 0,85%ige NaCl-Lösung und
4,0 ml Phenol(5%)-NaCl(0,85%)-Lösung werden zugegeben.

Aufbewahrung (in brauner Flasche mit eingeschliffenem Stopfen) im Kühlschrank. Die Konserve ist mehrere Monate haltbar.

Schaf-(Hammel-)Blut

Blutgewinnung nur von gesunden Tieren, üblicherweise durch Punktion der Vena jugularis mit entsprechend dicker Kanüle, wobei das Blut in einem sterilen, Glasperlen enthaltenden Gefäß aufgefangen und anschließend zur Defibrinierung bis zum Erkalten (nicht zu kräftig) geschüttelt wird. Verunreinigungen lassen sich besser vermeiden durch Schlauchverbindung der Kanüle mit einem evakuierten Gefäß.

Herstellung von Konservenblut: 1 Teil Hammelblut versetzen mit 1,2 T. modifizierter ALSEVER-Lösung (BUKANTZ, S. C., u. Mitarb., J. Lab. Clin. Med. 31 [1956] 394), die folgendermaßen hergestellt wird:

Na-zitrat ($Na_3C_6H_5O_7 \cdot 2\,H_2O$)	8,0 g
NaCl	4,2 g
Dextrose	20,5 g
Zitronensäure ($H_3C_6H_5O_7$)	etwa 8,0 ml

in 1000 ml Aqua dest. zur Lösung bringen, mit der 10%igen Zitronensäurelösung pH von 6,1 einstellen, durch Papierfilter filtrieren, 15 min bei 121° C autoklavieren oder, besser, durch Schott-Glasfilternutsche 11 G 5 sterilfiltrieren. Die Konserve ist – bei Vermeidung von Verunreinigungen – 3 Monate haltbar, sie sollte erst 8–10 Tage nach Ansatz benützt werden. Zur Verwendung für serologische Zwecke wird 1 Teil Konserve mit etwa 6 Teilen Veronalpufferlösung 3mal gewaschen. Das letzte Sediment (nach 3maligem Zentrifugieren bei 2000 U/min) ist bei 4° C etwa 3 Tage haltbar.

Eine andere Möglichkeit der Herstellung der Blutkonserve besteht darin, daß man das Hammelblut direkt in ein Gefäß leitet, das die Konservierungslösung bereits enthält, und bis zur vorher angebrachten Marke füllt.

Komplement

Gewinnung von Komplement: Die Tiere (Meerschweinchen) sollen gesund und nicht trächtig sein. Nach Betäubung durch Genickschlag werden die Halsgefäße eröffnet und das Blut mittels sterilen Trichters in sterilen Zentrifugenröhrchen aufgefangen. Nach Aufbewahrung unter Schutz vor Licht und Wärme, wobei die Gerinnung eintritt und der Blutkuchen sich unter Retraktion von der Glaswand löst, werden die Röhrchen 2 Std. in den Kühlschrank gestellt, dann bei 2000 U/min 10 min zentrifugiert, das Serum abpipettiert und in den Kühlschrank bzw. in die Kühltruhe (s. u., Konservierung) gestellt.

Konservierung von Komplement

Die Verwendung von konserviertem Komplement kann die technische Durchführung von Komplementbindungsreaktionen erheblich vereinfachen (s. S. 464).
Folgende Möglichkeiten der Komplementkonservierung kommen in Betracht:

1. Aufbewahrung bei niedrigen Temperaturen: Bei – 20° C oder niedrigeren Temperaturen aufbewahrtes Komplement behält seine Aktivität über mehrere Monate ohne nennenswerten Wirkungsverlust. Das Komplement wird über längere Zeit hinweg in einem größeren Gefäß in der Tiefkühltruhe gesammelt. Beim Auftauen (in fließendem, kaltem Leitungswasser!) entsteht eine Mischung von einheitlicher Aktivität (Gefäß kurz schwenken). Die Mischung wird entsprechend dem zu erwartenden Tagesbedarf portioniert und bis zum Gebrauch in luftdicht verschlossenen Fläschchen im Tiefkühlgerät gehalten. Erfolgt das Auftauen unter konstanten Bedingungen, so kann man davon ausgehen, daß sich die Aktivität der Einzelportionen über mindestens zwei bis drei Monate nahezu konstant erhält.

Das Verfahren ist kostensparend, wenig arbeitsaufwendig und zuverlässig; es kann daher als Konservierungsmethode besonders empfohlen werden.

2. Lyophilisierung: Auch hier empfiehlt sich zunächst die Sammlung einer größeren Komplementmenge im Tiefkühlgerät. Nach dem Auftauen wird die Flüssigkeit (exakt gleiche Mengen!) in Ampullen abgefüllt. Nach Abschluß der Gefriertrocknung (s. S. 608) werden die Ampullen, ggf. nach wechselnd angelegtem Vakuum und Einleitung von trockenem Stickstoff, am Vakuumrechen abgeschmolzen. Zum Gebrauch wird das entstandene weiß-gelbliche Pulver mit Aqua dest. auf die ursprüngliche Menge aufgefüllt.

Das Reagens ist bei kühler Aufbewahrung im Dunkeln lange Zeit haltbar. Ausreichende Aktivität besteht, wenn im KOLMER-System (s. S. 461) höchstens 0,5 ml einer Verdünnung von 1 : 30 des rehydrierten Komplementes zur vollständigen Hämolyse notwendig sind. Verdorbenes Trockenpulver erscheint zusammengeklumpt.
Lyophilisiertes (Trocken-)Komplement ist von zahlreichen Firmen beziehbar (z. B. Behringwerke, Fermotest, Dr. Fresenius, BAG Lich).

3. Chemische Konservierung:

Methode von SONNENSCHEIN: Mischung gleicher Teile von Komplement und einer Lösung von 12,0 g Na-azetat und 4,0 g Borsäure in 100,0 ml Aqua dest., Abfüllung in luftdicht verschließbaren Fläschchen. Aufbewahrt bei 4° C behält die Mischung (1 : 2 verdünntes Komplement!) ihre Aktivität etwa sechs Monate lang. Weitere Verdünnung bei Gebrauch: Mit physiol. NaCl-Lösung oder Veronalpuffer.

Verdünnungsmittel: Veronalpuffer (nach MAYER u. Mitarb.). Herstellung siehe S. 443.

Anhang:

Direkter Nachweis des Komplements

Neben dem indirekten ist im Prinzip auch der direkte Nachweis des Komplements (Kpl) möglich, z. B. durch Verwendung von Antikörpern gegen Komplement. Sie lassen sich erzeugen bei Kaninchen durch Injektion von gebundenen Kpl-Komponenten. Solche Antikörper ergeben mit Komplement, das an sensibilisierte Schafblutkörperchen gebunden ist, eine Agglutination der Erythrozyten.
Eine andere Möglichkeit besteht in der Koppelung solcher Antikörper an fluoreszierende Farbstoffe; auf diese Weise lassen sich an Gewebsstrukturen fixiertes Komplement und einzelne Komplementkomponenten in histologischen Schnitten mittels Fluoreszenzmikroskopie sichtbar machen. Prinzipiell das gleiche geschieht, wenn mit homologem Lysin beladene Blutkörperchen auf einem Objektträger ausgestrichen und getrocknet werden. Überschichtet man mit Meerschweinchenserum (Komplement) und anschließend mit markiertem Anti-Komplement-Serum, so treten entsprechende Leuchteffekte auf, soweit es zur Bindung des Komplements gekommen ist.

Literatur:

KLEIN, P. G., P. M. BURKHOLDER: J. exp. Med. 111 (1960) 93.
KLEIN, P., A. COLLI: Zschr. Hyg. 147 (1961) 201.

E. Serologische Reaktionen auf Syphilis

Seit der Anwendung der Komplementbindungsreaktion für die Luesdiagnostik durch WASSERMANN, NEISSER und BRUCK (1906) wurden zahlreiche weitere Verfahren zur serologischen Erkennung dieser Krankheit eingeführt. Sehr bald hatte sich erwiesen, daß die anfänglich mit einer wäßrigen Aufschwemmung von homogenisierter fötaler Luesleber durchgeführte und in der Folgezeit als sog. WASSERMANNsche Reaktion allgemein angewandte Methode in gleicher Weise durchführbar ist bei Verwendung alkoholischer Extrakte aus nicht-syphilitischen Organen (LANDSTEINER und Mitarb. 1907). Diese Feststellung zeigte zugleich, daß es sich bei dem Verfahren nicht um eine Reaktion von erregerspezifischen Antikörpern mit einem im Luesleberextrakt vorhandenen Treponemeneiweiß handelt. Heute besteht die Auffassung, daß durch die Reaktion Antikörper („Reagine") gegen körpereigene Lipoidstoffe mit Haptencharakter nachgewiesen werden, die beim krankheitsbedingten Zellzerfall frei werden und in Verbindung mit zerfallendem Treponemeneiweiß den Charakter von Vollantigenen erlangen. Nach einer anderen Auffassung sind die Lipoidantikörper auf den Antigenreiz einer Lipoidfraktion des Treponema pallidum zurückzuführen. Da die entstandenen, für Lues charakteristischen Antikörper in ähnlicher Form auch bei anderen Erkrankungen im Organismus entstehen, können sie Anlaß zu unspezifisch positiven Reaktionsausfällen geben.

In der Folgezeit entwickelte sog. Flockungs-(Klärungs-, Ballungs-) Reaktionen, die ebenfalls mit alkoholischen Organextrakten arbeiten, sind die MEINICKE-Klärungsreaktion (MKR II), die KAHNsche Reaktion, die Citochol- und andere Reaktionen. Wie bei den „klassischen" Komplementbindungsantigenen spielt auch bei den Flockungsreaktionen der Lipoidgehalt des Antigens die maßgebliche Rolle bei der Reaktion mit dem syphilitischen Serum. Wahrscheinlich handelt es sich hierbei ebenfalls um Lipoidantigen-Antikörper-Reaktionen, mit dem Unterschied, daß das Reaktionsergebnis in Form sichtbarer Präzipitation direkt erkennbar wird. Die Flockungsreaktionen stellen damit ebensowenig wie die Komplementbindungsreaktionen mit den sog. „klassischen" Antigenen luesspezifische Reaktionen dar.

Das 1941 isolierte Cardiolipin, ein chemisch reines, Stickstoff-freies Phospholipoid, das in alkoholischer Lösung in Verbindung mit Cholesterin und Lezithin verwendet wird, stellt eine erhebliche Verbesserung der bis dahin verwendeten Lipoidantigene dar. Es läßt sich sowohl in der KBR (Cardiolipin-KBR) als auch im Flockungstest (Cardiolipin-Mikroflockungstest, CMT oder VDRL-Test = Veneral Disease Research Laboratory-Test) verwenden und hat die Spezifität und Empfindlichkeit der Luesdiagnostik unter Anwendung einer verbesserten Technik (Kältebindung, s.u.) eindeutig erhöht, erfaßt aber, wie die älteren Antigene, nur Lipoidantikörper.

Nach Entwicklung neuer Antigene und Nachweisverfahren hat sich das Auftreten weiterer Antikörper bei der Syphilis beweisen lassen. Als ein entscheidender Fortschritt gilt heute die Einführung der aus dem Treponemenstamm von REITER („REITER-Spirochäte") gewonnenen Antigene. Der Stamm ist offenbar nicht mit anderen, in Versuchstieren fortzüchtbaren pathogenen Treponemenstämmen identisch. Es bestehen jedoch serologisch Verwandtschaftsbeziehungen durch mehrere gemeinsame Partialantigene, die gegen das Eiweiß des Treponema pallidum gerichtete Antikörper zu erfassen erlauben. Hierdurch ergibt sich die Möglichkeit einer zusätzlichen Erfassung auch derjenigen Lues-Kranken, die nur den Eiweiß-Antikörper in feststellbarer Konzentration im Serum haben, und zugleich einer verbesserten Beurteilung fraglicher Reaktionsausfälle in den Lipoidtesten. Eine zusätzliche Verbesserung scheint dadurch möglich zu sein, daß die Kulturtreponemen nicht, wie dies z.B. bei Pallues (= Pallida-Antigen) der Fall ist, durch Ultraschallbehandlung Antigen-aktiver gemacht, sondern durch Kryolyse eluiert werden. Die mit diesem REITER-Protein-Antigen[1] durchgeführte KBR, sog. REITER-Protein-Complement-Fixation-Test (RPCF-Test), soll dem mit pathogenen Treponemen arbeitenden und als praktisch spezifisch geltenden Treponema-Pallidum-Immobilisation-Test (TPI-Test s.u.) in Empfindlichkeit und Spezifität sehr nahe kommen. – Ebenfalls mit REITER-Treponemen arbeitet die Spirochäten-Agglutinations-Reaktion (SAR) von ROEMER und SCHLIPKÖTER (S. 472).

Den Durchbruch zur nahezu vollständigen Spezifität stellt der erwähnte, von NELSON und MAYER 1949 eingeführte *TPI-(Nelson-) Test* dar (Prinzip siehe S. 468). Der Test gilt wegen seiner Spezifität als Maßstab und letzte serologische Instanz bei allen mittels anderer Methoden erzielten unklaren Reaktionsausfällen. Da die Durchführung jedoch aufwendig ist, bleibt er einzelnen Speziallaboratorien vorbehalten.

[1] Beziehbar z.B. von Fa. N.V. Organon, Oss (Holland).

Weitere, in der Folgezeit entwickelte, mit pathogenen Treponemen arbeitende Methoden sind:

Treponema pallidum-Immun-Adhärenztest (TPIA-Test) von NELSON, 1952, wobei die einem Lues-Serum zugesetzten NICHOLS-Treponemen (s. S. 468) in Gegenwart von Komplement aus dem Gesichtsfeld verschwinden;

Treponema pallidum-Agglutinationstest (TPA-Test) nach MAGNUSON und MCLEOD, 1953;

Treponema pallidum-Complement-Fixation-Test (TPCF-Test) nach PORTNOY und MAGNUSON, 1955;

Fluorescent Treponemal Antibody-Tests (FTA-200- und FTA-ABS-Test) nach DEACON u. Mitarb. 1957 bzw. nach dem vom Veneral Disease Research Laboratory 1968 weiterentwickelten Verfahren, wobei die Bindung treponemenspezifischer Antikörper an pathogene Treponemen im Fluoreszenzverfahren sichtbar gemacht wird (siehe auch S. 469 und 470).

In der Routinediagnostik wird auf absehbare Zeit noch eine Kombination der sog. „klassischen" Nachweisverfahren, d.h. derjenigen Methoden anzuwenden sein, in denen auf die Anwendung pathogener Treponemen verzichtet wird. Es darf aber erwartet werden, daß der hochspezifische FTA-Test außer in Spezialinstituten auch anderweitig zunehmend Verwendung finden wird.

Nach der noch immer gültigen „Reichsvorschrift" (Runderlaß des RMdI vom 17. 9. 34) und der Ergänzung durch RMdI vom 17. 8. 42 ist die Durchführung Lues-serologischer Untersuchungen mittels KBR nach der Methode von WASSERMANN unter Verwendung von zwei verschiedenen Antigenen und mittels zweier sog. Nebenreaktionen (Flockungsreaktionen) vorgeschrieben. Die in der Reichsvorschrift vorgeschriebene Untersuchungstechnik entspricht allerdings keineswegs mehr dem heutigen Kenntnisstand und den labortechnischen Möglichkeiten, ebenso auch nicht mehr die alleinige Verwendung von Lipoidantigenen.

Falls fluoreszenzserologische Verfahren (noch) nicht praktiziert werden, sollte die Syphilis-KBR mittels zweier Antigene durchgeführt werden, die unterschiedliche, d.h. Lipoid- und Eiweißantikörper zu erfassen vermögen, d.h. mittels Cardiolipin- und Pallida-(Pallues-)Antigen. Daneben sollten als Flockungsreaktionen routinemäßig der VDRL-Test und die MEINICKE-Klärungsreaktion II angesetzt werden.
Unspezifisch positive Reaktionen, d.h. positive Reaktionsausfälle im Rahmen anderer Erkrankungen, können auch durch die neueren Antigene nicht ganz ausgeschaltet werden. Näheres hierzu s. S. 473. Die Unterschiedlichkeit der Nachweismethoden bzw. der verwendeten Antigene bedingt, daß das Ergebnis der Gesamtuntersuchung, das sog. serologische Gesamtbild, häufig nicht einheitlich ausfällt.

Zu unterscheiden von den unspezifisch positiven Reaktionen sind die auf technische Fehler zurückzuführenden falsch positiven Ergebnisse. Negative Reaktionen bei einzelnen Antigenen trotz Vorhandensein entsprechender Antikörper können ebenfalls durch fehlerhafte Versuchsdurchführung bedingt sein. Sie können aber auch – sowohl bei der KBR als auch bei Flockungsreaktionen – anderweitig verursacht sein, z.B. durch Prozonenerscheinungen. Dieser Möglichkeit wird bei der MEINICKE-Klärungsreaktion II Rechnung getragen in Form der zusätzlich angesetzten „Sodareihe" (s.u.). Bei anderen Flockungsreaktionen und bei der KBR läßt sich das Zonenphänomen durch Ausführung des Tests mit verschiedenen Serum- bzw. Liquorverdünnungen erfassen.

Die Cardiolipin-KBR wird heute überwiegend in Form der KOLMER-Technik mit Kältebindung des Primärsystems durchgeführt, die zwar methodisch etwas aufwendiger ist als die Wärmebindung, die aber dafür zu einer eindeutigen Verbesserung von Spezifität und Empfindlichkeit der Reaktion führt.

Die Pallida-(Pallues-)KBR wird noch von vielen Laboratorien unter Wärmebindung ausgeführt. Ein maßgeblicher Grund für die Zurückhaltung mancher Laboratorien, auch bei dieser Reaktion die vorteilhaftere Kältebindung anzuwenden, dürfte in Schwierigkeiten der Einstellung des Komplementes bzw. der Übertragung der Ergebnisse des (in Wärmebindung durchgeführten) Vorversuchs auf die Komplementeinstellung des Hauptversuches zu suchen sein. Eine erhebliche technische Erleichterung stellt der gemeinsame Ansatz mit der Cardiolipin-KBR gemäß der auf S. 464 beschriebenen Methodik dar, bei der auf den Vorversuch verzichtet wird.

Der VDRL-Test (Cardiolipin-Mikroflockungstest) darf heute den ersten Platz unter den Flockungsreaktionen bei der serologischen Luesdiagnose beanspruchen. Wie die beiden genannten Komplementbindungsreaktionen ist der Test mit Serum und mit Liquor qualitativ und quantitativ durchführbar.

Die MEINICKE-*Klärungsreaktion II* gilt als die Flockungsmethode, die zusammen mit den genannten Verfahren das Lues-serologische Gesamtbild abrundet. Aus Gründen der Einfachheit ihrer

Durchführung sowie ihrer Aussagekraft wird sie nach dem VDRL-Test anderen Flockungsreaktionen wie der Citochol- oder der KAHNschen Reaktion vielerorts vorgezogen.

Gebräuchliche Lues-Seroreaktionen

VDRL-Test (Cardiolipin-Mikroflockungstest, CMT)

Erforderliche Reagenzien und Materialien:

a) VDRL-Antigen (fertig beziehbar von verschiedenen deutschen und ausländischen Lieferanten).

b) Pufferlösung von folgender Zusammensetzung: 1,0% NaCl; 0,05% Formaldehyd, neutral; 0,0093% $Na_2HPO_4 \cdot 12\ H_2O$; 0,017% KH_2PO_4; pH des Puffers: 6,0 ± 0,1.

c) Serum, 30 min bei 56°C inaktiviert; Liquor, nach Zentrifugieren 15 min bei 56°C inaktiviert.

d) 1,0-ml-Glasspritze mit einer Kanüle Nr. 1 (oder geeichte Kapillarpipette), die pro ml 60 ± 2 Tropfen abgibt, zur Zugabe des Antigens. Kanüle an jedem Versuchstag auf richtige Menge der abgegebenen Tropfen prüfen.

Untersuchung von Serum:

Herstellung der Antigensuspension für Serum: 0,4 ml Pufferlösung mit 1,0-ml-Pipette in ein 25-ml-Fläschchen mit Glasstöpsel und planem (!) Innenboden einpipettieren; 0,5 ml des Antigens unter leichtem Schütteln des Gefäßes tropfenweise rasch (innerhalb etwa 6 sec) zugeben (Pufferlösung dabei nicht mit der Pipette berühren!), letzten Tropfen Antigenlösung aus der Pipette ausblasen und die Flüssigkeit durch 10 sec langes Drehen des Gefäßes auf ebener Unterlage in Bewegung halten. Weitere 4,1 ml Pufferlösung zufügen, Gefäß mit Glasstöpsel verschließen und 10 sec kräftig durchschütteln. Die so gewonnene Antigenemulsion ist 24 Std. verwendbar.

a) Qualitativer Objektträgertest mit Serum: Auf Hohlschliffobjektträgern oder Tüpfelplatten. In jede Vertiefung 0,05 ml inaktiviertes Patientenserum einpipettieren und mit je 1 Tropfen (etwa 1/60 ml) der Antigenemulsion versetzen (mittels 1,0 ml-Glasspritze, s.o.). Objektträger bzw. Platten auf glatter Unterlage 5 min lang kreisförmig bewegen (ca. 120 U/min), besser 4 min auf einer Rundschüttelmaschine bei 180 U/min rotieren lassen (Kreisdurchmesser etwa 2 cm), dann sofort mit Mikroskop bei etwa 100facher Vergrößerung ablesen. Die Antigenpartikel erscheinen als kurze Stäbchen.

Beachte: Beim Test soll die Labortemperatur nicht unter 23°C (und nicht über 29°C) liegen. Stets sind positive, schwach positive und negative Kontrollsera mitzuführen.

Bewertung:

Negativ: Partikel gleichmäßig im Gesichtsfeld verteilt;

zweifelhaft: Bildung kleiner Klümpchen zwischen den gleichmäßig verteilten Partikeln;

positiv: Mittlere oder große Konglomerate bzw. Klumpen unter Verschwinden der nadelförmigen Partikel.

b) Quantitativer Objektträgertest mit Serum: Bei positivem qualitativem Test. Herstellung einer geometrischen Verdünnungsreihe des Serums: 8 kleine Röhrchen mit je 0,5 ml physiol. NaCl-Lösung beschicken; zum ersten Röhrchen 0,5 ml inaktiviertes Serum zufügen und von der Mischung 0,5 ml in das zweite Röhrchen übertragen. Dann von hier durch Überpipettieren weiterverdünnen, so daß Serumverdünnungen von 1:2 bis 1:256 entstehen; 0,5 ml aus dem letzten Röhrchen verwerfen. Weiterer Testablauf wie beim qualitativen Test.

Titer: Höchste Serumverdünnung, in der noch eine positive Reaktion eintritt.

Untersuchung von Liquor

Herstellung der sensibilisierten Antigensuspension für Liquor: 1 Teil der für Serumuntersuchung verwendeten Antigensuspension (s.o.) mit 1 Teil 10%iger NaCl-Lösung versetzen, gut durchmischen und vor Gebrauch mindestens 5 min, aber nicht länger als 2 Stunden stehenlassen.

a) Qualitativer Liquortest im Röhrchen: 1 ml inaktivierten Liquor mit 0,2 ml sensibilisierter Antigensuspension mischen und 15 min schütteln. 5 min bei etwa 1800 U/min zentrifugieren, dann erneut 2 min schütteln, anschließend ablesen über schwarzem Untergrund und dabei auf Flockenbildung achten.

Bewertung:

Negativ: Homogene Verteilung der Partikel, trübe Flüssigkeit;

zweifelhaft: Leichte Aggregatbildung bei gering getrübter Flüssigkeit;

positiv: Deutliche Konglomerate in klarer Flüssigkeit.

b) Quantitativer Liquortest: Bei positivem qualitativem Test. Herstellung einer geometrischen Verdünnungsreihe: 6 kleine Röhrchen mit je 1,0 ml physiol. NaCl-Lösung beschicken; zum ersten Röhrchen 1,0 ml inaktivierten Liquor zugeben und von der Mischung 1,0 ml in das zweite Röhrchen übertragen. Dann von hier durch Überpipettieren von je 1,0 ml in das jeweils folgende Röhrchen weiterverdünnen bis zur Endverdünnung 1:64 im 6. Röhrchen, aus dem 1,0 ml verworfen wird. Zu jeder Liquorverdünnung nun 0,2 ml der sensibilisierten Antigensuspension zufügen. Weitere Verarbeitung wie beim qualitativen Liquortest.

Titer: Höchste Liquorverdünnung, in der noch eine positive Reaktion eintritt.

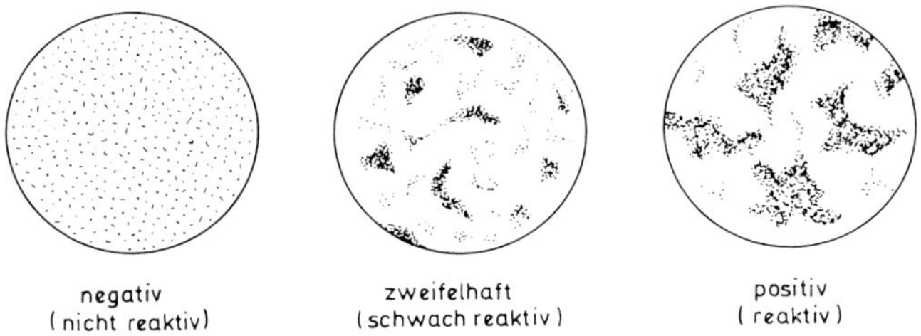

Abb. 172: Reaktionsausfälle im Cardiolipin-Mikroflockungs-(VDRL-)Test bei Ablesung in den Stufen negativ – zweifelhaft – positiv (—, ±, +).

Meinicke-Klärungsreaktion II (MKR II)

Untersuchung von Serum

Das Serum wird nativ (nicht inaktiviert!) in 2 Röhrchen zu 0,2 (Hauptansatz) bzw. 0,1 ml (Sodaansatz) untersucht. Zum Röhrchen mit 0,2 ml Serum fügt man 0,5 ml sodafreie Extraktverdünnung, zum Röhrchen mit 0,1 ml Serum 0,5 ml sodahaltige Extraktverdünnung (Herstellung s. unten). Wichtig ist, daß die Extraktverdünnungen nach Herstellung ohne Verzögerung in die bereits mit Serum beschickten Röhrchen einpipettiert werden. Beide Ansätze kräftig durchschütteln, über Nacht im Dunkeln bei Zimmertemperatur stehenlassen.

Ablesung am nächsten Morgen:

Negativ: Flüssigkeit milchig, undurchsichtig;

zweifelhaft: Flüssigkeit schwach durchsichtig mit mäßiger Bildung von Niederschlag am Röhrchenboden;

positiv: Flüssigkeit weitgehend oder völlig geklärt, mit kräftigem, breitem Sedimentationsknopf am Röhrchenboden.

Die Sodareihe dient zur Erkennung „überstarker" Sera, die sonst (bei 0,2 ml Serummenge) infolge Prozonenerscheinung unerkannt bleiben würden. Isoliert positiver Ausfall in der Sodareihe entspricht also einem besonders starken Reaktionsausfall. Bleibt in Einzelfällen – bei positivem Ausfall der übrigen Luesreaktionen – auch die Sodareihe negativ, so kann erneuter Versuchsansatz mit weiter reduzierter Serummenge ein positives Resultat ergeben.

Untersuchung von Liquor

Möglichst frischen, gut abzentrifugierten nativen Liquor verwenden!

4 Röhrchen werden in folgender Weise beschickt:
Röhr. 1: 0,5 ml Liquor + 0,1 ml Extraktverd.
Röhr. 2: 0,2 ml Liquor + 0,1 ml Extraktverd.
Röhr. 3: 0,1 ml Liquor + 0,2 ml Extraktverd.
Röhr. 4: 0,1 ml Liquor + 0,5 ml Extraktverd.
+ 0,1 ml aktives negatives Serum.

Ablesung: Am nächsten Morgen (nach Stehen im Dunkeln bei Zimmertemperatur) unter besonderer Beachtung der Sedimentbildung:

Negativ: Kein Niederschlag in Röhrchen 1–4;

Zweifelhaft: Mäßiger Niederschlag und mäßige Aufhellung in den Röhrchen 1 und 2;

Positiv: Kräftiger Niederschlag in den Röhrchen 1, 2, 3 oder 2, 3, 4 oder in allen 4 Röhrchen.

Bakteriell zersetzter Liquor: Niederschlag in Röhrchen 2 und 3 bei gleichzeitig fehlender Sedimentbildung in Röhrchen 4.

Herstellung der Extraktgebrauchslösung: 2 Röhrchen mit je 1 ml Antigen, 1 Röhrchen mit 10 ml einer 3,5%igen NaCl-Lösung ohne Sodazusatz, 1 Röhrchen mit 10 ml einer 3,5%igen NaCl-Lösung und 0,01% Sodazusatz beschicken. Alle vier Röhrchen 6–8 min im Wasserbad bei 56° C erwärmen, dann die sodalose Kochsalzlösung mit Antigen in dem einen Röhrchen und die sodahaltige Kochsalzlösung mit Antigen in dem anderen Röhrchen rasch mischen und schütteln (jeweils die Kochsalzlösungen in den Extrakt gießen, nicht umgekehrt!). Die sodafreie Antigenverdünnung anschließend nochmals für 2 min in das 56° C-Wasserbad einstellen. Extraktverdünnungen sofort auf die mit den Patientenseren beschickten Röhrchen verteilen.

KBR mit Cardiolipin-Antigen

Von den verschiedenen Möglichkeiten des Ansatzes der KBR hat die sog. KOLMER-Technik die weiteste Verbreitung gefunden (KOLMER, J. H., u. F. BOERNER: Approved Laboratory Technic, 4th Ed., 1945). Dem Nachteil der gegenüber der WASSERMANN-Technik (Wärmebindung) verlängerten Versuchszeit steht eine deutliche Verbesserung an Spezifität und Empfindlichkeit gegenüber. Die Reaktion sollte daher in Kältebindung durchgeführt werden. Sofern die notwendige Laborkapazität für die auf S. 442–450 beschriebene normierte Form der Untersuchung nicht besteht, sollte mittels KOLMER-Technik untersucht und dazu in folgender Weise vorgegangen werden:

Ambozeptor-Vorversuch (Vorversuch 1)

Hammelblutkörperchen dreimal mit physiol. NaCl-Lösung waschen. Aus dem Erythrozytensediment nach dem letzten Zentrifugieren (jeweils 10 min bei 2000 U/min) eine 2%ige Suspension in physiol. NaCl-Lösung herstellen. Suspension bis zur Benutzung im Kühlschrank aufbewahren; vor Verwendung gut aufschütteln.
Aus einer Ambozeptorstammverdünnung 1:100 (Herstellung: 1 Teil Ambozeptor mit 1 Teil Glyzerin. puriss. mischen, 94 ml physiol. NaCl-Lösung und – zuletzt – 4 ml 5%ige Phenolkochsalzlösung zufügen – Aufbewahrung im Kühlschrank) zunächst eine weitere Verdünnung 1:10 herstellen (0,5 ml Stammverdünnung + 4,5 ml physiol. NaCl-Lösung). Von hier aus werden 10 Ambozeptorverdünnungen gemäß folgendem Schema hergestellt.

Herstellung der Ambozeptorverdünnungen

Röhrchen Nr.	Ausgangsverdünnungen			KOLMER-Lösung [1]	Resultierende Verdünnung	
	ml	Konz. 1:		ml	ml	Konz. 1:
1	1,0	1000		–	1,0	1000
2	0,5	1000	+	0,5	1,0	2000
3	0,5	1000	+	1,0	1,5	3000
4	0,5	1000	+	1,5	2,0	4000
5	0,5	1000	+	2,0	2,5	5000
6	0,5	3000	+	0,5	1,0	6000
7	0,5	4000	+	0,5	1,0	8000
8	0,5	5000	+	0,5	1,0	10000
9	0,5	6000	+	0,5	1,0	12000
10	0,5	8000	+	0,5	1,0	16000

[1] KOLMER-Lösung: 0,85%ige NaCl-Lösung, welcher pro Liter 1 ml der folgenden (im Kühlschrank aufzubewahrenden) Lösung zugesetzt wird: 10 g $MgCl_2 \cdot 6\,H_2O$ und 4 g $CaCl_2 \cdot 2\,H_2O$ in 100 ml Aqua dest.

Zu je 0,5 ml der einzelnen Ambozeptorverdünnungen werden nun hinzugefügt:

0,3 ml eines 1:30 verdünnten Komplements,
1,7 ml KOLMER-Lösung,
0,5 ml 2%ige Hammelblutk.-Suspension.

Röhrchen gut durchschütteln, 1 Std. in ein Wasserbad von 37° C einstellen.

Ablesung: Titer (1 Ambozeptoreinheit) ist die höchste Ambozeptorverdünnung, die noch komplette Lyse zeigt.

Ambozeptorgebrauchsverdünnung: 2 Ambozeptoreinheiten. Beispiel: Trat im Röhrchen mit der Ambozeptorverdünnung 1:5000 völlige Lyse ein, so liegt in 0,5 ml dieser Verdünnung 1 Ambozeptoreinheit vor. Als Gebrauchsdosis ergibt sich dann 0,5 ml der Verdünnung 1:2500. Sie wird hergestellt durch Mischung von 1 ml Ambozeptorstammlösung (1:100) und 24 ml KOLMER-Lösung.

Das hämolytische System wird hergestellt durch Mischung gleicher Mengen der Ambozeptor-Gebrauchsverdünnung und der 2%igen Hammelblutk.-Suspension und anschließender Erwärmung für 30 min bei 37° C.

Komplement-Vorversuch (Vorversuch 2)

Herstellung einer Cardiolipin-Antigen-Verdünnung 1:120 durch Einpipettieren von 1 ml Antigen in ein Kölbchen mit 119 ml KOLMER-Lösung unter gleichzeitigem leichtem Schütteln des Kölbchens.
Herstellung einer Komplementverdünnung 1:30.
Ansatz des Vorversuches gemäß folgendem Schema:

Komplement-Vorversuch

Röhrchen Nr.	Kompl.-Verdünn. 1:30 (ml)	Cardiol.-Antig. 1:120 (ml)	Kolmer-Lösung (ml)		Hämolytisches System[1]	
1	0,20	0,50	1,30	1 Std. Bindung (Wasserbad, 37° C)	1,0	1 Std. Lyse (Wasserbad 37° C)
2	0,25	0,50	1,30		1,0	
3	0,30	0,50	1,20		1,0	
4	0,35	0,50	1,20		1,0	
5	0,40	0,50	1,10		1,0	
6	0,45	0,50	1,10		1,0	
7	0,50	0,50	1,00		1,0	
8[2]	–	–	2,00		1,0	

[1] Bestehend aus gleichen Teilen der Ambozeptorgebrauchsdosis und einer 2%igen Erythrozytensuspension, 30 min vorgewärmt auf 37° C.
[2] Kontrolle des hämol. Systems (muß ungelöst bleiben).

Ablesung: Niedrigste, eben noch lösende Komplementmenge = 1 Komplementeinheit (1 KE). Diese KE + 0,05 ml ergibt die sog. korrigierte KE.

Komplement-Gebrauchsdosis: 2 korrigierte KE. Beispiel: Wurden die Blutk. in Röhrchen 4 (0,35 ml Komplement) gerade noch voll gelöst, so ist die KE 0,35, die korrigierte KE 0,40 und die Gebrauchsdosis 2 × 0,40 = 0,80.
Das für den Hauptversuch benötigte Komplement wird so verdünnt, daß die Gebrauchsdosis in 1 ml Flüssigkeit vorliegt. Diese Verdünnung wird ermittelt, indem der reziproke Wert der verwendeten Komplementverdünnung (30) durch die Gebrauchsdosis (im Beispiel: 0,80) dividiert wird. Im obigen Beispiel ergibt dies einen Quotienten 30 : 0,8 = 37,5. Das bedeutet, daß die Komplement-Gebrauchsverdünnung herzustellen ist durch Mischung von 1 ml Komplement und 36,5 ml Kolmer-Lösung.

Erweist sich das Komplement als besonders empfindlich gegenüber der antikomplementären Wirkung von Antigen und Serum, so empfiehlt sich nach Kolmer und Boerner die Verwendung von Komplement in der 2½fachen Menge der im Vorversuch ermittelten Grenzdosis.

Hauptversuch (qualitativ) mit Serum (siehe auch S. 450)

Patientenserum 30 min bei 56° C inaktivieren; Gebrauchsverdünnung 1 : 2.5 herstellen durch Mischung von 0,2 ml Serum und 0,3 ml Kolmer-Lösung.

Ansatz des Versuches nach folgendem Schema (Zugabe der Reagenzien in der Reihenfolge: Kolmer-Lösung, Serum, Antigenverdünnung, Komplement-Gebrauchsverdünnung):

Schema des Versuchsansatzes für die Cardiolipin-KBR nach dem Kolmer-Verfahren

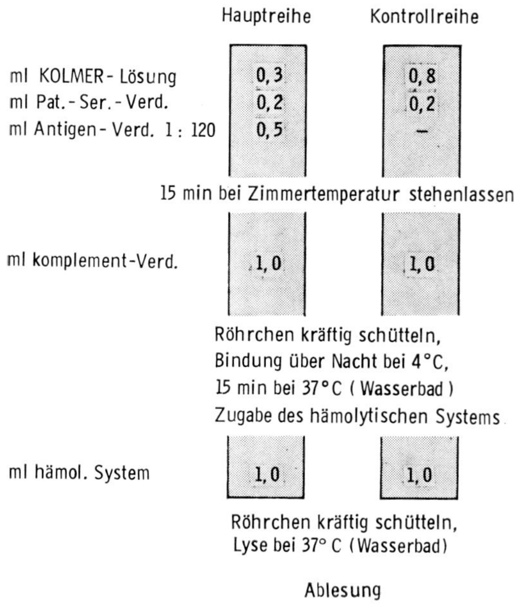

	Haupt-reihe	Kontroll-reihe
ml KOLMER-Lösung	0,3	0,8
ml Pat.serum-Verd.	0,2	0,2
ml Antigen 1:120	0,5	–

15 min bei Zimmertemperatur stehenlassen, dann zufügen:

ml Komplement-Gebrauchsverdünnung	1,0	1,0

Röhrchen kräftig schütteln, 14–18 Std. zur Kältebindung in den Kühlschrank (4–6° C) stellen, anschließend 15 min einbringen in das Wasserbad (37° C), dann zufügen:

ml Hämolyt. System	1,0	1,0

Röhrchen kräftig schütteln, Lyse im Wasserbad bei 37° C.

Mitzuführen sind im Hauptversuch als Einzelröhrchen je 1 Antigen- und Systemkontrolle nach folgendem Schema:

Kontrollansätze bei der Cardiolipin-KBR

	Serumverd. 1:2,5 (ml)	Antig.-Verd. 1:120 (ml)	KOLMER-Lösung (ml)	Kompl.-Gebr.-verdünnung (ml)	Hämol. System (ml)
Antigenkontrolle	—	0,5	0,5	1,0	1,0
Systemkontrolle	—	—	1,0	1,0	1,0

Ferner sind stets bekannte positive und negative, möglichst auch zweifelhaft reagierende (= schwach positive) Sera mitzuführen.

Ablesung: 10 min nach Lösung der negativen Sera. Antigen- und Systemkontrolle müssen zu dieser Zeit gleichfalls gelöst sein.

Positiv (reaktiv, +): Reaktionsgemisch stark getrübt (Blutk. ungelöst);

zweifelhaft (schwach reaktiv, ±): Reaktionsgemisch mäßig getrübt (Blutk. teilgelöst);

negativ (nicht reaktiv, —): Reaktionsgemisch geklärt, durchsichtig (Blutk. gelöst).

Ist beim einzelnen Serum außer im Ansatz mit Antigen auch im antigenfreien Röhrchen die Lyse der Blutk. ausgeblieben, so ist die Reaktion nicht verwertbar (Eigenhemmung).

Hauptversuch (quantitativ) mit abgestuften Serummengen (siehe auch S. 464)

Statt der einzelnen Serumverdünnung (1:2,5) werden zusätzliche Serumverdünnungen (1:5 bis 1:40 oder 1:80) in jeweils 0,5 ml Partialvolumen geprüft (Verdünnung mit KOLMER-Lösung). Der übrige Versuchsansatz vollzieht sich, wie auf S. 462 beschrieben.

Berechnung des Reaktionsgrades: Am einfachsten wird der Antikörpergehalt ausgedrückt durch Angabe der höchsten Serumverdünnung, in der noch volle Lysehemmung vorliegt und gegebenenfalls zusätzlich der weiteren Verdünnung, in der noch eine Teil-Lyse besteht. Für Zwecke der Standardisierung durch Umrechnung unter Berücksichtigung des aktuellen Titers des mitgeführten Standardserums (s. S. 450) ist jedoch die Ermittlung eines Zahlenwertes für den Titer notwendig. Dies kann geschehen bei Ablesung in 4 Positivitätsstufen (+, ++, +++, ++++) in sog. KOLMER-Einheiten: Man multipliziert den höchsten Dil-Wert[1] mit kompletter Lysehemmung (++++ = 4fach) mit der Zahl 4 und addiert dazu noch eventuelle partielle Lysehemmungen (+ oder ++ oder +++), nachdem man diese mit dem gleichen (!) Dil-Wert multipliziert hat.

Beispiel:

Zweites Röhrchen der Verdünnungsreihe zeigt volle Hemmung (++++)	= 2 · 4 = 8
Drittes Röhrchen der Reihe zeigt partielle Lyse (++)	= 2 · 2 = 4
Summe (KOLMER-Einheiten):	12

Bei Ablesung in den Stufen 0, ±, + vollzieht sich die Berechnung in analoger Form. Bei der Titerkorrektur mittels Standardserum ist die Form der Titerberechnung für das Standardserum zu beachten und die Versuchsbewertung gegebenenfalls darauf einzurichten.

[1] Dil-Wert: Reziproker Wert der Serumkonzentration, bezogen auf den Ausgangswert (1:2,5); dieser hat den Dil-Wert 1.

Hauptversuch mit Liquor

Entweder mit unverdünntem Liquor oder, in der Regel, mit Liquorkonzentrationen 1 : 1 bis 1 : 16, jeweils in 0,5 ml Partialvolumen (Verdünnung mit KOLMER-Lösung). Übrige Versuchsdurchführung wie bei Serumproben (S. 462).

KBR mit Pallida-(Pallues-)Antigen

Auch bei Verwendung des Pallida-(Pallues-)Antigens werden verschiedene Verfahren der KBR-Technik praktiziert. Zum Teil findet noch die Originalmethode von GAETHGENS und FÜHNER Anwendung; dieses Verfahren ist auch in den Versuchsempfehlungen verschiedener Hersteller des Antigens beschrieben. Bessere Ergebnisse liefert nach eigenen Erfahrungen auch bei der KBR mit Pallida-Antigen die Kältebindung, wobei das Antigen in der Verdünnung 1 : 4 verwendet werden sollte. Der Versuch kann dann analog der für die Cardiolipin-KBR auf S. 462 beschriebenen Methodik angesetzt werden.

Wenn die Untersuchung von Seren, wie dies heute allgemein geschehen sollte, sowohl mittels Cardiolipin- als auch mittels Pallida-KBR erfolgt, ist in der unten beschriebenen Technik (kombinierte Cardiolipin-Pallida-KBR unter normierten Versuchsbedingungen) die Möglichkeit einer arbeits- und zeitsparenden Durchführung beider Reaktionen in einem gemeinsamen Arbeitsgang gegeben, wobei zugleich eine erhöhte diagnostische Sicherheit erzielt wird. Auf diese Methodik wird daher ausdrücklich hingewiesen.

Kombinierte Cardiolipin-Pallida-KBR unter normierten Versuchsbedingungen

Durch eine Angleichung der für die KBR mit Cardiolipin- bzw. Pallida-Antigen angewandten Methoden, z.B. Vereinheitlichung der Bindungsart und -zeit bzw. der Verdünnungslösungen, ist es möglich, den durch getrennten Reaktionsansatz bedingten Arbeitsaufwand zu vermindern. Eine moderne Lues-Serologie sollte aber gleichzeitig die Forderung einer weitgehenden Normierung der Reaktionen erfüllen, um dadurch Aussagewert und Reproduzierbarkeit der Ergebnisse an das mit den Antigenen erreichbare Optimum heranzuführen. Das erfordert vor allem die Beachtung der für die Normierung der Reaktionen besprochenen Prinzipien (S. 442ff.), wozu u.a. die einwandfreie Einstellung des Versuches und seine Durchführung in Kältebindung gehört. Es hat sich aber gezeigt, daß gerade bei Verwendung des Pallida-Antigens die Einstellung des bei Kältebindung ablaufenden Hauptversuches aufgrund des (bei Wärmebindung durchgeführten) Vorversuches oft Schwierigkeiten verursacht und dadurch Fehlergebnisse entstehen, welche die als erstrangig beurteilte Leistungsfähigkeit gerade dieses Antigens in ein ungünstiges Licht rücken können.

Im folgenden wird ein Verfahren des gemeinsamen Ansatzes der KBR mit Pallida- und Cardiolipin-Antigen dargestellt, welches das Problem der optimalen Komplementeinstellung für das Pallida-Antigen dadurch löst, daß der vorausgegangene Hauptversuch gleichzeitig als Vorversuch für den neuen Untersuchungsgang verwertet wird. Dies setzt eine weitgehende Stabilisierung der labilen Reaktionskomponenten voraus, z.B. durch Verwendung tiefgefrorenen oder lyophilisierten Komplements, Ambozeptor- und Erythrozytenkonserve, photometrische Einstellung der Blutk.suspension, Fixierung der Bindungs- und Lysezeiten etc. Dadurch werden zugleich die wichtigsten Forderungen für die Normierung der KBR erfüllt. Ein erheblicher Vorteil besteht in der Einsparung des Komplementvorversuches. Dies ist dadurch möglich, daß bekannte positive Standardsera mitgeführt werden, deren Titer als Maßstab für eine eventuelle Regulierung der für beide Antigene unterschiedlichen Komplementkonzentrationen verwendet werden. Eine zusätzliche Kontrolle kann dadurch erzielt werden, daß positive Reaktionen – zumindest Seren mit uneinheitlichem serologischem Gesamtbild – im folgenden Versuch austitriert werden. Hierbei erweist sich das Verfahren der (Mikro-)Komplementtitration (S. 450) als weiterer Prüfstein besonders empfehlenswert.

Reagenzien

Komplement: Das Verfahren setzt einen möglichst über mehrere Monate reichenden Vorrat an Komplement voraus. Gewinnung des erforderlichen Komplementpools und Erhaltung seiner Aktivität: Siehe S. 455. Erfolgte die Konservierung durch Aufbewahrung bei niedriger Temperatur, so wird, je nach dem Komplementbedarf des einzelnen Versuchstages, die erforderliche Menge aus Einzelfläschchen zusammengestellt, aufgetaut und gemeinsam verwendet (erst 15 min vor Gebrauch in kaltem fließendem Leitungswasser auftauen!).

Einstellung neuer Komplementchargen: Geht die laufende Charge zur Neige, so wird vorher an mehreren Versuchstagen das neue Komplement anhand der Titer der Standardsera neben dem laufenden Routineversuch überprüft und solange variiert, bis es den bekannten Titer der Standardsera ergibt. Statt dessen können auch mehrere verschiedene Komplementkonzentrationen am gleichen Versuchstag mittels der bekannten Seren getestet werden.

Standardsera: Zwei verschiedene positive Sera sollten zur Bestimmung ihrer aktuellen Titer unter Prüfung gegen beide Antigene laufend mitgeführt werden.

Die Gewinnung der Standardsera kann erfolgen durch Poolbildung mit positiven Seren aus dem Untersuchungsbetrieb, Einfrierung und spätere Portionierung wie beim Komplement, besser durch Blutspende von syphilitisch Erkrankten; außerdem sind positive Kontrollseren im Handel erhältlich (Dr. Fresenius KG und andere Bezugsquellen). Titersenkungen der bei —20° C aufbewahrten Seren sind erfahrungsgemäß erst nach Jahren merkbar.

Hämolytisches System: Erythrozyten- und Ambozeptorkonserven erhalten sich ebenfalls über einen längeren Zeitraum weitgehend konstant. Einstellung der Blutk.-Suspension für jeden Versuchstag photometrisch mittels Cyanhämiglobin-Methode (S. 444). Ambozeptoreinstellung etwa zweimal monatlich; sie sollte die Bestimmung des Lysis- und Agglutinationstiters, bei neuen Chargen möglichst auch des Aviditätsgrades umfassen (S. 445). Ansatz der Ambozeptorvorversuche ist auch vor Verwendung neuer Erythrozytenkonserven notwendig.

Die KBR kommt in dieser Form – bei gleichzeitig normierten Reaktionszeiten – dem Charakter einer chemischen Reaktion mit klar definierten Reagenzien und fixierten Reaktionsbedingungen nahe. Eine weitere Verbesserung läßt sich durch gemeinsame Zugabe der Antigen- und Komplement-Gebrauchsverdünnungen zu den Versuchsröhrchen erzielen. Faßt man diese beiden Reaktionskomponenten (für die Hauptreihen) bzw. die Komplementverdünnung und den das Antigen ersetzenden Puffer (für die Kontrollreihe) jeweils in entsprechenden Gemischen zusammen, so entfällt die sonst mögliche Summation von Pipettierfehlern (zuviel Antigen bei gleichzeitig zu wenig Komplement oder umgekehrt) bei Einsparung an Pipettierarbeit. Der beim Routinebetrieb nicht zu vernachlässigende Mengenfehler beim Pipettieren von Hand läßt sich durch Verwendung geeigneter, gleichzeitig zeitsparender Pipettiergeräte (S. 442) vermindern.

Verdünnungsmittel: Einheitlich Veronalpuffer (Seite 443).

Versuchsdurchführung

Für die praktische Durchführung der kombinierten Cardiolipin-Pallida-KBR wird der nachfolgende Arbeitsgang empfohlen (Burkhardt, F., Z. Immun.-Forsch. 129 [1965] 382):

1. Herstellung der Serumverdünnungen:

Beschickung der Serumkontrollröhrchen mit je 0,75 ml Veronalpuffer (VP) mittels Pipettierspritze;

Zufüllung von je 0,5 ml Serum, Durchmischung;

Einfüllung von 0,5 ml Serumverdünnung (1 : 2,5) in die Cardiolipin-Reihe; Einfüllung von 0,25 ml Serumverdünnung (1 : 2,5) in die Pallida-Reihe.	0,5 ml Serumverdünnung 1 : 2,5 verbleibt somit im Serumkontrollröhrchen

Durch die verminderte Serummenge in der Reihe mit Pallida-Antigen (P-Ag) wird der bei Kältebindung notwendigen Reduktion der P-Ag-Konzentration (Antigen-Gebrauchsverdünnung 1 : 4 = 25%ig) Rechnung getragen.

2. Herstellung der Komplement-Antigen-Verdünnungsgemische:

Das jeweilige Komplement-Antigen-Gemisch wird in einer Dosis von 1,5 ml pro Röhrchen mittels Pipettierspritze zur Serum-Verdünnung gefüllt. Diese Gemisch-Menge ergibt sich für die Reihe mit Cardiolipin-Antigen (C-Ag) aus der Summe von 1,0 ml Komplement-(Kpl-)Verdünnung plus 0,5 ml Ag-Verdünnung (1 : 120 = 0,83%). Für die P-Ag-Reihe resultiert sie aus der Summe von 0,5 ml Kpl-Verdünnung plus 0,5 ml Ag-Verdünnung (1 : 4 = 25%) plus 0,5 ml VP (0,25 ml zur Herstellung der bei der Pallidareaktion üblichen Serum-Ausgangskonzentration 1 : 5; 0,25 ml zur Auffüllung auf Gesamt-Gemischmenge von je 1,5 ml pro Röhrchen – lediglich aus praktischen Erwägungen: gleiche Gemischabfüllmengen). Für die Kontrollreihe ergibt sich die Gemischmenge aus der Summe von 1,0 ml Kpl-Verdünnung plus 0,5 ml VP als Ersatz der Ag-Verdünnung.

Die Zugabe der Kpl- und Antigen-Dosen im gemeinsamen Gemisch und damit im größeren Volumen erfordert die folgende Umrechnung für die Antigene:

0,83% C-Ag-Verd. in (vorher) 0,5 ml ergibt 0,28% C-Ag

25% P-Ag-Verd. in (vorher) 0,5 ml ergibt 8,3% P-Ag

bezogen auf die Gemischmenge 1,5 ml

Entsprechend vermindern sich bei der gemeinsamen Zugabe von Ag und Kpl die Kpl-Konzentrationen gegenüber der getrennten Zugabe bei der Card.-Reihe und bei der Kontrollreihe auf $^2/_3$, bei der Pall.-Reihe auf $^1/_3$ der bei getrennter Zugabe nötigen Konzentrationen.

Der oben beschriebene Untersuchungsgang wird durch das nachfolgende Schaubild schematisch wiedergegeben:

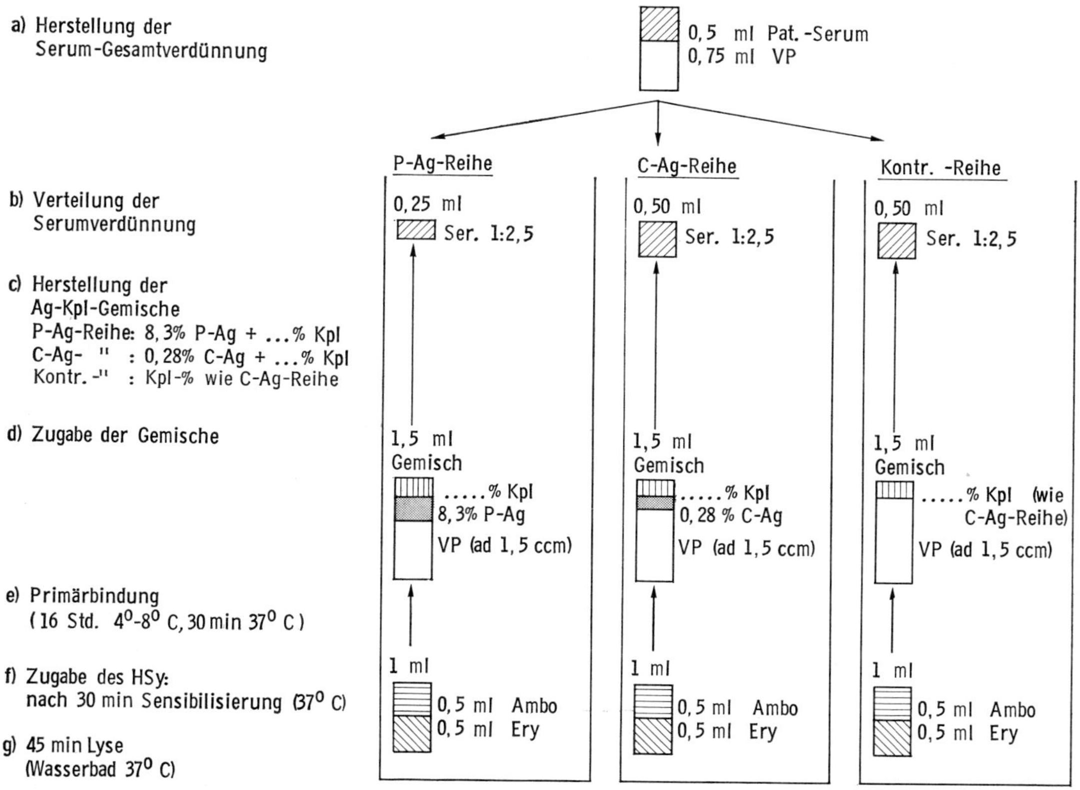

Nach Errechnung der Einzelmengen werden – nach Auftauen der erforderlichen Kpl-Menge in Leitungswasser – die Gemische hergestellt und sofort nach Ansatz in Mengen zu je 1,5 ml in die 3 Röhrchenreihen einpipettiert.

3. Kühlschrank-Bindung: Etwa 16 Stunden bei 4–6 °C.

4. Vorbereitung des hämolytischen Systems: Erythrozyten-Suspensionsdichtebestimmung vermittels Cyan-Hb-Methode; Ambozeptor-Gebrauchsverdünnung aus Ambozeptorkonserve, Sensibilisierung durch Zusammengießen der Flüssigkeiten 30 min vor Zugabe des hämolytischen Systems; Inkubation bei 37° C.

5. Wärmebindung des Primärgemisches: Durch Einstellen in das Wasserbad (37° C) für 30 min.

6. Einpipettieren des hämolytischen Systems: Mit gesondertem Pipettiergerät, je 1,0 ml pro Röhrchen. Einstellen zur Lyse in das Wasserbad (37° C).

7. Ablesung: Visuell nach 45 min Lysezeit.

In der Laborpraxis hat sich die Verwendung des folgenden hektographierten Vordruckes bewährt:

Hauptversuch Nr. .... Datum......................

I. Anzusetzende Gemischmengen

Blutproben . . . .
Zahl der Titrationen × 5[1] . . . .
für Kontrollseren und Reserve . . . .
Summe (aufgerundet) . . . .
Ansatz pro Reihe (× 1,5) . . . . = Z

II. Cardiol.-Gemisch

1. Kpl-Menge: Z (.............) × $\frac{\text{Kpl\% (..............)}}{100}$ . . . . = ...

2. Ag-Menge Z (.............) × $\frac{0{,}28}{100}$ . . . . = ...

   Summe Kpl + Ag: ....

3. VP-Menge: Differenz Z – (Ag- + Kpl-Menge) . . . . = ...

III. Pall.-Gemisch

1. Kpl-Menge: Z (.............) × $\frac{\text{Kpl\% (..............)}}{100}$ . . . . = ...

2. Ag-Menge: Z (.............) × $\frac{8{,}3}{100}$ . . . . = ...

   Summe Kpl + Ag: ....

3. VP-Menge: Differenz Z – (Ag- + Kpl-Menge) . . . . = ...

IV. Serumkontroll-Gemisch

1. Kpl-Menge: Wie bei Cardiol.-Gemisch . . . . = ...
2. VP-Menge: Differenz Z – Kpl-Menge . . . . = ...

---

[1] Wenn 5 Serumverdünnungsreihen untersucht werden.

Treponema-pallidum-Immobilisationstest (TPI-Test) nach *Nelson* und *Mayer*[1]

Prinzip: Antikörperhaltiges Syphilitikerserum vermag bei Gegenwart von Komplement die Beweglichkeit von Treponema pallidum zu lähmen (den Erreger zu immobilisieren). Lebende, durch Mazeration von infizierten Kaninchentestikeln gewonnene Treponemen (benutzt wird der aus einem syphilitischen Liquor gezüchtete NICHOLS-Stamm) werden in einem Medium suspendiert, das die Erreger mindestens 30 Minuten am Leben erhält, und dem Serum-Komplement-Gemisch zugesetzt. Für die Beurteilung maßgebend ist der Prozentsatz an immobilisierten Treponemen pro Testgemisch in der Versuchsprobe im Vergleich zum Kontrolltest. Im allgemeinen gilt eine Immobilisationsrate von 0–29% als negativ, von 30–39% als zweifelhaft und ab 40% als positiv.

Der Test ist relativ kompliziert; er erfordert ein eingespieltes Mitarbeiterteam und ist als Routinemethode nicht geeignet. Seine Bedeutung liegt in der fast absoluten Spezifität bei einwandfreier Durchführung. Er ist von Wert bei fraglichen Luesfällen, möglichen biologisch falschen Reaktionen, uneinheitlichem serologischem Gesamtbild der „klassischen" Reaktionen. Bei Primär- und früher Sekundärsyphilis, auch bei Lues congenita kann er allerdings noch negativ sein, während die anderen Reaktionen schon positiv ausfallen. Andererseits bleibt er für lange Zeit, oft lebenslang und trotz ausreichender Behandlung positiv.

Zur Untersuchung ist die Einsendung sterilen, antibiotikafreien, möglichst frischen Serums erforderlich.

In der BRD wird der NELSON-Test durchgeführt an den auf S. 474 genannten Instituten.

Haft- und Schwundtest nach *Nelson*

Dieser Test ist auch mit abgestorbenen Treponemen durchführbar.

Prinzip: Unter der Einwirkung syphilitischer Antikörper (s. o.) werden die NICHOLS-Treponemen in Gegenwart von Komplement an die Oberfläche von Erythrozyten (im zugesetzten Menschenblut) fixiert (Immuno-Adhaerenz), dann verschwinden sie allmählich aus dem Blutgemisch (Schwundphänomen).

[1] NELSON, R. A., M. M. MAYER: J. Exp. Med. 89 (1949) 369.

FTA-Test (Fluorescent Treponemal Antibody Test)[1]

Diese Reaktion ist wesentlich einfacher durchführbar als der NELSON-Test. Wegen der fast ebenbürtigen Spezifität und ihrer hohen Empfindlichkeit wird sie zunehmend angewandt. Das Prinzip des Testes besteht in der Reaktion von Antikörpern im Patientenserum mit einer auf Objektträgern aufgetrockneten Aufschwemmung von Treponema pallidum und einer nachfolgenden Antigen-Antikörper-Reaktion zwischen dem an die Treponemen gebundenen, spezifischen Antikörperglobulin und einem mit Fluoreszenzfarbstoff konjugierten Antihumanglobulinserum. Die Treponemensuspension und das markierte Antihumanglobulin können als lyophilisierte Präparate im Handel bezogen werden, desgleichen der erforderliche FTA-Puffer (NaCl-Pufferlösung nach COONS), z. B. von BAG Lich/Hessen (deutsche Sylvana-Vertretung) oder von Schuco International, 2 Hamburg 13, Magdalenenstr. 68a (deutsche BBL-Vertretung). Herstellung des COONS-Puffers s. S. 500.

Der FTA-Test kann als FTA-200- oder als FTA-ABS-Test durchgeführt werden. Beim ersteren Verfahren wird das Patientenserum in der relativ hohen Verdünnung von 1:200 untersucht, um unspezifisch positive Reaktionen nach Möglichkeit auszuschalten; man nimmt dabei eine gewisse Verminderung der Empfindlichkeit in Kauf. Beim FTA-ABS-Test wird das zu untersuchende Serum vor dem Versuch mit einem standardisierten Extrakt aus REITER-Treponemen vorbehandelt und auf diese Weise von Antikörpern befreit, die sich gegen gemeinsame Gruppenantigene der Treponemen richten. Das „absorbierte" Serum kann dadurch ohne Verlust an Spezifität der Reaktion in der vergleichsweise hohen Konzentration von 1:5 verwendet werden. Die Empfindlichkeit des Tests wird dadurch soweit erhöht, daß er in der Regel schon 2–3 Wochen nach einer luetischen Infektion positiv ausfällt. Bei sekundärer, latenter und tertiärer Syphilis liefert er Ergebnisse, die – einwandfreie Technik vorausgesetzt – denen des TPI-Tests praktisch gleichwertig sind. Es wäre wünschenswert, wenn das Verfahren in die serologische Routinediagnostik einbezogen oder zumindest bei unklaren Reaktionsbildern regelmäßig angewendet würde.

Der FTA-Test kann unabhängig von antibiotischer Behandlung durchgeführt werden. Wegen

[1] S. auch S. 494ff. (fluoreszenz-immunologische Nachweisverfahren).

der größeren Empfindlichkeit und Spezifität wird vielfach nur noch der FTA-ABS-Test durchgeführt.

Unspezifisch positive Reaktionen können allerdings auch beim FTA-ABS-Test auftreten (JOKINEN u. Mitarb. 1969; KRAUS u. Mitarb. 1970). Bei Frambösie und Pinta liefert der Test, wie der FTA-200-Test, positive Ergebnisse.

FTA-200-Test

In Anlehnung an ROSER (Ärztl. Lab. 13 [1967] 397) wird folgende Modifikation der Originalmethode vorgeschlagen:

Anfertigung der Präparate: Neue Objektträger verwenden, mit Diamantstift numerieren und kreisförmig (ca. 1 cm ∅) markieren, mit Netzmittel spülen, reichlich in Wasser nachspülen, dann in Äther-Alkoholgemisch in üblicher Weise entfetten; Objektträger staubdicht aufbewahren.

Lyophilisierte Treponemensuspension mittels 2er-Kanüle und 2-ml-Spritze in der vom Hersteller vorgeschriebenen Menge Aqua dest. auflösen und (unter mindestens 10maligem, blasenfreiem Aufziehen und Ausspritzen in die Originalflasche) gleichmäßig mischen. Einen Tropfen der Aufschwemmung im Dunkelfeld auf Treponemengehalt und -verteilung prüfen. Die Treponemen müssen gleichmäßig verteilt und dürfen nicht verklumpt sein; Menge: etwa 10 Organismen pro Gesichtsfeld bei 400facher Vergrößerung.
Die aufgezogene Suspension auf die Objektträger auftragen (je einen gleichgroßen Tropfen mittels der Schliff-Fläche der Kanüle in der markierten Fläche verteilen), wobei zur Erzielung gleicher Tropfengröße ein möglichst gleichbleibender Winkel von der Spritze zum Objektträger (30–40°) einzuhalten ist.

Beschickte Objektträger 2 Std. (staubgeschützt) lufttrocknen, dann vorsichtig mit der Unterseite dreimal durch die Flamme ziehen (die Präparate sollen sich auf dem Handballen gut handwarm anfühlen). Nach Prüfung von Verteilung und Menge der Treponemen eines Präparates mit einem Tropfen NaCl-Pufferlösung, pH 7,4, nach COONS (Herstellung S. 500) im Dunkelfeld wird die Charge in Präparatekästen im Kühlschrank (Haltbarkeit 6–8 Wochen) oder in der Tiefkühltruhe (Haltbarkeit mindestens 3 Monate) aufbewahrt.

Vorbereitung der übrigen Reagenzien: Markiertes Antihumanglobulinserum gemäß Vorschrift lösen, in Mengen entsprechend dem Bedarf an einzelnen Untersuchungstagen in fest verschließbare Gefäße füllen und in der Tiefkühltruhe aufbewahren. Serum am Versuchstag auftauen und mit Pufferlösung gemäß Anweisung verdünnen. Gegebenenfalls ist die Verdünnung für besondere bzw. selbst hergestellte Serumchargen vorher auszutesten. In diesem Fall wird diejenige höchste Verdünnung des Konjugates für den Test verwendet, die mit einem bekannten positiven Kontrollserum noch eine maximale Fluoreszenz ergibt.

Patientenserum inaktivieren, in Tiefkühltruhe lagern und am Versuchstag 10 min bei 56° C nachinaktivieren, dann 1:200 mit NaCl-Pufferlösung verdünnen (0,02 ml Serum + 4,0 ml Puffer).

Versuchsdurchführung: Erforderliche Zahl der vorbereiteten Objektträger bei Zimmertemperatur lufttrocknen und mit so viel Patientenserumverdünnung 1:200 beschicken, daß der markierte Kreis gut bedeckt ist, dann in feuchter Kammer 30 min bei 37° C inkubieren.

Objektträger aus Spritzflasche vorsichtig mit NaCl-Pufferlösung abspülen, in Küvette einstellen und hier unter zweimaligem Wechsel des Puffers 20 min stehenlassen.

Objektträger unter Schrägstellung auf Filtrierpapier abtropfen lassen, Umgebung des kreisförmigen Reaktionsbereiches vorsichtig abtrocknen, ohne dessen Fläche zu berühren.

Mit Pasteurpipette das verdünnte, markierte Antihumanglobulin auf die Kreisfläche tropfen, so daß diese eben gut bedeckt ist, dann erneut 30 min bei 37° C inkubieren und Flüssigkeit abspülen, wie vorher für die Patientenserumverdünnung beschrieben.

Nach dem Abtropfen soll das Präparat nicht ganz trocken sein. Es wird nun mit Deckglas 18 × 18 und Pufferglyzerin (9 Teile Glyc. puriss. + 1 Teil NaCl-Puffer) blasenfrei und unter Vermeidung jeden Druckes eingedeckt und anschließend sofort mikroskopiert oder im Kühlschrank aufbewahrt. Die Deckglasbedeckung kann auch entfallen, was den Arbeitsaufwand vermindert und die Benutzung einer schwächeren Lichtquelle ermöglicht.

Ablesung: Siehe FTA-ABS-Test, letzten Abs. (S. 471).

Beim Test sind stets positive und negative Kontrollseren mitzuführen sowie Präparate ohne Serumzusatz.
Als positiv gelten alle Präparate, die eine dem positiven Kontrollserum entsprechende Fluoreszenz zeigen. Als zweifelhaft gelten Präparate mit deutlich abgeschwächter Fluoreszenz (bei einwandfrei fehlender Fluoreszenz der negativen Kontrollen), als negativ Präparate mit fehlender Fluoreszenz (bei vorhandener Fluoreszenz der positiven Kontrollen). Zeigen die serumfreien Antigenkontrollpräparate eine erkennbare Treponemenfluoreszenz, so ist der gesamte Versuchsansatz unverwertbar.

FTA-ABS-Test[1]

Für die technische Durchführung wird die folgende Modifikation des 1968 vom Veneral Disease Research Laboratory vorgeschlagenen Verfahrens empfohlen (Wood, R. M., u. Mitarb.: Amer. J. Clin. Pathol. 47 [1967] 521). Die Fixierung der Treponemenausstriche erfolgt hierbei mittels Methylalkohols anstelle von Azeton, wodurch die Gefahr des Abschwemmens der Treponemen vom Objektträger vermindert wird. – Vielfach wird auch die übliche Hitzefixation angewandt: Präparat dreimal durch die Flamme ziehen – es soll sich danach am Handballen warm (nicht heiß) anfühlen.

Anfertigung der Präparate: Antigensuspension entsprechend den Vorschriften der Herstellerfirma zubereiten (bei 400facher Vergrößerung sollen mindestens 8–10 Treponemen im Gesichtsfeld vorhanden sein; bei Lagerung im Kühlschrank ist die Suspension etwa 2 Wochen verwendbar). Objektträger vorbereiten und mit der Treponemenaufschwemmung beschicken wie beim FTA-200-Test beschrieben (S. 469). Die Beschickung der Objektträger kann auch mittels einer Platinöse erfolgen, die etwa 0,005 ml der Suspension abgeben soll. Am besten verarbeitet man die gesamte Antigensuspension am Tag der Zubereitung (Rehydrierung) zu Objektträgerpräparaten.

Präparate nach mindestens 15 min Lufttrocknung fixieren durch 5 min langes Eintauchen der Objektträger in 10%igen Methylalkohol (1 Teil abs. Methanol + 9 Teile Aqua dest.), anschließend trocknen mittels Fließpapier. Es sollen nicht mehr als 20 Objektträger in 250 ml Methylalkohol fixiert werden. Die Ausstriche sind in der Kühltruhe längere Zeit haltbar (in dichten Präparatekästen aufbewahren).

Vorbereitung der übrigen Reagenzien: Markiertes Antihumanglobulinserum entsprechend der Vorschrift des Herstellers lösen, in geeigneten Mengen[2] abfüllen und bei mindestens —20° C aufbewahren. Einmal aufgetautes Konjugat soll nicht mehr erneut eingefroren werden; es bleibt bei Lagerung im Kühlschrank noch einige Tage verwendbar. – Der für die Absorption der Seren verwendete Standardextrakt aus Reiter-Treponemen, das sog. Sorbens, kann im Kühlschrank über einen längeren Zeitraum ohne Wirkungsverlust aufbewahrt werden.
Patienten- und Kontrollseren inaktivieren (30 min im Wasserbad bei 56° C) und – wenn nicht innerhalb desselben Tages für den Test verwendet – in der Tiefkühltruhe lagern. Tiefgefrorene Seren nach dem Auftauen 10 min bei 56° C nachinaktivieren.

Versuchsdurchführung: Die Zahl der für den Test erforderlichen kleinen Röhrchen setzt sich zusammen aus der Zahl der zu prüfenden Patientenseren plus den erforderlichen Kontrollen, die jeweils absorbiert und nichtabsorbiert angesetzt werden (s. u.).

Die erforderliche Zahl antigenbeschickter Objektträger dem Tiefkühlgerät entnehmen, unter waagrechter Lagerung lufttrocknen; ggf. kurz nachfixieren und erneut lufttrocknen;

Je 0,2 ml Sorbens in die einzelnen Röhrchen pipettieren mit Ausnahme der Röhrchen für die nichtabsorbierten Kontrollen; die letzteren erhalten statt dessen je 0,2 ml NaCl-Pufferlösung, pH 7,4, nach Coons (Herstellung siehe S. 500).

0,05 ml Serum hinzufügen (exakt, mittels 0,2-ml-Pipetten: 0,05 ml aufziehen und bis zum Auslauf entleeren);

Serum und Sorbens bzw. NaCl-Puffer intensiv mischen durch 10maliges Aufziehen. Pipetten in den Röhrchen stehenlassen für den nächsten Arbeitsgang;

Beachte: Hämolytische oder bakteriell verunreinigte Seren ergeben oft unbefriedigende Resultate.

[1] Diese Form des FTA-Testes wird zunehmend an Stelle des FTA-200-Testes angewandt.

[2] Gewöhnlich 1:10 vorverdünnt, 0,3 ml der Verdünnung in dicht schließenden Fläschchen.

Innerhalb 30 min nach Ansatz der Absorptionen bzw. Serumverdünnungen die antigenbeladenen Bezirke der Objektträger mit je 0,03 ml der durch Sorbens bzw. NaCl-Puffer verdünnten Serumproben bedecken;

Objektträger waagrecht in eine feuchte Kammer einlegen und diese in einem Brutschrank bei 35 bis 37° C 30 min inkubieren;

Objektträger nun zunächst in fließender NaCl-Pufferlösung etwa 5 sec lang abspülen (Spritzflasche), dann zweimal 5 min in (jeweils erneuerte) NaCl-Pufferlösung einstellen. Beim Wechseln der Lösung bzw. beim Herausnehmen der Objektträger sollen diese noch etwa 10 mal kurz eingetaucht und auf diese Weise besonders gründlich von überschüssigem Material befreit werden. Objektträger dann mit schmaler Kante auf Filtrierpapier stellen, bis sie fast trocken sind;

Konjugat am Versuchstag mit 2%-Tween-80-NaCl-Pufferlösung[1] auf die vorgeschriebene Gebrauchsverdünnung einstellen;

je etwa 0,03 ml der Konjugatverdünnung mittels Glasstäbchen gleichmäßig auf den Ausstrichflächen der Objektträger verteilen. Sollte die vorgeschriebene Gebrauchsverdünnung keine befriedigenden Resultate ergeben, so ist mittels eines bekannten, stark positiven Kontrollserums diejenige höchste Verdünnung des Konjugates zu bestimmen, die noch eine maximale Fluoreszenz bewirkt;

Objektträger in einer feuchten Kammer erneut 30 min bei 35–37° C inkubieren, dann kurz mit fließendem, anschließend zweimal 5 min mit (in Küvette o. dgl.) abgefülltem NaCl-Puffer waschen, sodann 5 sec in fließendem Aqua dest. spülen, wie oben im einzelnen beschrieben. Präparate dann wiederum mit schmaler Kante schräg auf Filtrierpapier aufstellen, bis sie fast trocken sind;

je 1 kleinen Tropfen Einschlußmedium[2] auf die Antigenstellen aufbringen und mit Deckglas möglichst blasenfrei abdecken;

Beachte: Die Dicke der Deckgläser muß auf das benutzte Trockenobjektiv abgestimmt sein (meist 0,17 ± 0,1 mm).

Präparate am besten sofort durchmustern (im Dunkeln ist eine Lagerung über mehrere Stunden ohne stärkeren Verlust an Fluoreszenz möglich). Für die Mikroskopie verwendet man ein starkes Trockenobjektiv bei 400facher Gesamtvergrößerung und benutzt eine Filterkombination aus Erregerfilter BG 12 und Sperrfilter OG 1 (Leitz) oder S 53 (Zeiß) bzw. aus anderweitigen Filtern mit entsprechenden optischen Eigenschaften. Lichtquelle: Quecksilber-Höchstdruckbrenner HBO 200. Kondensor: Immersionsdunkelfeldkondensor 1,2/1,4.

Bei Verwendung der Metall-Halogen-Kurzbogenlampe CSI 250 W schlägt Zeiß außer dem Wärmeschutzfilter KG 1 mit nachgeschaltetem Rotdämpfungsfilter als eigentliches Erregerfilter das Filter KP 500 vor, ferner einen Ultradunkelfeldkondensor, Objektive vom Typ Neofluar (10/0,30, 16/0,40, 25/0,60, 40/0,75); darüber hinaus eignet sich ganz besonders der Planapochromat 40/1,0 Öl mit Iris bzw., für stärkste Vergrößerung, ein Planapochromat 100/1,25 Öl mit Iris. Wegen eines Nebendurchlaßbereiches im Rot ist das Filter KP 500 ggf. durch das zusätzliche Filter KP 630 zu ergänzen.

Ablesung nach folgenden Reaktionsstufen:

++++:	sehr starke Fluoreszenz (positiv, reaktiv)
+++:	starke Fluoreszenz (positiv, reaktiv)
++:	mäßige Fluoreszenz (positiv, reaktiv)
+:	schwache Fluoreszenz (zweifelhaft)
± bis —:	undeutliche oder fehlende Fluoreszenz (negativ).

Mitzuführende Kontrollen:

a) Positives und schwach positives Kontrollserum (mit dem Testbesteck mitgeliefert), absorbiert und nichtabsorbiert. Die Fluoreszenz soll beim absor-

---

[1] 2%-Tween-80-NaCl-Pufferlösung: NaCl-Pufferlösung und Tween 80 im Wasserbad getrennt auf 56° C erwärmen. 2 ml Tween 80 zu 98 ml NaCl-Puffer hinzufügen. pH 7,2 ± 0,1. Die Lösung ist längere Zeit im Kühlschrank haltbar; sie ist zu verwerfen, wenn Präzipitatbildung auftritt.

[2] Einschlußmedium:

Glyzerin, reinst	9 Teile
Karbonatpufferlösung, pH 9,0 (s. u.)	1 Teil

Karbonatpufferlösung, pH 9,0:

Lösung A:	Na_2CO_3 (wasserfrei)	5,3 g
	NaCl-Lösung, 8,5% ad	100,0 ml
Lösung B:	$NaHCO_3$ (wasserfrei)	4,2 g
	NaCl-Lösung, 8,5% ad	100,0 ml

zu 10 ml der Lösung B soviel von der Lösung A geben, daß der pH-Wert etwa 9,0 beträgt.

bierten nur wenig schwächer als beim nichtabsorbierten Serum sein. Das schwach positive Serum dient als Ablesungsstandard. Es soll eine Fluoreszenz aufweisen, die gerade noch als positiv zu beurteilen ist.

b) Negative Kontrollseren: Von sicher nichtsyphilitischen Personen. Die Seren dürfen keine oder nur eine minimale (±) Fluoreszenz zeigen.

c) Spezifitätskontrolle: Mit Serum, das in nichtabsorbiertem Zustand eine Fluoreszenz, im absorbierten Zustand keine Fluoreszenz bewirkt. Der Ansatz mit absorbiertem Serum darf keine oder nur eine sehr geringfügige Fluoreszenz zeigen.

d) Serumfreie Kontrollen, wobei das Serum einmal durch NaCl-Puffer, das andere Mal durch Sorbens zu ersetzen ist. Die Fluoreszenz muß fehlen oder sie darf nur minimal vorhanden sein.

Der FTA-Test ermöglicht bei Verwendung abgestufter Serumverdünnungen auch die Titerbestimmung von Seren bzw. Titerverlaufskontrollen. Ferner kann der FTA-ABS-Test auch mit (inaktiviertem) Liquor angesetzt werden.

Literatur:

DEACON, W. E., V. H. FALCONE, A. HARRIS: Proc. Soc. Exp. Biol. Med. (N. Y.), 96 (1957) 477.
GREGORCZYK, K.: Ärztl. Lab. 12 (1966) 221, 253, 298 u. 329.
VOSS, H., G. HENNEBERG, R. HERRMANN, H. PICHL, S. SCHULTE-OVERBERG, H. WERNER: Zbl. Bakt. I. Orig. 203 (1967) 249.
Veneral Disease Research Laboratory: Health Lab. Sci. 5 (1968) 23.

Spirochäten-Agglutination im Serum und Liquor nach *Roemer* und *Schlipköter*

Als Antigen dient eine gereinigte, mit Formalin konservierte Suspension des REITER-Treponemenstammes (Bezugsquelle: Behringwerke). Es erlaubt, wie die KBR mit Pallida-Antigen, den Nachweis von Antikörpern im Luesserum, die mittels Lipoidantigen nicht erfaßt werden.
Die ursprünglich 1948 für Liquoruntersuchungen vorgeschlagene Agglutinationsreaktion hat sich nach Modifikation des Verfahrens auch für die Untersuchung von Serum als geeignet erwiesen. Die Einfachheit der Methode macht es möglich, daß sie auch an kleinen Krankenhauslaboratorien durchgeführt werden kann.

Technik und Bewertung der Reaktion: Siehe Arbeitsanweisung des Antigen-Herstellers.

Literatur:

ROEMER, G. B., H.-W. SCHLIPKÖTER: Dtsch. med. Wschr. 78 (1953) 345.
– Z. Hyg. 145 (1958) 422.

Sonstige Lues-Reaktionen

Citochol-Reaktion

Herstellung der Antigen-Gebrauchsverdünnung: 1,0 ml Extrakt und 2,0 ml 3%ige NaCl-Lösung im Kölbchen gründlich durchschütteln, 5 min bei Zimmertemperatur reifen lassen, weitere 9,0 ml 3%iger NaCl-Lösung zugeben, nochmals schütteln.

Versuchsansatz: Mit inaktiviertem, auf 37° C vorgewärmtem Serum, zu dem die Extraktverdünnung zugefügt wird:

Zu 0,1 ml Serum wird 0,1 ml Extraktverdünnung pipettiert, die Mischung 3 min im Schüttelapparat geschüttelt, sofort danach 0,5 ml physiol. NaCl-Lösung zugefügt.

Ablesung: Gleich nach Zugabe der NaCl-Lösung bei schwacher Lupenvergrößerung.

Bewertung (unter Vergleich mit positivem und negativem Kontrollserum):

positiv: Kräftige Flockenbildung;

zweifelhaft: Schwache Flockenbildung;

negativ: Keine Flockenbildung.

Beachte: Mit der Möglichkeit negativer Ausfälle infolge Hemmzonen ist zu rechnen. Bei Verdacht ist der Test mit verringerter Serummenge zu wiederholen.

Komplementbindungsreaktionen mit früher gebräuchlichen KBR-Antigenen

Die früher üblichen und allein verfügbaren alkoholischen Extrakte aus syphilitischer Leber von Föten oder von verstorbenen luetischen Neugeborenen bzw. aus normalen Menschen-, Rinder- und Meerschweinchenherzen fallen hinsichtlich Spezifität und Empfindlichkeit gegenüber den neueren Antigenen wie Cardiolipin- und Pallida-Antigen erheblich ab. Eine evtl. Mitführung dieser älteren Antigene darf nicht daran hindern, in der serologischen Luesdiagnostik die genannten neueren Antigene anzuwenden. Zur Technik der KBR mit den älteren Antigenen wird auf einschlägige Firmenprospekte verwiesen.

Beurteilung luesserologischer Untersuchungsergebnisse

Keine der heute im Gebrauch befindlichen Luesreaktionen kann, wenn man die Empfindlichkeit und die Spezifität gemeinsam als Kriterien zugrunde legt, als in jedem Fall für sich allein ausreichend beurteilt werden. Dies gilt sogar für den NELSON-Test, dessen hochgradiger Spezifität der Nachteil gegenübersteht, daß sich die mit dieser Reaktion feststellbaren Immobilisine erst ziemlich spät nachweisen lassen. – Bei alleiniger Anwendung der älteren Untersuchungsmethoden (KBR mit „klassischen“ Antigenen, Flockungsreaktionen) muß es das Ziel sein, mittels geeigneter Nachweisverfahren die Erfassung unterschiedlicher Antikörper zu gewährleisten. Dazu bietet sich für den Routinebetrieb die Mitführung von Antigenen zum Nachweis von Eiweiß- und Lipoidantikörpern an, deren Ergebnis im Rahmen des serologischen Gesamtbildes (FÜHNER) zu beurteilen ist.

Lues I: Die KBR mit Pallida-Antigen pflegt hier gewöhnlich etwa 4–5 Wochen nach der Infektion, eine knappe Woche vor der Cardiolipin-KBR und den Flockungsreaktionen positiv zu werden. Der NELSON-Test wird erst nach den „klassischen“ Reaktionen positiv, oft erst am Ende des Primär- oder zu Beginn des Sekundärstadiums, während der gleichfalls mit dem NICHOLS-Stamm des Treponema pallidum arbeitende FTA-Test die Infektion schon frühzeitig (FTA-ABS-Test: etwa 3 Wochen nach der Ansteckung) anzeigt. Bei behandelter Lues I bleiben MKR II und Pallida-KBR länger positiv als die anderen „klassischen“ Reaktionen.

Lues II: In diesem Stadium pflegen bei unbehandelten Fällen die Reaktionen mit den meisten neueren Antigenen positiv zu sein, während die früher benützten Organextrakte auch in dieser Krankheitsphase nicht immer zuverlässig anzeigten. Der NELSON-Test wird in der Regel beim Übergang vom 1. zum 2. Stadium, spätestens 4 Monate nach der Infektion, positiv. Bei behandelter Lues II bleibt die KBR mit Pallida-Antigen am längsten positiv, wenn man die oft lebenslange Nachweismöglichkeit der mittels NELSON- und FTA-Test faßbaren Antikörper außer Betracht läßt.

Lues III: Die Reaktionen mit Pallida- und Cardiolipinantigen, der VDRL-Test und MKR II zeigen auch nach Behandlung häufig, NELSON- und FTA-Test noch öfter positive Ergebnisse. Bei Neurolues pflegt die Pallida-Reaktion empfindlicher anzuzeigen als andere „klassische“ Seroreaktionen, soweit es sich um unbehandelte Fälle handelt.

Lues connatalis: Bei unbehandelten Fällen besteht eine Überlegenheit der Pallida- gegenüber anderen, mit klassischen Antigenen einschließlich Cardiolipin angesetzten Komplementbindungsreaktionen, während NELSON-, FTA- und VDRL-Test, z.T. auch MKR II, oft bessere Resultate liefern. Bei behandelter angeborener Syphilis erweisen sich außer NELSON- und FTA-Test gewöhnlich auch die genannten Flockungsreaktionen empfindlicher als die KBR mit Cardiolipin- und Pallida-Antigen.

Bei Neugeborenen luetischer Mütter können positive Seroreaktionen einschließlich der Immobilisine auf diaplazentar übertragene Antikörper zurückzuführen sein; sie verschwinden in der Regel innerhalb des ersten Vierteljahres nach der Geburt aus dem kindlichen Kreislauf (Titerkontrolle!). Andererseits kann bei kindlicher Infektion insbesondere der NELSON-Test nach der Geburt zunächst noch negativ sein.

Lues latens wird, außer mittels NELSON- und FTA-Test, am sichersten mittels der Pallidareaktion erkannt. Andere „klassische“ Luesreaktionen sind hierbei nicht selten negativ.

Antibiotische Behandlung aus anderen Gründen (z.B. wegen Gonorrhoe) kann das Auftreten klinischer Erscheinungen und positiver Reaktionen nach einer syphilitischen Infektion verzögern und die Krankheit larvieren. Auch sonst schließt ein negativer Ausfall der klassischen Reaktionen das Vorliegen einer luetischen Erkrankung nicht aus. Dagegen gewährt ein negativer NELSON- oder FTA-Test in dieser Hinsicht eine nahezu absolute Sicherheit (der NELSON-Test allerdings nur, sofern er nicht in den ersten Monaten nach einer möglichen Infektion angesetzt wurde).

Ein positiver Reaktionsausfall bei den älteren („klassischen“) Verfahren spricht dann für eine Lues, wenn wiederholte Kontrollen mit weiteren Serumproben das gleiche positive Resultat ergeben und andere Krankheiten, die einen unspezifisch positiven Reaktionsausfall bedingen können, auszuschließen sind. Hierfür kommen außer anderweitigen Treponematosen (z.B. Frambösie) insbesondere Rückfallfieber, Rattenbißkrankheit, Malaria, Tuberkulose, Lepra, Wurm- und andere parasitäre Erkrankungen, maligne Tumoren, schwere Infektionskrankheiten, Lebererkrankungen, Diabetes und andere Erkrankungen, ferner Impfungen, Gravidität, häufiges Blutspenden oder anderweitige Veränderungen der Serumeiweiße in Betracht. Solche unspezifischen Reaktionsausfälle treten insbesondere bei Verwendung von Lipoidantigenen auf, während sich die Reaktionen mit Kulturspirochäten gewöhnlich mehr spezifisch erweisen.

Der Nelson-Test (im Bereich der BRD u.a. an den Univ.-Hautkliniken Bonn und München und am Med.-Unters.-Amt Hamburg ausgeführt) sollte stets dann herangezogen werden, wenn anamnestisch oder differentialdiagnostisch eine syphilitische Infektion in Betracht zu ziehen ist und/oder die übrigen Seroreaktionen eine Entscheidung nicht ermöglichen. Wird ein ursprünglich positiver NELSON-Test bei späteren Untersuchungen negativ, so ist dies ein sicheres serologisches Zeichen der Ausheilung. Die Spezifität des NELSON-Testes wird vom FTA-Test nahezu erreicht; dieser Test ist in der praktischen Durchführung jedoch viel einfacher und wird sehr frühzeitig positiv. Technische Durchführung des FTA-Tests s. S. 468.

Nach dem NELSON- und FTA-Test bietet die Reaktion mit Kulturspirochäten oder deren Aufbereitungen (Pallida-, Spirochäteneiweiß- und formolisiertes Spirochäten-Antigen) die größte Erfassungsbreite bei gleichzeitig hoher Spezifität. Die Mitführung eines solchen Antigens stellt somit eine wesentliche Bereicherung der serologischen Luesdiagnostik dar.

Da NELSON- und FTA-Test oft lebenslang positiv bleiben, wenn nicht frühzeitig behandelt wurde, sind diese Reaktionen zur Beurteilung eines Therapie-Erfolges kaum geeignet. Als bester serologischer Anhalt für einen Therapie-Erfolg gilt eine mittels VDRL-Test festgestellte Titersenkung.

Eigenhemmung von Seren findet sich häufig bei stark hämolytischen, ikterischen oder bakteriell verunreinigten Blutproben sowie im Verlaufe von Antikoagulantien-Therapie. Nach RUGE (Z. Immun.-Forschg. 108 [1951] 345, Dtsch. med. Wschr. 79 [1954] 54) läßt sich die Eigenhemmung bei einem Großteil der Serumproben durch Behandlung mit Kaolin beseitigen.

F. Komplementbindungsreaktionen bei nichtluetischen Erkrankungen

Bei nichtluetischen Erkrankungen kann die Komplementbindungsreaktion (KBR) nach dem gleichen Prinzip und in der gleichen Versuchsanordnung durchgeführt werden, wie dies z.B. für die Lues-KBR mittels Cardiolipin-Antigen beschrieben wurde, d.h. in KOLMER-Technik. Die Untersuchung erfolgt dabei gewöhnlich in quantitativer Form. Exakte und einwandfrei reproduzierbare Ergebnisse werden erzielt bei Befolgung der für Normierung und Standardisierung der KBR besprochenen Richtlinien (S. 442). Dieses Vorgehen hat zugleich den Vorteil, daß für jedes Antigen der Kpl-Zusatzverbrauch (S. 447) nur ein einziges Mal (pro Antigencharge) bestimmt werden muß. Lediglich bei einzelnen Antigenen hat sich eine Variierung des für die normierte KBR vorgeschlagenen Bindungsmodus als notwendig erwiesen.

Die KBR ist von diagnostischem Wert bei vielen chlamydien- und virusbedingten Erkrankungen wie Ornithose, Influenza, Mumps, lymphozytärer Choriomeningitis u.a., ebenso bei Rickettsiosen wie Fleckfieber und Q-Fieber, bei Parasitosen wie Toxoplasmose, Echinokokkose (insbesondere, soweit durch Echinococcus cysticus bedingt), Trichinose, sowie bei bakteriellen Erkrankungen wie Leptospirose, Brucellose, Rhinosklerom u.a. Bei anderen Infektionskrankheiten hingegen, z.B. bei Gonorrhoe und Tuberkulose, liefern Komplementbindungsverfahren nicht immer befriedigende, oft enttäuschende Ergebnisse. Dies hängt nicht zuletzt mit den hier anders gearteten Immunitätserscheinungen zusammen.

Folgende allgemeingültige Hinweise sind zu beachten:

1. *Vorversuche:* Bei normierter Reaktion kann für die einzelne KBR auf nichtluetische Erkrankung die für die Lues-KBR ermittelte Ambozeptor-Gebrauchsverdünnung bzw. das hämolytische System übernommen werden. Nach einmaliger Feststellung des Komplement-Zusatzverbrauchs genügt bei Normierung der Versuchsbedingungen zur Ermittlung der Komplement-Gebrauchsverdünnung die Bestimmung des Komplement-(Hämolyse-)Titers nach den Ausführungen auf S. 446 unter a). Bei Benützung tiefgefrorener und dadurch weitgehend stabilisierter Chargen kann in der Regel auch dieser Vorversuch entfallen. Die einmal für eine Antigencharge ermittelte Komplement-Gebrauchsverdünnung ist dann für längere Zeit die gleiche, sofern mit der gleichen Sammel-Komplement-Charge und gleichbleibenden sonstigen Reaktionskomponenten gearbeitet wird. Eine Kontrollmöglich-

keit für die richtige Komplementeinstellung ist durch den Reaktionsausfall der stets mitzuführenden Kontrollseren (s. u.) für jede Untersuchung gegeben.
Bei nichtnormierten Versuchsbedingungen ist die jedesmalige exakte Einstellung von hämolytischem Ambozeptor und Komplement, etwa nach dem für die Cardiolipin-KOLMER-Technik ausgeführten Schema (S. 461) unerläßlich.

Soweit im Handel befindliche, geprüfte bzw. bewährte Antigene verwendet werden, kann die auf den Packungen vermerkte Gebrauchsverdünnung verwendet werden. Ansonsten sind die Antigene in Vorversuchen gesondert auszuwerten (s. S. 447–449).

2. *Kontrollen:* Mitzuführen sind negative und positive (möglichst gleichbleibende) Kontrollsera, da erst dadurch eine ausreichende Kontrollmöglichkeit der Reaktion und Sicherheit der diagnostischen Aussage gewährleistet ist.

3. *Zweitproben-Untersuchung:* Bei verschiedenen Erkrankungen ist mit langem Persistieren bzw. langsamem Abfall der Antikörper zu rechnen. Im Gegensatz etwa zur Syphilis, wo ein relativ niedriger Durchseuchungsgrad besteht und ein (lege artis erhobenes und durch Wiederholung der Untersuchung bestätigtes) positives Resultat auch bei qualitativer Untersuchung gewöhnlich im Sinne einer bestehenden Erkrankung bzw. einer stattgehabten Infektion zu interpretieren ist, besagt ein positives Resultat bei anderen, häufiger vorkommenden Infektionskrankhetien, z. B. Influenza, oft nicht viel. Positive Ergebnisse von Einzelproben können z. B. auf persistierende Antikörper oder auf die Erfassung heterologer Antigene zurückzuführen sein. Oft ermöglicht erst eine in 10–14(–20) Tagen Abstand entnommene Zweitprobe und der Vergleich der Titerergebnisse eine diagnostische Verwertung. Gesicherte Titervergleiche erfordern dabei die Untersuchung der Proben im gleichen Arbeitsgang. Das Serum der Erstprobe ist deshalb bis zum Eintreffen der Zweitprobe in der Tiefkühltruhe einzufrieren und dann – nach Nachinaktivierung 15 min bei 56° C – mit der anderen Probe gemeinsam zu untersuchen. Ein Schematismus sollte auch hier vermieden werden; so kann es bei dringlichem Ergebnis zweckmäßig sein, die erste Probe vorweg zu untersuchen und das restliche Material einzufrieren. Unter bestimmten Bedingungen – z. B. höhere Titer bei gewissen Antigenen, bei bestimmtem Lebensalter des Patienten, bei charakteristischem Krankheitsbild etc. – kann die Untersuchung einer Einzelprobe genügen. Nach ROSER (1968) ist z. B. ein Ornithosetiter von 1:128 bzw. ein Lymphozytäre-Choriomeningitis-Titer von 1:64 oder 1:128 bei fehlender Hämolysehemmung anderer, differentialdiagnostisch in Betracht kommender Antigene nicht mehr als Durchseuchungstiter oder Ausdruck einer anamnestischen Reaktion aufzufassen.

4. *Quantitative Untersuchung:* Auf die beiden Möglichkeiten der quantitativen Untersuchung (Serum- und Komplementtitration) wurde auf S. 449 und S. 450ff. bereits eingegangen. Bei den oft sehr teuren Virusantigenen bieten Mikroverfahren in wirtschaftlicher Hinsicht spürbare Vorteile. In dieser Beziehung ist die Mikro-Komplementtitration dem Verfahren der Serumauswertung vorzuziehen, solange dieses nur in der Makromethode durchgeführt wird. Die Normierung der KBR-Technik erlaubt in vielen Fällen die Einsparung der sonst bei der Serumtitration erforderlichen Vorversuche; zudem haben sich inzwischen auch Verfahren in der Praxis bewährt, bei denen bei Untersuchung abgestufter Serummengen mit sehr kleinen Volumina gearbeitet wird (z. B. unter Verwendung des Mikrodiluter-Systems der Flow Laboratories[1]). Bisher für die Komplementtitration sprechende Gesichtspunkte haben damit an Gewicht verloren. Dazu erlaubt die Serumtitration die exakte Umrechnung der Titerergebnisse auf „absolute" Werte auf Grund der Reaktionsausfälle mitgeführter Standardsera. –

Die mit Serum- bzw. Komplementtitration erhobenen Ergebnisse sind nicht ohne weiteres miteinander vergleichbar; es ist daher nicht gleichgültig, welcher Untersuchungsmodus bei der Ermittlung der Antikörper angewendet wurde.

5. *Bindung des Komplements:* Die Kältebindung des Komplements hat sich bei vielen Antigenen als vorteilhaft erwiesen. Wo sie nicht angebracht ist, wird ein entsprechender Hinweis in dem zugehörigen Abschnitt gegeben.

6. *Aufbewahrung der Antigene:* In der Regel im Kühlschrank.

7. *Inaktivierung der Patientenseren:* 30 min im Wasserbad bei 56° C.

---

[1] Flow Laboratories GmbH, 53 Bonn, Diezstr. 10. Dort auch ausführliches Informationsmaterial über die Microdiluter-Technik erhältlich.

Komplementbindungsreaktionen bei bakteriellen Erkrankungen

Brucellose-KBR (Bang-KBR)

Antigene: Beziehbar vom Bundesgesundheitsamt – Max-von-Pettenkofer-Institut, 1 Berlin-Dahlem, oder als Brucella-abortus-Trockenantigen „Dessau" vom Staatl. Veterinärprüfungsinstitut Berlin, Hannoversche Str. 27. Im Interesse der Vergleichbarkeit der Ergebnisse sollte von einer Eigenherstellung dieser (überdies preisgünstigen) Antigene abgesehen werden.

Versuchsdurchführung: Serum- und Komplementtitration liefern gleichgute Ergebnisse. Die Serumtitration sollte möglichst unter Normierung der Versuchsbedingungen (s. S. 442ff.), sonst in der KOLMER-Technik, wie sie auf S. 461 beschrieben ist, durchgeführt werden. Die Ausführung der KBR mittels Mikro-Komplementtitration (S. 450ff.) hat sich bei dem geringen Komplementverbrauch durch das Brucella-Antigen bestens bewährt.

Bewertung: Nach nahezu übereinstimmender Auffassung sollte die serologische Untersuchung auf Brucellose grundsätzlich gleichzeitig mittels Langsamagglutination (S. 422) und KBR erfolgen. Manche Untersucher (z.B. SCHASSAN, 1968) halten darüber hinaus die routinemäßige Mitführung auch des COOMBS-Testes für erforderlich.

Die Agglutinationsreaktion zeigt eine höhere Empfindlichkeit bei Vorhandensein hochmolekularer Antikörper des Typs IgM als bei Vorliegen von IgG-Antikörpern. Da beim Fortschreiten der Krankheit der IgM-Spiegel absinkt, ist im chronischen Stadium die serologische Diagnose mittels Agglutination entweder gar nicht mehr möglich oder der Agglutinationstiter kann relativ niedrig sein. Die IgG-Immunglobuline bleiben bestehen, solange die Krankheit andauert; der Antikörpernachweis mittels KBR kann daher auch bei negativem Agglutinationstiter positiv sein. Positive und negative Kontrollseren sollten mitgeführt werden. Prozonen sind möglich; sie lassen sich vermindern oder ausschalten durch Verwendung höher konzentrierten Antigens (BÜRKI, 1961).

Gonorrhoe-KBR

Antigen: Im Handel erhältlich (z.B. vom Institut Pasteur, Paris).

Versuchsdurchführung: Brauchbare Ergebnisse liefern sowohl Komplement- als auch Serumtitration (letztere unter normierten Versuchsbedingungen – S. 442 – bzw. in KOLMER-Technik – S. 461).

Bewertung: Bei frischer Schleimhautgonorrhoe sind die Ergebnisse meist negativ. Im chronischen Stadium und insbesondere bei bestimmten Komplikationen wie Arthritis, Epididymitis, Salpingitis fällt die Reaktion häufig positiv aus. Positive Ergebnisse haben dann eine gute Beweiskraft, wenn man Krankheitszustände wie Meningokokken-Infektionen, Zustände nach Gonorrhoe-Vakzine-Injektionen oder schwere, fieberhafte Krankheiten (z.B. Malaria) und pyogene Infektionen ausschließen kann. Nach klinischer Heilung können die Antikörper noch mehrere Monate nachweisbar sein.

Pertussis-KBR (Keuchhusten-KBR)

Die Reaktion wurde insbesondere im Hinblick auf abortive Fälle als brauchbar bewertet. Bei ganz jungen Säuglingen hat sie sich nicht als genügend verläßlich erwiesen; sie ist auch sonst zur Frühdiagnose nicht geeignet, da sie spät oder unregelmäßig positiv wird.

Versuchsdurchführung: Serumtitration, möglichst unter normierten Bedingungen, sonst KOLMER-Technik, wobei jedoch die Bindung 1 Std. bei 0°C im Eisbad (Behälter mit kleingehacktem Eis) erfolgen soll; anschließend, nach Zugabe des hämolytischen Systems, Lyse im Wasserbad bei 37°C.

Näheres zur Technik s. „Reagenzien der Behringwerke" (Beihefte zu „Laboratoriumsblätter"), I (1957) 36.

Leptospirose-KBR

Antigen: Im Handel beziehbar (z.B. von den Behringwerken, von Difco). Der Antigentiter sinkt im Laufe der Zeit ab; um mit einer exakten Gebrauchsdosis arbeiten zu können, ist er daher laufend zu prüfen; als Antigengebrauchsdosis wird die doppelte Konzentration des Antigentiters empfohlen (Bestimmung der Antigengebrauchsverdünnung S. 447).

Versuchsdurchführung: Für die Durchführung in Form der Makro-KBR wird viel Antigen benötigt, wenn mehrere, z.B. die epidemiologisch wichtigeren Typen, verwendet werden (etwa L. icterohaemorrhagiae, L. grippotyphosa, L. canicola). Der Ansatz in einem Mikroverfahren ist daher schon aus Kostengründen zweckmäßig. Nach eigenen Erfahrungen liefert auch die Mikro-Komplementtitration gute Ergebnisse, bei erheblicher Einsparung an Antigen. Der Aufwand kann dadurch eingeschränkt werden, daß man die KBR zunächst mit Mischungen verschiedener Antigene als Vorprobe durchführt und sie im positiven Fall mit den Einzeltypen wiederholt. – Aufgrund der Beobachtung, daß der schnellwachsende (saprophytäre) Leptospira-biflexa-Stamm „PATOC 1" von Patientenseren agglutiniert wird (siehe auch S. 426), wird versucht, dieses Antigen bei der KBR im Sinne einer „Genus-spezifischen" Diagnose zu verwenden.

Bewertung: Der positive Reaktionsausfall ist weniger typen- als gruppenspezifisch. Die komplementbindenden Antikörper scheinen etwas früher, am Ende der ersten Krankheitswoche, feststellbar zu sein als die mittels Agglutinations-Lysis-Probe (S. 425) nachgewiesenen; die KBR-Titer fallen auch eher wieder ab (Unterscheidung frischerer und älterer Infektionen nach FÜHNER). Zu Beginn der Erkrankung reagieren verwandte Serotypen oft mit einem höheren Hemmtiter als das spezifische, der Krankheit zugrunde liegende Antigen; der spezifische Antigentiter überwiegt dann erst später. Serumgrenzverdünnungen von 1:100 gelten in der KBR als beweisend für Leptospirose; bewertet wird dabei diejenige Serumverdünnung, die noch eine wahrnehmbare Hämolysehemmung erkennen läßt.

Listeriose-KBR

Antigene: Gewöhnlich werden im Handel erhältliche Suspensionen der epidemiologisch bedeutsamen Typen 1 und 4b für die serologische Diagnose verwendet (Behringwerke, ASTA-Werke). Bei Eigenherstellung der Antigene empfiehlt sich Ultraschallbehandlung der Suspensionen und Phenolzusatz (0,5%). Weitere Einzelheiten s. SEELIGER, H. P. R.: Listeriose. 2. Aufl., Beitr. Hyg. Epidemiol., Barth, Leipzig 1958, und SCHIERZ, G.: Z. med. Mikrobiol. u. Immunol. 152 (1966) 159 u. 300.

Versuchsdurchführung: Von SEELIGER wird die Anwendung der KOLMER-Technik mit 2 Komplementeinheiten empfohlen. Auch die Mikro-Komplementtitration ist für den Nachweis der Antikörper geeignet.

Zur Technik der KBR wird auch verwiesen auf die Empfehlungen von HUDEMANN, H., u. Mitarb. (Z. ges. Hyg. 12 [1966] 513).

Bewertung: Bei der Serumtitration gelten schon Grenzverdünnungen von 1:5 als verdächtig, von 1:10 als beweisend für die Erkrankung. Die KBR ist empfindlicher als der Listeriose-WIDAL (S. 425); die komplementbindenden Antikörper verschwinden nach der Erkrankung rascher aus dem Blut als die agglutinierenden. Eine positive KBR bedeutet fast stets, daß eine Listeriose vorliegt oder kurze Zeit vorher abgelaufen ist.

Wegen der Schwierigkeiten der Beurteilung der Agglutinationsreaktion ist der KBR der Vorzug bei der Wahl der diagnostischen Methoden zu geben. Sie sollte bei Listerioseverdacht stets gleichzeitig mit der WIDAL-Probe angesetzt werden. Zweckmäßig ist in jedem Fall die Untersuchung einer in 8- bis 14tägigem Abstand entnommenen Zweitprobe. Staphylococcus-aureus-Antigen B 3 und Streptococcus-faecalis-Antigen L 49 können Mitreaktion zeigen. In diesem Fall, oder wenn diese Stämme für Parallelansätze nicht verfügbar sind, empfiehlt sich die Weiterleitung positiv reagierender Seren an die Listeria-Zentrale am Institut für Hygiene und Mikrobiologie der Universität Würzburg.

Rhinosklerom-KBR

Antigen: Herstellung aus drei 24-Std.-Kulturen (37° C) eines Rhinoskleromstammes auf Nähragar (zweckmäßig: Chinablau-Agar). Keime mit 20 ml physiol. NaCl-Lösung abschwemmen, Suspension 1 Std. bei 80° C erhitzen, dann 1 Std. mit Glasperlen auf Schüttelmaschine bei mäßiger Geschwindigkeit schütteln; 24 Std. in den Kühlschrank stellen, 20 min scharf zentrifugieren. Der Überstand ist das Antigen.

Versuchsdurchführung: In KOLMER-Technik, unter Verwendung des 1:20 verdünnten Antigens. Bei der beschriebenen Methode erübrigt sich nach eigenen Erfahrungen ein Vorversuch zur Bestimmung der Antigen-Gebrauchskonzentration.

Bewertung: Die Reaktionsausfälle sind weitgehend spezifisch und von großer diagnostischer Bedeutung, zumal im Anfangsstadium der Erkrankung, wenn ausgesprochene klinische Symptome noch fehlen, und bei latenten bzw. tief verborgenen Prozessen. Als spezifisch kann ein Titer von 1:20 angesehen werden. Nach klinischer Heilung wird die Reaktion negativ.

Mycoplasma-pneumoniae-KBR

Die KBR gewinnt bei der Diagnose der Mycoplasma-pneumoniae-Infektion zunehmende Bedeutung auch im Routinelabor. Zwischen den einzelnen Mykoplasmenarten scheinen keine oder nur geringe antigene Beziehungen zu bestehen.

Bei der durch Mycoplasma pneumoniae hervorgerufenen Pneumonie treten Antikörper in der 2. Krankheitswoche auf; die Maximaltiter werden zwischen der 3. und 5. Woche erreicht. Eine positive Reaktion ab Serumverdünnung 1:8 gilt als sicherer Hinweis auf die Infektion. Innerhalb

6–8 Monaten sinken die Antikörperwerte in der Regel unter die Schwelle der Nachweisbarkeit ab. Die Untersuchung eines Serumpaares zur Feststellung einer Titeränderung ist sehr zweckmäßig. Als beweisend für die Infektion gilt ein 4facher Titeranstieg.

Antigene: Beziehbar u.a. von Wellcome und von Microbiological Associates, Bethesda, Md., USA.

Komplementbindungsreaktionen bei Erkrankungen durch Rickettsien (Coxiellen), Chlamydien und Viren

Unter den serodiagnostischen Methoden hat die KBR wegen ihrer relativ einfachen Durchführbarkeit, der Verwendbarkeit nichtinfektiöser Virusagentien, der im allgemeinen guten Empfindlichkeit für diagnostische Routineuntersuchungen bei fraglichen Rickettsien- (Coxiellen-), Chlamydien- und Viruserkrankungen seit langem eine Vorrangstellung inne. Spezifität und Empfindlichkeit des Verfahrens hängen wesentlich von Art und Eignung des verwendeten Antigens ab, wobei diese Eigenschaften in Beziehung stehen u.a. zu seiner Gewinnung bzw. Herkunft und seiner etwaigen Vorbehandlung.

Rickettsien, Chlamydien und vielen Viren ist der Besitz eines den einzelnen Erregerpartikeln entsprechenden, stammspezifischen, infektionstüchtigen Antigens (beim Virus als V-Antigen bezeichnet) und eines abtrennbaren, löslichen, nichtinfektiösen, sog. S-(soluble) Antigens gemeinsam, das typenspezifisch und mittels der KBR erfaßbar ist.
Das V-Antigen tritt bei Eikulturen vornehmlich in der Allantoisflüssigkeit auf, das S-Antigen wird hauptsächlich in der Allantoismembran gefunden. Die Antigene liegen in den Präparationen gewöhnlich als Mischform vor und können z.B. durch hochtouriges Zentrifugieren getrennt werden.
Antikörper gegen Virusantigene werden mittels KBR in sehr unterschiedlicher Weise bestimmt. Grundsätzlich stehen sich auch hier die beiden Verfahren der Serum- bzw. der Komplementtitration gegenüber. Überwiegend scheint das Verfahren der Serumtitration angewendet zu werden.

Wegen der oft langen Persistenz von Antikörpern nach der Erkrankung wird allgemein die Forderung erhoben, im Erkrankungsfall mindestens zwei Serumproben zu untersuchen, wobei die erste Blutprobe möglichst zu Beginn der Erkrankung, die zweite etwa zwei Wochen später entnommen werden sollte, da meist nur die Feststellung entsprechender Titerveränderungen diagnostisch verwertbar ist. Um Vergleichbarkeit der Ergebnisse zu gewährleisten, ist die Erstprobe bis zum Eintreffen der Zweitprobe tiefgekühlt aufzubewahren und dann gemeinsam mit dieser im gleichen Untersuchungsgang zu prüfen. Zum Nachweis einer Erkrankung wird bei Anwendung des Serumtitrationsverfahrens in der Regel ein Titeranstieg um mindestens das Vierfache des Ausgangswertes gefordert. Polzin u. Mitarb., 1968, werten Titerveränderungen von 0,3 log und mehr gebundener Komplementeinheiten in der Mikro-Komplementtitration als signifikant.

Wegen der oft hohen Antigenkosten geht die Tendenz allgemein dahin, mit möglichst kleinen Volumina ohne Einbuße an Genauigkeit zu arbeiten. Vielfach werden deshalb Plexiglasplatten mit Vertiefungen, z.B. Perspex-Platten mit 8×10 Dellen (s. S. 450) statt Reagenzgläsern verwendet.

Zunehmende Verwendung findet seit einigen Jahren das von den Flow Laboratories[1] entwickelte Mikrotitersystem, das mit speziellen Tropfpipetten und (Multi-)Microdiluters ein kosten- und zeitsparendes Arbeiten ermöglicht.

Versuchsdurchführung mittels Microdiluter-System

Geräte: Microdiluters bzw. Multi-Microdiluters; Tropfpipetten (0,025 und 0,050 ml); (Einweg-)Lochplatten mit 8×12 Vertiefungen[2]; Plastikfolie zum Verschluß, evtl. Gestelle zur Lagerung der Platten.

Reagenzien: Veronalpuffer (VP) als einheitliche Verdünnungslösung (S. 443); Ambozeptorkonserve (S. 455); in mod. Alsever-Lösung konserviertes Hammelblut (S. 455).

Patientenseren: 30 min (tiefgefrorene Seren vor Versuchsansatz erneut 15 min) bei 56°C inaktivieren.

Ambozeptor-Vorversuch (in kleinen Röhrchen):

Verdünnungen des Ambozeptors (Ambo) ansetzen, wie auf S. 461 beschrieben (jedoch mit VP statt mit der dort angegebenen Kolmer-Lösung).

Zu je 0,5 ml Ambo-Verdünnung hinzufügen:
0,25 ml Komplement (Kpl), 1:30 verdünnt,
1,25 ml VP,
0,5 ml 2%ige Erythrozytensuspension (Herstellung siehe S. 444).

[1] In der BRD: Flow Laboratories, 53 Bonn, Diezstr. 10.
[2] Hersteller von Einwegplatten: Fa. C.A. Greiner und Söhne, 744 Nürtingen, Galgenbergstr. 9c.

Ablesung und Bestimmung der Ambo-Gebrauchsverdünnung nach 30 min Erwärmung im Wasserbad bei 37° C. Das Röhrchen mit der höchsten Ambo-Verdünnung, die noch eine komplette Hämolyse ergibt, enthält 1 Ambo-Einheit. Für den Versuch wird eine Verdünnung mit 2 Ambo-Einheiten verwendet. Beispiel: Ergab das Röhrchen mit der Ambo-Verdünnung 1:10000 komplette, das Röhrchen mit der Verdünnung 1:12000 noch partielle Lyse, so wird die Ambo-Gebrauchsverdünnung 1:5000 benutzt.

Herstellung des hämolytischen Systems: Durch Mischung gleicher Teile der 2%igen Erythrozytensuspension und der Ambo-Gebrauchsverdünnung; Gemisch vor Versuchsansatz zur Sensibilisierung 15–30 min in ein 37° C-Wasserbad stellen.

Komplement-Vorversuch (ggf. ist das Komplement auf Anwesenheit von Antikörpern gegen das im Test verwendete Antigen zu prüfen): Ansatz in kleinen Röhrchen gemäß folgendem Schema:

Komplement-Vorversuch

Einzufüllende Reagenzien		Röhrchen Nr. 1	2	3	4	5	6	7	8
Antigen-Gebrauchsverdünnung,	ml	0,10	0,10	0,10	0,10	0,10	0,10	0,10	0,10
Kpl.-Verdünnung 1:60,	ml	0,12	0,11	0,10	0,09	0,08	0,07	0,06	0,05
VP,	ml	0,08	0,09	0,10	0,11	0,12	0,13	0,14	0,15

Röhrchen schütteln, 30 min bei 37° C im Wasserbad inkubieren, 0,2 ml hämolytisches System zugeben, weitere 30 min inkubieren.

Ablesung: 1 Einheit Kpl ist enthalten im Röhrchen mit der höchsten Kpl-Verdünnung, die noch komplette Lyse ergibt. Für den Hauptversuch werden 2 Kpl-Einheiten verwendet. Beispiel: Bei kompletter Lyse in Röhrchen 5 und partieller Lyse in Röhrchen 6 entspricht 0,08 ml des 1:60 verdünnten Kpl einer Kpl-Einheit. 2 Einheiten: 0,16 ml. Komplementverdünnung: $\frac{60}{0,16} \times 0,1$, hiervon reziproker Wert $= 1:37,5$.

Hauptversuch:

Serumverdünnungen 1:5 bis 1:320 herstellen. Ausreichend Antigenverdünnung (gemäß den Angaben der Hersteller bzw. 2 Antigen-Einheiten pro Reaktionsgemisch), Kpl-Verdünnung (gemäß Vorversuch) herstellen, dann in die einzelnen Vertiefungen der Lochplatten zu den bereits zugegebenen bzw. in den Vertiefungen mittels Microdiluter dort hergestellten Serumverdünnungen (Menge jeweils 0,025 ml) zufügen: 0,025 ml Antigenverdünnung, 0,025 ml Kpl-Verdünnung. Reagenzien durch Schütteln der Platten vermischen, zur Kältebindung über Nacht in den Kühlschrank stellen, dann 0,050 ml hämolytisches System zugeben (nach 45 min Anwärmung der Platten bei 37° C), nach erneutem Schütteln Platten 30 min bei 37° C inkubieren, anschließend ablesen.

Kontrollen:

Serumkontrolle (mit 0,025 ml VP statt Antigen-Verdünnung);

Kpl/Antigen-Kontrollen: Je 1 Vertiefung mit 2, 1,5, 1, 0,5 Kpl-Einheiten in 0,025 ml beschicken, dann 0,025 ml Antigen und 0,025 ml VP zufügen.

Ferner ggf. je 1 Röhrchen mit Kontroll-(= unspezifischem) Antigen und Patientenserum bzw. mit alleinigem hämolytischem System (+ 0,075 ml VP).

Die Kpl-Kontrollen mit 2 und 1,5 Kpl-Einheiten sollen volle Lyse, mit 1 Einheit volle oder fast volle, mit 0,5 Einheiten keine Lyse zeigen. Volle Lyse muß vorliegen in den Serum- und Kontrollantigen-Kontrollen. Nicht gelöst sein darf die Hämolysinkontrolle.

Außerdem sollten jeweils positive und negative Kontrollsera mitgeführt werden.

Q-Fieber-KBR

Der serologische Nachweis der Infektion durch Coxiella (Rickettsia) burneti mittels KBR gilt als die Methode der Wahl bei Q-Fieber. Als Antigen (beziehbar u.a. von den Behringwerken) dient Material, das aus den Dottersäcken infizierter Hühnereier gewonnen wird mit Stämmen, die an das Ei adaptiert sind.

Die Reaktion ist spezifisch. Wegen der monate- bis jahrelangen Persistenz der Antikörper sind zwei im Abstand von etwa zwei Wochen entnommene Proben zu untersuchen, damit sichere Schlüsse aus dem Reaktionsausfall gezogen werden können. Die mittels KBR nachweisbaren Antikörper treten erst gegen Ende der zweiten Krankheitswoche auf.

Psittacosis-(Ornithosis-)KBR

Falls frühzeitige Blutentnahme versäumt wurde, gilt ein Einzeltiter von 1:64 oder höher als verdächtig bzw. beweisend für die Infektion. Ansonsten ist ein 4facher Titeranstieg etwa 2 Wochen nach der möglichst in den ersten Krankheitstagen vorzunehmenden Blutentnahme beweiskräftig.

Antigen: Beziehbar u.a. von den Behringwerken.

Beachte: Bedingt durch ein gemeinsames Gruppenantigen besteht eine weitgehende Antigenverwandtschaft zwischen den Erregern der Ornithose (Psittakose) und des Lymphogranuloma inguinale, ferner mit verschiedenen weiteren Erregern der „Psittacosis-Trachom-Lymphogranuloma-Gruppe".

Bei Psittakose-Patienten ist mit einer langen Antikörperpersistenz zu rechnen.

Lymphogranuloma-inguinale-KBR

Wegen der weitgehenden Antigengemeinschaft mit dem Psittakose-Ornithose-Erreger (s.o.) kann für die Zwecke der KBR aus Gründen technischer Vereinfachung Ornithose-Antigen verwendet werden. Die Reaktion wird zwei bis vier Wochen nach Beginn der Erkrankung positiv. Wie bei den anderen Reaktionen dieser Art hat auch hier ein Titeranstieg erhöhte Beweiskraft. Sonst gilt, bei entsprechenden klinischen Erscheinungen, eine Grenzverdünnung von 1:32 oder höher als Ausdruck der Infektion[1]. Zu beachten ist, daß bei syphilitischen Seren unspezifisch positive Reaktionen beobachtet wurden bzw. daß ein Resttiter nach früher durchgemachter Ornithose vorliegen kann.

Adenovirus-KBR

Die zahlreichen Typen dieser Gruppe haben – neben anderen Antigenen – ein gemeinsames Antigen, das bei der Reaktion mit dem homologen Antikörper Komplement bindet. Infektion mit einem beliebigen Adenovirustyp führt dadurch stets zu einem Titeranstieg komplementbindender Antikörper mit diesem für die ganze Gruppe charakteristischen Antigen, d.h. es ist möglich, durch Ansatz der KBR mit einem einzelnen Antigen eine Adenovirus-Infektion zu erkennen (eine Abtrennung der einzelnen Typen macht die Durchführung des Hämagglutinationshemmungs- und/oder des Neutralisationstestes notwendig).

Diagnostisch entscheidend ist der Nachweis eines mindestens 4fachen Titeranstieges, wobei die Antikörper oft von einem sehr niedrigen Spiegel bis zu Titern von 1:128 oder höher ansteigen können.

Antigen: Beziehbar u.a. von Flow Laboratories, Wellcome und Institut Pasteur, Paris.

Influenza-KBR

In Betracht kommen die Typen A (A_0 - A_2), B und C der Influenza-Gruppe. Bei Erkrankungen des Respirationstraktes ist es empfehlenswert, das „Reaktionsband" darüber hinaus mit Parainfluenza-, Psittakose-(Ornithose-), Adenovirus- und (bes. bei Kleinkindern) Respiratory-Syncytial-Virus-Antigenen zu erweitern.
Der Komplementvorversuch bei der Influenza-KBR ist wegen evtl. unterschiedlicher antikomplementärer Wirkung für jedes Typenantigen gesondert durchzuführen. Wegen der hohen Durchseuchung der Bevölkerung ist es unumgänglich, zur Feststellung der diagnostisch wichtigen Titerdifferenz jeweils zwei, in etwa 2wöchigem Abstand entnommene Serumproben zu untersuchen. Als beweiskräftig gilt ein mindestens 4facher Titeranstieg.

Antigene: Beziehbar u.a. von den Behringwerken, von Wellcome, vom Institut Pasteur Paris, von Italdiagnostic und von den ASTA-Werken. Es handelt sich dabei im allgemeinen um V-S-Antigene, die aus infizierten embryonierten Hühnereiern gewonnen wurden[2]. Durch Verwendung von S-Antigen (typenspezifische Reaktion) ist die Gewähr gegeben, daß auch Antigenvarianten innerhalb eines Typs erfaßt werden.

Für die Identifizierung von Subtypen des Virus – mittels des (stammspezifischen) V-Antigens – ist die KBR weniger geeignet als der Hämagglutinationshemmungstest.

[1] Zu berücksichtigen ist die Möglichkeit eines Rest-Titers nach Ornithose.

[2] Beide Antigene kommen in der infizierten Allantoisflüssigkeit gemeinsam vor; sie lassen sich durch Zentrifugation oder durch Adsorption an Blutk. (mit nachfolgender Elution) trennen. Besonders reich an S-Antigen ist die Chorioallantoismembran. – Die Antigenverschiebungen bei Influenzaviren beschränken sich auf den (stammspezifischen) V-Antigen-Anteil.

Detaillierte Anweisung zur Durchführung der Influenza-KBR: Siehe WILLERS, H., W. HÖPKEN und K.W. KNOCKE: Ärztl. Lab. 17 (1971) 69.

Masern-KBR

Masernvirusstämme entwickeln in Gewebekulturflüssigkeit ein einheitliches, komplementbindendes Antigen. Die Antikörper treten wenige Tage nach dem Beginn des Exanthems auf, erreichen etwa 14 Tage nach dem Beginn ihr Maximum und sinken dann langsam ab. Beweisend ist auch hier ein mindestens 4facher Titeranstieg zwischen zwei Blutproben. Wegen des raschen Antikörperanstieges genügt ein Zeitabstand von wenigen (3–5) Tagen, wenn die Erstprobe in den ersten Exanthemtagen gewonnen wurde.

Antigen: Beziehbar von Flow Laboratories und von Wellcome.

Mumps-(Parotitis epidemica)-KBR

Für Einzelproben darf eine Grenzverdünnung von mindestens 1:160 als beweiskräftig angesehen werden; diagnostisch sicherer ist auch hier die Untersuchung eines Paares zeitgerecht entnommener Proben, wobei ein mindestens 4facher Titeranstieg als serodiagnostischer Ausdruck einer frischen Mumpsinfektion gilt. Signifikante Einzeltiter werden meist erst gegen Ende der zweiten oder in der dritten Krankheitswoche gefunden. Die V- und S-Fraktionen des Antigens haben auch bei der Mumpsdiagnostik Bedeutung insofern, als Antikörper gegen das S-Antigen relativ rasch wieder verschwinden und ihr Nachweis eher für eine frische als für eine zurückliegende Infektion spricht. V-Antikörper zeigen eine längere Persistenz. Zweckmäßig ist daher, zumindest bei Zweifelsfällen, die Verwendung getrennter S- und V-Antigene. S-Antikörper können schon wenige Tage nach Krankheitsbeginn nachweisbar sein und ihr Maximum erreicht haben, noch bevor V-Antikörper auftreten. – Zu berücksichtigen ist bei der Mumps-KBR die Möglichkeit von Kreuzreaktionen mit Antikörpern gegen Parainfluenzaviren.

Besondere differentialdiagnostische Bedeutung hat die KBR bei atypischen Verlaufsformen, d.h. ohne Beteiligung der Parotis, z.B. bei Orchitis und besonders bei Meningoenzephalitis.

Antigen: Beziehbar u.a. von den Behringwerken. V-Antigen und S-Antigen von Wellcome.

Parainfluenza-KBR

Von den vier Typen ist meist Typ 3 für die Erstinfektion verantwortlich. Vielfach verlaufen Infektionen ohne signifikanten Antikörperanstieg bzw. es werden bei späteren Infektionen mit anderen Typen oft Antikörperanstiege gegen den Typ gefunden, der die Erstinfektion bewirkt hat, also häufig gegen Typ 3. Auch durch Kreuzreaktionen mit Mumps- und anderen Paramyxoviren wird der Aussagewert der Reaktion eingeschränkt. Insbesondere das Mumpsvirus sollte bei der KBR als zusätzliches Antigen mitgeführt werden.

Die Reaktion wird häufig mit dem Sendai-Virus (Typ 1) angesetzt, das sich leicht als Antigen gewinnen läßt. Am besten werden mittels KBR die Infektionen durch Typ 3 erfaßt. Bei 4fachem Titeranstieg ist – wenn Mumpsinfektion auszuschließen ist – der Schluß auf eine Parainfluenzavirus-Infektion in der Regel gerechtfertigt, jedoch keine sichere Aussage hinsichtlich des infizierenden Virustyps möglich.

Antigene: Beziehbar u.a. von Flow Laboratories, Italdiagnostic und Wellcome.

Pocken- und Vaccinia-KBR

Komplementbindende Antikörper steigen bei Wiederimpfung rascher an als bei Erstimpfung; sie bleiben jeweils mehrere Monate nachweisbar. Bei der Pockenerkrankung sind Antikörper etwa ab 8. Krankheitstag feststellbar, wenn keine Impfung vorausging; bei Geimpften können sie schon am 5. oder 6. Tag nachweisbar sein. Das Titermaximum wird in der 2. bis 4. Woche erreicht. Die Titer steigen bei Erkrankung wesentlich rascher an als nach Schutzimpfung. Bei entsprechendem klinischem Bild gilt ein Einzeltiter von 1:10 oder höher am 6. Krankheitstag bei geimpften Patienten als beweisend. Bei Ungeimpften sind bereits Titer ab 1:4 als signifikant zu werten. Allgemein wichtig ist die Feststellung eines Titeranstieges durch wiederholte Untersuchungen.

Respiratory-Syncytial-Virus-KBR

Die serologische Diagnose wird fast nur mittels KBR gestellt, bei der offenbar hauptsächlich lösliches Antigen reagiert. Ein mindestens 4facher Titeranstieg gilt als Beweis für die Infektion. Bei Säuglingen sollte der Abstand zwischen den beiden für die Diagnose erforderlichen Blutentnahmen mehr als 2 Wochen betragen. Nach der

Erkrankung sinken die Antikörper rasch ab; sie liegen 4 Wochen später etwa bei der Hälfte des Titermaximums.

Antigen: Beziehbar u.a. von Wellcome und Italdiagnostic.

Röteln-KBR

Komplementbindende Antikörper verschwinden nach der Erkrankung i.a. relativ rasch, innerhalb einiger Monate, wieder aus dem Blut. Ein positives Ergebnis wird zum Ende der Erkrankung erzielt. Die mittels KBR nachweisbaren Antikörper treten später auf als die hämagglutinationshemmenden (als Ausdruck der Immunität bewertbaren und lange Zeit persistierenden) Antikörper. Die Bestimmung der letzteren ermöglicht den Nachweis einer frischen Infektion, wenn zwei in etwa 14 Tagen Abstand entnommene Blutproben einen mindestens 4fachen Titeranstieg zeigen. Wegen der rasch eintretenden Steigerung der hämagglutinationshemmenden Antikörper ist dieser Nachweis möglich, wenn die Erstprobe frühzeitig nach Exanthemausbruch entnommen wird. Läßt sich infolge verspäteter Blutentnahme der Titeranstieg der hämagglutinationshemmenden Antikörper nicht mehr erfassen, so kann der serologische Nachweis der frischen Infektion noch möglich sein durch Feststellung eines Titeranstieges der (später auftretenden) komplementbindenden Antikörper. Die Klärung ist von Bedeutung wegen der teratogenen Wirkung des Virus bei Infektionen in den ersten Schwangerschaftsmonaten (s. auch S. 293 „Röteln“).

Antigen: Beziehbar u.a. von Wellcome.

KBR bei virusbedingten Infektionen des ZNS

Ätiologisch kommen für Erkrankungen des ZNS zahlreiche verschiedene Virusarten aus unterschiedlichen Gruppen in Betracht, wobei von den gleichen Erregern z.T. differente (meningitische, meningoenzephalitische, enzephalitische, enzephalomyelitische) Krankheitsbilder neben stummen Infektionen und grippeähnlichen Verlaufsformen verursacht werden können. Die Untersuchungen werden derzeit z.T. nur in Zentral- oder Speziallabors durchgeführt, in denen die Erreger isoliert und die erforderlichen Antigene für den eigenen Bedarf hergestellt werden. Antigene für die KBR sind teilweise von ausländischen Produzenten über deutsche Vertretungen beziehbar, z.B. die Produkte von Italdiagnostic oder amerikanische Produkte über Fa. O. Nordwald, Hamburg.

Neben der bereits oben besprochenen Mumpserkrankung seien noch die Reaktionen bei folgenden Infektionen durch Erreger mit neurotropem Charakter erwähnt:

Lymphozytäre Choriomeningitis: Komplementbindende Antikörper treten nach etwa 2 Wochen auf und steigen nur langsam an, so daß oft mehr als eine einzige Parallelprobe zum ausreichend sicheren Nachweis eines Titeranstieges erforderlich ist.

Antigen: Beziehbar u.a. von Italdiagnostic.

Enterovirus-Infektionen: Beim Krankheitsbild der aseptischen Meningitis ist insbesondere der Typ 9 des ECHO-Virus als Ursache einer Meningitisepidemie aufgetreten, aber auch andere ECHO-Virus-Typen (z.B. 2, 4, 6, 16) haben als Erreger des Krankheitsbildes Bedeutung. In der KBR mit ECHO-Virus finden sich mannigfache Kreuzreaktionen mit heterologen Typen der Gruppe und auch mit anderen Enteroviren. Komplementbindende Antikörper treten, wie bei den anderen Viren dieser Gruppe, relativ spät auf. Die Paralleluntersuchung einer Zweitprobe ist unerläßlich.

Komplementbindende Antikörper gegen Coxsackie-Viren verhalten sich ähnlich; nach 3–6 Monaten pflegen sie zu verschwinden. Der Antikörperanstieg pflegt auch hier nicht nur das homologe Antigen, sondern auch andere Typen zu betreffen. Hier wie auch bei Poliomyelitis- und sonstigen Enterovirus-Infektionen ist die Untersuchung von Serumpaaren unerläßlich, wobei die Erstprobe so frühzeitig wie möglich entnommen werden sollte. – Zur Polio-KBR siehe auch S. 292.

Zecken-Enzephalitiden (Tick-borne-Encephalitis, TBE-Komplex) wie Zentraleuropäische Frühsommer-Meningoenzephalitis, Russische Frühling-Sommer-Enzephalitis und sonstige Arbovirusinfektionen versucht man u.a. durch KBR nachzuweisen. Auch hier sind Kreuzreaktionen infolge von Antigenverwandtschaften häufig.

Antigene: Beziehbar u.a. von Italdiagnostic (für Zentraleuropäische Enzephalitis und für Enzephalomyokarditis).

Lyssa: Die serologische Diagnose mittels KBR hat sich gegenüber anderen Nachweismethoden nicht durchzusetzen vermocht.

Infektionen durch Erreger der Herpes-Gruppe: Der Nachweis komplementbindender Antikörper hat bei Primärinfektionen Aussagekraft. Bei Rezidiven tritt meist kein Anstieg des Titers ein. Bei Erwachsenen sind Antikörper in einem erheblichen Prozentsatz feststellbar.

Antigene: Beziehbar u.a. von Flow Laboratories, Italdiagnostic und Wellcome.

Postvakzinale Enzephalitis: Siehe Pocken- und Vaccinia-KBR.

Weitere Komplementbindungsreaktionen auf Viruskrankheiten siehe auch im virologischen Teil.

Komplementbindungsreaktionen bei Parasitosen

Echinokokken-KBR

(Siehe auch „Echinococcus granulosus" und „Echinococcus multilocularis", S. 405).

Antigen: Geeignet zum Nachweis von Echinococcus cysticus (nicht von E. multilocularis) ist Hydatidenflüssigkeit (z.B. „Echinokokken-Antigen Hoechst") oder der Extrakt aus Zystenmembranen (möglichst zwei verschiedene Antigene verwenden!).

Versuchsdurchführung: Mittels KOLMER-Technik, besser unter voll normierten Versuchsbedingungen (S. 442), oder als Serumtitration.

Bewertung: Die Bildung der Antikörper ist offenbar eine Folge des Übertrittes von antigener Hydatidenflüssigkeit in den Organismus des Zwischenwirtes. Die KBR fällt also bei Kranken mit Echinococcus cysticus bei durchlässiger Kapselwandung positiv aus, dagegen meist nicht bei Echinococcus alveolaris. Unspezifisch positive Ergebnisse kommen bei Zystizerkose vor, bedingt durch Antigenbeziehungen zwischen den verschiedenen Bandwurm-Arten, ferner bei WaR-positiven Seren (serologische Reaktionen auf Lues stets mit ansetzen!). Die KBR sollte außerdem ergänzt werden durch eine Blutausstrichuntersuchung auf Eosinophilie und durch die Intrakutanprobe (Blutentnahme für Eosinophilenzählung und KBR stets vor der Intrakutanprobe!).

Nach operativer Entfernung der Zysten verschwinden die Antikörper innerhalb 6 Monaten aus dem Blut. Bleibt die Reaktion darüber hinaus positiv oder fällt sie nach einem negativen Intervall wieder positiv aus, so spricht dies für das Vorhandensein weiterer lebender Zysten.
Die KBR wird beim Menschen an Empfindlichkeit von der Intrakutanprobe (S. 407) übertroffen. Eine negative KBR spricht nicht gegen das Vorliegen einer Echinokokkenerkrankung.

Die Echinokokken-KBR mit alveolärem Antigen wird durchgeführt am Bernhard-Nocht-Institut, 2 Hamburg, Bernhard-Nocht-Str. 74.

Zystizerkose-KBR

(Siehe auch „Taenia saginata und Taenia solium", S. 372).

Als Antigen dient ein aus Zystizerken gewonnener Extrakt. Wegen der zwischen verschiedenen Cestoden (und Trematoden) bestehenden Antigenbeziehungen können Seren von Zystizerkenträgern nicht nur mit Cysticercus-Antigen, sondern auch mit Echinococcus-Hydatidenflüssigkeit reagieren und umgekehrt.

Die KBR (Cysticercus-cellulosae-KBR) wird durchgeführt u.a. im Bernhard-Nocht-Institut, 2 Hamburg, Bernhard-Nocht-Str. 74.

Trichinose-KBR

Antigen: Zerriebene Muskeln von mit Trichinen gefütterten Schweinen. Bezugsquelle: Fa. Lederle, München 60, Fritz-Berne-Str. 47.

Versuchsdurchführung: In Form der Serum- oder Komplementtitration.

Bewertung: Die KBR fällt gewöhnlich etwas früher und stärker positiv aus als die Präzipitationsprobe auf Trichinose (s. ds.) und verdient demgemäß den Vorzug.

Toxoplasmose-KBR

Bei dieser Reaktion erbringt sowohl die Serumtitration als auch die (Mikro-)Komplementtitration gute Ergebnisse. Im Interesse einer besseren Vergleichbarkeit der in verschiedenen Labors erhobenen Befunde sollte die folgende Methode angewandt werden (Bd. Gesdh. Bl. 9 [1966] 354).

Antigen: Beziehbar vom Parasitologischen Institut der Universität Bonn. Es kann aus infizierten Chorioallantoismembranen und aus dem Aszites intraperitoneal infizierter Mäuse gewonnen werden.

Standardsera: Beziehbar vom Robert Koch-Institut, Toxoplasmose-Labor, Berlin 65, Nordufer 20.

Versuchsdurchführung: Nach der KOLMER-Methode (mit Kälte-Langzeitbindung), mit Veronalpuffer (s. S. 443) als Verdünnungsmittel.

Ambozeptorvorversuch: Mit je 0,2 ml der Verdünnung 1:200, 1:300, 1:400, 1:600 ... bis 1:38400 (angesetzt in zwei Reihen mit den Ausgangsverdünnungen 1:200 bzw. 1:300). Zusätzlich werden in die Röhrchen je 0,2 ml Komplement 1:30, je 0,4 ml Veronalpuffer und je 0,2 ml Schafblutk.-Suspension (2%ig) zugefüllt und die üblichen Kontrollen durchgeführt.

Ablesung nach 1 Std. Lyse im 37° C-Wasserbad.

Ambozeptor-Gebrauchsdosis: 4fache lösende Ambozeptormenge.

Komplementvorversuch: Aus einer Primärreihe, die in Verdünnungsröhrchen 0,1, 0,2 ... bis 0,9 ml Komplement 1:30 in 1 ml Gesamtvolumen enthält, werden entsprechende Röhrchen von zwei weiteren Reihen mit je 0,4 ml der einzelnen Verdünnungen beschickt. Die eine der beiden Reihen erhält pro Röhrchen 0,2 ml Veronalpuffer (statt Serum) und 0,2 ml Antigen-Gebrauchsverdünnung, die andere Reihe 0,4 ml Veronalpuffer (statt Serum und Antigenverdünnung). Nach 1 Std. Bindung beider Röhrchenreihen bei 37° C Zusatz von je 0,4 ml des 30 min lang vorher bei Zimmertemperatur sensibilisierten hämolytischen Systems (gleiche Teile Ambozeptor-Gebrauchsverdünnung und 2%ige Schafblutk.-Suspension). Kräftig schütteln, einstellen zur Lyse für 60 min in ein 37° C-Wasserbad.

Komplement-Gebrauchsdosis: Doppelte Konzentration des Röhrchens, das gerade noch volle Lyse zeigt.

Hauptversuch: Unter Mitführung negativer und positiver Standardsera bzw. auf diese abgestimmter Sera.
Serumproben nach üblicher Inaktivierung in Verdünnungen 1:5, 1:10 ... bis 1:160 oder höher in einem Volumen von 0,2 ml untersuchen (erstes Röhrchen: 0,16 ml Veronalpuffer + 0,04 ml Serum = 1:5, zweites Röhrchen: 0,32 ml Veronalpuffer + 0,08 ml Serum = 1:5; von hier jeweils 0,2 ml in die vorher mit 0,2 ml Veronalpuffer beschickten folgenden Röhrchen überpipettieren. Röhrchen 1 (Kontrollröhrchen) erhält nun 0,2 ml Veronalpuffer (bzw., bei Verwendung von Eihaut-Antigen, 0,2 ml Kontrollantigen), die übrigen Röhrchen erhalten je 0,2 ml Antigen-Gebrauchsverdünnung, sämtliche Röhrchen dann 0,4 ml Komplement-Gebrauchsverdünnung. Nach Ansatz von Antigen- und Komplementkontrolle erfolgt Einstellung in den Kühlschrank über Nacht, am nächsten Tag 1 Std. Vorwärmung der Gemische und des hämolytischen Systems bei Zimmertemperatur, Zugabe von je 0,4 ml hämolytischem System pro Röhrchen und Einstellen in ein 37° C-Wasserbad zur Lyse. Die Lysezeit (10–30 min) wird nach der Reaktion der mitgeführten Kontroll-(Standard-)Sera bemessen.
Ablesung: Als positiv gelten Reaktionen mit mindestens 50% Lysehemmung.

Bewertung siehe unten.

Anhang:

Serofarbtest (Sabin-Feldman-Test, SFT)

Prinzip: Die Färbbarkeit lebender, extrazellulärer Toxoplasmen mit basischem Methylenblau (pH 11,0) wird durch spezifische, thermostabile Antikörper unter Anwesenheit einer weiteren, in gewissen menschlichen Blutproben vorkommenden thermolabilen Substanz, des sog. „Aktivator"-Faktors aufgehoben. Die Substanz verliert ihre Aktivität, wenn das Serum bei Zimmertemperatur aufbewahrt wird, meist schon innerhalb eines Tages, bleibt im Kühlschrank etwa eine Woche und in der Tiefkühltruhe über Monate aktiv. Der Faktor ist mit dem Komplement nicht identisch.

Der Test wird nur in einzelnen Spezialinstituten durchgeführt (z. B. Parasitologisches Institut der Universität Bonn, Venusberg; Bayer. Landesanstalt für Tierseuchenbekämpfung, München-Oberschleißheim). Bezüglich der Technik wird verwiesen auf die im Bd. Gesdh. Bl. 9 (1966) 354 veröffentlichten Empfehlungen.

Bewertung von KBR und Serofarbtest (SFT)

Bei einer frischen Toxoplasma-Infektion wird gewöhnlich zuerst der SFT positiv. Ein positives KBR-Ergebnis tritt bei dem beschriebenen Verfahren in der Regel ein, wenn ein Serofarbtesttiter von 1:256 erreicht oder überschritten wird, der auch als Grenzwert für das Vorliegen einer akuten Toxoplasmose gilt. Im Liquor ist der Farbtest meist negativ. Bei Vorliegen einer Toxoplasmose des ZNS kann er positiv werden und Titerwerte bis 1:256 erreichen, wobei die Titer im Blut dann meist extrem hoch sind. Die KBR stellt eine wesentliche Ergänzung des SFT dar. KBR-Titer über 1:5 bei SFT-Titern über 1:256 begründen einen ernsthaften Verdacht auf akute oder chronische Toxoplasmose. Höhere Titer können auch bei frischen latenten Infektionen auftreten. Stets sind die serologischen Ergebnisse in Verbindung mit dem klinischen Bild zu werten.
Bei positiven Titerwerten in der Gravidität gehen die Antikörper diaplazentar auf den Foetus über; das Neugeborene weist daher in der Regel dieselben Titerwerte wie die Mutter auf. Bei fehlender Infektion schwinden die Antikörpertiter beim Kind in den ersten 6–12 Lebensmonaten, wobei die KBR zuerst negativ wird.

SFT-Titer sind grundsätzlich als spezifisch anzusehen. Schwankungen um eine Titerstufe bei Wiederholungsuntersuchungen liegen im Bereich der Fehlerbreite der Reaktion. Erst größere Titerunterschiede lassen auf Anstieg oder Abfall der Titerwerte schließen.

Verdacht auf ganz frische Infektion besteht nach dem oben Gesagten bei positivem SFT und gleichzeitig negativer KBR; es sind Kontrollen erforderlich. Positiver SFT bei negativer KBR und positivem Hauttest (s. S. 399) spricht für das Vorliegen einer latenten Infektion. Bei SFT-Titer ab etwa 1:1000 und gleichzeitigem KBR-Titer ab 1:10 ist mit dem Vorliegen einer akuten oder chronischen Infektion zu rechnen.

G. Rheuma-Reaktionen

Bei den Erkrankungen des rheumatischen Formenkreises lassen sich unter Mithilfe serologischer Reaktionen im wesentlichen zwei ätiopathogenetisch verschiedene Krankheitszustände abgrenzen:

1. *Rheumatisches Fieber* (akute Arthritis rheumatica bzw. akute Schübe der sog. sekundär chronischen Polyarthritis).

2. *Primär chronische Polyarthritis* (rheumatoide Arthritis).

Im Hinblick auf ihre diagnostische Bedeutung für die verschiedenen Krankheitsformen kann man die Gruppe der spezifischen Antikörpernachweisverfahren und die Gruppe der Verfahren zum Nachweis anderer krankheitscharakteristischer Serumbestandteile (z.B. Rheumafaktor) unterscheiden.

Spezifische Antikörpernachweise zur Diagnose des rheumatischen Fiebers bzw. streptokokkenbedingter Erkrankungen

Die ätiologische Rolle β-hämolytischer Streptokokken beim Rheumatischen Fieber wird heute allgemein anerkannt. Diese Keime erzeugen antigen wirksame Substanzen wie Streptolysin O, Streptokinase, Hyaluronidase, Desoxyribonuklease, Nikotinamid-adenin-dinukleotidase (DPNase). Im menschlichen Organismus führen diese Stoffe zum Auftreten spezifischer Antikörper, die mit geeigneten serologischen Verfahren nachgewiesen werden können. Die Bedeutung des Antikörpernachweises liegt vor allem in der Diagnose und Differentialdiagnose (Erkennung entsprechender streptokokkenbedingter Erkrankungen wie Tonsillitis durch β-hämolytische Streptokokken gewisser Gruppen, Scharlach, Rheumatisches Fieber, akute Glomerulonephritis, akute rheumatische Endokarditis bzw. der Abgrenzung klinisch ähnlicher Zustandsbilder wie Endokarditis anderer Genese von der rheumatischen Form etc.).

Die wichtigsten Verfahren sind:

a) Antistreptolysin-Reaktion (ASR): Weitgehend spezifisches Verfahren, das Antikörper gegen ein sauerstoffempfindliches Hämolysin (Streptolysin O) der Streptokokken der serologischen Gruppen A, C-humanus und G nachweist (S. 486).

b) Antistreptokinase-Reaktion: Verfahren zum Nachweis von Antikörpern gegen das Ferment Streptokinase. Es wird von den meisten Stämmen, die Streptolysin O bilden, produziert und vermag die Bildung von Antikörpern auszulösen (S. 489).

c) Antihyaluronidase-Reaktion: Hierbei werden Antikörper gegen das von verschiedenen Streptokokken-Gruppen (insbesondere A, aber auch B, C, G, H, L) gebildete Enzym Hyaluronidase nachgewiesen, das spezifisch den Abbau von Hyaluronsäure bewirkt. Dieser Effekt wird durch entsprechende Antikörper gehemmt. Der Test wird, wie das folgende Verfahren, nur in wenigen Spezialinstituten durchgeführt.

d) Anti-DPNase-Reaktion: Verfahren zum Nachweis von Antikörpern gegen die von A-Streptokokken gebildete Nikotinamid-adenindinukleotidase (DPNase). Der Gehalt an Anti-DPNase wird durch photometrische Messung der durch Alkoholdehydrogenase umsetzbaren Menge Nikotinamid-adenin-dinukleotid (NAD, DPN) bestimmt, deren Spaltung durch Anti-DPNase gehemmt wird.

Reaktionen zum Nachweis charakteristischer Serumbestandteile, z.B. des Rheumafaktors

Beim Rheumafaktor handelt es sich um hochmolekulare Proteine, die der γM-Globulinfraktion des Serums angehören. Er wird heute überwiegend als Autoantikörper angesehen, der sich gegen Antigendeterminanten des γG-Globulins richtet und der ein serologisch darstellbares Bindungsvermögen für andere γ-Globulin-Moleküle besitzt.

Wenngleich der Rheumafaktor für die primär chronische Polyarthritis nicht spezifisch ist, hat er doch bei der Diagnose dieser Krankheit bzw. bei der Abgrenzung klinisch ähnlicher Bilder eine erhebliche Bedeutung insofern, als er in mehr als 90% der Fälle von primär chronischer Polyarthritis nachgewiesen werden kann.
Der Rheumafaktor wird allerdings in der Regel erst 4–6 Monate nach Beginn der Krankheitserscheinungen, oft auch erst noch später, nachweisbar (Untersuchungen bei negativem Ergebnis und fortbestehendem Verdacht wiederholen!). Mit zunehmender Krankheitsdauer steigt seine Nachweisbarkeit. Im frühen Kindesalter tritt er in der Regel nicht auf.

Die wichtigsten Nachweismethoden sind:

a) WAALER-ROSE-*Reaktion:* Das Verfahren beruht auf der Feststellung, daß mit Ambozeptor (= Gammaglobulin) beladene Erythrozyten durch den Rheumafaktor agglutiniert werden; s. S. 490.

b) Streptokokken-L-Agglutination: Bei Vorhandensein von Rheumafaktor kommt es zu einer Agglutination von bestimmten lebenden Streptokokken. Die Reaktion ist aber auch bei Verwendung anderer Bakterien, z.B. gewisser Proteusstämme, möglich (s. OTTO, R.: Zbl. Bakt. I. Orig. 203 [1967] 491). Siehe S. 490.

c) Rheuma-Latex-Reaktion (Rheumatoid Arthritis Test, RA-Test): Hierbei handelt es sich im Grunde um eine Modifikation des WAALER-ROSE-Testes, wobei als Trägersubstanz der Gammaglobuline Latexpartikel (z.B. Bacto-Latex 0,81) verwendet werden. Siehe S. 491.

Antistreptolysin-O-Reaktion (ASR)

Prinzip: Bei der Reaktion wird geprüft, bis zu welcher Verdünnung des Patientenserums eine bestimmte, dem Reaktionssystem zugesetzte Streptolysinmenge in ihrer lysierenden Wirkung gegenüber roten Blutkörperchen gehemmt wird. Soweit das zugesetzte Streptolysin durch das im Patientenserum enthaltene Antistreptolysin neutralisiert wird, unterbleibt die Lyse der Blutzellen. Die Titerbestimmung erfolgt durch Umrechnung mit dem Ergebnis von mitgeführten Standard- bzw. Kontrollseren. Das Resultat wird in Internationalen Einheiten (I.E.) angegeben.

Das Streptolysinreagens mit den erforderlichen Reduktionslösungen zum Schutz der O_2-empfindlichen Wirksubstanz sowie die notwendigen Verdünnungslösungen und Kontrollseren sind von zahlreichen Produzenten beziehbar. Den Packungen sind detaillierte Anweisungen zur Durchführung und Auswertung der Reaktion beigegeben.

Die im folgenden beschriebene Methode der Streptolysinherstellung und der Durchführung der Antistreptolysinreaktion hat sich seit Jahren an der Staatlichen Bakteriologischen Untersuchungsanstalt Erlangen bewährt. Als einfache und zuverlässige Methode zur Ausschaltung oder wesentlichen Verminderung unspezifischer Reaktionseinflüsse ist dabei das Dextransulfat-Verfahren eine wichtige Ergänzung des ursprünglich von LEGLER und SCHEIFFAHRT in Deutschland eingeführten und in der Folgezeit mehrfach verbesserten Tests.

Reagenzien:

1. Patientenserum, 30 min bei 56°C inaktiviert;
2. Tiefgefrorenes Streptolysin, in größerer Menge hergestellt (s.u.) und entsprechend portioniert;
3. Mehrere, in der für die Reaktion erforderlichen Ausgangsverdünnung und in geeigneten Mengen abgefüllte Kontrollsera (Pools entsprechender Patientensera aus dem laufenden Untersuchungsbetrieb), die mittels Standardsera eingestellt wurden; ferner das Antistreptolysin-O-Serum der Behringwerke als Substandard des Internationalen Standardserums vom Staatlichen Seruminstitut Kopenhagen;
4. Veronalpuffer (VP) nach MAYER u. Mitarb. 1946 als einheitliche Verdünnungslösung, s. S. 443;
5. Photometrisch eingestellte Schafblutk.-Suspension: Extinktion 0,180, Cyanhämiglobinmethode, siehe S. 444 (etwa 1,3%ige Suspension).

Streptolysin-O-Herstellung

1. Stamm Streptococcus S 84 (Gruppe A, Typ 3) auf Hammelblutagarplatte laufend fortführen unter wöchentlicher Überimpfung; über Nacht bei 37°C bebrüten und zwischenzeitlich bei 4°C aufbewahren.
2. Vor Herstellung einer neuen Streptolysincharge Stamm auf Blutplatte bringen und über Nacht bei 37°C bebrüten: Ausgangsmaterial für Vorkultur (s. Punkt 3) und Reinheitskontrolle.
3. Von der Blutplatte zwei Röhrchen mit TODD-HEWITT-Bouillon (OXOID), pH 7,8, beimpfen und 6 Std. bei 37°C bebrüten (Vorkultur).
4. Einen Kolben mit 1 Liter TODD-HEWITT-Bouillon, pH 7,8, mit dem Inhalt der beiden Vorkulturröhrchen beimpfen und über Nacht bei 37°C bebrüten.
5. Bewachsene Bouillon durch sterilisiertes Seitz-Filter filtrieren, nachdem vorher zur Reinheitskontrolle auf Blutplatte ausgeimpft wurde.
6. Nach Filtration sofort 1 g Cystein-Hydrochlorid in Substanz zugeben und durch Umschwenken lösen.
7. Das fertige Streptolysin (SL) in dicht verschließbare Glasgefäße abfüllen (Mengen entsprechend dem pro Versuchstag zu erwartenden Bedarf).
8. Gefäße sofort in Kühltruhe (—20°C) aufbewahren.

Beachte: Einmal aufgetautes SL wegen des bald eintretenden Aktivitätsverlustes nicht mehr für einen weiteren Versuch verwenden!
Das Auftauen erfolgt in einem Bad, das von kaltem Leitungswasser durchströmt wird.

Streptolysin-Vorversuche

I. Orientierender Vorversuch, zur groben Abschätzung der Lysefähigkeit (kann ggf. entfallen):

1. 7 Röhrchen beschicken mit 0,1, 0,15 etc. bis 0,40 ml SL und jeweils auf 1 ml Gesamtmenge mit Veronalpuffer (VP) auffüllen (d.h. in erstes Röhrchen 0,9 ml VP, in letztes Röhrchen 0,6 ml, in übrige Röhrchen entsprechende Zwischenmengen einpipettieren);
2. sofort 0,5 ml einer 1,3%igen Hammel-Ery-Suspension in VP pro Röhrchen zugeben, mischen (Bildung von Luftblasen vermeiden);
3. Mischung in das Wasserbad (37° C) einbringen; nach 3, 5 und 10 Minuten überprüfen und protokollieren, welche SL-Menge nach diesen Zeitabständen komplette Lyse bewirkt.

Für den folgenden Vorversuch (Ermittlung der Lysin-Gebrauchsdosis) wird diejenige SL-Menge pro Röhrchen (enthalten in 1,0 ml Gesamtflüssigkeit nach Zugabe entsprechender Menge von VP) verwendet, die beim orientierenden Vorversuch nach 5 min eine komplette Lyse bewirkte.

II. Vorversuch zur Ermittlung der Lysin-Gebrauchsdosis, unter Verwendung von Seren mit bekanntem (und unterschiedlichem) Antistreptolysingehalt:

1. Tiefgefrorene Kontrollseren (in Verdünnung 1:25) unter fließendem Leitungswasser auftauen und 10 min bei 56° C inaktivieren. Bei Anwendung des Dextransulfatverfahrens wird mit den Seren verfahren, wie beim Hauptversuch, Punkt 1–5, beschrieben;
2. 10 Röhrchen pro Serum mit je 1,0 ml VP beschicken (Pipettierspritze!);
3. je 1,0 ml der Kontrollseren (1:25 verdünnt) in die ersten Röhrchen der Reihen pipettieren, mit dem bereits vorhandenen VP mischen und jeweils 1,0 ml in die folgenden Röhrchen der jeweiligen Reihe überpipettieren; aus dem letzten Röhrchen 1,0 ml verwerfen. So entstehen Serumverdünnungen von 1:50 bis 1:25600;
4. SL-Menge, die im orientierenden Vorversuch nach 5 min eine komplette Hämolyse bewirkte, in jedes einzelne Röhrchen zugeben, nachdem diese Menge mit VP auf 1,0 ml aufgefüllt wurde.

Beispiel: 0,15 ml SL hat im orientierenden Vorversuch nach 5 min komplette Hämolyse bewirkt. Im bestätigenden Vorversuch (II.) werden 4 Seren in je 10 Verdünnungen pro Serumreihe verwendet:

Benötigte SL-Menge (0,15 × 4 × 10 = 6,0 ml) in Kölbchen versetzen mit der nötigen Menge des zur Auffüllung verwendeten VP (0,85 × 4 × 10 = 34,0 ml); das Gemisch in einer Menge von je 1,0 ml in die Röhrchen der 4 Testreihen zugeben.

5. Nach kräftigem Schütteln Röhrchen 2 Std. in den Kühlschrank stellen;
6. Röhrchen 10 min nach Entnahme aus dem Kühlschrank mit je 0,5 ml Erythrozytensuspension (etwa 1,3%ig, s.o.) beschicken;
7. Gemische 45 min in Wasserbad (37° C) einstellen, 15 min später ablesen.

Bestimmung der Lysin-Gebrauchsdosis:

Bei einem Serum mit ca. 100 E AS-Gehalt sollte in einer Serumverdünnung von ca. 1:200 (drittes Röhrchen der Verdünnungsreihe) eine volle Lyse auftreten, damit bei anderen Seren ein relativ kleiner Ablesespielraum nach unten und ein großer Spielraum nach oben gegeben ist. Tritt die Lyse schon bei stärkerer Konzentration des Testserums auf, so ist die SL-Dosis entsprechend zu vermindern und umgekehrt. Um die richtige Dosis exakter zu ermitteln, kann der Vorversuch auch mit unterschiedlichen SL-Mengen durchgeführt werden (z.B. mit 0,12, 0,15 und 0,18 ml pro Röhrchen).

Hauptversuch

Antistreptolysinreaktion unter Vorbehandlung der Seren mit Dextransulfat:

(Falls die Entfernung der unspezifischen Streptolysin-Inhibitoren mittels der Dextransulfatmethode nicht angewendet wird, sind die Ziffern 2.–5. der folgenden Beschreibung zu überspringen und Arbeitsgang 6. mit 0,2 ml des inaktivierten, sonst nicht weiter vorbehandelten Patientenserums durchzuführen).

1. Serum inaktivieren 30 min bei 56° C;
2. 1,0 ml Serum in Röhrchen füllen;
3. 1 Tropfen Dextransulfatlösung (Sodium Dextran Sulphate 500[1], 4,0 g, in 100 ml Aqua dest. lösen, 30 min autoklavieren bei 115° C), dann 2 Tropfen $CaCl_2$-Lösung, 1-molar (111,01 g $CaCl_2$, mit Aqua dest. aufgefüllt auf 1000 ml), zufügen und durchschütteln;
4. 1 Std. stehenlassen;
5. Trübung abzentrifugieren (10 min/3000 U/min) und Überstand mit dem Bodensatz im Kühlschrank aufbewahren;

Arbeitsgänge 1.–5. können am Tag vor dem Versuchstag erfolgen (Aufbewahrung bei 4° C);

[1] Bezugsquelle: Fa. O. Nordwald, Hamburg-Altona.

6. Herstellung einer Serumverdünnung 1:25 durch Vermischung von 0,2 ml des Überstandes aus 5. mit 4,8 ml VP;
7. 10 Röhrchen pro Serum mit je 1,0 ml VP beschicken (Pipettierspritze!);
8. Aus Röhrchen mit Serumverdünnung 1:25 (Punkt 6.) 1,0 ml in erstes Röhrchen der Testreihe geben, durchmischen und jeweils 1,0 ml in die folgenden Röhrchen überpipettieren; aus dem letzten Röhrchen 1,0 ml verwerfen. Es entstehen so Serumverdünnungen von 1:50 bis 1:25600;
9. Zugabe der Lysin-Gebrauchsdosis (LGD), aufgefüllt auf 1,0 ml mit VP;

Beispiel: LGD laut Vorversuch: 0,18 ml. Pro Röhrchen eine Mischung aus 0,18 ml Streptolysin + 0,82 ml VP zufügen (pro Testreihe wird 10,0 ml Mischung, bestehend aus 1,8 ml Streptolysin + 8,2 ml VP, benötigt);

10. Röhrchen nach kräftigem Schütteln 2 Std. einstellen in den Kühlschrank bei 4°C;
11. Röhrchen aus dem Kühlschrank nehmen und 10 min bei Zimmertemperatur stehenlassen;
12. 1,3%ige Hammelblutk.-Suspension (photometrische Bestimmung mittels Cyanhämiglobinmethode, Extinktion 0,180. – S. S. 444) in einer Menge von 0,5 ml pro Röhrchen zugeben, schütteln;
13. Lyse für 45 min im Wasserbad bei 37°C;
14. Ablesung 15 min nach Ende der Lysezeit.

Die Bestimmung der Antistreptolysineinheiten bemißt sich nach dem Reaktionsergebnis der im Versuch mitgeführten Kontrollseren von bekanntem Antistreptolysingehalt. Mitgeführt wird als Standardserum ein Antistreptolysin-O-Substandardserum, z.B. der Behringwerke, und zur weiteren Kontrolle die erwähnten, tiefgefroren aufbewahrten Kontrollsera (à 100, 200, 400 I.E./ml).

Für die Errechnung werden folgende Lysestufen abgelesen:

v = volle Lyse (etwa 100%ige Lösung der Erythrozyten)
m = mäßige Lyse (etwa 50%ige Lösung der Erythrozyten)
o = keine Lyse (etwa 0% der Erythrozyten gelöst).

Beispiel für die Bestimmung des Antistreptolysingehaltes eines unbekannten Serums

	1:50	1:100	1:200	1:400	1:800	1:1600	Ergebnis[1] (I.E./ml)
Kontrollserum	–	–	v	v	v	v	ca. 100
Pat.-Serum a	–	–	–	–	v	v	ca. 400
Pat.-Serum b	–	–	–	m	v	v	ca. 300

[1] Wegen der Fehlerbreite der Reaktion erfolgt die Befundmitteilung als „ca."-Wert.

Bewertung der Ergebnisse

Die Schwankungsbreite der Reaktion wird mit ± 20–30% angegeben. Der Normaltiter menschlicher Seren hängt von verschiedenen Faktoren (geographische Gegebenheiten, Jahreszeit, Lebensalter) ab. Ohne Anwendung des Dextransulfatverfahrens liegen die Werte höher als bei vorbehandeltem Serum. Während sonst 200-300 I.E./ml noch als normal gelten können, sind Werte von 200 I.E./ml nach Serumvorbehandlung mit Dextransulfat in der Regel schon als überhöht zu betrachten (Legler 1968). Definitiven Aussagewert besitzen Titerverlaufsbestimmungen. Beim Vergleich von mehreren Blutproben desselben Patienten ist die erwähnte Schwankungsbreite zu berücksichtigen. Das Titermaximum wird meist 3–4 Wochen nach Krankheitsbeginn erreicht; der Titer geht langsam, gewöhnlich in 2–3 Monaten, auf einen Normalwert zurück.
Bei Scharlach und rheumatischem Fieber ist die Reaktion in etwa 80% der Fälle positiv, sofern

nicht infolge frühzeitiger antibiotischer Therapie die Antikörperbildung unterblieben ist. Erhöhte und hohe Titer bestehen auch bei akuten Schüben der sog. sekundär-chronischen Polyarthritis, akuter Glomerulonephritis, akuter rheumatischer Endokarditis, Tonsillitis durch A-(C- und G-) Streptokokken.
Das Auftreten von Titererhöhungen infolge unspezifischer, durch die kombinierte Wirkung von Cholesterin und Phosphatiden bedingter Streptolysin-Inhibition wird durch Serumvorbehandlung mit Dextransulfat erheblich eingeschränkt (Fällung der β-Lipoproteine nach BURSTEIN u. SAMAILLE, 1958). Hauptursachen unspezifischer Titersteigerungen: Bakteriell verunreinigte, fetthaltige oder hämolytische Seren, Hepatitis, Nephrose, exsudative Tuberkulose, konsumierende Erkrankungen etc. (Näheres s. bei LEGLER, F.: Z. Immun.-Forsch. 138 [1969] 161; Lab.-Blätter Behringwerke 2/1967, S. 55).

Erwähnt seien die trotz Streptokokkeninfektion oft erniedrigten Titer bei Säuglingen und bei erniedrigtem Gammaglobulinspiegel, z. B. beim Antikörpermangelsyndrom.

Wegen des nicht unerheblichen Aufwandes wird die Antistreptolysinreaktion verschiedenerseits zunächst als Screeningtest mit einer beschränkten Anzahl von Serumverdünnungen untersucht und in einem folgenden Arbeitsgang nur Seren mit höherem Antistreptolysingehalt in der beschriebenen Verdünnungsreihe angesetzt.
Die Antistreptolysinreaktion ist, außer in der beschriebenen Form, auch als Mikromethode durchführbar, wobei an speziellen Geräten Testplatten (mit Vertiefungen) und Mikropipetten benötigt werden. Die Methode soll an Genauigkeit dem Makroverfahren gleichkommen. Die erforderlichen Reagenzien werden geliefert von Fa. Byk-Gulden-Lomberg, Abt. Fermotest, Hamburg; den Packungen liegt die genaue Beschreibung der Methode bei.

Latex-Antistreptolysinreaktion

Siehe WINTERHOFF, D.: Z. Immun.-Forsch. 137 (1969) 417; STÖRIKO, K.: Lab.-Blätter Behringwerke 2/1967, S. 26.

Antistreptokinase-Reaktion

Prinzip: Das Ferment Streptokinase ist ein Stoffwechselprodukt von Streptokokkenstämmen, die zumeist auch Streptolysin O bilden. Es ist ein Protein und vermag die Bildung von Antikörpern (Antistreptokinase) anzuregen.
Streptokinase bewirkt die Aktivierung von menschlichem Plasminogen; dadurch entsteht Plasmin, eine Protease, die in der Lage ist, durch Thrombin koaguliertes Fibrin bzw. Blutgerinnsel wieder aufzulösen. Antikörper gegen Streptokinase neutralisieren die Streptokinase. Antistreptokinasehaltiges Patientenserum vermag demnach die durch Streptokinase induzierte Auflösung von Gerinnseln zu verhindern.
Unter Verwertung des geschilderten Prinzips ist es möglich, analog zur Antistreptolysin-O-Bestimmung in einer Verdünnungsreihe den Gehalt eines Serums an Antistreptokinase zu bestimmen. Als Antistreptokinaseeinheit gilt diejenige Antikörpermenge, mittels deren die Auflösung eines standardisierten Gerinnungssystems durch eine Einheit Streptokinase in 30 min gerade noch verhindert wird.

Reagenzien, Technik und Berechnung des Antistreptokinasegehaltes: Siehe detaillierte Testanweisung, die den im Handel befindlichen Reaktionssubstanzen beigegeben ist (beziehbar z. B. bei BYK-Gulden-Lomberg, Abt. Fermotest, Hamburg). In Ermangelung eines internationalen Standards wurde von Fermotest aus Gammaglobulin ein „Hausstandard" hergestellt, der die Reproduzierbarkeit der Reaktionsergebnisse ermöglicht.

Bewertung: Analog den Verhältnissen beim Streptolysin O enthält das Blut nahezu jedes Erwachsenen eine gewisse Menge Antikörper gegen das Ferment. Die Höhe der Antikörper gegen Streptolysin O läuft mit derjenigen der Antikörper gegen Streptokinase meist parallel. Auch für diese Reaktion gilt, daß eine einmalige Titerbestimmung keinen sicheren diagnostischen Aussagewert besitzt, daß vielmehr die Entnahme mehrerer Blutproben und der dabei beobachtete Titerverlauf für die Beurteilung maßgebend ist. Unspezifische Inhibitoren spielen bei der Reaktion offenbar keine Rolle.

Anti-Streptokokken-DPNase-Reaktion

Diese Reaktion ist durch große Spezifität ausgezeichnet und wird z. B., im Gegensatz zur Antistreptolysin-O-Reaktion, durch Cholesterin nicht beeinflußt. Ausführliche Wertung der Methode, deren Ergebnisse in den meisten Fällen gut mit der Antistreptolysin-Reaktion übereinstimmen, und detaillierte Beschreibung der Verfahrenstechnik, siehe PETERSEN, K. F.: Ärztl. Lab. 12 (1966) 189.

Anti-Hyaluronidase-Reaktion

Nachgewiesen werden Antikörper gegen das von den Streptokokken gebildete Enzym Hyaluronidase. Die Reaktion wird nur in wenigen Speziallaboratorien durchgeführt. Siehe PETERSEN, K.F.: Z. Hyg. 147 (1961) 350 u. 357; 148 (1962) 539 u. 596; Ärztl. Lab. 12 (1966) 189.

Waaler-Rose-Test

Prinzip: Der übliche, z.B. für die Lues-KBR verwendete Ambozeptor ist ein Gammaglobulin, das sich an die homologen Erythrozyten bindet und in geeigneter (höherer) Konzentration für sich allein in der Lage ist, sie zu verklumpen. Vorhandener Rheumafaktor lagert sich an den Ambozeptor an; dadurch tritt schon bei unterschwelliger Ambozeptorkonzentration eine Verklumpung der Blutzellen ein. Zum Nachweis des Rheumafaktors werden daher Erythrozyten verwendet, die nur mit etwa einem Viertel der agglutinierenden Ambozeptorkonzentration sensibilisiert wurden.
Da menschliches Serum heterophile Antikörper enthalten kann, die auch nichtsensibilisierte Schafblutzellen agglutinieren, ist zur Unterscheidung einer durch solche Antikörper bedingten Reaktion von der durch den Rheumafaktor bewirkten Agglutination der Ansatz von zwei Serumverdünnungsreihen erforderlich, in denen mit sensibilisierten bzw. nichtsensibilisierten Erythrozyten gearbeitet wird. Man setzt dann die in beiden Reihen ermittelten Agglutinationstiter zueinander in Beziehung = sog. Differentialagglutinationstiter, dessen Wert als Ausdruck des Gehaltes an Rheumafaktor im untersuchten Serum anzusehen ist.

Versuchsdurchführung

a) Bestimmung der Ambozeptor-Gebrauchskonzentration: Es wird der Endtiter des Ambozeptors gemäß dem auf S. 445 beschriebenen Verfahren (Agglutinintiterbestimmung) unter Verwendung einer 2%igen Schafblutk.-Suspension festgestellt. Zur Sensibilisierung der Erythrozyten wird ein Viertel der Konzentration des Endtiters verwendet. Beispiel: Bei einer Grenzverdünnung von 1:400 wählt man eine Ambozeptor-Gebrauchsverdünnung von 1:1600.

b) Herstellung der sensibilisierten Erythrozytensuspension: Gleiche Teile der Ambozeptor-Gebrauchsverdünnung und einer 2%igen Schafblutk.-Suspension werden gemischt und 30 min in ein Wasserbad von 37°C eingestellt. Die sensibilisierte Suspension hat also einen Gehalt von 1% Schafblutk. und von 1:2 verdünnter Ambozeptor-Gebrauchsverdünnung.

c) Eigentliche Reaktion: Serum 30 min bei 56°C inaktivieren; 2 Verdünnungsreihen (1:2 bis 1:512) zu je 0,5 ml ansetzen; in die erste Reihe je 0,5 ml sensibilisierter Erythrozytensuspension, in die zweite Reihe je 0,5 ml einer 1%igen Suspension normaler, d.h. nichtsensibilisierter Schafblutk. zusetzen; Kontrollröhrchen für beide Blutzellenaufschwemmungen (physiol. NaCl-Lösung statt Serum) mitführen. Röhrchen 60 min in ein Wasserbad von 37°C, dann über Nacht in den Kühlschrank einstellen.

Ablesung: Nach 30 min Anwärmung bei Zimmertemperatur, nach gleichmäßigem Aufschütteln der Versuchsröhrchen. Die beiden Kontrollröhrchen dürfen keine Agglutination zeigen. Grenzwert: Röhrchen, das gerade noch mit bloßem Auge erkennbare Agglutination zeigt.

Ermittlung des Ergebnisses: Durch Bestimmung des Quotienten aus den reziproken Werten der Grenzverdünnung der Reihe mit nichtsensibilisierten und der Reihe mit sensibilisierten Schafblutkörperchen.

Beispiel: Grenzverdünnung in der Reihe mit nichtsensibilisierten Erythrozyten = 1:8, mit sensibilisierter Suspension 1:256; der Differentialagglutinationstiter ist dann 8:256 = 1:32.

Bewertung: Ergebnisse ab 1:16 gelten als weitgehend beweiskräftig für das Vorhandensein des Rheumafaktors bzw. für das Vorliegen einer primär chronischen Polyarthritis. Die Reaktion liefert positive Ergebnisse nur in etwa 50–65% der Fälle. Sie ist insbesondere häufig negativ bei wenig aktiven Prozessen und bei Frühfällen. Die Unspezifitätsrate des Testes wird auf etwa 6% veranschlagt (besonders hohe Quoten unspezifisch positiver Reaktionen bei Kollagenosen, Hepatitis, Leberzirrhose, Silikose, Sarkoidose).

Anmerkung: Mittels spezieller Testreagenzien kann der WAALER-ROSE-Test auch als Objektträger-Reaktion ausgeführt werden, z.B. mit Polyartest (Fa. Haury, 8 München 13, Schleißheimerstr. 343).

Streptokokken-L-Agglutination

Prinzip: Es wird angenommen, daß sich die im Serum jedes Menschen vorhandenen Normalantikörper gegen gewisse Bakterienarten zunächst an die bei der Reaktion verwendeten Keime anlagern, daß es dann zur Bindung des Rheumafaktors an das Gammaglobulin der angelagerten Normalantikörper und dadurch zur Agglutination der Keime kommt.

Man verwendet Streptokokkenstämme der serologischen Gruppe A, z. B. SF 130 (Gruppe A, Typ-1-Stamm) in Form lebender Bouillonkulturen (L = Lebend-Agglutination).

Versuchsdurchführung

a) Nährboden: Fleischwasserbouillon mit 1% Bacto-Proteosepepton Nr. 3 und 0,5% NaCl. Nach Autoklavieren (20 min bei 121 °C) soll ein pH von 7,6–7,8 bestehen.

b) Streptokokkenkultur: Nährboden mit flüssiger Vorkultur beimpfen und etwa 14 Std. bei 37 °C bebrüten (Wachstum soll nur schwach sein; starkes Wachstum ergibt meist Spontanagglutination).

c) Eigentliche Reaktion: Verdünnungsreihe des Serums, in Mengen zu 0,5 ml, mit 0,3%iger NaCl-Lösung herstellen, Verdünnung 1:10 bis 1:320; 0,5 ml der mäßig bewachsenen Bouillonkultur pro Röhrchen zugeben (die Serumverdünnungen werden dadurch verdoppelt auf 1:20–1:640), Gemische schütteln, 2 Std. in ein Wasserbad von 52 °C, dann über Nacht in den Kühlschrank stellen.

Ablesung: Als positiv gilt das Vorhandensein mittelgroßer oder großer Agglutinate.

Bewertung: Ein Titer von 1:20 gilt zumindest als sehr verdächtig, von 1:40 als beweiskräftig für das Vorliegen des Rheumafaktors. Die Reaktion ist in 60–80% der Fälle von primär chronischer Polyarthritis – oft vor den übrigen Verfahren – positiv. Da die Agglutination der Streptokokken in erster Linie auf den Rheumafaktor zurückzuführen ist (s. o.), erlaubt ein erhöhter Titer keinen zuverlässigen Schluß auf eine pathogenetische Bedeutung der agglutinierten Bakterien. Dies geht auch daraus hervor, daß die Reaktion auch mit völlig andersartigen Keimarten positive und mindestens ebenso brauchbare Ergebnisse liefern kann, z. B. mit Proteusbakt. (s. OTTO, R.: Zbl. Bakt. I. Orig. 203 [1967] 491).

Mit etwa 7% unspezifischen Ausfällen ist zu rechnen, z. B. bei Kollagenose, Hepatitis, Leberzirrhose, Sarkoidose.

Rheuma-Latex-Reaktion (Rf-Test)

(engl. Rheumatoid Arthritis-Test, RA-Test)

Prinzip: An die Oberfläche von Latexpartikeln wird menschliches Gammaglobulin adsorbiert. Dieses reagiert mit dem Rheumafaktor. Die daraus resultierende Verklumpung der Partikel macht die Reaktion zwischen Gammaglobulin und Rheumafaktor für das bloße Auge sichtbar. Das fertige Reagens ist von einer Reihe von Herstellern beziehbar.

Versuchsdurchführung

Patientenserum 1:20 verdünnen mit Glykokoll-Kochsalz-Pufferlösung, pH 8,2 (mit 0,75% Glykokoll und 1% NaCl). Unter Mitführung je eines positiven und negativen Kontrollserums 1 Tropfen der Serumverdünnung mit 1 Tropfen von vorher gut umgeschütteltem Latex-Reagens auf einer (zweckmäßigerweise schwarzen) Glasplatte mischen, gleichmäßig rotierende Bewegungen mit der Platte ausführen.

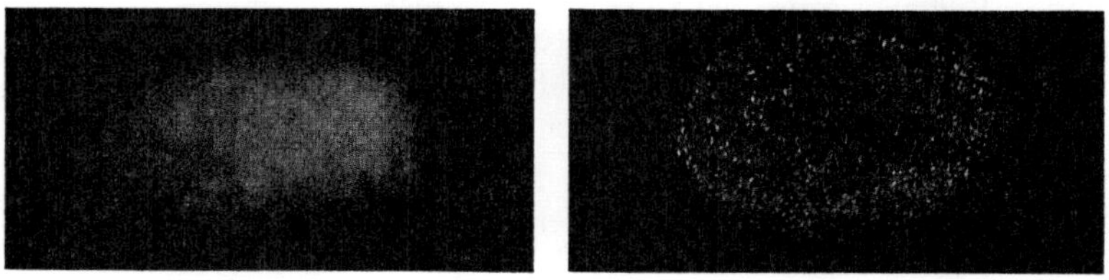

Abb. 173: Rheuma-Latex-(RA-)Test. Links: Negative Reaktion. Rechts: Positive Reaktion.

Ablesung: Nach 1–3 min. Im positiven Fall tritt deutliche Flockung (Agglutination) ein, im negativen Fall bleibt die Mischung gleichmäßig getrübt.

Beachte: Ablesung muß innerhalb 3 min erfolgen (Eintrocknung würde unspezifische Flockung auslösen). Keine trüben (stark lipämischen) Seren verwenden, ebenso auch kein Blutplasma (unspezifische Reaktionen durch Fibrinogen); Reagens im Kühlschrank aufbewahren, jedoch keinesfalls einfrieren!

Die Reaktion kann auch quantitativ durchgeführt werden, indem man sie mit unterschiedlichen Serumverdünnungen ansetzt. Als Titer gilt die höchste Serumverdünnung, die noch Agglutination erkennen läßt.

Bewertung: Die Reaktion erfaßt etwa 80% der Fälle von primär chronischer Polyarthritis; die Unspezifität liegt bei etwa 7% (Sarkoidose, Lebererkrankungen, Silikose, Kollagenose, bakterielle Endokarditis etc.). Hohe Titer finden sich insbesondere bei progressiven Arthritisformen. Ein besonderer Wert der Reaktion liegt in der einfachen und raschen Durchführbarkeit (auch im kleinen Krankenhauslabor) und in der vergleichsweise guten Empfindlichkeit.

Akute-Phase-Reaktionen

Diese Reaktionen stellen eine wertvolle Hilfe für die Beurteilung der Aktivität bei rheumatischem Fieber und primär chronischer Polyarthritis, insbesondere in den subakuten Stadien, dar. Sie sind jedoch kein typisches Kennzeichen des Rheumatismus, sondern treten bei allen entzündlichen und mit Gewebszerfall einhergehenden Prozessen auf. Die am meisten gebrauchte Reaktion dieser Art ist die Bestimmung der Blutkörperchensenkungsgeschwindigkeit, hierher gehören auch die Serumlabilitätsproben (z.B. das WELTMANNsche Koagulationsband). In der Rheumaserologie hat die Bestimmung des C-reaktiven Proteins (CRP) vor allem in den akuten Stadien der Krankheiten eine Bedeutung.

Nachweis des C-reaktiven Proteins (CRP): Dieses „Akute-Phase-Protein" hat seinen Namen daher, daß es mit dem C-Polysaccharid der Pneumokokken (in Form einer Präzipitation) reagiert. Die Auffassung, es handle sich um einen pneumokokkenspezifischen Antikörper, hat sich nicht bestätigt. Vielmehr treten die Substanzen (ß-, nicht Immunglobuline) in der akuten Phase der verschiedensten Krankheitszustände auf und verschwinden rasch nach Abklingen der akuten Erscheinungen.

Nachweis mit Latex-CRP-Reagens (fertig beziehbar von mehreren Herstellern): Neben je einem positiven und negativen Kontrollserum einen Tropfen des unverdünnten Patientenserums auf einer (zweckmäßigerweise schwarzen) Glasplatte mit je einem Tropfen des kurz vorher gut umgeschüttelten Reagens mittels Glasstäbchen etc. vermischen, 2–4 min unter rotierender Bewegung beobachten.

Positive Reaktion: Deutliche Agglutination in 2–4 min;

negative Reaktion: Suspension bleibt gleichmäßig getrübt.

Beachte: Bei hohem CRP-Gehalt des Patientenserums (Antigenüberschuß) kann eine Prozone (s. ds.) auftreten. Das Serum ist dann bei gegebenem Verdacht in höherer Verdünnung zu prüfen. Kein Blutplasma, kein getrübtes Serum verwenden. Reagens im Kühlschrank lagern, jedoch keinesfalls einfrieren.

Quantitative Auswertung mittels abgestufter Serumverdünnungen ist analog zum Rheuma-Latex-Test (s. ds.) möglich.

Bewertung: Der Nachweis von CRP ist praktisch stets mit fortbestehender Aktivität des Prozesses gleichzusetzen. Fehlendes CRP bei Polyarthritis spricht für einen ruhenden oder inaktiven Prozeß. CRP tritt bei aktiven Krankheitsprozessen früher in Erscheinung als die Beschleunigung der Blutsenkungsgeschwindigkeit und verschwindet am Ende eines akuten Krankheitsstadiums rascher; deshalb kommt ihm bei entsprechenden Fragestellungen eine besondere Bedeutung zu.

Anhang:

Antistaphylolysin-Reaktion

Dieses zum Nachweis von Staphylokokkeninfektionen entwickelte Verfahren soll im Zusammenhang mit den oben besprochenen Rheuma-Reaktionen deshalb behandelt werden, weil von mehreren Untersuchern bei unklaren rheumatischen Krankheitsbildern über der Norm liegende Antistaphylolysin-Werte in einer auffälligen Häufigkeit gefunden wurden und daher die mögliche ätiologische Bedeutung von Staphylokokken für die chronische Polyarthritis diskutiert wird. Die Durchführung der Reaktion ist demnach zumindest da angebracht, wo bei rheumatischen Erkrankungen die üblichen serodiagnostischen Verfahren auch bei wiederholter Prüfung negative Ergebnisse bringen (SEIFERT u. TICHY, 1959).

Unabhängig davon hat die Reaktion differentialdiagnostischen Wert bei verschiedenen anderen Krankheiten, insbesondere bei Knochen- oder Nierenerkrankungen.

Prinzip: Das Staphylokokken-α-Hämolysin vermag infolge seiner Eigenschaft als Vollantigen im Organismus die Bildung von spezifischen Antikörpern auszulösen. Da fast alle menschenpathogenen Staphylokokken α-Hämolysin produzieren, besteht die Möglichkeit, durch Nachweis entsprechender Antikörper eine Auseinandersetzung des Organismus mit diesen Erregern zu erkennen oder zu verfolgen. Ein bereits 1935 eingeführtes Standard-Antiserum ermöglicht es, die Bewertung der Ergebnisse auf eine gesicherte Basis zu stellen.

Versuchsdurchführung:

Das Staphylolysin-Reagens ist zusammen mit dem erforderlichen Antistaphylolysin-Serum im Handel erhältlich (z.B. von den Behringwerken und von Fermotest). Den Packungen sind genaue Arbeitsvorschriften und Richtlinien für die Ermittlung der quantitativen Ergebnisse beigegeben, so daß auf deren Wiedergabe an dieser Stelle verzichtet werden kann.

Bewertung: Als normal gelten Werte zwischen 0,25 und 0,5 I.E., als erhöht Werte zwischen 2 und 6 I.E., als stark erhöht Werte über 6 I.E. Wichtig für die Beurteilung einer Erkrankung ist der Titerverlauf unter Berücksichtigung der klinischen Gegebenheiten; einmalige Untersuchungen haben auch bei Feststellung erhöhter Werte nur beschränkte Aussagekraft.

Literatur:

Christ, P.: Klin. Wschr. 39 (1961) 1097
Christ, P., u. Mitarb.: Z. Rheumaforsch. 20 (1961) 81
Deicher, H.: Medizin heute 14 (1965) 78
Köhler, W.: Die Serologie des Rheumatismus und der Streptokokkeninfektionen. Barth, Leipzig 1963
Legler, F.: Dtsch. med. Wschr. 94 (1969) 1373
Schwarz, G.: Das C-reaktive Protein. Steinkopff. Darmstadt 1963.

H. Kapselquellungsreaktion

Bestimmte Antikörper können bei kapselhaltigen Mikroorganismen eine Quellung der Bakterienkapsel bewirken, die im mikroskopischen Präparat sichtbar wird. Diese sog. Kapselquellungsreaktion wurde erstmals für Pneumokokken von Neufeld beschrieben; sie kann in gleicher Weise auch zur Identifizierung verschiedener anderer Keime angewandt werden. Wichtig ist die Verwendung des Original-Untersuchungsmaterials oder frisch isolierter Kulturen, da die Kapseln bei wiederholten Nährbodenpassagen oft verlorengehen. Stets sind negative und nach Möglichkeit auch positive Kontrollen mitzuführen.

Quellungsreaktion bei Pneumokokken

Die Typenspezifität ist gebunden an das Vorhandensein bestimmter Polysaccharide in den Kapseln der Keime.

Nachweistechnik: Eine Öse voll flüssiger Kultur oder Aufschwemmung der Keime in physiol. NaCl-Lösung mit der gleichen Menge spezifischen Antiserums auf einem Objektträger vermischen, mit einem Deckglas abdecken und dieses ringsherum mit Vaseline abdichten (zum Schutz vor Feuchtigkeitsverlust). Nach 1–2 min wird im positiven Fall der Bereich der Kapsel deutlich erkennbar. Bei der mikroskopischen Prüfung (mittels Ölimmersion) ist die Blendenöffnung zu verkleinern. Die Antisera werden gewöhnlich mit Methylenblau-Zusatz geliefert. Die Kapseln bleiben dabei ungefärbt und sehen milchglasähnlich aus. Sera sind beziehbar u.a. vom Statens Serum Institut, Kopenhagen, in Form von Mischsera, die jeweils einen Teil der insgesamt etwa 80 bekannten Pneumokokkentypen erfassen, und in Form von Einzel-(Typen-)Sera.

Quellungsreaktion bei Verdacht auf Meningitis durch Haemophilus influenzae

Wenn sich nach Zentrifugieren des Liquors kleine, für H. influenzae verdächtige Stäbchen im Gram-Präparat des Sedimentes finden, wird ein Tropfen davon mit einem Tropfen Antiserum gegen Typ b (der die ganz überwiegende Zahl der Hämophilus-Meningitiden verursacht) vermischt und die Untersuchung in gleicher Weise, wie für Pneumokokken beschrieben, durchgeführt (endgültige Ablesung im negativen Fall jedoch erst nach 20 min). Bezugsquellen für Seren: Hyland, Difco (deutsche Vertretungen dieser Firmen, siehe S. 664).

Quellungsreaktion bei Klebsiella-Bakterien

(Zur Unterscheidung der einzelnen Klebsiellaserotypen)

Die Nachweistechnik entspricht im wesentlichen der für Pneumokokken beschriebenen Quellungsreaktion (s.o.); man verwendet eine frische (4- bis 6stdg.) Bouillonkultur. Im positiven Fall erscheinen die Kapseln nicht nur angeschwollen, sondern auch schärfer begrenzt gegenüber negativen Fällen. Antisera für die Typen 1 bis 16 und ein Mischserum werden von Difco hergestellt.

I. Fluoreszenz-immunologische Nachweisverfahren

Allgemeine Vorbemerkungen

Bei Bestrahlung mit kurzwelligem (energiereichem) Licht werden in vielen Substanzen Elektronen in einen Zustand versetzt, der energiereicher ist als der Ausgangszustand. Fallen sie anschließend wieder auf ihr ursprüngliches Energieniveau zurück, so geschieht dies unter Abstrahlung von Licht, dessen Wellenlänge größer ist als diejenige des Lichtes, mit dem die primäre Bestrahlung erfolgte (d.h. des „Anregungslichtes"). Diese Erscheinung, d.h. Abgabe von längerwelligem nach Bestrahlung mit kurzwelligem Licht, wird als Fluoreszenz bezeichnet. Fluoreszenzlicht hat also stets eine größere Wellenlänge als das Erregerlicht.

Verschiedene Stoffe wie Stärkekörner, Baumwollfasern etc. zeigen im Fluoreszenzmikroskop von sich aus eine Fluoreszenz, andere erst nach Anfärbung mit fluoreszierenden Farbstoffen (sog. Fluorochromen). Man spricht in diesen Fällen von primärer bzw. sekundärer Fluoreszenz.

Optische Ausrüstung

Beim Fluoreszenzmikroskop werden in den Strahlengang Filter eingeschaltet, die zwei verschiedene Aufgaben haben:

a) Erregerfilter: Sie sind geschaltet zwischen die Lichtquelle und das zu untersuchende Objekt. Sie sollen den energieärmeren Teil des emittierten Spektrums zurückhalten und möglichst nur denjenigen Teil passieren lassen, der dem Absorptionsmaximum des benutzten Fluorochroms entspricht. Bei Verwendung von Fluoresceinisothiocyanat (FITC), das heute ganz überwiegend für die Zwecke der Immunfluoreszenz verwendet wird, liegt das Hauptanregungsgebiet im Bereich zwischen 450 und 500 mμ, also im reinen Blau. Für Erregerfilter wurde bisher, gewöhnlich unter Benutzung der Quecksilberhöchstdrucklampe HBO 200 W, meist die Glasart BG 12 benutzt. Eine stärkere Anregungsenergie läßt sich heute – bei Verwendung von Halogen-Kurzbogenlampen wie z.B. CSI 250W – mit eigens für die FITC-Anregung entwickelten Interferenzfiltern erzielen (z.B. mit dem Filter KP 500 von Zeiß, das im Spektralbereich unter 500 mμ seinen Hauptdurchlaßbereich besitzt). Diese Filter werden durch zusätzliche, z.T. fest in die entsprechenden Leuchten eingebaute Filter zur Wärme- und Rotlichtabsorption ergänzt (für Rotlichtabsorption bei Verwendung des Interferenzfilters KP 500 z.B. das Interferenzfilter KP 630 von Zeiß).

b) Sperrfilter: Sie werden hinter das Mikroskopobjektiv und vor das Okular geschaltet. Sie haben die Aufgabe, das Erregerlicht zu absorbieren, sind also – umgekehrt wie die Erregerfilter – so eingerichtet, daß alles kurzwellige Licht der Erregerstrahlung am Durchtritt gehindert wird und nur das längerwellige Fluoreszenzlicht passieren kann. Deshalb erscheinen die fluoreszierenden Objekte leuchtend vor einem dunklen Hintergrund. Bei Verwendung des FITC als Fluorochrom und der genannten Erregerfilter schafft das Sperrfilter 50 von Zeiß gute Beobachtungsmöglichkeiten.

Obgleich die für das Auge besonders schädliche, energiereichere UV-Strahlung durch die Glaslinsen des Mikroskopes weitgehend abgefangen wird, sollte man es vermeiden, ein Präparat, das mit einer der bei der Fluoreszenzmikroskopie erforderlichen Lampen beleuchtet wird, ohne Einschaltung eines Sperrfilters zu betrachten (sehr starke Helligkeit).

Die Beleuchtungsoptik (Kollektor und Kondensor) soll eine möglichst hohe Durchlässigkeit für das Erregerlicht aufweisen. Der Kollektor besteht, weniger wegen der UV-Durchlässigkeit als wegen der hohen Wärmeresistenz, aus Quarz (wichtig wegen der hohen Betriebstemperatur der meist verwendeten Gasentladungslampen). Moderne Mikroskope sind mit Filterhaltern ausgerüstet, die ein bequemes Wechseln verschiedener Erreger- und Sperrfilter gestatten. Wird, wie meist erforderlich, mit einer Gasentladungslampe gearbeitet (z.B. CSI 250 W oder HBO 200 W), so sollte diese erst etwa 15 min nach dem Ausschalten erneut eingeschaltet („gezündet") werden, da sie sonst nicht angeht (zu heiß) bzw. ihre Lebensdauer verkürzt wird. Deshalb ist es bequem, wenn man bei kürzeren Beobachtungspausen die Präparate vor den UV-Strahlen durch ein gutes UV-Sperrfilter schützen kann, das sich zwischen Lichtquelle und Kondensor einschalten läßt. Der Kondensor kann, muß aber nicht aus Quarz bestehen; er muß aber eine möglichst große Apertur und darf keine stärkere Eigenfluoreszenz aufweisen. Es sollte im Dunkelfeld gearbeitet werden (mit Immersionsdunkelfeldkondensor, numerische Apertur mindestens 1,2).

Die Apertur der verwendeten Objektive sollte wegen der relativ geringen Helligkeit der meisten Fluoreszenzerscheinungen möglichst hoch sein. Man verwendet gewöhnlich Fluoritsysteme, die keine Autofluoreszenz aufweisen.

Prinzipien des fluoreszenzserologischen Nachweises von Antigen-Antikörper-Reaktionen

Bei den üblichen serologischen Methoden wird die Bindung von Antigen und Antikörper durch eine sekundäre Reaktion (Präzipitation, Agglutination etc.) erkennbar. Diese Verfahren benötigen in der Regel relativ große Mengen an Antigen oder Antikörper. Beim fluoreszenzserologischen Nachweis wird die Antigen-Antikörper-Reaktion direkt sichtbar gemacht dadurch, daß reagierende Proteine ohne Verlust ihrer serologischen Spezifität an fluoreszierende Farbstoffe gebunden werden. Fügt man etwa einem bakteriellen Antigen den homologen, mit einem geeigneten Fluorochrom gekoppelten Antikörper hinzu, so verhindert die eintretende Bindung, daß der markierte Antikörper durch Waschvorgänge aus dem Reaktionsmilieu wieder entfernt wird. Das an die Bakterien mit dem Antikörper gebundene Fluorochrom kann dann im Fluoreszenzmikroskop an der emittierten Sekundärstrahlung erkannt werden, auch wenn es sich nur um relativ kleine Mengen handelt.

Die fluoreszenzserologische Technik ermöglicht somit die Erkennung schon kleiner Mengen von Antigen bzw. Antikörper. Darüber hinaus kann man auf diesem Wege den topischen Nachweis der Antigen-Antikörper-Reaktion, z.B. im Gewebe, führen. Für die Bakteriologie ergibt sich die Möglichkeit der Erkennung bzw. Identifizierung von Keimen mittels bekannter markierter Sera, wobei schon geringe Mengen der Organismen ausreichend sind und eine Vermehrungsfähigkeit nicht mehr bestehen muß. Umgekehrt lassen sich unter Verwendung bekannter Testorganismen Patientenseren auf einen etwaigen Gehalt an homologen Antikörpern prüfen. Auch in der Parasitologie werden heute fluoreszenzserologische Verfahren mit Erfolg angewandt. Ein besonders weites Arbeitsgebiet hat sich dieser Technik in der Virologie geöffnet durch die hier oft besonders augenfällige Vereinfachung und Verkürzung der Nachweisverfahren, durch die Möglichkeit des Nachweises und der Lokalisation von Virusantigenen in Stadien, in denen noch keine infektiösen Viruspartikel vorhanden sind etc.

Im wesentlichen werden die beiden folgenden Verfahren angewandt:

1. *Direkte Methode:* Das Antigen wird mit einem bekannten Antiserum zur Reaktion gebracht, wobei die im Serum vorhandenen Antikörper mit einem Fluorochrom markiert sind. Das Verfahren wird in erster Linie zur Feststellung pathogener Keime im Untersuchungsmaterial (z.B. Stuhl auf Dyspepsiecolibakt., s. S. 102, Urethralabstriche auf Gonokokken usw.) angewandt.
2. *Indirekte Methode:* Das Antigen wird mit einem bekannten Antiserum zusammengebracht, wobei die im Serum enthaltenen Antikörper jedoch nicht markiert sind. Die zunächst nicht sichtbare Bindung wird dadurch angezeigt, daß man in einem weiteren Schritt dem Präparat ein Serum hinzufügt, das markierte Antikörper gegen die Globuline der Tierart enthält, die zur Erzeugung des ersten Serums verwendet wurde. Hierbei macht man – analog zum Coombs-Test – von der Tatsache Gebrauch, daß es sich bei den Antikörpern um Globuline handelt, gegen die in einer anderen Tierart nach Injektion ein Antiglobulin gebildet wird. Da es bei diesem Verfahren zu einer Zusammenlagerung dreier Schichten kommt, wird es auch als Sandwich-Methode bezeichnet. Die indirekte Methode wird nicht nur zur Feststellung von Antigenen mittels bekannter Antisera, sondern vor allem auch zur Untersuchung von Patientenseren mittels bekannter Antigene (z.B. beim FTA-Test auf Syphilis, S. 468) angewandt.

In ähnlicher Form kann die Immunofluoreszenz u.a. auch zur Komplementfärbung herangezogen werden. In diesem Fall wird mit einem markierten Antikomplement gearbeitet, d.h. einem Serum, das Antikörper gegen Komplement enthält (Komplement kann auch als Antigen wirken; so lassen sich z.B. gegen das gewöhnlich verwendete Meerschweinchenkomplement Antikörper nach Injektion bei einer anderen Tierart erzeugen). Im Prinzip entspricht das Verfahren der indirekten Methode.

Die Spezifität und Konstanz der Ergebnisse bzw. die Empfindlichkeit des Verfahrens hängen weitgehend von der Qualität der markierten Antikörperpräparationen ab. Die Antikörper müssen noch in hoher Verdünnung eine einwandfreie Aktivität zeigen, damit die an sich sehr empfindliche Methode nicht mit Unspezifitätsreaktionen belastet wird, z.B. durch „natürliche“ Antikörper

Prinzip gebräuchlicher Immunofluoreszenzverfahren

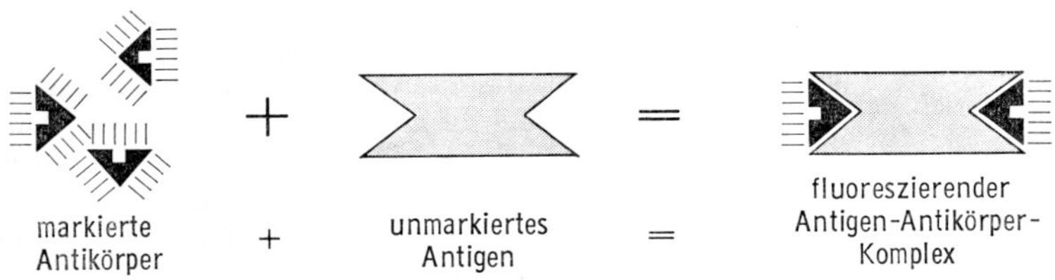

a) Direkte Methode: Reaktion von Antigenen mit markierten, homologen Antikörpern (einstufige Reaktion.)

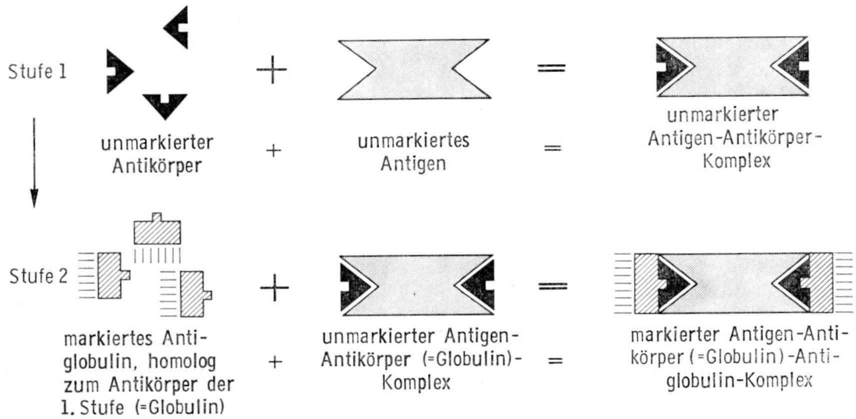

b) Indirekte Methode: Sie verläuft in zwei Stufen. In der ersten Stufe erfolgt eine Reaktion von Antigenen mit unmarkierten, homologen Antikörpern. Das Reaktionsprodukt, der entstandene Antigen-Antikörper-Komplex, wird in einer zweiten Reaktionsstufe erkennbar gemacht durch ein markiertes Antiglobulin, das dem im Antigen-Antikörper-Komplex enthaltenen Antikörper (Globulin) homolog ist.

in den gewöhnlich verwendeten Kaninchenseren. Die Reproduzierbarkeit der Ergebnisse steht einerseits in Beziehung zur Qualität der markierten Globuline, andererseits hängt sie von der Erfahrung des Untersuchers ab. Ein grundsätzlicher Vorteil der fluoreszenzimmunologischen Verfahren, der insbesondere bei der direkten Methode sichtbar ist, liegt in der kurzen Zeitdauer bis zum Vorliegen des Untersuchungsergebnisses.

Herstellung markierter Antisera (sog. Konjugate)

Als Fluorochrom wird heute überwiegend Fluoresceinisothiocyanat (FITC) verwendet, das eine grünliche Fluoreszenz ergibt. Als weiterer Farbstoff kommt Rhodamin B, ein orange-roter Farbstoff (angewandt meist als Sulfochlorid, sonst als Isocyanat), in Betracht, und zwar vor allem dann, wenn im gleichen Präparat zwei Antigene mit zwei verschiedenen Antikörpern nachgewiesen werden sollen oder wenn eine hellgrüne Eigenfluoreszenz bei Objekten besteht.

Die markierten Antiseren, vor allem markiertes Antiglobulinserum, wie es bei der indirekten Methode gebraucht wird, sind im Handel erhältlich, z. B. von den Behringwerken, von Difco, von Travenol International, München (deutsche Hyland-Vertretung) etc.

Zur Eigenherstellung wird auf die eingehende Darstellung von Voss u. Mitarb. (Zbl. Bakt. I. Orig. 203 [1967] 249) verwiesen. Labors mit geringeren apparativen Möglichkeiten können auch bei dem im folgenden beschriebenen Vorgehen zufriedenstellende Ergebnisse erzielen.

Der Antikörper wird entweder im Vollserum oder in der gereinigten Gammaglobulinfraktion markiert, wobei auch alle übrigen Proteine mit dem Farbstoff beladen (konjugiert) werden. Es empfiehlt sich, hochgereinigte Farbstoffqualitäten zu verwenden (Isomer I); diese sind zwar wesentlich teuerer, ihre Benutzung setzt jedoch die Wahrscheinlichkeit unspezifisch positiver Reaktionen des konjugierten Serums mit dem Antigen deutlich herab.

1. Serum bzw. Serumfraktion sterilfiltrieren.
2. Eiweißgehalt ermitteln (Biuret-Methode o. dgl.).
3. Flüssigkeitsvolumen berechnen, das notwendig ist für eine Verdünnung auf 10 mg Eiweiß pro ml. Von diesem Volumen nun 10% der Gesamtmenge (Eiweißlösung plus Verdünnungsflüssigkeit) rechnerisch abziehen und entsprechend der so berechneten Menge sterile physiol. NaCl-Lösung zugeben.
4. Die verbleibenden 10% des Gesamtvolumens mit 0,5 m Karbonat-Bikarbonatpuffer, pH 9,5 [1], auffüllen.

Beispiel für Punkt 2–4: 10 ml Serum, Eiweißgehalt 75 mg/ml, zu verdünnen auf 75 ml. Zugabe von 75 — 7,5 — 10 = 57,5 ml physiol. NaCl-Lösung, danach 7,5 ml Karbonatpuffer (der Puffer darf nicht in die unverdünnte Eiweißlösung gegeben werden).

5. Gepufferte Eiweißlösung mit einem Rührstäbchen versehen und auf einem Magnetrührer aufstellen.
   Benötigte Farbstoffmenge (0,01 mg FITC pro mg Protein) in ungelöstem Zustand in die Eiweißlösung schütten und während mehrerer Stunden bei 4° C unter mäßig schnellem Rühren lösen (Schaumbildung vermeiden!).
6. Trennung von Konjugat (Protein plus FITC) und „überschüssigem", d. h. nicht konjugiertem Farbstoff durchführen mittels Dialyse gegen gepufferte NaCl-Lösung (0,01 m Phosphatpuffer, pH 7,4, herstellen, 0,85% NaCl zufügen) bei Kühlschranktemperatur. Unter UV-Licht auf freien Farbstoff im Puffer prüfen. Bis zur endgültigen Entfernung des FITC braucht man bei täglich zweimaligem Wechsel des Puffers (50- bis 100faches Volumen des Dialysiergutes) etwa 7 Tage.

Wesentlich schneller erfolgt die Reinigung über Sephadex (G 50 oder 25) in gepufferter NaCl-Lsg., pH 7,4. Eine Säule von 20 cm Länge und 2 cm Durchmesser kann mit etwa 7 ml Konjugat beschickt werden. Zur Angleichung des pH im Konjugat empfiehlt sich vorhergehend eine einmalige Dialyse gegen gepufferte NaCl-Lösung, pH 7,4.
Das markierte Serum wird sterilfiltriert und für längere Aufbewahrung eingefroren. Ein Zusatz von Merthiolat oder Azid stört nicht, er darf jedoch nicht vor der Markierung erfolgen.

[1] Herstellung (frisch abgekochtes Aqua dest. verwenden!): 1 Teil Lösung A (5,3 g Na_2CO_3 + 100 ml Aqua dest.) mit 9 Teilen Lösung B (4,2 g $NaHCO_3$ + 100 ml Aqua dest.) mischen, pH-Wert messen (pH-Meter mit alkalifester Elektrode; sonst mit geeignetem Indikatorpapier). Je nach festgestelltem Wert ist der Puffer mit einer der beiden Lösungen zu korrigieren. Aufbewahren in dicht verschlossener Flasche im Kühlschrank. Puffer nach einmaliger Öffnung der Flasche neu ansetzen.

Direkte Nachweismethode

Dieses Verfahren hat den Nachteil, daß für jedes Antigen ein eigenes markiertes Antiserum notwendig ist. Der Vorteil der Methode liegt in der einfachen Durchführbarkeit.

Versuchsdurchführung (unter Mitführung nicht gefärbter, lediglich fixierter Präparate zur Prüfung der Eigenfluoreszenz):

1. In üblicher Weise auf 1,0–1,1 mm dicken Objektträgern hergestellte Ausstrich- oder Tupfpräparate mittels Hitze, Aethyl- oder Methylalkohol etc. fixieren. Die Wahl der Fixationsmethode für die einzelnen Antigene ist von großer Wichtigkeit; virushaltige Präparate werden am besten in absolutem Alkohol oder Azeton bei —70° C, z.B. in einer Kältemischung aus Azeton oder Methylalkohol und festem CO_2, fixiert;
2. Präparate in Pufferlösung (Zusammensetzung s. S. 500) waschen, dann staubgeschützt bei Zimmertemperatur oder im Brutschrank bzw. vorsichtig mit Filtrierpapier trocknen;
3. Präparate mit markiertem Antiserum, dessen zweckmäßige Verdünnung durch Vorversuche festzustellen ist, bedecken und in feuchter Kammer (gewöhnlich 20–60 min bei 37° C) inkubieren;
4. Präparate unter Schrägstellung auf Filtrierpapier abtropfen lassen, mit Pufferlösung abspritzen und mit wiederholt zu erneuernder

Pufferlösung in Küvette etwa 15–20 min waschen, anschließend mit Schmalseite schräg auf Filtrierpapier stellen, bis sie nahezu (nicht ganz) trocken sind;

5. Präparate mit Deckglas 18×18 und gepuffertem 90%igem Glyzerin (9 T. Glyzerin, 1 T. Pufferlösung, pH 7,6–7,8) blasenfrei und unter Vermeidung jeden Druckes abdecken.

Indirekte Methode (Sandwich-Methode)

Das Verfahren ist komplizierter, es erfordert mehrere Kontrollen. Die Vorteile liegen in der erhöhten Empfindlichkeit und vor allem in der Möglichkeit, mit einem einzigen markierten Antiglobulinserum alle Antikörper zu binden, die von der Tierspecies stammen, von der das in der Primärreaktion verwendete Serum gewonnen wurde.

Beispiel: Wurden die gegen das gesuchte Antigen gerichteten Antikörper, wie meist üblich, durch Immunisierung von Kaninchen gewonnen, so wird eine andere Tierart, z.B. Ziege, mit Gammaglobulin vom Kaninchen behandelt. Das dabei entstehende Anti-Kaninchenglobulin-Serum der Ziege dient nach entsprechender Konjugation mit Fluorochrom als markiertes Antiglobulinserum.

1. Präparate fixieren, waschen und trocknen, wie für die direkte Methode beschrieben;
2. Präparate gleichzeitig mit einem Kontrollpräparat von bekanntem Antigengehalt (positive Kontrolle) mit unmarkiertem, unverdünntem Antiserum überschichten;
3. Kontrollpräparat von bekanntem Antigengehalt mit unmarkiertem Normal- oder heterologem Immunserum bedecken (negative Kontrolle);
4. Alle Präparate bei 37°C in feuchter Kammer 20–60 min inkubieren;
5. Präparate waschen und trocknen, wie bei direkter Methode, Punkt 4, beschrieben;
6. Präparate mit markiertem Antiglobulinserum (Tierspezifität beachten!) überschichten;
7. Präparate inkubieren, waschen, trocknen und einbetten, wie bei direkter Methode unter den Punkten 3., 4. und 5. beschrieben.

Soll mittels eines bekannten Antigens ein unbekannter Antikörper nachgewiesen werden, so werden mindestens drei, das bekannte Antigen enthaltende Präparate hergestellt, fixiert, gewaschen, getrocknet und je eines davon mit dem fraglichen Serum bzw. mit einem sicher homologen und einem sicher negativen Serum (positive und negative Kontrolle) beschichtet, dann weiterbehandelt, wie für den Antigennachweis beschrieben. Diese Untersuchung ist auch quantitativ möglich durch Ausführung der Reaktion mit steigenden Serumverdünnungen.

Analog wird die Reaktion bei Bestimmung einer Bindung von Komplement angesetzt unter Verwendung entsprechenden Antikomplementes. Zur Anwendung des Verfahrens beim Nachweis der Komplementbindung an Virusantikörper in der Gewebekultur s. Müller u. Klein: Dtsch. med. Wschr. 84 (1959) 2195.

Praktische Hinweise zur fluoreszenzserologischen Technik

Konzentration der Mikroorganismen: Die gesuchten bzw. für den Test verwendeten Erreger müssen in geeigneter Menge vorhanden sein. Gegebenenfalls ist bei der serologischen Bestimmung von Mikroorganismen eine Anreicherung durch Zentrifugieren bzw. eine Verminderung durch Verdünnen des Untersuchungsmaterials vorzunehmen. Bei der Bestimmung von Antikörpern im Serum ist auf die richtige Einstellung der Erregerdichte (gemäß den Anweisungen für die Testpackungen bzw. gemäß dem Ergebnis von Vorversuchen) zu achten.

Bei abgestorbenen oder in Auflösung begriffenen Keimen kann die Fluoreszenz vermindert sein.

Konjugat: Zur Vermeidung unspezifischer Hintergrundfluoreszenz sollte das Konjugat in der höchsten Verdünnung, die noch eine optimale Fluoreszenz ergibt, verwendet werden (Bestimmung der Gebrauchsverdünnung im Vorversuch). Eine weitere Fehlerquelle besteht in der Anwesenheit gewisser Schwermetall-Ionen, die evtl. bei der Fixierung von Präparaten verwendet werden (z.B. OsO_4); hierdurch kann es zur Löschung der Fluoreszenz kommen. Auch Hämoglobin kann stören (keine hämolytischen Sera verwenden!). Stets ist auch die Möglichkeit von Autofluoreszenz des zu prüfenden Materials in Betracht zu ziehen; besonders Leukozyten und Histiozyten neigen zu unspezifischer Fluoreszenz. Weiter sind mögliche Kreuzreaktionen (z.B. bei Enterobacteriaceae oder zwischen Neisseria meningitidis und Neisseria gonorrhoeae) zu berücksichtigen.

Unspezifische Färbungen können bedingt sein durch unbekannte Antikörper im Serum (es entstehen unerwünschte spezifische Färbungen) oder durch heterologe Antigenität von Material bzw. Wirkung elektrostatischer Kräfte zwischen Präparat und Konjugat. Die Beseitigung kann durch Absorption mit Organpulver oder -homogenat versucht werden. Allgemein gilt, daß möglichst nur die den Antikörper enthaltenden Fraktionen des Gesamtserums für die Färbung verwendet, daß also möglichst wenig Protein (das ggf. unspezifisch reagieren kann) auf das Präparat gebracht werden sollte.

Herstellung der Präparate: Nur einwandfrei gereinigte und durch Waschen in Alkohol oder Azeton von Fettstoffen befreite sowie wiederholt in Aqua dest. nachgespülte Objektträger benutzen. Überfixieren der Präparate (insbesondere durch Hitze) vermeiden; bei Verwendung von Alkohol oder Azeton nicht mehr als 25 Objektträger pro 200 ml Flüssigkeit fixieren. Während des gesamten Färbevorganges muß durch Verwendung feuchter Kammern das Austrocknen der Präparate vermieden werden, da sonst unspezifische Färbungen auftreten können. Wichtig ist ein ausreichendes Abspülen der Präparate mit Puffer zur völligen Entfernung alles überschüssigen, d.h. ungebundenen Konjugates. Der pH des Puffers (7,4) ist von Zeit zu Zeit zu kontrollieren. Ebenso soll die Einbettungsflüssigkeit gelegentlich auf richtigen pH geprüft werden.

Kontrollen: Stets sind positive und negative Kontrollen gemäß den einschlägigen Testanweisungen mitzuführen.

Mikroskopische Prüfung

Auf exakte Zentrierung der Fluoreszenzlichtquelle ist (zur Vermeidung von Verlust an Strahlungsenergie) zu achten. Gefärbte Präparate werden am besten sofort nach ihrer Herstellung untersucht; ansonsten können sie 1-2 Stunden bei Zimmertemperatur gelagert werden. Längere Lagerung ungefärbter Präparate und gefärbter Kontrollen soll bei einer Temperatur unter 0°C erfolgen.
Werden gefärbte Präparate dem Licht ausgesetzt, so geht die Fluoreszenz ganz oder teilweise verloren. Längere Einwirkung von UV-Licht im Blickfeld des Mikroskops führt zum Verblassen der Fluoreszenz. In diesem Fall sind für die weitere Untersuchung andere Stellen des Präparates durchzumustern.

Als Erregerfilter werden bei Verwendung des Quecksilber-Höchstdruckbrenners HBO 200 hauptsächlich die Filter BG 12 und UG 1 benutzt, deren Transmissionsspektren sich weitgehend mit den Emissionsmaxima dieser Lampe decken (435 bzw. 365 mμ) und damit dem Wellenbereich entsprechen, der für die Anregung der gewöhnlich verwendeten Fluorochrome erforderlich ist. Wie bereits zu Beginn dieses Kapitels erwähnt, läßt sich bei Verwendung des meist als Fluorochrom benutzten FITC eine stärkere Anregungsenergie mit der Halogen-Kurzbogenlampe CSI 250 W erzielen, wenn gleichzeitig ein speziell für die FITC-Anregung geeignetes Interferenzfilter benutzt wird (z.B. das Filter KP 500 von Zeiß, das wegen eines im Rot bestehenden Nebendurchlaßbereiches ggf. durch ein weiteres Interferenzfilter KP 630 zu ergänzen ist). Für Leitz-Mikroskope gilt die Erregerfilterkombination KP 490 + 4 mm BG 38 bei Verwendung der Halogenglühlampe 12 V 100 W zur Durchlicht-Anregung bei FITC-Fluoreszenz als empfehlenswert.

Die Leistung der Brenner läßt mit zunehmender Betriebszeit nach. Die Brenndauer sollte laufend aufgeschrieben, bei der Lampe HBO 200 eine Gesamtbetriebszeit von 200 Stunden möglichst nicht überschritten werden wegen einer gewissen, bei Alterung eintretenden Explosionsgefahr. Bei CSI-Lampen kann mit einer durchschnittlich doppelt so langen Betriebszeit gerechnet werden. Für fluoreszenzserologische Zwecke sind die Brenner allerdings gewöhnlich schon nach einer kürzeren Verwendungsdauer nicht mehr brauchbar, wohl dann aber noch für anderweitige fluoreszenzmikroskopische Untersuchungen (z.B. für die Mikroskopie von Auramin-Präparaten in der TbB.-Diagnostik).

Die Emissionsgipfel von FITC bzw. Rhodamin B liegen bei 525 bzw. 595 mμ. Dementsprechend werden vielfach die Filter 50 oder 53 (Zeiß), welche Licht unter 450 bzw. 500 mμ zurückhalten und für Licht ab etwa 500 mμ Wellenlänge eine mehr als 90%ige Transmission aufweisen, als Sperrfilter benutzt. Leitz empfiehlt für die oben beschriebene Erregerfilterkombination bei Verwendung der Halogenglühlampe 12 V 100 W die Filter K 510 oder S 525 als Sperrfilter.

Die Präparate werden auf Zahl, Morphologie und Leuchtkraft fluoreszierender Organismen bzw. sonstiger Bestandteile geprüft und mit Kontrollpräparaten verglichen. Eine Vorprüfung unter Hellfeld- bzw. Phasenkontrastbeleuchtung (Zahl und Art der Strukturen) ist oft zweckmäßig.

Technisches Vorgehen: [1]

1. Zentrieren der Leuchte: Leuchtfeldblende schließen – Filter aus dem Strahlengang nehmen – Leuchte einschalten – Auf Lichtaustritt (Leuchtfeldblende) ein Blatt Papier auflegen: es scheint der abgebildete Lichtbogen der Lampe durch – Nach Lösen der Fixierungsschrauben der Lampenfassung und unter Betätigen der Justierschrauben den Lichtbogen so einstellen, daß er sich in der Mitte der Lichtaustrittsöffnung befindet.

2. Weiteres Vorgehen: Einen Tropfen fluoreszenzfreies Immersionsöl auf die Frontlinse des gering abgesenkten Dunkelfeldkondensors aufbringen;

schwaches Objektiv einschwenken (z.B. 10fach);

Erregerfilter in den Strahlengang bringen (z.B. KP 500, sonst BG 12 o. dgl.; das Sperrfilter braucht zunächst nicht eingelegt zu werden);

Präparat auflegen;

Kondensor langsam heben, bis ein luftblasenfreier Flüssigkeitskontakt mit der Präparatunterseite hergestellt ist. Man beobachtet dabei mit bloßem Auge und fokussiert so, daß die kleine, im Präparat hell aufleuchtende Fläche auf einen kleinen, maximal hellen Punkt zusammenschmilzt. Bei Beobachtung durch das Okular sieht man, wie sich beim Absenken des Kondensors die zunächst breitere, unscharf begrenzte Lichtscheibe zusammenzieht und eine scharfe Begrenzung annimmt. Dies ist der richtige Einstellungspunkt. Bei optimaler Kondensoreinstellung erscheint die beleuchtete Stelle in der Mitte des Sehfeldes (nach entsprechender Zentrierung des Kondensors) weitgehend gleichmäßig (bei weiterer Absenkung des Kondensors wird der Lichtfleck wieder unscharf begrenzt und breiter);

Beobachtungsobjektiv einschalten. Die auf schwarzem Grund sichtbare Leuchterscheinung läßt sich nun durch Fokussierung mittels Grobtrieb in einzelne leuchtende Punkte bzw. Strukturen auflösen, d.h. scharfstellen;

[1] Die folgenden Ausführungen gelten in gleicher Weise für die mikroskopische Untersuchung auramingefärbter Präparate.

wird zu einem Immersionsobjektiv übergegangen, so ist vor dessen Einschwenken etwas Öl auf das Präparat zu geben. Man benutzt Immersionsobjektive mit Irisblende, mittels deren die Objektiv-Apertur soweit reduziert werden kann, daß ein dunkler Untergrund resultiert. Die Objektivblende soll nur so weit wie eben nötig verengt werden, da durch die Minderung der Apertur das Auflösungsvermögen herabgesetzt wird;

Sperrfilter in den Strahlengang bringen;

mikroskopieren. Bei jedem Präparat soll die Höhenstellung des Kondensors neu geprüft werden (unrichtige Höhenstellung ergibt verschlechterte Fluoreszenz).

Pufferlösung, pH 7,4 (nach Coons):

Lösung A:

NaCl	8,77 g
$Na_2HPO_4 \cdot 2\,H_2O$	1,78 g
Aqua dest.	ad 1000,00 ml

Lösung B:

NaCl	8,77 g
KH_2PO_4	1,36 g
Aqua dest.	ad 1000,00 ml

Zur Herstellung der Pufferlösung 9 Teile A + 1 Teil B mischen (= pH 7,4).

Literatur:

Cherry, W.B., u. Mitarb.: Fluorescent Antibody Techniques. United States Printing Office, Washington 1960.

Coons, A.H.: Ann. Rev. Microbiol. 8 (1954) 333.

Coons, A.H.: Immunofluorescence. Pub. Hlth. Rep. (Wash.), 75 (1960) 937.

Liu, C.: Erg. Mikrobiol. Immun. Forschg. 33 (1960) 242.

Nairn, R.C.: Fluorescent Protein Tracing. Livingstone, Edinburgh and London 1962.

Poetschke, G.: Ärztl. Lab. 10 (1964) 353.

Wagner, M.: Fluoreszierende Antikörper und ihre Anwendung in der Mikrobiologie. VEB G. Fischer, Jena 1967.

Allgemeine Laboratoriumsmethoden

Sterilisation – Desinfektion

Die Sterilisation hat die Abtötung aller in und an einem Material vorhandenen Organismen, d.h. völlige Keimfreiheit, zum Ziel, im Gegensatz zur Desinfektion, die lediglich die Beseitigung der Infektiosität bezweckt, also die Eliminierung der pathogenen Keime erstrebt. Die für die Züchtung von Mikroben benötigten Materialien müssen vor der Verwendung in der Regel keimfrei gemacht (= sterilisiert) werden, da mikrobielle Verunreinigungen die Diagnostik erschweren und zu Täuschungen führen können.

Physikalische Verfahren

Die physikalischen Sterilisationsverfahren beruhen praktisch auf der Anwendung trockener oder feuchter Hitze. Während bei feuchter Hitze (gespannter und gesättigter Wasserdampf, s.u.) auch hochresistente Sporen gewöhnlich in 15–30 min bei 121°C abgetötet werden, wird bei trockener Hitze in der Regel eine Temperatur von 160°C während 60 min für denselben Zweck benötigt. Hohe Temperatur hat dabei in kürzerer Zeit denselben Effekt wie niedrigere Temperatur bei längerer Exposition des Sterilisiergutes. Für Laborzwecke gilt gewöhnlich eine Einwirkungszeit von 10–12 min feuchter Hitze von 121°C als ausreichend, zumindest, was resistente pathogene Sporenbildner betrifft. Die entsprechenden Zahlen liegen für trockene Hitze bei 1 Std./160°C bzw. 30 min/180°C. Wichtig ist, daß diese Zeiten die reine Sterilisierzeit bedeuten, daß also die Aufheizzeit bis zum Erreichen der Sterilisationstemperatur hierin nicht eingeschlossen ist, desgleichen nicht die Abkühlzeit. Die notwendige Temperatur muß also während der ganzen Sterilisierzeit bestehen.

Erwähnt sei, daß gewisse thermophile Sporenbildner bei den genannten Sterilisierzeiten und -temperaturen nicht mit Sicherheit abgetötet werden. Da sie sich aber unter 40°C nicht vermehren, stören sie bei den üblichen Laboruntersuchungen gewöhnlich nicht.

Weitere Faktoren, die das Sterilisationsergebnis beeinflussen, sind außer der Thermoresistenz der Keime die Zahl der vorhandenen Organismen und das Milieu, in dem sie sich befinden. Höhere Konzentrationen von Keimen erfordern stärkere bzw. längere Temperatureinwirkung, gewisse organische Stoffe (Eiweiße, Zucker, Fette etc.) üben eine Schutzwirkung auf die Keime aus; deshalb ist es wichtig, die zu sterilisierenden Gegenstände einer vorherigen gründlichen Reinigung zu unterziehen.

Ausglühen, Abflammen und Abbrennen von Instrumenten

(Bei kleinen, temperaturunempfindlichen Gegenständen).

Platinnadeln und -ösen: Vor und nach Gebrauch in ganzer Länge ausglühen. Vor und nach tiefem Eingehen in die Kulturröhrchen auch den entsprechenden Teil des Halters abflammen. Bei Haftung größerer Mengen von Material an der Öse: Um das Abspringen ungenügend erhitzter Teilchen von der Öse zu verhindern, soll man sie bis zur vollständigen Verkohlung der infektiösen Partikel in den nichtbrennenden Kegel der Flamme halten und dann erst intensiv ausglühen. Zweckmäßig ist die Abshagen-Glocke (Bezugsquelle: Fa. Heinse, Würzburg, Koellikerstr.) oder der Metalltrichter nach Gintscheff, Abb. 174, zum Auffangen abspringender Materialteilchen.

Erhitzen der Oberfläche ohne Ausglühen: Z.B. bei Glasstäbchen und -kapillaren, Objektträgern, Deckgläschen, Pinzettenspitzen, Skalpellen. Ränder geöffneter Reagenzgläser etc. werden durch Drehen über der Bunsenflamme von restlicher Watte etc. durch Absengen befreit.

Abflammen kleiner Gegenstände durch Eintauchen in Spiritus und Abbrennen der Flüssigkeit erreicht oft nicht die für eine Sterilisierung ausreichende Temperatureinwirkung.

Trockene Hitze

(In geeigneten, auf die gewünschte Temperatur eingestellten Heißluftsterilisatoren).

Größere Geräte sollten mit einem Gebläse versehen sein, das durch Umwälzen der erhitzten Luft deren gleichmäßige Verteilung im Sterilisationsraum gewährleistet. Die Beschickung darf nicht zu dicht gewählt werden, damit die Heißluft an den zu sterilisierenden Gegenständen vorbeistreichen und sie gleichmäßig erwärmen kann. Verstärkte Beladung erfordert verlängerte Temperatureinwirkungszeit und bringt das Risiko unregelmäßiger Sterilisationsleistung mit sich. Die Erhitzungszeit sollte mindestens 30 min bei 180° oder 1–2 Std. bei 160° C betragen (ohne Berücksichtigung der Aufheiz- und Abkühlzeit s.o.). Das Sterilisationsgut ist vorher, zur Vermeidung von Beschädigung (Glasbruch), zu trocknen. Heißluftsterilisation ist geeignet für die meisten Gegenstände aus Metall und Glas.

Die Methode ist auch zweckmäßig für hitzeunempfindliche Pulver, Fette, Öle, die für feuchte Luft undurchdringlich sind. Sie sind in kleinen Mengen und dünnen Lagen (Einzelportionen nicht über 10 g schwer und 0,5 cm dick) zu sterilisieren, gewöhnlich 1 Std. bei 180°C. Reagenzgläser und Flaschen erhalten vorher einen Verschluß durch Wattestopfen, Kappen oder Schraubdeckel (mit Dichtungsring aus Silikongummi). Deckel mit Dichtung aus einfachem Gummi müssen mit feuchter Hitze sterilisiert werden. Heißluftgeräte sollen frühestens 2 Std. nach Abschluß der Sterilisation geöffnet werden (sonst Risiko des Glasbruches!).

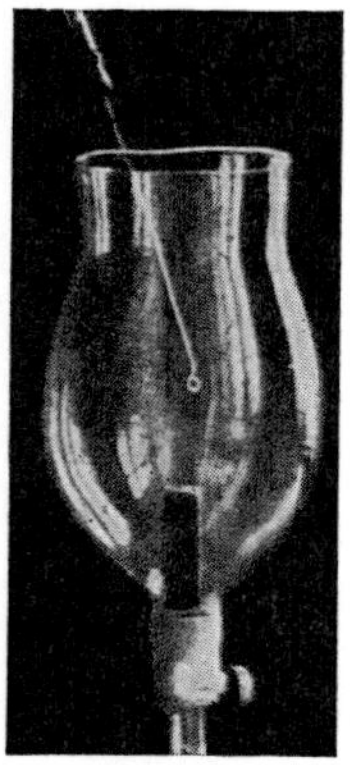

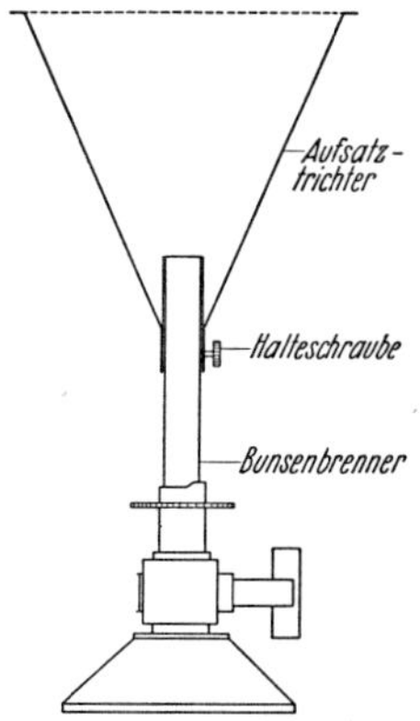

Abb. 174: Schutzglocken zum Bunsenbrenner. Links: Nach ABSHAGEN. Rechts: Nach GINTSCHEFF.

Feuchte Hitze

Sie wird zur Entkeimung verwendet bei Material, das die trockene Hitze nicht verträgt und insbesondere bei Flüssigkeiten (Nährböden!), die sonst verdunsten oder einen Verlust an Wasser erleiden würden. Die Erhitzung der Gegenstände tritt bei gesättigtem Dampf rascher ein, da sich dieser an der zunächst kalten Oberfläche kondensiert und seine Wärme direkt überträgt; der dabei entstehende Unterdruck führt durch Saugwirkung rasch zu neuer Dampfzuleitung an das Material. Durch die Befeuchtung infolge der Kondensation werden gleichzeitig die günstigen Bedingungen der Erhitzung im feuchten Milieu geschaffen.

a) Temperaturen unter 100°C: Gelegentlich verwendet zur Entkeimung von Serum und anderen Substanzen, deren Eiweiß bei höherer Temperatur koagulieren würde (z.B. Erhitzung bei 56° C an mehreren aufeinanderfolgenden Tagen); das Verfahren kann versagen bei Vorhandensein resistenter Sporen.

b) Kochen bei etwa 100°C tötet innerhalb 5–10 min alle nichtsporenbildenden Keime und einen Teil der Sporenbildner ab. Von Bedeutung ist beim Auskochen von Gegenständen der pH-Wert der Suspensionsflüssigkeit: Im neutralen Bereich liegt die Thermoresistenz am höchsten, Säuerung oder Alkalisierung verringert sie. So erzielt man denselben Effekt bei Kochen im Wasser mit 2% Nakarbonat während 10 min wie in reinem Wasser während einer Stunde und länger. Das ist auch der Fall bei Zugabe von Desinfizienzien; die Temperatureinwirkungszeit kann dadurch erheblich gesenkt werden.

c) Strömender Dampf bei etwa 100° C wird vielfach verwendet bei der Nährbodenherstellung, soweit Medien durch die sicherere Entkeimung bei gespanntem Dampf (s.u.) geschädigt oder zerstört werden (gewisse Zucker, Gelatine etc.). Für die Praxis reicht eine Einwirkung von 90 min meistens für einen genügenden Sterilisationseffekt aus, wenngleich die Sporen gewisser thermo- und mesophiler Keime hierbei überleben können.

Fraktionierte Erhitzung (Tyndallisierung) an 2–3 aufeinanderfolgenden Tagen ist eine sicherere Methode, die allerdings die Sterilisation unter gespanntem Dampf an Zuverlässigkeit nicht erreicht. Durch die erste Erhitzung werden die vegetativen Formen abgetötet; läßt man das Sterilisiergut bis zum folgenden Tag bei Zimmer- oder Brutschranktemperatur stehen, so keimen noch vorhandene Sporen zu vegetativen Formen aus; diese gehen bei erneuter Erhitzung zugrunde, bevor sie selbst Sporen gebildet haben. Eine dritte Erhitzung am folgenden Tag erfaßt verzögert auskeimende Arten. Für die üblichen Laborzwecke reicht eine Erhitzung an zwei aufeinanderfolgenden Tagen praktisch stets aus, soferne die erforderlichen Einwirkungszeiten eingehalten werden.

Einwirkungszeiten: Die Erhitzung geht je nach Größe und Art des Sterilisiergutes bzw. Menge der Nährböden oder Flüssigkeiten unterschiedlich rasch vor sich. Bei Mengen bis zu 100 ml wird die Temperatur des einwirkenden Dampfes nach etwa 15 min, bei Mengen von etwa 500 ml nach etwa 30 min, bei Mengen von mehreren Litern nach etwa 45 min erreicht. Die für Tyndallisierung angegebenen Erhitzungszeiten schließen die Aufheizzeiten mit ein. Für in Röhrchen abgefüllte, kleine Flüssigkeitsmengen betragen sie in der Regel 15–30 min, für größere Mengen entsprechend längere Zeit.

Geräte: KOCHscher Dampftopf mit frei strömendem Dampf oder Geräte mit Dampfkondensation (wobei der entweichende Wasserdampf verdichtet oder abgekühlt und das entstehende Kondenswasser in das Gerät zurückgeleitet wird). Die Geräte bestehen im Prinzip aus einem zylindrischen Gefäß, in dessen unterem Teil sich Wasser befindet, das elektrisch, durch Gas oder durch Dampf erhitzt wird. Das zu sterilisierende Material liegt auf einem perforierten, oberhalb des Wasserspiegels angebrachten Zwischenboden, durch dessen Löcher der Dampf nach oben steigt.

d) Gespannter Dampf bei Temperaturen bis zu 134°C unter Benützung von Autoklaven (Dampfdruckkesseln) gewährleistet die höchste Sicherheit hinsichtlich Sterilität des behandelten Materials; gleichzeitig ergibt sich eine Abkürzung der Hitzeeinwirkungszeit. Entscheidend für die Zuverlässigkeit des Entkeimungsprozesses sind folgende Faktoren:

Austreibung der im Sterilisiergut vorhandenen Luft, da diese durch Vermischung mit dem Dampf zu einer Abkühlung führt, das Eindringen des Dampfes in das Sterilisiergut verhindert und wegen der erhöhten Dichte im unteren Teil des Gerätes eine Schicht mit erniedrigter Temperatur bilden kann, so daß das unten gelagerte Gut keiner ausreichenden Erhitzung ausgesetzt ist.

Verwendung trockenen, d. h. nicht mit Flüssigkeitströpfchen durchsetzten, gesättigten Dampfes, der durch seinen Wärmegehalt, durch das am (kühleren) Sterilisiergut entstehende Kondensat und durch die hierbei infolge Volumenverkleinerung entstehende Saugwirkung die erforderlichen Voraussetzungen der Keimabtötung schafft.

Die Austreibung der Luft geschieht bei kleineren Geräten dadurch, daß das Auslaßventil erst geschlossen wird, wenn eine gewisse Zeit Dampf ausgeströmt ist und ein dort angebrachtes Thermometer etwa 100°C zeigt. Größere Geräte sind in der Regel mit Vorrichtungen zum Absaugen der Luft ausgestattet. Mehrfacher Wechsel zwischen Evakuierung und Dampf-Einführung bewirkt besonders gründliche Beseitigung der Residualluft.

Ist das Sterilisiergut auf die Dampftemperatur (die mit dem bestehenden Druck korreliert ist) aufgeheizt, so beträgt die Zeitspanne bis zur Entkeimung (unter Einschluß eines Sicherheitszuschlages von 50%):

bei 134°C (2,1 atü): 3 min
bei 121°C (1,0 atü): 18 min
bei 115°C (0,7 atü): 45 min.

Die Beziehungen zwischen Druck und Temperatur sind auf S. 506 ersichtlich (nur nach ausreichender Entfernung der Luft aus der Druckkammer gültig!).
Die Vertreibung der Luft aus dicht abgeschlossenen Gefäßen ist nicht möglich, aber auch nicht erforderlich, sofern sie eine gewisse Menge Flüssigkeit enthalten, da diese so weit in Dampf übergeht, daß die Bedingungen der Dampfdrucksterilisation erfüllt sind. Leere, luftdicht verschlossene Flaschen werden deshalb zur Sterilisation mit einigen ml physiol. NaCl-Lösung beschickt.

Geräte: Dampfdrucksterilisatoren (Autoklaven) in verschiedensten (bis zu vollautomatisierten) Ausführungen. Der gewünschte Dampfdruck wird durch ein mittels Gewichten, Federspannung oder anderweitige Einrichtungen gesteuertes Ventil begrenzt, die Abdichtung der Druckkammer erfolgt durch einen Dichtungsring und durch Schrauben etc., die den Deckel anpressen. Zur regelmäßigen Ausstattung gehören Luft- bzw. Dampfauslaß- und Sicherheitsventil samt Meßgeräten für Druck und Temperatur. Heizung durch Elektrizität, Gas oder Dampf.

Temperatureinwirkungszeit: Sie beginnt mit Erreichen der gewünschten Sterilisationstemperatur (Gegensatz zum Dampftopf!).

Beachte: Zu frühes Öffnen des Dampfauslaßventils nach abgelaufener Sterilisationszeit vermeiden, da zu rasche Druck-Absenkung zum Überkochen der Flüssigkeiten führen kann. Überladung der Geräte vermeiden, insbesondere wenn keine Möglichkeit der Evakuierung des Sterilisationsraumes vor Beginn der Entkeimung besteht. Hinke-(Ausgleichs-)Zeit zwischen der Dampftemperatur am Dampfauslaßventil und der Temperatur im Inneren des Sterilisiergutes berücksichtigen (bei ungesteuerter Dampfführung bis zu 1 Std.!). Nach der Sterilisation ist der Kontakt feuchten Sterilisiergutes (Papier als Umhüllung, Stoffe etc.) mit unsterilen Gegenständen zu vermeiden (Gefahr des Einwucherns von Bakterien).

Überdruck – Temperaturgrade

Überdruck (atü)	Temperatur (°C)
0,0	100
0,2	105
0,5	110
0,7	115
1,0	121
2,1	134

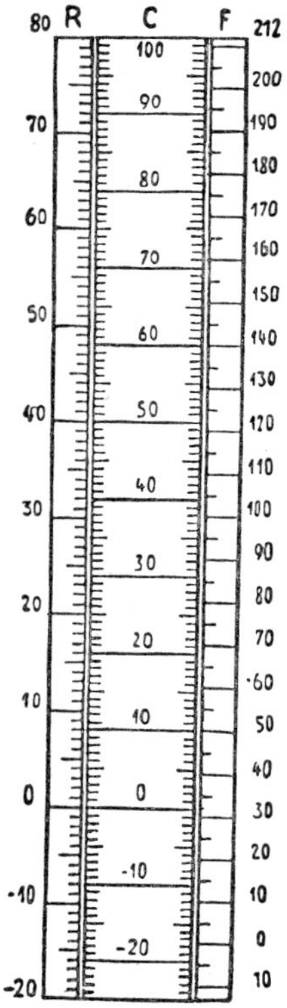

Abb. 175: Thermometer-Skala. Zur Umrechnung von Fahrenheit in Celsius zieht man 32 ab und multipliziert den Rest mit $\frac{5}{9}$.

Kontrolle von Sterilisations- und Desinfektionsgeräten

Die Funktion der Geräte ist laufend und regelmäßig zu überwachen, um unbemerkt auftretende Schäden am Gerät, unsachgemäße Bedienung etc. zu erkennen. Die Kontrolle kann erfolgen:

a) thermoelektrisch: Besonders sicheres und der biologischen Prüfung (s.u.) bei nicht-porösem Gut z.T. überlegenes Verfahren (s. Liebermeister, K.: Zbl. Bakt. I. Orig. 184 [1962] 181), das nach Möglichkeit in Form eines automatischen Kontrollsystems den gesamten Sterilisationsvorgang überwacht und unter zeitlicher Aufzeichnung der Temperatur- und Druckverhältnisse festhält. Die Methode erlaubt eine sofortige Beurteilung, ob der Sterilisierungsvorgang in der erforderlichen Weise abgelaufen ist oder nicht.

b) chemisch: Mittels Indikatoren (Farbstifte, Teststreifen, Flüssigkeiten), die durch Farbumschlag eine bestimmte Hitzeeinwirkung anzeigen. Der Vorteil der Methode liegt ebenfalls in der Möglichkeit der Ablesung unmittelbar nach Ende des Sterilisationsprozesses.

Die Leistung der zunehmend verwendeten, bei 134°C arbeitenden Schnellautoklaven läßt sich mittels Indikatorkärtchen und Klebebändern zuverlässig prüfen, z.B. mit „Hi-Speed-Indikatorkärtchen" (gleichzeitige Kontrolle von Temperatur, Zeit und Feuchtigkeit; Bezugsquelle: Fa. Propper GmbH, Jungingen, Postfach 34). Das AUTOCLAVE-Sterilisationsband (Fa. MMM Company, Düsseldorf, Postfach 5629) ist, im Gegensatz zum Indikatorkärtchen, wasserunempfindlich, zeigt aber den Indikatorumschlag weniger scharf an.

Zur Prüfung von Heißluftsterilisatoren sind u.a. Browne Sterilizer Control Tubes[1] und Sterilisationskontrollbänder (MMM-Company) im Handel, ferner A.T.I.-Heißluftetiketten (Bezugsquelle: BAG Lich/Hessen).

c) biologisch: Mittels thermoresistenter Erdsporen. Hingewiesen wird auf die für einzelne Länder bestehenden detaillierten Vorschriften bezüglich Begutachtung und Prüfung von Dampfdesinfektions- sowie von Dampf- und Heißluftsterili-

[1] Albert Browne Ltd., Chancery Street, Leicester (England).

sationsgeräten. In den angelsächsischen Ländern hat sich die Prüfung mittels Bac. stearothermophilus weitgehend eingebürgert, dessen Sporen bei 12 min Einwirkung von 121°C abgetötet werden:

Stamm auf Nähragar 5–6 Tage bei 55–60°C bebrüten, abschwemmen mit sterilem Wasser, Dichte auf 1 Million Sporen pro ml einstellen, kleine Filtrierpapierstreifen mit der Suspension tränken, Streifen bei Zimmertemperatur trocknen und in kleine, sterilisierte Umschläge aus Filtrierpapier einlegen, die verschlossen und so zur Prüfung ausgegeben werden. Die Sporen sind auch im Handel beziehbar (z.B. von Merck und OXOID).

Lagerung der Testobjekte in den Geräten: An den Stellen, wo die Sterilisierungsbedingungen erwartungsgemäß am ungünstigsten sind, z.B. im Inneren größerer Wäschebündel, vornehmlich vorne unten im Sterilisationsraum. Die Prüfung ist stets mit mehreren Objekten durchzuführen; ihre Zahl richtet sich nach den jeweiligen Bedingungen (Gerätegröße, Beschickung, Erst- oder Kontrollprüfung etc.).

Wachstumsprüfung der eingelegten Sporenstreifen: Die Umschläge mit steriler Pinzette dem Gerät entnehmen und in einem – zweckmäßigerweise gleichzeitig sterilisierten – Behälter zum Labor senden. Zum Kulturansatz Umschläge mit steriler Pinzette aus dem Behälter entnehmen, mit steriler Schere aufschneiden, Streifen mit Pinzette entnehmen und in geeignetes Nährsubstrat einlegen (z.B. für Bac. stearothermophilus: Kochfleischbouillon bzw. Dextrose-Caseinpepton-Bouillon OXOID; Bebrütung bei etwa 55°C mindestens 7 Tage). Ein unerhitzter Sporenstreifen wird als Wachstumskontrolle, ein nicht beschicktes Röhrchen als Sterilitätskontrolle mitgeführt.
Anstelle des Bac. stearothermophilus werden in der BRD[1] Sporenerdproben als Testobjekte benutzt, nachdem die Hitzeresistenz der gewöhnlich reichlich enthaltenen Sporen geprüft wurde: Mit Stopfen verschlossene Röhrchen mit Sporenerde werden unterschiedlich lange im Dampftopf erhitzt, dann wird in geeigneten Flüssigsubstraten die Thermoresistenz der Erdproben bestimmt. Die Dampfresistenz soll 12–15 min bei 121°C betragen. Die Sporenerde wird in Mengen von etwa 0,3 g in doppelten Umschlägen aus je 2 Lagen Filtrierpapier zur Prüfung ausgegeben; vor Kulturansatz wird der äußere Umschlag entfernt. Bebrütung (je 25 ml Nährbouillon pro Probe) bei 37°C; Bebrütungszeit 14 Tage.

Objekte mit zu hoher Hitzeresistenz können zu unnötig langen Sterilisationszeiten Anlaß geben; u.U. kann die Hitzeresistenz aber auch zu gering sein. Aus diesen Gründen wird mit Recht die Notwendigkeit der Standardisierung der biologischen Sterilisatorprüfung von zahlreichen Autoren betont.

Prüfung von Dampfdesinfektionsgeräten: Hierfür wird die Verwendung von Kultursporen von Bac. subtilis mit einer Dampfresistenz von 8–12 min empfohlen, die nicht älter als 3 Monate sein sollen. Sie werden an Seidenfäden angetrocknet und diese zu je 3 Stück in sterilisierte Umschläge aus mehreren Lagen Filtrierpapier eingelegt. Im Anschluß an die Prüfung des Gerätes werden die Seidenfäden aus dem Umschlag mit steriler Pinzette entnommen, in Röhrchen mit je 10 ml Nährbouillon gebracht und 8 Tage bei 37°C bebrütet. Bei Trübung der Kulturen ist durch Ausstriche auf Agarnährböden zu prüfen, ob Wachstum von Bac. subtilis vorliegt. Die Herstellung der Sporenpräparate erfolgt in analoger Weise wie für Bac. stearothermophilus oben beschrieben.

Herstellung der Testobjekte gem. VDI-Richtlinie 2165 zur Prüfung von Desinfektionsapparaten: Organismen der Resistenzstufe I (z.B. Staphylococcus aureus, Pseudomonas aeruginosa) nach 3 Passagen auf festen Nährböden in Drigalski-Schalen 16 Std. bebrüten, mit 10 ml Nährlösung abschwemmen, mit Glasperlen schütteln, 1 ml der Suspension mit 10 ml Blut mischen. Mit dem Blut-Bakteriengemisch nun 1 cm^2 große Leinenläppchen tränken und bei 37°C trocknen. Proben in Apothekerbriefchen verpacken, dann in eine Lage Filtrierpapier einschlagen. Proben frisch bereitet abgeben. Lagerung maximal 8 Tage bei 37°C.

Sterilisation mit Äthylenoxyd

Dieses Verfahren hat mit Einführung von (meist hitzeempfindlichen) Kunststoffprodukten in den Krankenhaus- und Laborbetrieb zunehmende Bedeutung gewonnen. Äthylenoxyd ist wirksam gegen die verschiedenen Bakterien- und Virus-Arten und es tötet die Sporen von Mikroorganismen fast ebenso rasch ab wie vegetative Formen.

[1] Hingewiesen wird auf die Vorschrift DIN 58947: Sporenerde zur Prüfung von Dampf- und Heißluft-Sterilisatoren, Prüfung (Dez. 1969).

Die Abtötung tritt bei höherer Temperatur rascher ein. Wegen des meist temperaturempfindlichen Sterilisiergutes werden 50–60°C nicht überschritten. Von Bedeutung ist die relative Feuchtigkeit im Sterilisierraum; sie sollte zwischen 20 und 40% liegen. Bei Vorhandensein eines Gehaltes von 3 oder mehr % Äthylenoxyd entsteht ein explosibles Gemisch. Für den Sterilisationsvorgang werden heute vorwiegend Patronen, welche die geeigneten Gasgemische enthalten, bei Großgeräten Gase aus Flaschen verwendet. Nach mehrstündiger Einwirkung wird das Gas abgepumpt und die Sterilisation damit beendet.
Die Bedingungen einer sicheren und reproduzierbaren Sterilisierung sind bei diesem Verfahren nicht für alle Materialien gleich; sie müssen vielmehr je nach der Sterilisationsaufgabe ermittelt werden. So wird z.B. Äthylenoxyd durch Kochsalz in das unwirksame Äthylenchlorhydrin umgesetzt; daraus erklärt sich die Schwierigkeit, Bakterien in salzhaltigen Lösungen abzutöten. Bei der Verwendung der Äthylenoxydsterilisation für Laborzwecke ist auch die Möglichkeit einer längeren Nachwirkung des Äthylenoxyds im sterilisierten Material zu berücksichtigen.

Prüfung von Äthylenoxydsterilisatoren (in Anlehnung an die Vorschläge von Liebermeister, K.: Zbl. Bakt. I. Orig. 184 [1962] 181): Zu berücksichtigen ist der erwähnte Schutzeffekt salzhaltiger Lösungen gegenüber Testkeimen und eine mögliche Nachwirkung über die Sterilisationszeit hinaus, ferner die unterschiedliche Empfindlichkeit verschiedener Sporenerden gegenüber Äthylenoxyd. Die „prekären" Stellen des Sterilisationsraumes lassen sich bei Entkeimung mit Äthylenoxyd nicht vorhersagen. Daraus ergibt sich, daß die Testproben gleichmäßig und in ausreichender Zahl im Nutzraum zu verteilen sind; empfohlen wird 1 Probe pro Liter Nutzraum. Wegen der ungleichmäßigen Wirkung auf verschiedene Sporenerden wird besser eine Aufschwemmung von Kultursporen in Aqua dest. benutzt (häufig verwendeter Teststamm: Bac. subtilis var. globigii). Die Suspension wird angetrocknet an die Innenseite von Glasröhrchen, die in einen Umschlag, z.B. Polyäthylenfolie, gebracht und im Sterilisationsraum verteilt werden, der bei der Prüfung voll beschickt sein soll. Um eine unkontrollierte Nachwirkung des Gases nach Abschluß der Sterilisation zu vermeiden, sollten die Proben umgehend kultiviert werden. Hierzu sind die Röhrchen in 5–10 ml einer 2%igen NaCl-Lösung aufzunehmen, durchzuschütteln und dann in der 10fachen Menge Thioglykolatbouillon (ohne Agarzusatz) zu bebrüten. Durch Kontrollen ist zu prüfen, ob eine Nachwirkung des Äthylenoxyds bei dem Prüfungsverfahren ausgeschlossen ist (Beimpfung einzelner Kulturen zusätzlich eingelegter Proben mit geringen Mengen des Teststammes).

Prüfung mittels Farbindikatoren ist möglich z.B. unter Verwendung der von BAG Lich/Hessen vertriebenen Äthylenoxyd-Indikatorstreifen und -Etiketten.

Literatur:

Wallhäuser, K.H., H.Schmidt: Sterilisation – Desinfektion – Konservierung – Chemotherapie. Thieme, Stuttgart 1967.
Konrich, F., L.Stutz: Die bakterielle Keimtötung durch Wärme. Enke, Stuttgart 1963.
Stutz, L.: Leitfaden der praktischen Desinfektion und Sterilisation. Enke, Stuttgart 1968.

Bakterien-Filtration

Die Filtration durch bakteriendichte Filter (Sterilfiltration) wird vornehmlich bei Flüssigkeiten angewendet, die (hitze)empfindliche Substanzen (z.B. Immunantikörper, Enzyme, gewisse Kohlenhydrate, Harnstoff u. dgl.) enthalten und daher besonders schonende Behandlung erfordern. Ein Vorteil der Sterilfiltration besteht darin, daß Bakt.-zellen im ganzen entfernt (nicht nur abgetötet) werden, so daß eine mögliche pyrogene Wirkung dieser Art entfällt. Nachteilig ist, daß sonstige gelöste Zerfalls- und Stoffwechselprodukte der Bakterien von verschiedenen Filtertypen nicht oder kaum eliminiert werden und diese dann pyrogen wirken können.
Der Wirkungsmechanismus wird im wesentlichen durch zwei Faktoren bestimmt: a) durch die Porengröße des verwendeten Filters und b) durch seine elektrostatische Adsorption. Der Grad der Adsorption ist von dem jeweiligen Filtermaterial abhängig.

Filtertypen

Porzellanfilter (z.B. Chamberland-Filter) bestehen aus unverglastem, gebranntem Porzellanton und werden in verschiedenen Porengrößen hergestellt. Für bakteriologische Filtrationszwecke kommt eine Porengröße von 2,7 μ und darunter in Frage. Die engsten Porengrößen lassen noch gewisse Viren von extremer Kleinheit passieren.

Kieselgurfilter, z.B. Berkefeld-Filter (Berkefeld-Filter GmbH, Celle). Sie werden aus gebrannter Kieselgur hergestellt, meist in Form eines einseitig geschlossenen Hohlzylinders. Je nach Führung des Brennprozesses liegt die Porengröße zwischen 0,8 und 15 μ, vorzugsweise bei 2–4 μ. Berkefeld-Filter werden vor allem zur bakteriellen Entkeimung von Trinkwasser benutzt.

Reinigung, Sterilisierung und Regenerierung: Filter nach Verwendung mit einer steifen Bürste abbürsten (nach Filtration infektiösen Materials vorher auskochen) und im Dampftopf bzw. im Autoklaven sterilisieren. Bei zunehmender Verstopfung mit organischer Substanz erhitzt man die Filter bis zur Rötung im Muffelofen und läßt sie langsam abkühlen.

Glasfilter (Schott & Gen., Mainz) bestehen aus gesintertem Glaspulver verschiedener Körnung. Empfohlene Glasfritten: Filter der Porosität 5 (entsprechend einer maximalen Porenweite von 1,0–1,7 μ). Neuere Geräte bestehen aus einer auswechselbaren Filternutsche auf einem zweiteiligen, mittels Schnellverschluß zusammensetzbaren Glasmantel mit Saugstutzen. In den Mantel werden die Kulturflaschen, Röhrchen etc. zur Aufnahme des Filtrates eingesetzt.

Reinigung und Sterilisierung: Filter in fließendem Wasser waschen und entgegen der Filtrationsrichtung durchspülen. Anschließend mit angewärmter Schwefelsäure, der etwas K-nitrat (nicht K-bichromatschwefelsäure!) zugesetzt wird, reinigen, dann die Säure mit Wasser auswaschen. Sterilisieren im Dampftopf oder Autoklaven.

Membran-(Millipore-, Selectron-)Filter

(Sartorius-Membranfiltergesellschaft, 34 Göttingen; Millipore Filter GmbH, 6078 Neu Isenburg bzw. Schleicher & Schüll, 3354 Dassel).

Diese Filter haben wegen verschiedener Vorzüge gegenüber anderen Filterarten weite Verbreitung gefunden. Sie lassen sich herstellen mit einheitlicher Porengröße (in verschiedenen Porendurchmessern), die Filtrationsgeschwindigkeit ist erhöht, zurückgehaltene Bakterien können bei Auflage der Filterscheiben auf Nährböden bzw. speziell entwickelten Nährkartonscheiben direkt gezüchtet werden (die für das Wachstum erforderlichen Nährbodenbestandteile dringen durch die Membran nach oben). Die Filtration kann erfolgen unter Druck- oder unter Saugwirkung. Anwendung bei der bakteriologischen Trinkwasseruntersuchung siehe S. 623, bei der Untersuchung auf Tuberkelbakterien siehe S. 192, sonst vor allem zur Sterilfiltration. Kleine Mengen von Flüssigkeit lassen sich mittels Spritzen mit Filtrationsvorsatz (z.B. Filterspritze nach Jensen), der eine Membranfilterscheibe enthält, praktisch ohne Verlust an Flüssigkeit filtrieren.

Die Filter bestehen meist aus Zellulosenitrat, Zelluloseazetat, regenerierter Zellulose oder Gelatine; sie sind in unterschiedlicher Porengröße und in einer Vielzahl von Formaten im Handel. Die Membranscheiben werden zumeist entkeimt, indem man sie trocken in das Filtrationsgerät einlegt und 20 min bei 121 °C autoklaviert. Bei gröberen Verunreinigungen ist für Zwecke der Sterilfiltration Zentrifugieren bzw. Vorfiltration (etwa mit Glasfaserfilter SM 134 00 der Sartorius-Membranfiltergesellschaft) empfehlenswert.

Reinigung und Sterilisierung: Nach Filtration infektiöser Flüssigkeiten wird die Apparatur samt gebrauchter Filtermembran zunächst im Dampftopf bzw. Autoklaven erhitzt, dann die Membran entfernt und das Gerät mit Wasser durchgespült. Nach Belegung mit einer neuen Filterscheibe und Sterilisation ist das Gerät wieder für Sterilfiltration verwendbar.

Ein weiteres Anwendungsgebiet von Membranfiltern ist die Bestimmung des Keimgehaltes der Luft (Spezial-Gelatine-Filter). Man pumpt eine bestimmte Luftmenge durch die Filterschicht und läßt die Membran in einer gegebenen Menge physiol. NaCl-Lösung bei 37 °C zergehen. Die freiwerdenden Mikroorganismen können dann durch Ausimpfung abgestufter Flüssigkeitsmengen auf entsprechende Nährsubstrate zahlen- und artenmäßig bestimmt werden.

Asbest- oder Seitz-Filter (Seitz-Werke GmbH., 655 Bad Kreuznach) bestehen aus gepreßten Asbestfasern, Zellulosefasern und anderen Zusätzen. Die Filterscheiben werden in passende Filterapparate eingespannt und zusammen mit einer Druck- oder Saugvorrichtung verwendet. Für bakteriologische Filtrationszwecke kommen die Filter EK (mittlere Porengröße 1,4–1,8 μ), EKS (1,2–1,4 μ), EKS-I (1,0–1,2 μ) und EKS-II (0,8–1,0 μ) in Frage. Der Adsorptionsfaktor ist bei diesen Filtern besonders groß, so daß auch pyrogene Substanzen aus der zu filtrierenden Lösung weitgehend eliminiert werden können.

Glasreinigung

Neue Glasgeräte bedürfen einer gründlichen Reinigung und wiederholter Spülung in Leitungs- sowie anschließend in destilliertem Wasser. Das früher allgemein empfohlene Einlegen über Nacht in Wasser mit 1% Zusatz von HCl bzw. das Kochen in dieser Lösung mit nachfolgender gründlicher Spülung zur Entfernung von Alkali wird heute von verschiedenen Seiten als unnötig abgelehnt.

Gebrauchte Glaswaren werden innerhalb der Laboratorien in abgedeckten Behältern gesammelt, die ggf. eine Desinfektionslösung enthalten. Infiziertes bzw. potentiell infektiöses Material wird vor dem Spülen 30 min gekocht (in Wasser mit 2% Sodazusatz), besser autoklaviert.
Bei der anschließenden Reinigung werden grobe Schmutzteile mit mechanischen Reinigungsmitteln beseitigt, sofern nicht Laborspülautomaten verwendet werden. Hartnäckig haftende Verschmutzungen werden durch Einlegen in Bichromatschwefelsäure[1] entfernt. Pipetten hebt man bis zur Reinigung in hohen, mit Wasser bzw. Desinfektionslösung gefüllten Standzylindern auf. Wurde mit (potentiell) infektiösem Material gearbeitet, so müssen die Pipetten dabei ganz (!) von der Lösung bedeckt sein.
Glas ist gegenüber Alkali empfindlich und kann dabei infolge Veränderung seiner Oberfläche bald seine klare Durchsichtigkeit verlieren. In Betrieben, in denen manuelle Reinigung noch üblich ist, hat sich als Reinigungsmittel für alle Arten von Laborgefäßen das Präparat neo disher LM 10 (Chem. Fabrik Dr. Weigert, 2 Hamburg 28) bewährt. Weitere empfehlenswerte Präparate sind Biopural (Biotest, Frankfurt), Extran flüssig (Merck, Darmstadt), RBS 25 (Roth, Karlsruhe).
Die Wirkung eines anderen, vielfach verwendeten Präparates, des Haemosols (Asid) beruht auf der enzymatischen Auflösung von Eiweiß. Es ist zur schonenden Entfernung von Blutresten aus Pipetten u. dgl. geeignet und wird vielfach in serologischen Labors verwendet.
Unvollständige Glasreinigung kann zu fehlerhaften Versuchsergebnissen führen. Dies trifft ebenfalls zu, wenn Spül- oder Desinfektionsmittelrückstände in Gläsern verbleiben. Nach der eigentlichen Reinigung (die nicht mit Desinfektionslösungen erfolgen soll) ist daher mehrfach wiederholte Spülung, zuerst mit heißem, dann mit kaltem Wasser sowie evtl. wiederholte Nachspülung mit Aqua dest. (insbes. bei hartem Wasser bzw. bei höheren Anforderungen an die Glasreinheit) erforderlich.

Soweit in größeren Betrieben nicht bereits Umstellung auf Einweggefäße erfolgt ist, setzt sich die maschinelle Reinigung der Laborglaswaren mittels elektrischer Spülmaschinen immer mehr durch. Sie erfordert die Anwendung bestimmter, vor allem nichtschäumender Waschmittel (s. Pils: Medizinal-Markt 14 [1966] 506). Beim jetzigen Stand der Technik der Reinigungsautomaten und der Chemie der Reinigungsmittel ermöglicht die maschinelle Reinigung heute in der Regel eine gleichmäßigere, effektivere und wirtschaftlichere Säuberung der meisten Gefäße als dies manuell möglich ist.

Nach Reinigung und Trocknung werden die Glasgeräte, soweit erforderlich, im Heißluftgerät sterilisiert, ggf. nach Aufsetzen von Stopfen, Kappen, Deckeln u. dgl.

Die zur Herstellung von Blutausstrichen etc. erforderliche peinliche Sauberkeit und Fettfreiheit von Objektträgern kann gleichfalls mit den angegebenen Reinigungsmitteln erreicht werden. Nach sehr gründlicher, wiederholter Spülung mit

---

[1] 10 g K-bichromat in 10 ml Aqua dest. lösen, vorsichtig (Schutzbrille!) unter Umrühren 470 g konz. Schwefelsäure zufügen. – Bei der Arbeit mit Bichromatschwefelsäure sollen Gummihandschuhe und eine Schürze getragen werden. Auf die Haut verspritzte Säure sofort mit Wasser abwaschen, ggf. mit Sodalösung neutralisieren.

Für allgemeine Reinigungszwecke kann eine verdünnte Lösung benutzt werden: 100 g K-bichromat in 1000 ml Wasser unter Erwärmen lösen, nach dem Erkalten langsam (!) 100 ml konz. H_2SO_4 zusetzen.

heißem Wasser werden die Objektträger entweder mit einem nichtflusenden Lappen getrocknet und poliert oder in einem Gemisch aus gleichen Teilen Alkohol und Äther aufbewahrt. – Für Agglutinationszwecke benutzte Objektträger werden in einem Glas mit Desinfektionslösung gesammelt, gekocht, gründlich gewaschen und mehrfach nachgespült. – Gute Reinigung von Objektträgern erkennt man daran, daß sich Wassertropfen auf ihnen gleichmäßig ausbreiten lassen.

Reinigung von Objektträgern für besondere Zwecke s. auch S. 378 (Nachweis von Blutparasiten) und S. 642 (Geißelfärbung).

Allgemeine Richtlinien zur Untersuchungsmethodik

Die Bearbeitung von Untersuchungsmaterial richtet sich im einzelnen nach dessen Art und Beschaffenheit, nach dem Zweck der Untersuchung und nach der Art der vermuteten Krankheitserreger. Sieht man von der Mehrzahl serologischer Untersuchungen ab, so werden in der Regel mikroskopische und kulturelle, in speziellen Fällen auch tierexperimentelle Prüfverfahren angewandt.

A. Optische Methoden

Im Rahmen dieses Buches kann auf die Beschreibung der Teile des Mikroskopes und die Darstellung der optischen Grundlagen der Mikroskopie nicht im einzelnen eingegangen werden. Im folgenden soll daher nur auf verschiedene, für die mikroskopische Arbeit wichtige Punkte hingewiesen werden.

Vergrößerung: Zur Untersuchung bakteriologischer Präparate benutzt man gewöhnlich Immersionsobjektive von 100facher Eigenvergrößerung. Bei derartigen Objektiven wird die optische Verbindung zwischen Präparatoberfläche und Objektiv-Frontlinse durch eine Flüssigkeit hergestellt, die ein höheres Lichtbrechungsvermögen als Luft hat und infolge Bündelung der durch das Präparat tretenden Strahlen zu einer Verbesserung der optischen Leistungsfähigkeit des Mikroskopes führt. In der Regel wird als Flüssigkeit Immersionsöl verwendet, dessen Brechungsvermögen dem des Glases angepaßt ist. In Verbindung mit 8fach vergrößernden Okularen ergibt sich die vielfach verwendete 800fache Vergrößerung. Für die Betrachtung von Kolonieformen oder zur orientierenden Prüfung von Schnitt- und parasitologischen Präparaten werden vielfach Trockenobjektive von 10- bis 40facher Vergrößerung verwendet.

Die Beschriftung auf den Okularen weist die gegebene Vergrößerung (z.B. 8×) aus. Außerdem ist das Okular noch durch seine Sehfeldzahl gekennzeichnet. Ihre Kenntnis erlaubt die Errechnung des Durchmessers des übersehenen Feldes in der Objektebene; er errechnet sich (in mm) durch Division der Sehfeldzahl durch die Objektiv-Maßstabszahl. Die Objektiv-Beschriftung bezieht sich auf die Vergrößerung durch das Objektiv (= Maßstabszahl) und auf die numerische Apertur[1]; beide Zahlen finden sich am Objektiv nebeneinander geschrieben und durch einen Schrägstrich getrennt.

Die numerische Apertur bestimmt maßgeblich die Größe des „Bildrasters“, d.h. der aus den einzelnen Bildpunkten entstehenden Beugungsscheibchen, durch welche die unter den gegebenen Umständen sinnvolle („förderliche“) Vergrößerung bestimmt wird. Die mikroskopische Gesamtvergrößerung sollte das 1000fache (besser: das 500fache) der numerischen Apertur nicht überschreiten, da sonst Scheinstrukturen entstehen, die zu irrtümlichen Schlüssen führen können. – Weitere Zahlen am Objektiv betreffen die mechanische Tubuslänge (Abstand Objektiv-Anschraubfläche bis Okularauflage, meist 160 oder 170 mm, je nach Hersteller) und – als letzte Zahl – die Dicke der zu verwendenden Deckgläser (gewöhnlich 0,17 mm ± 0,01 mm). Eine zusätzliche Beschriftung gibt Auskunft über die Art des

[1] Winkel zwischen der optischen Achse und den äußersten, gerade noch vom Objektiv erfaßten Strahlen (= halber Öffnungswinkel), ausgedrückt in einem (numerischen) Sinuswert und multipliziert mit der Brechzahl n des Stoffes, der sich zwischen Deckglas und Frontlinse befindet. Da n bei Luft = 1, bei Immersionsöl = 1,515 ist, ergibt sich, daß man mit Ölimmersionsobjektiven einen großen Gewinn an numerischer Apertur und damit an Vergrößerungsmöglichkeit erreichen kann.

Objektives (z.B. Plan = Planachromat). Die Frontlinse muß stets gut gereinigt sein; schon geringe Beläge (z.B. Fingerabdruck) verschlechtern den Kontrast. Ölimmersionsobjektive werden nach Beendigung der Arbeit mit Spezialpapier oder mit einem weichen, wiederholt gewaschenen Leinenläppchen gereinigt. Eingetrocknetes Öl beseitigt man am besten mittels Äther (rasche Verdunstung), keinesfalls mit Alkohol, da dieser die Kittung der Linse lösen könnte.

Kondensor: Er sollte sich normalerweise an seinem oberen Anschlag befinden; die Blende soll ganz geöffnet sein, wenn gefärbte Präparate mikroskopiert werden. Wegen der unterschiedlichen Anforderung an den Kondensor je nach verwendetem Objektiv sind die Kondensoren z. T. mit ausklappbarer Frontlinse ausgerüstet. Bildet ein schwaches Objektiv ein größeres Feld ab als der Kondensor ausleuchtet, so wird die Frontlinse ausgeklappt und es entsteht – unter Verminderung der Helligkeit – eine Erweiterung des beleuchteten Gebietes. – Einstellung der KÖHLERschen Beleuchtung s. u.

Gefärbte Präparate werden mit voll geöffneter Blende und hochgestelltem Kondensor, also mit möglichst viel Licht, mikroskopiert. Die Strukturen ungefärbter Präparate werden bei eingeengter Aperturblende deutlicher sichtbar. Bei zu großer Helligkeit setzt man ein Graufilter vor die Lichtquelle (das vielfach geübte Senken des Kondensors vermindert die Bildqualität!).

Zentrierung des Kondensors ist meist mit Hilfe von Zentrierschrauben möglich: Kondensorblende schließen, Kondensor nach unten drehen bis das Bild der Kondensorblende im Gesichtsfeld erscheint. Blende nun öffnen, bis die Apertur etwa die Größe des Gesichtsfeldes erreicht. Mittels der Zentrierschrauben die Begrenzungen von Gesichtsfeld und beleuchtetem Bereich zur Deckung bringen; Kondensor dann wieder in seine richtige Position nach oben drehen.

Mikroskopierleuchten: Neuere Mikroskope haben eingebaute Leuchten, so daß die Einstellung der Lichtquelle entfällt. Wird mit einer gesonderten Lichtquelle gearbeitet, so stellt man mit einem schwächeren Objektiv durch Drehen von Spiegel und Leuchte ein (evtl. bei herausgenommenem Okular). Das Sehfeld muß gleichmäßig hell und – erkennbar bei herausgenommenem Okular – die Hinterlinse des Objektives möglichst voll ausgeleuchtet sein.

Gute Leuchten sind mit einer Kollektorlinse und mit einer Irisblende (Leuchtfeldblende) ausgestattet, die in der äußeren Brennebene der Kollektorlinse liegt und den Durchmesser des austretenden Lichtbündels begrenzt. Die Leuchtfeldblende ist erforderlich zur Einstellung der KÖHLERschen Beleuchtung (s. u.), die eine optimale Lichtausnutzung gewährleistet.

Einstellung der Präparate: Sie kann bei Verwendung der Ölimmersion im Fall ungenügender Erfahrung etwas Schwierigkeiten bereiten. In diesem Fall wird zuerst ein Trockenobjektiv eingeschaltet, das die Schärfenebene leichter zu finden und ein größeres Feld zu überblicken ermöglicht. Nach Aufbringen eines Tropfens Immersionsöl und Einschaltung des entsprechenden Objektives nähert man den Objektträger dem Tubus mittels Grobtrieb, bis die Frontlinse den Öltropfen berührt. Die weitere Annäherung erfolgt nun durch Bedienung des Feintriebes, wobei die andere Hand das Präparat leicht hin und her bewegt.

Hellfeldmikroskopie

Die meisten lichtoptischen Routineuntersuchungen werden im Hellfeld durchgeführt. Dabei können ungefärbte und gefärbte Präparate untersucht werden. Im ungefärbten Präparat erscheinen die Organismen dunkel gegen hellen Hintergrund.

Technisches Vorgehen: Zunächst wird die KÖHLERsche Beleuchtung einreguliert (Voraussetzung hierzu: höhenverstellbarer Kondensor, Leuchte mit Kollektor und Irisblende) in folgender Weise: Kondensor mit eingeklappter Frontlinse ganz nach oben drehen – Präparat mit schwachem Objektiv scharf einstellen – Leuchtfeldblende schließen – Kondensor geringfügig absenken, bis das Bild der Blende am schärfsten erscheint – Leuchtfeldblende mittels der Zentrierschrauben des Kondensors im Sehfeld zentrieren, dann soweit öffnen, bis ihre Begrenzung etwa dem Sehfeldrand entspricht (ggf. nachzentrieren) – Bildkontrast mit Kondensorblende einstellen (bei Blick in den Tubus nach Herausnahme des Okulars sollte die sichtbare Objektivöffnung etwa zu 75% ausgeleuchtet sein) – Bildhelligkeit mit Filtern oder Lampenspannung (am Trafo) einstellen.

Bei Objektivwechsel ist die Leuchtfeldblende der Sehfeldgröße und die Kondensorblende der Objektivöffnung anzupassen.

Ungefärbte Präparate: Objektträger mit Fettstift beschriften, dann einen Tropfen des Materials aufbringen und mittels Deckglas so abdecken, daß keine Luftblasen entstehen (eine Kante des Deckglases nahe dem Tropfen aufsetzen, dann Deckglas vorsichtig über den Tropfen kippen). Bei längerer Beobachtung wird das Präparat durch eine Umrandung mit Vaseline o. dgl. vor Austrocknung geschützt.

Gefärbte Präparate: Ein Tröpfchen Material mit der Öse auf dem vorher bezeichneten Objektträger zu einer feinen Schicht verteilen bzw. Material von Kolonien mit der Nadelspitze in einen vorher aufgebrachten Tropfen physiol. NaCl-Lösung vorsichtig einrühren und entsprechend verteilen (Aerosol- bzw. Tröpfchenbildung vermeiden!). Sofern zweckmäßig, können mehrere Präparate auf den gleichen Objektträger aufgebracht werden (Anordnung notieren). Die Fixierung der Präparate geschieht gewöhnlich mittels Hitze (nach Lufttrocknung!): Objektträger an Schmalseite mit Pinzette fassen, dann – mit der Schichtseite nach oben – langsam dreimal durch die Flamme des Bunsenbrenners ziehen. Überfixieren durch zu starkes Erhitzen vermeiden, da hierbei die Strukturen der Organismen geschädigt oder zerstört werden.

Kontrolle: Das auf den Handrücken aufgelegte Präparat darf nicht als heiß empfunden werden.

Nach Abkühlung des Objektträgers wird die gewünschte Färbung angeschlossen.

Anfertigung von Blutausstrichen: Kleinen Tropfen Blut nahe der einen Schmalseite eines Objektträgers aufbringen. Ein Deckglas unmittelbar vor dem Tropfen (zur Mitte des Objektträgers hin) aufsetzen mit einer Neigung von etwa 45° nach außen. Dann das Deckglas zum Tropfen hin zurückziehen, bis sich dieser gleichmäßig unter der Kante verteilt. Nun das Deckglas in einem Zug unter leichtem Druck nach der anderen Seite des Objektträgers schieben. Das dabei nachgezogene Blut verteilt sich in einer gleichmäßigen Schicht. Statt des Deckglases kann auch ein zweiter Objektträger mit glatt geschliffenen Kanten benutzt werden.

Dunkelfeldmikroskopie

Durch Verwendung eines besonderen Dunkelfeldkondensors wird bewirkt, daß das von unten kommende Licht nicht direkt, auf geradem Weg, die Augen des Untersuchers erreicht, sondern daß es von der Seite, in Form eines Hohlkegels, auf das Präparat trifft. In die Objektiv-Apertur tritt nur Licht ein, das durch Strukturen des Präparates reflektiert bzw. abgebeugt wurde. Soweit keine Objektstrukturen vorhanden sind, bleibt das Gesichtsfeld dunkel. Die innere Aperturbegrenzung des bei der Dunkelfeldbeleuchtung erzeugten Lichthohlkegels muß größer sein als die Apertur des Objektives. Objektive mit hoher numerischer Apertur (z.B. Immersionsobjektive) müssen mit einer Irisblende zur entsprechenden Apertur-Verkleinerung ausgerüstet sein oder es werden Spezialobjektive verwendet.

Die Konturen von Bakterien oder sonstigen im Präparat enthaltenen Teilchen erscheinen hell leuchtend auf dunklem Untergrund und können dadurch weniger leicht übersehen werden als im Hellfeld. Das Hauptanwendungsgebiet der Dunkelfeldmikroskopie liegt in der Immunofluoreszenztechnik (S. 494), sonst im Nachweis schwer oder nicht färbbarer Organismen, insbesondere von Treponemen. Nachteilig ist die verminderte Differenzierungsmöglichkeit innerhalb der verschiedenen Bakteriengattungen und – bei Unbeweglichkeit – die verminderte Abgrenzbarkeit der Keime von anderweitigen, unbelebten Teilchen.

Zur Dunkelfeldmikroskopie ist außer einem besonderen Dunkelfeldkondensor und – bei Immersionsobjektiven – einem Objektiv mit Irisblende bzw. einem Spezialobjektiv eine starke Lichtquelle erforderlich (z.B. Niedervoltleuchte mit Kollektor, Hochleistungsmikroskopierleuchte etc.). Die Dicke der Objektträger muß im Bereich von 1,0 (bis 1,1) mm liegen; sie müssen, ebenso wie die Deckgläser, einwandfrei gereinigt und fettfrei sein.

Technisches Vorgehen: Bei getrennt aufgestellter Leuchte ist zunächst die Lichtquelle auszurichten. Dazu werden Okular und Objektiv entfernt und die Leuchte so eingestellt, daß ihr Licht auf die Mitte des Planspiegels fällt und seine ganze Fläche beleuchtet, aber kein Licht seitlich über ihn hinausfällt. Der Spiegel wird nun so ausgerichtet, daß ein auf den Tubuseinblick gelegtes Papier möglichst hell und gleichmäßig ausgeleuchtet wird. Objektiv und Okular werden wieder eingesetzt und der Kondensor angebracht, ohne die Stellung des Spiegels zu verändern. Auf die Frontlinse des Kondensors wird ausreichend Öl aufgebracht und der Kondensor nach oben gedreht bis eine blasenfreie Verbindung mit dem inzwischen aufgelegten Objektträger hergestellt ist (Aufbringen von Öl entfällt bei Trocken-Dunkelfeldkondensoren). Nun mit schwachem Objektiv (16) auf Präparat einstellen (Sehfeld erscheint nur zum Teil ausgeleuchtet). Bei geschlossener Leuchtfeldblende die Höhenstellung des Kondensors ändern, bis der Lichtfleck möglichst klein und scharf erscheint; nun den Lichtfleck mittels der Zentrierschrauben am Kondensorträger in die Mitte des Sehfeldes bringen. Beobachtungsobjektiv einschalten, an Ölimmersions-Objektiven (nach Aufbringen eines Tropfens Öl auf den Objektträger) Blende bis zum Anschlag schließen. Kondensor nachzentrieren (exaktes Zentrieren ist sehr wichtig!) bei geschlossener Leuchtfeldblende, dann diese soweit öffnen, bis ihr Bild hinter dem Rand des Sehfeldes verschwindet. Objektiv-Irisblende langsam öffnen, jedoch nur soweit, als der Untergrund ausreichend dunkel bleibt. Vor dem Entfernen des Präparates ist der Kondensor nieder- und das Objektiv hochzudrehen.

Herstellung der Präparate für Dunkelfelduntersuchung: Frei von Luftblasen und in möglichst dünner Schicht, zur Erzielung eines ausreichend dunklen Untergrundes und um bewegliche Objekte möglichst in der eingestellten optischen Ebene zu halten. Zu dichte Präparate vermindern den Kontrast erheblich und zwingen zu verstärkter Einengung der Blende des Objektives, was dessen Auflösungsvermögen vermindert. Objektträger und Deckgläser müssen sauber und unzerkratzt sein.

Phasenkontrast-Mikroskopie

Sichtbare Unterschiede in den Details ungefärbter mikroskopischer Präparate sind bedingt durch die zwischen den Strukturen bestehenden (z.T. nur geringen) Unterschiede der Lichtbrechung, welche entsprechende Phasendifferenzen des Lichtes bewirken, die ihrerseits das Bild ergeben. Infolge der Intensität des direkten Lichtstrahles werden bei einfacher Hellfeldbeleuchtung leichtere Lichtbrechungsunterschiede in den zu beobachtenden Strukturen (Bakterien etc.) weitgehend überdeckt. Beim Phasenkontrastverfahren treten nur die von einer ringförmigen Kondensorblende (Ringblende, s.u.) kommenden und das Objekt ungebrochen passierenden Strahlen durch den in eine sog. Phasenplatte besonderer Objektive eingearbeiteten Phasenring (s.u.). Mehr oder weniger stark gebeugte Strahlen dagegen werden auf den übrigen (dickeren) Teil der Phasenplatte außerhalb des Ringes abgelenkt und erhalten dadurch eine Phasenverzögerung von $^1/_4$ Wellenlänge gegenüber dem durch den Phasenring gehenden Licht. Beim Zusammentreffen beider Strahlen macht sich die Phasenverschiebung in einem deutlichen Unterschied der Lichtintensität bemerkbar. Die Einzelheiten der Strukturen des beobachteten Objektes treten schärfer zutage bzw. viele strukturelle Details werden erst mittels des Phasenkontrastes sichtbar.
Das Verfahren eignet sich zur kontrastreichen Darstellung von Bakterien in lebendem Zustand, vor allem auch für die Untersuchung von Protozoen, da es Einzelheiten der Innenstruktur besser zu erkennen ermöglicht.

Zur Untersuchung mittels des Phasenkontrastverfahrens sind notwendig:

Phasenkontrast-Kondensor: Er enthält eine drehbare Metallscheibe, die mehrere ringförmige Blenden trägt. Hierbei handelt es sich um Ringe von klarer Durchsichtigkeit in einer sonst undurchsichtigen Glasscheibe. Da für jedes Objektiv entsprechend seiner numerischen Apertur eine unterschiedliche Größe des Klarglasringes erforderlich ist, muß eine entsprechende Zahl unterschiedlicher, zu den einzelnen Objektiven des Mikroskopes passender, sog. Ringblenden am Kondensor einstellbar sein. Der jeweils eingestellte Ring erscheint in der hinteren Brennebene des Objektives als Bild. Bei Wechsel des Objektives ist die jeweils passende Ringblende am Phasenkontrast-Kondensor durch Drehen der Metallscheibe einzustellen.

Phasenkontrast-Objektive: Sie unterscheiden sich von üblichen Objektiven nur dadurch, daß in Höhe ihrer hinteren Brennebene eine sog. Phasenplatte eingebaut ist. Sie besteht aus einer Glasscheibe, in welche eine ringförmige Rinne eingeätzt ist. Ihre Tiefe ist so ausgelegt, daß das in ihrem Bereich durchtretende Licht gegenüber dem durch die restliche Glasscheibe dringenden Licht eine Phasenverschiebung von einem Viertel der Wellenlänge aufweist.

Hilfsmikroskop: Phasenring des Objektives und Bild der Kondensor-Ringblende müssen, um den Phasenkontrast-Effekt (s.o.) zu erzielen, zur Deckung gebracht werden. Hierzu wird an Stelle des Okulars ein sog. Hilfsmikroskop eingesetzt, durch das die hintere Brennebene des Objektives beobachtet werden kann. Unter Einblick in das Hilfsmikroskop werden nun Phasenring und Ringblende durch Justierung mittels der zwei Zentrierschrauben des Phasenkondensors zur Deckung gebracht.

Lichtquelle: Niedervolt-Mikroskopierleuchten sind ausreichend. Es ist zweckmäßig, ein Grünfilter einzuschalten (gehört gewöhnlich zur Ausrüstung des Phasenkontrast-Kondensors).

Technisches Vorgehen: Zunächst so, wie für die Hellfeldmikroskopie dargestellt, jedoch mit dem Unterschied, daß ein Phasenkontrast-Kondensor verwendet wird. Nach Öffnung der Leuchtfeldblende bis zum Sehfeldrand wird die dem Phasenobjektiv entsprechende Ringblende am Kondensor eingeschaltet, dann anstelle eines Okulars das Hilfsmikroskop eingesetzt und mittels Justierknöpfen Phasenring und Ringblende zur Deckung gebracht (Einstellung bei Wechsel des Objektives bzw. Präparates kontrollieren). Zur eigentlichen Phasenkontrastbeobachtung wird das Hilfsmikroskop gegen das Okular ausgetauscht.

Präparatherstellung: Optisch einwandfreie, sorgfältig gereinigte Objektträger (schlieren- und blasenfrei) benutzen. Die Präparate müssen beiderseits von ebenen Flächen begrenzt sein (Untersuchung im „Hängenden Tropfen" ist nicht möglich; statt dessen bringt man einen Tropfen des Materials auf einen Objektträger auf, deckt mit Deckglas ab und fixiert dieses ggf. mit Vaseline auf dem Objektträger – sog. „Falscher Hängender Tropfen").

B. Herstellung mikroskopischer Präparate

Gefärbtes Präparat

Siehe Abschnitt „Färbeverfahren", Seite 633 bis 643.

Tuschepräparat

Das Tuscheverfahren nach Burri beruht auf der negativen Darstellung nachzuweisender Erreger. Ein Tropfen Tusche (Pelikantusche Nr. 541 der Fa. Günther Wagner) wird mit 1 Tropfen Wasser verdünnt. In diese Tuschelösung verreibt man eine Spur der zu untersuchenden Bakterienkultur und bringt einen Tropfen dieser bakterienhaltigen Tuscheaufschwemmung auf das Ende eines gut gereinigten, völlig fettfreien Objektträgers. Soll Reizserum auf Spirochäten untersucht werden, so vermischt man einen großen Tropfen davon mit der Tuscheaufschwemmung, streicht das auf dem Objektträger befindliche Gemisch mit Hilfe eines geschliffenen Objektträgers wie bei der Anfertigung eines Blutausstriches aus, läßt das Präparat an der Luft trocknen und mikroskopiert mit Ölimmersion, wobei die Bakterien sehr deutlich als hellglänzende Gebilde auf dunklem Untergrund sichtbar sind.

Tuschepräparat zur Darstellung von Bakterienkapseln: s. S. 643.

(Ab-)Klatschpräparat

Auf die zu untersuchende Bakterienkolonie legt man ein Deckgläschen und drückt leicht an. Dann faßt man das Deckgläschen mit der Pinzette und hebt es vorsichtig ohne seitliche Verschiebung ab. Man kann das Präparat nativ untersuchen, oder man färbt nach Antrocknung und Fixierung des Materials. Das Klatschpräparat gibt Hinweise auf die Lagerung der Bakterien in der Kolonie.

Tupfpräparat

Tupfpräparate werden angefertigt von Organen bei Tierversuchen etc. Hierbei bleiben die natürlichen Lagerungsverhältnisse der Gewebszellen und Mikroorganismen erhalten. Präparate dieser Art sind üblich z.B. zum Nachweis der Scheinfäden bei Pararauschbrand im Material von der Leberoberfläche infizierter Meerschweinchen (s. S. 229), auch zum Nachweis von Tuberkulosebakterien in vergrößerten Lymphknoten bei Meerschweinchentierversuchen etc.

„Hängender Tropfen"

Siehe S. 527.

Fluoreszenzpräparat

Prinzip der Fluoreszenzmikroskopie und optische Ausrüstung: Siehe S. 494.

Die bei der Herstellung von Fluoreszenzpräparaten zumeist gebrauchten Fluorochrome (fluoreszierende Farbstoffe) sind Auramin, Fluorescein und Rhodamin B. Einzelheiten zur Färbetechnik s. S. 641 bzw. 497.

Die Fluoreszenzfärbung vereint in sich die Vorteile der Färbemethoden (Differenzierungseffekt) und der Dunkelfeldbeleuchtung (Sichtbarmachung). Ein Hauptanwendungsgebiet ist die mikroskopische Tuberkulosediagnostik mittels Auraminfärbung (s. S. 188) und insbesondere die zunehmend an Bedeutung gewinnende Immunofluoreszenz (S. 494ff.).

C. Kulturverfahren

Zur Isolierung von Mikroorganismen bedient man sich flüssiger, halbfester und fester Nährböden. Gezüchtete Keime müssen zur Identifizierung bzw. zur Bestimmung ihrer Resistenz gegen Chemotherapeutika in Reinkultur gewonnen werden. Bei Vorliegen von Mischkulturen kann eine Reinzüchtung in flüssigen oder halbfesten Medien möglich sein, wenn der gesuchte Erreger soweit in der Überzahl ist, daß er bei Verdünnung der Probe als einzige Keimart übrigbleibt, oder wenn die Möglichkeit besteht, ihn durch selektiv wirkende Zusatzstoffe (Förderung des gesuchten Erregers oder Hemmung der Begleitkeime) zu isolieren. Für die Gewinnung von Reinkulturen werden jedoch ganz überwiegend feste Substrate benutzt, da diese meist wesentlich bessere Möglichkeiten dazu bieten.

Ein Teil der medizinisch bedeutsamen Keimarten vermag nur bei Anwesenheit von Sauerstoff zu wachsen, ein Teil gleichzeitig bei Luftabschluß. Man unterteilt nach diesem Merkmal die aerob kultivierbaren Keime in obligate und fakultative Aerobier. Keime, die sich nur bei Abwesenheit von Sauerstoff entwickeln, werden als Anaerobier bezeichnet. Mikroaerophil nennt man Mikroorganismen, die nur bei reduziertem Sauerstoffgehalt optimal wachsen.

Aerobe Kulturverfahren

Aerobe Kulturen in flüssigen Substraten

Flüssige Kulturen werden überwiegend mit dem Ziel einer Anreicherung spärlicher oder vorgeschädigter Keime angesetzt. Bei der Verimpfung von Material ist streng auf die Vermeidung von Verunreinigungen zu achten:

Die eine Hand erfaßt mit Daumen und Zeigefinger das Röhrchen, die andere Hand ergreift den Halter der für die Verimpfung benützten, etwa 8 cm langen Metallöse oder -nadel (meist Platin oder Spezial-Legierungen) wie einen Bleistift, während sich der kleine Finger der gleichen Hand um Stopfen oder Kappe des Röhrchens legt und den Verschluß unter drehender Bewegung abzieht. Das Röhrchen wird dabei schräg gehalten, um die Möglichkeit des Einfallens von Keimen oder keimhaltigen Partikeln aus der Luft zu vermindern, und nach beendeter Verimpfung sofort, ggf. nach Abflammen des Glasrandes, verschlossen. Die Ösen bzw. Nadeln werden vor und nach der Beimpfung über dem Bunsenbrenner ausgeglüht; sie müssen vor neuer Verwendung abkühlen.

Überimpfung von Koloniematerial von festen Kulturen in Röhrchen: Koloniematerial möglichst mittels Nadel (statt Öse) vom Zentrum der Keimansiedlung abnehmen, da hierbei eine erhöhte Sicherheit hinsichtlich der Erzielung von Reinkulturen gegeben ist. Röhrchen schräg halten, Kappe abziehen, Material an der nach oben gerichteten Innenwand des Röhrchens mit der dort befindlichen Flüssigkeit verreiben; bei senkrechter Stellung des Röhrchens befindet sich die Impfstelle knapp unter dem Flüssigkeitsspiegel.

Röhrchenverschlüsse: Zunehmend werden die früher üblichen Zellstoff- oder Wattestopfen durch Metall-, Kunststoff- oder Glaskappen verdrängt, die entweder einfach über das Röhrchen gestülpt oder mit ihm verschraubt werden. Schraubverschlüsse eignen sich unter Verwendung von Dichtungsringen gut zum luftdichten Abschluß (Schutz vor Austrocknung). Dieser kann sonst auch durch Verwendung von Parafilm bzw. durch paraffingetränkte Stopfen erzielt werden. Empfehlenswerte Metallverschlüsse: Labocap-Reagenzglaskappen, mit und ohne Griff, Kapsenberg-Kappen, sonst einfache Überfallkappen aus Aluminium.

Aerobe Kulturen auf (in) festen Nährböden

Aerob wachsende Keime stellen die geringsten Ansprüche an die Züchtungstechnik. Die Beimpfung richtet sich im wesentlichen danach, ob ein Kulturrasen (zur Gewinnung größerer Bakterienmengen) oder ob Einzelkolonien (insbesondere für diagnostische Zwecke) angestrebt werden. Für Oberflächenkulturen Deckel der Petrischale nicht länger als nötig abnehmen! Die mit Impfmaterial behaftete Öse oder Nadel in mehreren Strichen auf der Nährbodenoberfläche ausstreichen, ohne den Nährboden aufzukratzen. Eine gleichmäßigere Verteilung des Materials gelingt bei Verwendung von abgebogenen Glasstäbchen (DRIGALSKI-Spatel), die vorher in einem Kästchen o. dgl. sterilisiert wurden. Der Spatel wird auf der beimpften Nährbodenoberfläche hin und her geschoben, während die Platte gleichzeitig gedreht wird. Zur feineren

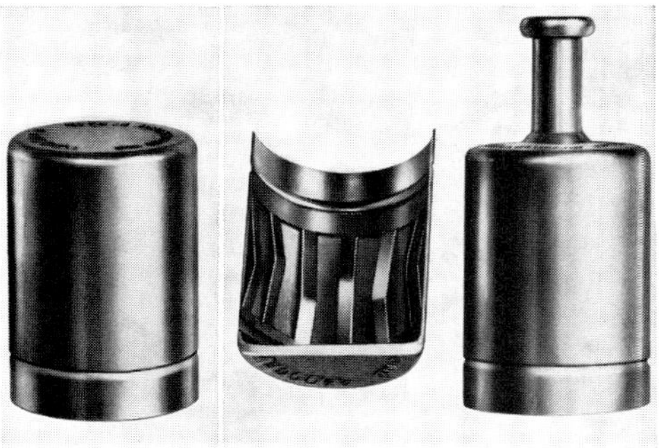

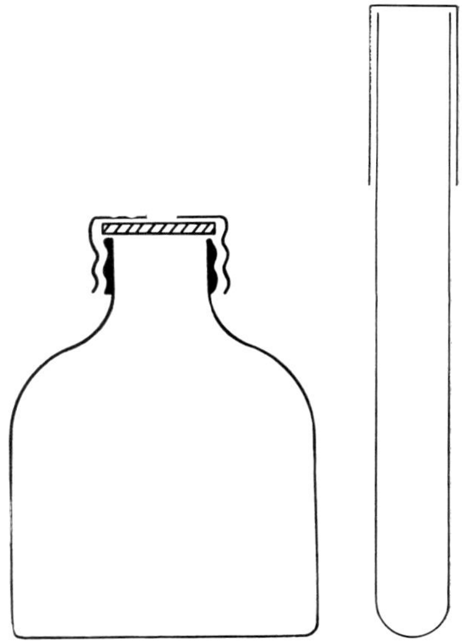

Abb. 176: Verschlüsse für Röhrchen- und Flaschenkulturen. Obere Reihe: Labocap-Röhrchenverschlüsse mit Innenfeder-Halterung, mit und ohne Griff. Unten rechts: Einfache Überfallkappe. Unten links: Schraubverschluß für Flaschen, mit Deckelloch, zur direkten Beimpfung mittels Kanüle (z.B. für den Ansatz von Blutkulturen).

Verteilung bzw. Gewinnung von Einzelkolonien mittels Spatel wird dieser, ohne daß er vorher (z.B. durch Abflammen) sterilisiert wird, zur Beimpfung von zwei bis drei weiteren „Verdünnungs-"Platten in derselben Weise, wie oben beschrieben, verwendet („fraktionierte" Beimpfung).

Reinkulturen: Zu ihrer Gewinnung ist das Material so auf oder im Nährboden zu verteilen, daß nach entsprechender Bebrütung isoliert stehende, d.h. Einzelkolonien entstehen. Dies kann erfolgen

a) durch fraktionierte Ausspatelung (s.o.),

b) Oberflächenbeimpfung mit Öse: Bei weitem häufigste Methode zur Erzielung von Einzelkolonien. Die Platten werden zunächst soweit vorgetrocknet, daß ihre Oberfläche noch feucht, aber nicht mehr naß ist. Isoliert stehende Kolonien lassen sich fast stets in einem einzigen Arbeitsgang auf folgende Weise gewinnen: Geringe Materialmenge mit Öse auf einem Viertel der Nährbodenoberfläche in engen Zickzackstrichen sektorförmig ausstreichen, die Öse ausglühen, nach Abkühlen der Öse etwas Material vom beimpften Sektor nehmen und wiederum in Zickzackstrichen auf den danebenliegenden Quadranten ausstreichen usw., bis das letzte Viertel der Platte auf diese Weise beimpft ist. Oft erübrigt sich ein zweites oder drittes Ausglühen der Öse zwischen der Beimpfung der einzelnen Sektoren (abhängig vom Material bzw. von der Menge der primär aufgeimpften Keime). Entstehende Einzelkolonien werden in der Regel, müssen aber noch nicht aus einer einzelnen Keimart bestehen. Zur ausreichenden Sicherheit, daß die Kolonie aus einem einheitlichen Klon besteht, d.h. daß sie sich aus den Abkömmlingen einer einzelnen Zelle zusammensetzt, können wiederholte Subkulturen erforderlich sein. Verlängerte Bebrütung kann die Unterschiede bei verwandter Koloniemorphologie besser zur Darstellung bringen.

c) Herstellung von Gußplatten: Verschiedene Verdünnungen des Materials in Nährbouillon werden mit verflüssigtem, auf 45–50° C abgekühltem Agar vermischt und dieser in Petrischalen ausgegossen, wobei der Deckel nur an einer Seite leicht angehoben wird, um Verunreinigungen durch Luftkeime zu vermeiden. Nach Bebrütung liegen die Kolonien in der mit geeigneter Materialverdünnung angesetzten Platte räumlich voneinander entfernt im Nährboden vor (auch in Röhrchen durchführbar, s. S. 524).

Beachte: Die Ränder der Kulturgefäße (insbes. der Schalen) können durch Kondenswasser und darin enthaltene Keime infiziert sein. Sie dürfen nicht berührt werden; Schalen sind stets an der Außenseite zu fassen. Beim Überimpfen nicht sprechen, nicht husten etc. (Verunreinigungsgefahr). Vor der Inokulation den Boden der Schale bzw. das Röhrchen ausreichend beschriften (Nummer, Datum usw.).

Abimpfung kleiner oder eng an Nachbarkolonien angelagerter Kolonien: Stets mit Nadel (ggf. mit Glasfaden) statt mit Öse, evtl. unter Benützung einer (Brillen-)Lupe oder eines binokularen Plattenmikroskopes, das eine besonders gründliche Durchmusterung der Kultur gestattet. Beim Abimpfen selbst verhindert der an die Schale angelehnte kleine Finger der nadelhaltenden Hand ein „Verwackeln" und versehentliches Berühren von Nachbarkolonien.

Weitere Möglichkeiten der Reinzüchtung:

a) Isolierung mittels Mikromanipulator: z.B. mit der von CHRISTOPHERSEN geübten Methode (Zbl. Bakt. I. Orig. 145 [1940] 366). Entsprechende Geräte werden von optischen Werken hergestellt.

b) Unterschiedlich lange Erhitzung des Materials vor Verimpfung: Besonders geeignet zur Isolierung von Sporenbildnern.

c) Verwendung von Selektiv-Substraten, Bebrütung bei bestimmten Temperaturen: Unter Ausnutzung spezieller Eigenschaften der gezüchteten Keime (Resistenz gegen Antibiotika (s. S. 46), Chemikalien, pH, Temperatur etc.).

d) Inokulation des Materials in bestimmte Versuchstiere, z.B. bei pneumokokkenhaltigem Sputum, das bei der Maus zum Tod unter Septikämie führt, mit der Möglichkeit der Isolierung aus dem Blut.

Anaerobe Kulturverfahren

Voraussetzung für die Züchtung anaerober Keime ist eine weitgehende Herabsetzung bzw. Beseitigung von Sauerstoff aus dem Kulturmilieu. Diesem Zweck dienen mannigfache Verfahren wie Züchtung in hoher Agarschicht oder im Vakuum, Zusatz reduzierender oder O_2-absorbierender Substanzen, Kultivierung zusammen mit stark sauerstoffzehrenden Bakterien, Verdrängung der Luft durch O_2-freie Gase. Die Verfahren können auch kombiniert angewendet werden. Die Wahl der Methode richtet sich nach den Möglichkeiten des Labors und nach den speziellen Untersuchungsaufgaben.
Zur Prüfung des Redoxpotentials bzw. des Sauerstoffgehaltes des Milieus empfiehlt sich die Verwendung von Methylenblau, das entweder flüssigen Nährböden direkt zugesetzt oder als Reagenzlösung in Züchtungsgefäße (s.u.) eingebracht wird. Dies kann geschehen

a) nach FILDES *und* MCINTOSH:

6%ige Dextroselösung,
6 ml n/10 NaOH, gemischt mit 94 ml Aqua dest.,
3 ml 0,5%ige wäßrige Methylenblaulösung, gemischt mit 97 ml Aqua dest.

Die drei Lösungen werden vor Gebrauch zu gleichen Teilen in einem Röhrchen gemischt, dann gekocht, bis die Mischung farblos ist (Reduktion von Methylenblau zur Leukobase), dann sofort in das Anaerobengefäß eingestellt. Die Lösung bleibt farblos, wenn während der Bebrütung anaerobe Bedingungen herrschen.

b) mittels Indikator-Organismen:

Bac. butyricus, ein sehr O_2-empfindlicher Anaerobier, wächst nach KRUSE noch gut bei einer O_2-Spannung von 1 mm Hg.

Flüssigkulturen für Anaerobier

Den Nährsubstraten werden Substanzen zugesetzt, die das Redoxpotential herabsetzen:

a) Na-thioglykolat in Konzentrationen von 0,1% (BREWER 1940); hierdurch werden anaerobe Wachstumsbedingungen nach der Sterilisation längere Zeit aufrechterhalten, so daß eine Züchtung anaerober Organismen in üblicher Weise wie bei aerob wachsenden Keimen möglich ist. Eine zusätzliche Verbesserung erzielt man durch Beigabe von Menadione[1] (0,5 γ/ml) und von 1% Dextrose (Reduktionswirkung) oder Ascorbinsäure (2%ige sterilfiltrierte Lösung, 1 Tropfen auf 5 ml Substrat).

b) Tierisches Organmaterial wie Leber oder Kochfleisch hält infolge Gehaltes an reduzierenden Substanzen insbesondere in der Tiefe der Flüssigkeit anaerobe Verhältnisse aufrecht.

Die Eignung der Substrate läßt sich deutlich verbessern durch Zusatz von 0,1% Agar, der die Penetration des Luftsauerstoffes in die tieferen Schichten des Nährmediums verzögert. Gleichzeitig zugesetztes Methylenblau zeigt die Brauchbarkeit des Substrates für die Anaerobenzüchtung an.

Gut bewährt hat sich der Zusatz folgender Substanzen zur üblichen Pepton(1%)-Fleischwasserbouillon (bezogen auf 1 Liter Substrat):

Hefeextrakt (Difco)	5,0 g
NaCl	5,0 g
Dextrose	10,0 g
Na-thioglykolat	1,0 g
Menadione	0,5 mg
0,1%ige wäßrige Methylenblaulösung	2,0 ml
Agar	1,0 g

[1] Beziehbar unter dem Handelsnamen Hykinone von Abbott Laboratories, North Chicago/Ill. (USA).

Substanzen in der Nährbouillon lösen, in hoher Schicht in Röhrchen abfüllen, 15 min autoklavieren bei 121 °C. Aufbewahrung bei Zimmertemperatur.

Zunehmende Bläuung der anfangs gelb-bräunlichen Lösung zeigt Eindringen von Sauerstoff an. Ist mehr als das obere Drittel des Röhrchens gebläut, so ist das Medium zur Austreibung des Sauerstoffs 10 min im kochenden Wasserbad zu erhitzen. Tritt vor Verwendung erneut Bläuung des oberen Flüssigkeitsdrittels ein, so ist das Röhrchen zu verwerfen (nicht noch einmal aufkochen!).
Aus- und Einsaat erfolgt bei anaeroben Flüssigkulturen aus der bzw. in die Tiefe der Röhrchen, besser mit PASTEUR-Pipetten (statt mit Ösen).

Fermentationsprüfungen bei Anaerobiern lassen sich durchführen mittels der üblichen kohlenhydrathaltigen Röhrchen der „Bunten Reihe" (ggf. mit Zusatz von 0,1% Na-thioglykolat), sofern die Keime nicht an den Nährstoffgehalt des Substrates besondere Anforderungen stellen (s. für diese Fälle S.570). Die Röhrchen müssen jedoch vor der Beimpfung von gelöstem Sauerstoff befreit werden. Dies geschieht durch 10 min langes Einstellen in ein kochendes Wasserbad. Da Indikatoren bei der Keimentwicklung häufig durch Reduktion entfärbt werden, ist es – auch um Hemmwirkungen des Farbstoffes auf das Wachstum der Bakterien auszuschalten – zweckmäßiger, Testsubstrate ohne Indikatorzusatz zu verwenden und auf eingetretene Säuerung erst nach Abschluß der Bebrütung durch Eintropfen von etwas Indikatorlösung (wie sie sonst dem Nährboden zugesetzt wird) zu prüfen. Nach der Beimpfung sind die Röhrchen bei Prüfung von Keimen mit höherer O_2-Empfindlichkeit mit verflüssigter Vaseline oder Paraffin abzudecken. Weniger strenge Anaerobier bedürfen dieses Schutzes vor eindringendem Sauerstoff nicht.

Kultur in hoher Schicht

a) Als tiefe Stichkultur, wobei der Impfstich bis zum Boden des Röhrchens geführt wird: Vorzugsweise zur Fortzüchtung und Aufbewahrung von Anaerobiern (Überschichtung mit verflüssigtem Agar oder Paraffin ist zweckmäßig);

b) Als Schüttelkultur, wobei das in den verflüssigten und auf 48 °C abgekühlten Nährboden eingeimpfte Untersuchungsmaterial, ggf. in abgestuften Verdünnungen, mittels langer PASTEUR-Pipette in der Nähe des Röhrchenbodens eingebracht und durch Rotieren des Röhrchens zwischen den Handflächen in aufrechter und schräger Stellung gleichmäßig im Nährboden verteilt wird. Die Agarsäule soll etwa 12 cm hoch sein. – Weitere Bearbeitung zur Gewinnung von Reinkulturen siehe S. 524.

Respirationstypen

Strikte Aerobier: Wachstum nur an der Oberfläche;

strikte Anaerobier: Wachstum nur in der Tiefe;

fakultativ aerob-anaerobe Keime: Wachstum im ganzen Bereich;

mikroaerophile Organismen: Ringbildung in der aerob-anaeroben Intermediärzone (Wachstum nur in einem wohldefinierten Bereich des Redox-Potentials).

O_2-Entfernung durch sauerstoffzehrende Bakterien

Prinzip: Der Sauerstoff in einer luftdicht verschlossenen Kulturschale wird durch stark sauerstoffzehrende Keime, z.B. Serratia marcescens (Bact. prodigiosum) oder Escherichia coli, die auf einen Teil der Nährbodenoberfläche aufgeimpft werden, beseitigt.

Technik:

a) Fortner-Verfahren

Die eine Hälfte der gut vorgetrockneten Nährbodenoberfläche mit Serr. marcescens in dicker Schicht beimpfen (ausspateln, so daß ein kräftiger, zusammenhängender Rasen entsteht); auf die andere Hälfte wird das zu prüfende Material ausgestrichen. Die Schalen sollen möglichst flach sein, damit der Luftraum über der Kultur klein ist und die Beseitigung des enthaltenen Sauerstoffs rasch vonstatten geht.
Die Abdichtung erfolgt meist mittels eines Plastilinwulstes oder mittels verflüssigten Paraffins nach Aufsetzen der Schale auf eine Glasplatte.

Werden Kunststoffschalen verwendet, so ist deren Gasdurchlässigkeit zu berücksichtigen. Nach STRUPPE (Zbl. Bakt. I. Orig. 200 [1966] 391) schweißt man die Schalen einzeln oder gestapelt in durchsichtigen Verbundfolien[1] ein (nahezu luftundurchlässig), wobei durch einen mit Pyrogallol, NaOH und Pottasche getränkten Tupfer die Entfernung des Sauerstoffes besorgt wird.

S. marcescens-Material entnimmt man einer aerob bebrüteten DRIGALSKI-Schale; als Nährboden ist Chinablau-Agar (S. 538) besonders geeignet. Überimpfung im Abstand von 4–7 Tagen.

Unzureichender Luftabschluß ist bei Blutagar an einer bräunlich-grauen Verfärbung des Nährbodens zu erkennen.

b) Uhrglas-Methode nach HERRMANN und KUHLMANN: Auf eine Blutagarplatte wird ein steriles Uhrschälchen, das in halber Höhe mit Nähragar beschickt und mit Colibakterien beimpft wurde, mit der Substratseite nach unten aufgelegt und an den Blutagar angedrückt, so daß eine Abdichtung des vom Glas bedeckten Teiles des Nährbodens erfolgt. In diesem Bereich entwickeln sich die Bedingungen für das Wachstum von Anaerobiern.

c) Anaerobe Deckglaskultur nach dem FORTNER-Prinzip: Agarfilm herstellen, wie für aerobe Deckglaskultur auf S. 524 beschrieben; an der Peripherie reichlich Serratia marcescens auftragen. Auf völligen Luftabschluß zwischen Deckglas und Objektträger achten (zusammenhängender Vaselinering!).

O_2-Entfernung auf chemischem Wege

Hierfür kommt in erster Linie das Pyrogallolverfahren in Frage, das auf der Absorption von Sauerstoff durch Pyrogallol in alkalischer Lösung beruht.

Geeignete Gemische und günstige Mischungsverhältnisse:

a) 1 ml 20%ige Pyrogallollösung + 1 ml bei Zimmertemperatur gesättigte Sodalösung. Diese Menge reicht zur Bindung von 44 ml O_2 = etwa 220 ml Luft aus.

b) Kristallpyrogallol + Kristallsoda, in gleicher Gewichtsmenge gemischt (z.B. eingefüllt in einen Umschlag aus Filtrierpapier unter Zufügung der zweieinhalbfachen Menge Kieselgur. Das Täschchen wird auf die Innenseite des Petrischalendeckels geklebt und die Schale vor Bebrütung abgedichtet).

Die Absorption läuft bei großer Oberfläche und erhöhter Temperatur rascher ab. So kann z.B. die Lösung a) zur Tränkung von Filtrierpapierscheiben oder Bierfilzen[2] verwendet werden, die in die Deckel von (nach der Beimpfung abzudichtenden) Petrischalen oder in Anaerobengefäße eingelegt werden.

Züchtung im Vakuum bzw. in indifferenter Gasatmosphäre

Unerläßlich sind hierfür exakt schließende Schliffe, Dichtungen und Hähne. Der mit Nährboden beschickte (beimpfte) Teil der Petrischalen muß in den Anaerobengefäßen unten, d.h. der Schalendeckel oben liegen.
Der Vorteil der Anaerobenzüchtung in dicht abgeschlossenen Gefäßen besteht in der Möglichkeit der gleichzeitigen Kultivierung mehrerer fester und flüssiger Kulturen. Bei einfachen Vakuumgefäßen tritt allerdings leicht eine Austrocknung der Kulturen ein.

Das Vakuum bzw. die Reduktion der Sauerstoffspannung sollte stets durch Manometer bzw. O_2-Indikator (s. S.518) kontrolliert werden.

a) Anaerostat nach Knorr: Zylinderförmiges Anaerobengefäß mit dickem, scheibenförmigem Glasdeckel, der mittels Metalloberteil und Gummidichtung auf das Gefäß gepreßt wird. – Geeignet für die Kultur von Keimen, die keine strenge Anaerobiose erfordern.

b) Kombinierte Verfahren (Evakuierung mit Gasersatz oder Entfernung restlichen Sauerstoffs mittels Platinkatalysatoren) werden zunehmend zur Anaerobenzüchtung auf festen Nährböden angewandt.

Prinzip: Die verschiedenen, hierfür verwendeten Kulturkammern gehen im wesentlichen zurück auf das erstmals von LAIDLAW 1915, dann von MCINTOSH und FILDES 1916 angewandte und u.a. von BREWER 1938 modifizierte Verfahren, den atmosphärischen Sauerstoff durch Abpumpen aus einem luftdicht verschlossenen Gefäß weitgehend zu entfernen und den verbleibenden Restsauerstoff durch eine chemische Bindung an eingeleiteten Wasserstoff unter Mitwirkung eines metallischen Katalysators zu beseitigen. Während bei diesen Typen von Anaerobenkulturgefäßen eine von einem Platin- oder Palladiumschwamm umgebene Heizspirale durch elektrischen Strom erhitzt und auf diese Weise die Verbindung des residualen Sauer-

[1] Hersteller: Vereinigte Papierwarenfabriken, München, Lindwurmstr. 93.

[2] Der Anaerobiosering nach OTT (Berlin. u. Münch. tierärztl. Wschr. 73 [1960] 451) mit Anaerobiosekontrolle mittels Methylenblau-Marke ist fertig beziehbar von Fa. Merck (Art. Nr. 5473).

stoffs mit eingeleitetem Wasserstoffgas zustande gebracht wird, sind seit einigen Jahren verschiedene Modifikationen in Gebrauch, bei denen die Verbindung beider Reaktionspartner unter Katalysatorwirkung bei Zimmertemperatur abläuft.

Beachte: Zur Vermeidung von Explosionen müssen bei Handhabung von Geräten, die mit Wasserstoffgas arbeiten, Gasflammen und anderes offenes Feuer im Labor ausgelöscht sein. Beim BREWER-Topf ist auf Intaktheit des an der Reaktionskammer angebrachten Maschengitters zu achten. Während der elektrischen Beheizung des Katalysators ist der Topf so aufzustellen, daß eine Gefährdung des Laborpersonals ausgeschlossen ist. Gefäße aus Glas sollten aus Sicherheitsgründen nicht benützt werden.

Bedienung des Anaerobentopfes nach MCINTOSH *und* FILDES (Abb. 177): Der mit Kulturen beschickte Apparat wird mittels Deckelklammer verschlossen. Einer der beiden Hähne wird geöffnet und mit einer Vakuumpumpe verbunden, die den Luftdruck bis auf etwa 60 mm Hg absenken soll. Dann wird dieser Hahn geschlossen, der andere, über eine Waschflasche und ein Reduzierventil mit einer Wasserstoffgasflasche verbundene Hahn geöffnet, so daß Wasserstoff einströmen kann. Nachdem der Topf gefüllt ist, wird der Stromkreis geschlossen, was zur Erwärmung des Katalysators und dadurch zur Verbindung des Wasserstoffs mit dem restlichen Sauerstoff führt. Weiteres Zuströmen von H_2 ist an der Gasblasenbildung in der Waschflasche erkennbar. Nach etwa 20 min, wenn die Blasenbildung sistiert, wird das entsprechende Ventil ebenfalls fest geschlossen, die elektrische Zuleitung abgenommen und das Gefäß in den Brutschrank gestellt.

Die Anaerobiose sollte auch hier stets durch einen Redox-Indikator (S. 518) oder durch Mitführung eines streng anaeroben Keimes kontrolliert werden. Im übrigen sind die den Anaerobengefäßen beigegebenen Bedienungsanleitungen zu beachten.

Neuere Geräte mit vereinfachter Handhabung

BTL-Anaerobentopf (Hersteller: Baird & Tatlock [London] Ltd. Chadwell Heath, Essex, England): Das Gerät arbeitet mit einem bei Zimmertemperatur wirksamen, zusätzlich gelieferten Katalysator, benötigt also keinen Elektroanschluß. Von den beiden, am Deckel angebrachten Hähnen ist der eine zum Anschluß an den Vakuumschlauch, der andere zur Verbindung mit der Wasserstoffgasflasche bestimmt. Da eine Erwärmung des Katalysators nicht erforderlich ist, ist die Gefahr einer Explosion weitgehend herabgesetzt. Der Topf besitzt einen seitlichen Anschlußstutzen, an dem ein Röhrchen mit Redox-Indikator angeschlossen wird.

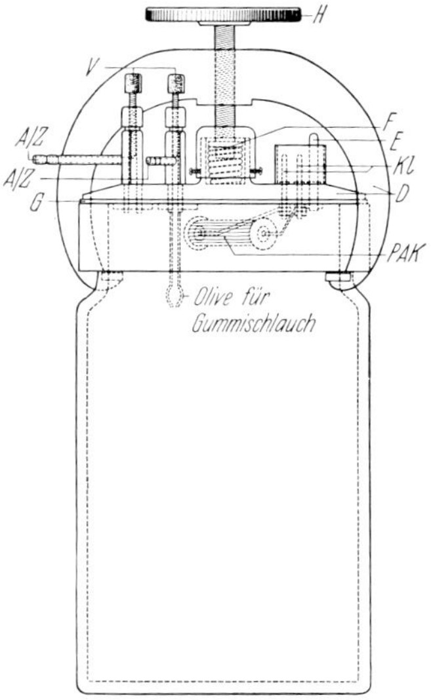

Abb. 177: Anaerobentopf nach MCINTOSH und FILDES. – Zeichenerklärung: A/Z: Absaugstutzen bzw. Gaszuleitung. – D: Deckel mit Deckelklammer. – E: Erdungsanschluß. – F: Federwiderlager. – G: Gummiring. – H: Halteschraube. – Kl: Polklemmen für 12 Volt. – PAK: Palladium-Asbest-Katalysator. – V: Ventilschrauben.

Anaerobentopf nach BREWER *und* ALLGEIER[1] (Appl. Microbiol. 14, [1966] 985): Auch hierbei wird ein bei Zimmertemperatur wirksamer Katalysator benützt. Er bewirkt die O_2-Entfernung durch Oxydation von Wasserstoff, der nach Zufügung von Wasser zu einem mit einem Reagenziengemisch beschickten Beutel (Gaspack) entsteht. Das Gemisch enthält außer Na-borhydrid (für die H_2-Bildung) Zitronensäure und Na-hydrogenkarbonat; unter Reaktion dieser beiden Substanzen bildet sich CO_2, welches das Anwachsen anspruchsvoller Anaerobier begünstigt. Ein zusätzlicher Redox-Indikator ermöglicht die Kontrolle der Anaerobiose durch die durchsichtige Wand des Anaerobentopfes hindurch.

[1] Hersteller: BBL. Der Topf ist beziehbar u.a. von Fa. G.A.Flaigg AG, Basel.

Keimzüchtung unter erhöhter CO_2-Spannung

Gewisse Keime benötigen zur Züchtung eine Atmosphäre mit erhöhter CO_2-Spannung (z.B. Brucella abortus) oder lassen sich leichter kultivieren, wenn die Bebrütung in einer mit CO_2 angereicherten Atmosphäre erfolgt (Meningokokken, Gonokokken, Pneumokokken u.a. Erreger). Folgende Methoden sind vorwiegend im Gebrauch:

a) Kerzenflammen-Methode: Einfachstes Verfahren, das in jedem beliebigen, dicht verschließbaren Gefäß (Weckglas u. dgl.) durchgeführt werden kann: Beimpfte Röhrchen oder Platten in das Gefäß einstellen, auf die oberste Platte eine kurze Kerze aufstellen, diese anzünden und Deckel mit Gummiring auflegen. Nach kurzer Zeit Deckel zum Druckausgleich ein wenig öffnen, dann fest verschließen. Die Kerze erlischt, sobald der größte Teil des Sauerstoffs verbraucht ist. Durch die Verringerung des Gasvolumens im Gefäß (es bildet sich H_2O sowie etwa 3% CO_2) wird zugleich der Deckel noch fester angedrückt.

b) CO_2-Erzeugung mittels Na-bikarbonat und Säure: In ein dicht verschließbares Gefäß wird zusammen mit den Kulturen ein Reagenzglas eingestellt und mit einigen Gramm Na-bikarbonat beschickt. Fügt man zum Röhrchen 1 ml einer 2n HCL-Lösung pro Liter Rauminhalt des Gefäßes hinzu und dichtet sofort ab, so erhält man eine Konzentration von etwa 10% CO_2.

Mischt man eine molare Lösung von Na-bikarbonat (84 g/Liter) mit einer gleichen Menge verdünnter Schwefelsäure (1 ml konz. H_2SO_4 + 29 ml Aqua dest.), so werden pro ml der Mischung 11,2 ml CO_2 bei normalem Luftdruck und Zimmertemperatur freigesetzt. Für ein Gefäß mit 1000 ml Inhalt ist zur Erzielung eines 10%igen CO_2-Gehaltes eine Mischung aus je 4,5 ml beider Lösungen erforderlich.

Der Bildung eines Übermaßes von Kondensat kann man begegnen durch Einlegen eines quadratischen Stückes Filterpapier in den Deckel der Petrischalen, wobei die Ecken jeweils zwischen Boden und Deckel eingeklemmt werden.

c) Einleitung von CO_2 aus einer CO_2-Flasche: Mit den Kulturen beschicktes und luftdicht verschlossenes Gefäß über einen Hahn und ein Manometer bis auf einen Druck von etwa 690 mm Hg evakuieren, dann Hahn schließen, Schlauchverbindung zu CO_2-Flasche herstellen und Gas einleiten, bis der atmosphärische Luftdruck erreicht ist.

d) Einbringen einer kleinen (etwa erbsengroßen) Menge von Kohlensäureschnee in beimpfte und sofort mittels verflüssigtem Paraffin zu verschließende Kulturplatten. Zur Gewinnung von Kohlensäureschnee muß die Flasche auf dem Kopf stehen; an das Ventil wird ein CO_2-Beutel angeschlossen.
Für ein 5-Liter-Gefäß reicht 1 Teelöffel CO_2-Schnee aus: Schnee auf den Boden des Gefäßes bringen (Vorsicht, Ätzgefahr!); Deckelhahn erst schließen, wenn kein CO_2-Schnee mehr vorhanden ist (sonst besteht Gefahr des Überdruckes).

e) CO_2-Brutschränke kommen in den letzten Jahren zunehmend in Gebrauch. Das Prinzip der üblichen Geräte dieser Art besteht in der kontinuierlichen Zuführung eines mittels Ventilen einstellbaren und durch Strömungsmesser etc. kontrollierbaren Gemisches aus CO_2 und O_2 bzw. aus CO_2 und atmosphärischer Luft.

Besondere Kulturmethoden

Agargußplattenmethode

Die Methode wird angewandt zur Trennung von Bakteriengemischen (siehe hierzu die Ausführungen auf S. 517), zur Keimzählung und zum Nachweis von Erregern, z.B. bei Blutkulturen. Die in flüssige Agar- oder Gelatinesubstrate eingeimpften und darin verteilten Keime werden beim Erstarren der Nährböden räumlich voneinander getrennt festgehalten und entwickeln sich zu isolierten Kolonien.

Keimzählung: Wegen der zunächst unbekannten Keimmenge sind gewöhnlich mehrere Verdünnungen der Probe anzusetzen. Die genauesten Werte erzielt man bei einem Wachstum von 200–300 Kolonien pro Gußplatte; Verdünnungsstufen 1:10, mit von Stufe zu Stufe auszuwechselnder Pipette.

Technik (s. auch S. 620): Röhrchen (Anzahl je nach dem zu erwartenden Bakteriengehalt) mit je 4,5 ml Verdünnungsmittel, z.B. steriler physiol. NaCl-Lösung, bereitstellen. 0,5 ml des flüssigen (bzw. 0,5 g des vorher in 0,5 ml Flüssigkeitsmenge suspendierten und gründlich verteilten, festen) Materials mit Pipette in das erste Röhrchen übertragen, gut durchmischen (Blasenbildung ver-

meiden): Verdünnung 1:10[1]; 0,5 ml aus dem Röhrchen mit frischer Pipette zum nächsten Röhrchen hinzufügen, mischen: Verdünnung 1:100[1] usw. Von jeder Verdünnung jeweils 0,5 ml in eine Petrischale pipettieren, 15 ml verflüssigten, auf etwa 48°C abgekühlten Nähragar (bzw. auf 30°C abgekühlte Nährgelatine) zufügen und gründlich mischen durch Bewegung der Schalen in Achtertouren.
Nach entsprechender Bebrütung (Gelatineplatten bei Zimmertemperatur, Agarplatten bei 37°C bzw. bei der für den gesuchten Keim optimalen Temperatur) Kolonien auszählen und für die Errechnung der Keimzahl diejenige Kultur verwenden, die einen Wert zwischen 200 und 300 (100 und 500) ergibt. Errechnung der Zahl der (vermehrungsfähigen) Keime pro ml Ausgangsmaterial durch Multiplikation der Verdünnungsstufe, des Faktors 2 (bei Zugabe von 0,5 ml Materialverdünnung pro Gußplatte) und der gefundenen Koloniezahl (bei festem, im gleichen Volumen Flüssigkeit aufgeschwemmten Material ist das erhaltene Produkt nochmals mit dem Faktor 2 zu multiplizieren).

Beispiel: 260 Kolonien in der mit 0,5 ml der Verdünnung 1:100 einer Flüssigkeit angesetzten Gußplatte. Keimzahl = 260 · 100 · 2 = 52000/ml.

Blutkulturen

Zu diagnostischen Zwecken werden Gußplatten häufig bei Verdacht auf septische Erkrankungen angelegt, wobei Patientenblut (möglichst versetzt mit einem Mittel zur Ausschaltung der Gerinnung und der normalen Bakterizidie des Blutes, wie Liquoid) mit verflüssigtem, auf 45–48°C abgekühltem Nährsubstrat in Platten ausgegossen und bebrütet wird.

Die bei diesem Vorgehen bestehende Gefahr einer sekundären Verunreinigung wird vermieden bei Verwendung von Viereckflaschen, die mit 50 ml Nährsubstrat beschickt sind und mit einem Schraubverschluß (aus Metall, mit zentral gestanztem Loch und unterlegter Gummischeibe) verschlossen werden. Zum Schutz vor Verunreinigung wird der Verschluß mit einer Folie aus Aluminium oder anderem Material abgedeckt. Nach Verflüssigung und Abkühlung des Nährbodens erfolgt die Beimpfung (etwa 5 ml Blut) mittels Rekordspritze unter Durchstechen der Gummidichtung des Verschlusses. Erstarrung des Substrat-Blut-Gemisches in flacher Schicht bei umgelegter Flasche. Endgültige Ablesung nach mehrtätiger Bebrütung; Verbesserung der Ergebnisse ist häufig durch Bebrütung in einer etwa 5%igen CO_2-Atmosphäre zu erzielen.

Castañeda's Methode der Blutkultur hat sich besonders bei Brucella-Kulturen bewährt (lange Bebrütungszeit), wird aber auch bei der Züchtung anderweitiger Erreger vielfach angewandt. Verwendet werden auch hierbei rechteckige, etwa 100 ml fassende, mit Schraubdeckel dicht verschließbare Flaschen, durch dessen scheibenförmige Gummidichtung die Beimpfung (und ggf. Einleitung von CO_2) erfolgt. Die Gefäße werden beschickt mit einem agarhaltigen (verflüssigten) Substrat, das man in der umgelegten Flasche über einer Schmalseite des Gefäßes als etwa 5 mm dicke Schicht erstarren läßt, und einem zusätzlichen flüssigen Medium, das zunächst beimpft wird und das man im Laufe der Bebrütung durch Neigen der in vertikaler Stellung bebrüteten Flasche über den festen Nährboden laufen läßt.

Nährmedien zur CASTAÑEDA- *(und allgemein zur Blut-) Kultur*

1. Feste Substrate: Empfehlenswerte Trockenmedien sind u. a. Bacto Tryptose-Agar (Difco), Caseinpepton-Sojamehlpepton-Agar (Merck), Trypticase Soy Agar (BBL): In Mengen von etwa 20 ml in die Flaschen einfüllen, 15 min bei 121°C autoklavieren, zur Erstarrung flachlegen.

2. Flüssige Substrate: Empfehlenswerte Trockenmedien sind u. a. Bacto Tryptose-Bouillon (Difco), Caseinpepton-Sojamehlpepton-Lösung (Merck), Trypticase Soy Broth (BBL): In einem Kolben 15 min bei 121°C autoklavieren, dann unter strenger Beachtung der Sterilität mittels Spritze zu den nach 1. mit Agar beschickten Flaschen in einer Menge von etwa 30 ml hinzufügen.

Fertigen Nährboden nach Prüfung der Sterilität (2 Tage bei 37°C bebrüten) für Blutkulturen verwenden bzw. bei Zimmertemperatur bis zur Verwendung aufbewahren (Staubschutz des Verschlusses durch Alu- oder Papierfolie).

Beimpfung und weitere Bearbeitung: Patientenblut, am besten unmittelbar vor einem zu erwartenden Fieberanstieg, abnehmen und in einer Menge von etwa 5 ml möglichst bald nach Entnahme mit Spritze (Durchbohrung der Gummidichtungsscheibe mittels Kanüle, nach Abnahme der Folie und Desinfektion mit 70%igem Äthanol) in den

[1] Festes Material: Verdünnung verdoppelt.

flüssigen Nährboden einbringen. Dann Flasche neigen, so daß die Agaroberfläche von der beimpften Bouillon überspült wird, und in aufrechter Stellung bei 37°C bebrüten. Inspektion auf Trübung der Flüssigkeit bzw. Koloniewachstum auf der Agaroberfläche am nächsten und übernächsten Tag. Bei fehlendem Wachstum Agar jeden zweiten Tag erneut durch Neigen der Flasche überspülen und Bebrütung mindestens 8 Tage, besser 2 Wochen fortsetzen (bei Brucelloseuntersuchungen 4 Wochen bebrüten).

Steht der Patient unter Penicillintherapie, kann Zusatz von Penicillinase (s. S. 596) die Nachweischancen verbessern. Bei Sulfonamidbehandlung gibt man 1,5 ml einer autoklavierten 0,1%igen Lösung von p-Aminobenzoesäure (= 1 mg) pro 30 ml flüssigen Nährbodens zu.

Blutkultur unter Verwendung von Blutkuchen sollte routinemäßig durchgeführt werden nach Entnahme des Serums bei WIDAL-Proben auf Salmonellose. Die Kultivierung wird meist durchgeführt in Röhrchen mit Ochsengalle (siehe S. 537). Aus den bei 37°C bebrüteten Röhrchen wird in zweitägigem Abstand ausgeimpft auf ein schwach elektiv wirkendes Medium wie ENDO-Agar. Bebrütungszeit der Flüssigkultur: 6 Tage.

Feste Kulturen in Röhrchen und sonstige Kulturverfahren

Schrägagar-Oberflächenkultur: Beimpfung als gerader Strich bzw. in Schlangenlinie, wobei zuerst Material strichförmig von unten nach oben auf der Schrägfläche deponiert und dann seitlich verteilt wird.

Stichkultur: Mittels gerader, mit Bakterienmasse behafteter Nadel, die bis in die Nähe des Röhrchenbodens in das als Schräg- oder Hochschicht-Agar erstarrte Medium eingestochen wird. Unter Verwendung von halbfesten Substraten dient die Stichkultur auch der Feststellung der Beweglichkeit (s. S. 527).

Schüttelkultur: Verflüssigten, auf etwa 48°C abgekühlten Nährboden mit dem Material (und ggf. mit Verdünnungen der Probe) beimpfen, Inokulum durch Drehen und Neigen des Röhrchens im Medium unter Vermeidung von Blasenbildung verteilen, in vertikaler Stellung erstarren lassen, bebrüten.

Isolierung gewachsener Kolonien: Agarsäule durch gleichmäßiges Erwärmen losschmelzen, Öffnung des Röhrchens gründlich abflammen und in den Spalt zwischen Deckel und Boden einer einseitig geöffneten Petrischale einführen. Nun Boden des Röhrchens stärker erhitzen, so daß der sich entwickelnde Wasserdampf die Agarsäule herausdrückt. Gelingt dies nicht, so ritzt man das Reagenzglas nahe der Kuppe mit Diamant oder Glasfeile rundum an; bei raschem Erwärmen pflegt das Glas an dieser Stelle zu springen und die Agarsäule gleitet nun nach leichtem Erwärmen der Glaswand in die Petrischale.

Zur Isolierung der Kolonien Säule in Scheiben schneiden und in der Schale so ausbreiten, daß Durchmusterung auch bei schwacher Mikroskopvergrößerung möglich ist; sichtbare Kolonien mit Platinspatel (vorne breit geklopfte Nadel) ausbohren und abimpfen oder Scheibe mit Einzelkolonie zur Subkultur in flüssigen Nährboden übertragen.

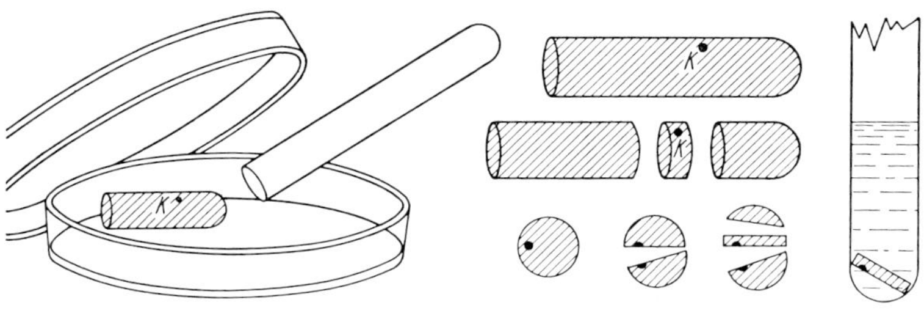

Abb. 178: Isolierung einer Kolonie aus einer Schüttelkultur.

Mikrokulturen: Zur Beobachtung der Entwicklung von einzelnen Keimen und von Bakterienkolonien.

1. *Hängende-Tropfen-Kultur:* Technik wie beim „Hängenden Tropfen" (S. 527). Sorgfältige Vaselineabdichtung!
2. *Deckglaskultur nach* FORTNER: Deckgläschen mit histologischer Pinzette fassen, abflammen und mit der Unterfläche auf verflüssigten Agar klatschen. Überflüssigen Agar ablaufen lassen. Restliches, inzwischen erstarrtes Agarhäutchen mit sterilem Messerchen seitlich so beschneiden, daß der Rest in den Hohlschliff eines Objektträgers paßt. Agar-

schicht mit Glasfaden beimpfen, Hohlschliff eines Objektträgers umranden mit Vaseline, Deckglas mit Schichtseite zur Vertiefung auflegen und in üblicher Form bebrüten.

3. *Agarblock-Kultur nach* ØRSKOV für morphologische Studien bei Aktinomyzeten, Pilzen etc.: Agarstücke von etwa 1 × 1 cm Größe und etwa 3 mm Dicke mit sterilem Skalpell ausschneiden, auf einen sterilen Objektträger auflegen und strichförmig beimpfen. Den so vorbereiteten Objektträger einlegen auf Glasstäbchen in eine Petrischale, die ein Stück angefeuchtetes Filtrierpapier enthält („feuchte Kammer"), und bei entsprechender Temperatur bebrüten. Mikroskopisch überprüfen in geeigneten Zeitabständen. Junge Bakterien erscheinen als gut erkennbare, stark lichtbrechende Gebilde. Die Methode ermöglicht das Studium der Entwicklung von Einzelorganismen (Verzweigungen etc.) und Kolonien.

   Bei Pilzkulturen ist die Beimpfung der Seitenflächen des Agarblockes und Abdeckung durch ein Deckglas oft von Vorteil.

Membranfilter-Kultur: Die bei der Filtration von Proben verwendeten Membranfilter werden mit steriler Pinzette auf geeignete Nährböden aufgelegt, deren Nährstoffe durch das Filter diffundieren und die Entwicklung von Kolonien ermöglichen. Die wachsende Kolonie selbst bleibt vom Nährboden getrennt. Verwendung insbesondere bei der bakteriologischen Wasseruntersuchung (S. 623).

Ein-Zell-Kultur

1. *Mittels Mikromanipulator:* Siehe S. 518.
2. *Verfahren nach* LINDNER: Beimpftes flüssiges Substrat so weit verdünnen, daß in einzelnen, mit Glasfaden auf sterile Objektträger aufgebrachten Tröpfchen bei mikroskopischer Kontrolle nur ein einziger Keim nachweisbar ist. Entsprechende Tröpfchen einzeln mit sterilem Filterpapier aufsaugen und die Papierstückchen getrennt in geeignete flüssige Nährböden zur weiteren Bebrütung übertragen.

Morphologisch-kulturelle Prüfverfahren

Prüfung der Wuchsform

a) Auf (in) festen Substraten: Die Ablesung erfolgt makroskopisch, mit Lupe oder Platten- bzw. Stereomikroskop.

Manche Bakterienarten bilden teils Kolonien mit glatter Oberfläche und glattem Rand, sog. Glatt- oder S-Formen (e. smooth), teils Kolonien mit rauher Oberfläche und unregelmäßig begrenztem Rand, sog. Rauh- oder R-Formen (e. rough). R-Formen können zu diagnostischen Schwierigkeiten führen (Spontanagglutination, verändertes antigenes Verhalten etc.). Zu beachten ist, daß die serologischen S-R-Formen nicht unbedingt den morphologischen Glatt-Rauh-Formen entsprechen müssen; so kann sich ein Stamm serologisch als „rauh" (z.B. Spontanagglutination in physiol. oder 3,5%iger NaCl-Lösung) erweisen, der morphologisch keine Merkmale der Rauhform zeigt. – Flache, schleierartige Ausbreitung über den ganzen Nährboden beobachtet man bei stark beweglichen Keimen, z.B. bei Proteusbakterien oder gewissen Sporenbildnern.

Zu beurteilen sind – außer Größe, Form, Oberfläche, Farbe, Rand, Verreibbarkeit der Kolonien und evtl. Haftung am Nährboden – gleichzeitig Veränderungen des Nährsubstrates wie Hämolyse, Verfärbung, Dellenbildung (bei Eiweißverflüssigung usw.).

b) In flüssigen Nährsubstraten: Man hat zu achten auf

Oberflächenwachstum: Häutchen-, Ringbildung, Kletterphänomen (oberhalb des Flüssigkeitsspiegels an der Glaswand);

Trübung: Grad, zeitliche Dauer;

Bodensatz: Beschaffenheit und Menge (dicht, flockig, körnig, streifig, schleimig, wolkig).

c) In Stichkulturen: Zu beurteilen ist hier

Art und Ort des Wachstums: Bei halbfesten Substraten: Art der Ausbreitung (unbewegliche Keime: Nur entlang des Stichkanals, bewegliche Organismen: Wolkige Trübung der Umgebung des Impfstiches oder des ganzen Substrates). Art der Entwicklung bei festen und halbfesten Medien (Anaerobier: Nur im unteren Stichbereich; Aerobier: Am oberen Stichende; fakultative Anaerobier: Im ganzen Stichkanal).

Sonstige Nährbodenveränderungen: Fluoreszenz, Verfärbung, Verflüssigung.

Tupf- und Klatschpräparate

Man legt ein fettfreies Deckgläschen auf die Kolonie, drückt es leicht an, hebt es mittels Pinzette vorsichtig ab, fixiert und färbt, wie üblich. Das Präparat läßt die Lage der einzelnen, die Kolonie zusammensetzenden Bakterien erkennen.

Messung der Bakteriengröße

a) Orientierende Bestimmung: Durch Vergleich mit Erythrozyten (7,5–8μ Durchmesser, vgl. Abb. 9). Man vermischt Bakterienmaterial mit etwas Blut, färbt und mikroskopiert den Ausstrich.

b) Relative Meßmethode: Benötigt werden hierzu Okular- und Objektmikrometer sowie nach Möglichkeit ein Meßokular.
Das auf den Objekttisch (wie ein sonstiger Objektträger) aufzulegende Objektmikrometer trägt eine Einteilung in mm-Bruchteilen. Sie dient zur Eichung des Okularmikrometers (rundes Glasplättchen mit Strichteilung), das in das Meßokular eingesetzt wird. Nach Scharfeinstellung bringt man die beiden Skalen in Parallellagerung und zwar so, daß sich ihre Nullpunkte decken. Dann bestimmt man, wieviele Teilstriche des Okularmikrometers einer bestimmten Länge des Objektmikrometers entsprechen und rechnet um, welche Länge einem Teilstrich des Okularmikrometers entspricht.

Beispiel (Abb. 179):
70 Teilstriche des Okularmikrometers entsprechen 0,4 mm (= 400 μ). 1 Teilstrich entspricht somit 400:70 = 5,7 μ.

Entspricht das zu messende Objekt 3 Teilstrichen des Okularmikrometers, so errechnet sich eine Größe von 3 · 5,7 μ = 17,1 μ.

Bei gewissen Objekten empfiehlt es sich, Kontrast- oder Netzmikrometer zu verwenden, die, ebenso wie die einfachen Ausführungen, von verschiedenen optischen Werken hergestellt werden.

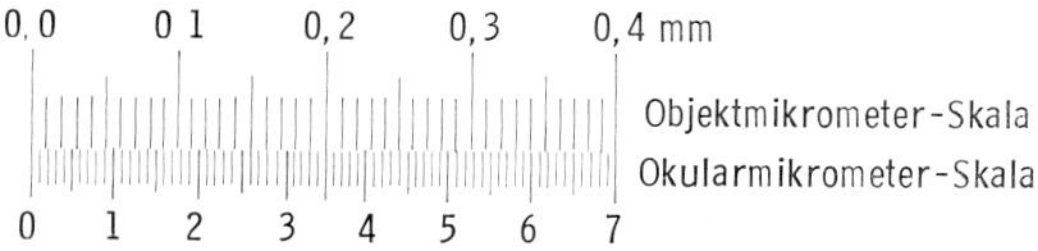

Abb. 179: Eichung des Okularmikrometers aufgrund der Skala des Objektmikrometers. Im Gesichtsfeld sind beide Skalen sichtbar. Die Darstellung entspricht dem im Text aufgeführten Zahlenbeispiel.

Beim Okularschraubenmikrometer wird die Mikrometerplatte durch eine Schraube verstellt. Auf einer seitlichen Trommel kann die Verschiebung in 1/100 mm abgelesen werden. Auch hier ist vorher eine Auswertung (Eichung) der Skala mit einem Objektmikrometer erforderlich.

Mikrophotographie

Spezielle Photomikroskope für mikrophotographische Schwarzweiß- und Farbaufnahmen werden von allen großen optischen Werken hergestellt. Auf einschlägige Prospekte und Druckschriften wird verwiesen.

Eine einfache und billige Möglichkeit der Mikrophotographie besteht in der Verwendung einer Kamera mit abnehmbarem Objektiv, die mittels eines geeigneten Verbindungsstückes nach Entfernung des Objektives direkt, und zwar möglichst dicht über dem Okular, am Mikroskop befestigt wird. Die Kamera fungiert dann praktisch nur als Filmkassette.
Bei Verwendung von einäugigen Reflexkameras kommen Unsicherheiten der Scharfeinstellung weitgehend in Wegfall. Unter gleichzeitiger Beobachtung am Sucher wird der zwischen Mikroskop und Kamera eingesetzte Aufsetzring in der Höhe verschoben, bis der kreisförmige Ausschnitt im Sucherbild gleichmäßig ausgeleuchtet ist. Die Scharfeinstellung des Präparates (am Grob- und Feintrieb des Mikroskopes) läßt sich im Sucher beobachten. Verbesserte Beobachtungsmög-

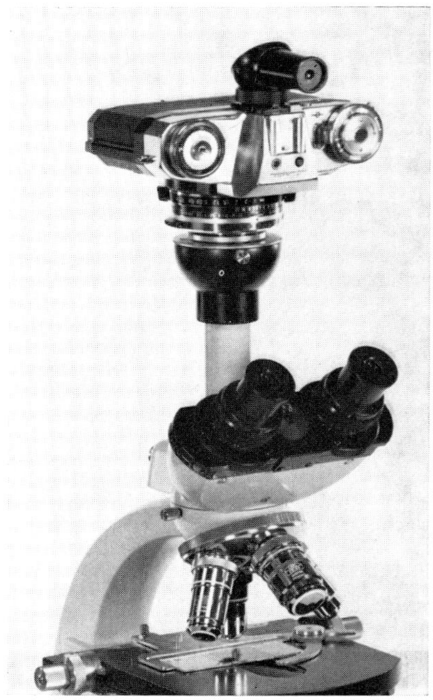

Abb. 180: Automatische Spiegelreflexkamera mit Winkelfernrohr und mit Zwischen- und Aufsetzring zur Befestigung am Phototubus eines Binokular-Mikroskopes.

lichkeiten ergeben sich durch Verwendung eines Lichtschachtaufsatzes mit Mattscheibeneinsatz oder, besser, mit Klarscheibeneinsatz und Einstell-Lupe. Bei neueren Kameras wird die Belichtungszeit zuverlässig durch eingebaute Belichtungsmesser festgelegt, vorausgesetzt, daß vorher eine entsprechende Kontrolle oder Eichung erfolgt ist. Zweckmäßig ist die Verwendung eines Winkelfernrohres zur Beobachtung des Mikrobildes im Sucher auf einem Phototubus mit binokulärem Schrägeinblick (siehe Abb. 180).

Feststellung der Beweglichkeit

Der Geübte kann u.U. schon aus der Art der Bewegung gewisse Schlüsse auf die Natur des vorliegenden Keimes ziehen (z.B. blitzartige, teilweise kreisförmig-wirbelnde Bewegung bei Choleravibrionen).
Günstige Untersuchungsbedingungen bestehen bei Prüfung junger, 6–10 Stunden bei 37°C, meist aber besser 6 Std. bei Zimmertemperatur gehaltener Kulturen. Plötzliche Abkühlung kann die Beweglichkeit beeinträchtigen; begeißelte Anaerobier verlieren oft rasch ihre Beweglichkeit bei Sauerstoffzutritt.

a) Hängender Tropfen: Einen flachen Tropfen flüssiger Kultur oder Kondenswasser von Schrägagarkultur auf ein Deckglas aufbringen, die Vertiefung eines Hohlschliffobjektträgers mit etwas Vaseline umranden und den Objektträger mit der Vaselineschicht so gegen das Deckglas aufdrükken, daß der auf dem Deckglas befindliche Tropfen etwa unter der Mitte der Vertiefung liegt, das Deckgläschen über Eck zu liegen kommt (um später besser entfernt werden zu können) und ein dichter Abschluß entsteht (Vermeidung von Verdunstung und evtl. dadurch bedingter Strömungen). Nun Objektträger mit anhaftendem Deckglas hochnehmen und rasch drehen, so daß das Deckglas dann oben aufliegt und der Tropfen frei in die Schliffkammer hineinhängt.

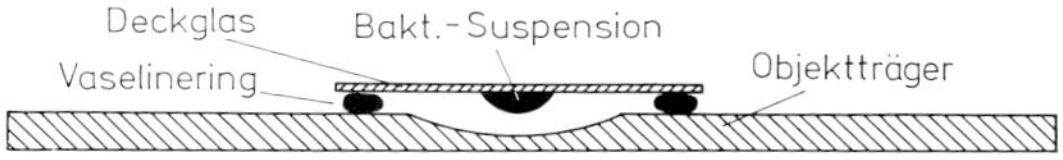

Abb. 181: Hängender Tropfen.

Mikroskopieren (im Hellfeld bei abgeblendetem Kondensor oder mittels Phasenkontrasteinrichtung): Erst mit schwacher Vergrößerung Tropfenrand so einstellen, daß er durch die Mitte des Gesichtsfeldes läuft, dann nächste und übernächste Vergrößerung einstellen und dabei jeweils die Stellung des Tropfenrandes nachjustieren. Für die Beurteilung der Beweglichkeit genügt gewöhnlich das starke Trockensystem (Vergr. etwa 400fach).

Beurteilung: Beweglichkeit besteht, wenn (Reinkultur vorausgesetzt) die Bakterien oder ein Teil davon, manchmal auch nur einzelne Keime, eindeutige Ortsveränderungen zeigen. Beweglichkeit ist nicht nachgewiesen, wenn nur eine Vibration ohne Fortbewegung zu beobachten ist (bedingt durch die BROWNsche Molekularbewegung der Bakterien).

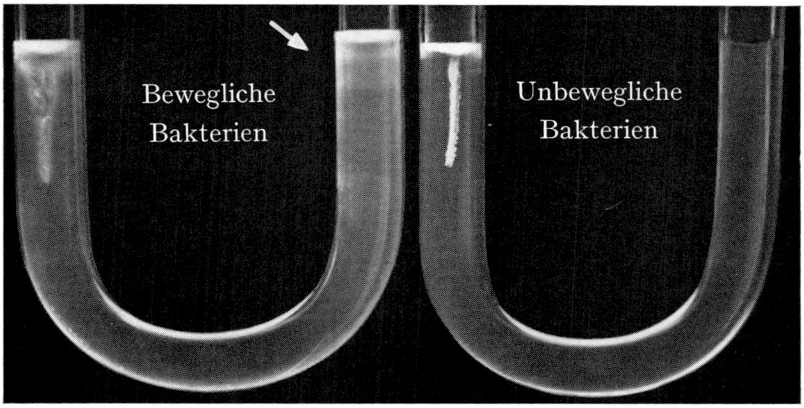

Abb. 182: U-Röhrchen-Methode zur Prüfung der Beweglichkeit.

b) Stichkulturen in weichem Agar: Hochschichtagar mit Gehalt von 0,2% Agar OXOID Nr. 3 oder etwa 0,4% Fadenagar durch einen mehrere cm langen Stich beimpfen und 2–3 Tage bei 37°C, besser eine weitere Stichkultur gleichzeitig bei Zimmertemperatur halten.

Beweglichkeit besteht, wenn sich der Nährboden zunehmend trübt oder ein flaumiges Auswandern aus dem Stichkanal erkennbar ist. Bei unbeweglichen Bakterien ist das Wachstum scharf auf den Stichkanal begrenzt. – Bei obligaten Aerobiern liefert die Methode (sonst dem „Hängenden Tropfen" vielfach überlegen) oft unsichere Resultate. Im Zweifelsfalle sind beide Testverfahren heranzuziehen.

c) U-Röhrchenmethode (Transmigrationsmethode) nach VAHLNE unter Verwendung von 0,3–0,4%igem Fadenagar bzw. 0,2%igem OXOID-Agar Nr. 3: Die in einen Schenkel eines U-förmigen Röhrchens in Form einer Stichkultur eingeimpften Keime schwärmen, wenn sie beweglich sind, in den weichen Agar hinein und erscheinen schließlich an der Oberfläche des anderen Schenkels, wobei sich der Nährboden entsprechend dem fortschreitenden Wachstum trübt.

d) U-Kölbchenmethode nach BADER (KNAPP, W.: Z. Hyg. 142, [1956] 219): Zu empfehlen bei nur sehr spärlichem Vorhandensein beweglicher Organismen (z.B. bei Beweglichkeitsprüfung von Yers. pseudotuberculosis).

Geißeldarstellung

Durch Färbeverfahren: Es sind junge, im Hängenden Tropfen auf Beweglichkeit geprüfte Keime zu verwenden. Die Kultur ist bis zur schwachen Opaleszenz in Leitungswasser von 20–30°C zu verdünnen. Färbung s. S. 642.

Durch elektronenoptische Darstellung.

Direktmikroskopie der Kulturplatte

Betrachtung aerober Kolonien: Zweckmäßig ist die Verwendung eines Platten-(Stereo-)Mikroskopes. Bei der sog. „Oblique light technique" läßt man die Kulturschale mit ihrer Rückseite bei schwacher Vergrößerung unter Schrägbeleuchtung am Auge vorbeigleiten. Die Methode eignet sich vorzüglich zur Erkennung von Choleravibrionen in Mischkulturen auf einfachem Fleischwasser-(Gelatine-)Agar (s. S. 82), aber auch zur Erkennung anderer Kolonietypen bei der Suche nach Keimen in Mischkulturen.

Betrachtung von Kolonien anaerober Keime: Von diagnostischer Bedeutung besonders bei der Aktinomykose-Diagnostik mittels FORTNER-Kultur, wobei die Kulturen von der Rückseite des Nährbodens betrachtet werden, siehe S. 211.

Besondere Arbeitsverfahren

Herstellung von Nährböden

Bei der Auswahl der im folgenden beschriebenen Nährböden wurde davon ausgegangen, daß die Eigenherstellung der einfachen Grundsubstrate beim heutigen Angebot an Trockennährböden einerseits für viele kleinere Laboratorien schon vom Preis und von der kaum zu erreichenden gleichmäßigen Qualität der Chargen her nicht mehr lohnend ist und daß andererseits größere Institute, soweit sie nicht ebenfalls zum Bezug von Trockennährböden auch für die Herstellung der Grundsubstrate übergegangen sind, diese nach bestimmten Verfahren und unter Verwendung spezieller Ingredienzien herstellen, die sich ihnen im Laufe der Jahre bewährt haben und die zu einem festen Bestandteil ihrer Nährbodentechnik geworden sind. Auf die Beschreibung der Grundsubstrate (Fleischwasser, Hefewasser, Verdauungsbrühe, Nährbouillon, Nähragar, Nährgelatine, Peptonwasser etc.) wurde daher verzichtet. Es wird verwiesen auf HALLMANN: Bakteriologische Nährböden. Thieme, Stuttgart 1953.

Spezielle, für biochemische Teste etc. bewährte bzw. empfohlene Substrate wurden direkt bei den jeweiligen Kapiteln besprochen. Hingewiesen wird hier insbesondere auf das Kapitel „Prüfung bakterieller Stoffwechselleistungen", S. 551 ff.

Im folgenden ist die Zusammensetzung und Herstellung derjenigen wichtigeren Medien im Detail beschrieben, die nicht oder nicht ohne weiteres als dehydrierte Substrate im Handel erhältlich sind. Für die käuflich beziehbaren Trockennährböden wurden jeweils bekanntere Produzenten benannt. Die Aufzählung der Produzenten erhebt keinerlei Anspruch auf Vollständigkeit. Verwiesen wird an dieser Stelle auf das Verzeichnis von Herstellern und Bezugsquellen diagnostischer Antigene und Seren, Nährböden und Zellkulturen (S. 663).

Soweit Nährböden zur Kultur von Bakterien bzw. zur Bestimmung ihrer biochemischen und sonstigen Leistungen nicht aus dehydrierten Substraten, sondern in der eigenen Nährbodenküche hergestellt werden, sollten nur Reagenzien verwendet werden, deren Reinheit den Anforderungen der chemischen Analyse bzw. des DAB 7 entspricht.

Materialien biologischen Ursprungs zeigen stets eine mehr oder weniger große Schwankungsbreite in ihrer Zusammensetzung, sie lassen sich gewöhnlich nicht oder nur ungenügend bzw. nur teilweise standardisieren. Die wichtigsten Ingredienzien dieser Art für Nährböden und Testsubstrate werden im folgenden kurz besprochen:

Agar-Agar ist eine getrocknete, hydrophile Kolloidsubstanz, die aus verschiedenen Seealgen gewonnen wird. Je nach dem Ursprungsgebiet besteht Unterschiedlichkeit insbesondere in der Gelierkraft. Es ist deshalb zweckmäßig, möglichst mit Material von ein und derselben Lieferfirma zu arbeiten. Bei Fadenagar gibt es allerdings auch innerhalb desselben Ballens oft deutliche Unterschiede zwischen den verschiedenen Lagen. Kommt es auf exaktere Einstellung der Festigkeit des Mediums an (z. B. insbesondere bei Beweglichkeitsprüfung im halbstarren Substrat etc.), so ist die Verwendung von Agar in Pulverform, wie er von größeren Nährbodenherstellern beziehbar ist, zweckmäßig. Solche Agarpulver unterliegen hinsichtlich ihrer wichtigsten Eigenschaften – Gelstabilität, Salzgehalt, Freiheit von thermophilen Bakterien (15 min Autoklavierung bei 121 °C bewirkt Sterilität), Schmelz- und Erstarrungspunkt, Klarheit des Pulvers nach Lösung (kein Niederschlag) – einer laufenden Kontrolle und lassen hinsichtlich Gelierkraft eine weitgehende Konstanz erwarten.

Übliche Konzentrationen für

feste Nährböden:

1,2 – 2,0% bei Japan-Agar,
1,0 – 1,3% bei Neuseeland-Agar;

halbfeste Nährböden:

0,1 – 0,5% bei Japan-Agar,
0,05 – 0,3% bei Neuseeland-Agar.

Peptone sind aus eiweißhaltigem Ausgangsmaterial (z. B. Fleisch, Casein etc.) mittels enzymatischer Hydrolyse hergestellte Produkte, die Eiweißderivate wie Polypeptide, Dipeptide und Aminosäuren enthalten. Ihre Zusammensetzung hängt ab vom verwendeten Rohstoff und der Art ihrer Herstellung; dementsprechend ist der Anwendungsbereich der einzelnen Peptonsorten verschieden. Eine weitgehende Konstanz der Zusammensetzung setzt die Herstellung in großen Mengen und die Mischung verschiedener Herstellungschargen voraus. Standards konnten bisher nicht hinreichend definiert werden. In jedem Fall müssen folgende beide Forderungen erfüllt sein:

Das Pepton muß in Wasser völlig löslich sein,
pH der Lösung muß zwischen 5,0 und 7,0 liegen.

Eine spezielle Eigenschaft, die für die Indolbildung von Bedeutung ist, ist der Tryptophangehalt. – Für Fermentationsprüfungen verwendete Peptone müssen frei von Kohlenhydraten sein. Sojapepton enthält gewöhnlich Kohlenhydrate; es ist daher für diese Tests nicht geeignet.

Fleischextrakt für bakteriologische Zwecke wird aus magerem Rindfleisch hergestellt. Die Inhaltsstoffe, z.T. abgebaute Eiweißsubstanzen und anderes wasserlösliches Material, sind nur wenig definierbar. – Die Keimzahl soll niedrig, Kohlenhydrate sollen nicht vorhanden sein.

Hefeextrakt wird aus autolysierter Hefe hergestellt; dabei sollen die thermolabilen Substanzen (insbesondere Vitamine des B-Komplexes) erhalten bleiben. Hefeextrakt hat neben Pepton- gewöhnlich einen hohen Kohlenhydrat- und NaCl-Gehalt; letzterer darf 15% nicht übersteigen. Hefeextrakt ist wegen des Kohlenhydratgehaltes ungeeignet als Zusatz zu Fermentationstestsubstraten.

Fehlerquellen bei der Bereitung von Nähr- bzw. Testsubstraten

Sieht man von Wäge- und Meßfehlern, ungenauer pH-Einstellung, Verwendung falscher Reagenzien (Salze mit oder ohne Kristallwasser!) ab, so besteht eine Hauptursache von Fehlern in der Übersterilisierung von Nährböden oder deren wiederholtem Erhitzen bzw. im wiederholten Verflüssigen fester Nährböden. Verminderte Wachstumsleistung, pH-Verschiebungen, Verfärbung von Substraten, Fehlreaktionen bei Testmedien, verminderte Gelierung etc. können die Folge sein. Als Ursache für Störungen können außerdem vor allem noch folgende Fehlermöglichkeiten in Betracht kommen:

Minderung der Wachstumsleistung: Spülmittelrückstände, allgemein ungenügende Glasreinigung, Verunreinigung mit Metallsalzen, pH-Änderung infolge Hydrolyse von Ingredienzien bzw. Gebrauch alkalischer Gefäße.

Verfärbung von Substraten: Karamelisierung von Zuckern, ungenügende Mischung der Ingredienzien (lokale Verfärbungen), Zufügung von Substratbestandteilen bei inadäquater Temperatur (z.B. bei Blutagar).

Fehlreaktionen bei Testmedien: Zerstörung von Reaktionssubstanzen durch Erhitzen (z.B. Hitzesterilisation statt Sterilfiltration gewisser Kohlenhydrate – s. S. 552).

Störung der Gelierung: Ungenügende Auflösung des Agar-Agar.

Prüfung von Kultursubstraten

Für Kultur- wie für Testmedien gilt, daß neu hergestellte Chargen vor Verwendung hinsichtlich verschiedener Eigenschaften überprüft werden sollten. Diese Prüfung sollte sich erstrecken auf

Sterilität: Im allgemeinen genügt die Inkubierung unbeimpfter Medien bei Temperaturen, die später bei der Verwendung des Mediums in Betracht kommen. Man muß sich aber im klaren sein, daß die Sterilität einzelner (flüssiger oder fester) Substrate keine Sicherheit dafür gibt, daß jeder der übrigen Nährböden der Charge steril ist. Geachtet werden sollte auch auf psychrophile Organismen, die bei Lagerung der Medien im Kühlschrank als Verunreinigungen in Erscheinung treten können. Zur Langzeitkultivierung verwendete Substrate (z.B. TbB.-Nährböden) bedürfen zur Sterilitätskontrolle einer entsprechend verlängerten Bebrütung, um die Anwesenheit langsam wachsender Keime auszuschließen.

Wachstumsfördernde Eigenschaften: Sie sind zu prüfen mit geeigneten Testorganismen. Ihre Wahl richtet sich nach der Art des Mediums. Für gewöhnlichen Nähragar werden Keime mit geringem Nährstoffbedarf (z.B. E. coli), sonst möglichst diejenigen Keimarten verwendet, deren Züchtung mittels des betreffenden Substrates beabsichtigt ist (z.B. H. influenzae auf Kochblutagar). Empfehlenswert ist eine pH-Kontrolle des fertigen Nährbodens; sie sollte nach Möglichkeit mit pH-Meter (bei festen Nährböden mittels Spezialelektroden) erfolgen.

Selektivität und Differenzierungsleistung (bei Spezialnährböden und Anreicherungsmedien): Der nachzuweisende Keim soll im Wachstum unterstützt werden und seine Kolonien sollen auf festen Nährböden die jeweils charakteristische Morphologie erkennen lassen. Flüssige (Anreicherungs-)Medien lassen sich prüfen durch Beimpfung mit einer Mischung aus den zu selektierenden und den zu hemmenden Keimen und Ausimpfung auf neutrale (!) Medien nach entsprechender Bebrütung.

Prüfung von Testsubstraten s. auch S. 551.

Abfüllen hergestellter Nähr- und Testsubstrate

a) Abfüllung in unsterilem Zustand: Bei flüssigen Medien in einfachster Form mit Hilfe eines Trichters, auf dessen unteren Teil ein mittels Klemme abquetschbarer Schlauch aufgesteckt ist. Abdekkung der oberen Trichteröffnung verhindert Verunreinigung des Trichterinhaltes aus der Luft.
Bei der Abfüllung gleicher Nährbodenmengen werden vielfach Pipettiergeräte wie Ultra-Asept- oder Cornwall-Abfüllspritzen benützt, die mittels eines Schlauches die eingestellte Substratmenge aus dem Vorratsgefäß saugen und in die Röhrchen abgeben. Gefäße mit agar- oder gelatinehaltigen Nährböden hält man dabei mittels Wasserbad in heißem Zustand.

b) Abfüllung in sterilem Zustand: Hierzu sind die erwähnten Abfüllspritzen nach Autoklavierung ebenfalls geeignet. Daneben sind heute zahlreiche leistungsfähige, z.T. allerdings wesentlich kostspieligere Geräte auf dem Markt, die die stufenlose Einstellung der gewünschten Substratmenge und eine Regulierung der Geschwindigkeit der Arbeitsgänge ermöglichen, wie z.B. der Struers-Dispensor (Fa. Struers Chemiske Laboratorium Kopenhagen, Dänemark) oder die Brewer-Pipettiermaschine (Fa. Schuco International, Hamburg 36, Neuer Wall 54).
Bei Benutzung von Schlauchpumpen ist zur sterilen Abfüllung lediglich die Entkeimung des in das Aggregat einzulegenden Schlauches erforderlich, da das Medium nur mit dem Schlauch, nicht mit dem übrigen Gerät in Berührung kommt. Falls eine exakte Dosierung nicht notwendig ist, lassen sich Schlauchpumpen daher – bei wesentlich geringeren Anschaffungskosten – gut zur sterilen Abfüllung von Substraten verwenden (Unterbrechung der Förderung z.B. mittels Fußschalter).

A. Konservierungs-(Transport-)Medien

Pike's Medium

(zum Transport von Streptokokken, Pneumokokken und anderen empfindlichen Keimen in Nasen- und Rachenabstrichen)

Nähragar	1000,0 ml
0,1%ige wäßrige Kristallviolettlösung	1,0 ml
2,5%ige wäßrige Na-azidlösung	2,5 ml

Agar verflüssigen und auf 48°C abkühlen; beide Lösungen sowie 8% defibriniertes Hammelblut zusetzen, abfüllen in Röhrchen.

Zum Versand wird der auf einen passenden Korkstopfen aufgesetzte Abstrichtupfer nach Durchführung des Abstriches in das Medium eingesteckt und das Röhrchen mit dem am Tupfer befestigten Korkstopfen verschlossen.

Stuart's Transportmedium

(Mod. nach Ringertz, für Gonokokken, Meningokokken und andere empfindliche Keime wie hämophile Bakterien, Pneumokokken, Diphtheriebakterien sowie für Anaerobier und für Trichomonas vaginalis)

Trockenmedium (Merck, BAG): Nach Rehydrierung abfüllen in Röhrchen mit Schraubverschluß. Das Material wird mittels Abstrichtupfern aufgenommen, die folgendermaßen vorbereitet werden:
Tupfer in Phosphatpuffer, pH 7,4, 5 min kochen; in 1%ige Aufschwemmung von Holzkohlepulver tauchen und dabei drehen, bis die Watte des Tupfers schwarz ist. Überflüssige Feuchtigkeit abschütteln, Tupfer in Röhrchen mit Wattestopfen einbringen, trocknen lassen, dann 90 min bei 160°C sterilisieren im Heißluftgerät.

Lösung nach Teague und Clurmann

(Mod. von Sachs, für den Transport von Keimen der TPE-Ruhr-Gruppe)

K_2HPO_4	3,1 g
KH_2PO_4	1,0 g
NaCl	4,2 g
Glycerin. puriss.	300,0 ml
Aqua dest.	700,0 ml

Substanzen unter Erwärmen in der Glyzerin-Wasser-Mischung lösen, abfüllen zu 5,0 ml in Röhrchen mit Schraubverschluß, 15 min bei 121°C autoklavieren.

Beimpfungsmenge pro Röhrchen: etwa 2 g bzw. 3 ml der Probe.

Peptonwasser und Taurocholat-Peptonwasser

(Für Vibrio cholerae und el-Tor): Siehe S. 81.

Cary-Blair-Medium

(Für den Transport von Salmonellen, Shigellen, Colibakterien und, nach ZAFARI u. Mitarb. 1968, auch von Cholera- bzw. El-Tor-Vibrionen)

Na-thioglykolat	1,5 g
Na_2HPO_4	1,1 g
NaCl	5,0 g
Agar-Agar	5,0 g
Aqua dest.	1000,0 ml

Substanzen durch Erhitzung zur Lösung bringen. Nach Abkühlung auf 50°C 9,0 ml einer frisch bereiteten 1%igen $CaCl_2$-Lösung zufügen, pH 8,4 einstellen.

In Röhrchen mit Schraubverschluß abfüllen zu 7,0 ml, 15 min im Dampftopf erhitzen.

Rektalabstrich zum Transport in das Medium einstecken, Röhrchen dicht verschließen.

Literatur:

ZAFARI, Y., u. Mitarb.: J. Trop. Med. Hyg. 71 (1968) 178.

Liquoidbouillon

(Zum Nachweis von Keimen aus Blutproben)

Liquoid (Hoffmann-La Roche, Grenzach/Baden)	1,0 g
Dextrose	10,0 g
Fleischwasser-Pepton-Bouillon, pH 7,2	1000,0 ml

Liquoid in 100,0 ml der vorher bereiteten Dextrose-Bouillon durch kurzes Erhitzen (ca. 5 min) im Dampftopf lösen, restliche 900 ml Bouillon zufügen, abfüllen in Mengen von 50 ml in 100-ml-Kulturflaschen mit Gummikappe und Schraubverschluß mit Alu-Kappe; 10 min bei 121°C autoklavieren.

Kölbchen mit etwa 5 ml Blut möglichst sofort nach der Entnahme beimpfen (nach Entfernung der Schutzfolie Gummikappe mit 70%igem Alkohol desinfizieren und mit Kanüle durchstechen).

B. Basis-(Grund-)Substrate

Im Gegensatz zu den Spezialmedien dienen Basis-(Grund-, Universal-)Nährböden verschiedensten Zwecken wie (Fort-)Züchtung, Vermehrung, Stammhaltung verschiedener Mikroorganismen (von zahlreichen Firmen als Trockensubstrate hergestellt).

Vorteile der Trockensubstrate:

Gleichmäßigkeit der Zusammensetzung: Ermöglicht durch Herstellung im großen Maßstab, Verwendung stets gleicher, bewährter Reagenzien und Einhaltung einheitlicher Produktionsbedingungen;

Haltbarkeit: Auch unter ungünstigen klimatischen Bedingungen, z.B. in den Tropen, infolge des Wasserentzuges (meist Pulver- oder Tablettenform);

einfache, sichere, im allgemeinen preisgünstige Bereitung der Nährsubstrate.

Die Grundsubstrate sind mit unterschiedlichem Nährstoffgehalt lieferbar, so daß je nach den Wachstumsansprüchen der Keime entsprechende Erzeugnisse ausgewählt werden können. Durch Zusatz wachstumsfördernder Stoffe wie Blut, Serum, Aszites oder anderer Wuchsstoffe (z.B. FILDES-Extrakt, Tomatensaft), Antibiotika, selektiv wirkender Chemikalien etc. lassen sich diese Basismedien zu spezifischen Substraten ausbauen, die auf ganz bestimmte Zwecke abgestimmt und in dieser Form z.T. nicht im Handel sind.

Grundsubstrate zur Züchtung von Mikroorganismen mit einfacheren Nährbodenansprüchen sind u.a.

Standard-II-Nährbouillon und -Agar (Merck), Nährbouillon und -Agar (BAG, BBL, Difco, OXOID), Blutagar-Grundsubstrat (OXOID).

Grundsubstrate für die Kultivierung von Keimen mit erhöhten bis hohen Ansprüchen an die Nährböden:

Blutagar-Grundsubstrat (BAG), Nährbouillon und -Agar (Fresenius), Standard-I-Nährbouillon und -Agar (Merck), Nährbouillon Nr. 2, Blutagar-Grundsubstrat Nr. 2, Tryptose-Blutagar-Grundsubstrat (OXOID), Eugon-Bouillon und -Agar (BBL), Heart Infusion Broth und Agar, Brain Heart Infusion Agar, Veal Infusion Broth und Agar (Difco).

Grundsubstrate für die Kultivierung von Keimen mit besonders hohen bzw. speziellen Ansprüchen:

Tryptopepton-Soja-Bouillon und -Agar (BAG), Trypticase Soy Broth und Agar (BBL), Casein-pepton-Sojamehlpepton-Agar und -Bouillon (Merck, OXOID), Tryptose-Agar, Tryptose Blood Agar Base (Difco), Columbia-Agar (OXOID).

C. Spezielle Nährsubstrate

Kultur von Streptokokken

Kristallviolett-Blutagar

(Zum Nachweis β-hämolytischer Streptokokken)

Nähragar	90,0 ml
Pferde-(oder Hammel-)Blut, defibr.	10,0 ml
Kristallviolett, 0,1%ige wäßrige Lösung	0,2 ml

Verflüssigten Agar auf 48°C abkühlen, Kristallviolett-Lösung und Blut zufügen, mischen, ausgießen in Platten.

Kristallviolett hemmt das Wachstum verschiedener Bakterien, darunter insbesondere das der Staphylokokken, während Streptococcus pyogenes unbeeinflußt bleibt und dadurch selektiv gezüchtet werden kann.

Streptokokken-Selektiv-Agar

(Zum Streptokokkennachweis aus stark kontaminiertem Material)

Das Substrat (als Trockennährboden von Merck) enthält u.a. Na-zitrat, L-Cystin, Na-sulfit, Na-azid und Kristallviolett. Begleitkeime werden weitgehend unterdrückt, während Streptokokken langsam als kleine, durchsichtige, weißlich-graue oder -gelbe Kolonien wachsen.

Mitis-Salivarius-Agar

(Zum Nachweis α- und γ-hämolytischer Streptokokken und von Erysipelothrix rhusiopathiae)

Trockennährboden: Hergestellt u.a. von BBL, Difco, OXOID.

Streptococcus mitis: Kleine, blaue Kolonien (etwa 0,2 mm Durchmesser nach 24–28 Std. Inkubation).

Streptococcus salivarius: Größere (2–4 mm Durchmesser), gewölbte, schleimige, glatte oder rauhe, hellblaue Kolonien.

Streptococcus faecalis: Blauschwarze, leicht gewölbte, glänzende Kolonien (1–2 mm Durchmesser).

Erysipelothrix rhusiopathiae: Farblose, schleimige Kolonien (5–10 mm Durchmesser).

Enterobacteriaceae zeigen, wenn überhaupt, nur spärliches Wachstum in Form brauner Kolonien.

Enterokokken-Agar

(Mit gleichzeitigem Nachweis der Äskulinspaltung)

Nähragar (z.B. Standard I Merck)	860,0 ml
Äskulin	0,32 g
FeIII-zitrat, 10%ige wäßr. Lösung	5,0 ml
Na-azid, 4%ige wäßr. Lösung	7,6 ml
Hammelblut	30,0 ml
Rinderserum	50,0 ml

FeIII-zitrat-Lösung (im Vorrat): 3,0 g FeIII-zitrat in 30,0 ml Aqua dest. lösen, abfüllen in kleine Röhrchen mit Korkstopfen à 5 ml, 15 min/121°C autoklavieren.

Na-azid-Lösung (im Vorrat): In 50,0 ml sterilem Aqua dest. (in Kölbchen) 2,0 g Na-azid lösen, unter sterilen Bedingungen abfüllen in Röhrchen à 7,6 ml mit Korkstopfen.

Äskulin zum verflüssigten Agar zufügen, 15 min bei 121°C autoklavieren, Inhalt von je 1 Röhrchen FeIII-zitrat- und Na-azid-Lösung, ferner Blut und Rinderserum zu dem auf 48°C abgekühlten Äskulinagar geben; nach kräftigem Durchmischen ausgießen in Platten.

Enterokokken: Nach 24 Std. Inkubation bei (37°C, besser bei) 45°C graue bis schwärzliche Kolonien (1–2 mm Durchmesser) mit braun-schwärzlichem Hof.

Bromkresolpurpur-Azid-Bouillon

(Zur Feststellung der Enterokokken bei Wasseruntersuchungen)

Trockennährboden (Merck); s. S. 625.

Todd-Hewitt-Bouillon

(Gepufferte, dextrosehaltige Nährlösung, zur Gewinnung von Streptokokken-Hämolysin bzw. von Ausgangsmaterial für die serologische Gruppenbestimmung)

Trockennährboden: OXOID.

Durch die Pufferung wird die Störung der Bildung von Hämolysin bzw. wird dessen Abbau durch Säurebildung aus Dextrose, die zur Wachstumsförderung zugesetzt ist, vermieden.

Kultur von Staphylokokken

Mannit-Kochsalz-Agar

(Zur Selektivzüchtung aus stärker verunreinigtem Material wie Stuhl etc.)

Trockennährboden: Merck, Difco, OXOID.

Der hohe Salzgehalt hemmt das Wachstum der meisten anderen Bakterien. Die Leistungsfähigkeit des Mediums läßt sich nach GRÜN und MÜLLER (Zschr. Hyg. 150, [1964] 96) noch verbessern durch Zusatz von 10% Hammelblut zu dem auf etwa 48° C abgekühlten, verflüssigten Substrat. Der Nährboden ist kräftig zu beimpfen.

Staphylokokken: Nach 24–48 Std. bei voraussichtlich pathogenen Staphylokokken gelbliche bis gelbe Kolonien (etwa 2–4 mm Durchmesser), mit hellgelbem Hof bzw. Hämolysezone. Apathogene Staphylokokken wachsen meist kleiner und die Kolonien sind von einer rotvioletten Zone umgeben.

Chapman-Stone-Medium

(Insbesondere bei Verdacht auf staphylogene Nahrungsmittelvergiftung geeignet)

Trockennährboden: BAG, BBL, Difco, Merck.

Das Substrat ist 40–48 Std. zu bebrüten im Temperaturbereich zwischen 30 und 37° C.

Pathogene Staphylokokken: Verdacht besteht bei pigmentbildenden Kolonien, die von einem klaren Hof umgeben sind (Verflüssigung der im Substrat enthaltenen Gelatine, STONEsche Reaktion). Die Kolonien werden zur Koagulaseprüfung abgeimpft; durch Auftropfen von Bromthymolblau-Indikatorlösung (0,01 g Bromthymolblau + 2,5 ml n/10 NaOH-Lösung + 47,5 ml Aqua dest.) auf das abgeimpfte Gebiet wird geprüft, ob das gleichfalls enthaltene Mannit unter Säurebildung abgebaut wurde (im positivem Fall: Gelbfärbung).

Kultur von pathogenen Neisserien (insbesondere von Gonokokken und Meningokokken)

GC Medium Base (Difco)

Mit Zusatz von Bacto-Hämoglobin (Difco) und Supplement B (Difco):

7,2 g des Mediums in 100 ml Aqua dest. lösen (Dampftopf); 2,0 g Bacto-Hämoglobin in 100,0 ml kaltem Aqua dest. lösen und während 15 min wiederholt kräftig schütteln; beide Lösungen getrennt autoklavieren (15min/121° C); nach Abkühlung beider Lösungen auf 50–60° C 2 ml Bacto-Supplement B zum GC-Medium zusetzen, kräftig mischen, 100 ml der auf die gleiche Temperatur abgekühlten Hämoglobinlösung hinzufügen und dann in Petrischalen ausgießen.

Selektiv-Medium zum Nachweis von Gonokokken und Meningokokken nach THAYER-MARTIN:

Zu dem oben beschriebenen, auf etwa 50° C abgekühlten Substrat werden hinzugefügt: 3 E Vancomycin, 7,5 γ Colistimethat und 12,5 E Nystatin pro ml Nährboden. Diese Antibiotikakombination ist als V-C-N-Inhibitor fertig beziehbar von BBL. Von BBL beziehbar sind auch die GC-Medium-Basis und die Zusatzsubstanzen (Hämoglobin und Iso Vitale X).

Bei der Beimpfung sollte die Oberfläche des Mediums trocken sein. Wegen des erniedrigten Agargehaltes ist auf besonders vorsichtige Aufimpfung des Materials (ohne Aufreißen der Nährbodenoberfläche) zu achten. 24 (bis 48) Std. bebrüten bei 36° C (in Atmosphäre mit erhöhter CO_2-Spannung).

Schokoladen-Agar (Kochblut-Agar)

Qualitativ hochwertigen Nähragar wie Proteose No. 3 Agar (Difco), Caseinpepton-Sojamehlpepton-Agar (Merck), GC Medium Base (BBL), Gonokokken-Grundsubstrat (BAG), Columbia-Agar (OXOID) verflüssigen; nach Abkühlung auf 75–80° C (im Wasserbad) 5–8% defibriniertes Hammelblut zusetzen, gut mischen, im Wasserbad von 75–80° C belassen und dabei Gefäß wiederholt schwenken (Blasenbildung vermeiden), bis das Gemisch eine schokoladenbraune Farbe angenommen hat (5–10 min bei etwa 200 ml Substrat).

Der Agar kann entweder in dieser Zusammensetzung oder, besser, nach Zusatz von 0,5% Bacto-Supplement B (Difco) in Platten ausgegossen werden.
Die besten Ergebnisse werden mit frisch gegossenem Schokoladenagar erzielt.

Tomatensaft-Schokoladenagar

Bewährtes Medium zur Züchtung anspruchsvoller Neisseria-(und Haemophilus-)Keime: Siehe S. 540.

Kultur von Pseudomonas pseudomallei (Bac. whitmori)

NAGVC-Medium

Siehe S. 79.

Kultur von Cholera-Vibrionen

Cholera-Medium nach Felsenfeld und Watanabe

Trockennährboden: OXOID. Beimpfung und Kolonieform bei Vibrio cholerae und el-Tor siehe S. 82.

TCBS-Medium nach Kobayashi u. Mitarb.

Trockennährboden: Merck, OXOID. Beimpfung und Kolonieform bei Vibrio cholerae und el-Tor siehe S. 82.

Alkalisches Peptonwasser und Taurocholatpeptonwasser

Zur Anreicherung von Cholera-Vibrionen. Siehe S. 81.

Kultur von Enterobacteriaceae

Tetrathionat-Metachromgelb-Bouillon nach Preuss

(Zur Anreicherung von Keimen der TPE-Gruppe)

Nährbouillon, zuckerfrei	1000,0 ml
Metachromgelb, 2%ige wäßrige Lösung	10,0 ml
K-tetrathionat	15,0 g

pH der Nährbouillon mit 1 n HCl-Lösung auf 6,5 einstellen, Metachromgelblösung und K-tetrathionat hinzufügen. Nach Auflösung abfüllen in Röhrchen à 5,0 ml.

Selenit-Medium nach Leifson

(Zur Anreicherung von Salmonellen und einzelnen Shigella-Typen)

Trockennährboden: Zahlreiche Hersteller- bzw. Bezugsfirmen.

Bei rötlicher Verfärbung bzw. stärkerer Sedimentbildung ist das Substrat unbrauchbar. Die besten Ergebnisse, insbesondere hinsichtlich Ausbeute an Shigellen, dürften bei frühzeitigem Ausstrich (nach 6–8 Std.) zu erzielen sein.

Rindergalle bzw. Rindergalle-Bouillon

(Zur Züchtung von Typhusbakterien und anderen Salmonellen aus Blutproben)

Rindergalle: Inhalt von Gallenblasen (Schlachthof) in sterile Gefäße entleeren, 30 min im Dampftopf erhitzen, filtrieren, abfüllen in Röhrchen à 10,0 ml, 30 min bei 115° C autoklavieren.

Gallebouillon: Rindergalle nach halbstündigem Kochen und anschließendem Filtrieren mit gleichen Teilen Nährbouillon mischen, abfüllen in Röhrchen à 10,0 ml, 30 min bei 115° C autoklavieren.

Endo-Agar

(Zur Differenzierung von Enterobacteriaceae bzw. zum Nachweis pathogener Darmkeime)

Trockennährboden: Zahlreiche Hersteller- bzw. Bezugsfirmen.

Schwache Auslesewirkung. Hemmung des Schwärmens von Proteusbakterien nur bei ausreichender Vortrocknung des Nährbodens. Für den Nachweis von Keimen der Salmonella- und Shigellagruppe ist die Beimpfung zusätzlicher Nährböden notwendig.

McConkey-Agar

(Zur Isolierung und Differenzierung von Salmonellen und Shigellen sowie coliformen Bakterien)

Trockennährboden: Zahlreiche Hersteller- bzw. Bezugsfirmen.

16–18 Std. bei 37° C zu bebrüten. Schwach selektives Substrat, neben dem zum Nachweis von Keimen der TPE-Ruhr-Gruppe noch weitere Nährböden mit stärkerer Auslesewirkung angesetzt werden sollten. Der Nährboden hemmt das Schwärmen von Proteusbakterien.

Eosin-Methylenblau-Laktose-Agar bzw. Levine-Agar

(Zur Isolierung und Differenzierung von Enterobacteriaceae)

Trockennährboden: BAG, BBL, Difco, Merck, OXOID.

Ein Teil der Trockenprodukte enthält neben Laktose auch Saccharose (im englischen Schrifttum gewöhnlich als EMB-Agar bezeichnet, zum Unterschied von dem nur Laktose enthaltenden LEVINE-Agar); durch die hierbei mögliche gleichzeitige Erkennung von Laktose- und/oder Saccharoseabbau wird die Auslesewirkung des Substrates bei der Diagnostik von Keimen der Salmonella-Shigella-Gruppe erhöht.

Chinablau-Agar

(Zur Fortzüchtung von Serratia marcescens, zur Bereitung von Antigen für die Rhinosklerom-KBR und zur Keimbestimmung in Milchproben)

Trockennährboden: Fresenius, OXOID.

Gut geeignet zur Fortzüchtung des für FORTNER-Kulturen verwendeten Bact. prodigiosum (Serratia marcescens). Sonst verwendet als nichtselektiver Nährboden zur Differenzierung und Zählung von Bakterien in Milchproben. Kokken und Enterobacteriaceae werden nicht gehemmt. Laktosevergärende Keime bilden blaue, die anderen Bakterien farblose Kolonien.

Desoxycholat-Zitrat-Agar nach Leifson

In der originalen Zusammensetzung oder mod. nach HYNES (zur Isolierung von Salmonellen und Shigellen)

Trockennährboden: Zahlreiche Hersteller.

Das Wachstum der grampositiven Darmflora wird gewöhnlich ganz unterdrückt und das der coliformen Flora mehr oder weniger stark gehemmt. Gut wächst Pseudomonas aeruginosa. Die Differenzierungsleistung des Substrates wird gesteigert durch Zusatz von Saccharose: Als Trockennährboden mit je 0,5% Laktose- und Saccharosegehalt hergestellt von BBL und OXOID.

Xylose-Lysin-Agar

(Zur Isolierung von Salmonellen und Shigellen, nach TAYLOR, W.I.: Am. J. Clin. Path. 44 [1965] 471).

Prinzip: Xylose wird von den meisten Darmkeimen rasch gespalten, nicht von Shigella- und Providencia-Bakterien. Entstehende Säurebildung wird mittels Phenolrot-Indikator nachgewiesen. Um mit dem Nährboden auch die (meist Xylose spaltenden) Salmonellen zu erfassen, wird ihm Lysin zugesetzt. Dieses wird durch die bei Salmonellen vorhandene Lysindekarboxylase (LDC) abgebaut. Auf diese Weise wird die durch Xylosespaltung entstehende Säure neutralisiert. Salmonellakolonien erscheinen dadurch, wie Shigellakolonien, rotgefärbt. Zusätzliche Beigabe von Laktose und Saccharose zum Nährboden sorgt dafür, daß nicht auch bei anderen LDC-positiven Enterobacteriaceae eine Neutralisierung der Säuerung eintritt, daß vielmehr bei Spaltung der zusätzlichen Zukker ein Säureüberschuß verbleibt.

Der gleichzeitige Zusatz eines H_2S-Indikatorsystems erlaubt häufig eine vorläufige Salmonelladiagnose. H_2S-produzierende Enterobacteriaceae wie Citrobacter, Proteus vulgaris und mirabilis sind LDC-negativ; werden die Kulturen nicht länger als 24 Std. bebrütet, so wird durch die Säuerung die Schwärzung der Kolonien dieser Keime verhindert.
Dem Nährboden kann zum Shigellennachweis Na-desoxycholat zugesetzt werden. Durch Zusatz von Brillantgrün wird eine hohe Selektivität für Salmonellen erreicht.

Xylose-Lysin-Agar-Grundsubstrat:

Laktose	7,5 g
Saccharose	7,5 g
Xylose	3,75 g
L-Lysin-HCL	5,0 g
NaCl	5,0 g
Hefeextrakt	3,0 g
Agar	15,0 g
Phenolrot (1%ig)	8,0 ml
Aqua dest.	1000,0 ml

Autoklavieren (15 min/121°C), abkühlen auf 50°C, 20 ml einer Lösung von 34% Na-thiosulfat und 4% Ammoniumeisen(III)-Zitrat zufügen. Zum Nachweis von Shigellen 25 ml einer 10%igen Na-desoxycholatlösung, zum Nachweis von Salmonellen 1,25 ml einer 1%igen Brillantgrünlösung zufügen. pH 6,9 einstellen, ausgießen in Platten.

Kolonieformen (endgültige Ablesung nach 24 Std. Bebrütung!):

Shigella-, Providencia-, H_2 S-negative Salmonellastämme: rote Kolonien;

Salmonellastämme (H_2 S-positive): rote Kolonien mit schwarzem Zentrum;

Escherichia-, Citrobacter-, Klebsiella-, Enterobacter-, Serratia-, (viele) Proteusstämme: gelbe Kolonien (opak bei Na-desoxycholat-Zusatz infolge Fällung der Gallensäuren).

Rote, shigellaähnliche Kolonien werden auch von Proteus rettgeri und Proteus morganii, ferner insbesondere von Pseudomonasbakterien gebildet. Proteus mirabilis kann gelegentlich schon nach 24 Std. Schwärzung bewirken (kleine Kolonien mit dunklem Zentrum, im Gegensatz zu den großen, glänzenden, mit schwarzem Zentrum wachsenden Salmonellakolonien).

Salmonella-Shigella-(SS-)Agar

(Zur Isolierung von Salmonellen und Shigellen)

Trockennährboden: Zahlreiche Hersteller bzw. Bezugsfirmen.

In Selektivität und Differenzierungsleistung dem LEIFSON-Agar ähnliches Substrat, das sich insbesondere in den englischsprechenden Ländern weitgehend für Routineuntersuchungen durchgesetzt hat. Für den Nachweis von Shigellen dem LEIFSON-Agar nicht gleichwertig.

Brillantgrün-Phenolrot-Agar nach Kauffmann

(Zum Nachweis von Salmonellen außer Typhusbakterien)

Trockennährboden: Zahlreiche Hersteller- bzw. Bezugsfirmen.
Der Nährboden wird in der Regel mit Anreicherungskulturen beimpft. Bei Typhus-, Paratyphus- und Ruhrverdacht sind zusätzliche Medien mitzuführen. Bei direkter Beimpfung des Mediums sollen wegen der starken Hemmwirkung massive Aussaaten vorgenommen werden. Schwärmen von Proteusbakterien wird unterdrückt.

Zusatz von Saccharose (neben der im ursprünglichen KAUFFMANNschen Medium enthaltenen Laktose) erhöht auch hier die Differenzierungsleistung, indem nicht nur laktose-, sondern auch saccharosepositive Kolonien ausgeschieden werden können (als Trockennährboden heute überwiegend in dieser Form im Handel).

Wismutsulfit-Agar nach Wilson-Blair, mod.

(Zur Isolierung von Salmonellen, besonders von S. typhi)

Trockennährboden: Zahlreiche Hersteller- bzw. Bezugsfirmen.

Ausspatelung von zu reichlichem organischem Material kann zu atypischem Koloniewachstum führen; empfohlen wird die Ausimpfung von der Oberfläche einer Suspension der Probe in physiol. NaCl-Lösung. Für einige Salmonellen (z.B. S. typhi-murium) wird die Verwendung des Nährbodens nach mehrtägiger Lagerung der Platten bei 4°C empfohlen (verminderte Hemmwirkung). Beobachtungszeit der Kulturen mindestens 48 Std. Zu berücksichtigen ist, daß manche Salmonellatypen nicht die charakteristische Schwärzung der Klonien bzw. einen graphitglänzenden Hof bilden, sondern eine grüne Färbung zeigen (z.B. S. paratyphi A-Stämme, S. cholerae-suis, S. gallinarum). Sehr zu empfehlen ist – neben der Direktkultur – die Beimpfung des Mediums nach Anreicherung in Tetrathionat- oder anderen Substraten.

Kultur von Brucellen

Tryptose-Bouillon und Tryptose-Agar (Difco)

Zur Unterdrückung grampositiver Begleitkeime ist der Zusatz von Kristallviolett (1,4 ml einer 0,1%igen Lösung pro Liter Tryptose-Agar) vor der Sterilisation empfehlenswert. Eine zusätzliche Hemmung von weiteren Begleitkeimen kann bei der erforderlichen längeren Bebrütungszeit zweckmäßig sein. Sie kann erzielt werden durch

Polymyxin B-Lösung (5000 E/ml): 1,2 ml pro 1 Liter Substrat, und

Actidion-Lösung (10 mg/ml: 1 g Actidion auflösen in 5 ml Azeton, dann 95 ml steriles Aqua dest. hinzufügen): 10 ml pro Liter Substrat.

Bezugsquelle für Actidion: Upjohn GmbH, 6148 Heppenheim, Bergstraße.

Albimi-Agar

(Als Isolierungsmedium empfohlen von FAO/WHO)

Trockennährboden: Albine Laboratories Inc., Brooklyn, N.Y.

Bezugsquelle in Deutschland: Spezial- und Feinchemie 23 Kiel-Wik, Wismarerstr. 9.

Herstellung des Mediums:

Albimi-Agar	1000,0 ml
Äthylviolett, 0,1%ige wäßrige Lösung des reinen Farbstoffes	1,25 ml
Bacitracinlösung (2000 E/ml)	12,5 ml
Actidionlösung (10 mg/ml)	10,0 ml
Polymyxin-B-Lösung (5000 E/ml)	1,2 ml

Albimi-Agar gemäß Vorschrift herstellen, verflüssigen, auf 50°C abkühlen, übrige Lösungen zusetzen, in Platten ausgießen (dicke Schicht, ca. 20 ml/Platte).

Platten innerhalb einer Woche verwenden (Actidion ist instabil); bis zur Benutzung aufbewahren unter Vermeidung von Verdunstung (z.B. in Kunststoffbeuteln). Vor Beimpfung 1 Stunde im Brutschrank bei geöffnetem Schalendeckel, besser über Nacht bei geschlossener Schale und mit Deckel nach oben im Brutschrank trocknen.

Nährsubstrate zur Blutkultur nach Castañeda: Siehe S. 523.

Kultur von Francisella (Pasteurella) tularensis

Eidotter-Nährboden nach McCoy und Chapin

Mehrere steril gewonnene Dotter frischer Hühnereier in einen Kolben einbringen und wiegen, dann mit physiol. NaCl-Lösung (60% Eigelb + 40% NaCl-Lösung) mischen; abfüllen in Röhrchen und an zwei aufeinanderfolgenden Tagen je 45 min bei 72°C im Dampf koagulieren.

Blut-Dextrose-Cystin-Agar nach Francis

Zur Herstellung kann ausgegangen werden von Cystine Heart Agar (BBL, Difco). Nach Einstellung eines pH von 7,2, Sterilisation des Mediums (15 min/121°C) und Abkühlung auf 50°C werden 10% steriles Kaninchenblut (sonst Kaninchen- oder Pferdeserum) zugefügt und nach gründlicher Durchmischung als Schrägröhrchen oder als Platten ausgegossen. Medium vor Gebrauch 2 Tage in den Brutschrank stellen, um die Oberflächenfeuchtigkeit (hemmend für die Tularämieerreger) zu beseitigen.

Kultur von Haemophilus- und Bordetella-Bakterien

Tomatensaft-Schokoladenagar

(Zur Züchtung von Keimen der Haemophilus-Bordetella-[und der Neisseria-]Gruppe)

Standard-I-Nährагar (Merck)	250,0 ml
Hammelblut, defibriniert	25,0 ml
Rinderserum, steril	25,0 ml
Tomatensaft, steril	12,5 ml

Agar autoklavieren (15 min / 121°C), abkühlen im Wasserbad auf 50°C, Blut zusetzen, Gemisch 5 min (nicht länger!) in den Dampftopf stellen, erneut auf 50°C abkühlen, restliche Substanzen zufügen, mischen, ausgießen in Platten.

Gewinnung des Tomatensaftes: Im Entsafter oder mittels Passiersieb und nachfolgendem Zentrifugieren; 15 min bei 121°C autoklavieren. Aufbewahren im Kühlschrank.

Fildes-Bouillon

(Zur Züchtung von hämophilen Bakterien)

Nährbouillon, z.B. Nährbouillon Nr. 2 (OXOID)	100,0 ml
FILDES-Extrakt (OXOID)	5,0 ml

Nährbouillon nach Autoklavieren abkühlen auf etwa 50°C, dann FILDES-Extrakt unter Beachtung der Sterilität zugeben und in Röhrchen à 5,0 ml verteilen.

Bordet-Gengou-Agar

(Zum Nachweis von Bordetella pertussis)

Trocken-Grundsubstrat: BBL[1], OXOID.

Das entsprechend den Vorschriften aufgelöste und autoklavierte Grundsubstrat im Wasserbad auf 48°C abkühlen, im Wasserbad bei gleicher Temperatur vorgewärmtes Menschen-, Pferde-, Kaninchen- oder Hammelblut (20 ml Blut + 80 ml Grundsubstrat) sowie 0,5 E Penicillin/ml Substrat (Endkonzentration) zusetzen und in dicker Schicht (etwa 30 ml) ausgießen in Petrischalen.

Bessere Ergebnisse werden oft mit einem peptonfreien Grundsubstrat erzielt, wobei das Wachstum zwar schwächer, die Selektivität des Mediums jedoch erhöht ist.

Kultur von Moraxella- und Loefflerella-Bakterien

Löffler-Serum

Rinderserum, steril	150,0 ml
Nährbouillon, neutral	50,0 ml
Dextrose	0,5 g

Dextrose zur Bouillon zufügen, 15 min bei 121°C autoklavieren; nach Abkühlung auf etwa Zimmertemperatur Bouillon zum Serum zusetzen, abfüllen in Röhrchen und/oder Platten. Im Koagulationsbad an zwei aufeinanderfolgenden Tagen je 120 min bei 75°C zur Erstarrung bringen (Röhrchen in Schräglagerung).

Kultur von obligat anaeroben gramnegativen Stäbchen

Hämolysierter Blutagar nach Schäfer

(Zur Züchtung von Keimen mit erhöhtem Nährstoffbedarf, z.B. Bacteroides melaninogenicus,

[1] BORDET-GENGOU agar base without peptone, sonst mit Polypepton BBL (dieses Pepton ist ohne Hemmwirkung).

und von anderen, auch mikroaerophilen Keimen, z. B. Actinobacillus)

Standard-I-Nähragar (Merck)	70,0 ml
Agar Nr. 3 (OXOID)	0,8 g
Nährgelatine (Merck, OXOID)	25,0 ml
Steriles, hämolysiertes Hammelblut (7 ml Blut + 14 ml steriles Aqua dest.)	21,0 ml

Agar Nr. 3 zusammen mit dem Nähragar-Trockenpulver in der entsprechenden Menge Aqua dest. durch Erhitzen im Dampftopf lösen, dann 15 min bei 121°C autoklavieren (es kann auch Fleischwasser-Agar mit 3% Agargehalt verwendet werden). Nährgelatine in Aqua dest. lösen und an zwei aufeinanderfolgenden Tagen je 15 min im Dampftopf erhitzen. Beide Lösungen mischen, im Wasserbad auf 48°C abkühlen und das auf 48°C vorgewärmte, hämolysierte Hammelblut zufügen. Ausgießen in Petrischalen. End-pH des Nährbodens soll bei 7,5 liegen.

Hefeextrakt-Cystein-Blutagar nach Beerens

(Zur Züchtung von gramnegativen anaeroben Stäbchen)

Pepton, tryptisch	10,0 g
NaCl	5,0 g
Fleischextrakt (Liebig)	2,0 g
Hefeextrakt	5,0 g
Cystein-Hydrochlorid	0,3 g
Dextrose	2,0 g
Bacto-Agar (Difco)	20,0 g
Aqua dest.	1000,0ml

Substanzen durch Erhitzen im Dampftopf zur Lösung bringen, im Wasserbad auf 48°C abkühlen, 70–100 ml steriles, defibriniertes Hammelblut zufügen, ausgießen in Petrischalen.
End-pH soll bei 7,2 liegen.

Rindergalle-Natriumazid-Agar nach Beerens

(Zur selektiven Züchtung der durch Galle geförderten gramnegativen anaeroben Stäbchen)

Pepton (tryptisch)	10,0 g
NaCl	5,0 g
Fleischextrakt (Liebig)	2,0 g
Hefeextrakt	5,0 g
Cystein-Hydrochlorid	0,3 g
Dextrose	2,0 g
Bacto-Agar (Difco)	20,0 g
Aqua dest.	1000,0 ml

Substanzen im Aqua dest. durch Erhitzen im Dampftopf zur Lösung bringen, filtrieren, 20 min autoklavieren bei 115°C, im Wasserbad auf 50°C abkühlen. Dann hinzufügen:

2,5 ml steriles, defibriniertes Pferdeblut,

4,5 ml Rindergalle-Natriumazid-Lösung (0,1 g Natriumazid in 100,0 ml steriler Rindergalle).

Kultur von Laktobazillen

Tomatensaft-Agar nach Kulp und White

Trockennährboden: Difco, OXOID.

Rogosa-Agar

Trockennährboden: BBL, Merck, OXOID.

Kultur von Diphtheriebakterien

Löffler-Serum

Siehe S. 540.

Anreicherungssubstrat für Diphtheriebakterien

Fleischwasser-, Standard-I- (Merck)- oder andere, gleichwertige Nährbouillon	200,0 ml
Blutwasser (12,5 ml Blut + 25,0 ml steriles Aqua dest.)	37,5 ml
K-tellurit-Lösung, 1%ig, wäßrig (15 min im Dampftopf erhitzt)	10,0 ml
Blutglyzerolat (s. CLAUBERG-II-Nährboden)	6,0 ml
Cystin-Lösung, 1% ig (0,5g Cystin + 0,5 g Soda in 50,0 ml Aqua dest. durch Aufkochen über der Flamme zur Lösung bringen)	6,0 ml
Aszites-Flüssigkeit oder Rinderserum (steril)	20,0 ml

pH der sterilisierten (15 min/121°C) Nährbouillon auf 7,2–7,4 einstellen, übrige Lösungen unter Beachtung der Sterilität zugeben. Verteilen in Röhrchen und zwar in einer Höhe, daß Di-Abstrichtupfer eintauchen und die Röhrchen mit den an den Tupfern befestigten Korkstopfen verschlossen werden können.

Clauberg-II-Nährboden

Fleischwasser-Agar, 3%ig, pH 7,2 (alternativ: Standard-I-Nähragar Merck oder gleichwertiges anderes Nährsubstrat, mit Zusatz von 0,6% Agar OXOID Nr. 3)	400,0 ml
Blutwasser (100 ml defibriniertes, steriles Hammelblut + 200 ml steriles Aqua dest.)	300,0 ml
Blutglyzerolat (s.u.)	15,0 ml
K-tellurit-Lösung, 1%ig, wäßrig (15 min im Dampftopf erhitzt)	24,0 ml

Nähragar nach Autoklavieren (15 min/121°C) im Wasserbad abkühlen auf 48°C und mit dem auf 48°C angewärmten Blutwasser mischen, übrige Lösungen zufügen; ausgießen in Petrischalen.

Blutglyzerolat: Ansetzen in sterilen 250-ml-Flaschen mit Glasstopfen.

Glycerin. puriss., steril	75,0 ml
Hammelblut, defibriniert, steril	150,0 ml

Mischen, in Flaschen zu 60 ml abfüllen und diese mit Datum beschriften, aufbewahren bei 4°C. Frühestens 6 Wochen nach Ansatz verwenden.

Clauberg-III-Nährboden

Fleischwasseragar mit Gehalt von 4% Fadenagar, 0,3% NaCl und 0,2% Na_2HPO_4, pH 7,2	500,0 ml
Dextrose-Indikatorgemisch (s. u.)	109,0 ml
Blutwasser (s. CLAUBERG-II-Nährboden)	495,0 ml
K-tellurit-Lösung (s. CLAUBERG-II-Nährboden)	40,0 ml
Blutglyzerolat (s. CLAUBERG-II-Nährboden)	25,0 ml

Verflüssigten Nähragar im Wasserbad auf 48°C abkühlen, Dextrose-Indikatorgemisch auf 48°C anwärmen und dem Nähragar beimischen, restliche Lösungen zusammengießen, auf 48°C anwärmen und gleichfalls dem Gemisch hinzufügen. Nach kräftigem Mischen ausgießen in Petrischalen.

Dextrose-Indikatorgemisch:

Dextrose	15,0 g
Na-azetat-Lösung, 25%ig, wäßrig	1,5 ml
Cystin-Lösung, 1%ig, wäßrig (s. S. 541)	12,5 ml
Metachromgelb-Lösung, 2%ig, wäßrig (II RD)	20,0 ml
Wasserblau-Lösung, 2%ig, wäßrig (6 B extra P, gelöst in Wasser von 80°C)	60,0 ml

Dextrose in der Mischung der Lösungen auflösen, sterilfiltrieren.

Medium nach Hoyle

K-tellurit-Blutagar-Grundsubstrat (Fertignährboden: OXOID) 15 min autoklavieren bei 121°C, auf 55°C abkühlen, 50 ml lysiertes Pferdeblut und 10 ml einer mit sterilem Aqua dest. zubereiteten 3,5%igen K-tellurit-Lösung pro Liter Grundsubstrat zusetzen, gut mischen und in Platten ausgießen.

Lyse des Pferdeblutes: Mit 10%iger, 30 min bei 115°C autoklavierter Saponinlösung. 5 ml der Lösung zu 100 ml sterilem Blut zusetzen, durch ausgiebiges Schütteln gründlich mischen, 30 min bei 37°C unter wiederholtem Schütteln inkubieren.

Der Nährboden ist für die Züchtung und die Typendifferenzierung von Corynebact. diphtheriae geeignet:

Typus gravis: Graue Kolonien, 1,5–2,5 mm Durchmesser, gezackter Rand mit radiärer Randzone; Kolonien im ganzen verschieblich;

Typus mitis: Graue Kolonien, 1,5–2 mm Durchmesser, glänzend, halbkugelig gewölbt, glatter Rand;

Typus intermedius: Graue Kolonien, 0,5–0,75 mm Durchmesser, glänzend, regelmäßig in der Größe, mit dunklem Zentrum.

Nährboden zum Diphtherie-Toxin-Nachweis nach Elek-Ouchterlony

KL-Virulence Agar (Trockennährboden: Difco) nach Lösung des Pulvers in Aqua dest. (Dampftopf) 15 min bei 121°C autoklavieren, abkühlen auf etwa 55°C. Je 2,0 ml KL Virulence Enrichment (Difco) und je 0,5 ml CHAPMAN-Telluritlösung (Difco) in Petrischalen pipettieren, sodann 10 ml des auf 55°C abgekühlten Mediums zufügen und durch Bewegung in Achtertouren mit den Lösungen mischen. Antitoxinstreifen (Difco) vor Verfestigung des Mediums auf die Oberfläche auflegen, so daß er etwas einsinkt. Substrat mit halbgeöffnetem Deckel (zur Trocknung der Oberfläche) vollends erstarren lassen.

Beachte: Bei der früher allgemein üblichen Eigenherstellung hing die Eignung des Testsubstrates für die Toxinbestimmung maßgeblich von der Art des hierbei verwendeten Serums ab. Die Verwendung des beschriebenen Fertigsubstrates erspart die Suche nach geeigneten Seren und macht den Toxinnachweis unter den gegebenen Umständen rationeller und zuverlässiger.

Kultur von Listeria monozytogenes

McBride-Medium, mod.

Phenyläthanol-Agar (BBL)	35,5 g
Glycin, wasserfrei	10,0 g
Lithiumchlorid	0,5 g
Aqua dest.	1000,0 ml

Substanzen durch Erhitzen im Dampftopf zur Lösung bringen, 15 min bei 121 °C autoklavieren, ausgießen in Platten.

Kultur von Tuberkulose-Bakterien

Einzelheiten der Zusammensetzung der unten als Fertigprodukte angegebenen Basissubstrate können ebenso wie die Herstellungsvorschriften für weitere Nährböden der Druckschrift des Deutschen Zentralkomitees zur Bekämpfung der Tuberkulose „Nährbodenrezepte zur Kultur von Tuberkulose-Bakterien, Neufassung 1966" entnommen werden.

N-Azetyl-L-Cystein-(NALC-)Lösung

(Zur Vorbehandlung von Material für TbB.-Kulturen)

NaOH-Lösung, 4%ig	50,0 ml
Na-zitrat · $2H_2O$, 2,94%ige Lösung	50,0 ml
N-Azetyl-L-Cystein (BDH Canada – s. S. 191)	0,5 g

NALC-Substanz mit beiden Lösungen zusammenmischen; das Gemisch ist innerhalb 24 Std. zu verbrauchen, die anzusetzende Menge ist daher täglich zu bestimmen. Eine Sterilisation ist nicht erforderlich. Die Sputummenge sollte nicht mehr als maximal ein Fünftel des für die Vorbehandlung verwendeten Gefäßes füllen.

Phenolrot-Indikator-Stammlösung

(Zusatz zur Kontrolle des pH bei Materialvorbehandlung für Tbc-Kultur und -Tierversuch) 0,1 g Phenolrot in 25 ml einer 1%igen NaOH-Lösung auflösen und im Dunkeln aufbewahren.

Indikatorstammlösung im Verhältnis 1 : 100 zur 4%igen NaOH-Lösung zufügen (Phenolrot-Endkonzentration 0,004 %), 15 min bei 121 °C autoklavieren. Lösung einmal monatlich erneuern.

Kirchner-30-Substrat von Herrmann

$Na_2HPO_4 \cdot 12\ H_2O$	9,0 g
KH_2PO_4	1,0 g
$MgSO_4 \cdot 7\ H_2O$	0,6 g
Na-zitrat ($Na_3C_6H_5O_7 \cdot 5\frac{1}{2}\ H_2O$)	3,0 g
NH_4Cl	5,0 g
Malachitgrün, 0,75%ige wäßrige Lösung	2,5 ml
Ferriammonsulfat ($FeIII(NH_4)_2SO_4 \cdot 12\ H_2O$), 0,01%ige wäßrige Lösung	1,0 ml
Asparagin	3,0 g
Glyzerin, doppelt destilliert	20,0 ml
Aqua dest.	1000,0 ml

Substanzen und Flüssigkeiten nacheinander in Aqua dest. lösen, abfüllen in Kölbchen zu 90 ml, 40 min bei 110 °C autoklavieren, abkühlen lassen.

10 ml steriles Menschen- oder Rinderserum pro Kölbchen steril hinzufügen, unter sterilen Kautelen abfüllen zu je 4,5 ml in Röhrchen von 16 mm Durchmesser, nochmals 30 min bei 56 °C erhitzen; die mit Gummistopfen verschlossenen Röhrchen zur Sterilitätskontrolle 3–5 Tage bei 37 °C inkubieren.

Der Nährboden eignet sich wegen seiner starken Pufferung für H_2SO_4-vorbehandeltes Material, das ohne Neutralisieren verimpft werden soll. Beimpfen mit einer knappen Öse des möglichst trockenen Sedimentes. Wöchentlich ablesen (Beobachtungszeit 8 Wochen), dabei jedesmal die Stopfen zur Belüftung vorsichtig lockern und danach wieder schließen.

Dubos-Bouillon mit 10% Serum- und 0,05% Tween 80-Zusatz

Trockennährboden (Merck) in der vorgeschriebenen Menge Aqua dest. lösen, pro Liter 0,5 ml Tween 80 zusetzen. Vor einer evtl. Zugabe von Glyzerin (Glyzerin, doppelt destilliert, 50 ml zu 950 ml Substrat) ist dieses auf Abwesenheit von Hemmfaktoren gegenüber TbB. zu prüfen. Abfüllen in Mengen zu 90,0 ml, 15 min autoklavieren bei 121 °C, auf 45 °C abkühlen (Wasserbad), 10 ml steriles Serum oder sterilfiltrierte 5%ige Lösung von Rinderalbumin (Fraktion V) zu je 90,0 ml Substrat zufügen unter aseptischen Bedingungen, durch Umschwenken gleichmäßig mischen, verteilen in Röhrchen von 16 mm ⌀ in einer Menge von 5,0 ml.

Wachstum von TbB. kann bei diesem Substrat schon nach 7–10 Tagen Bebrütung in Erscheinung treten in Form von Körnchen, die sich auf dem Boden des Röhrchens absetzen (geeignet zur Schnellkultur).

Lockemann-Substrat, mod. von Bönicke und Lisboa

(Tuberk. Arzt 12 [1958] 380).

Asparagin	5,0 g
NaH_2PO_4	3,0 g
K_2HPO_4	3,0 g
Na-zitrat	2,5 g
$MgCl_2$	2,5 g
Na_2SO_4	2,5 g
Ferriammonsulfat	0,01 g
Glyzerin	15,0 ml
Dextrose	1,0 g
Na-pyruvat	0,5 g
Rinderalbumin, Fraktion V	5,0 g
Aqua dest.	ad 1000,0 ml

Substanzen, mit Ausnahme des Albumins, in 935 ml Aqua dest. lösen, 30 min bei 108° C autoklavieren, abkühlen, 50 ml einer 10%igen wäßrigen Albuminlösung zusetzen, die unter Verwendung von Ganzglasfiltern G 5 der Fa. Schott u. Gen. sterilfiltriert wurde. Abfüllen in Röhrchen à 5 ml unter aseptischen Bedingungen.

Das Substrat ist im positiven Fall zur direkten Durchführung des Niacintestes in der Methode nach Bönicke und Lisboa (S. 577) geeignet.

Löwenstein-Jensen-Medium mit 0,75% Glyzerin

(Bull. Intern. Un. Tuberc. XXIV [1954] 102).

K-dihydrogenphosphat (wasserfrei)	2,4 g
Magnesiumsulfat ($MgSO_4 \cdot 7H_2O$)	0,24 g
Magnesiumzitrat	0,6 g
l-Asparagin	3,6 g
Glyzerin, doppelt destilliert	12,0 g
Aqua dest.	ad 600,0 ml

Substanzen im Aqua dest. unter 2stündigem Kochen auflösen, nach Abkühlen 30 g Kartoffelmehl hinzufügen, Mischung im Wasserbad unter dauerndem, sorgfältigem Umschütteln bis zur vollständigen Verkleisterung kochen, auf 56° C abkühlen und die unten angegebene Eimasse hinzufügen; 1 Liter Eimasse und 600 ml der Kartoffelmehl-Salz-Mischung mischen, schütteln, 20 ml einer 2%igen wäßrigen Malachitgrünlösung hinzufügen, abfüllen in Röhrchen à 5 ml, Röhrchen mit Gummistopfen nach Bartmann oder Schmiedel, sonst mit Watte- oder Zellstoffstopfen verschließen und unter Schräglagerung 30 min im Koagulationsbad bei 85° C koagulieren. Zellstoff- oder Wattestopfen zum Schutz vor Austrocknung bei Lagerung (4° C) paraffinieren. – Zur Sterilitätskontrolle Röhrchen vor Gebrauch mindestens 2 Tage bei 37° C inkubieren.

Eimasse: 20–22 große, frische Eier sorgfältig reinigen, in große Flasche schlagen, kräftig schütteln, durch sterile Gaze filtrieren. – Einzelheiten zur sterilen Gewinnung des Eierinhaltes s. S. 608.

Tarshis-Medium, mod. von Kielwein

a) Wäßriges Agarmedium:

24 Std. gewässerten Fadenagar 3%ig (Trockengewicht) in Aqua dest. im Autoklaven lösen, nach dem Erstarren Bodensatz abschneiden, Agar erneut verflüssigen, in 500 ml-Kolben zu 160 ml abfüllen und autoklavieren, nachdem dem zur Herstellung von glyzerinhaltigem Nährboden vorgesehenen Agar vorher 9 ml Glyzerin pro 160 ml Agarmedium zugegeben wurde.

b) Synthetische Nährlösung:

KH_2PO_4	15,0 g
Na_2HPO_4	15,0 g
$MgSO_4 \cdot 7\,H_2O$, 5%ige Lösung	10,0 ml
$CaCl_2 \cdot 2\,H_2O$, 0,05%ige Lösung	10,0 ml
$ZnSO_4 \cdot 7\,H_2O$, 0,05%ige Lösung	20,0 ml
$CuSO_4 \cdot 7\,H_2O$, 0,05%ige Lösung	20,0 ml

Obige Substanzen bzw. Lösungen in 1000 ml warmem Aqua dest. lösen, dann folgende Lösungen bzw. Substanzen zugeben:

L-Glutaminsäure, 20%ige Lösung	25,0 ml
Ammoniumsulfat, 20%ige Lösung	25,0 ml
Ferri-ammoniumzitrat, 1%ige Lösung	40,0 ml
Pyridoxinhydrochlorid	0,01 g
Biotin	0,005 g
Zitronensäure	2,4 g
Na-zitrat	6,8 g
Dextrose	12,0 g

Lösung mit Aqua dest. auf 2000 ml auffüllen, in 250-ml-Kolben zu je 65,0 ml verteilen, 10 min (nicht länger!) bei 121° C autoklavieren.

c) Herstellung des Nährbodens:

Hammelblut in die 250-ml-Kolben (mit 65,0 ml Nährlösung) steril zufügen, bis der Kolbeninhalt (nach Markierung!) 140 ml beträgt; sofort anschließend 1,5 ml einer frischen Penicillin-G-Na-Lösung (100000 I. E. in 5 ml sterilem Aqua dest.) einpipettieren, Gemische (je 140 ml) 1½ Std. bei Zimmertemperatur stehenlassen und dann zu je

160 ml des verflüssigten, im Wasserbad auf 50° C abgekühlten Agars hinzufügen, durch Schwenken mischen, in sterile Röhrchen (mit Gummistopfen nach BARTMANN oder SCHMIEDEL) à 4,0 ml abfüllen und das Substrat in Schräglage erstarren lassen; zur Festigung über Nacht liegen lassen, dann im Kühlschrank aufbewahren.

Hohn-4-Substrat, mod. von Herrmann

L-Asparagin	3,0 g
Alanin	2,0 g
$NaH_2PO_4 \cdot 2\,H_2O$	1,5 g
KH_2PO_4	2,0 g
Na-zitrat ($Na_3C_6H_5O_7 \cdot 5\frac{1}{2}\,H_2O$)	1,25 g

nacheinander heiß lösen in 45 ml Aqua dest.; dann 1,25 g $MgSO_4 \cdot 7\,H_2O$ in 5 ml Aqua dest. heiß lösen und obiger Lösung zufügen;

Ferriammoniumsulfat ($FeIII\ NH_4(SO_4)_2 \cdot 12\,H_2O$)	0,005 g

0,25 g Ferriammoniumsulfat in 5,0 ml Aqua dest. heiß lösen, hiervon 0,1 ml der Lösung zusetzen.

Zu 450 ml Aqua dest. (Flüssigkeitsstand markieren) 20,0 g Kartoffelmehl und 3 eigroße, feingeschnittene Kartoffeln zufügen, Gemisch 1 Std. im kochenden Wasserbad verkleistern lassen, auf 450 ml mit Aqua dest. (Markierung) auffüllen und zweimal durch feines Sieb drücken. Dann obige Lösung und 80,0 ml Glycerin. bidest. zufügen, abfüllen in Portionen à 50 ml, an zwei aufeinanderfolgenden Tagen je 1 Std. bei 110° C autoklavieren, dann im Kühlschrank aufbewahren.

Zur Herstellung des Nährbodens 50 ml dieses Grundsubstrates im kochenden Wasserbad verflüssigen und auf 50° C abkühlen. Nach gründlicher Reinigung der Schalen Inhalt von 2 ganzen Eiern und 4–7 Eidotter (Gesamtmenge muß 250 ml ergeben) in sterilem Gefäß mit Glasperlen 10 min schütteln, durch ein feines Sieb in einen sterilen 1-Liter-Kolben füllen, 50,0 ml des auf 50° C abgekühlten Grundsubstrates und 6,0 ml einer 0,75%igen wäßrigen Malachitgrünlösung zugeben. Gut durchmischen unter Vermeidung von Schaumbildung. Zuletzt 150 ml KIRCHNER-HERRMANN-Lösung (siehe S. 543) und zu der nun entstandenen Gesamtmischung (456 ml) 46 ml Kondensmilch („Glücksklee") zufügen. Abfüllen in Röhrchen mit Stopfen nach BARTMANN oder SCHMIEDEL bzw. mit Zellstoffstopfen. 15–20 min koagulieren bei 81° C im Koagulationsbad. Zellstoffstopfen zum Schutz vor Austrocknung bei Aufbewahrung (4° C) paraffinieren. Vor Verwendung etwa 0,8 ml natursaurer Bouillon in jedes Röhrchen steril einpipettieren. – Sterilitätskontrolle vor Gebrauch wie beim LÖWENSTEIN-JENSEN-Medium (S. 544).

Middlebrooks 7H 10 Agar mit OADC-Anreicherungslösung

Trockennährboden bzw. Fertiglösung: Difco.

Pro Liter des rehydrierten Agars 5 ml Glycerin. puriss. zusetzen, in Mengen à 180 ml aufteilen, 15 min autoklavieren bei 121° C. Nach Abkühlung auf 50–55° C 20 ml OADC-Anreicherungslösung (Difco) steril hinzufügen, durchmischen und ausgießen in Röhrchen (in Schräglage erstarren lassen) oder Platten.

Das Medium erlaubt eine rasche Diagnose – Wachstum von TbB. meist nach 2–3wöchiger Bebrütung – und, bei Benützung von Platten, die Erkennung der Cordbildung bei Betrachtung der (durchsichtigen) Kultur mittels Plattenmikroskopes von der Rückseite der Platten her. Nach 4–6 Wochen kann die Bebrütung bereits abgeschlossen werden. TbB.-Kolonien erscheinen flach, trocken und fast farblos bis grauweißlich. Siehe auch S. 194.

Kultur von Nocardia-, Actinomyces- und Streptomyces-Keimen

Sabouraud-Dextrose-Agar und -Bouillon

(Zur Kultur von Nocardia-Stämmen)

Trockennährboden: Von zahlreichen Firmen im Handel (ohne Zusatz von Antibiotika!).

Hämolysierter Blutagar nach Schäfer

(Zur Kultur von Aktinomyzeten) siehe S. 540.

Pepton-Fleischextrakt-Agar mit Fildes-Extrakt

(Zur Enzymgewinnung von Streptomyces albus für die Streptokokkendifferenzierung in der Methode nach MAXTED)

Caseinpepton, tryptisch	0,5 g
Fleischextrakt	0,3 g
K_2HPO_4	0,2 g
Dextrose	0,2 g
Faden-Agar, gewässert	1,25 g
Aqua dest.	100,0 ml

Substanzen durch kurzes Erhitzen in Aqua dest. lösen, 15 min autoklavieren bei 121° C, auf 50° C abkühlen, 2,5 ml FILDES-Extrakt (OXOID) zufügen, in Kolleschalen oder andere Schalen mit großer Oberfläche abfüllen.

Kultur von Clostridien und anderen Anaerobiern

Die nachfolgenden Nährböden eignen sich besonders zur Züchtung von Clostridien. Zur Züchtung anderer Anaerobier siehe auch S. 540 und S. 541.

Leberbouillon nach Tarozzi, mod.

Fleischwasser- bzw. Fleischextrakt-Bouillon mit 0,1% Agargehalt in Röhrchen, die vorher mit 4–6 erbsengroßen Leberstückchen beschickt wurden, in einer Menge von 8–10 ml verteilen, 20 min autoklavieren bei 121° C.

Herstellung der Leberstückchen: Rinderleber in einem Topf entsprechender Größe in Leitungswasser 1 Std. kochen, gekochte Leber von gröberem Bindegewebe und größeren Gefäßen befreien, in Würfel (etwa 0,5 cm Kantenlänge) zerschneiden, Würfel unter fließendem, kaltem Wasser über einem großen Sieb waschen, dann auf flachen Sieben (in der Sonne, auf Heizkörpern etc.) mehrere Tage trocknen und dabei wiederholt durchschütteln; sie sollen zuletzt trocken-hart sein. Aufbewahren im Glas mit Schraubdeckel bei Zimmertemperatur (bei zu hohem Feuchtigkeitsgehalt besteht die Gefahr des Verschimmelns).

Kochfleischbouillon nach Robertson, mod.

a) Herstellung des Kochfleisches: Fein gehacktes Rindfleisch oder, besser, Rinderherz mit gleicher Gewichtsmenge Wasser versetzen und mit 1 n NaOH-Lösung (1,5 ml für 1 Liter Gesamtmenge) alkalisieren, zum Kochen bringen, 1 Std. schwach weiterkochen lassen, Flüssigkeit durch ein Tuch abfiltrieren und das gekochte Fleisch im warmen Zustand zwischen Filterpapier bzw. Tuch vortrocknen und in Röhrchen verteilen (Höhe der Fleisch-Schicht im fertigen Substrat etwa 3 cm).

b) Herstellung des flüssigen Nährbodenanteiles:

Abfiltrierte Flüssigkeit	500,0 ml
Pepton	2,5 g
NaCl	1,25 g

20 min im Dampftopf erhitzen, auf pH 8,0 einstellen, filtrieren, erneut 20 min in den Dampftopf stellen, pH 7,6–7,8 einstellen.

c) Herstellung des fertigen Substrates: Etwa 10 ml von (b) in jedes mit Kochfleisch beschickte Röhrchen füllen, 20 min bei 121° C autoklavieren.

Beimpfung: Material mit PASTEUR-Pipette, sonst mit Öse oder Nadel bis in das Kochfleisch einführen.

Thioglykolatbouillon

Trockennährboden: Von zahlreichen Firmen im Handel. Zu empfehlen ist – sofern in den Fertigprodukten nicht schon vorhanden – der Zusatz von 0,1–0,15% Fadenagar (Trockengewicht; vorher 24 Std. wässern), wodurch das Eindringen von Luftsauerstoff in das Medium verzögert wird, von 0,1% Dextrose und L-Cystin (zusätzlicher, die Wirkung des Thioglykolates verbessernder Effekt im Sinne einer Verminderung des Redoxpotentials) und von 0,0001–0,0002% Methylenblau in wäßriger Lösung (Redox-Indikator). Thioglykolatgehalt: 0,1%; End-pH: 7,2.
Nach Abfüllen in Röhrchen (hohe Schicht!) 30 min bei 121° C autoklavieren, rasch abkühlen und im Dunkeln bei Zimmertemperatur aufbewahren. Von oben nach unten fortschreitende Blaufärbung des Substrates zeigt Eindringen von Luftsauerstoff an (s. S. 518). Ist mehr als das obere Drittel gebläut, so kann der Sauerstoff durch Einstellen der Röhrchen für wenige Minuten in den Dampftopf ausgetrieben werden; tritt erneut Bläuung von mehr als einem Drittel des Inhaltes ein, soll das Röhrchen nicht mehr verwendet werden.

Thioglykolatmedium ohne Dextrosezusatz kann nach Zusatz der entsprechenden Kohlenhydrate zur biochemischen Prüfung von Anaerobiern verwendet werden, wobei ein Sauerstoffabschluß durch flüssiges Paraffin u. dgl. nur bei streng anaeroben Keimen erforderlich ist. Evtl. pH-Änderungen mißt man nach Beendigung der Untersuchung durch Zugabe einiger Tropfen der üblichen Indikatorlösungen (S. 651).

Laktose-Eigelb-Medium nach Willis und Hobbs

(Zur Clostridienzüchtung)

Fleischwasser- oder gleichwertiger Fertig-Nähragar	400,0 ml
Laktose	4,8 g
Neutralrot, 1%ige wäßrige Lösung	1,3 ml
Eigelbsuspension	15,0 ml
Magermilch	60,0 ml

Laktose und Neutralrotlösung im Nähragar lösen durch 1stündiges Erhitzen im Dampftopf, 20 min bei 121° C autoklavieren, auf 50° C abkühlen im Wasserbad, dann Eigelbaufschwemmung (steril gewonnenes Eigelb homogen verrührt mit gleicher Menge physiol. NaCl-Lösung) und 15 min bei 121° C autoklavierte Magermilch zusetzen, ausgießen in Platten.

Eine Erhöhung der Selektivwirkung für einen Teil der Clostridienarten kann erzielt werden durch Zusatz von Neomycinsulfat (250 γ/ml); eine weitere Verbesserung der Züchtungsbedingungen ist möglich durch Zusatz von 3% FILDES-Extrakt (OXOID) zu dem auf 50° C abgekühlten Medium bzw. Zusatz von 0,1% Na-thioglykolat.

Der Nährboden erhält durch den Neomycinzusatz eine hohe Selektivwirkung für Cl. perfringens sowie für Cl. tetani; das Antibiotikum führt allerdings zur Hemmung verschiedener anderer Clostridienarten. Laktosespaltung (z.B. durch Cl. perfringens) wird erkennbar durch die Ausbildung eines rosafarbenen Hofes um die Kolonien, die Bildung von Lezithinase bewirkt eine Trübung im Koloniebereich (NAGLER-Reaktion). Erkennung von Lipolyse und Proteolyse: s. S. 229 u. 225.

Medium nach Ellner

(Zur Anregung der Sporenbildung, insbesondere bei Cl. perfringens)

Proteose-Pepton (Difco)	1,0 g
Hefeextrakt	0,3 g
$MgSO_4$	0,01 g
KH_2PO_4	0,15 g
$Na_2HPO_4 \cdot 12\,H_2O$	6,7 g
Lösliche Stärke	0,3 g
Leitungswasser	100,0 ml

Substanzen durch kurzes Erhitzen im Dampftopf lösen, pH 7,8 einstellen mit NaOH-Lösung, in Röhrchen abfüllen (hohe Schicht!), 15 min bei 121° C autoklavieren; rasch abkühlen.

Medium baldmöglichst nach Abkühlung beimpfen und mit Vaseline- oder Paraffinsiegel bebrüten.

Kultur von Leptospiren

Korthof-Nährlösung, mod. nach Alston und Broom

Pepton (z.B. Neopeptone Difco)	0,8 g
NaCl	1,4 g
KCl	0,04 g
$NaHCO_3$	0,02 g
KH_2PO_4	0,24 g
$Na_2HPO_4 \cdot 2\,H_2O$	0,88 g
$CaCl_2$	0,04 g
Aqua dest.	1000,0 ml

Substanzen durch 30 min Erhitzen im Wasser lösen (Dampftopf), abkühlen lassen, filtrieren, pH 7,4 einstellen, abfüllen à 100 ml in sorgfältig gereinigte Kölbchen, 15 min autoklavieren bei 115° C. Pro Kölbchen 10 ml inaktiviertes, Seitz-filtriertes Serum, möglichst vom Kaninchen (sonst vom Hammel) zufügen. Abfüllen in (besonders gründlich gereinigte) Röhrchen à 5,0 ml, an drei aufeinanderfolgenden Tagen je 1 Std. im Wasserbad auf 56° C erhitzen.

Zu berücksichtigen ist, daß nicht jede Peptoncharge in gleicher Weise für die Züchtung von Leptospiren geeignet ist. Dies trifft auch zu für die Seren von Kaninchen, die gelegentlich einen hemmenden Effekt auf das Leptospirenwachstum ausüben können. Die einzelnen Nährlösungschargen sollten daher vor Verwendung auf ihre Brauchbarkeit geprüft und geeignete Kaninchen als Serumspender gekennzeichnet und erhalten werden.

Eine Verbesserung des Substrates ist möglich durch Zusatz einer Hämoglobinlösung, die folgendermaßen hergestellt wird: Nach Gerinnung des Serums übrigbleibenden Blutkuchen mit der gleichen Menge Aqua dest. verrühren, das Blut durch wiederholtes Gefrieren und Auftauen hämolysieren, Seitz-filtrieren. Zu der in Mengen von 100 ml in Kölbchen abgefüllten und mit 10 ml Serum versetzten Nährlösung gibt man 0,8 ml der Hämoglobinlösung zu. Nach BABUDIERI ist ein Zusatz von 1 mg Vitamin B_{12} pro Liter Substrat empfehlenswert.

Das KORTHOF-Substrat (Basis) ist auch in Trockenform im Handel (z.B. von Merck).

Röhrchen vor Beimpfung auf Sterilität prüfen durch 2tgg. Bebrütung bei 30° C.

Halbstarres Medium nach Fletcher

(Zur Isolierung und Stammhaltung von Leptospiren)

Trockennährboden: Difco.

Nach GALTON ist dieses Medium ganz besonders geeignet zur Leptospirenzüchtung aus Blut und Urin bzw. tierischem Organmaterial. Eine Verbesserung besteht im Zusatz von Leptospira-Enrichment (Difco) in einer 10%igen Konzentration und (am Tag nach der Zubereitung) 1stdg. Erhitzung im Wasserbad bei 56° C.

Der Zusatz von Leptospira-Enrichment (oder auch von 10% inaktiviertem, sterilfiltriertem Kaninchenserum, das leicht hämolytisch-rosafarben sein sollte) ist insbesondere zur Leptospiren-Erstzüchtung erforderlich. – Sterilitätskontrolle vor Gebrauch wie beim KORTHOF-Medium.

Noguchi-Substrat, mod. nach Dinger

(Zur Leptospiren-Fortzüchtung)

Fleischwasseragar (3%iger Agargehalt)	6,0 ml
Steriles Serum, inaktiviert	10,0 ml
Aqua dest.	100,0 ml

Fleischwasseragar und Aqua dest. mischen, 15 min bei 121° C autoklavieren, nach Abkühlung auf 50° C Serum zufügen, in Röhrchen abfüllen (hohe Schicht).

Kultur von Mykoplasmen

PPLO-Anreicherungsbrühe

(Zur Anreicherung von Mykoplasmen und zum nachfolgenden Ausstrich auf Spezialnährböden)

PPLO-Anreicherungsbrühe (Trockennährboden: Difco) in der vorgeschriebenen Menge Aqua dest. auflösen, 15 min bei 121° C autoklavieren, K-tellurit in Endverdünnung 1:30000 und – nach Abkühlung der Nährlösung auf etwa 50° C – 25% Aszitesflüssigkeit zusetzen; steril abfüllen in Röhrchen.

PPLO-Medium

(Zur Mykoplasmen-Züchtung)

PPLO-Agar (Trockennährboden: Difco) in der vorgeschriebenen Menge Aqua dest. auflösen unter Erhitzen im Dampftopf, abfüllen in Kölbchen zu 100 ml, 15 min bei 121° C autoklavieren, abkühlen auf 50–60° C, dann 1% PPLO Serum Fraction (Difco) oder 25% Aszitesflüssigkeit bzw. Pferdeserum zusetzen. Nach gründlichem Mischen ausgießen in Petrischalen.

Hayflick's Medium

(Zur Mykoplasmenzüchtung aus nicht verunreinigtem Material) siehe S. 253 (dort auch Selektivmedien).

Kultur von Pilzen und Hefen

Sabouraud-Dextrose-Agar

(Zur Züchtung von Sproß- und Schimmelpilzen)

Trockennährboden: Von zahlreichen Firmen im Handel. Nach Auflösung des Trockennährbodens durch Erhitzen im Dampftopf, nachfolgendem Autoklavieren (15 min/121° C) und Abkühlen auf 50° C Chloramphenicol (200 γ/ml) oder Neomycinsulfat (350 γ/ml) zusetzen und in Platten bzw. Röhrchen ausgießen; Röhrchen in Schräglagerung erstarren lassen. Der pH-Wert soll 5,6 betragen.

Zur Züchtung von Hautpilzen: Zu dem beschriebenen, auf 50° C abgekühlten und mit Antibiotikum versetzten Substrat noch Actidion (Cycloleximid; Fa. Upjohn, Heppenheim/Bergstraße) in einer Menge von 0,5 mg/ml zufügen; dieses zunächst in Methanol (0,25 g Actidion pro 1,25 ml Methanol) lösen und mit Aqua dest. auf 25 ml auffüllen (= 1%ige Lösung); Chloramphenicol in absolutem Alkohol oder Propylenglykol vorlösen, dann mit Aqua dest. weiterverdünnen.

Mycosel-Agar

Ein von BBL hergestellter Trockennährboden, dem die erforderlichen Hemmstoffe bereits zugesetzt sind und der die Züchtung der meisten pathogenen Hautpilze bzw. Erreger von Systemmykosen ermöglicht.

Littman-Agar und -Bouillon

(Zum Nachweis pathogener Pilze von Haut, Sputum, Stuhl etc.)

Trockennährboden: BBL, Difco, Merck, OXOID. Das entsprechend den Anweisungen der Hersteller anzusetzende Medium wird gewöhnlich mit einem Zusatz von Streptomycin (30 γ/ml) verwendet.

Der Agar ist in dicker Schicht auszugießen. Wegen der zusätzlichen Hemmwirkung der enthaltenen Rindergalle ist der Nährboden für die Züchtung von Pilzen aus stärker verunreinigtem Material ähnlich wie die vorher genannten Medien (Mycosel-Agar bzw. SABOURAUD-Agar mit Actidion und Chloramphenicol oder Neomycin) gut geeignet.

Reisstärke-Tween-Agar nach Taschdjian

(Zum Nachweis von Pseudomyzel und Chlamydosporen bei Candida albicans)

Reismehl	1,0 g
Agar (OXOID Nr. 3)	1,5 g
Tween 80	1,0 ml
Aqua dest.	100,0 ml

Reismehl in das kochende Aqua dest. einstreuen, 30 sec weiter kochen, dann ebensolange stehenlassen, durch Gaze filtrieren, Agar und Tween 80 zufügen, 20 min autoklavieren bei 121 °C, ausgießen in Platten.

Zein-Agar

(Spezialnährboden zum raschen Chlamydosporennachweis bei Candida albicans)

Zein (Brown & Polson Ltd., London, England)	4,0 g
Agar OXOID Nr. 3	1,5 g
Aqua dest.	100,0 ml

Zein (Eiweiß aus Maiskörnern) 1 Std. bei 60 °C in Aqua dest. erhitzen (Wasserbad), Flüssigkeit durch grobporiges Filterpapier filtrieren, Agar zufügen, 20 min im Dampftopf erhitzen, pH 7,5 einstellen, 15 min bei 121 °C autoklavieren, ausgießen in Platten.

Mit Hilfe des Mediums ist der Chlamydosporennachweis oft schon innerhalb 24 Std. möglich.

Technik der Beimpfung s. S. 326.

Maismehl-Agar

Trockennährboden (OXOID). Gut geeignet zur Feststellung der Pigmentbildung durch Trichophyton rubrum, ferner zum Chlamydosporennachweis bei Candida albicans (Technik des Nachweises: Wie auf S. 326 für Zein-Agar beschrieben).

Reis-Agar

Siehe Fußnote S. 319.

Kultur von Protozoen

Balamuth-Nährboden, mod.

(Zur Züchtung von Entamöben und Flagellaten)

Dotter von frischen Hühnereiern	4 Stück
Leberpulver (Difco, OXOID)	2,5 g
RINGER-Lösung, ungepuffert (s. u.)	200,0 ml
Phosphatpuffer pH 7,2–7,5 (s. S. 650)	125,0 ml

Dotter (nach gründlicher Reinigung der Eier mit Isopropylalkohol) in einen 500-ml-Glasbecher geben, Leberpulver zufügen, 5 min mit elektrischem Rührer bei etwa 200 U/min rühren, RINGER-Lösung (ungepuffert) zusetzen, erneut 15 min rühren; Mischung in einen Erlenmeyerkolben übertragen, Kolben mit Aluminiumfolie abdecken, 15 min bei 121 °C autoklavieren, abkühlen auf Zimmertemperatur, dann – im Kühlschrank – auf etwa 4–6 °C. Entstandenes Gemisch aus gallertiger Masse und Flüssigkeit unter leichtem Druck durch eine doppelte Lage Baumwollgaze drükken, Filtrat durch ein Papierfilter in einen sterilen Erlenmeyerkolben einlaufen lassen, Phosphatpuffer zugeben, durch Schütteln mischen, abfüllen in Röhrchen mit Wattestopfen in Menge von 5 ml, Röhrchen 15 min bei 121 °C autoklavieren.

RINGER-*Lösung, ungepuffert:*

NaCl	8,0 g
KCl	0,2 g
$CaCl_2$	0,2 g
$NaHCO_3$	1,0 g
Aqua dest.	1000,0 ml

Aqua dest. in einem mit Aluminiumfolie bedeckten Erlenmeyerkolben kochen und die übrigen Substanzen nach Abkühlen der Flüssigkeit darin lösen.

Kurz vor Gebrauch eine Öse steriler Reisstärke pro Röhrchen zusetzen (in einem kleinen Erlenmeyerkölbchen mit Aluminiumfolie etwa 3 g Reisstärke 15 min bei 121 °C autoklavieren).

Dobell-Laidlaw-Medium

(Zur Züchtung von intestinalen Protozoen)

a) Feste Komponente: Sterilfiltriertes Pferde-(oder Rinder-)serum zu je 1 ml in Röhrchen mit Wattestopfen abfüllen und in leicht schräger Stellung durch 1stdg. Erhitzung auf 80 °C im Koagulationsbad zur Erstarrung bringen.

b) Flüssige Komponente: Gepufferte Eiweiß-RINGER-Lösung. Das Eiweiß eines mit Isopropylalkohol gründlich gereinigten und unter aseptischen

Bedingungen geöffneten Hühnereis in einen 500-ml-Kolben mit sterilen Glasperlen entleeren. 200 ml gepufferte RINGER-Lösung (s. u.) zufügen und diese mit dem Ei-Inhalt durch kräftiges Schütteln mischen. Mischung durch ein weitporiges Seitzfilter filtrieren und im Kühlschrank aufheben.
Vor der Beimpfung füllt man unter Beachtung der Sterilität 5 ml der Eiweiß-RINGER-Lösung zu jedem der unter a) beschriebenen Röhrchen und fügt eine Öse voll autoklavierter Reisstärke hinzu.

Gepufferte RINGER-*Lösung:*

In 1000,0 ml gekochtem und anschließend abgekühltem Aqua dest. werden gelöst: 8 g NaCl, 0,2 g KCl, 0,2 g $CaCl_2$, 1 g $NaHCO_3$; anschließend fügt man erst 5,0 g KH_2PO_4 und dann 31,5 ml 1n NaOH zu (pH = 7,4).

Trichomonas-Medium

(Zur Züchtung von Trichomonas vaginalis)

Trockennährboden: Merck, OXOID.

Nährboden in der erforderlichen Menge Aqua dest. auflösen, 15 min bei 121° C autoklavieren, auf 50° C im Wasserbad abkühlen, 8 ml steriles, inaktiviertes, mit 1 n HCl auf pH 6,0 eingestelltes Pferdeserum pro 100 ml Grundsubstrat sowie Penicillin und Streptomycin (1000 E bzw. 500 γ pro ml Substrat) zusetzen und in Röhrchen ausgießen.

Ebenfalls empfehlenswert sind die von OXOID bzw. Difco im Handel befindlichen, gebrauchsfertigen Substrate (Trichomonas-Medium Nr. 2 OXOID bzw. LASH-Serum Medium Difco oder die Micrognost-Trichomonas-Kulturflasche Biotest).

Medium nach Tobie, v. Brand und Mehlmann

(Zur Züchtung von Leishmanien und Trypanosomen)

Grundsubstrat:

Beef Extract Difco	0,75 g
Bacto-Pepton Difco	1,25 g
NaCl	2,0 g
Bacto-Agar Difco	3,75 g
Aqua dest.	250,0 ml

Nach Lösung der Substanzen und Einstellung eines pH von 7,2–7,4 15 min bei 121° C autoklavieren. Zu 37,5 ml dieses Substrates nach Abkühlung auf 48° C im Wasserbad 12,5 ml inaktiviertes Kaninchenvollblut (mit 0,5% Na-zitrat) zugeben, in Röhrchen à 5 ml abfüllen und in Schräglage erstarren lassen.

Flüssiges Substrat:

KCl	0,1 g
$CaCl_2$	0,1 g
NaCl	4,0 g
KH_2PO_4	0,15 g
Dextrose	1,25 g
Aqua dest.	500,0 ml

Nach Lösung der Substanzen 15 min bei 121° C autoklavieren, dann unter Einhaltung steriler Bedingungen je 2 ml zu dem als Schrägagar erstarrten Grundsubstrat hinzufügen.

Die Bebrütung des aus fester und flüssiger Phase bestehenden Substrates erfolgt bei einer Temperatur von 26° C während 10–14 Tagen. Die Vermehrung der Protozoen erfolgt in der flüssigen Phase, die wiederholt mikroskopisch zu kontrollieren ist.

NNN-Agar

Siehe Fußnote S. 402.

Prüfung bakterieller Stoffwechselleistungen

Ebenso wie neu hergestellte Medien zur Keimisolierung sollten auch Testsubstrate zur Prüfung der Stoffwechselleistungen von Mikroorganismen vor ihrer Freigabe zur Verwendung im Labor mit bekannten, positiv bzw. negativ reagierenden Kontrollstämmen untersucht werden. Die entsprechenden Bakterienarten sind im folgenden bei den Einzelreaktionen benannt. Die Empfehlungen zur Art der zu verwendenden Stämme stützen sich weitgehend auf die Vorschläge von COWAN, S.T., und K.J. STEEL: Manual for the Identification of Medical Bacteria. Cambridge University Press, 1965.

Empfohlene Test-Organismen[1]

Achromobacter (Acinetobacter) anitratus	ATCC 15308
Bac. subtilis	ATCC 6051
Clostridium welchii	ATCC 9856
Diplococcus pneumoniae	ATCC 10015
Enterobacter aerogenes	ATCC 13048
Enterobacter cloacae	ATCC 13047
Escherichia coli	ATCC 11775
Klebsiella aerogenes	ATCC 15380
Mycobacterium phlei	NCTC 8151
Mycobacterium smegmatis	NCTC 8159
Proteus morganii	NCTC 10041
Proteus vulgaris	ATCC 13315
Pseudomonas aeruginosa	ATCC 7700
Staphylococcus aureus	ATCC 12600
Staphylococcus albus (epidermidis)	NCTC 4276
Streptococcus faecalis	NCTC 8213
Streptococcus hominis	NCTC 8618

[1] Bezugsquellen:

ATCC: **A**merican **T**ype **C**ulture **C**ollection, 12301 Parklawn Drive, Rockville/Maryland 20852, USA.

NCTC: **N**ational **C**ollection of **T**ype **C**ultures, Central Public Health Laboratory, Colindale Avenue, London N.W. 9.

Aufbewahrungsmedien für die Teststämme (Überimpfung im Abstand von 3 Monaten bei Lagerung im Kühlschrank):

Mykobakterien: DORSET-Eiermedium (s. S. 608);

Clostridium, Pneumococcus, Streptococcus: Kochfleischbouillon;

Übrige Stämme: Nähragar.

Die Kulturen sind in dicht verschlossenem Zustand aufzubewahren (Paraffinierung der Stopfen, Röhrchen mit Schraubverschluß und Dichtungsring etc.).

A. Allgemeine Hinweise zur biochemischen Prüfung

Gasbildung

Gasbildung kann eintreten bei mikrobieller Kohlenhydratspaltung oder auch beim Eiweißabbau, z.B. durch anaerobe Sporenbazillen, und gelegentlich bei der Reduktion von Nitrat, wenn diese bis zur Bildung von gasförmigem Ammoniak abläuft. Die Prüfung kann erfolgen mittels

a) Gärröhrchen u. dgl.: In der Routinepraxis werden heute fast nur noch die sog. DURHAM-Röhrchen verwendet: Kleine Eprouvetten (ca. 30 × 8 mm), die in die kohlenhydrathaltige Nährflüssigkeit mit der Öffnung nach unten versenkt werden. Bei der Abkühlung des Mediums nach der Sterilisation füllen sie sich mit Nährlösung. Bei Gasbildung entsteht im Gärröhrchen eine mehr oder weniger große Gasblase (Abb. 183).

b) Schüttel- oder Stichkultur (S. 524): Der Agargehalt des kohlenhydrathaltigen Nährbodens soll hierbei 0,5 bis höchstens 1,0% (für Fadenagar) bzw. etwa 0,3% (z.B. bei OXOID-Agar Nr. 3) betragen. Blasenbildung beim Schütteln oder Beimpfen vermeiden! Bei Gasbildung ist das Substrat von Gasblasen oder Gasspalten mehr oder weniger stark durchsetzt bis zerrissen.

Alkalibildung

Durch Abbau von Eiweiß bzw. Pepton oder anderen, dem Nährboden beigegebenen Stoffen wie z.B. Harnstoff, Malonat, Aminosäuren (z.B. Lysin, Ornithin, Arginin). Die nachfolgenden Säurenachweise gelten sinngemäß auch für den Alkalinachweis.

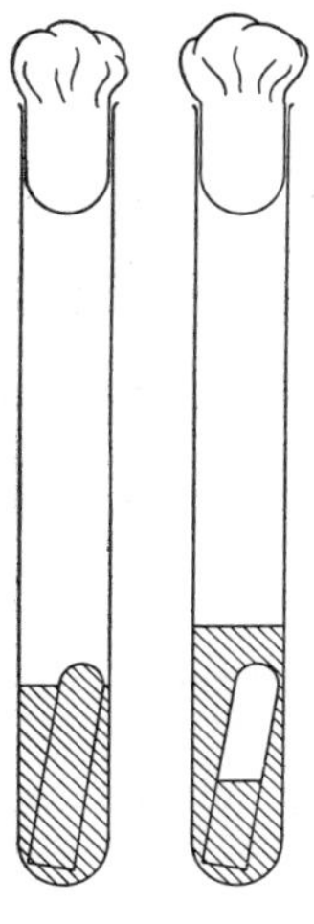

Abb. 183: Nachweis der Gasbildung in flüssigen Substraten mittels DURHAM-Röhrchen. Links: Negativ (kein Gas). – Rechts: Positiv.

Säurebildung

Säurebildung tritt auf beim mikrobiellen Abbau von (Mono-, Di-, Tri-, Poly-)Sacchariden, (mehrwertigen) Alkoholen, Glykosiden und organischen Säuren bzw. deren Salzen.
Sie verursacht eine Herabsetzung des pH-Wertes angesetzter Kulturen, die in der Regel qualitativ, mittels geeigneter Indikatoren nachgewiesen wird. Diese werden den Substraten bei der Herstellung beigegeben oder können auch erst nach Bebrütung zugesetzt werden. Praktisch alle Indikatoren können die Entwicklung der Mikroorganismen beeinträchtigen (z.B. das vielfach verwendete Bromthymolblau, weniger Wasserblau, noch weniger Lackmus).

Stärkespaltung kann sowohl durch Säurenachweis als auch mittels Jodlösung erkannt werden (siehe S. 557).

Zur Prüfung des Spaltungsvermögens werden die Kohlenhydrate („Zucker") den Keimen meist in Konzentrationen zwischen 0,5 und 1% angeboten. Gewöhnlich spielt sich allerdings in den Substraten neben einer eventuellen Säurebildung (bei Spaltung des zugesetzten Zuckers) infolge Abbaues der gleichzeitig vorhandenen Eiweiß- und Peptonstoffe eine Alkalibildung ab. Ein Indikatorumschlag zur sauren Seite tritt nur ein, wenn die Säurebildung entsprechend stärker ist als die Alkalibildung. Von Einfluß auf das Ergebnis ist außerdem die Pufferkapazität des Substrates.

Peptonwasser-Zucker-Nährböden ergeben einen geringeren alkalisierenden Effekt als Zuckernährböden auf Bouillonbasis; ihre Pufferwirkung ist geringer. Wird Bromthymolblau als Indikator verwendet, so wird Säurebildung ab pH 6,0 sichtbar. Die entsprechenden Werte für Bromkresolpurpur bzw. ANDRADE-Lösung liegen bei pH 5,0 bzw. 5,5. Man kann sagen, daß Peptonwasser-Zucker-Nährböden mit Bromkresolpurpur- oder ANDRADE-Indikator bei Enterobacteriaceae etwa die gleichen Resultate ergeben wie Zuckernährböden auf Bouillonbasis mit Bromthymolblau.

Bakterien mit höheren Wachstumsansprüchen, z.B. Pneumokokken, Diphtheriebakterien, benötigen zu einer ausreichenden Fermentationsleistung einen Serumzusatz zum Testsubstrat. Die Prüfung in nicht angereicherten Medien kann bei massiver Keimeinsaat möglich sein (z.B. bei Diphtheriebakterien). Hämophile Bakterien werden geprüft in Substraten, denen die erforderlichen Wuchsfaktoren zugesetzt sind (Herstellung s. S. 151).

Kohlenhydratabbau bei obligaten Aerobiern läßt sich besser auf festen als in flüssigen Nährböden erkennen (vermehrter Luftzutritt). Eine exakte Prüfung von Pseudomonasarten erfordert darüber hinaus den Ersatz des Peptons durch Ammoniumsalze als Hauptstickstoffquelle[1].

Monosaccharide können den Medien vor der Sterilisierung zugesetzt werden. Andere Kohlenhydrate sollten in 10%iger Lösung sterilfiltriert und dann unter Beachtung der Sterilität dem Medium im Verhältnis 1 : 10 zugesetzt werden, da bei Erhitzung eine Zersetzung eintreten kann.

Säurebildung in Milch wird häufig mit Lackmus nachgewiesen; hierbei wird gleichzeitig die Reduktion angezeigt.

Fermentationsleistungen bei Anaerobiern sollten durch Indikatorzusatz am Ende der Kultivierung geprüft werden. Wegen des vielfach bestehenden Reduktionsvermögens können sonst unkontrollierbare Farbreaktionen entstehen.

Prüfung des pH-Endwertes

erfolgt am genauesten elektrometrisch[2] (pH-Meter), sonst durch kolorimetrische Bestimmung mittels Indikatorpapieren oder mit pH-Kolorimetern.

---

[1] *Testsubstrat nach* SMITH u. *Mitarb.* (1952): 1,0 g $(NH_4)_2HPO_4$, 0,2 g KCl, 0,2 g $MgSO_4 \cdot 7 H_2O$, 0,2 g Hefeextrakt, 20 g Agar-Agar in 1 Liter Aqua dest. im Dampftopf lösen, 4,0 ml einer 0,2%igen Lösung von Bromkresolpurpur zusetzen, 15 min bei 121 °C autoklavieren. Kohlenhydrate (sterilfiltrierte 10%ige Lösung) zusetzen (Endkonzentration: 1%). Nach Mischung verteilen in Röhrchen; Röhrchen in Schräglage erstarren lassen.
[2] Siehe GALSTER, H.: Ärztl. Lab. 14 (1968) 153.

Proteolyse

Eiweißabbauende Aktivität von Mikroorganismen kann sich u. a. ausdrücken in der Verdauung von gekochtem Fleisch, koaguliertem Serum oder Casein. Starke proteolytische Eigenschaft führt zum Abbau von Fleisch, das unter Entwicklung eines fauligen Geruches in seiner Substanz vermindert wird; bei schwächerer proteolytischer Aktivität wird gekochtes Fleisch nicht mehr angegriffen, wohl aber u. U. noch koaguliertes Serum, das dabei verflüssigt wird.

Nachweis der Proteolyse:

a) Gegenüber gekochtem Fleisch: Mittels Kochfleischbouillon. Im positiven Fall Substanzverminderung und evtl. Schwärzung.

b) Gegenüber koaguliertem Eiweiß: Mittels LÖFFLER-Serums, als Platte oder Schrägnährboden. Im positiven Fall Dellenbildung um die einzelnen Kolonien oder stärkere Verflüssigung.

c) Gegenüber Casein: Mittels caseinhaltigen Testsubstrats (s. S. 557).

Gelatine-Abbau

Das Ferment Gelatinase bewirkt einen hydrolytischen Abbau der Gelatine. Substrate, die durch Gelatine zur Erstarrung gebracht werden, werden dabei verflüssigt. Wegen des niedrigen Schmelzpunktes der Gelatine (etwa 25° C) ist Bebrütung bei Zimmertemperatur erforderlich; dadurch wird das Wachstum zahlreicher Mikroorganismen verlangsamt oder ganz gehemmt; entsprechend lange Beobachtungszeiten sind erforderlich. Man kann die Reaktion beschleunigen durch Bebrütung bei 37° C (bzw. bei der optimalen Wachstumstemperatur des Keimes) und nachfolgendes Einstellen der Röhrchen in den Kühlschrank. Erstarrt das Medium dabei wieder, so ist daraus auf Fehlen von Gelatinase zu schließen. Bleibt der Röhrcheninhalt flüssig, so ist die Reaktion als positiv zu werten. Bei diesem Verfahren sollte stets ein unbeimpftes Röhrchen zur Kontrolle mitgeführt werden.
Dem Erfordernis einer möglichst abgekürzten Untersuchungsdauer kommt die Gelatinaseprüfung mittels der Methode nach FRAZIER, mod. (Nachweis mittels $HgCl_2$-Lösung, siehe S. 562) bzw. nach KOHN (mittels Gelatine-Holzkohle-Scheibchen, S. 575) oder nach LE MINOR und PIÉCHAUD (mittels Filmstreifchen, S. 576) entgegen.

Pigmentbildung

Farbstoffe werden gewöhnlich besser bei Zimmertemperatur unter aeroben Bedingungen gebildet.

Pigmentbildung bei Serratia-Stämmen: Siehe S. 131.

Pigmentbildung bei Staphylokokken wird verstärkt durch erhöhten Kochsalzgehalt des Nährsubstrates, z. B. auf Mannit-Kochsalz-Agar.

Indolbildung

Indol entsteht beim bakteriellen Abbau von Eiweiß aus der Aminosäure Tryptophan durch die Wirkung des Fermentes Tryptophanase. Saure Metaboliten der Atmung können die Aktivität des Fermentes beeinträchtigen bzw. ganz unterbinden. Deshalb kann der Indolnachweis bei Anwesenheit spaltbarer Kohlenhydrate (insbesondere Dextrose) zu Fehlresultaten führen.

Der Indolnachweis wird meist in tryptophanreichen Nährmedien oder in Substraten mit Tryptophanzusatz (0,01%) mittels des KOVÁCSschen Reagens (s. S. 560) geführt.

Eine andere Möglichkeit besteht im Einhängen von Reagenzstreifen (s. S. 569) in Röhrchenkulturen. Hierbei wird flüchtiges Indol nachgewiesen. Ein ausreichend sicherer Indolnachweis, z. B. bei Verwendung der Streifen im KLIGLER- oder TSI-Agar, ist allerdings nur bei deutlicher Alkalisierung der Nährbodenschrägfläche gegeben, während Säuerung des Substrates auch hier das Ergebnis beeinträchtigt. Nach SEELIGER wirkt sich auch Ammoniakbildung durch harnstoffhydrolysierende Keime ungünstig auf die Indolbildung aus.

Indolnachweis bei der bakteriologischen Wasseruntersuchung

Siehe S. 622–623.

Schwefelwasserstoffbildung

Sie kann erfolgen:

a) Aus Eiweißkörpern bzw. den beim Abbau entstehenden schwefelhaltigen Aminosäuren (insbes. Cystin). Die Intensität der H_2S-Bildung ist abhängig von der Menge der vorhandenen Schwefelverbindungen.

b) Aus schwefelhaltigen, dem Nährboden zugesetzten anorganischen oder organischen Verbindungen wie (Thio-)Sulfaten, Sulfiten, Cystin usw.

Der H_2S-Nachweis wird gewöhnlich mittels Metallsalzen (insbesondere Bleiazetat und Ferrochlorid) geführt, aus denen bei H_2S-Bildung das entsprechende Sulfid unter Farbentwicklung entsteht.
Wegen Abhängigkeit der H_2S-Bildung vom Gehalt entsprechender Schwefelverbindungen, insbes. Cystin, in den Nährmedien erfolgt bei den Enterobacteriaceae die Differenzierung aufgrund der unterschiedlichen Fähigkeit dieser Keime, aus zugesetzten anorganischen Schwefelverbindungen H_2S zu erzeugen. Dieses kann dann unter weitgehend standardisierten Bedingungen nachgewiesen werden (KLIGLER- und TSI-Agar, s. S. 567).

1. *Nachweis mittels Reagenzpapier* (s. S. 568): Mit gesättigter Bleiazetatlösung getränkte Filtrierpapierstreifen werden in das beimpfte Röhrchen eingehängt, ohne daß sie den Nährboden berühren. Bei H_2S-Bildung schwärzt sich der Streifen. Der Farbumschlag ist manchmal nur schwach angedeutet. Die Farbe kann durch Oxydation wieder verschwinden. Die an sich sehr empfindliche Probe ist daher wiederholt zu kontrollieren und nicht zu früh abzubrechen.

2. *Nachweis mittels fester Nährböden,* z. B. Bleiazetat-Agar mit 0,02% Bleiazetat oder Ferrochlorid-Gelatine (S. 561), KLIGLER- und TSI-Agar (s. o.) bzw. mittels Schnellverfahrens (S. 574).

Reduktionsleistungen

Diagnostisch von Bedeutung ist

a) Reduktion von anorganischen Salzen, z. B. K-tellurit zu Tellur durch Diphtheriebakterien (S. 175), Enterokokken etc. (irreversible Reduktion).

b) Reduktion von Farbstoffen wie Methylenblau oder Neutralrot, die – in Abhängigkeit vom pH – in ihrer Farbintensität verändert (Methylenblau) oder zur Fluoreszenz gebracht werden (Neutralrot).
Methylenblau wird verwendet in 0,1%iger Lösung (0,2 ml pro 5,0 ml Substrat). Praktische Anwendung für Zwecke der Streptokokkendifferenzierung. Die Reduktion besteht in einer H-Anlagerung an das Farbstoffmolekül, die reversibel ist. Verwendung bei Anaerobkulturen (Indikator für Sauerstoff) s. S. 518.

Die Reduktion von Tetrazoliumsalzen zu rotbraunem Formazan durch Enterobakterien wurde zu einem Schnellverfahren für den Keimnachweis in Gallen- und Urinproben herangezogen (siehe S. 42).

c) Reduktion von Nitrat: Nitrate können zu Nitrit oder weiter zu Ammoniak, mitunter bis zu elementarem Stickstoff reduziert werden.

Nitritnachweis: Mittels GRIES-ILOSVAY-Reagens (s. S. 559).
Ist die Probe negativ, so kann die Nitratreduktion über Nitrit hinaus fortgeschritten sein. Werden einige Zinkspäne zur Flüssigkultur zugegeben, so tritt Rotfärbung ein, falls Nitrat noch vorhanden ist. Bleibt die Rotfärbung aus, so ist Nitrat über Nitrit weiter reduziert worden.

Ammoniaknachweis: Methoden, in denen der Nachweis mittels eines Indikatorpapieres außerhalb der Untersuchungslösung geführt wird, sind weniger störanfällig als solche, in denen das Reagens dem Substrat zugesetzt wird.

Nachweis mit Hämatoxylinstreifen: Siehe WALTHER, H.-J.: Arch. Hyg. 152 (1968) 202.

Nachweis mittels NESSLER-*Reagens:* Siehe S. 649.

Stickstoffnachweis: Mittels DURHAM-Röhrchen.

Oxydasebildung

(Cytochrom-)Oxydase katalysiert in Anwesenheit von Sauerstoff die Oxydation der reduzierten Cytochrome. Sie kommt hauptsächlich bei obligaten Aerobiern vor und stellt ein wichtiges Klassifizierungsmerkmal dar. Durch den vom Ferment katalysierten Elektronentransport von Elektronendonatoren in den Bakterien zu gewissen Redoxfarbstoffen (s. u., Testreagenzien) erfahren diese eine charakteristische Farbänderung.

Für den Nachweis mikrobieller Oxydasen sind verschiedene Verfahren in Gebrauch. Sie unterscheiden sich durch die Art der Reagenzien bzw. durch die technische Durchführung.

Testreagenzien: In Betracht kommen

N,N-Dimethyl-p-phenylendiaminhydrochlorid (p-Aminodimethylanilinmonohydrochlorid): Gut empfindlich, aber Neigung zur Autooxydation;

Tetramethyl-p-phenylendiamindihydrochlorid: Weniger toxisch für die Mikroorganismen als das Dimethyl-Präparat;

N,N-Dimethyl-p-phenylendiaminoxalat: In Substanz und Gebrauchslösung (1%ig) stabiler als das erstgenannte Reagens und etwa von gleicher Toxizität. Zur Lösung ist Erwärmung erforderlich.

Nachweisverfahren: Siehe S. 555, 558 und 576.

Katalasebildung

Katalase, ein eisenporphyrinhaltiges Ferment,

setzt die aeroben Mikroorganismen in die Lage, das beim Stoffwechsel entstehende toxische Wasserstoffperoxyd in Wasser und Sauerstoff zu zerlegen.

Nachweis: Mittels H_2O_2-Lösung (siehe unten).

Sonstige mikrobielle Stoffwechselleistungen

Diese sind, soweit sie für die Identifizierung von Erregern bedeutsam sind, bei den folgenden Nachweisverfahren beschrieben (z. B. Harnstoffhydrolyse, Dekarboxylaseaktivität).

B. Spezielle Nachweisverfahren

(Differenzierung von Mykobakterien s. S. 577 ff.)

Bei unterschiedlichen Keimarten angewandte Prüfverfahren

Oxydasereaktion

Prinzip und Testsubstanzen: Siehe S. 554.

Nachweisverfahren:

Plattenmethode (GORDON und MCLEOD): Insbesondere für die Diagnostik von pathogenen Neisserien.

Reagens: 1 Messerspitze N,N-Dimethyl-p-phenylendiaminhydrochlorid, in etwa 5 ml Wasser aufgelöst.

Technik: Fragliche Kolonien mit dem Reagens überspritzen.

Ablesung: Bei positiven Kolonien tritt eine Farbänderung über rosa zu rotbraun bis schwarzbraun (bei Verwendung des Tetramethyl-Präparates: über lavendelblau nach dunkelblau) ein.

Beachte: Außer Gono- und Meningokokken reagieren auch andere Neisserien, Moraxellen (und andere Keime) positiv.

Filtrierpapiermethode (KOVÁCS): Besonders geeignetes, empfindliches Verfahren zur Erkennung von Pseudomonaden bzw. zu deren Abgrenzung von Enterobacteriaceae und anderen oxydasenegativen Bakteriengruppen.

Reagens: 1%ige wäßrige Lösung von Tetramethyl-p-phenylendiamindihydrochlorid (täglich frisch zubereiten).

Technik: Einen Filtrierpapierstreifen (etwa 2 × 5 cm) auf einen Objektträger auflegen, 2–3 Tropfen Reagens auftropfen. Material der fraglichen Kultur mit Platinöse (!) – eisenhaltige Ösen geben falsch-positive Resultate – strichförmig auftragen.

Im Prinzip gleichartig ist die Reaktion mit reagensgetränkten handelsüblichen Testblättchen (siehe S. 572).

Ablesung:

Positive Reaktion: Intensive, tiefblaue bis blauviolette Verfärbung innerhalb 5–10 sec;

Verzögert positive Reaktion: Verfärbung tritt in 10–60 sec auf;

Negative Reaktion: Keine Verfärbung innerhalb 1 min.

Kontrollstämme (Kolonien ohne oder mit wenig Eigenfarbe verwenden, also z. B. E. coli von einfachem Nähr- nicht von ENDO-Agar): Pseudomonas aeruginosa (positiv), Escherichia coli (negativ).

Nadi-Reaktion (= Oxydase-Test nach GABY und HADLEY, mod. von EWING und JOHNSON): Vornehmlich angewandt zur Abgrenzung der Enterobacteriaceae von oxydasepositiven Bakteriengruppen (siehe S. 558).

Beachte: Die Reaktion ist bei jungen (24- bis 48-stündigen) Kulturen durchzuführen. Ältere Kulturen oxydasepositiver Keime ergeben insbes. bei der Plattenmethode oft negative Resultate. Subkulturen sind sofort nach Auftreten der Farbreaktion durchzuführen; nach etwa 5 min Einwirkungszeit der Substanz gehen die Keime meist nicht mehr an. – Die Reaktion hängt auch von den verwendeten Nährböden ab (bessere Ausbildung von Oxydase bei hochwertigeren, schlechtere oder fehlende Ausbildung bei minderen Substraten bzw. bei Wirkung von Hemmsubstanzen).

Katalasereaktion

Prinzip: Siehe S. 554.

Reagens: 3%ige Lösung von Wasserstoffperoxyd (H_2O_2).

Testmedium: 24stündige, kräftig beimpfte (Schräg-) Agar-(oder Bouillon-)Kultur (Katalasereaktion bei TbB. s. S. 579.

Technik: Auf die (Schräg-)Agarkultur einige Tropfen Reagens aufbringen bzw. zu etwa 5 ml Flüssigkultur 1 ml Reagens hinzufügen.

Bewertung:

Positiv: Sofort oder innerhalb 1–2 min lebhafte Entwicklung von Gas-(Sauerstoff-)Blasen;

Negativ: Ausbleibende Gasentwicklung.

Kontrollstämme: Staphylococcus aureus (positiv), Streptococcus faecalis (negativ).

Beachte: Wegen der in Erythrozyten vorhandenen Katalase darf die Reaktion nicht mit Kulturmaterial von Blutagar angesetzt werden. Mikroaerophile und anaerobe Keime werden am besten in Thioglykolatbouillon getestet.

Glukonattest

Prinzip: Glukonat, eine nicht-reduzierende Substanz, wird durch gewisse Mikroorganismen zu 2-Ketoglukonat oxydiert, einer reduzierenden Verbindung, die mit den üblichen Reagenzien für reduzierende Zukker nachgewiesen werden kann.

Reagens (BENEDICTS Reagens): 17,3 g Na-zitrat und 10 g Na_2CO_3 (wasserfrei) in 60 ml Aqua dest., 1,73 g $CuSO_4 \cdot 5\,H_2O$ in 20 ml Aqua dest. lösen; unter ständigem Rühren die erste zur zweiten Lösung hinzufügen und mit Aqua dest. auf 100 ml auffüllen.

Wegen Ausfallens von Kristallen in der Kälte ist das Reagens nicht kühl aufzubewahren.
Statt BENEDICTS Reagens ist auch FEHLINGS Reagens verwendbar.

Testsubstrat:

Pepton	0,15 g
Hefeextrakt	0,10 g
K_2HPO_4	0,10 g
Kaliumglukonat	4,00 g
Aqua dest.	100,0 ml

Nach Lösung der Substanzen pH 7,0 einstellen, filtrieren, in Röhrchen à 1,0 ml verteilen, 15 min bei 121°C autoklavieren.

Technik: Substrat nach Beimpfung 48 Std. bei 37°C bebrüten, dann 1 ml BENEDICT's Reagens zusetzen und Röhrchen 10 min in ein kochendes Wasserbad einstellen.

Bewertung:

Positiv: Bildung eines grünen bis orangefarbenen Niederschlages. Eine positive Reaktion ist charakteristisch für Pseudomonas;

Negativ: Keine Änderung der blauen Farbe des Reagens.

Kontrollstämme: Klebsiella aerogenes (positiv), Escherichia coli (negativ).

Lipasetest

(Mittels Tributyrin-Agar. – Siehe auch Lezithinase-Test)

Prinzip: Lipolytische Keime verwandeln Tributyrin in wasserlösliche Buttersäure. Das Testsubstrat, das infolge der enthaltenen Tributyrintröpfchen opak aussieht, wird dadurch geklärt bzw. transparent.

Testsubstrat:

Pepton	5,0 g
Hefeextrakt	3,0 g
Tributyrin (Glyzerintributyrat)	10,0 g
Agar OXOID Nr. 3	14,0 g
Wasser	1000,0 ml

Unter kräftigem Schütteln eine gleichmäßige Emulsion herstellen, pH 7,5 einstellen, 15 min bei 110°C autoklavieren, vor dem Ausgießen in Platten erneut intensiv schütteln, so daß nahe der Erstarrungstemperatur eine gleichmäßige Emulsion vorliegt.

Für die Kultur von Organismen mit erhöhtem Nährstoffbedarf kann dem Medium 5% FILDES-Extrakt zugesetzt werden.

Technik: Die Platten werden so beimpft, daß Einzelkolonien entstehen. Bebrütung beim Wachstumsoptimum der geprüften Keime.

Bewertung:

Positiv: Ausbildung von Klärungszonen um die Kolonien;

Negativ: Nährboden um die Kolonien unverändert.

Kontrollstämme: Cl. sporogenes (positiv), Bac. subtilis (negativ).

Lezithinasetest

(Eigelb-Reaktion)

Prinzip: Das im Eigelb enthaltene, zu den Phospholipoiden gehörende Lezithin stabilisiert die im Eigelb vorhandene Protein-Fett-Emulsion. Veränderungen des Lezithinmoleküls durch das von verschiedenen Mikroorganismen produzierte Enzym Lezithinase können physikalische Veränderungen der Emulsion (Entmischung) zur Folge haben.

Testsubstrat: Zu 100 ml sterilisiertem und danach auf 50° C abgekühltem Fleischextrakt-Pepton-Agar (z. B. von OXOID) 5 ml konzentrierte Eidotteremulsion (OXOID, Difco) steril zugeben. Das Substrat ist gegebenenfalls durch Zusatz von 1% NaCl zu klären. Ausgießen in Platten.

Technik: Nährboden so beimpfen, daß Einzelkolonien entstehen; 3–5 Tage bei Temperaturoptimum der zu prüfenden Keime bebrüten.

Bewertung:

Positiv: Ausbildung undurchsichtiger bzw. stärker getrübter Zonen um die Kolonien. Gelegentlich kann schwache Opaleszenz unterhalb der Kolonien auch durch bakterielle Lipase bedingt sein; Lipasewirkung ist außerdem erkennbar an der Ausbildung einer irisierenden, perlenartig glänzenden Schicht auf der Oberfläche und in der Umgebung der Kolonien. Entstehung eines Klärungshofes um die Kolonien ist ein Ausdruck der proteolytischen Aktivität der Keime.

Negativ: Keine Veränderung des Nährbodens.

Kontrollstämme: Bac. cereus (positiv), Bac. subtilis (negativ).

Phosphatasetest

Prinzip: Mittels des Enzyms Phosphatase vermögen pathogene Staphylokokken Phenolphthaleinphosphat zu spalten, wobei Phenolphthalein frei wird. Dieses kann mittels Ammoniak nachgewiesen werden.

Testsubstrat: Nähragar mit Zusatz von 0,01% Colaminphenolphthaleinphosphat.

Technik (nach DOELL, 1967): Das in Platten ausgegossene Substrat mit den fraglichen Stämmen sektorenförmig beimpfen und bei 37° C bebrüten. Am folgenden Tag eine mit konz. Ammoniaklösung getränkte Filtrierpapierscheibe in den Deckel der Kulturschale einlegen.

Bewertung:

Positiv: Die Kolonien nehmen innerhalb einer Minute eine rosarote Farbe an;

Negativ: Keine Veränderung der Koloniefarbe.

Kontrollstämme: Staphylococcus aureus (positiv), Staphylococcus albus (negativ).

Stärke-Lyse-Prüfung

Prinzip: Verschiedene Bakterienarten vermögen Stärke abzubauen. Setzt man Stärke dem Nährboden zu, so läßt sich nach Bebrütung mittels LUGOLscher Lösung der Abbau von Stärke bestimmen.

Reagens: LUGOLsche Lösung, 1:5 verdünnt (s. S. 648).

Testsubstrat: 0,2% Amylum solubile Merck in Peptonbouillon-Agar (2,5 g Pepton und 0,5 g NaCl in 100,0 ml Aqua dest. mit 1,2% Agar Nr. 3 OXOID; End-pH 7,2–7,4). Zur Vermeidung von Stärke-Hydrolyse nur 10 min bei 115° C autoklavieren.

Technik: Fraglichen Keim strichförmig aufimpfen auf das in Platten ausgegossene Medium, 24 Std. bei 37° C bebrüten, dann mit verdünnter LUGOLscher Lösung übergießen.

Bewertung:

Positiv: Keine Bläuung im Bereich der Impfstriche;

Negativ: Bläuung des Substrates auch im Bereich des Impfstriches.

Kontrollstämme: Bac. subtilis (positiv), Escherichia coli (negativ).

Caseinolyse-Prüfung

Prinzip: Fügt man einem geeigneten Nährboden Casein bei, so wird dieses von gewissen Bakterienarten abgebaut. Der erfolgte Abbau wird nachgewiesen durch Übergießen des Substrates mit einer Testlösung:

Reagens: In 1n H_2SO_2 gesättigte Na_2SO_4-Lösung.

Testsubstrat:

Casein Merck	1,0 g
Pepton	2,5 g
NaCl	0,5 g
Agar Nr. 3 OXOID	1,2 g
Aqua dest.	100,0 ml

Substanzen in Aqua dest. lösen, pH 7,4 einstellen (das Lösen erfolgt 20 min im Dampftopf unter wiederholtem Schütteln); 20 min bei 121° C autoklavieren, ausgießen in Platten.

Technik: Stamm strichförmig aufimpfen, 24–48 Std. bei 37° C bebrüten, dann Platte mit dem Testreagens übergießen.

Ablesung:

Positiv: Aufgehellte Zone um den Impfstrich;

Negativ: Bereich um den Impfstrich unverändert.

Kontrollstämme: Bac. subtilis (positiv), Mycobact. phlei (negativ).

Milchfermentations-Prüfungen

Neutrale, sterilisierte Milch kann infolge bakterieller Stoffwechseltätigkeit gesäuert (Laktosevergärung) oder auch alkalisiert (Eiweißabbau) werden. In beiden Fällen kann es zur Gerinnung der Milch kommen. Infolge Säuerung entstandene Gerinnsel lassen sich durch Zugabe von Alkali wieder auflösen. Durch Bildung eines Labfermentes entstandene Gerinnsel retrahieren sich bei längerer Bebrütung unter Austritt von Molke; solche Gerinnsel sind nicht auflösbar. Schließlich kann auch Peptonisierung der Milch ohne Gerinnung eintreten.

Lackmusmilch

Frische gekochte Vollmilch kurz aufkochen, abkühlen lassen, durch Watte filtrieren, Lackmuslösung nach Kubel-Tiemann zusetzen (2,5% bei Streptokokken, bis 7% bei weniger empfindlichen Keimen). Nach Durchmischen in Röhrchen abfüllen und an zwei aufeinanderfolgenden Tagen je 30 min im Dampftopf erhitzen.

Bewertung:

Säurebildung: Rosafärbung
Alkalibildung: Blaufärbung
Reduktion des Indikators: Farblosigkeit.

Kontrollstämme: Escherichia coli (Säurebildung), Alcaligenes faecalis (Alkalibildung), Proteus vulgaris (keine Veränderung).

Methylenblaumilch

Frische Vollmilch zu 9,0 ml in Röhrchen abfüllen, an zwei aufeinanderfolgenden Tagen je 30 min im Dampftopf erhitzen, dann 1,0 ml einer wäßrigen, 30 min im Dampftopf erhitzten Methylenblaulösung zusetzen (für Streptokokken-Differenzierung in Endkonzentration von 1:10000 und 1:1000, bezogen auf das enthaltene Methylenblau).

Biochemische Prüfung von Enterobacteriaceae und anderen Keimen mit geringem Nährstoffbedarf

a) Reaktionen zur Abgrenzung der Enterobacteriaceae von anderen Familien der Mikroorganismen

Oxydasetest

(Nach Gaby und Hadley mod. nach Ewing und Johnson – Nadi-Reaktion)

Prinzip: Siehe S. 554.

Reagenzien:

Lösung A:

Aethylalkohol, 95%ig,	100,0 ml	bei 4°C 10 Tg. haltbar
α-Naphthol	1,0 g	

Lösung B:

Aqua dest.	100,0 ml	nur wenige Tage verwendbar
Dimethyl-p-phenylendiaminhydrochlorid	1,0 g	

Technik: In 24stdg. Schrägagarkulturen je 3 Tropfen Lösung A und B so zugeben, daß sich beide Lösungen auf der Schrägfläche beim Hinunterlaufen mischen. Entsprechend wird verfahren bei (24stdg.) Plattenkulturen.

Im praktischen Laborbetrieb wird gewöhnlich ein aus den Lösungen A und B (gleiche Teile) hergestelltes, fertiges Reagenziengemisch verwendet. Das Gemisch ist im Kühlschrank einige Tage haltbar (zunehmende Dunkelfärbung). Siehe auch S. 623.

Bewertung:

Positiv (z.B. Pseudomonas, Vibrio, Aeromonas): Ultramarinblaue Verfärbung der Kolonien bzw. des Kulturrasens innerhalb 2 Minuten.

Negativ (alle Enterobacteriaceae): Keine Farbänderung.

Kontrollstämme: Pseudomonas aeruginosa (positiv); Escherichia coli (negativ).

Oxydaseteste nach Gordon und McLeod sowie nach Kovács siehe S. 555.

Oxydations-Fermentationstest (OF-Test)

(Nach HUGH und LEIFSON)

Prinzip: Gewisse Bakterien bauen Kohlenhydrate nur mit Hilfe von Sauerstoff ab (oxydativer Abbau), andere benötigen dazu keinen Sauerstoff (fermentativer Abbau). Erfolgt bei Stichbeimpfung einer zuckerhaltigen Hochschichtkultur der Abbau nur in der Nähe der Oberfläche, wo aerobe Bedingungen herrschen, so liegt oxydativer Abbau vor. Wird Säure auch im übrigen (anaeroben) Nährbodenbereich gefunden, so handelt es sich um fermentativen Abbau.

Testsubstrat:

Pepton (z.B. aus Casein „Merck")	2,0 g
NaCl	5,0 g
K_2HPO_4	0,3 g
Agar (z.B. OXOID Nr. 3)	3,0 g
Aqua dest.	1000,0 ml

Substanzen durch kurzes Erhitzen lösen; pH 7,1 einstellen; 15,0 ml einer 0,2%igen Bromthymolblaulösung zufügen (Herst. s. S. 560); 15 min bei 121°C autoklavieren; 100 ml einer 10%igen sterilfiltrierten Dextroselösung zufügen; abfüllen in Röhrchen in 4 cm Schichthöhe.

Technik: Zwei Röhrchen pro Stamm mit Stich beimpfen, eines davon anschließend mit sterilem Paraffin abdecken (Sauerstoffabschluß), 2–4 Tg. bei 37°C bebrüten. Wurden die Röhrchen mehr als 3 Tage vorher hergestellt, so ist vor der Beimpfung der Sauerstoff durch kurzes Aufkochen auszutreiben.

Bewertung:

Oxydativer Abbau (z.B. Pseudomonas, Achromobacter anitratus, Loefflerella): Säuerung (Gelbfärbung) nur im unbedeckten Röhrchen, von der Oberfläche aus langsam nach unten fortschreitend;

Fermentativer Abbau (z.B. Enterobacteriaceae, Vibrio, Aeromonas): Säuerung in beiden Röhrchen, evtl. mit Gasbildung.

Keinerlei Abbau (z.B. Alcaligenes faecalis): Beide Röhrchen unverändert.

Kontrollstämme: Achromobacter (Acinetobacter) anitratus (Oxydation), Escherichia coli (Fermentation), Alcaligenes faecalis (keine Einwirkung).

Nitratreduktionstest

Prinzip: Bei Vorhandensein des Fermentes Nitratreduktase wird bei Anwesenheit eines geeigneten Wasserstoffdonators Nitrat zu Nitrit reduziert.

Testsubstrat:

KNO_3 (nitritfrei)	0,2 g
Pepton	5,0 g
Aqua dest.	1000,0 ml

pH 7,4 einstellen; Abfüllen in Röhrchen à 5 ml (mit DURHAM-Röhrchen zum Nachweis etwaiger Stickstoffbildung); 15 min bei 121°C autoklavieren.

Technik: Nach Beimpfung bis 4 Tage bebrüten, dann 0,1 ml einer Mischung aus gleichen Teilen der beiden folgenden Lösungen A und B zusetzen (Nachweis von aus Nitrat entstandenem Nitrit):

Lösung A:	Sulfanilsäure	1,0 g
	Essigsäure (5 n)	125,0 ml
Lösung B:	α-Naphthylamin	1,0 g
	Essigsäure (5 n)	200,0 ml

Bewertung:

Positiv (z.B. alle Enterobacteriaceae, mit Ausnahme einzelner Klebsiella-Stämme): Kräftige Rotfärbung innerhalb 10 min;

Negativ: Keine Rotfärbung. In diesem Fall ist zu prüfen, ob eine Nitratreduktion zu Nitrit überhaupt nicht oder über Nitrit hinaus abgelaufen ist, durch Zusatz von etwas Zinkstaub zum Teströhrchen: Bei Anwesenheit von Nitraten tritt Rotfärbung ein; das bedeutet, daß Nitrat nicht reduziert wurde. Bleibt die Rotfärbung nach Zinkzusatz aus, so ist dies ein Beweis für eine positive Reaktion (Nitrat ist aus dem Reaktionsmilieu verschwunden).

Kontrollstämme: Escherichia coli (positiv), Achromobacter (Acinetobacter) anitratus (negativ).

b) Reaktionen zur biochemischen Differenzierung der Enterobacteriaceae und anderer Keime mit geringem Nährstoffbedarf

Nachweis der Kohlenhydratspaltung

(Nicht für Pseudomonaskeime und aerobe Sporenbildner – s. hierzu S. 552, Medium nach SMITH u. Mitarb.)

Prinzip: Die beim Abbau von Kohlenhydraten entstehende Säure wird durch den Umschlag eines dem Testsubstrat zugesetzten Indikators sichtbar. Der meist hierfür benützte Farbstoff Bromthymolblau schlägt dabei von blaugrün nach gelb um; Alkalisierung führt zum Umschlag nach blau. Die Reaktion kann nach 24stdg. Bebrütung abgelesen werden, wenn Säurebildung eingetreten ist. Andernfalls kann u. U. bis 14, längstens 30 Tage bebrütet werden. Statt Bromthymolblau wird teilweise ANDRADE-Reagens (bei Säuerung Umschlag nach rot) verwendet.

Reagenzien und Testsubstrat:

Bromthymolblau-Lösung (0,2%ig):

Bromthymolblau	1,0 g
$^{n}/_{10}$ NaOH-Lösung	25,0 ml
Aqua dest.	475,0 ml

Bromthymolblau im Mörser mit der NaOH-Lösung verreiben, Lösung in eine braune Flasche füllen, 475 ml heißes Aqua dest. zufügen und gründlich mischen.

ANDRADE-Indikatorlösung:

Säurefuchsin	2,5 g
Aqua dest.	500,0 ml
1 n NaOH	ca. 80,0 ml

1 n NaOH der Säurefuchsinlösung zusetzen, bis eben Gelbfärbung eintritt.
Die Indikatorlösung blaßt nach wenigen Monaten ab und ist dann neu herzustellen.

Grundsubstrat:

Fleischextrakt (Liebig)	5,0 g
Pepton	10,0 g
NaCl	3,0 g
Na_2HPO_4	2,0 g
Aqua dest.	1000,0 ml

pH 7,4 einstellen; 12 ml Bromthymolblaulösung oder 15 ml ANDRADE-Indikator (s. o.) zufügen; 15 min bei 121 °C autoklavieren; die verschiedenen Kohlenhydrate – nach Sterilfiltration, meist in 10%iger Lösung – zufügen in 0,5% Endkonzentration;

abfüllen in Röhrchen unter Beachtung der Sterilität.

Monosaccharide sowie gewisse Alkohole, z. B. Dextrose, Mannit, Inosit und Adonit können dem Grundsubstrat vor der Sterilisation zugesetzt werden. In diesem Fall erfolgt auch die Abfüllung in Röhrchen vor dem Autoklavieren.

Technik: Kohlenhydratmedien mit geringer Menge Kulturmaterial (möglichst 20stdg., von Einzelkolonien) beimpfen und bei 37 °C bebrüten.

Bewertung:

Positiv (Säurebildung): Farbumschlag nach gelb (Bromthymolblau) bzw. nach rot (ANDRADE-Lösung), unter diffuser Trübung des Substrates.

Negativ: Kein Indikatorumschlag; Trübung des Nährbodens.

Nachweis der Gasbildung

Der Abbau der Kohlenhydrate kann mit oder ohne Bildung von Gas vor sich gehen. Die Gasbildung wird mittels kleiner, in die kohlenhydrathaltigen Röhrchen eingebrachter Gärröhrchen nach DURHAM nachgewiesen (siehe hierzu S. 551).

Die Gasbildung kann bei polytropen Medien (KLIGLER-, TSI-Agar usw.) oder bei Stichkulturen in kohlenhydrathaltigen Medien durch das Auftreten von Gasblasen, Rissen in der Agarsäule oder Zersprengen des Nährbodens erkannt werden.

Schnellverfahren zum Nachweis der Kohlenhydratspaltung siehe S. 572 und S. 573.

Indol-Reaktion

Prinzip: Gewisse Bakterien haben die Fähigkeit, aus dem Tryptophan abgebauter Eiweiße (bzw. aus besonders zugesetztem Tryptophan) Indol zu bilden. Diese Substanz läßt sich im Medium mit einer Testlösung nachweisen; meist wird hierzu KOVÁCS' Reagens verwendet.

Reagens:

KOVÁCS' *Reagens:*

Amylalkohol	150,0 ml
p-Dimethylaminobenzaldehyd	10,0 g
HCl, konz.	50,0 ml

Aldehyd im Amylalkohol lösen im Wasserbad von etwa 60 °C, abkühlen lassen, dann die konz. HCl langsam zufügen. Lösung im Kühlschrank aufbewahren (nur begrenzt haltbar).

Testsubstrat:

Pepton, tryptisch verdaut (z. B. aus Fleisch „Merck")	20,0 g
NaCl	5,0 g
Aqua dest.	1000,0 ml

Pepton und NaCl im Dampftopf zur Lösung bringen, pH 7,3 einstellen und in Röhrchen verteilen; 15 min bei 121 °C autoklavieren.

Technik: Nach Beimpfung über Nacht bebrüten, dann einige Tropfen Reagens zusetzen, leicht schütteln. Zum Nachweis verzögerter Indolbildung empfiehlt sich die Mitführung eines zweiten, 48 Std. zu bebrütenden Röhrchens.

Bewertung:

Positiv: Das nach leichtem Schütteln zur Oberfläche aufsteigende Reagens ist rot verfärbt;

Negativ: Keine Verfärbung des gelblichen Reagens.

Kontrollstämme: Escherichia coli (positiv), Enterobacter cloacae (negativ).

Indol-Nachweis mittels reagensgetränkter Teststreifen: Siehe S. 569.

Schnellverfahren zum Nachweis der Indol-Bildung: Siehe S. 574.

Schwefelwasserstoff- (H_2S-) Bildung

Prinzip: Zum Nachweis der H_2S-Bildung hat das Nomenklatur-Subkomitee für Enterobacteriaceae die Verwendung des KLIGLER- bzw. des TSI-Mediums empfohlen. Siehe hierzu die allgemeinen Ausführungen zur Schwefelwasserstoffbildung, S. 553. Im KLIGLER- und TSI-Agar wird das enthaltene Eisensalz durch das entstehende H_2S in schwarzes Eisensulfid umgesetzt.

Testsubstrate:

KLIGLER-Agar: Als Trockennährboden bei verschiedenen Firmen erhältlich, ebenso der gleichfalls für den H_2S-Nachweis verwendbare TSI-Agar (Triple Sugar Iron Agar, s.u.).

Technik: Kulturmaterial mit Nadel durch Abstreichen auf der Schrägfläche des Mediums deponieren, einstechen in den Hochschichtteil, deponiertes Material auf der Schrägfläche verteilen. 18–24 Std. bei 37° C bebrüten.

Bewertung:

Positiv: Schwarzfärbung im Einstichbereich, evtl. im gesamten Hochschichtteil;

Negativ: Keine Schwarzfärbung.

Zur Bewertung der übrigen, mittels des KLIGLER-Agars prüfbaren Fermentationsleistungen wird auf die Tabelle S. 116 verwiesen.

Beim TSI-Agar erfolgt der H_2S-Nachweis in gleicher Weise.

Kontrollstämme (für H_2S-Bildung): Proteus vulgaris (positiv), Escherichia coli (negativ).

H_2S-Nachweis mittels Bleiazetat-getränkter Filtrierpapierstreifen: Siehe S. 568 (nicht für Enterobacteriaceae).

Schnellnachweis der H_2S-Bildung: Siehe S. 574.

Gelatinase-Nachweis

(Bei Enterobacteriaceae, in Verbindung mit [verfeinertem] Nachweis der H_2S-Bildung für Nicht-Enterobacteriaceae)

Prinzip: Gelatine wird durch Gelatinase-produzierende Organismen verflüssigt (hydrolysiert). Fügt man dem Testsubstrat Ferrochlorid bei, so ergibt sich gleichzeitig die Möglichkeit eines verfeinerten Nachweises von H_2S-Bildung. Der H_2S-Nachweis dient in diesem Fall vor allem zur biochemischen Beurteilung von Nicht-Enterobacteriaceae. Bei dem im folgenden beschriebenen Testsubstrat ist diePrüfung auf Gelatine-Verflüssigung (auf Gelatinase) zugleich mit dem Nachweis der H_2S-Bildung möglich.

Testsubstrat:

Fleischextrakt (Liebig)	7,5 g
Pepton (Parke-Davis)	25,0 g
NaCl	5,0 g
Gelatine	120,0 g
$FeCl_2$, 10%ige Lösung	5,0 ml
Aqua dest.	1000,0 ml

$FeCl_2$-Lösung sterilfiltrieren und nach Lösen der Substanzen und Einstellung auf pH 7,6 nach Kochen des Substrates zusetzen, Nährboden in enge Röhrchen von etwa 1 cm ∅ verteilen, die mit paraffingetränkten Korken zu verschließen und sofort in Leitungswasser abzukühlen sind.

Technik: Mit tiefem Stich beimpfen, 24 Std. bei 37° C bebrüten, einige Stunden in den Kühlschrank stellen, dann ablesen. Im negativen Fall bei entsprechender Fragestellung u. U. bis zu 30 Tagen bei Zimmertemperatur halten unter wiederholter Prüfung der Reaktion.

Bewertung:

a) H_2S-Nachweis:

Positiv: Schwärzung des Substrates;

Negativ: Farbe des Substrates unverändert.

b) Gelatine-Verflüssigung:

Positiv: Das nach Bebrütung bei 37° C in jedem Fall flüssige Substrat bleibt nach Kühlschrankaufenthalt flüssig (Röhrchen bei der Prüfung schrägneigen);

Negativ: Das Substrat wird bei Kühlschranklagerung wieder fest und bleibt während der Fortsetzung der Reaktion bei Zimmertemperatur fest.

c) Für die Bestimmung der Art und Geschwindigkeit des Wachstums werden die stichbeimpften Röhrchen mindestens 7 Tage bei Zimmertemperatur gehalten und die Form des Wachstums bzw. einer etwaigen Verflüssigungszone bewertet.

Kontrollstämme: Serratia marcescens (Verflüssigung), Proteus vulgaris (Verflüssigung und Schwärzung), Shigella sonnei (keine Verflüssigung, keine Schwärzung).

Gelatinasetest nach Frazier, mod.

Testsubstrat:

Fleischextrakt	7,5 g
Pepton (tryptisch verdaut)	25,0 g
NaCl	5,0 g
Aqua dest.	1000,0 ml
Gelatine	80,0 g
Nähragar	1000,0 ml

Gelatine in 500 ml Aqua dest. 1 Std. quellen lassen, dann die Flüssigkeit zu den in den restlichen 500 ml gelösten Substanzen hinzufügen, pH 7,5 einstellen, 30 min im Dampftopf erhitzen, filtrieren. Falls das Filtrat nicht genügend klar ist: Auf 30–40° C abkühlen lassen, Eiweiß von 2 frischen Hühnereiern mit der doppelten Menge Wasser anrühren und dem Substrat zufügen, erneut 15 min im Dampftopf erhitzen, filtrieren, nochmals 20 min in den Dampftopf stellen, dann mit gleicher Menge sterilen, verflüssigten Nähragars zusammengießen und in Petrischalen verteilen.

Technik: Fragliche Kultur strichförmig auf der Platte ausimpfen unter Mitführung eines positiven und eines negativen Kontrollstammes, 48 Std. bei 37° C bebrüten. Anschließend die strichförmig gewachsenen Kulturen mit einem in $HgCl_2$-Lösung (s. u.) getränkten Tupfer abwischen und die Platte mit $HgCl_2$-Lösung übergießen ($HgCl_2$-Lösung: 15 g $HgCl_2$ in 20 ml konz. HCl und 100 ml Aqua dest. lösen).

Bewertung:

Positiv: Substrat im Bereich des Impfstriches klar durchscheinend (unveränderte Gelatine wird durch die Lösung getrübt);

Negativ: Nährboden im Strichbereich unverändert.

Das vorherige Abnehmen der gewachsenen Strichkultur mit Wattebausch ermöglicht das Erkennen schmaler, evtl. unter dem Impfstrich verdeckter Verdauungszonen.

Kontrollstämme: Bac. subtilis (positiv), Escherichia coli (negativ).

Gelatinasetest mittels Kohle-Gelatine-Scheiben: Siehe S. 575.

Gelatinasetest mittels Schwarzweiß-Filmstreifen: Siehe S. 576.

Methylrot-Reaktion

Prinzip: Bei Spaltung von Dextrose wird unter geeigneten Bedingungen ein auf etwa 4,5 erniedrigter pH-Wert (Umschlagbereich des Methylrot) durch bestimmte Mikroorganismen über eine längere Zeitspanne aufrechterhalten. Der Nachweis erfolgt durch Zugabe mehrerer Tropfen Methylrotindikatorlösung zum Testsubstrat.

Reagens: Methylrotlösung (0,1 g Methylrot in 300 ml 96%igem Äthylalkohol lösen, dann 200 ml Aqua dest. zusetzen).

Testsubstrat (auch als Trockennährboden im Handel, z. B. OXOID):

Pepton (z. B. Orthana special[1])	7,0 g
K_2HPO_4	5,0 g
Dextrose	5,0 g
Aqua dest.	1000,0 ml

Substanzen mit Ausnahme von Dextrose durch Erhitzen im Dampftopf lösen, pH 7,5 einstellen, Dextrose zugeben, durch Filtrierpapier filtrieren, dann abfüllen in Röhrchen zu 2 ml und 10 min bei 115° C autoklavieren.

Technik: Nährboden nach Beimpfung mehrere (mindestens zwei) Tage bei 37° C bebrüten, dann 5 Tropfen Reagens zusetzen und kurz schütteln. Gegebenenfalls einen Parallelansatz bei 22° C bebrüten (siehe Gattung Hafnia). Die Kulturen können nach Ablesung zum Nachweis von Acetylmethylcarbinol (VOGES-PROSKAUER-Reaktion, s. u.) verwendet werden.

Bewertung:

Positiv: Rotfärbung des Mediums nach Zugabe der Indikatorlösung;

Negativ: Gelbfärbung.

Kontrollstämme: Escherichia coli (positiv), Enterobacter cloacae (negativ).

Voges-Proskauer-Reaktion

Prinzip: Der Test beruht auf dem Nachweis von Acetylmethylcarbinol, einem Kohlenhydrat-Stoffwechselprodukt, das von verschiedenen Bakterienarten gebildet wird und durch eine im alkalischen Milieu ablaufende Farbreaktion nachgewiesen werden kann.

---

[1] In Deutschland beziehbar von Fa. O. Nordwald, Hamburg-Altona.

Reagenzien (BARRIT-Methode):

1. 40%ige wäßrige Lösung von KOH;
2. 5%ige Lösung von α-Naphthol in absolutem (!) Äthylalkohol.

Testsubstrat: Wie bei Methylrot-Reaktion.

Technik: Nährboden (mindestens) 2 Tage bebrüten. Zu 1 ml der Kultur 0,6 ml α-Naphthol-Lösung hinzufügen, mischen, dann 0,2 ml der KOH-Lösung zugeben. Gemisch schütteln, evtl. zur Beschleunigung der Farbreaktion über der Flamme erwärmen.

Bei der Methode nach O'MEARA werden der Kultur (1 ml) zuerst 2 Tropfen einer 1%igen Kreatinlösung in n/10 HCl, dann 0,7 ml 40%ige wäßrige KOH-Lösung zugesetzt.

Bewertung:

Positiv: Das Gemisch färbt sich in der Regel binnen weniger Minuten rot;

Negativ: Gelb-bräunliche Verfärbung, evtl. mit etwas Niederschlag.

Kontrollstämme: Enterobacter cloacae (positiv), Escherichia coli (negativ).

Voges-Proskauer-Schnellreaktion nach IKEMURA: Siehe S. 573.

Acetylmethylcarbinol-Nachweis nach FABRICIO und WEAVER: Siehe S. 574.

Kaliumcyanid-(KCN-)Test

Prinzip: Durch den Test wird festgestellt, ob Keime bei einer bestimmten Konzentration von KCN im Nährsubstrat zu wachsen in der Lage sind oder nicht.

Testsubstrat (Basissubstrat auch im Handel erhältlich, z.B. von Merck):

Pepton Orthana spezial[1]	10,0 g
NaCl	5,0 g
KH_2PO_4	0,225 g
$Na_2HPO_4 \cdot 2H_2O$	5,64 g
Aqua dest.	1000,0 ml

Lösung in Kölbchen à 100 ml 15 min bei 121°C autoklavieren, danach rasch abkühlen. Pro 100 ml Medium 1,5 ml einer frisch bereiteten 0,5%igen KCN-Lösung zusetzen, in kleine Reagenzgläser zu je 2,5 ml steril abfüllen, Gläser sofort mit paraffinierten Korkstopfen verschließen und im Kühlschrank lagern (wegen Absinkens des KCN-Gehaltes nur 1 Woche verwendbar).

[1] In Deutschland beziehbar von Fa. O. Nordwald, Hamburg-Altona.

Technik: Einfache Nährbouillon beimpfen und 4 Std. bei 37°C bebrüten (Vorkultur). In die beimpfte Bouillon mit Öse eingehen, Öse über der Flüssigkeit mehrmals an der Glaswand abtupfen, so daß nur noch das Metall der Öse benetzt ist (sog. „Leer-Öse"). Nun mit der Öse zuerst in das KCN-haltige Röhrchen, anschließend mit der gleichen, nicht abgeflammten Öse in ein Kontrollröhrchen eingehen, das das obige Substrat, jedoch ohne KCN-Zusatz, enthält. Ablesung nach 24 bis (maximal) 48 Std. Bebrütung bei 37°C.

Bewertung:

Positiv: Wachstum (Trübung) im KCN-haltigen und im KCN-freien Substrat;

Negativ: Kein Wachstum im KCN-haltigen, Trübung im KCN-freien Substrat.

Kontrollstämme: Klebsiella aerogenes (positiv), Escherichia coli (negativ).

Urease-Reaktion (Harnstoffspaltung) nach Christensen

Prinzip: Durch das in verschiedenen Bakterienarten vorkommende Ferment Urease wird Harnstoff zerlegt (hydrolysiert) unter Bildung von Ammoniumkarbonat, wodurch sich der pH-Wert zur alkalischen Seite verschiebt. Die pH-Änderung wird durch den Indikator Phenolrot angezeigt. Außer der sehr intensiven Alkalibildung aus Harnstoff tritt auf eiweißhaltigen Nährböden noch eine weitere (schwächere) Alkalisierung ein infolge Eiweiß- bzw. Peptonabbaus. Um diese zu neutralisieren, setzt man Dextrose hinzu, aus deren Spaltung Säure hervorgeht. Wird im Medium nur Eiweiß bzw. Pepton gespalten, so überwiegt (bei dextrosepositiven Keimen) die Säurefermentation, wird zusätzlich Harnstoff abgebaut, so wird die Reaktion alkalisch.

Testsubstrat: Basissubstrat auch im Handel erhältlich (z.B. Merck, OXOID).

Pepton	1,0 g
NaCl	5,0 g
Dextrose	1,0 g
KH_2PO_4	2,0 g
Phenolrot (0,2%ige Lösung in 50% Äthylalkohol)	6,0 ml
Agar OXOID Nr. 3	15,0 g
Aqua dest.	1000,0 ml

Substanzen durch Kochen zur Lösung bringen, 15 min bei 121°C autoklavieren, auf etwa 50°C abkühlen lassen, 100,0 ml einer 20%igen, sterilfiltrierten Harnstofflösung zusetzen, abfüllen in Röhrchen und diese in Schräglage erstarren lassen. End-pH 6,8–6,9. Nicht nachsterilisieren! Farbe des Mediums: Gelb bis hellrosa.

Technik: Schrägfläche beimpfen, 1 (bis 4) Tage bei 37° C bebrüten.

Bewertung:

Positiv: Deutliche rotviolette Färbung des ganzen Mediums (schwach positive Reaktion: Oberer Teil des Mediums umgeschlagen nach rotviolett);

Negativ: Keine Farbänderung.

Kontrollstämme: Proteus vulgaris (positiv), Escherichia coli (negativ).

Urease-Reaktion nach Stuart u. Mitarb. Gleichfalls geeignet für den Nachweis der Harnstoffspaltung, jedoch nicht empfohlen für die Differenzierung der Enterobacteriaceae. Als dehydriertes Medium im Handel (BBL, Difco).

Dieses Medium ist stark gepuffert, zeigt daher nur starke Ureaseaktivität an, etwa bei Proteusbakterien, während andere harnstoffspaltende Enterobacteriaceae hier negativ reagieren. Teststämme: Wie oben aufgeführt.

Urease-Schnellreaktion nach Hormaeche und Munilla: Siehe S. 574.

Malonattest

Prinzip: Na-malonat wird von verschiedenen Bakterienarten unter Bildung alkalischer Stoffwechselprodukte verwertet. Die Alkalisierung führt zum Umschlag des dem Testsubstrat zugesetzten Bromthymolblau nach blau.

Testsubstrat:

Hefeextrakt	1,0 g
$(NH_4)_2 SO_4$	2,0 g
K_2HPO_4	0,6 g
KH_2PO_4	0,4 g
NaCl	2,0 g
Na-malonat	3,0 g
Dextrose	0,25 g
Bromthymolblau-Lösung (s. S. 560)	12,5 ml
Aqua dest.	1000,0 ml

Substanzen durch Erhitzen zur Lösung bringen, abfüllen in Röhrchen, 15 min bei 121°C autoklavieren. End-pH: 7,0.

Technik: Substrat mit Material von junger Agarkultur beimpfen, 24–48 Std. bebrüten bei 37° C.

Bewertung:

Positiv: Farbumschlag von grün nach blau;

Negativ: Keine Farbänderung.

Kontrollstämme: Klebsiella aerogenes (positiv), Proteus vulgaris (negativ).

β-Galaktosidasetest

Zum Schnellnachweis der Laktosespaltung bei verzögertem Laktoseabbau (ONPG-Test).

Prinzip: Das bei verschiedenen Bakterienarten vorhandene, für die Laktosespaltung erforderliche Enzym β-Galaktosidase spaltet β-glykosidisch gebundene, endständige Galaktose ab, z.B. aus Laktose, wobei Dextrose und Galaktose freigesetzt werden. Das Enzym wird nachgewiesen durch Zusatz einer Lösung von ONPG (o-Nitrophenyl-β-galaktopyranosid), das in Galaktose und o-Nitrophenol (kräftig gelb gefärbt) gespalten wird. Vorher ist es aus dem Zell-Inneren durch Toluol freizusetzen.

Reagenzien:

Lösung 1 (Pufferlösung, pH 7,0):

$NaH_2PO_4 \cdot 2\,H_2O$	6,9 g
Aqua dest.	45,0 ml

pH 7,0 einstellen mit konz. NaOH; auffüllen auf 50,0 ml mit Aqua dest.

Lösung 2 (ONPG-Lösung):

o-Nitrophenyl-β-galaktopyranosid	0,08 g
Aqua dest.	15,0 ml

Lösungen im Kühlschrank aufbewahren. Puffer vor Gebrauch einige Minuten zur Lösung von Phosphatkristallen im Brutschrank anwärmen.

ONPG ist beziehbar von Light & Co, Colnbrook-Books, England.

Zum Gebrauch werden Lösung 1 und 2 zu gleichen Teilen gemischt.

Testsubstrat: Nährbouillon.

Technik: Keime 18 Std. bei 37° C bebrüten; 5 ml der Kultur zentrifugieren, Sediment in 0,25 ml physiol. NaCl-Lösung aufschwemmen, 1 Tropfen Toluol zusetzen, dann 10 min in den Brutschrank (37° C) einstellen; anschließend 0,25 ml der fertigen Reagenzlösung zufügen.

Bewertung: Ablesung nach 20 min, 1, 2, 3 und 24 Stunden.

Positiv: Gelbfärbung (z.B. Hafnia, meiste Colistämme).

Negativ: Keine Farbänderung.

Der Test ist nützlich bei Stämmen, die verzögert Laktose spalten (d.h. Stämmen, denen das hierfür neben β-Galaktosidase erforderliche Ferment Permease fehlt, welches das Eindringen des Zuckers in die Bakterienzelle ermöglicht).

Kontrollstämme: Hafnia alvei (positiv), Proteus mirabilis (negativ).

Phenylalanindeaminase-Test

Prinzip: Phenylalanindeaminase, ein bei Bakterien der Proteus-Providencia-Gruppe vorkommendes Ferment, spaltet Phenylalanin unter Bildung von Phenylbrenztraubensäure. Diese reagiert mit Eisen-III-Salzen, wobei Grünfärbung entsteht.

Reagens: 10%ige $FeCl_3$-Lösung.

Testsubstrat (als Trockennährboden auch im Handel erhältlich, z.B. von OXOID).

Hefeextrakt	3,0 g
DL-Phenylalanin (oder L-Phenylalanin, 1,0 g)	2,0 g
Na_2HPO_4	1,0 g
NaCl	5,0 g
Agar OXOID Nr. 3	12,0 g
Aqua dest.	1000,0 ml

Substanzen durch Erhitzen zur Lösung bringen, abfüllen in Röhrchen, pH 7,4 einstellen, 10 min bei 121°C autoklavieren, Nährboden bei Schräglage der Röhrchen erstarren lassen.

Technik: Schrägfläche des Nährbodens kräftig beimpfen, über Nacht bei 37°C bebrüten, dann einige Tropfen 10%iger $FeCl_3$-Lösung auftropfen und über die Schrägfläche laufen lassen.

Bewertung:

Positiv: Grüne Verfärbung der aufgetropften Flüssigkeit und z.T. auch des Nährbodens;

Negativ: Keine Verfärbung.

Kontrollstämme: Proteus vulgaris (positiv), Klebsiella aerogenes (negativ).

Phenylalanindeaminase-Schnelltest nach SHAW und CLARKE siehe S. 574.

Kombinierte Malonat-Phenylalanindeaminase-Prüfung siehe S. 567.

Ammonium-Zitrat-Verwertungstest nach Simmons

Prinzip: Das Substrat enthält als einzige Kohlenstoffquelle Zitrat und als einzige Stickstoffquelle ein Ammoniumsalz. Keime, die in der Lage sind, mit diesen beiden Substanzen ihren Energie- bzw. Wachstumsstoffwechsel zu bestreiten, vermögen sich auf dem Nährboden zu vermehren. Die dabei entstehende Alkalisierung führt zum Umschlag des im Substrat enthaltenen Bromthymolblau nach blau.

Testsubstrat (nach SIMMONS; im Handel als Trockennährboden erhältlich, z.B. von Merck, OXOID):

NaCl	5,0 g
$MgSO_4 \cdot 7\,H_2O$	0,42 g
$NH_4H_2PO_4$	1,0 g
K_2HPO_4	1,0 g
Na-zitrat	3,5 g
Fadenagar	20,0 g
Bromthymolblaulösung (s. S. 560)	10,0 ml
Aqua dest.	1000,0 ml

Substanzen durch Erhitzen zur Lösung bringen, Substrat in Röhrchen verteilen, pH 6,9 einstellen, 15 min bei 121°C autoklavieren, Substrat unter Schräglagerung der Röhrchen erstarren lassen. End-pH soll etwa 7,0 sein.

Technik: Nach Beimpfung (mit Nadel, zur Vermeidung der Übertragung störender Mengen von Nährsubstrat der Primärkultur) 2–4 Tage bebrüten bei 37°C.

Bewertung:

Positiv: Sichtbares Keimwachstum unter Bläuung des Nährbodens;

Negativ: Keine Farbänderung, gewöhnlich kein sichtbares Wachstum.

Kontrollstämme: Klebsiella aerogenes (positiv), Escherichia coli (negativ).

Lysin- und Ornithindekarboxylase-, Arginindihydrolase-Test

Prinzip: Verschiedene Bakterien vermögen die Aminosäuren L-Lysin und L-Ornithin zu dekarboxylieren, wobei dieser Vorgang durch erniedrigten pH induziert wird. Es entstehen die entsprechenden Amine unter Freisetzung von CO_2. Durch die Arginindihydrolase von gewissen Bakterien wird Arginin zu CO_2 und NH_3 abgebaut. Die Folge ist ein Anstieg des pH, der durch Purpurfärbung der Indikatorsubstanz Bromkresolpurpur erkennbar wird. Da es sich beim Aminosäureabbau um einen anaeroben Vorgang handelt, muß das Medium durch eine Paraffinschicht vor Eindringen von Sauerstoff abgeschirmt werden.

Zum Test werden verwendet: L-Lysin, L-Argininhydrochlorid, L-Ornithinhydrochlorid.

Testsubstrat-Base (nach MØLLER):

Fleischextrakt	5,0 g
Pepton Orthana Special[1]	5,0 g
Pyridoxal oder Pyridoxin	0,005 g
Dextrose	0,5 g
Bromkresolpurpurlösung (s. u.)	5,0 ml
Kresolrotlösung (s. u.)	2,5 ml
Aqua dest.	1000,0 ml

Substanzen in Aqua dest. lösen, pH 6,0 einstellen, dann erst die Indikatorlösungen hinzufügen. Basalmedium nun in Portionen à 250 ml auf vier Kölbchen verteilen.

Endgültiges Testsubstrat:

Zu drei Kölbchen wird je eine der Aminosäuren in einer Endkonzentration von 1%, d.h. je 2,5 g, zugesetzt; das vierte Kölbchen (Kontrollsubstrat) bleibt ohne Zusatz. pH überprüfen und ggf. neu auf 6,0 einstellen, abfüllen in kleine Röhrchen à 1,5 ml; mit sterilem flüssigen Paraffin überdecken (Schichthöhe etwa 5 mm), 15 min bei 121°C autoklavieren.

Das von TAYLOR modifizierte Testsubstrat (ohne Pepton) ist von OXOID beziehbar.

Bromkresolpurpurlösung:

Bromkresolpurpur	1,0 g
n/10 NaOH	25,0 ml
Aqua dest.	475,0 ml

Kresolrotlösung:

Kresolrot	1,0 g
Aqua dest.	500,0 g

Technik: Testsubstrate und Kontrollsubstrat mittels Platinnadel durch die Paraffinschicht hindurch schwach beimpfen und bei 37°C (bis zu 4 Tagen) bebrüten; täglich auf Indikatorumschlag prüfen.

Bewertung: Infolge Dextroseabbaues werden die Medien zunächst gelb; später, wenn

Positiv: Farbumschlag nach violett,

Negativ: Gelbe Farbe bleibt bestehen.

Das Kontrollsubstrat (ohne Aminosäure-Zusatz) soll die gelbe Farbe behalten.

Kontrollstämme für

Lysin: Klebsiella aerogenes (positiv), Proteus vulgaris (negativ);

Arginin: Enterobacter cloacae (positiv), Proteus vulgaris (negativ);

Ornithin: Enterobacter cloacae (positiv), Proteus vulgaris (negativ).

[1] Dänisches Produkt, beziehbar von Fa. O. Nordwald, Hamburg-Altona.

Tartrat-, Mukat-, Zitrat-Test

Prinzip: Gewisse Bakterien sind in der Lage, organische Säuren oder deren Salze wie Schleimsäure, Weinsäure und Zitronensäure bzw. Mukat, (d-, l-, i-)Tartrat und Zitrat enzymatisch zu zerlegen. Die dabei entstehenden sauren Abbauprodukte werden nachgewiesen mittels Bromthymolblau und – bei der Tartrat- und Zitratreaktion – zusätzlich durch Zusatz von gesättigter Bleiazetatlösung.

Reagens: Bleiazetat, 50%ige wäßrige Lösung, kräftig schütteln. Vor Gebrauch 30 min absetzen lassen.

Testsubstrate:

Bacto-Pepton (Difco)	10,0 g
n/10 NaOH-Lösung	ca. 8,5 ml
Aqua dest.	1000,0 ml
Bromthymolblaulösung, 0,2% (s. S. 560)	12,0 ml

Pepton und die einzelnen Salze (Konzentration s. u.) in Aqua dest. lösen, mit der NaOH-Lösung pH 7,4 einstellen, Bromthymolblaulösung zusetzen, abfüllen in Röhrchen à 4 ml, 20 min im Dampftopf erhitzen.

Organische Säuren:

d-Tartrat, Zitrat und Mukat werden in 1%iger Konzentration, l- und i-Tartrat in 0,5%iger Konzentration (als Na-Salze) dem Substrat zugefügt.

Technik: Je 2 Röhrchen beimpfen von 20stdg. Bouillonkultur, 7 bzw. 14 Tage bebrüten bei 37°C, Farbreaktion täglich prüfen. Endgültige Ablesung erfolgt beim Tartrat- und Zitratsubstrat nach Zugabe von 0,5 ml gesättigter Bleiazetatlösung; beim Mukat-Substrat wird nur die Farbreaktion beurteilt.

Bewertung:

Farbreaktion (bei allen organischen Säuren):

Positiv: Farbumschlag über grüngelb nach weiß, dann z.T. wieder zurück nach blau;

Negativ: Keine Farbänderung.

Präzipitatbildung nach Bleiazetatzusatz (bei Tartrat und Zitrat zu prüfen):

Positiv: Der bei Zugabe des Reagens entstehende Niederschlag sinkt innerhalb 30 min auf eine sehr geringe Menge ab;

Negativ: Der entstehende, kräftige Niederschlag bleibt im Röhrchen weitgehend bestehen und nimmt nach 24 Std. noch mehr als die Hälfte der Flüssigkeitssäule ein.

Kontrollstämme für

d-Tartrat: Salm. java (positiv), Salm. paratyphi B (negativ);

Mukat: Salm. paratyphi B (positiv), Salm. paratyphi A (negativ);

Na-zitrat: Salm. paratyphi C (positiv), Salm. paratyphi A (negativ).

c) Kombinierte Testsubstrate zur Differenzierung von Enterobacteriaceae und anderen Keimen mit geringem Nährstoffbedarf

Kligler-Medium

Prinzip: Durch seinen Gehalt an Dextrose, Laktose, Phenolrot und Eisen-II-Sulfat ermöglicht das Substrat die gleichzeitige Beurteilung mehrerer biochemischer Leistungen. Dextrose ist nur in relativ geringer Menge (0,1%) im Medium enthalten; bei Säuerung durch alleinigen Dextroseabbau kommt es innerhalb 18 Std. im Bereich der Substratschrägfläche rasch zur Realkalisierung, während die im Hochschichtteil durch Dextroseabbau entstandene Säuerung bestehen bleibt und zu einem Umschlag des Indikators nach gelb führt. Wird auch die in einer Menge von 1% vorhandene Laktose abgebaut, so bleibt der Indikator auch im Bereich der Schrägfläche nach gelb umgeschlagen. H_2S-Bildung ist an Schwärzung des Nährbodens, Gasbildung am Auftreten von Blasen oder Rissen in der Agarsäule zu erkennen.

Durch Zugabe von 0,2% Harnstoff (Bader und Hotz, 1951) wird etwaiger Harnstoffabbau erkennbar.

Testsubstrat: Von zahlreichen in- und ausländischen Firmen als Trockennährboden beziehbar.

Technik: Material auf Schrägfläche mit Nadel deponieren, dann in den Hochschichtteil einstechen, anschließend das deponierte Material auf der Schrägfläche verteilen. 18 Std. bei 37°C bebrüten.

Bewertung:

Dextrosespaltung (fermentativ!, s.u.) bei fehlendem Laktoseabbau: Schrägfläche rot, Hochschicht gelb;

Laktosespaltung: Schrägfläche und Hochschicht gelb;

H_2S-Bildung: Schwarzfärbung im Einstichbereich oder im ganzen Hochschichtteil;

Gasbildung: Hochschichtteil von Gasblasen oder Spalten mehr oder weniger durchsetzt bzw. zerrissen.

Beachte: Bei Beimpfung mit Keimen, die (bei fehlendem anderweitigem Zuckerabbau) Dextrose nicht oder nur oxydativ abbauen (z.B. Pseudomonas- oder Achromobacterarten) bleibt die Hochschicht rot gefärbt (Möglichkeit der Erkennung fehlenden bzw. oxydativen Dextroseabbaues).

TSI- (Triple Sugar Iron-) Agar

Prinzip: Der Nährboden enthält außer Dextrose (0,1%) und Laktose (1%) auch Saccharose (1%); er ermöglicht dadurch auch die Erkennung von Saccharosespaltung. Prinzip sonst wie Kligler-Agar.

Testsubstrat: Von zahlreichen Firmen als Trockennährboden beziehbar.

Technik: Wie oben bei Kligler-Agar.

Bewertung:

Dextrosespaltung (fermentativ, s.o.) ohne Abbau der beiden anderen Kohlenhydrate: Schrägfläche rot, Hochschicht gelb.

Laktose- und/oder Saccharosespaltung: Schrägfläche und Hochschicht gelb.

H_2S- und Gasbildung: Wie bei Kligler-Agar.

Kombinierter Nachweis von H_2S-Bildung und Gelatineverflüssigung

Siehe S. 561.

Kombinierte Malonat-Phenylalanindeaminase-Prüfung

Testsubstrat: Im Handel erhältlich (z.B. von Merck).

Technik: Substrat nach Beimpfung 16 bis 20 Std. bei 37°C bebrüten.

Bewertung:

a) Malonatverwertung:

Positiv: Umschlag der ursprünglich grünen Farbe des Mediums nach blau;

Negativ: Kein Farbumschlag.

b) Phenylalanindeaminase-Nachweis: Substrat durch Zugabe einiger Tropfen n/10 HCl ansäuern, bis Gelbfärbung auftritt, dann 3–4 Tropfen einer 10%igen wäßrigen Lösung von Eisen-(III)-Chlorid zusetzen (ohne zu schütteln!).

Positiv: Grüner Farbumschlag innerhalb 2–3 min (Phenylbrenztraubensäure);

Negativ: Keine Farbänderung.

SIM-Nährboden

Zum gleichzeitigen Nachweis von Beweglichkeit, H_2S-, Indol- und Indolbrenztraubensäurebildung[1].

Testsubstrat: Im Handel erhältlich (z.B. von Merck, Difco).

Technik: Den in Hochschicht erstarrten Nährboden mit Platinnadel beimpfen (Stich) und 18–24 Std. bei 37° C bebrüten.

Bewertung:

a) Beweglichkeit:

Positiv: Diffuse Trübung des Mediums;

Negativ: Wachstum nur entlang dem Stichkanal (bei negativem Ausfall ggf. Beweglichkeitstest im „Hängenden Tropfen" wiederholen).

b) H_2S-Bildung:

Positiv: Schwärzung entlang dem Stichkanal oder im ganzen Substrat;

Negativ: Keine Schwärzung.

c) Indol-Bildung: Zu prüfen durch Überschichten mit Indolreagens (S. 560);

Positiv: Rosarote Verfärbung des Reagens;

Negativ: Keine Verfärbung des Reagens.

d) Indolbrenztraubensäurebildung:

Positiv: Braun verfärbte Zone im oberen Hochschichtbereich (nicht erkennbar bei stärkerer H_2S-Bildung);

Negativ: Keine Verfärbung.

[1] Indolbrenztraubensäure wird im Substrat gebildet von der Proteus-Providencia-Gruppe, die sich dadurch von den übrigen Enterobacteriaceae abgrenzen läßt. Nach NAMIOKA und SAKAZAKI (J. Bact. 14 [1959] 952) reagiert die (aus Tryptophanabbau entstehende) Substanz mit den im Substrat vorhandenen Eisenionen, wodurch eine Verfärbung des oberen Nährbodenbereiches eintritt.

Lysin-Eisen-Agar

Nach EDWARDS und FIFE, zum *Nachweis von Lysindekarboxylase, Lysindeaminase* und *H_2S-Bildung.*

Prinzip: Das im Medium enthaltene Lysin kann durch entsprechende Mikroorganismen (nach Säuerung infolge Dextrose-Spaltung) im unteren Bereich dekarboxyliert werden; hierbei entstehen Amine, die das Substrat unterhalb der Schrägfläche alkalisieren. Dadurch wird der infolge Dextroseabbaues zunächst nach gelb umgeschlagene Indikator Bromkresolpurpur wieder purpur-violettfarben. Bei fehlender Dekarboxylase bleibt der Hochschichtbereich des Röhrchens nach Dextrosespaltung gelb.
Die Keime der Proteus-Providencia-Gruppe vermögen Lysin zu deaminieren; hierbei entstehen α-Ketosäuren. Diese bilden mit den im Substrat enthaltenen Eisensalzen rötlich-braune Verbindungen und der Bereich der Schrägfläche schlägt entsprechend um (aerobe Reaktion, daher im unteren Substratbereich nicht sichtbar).

H_2S-Bildung wird wie beim KLIGLER-Agar durch Schwarzfärbung angezeigt.

Testsubstrat: Im Handel erhältlich (Difco; BBL; Eiken Chemical Co. 8–33, 1 Hongo, Bunkyoku, Tokio; OXOID).

Technik: Koloniematerial mit Nadel auf Schrägfläche deponieren, dann in den Hochschichtteil einstechen, anschließend das deponierte Material auf der Schrägfläche verteilen. 18–24 Std. bei 37° C bebrüten.

Bewertung:

Lysindekarboxylase positiv: Hochschichtteil violett; negativ: Hochschichtteil gelb.

Lysindeaminase positiv (Proteus-Providencia-Gruppe mit Ausnahme eines Großteils der Morganii-Stämme): Rötlich-braune Färbung im Bereich der Schrägfläche; negativ: Keine Farbänderung.

H_2S-Bildung: Schwärzung des Mediums (meist nur schwach ausgeprägt).

Biochemische Prüfung mittels reagenzgetränkter Filtrierpapierstreifen

Schwefelwasserstoffnachweis mittels Bleiazetatpapierstreifen

Prinzip: Siehe S. 553. Der Nachweis mittels Bleiazetatpapierstreifen ist wesentlich empfindlicher als mittels KLIGLER- oder TSI-Agar. Das Verfahren ist nicht geeignet für die Differenzierung der Enterobacteriaceae (s. o.).

Testreagens: Filtrierpapierstreifen (etwa 1 × 5 cm groß) mit 5%iger Bleiazetatlösung tränken, lufttrocknen, dann 15 min bei 121° C autoklavieren.

Testsubstrat: Fleischwasser-Pepton-Bouillon, evtl. mit Zusatz von 0,01% Cystin, wodurch die H_2S-Bildung begünstigt wird.

Technik: Nach Beimpfung des Substrates Streifen zwischen Stopfen und Röhrchenwand einklemmen; mehrere Tage bei 37° C bebrüten.

Bewertung:

Positiv: Schwärzung des unteren Teils des Streifens;

Negativ: Streifen unverändert.

Kontrollstämme: Proteus vulgaris (positiv), Shigella sonnei (negativ).

Indolnachweis mittels Teststreifen

Prinzip: Siehe S. 553.

Testreagens (nach PRINGSHEIM):

Methanol	50,0 ml
p-Dimethylaminobenzaldehyd	5,0 g
Orthophosphorsäure	10,0 ml

Herstellung der Teststreifen: Filtrierpapier in Quadrate (etwa 5 × 5 cm) schneiden, einlegen in Petrischale, tränken mit dem Reagens; dann Quadrate, aufgehängt auf einem Draht, im Thermostaten trocknen (etwa 3–5 Std.), in ca. 8 mm breite Streifen schneiden und in sterilen Gefäßen trocken aufbewahren.

Testsubstrat: Flüssiger oder fester Nährboden mit möglichst erhöhtem Gehalt an tryptisch abgebautem Pepton, z.B.

Pepton, tryptisch	2,0 g
NaCl	0,6 g
Aqua dest.	100,0 ml

Substanzen durch Erwärmen lösen, pH etwa 7,2–7,4 einstellen, in Röhrchen à 3,0 ml abfüllen, 15 min bei 121° C autoklavieren.
Durch Zusatz von Tryptophan (0,01%) kann die Empfindlichkeit der Reaktion u. U. gesteigert werden.

Technik: Nach Beimpfung des Röhrchens einen Streifen zwischen Stopfen und Glas einklemmen oder, bei Verwendung von Kappen, Streifen in der Mitte knicken und mit geknicktem Teil nach unten einführen; die Elastizität des Papieres verhindert dabei das Abrutschen. Bebrütung 18–24 Std. bei 37° C.

Bewertung (s. hierzu auch S.553) :

Positiv: Mehr oder weniger stark ausgeprägte Rötung des (unteren Teiles des) Teststreifens;

Negativ: Keine Rötung.

Die Methode hat nach COSTIN (1965) mehrere Vorteile:

Die Reagenszugabe nach der Bebrütung entfällt; die Kultur ist daher für evtl. weitere Zwecke verwendbar;

die Ablesung kann schon wesentlich früher möglich sein als beim konventionellen Indolnachweis;

mengenmäßige Abschätzung des erzeugten Indols, je nach Größe des geröteten Streifenbereiches und nach Intensität der Farbe, ist möglich;

es wird flüchtiges Indol, d.h. auch Indolbildung von Kulturen erfaßt, die das produzierte Indol in der Flüssigkeit bei der weiteren Bebrütung umwandeln, so daß es dort nicht mehr nachweisbar ist.

Kontrollstämme: Escherichia coli (positiv), Enterobacter cloacae (negativ).

Biochemische Prüfung von Bakterien mit gesteigertem Nährstoffbedarf

Kohlenhydratspaltungstest nach Hiss

Prinzip: Gewisse Keime wie Streptokokken, Pneumokokken, Diphtheriebakterien zeigen bei Zusatz von Serum zu Zuckernährböden verbessertes Wachstum und entsprechend verbesserte biochemische Aktivität.

Testsubstrat:

Proteose Pepton Difco	0,1 g
Aqua dest.	100,0 ml
Phenolrot, 0,2%ige Lösung	5,0 ml
(0,1 g Phenolrot, dazu 4,0 ml n/10 NaOH-Lösung und 46,0 ml Aqua dest.; unter mäßigem Erhitzen auflösen).	

Vor Zugabe der Indikatorlösung pH 7,6 einstellen. 33 ml Schafserum und die verschiedenen Zucker (in 1%iger Konzentration) zufügen, sterilfiltrieren und in Röhrchen abfüllen.

Technik: Substrat nach Beimpfung mehrere Tage bei 37° C bebrüten.

Bewertung:

Positiv: Indikatorumschlag nach gelb, Medium koaguliert;

Negativ: Keine Farbänderung, Medium bleibt flüssig.

Anmerkung: Bei Verwendung des Mediums mit Stärkezusatz zur Typenbestimmung von Cor. diphtheriae ist zur Vermeidung von Fehlresultaten die Stärkelösung erst vor Beimpfung anzusetzen und dem Medium zuzufügen, da die Substanz in Lösung einer zunehmenden Hydrolyse unter Entstehung von Dextrose ausgesetzt ist, die von allen Diphtheriebakt.-Typen gespalten wird. Im Bedarfsfall werden 0,3 g lösliche Stärke in 10 ml Aqua dest. kräftig geschüttelt, im Wasserbad unter wiederholtem Aufschütteln etwa 5 min gekocht, dann 0,20 ml der Lösung zu je 4 ml Grundsubstrat hinzugefügt. Stärkemedium nicht länger als 14 Tage benutzen.

Kohlenhydratspaltungstest bei Meningokokken, Gonokokken und anderen schwer züchtbaren Mikroorganismen

Cystin-Trypticase-Agar (CTA-Medium)

Testsubstrat: Als Trockennährboden im Handel (BBL).
Der halbstarre Nährboden wird gemäß Vorschrift in Aqua dest. aufgelöst und 15 min bei 115 °C (nicht bei höherer Temperatur) autoklaviert. Das entsprechende, in Lösung sterilfiltrierte Kohlenhydrat wird in 0,5%iger Konzentration zugefügt (höhere Konzentrationen machen meist eine Nachjustierung des auf 7,3 eingestellten pH erforderlich). Abfüllung in Röhrchen in einer Hochschicht von etwa 6 cm. In Röhrchen mit luftdichtem Verschluß abgefüllt (Schutz vor Verdunstung) ist das Medium im Kühlschrank über längere Zeit haltbar.

Technik: Neisserien wie Meningokokken oder Gonokokken werden nur auf die Oberfläche des Mediums aufgeimpft; fakultative oder obligate Anaerobier impft man mittels Nadel etwa bis zur Hälfte der Hochschicht ein.

Bewertung: Da entstehende Säure im halbfesten Medium nicht sofort in die übrigen Bereiche des Nährbodens diffundiert, läßt sich die Kohlenhydratspaltung im Bereich des Bakterienwachstums gut erkennen.

Positiv: Gelbfärbung (oft nur in der obersten Substratschicht);

Negativ: Kein Farbumschlag bzw., besonders bei reichlichem Luftzutritt, Veränderung zum Alkalischen.

Biochemische Prüfung obligat anaerober gramnegativer Stäbchen

(nach Werner, H.: Die gramnegativen anaeroben sporenlosen Stäbchen des Menschen. VEB Fischer, Jena 1968)

Rosenow-Medium mod. nach Beerens

(Zur Vorkultur für biochemische Prüfungen bei obligat anaeroben gramnegativen Stäbchen)

Pepton, tryptisch	10,0 g
Rindfleischextrakt	3,0 g
Dextrose	2,0 g
NaCl	2,0 g
Cystein-HCl	0,3 g
Andrade-Indikator (s. u.)	10,0 ml
Aqua dest.	ad 1000,0 ml

Substanzen (ohne Indikator) durch kurzes Aufkochen lösen, pH 7,2 einstellen, filtrieren, Indikator (0,5 g saures Fuchsin in 100,0 ml Aqua dest.[1]) zufügen; in Röhrchen zu 4,0 ml abfüllen, in die zuvor ein haselnußgroßes Stück Rinderhirn und ein kleines Stückchen Ca-karbonat eingelegt wurden; 20 min bei 115 °C autoklavieren.
Bei richtig eingestelltem pH ist das Substrat rosafarben.

Hefeextrakt-Cystein-Base

(Grundsubstrat bei biochemischen Prüfungen obligat anaerober gramnegativer Stäbchen)

Pepton, tryptisch	10,0 g
NaCl	5,0 g
Fleischextrakt	2,0 g
Hefeextrakt	5,0 g
Cystein-HCl	0,3 g
Aqua dest.	1000,0 ml

Substanzen unter Erhitzen zur Lösung bringen, filtrieren und durch entsprechende Zusätze (s. u.) weiterverarbeiten zu den verschiedenen Testsubstraten.

Kohlenhydratspaltungstest

Testsubstrat:

Hefeextrakt-Cystein-Base (s. o.)	100,0 ml
Kohlenhydrat	1,0 g

Der 20 min bei 115 °C autoklavierten Base 10 ml einer 10%igen, sterilfiltrierten Lösung des entsprechenden Kohlenhydrates zufügen, abfüllen in Röhrchen zu 4,0 ml.

[1] Farbstoff ggf. vorlösen in etwa 15 ml n/10 NaOH, dann auffüllen auf 100 ml mit Aqua dest.

Technik: Röhrchen vor Beimpfung 20 min im Dampftopf erhitzen (O_2-Austreibung), nach Abkühlung beimpfen mit Vorkultur in ROSENOW-Bouillon (Material mit PASTEUR-Pipette in die Tiefe des Röhrchens einführen), mit sterilem, verflüssigtem Paraffinum durum überschichten, 12–14 Tage bei 37° C bebrüten.

Ablesung: Mit pH-Meter (sonst Zusatz von Bromkresolpurpur-Indikatorlösung – S. 566 – erst am Ende der Bebrütung).

Indoltest

Reagens: KOVÁCS-Reagens, s. S. 560.

Testsubstrat:

Hefeextrakt-Cystein-Base (s. o.): Aufkochen, filtrieren, abfüllen in Röhrchen à 4,0 ml, 20 min bei 115° C autoklavieren.

Technik: Wie beim Kohlenhydratspaltungstest; mehrere Tage bebrüten, dann Indol-Reagens zusetzen.

Bewertung: Siehe Indolnachweis, S. 560.

H_2S-Test

Testsubstrat:

Hefeextrakt-Cystein-Base (s. o.)	1000,0 ml
Bacto-Agar Difco	0,5 g
Eisensulfat	0,2 g
Na-hyposulfit	0,03 g

Base mit den Substanzen aufkochen, abfüllen in Röhrchen à 4,0 ml, 20 min bei 115° C autoklavieren.

Technik: Wie beim Kohlenhydratspaltungstest; mehrere Tage bebrüten.

Bewertung:

Positiv: Schwarzfärbung des Mediums;

Negativ: Keine Schwärzung.

Nitratreduktionstest

Testsubstrat:

Hefeextrakt-Cystein-Base (s.o.)	1000,0 ml
Dextrose	2,0 g
Na-nitrat	5,0 g

Base mit den Substanzen aufkochen, abfüllen in Röhrchen à 4,0 ml, 20 min bei 115° C autoklavieren.

Technik: Wie beim Kohlenhydratspaltungstest; mehrere Tage bebrüten.

Reagens und Bewertung des Ergebnisses: Siehe Nitratreduktionstest bei Enterobacteriaceae, S. 559.

Gelatinase-Reaktion

Testsubstrat: Peptonbouillonagarplatten mit 0,1% Gelatine:

Gelatine	0,1 g
Pepton	2,5 g
NaCl	0,5 g
Agar Nr. 3 OXOID	1,2 g
Aqua dest.	100,0 ml

Substanzen im kochenden Wasserbad unter häufigem Schütteln während mindestens 15 min lösen, 15 min bei 121° C autoklavieren, ausgießen in Platten.

Technik: Nach strichförmiger Beimpfung und 1- bis 2wöchiger, anaerober Bebrütung bei 37° C mit einer Na_2SO_4-gesättigten 1 n H_2SO_4-Lösung übergießen (Kulturmaterial evtl. vorher mit Tupfer entfernen).

Bewertung:

Positiv: Aufhellungszone um den Impfstrich;

Negativ: Nährboden um den Impfstrich unverändert.

Voges-Proskauer-Reaktion

Reagens und Testsubstrat: Wie bei entsprechender Prüfung der Enterobacteriaceae (S. 562).

Technik: Beimpfung wie bei Kohlenhydratspaltungstest; 2tägige anaerobe Bebrütung.

Bewertung: Siehe VOGES-PROSKAUER-Reaktion bei Enterobacteriaceae.

Prüfung der Wachstumsförderung durch Galle

Testsubstrat:

Hefeextrakt-Cystein-Base (s. o.)	1000,0 ml
Dextrose	2,0 g
Bacto-Agar Difco	6,0 g

Abfüllen in Röhrchen à 4,0 ml, 20 min bei 115° C autoklavieren, auf etwa 48° C abkühlen, dann 0,5 ml einer Lösung von 0,5 g Na-desoxycholat in 100,0 ml steriler Rindergalle hinzufügen.

Technik: Aus ROSENOW-Vorkultur mit PASTEUR-Pipette je 2–3 Röhrchen des noch flüssigen Testsubstrates sowie – als Kontrollen – die gleiche Zahl Röhrchen ohne Zusatz der Na-desoxycholat-Galle-Lösung beimpfen; je 1 bekannten Eggerthella- und Sphaerophorus-Stamm mitführen und bei 37° C bebrüten.

Bewertung:

Positiv: Rascheres und reichlicheres Wachstum in den gallehaltigen Röhrchen. Einzelkolonien größer als in den gallefreien Kontrollen und von einem Hof ausgefällter Gallensalze umgeben.

Negativ: Gleichstarkes oder schwächeres Wachstum im gallehaltigen Substrat.

Threoninspaltungstest

(Zur Klassifizierung obligat anaerober gramnegativer Stäbchen)

Testsubstrate:

a) Threonin-Medium:

Proteose-Pepton Difco	2,0 g
Hefeextrakt	0,1 g
Cystein-HCl	0,06 g
Bacto-Agar Difco	0,2 g
Aqua dest.	100,0 ml

pH 7,2–7,4 einstellen, zu 3,0 ml in Röhrchen abfüllen, 20 min bei 121° C autoklavieren, dann zu jedem Röhrchen 1,0 ml einer 2,5%igen, Seitz-filtrierten Lösung von D, L-Threonin zufügen.

b) Threoninfreies Vergleichsmedium:

Wie a), jedoch wird den Röhrchen nach dem Autoklavieren 1,0 ml Aqua dest. steril. statt der Threoninlösung zugefügt.

Technik: Röhrchen 20 min im Dampftopf erhitzen (O_2-Austreibung), abkühlen auf 40–42° C, mit 0,7 ml einer Vorkultur in Dextrose(1%)-Hefeextrakt-Cystein-Base beimpfen, bei 37° C bebrüten und in mehrstündigen Abständen überprüfen. Je 1 bekannten Eggerthella- und Sphaerophorus-Stamm als negative und positive Kontrolle mitführen.

Bewertung:

Positiv: Exzessive Gasbildung in den threoninhaltigen, fehlende oder nur geringe Gasbildung in den Vergleichsröhrchen;

Negativ: Keine oder gleich-starke Gasbildung in beiden Röhrchen.

C. Biochemische Schnellverfahren

Fermentations-Schnellmethode für gramnegative Darmbakterien

Prinzip: Die zu prüfende Substanz wird in gelöster Form Filtrierpapierblättchen inkorporiert. Nach Auflegen auf geeignete beimpfte Nährböden werden die biochemischen Leistungen des fraglichen Stammes durch Farbreaktionen des dem Substrat zugesetzten Indikators nach entsprechender Bebrütung sichtbar.

Testsubstrat und Testblättchen:

Petersen und Rustum Abu-Ghazaleh (Z. Hyg. 146 [1960] 510) empfehlen folgende von ihnen weiterentwickelte Methodik, die im gleichen Arbeitsgang auch die Feststellung der Indol- und H_2S-Bildung sowie des Harnstoffabbaues ermöglicht:

1. *Testsubstrat* (auch als Trockennährboden beziehbar von Merck):

Casein-Pepton, tryptisch	10,0 g
NaCl	5,0 g
Bacto-Agar (Difco)	15,0 g
Phenolrot	0,018 g
Thymolblau	0,018 g
Aqua dest.	1000,0 ml

Gemisch zur Lösung 20 min in den Dampftopf stellen, dann 0,6 g Na-thiosulfat DAB 7 zugeben, pH 7,0 einstellen, 15 min bei 1 atü autoklavieren, ausgießen in Platten.

2. *Filtrierpapierblättchen* (von verschiedenen Firmen, z.B. Merck, im Handel):

Filtrierkartonblättchen Nr. 2668 h (Schleicher & Schüll, Dassel, Krs. Einbeck) mit 12 mm Durchmesser und ca. 1 mm Dicke (Saugfähigkeit etwa 0,08 ml/Blättchen) mit einer 25%igen Lösung der jeweiligen Kohlenhydrate (2 g, Aqua dest. ad 8 ml) tränken, wodurch eine Beladung von etwa 20 mg/Blättchen erfolgt; Blättchen bei etwa 60° C trocknen. Für den Ureasenachweis werden sie mit 30 mg Harnstoff beschickt (3 g Harnstoff, Aqua dest. ad 8 ml); Blättchen für den H_2S-Nachweis werden in gesättigter Bleiazetatlösung, Blättchen für den Indolnachweis mit einer Lösung von 5,0 g Dimethyl-p-aminobenzaldehyd, 50,0 ml Methylalkohol und 10 ml konz. Phosphorsäure getränkt. Die Indol- und die H_2S-Blättchen werden an den Deckel der Petrischale geklebt.

Technik: Flüssige Kultur oder Aufschwemmung von Kolonien in Bouillon in geeigneter Menge mit Glasspatel auf dem Testsubstrat verteilen und antrocknen lassen, dann Blättchen auflegen; anschließend entweder bebrüten oder, besser, mit einer zweiten Schicht des gleichen, auf 50° C abgekühlten Nährbodens von 1–2 mm Dicke übergießen und 3 Std. bei 37° C, dann bei Zimmertemperatur bebrüten. Nach 3 Stunden lassen sich die meisten Reaktionen bereits endgültig beurteilen. Zur Erfassung langsamer ablaufender Reaktionen (selten!) wird eine Kontrolle nach 20–24 Std. empfohlen.

Bewertung:

Positive Reaktionen: Bei Kohlenhydratabbau gelber Hof um das Blättchen (Säuerung) bzw.

Bläschen unter der Agarschicht (Gasbildung); bei Harnstoffspaltung Bläuung im Bereich des Blättchens; bei H_2S-Bildung Schwärzung, bei Indolbildung Rötung der entsprechenden, auf den Deckel geklebten Blättchen (Indolbildung tritt nach 2–6 Std. auf; der Deckel muß trocken sein, damit das Reagens nicht aus dem Blättchen herausgelöst wird).

Voges-Proskauer-Schnellreaktion nach IKEMURA (1966)

Prinzip: Siehe S. 562. Die Reaktion wird durchgeführt in einem halbstarren Nährboden, der die Ablesung der Reaktion innerhalb 6–20 Stunden erlaubt. Der Gehalt an hochwertigen Nährstoffen ermöglicht gleichzeitig die Untersuchung von Keimen mit höheren Wachstumsansprüchen, z. B. der Listerien.

Reagenzien:

1. Lösung von 6% α-Naphthol in absolutem Alkohol;
2. Lösung von 0,3% Kreatin in 40%iger KOH-Lösung.

Testsubstrat (als Trockennährboden beziehbar von Eiken Chemical Co. 8–33, 1, Hongo, Bunkyoku, Tokio):

Hefeextrakt	1,0 g
Trypton	7,0 g
Sojamehlpepton	5,0 g
Dextrose	10,0 g
NaCl	5,0 g
Agar OXOID Nr. 3	3,0 g
Aqua dest.	1000,0 ml

Substanzen durch kräftiges Schütteln und kurzes Einstellen in den Dampftopf lösen. Abfüllen zu 3 ml in kleine Röhrchen, 15 min bei 121°C autoklavieren. Substrat in Hochschicht erstarren lassen. End-pH etwa 7,0. Im Kühlschrank aufbewahren.

Technik: Den in Hochschicht abgefüllten Nährboden mit der Nadel beimpfen (Stich) und über Nacht bei 37°C bebrüten. Dann 3 Tropfen α-Naphthollösung und 2 Tropfen KOH-Kreatinlösung zufügen. Positive Reaktionen treten innerhalb 15 min auf. Endgültige Ablesung nach 1 Stunde.

Bewertung:

Positiv: Rotfärbung der zugesetzten Reagenzien und des obersten Nährbodenteiles.

Negativ: Keine Farbänderung.

Mikroverfahren

Die im folgenden beschriebenen Testverfahren werden als Mikromethoden – z. B. in DURHAM-Röhrchen – durchgeführt. Das wesentliche Prinzip besteht darin, zu einer sehr geringen Menge Substrat, das ein Indikatorsystem enthält oder dem ein solches nach Testabschluß zugesetzt wird, eine relativ große Bakterienmasse hinzuzufügen. Soweit die Keime die für die Reaktion erforderlichen Enzyme im präformierten Zustand enthalten, ist der Test nicht an eine Vermehrung der Mikroorganismen gebunden. Andere Reaktionen setzen die Induktion der Fermentbildung durch das Testsubstrat in wachsenden Kulturen voraus. Die Verfahren zeigen eine recht gute Übereinstimmung mit den konventionellen Methoden. Wegen der sehr hohen Einsaatmenge ist eine Sterilisierung der Testsubstrate keine unbedingte Voraussetzung für die Verwertbarkeit der Ergebnisse; sie ist aber bei Aufbewahrung notwendig (zur Verhütung einer Wucherung kontaminierender Keime). Ein Verschluß der Röhrchen beim Testablauf ist nicht erforderlich, die Dosierung kann aus Spritzen mit Kanülen entsprechender Tropfengröße erfolgen.

Kohlenhydratspaltungs-Schnelltest nach MCDADE und WEAVER (1959)

Testsubstrat: 7,5% Herzinfusionsbrühe Difco zur Entfernung von Zuckern mit Klebsiella aerogenes beimpfen, nach zweitägiger Bebrütung sterilfiltrieren und dann mit 2% Proteosepepton Nr. 3 (Difco), 1,0% NaCl und 0,08% KH_2PO_4 versetzen. Nach pH-Einstellung auf 7,5 und Zusatz von 0,0072% Phenolrot autoklavieren, die jeweiligen Zucker in 5% Endverdünnung zugeben und in DURHAM-Röhrchen abfüllen (in Mengen von 0,15 ml/Röhrchen).

Technik: Sehr kräftig beimpfen mit etwa 0,15 ml Masse wachsender Bakterien (logarithmische Wachstumsphase), dann mit 1%igem Agar (mit Zusatz von 0,0072% Phenolrot) überdecken und einstellen in ein Wasserbad von 37°C. Kontrollen ohne Zuckerzusatz sind mitzuführen zur Erkennung einer eventuellen Säuerung durch die massive Bakterieneinsaat.

Bewertung: Sie ist – je nach Zuckerart – möglich innerhalb 10 min bis 4 Std. Gasbildung ist erkennbar unter der Agarschicht in 30 min bis 4 Std. Verwendung für die Untersuchung von Enterobacteriaceae.

Acetylmethylcarbinol-Nachweis (VOGES-PROSKAUER-Schnelltest) nach FABRICIO und WEAVER (1951)

Reagenzien:

Lösung A: 5% α-Naphthol in absolutem Alkohol

Lösung B: 40% KOH mit 0,3% Kreatin

Testsubstrat: Filtrierte Pferdefleisch-Infusionsbrühe mit 1,0% Trypticase (BBL), 0,5% NaCl und 0,7% Dextrose, vor Sterilisation auf pH 6,8 eingestellt und in DURHAM-Röhrchen à 0,5 ml verteilt.

Technik: Möglichst stark beimpfen von junger Nähragar-Kultur, 1 ½ Std. im Wasserbad bei 30° C halten. Dann 3 Tropfen Lösung A zugeben, 5 sec (nicht länger!) schütteln, 1 Tropfen Lösung B zugeben, nochmals 5 sec schütteln, dann erneut 30 min in das Wasserbad einstellen und ablesen.

Bewertung: Wie die auf S. 562 beschriebene V.-P.-Reaktion.

Schnellnachweis der H_2S-Bildung nach CLARKE (1953)

Testsubstrat: 0,04 ml einer 0,1%igen Lösung von Cysteinhydrochlorid (pH 7,4) und 0,04 ml eines 0,025 m Phosphatpuffers (pH 6,8)[1] einfüllen in kleine Röhrchen.

Technik: Über Nacht gewachsene Kultur von Nähragar mit Wasser abschwemmen, zentrifugieren, Bodensatz in kleiner Menge Wasser suspendieren (Dichte mindestens entsprechend 10^9 E. coli-Keimen/ml), 0,04 ml der Aufschwemmung zum Testsubstrat hinzufügen. Kleinen Streifen Bleiazetat-Papier (Herst. s. S. 568) in das Röhrchen hängen (ohne daß er in die Flüssigkeit taucht) und mit Wattestopfen befestigen. Einstellen in ein Wasserbad (37° C).

Bewertung: Viertelstündlich bis zu 1 Std. Streifchen auf Schwarzfärbung (H_2S-Bildung) prüfen.

Indol-Schnellreaktion nach CLARKE und COWAN (1952)

Testsubstrat: 0,06 ml einer 0,1%igen Tryptophanlösung mit 0,04 ml eines 0,025 m Phosphatpuffers, pH 6,8[1], mischen, abfüllen in DURHAM-Röhrchen.

Technik: 0,04 ml Bakteriensuspension (Herst. s. Schnelltest zur H_2S-Bildung) zum Testsubstrat hinzufügen, 1 Std. im Wasserbad bei 37° C inkubieren, 0,06 ml KOVÁCS' Reagens zufügen (wie auf S. 560 beschrieben, jedoch mit Isoamylalkohol!), schütteln und dann sofort ablesen.

Bewertung: Bei positivem Test entsteht Rotfärbung.

Urease-Schnellreaktion bei gramnegativen Stäbchen nach HORMAECHE und MUNILLA (1957)

Testlösung: 2%ige Lösung von Harnstoff in Aqua dest. mit Zusatz von 1,0 ml einer 0,08%igen Kresolrotlösung pro 100 ml, in Mengen zu 1,0 ml verteilt in DURHAM-Röhrchen.

Technik: Lösung mit 2 Ösen einer 24stdg. Kultur beimpfen (ältere Kulturen können zu alkalisch sein). 2 Std. einstellen in 37° C-Wasserbad.

Bewertung: Bei positiver Reaktion entsteht Rotviolett-Färbung.

Phenylalanindeaminase-Schnelltest nach SHAW und CLARKE (1955)

Testsubstrat: Je 0,05 ml einer 0,03 m Phenylalaninlösung und eines 0,025 m Phosphatpuffers, pH 6,8 (Herst. s. Fußnote), mischen, in ein DURHAM-Röhrchen pipettieren.

Technik: 0,05 ml Bakteriensuspension (Herst. s. Schnelltest zur H_2S-Bildung) zum Testsubstrat hinzufügen, 2 Std. im Wasserbad bei 37° C inkubieren, dann 0,05 ml einer 2%igen $FeCl_3$-Lösung zugeben und 1 min später ablesen.

Bewertung: Bei positiver Reaktion entsteht Grünfärbung.

Urease-Schnelltest für die Diagnostik der Korynebakterien (SACHSE, H.: Zbl. Bakt. I. Orig. 162 [1955] 96)

Prinzip: Korynebakterien, die das Ferment Urease enthalten, bewirken eine Alkalisierung der unten beschriebenen, harnstoffhaltigen Lösung, wobei ein Indikator die Reaktion anzeigt.

Reagenzien:

Stammlösung A:

Alkohol, 96%ig	2,0 ml
Aqua dest.	4,0 ml
Harnstoff	2,0 g

Lösung nicht sterilisieren (aufbewahren im Kühlschrank). In der Kälte ausgefallener Harnstoff löst sich durch Handwärme wieder.

---

[1] Herstellung des 0,025 m Phosphatpuffers, pH 6,8: Gleiche Teile der folgenden Lösungen mischen:

Lösung A: 0,025 m Na_2HPO_4 (Mol.-Gew. 141,97) = 3,55 g/Liter;

Lösung B: 0,025 m KH_2PO_4 (Mol.-Gew. 136,09) = 3,41 g/Liter.

Stammlösung B:

KH_2PO_4	0,1 g
K_2HPO_4	0,1 g
NaCl	0,5 g
Phenolrot-Lösung, 0,2%ig (0,1 g Phenolrot + 40,0 ml n/10 NaOH + 460 ml Aqua dest.)	1,0 ml
Aqua dest.	100,0 ml

Nach Abfüllen in kleineren Mengen 15 min bei 121° C autoklavieren.

Technik: 1 Teil Lösung A mit 19 Teilen Lösung B vor Versuchsansatz mischen. 0,1 ml des Gemisches in DURHAM-Röhrchen einpipettieren und reichlich Bakterienmasse einreiben, so daß eine stark getrübte Suspension entsteht; dann 30 min bei 37° C inkubieren.

Bewertung:

Positiv: Rotfärbung der Suspension;

Negativ: Keine Farbänderung.

Beachte: Der Schnelltest ist besonders geeignet zur kurzfristigen Abtrennung von Diphtheriebakterien (negativ) von den („hypaziden") Pseudodiphtheriebakterien (Corynebact. hofmanni) und anderen Urease-positiven Korynebakterien. Das Ergebnis ist zum Ausschluß von Di.-Bakt. nur im positiven Fall verwertbar (Kontrollen mitführen!).

Weitere biochemische Schnellverfahren in Form von Mikromethoden:

Zitratverwertungstest von HARGROVE und WEAVER (Amer. J. clin. Path. 21 [1951] 286).

Dekarboxylaseteste von SHAW und CLARKE (J. gen. Microbiol. 13 [1955] 155).

Malonatverwertungstest von SHAW und CLARKE (J. gen. Microbiol. 13 [1955] 155).

Mikroverfahren mittels Schnelltesttabletten

Von Key Scientific Products Co., Los Angeles (deutsche Vertretung: BAG, Lich, Hessen) wurden Schnelltesttabletten in den Handel gebracht, die – wie verschiedene der vorher beschriebenen Mikroverfahren – die Bestimmung von Stoffwechselleistungen nicht proliferierender Bakterien aufgrund der Wirkung von in den Keimen präformierten Enzymen ermöglichen.

Die Tabletten werden in eine kleine Menge Wasser gebracht und die Testflüssigkeit massiv mit dem fraglichen Keim beimpft (1–2 volle Ösen Bakterienmaterial pro 1 ml Testlösung). Neben dem spezifischen Substrat (z.B. Laktose, Tryptophan etc.) enthalten die Tabletten lediglich für die Reaktion förderliche Substanzen (Puffer, Salze etc.); dagegen fehlen andere Nährstoffe, da Wachstum nicht erforderlich ist. Eine die Bakterienvermehrung hemmende Substanz ist beigefügt, die ermöglicht, nicht-sterilisiertes Material (Röhrchen, Aqua dest. etc.) zu verwenden.

Die Reaktionszeiten sind gegenüber den Standardverfahren erheblich verkürzt. Sie betragen, in Abhängigkeit von Keimart und Menge des eingeimpften Materials, für

Kohlenhydrate (Dextrose, Laktose, Saccharose, Mannit, Maltose, Salicin): 30 min bis 6 Std. Neben den Routine-Kohlenhydraten sind noch zahlreiche seltener gebrauchte Zucker und Alkohole wie Adonit, Xylose, Inosit etc. als Schnelltesttabletten im Handel.

Urease-Nachweis: 1–6 Std.

Gelatine(-Streifen) zum Gelatinasenachweis: 30 min bis wenige Stunden.

Indol- und Indolbrenztraubensäure-Test (mittels p-Dimethylaminobenzaldehyd-Reagens bzw. 10%iger Lösung von $FeCl_3$ in 50%iger HCl): 4–6 Std.

VOGES-PROSKAUER-*Reaktion* (Nachweis von Acetylmethylcarbinol mit 0,6 ml einer 6%igen Lösung von α-Naphthol in 25%igem Äthylalkohol und 0,2 ml 40%iger KOH): 4 Std.

Glukonat-Test: Nachweis von 2-Ketoglukonat mittels eines üblichen, für den Nachweis reduzierender Zucker verwendeten Reagens (z.B. BENEDICTS oder FEHLINGS Reagens) unter kurzem Erwärmen des Reaktionsgemisches: 12–18 Std.

Lysindekarboxylase-Reaktion: Nachweis nach 4stdg. Bebrütung bei 37° C durch Zugabe von 1 Tropfen 40%iger KOH und 1 ml 0,1%iger Ninhydrinlösung: 4 Std.

Gelatinasenachweis mittels Kohle-Gelatine-Scheiben

Nach KOHN (1953)

Prinzip: Die Scheiben (beziehbar von OXOID) bestehen aus kleinsten, durch relativ wenig (formalindenaturierte) Gelatine zusammengehaltenen Holzkohleteilchen, die schon bei geringer Gelatinaseaktivität in einer Menge frei werden, welche die Erkennung der Gelatineverflüssigung ermöglicht.

Technik: Scheiben einbringen in frisch beimpfte oder bereits bewachsene Bouillonkultur, anschließend bebrüten bei 37° C (denaturierte Gelatine wird durch die Wärme nicht verflüssigt).

Ablesung: Positive Reaktionen sind innerhalb weniger Stunden daran erkennbar, daß abgelöste Kohleteilchen zu Boden sinken. Die spätere völlige Auflösung der Scheibe führt zur Entstehung einer deutlichen schwarzen Wolke.

Gelatinasenachweis mittels Schwarzweiß-Filmstreifchen

Nach Le Minor u. Piéchaud (1963)

Prinzip: Die am belichteten und entwickelten Film vorhandene Gelatineschicht wird durch Gelatinase aufgelöst, das dabei freigesetzte Silbersalz tritt in das Medium über. Die Streifchen werden durchsichtig, das Medium graugefärbt.

Technik: Dem Licht ausgesetzten und entwickelten Schwarzweiß-Film in 5 mm breite Streifchen schneiden. Nährbouillon kräftig beimpfen. Streifchen in das Substrat so einbringen, daß es teilweise aus der Flüssigkeit ragt. Röhrchen bei 37° C bebrüten unter wiederholtem Schütteln. Eine vorherige Sterilisation der Streifchen ist nicht erforderlich.

Ablesung: Bei stärkerer Gelatinaseaktivität ist das Ergebnis (s. o.) innerhalb 20 min bis etwa 5 Std. erkennbar. Schwache Reaktionen lassen sich in 1–3 Tagen erkennen.

Schnellreaktionen mit imprägnierten Papierstreifen

(Zur Differenzierung gramnegativer Stäbchen)

Prinzip: Die Streifen sind getränkt mit mehreren Reagenzsystemen. Diese bestehen einerseits aus einem Substrat, das von charakteristischen Enzymen bestimmter Erreger umgesetzt wird, andererseits aus einem Indikatorsystem, das entsprechende Reaktionen durch das Auftreten von Farberscheinungen anzeigt. Die Streifen sind beziehbar als Patho Tec-Teststreifen[1] (Hersteller: General Diagnostics Division Warner-Chilcott, Morris Plains, N. Y., USA) über Gödecke AG, Werk Freiburg, Postfach 769, oder Cosmopharm AG, Zürich.

Technik: Von einer über Nacht auf möglichst farbstoff-freiem Nährboden gezüchteten (Schrägagar- oder Platten-)Reinkultur wird Bakterienmaterial abgenommen, das mengenmäßig mindestens der Masse einer Kolonie von etwa 3 mm Durchmesser entsprechen sollte; auch Sediment flüssiger Reinkulturen kann verwendet werden. Das Material wird – evtl. nach Suspendierung in einer geringen Menge physiol. NaCl-Lösung – auf die Reagenzienzonen der in eine leere Petrischale o. dgl. eingelegten Streifen aufgebracht und in diese kräftig eingerieben. Je nach der Art der Reaktion kann das Ergebnis innerhalb weniger Minuten bis 6 Std. abgelesen werden.

Mittels der Teststreifen können nachgewiesen werden:

Indolbildung:	in etwa 3 min;
Zitratverwertung:	in etwa 4–5 Std.;
Harnstoffspaltung:	in etwa 2 Std.;
Phenylalanindeaminase:	in etwa 10 min;
Acetylmethylcarbinolbildung (Voges-Proskauer-Reaktion):	in etwa 4 Std.;
Lysindekarboxylase:	in etwa 3–6 Std.;
(Cytochrom-)Oxydase:	in etwa 30 sec;
Nitratreduktion:	in etwa 2 Std.;
Plasmakoagulase und gleichzeitig Mannitspaltung:	in etwa 1 oder mehr bzw. 6 Std.;
Niacinbildung (siehe auch S. 577):	in etwa 1 Std.

Enterotube-System[1]

(Zur Differenzierung gramnegativer Stäbchen)

Prinzip: Das „Enterotube"-System (Bezugsfirma: Hoffmann-La Roche AG, 7889 Grenzach) besteht aus einem Röhrchen, das in acht Kammern gebrauchsfertige Spezialnährböden enthält und die Durchführung von 11 biochem. Tests erlaubt (Dex, Gas, ODT, H_2S, Ind, Lac, Dul, PAD, Hst, Zit).

Technik: Die Beimpfung erfolgt mit einer mitgelieferten herausziehbaren Nadel: Die zu prüfende Einzelkolonie wird mit der Nadelspitze aufgenommen, dann die Nadel durch die Nährbodenreihe gezogen; dabei werden in e i n e m Arbeitsgang alle 8 Röhrchen beimpft. Anschließend Bebrütung 18–24 Std. bei 37° C. *Auswertung* der Reaktionsergebnisse (erforderlichenfalls nach Reagenzienzusatz und weiteren Spezialtests) tabellarisch bzw. mit Hilfe eines Numerischen Codier- und Differenzierungsschlüssels.

API-System[1]

Dieses biochemische Prüfverfahren (Vertrieb: Biologische Arbeitsgemeinschaft GmbH, 6302 Lich) besteht wahlweise aus einer 10er- oder 20er- oder 50er-Reihe kleinster Reagierröhrchen (Fassungsvermögen je 0,12 ml). Diese enthalten verschiedenartige Testsubstrate zumeist mit Indikator. Die 10er- und 20er-Reihe wird mit wäßriger, die 50er-Reihe teilweise auch mit nährmedienhaltiger Suspension der zu prüfenden Bakterien beimpft. Bebrütung in mitgelieferter Plastikwanne 18–24 Std. bei 37° C. Die Identifizierung bzw. Differenzierung erfolgt tabellarisch oder mittels Zahlenschlüssel.

---

[1] Näheres zur Technik kann den detaillierten Anweisungen der Vertriebsfirma entnommen werden.

D. Reaktionen zur Differenzierung von Mykobakterien

Niacintest

Prinzip: Mb. tuberculosis (var. hominis) ist bei Kultur im geeigneten Milieu gekennzeichnet durch kräftige Bildung von Nikotinsäure (Niacin); die übrigen Mykobakt. bilden diese Substanz nur in Mengen, die bei den üblichen Testmethoden nicht nachgewiesen werden. Bei der Reaktion des Niacins mit Bromcyan (BrCN) und einem primären oder sekundären Amin (gewöhnlich wird Anilin verwendet) entsteht ein gelber Farbkomplex. Zur Erzielung sicherer Ergebnisse sind gut gewachsene Reinkulturen eine wichtige Voraussetzung.

Für die Durchführung der Reaktion kommen im wesentlichen 3 Verfahren in Betracht:

Methode nach *Konno* (Bromcyan-Anilin-Methode, KÖNIGsche Reaktion): Empfindliches Verfahren, geeignet auch zum Niacinnachweis bei LÖWENSTEIN-JENSEN-Kulturen.

Reagenzien:

a) 10%ige wäßrige Lösung von Bromcyan.

Beachte: Bromcyan entwickelt giftige Dämpfe. Es ist aufzubewahren in dunkler, gut verschlossener Flasche bei Kühlschranktemperatur. Herstellung der Lösung unter dem Abzug! Die im Kühlschrank aufzubewahrende Lösung ist 14 Tage verwendbar.

b) 4%ige Anilinlösung (Anilinum p.a.) in 96%igem Alkohol (im Kühlschrank 1 Monat haltbar).

Technik: Mehrere Schrägagarkulturen eines möglichst farblosen (jedoch nicht MIDDLEBROOKS 7H 10 Agar!), sonst eines für Mykobakterienzüchtung verwendeten Eiernährbodens wie LÖWENSTEIN-JENSEN-Medium ansetzen und bei 37° C bebrüten. Erstmals nach 3 Wochen, dann nach je einer weiteren Woche zu einem gut bewachsenen Schrägnährboden 0,5 ml der Anilinlösung geben, Nährboden zur besseren Extraktion des Niacins ggf. mehrfach einschneiden, Lösung einige Minuten – unter entsprechender Schräglagerung der Röhrchen – über den Kolonien stehenlassen. Dann Flüssigkeit in ein Röhrchen übertragen, einige Tropfen BrCN-Lösung zufügen (unter dem Abzug!), Röhrchen verschließen.

Bewertung: Bei Mb. tuberculosis entwickelt sich fast unmittelbar eine gelbe Farbe. Die Farbintensität läßt bei längerem Stehen nach (nicht zu spät ablesen!). Bleibt die Farbentwicklung aus, so wird der Test eine Woche später mit dem nächsten Kulturröhrchen in gleicher Weise wiederholt usw. bis zum letzten Röhrchen. Im positiven oder schwach positiven Fall empfiehlt sich eine Kontrollprobe unter Verwendung von Wasser anstelle von BrCN-Lösung zum Farbvergleich. Zur Bewertung s. auch S. 200.

Beseitigung residualen Bromcyans: Einige Tropfen 4%ige NaOH in das Röhrchen tropfen, dann das Röhrchen einige Minuten in Wasser kochen.

Methode nach *Bönicke und Lisboa* (K-cyanid-Chloramin-Methode, PEKNICEsche Reaktion): Etwas weniger empfindliches Verfahren, sollte nur mit Flüssigkulturen durchgeführt werden.

Reagenzien:

a) 1%ige wäßrige KCN-Lösung (KCN-Substanz im Giftschrank aufbewahren).

b) 5%ige wäßrige Lösung von Chloramin T.

Lösungen vor Ansatz des Tests frisch bereiten.

Testsubstrat: LOCKEMANN-Lösung mod. nach BÖNICKE und LISBOA (s. S. 544).

Technik: Flüssig-Kulturen nach unterschiedlich langer Bebrütungszeit für den Test verwenden (mehrere Röhrchen gleichzeitig ansetzen), erstmals nach 3–4 Wochen prüfen: Zu 5,0 ml gut bewachsenem Substrat je 1,0 ml von Reagenzien-Lösung a) und b) hinzufügen.

Bewertung: Wie bei der Methode nach KONNO.

Niacin-Nachweis mittels Teststreifen[1]

Prinzip: Nach Anfeuchtung des Streifens durch Flüssigkeit innerhalb eines Kulturröhrchens tritt eine Umsetzung der in Reagenzienzonen eingelagerten Chemikalien Chloramin T und K-thiocyanat zu Chlorcyan (giftiges Gas! – s.u.) ein, das den Pyridinring etwa vorhandener Nikotinsäure sprengt. Das Reaktionsprodukt bildet mit einem weiteren, gleichfalls in den Streifen eingelagerten Reagens (p-Aminobenzoesäure) einen gelben Farbstoff.

---

[1] Bezugsquelle für die Teststreifen: Gödecke AG, Werk Freiburg, Postfach 569.

Technik: 1,5 ml Aqua dest. oder physiol. NaCl-Lösung zu einer etwa 4 Wochen alten Kultur hinzufügen. Da sich Niacin hauptsächlich im Nährsubstrat anreichert, soll die Oberfläche des Mediums zur besseren Extraktion eingeschnitten und das Kulturröhrchen so geneigt werden, daß der Einschnitt von der Flüssigkeit bedeckt ist. Nach 25 min Teststreifen gemäß Anweisung der Lieferfirma in das Röhrchen einbringen und dieses sofort dicht verschließen, um ein Ausströmen von Chlorcyan zu verhindern, das sich nach Zutritt von Flüssigkeit zu dem im Streifen enthaltenen Reagenz bildet. Glas während der folgenden 15–20 min wiederholt vorsichtig schwenken.

Nach LINZENMEIER und SCHRIEVER (1972) ist die Teststreifenmethode den anderen Nachweisverfahren gleichwertig bei folgendem Vorgehen: Kultur mit 1,5 ml Aqua dest. extrahieren, wie oben beschrieben; Röhrchen nach 25 min hochstellen und 30 min bei 100°C erhitzen (Dampftopf oder Wasserbad); 0,6 ml des Extraktes in Röhrchen von etwa 13 × 100 mm pipettieren; Streifen einbringen und fortfahren, wie oben beschrieben.

Bewertung: Bei Vorhandensein von Niacin tritt innerhalb 20 min eine Verfärbung der Flüssigkeit im Reagenzglas nach gelb bis orange ein (Farbänderungen auf dem Streifen sind ohne Bedeutung). Folgerungen aus dem Ergebnis: Wie bei der Methode nach KONNO.

Beachte: Um evtl. noch vorhandenes Chlorcyan umzusetzen, ist dem Röhrchen nach Ende des Versuches etwa 1 ml 10%ige NaOH zuzufügen.

Brenzschleimsäurehydrazid-Test (BSH-Test)

Prinzip: Mb. tuberculosis (var. hominis) wird durch 10 γ Brenzschleimsäurehydrazid[1] pro ml Nährboden nicht, Mb. bovis schon durch eine Konzentration von 1,0 γ/ml an der Vermehrung gehindert.

Testsubstrat, Technik der Beimpfung, Ablesung: LÖWENSTEIN-JENSEN-Nährboden mit Zusatz von 1,0 und von 10,0 γ BSH pro ml Substrat. Herstellung, Beimpfung und Ablesung analog dem für die TbB.-Resistenzbestimmung angewandten Verfahren (S. 599ff.).

Bewertung: Nur möglich bei INH-empfindlichen Stämmen, da Kreuzresistenz zur INH-Resistenz besteht!

Mb. tuberculosis: Keine Hemmung durch 10 γ BSH/ml Nährboden (bei frisch gezüchteten Stämmen kann erhöhte Empfindlichkeit bestehen; Prüfung wiederholen!).

Mb. bovis: Hemmung bei 0,1 bis 1,0 γ/ml Nährboden (Ausnahmen sehr selten).

Beachte: Zu dichte Beimpfung der Substrate kann Wachstum von (meist nur einzelnen) Kolonien des Mb. bovis bei 1 γ BSH/ml, zu schwache Beimpfung bei 10 γ BSH/ml evtl. ausbleibendes Wachstum des Mb. tuberculosis zur Folge haben.

Niveau-Agar-Test

Nach LEBEK (Zbl. Bakt. I. Orig. 173 [1958] 581).

Prinzip: Mycobacterium tuberculosis (O_2-abhängig) wächst in der aeroben Nährbodenzone (Bereich der Substratoberfläche von Kulturröhrchen), Mycobacterium bovis (O_2-unabhängig bzw. -sensibel) zeigt maximales Wachstum in einer tieferen Nährbodenschicht, wenn der Stamm mit dem Nährboden im Röhrchen vermischt wird.

Testsubstrat: SAUTON-Serum-Agar, mod. n. SCHMIEDEL, mit 0,2% „Difco-Agar, rein".

Asparagin	0,8 g
Na-zitrat · 5 ½ H_2O	0,68 g
$MgSO_4 \cdot 7\ H_2O$	0,1 g
Eisenammoniumzitrat	0,01 g
KH_2PO_4 n. SOERENSEN	0,05 g
$Na_2HPO_4 \cdot 2\ H_2O$ n. SOERENSEN	0,48 g
Aqua bidest.	160,0 ml

Substanzen zur Lösung bringen, 12,0 ml Glyzerin. bidest. und dann 0,2% Bacto-Agar Difco (pulver., rein) zusetzen, pH 7,4 einstellen.
1 Std. im Dampftopf erhitzen unter wiederholtem Aufschütteln.
Nach Abkühlung auf etwa 40°C 10% inaktiviertes Rinderserum zugeben und in Röhrchen abfüllen. Das halbflüssige Medium kann in dieser Form vorrätig gehalten werden.

Technik: Reichlich beimpfen (etwa 5 mg Bakterien-Feuchtmasse pro Röhrchen), z.B., nach SCHMIEDEL, durch Verreiben der Bakterien an der Röhrchenwand mittels Glasstabes, mit dem sie dann in den Nährboden eingequirlt werden. Röhrchen mit luftdurchlässigem Stopfen verschließen. Ständer möglichst erschütterungsfrei aufstellen und nur vorsichtig bewegen.

Bewertung: Das typencharakteristische Wachstum ist nach 2- bis 3wöchiger Bebrütung bei 37°C zu erkennen (tägliche Ablesung).

---

[1] *Bezugsquelle:* EGA-Chemie, Keppler & Reif, Steinheim/Albuch, Krs. Heidenheim/Brenz.

Mb. tuberculosis: Trübung in der obersten Nährbodenzone von etwa 2–5 mm Höhe, nach unten an Intensität abnehmend (oft „Kletterphänomen“: Wachstum an der Glaswand nach oben).

Mb. bovis: Erstes sichtbares Wachstum als 1–2 mm breite Zone, 12–20 mm unter der Oberfläche (Aussehen ähnlich einem Präzipitationsring). Nach mehreren Tagen erfolgt Wachstum auch oberhalb dieser Zone.

Ausnahmen (uncharakteristisches Verhalten) können vorkommen bei älteren bovinen Laborstämmen und bei BCG-Stämmen (Oberflächenwachstum).

Nitratreduktionstest (auf der Agar-Hohe-Schicht-Kultur)

Nach SCHMIEDEL und GERLOFF (Tuberk. Arzt 19 [1965] 528)

Prinzip: Das Ferment Nitratreduktase, das bei Mycobact. tuberculosis (und verschiedenen Atypischen Mykobakterien), nicht bei Mycobact. bovis vorhanden ist und die Reduktion von Nitrat bewirkt, wird mittels Nitritreagens nachgewiesen.

Testreagenzien:

1. Gepufferte Nitratlösung: Mischung aus 50 ml m/30 Na_2HPO_4 (5,93 g/Liter) + 450 ml m/200 $NaNO_3$ (0,425 g/Liter).

2. Lösungen A und B zum Nitritnachweis (S. 559) vor Durchführung der Prüfung im Verhältnis 1:1 mischen.

Testsubstrat: Siehe Niveau-Agar-Test n. LEBEK, S. 578.

Technik: Hochschichtagarkultur mit 1,0 ml gepufferter Nitratlösung überschichten, 2 Std. bei 37° C inkubieren, dann Nitritreagens (Mischung aus gleichen Teilen Lösung A und B) zugeben.

Bewertung:

Positiv (blaßrosa bis ziegelrote Verfärbung): Mb. tuberculosis (auch bei INH-Resistenz!), einzelne BCG-Stämme, Mycobact. kansasii und die meisten der klinisch bedeutungslosen nichtphotochromogenen Stämme (RUNYONS Gruppe III).

Negativ (keine Farbänderung): Mb. bovis. Ebenfalls negativ oder höchstens schwach positiv reagieren die skotochromogenen Stämme (Gruppe II) und die humanmedizinisch bedeutsamen Battey-Stämme der Gruppe III. – Der Test wird durch Zugabe von etwas Zinkstaub bestätigt (s. S. 559: Bei Vorhandensein von Nitraten tritt Rotfärbung auf).

Wichtig für eine sichere Bewertung ist ein ausreichend kräftiges Wachstum.

Nachweis der Cordbildung

Siehe S. 197.

Katalase-Reaktion

Prinzip: Die Reaktion weist die Anwesenheit von Katalase nach, einem Ferment, das bei den meisten Mykobakterienarten vorhanden ist und das die Freisetzung von Sauerstoff aus Wasserstoffperoxyd bewirkt. Entwickelt sich bei TbB. eine Resistenz gegen INH bzw. zusätzlich gegen weitere Tuberkulostatika, so wird die Katalaseaktivität abgeschwächt und geht schließlich ganz verloren. Bei Atypischen Mykobakterien besteht demgegenüber in der Regel trotz hoher Resistenz gegen Tuberkulostatika eine gute Aktivität des Ferments.

Katalasenegative TbB.-Stämme zeigen eine stark verminderte Virulenz für Meerschweinchen, Kaninchen und Affen. Wegen der Korrelation zwischen INH-Resistenz und Katalaseverlust bei „echten“ TbB. stellt die Reaktion insbesondere auch zur Artenunterscheidung bei INH-resistenten Stämmen ein Hilfsmittel dar. Man verwendet zur Prüfung die bei 10 (bzw. 50) γ INH/ml gewachsenen Kulturen.

Reagens:

Wasserstoffperoxydlösung, 15%ig, mit Zusatz von 5% Tween 80, frisch angesetzt (Tween 80 verbessert die Benetzbarkeit der TbB.).

Technik: 2 Wochen bebrütete Schrägkulturröhrchen (mit 10 bzw. 50 γ INH/ml) etwa bis zur Hälfte mit dem Reagens füllen und auf das Auftreten von Gasblasen achten. Stets positive und negative Kontrollen mitführen.

Bewertung:

Positive Reaktion: Binnen weniger Sekunden bilden sich Gasblasen (Sauerstoff) auf den Kolonien bzw. auf dem Kolonierasen, die mehr oder weniger rasch aufsteigen und Kolonien bzw. Bruchstücke des Rasens mit nach oben reißen.

Negative Reaktion: Schwache oder fehlende Gasentwicklung.

Die Katalaseaktivität nimmt mit zunehmendem Alter der Kultur ab; negative Ergebnisse bei über 5 Wochen alten Kulturen sind mit Vorsicht zu bewerten. – Bei lediglich verminderter Empfindlichkeit echter TbB. (Resistenz z. B. gegen 0,2 oder auch 1,0 γ INH/ml) ist die Katalaseaktivität meist noch erhalten. Katalaseprüfung von INH-resistenten Stämmen unter Verwendung von auf INH-freiem Substrat gezüchteten Kulturen kann – wegen evtl. vorhandener INH-empfindlicher Anteile der hier gewachsenen Population – positive Reaktionen ergeben!
Frisch isolierte und dysgon gewachsene Stämme von RUNYONS Gruppe I bis III sind – im Gegensatz zu den schnellwachsenden Mykobakterien – z. T. katalasezweifelhaft oder -negativ, soweit sie keine stärkere INH-Resistenz aufweisen. INH-resistente und auf Nährböden mit 10 γ INH/ml gut wachsende Stämme sind dagegen katalasepositiv.

Prüfung der Hitzeresistenz der Katalase

Nach KUBICA u. POOL (Amer. Rev. Resp. Dis. 81 [1960] 387) wird die Katalase bei Mb. tuberculosis und Mb. bovis selektiv durch Hitzeeinwirkung inaktiviert, unabhängig von der Resistenz gegen INH, während die meisten übrigen Mykobakterien auch nach Hitzebehandlung noch katalasepositiv reagieren.

Technik: Einige Ösen voll Bakterienmasse von der Schrägkultur abnehmen und in 0,5 ml Phosphatpuffer, pH 7,0, einreiben. Röhrchen 20 min in ein Wasserbad von 68° C einstellen, abkühlen lassen auf Zimmertemperatur, dann 0,5 ml des Reagens (H_2O_2-Tween 80-Mischung, s. o.) zufügen. Stets positive und negative Kontrollen mitführen. Endgültige Ablesung nach 20 min Reaktionszeit.

Löwenstein-Jensen-Medium mit 0,03% Toluidinblau

Zur Wachstumsprüfung (NASSAL 1961).

Prinzip: Echte TbB. werden (im Gegensatz zu Atypischen Mykobakt.) bei Zusatz von 0,03% Toluidinblau zum LÖWENSTEIN-JENSEN-Nährboden in der Entwicklung vollständig oder weitgehend gehemmt.

Testsubstrat: Dem LÖWENSTEIN-JENSEN-Medium wird eine Lösung von 0,6 ml Toluidinblau in 20 ml Aqua dest. (heiß lösen) in einer Endkonzentration von 0,03% zugefügt: 1 ml Lösung pro 100 ml Nährboden.

Bewertung: Die Farbe der Kolonien (Atypische Mykobakterien einschl. der aviären Stämme) ist zuerst weiß und wird nach etwa 3–4 Wochen durch Farbstoffspeicherung blau, während sich der Nährboden entfärbt.

Mykobakterien der aviären Gruppe wachsen im Vergleich zu den Kontrollröhrchen (ohne Toluidinblau) etwas schwächer. Echte TbB. werden vollständig oder weitgehend gehemmt (Vergleich mit toluidinblaufreien Kontrollen).

Bestimmung des Amidase-Spektrums

(Nach BÖNICKE)

Prinzip: Die einzelnen Arten der Mykobakterien sind unterschiedlich mit Azylamidasen ausgestattet, die katalytisch Carbonsäureamide unter Freisetzung von Ammoniak desamidieren. Dieser wird mittels der Phenol-Hypochlorit-Methode nach RUSSELL nachgewiesen.

Testreagenzien:

Mangansulfatlösung:

50,69 mg $MnSO_4 \cdot H_2O$ in 100,0 ml Aqua dest. lösen. Aufbewahren bei 4° C.

Phenolreagens:

Phenol. krist.	75,0 g
Aqua dest.	30,0 ml
NaOH, 20%ig	162,0 ml

Aqua dest. zum Phenol geben, kräftig schütteln; dann 20%ige NaOH zugeben und schütteln, bis das Phenol völlig gelöst ist. Anschließend mit Aqua dest. auffüllen auf 300,0 ml Gesamtmenge. Das Reagens gut verschlossen in brauner Flasche aufbewahren, besser jeweils frisch ansetzen.

Hypochlorit-Lösung:

Chlorkalk	25,0 g
Aqua dest.	300,0 ml
K_2CO_3-Lösung, 20%ig	135,0 ml

Chlorkalk mit heißem Aqua dest. versetzen, K_2CO_3-Lösung unter Schütteln zugeben, dann 10 min kochen (Entfernung etwa vorhandenen Ammoniaks). Sind nach Abkühlung noch freie Ca-Ionen nachzuweisen, so ist weiter K_2CO_3-Lösung zuzufügen, bis diese nicht mehr festzustellen sind. Dann mit Aqua dest. auf 500 ml auffüllen, filtrieren. Reagens in brauner Flasche im Kühlschrank aufbewahren.

Technik: Voraussetzung für einwandfreie Ergebnisse ist die Verwendung einheitlich auf LÖWENSTEIN-JENSEN-Medium vorkultivierter Keime (luftdurchlässige Stopfen), die zur Zeit des Wachstumshöhepunktes (nach etwa 4 Wochen) bei einwandfreier quantitativer Technik mittels frisch angesetzter Testlösungen geprüft werden. Vor der Prüfung ist festzustellen, ob es sich um Stämme der RUNYON-Gruppen I bis III, um schnellwachsende Mykobakt. oder um echte TbB. handelt. Dies ist notwendig, da sowohl bei den echten TbB. als auch bei den schnellwachsenden Mykobakterien Amidspektren vorkommen, die denen von Mykobakterienarten der Gruppen I–III nach RUNYON gleichen.

Herstellung der Bakteriensuspension: Bakterien nach etwa 4wöchiger Kultur auf LÖWENSTEIN-JENSEN-Medium mit steriler Öse vom Nährboden abheben, wiegen, zweimal mit steriler physiol. NaCl-Lösung waschen, letztes Sediment in einer vorher errechneten Menge von m/15 Phosphatpuffer pH 7,2 (Herstellung s. Reag.verz. S. 650) suspendieren, daß eine Bakteriendichte von 20 mg Feuchtgewicht pro ml Puffer entsteht.

Herstellung der Testsubstrate: Folgende Mengen der einzelnen Amide[1] werden in je 100 ml sterilem Aqua dest. gelöst und hierzu 30 min bei 65° C erhitzt; die Lösungen werden anschließend 20 min bei 108° C autoklaviert.

Nikotinamid	20,00 mg
Azetamid	9,68 mg
Benzamid	19,85 mg
Harnstoff	9,84 mg
Pyrazinamid	20,20 mg
Succinamid	19,00 mg
Isonikotinamid	20,00 mg
Salicylamid	22,50 mg
Allantoin	25,90 mg
Malonamid	16,70 mg

[1] Die Substanzen sind z.T. von Merck, Darmstadt, z.T. von Krugmann & Co, Hamburg, z.T. von Roth, Karlsruhe, beziehbar.

Versuchsansatz:

1. Pro Stamm und geprüftem Testsubstrat in drei sterile Röhrchen je 0,5 ml Bakteriensuspension (= 10 mg Bakt.) einfüllen:
   Röhrchen a) 15 min im Dampftopf erhitzen (Inaktivierung der Amidasen): Negative Kontrolle;
   Röhrchen b) bleibt unerhitzt: Wird verwendet zum Amidasenachweis;
   Röhrchen c) bleibt unerhitzt: Wird verwendet zum sofortigen Ammoniaknachweis.
2. In die Röhrchen a), b) und c) je 0,5 ml der verschiedenen Testsubstratlösungen einpipettieren, Röhrchen a) und b) bei 37° C in den Brutschrank einstellen; Röhrchen c) sofort nach Zugabe der Lösung auf Ammoniak prüfen (zur Feststellung, ob durch den vorausgegangenen Waschvorgang das an den Bakterien anhaftende Ammoniak vollständig entfernt worden ist).
3. Nachweis von Ammoniak: Zu Röhrchen a) und b) nach 20 Std. Bebrütung bei 37° C, zu Röhrchen c) sofort nach Zugabe des Testsubstrates zur Bakteriensuspension 0,2 ml $MnSO_4$-Lösung (s. o.), 2,0 ml Phenolreagens (s. o.), 1,0 ml Hypochloritlösung (s. o.) hinzufügen, kräftig mischen, 20 min im kochenden Wasserbad erhitzen.
4. Ablesung: Bei vorhandenem Ammoniak tritt blau-grüne Färbung der Mischung ein (Farbintensität abhängig von der Ammoniakkonzentration; bei hoher Konzentration: Intensiv blau). Eine als Kontrolle mitgeführte Ammoniaklösung (1,0 ml) muß nach Zugabe entsprechender Mengen der drei Reagenzien (s. o.) nach blau umschlagen.

Bewertung: Die Amidreihe ermöglicht die sicherste Differenzierung innerhalb der Gruppen I bis III von RUNYON (s. Tab. S. 204). Auch verschiedene schnellwachsende Arten lassen sich mit diesem Verfahren bestimmen. Die Ergebnisse sind unabhängig von der Virulenz der Stämme und vom Zeitpunkt ihrer Erstisolierung.

Bestimmung der Wirksamkeit von Antibiotika, Sulfonamiden und anderen Chemotherapeutika

Mit zunehmender Anwendung der Antibiotika, Sulfonamide und anderer chemotherapeutischer Stoffe haben Untersuchungen zur Bestimmung der Empfindlichkeit von Mikroorganismen bzw. zur Feststellung der Konzentration von Wirkstoffen im Untersuchungsmaterial eine zentrale Stellung in der praktischen Labordiagnostik gewonnen. Ja, man kann sagen, daß es kaum einen anderen Bereich der klinischen Bakteriologie gibt, in dem der Informationswert von Laborergebnissen von größerer Bedeutung für den behandelnden Arzt ist als auf diesem Gebiet.

Die Empfindlichkeit von Mikroorganismen weist nicht nur von Gattung zu Gattung erhebliche Unterschiede auf; sie kann auch innerhalb vieler Arten stark differieren. Bei chemisch verwandten oder im Wirkungsmechanismus identischen Wirkstoffen können Keime eine partielle oder komplette Kreuzresistenz zeigen (z. B. innerhalb der Gruppen der Penicillinase-empfindlichen oder der Penicillinase-stabilen Penicilline, in der Neomycin-, Polymyxin-, Tetracyclin-Gruppe). Eine exakte Bestimmung der Empfindlichkeit von Erregern gegen Antibiotika und Chemotherapeutika vermag dem behandelnden Arzt wichtige Hinweise für die Auswahl des geeigneten Mittels zu geben.

Bei einigen humanmedizinisch bedeutsamen Keimen kann davon ausgegangen werden, daß sie ohne Bestimmung ihrer Empfindlichkeit mit gewissen Wirkstoffen erfolgreich bekämpft werden können. Dies trifft bis heute u. a. zu für

Streptokokken, Gruppe A:	penicillinempfindlich;
Pneumokokken:	penicillinempfindlich;
Neisseria meningitidis:	penicillinempfindlich;
Haemophilus influenzae:	chloramphenicol- u. ampicillinempfindlich;
Treponema pallidum:	penicillinempfindlich;
Brucella-Arten:	tetracyclinempfindlich.

Andere Keime zeigen eine Neigung zu mehr oder weniger rascher Entwicklung einer Resistenz gegen Antibiotika und Chemotherapeutika.

Folgende Formen von bakterieller Unempfindlichkeit lassen sich unterscheiden:

1. Natürliche Resistenz: Hierbei handelt es sich um eine für die Keimart charakteristische Eigenschaft, die nicht mit chemotherapeutischen Maßnahmen in Zusammenhang steht.

2. Primäre und sekundäre Resistenz: Sie ist die Folge einer Mutation und stellt keine eigentliche Abwehrreaktion der Mikroorganismen gegenüber Chemotherapeutika dar. Einzelkeime, die ohne vorausgehenden Antibiotikumkontakt in einer sonst empfindlichen Kultur eine geringe oder fehlende Empfindlichkeit aufweisen, bezeichnet man als primär-resistent, während Einzelorganismen aus empfindlichen Populationen, die während des Kontaktes mit einem Antibiotikum wenig empfindlich oder unempfindlich werden, als sekundär-resistent gelten. Sie sind, wie die primär-resistenten Formen, das Produkt ungerichteter Mutationsvorgänge; diese spielen sich in einer Häufigkeit von 10^6 bis 10^{13} ab und das Antibiotikum fördert hierbei lediglich den Selektionsprozeß, indem die empfindlichen Anteile der Keimpopulation vernichtet werden, während die resistent gewordenen am Leben bleiben und sich entsprechend vermehren.

3. Übertragbare, „infektiöse" Resistenz: Für diese Form der von einem auf das andere Bakterium übertragenen Resistenz kommen ursächlich drei Mechanismen in Betracht:

a) Konjugation: Hierbei wird durch Zell-zu-Zell-Kontakt zweier Bakterien genetisches Material übertragen. Bei der Konjugation geht Gen-Material von einer sog. F^+-Zelle (Zelle mit Fertilitätsfaktor F) auf eine F^--Zelle über. Im engen Zusammenhang damit steht die eigentliche infektiöse Resistenz durch episomale Übertragung – Episome sind Gen-Elemente, die von Chromosomen unabhängig sind und häufig die genetische Information zur Ausbildung der Resistenz enthalten (Resistenzfaktoren, R-Faktoren). Auf diese Weise können Einfach- oder Mehrfachresistenzen innerhalb der gleichen Species und zwischen verschiedenen Genera von gramnegativen Stäbchen übertragen werden.

Eine ähnliche Form der infektiösen Resistenz ist bei Staphylokokken bekannt. Extrachromosomale, als Plasmide[1] bezeichnete Partikel können die Information zur Penicillinase-Synthese übertragen und damit penicillinempfindliche Staphylokokkenstämme zu unempfindlichen machen.

b) Transduktion: Übertragung von Genomteilen von einem Bakterium auf ein anderes durch Bakteriophagen;

---

[1] Identisch mit Episomen.

c) Transformation: Hierbei wird genetisches Material, z. B. in Form eines DNS-Fragmentes, von einer lysierten Donor- auf eine Akzeptorzelle übertragen;

Die episomale Resistenzübertragung hat eine weit größere Bedeutung für die Entstehung unempfindlicher Erregerstämme als die anderen Arten infektiöser Resistenz.

Die beim in-vitro-Test gewonnenen Ergebnisse sind nicht ohne weiteres auf die Verhältnisse in vivo übertragbar. Hinsichtlich der therapeutischen Wirkung spielt noch eine Reihe sehr variabler Faktoren wie Ausscheidungs- und Diffusionsverhältnisse am Ort des Krankheitsgeschehens, Applikationsart und Verträglichkeit des Mittels, vor allem aber auch die Virulenz der Erreger und die Abwehrkraft des Organismus eine entscheidende Rolle. Die Bewertung der bakteriologischen Testergebnisse sollte deshalb in enger Verbindung zwischen dem klinischen Mikrobiologen und dem behandelnden Arzt erfolgen.
Vom Laborergebnis ist ein höchstmöglicher Grad an Genauigkeit und Reproduzierbarkeit zu fordern. Die im Test verwendeten bzw. der Bewertung zugrunde gelegten Mengen an Wirksubstanz müssen den Konzentrationen entsprechen, die am Ort der gewünschten Wirkung im Organismus zu erwarten sind. Die Versuchsergebnisse sind zu überwachen durch tägliche (!) Mitführung von Kontrollansätzen mit Standardstämmen bekannter Empfindlichkeit.

A. Prüfung der Bakteriensensibilität („Antibiogramm", Resistenzbestimmung)

(Empfindlichkeitsbestimmung bei Mykobakterien siehe S. 599)

Allgemeine Hinweise: Bei der Prüfung der Bakteriensensibilität werden im wesentlichen drei Verfahren angewandt:

1. *Reihenverdünnungstest:* Der fragliche Stamm wird in einer Röhrchenreihe geprüft, die unterschiedliche Wirkstoffmengen enthält: Quantitative Methode, die eine ziemlich exakte Bestimmung der minimalen Hemmkonzentration (MHK, engl. MIC = Minimum Inhibition Concentration) ermöglicht.

2. *Plattenverdünnungstest:* Der Wirkstoff wird auf festen Nährböden geprüft, denen die Wirksubstanz in abgestufter Menge beigegeben ist. Gleichfalls quantitatives Verfahren, das die gleichzeitige Bestimmung der MHK mehrerer Keime erlaubt, jedoch die Exaktheit des Röhrchenverdünnungstestes in der Regel nicht erreicht. Anwendung für Empfindlichkeitsbestimmungen bei Gono- und Meningokokken: Siehe S. 587.

3. *Diffusionstest:* Heute meist mittels wirkstoffgetränkter Filtrierpapierscheiben (einzeln oder auf stern- oder zahnradförmigen Mehrfachträgern) durchgeführt, die auf feste, mit den Keimen beimpfte Nährböden aufgelegt werden und von denen das Chemotherapeutikum in die Umgebung diffundiert. Die Methode erlaubt eine qualitative Aussage über die Empfindlichkeit der geprüften Keime, die für übliche Fragestellungen bei sauberer, standardisierter Technik eine durchaus zufriedenstellende Genauigkeit aufweist. Wegen der Einfachheit der Durchführung ist bei der ständig steigenden Zahl von Resistenztesten dieses Verfahren zur Methode der Wahl in den meisten Laboratorien geworden.

Sulfonamidteste sind gegen Schwankungen der Versuchsbedingungen besonders anfällig. Verwertbare Ergebnisse lassen sich nur bei sehr niedrigen Keimeinsaaten und Verwendung geeigneter Testsubstrate erzielen. Zum Wirkungseintritt ist es erforderlich, daß Sulfonamide an Stelle der chemisch sehr ähnlichen Paraaminobenzoesäure (PAB) in ein wichtiges bakterielles Enzym eingebaut werden. Dies kann geschehen, sofern ein bestimmtes Konzentrationsverhältnis zwischen PAB und Sulfonamid im Reaktionsmilieu besteht. Bei einem relativ großen Gehalt eines Substrates an Paraaminobenzoesäure wird also eine entsprechend große Konzentration an Sulfonamid erforderlich, wenn eine Hemmwirkung des Bakterienwachstums sichtbar gemacht werden soll. Andere Sulfonamid-Antagonisten sind u.a. in Eiweiß-Abbauprodukten, z.B. in Peptonen enthalten. Einwandfreie Ergebnisse lassen sich daher nur bei Verwendung von antagonistenarmen Substraten erzielen. Bei Verwendung der geeigneten Sulfonamidkonzentration (s.u., Blättchentest) muß der Ansatz mit Bac. subtilis ATCC 6633 als Testkeim einen deutlichen Hemmhof zeigen.

Bewertungsstufen für die Sensibilität:

Empfindlichkeit eines Erregers liegt vor, wenn seine minimale Hemmkonzentration (MHK) niedriger ist als der am Ort der gewünschten Wirkung bei *üblicher* Dosierung erreichbare Wirkstoffspiegel.

Mäßige Empfindlichkeit besteht, wenn die MHK niedriger ist als der bei *hoher* Dosierung erzielbare Wirkstoffspiegel.

Unempfindlichkeit liegt vor, wenn die zur Hemmung bzw. Abtötung eines Erregers erforderliche Wirkstoffkonzentration über der in vitro erreichbaren liegt.

1. Reihenverdünnungstest

Prinzip

Nährlösungen, in denen abgestufte Wirkstoffmengen enthalten sind, werden mit dem zu prüfenden Keim beimpft. Nach Bebrütung wird entsprechend dem Fehlen oder Vorhandensein von Wachstum (Trübung) in den einzelnen Röhrchen auf die minimale Hemmkonzentration der Substanz geschlossen.
Das Testergebnis wird von verschiedenen Faktoren beeinflußt.

Die wichtigsten sind:

Art des Testsubstrates (s. z.B. obige Ausführungen über Sulfonamidteste; von Bedeutung ist insbesondere auch der pH-Wert);

Menge und Wachstumsgeschwindigkeit der eingeimpften Keime;

Stabilität des Wirkstoffes im Reaktionsmilieu (u.U. ist die Bebrütungsdauer oder die Größe des Inokulums darauf abzustellen).

Voraussetzung für die Verwertbarkeit ist die Verwendung von Reinkulturen. Die Reaktionsbedingungen sind weitestgehend zu normieren, da schon geringe Abweichungen zu deutlichen Veränderungen der Ergebnisse führen können.

Technik

a) Herstellung der Antibiotika-Stammlösungen: Man geht von dehydrierten Wirkstoffen bekannter Aktivität aus. Sie können in der Regel von Antibiotika-Herstellern für Testzwecke in abgewogenen Mengen kostenlos bezogen werden. Sonst verwendet man Abfüllungen für Injektionszwecke. Die Substanzen werden in Flüssigkeiten gemäß Vorschrift, meist in sterilem Aqua dest., aufgelöst. In Lösung sind sie bei Aufbewahrung in der Kühltruhe bei etwa —20° C im allgemeinen längere Zeit haltbar. Lagerung im Kühlschrank führt oft schon nach wenigen Tagen zu spürbarem Aktivitätsverlust. Aufgetaute Antibiotika sind, soweit nicht gebraucht, zu verwerfen.

b) Testsubstrat: Das Substrat muß kräftiges, rasches Keimwachstum ermöglichen. Das ist für viele Keime der Fall bei der üblichen Nährbouillon, pH 7,0–7,4. Erreger mit erhöhtem Nährstoffbedarf werden besser in hochwertigen flüssigen Medien (z.B. Tryptose-Phosphat-Substrat OXOID oder Trypticase Soy Broth BBL) getestet als in einfachen, mit Serum angereicherten Nährflüssigkeiten.

Für Anaerobier eignet sich im allgemeinen Thioglykolat-Bouillon (s. Hartwick, H., P. Tsimas: Zbl. Bakt. I. Orig. 208 [1968] 430); bei anspruchsvolleren Keimen kann das Substrat mit 3- bis 5%igem Serumzusatz verwendet werden. – Für die Testung hämophiler Keime wird Beimischung von 1% Kaninchenblut zum Testsubstrat empfohlen. Testung anaerober Keime siehe auch Freitag, V., F.-H. Caselitz: Ärztl. Lab. 15 (1969) 317 und Caselitz, F.-H., V. Freitag: Ärztl. Lab. 16 (1970) 165.

Zur Herstellung des Grundsubstrates können Trockennährböden wie Sensitivity Test Broth (OXOID) oder entsprechende andere dehydrierte Präparate verwendet werden. Bei Eigenherstellung können die folgenden Nährlösungen empfohlen werden für

Antibiotika-Testungen:

Pepton	5,0	g
Hefeextrakt	1,5	g
Fleischextrakt	1,5	g
Dextrose	1,0	g
NaCl	3,5	g
K_2HPO_4	3,68	g
KH_2PO_4	1,32	g
Aqua dest.	1000,0	ml

Nach Lösung der Substanzen pH-Wert so einstellen, daß er nach der Sterilisation bei 7,0 liegt; abfüllen in Röhrchen à 1,0 ml (s. u.), 15 min bei 121° C sterilisieren.

Sulfonamid-Testungen (halbsynthetischer Nährboden nach Wittern):

Caseinhydrolysat, reinst	20,0	g
Dextrose	10,0	g
Asparagin	1,5	g
Glutaminsäure	2,0	g
Cystein	0,6	g
Leucin	0,15	g
Na-zitrat	7,5	g

NaCl	12,5	g
Mg Cl_2	0,3	g
Ferriammoniumzitrat	0,005	g
m/1000 Aneurinlösung (Mol.-Gew. = 337)	3,0	ml
m/1000 Nikotinsäureamidlösung (Mol.-Gew. = 140)	30,0	ml
Aqua dest.	ad 3000,0	ml

Caseinhydrolysat in etwa 1,0 Liter Aqua dest. lösen; übrige feste und gelöste Substanzen in obenstehender Reihenfolge zu dieser Lösung zusetzen, auf 3,0 Liter auffüllen, pH 7,6 einstellen, filtrieren.

Nun gleiche Teile der Lösung mit folgender Phosphatpufferlösung, pH 7,5, mischen:

Lösung A: 9,078 g KH_2PO_4 pro 1000,0 ml Aqua dest.

Lösung B: 11,876 g $Na_2HPO_4 \cdot 2\,H_2O$ pro 1000,0 ml Aqua dest.

15 ml der Lösung A mit 85 ml der Lösung B mischen = fertige Pufferlösung, pH 7,5.

Mischung aus Nähr- und Phosphatpufferlösung abfüllen in Röhrchen zu 1,0 ml, bei 85–90° C sterilisieren (fraktionierte Erhitzung, je 15 min an 2 aufeinanderfolgenden Tagen).

c) Herstellung der Verdünnungsreihen mit je 9 wirkstoffhaltigen Röhrchen und 1 Kontrollröhrchen (ohne Wirkstoff) unter Verwendung der Nährsubstrate als Verdünnungsmittel, wobei ein Bereich oberhalb und unterhalb der normalen mittleren Blutspiegel[1] erfaßt werden muß (s. hierzu die Angaben in der Tab. S. 590). Man geht aus von der nach a) hergestellten Stammlösung und bereitet mit entsprechenden Mengen Nährsubstrat zunächst die Ausgangsverdünnung[2]. Röhrchen 2 bis 10 der Reihe werden mit je 1,0 ml Nährlösung beschickt; dann wird je 1,0 ml der hergestellten Ausgangslösung in das erste und zweite Röhrchen der Verdünnungsreihe einpipettiert, so daß das erste Röhrchen der Reihe die Konzentration der Ausgangslösung, das zweite Röhrchen deren halbe Konzentration (in einer Gesamtmenge von 2,0 ml) enthält. Durch Mischen und Überpipettieren von 1,0 ml Verdünnung vom zweiten in das dritte Röhrchen und Wiederholung dieses Vorganges bis zum 9. Röhrchen entstehen je 1,0 ml Verdünnungen der Ausgangslösung bis 1 : 256 im 9. Röhrchen, aus dem 1,0 ml des Gemisches verworfen wird. Für jeden Verdünnungsschritt ist eine eigene Pipette zu verwenden. Das 10. Röhrchen dient als Wachstumskontrolle.

[1] Mittelwert der Wirkstoffkonzentrationen zwischen den Einzeldosen.

[2] In der Regel soll die Ausgangslösung ein Verhältnis von 5–10 Teilen Nähr- zu 1 Teil Stammlösung aufweisen.

Beispiel: Ein Fläschchen der von der Produktionsfirma gelieferten Testsubstanz Penicillin G enthalte 1000 I. E. Wirkstoff.

Herstellung der Stammlösung: Durch Zufügen von 10 ml steriler physiol. NaCl-Lösung; es entsteht eine Konzentration von 100 IE/ml.

Herstellung der Ausgangsverdünnung: Durch Zugabe von 0,4 ml Stammlösung zu 3,6 ml Nährlösung; es resultiert eine Verdünnung von 1 : 10, d. h. die Konzentration beträgt nun 10 IE/ml. Durch Überpipettieren vom 2. bis zum 9. Röhrchen entstehen Verdünnungen von 5 bis 0,038 IE/ml. Diese Konzentrationen werden durch die folgende Zugabe von 1,0 ml Suspension des zu prüfenden Keimes (s. u.) noch einmal um eine Stufe weiter verdünnt. Das erste Röhrchen enthält dann 5, das neunte Röhrchen 0,019 IE/ml.

Mitzuführende Kontrollen: Neben Wachstums- und Sterilitätskontrollen (Röhrchen ohne Wirkstoffzusatz, beimpft und unbeimpft, Röhrchen mit Wirkstoffzusatz, unbeimpft) wird die Mitführung von Kontrollstämmen mit bekannter Empfindlichkeit, z. B. Staphylococcus ATCC 6538 P zur Kontrolle der Versuchsbedingungen dringend empfohlen.

d) Beimpfung: Durch Zufügung von 1,0 ml der Suspension des zu prüfenden Keimes, der sich in der logarithmischen oder am Beginn der stationären Wachstumsphase befinden soll. Die zweckmäßige Keimdichte beträgt für Antibiotika 10^5–10^6 Keime/ml, für Sulfonamide um 1 bis 2 Zehnerpotenzen weniger.

Herstellung der Keimdichte: Durch Auszählung bzw. in der auf S. 592 beschriebenen Form.

Eine für Sulfonamidtestungen geeignete Einsaatmenge stellt man nach Wittern her, indem man Flüssigkeit von einer 12- bis 18stündigen Bouillonkultur mit steriler physiol. NaCl-Lösung bis zu einer eben noch sichtbaren Trübung verdünnt, diese Suspension nochmals 1 : 10 verdünnt und dann in einer Menge von 1,0 ml der in die Röhrchen abgefüllten Wirkstoffverdünnung (1,0 ml) hinzufügt.

e) Bebrütung: Bei 37° C (in Sonderfällen: Nach Vorschrift entsprechend dem verwendeten, speziellen Wirkstoff).

f) Ablesung: Wenn das wirkstoff-freie, beimpfte Kontrollröhrchen eine deutliche Trübung zeigt (bei den meisten Erregern nach etwa 18 Std.); langsam wachsende Keime benötigen eine entsprechend längere Bebrütung bis zur Ablesung.

Werden Mittel getestet, die bei diesen Kulturbedingungen einem raschen Wirksamkeitsverlust unterliegen, so kann man sich dadurch helfen, daß man das Inokulum entsprechend kleiner bemißt (z.B. 10^3 Keime/ml).

g) Bewertung: Minimale Hemmkonzentration (in IE bzw. γ/ml): Geringste Menge des Wirkstoffes pro ml Testmedium, die das Wachstum der Keime, d.h. das Auftreten einer Trübung, zu verhindern vermag.

Anwendung des Reihenverdünnungstestes

Der Test ermöglicht eine ziemlich genaue Bestimmung der Keimempfindlichkeit. Wegen des erheblichen Arbeitsaufwandes – in der Regel sind Bestimmungen der Empfindlichkeit gegenüber verschiedenen Wirkstoffen erforderlich – bleibt seine Anwendung gewöhnlich Sonderfällen vorbehalten, etwa bei Züchtung von Erregern aus dem Blut, bei therapierefraktären Fällen (trotz offenbar ausreichender Dosierung) oder bei rezidivierenden Prozessen.

Unter strikter Einhaltung der Versuchsbedingungen gewonnene Ergebnisse des gleichen Labors sind miteinander vergleichbar. Die mögliche Fehlerbreite des Verfahrens beträgt in der Regel bis etwa 1 Verdünnungsstufe.

Soll gleichzeitig die für eine bakterizide Wirkung des Mittels erforderliche Minimalkonzentration bestimmt werden, so werden die nicht getrübten Röhrchen auf feste oder flüssige Substrate ausgeimpft und diese weitere 18–24 Std. bebrütet, nach Möglichkeit unter Zusatz eines Stoffes, der die antibiotische Wirkung der verwendeten Substanz neutralisiert (z.B. Penicillinase bei Penicillin).

Bakterizide Minimalkonzentration: Höchste Verdünnung des Mittels, bei der nach Ausimpfung kein Wachstum der Keime auftritt.

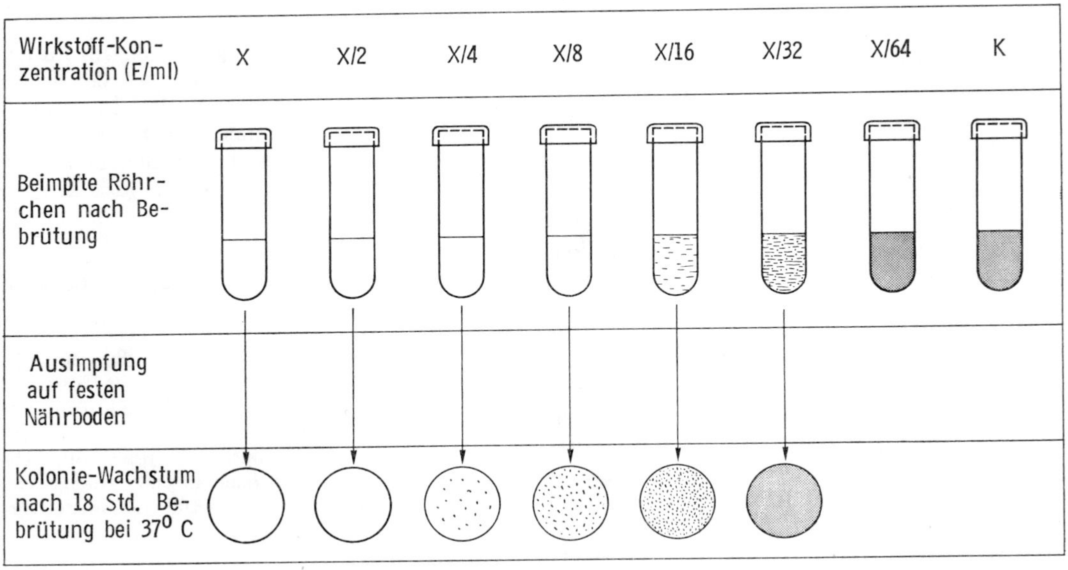

Abb. 184: Reihenverdünnungstest zur Bestimmung der Minimalen Hemmkonzentration eines Chemotherapeutikums mit nachfolgender Ausimpfung auf feste Nährböden zur Bestimmung der bakteriziden Wirksamkeit (schematisch, nach GOULD, J.C.: Brit. med. Bull. 16 [1960] 29).
Abgelesen werden die Trübungsgrade der wirkstoffhaltigen Röhrchen im Vergleich zum Kontrollröhrchen K. Die Minimale Hemmkonzentration (MHK) liegt im Beispiel (X = Wirkstoff-Ausgangskonzentration) bei X/8. Minimale bakterizide Konzentration (nach Ausimpfung auf feste Nährböden und 18stdg. Bebrütung bei 37°C): X/2.

2. Plattenverdünnungstest

Prinzip

Das Prinzip entspricht dem Reihenverdünnungstest, d.h. es wird mit unterschiedlichen Wirkstoffmengen gearbeitet; diese werden verflüssigten Nährböden zugefügt. Nach Erstarrung werden die Substrate mit den zu prüfenden Erregern (Reinkultur) beimpft.

Technik

a) Herstellung der Stammlösung: Siehe Reihenverdünnungstest.

b) Testsubstrat: Hierfür können die beim Reihenverdünnungstest unter b) beschriebenen Medien verwendet werden, denen noch jeweils 2% Fadenagar bzw. anderweitiger Agar in entsprechender Konzentration (z.B. 1,2% OXOID-Agar Nr. 3) zugesetzt wird. Empfehlenswerte handelsübliche Testsubstrate: DST-Agar (OXOID), MUELLER-HINTON-Agar (Merck, OXOID, Difco, BBL). Bei Testung anspruchsvollerer Keime (Streptokokken, Pneumokokken etc.) kann 5–10% Blut beigegeben werden (für Sulfonamid-Testungen: lysiertes Pferdeblut).

c) Herstellung der Wirkstoffverdünnungen im Nährboden: Zu dem in Röhrchen abgefüllten, auf 48°C abgekühlten Substrat (Wasserbad!) werden Konzentrationen der Chemotherapeutika, wie beim Reihenverdünnungstest beschrieben, im Verhältnis 1:10 zugefügt (diese Verdünnung 1:10 ist bei Ansatz der Ausgangsverdünnung zu beachten!); nach kräftigem Mischen werden die mit den verschiedenen Wirkstoffkonzentrationen versetzten Nährböden in vorher bezeichnete Platten ausgegossen. Die Platten können in der Regel bis zu 1 Woche bei 4–6°C gelagert werden (in verschlossenen Plastikbeuteln, zur Vermeidung von Austrocknung).

d) Beimpfung: In Form einer kleinen Scheibe, durch Auftupfen einer 1 mg Flüssigkeit abgebenden Öse (bzw. mittels eines mechanischen Vielfach-Inokulators). Die Keimsuspension soll etwa 10^5–10^6 Organismen pro ml enthalten (man erhält annähernd diesen Konzentrationsbereich, wenn man eine über Nacht bebrütete MUELLER-HINTON-Bouillonkultur im Falle der meisten grampositiven Kokken 1:1000, im Falle gramnegativer Stäbchen 1:10000, im Falle langsam wachsender Keime 1:100 verdünnt). Pro Platte ist ein Stamm bekannter Empfindlichkeit mitzuführen; stets ist auch eine wirkstoff-freie Platte zu beimpfen. Schwärmen von Keimen (z.B. Proteusbakterien) verhindert man, indem man einen Stahlzylinder über der Impfstelle aufsetzt.

e) Bebrütung: 18 bis 24 Std. bei 37°C.

f) Ablesung: Festgestellt wird die zur völligen Wachstumshemmung erforderliche Wirkstoffkonzentration.

Bewertung

Als minimale Hemmkonzentration gilt derjenige geringste Wirkstoffgehalt pro ml Nährboden, der das Wachstum völlig unterdrückt. Das Auftreten einer einzelnen Kolonie bzw. hauchartig feines Wachstum kann bei der Beurteilung vernachlässigt werden.

Anmerkung: Der Plattendiffusionstest wird besonders empfohlen für die Resistenzbestimmung von Gonokokken gegen Penicillin und von Meningokokken gegen Sulfonamide. Als Nährboden wird Schokoladen- bzw. MUELLER-HINTON-Agar verwendet.

3. Agardiffusionstest

Prinzip

Ein geeignetes festes Substrat wird mit dem zu testenden Keim gleichmäßig beimpft. Sodann werden die zu prüfenden Mittel an einzelne Stellen der Nährbodenoberfläche in zweckmäßiger Konzentration aufgebracht; man verwendet dazu meist Wirkstoff-getränkte Filtrierpapierblättchen (Blättchentest), die entweder einzeln oder, zum Zweck der Arbeitsersparnis, in Form von Vielfachträgern (zahnradförmige Teststerne nach LINZENMEIER, Multodisks etc.) auf den beimpften Nährboden aufgelegt werden. Die im Papier enthaltenen Substanzen diffundieren in das Substrat, wo sich ein der Entfernung vom Blättchen entsprechendes Konzentrationsgefälle des Wirkstoffes einstellt. Empfindliche Keime werden in einem bestimmten Abstand vom Blättchenrand am Wachstum gehindert, resistente bzw. wenig empfindliche Keime wachsen mehr oder weniger nahe an das Blättchen heran bzw. entwickeln sich auch unter ihm.
Die Menge des Chemotherapeutikums pro Blättchen ist so zu bemessen, daß Keime, die bei dem im Patientenserum bzw. am Wirkungsort zu erwartenden Wirkstoffspiegel am Wachstum gehin-

dert werden, einen deutlichen Hemmhof um das Blättchen bilden (als Wirkstoffspiegel wird die durchschnittlich erreichte mittlere Konzentration der chemotherapeutischen Substanz angenommen). Viele Autoren stehen auf dem Standpunkt, daß man einen Keim erst dann als ausreichend sensibel betrachten sollte, wenn die üblicherweise am Wirkungsort erreichte Konzentration 2–4fach höher ist als seine minimale Hemmkonzentration (MHK). Die oben umschriebene Beschickungsmenge stellt also einen Maximalwert dar, der nicht über-, sondern aus Sicherheitsgründen besser unterschritten werden sollte.

Eine andere Form des Agardiffusionstestes bedient sich kleiner Stahl- oder Glaszylinder, die auf den Nährboden aufgesetzt und mit wirkstoffhaltiger Flüssigkeit gefüllt werden (sog. Zylindertest). Das Chemotherapeutikum kann auch in Löcher eingebracht werden, die mittels eines sterilen Korkbohrers in den Agar gestanzt und vor Beschickung mit einem Tropfen verflüssigten Substrates nach unten abgedichtet werden (sog. Lochtest).

Das Ergebnis des Agardiffusionstestes ist von einer Anzahl verschiedener Faktoren abhängig (s. unten, Bewertung). Eine genaue und reproduzierbare Bestimmung der Bakteriensensibilität mittels der Diffusionsmethode erfordert daher die Einhaltung einer normierten Methodik.

„Direkt"-(Primär-)Testung

Der Agardiffusionstest sollte nach überwiegender Auffassung unter Verwendung von Reinkulturen der gezüchteten Erreger durchgeführt werden. Im Gegensatz zu den vorher beschriebenen Verfahren erfordert er jedoch nicht grundsätzlich den alleinigen Ansatz mit vorher isoliertem, einheitlichem Material. Verschiedene Autoren treten aus Gründen der Zeitersparnis für die Durchführung des Testes im Direktverfahren (Beimpfung der Testplatten direkt mit dem – ggf. verdünnten – Untersuchungsmaterial) ein. Es kann hier nicht im einzelnen auf die damit verbundene Problematik eingegangen werden (nicht standardisierbare Keimeinsaat, Schwierigkeiten der Ablesung bei spärlich im Material vorhandenen Keimen, gegenseitige Beeinflussung der Keime bei Mischinfektionen etc.). Andererseits ermöglicht die Methode eine Beschleunigung von Befunden, Testung der am Krankheitsherd bestehenden Keimrelationen, Arbeitseinsparung etc.
Im ganzen gesehen bietet die Direkttestung bei kritischer Wertung der erzielten Ergebnisse zweifellos verschiedene günstige Aspekte. Somit kann die Direkttestung zumindest als orientierendes Verfahren durchaus zweckmäßig sein, sofern die Beurteilung unter Berücksichtigung der Grenzen des Aussagewertes dieser Methode erfolgt.
Bei Direkttestungen sollten in jedem Falle ausreichende, zur Züchtung der in Betracht kommenden Erreger erforderliche Isolierungsnährböden unabhängig von den für die Testung verwendeten Kulturen beimpft werden, damit bei fehlender Verwertbarkeit der Direkttestung die Resistenzbestimmung mit Reinkulturen nachgeholt bzw. das Ergebnis ggf. kontrolliert werden kann.

Die folgenden Ausführungen beziehen sich auf die Durchführung des Agardiffusionstestes mittels Blättchen bzw. Teststernen unter Verwendung von Reinkulturen.

Technik

a) Beschickung der Blättchen mit den Chemotherapeutika: Die empfohlene Menge an Wirksubstanz pro Blättchen ist aus der Tab. S. 590 ersichtlich. Hingewiesen sei aber schon an dieser Stelle auf die zunehmend angewandte Methode der Empfindlichkeitsprüfung nach Bauer u. Mitarb., bei welcher die auf S. 593 angegebenen Beschickungsmengen verwendet werden und die Empfindlichkeit der Keime in Beziehung zum exakt gemessenen Hemmzonendurchmesser bzw. in Abhängigkeit von der Keimart bewertet wird.

Das Chemotherapeutikum wird in einer vorher errechneten Konzentration, die einerseits von der Menge aufgetragener Flüssigkeit, andererseits von der gewünschten Beschickungsdosis abhängt, auf das Blättchen aufgebracht.

Beispiel: Aufgetragene Flüssigkeitsmenge 0,02 ml, gewünschte Wirkstoffdosis 2 γ pro Blättchen. Die Blättchen sind in diesem Fall mit einer Lösung von 100 γ Chemotherapeutikum pro ml Flüssigkeit zu beschicken.

Einzelblättchen werden autoklaviert, kurz getrocknet, in sterilen Petrischalen ausgebreitet und mittels Pipetten einzeln beschickt, oder die wirkstoffhaltige Flüssigkeit wird mit einer Spritze aufgetropft, deren Kanüle die gewünschte Menge ausliefert.

Zahnradförmige Testscheiben nach Linzenmeier (Zbl. Bakt. I. Orig. 167 [1956] 327) werden nach Sterilisierung in einer Petrischale (15 min bei 121 °C) und anschließender kurzer Trocknung im Brutschrank in Bündeln zu je 25 Stück mit Testsubstanz so beschickt, daß man 0,1 ml der jeweiligen Stammlösung mittels Pipette über die entsprechenden Enden der „Zahnräder“ laufen läßt. Dabei soll die Flüssigkeit überall 4–5 mm tief in das Papier eindringen.

Die Beschickungsmenge pro „Zahnrad“-Ende errechnet sich z. B. bei einer Konzentration der verwendeten Lösung von 10 mg/ml folgendermaßen: 10 mg/ml = 1 mg/0,1 ml = 1000 γ/0,1 ml; dies aufgeteilt auf 25 Enden ergibt 40 γ pro „Zahnrad“-Ende. Zur Beschickung (25 Enden mit 0,1 ml Lösung) ist also auszugehen von einer Lösung, welche die 250fache Menge des pro Ende aufzutragenden Wirkstoffes pro ml enthält.

Beschickungsmenge pro Blättchen (bzw. „Zahnrad“-Ende etc.): Siehe Tab. S. 590. Der Urinspiegel vieler Wirkstoffe liegt bei üblicher Dosierung höher als der Serumspiegel. Bei den entsprechenden Substanzen kann daher die Resistenzbestimmung von Keimen aus dem Urogenitaltrakt u. U. eine höhere Beschickungsmenge pro Blättchen als bei Infektionen anderer Organe erlauben.

Die für die Beschickung der Wirkstoffträger erforderlichen Lösungen werden in kurzen Zeitabständen aus tiefgefrorenen, in entsprechenden Mengen abgefüllten Stammlösungen zubereitet.

Die Kennzeichnung der mit verschiedenen Mitteln beschickten Blättchen kann erfolgen durch Stempelaufdruck (wirkungsneutrale Stempelfarbe verwenden!) oder, einfacher, durch Beimischung von Farbstoffen zur Stammlösung der Wirkstoffe (die das Testresultat nicht beeinflussen und nicht durch bakterielle Wirkung dekoloriert werden). Geeignet sind Baumwollfarben wie „Chlorazol sky blue FF 200“, „Durazol scarlet 4B 150“[1]. Man stellt Stammlösungen (2,5 g Farbe + 100 ml Aqua dest.) her und autoklaviert diese 15 min bei 121 °C. Zum Gebrauch werden sie 1 : 5 verdünnt und dann (einzeln oder gemischt) zu gleichen Teilen den zu markierenden Antibiotikalösungen zugesetzt (diese werden dabei 1 : 2 verdünnt!). Die Farbstammlösungen sind unbegrenzt haltbar. – Gewisse Wirksubstanzen sind durch ihre natürliche Gelbfärbung gekennzeichnet (Tetracyclin, Nitrofurantoin).

Die präparierten Blättchen, „Zahnräder“ u. dgl. werden im Exsikkator getrocknet und in dichten Behältern zusammen mit Silikagel als Trocknungssubstanz bei 4–6 °C aufbewahrt. Vor Gebrauch entnimmt man sie aus dem Kühlschrank und öffnet sie erst, wenn Gefäß und Inhalt Zimmertemperatur angenommen haben, um einen Niederschlag von Wasserdampf aus der Raumluft zu vermeiden. Ist die Raumtemperatur erreicht, so werden die einzelnen Behälter zur Entnahme der für den Versuchstag erforderlichen Zahl von Blättchen kurz geöffnet, anschließend sofort wieder luftdicht verschlossen und in den Kühlschrank zurückgebracht. Einmal aus den Behältern entnommene Blättchen werden, soweit sie am Tag der Entnahme nicht gebraucht wurden, verworfen. – Unsachgemäße Handhabung wirkt sich insbesondere bei Cephalotin, Ampicillin, Carbenicillin, Methicillin und Penicillin G in rascher Abnahme der Aktivität infolge Feuchtigkeitsaufnahme der Blättchen aus.
Vor Verwendung ist jede Charge mit einem bekannten Teststamm zu überprüfen.

Die zuverlässigsten Ergebnisse gewährleisten standardisierte, fertig beschickte Filtrierpapierscheiben, sofern die Beschickung mit den deklarierten und geeigneten Mengen an Wirkstoff gesichert ist und die Verfallszeit bei Einhaltung der vorgeschriebenen Lagerung beachtet wird. Scheiben dieser Art werden von verschiedenen Antibiotikaproduzenten kostenlos ausgegeben. Käuflich beziehbar sind Testblättchen u. a. von den Firmen Difco, OXOID, BBL, MAST-Laboratories.

Einzelne Testpräparate sind auch in Form von Tabletten im Gebrauch, die wie die Blättchen auf den vorher beimpften Nährboden aufgelegt werden.

b) Testsubstrat: Das verwendete Nährmedium muß ein gutes Wachstum der zu testenden Keime ermöglichen und soll sowohl die Wirkung als auch die Diffusion der Chemotherapeutika nicht ungünstig beeinflussen. Den Anforderungen der Weltgesundheitsorganisation entsprechen Trockennährböden wie der DST- und der Mueller-Hinton-Agar von OXOID oder gleichartige Merck-, Difco- und BBL-Produkte. Für Sulfonamidtestungen ist der DST-Agar von OXOID besonders geeignet. Bei Erregern mit höheren Ansprüchen an die Züchtungsbedingungen können die Substrate durch Blutzusatz (empfehlenswert: 5–8% Menschen- oder hämolysiertes Pferdeblut) verbessert werden.
Wichtig ist das Ausgießen in stets gleicher Schichtdicke, d.h. die Verwendung stets gleicher Substratmengen in Petrischalen gleicher Größe, da differierende Schichtdicken zu unterschiedlichen Ergebnissen führen. Die Nährbodenmenge soll 10 ml pro 10-cm-Petrischale betragen. Vor der Verwendung sind die Nährböden soweit vorzutrocknen, daß ihre Oberfläche zwar noch feucht, aber nicht mehr naß ist (etwa 30 min bei 37 °C).

---

[1] Hersteller: ICI Ltd.; Bezugsquelle in Deutschland: ICI Deutschland GmbH, 6 Frankfurt/M., Stresemannallee 61.

Empfohlene Beschickungsmengen für den Blättchentest und durchschnittliche Konzentration in verschiedenen Körperflüssigkeiten bei gebräuchlichen Antibiotika und Chemotherapeutika (siehe auch Tab. S. 594 – Methode nach Bauer u. Mitarb., 1966)

Medikament	Beschickung der Blättchen in γ für		Mittlerer Serumspiegel*		Mittlere Konzentrationen (bezogen auf den Serumspiegel**) oder in γ/ml) in			
	Urinkeime:	Sonstige Keime	in γ bzw. E/ml	bei Gaben von (g)	Urin***	Galle	Stuhl	Liquor****
Ampicillin	10	10	1–2 2–3	0,5 oral 0,5 i. v.	++	+/++		—
Carbenicillin	100[3]	100[3]	22 60	0,5 i. m. 1,0 i. v.	++			—
Cephalotin	30	30	6 10	0,5 i. m. 1,0 i. m.	++	+/—		—
Chloramphenicol	30	30	2–3 ca. 6	0,5 oral 1,0 parent.	+	+/—	+/—	Etwa Hälfte des Serumspiegels
Colistin (Base)	50	10	2	0,06 i. m.	+	—	+	——
Erythromycin	15	15	2–3	0,5 oral	+	+	++	——
Gentamycin	10	10	1–2	0,03 i. m.	++	——		
Kanamycin	30	30	10–20	0,5 i. m.	+/++	+/—	+/—	—/——
Lincomycin	15	15	1–2	0,5 oral	+	+	+/—	—
Methicillin	10	10	5–10	1,0 i. m.	+/++	—	—	—/——
Neomycin		10	nur lokal				++	
Novobiocin	25	10	10 20	0,25 oral 0,5 parent.	+/—	+	+	——
Oleandomycin	15	8	1–2	0,5 oral	++	++		——
Oxacillin	5	5	2 4	0,5 oral 0,5 i. v.	++	+		—/——
Paramomycin		10	nur lokal				hoch	—
Penicillin G	10 I. E.	10 I. E.	5–10	400000 E. i. m.	+	+/—	——	—/——
Polymyxin B	100 I. E.	100 I. E.	2	0,1 i. m.	+	—	+	——

Rifamycin	10	10	1	0,5 i. m.	—	++	++	—
Spiramycin	8	8	1	1,0 oral		+/++		—
Streptomycin	10	10	10–20	0,5 i. m.	+	+/—	—	——
Tetracyclin	30	30	1–2 5–10	0,25 oral 0,275 i. v.	+ (oral) +/++ (i. v.)	+	++ (oral) +/— (i. v.)	—/——
Amphotericin B	2	2	2–3	0,06 i. v.	+/—			——
Griseofulvin		100[4]	1	0,5 oral	+/—			
Nystatin	50 I. E.	50 I. E.	nur lokal					
Sulfonamide[5]	200	200	abhängig vom Präparat					
Furazolidon		10[2]	sehr niedrig					
Fusidinsäure		10	10–30		——	+	+/—	——
Nalidixinsäure	30[1]		5–20 (oral)		+/++		—	
Nitrofurantoin	100[1]		sehr niedrig		50–300	—	20–40	——
Sulfamethoxazol-Trimethoprim-Kombination[5]	23,75 + 1,25	23,75 + 1,25	3–6 + 1–2	0,8 + 0,16	+/++			

* Unter Verwendung der Angaben von Wallhäusser, K.H.: Ärztl. Lab. 16 (1970) 150.

** + = bis um 1 Zehnerpotenz erhöht gegenüber dem Serumspiegel;
++ = um mehr als 1 Zehnerpotenz erhöht gegenüber dem Serumspiegel;
+/— = etwa in der Höhe wie der Serumspiegel;
— = bis um 1 Zehnerpotenz vermindert gegenüber dem Serumspiegel;
—— = um mehr als 1 Zehnerpotenz vermindert gegenüber dem Serumspiegel.

*** Bei normaler Nierenfunktion

**** Bei entzündlichen Prozessen meist höhere Werte.

[1] Für Urin.
[2] Für Stuhl.
[3] Die Beschickungsmenge ist abgestimmt auf Pseudomonas aeruginosa und entsprechend hohe Dosierung bei der Medikation.
[4] Zur Resistenzbestimmung von Dermatophyten siehe S. 595.
[5] Bei Testung anspruchsvoller Keime: DST-Agar OXOID mit Zusatz von 5–10% hämolysiertem Pferdeblut.

Sie sollen innerhalb einer Woche nach der Herstellung verwendet werden (Aufbewahrung im Kühlschrank).

c) Beimpfung: Die Keimeinsaat soll zum Wachstum eines gleichmäßigen Bakterienrasens führen, der aus gerade noch nicht konfluierenden Einzelkolonien besteht. Zu diesem Zweck werden mehrere (mindestens 5) gleichartige Einzelkolonien von der Primärkultur mit der Nadel in eine geeignete Nährbouillon abgeimpft (Abimpfung mehrerer Kolonien erhöht die Wahrscheinlichkeit, unterschiedlich sensible Klone zu erfassen); die Bouillon soll, je nach eingeimpfter Keimmenge, einige Stunden bei 37° C bebrütet werden.
Exakte Ergebnisse werden nach BAUER u. Mitarb., 1966, bei schnellwachsenden Keimen (Enterobacteriaceae, Staphylokokken etc.) durch Verwendung einer Bakteriensuspension gewonnen, die – nach Bebrütung der Kultur während 2–5 Std. bei 37° C – auf den folgenden Bariumsulfat-Standard eingestellt wird: 0,5 ml einer 0,048 m $BaCl_2$-Lösung (11,7 g $BaCl_2 \cdot 2\,H_2O$ pro Liter Aqua dest.), gemischt mit 99,5 ml einer 1%igen (0,36 n) H_2SO_2-Lösung.
Die eigentliche Beimpfung der Testplatte erfolgt entweder mit einem Wattetupfer, der in die beimpfte Bouillon getaucht, an der Glaswand etwas ausgepreßt und dann gleichmäßig – in 3 Richtungen, zur Sicherung eines gleichförmigen Wachstums – auf dem Nährboden ausgestrichen wird, oder durch Ausspatelung von 2 ml der bakterienhaltigen Flüssigkeit auf dem Testmedium und nachfolgendes Abpipettieren der überschüssigen Suspension aus der schräggeneigten Platte.

d) Auflegen der präparierten Blättchen oder Teststerne: Nach Eintrocknung der aufgetragenen Beimpfungsflüssigkeit unter leichtem, gleichmäßigem Druck mittels Pinzette. Nach dem Auflegen der einzelnen Blättchen ist die Pinzette jedesmal leicht abzuflammen, jedoch dabei nicht stark zu erhitzen.

e) Bebrütung: Ansätze zunächst 30 min bei Zimmertemperatur stehenlassen, dann 16–20 Std. bei 37° C bebrüten (manche Autoren empfehlen eine Bebrütung nach „Vordiffusion" der Wirksubstanzen durch mehrstündiges Einlegen der Platten in den Kühlschrank; die Wirkstoffdiffusion läuft dabei zunächst ohne nennenswerte Bakterienvermehrung ab.)

f) Ablesung: Bei schnell wachsenden Keimen kann der Test in Eilfällen schon 5–8 Std. nach Ansatz abgelesen werden; üblicherweise erfolgt die Ablesung nach der oben genannten Bebrütungszeit. In Abhängigkeit von verschiedenen Faktoren (Diffusions- und Adsorptionsverhältnisse, spezielle Erregereigenschaften) erzeugen die einzelnen Substanzen bei den in der Tabelle auf S. 590 angegebenen Beschickungsmengen auch bei empfindlichen Erregern unterschiedlich große Zonen fehlenden Wachstums. Diesem Umstand wird durch die Verwendung von Tabellen Rechnung getragen, in denen die für Erreger unterschiedlicher Empfindlichkeit gefundenen Hemmhofdurchmesser zu einer gegebenen Beschickungsmenge der Blättchen in Beziehung gesetzt werden (s. u., z. B. BAUER, A.W., u. Mitarb.: Tech. Bull. Reg. Med. Technol. 36 [1966] 49 – siehe die Ausführungen hierzu auf S. 593). Je nach geprüftem Wirkstoff bewegt sich der Hemmhofdurchmesser[1] z. B. bei empfindlichen Keimen zwischen 12 mm und mehr als 29 mm (unter Verwendung von Blättchen mit 6 mm Durchmesser). Die im folgenden angegebenen Richtwerte sind nicht anwendbar auf Polymyxin B, Colistin, Gentamycin, Vancomycin und Fusidinsäure; diese Mittel erzeugen auch bei einwandfrei empfindlichen Keimen vielfach nur Hemmhöfe von 12–15 mm Durchmesser. Für die übrigen in Verwendung stehenden Substanzen können folgende Richtwerte i. a. als gültig betrachtet werden:

Empfindlich: Hemmzonendurchmesser von etwa 16–18 mm oder mehr (Ausnahmen s. oben);

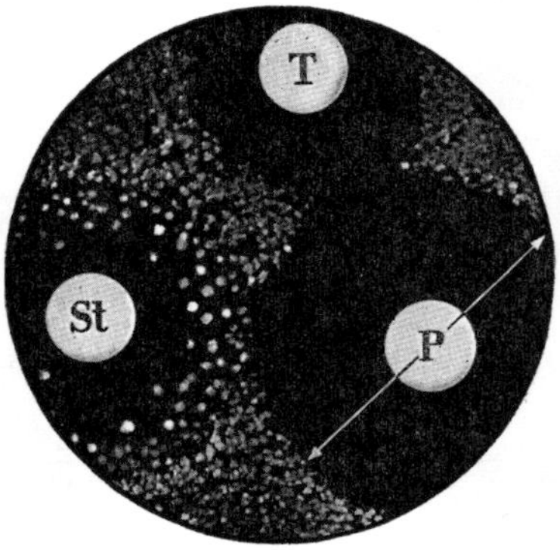

Abb. 185: Agardiffusionstest. Testkeim: Staphylococcus aureus. P: Penicillin (mit eingezeichnetem Hemmhofdurchmesser). – St: Streptomycin (mit resistenten Varianten in der Hemmzone). – T: Tetracyclin.

---

[1] Als Grenze des Hemmhofes gilt der Rand des in der Koloniegröße deutlich verminderten Wachstums.

mäßig empfindlich: Hemmhofdurchmesser 10–16 (18) mm;

unempfindlich: Keine oder ganz schmale Zone fehlenden Wachstums.

Staphylokokken sollten bei Testung gegenüber Penicillin und Ampicillin erst bei Hemmhofdurchmessern ab etwa 25 mm als empfindlich, ab etwa 18–24 mm als mäßig empfindlich beurteilt werden. Methicillin-Resistenz von Staphylokokken läßt sich am besten nachweisen durch 20stdg. Bebrütung bei 30°C.

Besonderheiten

Sulfonamide: Bei der Ablesung kann schwaches Wachstum um die Blättchen vernachlässigt werden, da sich die Hemmung empfindlicher Stämme erst nach Entwicklung mehrerer Generationen auszuwirken pflegt.

Proteus-Bakterien: Das Schwärmvermögen wird durch die Antibiotika nicht aufgehoben. Ein hauchartiger Wachstumsbelag innerhalb einer deutlich sichtbaren Hemmzone kann daher vernachlässigt werden.

Langsamer wachsende Keime wie z.B. hämophile Bakterien zeigen einen größeren Hemmhofdurchmesser als schneller wachsende. Falls erforderlich, kann für ihre Testung Schokoladenagar verwendet werden.
Geht das Wachstum so langsam vor sich, daß es nach 24stdg. Bebrütung noch nicht makroskopisch wahrnehmbar ist, so wird die Verwertbarkeit der Bestimmung zunehmend unsicher. Der Test gibt dann nur noch einen sehr groben Anhalt über die Sensibilität des Keimes.

Heteroresistente Stämme: Solche Stämme setzen sich aus Organismen unterschiedlicher Empfindlichkeit zusammen. Heteroresistenz kann von praktischer Bedeutung sein insbesondere bei der Testung von Methicillin und Cephalosporinen. Anteile einer Bakterienpopulation mit genetisch determinierter Methicillinresistenz wachsen bei 37°C langsamer als die methicillinempfindlichen Keime. Zur Erkennung heteroresistenter Anteile ist daher eine verlängerte Bebrütung bei 37°C (48 Std.), sonst eine Inkubation bei 30°C (20 Std.) zu empfehlen.

Penicillinasebildung von Staphylococcus-aureus-Stämmen ist an der Verkleinerung des Hemmhofdurchmessers erkennbar. Indirekt ist der Nachweis möglich durch gleichzeitige Prüfung des Stammes gegenüber Penicillin G und Methicillin. Deutlich größerer Hemmhof beim penicillinasefesten Methicillin kann als Ausdruck der Penicillinasebildung durch den geprüften Stamm gewertet werden. Die Kolonien penicillinasebildender Keime sind bis zum Hemmhofrand voll entwickelt (falls überhaupt ein Hemmhof ausgebildet wird), sie werden also zum Blättchen hin nicht allmählich kleiner.

Prüfung von Wirkstoffkombinationen auf Einzelblättchen ist im allgemeinen problematisch. Eine Ausnahme macht die Kombination von Sulfamethoxazol und Trimethoprim, die auf Einzelblättchen für die Testung verwendet werden kann.

Ausbildung einzelner größerer Kolonien im Hemmhof – Phänomen der Segregation: Zunächst ist eine Mischkultur in Betracht zu ziehen. Zeigt sich bei einer Wiederholung der Prüfung mit einer sicheren Reinkultur wiederum die Ausbildung einzelner größerer Kolonien im Hemmhof, so ist dies als Ausdruck der sog. Segregation, d.h. der Aufteilung einer Bakterienpopulation in empfindliche und resistente Organismen in einer Kultur, zu werten. Sie tritt dann auf, wenn R-Faktoren bzw. entsprechende Staphylokokkenplasmide nur in einem Teil der gewachsenen Bakterien vorhanden sind, als Folge einer gegenüber dem Wachstum des Bakterienchromosoms verminderten Vermehrungsgeschwindigkeit der extrachromosomalen Elemente. Die Segregation wird häufiger beobachtet bei Kultur auf farbstoffhaltigen Medien. Bei starker Ausprägung wachsen inmitten des Hemmhofes nur noch einzelnstehende Kolonien. In diesem Fall ist der getestete Stamm – Reinkultur vorausgesetzt (s.o.) – als resistent zu bewerten.
Erfolgt die Segregation bereits vor der Kultivierung auf der Primärplatte, so kann ein Keim im Test eine Empfindlichkeit vortäuschen, während er in vivo gegen den betreffenden Wirkstoff resistent ist.

Aus Gründen unterschiedlicher Diffusion und Adsorption der einzelnen Wirkstoffe ist – wie sich aus den vorstehenden Ausführungen ableiten läßt – innerhalb der Beurteilung „empfindlich" die Aufstellung einer Rangfolge der Sensibilität auf Grund der Hemmhofdurchmesser nicht berechtigt.

Methode von Bauer u. Mitarb. (1966)

Als Standardverfahren für die klinische Resistenzbestimmung wird in den letzten Jahren zunehmend die von Bauer u. Mitarb. (1966) beschriebene Methode empfohlen. Als Nährboden dient hierbei

Mueller-Hinton-, sonst DST-Agar. Für die Keimeinsaat, das Auflegen der Blättchen (von 6 mm Durchmesser) und die Bebrütung gelten die oben unter c) bis e) gemachten Ausführungen. Als Wirkstoffmenge pro Blättchen wird die in der folgenden Tabelle für die einzelnen Mittel vermerkte Dosis empfohlen. Die Bestimmung des Hemmhofdurchmessers erfolgt mittels Zirkel oder, von der Rückseite der Platte her, mittels Lineal. Die Empfindlichkeit wird je nach Hemmzonendurchmesser bewertet auf Grund der für die verschiedenen Mittel in der Tabelle angegebenen Werte. Das Verfahren ist zeitaufwendig, vermittelt aber eine besonders hohe Aussagegenauigkeit.

Blättchenbeschickung und Bewertung der Hemmhofdurchmesser bei der Methode nach Bauer u. Mitarb.

	Wirkstoff	Hemmzonendurchmesser in mm		
Art	Menge pro Blättchen	unempfindlich	mäßig empfindlich	empfindlich
Ampicillin				
Staphylokokken und Penic.-hoch-empfindl. Keime	10 γ	20 od. weniger	21–28	29 od. mehr
Gramnegative Stäbchen und Enterokokken	10 γ	11 od. weniger	12–13	14 od. mehr
Haemophilus	10 γ			20 od. mehr
Bacitracin	10 E	8 od. weniger	9–12	13 od. mehr
Cephaloridin	30 γ	11 od. weniger	12–15	16 od. mehr
Cephalotin	30 γ	14 od. weniger	15–17	18 od. mehr
Chloramphenicol	30 γ	12 od. weniger	13–17	18 od. mehr
Colistin	10 γ	8 od. weniger	9–10	11 od. mehr
Erythromycin	15 γ	13 od. weniger	14–17	18 od. mehr
Gentamycin	10 γ			13 od. mehr
Kanamycin	30 γ	13 od. weniger	14–17	18 od. mehr
Linkomycin	2 γ	9 od. weniger	10–14	15 od. mehr
Methicillin	5 γ	9 od. weniger	10–13	14 od. mehr
Nalidixinsäure [1]	30 γ	13 od. weniger	14–18	19 od. mehr
Neomycin	30 γ	12 od. weniger	13–16	17 od. mehr
Nitrofurantoin [1]	300 γ	14 od. weniger	15–16	17 od. mehr
Novobiocin	30 γ	17 od. weniger	18–21	22 od. mehr
Oleandomycin	15 γ	11 od. weniger	12–16	17 od. mehr
Oxacillin	1 γ	10 od. weniger	11–12	13 od. mehr
Penicillin G				
Staphylokokken	10 E	20 od. weniger	21–28	29 od. mehr
Andere Keime	10 E	11 od. weniger	12–21	22 od. mehr
Polymyxin B	300 E	8 od. weniger	9–11	12 od. mehr
Streptomycin	10 γ	11 od. weniger	12–14	15 od. mehr
Sulfonamide [2]	300 γ	12 od. weniger	13–16	17 od. mehr
Tetracyclin	30 γ	14 od. weniger	15–18	19 od. mehr
Vancomycin	30 γ	9 od. weniger	10–11	12 od. mehr

[1] Nur für Harnwegsinfektionen.

[2] Bei Verwendung von Substraten mit Blutzusatz ist das Ergebnis nur bedingt (d.h. bei Ausbildung entsprechender Hemmhöfe) verwertbar.

Bewertung des Agardiffusionstestes: In den Ausführungen zur Technik des Verfahrens wurde schon wiederholt auf die Abhängigkeit der Ergebnisse von verschiedenen Versuchsfaktoren hingewiesen. Grundsätzlich ist es bei Testung von Keimen gegen mehrere Wirkstoffe nicht möglich, für alle in der Prüfung angewandten Substanzen einheitlich optimale Bedingungen zu schaffen. Von Einfluß auf das Ergebnis können die Zusammensetzung, der Feuchtigkeitsgehalt, die Schichtdicke etc. der Testsubstrate sein; das gleiche gilt vom Inokulum, dessen Dichte (insbesondere bei Sulfonamiden!), Alter, Wachstumsgeschwindigkeit etc. das Resultat der Untersuchung beeinflussen können, ebenso wie der Wirkstoffgehalt der Testblättchen und deren (von der Papierqualität abhängige) Wirkstoffabgabe.

Der gesamte Versuchsablauf ist daher soweit wie möglich und in allen Einzelheiten zu normieren. Zur Kontrolle sollte an jedem Versuchstag auch stets ein Stamm bekannter Empfindlichkeit (z.B. Staphylococcus aureus ATCC 6538 P) mitgeführt werden, damit Fehler sofort erkannt und berichtigt werden können.

Sind diese Bedingungen erfüllt, so liefert die Methode durchaus zufriedenstellende, gut reproduzierbare Ergebnisse. Bei der Wahl des im einzelnen Krankheitsfall geeigneten Mittels aufgrund des Laborbefundes sollte der klinische Mikrobiologe dem behandelnden Arzt beratend zur Seite stehen.

Diskrepanzen zwischen Laborbefund und therapeutischer Wirkung können mannigfache Ursachen haben. Falsche Ergebnisse können schon durch unsachgemäße Entnahme und Weiterleitung des Untersuchungsmaterials bedingt sein, die dazu führt, daß der eigentliche Erreger z.B. von Sekundärkeimen überwuchert oder durch Desinfektions- oder andere Maßnahmen abgetötet wird. Bei Züchtung von Keimgemischen kann nur der genügend geschulte Bakteriologe beurteilen, welche Organismen als sichere oder wahrscheinliche Erreger zu werten bzw. als unbedeutende Begleitkeime, als Bestandteile der normalen örtlichen Flora oder als Ausdruck von sekundären Verunreinigungen des Untersuchungsmaterials anzusprechen sind. Unterschiedlichkeiten zwischen erwarteter Wirkung aufgrund des Laborbefundes und klinisch feststellbarem Effekt können auch in Faktoren begründet sein, die außerhalb der einfachen Beziehung „Erreger-Chemotherapeutikum“ liegen, so die Abwehrlage des Patienten, die Pharmakodynamik der verabreichten Substanz etc. (LINZENMEIER 1963). Als Ursachen für einen trotz günstigen Untersuchungsergebnisses aufgetretenen Therapie-Mißerfolg sind insbesondere zu erwähnen:

Die ursprünglich empfindlichen sind durch resistente Erreger ersetzt worden,

Wirkstoffmengen und Testtechnik sind nicht genügend auf die therapeutischen Möglichkeiten (Blut- oder andere Spiegel) abgestimmt,

als empfindlich gefundene Keime sind nicht die eigentlichen Erreger,

die getesteten Keime stellen nur eine sekundäre Besiedlung bei virus-, pilz- oder protozoenbedingter Erkrankung dar,

die unter den in vitro wirksamen Mitteln ausgewählte Wirksubstanz war unter den gegebenen (lokalen, pathophysiologischen, pathologisch-anatomischen) Verhältnissen ungeeignet,

„persisters“, d.h. an sich empfindliche Keime, die infolge einer besonderen Stoffwechsellage trotz bestehender Empfindlichkeit die Therapie überleben.

Blättchentest bei Anaerobiern

Er ist durchführbar unter Anwendung der üblichen besonderen Züchtungsmethoden, z.B. FORTNER-Verfahren etc. Nach WERNER und BOLL (Zbl. Bakt. I. Orig. 208 [1968] 437) garantiert die Zeitdauer bis zum Vorliegen einer ausreichenden Anaerobiose bei der FORTNER-Kultur eine ausreichende Vordiffusion der getesteten Substanzen.

Beachte: Streptomycin und andere Aminoglykoside wie Gentamycin, Neomycin, Kanamycin werden bei der Anaerobiose z.T. inaktiviert (Kontroll- bzw. Vergleichsstamm mitführen!).

Empfindlichkeitsprüfung von Dermatophyten gegen Griseofulvin

a) Beschickung der Blättchen: 10 mg Griseofulvin-Testsubstanz zunächst in 1 ml Dimethylformamid auflösen, dann 9,0 ml Aqua dest. zugeben, 1,0 ml dieser Stammlösung weiter verdünnen mit 1,5 ml Aqua dest. (ergibt 400 γ/ml) und hiervon jeweils 0,025 ml auf Filtrierpapier-Testblättchen auftragen. Der Gehalt an Wirkstoff beträgt dann 10γ/Blättchen.

b) Testsubstrat: Penassay Seed Agar Difco (Abfüllung in Röhrchen à 14 ml). Nach der Sterilisation soll der pH-Wert des Mediums 6,5–6,6 betragen.

c) Beimpfung: Mit Pilzmyzel von Schrägagarkultur, das in 5,0 ml physiol. NaCl-Lösung aufgeschwemmt und in einem sterilen Glas-Homogenisator gut zerkleinert wurde. 1,0 ml der Myzelsuspension mit dem verflüssigten, auf 45° C abgekühlten Inhalt eines Röhrchens mit Testsubstrat in einer Petrischale gründlich mischen.

d) Auflegen der Testblättchen: Nach Verfestigung und ausreichender Oberflächentrocknung des Nährbodens mit steriler Pinzette 3 Testblättchen auflegen.

e) Bebrütung: 3 Tage bei 37° C.

f) Ablesung und Bewertung: Der Durchmesser der Hemmhöfe ist zu bestimmen. Bei normal empfindlichen Stämmen von Microsporon gypseum, Epidermophyton floccosum, Trychophyton rubrum werden Hemmzonendurchmesser von 25 mm gefunden. Wegen der Abhängigkeit des Hemmhofes von verschiedenen Faktoren (Nährboden, Einsaatdichte, Bebrütungsdauer) sollte stets ein bekannter Kontrollstamm mitgeführt und die gefundenen Werte zum Vergleich herangezogen werden.

Replica-Technik

Die Replica-Technik dient zur Bestimmung bakteriostatischer bzw. bakterizider Wirksamkeit auf festen Nährböden im Bereich von Hemmhöfen. Dabei wird mittels eines mit Samtstoff überzogenen Stempels ein Abdruck von der Nährbodenoberfläche auf ein wirkstoff-freies Substrat übertragen. Näheres siehe bei Elek, S.D., G.R.F. Hilson: J. clin. Path. 7 (1954) 37.

Prüfung von Wirkstoffkombinationen

Die Bestimmung der Wirkung von Antibiotikakombinationen auf Keime ist mittels Blättchenverfahrens nur bedingt möglich. Man kann Blättchen mit den einzelnen Mitteln tränken und sie auf den beimpften Nährboden auflegen in einem Abstand, daß sich die Hemmungszonen der Einzelblättchen knapp überschneiden. Fehlt ein synergistischer Effekt, so bilden sich beiderseits der Berührungsstelle der Hemmhöfe keilförmige Wachstumszonen entsprechend der normalen Begrenzung der einzelnen Hemmzonen aus. Bei synergistischer Wirkung wird das Wachstum im Bereich des keilförmigen Gebietes gehemmt, die Hemmhöfe gehen ohne scharfe Trennung ineinander über. Antagonismus zweier Mittel wird umgekehrt erkennbar durch Verkleinerung der Hemmungszonen zwischen den Blättchen. – Die Bewertbarkeit der Kombinationswirkung zweier Substanzen mit einem einzelnen Blättchen ist möglich bei Trimethoprim-Sulfamethoxazol Kombination.
Ansonsten ist eine gesicherte Beurteilung von Wirkstoffkombinationen gegeben bei Anwendung der Röhrchenmethode, wobei man differente Konzentrationen verschiedener Substanzen in einzelnen Röhrchen gemeinsam auf die Keime einwirken läßt.

Herstellung und Aktivitätsmessung von Penicillinase

a) Herstellung: Mit Stamm Bac. cereus NCTC 6343 (kräftiger Penicillinase-Bildner). Nährbouillon wird in Kolleschalen eingefüllt in einer Menge, daß bei Flachlagerung eine seichte Schicht entsteht. Nach Beimpfung wird während 14tägiger Bebrütung bei 26° C das entstehende Oberflächenhäutchen täglich zu Boden geschüttelt. Die Flüssigkeit wird zuletzt Seitzfiltriert.

b) Aktivitätsbestimmung: Zu einer Reihe von Röhrchen à 5 ml Nährbouillon mit je 1000 E Penicillin werden abgestufte Mengen der Cereus-Kulturflüssigkeit (s. oben) zugegeben, jedes Röhrchen mit 1 Tropfen 18stdg. Kultur Staphylococcus aureus ATCC 6538 P beimpft und 48 Std. bei 37° C bebrütet. Wachstum tritt ein, soweit das Penicillin durch das zugesetzte Cereus-Kulturfiltrat neutralisiert wird. Die kleinste Filtratmenge, mit der eine Neutralisation erfolgt, entspricht 1000 E Penicillinase. War dies z.B. in der Filtratmenge von 0,01 ml der Fall, so enthält das Filtrat 100000 E Penicillinase pro ml.

B. Bestimmung des Antibiotikumgehaltes

Zur Bestimmung des Antibiotikumgehaltes in Körperflüssigkeiten (Blut, Urin etc.), Organen, Medikamentenproben usw. können chemische, physikochemische oder biologische Methoden angewendet werden. Biologische Teste erlauben dabei die Bestimmung von sehr geringen Substanzmengen; die Testwerte entsprechen bei adäquater Technik dem tatsächlich vorhandenen Gehalt an biologisch wirksamem Wirkstoff.

Biologische Bestimmungsmethoden

Neben anderen Verfahren (Röhrchenverdünnungstest) hat sich hier die Diffusionsmethode unter Verwendung von Zylindern (aus rostfreiem

Stahl, sonst aus Glas oder Porzellan) und von Blättchen bewährt. Im folgenden wird die Bestimmung mittels Zylindertest beschrieben[1].

Prinzip: Petrischalen gleicher Größe werden mit exakt gleichen Nährbodenmengen beschickt. Nach Erstarrung dieses Basissubstrates wird ein zweiter, nach Verflüssigung und Abkühlung auf 50° C mit einem Keim bekannter Empfindlichkeit beimpfter Nährboden aufgegossen und sofort, vor dessen Erstarrung, je 4 Zylinder (10 mm hoch, 5 mm Innendurchmesser) pro Platte eingesetzt. Nach Erstarrung der zweiten (sog. Aussaat-)Schicht werden die Zylinder gefüllt mit gleichen Mengen der zu prüfenden Flüssigkeit bzw. abgestuften Konzentrationen der entsprechenden Wirkstoff-Standardlösung. Der Ansatz mit abgestuften Konzentrationen des Standardpräparates dient der Bestimmung einer Eichkurve aus den Durchmessern der entstehenden Hemmhöfe. Um Fehler (bei der Ausmessung der Hemmhöfe etc.) auszuschalten, werden sämtliche Lösungen in ein und demselben Versuch 6fach geprüft, wobei der zu messende Stoff zusammen mit den verschiedenen Konzentrationen des Standards auf den gleichen Platten getestet wird.

Die für den Test verwendeten Stämme richten sich nach der zu prüfenden Substanz.

Technik: Am Beispiel einer Penicillin-Serumspiegelbestimmung mit Staphylococcus aureus ATCC 6538 P.

Test- und Nährsubstrate:

Grundschicht-Agar: Penassay Base Agar (Difco).

Aussaatschicht-Agar: Penassay Seed Agar (Difco).

Nährbouillon für den Teststamm: Penassay Broth (Difco).

1. *Ausgießen der Grundschicht:* Petrischalendeckel (nach Strichmarkierung zum Boden der Schale) beschriften (4 Quadranten), auf waagrecht eingestellter Platte lagern und genau 10 ml Grundschicht eingießen; nach Erstarren ½ Std. im Brutschrank trocknen.
2. *Ausgießen der zweiten (mit dem Testkeim beimpften) Schicht:* In Röhrchen à 5 ml abgefülltes, verflüssigtes, auf 48° C abgekühltes Aussaatsubstrat (Wasserbad) mit 0,1 ml einer 18stdg. Penessay-Broth-Kultur von Staphylococcus aureus 6538 P pro Röhrchen beimpfen und den Inhalt je eines Röhrchens nach gründlicher Mischung in die bei 37° C vorgewärmten Schalen ausgießen.
3. *Sofortiges Einsetzen der Zylinder* (4 Stück pro Petrischale) in die noch flüssige zweite Schicht.
4. *Beschickung der Zylinder:* Pro Platte wird nach Erstarrung der Aussaatschicht je 1 Zylinder mit 5 mm Innendurchmesser beschickt mit 0,2 ml Patientenserum bzw. mindestens 4 unterschiedlichen Penicillin-Vergleichslösungen, z. B. 0,125 0,25, 0,5, 1,0 E/ml (Herstellung der Penicillinverdünnungen mit antibiotikumfreiem Serum des gleichen Patienten, sonst mit Boviserin, aus einer Penicillin-Stammlösung von 100 IE/ml in 1%igem Phosphatpuffer, pH 6,0).

   Höhere Konzentrationen des Wirkstoffes im Serum bewirken infolge der logarithmischen Beziehung zwischen Hemmhofdurchmesser und Wirkstoffkonzentration (s. u.) eine Vergrößerung der Fehlerbreite der Bestimmung. Hier kann ein Parallelansatz mit entsprechend verdünntem Serum zweckmäßig sein.
5. *Bebrütung:* 24 Std. bei 37° C.
6. *Auswertung des Versuches:*
   a) Messung der Hemmhofdurchmesser (jeweils 6 gleiche Penicillinverdünnungen sowie 6 Ansätze des zu testenden Serums); Errechnung der Mittelwerte;

   b) Auftragung der vier mit den Penicillinverdünnungen erzielten Hemmhofmittelwerte auf halblogarithmisches Papier zur Festlegung der Eichkurve.

   Die Auftragung auf halblogarithmisches Papier ergibt sich daraus, daß die Beziehung zwischen Hemmhofdurchmesser und Konzentration der Wirkstofflösung logarithmischer Natur ist und die Kurve bei Auftragung des Hemmhofdurchmessers auf der Millimeterskala bzw. der Testkonzentration auf der logarithmischen Skala zur Geraden wird.

   Die Wirkstoffkonzentration in der zu prüfenden Flüssigkeit ergibt sich durch Interpolierung des erzeugten Hemmhofdurchmessers in die Eichkurve (Eintragung des Hemmhofdurchmessers auf der linear geteilten Achse, siehe Beispiel).

[1] Der Test ist nicht brauchbar bei schlecht diffundierenden Wirkstoffen. Man kann diese bestimmen mittels Röhrchenverdünnungsmethode unter Verwendung eines empfindlichen Teststammes und Ansatz zweier Verdünnungsreihen (des Wirkstoffstandards bzw. der zu prüfenden Flüssigkeit).

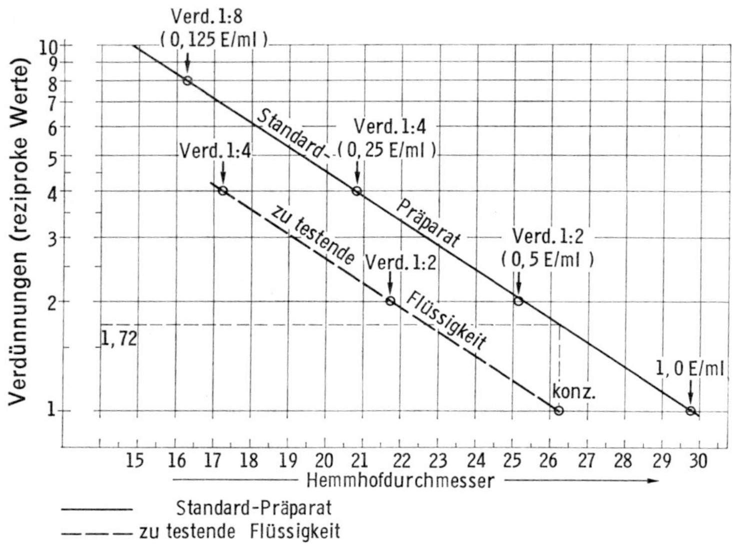

Abb. 186: Antibiotikumspiegelbestimmung mittels Zylindertest. Der durch die unverdünnte Probe bewirkte mittlere Hemmhofdurchmesser entspricht im Beispiel einer Hemmzone, wie sie durch eine Verdünnung des Standardpräparates von 1:1,72 erzielt wird, d.h. einem Gehalt von 0,58 IE/ml.
Durch Umrechnung der Hemmhofwerte, welche durch die 1:2 bzw. 1:4 verdünnte, zu testende Flüssigkeit erzielt werden, läßt sich im Beispiel das Ergebnis kontrollieren.
Aus dem parallelen Verlauf der Kurven (besser: Geraden) ergibt sich, daß die Wirkungsbedingungen für das Antibiotikum in Standard- und Testreihe gleich sind.

Der optimale Meßbereich liegt unter den Bedingungen des Beispiels in einer Konzentration des Wirkstoffes zwischen 0 u. 1,0 E/ml. Höhere Wirkstoffkonzentrationen würden sich in zunehmend geringeren Unterschieden des Hemmhofes auswirken.
Für die quantitative Bestimmung der einzelnen Substanzen bestehen detailliert ausgearbeitete Arbeitsvorschriften, in denen die Art der Teststämme, der Testmedien, der Verdünnungsmittel, der pH-Wert, die Stärke des Inokulums für Diffusions- (und turbidimetrische) Verfahren beschrieben sind.

Häufig verwendete Teststämme:

Staphylococcus aureus ATCC 6538 P: u.a. für Penicilline, Cephalotin, Kanamycin;

Staphylococcus epidermidis ATCC 12228: Für Gentamycin und Novobiocin;

Sarcina lutea ATCC 9341: Für Chloramphenicol, Erythromycin;

Brucella (Bordetella) bronchiseptica ATCC 4617: Für Colistin, Polymyxin B;

Bac. cereus ATCC 11778: u.a. für Tetracycline;

Bac. subtilis ATCC 6633: u.a. für Streptomycin und Sulfonamide;

Saccharomyces cerevisiae ATCC 9763: Für Amphotericin B; ATCC 2601 für Nystatin;

Microsporon gypseum ATCC 14683: Für Griseofulvin.

Näheres hierzu s. Kirshbaum, A., B. Arret: Pharm. Sci. 56 (1967) 511; dsb. Antibiot. Chemother. 9 (1959) 613; Kirshbaum, A., u. Mitarb., ibid. 12, (1962) 545; Grove, D.C., und Randall, W.A.: Assay of Antibiotics: A Laboratory Manual. Medical Encyclopedia, Inc., New York 1955.

Literatur:

Bauer, A.W., W.M.M.Kirby, J.C. Sherris, M. Turck: Amer. J. clin. Path. 45 (1966) 493.

Bennett, J. V., J. L. Brodie, E. J. Benner, W. M. M. Kirby: Appl. Microbiol. 14 (1966) 170.

Garrod, L. P., F. O'Grady: Antibiotic and Chemotherapy. 2nd ed. Williams and Wilkins, Baltimore 1968.

Klein, P.: Bakteriologische Grundlagen der chemotherapeutischen Laboratoriumspraxis. Springer, Berlin 1957.

Linzenmeier, G.: Ärztl. Mittlg. 60 (1963) 968.

Linzenmeier, G.: Ärztl. Lab. 11 (1965) 272.

Pharmacopeia of the United States, XVII, S. 833ff.

Walter, A. M., L. Heilmeyer: Antibiotika-Fibel. Thieme, Stuttgart 1969.

WHO-Report: Standardization of methods for conducting microbic sensitivity tests. Wld. Hlth. Org. Techn. Rep. Ser. No. 210, 1961.

C. Prüfung der Empfindlichkeit von Mykobakterien

Die folgenden Ausführungen zur Sensibilitätsbestimmung bei Mykobakterien (Mb.) lehnen sich weitgehend an die „Empfehlungen zur Methodik und Bewertung von Empfindlichkeitsprüfungen von Mykobakterien", Neufassung 1973, des Deutschen Zentralkomitees zur Bekämpfung der Tuberkulose[1] an. Die Neufassung unterscheidet sich von den früheren Empfehlungen insbesondere dadurch, daß die Ergebnisse nach der Proportionsmethode (s. u.) ausgewertet werden (früher: nach der Methode der absoluten Konzentration, d. h. ohne exakten Bezug zum Wachstum auf Wirkstoff-freien Substraten).

Wirkstoffe und Herstellung der Testsubstrate[2]

Für die Prüfung wird der Nährboden nach Löwenstein-Jensen (S. 544) empfohlen. Die Prüfung von Pyrazinamid erfolgt bei pH 5,0. Es ist vorteilhaft, den Malachitgrüngehalt des Substrates auf die Hälfte zu vermindern.

In der folgenden Tabelle sind die für die Chemotherapie der Tuberkulose gebräuchlichen Medikamente und ihre Abkürzungen, die zweckmäßigen Lösungsmittel und die für den Test empfohlenen Wirkstoff-Konzentrationen zusammengestellt. Bei nicht vorbehandelter Erkrankung genügt in der Regel die Testung von INH, SM, EMB und RMP.

Testkonzentrationen: Es ist zu unterscheiden zwischen der Prüfung einer neuen Testsubstrat-Charge und der Testung der aus Untersuchungsmaterial gezüchteten Bakterienstämme. Die Tabelle gibt Auskunft darüber, welche Konzentrationen im letzteren Fall und welche Konzentrationen bei der Prüfung einer neuen Testsubstrat-Charge (mit dem Teststamm H 37 Rv [Paris][3]) zu verwenden sind. Bei der Testung neuer Testsubstrat-Chargen sollen je Medikament und Konzentration 2–3 Röhrchen angesetzt werden.

[1] Anschrift: 2 Hamburg 33, Poppenhusenstr. 14c

[2] Testsubstrat = Nährsubstrat mit Wirkstoff.

[3] Beziehbar vom Tuberkulose-Forschungsinstitut Borstel über Bad Oldesloe.

Chemotherapeutika und Lösungsmittel, Testkonzentrationen

Chemotherapeutikum	Abkürzung	Lösungsmittel	Weitere Verdünnung mit	Konzentration (in γ/ml Substr.) für die Testung von Stämmen	Prüfung neuer Nbd.-Chargen mit Teststamm H37 Rv
Isoniazid	INH	Aqua dest.	Aqua dest.	0,25–1,0	0,016–0,031–0,063
Dihydrostreptomycin	SM	Aqua dest.	Aqua dest.	4,0–8,0	0,5–1,0–2,0
Ethambutol	EMB	Aqua dest.	Aqua dest.	1,0–2,0	0,125–0,25–0,5
Rifampicin	RMP	DMSO[1]	Aqua dest.	16,0–32,0	2,0–4,0–8,0
Ethionamid	ETH	DMSO[1]	Aqua dest.	16,0–32,0	4,0–8,0
Capreomycin	CM	Aqua dest.	Aqua dest.	16,0–32,0	2,0–4,0–8,0
p-Aminosalicylsäure[2]	PAS	Aqua dest.	Aqua dest.	0,5–1,0	0,06–0,125–0,25
Viomycin	VM	Aqua dest.	Aqua dest.	16,0–32,0	4,0–8,0
Kanamycin	KM	Aqua dest.	Aqua dest.	8,0–16,0	2,0–4,0
Pyrazinamid[3]	PZA	Aqua dest.	Aqua dest.	64,0–128,0–256,0–512,0	64,0–128,0–256,0–512,0
Thiosemicarbazon[4]	TSC	DMSO[1]	Aqua dest.	0,5–1,0	0,125–0,25
Thiocarlid[5]	THC	DMSO[1]	DMSO[1]	128,0–256,0	32,0–64,0
Cycloserin	CS	Aqua dest.	Aqua dest.	16,0–32,0	4,0–8,0

[1] Dimethylsulfoxyd (z. B. Merck Nr. 2950). Die Konzentration im Testsubstrat soll 1% nicht überschreiten, da sonst das Wachstum der Mb. gehemmt werden kann.

[2] Als Na-Salz wasserlöslich.

[3] Die Testkonzentrationen sind für Kontroll- und Patientenstämme gleich (d. h. 64,0–128,0–256,0–512,0). – Kontrolle mit Löwenstein-Jensen-Medium, pH 5,0, erforderlich.

[4] Identisch mit Thiacetazon.

[5] Kontrolle mit dem Lösungsmittel (DMSO) erforderlich.

Die Wirksamkeit gewisser Medikamente bleibt auch bei Aufbewahrung als Trockensubstanz nur bei Kühlschranktemperatur über längere Zeit erhalten (z.B. SM, RMP, ETH, CM und CS). Die Lösungen sollten jeweils frisch hergestellt werden; zweckmäßigerweise hält man die Mittel in Mengen vorrätig, wie sie zur Herstellung der Ausgangsverdünnung benötigt werden. Bei INH, SM, EMB und RMP können auch Stammlösungen verwendet werden (bei 4° C 4 Wochen haltbar).

Alle Volumina sollen so gewählt werden, daß mit Vollpipetten und Meßkolben gearbeitet werden kann. Zu berücksichtigen ist bei manchen Medikamenten, daß das Gewicht der wirksamen Substanz nicht dem Gesamtgewicht entspricht; so sind z.B. 125 mg Capreomycinsulfat 100 mg reinem CM äquivalent. Bei der Herstellung der Ausgangslösung ist in diesen Fällen ein entsprechender Umrechnungsfaktor zu berücksichtigen.

Die Testlösungen werden der Nährbodenmasse im Verhältnis 1:10 zugesetzt (Ausnahme: THC, wenn mit DMSO weiterverdünnt wird); folglich müssen die Wirkstoffe vor dem Zusatz zum Nährboden in der 10fachen Konzentration der im Testsubstrat erforderlichen Endverdünnung vorliegen.

Der Röhrchenverschluß muß die Austrocknung der Testsubstrate verhindern, aber einen genügenden Gasaustausch ermöglichen. Bewährt haben sich Gummistopfen nach Bartmann (s. S. 193) oder Wagener, neuerdings auch Kappenverschlüsse aus Plastik.

Vorgehen bei der Testsubstrat-Herstellung:

1. Erforderliche Wirkstoff-Ausgangslösung herstellen (s.u., Beispiel EMB).
2. Unter Berücksichtigung der Zahl der zu testenden Stämme (einschl. Kontrollstämme) die nötige Menge der einzelnen Testsubstrate (mit unterschiedlichen Wirkstoffen und Konzentrationen) bestimmen.
3. Erforderliche Anzahl von Kölbchen ausreichender Größe beschriften (Art und Konzentration des Medikamentes).
4. Errechnetes Volumen der einzelnen Wirkstoff-Konzentrationen in die Kölbchen pipettieren.
5. Zugehörige Menge Nährbodenmasse hinzufügen.
6. Wirkstofflösung und Nährboden gründlich mischen.
7. Gemische in (entsprechend gekennzeichnete) Röhrchen zu 5 ml verteilen.
8. Röhrchen mit geeigneten Kappen verschließen und hitzekoagulieren (30–40 min im Erstarrungsbad bei 80–85° C in Schräglagerung).

Prüfung einer neuen Testsubstrat-Charge: Sie erfolgt mit dem Kontrollstamm H 37 Rv, dessen minimale Hemmkonzentrationen für die einzelnen Mittel bekannt sind (siehe die folgende Tabelle). Durch geeignete Auswahl der Testkonzentrationen wird bei einer neuen Testsubstrat-Charge festgestellt, ob die auftretenden Wachstumshemmungen den bekannten Hemmwerten entsprechen. Im Falle abweichender Ergebnisse enthält die Testsubstrat-Charge mit großer Wahrscheinlichkeit nicht die richtige Konzentration des jeweiligen Wirkstoffes; der Ansatz kann in diesem Fall nicht beurteilt werden.

Der Ansatz soll folgende Konzentrationen umfassen:

a) die „kritische Konzentration“: Niedrigste Konzentration eines Chemotherapeutikums im Testsubstrat, bei welcher das Wachstum eines Stammes klinische Resistenz anzeigt;
b) die minimale Hemmkonzentration (MHK): Niedrigste Konzentration eines Chemotherapeutikums im Testsubstrat, bei der kein Wachstum festzustellen ist;
c) Konzentrationen, welche eine partielle Hemmung herbeiführen.

Lagerung der Testsubstrate: Die Testsubstrate sollen möglichst im Anschluß an ihre Herstellung verwendet werden. Ist eine Lagerung – etwa bei Substraten mit seltener erforderlichen Mitteln – nicht zu umgehen, so darf sie die Dauer von 6–8 Wochen nicht überschreiten. – THC ist auch bei 4° C instabil; THC-haltige Nährböden müssen daher frisch verwendet werden.

Ansatz des Sensibilitätstestes

Beachte: Arbeiten mit Mykobakterien müssen in einer Impfkapelle mit Abzug durchgeführt werden. – Die Kulturen sollen sich in der Phase aktiven Wachstums befinden.

Herstellung der Mb.-Ausgangssuspension: Material von mehreren Stellen der zu prüfenden Kultur entnehmen, damit ein möglichst repräsentativer Querschnitt der Erregerpopulation erfaßt wird. Trägt eine Kultur nur wenige Kolonien, so sollte auf diesen Umstand im Befundbericht hingewiesen werden. Die Erregersuspension soll einer

Dichte von 1 mg Bakterienfeuchtgewicht/ml entsprechen. Sie wird folgendermaßen hergestellt:

1. Eine gehäufte Öse mit Kulturmaterial aus möglichst vielen Kolonien in ein dickwandiges Reagenzglas übertragen und zunächst trocken an der Glaswand mit einem rundgeschmolzenen Glasstab verreiben (cave Einbringung von Nährbodenmaterial, insbesondere bei dysgon wachsenden Stämmen!);
2. tropfenweise 0,9%ige NaCl-Lösung mit 0,1% Tween 80 unter ständigem Verreiben zugeben, bis die Konsistenz einer Paste erreicht ist;
3. Aufschwemmung durch allmähliche weitere Zugabe der Flüssigkeit auf eine für die Weiterverarbeitung geeignete Dichte (s. u.) einstellen;
4. Suspension etwa 10 min stehen lassen (gröbere Bakterienagglomerate sedimentieren in dieser Zeit);
5. Überstand mittels Pipette in ein neues Röhrchen übertragen (Pipettierhilfe benutzen – Pipettieren mit dem Mund streng untersagt!);
6. Verdünnungsmedium zusetzen, bis bei visuellem Vergleich mit einem Bariumsulfat-Standard[1] beide Suspensionen die gleiche Trübung aufweisen.

Herstellung des Inokulums, Verimpfung, Bebrütung: Die Ausgangssuspension muß mittels Pipetten (keine Auslaufpipetten!) weiterverdünnt werden mit dem Faktor 10 (1 + 9). Die Pipette darf dabei nicht in die vorgelegte Flüssigkeit eintauchen. Für jeden Verdünnungsschritt ist eine eigene Pipette zu verwenden, vor dem Überpipettieren ist jeweils sorgfältig zu mischen. Verdünnungsflüssigkeit: 0,9%ige NaCl-Lösung mit Zusatz von 0,1% Tween 80. Erforderliche Verdünnungsstufen: 10^{-2} mg/ml (Suspension 1), 10^{-3} mg/ml (Suspension 2) und 10^{-4} mg/ml (Suspension 3); hiervon werden jeweils 0,1 ml verimpft mittels Pipette bzw. eine kleinere Menge mittels genormter Öse (s. u.).

[1] Herstellung: Zu 5 ml einer m/20 $BaCl_2$-Lösung in einem Reagenzröhrchen tropfenweise m/10 H_2SO_4 zusetzen, bis die Trübung des entstandenen $BaSO_4$ bei einer Wellenlänge von 546 nm eine Extinktion von 0,35–0,40 ergibt. Die Trübung entspricht einer Suspension von 1 mg Bakterienfeuchtgewicht/ml.

Beachte: $BaSO_4$ sedimentiert rasch; Röhrchen daher vor der Messung gründlich schütteln! – Für den Trübungsvergleich Röhrchen gleichen Durchmessers verwenden!

Suspension 1 dient zur Beimpfung der Substrate mit INH, SM, PAS, EMB, RMP und TSC sowie der Wirkstoff-freien Wachstumskontrolle I: *100% Inokulum.*

Suspension 2 dient zur Beimpfung der Substrate mit den übrigen Medikamenten sowie der Wirkstoff-freien Wachstumskontrolle II: *10% Inokulum.*

Suspension 3 dient zur Beimpfung der Wirkstoff-freien Wachstumskontrolle III: *1% Inokulum.*

Auf der Wachstumskontrolle III sollte eine zählbare Anzahl von Kolonien wachsen, da nur auf diese Weise eine ausreichende Vergleichsmöglichkeit mit der Intensität des Wachstums auf Wirkstoff-haltigen Nährböden besteht. Man beimpft am besten mehrere Röhrchen und bestimmt den Mittelwert.

Verimpfung: Sie kann mit einer Pipette vorgenommen werden. Man kann auch eine genormte Öse mit einem Innendurchmesser von 3 mm verwenden. Ein Vergleich beider Methoden auf der Basis der überimpften Volumina ist nicht möglich. *Entscheidend ist vielmehr, daß die Bakterienaufschwemmung auf eine Dichte eingestellt wird, die bei der Suspension 3 zu zählbaren Kolonien führt.*

Bebrütungstemperatur: 37° C. Die Temperatur kann leicht unterschritten, sie darf aber nicht überschritten werden.

Bebrütungsdauer: Im Regelfall 4 Wochen. Ist danach eine Ablesung noch nicht möglich, so soll man nochmals nach weiteren 2 (also nach insgesamt 6) Wochen ablesen. Die Bebrütung soll sich jedoch nie über mehr als 8 Wochen erstrecken. Bei manchen Medikamenten (z. B. RMP, EMB, THC) kann eine Verlängerung der Bebrütungszeit zu einer Veränderung der MHK führen. Daher muß der Kontrollstamm H 37 Rv in solchen Fällen ebenfalls länger bebrütet und es muß gegebenenfalls eine Korrektur vorgenommen werden.

Ablesung und Bewertung

Ablesung: Man beginnt die Ablesung mit dem Kontrollstamm, um festzustellen, ob die minimalen Hemmkonzentrationen mit den bekannten Werten übereinstimmen (siehe die folgende Tabelle).

Das Wachstum auf den einzelnen Substraten wird in folgender Weise protokolliert:

++++	= Nährbodenfläche dicht bewachsen;
+++ ++	= aufgelockerter Rasen, je nach Intensität des Wachstums;
+	= Einzelkolonien in einer Gesamtzahl von mehr als 100;
(+)	= 50–100 Kolonien;
±	= weniger als 50 Kolonien.

Koloniezahlen von 1–100 können gezählt werden. Erforderlich ist die Zählung immer dann, wenn entschieden werden muß, ob die Zahl einen größeren oder kleineren Wert ergibt als die „kritische Proportion" (s. u.).

Wachstumskontrolle I soll ++++, Wachstumskontrolle II etwa ++ bis +++ Wachstum zeigen. Auf Kontrolle III soll die Zählung der Kolonien möglich sein (Mittelwert von mindestens 2 Röhrchen bestimmen). Wachsen auf der Kontrolle III im Durchschnitt weniger als 20 Kolonien, so kann die Testung nur bei resistenten Stämmen zuverlässig beurteilt werden; andernfalls sollte das Ergebnis unter Vorbehalt mitgeteilt und der Test wiederholt werden.

Grundlagen für die Bewertung der Empfindlichkeitsprüfung von Mykobakterien

Chemotherapeutikum	Suspension[1] (Inokulum)	MHK H 37 Rv (γ/ml)	„Kritische Konzentration" (γ/ml)	„Kritische Proportion"	Wachst. auf der „kritischen Konzentration" negativ	< Kontr. III	≧ Kontr. III
INH	1	0,063	0,25	1%	sensibel	Grenzfall	resistent
SM		2,0	4,0				
EMB		0.5	1,0				
RMP		4,0–8,0	32,0				
PAS		0,125	0,5				
TSC		0,5	1,0				
PZA[2]	2	32,0–64,0	128,0–256,0	10%			
CM		8,0	16,0				
ETH		8,0	16,0				
VM		8,0	16,0				
KM		4,0	8,0				
CS		8,0	16,0				
THC[3]		32,0–64,0	128,0				

[1] Suspension 1 und 2 siehe S. 601.
[2] Kontrolle mit Löwenstein-Jensen-Nährboden, pH 5,0, erforderlich.
[3] Kontrolle mit dem Lösungsmittel (DMSO) erforderlich.

Bewertung: Sie erfolgt nach der Proportionsmethode, d.h. für die Beurteilung einer Resistenz müssen die Populationsanteile erfaßt werden, welche – je nach Wirkstoff – 1% bzw. 10% des Inokulums betragen oder diesen Wert übersteigen. Hierzu wird das Wachstum bei der jeweiligen „kritischen Konzentration" verglichen mit dem Wachstum auf Kontrolle III, deren Beimpfungsdosis 1% des Inokulums von Suspension 1 bzw. 10% des Inokulums von Suspension 2 beträgt. Der prozentuale Anteil der Keime aus dem Inokulum, deren Wachstum auf dem Testsubstrat mit der „kritischen Konzentration" klinische Resistenz bedeutet, wird als „kritische Proportion" bezeichnet. Die entsprechenden Werte für die einzelnen Medikamente sind aus der Tabelle ersichtlich.

Sensibel ist ein Stamm, wenn bei der „kritischen Konzentration" kein Wachstum erfolgt.

Resistent ist ein Stamm, wenn bei der „kritischen Konzentration" das Wachstum gleich oder stärker ist als auf Kontrolle III.

Ein Grenzfall liegt vor, wenn bei der „kritischen Konzentration" Wachstum auftritt, das geringer ist als auf Kontrolle III.

Befundmitteilung: Die getesteten Stämme werden entsprechend dem Ergebnis der Prüfung im Befundbericht als „sensibel", „resistent" oder „Grenzbereich" beurteilt.

Beispiel für die Herstellung eines Testsubstrates mit EMB für 5 zu testende Stämme; Testkonzentrationen 1,0 und 2,0 γ/ml für die aus Untersuchungsmaterial gezüchteten Stämme, 0,125, 0,25 und 0,50 γ/ml für den Kontrollstamm H 37 Rv.

Benötigte Nährbodenmasse[1]

Pro Stamm und Wirkstoff-Verdünnung je 2 Röhrchen zu 5 ml = 20 ml fertiges Testsubstrat; für 5 zu prüfende Stämme: 100 ml Testsubstrat, davon 10 ml Wirkstoffverdünnung; es verbleibt (Nährbodenmasse)	90 ml
je 2 Röhrchen für Wachstumskontrollen I, II, III (ohne Wirkstoff) pro zu prüfendem Stamm und Teststamm H 37 Rv (insges. 6 Stämme): 180 ml Testsubstrat, davon 18 ml Aqua dest. (statt Wirkstoff-Verdünnung); es verbleibt (Nährbodenmasse)	162 ml
je 2 Röhrchen für den Teststamm H 37 Rv, mit 0,125, 0,25 und 0,5 γ EMB/ml: 30 ml Testsubstrat, davon 3 ml Wirkstoff-Verdünnung; es verbleibt (Nährbodenmasse)	27 ml

Benötigte Wirkstoff-Menge

a) Für Konzentration 1,0 γ/ml: 5 Stämme à 2 Röhrchen = 50 ml Testsubstrat (s. o.). Die hierin enthaltenen 5 ml Wirkstoff-Verdünnung müssen enthalten 50 × 1 γ = 50 γ EMB.

[1] Der Ansatz von nur 1 Röhrchen à 5 ml Testsubstrat pro Wirkstoffkonzentration ist für die Testung eines Stammes an sich ausreichend (beim Kontrollstamm H 37 Rv sollten jedoch mindestens je 2 Röhrchen pro Wirkstoffverdünnung angesetzt werden). Die Durchführung des Tests mit je 2 Röhrchen pro Wirkstoffverdünnung und zu testendem Stamm, wie sie dem Beispiel zugrundegelegt wurde, mag in gewissen Fällen die Sicherheit der Ablesung verbessern und praktikabel sein, wenn nur wenige Stämme getestet werden. Im Interesse der Genauigkeit der Wirkstoff-Dosierung ist es in jedem Falle zweckmäßig, die Testsubstrate in größeren Volumina anzusetzen, so daß mit Meßkolben gearbeitet werden kann, und die nicht benötigten Reste zu verwerfen.

b) Für Konzentration 2,0 γ/ml: 50 ml Testsubstrat (s. o.); hiervon 5 ml Wirkstoff-Verdünnung. Diese muß enthalten 50 × 2 γ = 100 γ EMB.

c) Für Konzentration 0,125 γ/ml: 1 Stamm (H 37 Rv) à 2 Röhrchen zu 5 ml = 10 ml Testsubstrat; hiervon 1 ml Wirkstoff-Verdünnung. Diese muß enthalten 10 × 0,125 γ/ml = 1,25 γ EMB.

d) Für Konzentration 0,25 γ/ml: 1 Stamm (H 37 Rv), 10 ml Testsubstrat (s. o.); hiervon 1 ml Wirkstoff-Verdünnung mit 2,5 γ EMB.

e) Für Konzentration 0,5 γ/ml: 1 Stamm (H 37 Rv), 10 ml Testsubstrat (s. o.); hiervon 1 ml Wirkstoff-Verdünnung mit 5 γ EMB.

Herstellung der Testsubstrate. Man stellt Lösungen mit folgenden Konzentrationen her:

Lösung I: 136 mg Myambutol „Lederle" (Ethambutol-Dihydrochlorid) entsprechen 100 mg Ethambutol-Base; lösen in 100 ml Aqua dest. (ohne Erwärmen) = 1.000 γ/ml.

Lösung II: 1 ml Lösung I + 49 ml Aqua dest. = 20 γ/ml.

Lösung III: 5 ml Lösung II + 15 ml Aqua dest. = 5 γ/ml.

Die Zusammensetzung der Testsubstrate für das dargestellte Beispiel geht aus der folgenden Tabelle hervor:

	EMB-Konzentration im Testsubstrat (γ/ml)					
	0,125	0,25	0,50	1,00	2,00	Kontrollen
Testsubstrat-Gesamtmenge (ml)	10,0	10,0	10,0	50,0	50,0	180,0
Nährbodenmasse (ml)	9,0	9,0	9,0	45,0	45,0	162,0
Aqua dest. (ml)	0,75	0,5	–	2,5	–	18,0
Lösung II (ml)	–	–	–	2,5	5,0	–
Lösung III (ml)	0,25	0,5	1,0	–	–	–

Diagnostische Sera und Antigene - Autovakzinen

A. Herstellung diagnostischer Sera

Allgemeine Hinweise: Für die Herstellung von diagnostischen Seren werden ganz überwiegend Kaninchen verwendet. Die Tiere erhalten in steigenden Dosen Aufschwemmungen lebender oder abgetöteter Bakterien bzw. andere Antigenpräparationen, Toxine etc. injiziert. Die Höhe der Einzeldosis, das Zeitintervall zwischen den Injektionen und ihre Zahl richtet sich u.a. nach dem Ziel der Immunisierung, der Reaktion der Tiere bzw. der Art und Giftigkeit des Impfmaterials. Nicht alle Tiere sind gleichgute Antikörperbildner; der Stimulus zur Antikörperbildung hängt wesentlich von der Art des verwendeten Antigens ab. Allgemein gültige Richtlinien lassen sich daher für die Gewinnung diagnostischer Immunsera nicht aufstellen.

Die Eigenherstellung diagnostischer Immunsera ist gewöhnlich nur für umfangreiche Reihenuntersuchungen lohnend. Überwiegend ist ihre Produktion heute erfahrenen Spezialinstituten oder Serofirmen (Zusammenstellung s. S. 664) überlassen. Im folgenden werden die Grundzüge der Herstellung von Seren zur Diagnostik der wichtigsten pathogenen Gattungen der Enterobacteriaceae dargestellt, da hier in Spezialfällen ein Interesse an der Eigenproduktion bestehen kann.

Grundzüge der Herstellung von Seren zur Enterobacteriaceae-Diagnostik

Versuchstiere: Kaninchen, Alter zwischen 6 und 12 Monaten, Gewicht möglichst nicht unter 2 kg. Die Tiere müssen frei von Krankheiten, in saubergehaltenen Käfigen untergebracht und mit einwandfreiem Futter ernährt sein. Vor der Immunisierung ist ihr Serum auf das Vorhandensein von Antikörpern gegen die wichtigeren Enterobacteriaceae-Arten zu prüfen.

Antigene: Kontrolle auf Reinheit und Abwesenheit von Rauhformen, z.B. auf ENDO- und Blutagar, durchführen; Agglutinabilität prüfen, soweit entsprechende Antisera vorhanden sind.

Salmonella-O-Antigene: 2 Tropfen von flüssiger Vorkultur (24 Std. 37°C) auf gut getrockneter Nähragarplatte ausspateln, über Nacht bei 37°C bebrüten, Bakterienrasen mit 4 ml physiol. NaCl-Lösung abschwemmen und in ein Röhrchen überpipettieren. Suspension 2½ Stunden im Dampftopf erhitzen. – Zur Konservierung 0,25% Formalin zusetzen. – Stehen geißellose Stämme zur Verfügung, so verwendet man besser diese und tötet mit Formalin (Endkonzentration 0,5%) ab. Nach Einstellen über Nacht in den Brutschrank ist eine Sterilitätskontrolle anzusetzen (Blutagar).

Salmonella-H-Antigene: Bei diphasischen Stämmen 3 Passagen auf SVEN-GARD-Platten durchführen, denen das Serum zugesetzt ist, das der auszuschaltenden H-Phase entspricht. Wenn die letzte angesetzte Platte einwandfreie Agglutination im gewünschten Sinne ergibt, ohne daß sich die auszuschaltende Phase noch nachweisen läßt, Bakterien mit kleiner Menge physiol. NaCl-Lösung abschwemmen, in ein Röhrchen übertragen, auf 4 ml auffüllen mit physiol. NaCl-Lösung, Formalin zusetzen (Endkonzentration 0,5%), Suspension über Nacht bei 37°C bebrüten, Sterilitätskontrollen auf Blutagar ansetzen.

Salmonella-Vi-Antigen: Nach Möglichkeit einen reinen Vi-Stamm, z.B. Vi-Stamm 965 von RAUCH (Typhus-O-Stamm) oder Vi-haltigen Citrobacter-Stamm benutzen. Nähragarplatte mit 2 Tropfen flüssiger Vorkultur beimpfen, über Nacht bebrüten, Rasen mit 3,5 ml physiol. NaCl-Lösung abschwemmen, in ein kleines Kölbchen überpipettieren, 10 ml 96%igen Alkohol zufügen, Suspension unter wiederholtem Umrühren 24 Std. bei Zimmertemperatur stehenlassen, am nächsten Morgen den über den sedimentierten Bakterien stehenden Alkohol abgießen, gleiche Menge 96%igen Alkohol wieder zugeben, nochmals unter wiederholtem Umrühren bei Zimmertemperatur stehenlassen, am folgenden Morgen den überstehenden Alkohol möglichst weitgehend von den sedimentierten Bakterien abgießen. Die restliche, zu etwa 1/10 bis 1/5 aus Bakterien bestehende Suspension nun mittels physiol. NaCl-Lösung auf 4 cm auffüllen (= Antigen).

Shigella-Antigene: Die Herstellung entspricht derjenigen von Salmonella-O-Antigen bei geißellosen Stämmen.

Sonstige Enterobacteriaceae-Antigene werden im wesentlichen nach den für Salmonellen und Shigellen beschriebenen Prinzipien hergestellt. Will man z. B. Escherichia-coli-O-Antigene zubereiten, so werden entsprechende Keimaufschwemmungen zur Beseitigung der K-Antigene 2½ Std. gekocht. O + K(B)-Antigene: Lebende Bouillonkultur des betreffenden Serotyps.

Immunisierung: Die Antigene werden gewöhnlich im Abstand von etwa 4–7 Tagen in die marginale Ohrvene injiziert. Zunächst wird die Trübung der Antigen-Stammsuspension auf die Dichte des Röhrchens Nr. 8 der McFarland-Skala eingestellt ($2400 \cdot 10^6$ Keime/ml). Für Salmonella- und Shigella-Serumherstellung liefert eine Immunisierung nach folgendem Schema im allgemeinen gute Resultate. Bei toxischen Stämmen wie Shigella dysenteriae 1 (Shiga-Kruse-Bakterien) ist mit erniedrigter Dosis zu beginnen. Injiziert werden jeweils 2,0 ml Suspension:

Immunisierungsschema zur Gewinnung diagnostischer Salmonella- und Shigella-Antisera

1. Inj.	1. Tag	2 Ösen	Stammsuspension	+	2,0 ml sterile physiol. NaCl-Lösung
2. Inj.	5. Tag	0,1 ml	Stammsuspension	+	1,9 ml sterile physiol. NaCl-Lösung
3. Inj.	10. Tag	0,3 ml	Stammsuspension	+	1,7 ml sterile physiol. NaCl-Lösung
4. Inj.	14. Tag	1,0 ml	Stammsuspension	+	1,0 ml sterile physiol. NaCl-Lösung
5. Inj.	18. Tag	1,5 ml	Stammsuspension	+	0,5 ml sterile physiol. NaCl-Lösung
6. Inj.	22. Tag	2,0 ml	Stammsuspension	–	

Herstellung von Escherichia-coli-OK-Seren: Man beimpft 2 Bouillonröhrchen, bebrütet über Nacht, erhitzt die eine Kultur 2½ Std. im Dampftopf und stellt die gekochte und die lebende Kultur auf die oben beschriebene Dichte ein.
Immunisierungsschema (nur Tiere mit Blutgruppenmerkmal A, d. h. ohne Anti-A, verwenden, da Dyspepsiecoli-Bakterien einen der A-Substanz ähnlichen Antigenaufbau besitzen und Tiere mit Anti-A-haltigem Blut häufig an der Immunisierung zugrunde gehen):

1. Inj.	1. Tag	0,5 ml	gekochtes Antigen
2. Inj.	5. Tag	1,0 ml	gekochtes Antigen
3. Inj.	8. Tag	1,0 ml	gekochtes Antigen
4. Inj.	12. Tag	2,0 ml	lebendes Antigen
5. Inj.	16. Tag	2,0 ml	lebendes Antigen
6. Inj.	20. Tag	2,0 ml	lebendes Antigen

Etwa 8–10 Tage nach der letzten Injektion werden die Tiere aus der steril freipräparierten Carotis unter Beachtung der Sterilität in Narkose entblutet. Gegebenenfalls wird vorher der Antikörpertiter geprüft und – bei zu niedrigem Wert – evtl. noch 1 oder 2 Injektionen angehängt (oft läßt sich allerdings dadurch der Immunisierungserfolg nicht mehr nennenswert verbessern).

Serum-Gewinnung: Das in sterilen Gefäßen aufgefangene Blut einen Tag bei Zimmertemperatur stehenlassen; abfüllen in Zentrifugenröhrchen, wobei der Blutkuchen mittels eingestochener Pipette o. dgl. gehalten (zur Vermeidung von Hämolyse nicht zerstückelt!) wird; 30 min zentrifugieren bei 3000 U/min.

Prüfung der Seren

a) Auf Antikörpertiter: O-Sera sollen bei Objektträgeragglutination mit dem homologen Antigen mindestens bis zur Verdünnung 1 : 160, bei Röhrchenagglutination mindestens bis 1 : 1280 eine einwandfreie Agglutination ergeben (bei makroskopischer Ablesung). Für Zwecke der Objektträgeragglutination verwendet man meist die Verdünnung 1 : 10 bis 1 : 20. – H-Sera (enthalten auch O-Antikörper gegen die verwendete Keimart) sollen einen Mindesttiter von 1 : 3200 aufweisen; sie werden für die Objektträgeragglutination meist 1 : 50 verdünnt. Der (gewöhnlich wesentlich niedrigere) O-Titer ist gegebenenfalls durch Absorption mit einem entsprechenden, vorher gekochten O-Antigen zu entfernen. Analog zu den H-Seren haben K-Seren ebenfalls gewöhnlich einen O-Titer (meist höher als der K-Titer). Man verwendet solche Seren in der Regel etwa 1 : 10 verdünnt.

b) Auf Avidität: Die Agglutination auf dem Objektträger muß spätestens 1–2 min nach Verreiben des homologen Antigens im Serum deutlich in Erscheinung treten.

c) Auf Vorliegen von Prozonen: Eine Agglutinationshemmung in höheren Serumkonzentrationen beim Röhrchentest darf nicht auftreten.

d) Auf Spezifität: Das Serum darf in der Gebrauchsverdünnung nur die für die Immunisierung verwendeten Bakterien bzw. Bakterien mit identischen (Partial-)Antigenen erfassen.

Vollsera enthalten die im Verlauf der Immunisierung produzierten Antikörper.

Polyvalente Sera werden hergestellt durch Immunisierung von Tieren mit Mischantigenen, oder sie werden, bei genügend hohem Titer von Einzelsera, aus verschiedenen Vollsera gemischt.

Absorbierte Sera: Durch Behandlung mit entsprechenden Antigenen wurde ein Teil der ursprünglich im Vollserum enthaltenen Antikörper entfernt. Blieb nur noch der Antikörper gegen ein einzelnes Antigen zurück, so spricht man von Faktorensera. Es würde den Rahmen dieses Buches überschreiten, auf technische Einzelheiten der Absorption bzw. der Herstellung von Faktorensera einzugehen. Im Prinzip besteht das Verfahren darin, daß man z.B. ein Serum OH mit dem Antigen O zusammenbringt, wenn man ein absorbiertes Serum herstellen will, das nur den Antikörper H besitzt. Bei der Mischung des Serums mit geeigneten Bakterien kommt es bei entsprechender Einwirkungszeit zur Reaktion zwischen Antigen und homologem Antikörper. Werden die Bakterien durch Zentrifugieren aus dem Serum ausgeschleudert, so bleibt – wenn sie in ausreichender Menge zugesetzt worden waren – nur der heterologe Antikörper (im Beispiel: der Antikörper H) zurück. Bei der folgenden Prüfung muß das Serum mit Bakterien, die das Antigen H besitzen, eine positive Reaktion zeigen, darf dagegen mit Bakterien, die nicht das Antigen H, jedoch das Antigen O aufweisen, nicht reagieren. Tritt im letzteren Fall eine Agglutination auf, so ist die Absorption mit weiterem Bakterienmaterial erneut durchzuführen und anschließend die beschriebene Prüfung zu wiederholen.

Serum-Konservierung: Siehe S. 609. Bei Verwendung von Phenol geht man von einer 5%igen Lösung aus und setzt die Flüssigkeit unter Schütteln des Serums tropfenweise (zur Vermeidung von Eiweißfällung!) in einer Endverdünnung von 0,5% zu.

Serum-Aufbewahrung: In braunen Flaschen mit eingeschliffenem, paraffiniertem Glasstopfen.

B. Herstellung von Bakteriensuspensionen für die Widalsche Reaktion

Allgemeine Hinweise: Die wichtigeren Antigene für die WIDALsche Reaktion können von verschiedenen Serofirmen im Handel bezogen werden. Bei erhöhtem Bedarf ist die Eigenherstellung verschiedener Antigensuspensionen weitgehend gebräuchlich. Die Suspensionen werden ganz überwiegend im abgetöteten Zustand verwendet; die Gründe hierfür liegen in der relativ langfristigen Verwendbarkeit (bei Aufbewahrung im Kühlschrank), in der Verhütung von Infektionen und in der Arbeitsersparnis. Wichtig ist die Einhaltung einer konstanten Dichte der Suspension. Einfach und üblich ist die Einstellung durch Vergleich mit abgestuften Bariumsulfat-Trübungsröhrchen (MCFARLAND-Skala, s. S. 607 und S. 648), noch sicherer durch elektrische Trübungsmessung (z.B. mittels Photometer).

Beachte: Absolut zu vermeiden ist die Verwendung von Rauhstämmen, da sie zu Fehlresultaten führen können. Für die Herstellung von Suspensionen ist daher von einwandfrei glatten Kolonien auszugehen; die Aufschwemmungen sind auf Rauhheit zu prüfen (s.u.).

Eine zu lange Aufbewahrung von Bakterienemulsionen führt infolge autolytischer Vorgänge zum allmählichen Verlust der Agglutinabilität. Die Aufschwemmungen werden besser in konzentrierter Form aufbewahrt und aus den Stammsuspensionen in regelmäßigen Abständen neue Gebrauchsverdünnungen hergestellt. Bakteriensuspensionen können auch aus getrockneten Keimen bereitet werden, z.B. aus Proteus OX 19-Bakterien für die Reaktion nach WEIL-FELIX (viele Jahre, ja Jahrzehnte, verwendbar).

Herstellung der Keimsuspensionen

Salmonella-O-Suspensionen: Soweit verfügbar, geißellose (O-)Stämme verwenden (z.B. S. typhi O 901, S. paratyphi B O KAUFFMANN, zu beziehen von Salmonella-Zentralen – siehe S. 123). Bei Fehlen von O-Stämmen sind OH-Stämme für die Herstellung der Suspension zu benutzen.

Man impft die Stämme – nach Reinheitsprüfung sowie nach Vorkultur auf trockenem Nähragar – auf eine weitere, gut vorgetrocknete Nähragarplatte auf, bebrütet über Nacht bei 37° C, erntet die Keime mit physiol. NaCl-Lösung mittels Glasspatel ab, fügt unter Schütteln tropfenweise die vierfache Menge 96%igen Alkohols hinzu, schüttelt in verschlossenen Röhrchen 30 min in einer Schüttelmaschine und läßt die Suspension 2 Tage bei Zimmertemperatur im Dunkeln stehen. Dann zentrifugiert man, gießt den Überstand ab, wäscht die Bakterien zweimal in physiol. NaCl-Lösung und suspendiert das letzte Sediment in einem Phosphatpuffer, pH 7,0, mit 0,2% Formalinzusatz. Diese (jahrelang haltbare) Stammsuspension wird bei Bedarf auf die Dichte der Gebrauchsaufschwemmung verdünnt (mittels physiol. NaCl-Lösung mit 0,2% Formalingehalt).

Eine andere Möglichkeit der Herstellung von O-Suspensionen aus OH-Stämmen besteht in 1stdg. Erhitzen der in physiol. NaCl-Lösung aufgeschwemmten Bakterien im Dampftopf[1] und nachfolgender Zugabe von 0,2% Formalin (Endverdünnung).

Salmonella-OH-Suspensionen: Gut bewegliche Stämme, möglichst monophasische Varianten von diphasischen Typen, wiederholt auf halbfesten Agar (wie für SVEN-GARD-Platte verwendet) überimpfen, dann auf eine feuchte Nähragarplatte ausspateln; über Nacht bebrüten bei 37° C, unter Verwendung eines Glasspatels abschwemmen mit etwas physiol. NaCl-Lösung. Als Stammsuspension nach Abtötung mit 0,5% Formalin (Endverdünnung) aufheben. Herstellung der Gebrauchsverdünnung wie bei O-Suspensionen.

Shigella-Suspensionen, Proteus OX-Suspensionen: Wie Salmonella-O-Suspensionen.

Brucella-Suspensionen: Wie Salmonella-O-Suspensionen. Wegen des langsameren Wachstums ist in der Regel eine 2tägige Bebrütung erforderlich.

Einstellung der Gebrauchsverdünnung: Bei Anwendung der auf S. 419 beschriebenen WIDAL-Technik, bei der zu je 0,5 ml Serumverdünnung 0,5 ml Antigensuspension hinzugefügt wird, ist eine Dichte der Suspension entsprechend dem Röhrchen 3 der MCFARLAND-Skala empfehlenswert. Zur Arbeitseinsparung kann man die pro Röhrchen zuzugebende Antigenmenge auf 2 Tropfen (entsprechend stärker konzentrierter Suspension) reduzieren. Die Suspension kann dann aus Tropffläschchen zugesetzt werden, die Tropfen von gleichmäßiger Größe abgeben. Bei visueller Einstellung soll in diesem Fall die Suspension von einer Dichte sein, die beim Blick durch das Reagenzglas hindurch ein Fensterkreuz gegen hellen Hintergrund gerade noch erkennen läßt. Zu berücksichtigen ist bei Zugabe der geringeren Flüssigkeitsmenge der wesentlich verminderte Verdünnungseffekt.

Prüfung der Antigene:

a) *Auf einwandfreie Agglutination* der Keime (vor Herstellung der Suspension, mittels Objektträger-Agglutination mit den homologen Seren).

b) *Auf Fehlen von Rauhheit* (insbesondere bei Shigella-sonnei-Suspensionen). Die Stämme dürfen in 3,5%iger NaCl- oder 0,2%iger wäßriger Trypaflavinlösung keine Agglutination zeigen, die Suspensionen müssen einwandfrei homogen sein und sich gleichmäßig aufschütteln lassen.

c) *Gegebenenfalls auf sichere Abtötung* der für die Herstellung der Suspension verwendeten Keime durch Ausimpfung auf Blutagar und in Nährbouillon.

Frisch aus Stammsuspensionen hergestellte Gebrauchsverdünnungen sind jeweils mit homologen Seren von bekanntem Titer zu kontrollieren.

C. Konservierung und Aufbewahrung

1. Konservierung lebender Bakterienkulturen auf Nährböden

Die Überlebensfähigkeit von Bakterienkulturen schwankt in einem weiten Bereich. So ist bei Gonokokken und Meningokokken in der Regel eine Überimpfung in 2- bis 3tägigem Abstand zur Erhaltung des Stammes erforderlich. Häufige Überimpfungen sind auch notwendig bei Pneumokokken. Andererseits lassen sich viele Sporenbildner auch nach mehrjährigen Intervallen noch weiterzüchten.

Allgemein sollten bei der Aufbewahrung von Stämmen möglichst lange Abstände zwischen den Fortzüchtungen angestrebt werden, da häufige Subkulturen oft zu Änderungen von Eigenschaften der Mikro-

[1] Bei halbstündiger Erwärmung auf 56° C bleiben O- und H-Agglugene erhalten; bei 1stdg. Erhitzung im Dampftopf werden die H-Antigene vernichtet, während die O-Antigene erhalten bleiben.

organismen führen. Bei der Überimpfung sollte noch ein nicht zu kleiner Prozentsatz der Keime am Leben sein; sind nur noch sehr wenige Organismen der ursprünglichen Population lebensfähig, so besteht die erhöhte Gefahr, daß es sich hierbei um besonders resistente Mutanten handelt, die in gewissen Charakteristika dem ursprünglichen Stamm nicht mehr entsprechen.

Vorbedingung der Konservierung lebender Bakterien sind:

a) Vermeidung von Austrocknung: Wichtig ist ein dichter, neutraler Verschluß, z.B.:

Verschluß mittels paraffinierter Korkstopfen (in verflüssigtes Paraffin getaucht);

Zuschmelzen der Kulturröhrchen (zweckmäßiger ist bei diesem Verfahren die Verwendung von Ampullen);

Verwendung paraffinierter Wattestopfen: Stopfen etwas in das Röhrchen einschieben, mit verflüssigtem Paraffin durchtränken und nach Erstarrung eine nicht zu dünne Schicht aufgießen.

b) Aufbewahrung der Kulturen im Dunkeln. Die Lagerung kann bei Zimmer- oder Kühlschranktemperatur erfolgen. Die optimale Lagerungstemperatur ist für die einzelnen Bakterienarten verschieden.

c) Verwendung geeigneter Konservierungssubstrate: Bewährt hat sich der Eiernährboden nach DORSET:

Gesamten Inhalt (Eigelb und Eiweiß) von Hühnereiern mit steriler physiol. NaCl-Lösung (10 ml pro Ei) in einer Flasche mit sterilen Glasperlen schütteln, bis die Mischung homogen ist, dann in kleinen Röhrchen unter Schräglagerung koagulieren (1 Std. bei etwa 80° C).

Sterile Gewinnung des Eierinhaltes: Eier mit Wasser und Seife gründlich waschen, gut abspülen, 5 min einlegen in 70%igen Alkohol, Alkohol abdunsten lassen, stumpfe Seite der Eier leicht abflammen, dann Schale hier aufbrechen, Öffnung mit steriler Pinzette erweitern und Inhalt in die mit Glasperlen beschickte Flasche leeren.

Enterobacteriaceae bleiben auf DORSET-Medium bis 3 Jahre lebensfähig (Aufbewahrung bei Zimmer- oder Kühlschranktemperatur nach Bebrütung über Nacht bei 37° C). Shigellen werden gewöhnlich in etwa halbjährigem, die übrigen Enterobacteriaceae in 1–2jährigem Abstand überimpft.

Sporenbildner werden am besten an Seidenfäden angetrocknet aufbewahrt.

Choleravibrionen: Stichkultur auf Agar mit erhöhtem pH (etwa 8,0): Nach 24stdg. Bebrütung bei 37° C mindestens 1 Jahr lang haltbar bei 4° C.

Enterobacteriaceae: Siehe oben.

Streptokokken: Aufbewahrung in Blutbouillon (Überimpfung alle 8–10 Wochen).

Pneumokokken: Längere Zeit haltbar in getrockneten, im Exsikkator aufbewahrten Herzen von Mäusen. Zur Wiedergewinnung einer Kultur Material mit etwas Bouillon im Mörser verreiben und einer Maus i.p. injizieren. Vom Herzblut der gestorbenen Maus Blutagarplatten beimpfen.

Gonokokken, Meningokokken, Haemophilusarten: Auf Schokoladenagar 18 Std. bei 37° C in 3–10%-iger CO_2-Atmosphäre anzüchten, dann bei 32 bis 35° C lagern. Haltbarkeit 2–4 Tage (Gono- und Meningokokken) bzw. bis zu 2 Wochen (Haemophilusarten).

Diphtheriebakterien benötigen wöchentliche Überimpfung (Blutagar, 37° C, über Nacht); Aufbewahrung im Kühlschrank.

Bacteroides- und Fusiformisarten, anaerobe Streptokokken, Clostridien: 48 Std. anzüchten bei 37° C in Kochfleischbouillon, dann bei 4–8° C lagern (bis zu 6 Monaten haltbar).

Übrige Bakterien: In der Regel ist eine Überimpfung im Abstand von 2–6 Monaten ausreichend.

2. Konservierung mittels Gefriertrocknung

Prinzip: Bei rascher Trocknung von gefrorenem Material im Vakuum wird eine Denaturierung von Eiweiß weitgehend vermieden. Das Material wird entweder in geeigneten Kältemischungen (z.B. in einem Alkohol-Kohlensäuregemisch) oder anderweitig bei niedriger Temperatur (z.B. in der Kühltruhe, bei —20° C) vorgefroren. Bei kleinen Volumina reicht auch die unter Vakuum entstehende Verdunstungskälte schon aus, um das Material in den gefrorenen Zustand überzuführen; in diesem Fall, d.h. bei primär nicht vorgefrorenem Gut, muß ein Aufschäumen durch Zentrifugieren in der Vakuumkammer verhindert werden. Hierbei wird gleichzeitig erreicht, daß sich die Flüssigkeit an die Wand der Gefäße (meist Ampullen) anlegt und so in Schalen- bzw. Keilform, d.h. in nicht zu dicker Schicht, gefriert, was wiederum den Trocknungsvorgang begünstigt. Der bei der Trocknung entstehende Wasserdampf wird entweder von hygroskopischen Substanzen absorbiert, an tiefgekühlten Flächen kondensiert oder direkt abgepumpt.

Technisches Vorgehen bei Lyophilisierung kleiner Mengen von Bakteriensuspension (analog gültig auch für Serum etc.):

Bakterienstamm in geeignetem flüssigen Nährsubstrat 20 Std. bei 37° C inkubieren, 10 min bei 3000 U/min zentrifugieren, Sediment in 2,0 ml einer der folgenden Schutzlösungen aufnehmen:

a) 1 Teil entrahmte Kuhmilch + 4 Teile physiol. NaCl-Lösung, Abfüllung à 2,0 ml; End-pH etwa 7,0 (nach je 20 min Erhitzung im Dampftopf an zwei aufeinanderfolgenden Tagen).

b) 1 Teil sterile Nährbouillon mit 30% Dextrose + 3 Teile inaktiviertes (von homologen Antikörpern freies) Serum, Abfüllung a 2,0 ml.

Je 1 ml Keimsuspension in 2 Ampullen verteilen; Ampullen in die Tiefkühltruhe einlegen, bis der Inhalt gefroren ist (ca. 30 min); die Ampullen (Flüssigkeit an einer Wand angefroren) einbringen in den Vakuumraum (bei Laboranlagen meist als Glocke ausgebildet) und sofort Vakuumpumpe (sowie, falls vorhanden, Kühlvorrichtung zur Kondensation des Wasserdampfes) einschalten. Der Trocknungsvorgang ist gewöhnlich am folgenden Tag beendet.
Nach Abschaltung des Gerätes wird durch ein Ventil Luft in die Vakuumkammer eingelassen und die Ampullen dann an einem Trocknungsrechen unter Vakuum abgeschmolzen. Aufbewahrung: Bei 4° C, lichtgeschützt.

Heute sind zahlreiche, für die Zwecke des bakteriologisch-serologischen Labors geeignete Gefriertrocknungsanlagen unterschiedlicher Kapazität und Ausführung auf dem Markt. Bezüglich technischer und sonstiger Einzelheiten wird auf die Firmenprospekte verwiesen.

Die Methode der Lyophilisierung gilt als das zweckmäßigste Verfahren zur Konservierung vieler biologischer Stoffe. Bakterienkulturen lassen sich auf diese Weise über viele Jahre erhalten; lyophilisiertes Serum und Komplement erleiden über lange Zeit keinen nennenswerten Verlust an Aktivität. Virulenz sowie morphologische, kulturelle und sonstige biologische Eigenschaften von Keimen werden auf Jahre beibehalten; die getrockneten Bakterien sind in ihrem Zustand den Sporen vergleichbar.

Eine universelle Schutzlösung für alle Keimarten gibt es nicht; aus diesem Grunde wurden oben zwei verschiedene Flüssigkeiten zur Wahl gestellt. Im allgemeinen sind bei der dargestellten Technik zufriedenstellende Ergebnisse zu erwarten.
Bei pathogenen Keimen ist wegen der Möglichkeit des Verstäubens infolge des plötzlichen Druckausgleiches bei der Öffnung evakuierter Ampullen besondere Vorsicht zu üben. In solchen Fällen ist Abschmelzen nach Zusatz von Stickstoff zweckmäßiger. In die Ampullen kann vor der Sterilisation ein kleiner Papierstreifen mit der Nummer des Stammes eingelegt werden, um zu sichern, daß anderweitige Etikettierung bei langer Lagerung nicht verlorengeht.

Die Rekonstituierung der Organismen geschieht durch Zugabe geeigneter Nährbouillon zum Lyophilisat und anschließende Bebrütung (gelegentlich ist mehrtägige Inkubation erforderlich).

Literatur:

Neumann, K.H.: Grundriß der Gefriertrocknung. 2. Aufl., Musterschmidtverlag, Göttingen 1952.
Hörter, R.: Zbl. Bakt. I. Orig. 171 (1958) 526.

3. Chemische Konservierung von Serum

a) Mit Phenol: In einer Endkonzentration von 0,5%. Man tropft 1 Teil einer 5%igen Lösung von Acid. carbolic. liquefactum zu 9 Teilen Serum zu. Aufbewahrung in braunen Flaschen bei Kühlschranktemperatur.

Nach einiger Zeit bildet sich vielfach ein Bodensatz. Der Titer antikörperhaltiger Seren kann, zumal in der ersten Zeit, stark zurückgehen und pflegt sich erst nach längerer Aufbewahrung zu stabilisieren.

b) Mit Glycerin. puriss.: Zusatz zu gleichen Teilen des Serums.

c) Mit Merthiolat: Heute weitgehend praktizierte Methode, wobei der Konservierungsstoff in einer Endkonzentration von 0,01% zum Serum zugesetzt wird: 1 g Merthiolat oder Cialit (Farbwerke Hoechst) durch kräftiges Schütteln auflösen in 100,0 ml 1,4%iger Boraxlösung und 0,1 ml der Lösung zu 10 ml Serum hinzufügen.

Konservierung von Ambozeptor: S. 455.
Konservierung von Komplement: S. 456.
Konservierung von Blut: S. 455.

4. Aufbewahrung gefärbter mikroskopischer Präparate

Etwa vorhandenes Immersionsöl mit Fließpapier abtupfen (nicht wischen!), dann durch Auftropfen von Xylol vollends entfernen.
Gefärbte Präparate lufttrocken aufheben (späteres Nachfärben leicht möglich), sonst in Eukitt[1] einbetten. Über den Deckglasrand vorquellendes Einbettungsmittel nach völliger Erstarrung (also nach einigen Tagen) mit Xylol-durchtränktem Filtrierpapier entfernen.

[1] Bezugsquelle: O. Kindler, Freiburg/Breisgau.

D. Autovakzinen

Unter Vakzinen versteht man Impfstoffe, die dem Körper in der Regel mit dem Ziel einverleibt werden, eine spezifische Antikörperbildung bzw. Immunität gegen bestimmte Erreger oder deren Toxine auszulösen. Enthalten die Vakzinen Keime, die aus Krankheitsprodukten (Sekreten, Eiter etc.) des Patienten stammen, der mit der Vakzine behandelt werden soll, so spricht man von Autovakzinen. Die Autovakzinetherapie ist durch die Entwicklung der modernen Chemotherapie weitgehend verdrängt worden. Eine Berechtigung wird ihr heute vielfach nur noch für die Behandlung chronisch-rezidivierender Staphylokokkeninfektionen (insbesondere Furunkulose) zuerkannt. Gelegentlich wird sie auch bei chronischen Infektionen des Harntraktes und der Atmungsorgane angewandt, vor allem, wenn bei den verursachenden Erregern ein häufiger Resistenzwechsel bzw. hohe Antibiotikaresistenz besteht, wenn sie allgemein schlecht durch Antibiotika erfaßt werden können bzw. wenn versucht wird, die Abwehrlage des Organismus gegenüber einem bestimmten Keim – evtl. zusätzlich zu einer anderweitigen Behandlung – zu verbessern.

Die Angaben über die bei der Autovakzinetherapie anzuwendenden Keimmengen schwanken in einem weiten Bereich. Die im folgenden beschriebene Herstellung einer Staphylococcus-aureus-Vakzine entspricht dem Verfahren, wie es sich an der Staatlichen Bakteriologischen Untersuchungsanstalt Erlangen seit vielen Jahren bewährt hat. Die Bakterienkonzentration liegt hierbei in einem relativ niedrigen Bereich. Dadurch wird in aller Regel eine adäquate Reaktion (s. u.) und günstige Heilwirkung ohne unerwünscht starke Nebenerscheinungen gewährleistet.

Herstellung einer Autovakzine

Den in Reinkultur gezüchteten Erreger von einer Einzelkolonie auf Schrägagar abimpfen und über Nacht bei 37° C bebrüten.

Mit steriler Pipette 5 ml physiol. NaCl-Lösung mit 0,5% Phenolgehalt (Phenol-NaCl-Lösung) in das Schrägagarröhrchen zugeben, Bakterien durch Drehen des Röhrchens zwischen den Handflächen in der Flüssigkeit suspendieren.

Flüssigkeit in ein steriles Röhrchen mit Glasperlen überpipettieren (Übertragung von Nährbodenanteilen vermeiden), mittels Schüttelapparat zur Erzielung einer ausreichenden Homogenität der Aufschwemmung 30 min schütteln.

2 Tropfen Formalin zusetzen, Watteverschluß des Röhrchens mit verflüssigtem Paraffin abdichten, Suspension 3 Tage zur Abtötung der Keime in den Brutschrank stellen.

Röhrcheninhalt auf Sterilität prüfen durch Ausspatelung von je 2 Tropfen auf eine Blutplatte und Beimpfung von je einem Nährbouillon- und (vorher durch Erhitzen regenerierten) Thioglykolatbouillon-Röhrchen (zur Erfassung aerober und anaerober Keime). Die Beimpfungsmenge ist so einzurichten, daß die Konzentration des Phenols im beimpften Flüssignährboden nicht mehr als 0,01% beträgt. Die Sterilitätsprüfung ist bei 37° C über 5 Tage durchzuführen.

Gebrauchsverdünnung A und B herstellen: Zunächst ist eine Stamm-(Ausgangs-)Suspension zu bereiten. Hierbei dient eine Standard-(Vergleichs-) Verdünnung oder das Röhrchen Nr. 3 der McFARLAND-Skala als Trübungsvergleich. Die Gebrauchsverdünnungen A und B werden hergestellt durch Verdünnung der Stammsuspension im Verhältnis 1 : 10000 (A) bzw. 1 : 1000 (B) unter Verwendung von Phenol-NaCl-Lösung. Verdünnung A soll etwa 100000 Keime, Verdünnung B etwa 1 Million Keime pro ml enthalten.

Je 5 Ampullen mit je 2 ml der Verdünnung A und B mittels steriler Spritze beschicken, Ampullen zuschmelzen. Dieser Vorgang kann gewöhnlich bereits 24 Std. nach Beginn der Abtötung der Stammverdünnung durchgeführt werden. Beide Verdünnungen sind gleichfalls auf Sterilität zu prüfen.

Ampullen zusammen mit dem folgenden Dosierungsschema (für Staphylococcus aureus) nach Abschluß der Sterilitätsprüfung ausgeben.

Dosierungsschema

Im Abstand von etwa 4–6 Tagen sind bei Staphylococcus-aureus-Vakzinen subkutan zu verabreichen:

1. Injektion: 0,1 ml der Verdünnung A
2. Injektion: 0,2 ml der Verdünnung A
3. Injektion: 0,4 ml der Verdünnung A
4. Injektion: 0,8 ml der Verdünnung A
5. Injektion: 1,6 ml der Verdünnung A
6. Injektion: 0,2 ml der Verdünnung B
7. Injektion: 0,4 ml der Verdünnung B
8. Injektion: 0,8 ml der Verdünnung B
9. Injektion: 1,6 ml der Verdünnung B

Beachte: Die Ampullen sind vor Entnahme der Vakzine kräftig aufzuschütteln. Erwünscht ist eine schwache Reaktion mit leichtem Temperaturanstieg (um etwa 1 °C), der am nächsten Tag wieder zurückgegangen sein soll. Treten stärkere Reaktionen lokaler oder allgemeiner Art auf, so soll man erst nach deren Abklingen die Behandlung fortsetzen, zunächst ohne die Dosis zu steigern. Besondere Vorsicht hinsichtlich der Dosierung ist bei gramnegativen Stäbchen (Coli-, Proteusbakt. etc.) angebracht. Stärkere, evtl. stürmische und gefährliche Reaktionen sind hierbei nicht selten. Bei solchen Vakzinen empfiehlt es sich, die Behandlung mit einer geringeren als der im Schema angegebenen Anfangsdosis zu beginnen und die injizierte Menge langsamer zu steigern.

Herstellung von Mischvakzinen: Man geht in gleicher Weise vor wie bei der oben beschriebenen Bereitung der Monovakzine. Die betreffenden Keime werden in Reinkultur getrennt gezüchtet, abgeschwemmt, und ihre Konzentration wird eingestellt, wie oben beschrieben für Staphylococcus aureus. Dann mischt man die Aufschwemmungen im geeigneten Verhältnis zusammen. Weiteres Vorgehen, wie für Staphylococcus aureus beschrieben.

Sterilitäts- und Pyrogenteste

A. Allgemeine methodische Hinweise zur Sterilitätsprüfung

Ziel der Sterilitätsprüfung ist es, festzustellen, ob eine Probe frei von vermehrungsfähigen Mikroorganismen ist. Die Aufgabe der Sterilitätsprüfung stellt sich im großen Maßstab pharmazeutischen Betrieben. Aber auch an öffentliche und private bakteriologisch-diagnostische Labors werden häufig routinemäßig oder im Zusammenhang mit speziellen Fragen Aufgaben der Sterilitätsprüfung herangetragen.

Eine gesicherte Auswertung von Sterilitätsprüfungen ist an folgende Bedingungen gebunden:

1. Vermeidung von Sekundärinfektionen bei der technischen Durchführung des Testes;
2. Ausschaltung antimikrobieller Wirkungen der zu prüfenden Substanzen;
3. Optimale, d.h. auch vorgeschädigte Mikroorganismen der verschiedensten Arten erfassende Kulturbedingungen;
4. Repräsentative Zahl der zu prüfenden Proben.

Die Prüfungsvorschriften sind in den Pharmakopöen der einzelnen Staaten niedergelegt, desgleichen die Art der zu prüfenden (in „steriler Form" abzugebenden) Präparate. Die folgenden Ausführungen lehnen sich an die Beschreibung der Sterilitätsprüfung durch WALLHÄUSER und SCHMIDT 1967 an.

1. Vermeidung von Sekundärinfektionen

Die wichtigsten Gesichtspunkte sind:

a) Personal: Mit der technischen Durchführung ist entsprechend erfahrenes Personal zu betrauen. Bei den Arbeiten ist Schutzkleidung (sterilisierte Arbeitsmäntel und Mützen; Schuhe) und Mundschutz zu tragen.

b) Arbeitsraum: Vor Beginn der Prüfungen kann eine Raumluftentkeimung durch direkte UV-Strahlung durchgeführt werden; während der Arbeiten ist indirekte UV-Strahlung zweckmäßig. Fenster und Türen sollen dicht schließbar sein. In kleineren Betrieben sollte die Sterilitätsbestimmung in einer UV-Kabine oder mittels Impfkasten durchgeführt werden. Einen Aufschluß über die Beeinträchtigung des Ergebnisses durch Luftkeime vermögen geöffnet aufgestellte Blut- oder Nähragarplatten zu vermitteln.

c) Nährböden: Die Substrate müssen einwandfrei sterilisiert sein. Bei der Sterilitätsprüfung sind unbeimpfte Nährböden zur Sterilitätskontrolle mitzuführen.

d) Geräte: Glas- und Metallgeräte wie Scheren, Pipetten (wattegestopft), Flaschen etc. sind durch dreistündige Heißluftsterilisation bei 180°C, übriges Gerät durch einstündiges Autoklavieren bei 121°C zu entkeimen. Membranfilterscheiben werden entweder in sog. Autoklavenpackungen sterilisiert, sonst zwischen feuchtes Filtrierpapier eingelegt und in Petrischalen autoklaviert (1 Std./121°C). Zweckmäßig sind Einwegspritzen, -kanülen und -pipetten.

e) Entnahme der Proben zur Einimpfung in Nährböden:

Ampullen: Hals abflammen, mit steriler Feile anritzen, dann abbrechen; Material mit steriler Spritze oder Pipette entnehmen. Unter Vakuum abgefüllte Ampullen mit Feile anritzen, mit steriler Watte abdecken, so daß die Luft beim Öffnen der Ampulle durch die Watteschicht filtriert wird.

Fläschchen mit Gummistopfen: Stopfen mit 70%igem, sterilfiltriertem Äthylalkohol abreiben, dann mit steriler Kanüle durchstechen zur Materialentnahme.

Kunststoffgefäße: Mit 70%igem Alkohol abreiben und mit steriler Schere aufschneiden (Schere kann bei weiterem Gebrauch auch abgeflammt werden).

2. Ausschaltung antimikrobieller Wirkungen der Proben

Eine wesentliche Rolle spielt hierbei schon die Verdünnung der Wirksubstanz in der Kulturflüssigkeit. Den Präparaten in üblicher Konzentration zugesetzte Konservierungsmittel wie Phenol (0,5%), Nipagin (0,1%), Nipasol (0,15%), werden durch die in den Nährsubstraten vorhandenen Eiweißstoffe gebunden. Bei Vorhandensein von Merthiolat bzw. Chinosol tritt ein ausreichender Neutralisationseffekt bei Zusatz von Na-thiosulfat zum Nährsubstrat ein (VITEZ, I.: Zbl. Bakt. I. Orig. 201 [1966] 104). Als besonders geeignet gilt Na-thioglykolat; es ist in den von zahlreichen neueren Arzneibüchern vorgeschriebenen Nährböden enthalten.

Die Ansätze sind auf antimikrobielle Wirkungen zu untersuchen. Dies kann geschehen nach Abschluß der Sterilitätsprüfung durch Zusatz von je 1 Tropfen einer 1 : 100 verdünnten 24stdg. Kultur von Staphylococcus aureus, Bac. subtilis und Clostridium butyricum (also aerobe und anaerobe Keime bei Bakteriennährböden) und von Candida albicans und Aspergillus niger (bei Pilznährböden). Falls ausreichend Proben vorhanden sind, erfolgt diese Prüfung zugleich mit Ansatz der Sterilitätsprüfung (Zeitersparnis).

Tritt in 3–5 Tagen kein Wachstum auf, so werden – mit dem gleichen Nährboden, wie er für den Sterilitätstest benutzt wird – Verdünnungen der mit dem Präparat beschickten Kulturen angesetzt, um den erforderlichen Verdünnungsfaktor zu eruieren. Mit dieser Verdünnung ist dann der eigentliche Sterilitätstest durchzuführen.

Eine andere Möglichkeit besteht in der Anwendung des Membranfilterverfahrens:

Durch das sterilisierte Membranfiltergerät (z. B. Typ SM 16510 der Sartorius-Membranfilter GmbH, Göttingen) wird die in 200 ml Aqua dest. steril aufgenommene Probe gesaugt, anschließend noch 300 ml steriles Aqua dest. nachgespült, die Filterscheibe unter sterilen Kautelen in gleiche Teile zerschnitten und diese in die Nährböden eingebracht. Diese Methode ist vorzuziehen bei antimikrobiell wirksamen Proben wie Antibiotika, für die eine ausreichende Inaktivierungsmöglichkeit nicht besteht.

3. Nährböden zur Sterilitätsprüfung und weitere Verarbeitung der Versuchsansätze

Die verwendeten Nährböden müssen die Entwicklung von in den Proben vorhandenen, noch lebensfähigen Keimen ermöglichen. Die Herstellungsverfahren sollen einfach, die einzelnen Chargen von möglichst gleicher Qualität sein. Dies wird am sichersten durch die Verwendung geeigneter Trockennährböden erreicht. Metall- oder Glaskappen dürften als Verschluß Wattestopfen zumindest gleichwertig sein.

Thioglykolat-Bouillon (als Trockensubstrat im Handel) ist ein für Bakterien weitgehend polyvalentes Substrat, das das Wachstum sowohl der Aerobier als auch der Anaerobier ermöglicht. Die Nährbodenmenge sollte 100 ml (in großen Reagenzgläsern oder Kölbchen) pro Präparat betragen.

Leberbouillon nach TAROZZI (mit 0,1% Agargehalt) erhöht bei zusätzlicher Verwendung die Sicherheit der Prüfung.

SABOURAUD-*Bouillon* (als Trockensubstrat im Handel) zum Nachweis von Pilzen und Hefen. Nährbodenmenge: 20–40 ml.

Vor der Verwendung sind Sterilitäts- und Wachstumskontrollen anzusetzen. Erstere sollten sich bei Bakteriennährböden auf mindestens 24- bis 48stündige Bebrütung bei 35–37° C, bei Pilznährböden auf mindestens 4tägige Inkubation bei 25° C erstrecken. Für Wachstumskontrollen sollen aerobe und strikt anaerobe Keime (z. B Staphylococcus aureus, Streptococcus haemolyticus, Clostridium butyricum) verwendet werden; Wachstum muß spätestens innerhalb von 5 Tagen sichtbar sein.

Beimpfung:

Flüssige Präparate: Pro 100 ml Thioglykolat-Bouillon ist eine Probenmenge von 15–20 ml in der Regel angebracht, bei den in kleinerer Menge abgefüllten Pilzsubstraten ein entsprechend geringeres Volumen.

Ölige Präparate: Sofern ein gegenüber mikrobiellem Wachstum neutraler Emulgator wie Tween 80, 0,5–1,0%ig, nicht verwendet wird, ist die Probe in der 20fachen Menge Substrat zu bebrüten unter täglichem Aufschütteln. Fette mit Schmelztemperaturen bis 45° C werden nach vorsichtigem Erwärmen in flüssigem Zustand dem Medium beigemischt.

Feste Präparate werden ebenso wie in Wasser lösliche Salbengrundlagen in Mengen von 0,25 g in etwa 100facher Menge Nährsubstrat geprüft.

Geräte aus Kunststoff (Spritzen, Behälter, Schläuche) sind je nach Form durchzuspülen, einzulegen in oder zu beschicken mit dem flüssigen Nährsubstrat. Einstichstellen verschlossener Gefäße werden vorher mit 70%igem, sterilfiltriertem Alkohol abgerieben und nach Zugabe des Nährbodens verschlossen.

Bebrütung: Sie sollte für Bakterien sowohl bei 20 und 37° C, für Pilze bei 20° C durchgeführt werden und sich über 10 Tage erstrecken. Die Ansätze sind bei eintretender Trübung auf feste Nährböden auszuimpfen. Das letztere trifft gleichfalls zu (am Ende der Bebrütungszeit) bei Proben, in denen es nach Zugabe der Prüfsubstanz zur Trübung kommt.

4. Beurteilung (für 20 geprüfte Proben, s. u.):

Sterilität kann angenommen werden, wenn nach Beendigung der Beobachtungszeit kein Bakterienwachstum eingetreten ist.

Zweifelhaft ist das Testergebnis bei Wachstum in 1–2 Ansätzen. Der Test ist in diesem Fall zu wiederholen. Tritt erneut die Trübung eines Substrates auf und ist diese durch einen anderen Keim als beim ersten Test verursacht, so kann der Test abermals wiederholt werden.

Nicht bestanden ist der Test, wenn in der Prüfung pathogene Keime nachgewiesen wurden, oder bei der ersten Prüfung 3 oder mehr Ansätze Wachstum zeigen bzw. in der zweiten Prüfung mehr als 2 Röhrchen getrübt sind und der gezüchtete Keim dem der ersten Prüfung entspricht oder wenn alle drei Versuche Wachstum zeigen und derselbe Keim in mehr als einer Probe nachgewiesen wurde.

5. Zahl der zu prüfenden Proben

Die Zahl der zu prüfenden Proben soll repräsentativ für die Gesamtzahl der in einer Charge hergestellten Proben sein. Bei Stückzahlen über 1000 werden gewöhnlich mindestens 20 Proben geprüft. Diese sollen bei Abfüllvorgängen am Anfang, in der Mitte und am Ende der Reihe, bei autoklaviertem Material aus verschiedenen Teilen des Sterilisationsraumes entnommen werden.

6. Praktische Durchführung von Sterilitätsprüfungen

Die praktische Durchführung der Sterilitätsteste hängt, was die Art der zu verwendenden Nährsubstrate, die Zahl der zu prüfenden Proben und die Menge des Inokulums sowie Bebrütungszeit und -temperatur betrifft, weitgehend von den Vorschriften ab, die in den Pharmakopöen der einzelnen Staaten festgelegt sind.

Während bei offiziellen Prüfungen jeweils die einschlägigen Bestimmungen der entsprechenden Arzneibücher anzuwenden sind (z. B. DAB 7 der BRD von 1968 bzw. der DDR von 1964, ÖAB, Ph. Helv., Ph. Belg., Brit. Ph., USP 17, Ph. Int.), werden sich Einzeluntersuchungen zu bestimmten Fragestellungen in Laboratorien des Öffentlichen Gesundheitsdienstes, der Krankenhäuser und pharmazeutischer Betriebe oft einer speziellen Methodik zu bedienen haben. Zu den wichtigsten Gesichtspunkten zählen auch hier – abgesehen von einer Arbeitstechnik, die die Grundregeln der Sterilitätsprüfung beachtet – die Auswahl optimaler Nährböden, die das Wachstum auch einzelner und vorgeschädigter Keime ermöglichen, die Verwendung der Nährböden in ausreichender Menge, die Ausschaltung evtl. das Keimwachstum hemmender Einflüsse des Prüfpräparates, Prüfung der bakterio- bzw. fungistatischen Wirkung der Mittel etc. – Die Sterilitätsprüfung von Catgut ist in einem gesonderten Kapitel besprochen.

Nachweis von Rickettsien und Viren bei Sterilitätsprüfungen

Hierzu wird verwiesen auf Wallhäusser, K. H., H. Schmidt: Sterilisation – Desinfektion – Konservierung – Chemotherapie. Thieme, Stuttgart 1967; S. 482–490.

Prüfung des Keimgehaltes bzw. der Sterilität von Oberflächen (bei Hospitalismus-Untersuchungen etc.): Hierfür wird die Verwendung von Kulturbeuteln (Agarflexkontaktkultur nach Kanz, Institut für hygienisch-bakteriologische Arbeitsverfahren, 8 München 90, Bergstraße 15) empfohlen.

B. Sterilitätsprüfung bei chirurgischem Nahtmaterial, insbesondere bei Catgut

Die Prüfung der Sterilität von Catgutproben stellt einen Sonderfall der Sterilitätstestung dar, da

das Ausgangsmaterial primär einer starken Kontaminierung durch Darmbakterien und Sporenbildner ausgesetzt ist und in nicht aufzulösender Form untersucht werden muß,

Rückstände aus der Verarbeitung bzw. antibakterielle Wirkungen der Suspensionsflüssigkeit bei der Testung zu berücksichtigen sind,

wegen des vorausgegangenen Sterilisierungsprozesses mit dem Vorhandensein nur weniger (und vorgeschädigter) Keime zu rechnen ist.

An die für die Prüfung verwendeten Nährböden sind daher besondere Ansprüche zu stellen. Sie sollen einerseits das Wachstum aller, insbesondere auch vorgeschädigter Keime ermöglichen. Gleichzeitig ist es andererseits wünschenswert, daß durch spezielle Zusätze zum Nährboden auch evtl. in und am Catgutfaden befindliche Hemmsubstanzen weitgehend neutralisiert werden, sofern sie nicht schon durch die Verdünnung in der verwendeten Nährbodenmenge so weit in ihrer Konzentration vermindert werden, daß sie die Vermehrung etwa vorhandener Keime nicht mehr zu hemmen vermögen. Ist dies nicht möglich, so müssen die Proben erst in besonderen Reinigungsbädern von diesen Stoffen befreit werden; dieser zusätzliche Arbeitsgang erhöht naturgemäß die Wahrscheinlichkeit sekundärer Verunreinigungen.

Zur Prüfung von chirurgischem Nahtmaterial wird verwiesen für die BRD auf das DAB 7 (1968), S. 686 bis 688. Die im folgenden wiedergegebene Darstellung lehnt sich weitgehend an die von HEICKEN und BELLINGER (Zbl. Bakt. I. Orig. 184 [1962] 493) niedergelegten Erfahrungen an.

In dem Bestreben, eine gesonderte Inaktivierung bakterienhemmender Stoffe einzusparen, werden dem Nährboden Substanzen zugesetzt, die sich zur Neutralisierung üblicherweise verwendeter bakteriostatisch oder bakterizid wirksamer Substanzen als geeignet erwiesen haben.

Als antibakteriell wirksame Substanzen in Handels-Catgut kommen vor allem in Betracht:

Organische und anorganische Quecksilberverbindungen (z.B. Mercurichlorid, $HgCl_2$) und allgemein Schwermetallsalze, Jod;

quartäre Ammoniumsalze (z.B. Bradosol);

chlorierte Phenolderivate (z.B. Hexachlorophen).

Da Cysteinhydrochlorid zumindest ebenso gut wie Na-thioglykolat ein für das Wachstum streng anaerober Keime notwendiges Redox-Potential über die Prüfzeit hinweg aufrechtzuerhalten und zugleich verschiedene antibakterielle Hemmstoffe zu neutralisieren vermag (z.B. Quecksilber-Ionen, die umgesetzt werden zu Mercaptid), wurde diese Substanz von HEICKEN und BELLINGER in den folgenden, für die Prüfung von Catgut entwickelten Nährboden aufgenommen:

Cystein-Nährboden

Fleischwasser-Bouillon (oder Nährbouillon aus gleichwertigem Trockennährboden)	1000,0 ml
Fadenagar	1,5 g
Dextrose	10,0 g
Cysteinhydrochlorid (Merck)	1,0 g

Fadenagar (24 Std. gewässert) in der Bouillon im Dampftopf lösen, übrige Substanzen zu der noch heißen Agar-Nährbouillon hinzufügen, pH 7,7–7,8 einstellen mit 1 n NaOH-Lösung (ca. 10 ml), erneut 15 min im Dampftopf erhitzen, dann in heißem Zustand durch Papierfilter filtrieren, auf die Kulturgefäße in den erforderlichen Portionen (s.u.) verteilen und 30 min bei 121°C autoklavieren, End-pH 7,4–7,5.

Haltbarkeit (bei Zimmertemperatur aufbewahren!) 14 Tage. Vor Verwendung sind gelagerte Nährböden kurz auf 100°C zu erhitzen.

Neutralisierung von Hemmstoffen: Hierzu eignen sich als Nährbodenzusätze:

Cystein-HCl (0,1%ig): Bei Quecksilber- und Jodverbindungen (s. o.),

Tween 80 (3%ig): Bei chlorierten Phenolderivaten,

Lezithin (0,3%ig): Bei quartären Ammoniumsalzen.

Sind chlorierte Phenolderivate oder quartäre Ammoniumsalze in der Probe enthalten, so werden dem Nährboden Tween 80 und Lezithin in einer Endkonzentration von 3 bzw. 0,3% zugesetzt.

Herstellung des Cystein-Tween-Lezithin-Nährbodens:

a) Tween-Lezithin-Emulsion:

Lezithin (ex ovo Merck)	3,0 g
Tween 80	30,0 g

Zum Lezithin in einen größeren Mörser tropfenweise Tween 80 zugeben und mit Pistill zu einer schwach gelb gefärbten, milchigen Emulsion verreiben (erleichtert ist die Homogenisierung nach Aufbewahrung beider Stoffe bei 56°C über Nacht).

b) Herstellung des Testsubstrates:

Zur Emulsion aus einem Kolben mit 1000 ml heißer Agar-Nährbouillon 200 ml in kleinen Anteilen unter stetem Reiben mit dem Pistill hinzugeben. Das entstandene Gemisch in den Kolben mit der restlichen Agar-Nährbouillon übertragen und durch Schütteln homogen verteilen. Zum heißen Gemisch 10 g Dextrose und 1,5 g Cystein-HCl hinzufügen. Nach Lösung pH elektrometrisch einstellen auf 8,5 mit etwa 15 ml 1 n NaOH (Indikatorpapier ergibt bei Gegenwart von Tween 80 zu niedrige Werte), kurz erhitzen, filtrieren durch Filtrierpapier (auf Porzellannutsche, mit leichtem Unterdruck), Kulturgefäße mit den erforderlichen Portionen beschicken, 30 min autoklavieren bei 121°C (der pH-Wert des Nährbodens geht dabei auf 7,4–7,5 zurück!). Das sich beim Sterilisieren absetzende, zähe, bräunliche Tween-Lezithin-Gemisch durch kräftiges Schütteln der noch heißen Nährböden wieder in Lösung bringen (es fällt dann nicht mehr aus).

Sind die Hemmstoffe in größerer Menge in den Proben vorhanden, so sind diese für 24 Std. in Neutralisationslösungen einzulegen, die je nach Gehalt der Probe an antibakteriellen Wirkstoffen aus einer wäßrigen Lösung von 0,1–1,0% Cystein-HCl, 3–6% Tween 80 und 0,3% Lezithin besteht.

Gang der Untersuchung

Schutzvorrichtungen, Vorbedingungen in personeller und räumlicher Hinsicht, Geräte usw.: Wie bei der Sterilitätsprüfung (siehe S. 612).
Bei einwandfreier Technik beträgt die Quote sekundärer Verunreinigungen 0,5%. Wachstum von Mikrokokken und aeroben Korynebakterien kann in der Regel als Ausdruck sekundärer Verunreinigungen aus der Luft betrachtet werden.

Prüfung auf Hemmstoffe (erforderlich, soweit verläßliche Angaben nicht vorliegen, vor Ansatz der eigentlichen Prüfung): 24stdg. Schrägagarkultur von Staphylococcus aureus mit 5 ml steriler physiologischer NaCl-Lösung abschwemmen und 1 : 10 verdünnen. 0,5 ml der Verdünnung in 100,0 ml verflüssigten, auf 45° C abgekühlten und mit Nährbouillon auf die Hälfte verdünnten Nähragar einimpfen und nach gründlicher Mischung in Platten à 10 ml ausgießen. Nach Erstarrung des Substrates 4 getrocknete, etwa 3 cm lange Fadenstücke des zu prüfenden Materials auf die Nährbodenfläche legen und leicht andrücken.
Wird nach 24stdg. Bebrütung ein gleichmäßiges Wachstum im ganzen Nährbodenbereich festgestellt, so gilt das Material als hemmstoff-frei. Die Ausbildung von Hemmzonen entlang der Fadenstücke zeigt das Vorhandensein von bakteriostatischen oder bakteriziden Substanzen an.

Nach Heicken und Bellinger ist bei Verwendung von Nähragar ohne und mit verschiedenen Zusätzen (0,1% Cysteinchlorid oder 1% Tween 80 oder 3% Tween 80 + 0,3% Lezithin) Anwesenheit von Quecksilberverbindungen und allgemein von Schwermetallsalzen erkennbar am Fehlen der auf normalem Nähragar bestehenden Hemmungszone bei dem mit 0,1% Cystein-HCl versetzten Substrat. In analoger Weise lassen sich quartäre Ammoniumsalze und chlorierte Phenole nachweisen (s. hierzu die Beschreibung der Neutralisierung der Hemmstoffe auf S. 615).

Entnahme der Catgutproben: Mit sterilen Pinzetten und Scheren. 15 min vorher Schliffe der Entnahmegefäße bzw. Öffnungsstellen von Kunststoffbehältern mit Jodtinktur bestreichen, Proben unter aseptischen Bedingungen entnehmen und als ganzes Knäuel in die Nährböden einbringen. Mitgeführt werden stets mehrere unbeimpfte Medien zur Sterilitätskontrolle.

Verimpfung der Proben: Hemmstoff-freie Proben werden ohne Vorbehandlung in Cystein-Nährböden eingelegt, und zwar wird Trocken-Catgut direkt verimpft, feucht verpacktes Catgut nach Abspülung der anhaftenden Flüssigkeit mit sterilem Wasser (mittels Pipette, in feinem Strahl).
Bakteriostatikahaltige Proben spült man ab mit sterilfiltriertem, 50%igem Alkohol (in feinem Strahl, mittels Pipette: bei großen Knäueln mit 50 ml, sonst mit 25 ml). Der nun anhaftende Alkohol ist für das Keimwachstum infolge der starken Verdünnung durch die Nährlösung ohne Bedeutung.
Proben mit geringerem Gehalt an Quecksilber- oder Jodverbindungen impft man in Cystein-Nährböden;
Proben mit geringerem Gehalt an chlorierten Phenolderivaten oder quartären Ammoniumsalzen werden in Cystein-Tween-Lezithin-Nährböden eingebracht;
Proben, die aufgrund der biologischen Vorprüfung (s. o.) als schwer neutralisierbar zu werten sind, legt man für 24 Std. zur Entgiftung in das beschriebene Neutralisierungsbad ein und verimpft sie dann in Cystein-Tween-Lezithin-Nährböden.

Zur Ausschaltung der Hemmwirkung von verschiedenen, in Catgut-Erzeugnissen vorkommenden Stoffen wird auch auf die Anweisung im DAB 7 (1968), S. 687/688 verwiesen.

Nährbodenmenge pro Catgutprobe:

Knäuel der Fadenstärke 3 und mehr (50 m Fadenlänge): 800 ml Substrat;

Knäuel mit weniger als 3 ml Fadenstärke: 600 ml Substrat;

Kleinpackungen: 60 ml Substrat.

Bebrütung und weitere Behandlung: 21 Tage bei 37° C bebrüten unter wiederholter Kontrolle; sämtliche Proben werden nach Abschluß der Bebrütungszeit, getrübte Kulturen schon nach Auftreten der Trübung auf je 1 aerobe und 1 anaerobe Blutplatte gebracht (10tägige Inkubation bei 37° C). Von den getrübten Nährböden und den gewachsenen Kolonierasen werden mikroskopische Präparate gefertigt und die Keime differenziert.

Nachbeimpfung zur Feststellung etwaiger Hemmstoffe in den Nährlösungen: Nichtbewachsene Ansätze werden beimpft mit einer Aufschwemmung von Staphylococcus aureus (24stdg. Bouillon-Kultur, 1:100000 verdünnt). Kulturen mit 60 ml Nährflüssigkeit werden mit 0,1 ml, solche mit 600–800 ml Bouillon mit 1,0 ml der Aufschwemmung beimpft und 3 Tage bebrütet. Bei ausbleibendem Wachstum ist der Test mit entsprechend abgeänderten Versuchsbedingungen (stärkere Verdünnung, Vorbehandlung in höherer Konzentration der neutralisierenden Substanzen etc.) zu wiederholen.

C. Prüfung von Desinfektionsmitteln

Für die Prüfung von Desinfektionsmitteln wird verwiesen auf die von der Deutschen Gesellschaft für Hygiene und Mikrobiologie herausgegebenen „Richtlinien für die Prüfung chemischer Desinfektionsmittel" (2. überarbeitete und ergänzte Auflage); sie sind als Sonderdruck im G. Fischer Verlag, Stuttgart, 1969 erschienen.

D. Untersuchung auf pyrogene Stoffe

Pyrogene sind als Produkte mikrobieller Herkunft (Bakterien, Virusarten etc.) anzusehen; chemisch stellen sie hochmolekulare Lipopolysaccharide von unterschiedlichem Aufbau dar und weisen einen entsprechend differenten Wirkungsgrad auf. Sie sind gut wasserlöslich und können bei entsprechender Menge bzw. Aktivität nach parenteraler Einverleibung insbesondere fieberhafte Reaktionen (ggf. mit Schüttelfrost), ferner Blutbildveränderungen und gastrointestinale Erscheinungen (Erbrechen, Durchfall etc.) auslösen; u. U. kann die Wirkung lebensgefährlich sein. Besondere Kennzeichen der Pyrogene sind ihre ungewöhnliche pharmakologische Wirksamkeit (schon Bruchteile eines Gammas können Fieberreaktionen hervorrufen) und ihre hohe Thermostabilität. Eine sichere Inaktivierung ist nur durch zweistündige Heißluftsterilisation bei mindestens 180, besser 200° C, nicht dagegen durch (selbst mehrstündige) Autoklavierung bei 121° C gewährleistet.

Pyrogene können vorhanden sein in pharmazeutischen Produkten, sie können aber auch durch die bei Injektion, Infusion etc. verwendeten Geräte in den Organismus übertragen werden. Ihr Nachweis ist bisher nur im biologischen Test möglich. Seine Ausführung ist angezeigt bei Infusions- und (insbes. i. v.-) Injektionslösungen, bei Flüssigkeiten, die zur Auflösung von Medikamenten vor parenteraler Applikation verwendet werden, ferner bei Blutbanken, bei der Herstellung von Plasma- oder Serumkonserven etc. (Infusionsmaterial und zur Infusion verwendete Geräte, Flaschen, Kunststoffbeutel etc.), Flüssigkeiten zur Reinigung von Flaschen, Ampullen usw. für parenteral zu applizierende Medikamente. Allgemein läßt sich sagen, daß die Gefahr der Pyrogenübertragung mit der Menge der infundierten Flüssigkeit wächst.

Durchführung des Pyrogentestes

Die folgenden Angaben geben die wesentlichen Forderungen der im DAB 7 von 1968 vorgeschriebenen Prüfmethodik wieder und stützen sich auf die Ausführungen von Knoll, K. H.: Der Pyrogentest. Monographie, Eigenverlag (Hygiene-Institut der Universität Gießen).

a) Temperaturmessung: Wegen der hohen Anforderungen an die Meßgenauigkeit wird das Quecksilberthermometer heute als unzureichend betrachtet. Einwandfreie und bequem erzielbare Ergebnisse sind möglich mittels elektrischer Meßgeräte. Dabei wird den auf der Basis des Widerstandsthermometers arbeitenden Temperaturfühlern aus Kostengründen der Vorzug gegeben. Für Reinigung und Desinfektion der Fühler ist eine 2–3%ige Zephirollösung (nachfolgende gründliche Wasserspülung) im allgemeinen ausreichend.

b) Versuchstiere: Verwendet werden Kaninchen wegen ihrer hohen Empfindlichkeit gegen Pyrogene. Ihr Gewicht soll im Bereich zwischen 1,5 und 3 kg liegen; sie dürfen innerhalb einer Woche nicht an Gewicht abgenommen haben (laufende Kontrolle) und müssen in Einzelboxen in ruhigen, gleichmäßig temperierten (± 3° C) Ställen bei etwa 18° C gehalten werden.

c) Vortest: Die Tiere sind – wenn erstmalig oder nach mindestens 3 Wochen erneut zur Prüfung verwendet – 1–3 Tage vor der Prüfung zwischen 8 und 16 Uhr in regelmäßigen, etwa 2stündigen Abständen zu messen. Sie sind geeignet, wenn die Temperatur zwischen 38,5 und 39,7° C liegt. Da manche Kaninchen auf den bloßen Injektionsreiz mit Temperaturerhöhungen reagieren, sind sie zunächst mit pyrogenfreier physiol. NaCl-Lösung (s.u.) zu testen. Bei Schwankungen von mehr als ± 0,3° C sind sie für den Test ungeeignet. 60 und 30 min vor dem eigentlichen Test ist je 1 Temperaturmessung durchzuführen; dabei darf die Temperaturschwankung nicht mehr als ± 0,3° C betragen. Geeignete Tiere sollten nicht früher als 1 Woche nach einem negativen Pyrogentest für eine neue Prüfung verwendet werden. Alle Daten (Tiergewicht, Art und Menge der injizierten Lösung, Stall- und Prüfraumtemperatur sowie sämtliche Meßergebnisse des Vor- und des eigentlichen Pyrogentestes) sind in einem Protokollbuch für die Auswertung festzuhalten. Eine Kontrollgruppe von 3 nichtbehandelten Kaninchen ist neben den behandelten Tieren mitzuführen, d.h. ebenfalls (unter sonst gleichen Bedingungen) zu messen.

d) Testablauf: Die Tiere erhalten am Versuchstag bis zum Ende der Messung keine Nahrung. Die Prüfung selbst ist in einem gesonderten Raum durchzuführen, der psychische Erregungen (Lärm etc.) fernhält und dessen Temperatur sich um nicht mehr als als 2° C von der des Stalles unterscheidet, in dem die Tiere an den Vortagen gehalten wurden. Man setzt die Kaninchen in Meßkäfige, die der physiologischen Sitzweise der Tiere entsprechen und eine Anpassung an die Körpergröße des Tieres sowie die zwanglose Durchführung der Injektion der Prüfflüssigkeit und Messung der Rektaltemperatur gestatten. Die Thermofühler (4–6 mm ⌀) werden, je nach Tiergröße, 6–10 cm eingeführt – jedenfalls bis über den (als Widerstand fühlbaren) inneren Schließmuskel – und mit einem Band an der Schwanzwurzel befestigt.
Die erste Messung erfolgt am Versuchstag 1 Std. vor Injektion der Prüflösung (frühestens 3 min nach Einführen des Temperaturfühlers).

Die für die Injektion der Lösung verwendeten Geräte müssen frei von pyrogenen Stoffen sein (gründliche Reinigung zur Beseitigung von Lösungs-, Blutresten und anderen Substanzen sofort nach Gebrauch, 2 Std. Heißluftsterilisation bei 200° C). Hypotonische Lösungen sind durch Zusatz von NaCl (durch Erhitzen auf 250° C vorher pyrogenfrei zu machen), hypertonische Lösungen durch Verdünnung mit pyrogenfreiem Aqua dest. isotonisch zu machen. Die Injektion erfolgt gewöhnlich in die Ohrrandvene. Nach KNOLL (1969) sollten 10 ml/kg bei indifferenten Substanzen injiziert werden[1], sonst allgemein 1/10 der therapeutisch üblichen Dosis pro kg Tier. Bei gewissen Stoffen wie Strophantin reichen nach KNOLL – je nach Konzentration – 0,5–2 ml/kg für die Sicherheit des Testes aus. Die zu injizierenden Lösungen sind auf 30–38° C vorzuwärmen. Die Geschwindigkeit der Injektion soll etwa 3–5 ml/min betragen (in Abhängigkeit vom Präparat ist ggf. langsamer zu injizieren). Antigen wirkende Substanzen dürfen bei demselben Versuchstier nur einmal appliziert werden (Karteikarte für jedes Tier!). Zur Prüfung von Aqua dest. wird dieses mit 0,9% NaCl (frisch geglüht) versetzt.

[1] lt. DAB 7: 25 ml/kg Tier bei Infusionslösungen.

Pro Prüfsubstanz werden 3 Tiere verwendet.

e) Versuchsauswertung: Die Meßergebnisse werden auf einen Temperaturwert bezogen, der höchstens 30 min vor der Verabreichung der Lösung, also etwa 30 min nach der ersten Messung, festgestellt wurde (Ausgangswert). Nach der Injektion wird die Temperatur fortlaufend während 4½ Std. mittels automatischer Registriereinrichtung gemessen, oder es werden in Abständen von 45 min 6 Einzelmessungen durchgeführt. Für jedes Tier wird die maximale Temperatursteigerung zwischen dem Ausgangswert und den nach der Injektion festgestellten Messungen ermittelt.

Als pyrogenfrei gilt ein Mittel, wenn die Summe der Quadrate dieser bei den 3 Versuchstieren eingetretenen maximalen Temperatursteigerungen weniger als 0,6 beträgt;

als zweifelhaft gilt ein Ergebnis, bei dem diese Summe zwischen 0,6 und 1,6 liegt. In diesem Fall wird der Versuch mit 5 Tieren wiederholt. Ist die Summe der Quadrate der 8 (3 + 5) Differenzwerte nicht größer als 1,6, so gilt das Präparat als pyrogenfrei;

als pyrogenhaltig gilt ein Material bei einer Quadratsumme von mehr als 1,6. Nach Injektion pyrogenhaltiger Lösungen sind die Tiere nicht vor Ablauf von 2 Wochen zu neuen Prüfungen heranzuziehen.

Der Versuch ist zu wiederholen, wenn die durchschnittliche Temperaturschwankung der Kontrolltiere mehr als ± 0,3° C beträgt. Zu berücksichtigen bei der Beurteilung sind Eigenwirkungen von Arzneimitteln auf die Körpertemperatur.

Fehlermöglichkeiten

Ungeeignetes Tiermaterial (z.B. Gewichtsverluste; Infektionen; Futterwechsel; ungeeignete Rasse).

Ungeeignete Meßbedingungen (z.B. Lärm; starke Helligkeit; Unruhe; Temperaturschwankungen im Raum; ungeeignete Meßboxen; falsche Lage des Meßfühlers; Störungen am Registriergerät).

Ungeeignete Versuchsdurchführung (z.B. zu rasche Injektion; Anisotonie, Toxizität oder zu großes Volumen der Testflüssigkeit; wiederholte Applikationen des gleichen Antigens).

Bakteriologische Trinkwasseruntersuchung

Infiziertes Trinkwasser ist nicht selten Ursache intestinaler Einzel- und Massenerkrankungen. Die bakteriologische Wasseruntersuchung ist daher seit langem zu einem festen Bestandteil der hygienischen Kontrolle von Wassergewinnungsanlagen geworden. Da es nur selten gelingt, die Krankheitserreger selbst, z. B. Typhusbakterien, nachzuweisen, konzentrieren sich die Nachweisverfahren auf die Feststellung von Indikatororganismen, deren Vorhandensein einen Ausdruck für die Gefährdung des Wassers durch menschliche oder tierische Ausscheidungen darstellt, welche u. U. auch pathogene Keime enthalten und in das Wasser bringen können.

Von Bedeutung sind hier Coli- bzw. coliforme Bakterien, ferner andere, mit großer Regelmäßigkeit im Darm von Mensch und Tier vorkommende Keime wie Enterokokken und Clostridium perfringens. Auskunft über den Grad der Verunreinigung eines Wassers gibt außerdem die Koloniezahl, d. h. die Zahl der Kolonien, die von den in 1 ml Wassermenge enthaltenen Mikroorganismen unter bestimmten Kulturbedingungen gebildet werden (bisher als „Gesamtkeimzahl" bezeichnet).

Dementsprechend bestehen die praktisch-diagnostischen Verfahren der bakteriologischen Wasseruntersuchung in

1. Bestimmung der Koloniezahl (bisher „Gesamtkeimzahl"),
2. Nachweis von Indikatoren fäkaler Verunreinigungen.

Bakterien kommen im Wasser nicht nur einzeln, sondern auch in Verbänden oder an anderweitige Teilchen adsorbiert vor. Nicht alle entwicklungsfähigen Keime vermögen bei vorgegebenen Bestimmungsverfahren feststellbare Kolonien zu bilden. Die ermittelte Koloniezahl hängt wesentlich ab von der Art der verwendeten Nährböden, von der Dauer und der Temperatur der Bebrütung und vom Ablesungsmodus. Vergleichbare Ergebnisse setzen daher die Anwendung gleichartiger Bestimmungsverfahren voraus.

Eine Verunreinigung des Wassers durch menschliche oder tierische Ausscheidungen wird von der überwiegenden Zahl europäischer Autoren erst bei Nachweis von Escherichia coli als gesichert betrachtet. Der Feststellung gewisser anderer Angehöriger der Familie der Enterobacteriaceae kommt dagegen eine gleichhohe Beweiskraft nicht zu. Das Vorhandensein solcher sog. coliformer Bakterien begründet jedoch bei Vorliegen gewisser Kriterien (s. u.) einen erheblichen Verdacht auf vorausgegangene Verschmutzung des Wassers bzw. erhöhte Belastung.

Entnahme der Wasserproben

Bei der Entnahme von Wasserproben ist streng auf die Vermeidung sekundärer Verunreinigungen zu achten. Die Entnahmestellen sind, wenn möglich, vorher abzuflammen (Lötlampe, Spiritusbrenner). Bevor das Gefäß – gewöhnlich eine 200 ml Wasser fassende, mit eingeschliffenem Glasstopfen verschlossene, einwandfrei sterilisierte

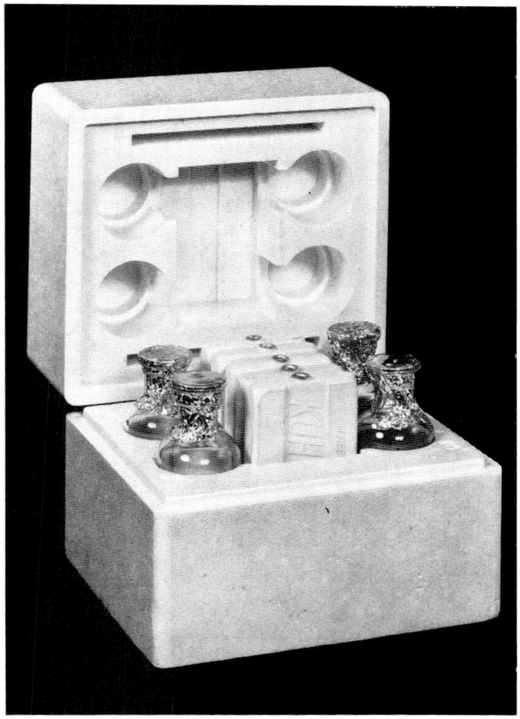

Abb. 187: Styropor-Behälter mit Kühl-Elementen und Flaschen zum Wasserproben-Kühlversand.

Flasche – gefüllt wird, läßt man das Wasser etwa 5 min laufen, ohne die Hahnstellung noch einmal zu verändern. Für die Entnahme von Oberflächenwasser (Flüsse, Talsperren etc.) kann man besondere Vorrichtungen benützen oder man nimmt den Stopfen der Flasche ab, taucht sie mit der Öffnung nach unten in das Wasser ein und füllt sie etwa 25 cm unterhalb des Wasserspiegels, indem man die Öffnung in Richtung der Strömung dreht oder, bei stehendem Wasser, die Flasche entsprechend mit der Öffnung nach vorne bewegt. Wenn die erforderlichen Untersuchungen nicht innerhalb 3–4 Std. angesetzt werden können, ist eine Kühlung zur Erhaltung der bei der Entnahme bestehenden Verhältnisse erforderlich. Gechlortem Wasser fügt man einige Tropfen einer sterilisierten n/10 Lösung Na-thiosulfat aus einer Ampulle zur Neutralisierung der Chlorwirkung zu. Für den Versand von Wasser-(ferner auch von Lebensmittel- und sonstigen)Proben zweckmäßig und wegen des geringen Eigengewichtes außerdem portokostensparend ist ein von Fa. Labor-Center GmbH & Co (85 Nürnberg 9, Humboldtstr. 39, Postfach 14) vertriebener Versandkasten aus Styropor; in ihm wird durch Kühlelemente für eine ausreichende Niedrighaltung der Temperatur während 24stdg. Transportes gesorgt (s. Abb. 187).

Die folgenden Ausführungen zur Methodik der Trinkwasseruntersuchung auf Koloniezahl (bisher „Gesamtkeimzahl") und Fäkalindikatoren richten sich weitgehend nach den „Deutschen Einheitsverfahren zur Wasser-, Abwasser- und Schlammuntersuchung", 3. Aufl., 6. Lieferung, Ausg. 1971 (Verl. Chemie GmbH, Weinheim/Bergstraße).

Bestimmung der Koloniezahl (bisher „Gesamtkeimzahl")

Als Koloniezahl gilt die Zahl der bei 8facher Lupenvergrößerung erkennbaren Kolonien, die sich aus den in 1 ml der Wasserprobe enthaltenen Bakterien in Plattenkulturen bei Einhaltung folgender Züchtungsbedingungen entwickeln: Bebrütung in Nährgelatine[1] bei 20° C und in Nähr- bzw. Gelatineagar[2] bei 37° C (ggf. auch in kieselsäurehaltigem Substrat); Bebrütungszeit 2 Tage (44 $\pm$ 4 Std.).

Die Koloniezahlbestimmung in der oben beschriebenen Form stellt, da sie nicht alle vermehrungsfähigen Keime erfaßt, lediglich ein für die Zwecke der Praxis geschaffenes Arbeitsverfahren dar, das bei gleichbleibenden Untersuchungsbedingungen hinreichend verläßliche Ergebnisse liefert. Während die Bebrütung bei 20° C in erster Linie die natürlicherweise im Boden, auf Pflanzen und in Gewässern lebenden psychrophilen, d. h. bei niedrigen Temperaturen wachsenden Mikroorganismen erfaßt, sind die in der 37° C-Kultur feststellbaren Keime häufiger Ausdruck der Einschwemmung von Material menschlichen oder tierischen Ursprungs.

Methodik der Koloniezahlbestimmung: Probe durch Schütteln und Drehen der Flasche gründlich mischen (aus vollgefüllten Flaschen vorher etwa ein Zehntel der Menge abgießen).

Wassermengen von 0,1 und 1,0 ml (oder eine einzelne Wassermenge von 0,5 ml) in je 2 Petrischalen (für Bebrütung bei 20 und 37° C) einpipettieren. Ist eine hohe Keimzahl zu erwarten (z. B. bei Oberflächenwasser), so werden zuvor mit ste-

---

[1] 10 g Fleischextrakt, 10 g Pepton, 5 g NaCl in 1 Liter dest. Wasser lösen, 30 min im Dampftopf erhitzen. Nach Abkühlen und Filtrieren 100 g (im Winter) bzw. 150–200 g (im Sommer) Gelatine zusetzen, 1 Std. zur Quellung stehenlassen, dann 20 bis höchstens 30 min unter Umrühren im Dampftopf kochen. pH des heißen Substrates mit NaOH auf 7,2–7,5 einstellen. Ggf. Trübungsstoffe entfernen durch Vermischen mit dem Eiweiß von 1–2 Hühnereiern oder einer Emulsion aus 5–8 g Albumin in 75 ml dest. Wasser, erneutes Erhitzen im Dampftopf bis zur Klärung, anschließendes Filtrieren durch ein angefeuchtetes starkes Papierfilter im Heißwassertrichter; nachfolgend ggf. Korrektur des pH-Wertes. Fertigen Nährboden abfüllen à 10 ml in sterile Reagenzgläser, 20 min im Dampftopf nachsterilisieren, dann rasch abkühlen und zur Prüfung der Sterilität 48 Std. bei Zimmertemperatur stehenlassen. Röhrchen kühl, trocken und aufrechtstehend aufbewahren. Der erstarrte Nährboden soll klar sein und bei Temperaturen unter 26° C nicht weich werden. Zu starkes Erhitzen und zu hoher pH-Wert beeinträchtigen die Erstarrungsfähigkeit.

[2] 3 g Fleischextrakt, 10 g Pepton, 10 g Gelatine, 5 g NaCl, 15 g Agar-Agar in 1 Liter dest. Wasser mehrere Std. quellen lassen, dann unter Kochen im Dampftopf lösen. Mit dest. Wasser auf 1 Liter auffüllen, mit NaOH pH 7,2–7,5 einstellen, abfüllen in Röhrchen zu 10 ml. Röhrchen 20 min autoklavieren bei 121° C. Aufbewahrung im Kühlschrank.
Trübungen des Nährbodens nach Einstellen des pH-Wertes in hohem Gefäß absetzen lassen, untere, getrübte Schicht nach Erstarren abschneiden. Substrat erneut verflüssigen und abfüllen, dann autoklavieren (20 min/121° C).
Bei Herstellung von einfachem Nähragar entfällt der Gelatinezusatz.

rilem Aqua dest. Verdünnungen von 1 : 10 bis 1 : 1000 angesetzt und davon je 0,5 ml in je 2 Petrischalen eingebracht.

Verflüssigten Nähragar im Wasserbad auf etwa 46° C, verflüssigte Nährgelatine auf etwa 30° C abkühlen und zu den entsprechenden Wasserproben in einer Menge von 10 ml hinzufügen; sofort nach Zugabe Deckel schließen und gründlich mischen durch Schwenken in Achtertouren, damit eine gleichmäßige Vermischung von Nährsubstrat und Wasserprobe eintritt.

Agarkulturen bei 37° C, Gelatineplatten bei 20° C (in der wärmeren Jahreszeit unter Benutzung eines Doppelmantel-Brutschrankes mit Wasserdurchlaufkühlung) 48 Std. bebrüten.

Auszählung: Unter Benützung von Zählapparaten, z. B. nach Wolfhügel, mit Hilfe untergelegter Zählnetze, die sektor- und ringförmig bzw. quadratisch unterteilt sind, oder mittels elektrischer Zählgeräte (z. B. Koloniezähler, Modell BZG 24, von WTW, Weilheim/Obb.). Sind mehrere Verdünnungen angesetzt, so liefert diejenige Kultur die besten Ergebnisse, die eine Koloniezahl zwischen 30 und 300 aufweist. Zur Bestimmung der Koloniezahl pro ml wird die gefundene Zahl dann mit dem Verdünnungsgrad und, bei Ansatz der Zählplatte mit 0,5 ml Wassermenge, zusätzlich mit dem Faktor 2 multipliziert. Bei größeren Koloniezahlen genügt es, nur einen Teil der Platte auszuzählen, sofern die Kolonien gleichmäßig verteilt sind, und das Ergebnis mit einem entsprechenden Multiplikator umzurechnen.
Zur Bestimmung der Zahl der gelatineverflüssigenden Kolonien wird der Gelatineagar mit etwa 5 ml gesättigter Ammoniumsulfatlösung übergossen. Gelatineverflüssigung ist nach wenigen Minuten an der Ausbildung von Aufhellungshöfen um die Kolonien erkennbar.

Untersuchungsbefund: Liegt die Koloniezahl der Wasserprobe (pro ml) über 100, so wird der Wert auf ganze Zehner, bei einer Zahl über 1000 auf ganze Hunderte usw. gerundet angegeben. Der Befund muß außer der Koloniezahl auch Angaben über den benutzten Nährboden, die Bebrütungszeit und -temperatur enthalten.

Beispiel:

Koloniezahl (Gelatineagar, 46 Std., 37° C):	160 Kol./ml,
davon Gelatineverflüssiger:	84 Kol./ml.

Bewertung

In der Regel wird der Untersuchungsbefund zur Zahl der von der Anlage versorgten Personen bzw. zum Ergebnis einer Ortsbesichtigung in Beziehung zu setzen sein. Als oberer Grenzwert werden vielfach 100, bei aufbereitetem Trinkwasser meist 20 Kolonien/ml angesehen.

Wichtiger als Einzelwerte von Koloniezahlbestimmungen sind Änderungen der Befunde bei den regelmäßig durchzuführenden Kontrollen; insbesondere können plötzliche Erhöhungen der Werte Hinweise auf Defekte im Bereich von Brunnen oder Leitungen vermitteln. Eine Bedeutung kommt der Koloniezahlbestimmung insbesondere auch bei der Wirksamkeitsbeurteilung von Wasseraufbereitungsanlagen zu.

Bestimmung von Fäkalindikatoren

Sieht man von der Verschiedenartigkeit der angewandten Nährböden bzw. der Ergebnis-Ermittlung (als Titer oder als Zahl) ab, so werden im wesentlichen die folgenden beiden Verfahren angewandt:

1. Bestimmung des Fäkalkeim-Titers durch Untersuchung abgestufter Wassermengen (Titrationsverfahren);
2. Membranfilter-Verfahren.

Die Untersuchung bezieht sich auf den Nachweis typischer Colibakterien (Fäkal-Coli), coliformer Bakterien und ggf. weiterer Keimarten (insbesondere Enterokokken).

Titrationsverfahren zum Nachweis von Coli- und coliformen Bakterien

Coliforme Bakterien: Gramnegative, sporenlose Stäbchen, die mehreren Taxa der Enterobacteriaceae-Familie entsprechen. Der Begriff umfaßt außer der Gattung Escherichia die Genera Citrobacter, Klebsiella und Enterobacter.

In der praktischen Wasserbakteriologie kann man von „Coliformen" dann sprechen, wenn die Keime in der Lage sind, Laktose bei 37° C unter Bildung von Gas abzubauen und wenn sie einen negativen Cytochromoxydase-Test ergeben. Im Zweifelsfall ist die Diagnose „coliforme Bakterien" durch zusätzliche Tests, wie sie für die Abgrenzung der Enterobacteriaceae üblich sind (S. 558), zu sichern (ggf. außerdem durch Gram-Färbung).

Fäkal-Coli: Biochemisch typische Colibakterien, die nach der obigen Darstellung im Coliformenbegriff eingeschlossen sind.

Gemäß den neuen „Deutschen Einheitsverfahren für die bakteriologische Trinkwasseruntersuchung“ kann ein Keim dann als Fäkal-Coli angesprochen werden, wenn er die folgenden Eigenschaften aufweist:

Negative Cytochromoxydase-Reaktion,

Säure- und Gasbildung in Dextrose-Bouillon (bei 44° C),

Säure- und Gasbildung in Laktose-Bouillon (bei 37° C),

Positive Indolreaktion in Tryptophan-Trypton-Bouillon (bei 37° C),

Fehlendes Wachstum auf Ammoniumzitrat-Agar (bei 37°C).

Bei der Identifizierung fraglicher Coli-(und coliformer)Keime ist die Einhaltung der unten (S. 623) im einzelnen beschriebenen Prüfbedingungen (Testsubstrate, Bebrütungsdauer und -temperatur) erforderlich. Bei der Untersuchung ist von sicheren Reinkulturen auszugehen (Kontrollen!). Im Zweifelsfall kann auch die mikroskopische Prüfung, ob gramnegative Stäbchen vorliegen, erforderlich sein.

Prinzip des Titrationsverfahrens:

Die Titerbestimmung für Coli- und coliforme Bakterien verläuft in einem einheitlichen Arbeitsgang, wobei die Probe in verschiedenen Mengen (z. B. 0,1 – 1,0 – 10 – 100 ml) untersucht wird. Dies geschieht in der Form, daß die verschiedenen Wassermengen in laktose-(oder dextrose-)haltige Nährlösungen eingebracht werden, die mit DURHAM-Röhrchen zum Nachweis der Gasbildung versehen sein können. Alle Proben, die nach entsprechender Bebrütung Säuerung und Gasbildung zeigen, werden auf ENDO-Agar ausgestrichen. Die auf diesem Substrat gewachsenen Keime werden dann auf Grund spezieller Tests identifiziert, nachdem kulturmorphologisch ähnliche Bakterien, die nicht der Familie der Enterobacteriaceae angehören, ausgeschlossen worden sind.

Methodik der Coli- und Coliformen-Titer-Bestimmung (Flüssigkeitsanreicherung): Als Titer gilt die kleinste Wassermenge, in der Coli-(bzw. coliforme)Bakterien nachgewiesen werden. In den neuen Deutschen Einheitsverfahren für die bakteriologische Wasseruntersuchung wird für die Anzüchtung der Primärkultur (neben der Glutaminat-Nährlösung) die Laktose-Pepton-Lösung empfohlen, und zwar als doppelt konzentriertes Substrat für die Untersuchung von Wassermengen ab 10 ml bzw. als einfach konzentrierte Lösung für kleinere Wassermengen [1].

Zur Titerbestimmung werden Wassermengen von 1,0 ml und weniger (z. B. 0,1 ml) in Röhrchen mit 5 ml der einfach konzentrierten Lösung pipettiert; Wassermengen von 10 ml füllt man in die mit 10 ml der zweifach konzentrierten Lösung beschickten (größeren) Röhrchen; Mengen von 100 ml Wasser fügt man Säuglingsflaschen oder Kölbchen zu, die 100 ml der zweifach konzentrierten Lösung enthalten. Evtl. erforderliche höhere Verdünnungen der Proben stellt man mit Aqua dest. im Verhältnis 1 : 10 her und füllt sie in Röhrchen mit 5 ml der einfach konzentrierten Lösung ein.

Die Ansätze werden 20 ± 4 Std. im Brutschrank bei 37 ± 1,5° C inkubiert, dann auf Säurebildung (Indikatorumschlag nach gelb) und Gasbildung überprüft. Fehlen diese Veränderungen, so wird die Bebrütung weitere 24 Std. fortgesetzt. Fehlt auch dann Säuerung und Gasbildung, so ist die Untersuchung beendet, die Probe gilt als negativ. Im Falle von Säuerung und Gasbildung streicht man die Kultur auf ENDO-Agar aus. Wenn sich hier nach 20 ± 4 Std. bei 37 ± 1,5° C feuchte, rote Kolonien (insbes. mit Fuchsinglanz) entwikkelt haben, wird eine sichere Einzelkolonie mit einer Platinnadel zur weiteren biochemischen Prüfung in eine Tryptophan-Trypton-Bouillon [2] eingeimpft.

Zur Identifizierung von E. coli wird von dieser Kultur ausgegangen. Das Vorliegen von Fäkal-

---

[1] Doppelt konzentrierte Lösung: 20,0 g Pepton und 10,0 g NaCl in 1 Liter Wasser innerhalb 1 Std. im Dampftopf lösen; 20,0 g Laktose zusetzen, dann weitere 20 min erhitzen; pH 7,0 mit NaOH einstellen, 2 ml einer 1%igen wäßrigen Bromkresolpurpurlösung hinzufügen. Abfüllen zu 10 ml in große Röhrchen und zu 100 ml in Säuglingsflaschen oder Kölbchen; 20 min autoklavieren bei 0,8 atü.

Einfach konzentrierte Lösung: Durch Verdünnen der doppelt konzentrierten Lösung mit dem gleichen Volumen Aqua dest., Abfüllen in Röhrchen zu 5 ml, Autoklavieren 20 min bei 0,8 atü.

[2] 10 g Trypton, 5 g NaCl, 1 g DL-Tryptophan in 1 Liter Wasser innerhalb 1 Std. im Dampftopf lösen, pH 7,1–7,3 mit NaOH einstellen, durch Papierfilter filtrieren, zu 5 ml abfüllen in Röhrchen, 20 min bei 0,8 atü autoklavieren.

Indol-Reagens: Siehe S. 560.

Coli gilt als gesichert, wenn der Keim unter den im folgenden dargestellten Prüfungsbedingungen die auf S. 622 beschriebenen Eigenschaften aufweist. Zur Bestimmung der coliformen Bakterien genügt die Feststellung des Säure- und Gasbildungsvermögens in Laktosebouillon bei negativer Cytochromoxydase-Reaktion.

Zunächst wird die Tryptophan-Trypton-Bouillon 4–6 Std. bei 37 ± 1,5° C bebrütet. Von ihr aus werden dann die unten aufgeführten Substrate mittels Platinöse beimpft. Die Ausgangskultur wird mit den anderen Substraten weiterbebrütet (weitere 20 ± 4 Std. bei 37 ± 1,5° C):

1. Nähragar: Zur Reinheitsprüfung und Durchführung der Oxydasereaktion
2. ENDO-Agar: Zur Reinheitskontrolle
3. Laktosebouillon[1]: Zur Feststellung des Säure- und Gasbildungsvermögens
4. Ammonium-Zitrat-Agar[2]: Zur Prüfung der Zitratverwertung

einschl. der Tryptophan-Trypton-Bouillonkultur 20 ± 4 Std. im Brutschrank bei 37 ± 1,5° C bebrüten

5. Dextrosebouillon[3]: Zur Feststellung des Säuerungs- und Gasbildungsvermögens

20 ± 4 Std. im Wasserbad bei 44 ± 0,5° C bebrüten

Cytochromoxydase-Reaktion: 2–3 Tropfen Nadi-Reagens[4] auf die auf Nähragar gewachsenen Kolonien auftropfen.

Positive Reaktion: Blauviolette Färbung der Kolonien in 1–2 min.

Negative Reaktion: Keine Farbänderung in 1–2 min.

[1] 10 g Pepton, 5 g NaCl, 3 g Fleischextrakt, 10 g Laktose in 1 Liter Wasser innerhalb 1 Std. im Dampftopf lösen, pH 7,2 mit NaOH einstellen, 2 ml einer 1%igen wäßrigen Bromkresolpurpurlösung zufügen, zu 5 ml in Röhrchen abfüllen, 20 min bei 0,8 atü autoklavieren.

[2] Herstellung siehe S. 565.

[3] Herstellung wie Laktosebouillon, wobei statt Laktose nun Dextrose zugesetzt wird.

[4] Herstellung: Aus Lösung A (1 g α-Naphthol + 100 ml Äthylalkohol) und Lösung B (1 g Dimethyl-p-phenylendiaminhydrochlorid + 100 ml Aqua dest.). Lösungen getrennt in dunklen Flaschen im Kühlschrank aufbewahren; vor Gebrauch mischen zu gleichen Volumina. Das fertige Reagens ist im Kühlschrank nur einige Tage haltbar. Lösung A ist unbrauchbar, wenn sie rot, Lösung B ist unbrauchbar, wenn sie violett-braun geworden ist.

Laktosebouillon

Positive Reaktion: Säuerung (Indikatorumschlag nach gelb) und Gasbildung. Besteht nach 24 Std. nur Säuerung, so wird die Bebrütung um 1 Tag verlängert. Tritt in dieser Zeit Gasbildung ein, so gilt die Reaktion als positiv.

Negative Reaktion: Keine Säuerung und keine Gasbildung oder Säuerung bei fehlender Gasbildung nach 2tägiger Bebrütung.

Dextrosebouillon: Als positive Reaktion gilt auch hier gleichzeitige Säure- und Gasbildung. Fehlen von Gasbildung entspricht auch bei eingetretener Säuerung einer negativen Reaktion.

Tryptophan-Trypton-Bouillon: Einige Tropfen Indol-Reagens zusetzen, Röhrchen mehrmals leicht anstoßen.

Positive Reaktion: Farbumschlag des nach oben steigenden Reagens von gelb nach rot innerhalb 1–2 min.

Negative Reaktion: Keine Farbänderung.

Ammonium-Zitrat-Agar:

Positive Reaktion: Farbumschlag von grün nach blau bei zartem Koloniewachstum.

Negative Reaktion: Ausbleibendes Wachstum, kein Farbumschlag.

Mitteilung der Ergebnisse: Unter Angabe des Untersuchungsverfahrens wird beim üblichen quantitativen Ansatz der Prüfung die geringste untersuchte Wassermenge angegeben, in der der Coli- bzw. Coliformen-Nachweis geführt wurde (Coli- bzw. Coliformen-Titer). Im negativen Fall wird mitgeteilt, auf welche Wassermenge sich das Ergebnis bezieht.

Beispiele:

a) In 10 ml Wasser wurden Colibakterien, in 1 ml Wasser wurden coliforme Bakterien nachgewiesen (Flüssigkeitsanreicherung, 37° C).

b) Coli- oder coliforme Bakterien in 100 ml Wasser nicht nachgewiesen (Flüssigkeitsanreicherung, 37° C).

Membranfilterverfahren zum Nachweis von Coli- und coliformen Bakterien

Prinzip: Die Wasserprobe wird durch eine Zellulosemembran mit einer Porengröße von 0,3–0,5 μ mittels Unterdruckes filtriert. Bakterien werden an der Oberfläche der Membran festgehalten. Legt man sie nach Abschluß der Filtration auf einen Nährboden auf, so diffundieren die Nährstoffe nach oben und ermöglichen die Bildung von Kolonien. Bei entsprechendem Abstand der auf der Filterscheibe zurückgehaltenen, vermehrungsfähigen Keime ergibt sich die Möglichkeit einer Bestimmung ihrer Zahl aufgrund der Anzahl der entwickelten Kolonien.

Verfahrenstechnik

Filterscheiben (z. B. Typ 114 06, 50 mm [mit Gitternetz] der Fa. Sartorius-Membranfilter GmbH, Göttingen) an zwei aufeinanderfolgenden Tagen in Aqua dest. auskochen (bei Verwendung von Autoklavenpackungen: 20 min bei 121 °C autoklavieren) und dann mit steriler Pinzette auf die Metallfritte des vorher autoklavierten Filtrationsgerätes (s. Abb. 188) auflegen.

Gerät mittels Gummistopfen auf eine Saugflasche aufsetzen und diese über eine zwischengeschaltete (WOULFFsche) Flasche mit einer Wasserstrahl- oder elektrischen Pumpe verbinden.

Wasserprobe in das Oberteil des Gerätes eingießen und durchsaugen. Da der Keimgehalt in der Regel unbekannt ist, kann es zweckmäßig sein, unterschiedliche Wassermengen zu untersuchen.

Nach beendetem Filtrationsvorgang Filterscheibe mit steriler Pinzette entnehmen und auf eine ENDO-Platte mit 1,5% Agargehalt glatt (ohne Luftblasen) auflegen.

Anstelle von ENDO-Platten können auch handelsübliche Nährkartonscheiben (Sartorius Membranfilter GmbH) verwendet werden: 3,3 ml steriles Aqua dest. in Petrischale geben, Nährkartonscheibe einlegen (auf guten Kontakt achten), Filter auf die Nährkartonscheibe auflegen, Petrischale mit Boden nach oben 20–24 Std. bei 37 °C inkubieren.

Zwischen den einzelnen Filtrationen wird die Metallfritte und das Oberteil des Gerätes durch Abflammen entkeimt und ggf. durch Eingießen von sterilem, kaltem Wasser vor Auflegen einer neuen Filterscheibe abgekühlt.

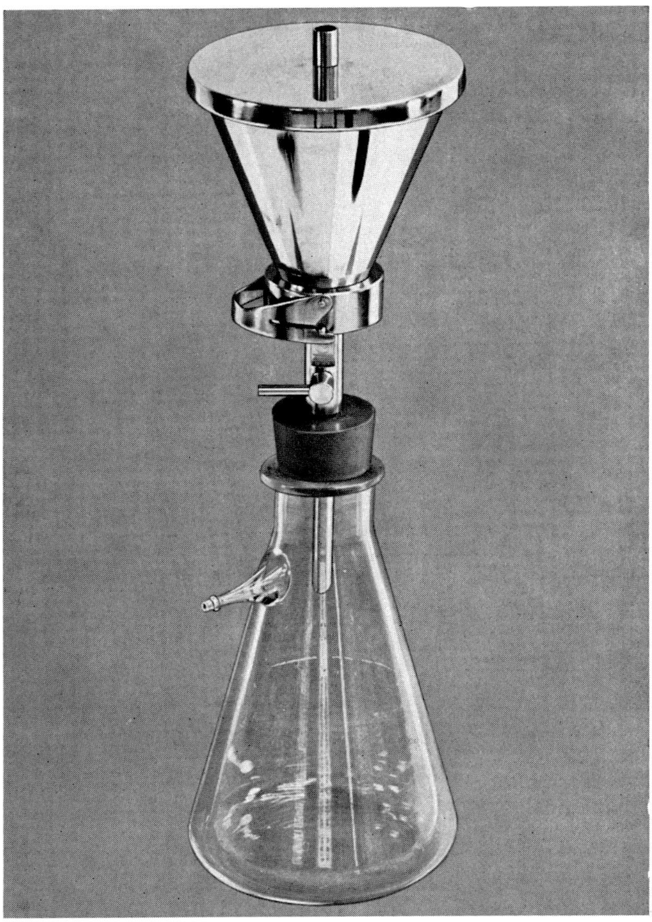

Abb. 188: Membranfiltergerät, zusammengesetzte Apparatur, mit Saugflasche, fertig zum Anschluß an eine (Wasserstrahl-)Pumpe.

Differenzierung und Auszählung der gewachsenen Kolonien: Die nach 20 ± 4 Std. bei 37 ± 1,5° C gewachsenen, feuchten, roten Kolonien werden nach den im Aussehen unterschiedlichen Typen ausgezählt. Zur Gewinnung von Reinkulturen wird von jedem roten Kolonietyp mindestens 1 Kolonie mit einer Platinnadel auf ENDO-Agar abgeimpft und diese Subkulturen 20 ± 4 Std. bei 37 ± 1,5° C bebrütet. Jede der gewonnenen Reinkulturen wird dann über eine Tryptophan-Trypton-Bouillon in die oben (s. Titrationsverfahren) beschriebenen Testsubstrate eingeimpft und in der beschriebenen Weise untersucht.

Mitteilung der Ergebnisse: Angabe der Zahl der Coli- und Coliformen-Kolonien unter Umrechnung auf ein bestimmtes Wasservolumen, z. B. 100 ml.

Beispiel: 24 Kolonien coliformer Bakterien in 100 ml Wasser nachgewiesen (Membranfilterverfahren, 37° C). Bei Differenzierung von 5 Kolonien erwiesen sich 2 Kolonien als E. coli.

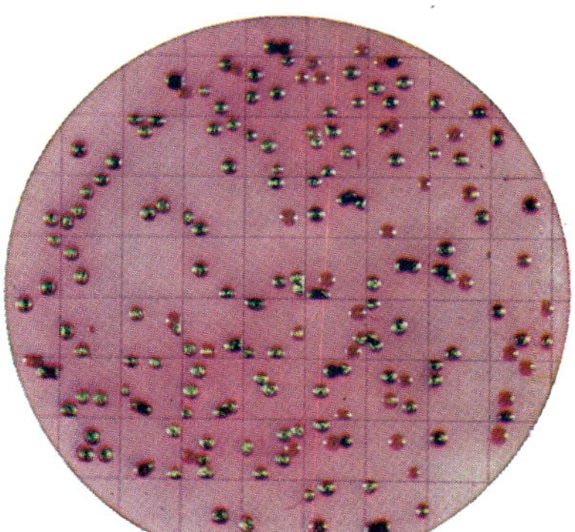

Abb. 189: Enterobacteriaceae-Kolonien mit unterschiedlich entwickeltem bzw. ohne Metallglanz. Membranfilter-Kultur auf ENDO-Nährkartonscheibe.

Bewertung des Nachweises von Fäkal-Coli und Coliformen

Wegen des unterschiedlichen Aussagewertes des Nachweises von Coli- bzw. coliformen Bakterien ist eine Auftrennung im Untersuchungsbefund erforderlich.

Feststellung von Fäkal-Coli ist als sicherer Hinweis auf eine relativ frische Verunreinigung durch fäkale Stoffe zu werten. Der Keim soll bei Untersuchung von 100 ml eines für Trinkzwecke, für den Gebrauch in der Küche und in Lebensmittelbetrieben verwendeten Wassers nicht nachweisbar sein.

Nachweis coliformer Bakterien deutet auf eine mögliche Verunreinung durch menschliche oder tierische Ausscheidungen hin. Die Beweiskraft ist eingeschränkt, da diese Keime auch außerhalb des Darmes im Boden, an Pflanzen etc. leben bzw. dort längere Zeit erhalten bleiben können. Die Feststellung coliformer Bakterien sollte jedoch stets zu erhöhter Wachsamkeit (wiederholte Kontrollen, evtl. Ortsbesichtigung) veranlassen.

Enterokokken als Fäkal-Indikatoren

Enterokokken sind mit großer Regelmäßigkeit im Darminhalt nachzuweisen. Der Wert des Enterokokkennachweises liegt darin, daß das Vorhandensein dieser Keime auf eine relativ frische Verunreinigung hinweist, da sie nicht lange im Wasser lebensfähig sind, und darin, daß sie bei wiederholtem Nachweis coliformer Bakterien eine zusätzliche Beurteilungsmöglichkeit schaffen.

Nachweis: Entweder mittels Membranfiltermethode oder durch Ausimpfung der beim Titrationsverfahren angesetzten Kulturen. Man impft 0,5 ml von jedem der nach Bebrütung getrübten Röhrchen in Bromkresolpurpur-Azid-Bouillon (als Trockennährboden beziehbar von Fa. Merck bzw. von BBL – als SF-Medium) und bebrütet 24 Std. bei 45° C. Enterokokken werden angezeigt durch einen Umschlag des ursprünglich violetten Substrates nach gelb (Säuerung durch Dextroseabbau). Eine zusätzliche Sicherung des Befundes wird erzielt durch Ausimpfung auf entsprechende feste Medien.

Mitteilung des Ergebnisses: Wie bei Coli- und coliformen Bakterien (s. o.).

Fahndung nach Krankheitserregern

In Frage kommen insbesondere Erreger der TPE-, auch der Ruhrgruppe, pathogene Colistämme, u. U. Cholera-Vibrionen. In den meisten Fällen ist der Nachweisversuch wenig erfolgversprechend, da – insbesondere bei Krankheiten mit längerer Inkubationszeit – die Wasserproben erst relativ spät nach der Infektion zur Untersuchung gelangen und die Erreger meist nur in sehr geringer Zahl vorhanden sind.

Es sollten daher relativ große Mengen des verdächtigen Wassers untersucht werden. Aus diesem Grund ist die Membranfiltermethode besonders geeignet. Eine andere Möglichkeit besteht in der Verwendung konzentrierter Anreicherungsmedien, die mit der Probe auf die entsprechende Verdünnung aufgefüllt, bebrütet und auf geeignete Spezialnährböden ausgeimpft werden.

Technik der Membranfiltermethode (s. hierzu auch die Ausführungen auf S. 624ff.): Wasser in Mengen von jeweils mehreren hundert ml durch Membranfilterscheiben filtrieren. Filterscheiben direkt auf feste Nährböden auflegen und/oder nach Zerschneiden verteilen in geeigneten Anreicherungsmedien. Hinsichtlich der Wahl der Nährböden wird verwiesen auf die einschlägigen Kapitel im speziellen bakteriologischen Teil des Buches. Für die Kultur von Typhusbakterien sind Wismutsulfitagar-Nährkartonscheiben von Fa. Sartorius-Membranfilter GmbH, Göttingen, im Handel. Bei stärkerer Trübung wird die Probe zunächst zentrifugiert, der Bodensatz für die Beimpfung von Elektivsubstraten verwendet und der Überstand durch Membranfilter filtriert und weiterverarbeitet, wie beschrieben.

Untersuchung von Wasserproben auf Cholera-Vibrionen: Siehe S. 85.

Bakteriologische Untersuchung von Speiseeis

Die folgenden Ausführungen entsprechen dem Entwurf einer Richtlinie zur Angleichung der Rechtsvorschriften für Speiseeis in den Mitgliedstaaten der EWG[1]. Nach dem vorgesehenen Untersuchungsgang hat die bakteriologische Prüfung zu umfassen:

a) Zählung der Gesamt-Aerobier,
b) Zählung der coliformen Bakterien.

Die Untersuchungsergebnisse sind nur verwertbar, wenn die Probe in gefrorenem Zustand, d.h. nicht verflüssigt zur Prüfung kommt. Diese Voraussetzung ist durch Versand der die Probe enthaltenden Behälter in Thermosgefäßen, in Eispackung etc. sicherzustellen. Eine Verunreinigung der Probe bei Entnahme oder Versand muß ausgeschlossen sein (Sterilität der Entnahme- und Versandgeräte). Die Untersuchung selbst muß innerhalb 24 Std. nach Eintreffen der Proben im Labor begonnen werden.

Gang der Untersuchung

Nach Protokollierung des physikalischen Zustandes der Untersuchungsprobe (gefroren, verflüssigt):
Probe in einem Wasserbad von 30° C verflüssigen;
Verdünnungen (z.B. 1 :10, 1 :100, 1:1000, in Gewichtsteilen) der Probe herstellen mit sog. physiologischem Peptonwasser (für jeden Verdünnungsschritt eine eigene Pipette verwenden):

Pepton	1,0 g
NaCl	8,5 g
Aqua dest.	1000,0 ml

20 min bei 121° C autoklavieren.

a) Zählung der Gesamt-Aerobier:

Für jede Verdünnung (s.o.) sind zwei Gußplatten anzusetzen: Je 1 ml der Verdünnungen in je zwei Petrischalen einpipettieren; zu jeder Platte 15 ml verflüssigtes und im Wasserbad auf 48°C abgekühltes Nährsubstrat hinzufügen. Als Nährsubstrat dient Milk Agar OXOID CM 21 oder CM 22; der Trockennährboden ist in der entsprechenden Menge Aqua dest. 15 min einzuweichen und 15 min bei 121° C zu autoklavieren.
Nährsubstrat und Probenverdünnung durch entsprechende Bewegung der Platten gründlich mischen (je 5 Kreisbewegungen in beiden Richtungen); Kulturen 72 Std. bei 30° C bebrüten.

Ablesung: Für die Keimzahlbestimmung ist auszugehen von den Kulturen mit Koloniezahlen zwischen 30 und 500. Eingeschlossen in die Bewertung wird die in der Kultur mit der nächsthöheren Verdünnung gewachsene Koloniezahl nach folgendem

Beispiel: Der Mittelwert von 2 Parallelkulturen betrage: 385 Kolonien in der Verdünnung 1 :100, d.h. in 0,010 g Probe, 43 Kolonien in der Verdünnung 1 :1000, d.h. in 0,001 g Probe. Addition beider Werte ergibt 428 Kolonien in 0,011 g Produkt. Daraus errechnet sich eine Gesamtzahl von 38910 Aerobiern pro Gramm.

b) Zählung der coliformen Bakterien:

Je 1 ml der Verdünnungen in sterile Petrischalen von 120 mm Durchmesser einpipettieren.

Etwa 20 ml verflüssigten Violet Red Bile Agar (Difco B 12 oder OXOID CM 107 bzw. CM 108) hinzufügen, der entsprechend den Vorschriften der Hersteller zubereitet und nach Verflüssigung im Wasserbad auf 48° C abgekühlt wurde;
Nährsubstrat und Probenverdünnung gründlich mischen, wie für die Keimzahlbestimmung beschrieben.

Kulturen 20 Stunden bei 30° C bebrüten.

Ablesung: Es wird die Anzahl der violetten Kolonien bestimmt, die von einem rot-violetten Niederschlag umgeben sind. Der gefundene Wert ist umzurechnen auf die Anzahl der coliformen Bakterien pro Gramm der Probe.

Beurteilung

Nach den EWG-Richtlinien gelten folgende Höchstgrenzen pro Gramm Speiseeis:
Gesamt-Aerobier: 100000; Coliformenzahl: 100.
Bei Speiseeis mit deutlich wahrnehmbaren, nicht pasteurisierfähigen Zusätzen gilt das Doppelte der genannten Werte als Höchstgrenze.

---

[1] Für die einzelnen Länder der BRD sind gesonderte Bestimmungen gültig, wobei gewöhnlich die Untersuchung auf Fäkal-Coli (analog zur Trinkwasseruntersuchung – s. S. 622) und die Bestimmung der Koloniezahl vorgeschrieben wird.

Untersuchungen bei bakteriellen Lebensmittelvergiftungen

Abgesehen von verschiedenen, den Nahrungsmitteln zugefügten oder ihnen anhaftenden Fremdstoffen wie Konservierungsmitteln, Farbstoffen, Insektiziden, metallischen Giften usw. können Lebensmittelvergiftungen insbesondere von Mikroorganismen bzw. deren Stoffwechselprodukten hervorgerufen werden. Solche Vergiftungen haben ihre Ursache in

a) **Toxinen,** die während der Vermehrung gewisser giftbildender Mikroorganismen in Lebensmitteln gebildet werden (z. B. staphylogene Lebensmittelvergiftung, Botulismus),

b) **bakteriellen Erregern** wie Salmonellen, Shigellen, Bac. cereus, Clostridium perfringens, Vibrio parahaemolyticus sowie zahlreichen weiteren, z. T. saprophytären Keimen, sofern diese im betreffenden Nahrungsmittel die Möglichkeit zu stärkerer Vermehrung und Bildung schädlicher Stoffwechselprodukte hatten.

Bei Verdacht auf bakterielle Lebensmittelvergiftung ist zu versuchen, den Erreger sowohl beim Erkrankten als auch in den angeschuldigten (oder auch in anderen) Lebensmitteln nachzuweisen. Häufig betrifft die bakterielle Lebensmittelvergiftung einen mehr oder weniger großen Personenkreis. Eine sorgfältige Befragung vermag in diesem Fall die ursächlich in Betracht kommenden Nahrungsmittel oft auf wenige gemeinsam genossene Produkte einzuengen.

Zu untersuchen sind:

a) Beim Kranken: Stuhl, Erbrochenes, ggf. Blut zum Versuch des serologischen Nachweises einer Beziehung zwischen der Erkrankung und den im Stuhl, Erbrochenen oder im Lebensmittel festgestellten Erregern.

Nachweisverfahren: Siehe die entsprechenden Erregerbeschreibungen im bakteriologischen Teil des Buches.

b) Beim Lebensmittel: Insbesondere rohes Fleisch (Hackstock-Geschabsel etc. in Metzgereien), Fleischspeisen, Milch- und Eiprodukte (Majonaisen, Cremespeisen, Speiseeis, längere Zeit ungekühlt aufbewahrtes Essen, Kartoffelsalat, Konserven, Fische usw.). Produkte mit hohem Zuckergehalt bzw. mit niedrigem pH (unter 4,5) kommen nur ausnahmsweise als Ursache in Betracht.

Gang der Untersuchung (bei Lebensmitteln)

Voraussetzungen einer gesicherten Bewertung der Befunde sind möglichst rasche, einwandfreie Entnahme und alsbaldige Untersuchung der Proben (Vermeidung stärkerer sekundärer Keimvermehrung und zusätzlicher Verunreinigung). Die Zahl der in den Lebensmitteln vorhandenen Keime spielt insbesondere bei sog. „unspezifischen Lebensmittelvergiftern" wie Enterokokken, Clostridien, Cereus-Bazillen, verschiedenen Enterobacteriaceae etc. eine entscheidende Rolle.

1. Mikroskopisches Präparat: Gram-Präparate von Nahrungsresten dienen zur ersten Beurteilung des Grades der mikrobiellen Verunreinigung. Ein Teil der Keime läßt sich u. U. nur noch mikroskopisch nachweisen, geht kulturell aber nicht mehr an.

2. Kulturelle Prüfung: Die Nährbodenkombination sollte im allgemeinen alle vorrangig in Betracht kommenden Erreger (Salmonellen, Shigellen, Staphylokokken, Enterokokken, Clostridien, Cereus-Bazillen) zu erfassen ermöglichen. Die Proben sind in verschiedenen Verdünnungen und – soweit es sich nicht um Flüssigkeiten handelt – nach Aufschwemmung in steriler physiol. NaCl-Lösung und gründlicher Homogenisierung zu untersuchen.

Folgende Kultursubstrate werden empfohlen:

a) Feste Nährböden: Blutagar, aerob und anaerob (im letzteren Fall mit Neomycin-(30 γ)Testblättchen beim Versuch der Züchtung von Clostridien), Endo-Agar, Nährböden zum Salmonella- und Shigellanachweis, Enterokokkenagar, ggf. Spezialnährböden zum Staphylokokken-, Cereusbazillen- und Clostridiennachweis.

b) Flüssige Nährböden: Nährbouillon, Thioglykolatbouillon, Salmonella-Shigella-Anreicherungssubstrate.

Einzelheiten zur Kultur und Identifizierung der Erreger siehe bei der Besprechung der genannten Mikroorganismen. Gewisse Keime wie Laktobazillen und verschiedene in Milch und Milchprodukten vorkommende Streptokokken werden ohne Beschwerden auch bei Aufnahme in großen Mengen vertragen. Stärkere Vermehrung anderer Keime wie Coli-, Proteusbakt. etc. in Nahrungsmitteln wird von manchen Menschen symptomlos vertragen, während andere mit mehr oder weniger heftigen Erscheinungen reagieren. Um zu einer korrekten Aussage über den Verunreinigungsgrad der Proben zu gelangen, ist neben der qualitativ-kulturellen Untersuchung stets eine quantitative Prüfung unter Ansatz verschiedener Verdünnungsstufen und eine exakte Identifizierung der gefundenen Keime erforderlich.

3. Quantitative Untersuchung (Keimzahlbestimmung): Zu achten ist hierbei auf

Sachgemäße Entnahme aus verschiedenen, möglichst unberührten Schichten der Probe;

Gründliche Homogenisierung der Proben mittels Mixgeräten, Mörsern etc.;

Ansatz ausreichender Verdünnungsstufen, z.B. unter Verwendung einer Lösung von 0,1% Trypton (Difco) in physiol. Kochsalzlösung (pH 7,0; 20 min bei 121°C autoklavieren). Die Verdünnungen werden in Zehnersprüngen durchgeführt (jede Verdünnungsstufe mit einer eigenen Pipette).

Verwendung geeigneter Nährsubstrate: Geeignet zur Bestimmung der Gesamtkeimzahl ist Trypton-Hefeextrakt-Agar (0,6% Trypton Difco, 0,3% Hefeextrakt Difco, 1,5% Bacto-Agar in Aqua dest. Nach Lösen der Substanzen in der Wärme und ggf. Filtration pH 7,2 einstellen, abfüllen in geeigneten Mengen und 15 min autoklavieren bei 115°C).

Kulturansatz sollte sowohl in Form von Gußplatten (s. S. 522) als auch durch Aussaat auf der Plattenoberfläche erfolgen. Gußplatten: Je 1 ml der Verdünnungen mit 15 ml verflüssigtem, auf 45°C abgekühltem Substrat gründlich mischen, erstarren lassen. Oberflächenausstrich: Auf vorgetrockneten Substraten je 0,1 ml der verschiedenen Verdünnungen ausspateln, etwa 1 Std. trocknen lassen bei Zimmertemperatur. Exaktere Werte liefert in der Regel die Gußplatte.

Bebrütung: 2 Tage bei 37°C oder, nach anderen Untersuchern, 3 Tage bei 30°C.

Keimzählung: Man zählt mit 6–8fach vergrößernder Lupe aus. Die exaktesten Werte liefern Kulturen mit etwa 30–300 Kolonien.

Literatur:

Seidel, G., W. Muschter: Die bakteriellen Lebensmittelvergiftungen. Akademie-Verlag, Berlin 1967.
Sinell, H.-J.: Zbl. Bakt. I. Orig. 212 (1970) 317.

Färbeverfahren

Zur Bakterienfärbung werden wäßrig-alkoholische (selten rein wäßrige oder alkoholische) Farblösungen verwendet, die in der Hauptsache aus basischen Anilinfarben hergestellt werden: Methylenblau, Fuchsin, Gentianaviolett, Kristallviolett, Methylviolett, Bismarckbraun (Vesuvin). Saure Anilinfarbstoffe wie Eosin, Karmin werden öfters zur Kontrastfärbung, also zur Färbung der Gewebselemente, benutzt. Alle hergestellten Farblösungen vertragen selbst stärkeres Erhitzen (außer Methylenblaulösung), sind aber vor Einwirkung direkten Sonnenlichtes zu schützen und daher am besten in braunen Glasstöpselflaschen aufzubewahren.

Herstellung von Farbstoff-Gebrauchslösungen: Sie kann für einfache Färbungen durch direkte Lösung der entsprechenden Farbstoffmenge erfolgen: 0,1–0,2 g (eine Federmesserspitze) des Farbstoffes werden in 100 ml Aqua dest. gelöst. Die Lösung wird durch Papierfilter filtriert und das Filtrat durch einen 10%igen Zusatz von 96%igem Alkohol oder Isopropylalkohol konserviert (= Farbstoff-Gebrauchslösung). – Gebräuchlicher und zweckmäßiger ist die Herstellung der Gebrauchslösungen aus vorrätig gehaltenen Stammlösungen. Solche Stammlösungen sind alkoholisch gesättigte Farbstofflösungen, die man nach dem Ansetzen 2–3 Tage unter mehrmaligem Umschütteln stehen läßt und dann durch Papierfilter filtriert. Da die Löslichkeit der Farbstoffe sehr variiert, empfiehlt es sich (zur Vermeidung unnötigen Farbstoffüberschusses), beim Ansetzen von Stammlösungen die nachfolgenden (ungefähren) Löslichkeitsgrade, bezogen auf 100 ml Lösungsmittel, zu beachten:

	Wasser	96%iger Alkohol
Bismarckbraun (Vesuvin)	1,36	1,08
Eosin (Natriumsalz)	44,20	2,18
Eosin (Äthyl-)	0,03	1,13
Fuchsin (basisch)	0,39	8,16
Fuchsin (Säure-)	4,15	13,63
Kristallviolett	1,68	13,87
Methylenblau	3,55	1,48
Safranin	5,45	3,41
Toluidinblau (O)	3,82	0,57
Thionin (Ehrlich)	0,52	0,25

Fixation und Färbung

Ausstrichpräparate läßt man lufttrocknen und fixiert sie in der Regel durch dreimaliges langsames Durchziehen durch die Flamme. Die Hitzefixation verändert die Bakt.struktur und ist bei morphologischen Untersuchungen besser durch die Alkoholfixation (Präparate 3–5 min mit azetonfreiem Methanol bedecken) zu ersetzen. Besonders empfindliche Mikroben, z.B. das sehr hitzeempfindliche und teilweise auch alkohollösliche Treponema pallidum, werden gewöhnlich nur gut luftgetrocknet und dann direkt mit geeigneten Färbeverfahren behandelt. – Man soll es sich zur Regel machen, lieber mit verdünnten Farblösungen bei längerer Färbedauer zu färben als umgekehrt. Dick ausgestrichene Präparate werden kürzere Zeit als dünne Ausstriche gefärbt, dagegen dauert die Entfärbung bei dicken Ausstrichen im allgemeinen länger als bei dünnen.
Bei der Aufbewahrung von alkoholhaltigen Lösungen in Küvetten u. dgl. ist die leichte Verdunstungsmöglichkeit der Alkohole zu beachten. Den zum Entfärben, z.B. bei der Gramschen Färbung, erforderlichen Alkohol hebt man am besten in Tropfflaschen auf und entfärbt durch Auftropfen auf das Präparat. Für morphologische Untersuchungen an Bakt. eignen sich am besten die einfachen Färbungen, z.B. mit Löfflers Methylenblau- oder Karbolfuchsin-Lösung (1 : 10 verdünnt). – Die Färbekraft der Farbstoffe kann durch Zusatz von Alkali (z.B. Löfflers alkalische Methylenblaulösung) oder durch Erhitzen (z.B. TbB.-Färbung nach Ziehl-Neelsen) erhöht werden. – Gentianaviolett besitzt eine starke Färbekraft, es ist daher besonders vorsichtig anzuwenden. Da es leicht ausfällt, soll es nur als frisches Filtrat verwendet werden.
Simultanfarbstoffe sind Farbstoffkombinationen, die gleichzeitig wie einfache Farbstoffe angewendet werden, aber Doppel- oder Mehrfachfärbungen ergeben. Hierzu gehören in erster Linie die speziell zur Färbung von Blutpräparaten benutzten Farbstoffe wie Giemsa- und May-Grünwald-Farbstoff.
Zum Gebrauch müssen die Farbstofflösungen vollkommen klar sein! Farbniederschläge, z.B. oft bei Gentianaviolett-Lösungen, müssen vorher abfiltriert werden.

Farblösungen und Färbemethoden

Einfache Farblösungen

1. Einfache Farblösungen, hergestellt aus Stammlösungen.

Stammlösung	10 ml
Aqua dest.	90 ml

Farblösung durch Filter filtrieren.

2. Bismarckbraun-Lösung
Entweder: Wäßrige Verdünnung der Stammlösung 1 : 10,
oder besser: 0,2–1 g des pulverisierten Farbstoffes in 100 ml kochendem Wasser lösen, abkühlen, filtrieren.

3. Alkalische Methylenblau-Lösung nach LÖFFLER.

Methylenblau-Stammlösung	30,0
Kalilauge, 0,1 ‰ige Lösung (hergestellt durch Verdünnen von 0,1 ml einer 10%igen KOH mit 100 ml Aqua dest.)	70,0

4. Konzentrierte Karbol-Fuchsin-Lösung nach ZIEHL.

Fuchsin(basisch)-Stammlösung	10,0
Acid. carbol. liquef.	5,0
Aqua dest.	100,0

5. Verdünnte Karbol-Fuchsin-Lösung 1 : 10 bis 1 : 20.

Konz. Karbol-Fuchsin-Lösung (4.)	10,0
Aqua dest.	ad 100,0–200,0

Beachte: Die verdünnte Fuchsin-Lösung ist weniger haltbar; sie ist unbrauchbar, sobald sich Farbniederschläge bilden.

6. Karbol-Gentianaviolett-Lösung.

Gentianaviolett-Stammlösung	10,0
Acid. carbol. liquef.	1,0
Aqua dest.	100,0

Beachte: Vor jedesmaligem Gebrauch filtrieren. – Die Farblösung ist nur beschränkte Zeit haltbar.

Einfache Färbungen

7. Fuchsinfärbung: Lufttrockene und fixierte Präparate färben mit verdünntem Karbolfuchsin (5). Färbedauer wie bei Methylenblau (8). Die Färbung eignet sich für übliche einfache Bakterienfärbungen, auch zum Nachfärben bei der GRAMfärbung.

8. Methylenblaufärbung: Lufttrockene und fixierte Präparate färben mit LÖFFLERS Methylenblau (3). Färbedauer: Dicke Präparate: 5–15 Sekunden, dünne Ausstriche: Etwa 45 Sekunden. Zu lange Färbedauer mindert den Kontrast.

9. Methylenblaufärbung für Polfärbung bei Yersinia- und Pasteurella-Bakterien.

Farblösung: LÖFFLERS Methylenblau (3).

Färbung: Die lufttrockenen Ausstriche nicht mit Hitze, sondern mit Methylalkohol fixieren (3 min) und kurz mit LÖFFLERS Methylenblau färben.

Färbung nach GRAM

Die Färbung nach GRAM stellt eines der wichtigsten Färbeverfahren in der Bakteriologie dar, das die Aufteilung der Bakterien in zwei Gruppen („grampositive" und „gramnegative" Bakterien) ermöglicht. Die Farbreaktion ist eng korreliert mit der Struktur der Zelle und mit verschiedenen weiteren Eigenschaften; der Färbung kommt daher auch eine wesentliche taxonomische Bedeutung zu.

Bei Färbung mit Pararosanilinen (z. B. Gentiana- oder Methylviolett) und Beizung[1] mit LUGOLscher Lösung entsteht in der Zelle ein Farbe-Jod-Komplex, der bei grampositiven Bakterien unter der Wirkung eines Entfärbungsmittels (Alkohol, Azeton) infolge verminderter Zellwand-Permeabilität in der Zelle festgehalten wird; in diesem Falle behalten entsprechende Mikroorganismen ihre einmal angenommene blauschwarze (grampositive) Färbung bei. Bei den gramnegativen Bakterien diffundiert der Farbe-Jod-Komplex unter der Einwirkung des Entfärbungsmittels durch die Zellwand nach außen. Bei der nachfolgenden Gegenfärbung, z. B. mit Fuchsin, nehmen die Keime nun diesen Farbstoff auf und erscheinen jetzt rot (gramnegativ).

[1] Beizmittel bewirken oder erhöhen die Affinität von Farbstoffen zu Zellen bzw. zu gewissen Zellstrukturen und verursachen dadurch die Farbstoff-Fixierung an oder in Mikroorganismen.

Literatur:
SCHERRER, R.: Erg. Mikrobiol. 36 (1963) 59.

Beachte: Jodlösungen zersetzen sich bei Licht- und Wärmeeinwirkung und lassen dann grampositive Bakterien weniger gramfest erscheinen. Reine alkoholische Entfärbungslösungen sind 2 bis 3 Monate haltbar, Azeton-Alkohol-Lösungen müssen dagegen täglich frisch zubereitet werden. – Zur Prüfung richtig durchgeführter GRAMfärbung empfiehlt es sich, eine grampositive Kontrolle (Staphylokokken) und eine gramnegative Kontrolle (Escherichia coli) auf demselben Objektträger mitzufärben.

Am Ende der Färbung zwischen Fließpapier und dann endgültig an der Luft trocknen.

10. *Gram*-Färbung (Gebräuchliche Methode)

a) Karbol-Gentianaviolett: Siehe Vorschrift 6.

b) LUGOLsche Lösung (verdünnt):

Jod	1,0
Kaliumjodid	2,0
Aqua dest.	ad. 300,0

Erst alles Jodkalium in wenig Wasser lösen, hierin die erforderliche Jodmenge lösen, dann mit Wasser bis zur Gesamtmenge auffüllen. Lösung in brauner Flasche aufbewahren!

c) Azetonspiritus:

Azeton	3,0
Alkohol 96%	97,0

Färbung: Mit filtriertem Farbstoff 3 min färben; abgießen; mit LUGOLscher Lösung 1½ min bedecken; abgießen; in Azetonspiritus waschen, bis keine Farbwolken mehr abgehen; nachfärben mit verd. Karbolfuchsin (5) 2 min, abspülen, trocknen.

11. *Gram*-Färbung, mod. nach *Hucker*

(in den USA vielfach verwendet):

a) Kristallviolett-Stammlösung:

Kristallviolett (90% Farbstoffgehalt)	2,0
Aethylalkohol, 95%ig	20,0

Farbe in Alkohol lösen

b) Oxalat-Stammlösung:

Ammoniumoxalat	0,8
Aqua dest.	80,0

Oxalat in Aqua dest. lösen

c) Gebrauchslösung:

Kristallviolett- und Oxalat-Stammlösung mischen, 24 Std. stehenlassen, filtrieren durch Filtrierpapier in braune Tropfflasche.

d) Jod-Jodkali-Lösung: siehe Vorschrift 10.

e) Gegenfarbe:

Safranin O	2,5
Alkohol, 96%ig	100,0

Farbe in Alkohol lösen; diese Stammlösung zum Gebrauch 1 : 10 mit Aqua dest. verdünnen.

Färbung: Ausstriche 1 min mit Gebrauchslösung bedecken; Farbe kurz mit Leitungswasser abspülen (höchstens 5 sec); Jod-Jodkali-Lösung 1 min einwirken lassen; kurz mit Leitungswasser abspülen; mit Alkohol (96%) entfärben, bis keine Farbwolken mehr abgehen (etwa 20–60 sec in Abhängigkeit von der Dicke des Ausstriches); 1 min gegenfärben mit Gegenfarbe e).

Beachte: Bei Färbung von Gonokokken verwendet man besser eine 1 : 5 mit Aqua dest. verdünnte Kristallviolett-Stammlösung und verdünnt 1 Teil davon mit 4 Teilen der Oxalat-Stammlösung.

Färbung säurefester Bakterien

Die Säurefestigkeit mancher Bakterien, z. B. der Tuberkulosebakterien, beruht auf besonderen Struktureigenschaften der Zellwand, die bewirken, daß einmal aufgenommene Farbstoffe auch bei Einwirkung von Alkohol oder Säuren nicht mehr oder nur noch sehr schwer abgegeben werden.
An Stelle der von ZIEHL-NEELSEN benutzten Methylenblaulösung (Methylenblau-Endverdünnung etwa 0,3%ig) können auch andere Kontrastfarben verwendet werden, z. B. 1%ige wäßrige Pyroninlösung. Die Dauer der Kontrastfärbung richtet sich nach der Dicke des Ausstriches und nach der Qualität der Farblösung.

Apparative Hilfsvorrichtungen zur technischen Vereinfachung der TbB.-Färbung wurden u.a. vorgeschlagen von STEIGNER (Färbekasten für eine größere Zahl von Objektträgern. – Hersteller: Aug. Harre & Co., Hannover-Linden).

12. *Ziehl-Neelsen*-Färbung

a) Karbolfuchsin-Lösung:

Basisches Fuchsin	0,3
Alkohol, 96%ig	10,0
Acid. carbol. liquef., 5%ige wäßrige Lösung	100,0

Fuchsin in Alkohol lösen, dann mit der Karbolsäurelösung mischen.

b) Salzsäure-Alkohol:

HCl, konz.	3,0
Alkohol, 96%ig	97,0

c) Gegenfarbe: In der Regel Methylenblau (etwa 0,3%ige Lösung in Aqua dest.), sonst eine andere, z. B. die oben erwähnte Gegenfarbe.

Färbung: Präparate mit Karbolfuchsinlösung bedecken; Objektträger mit BUNSEN-Flamme von unten bis zur Dampfbildung erhitzen; Farbe 5 min einwirken lassen, ohne nochmals zu erhitzen; mit Leitungswasser abspülen; entfärben durch Auftropfen von Salzsäure-Alkohol, bis keine Farbwolken mehr abgehen (2–4 min; Zeitdauer abhängig von der Dicke des Ausstriches); abspülen mit Leitungswasser; etwa 30 sec gegenfärben; mit Leitungswasser abspülen; lufttrocknen lassen.

13. Färbung nach *Kinyoun*, mod.

a) KINYOUNS *Karbolfuchsin-Lösung:*

Basisches Fuchsin	4,0
Acid. carbol. krist.	8,0
Alkohol, 96%ig	20,0
Aqua dest.	100,0

Fuchsin in Alkohol lösen; Aqua dest. langsam, unter Schütteln der Farblösung zugeben; dann das im Wasserbad bei 56° C verflüssigte Phenol zufügen.

b) Entfärbungs-Lösung:

Aqua dest.	99,0
H_2SO_4, konz.	1,0

c) Gegenfarbe: Wie bei ZIEHL-NEELSEN-Färbung.

Färbung: Präparate mit der Farblösung bedekken, 3 min einwirken lassen, nicht erhitzen; abspülen mit Leitungswasser; entfärben mit der 1%igen H_2SO_4-Lösung, bis der Ausstrich hellrosa erscheint; abspülen mit Leitungswasser; etwa 30 sec gegenfärben; abspülen mit Leitungswasser; lufttrocknen lassen.

TbB.-Färbung mit Fluorochromen: Siehe S. 188 und 641.

Färbungen für Diphtheriebakterien

14. *Neisser*-Färbung von Diphtheriebakterien, mod. von GINS:

Lösung I:

Methylenblau	1,0
Alkohol, 96%ig	20,0
Aqua dest.	950,0
Eisessig	50,0

Lösung II:

Kristallviolett	1,0
Alkohol, 96%ig	10,0
Aqua dest.	300,0

Vor Gebrauch 2 Teile Lösung I und 1 Teil Lösung II mischen.
Dieses Farbstoffgemisch ist bei Bedarf jeweils frisch anzusetzen.

Lösung III:

LUGOLsche Lösung (S. 635)	100,0
Milchsäure, konz.	1,0

Kontrastfarbe:

Chrysoidin	2,0
Aqua dest.	300,0

bei 100° C lösen, filtrieren.

Färbung: Mit Farbstoffgemisch (I + II) 20–30 sec färben; kurz mit Wasser abspülen; 5 sec mit Lösung III nachbehandeln; etwa 5 min mit Kontrastfarbe nachfärben; Präparate mit Filtrierpapier trocknen. – Bakterienleib bräunlich, Polkörperchen nahezu schwarz.

15. *Albert*-Färbung, mod. nach *Laybourn* (LAYBOURN, R. L.: J. Amer. med. Ass. 83 [1924] 121):

Lösung I:

Toluidinblau	1,5
Malachitgrün	2,0
Eisessig	10,0
Alkohol, 96%ig	20,0
Aqua dest.	1000,0

Farben in Alkohol auflösen, Aqua dest. und Eisessig zufügen, 1 Tag stehenlassen, durch Filtrierpapier filtrieren.

Lösung II:

LUGOLsche Lösung (S. 635)

Färbung: Luftgetrocknetes, hitzefixiertes Präparat 4–6 min mit Lösung I bedecken; mit Wasser abspülen; Präparat 2–3 min mit Lösung II bedecken; abspülen mit Wasser; mit Filtrierpapier trocknen. – Polkörnchen blauschwarz, übriges Zellmaterial grün.

Färbungen zum Nachweis von Blutparasiten

Hierzu wird in erster Linie die GIEMSA-Färbung verwendet. Das Verfahren ist geeignet zur Anfärbung aller Mikroorganismen, soweit diese überhaupt Farbstoffe annehmen, es hat sich aber in besonderem Maße für die Darstellung von Blutparasiten und verschiedenen anderen Protozoen bewährt.

Die zur Färbung verwendete GIEMSA-Lösung enthält kein Fixationsmittel. Die Präparate müssen daher vor der eigentlichen Färbung fixiert werden (Ausnahme: Dicker Tropfen, s. ds.). Man gießt hierzu Methylalkohol aus einem Vorratsgefäß in einen Färbetrog ein, wo er die Präparate frei umspülen kann, bedeckt den Trog und fixiert 3–5 min. Nach der Fixierung werden die Objektträger mit der Pinzette entnommen und zum Ablaufen des Alkohols einzeln auf Fließpapierunterlage schräg aufgestellt. Der Methylalkohol kann danach wieder in die Vorratsflasche zurückgegossen werden.

16. *Giemsa*--Färbung

Herstellung der GIEMSA-Gebrauchslösung, Durchführung der Färbung von Protozoen: Siehe S. 380.

Bei richtiger Färbung erscheinen die Präparate zart rötlich-malvenfarben. Durch Säurespuren im Wasser oder zu kurze Färbedauer entstehen zu rote Präparate, durch Alkalispuren oder verlängerte Färbedauer graue, bläuliche oder schmutzig-violette Färbungen.

Färbung von Bakterien: Für leicht färbbare Bakterien genügt die gleiche Färbedauer. Schwer färbbare Keime hingegen, z. B. Trep. pallidum, bedürfen einer wesentlich verstärkten Farbeinwirkung. Da das amphochrome Farbsalz aus der mit Wasser verdünnten Lösung nach 45 min in der Regel ausgefallen und damit die Färbekraft erschöpft ist, empfiehlt es sich, zur Intensivierung der Färbung die GIEMSA-Gebrauchslösung auf dem Objektträger nach 45 min zu erneuern. Die letzte Portion kann über Nacht auf dem Objektträger belassen werden („verlängerte GIEMSA-Färbung“).

17. *Wright*-Färbung (für Blutausstriche und Präparate von Bakterienkulturen etc.):

a) Farblösung:

WRIGHT-Farbe, pulv.	0,3
Glyzerin	3,0
Methylalkohol, abs. (azetonfrei)	97,0

Farbpulver in einen trockenen Mörser schütten, mit Pistill zermahlen, Glyzerin zugeben, verrühren. Methylalkohol zufügen und mischen. Über Nacht in einer verschlossenen Flasche stehenlassen, dann filtrieren und einige weitere Tage stehenlassen (Alterung verbessert die Farbe).

b) Pufferlösung (pH etwa 7,0):

Kaliumphosphat (einbasisch)	1,63
Natriumphosphat (zweibasisch)	3,2
Aqua dest.	1000,0

Färbung: Unfixierten Blutfilm mit Farbe bedecken 1–3 min (Fixation). – Dann tropfenweise Pufferlösung zufügen, bis ein grünlichmetallischer Schimmer erscheint (Farbe und Pufferlösung sollen den Objektträger völlig bedecken, aber nicht herunterfließen). Farbeinwirkung etwa 2 min (jede neue Farbzubereitung überprüfen und Färbedauer festlegen). –

Abspülen mit Puffer, bis der Blutfilm eine lavendel-rosa Farbe aufweist, dann mit Wasser nachspülen. – Zum Trocknen staubgeschützt und fliegensicher aufstellen.

Färbungen für Amöben und andere Protozoen

18. Eisenhämatoxylinfärbung nach *Heidenhain*: Siehe S. 350.

19. *Giemsa*-Färbung: Siehe S. 380.

20. *Delafield*sche Färbung: Siehe S. 380 (außer für die Untersuchung von Mikrofilarien auch für die Färbung von Protozoen vielfach verwendet).

Färbung von schwer färbbaren Mikroben, speziell für Treponemen

21. Verlängerte *Giemsa*-Färbung s. S. 637, 639.

22. Viktoriablau-Schnellfärbung für Treponemen

Viktoriablau 4 R	3,0
Pyronin	0,9
Methylgrün	0,1
Alkohol, 96%ig	0,9
Glyzerin	10,0
Aqua dest.	ad 100,0

Färbung: Lufttrockenes (nicht hitzefixiertes) Präparat 3 min mit der Farblösung bedecken, danach überschüssige Farbe vorsichtig abspülen, lufttrocknen. – Trep. pallidum tiefblau.

23. Versilberungsverfahren nach *Fontana* für Treponemen und Leptospiren:

Reagenzien

a) Eisessig	1,0
Formalin (Formaldehyd, etwa 40%ig)	20,0
Aqua dest.	100,0
b) Phenol. liquefact.	1,0
Tanninsäure	5,0
Aqua dest.	100,0
c) Silbernitrat	0,25
Aqua dest.	100,0

Gebrauchs-Silberlösung: Vor Gebrauch einen Teil der Silbernitratlösung tropfenweise mit einer verdünnten (10%igen) Ammoniaklösung versetzen, bis sich der Niederschlag, der zunächst entsteht, wieder gelöst hat. Dann wieder tropfenweise etwas Silbernitratlösung zusetzen bis zur schwachen Opaleszenz.

Färbung: Material dünn auf Objektträger ausstreichen, lufttrocknen. Fixiermittel a) 3mal je 30 Sekunden einwirken lassen, dann mit Alkohol abspülen (3 min einwirken lassen, zuletzt abgießen oder abflammen). Lösung b) aufgießen und vorsichtig erhitzen, bis Dämpfe aufsteigen (30 sec). Gründlich abspülen (zuerst mit Leitungswasser, dann mit Aqua dest.). Danach Silberlösung zufügen, 1 min einwirken lassen unter Erhitzen bis zur Dampfbildung. Abspülen mit Aqua dest., lufttrocknen. – Treponemen dunkelbraun bis schwarz auf hellbraunem Untergrund, oft nicht ganz gleichmäßig gefärbt, sondern punktiert.

Färbungen für Rickettsien, Chlamydien und Viren

Während die Färbung von Rickettsien auf keine besonderen Schwierigkeiten stößt, gelingt die färberische Darstellung von Viren nur bei genauester Beachtung aller Vorschriften, angefangen bei der Herstellung der Objektträgerpräparate: Man verwende nur in Alkoholäther entfettete und mit sauberem, nichtfaserndem Lappen geputzte Objektträger, die man außerdem noch mit der künftigen Schichtseite zuvor dreimal durch die nichtleuchtende Bunsen-Brennerflamme zieht. Das Untersuchungsmaterial selbst muß sehr dünn und gleichmäßig ausgestrichen werden, nach Möglichkeit mittels Deckgläschen nach Art der Blutausstriche.

Richtlinien für die Beurteilung verdächtiger Gebilde:

1. Zunächst nur das als Elementarkörperchen in Betracht ziehen, was (im freien Gesichtsfeld) gleich groß und gleich stark gefärbt ist.
2. Zellgranula sind immer verschieden groß und in der Nähe der Zelle dunkler gefärbt.
3. Für Elementarkörperchen charakteristisch sind

Sternbild- und Haufenlagerung. Ganz gleichmäßige Anordnung, so daß das Gesichtsfeld wie bestäubt aussieht, ist verdächtig für unspezifische Gebilde (Farbniederschläge u. dgl.).

4. Die besten Stellen liegen am Ausstrich e n d e. Der Anfang ist oft zu dick aufgetragen.

24. *Castañeda*-Färbung zum Nachweis von Rickettsien:

Lösung A: 95 ml Phosphatpuffer pH 7,0 (hergestellt durch Mischen von 37 ml 1/15 mol primärer Kaliumphosphatlösung mit 63 ml 1/15 mol sekundärer Natriumphosphatlösung) + 5 ml Formalin (etwa 40%ige Formaldehydlösung) + 10 ml LÖFFLER-Methylenblaulösung.

Lösung B: 1 g Safranin in 100 ml kochendem Wasser lösen, nach Erkalten filtrieren.

Färbung: Die sehr dünnen, luftgetrockneten Ausstriche oder Tupfpräparate mit obiger Farblösung etwa 3 min kalt färben. Farbe abgießen (nicht waschen). Gegenfärben mit 1%iger Safraninlösung (1–4 sec), abspülen, trocknen. – Rickettsien blau, Zellkerne und -plasma rot.

25. *Macchiavello*-Färbung zum Nachweis von Rickettsien:

a) Fuchsinlösung (Fuchsinstammlösung 30 ml + 0,01%ige wäßrige Kalilauge 100 ml, frisch bereitet). Fuchsinlösung vor Gebrauch filtrieren.

b) Zitronensäurelösung (0,5% Zitronensäure 25 ml + Aqua dest. 75 ml + 2%ige Thioninlösung 0,5 ml).

c) Methylenblaulösung (Methylenblau-Stammlösung 10 ml + Aqua dest. 100 ml + 5%ige Karbolsäure 5 ml).

Färbung: Die lufttrockenen, hitzefixierten Ausstriche mit Fuchsinlösung färben 4–6 min, entfärben mit Zitronensäurelösung 3 sec; kurz nachfärben mit Methylenblaulösung. Mit Aqua dest. spülen, trocknen.

Zellkerne tief blau, Zellplasma hellblau, Rickettsien rot. Zur Herstellung von Dottersackpräparaten verreibt man das Dottersackmaterial zuvor zu einer etwa 10%igen Suspension in 0,85%iger Kochsalzlösung und stellt vom Überstand dünne Ausstriche her.

26. *Gutstein*-Färbung für PASCHENsche Körperchen

a) 1%ige wäßrige Methylviolettlösung.

b) 2%ige Natriumbikarbonatlösung.

Zum Gebrauch gleiche Teile a) und b) mischen.

Färbung: Die lufttrockenen Präparate 20 min mit Methylalkohol fixieren, dann mit Wasser abspülen. Anschließend färben unter Erwärmen bis zur Dampfentwicklung während 5 min. Farbe mit Wasser abspülen.

PASCHENsche Körperchen: Annähernd gleichgroße (0,3–0,4μ), dunkelviolette, runde Partikel.

27. Verlängerte *Giemsa*-Färbung zum Nachweis von Einschluß- und Elementarkörperchen in Ausstrichpräparaten:

Farblösung: Stark verdünnte GIEMSA-Lösung (1 Tropfen GIEMSA-Stammlösung auf 5 ml gepuffertes Wasser von pH 7,2 – s. S. 380).

Färbung: Lufttrockenen Ausstrich in Methylalkohol fixieren (5 min). Wiederum lufttrocknen, dann färben mit obiger GIEMSA-Lösung (stehend in bedeckter Färbeküvette) 24 (bis 48) Stunden. Danach die Präparate gründlich mit Aqua dest. spülen und leicht mit Fließpapier abtupfen. Anschließend differenzieren: Präparate kurz mit 96%igem Alkohol waschen, abspülen mit Aqua dest. – Nachfärben und differenzieren mit Orange-Farbgemisch (1,0 g Orange G + 5,0 g Acid. tannic. + Aqua dest. ad 100 ml) einige Sekunden bis 1 min. Spülen mit Aqua dest., mit Fließpapier abtupfen und lufttrocknen. – Das Variolavakzinevirus ist rot gefärbt und eben wahrnehmbar. Andere Viruskörper färben sich deutlicher (Molluscum contagiosum), schlechter oder gar nicht.

28. *Paschen*-Färbung zum Nachweis von Elementarkörperchen:

a) LÖFFLER-*Beize:* 100 ml 20%ige wäßrige Lösung von Acid. tannic. + 50 ml wäßrige, gesättigte Ferrosulfatlösung ($FeSO_4 \cdot H_2O$) + 10 ml alkohol. gesättigte Lösung von basischem Fuchsin. Gemisch mehrere Tage bei Zimmertemperatur stehenlassen, vor Gebrauch filtrieren. Die Lösung ist haltbar.

b) Karbol-Fuchsin-Lösung nach ZIEHL s. Rp. 4.

Färbung: Die sehr dünnen, lufttrockenen Präparate senkrecht in Aqua dest. stellen (in

Färbeküvette) für 5–10 min, erneut lufttrocknen (Brutschrank), dann fixieren mit Methylalkohol 5–15 min. Wieder lufttrocknen, dann mit LÖFFLER-Beize bedecken 10–15 min, vorsichtig erwärmen bis zur Dampfentwicklung. Abspülen mit Aqua dest., Beize vollständig entfernen. Nachfärben mit filtrierter Karbol-Fuchsin-Lösung 10 min, vorsichtig erwärmen bis zur Dampfentwicklung. Abspülen mit Aqua dest.; zwischen Fließpapier trocknen.

29. *Herzberg*-Viktoriablaufärbung zum Nachweis von Elementarkörperchen:

Farblösung: 6 g Viktoriablau 4 R zur „Virusfärbung nach HERZBERG" (Merck) zu 200 ml Aqua bidest. in einen 500-ml-ERLENMEYER-Kolben geben (nicht umgekehrt). Bis zum nächsten Tag unter mehrmaligem Schütteln bei Zimmertemperatur stehenlassen; dann, nach erneutem gründlichen Umschütteln, im Wasserbad 1 Std. auf 60° C erwärmen und dabei wiederholt den Kolben bewegen. Die Farblösung ist nach langsamem Abkühlen verwendungsfähig und mehrere Monate haltbar. Wenn sie schwer filtrierbar wird, ist sie unbrauchbar.

Färbung: Erforderliche Menge Farblösung entnehmen und filtrieren; das lufttrockene Präparat zur Fixierung 10 min mit gepufferter Formollösung bedecken (m/60 Phosphatpufferlösung, pH 7,1–7,2, mit 5% Formalingehalt), mit Wasser gut abspülen, dann mit der Farblösung vollständig bedecken, Einwirkung 10–20 min; danach zweimal in verschiedenen Gläsern mit Aqua dest. je 5 sec spülen; lufttrocknen (Brutschrank). – Deutlich gefärbt (kräftiges Blau) werden die Erreger von Variola, Lymphogranuloma inguinale, Psittacosis u.a.; andeutungsweise gefärbt werden Varizellen- und Zostervirus, gar nicht Herpesvirus.

Wird eine nur schwer färbbare Virusart vermutet, so versetzt man je 5 ml der Viktoriablau-Gebrauchslösung mit 0,25 ml kaltgesättigter Zitronensäurelösung[1], wodurch die Farbintensität wesentlich verstärkt wird, so daß jetzt auch schwerer färbbare Virusarten deutlich sichtbar werden.

[1] 200 g Zitronensäure (krist.) in 100 ml Aqua dest. einbringen, mehrere Tage unter wiederholtem Umschütteln stehenlassen; es bleibt ein ungelöster Bodensatz.

Vorraussetzungen für einwandfreies Gelingen dieses verstärkenden Färbeverfahrens sind sehr dünne und gleichmäßige Präparatausstriche (mit Deckgläschen nach Art von Blutausstrichen herstellen).

30. *Seller*-Färbung zum Nachweis von NEGRI-Körperchen: Siehe S. 298.

Färbung von Pilzelementen

31. Laktophenolblau-Färbung von Hautpilzelementen: Siehe S. 310.

32. Azur-Eisessig-Pilzfärbung in Schuppen bei Epidermophytien u.a.:

Lösung I (CARNOYsche Lösung):

Eisessig		10,0
Chloroform		30,0
Alkohol, abs.	ad	100,0

zur Aufhellung und Fixierung.

Lösung II:

Azur I		0,5
Aqua dest.	ad	100,0

zur Färbung.

Färbung: Auf Objektträgerpräparat Lösung I je nach Größe und Dicke der Schuppen 3–10 min einwirken lassen; vorsichtig abgießen; anschließend über der Flamme vollends trocknen (Vorsicht! CARNOYsche Lösung brennt leicht). – Auf das völlig trockene Präparat einige Tropfen Lösung II mittels Pipette auftropfen und 2–3 min auf dem Präparat belassen. Dann Farblösung vorsichtig wieder abgießen, anschließend tropfenweise (!) mit Wasser nachwaschen (überschüssige Farbreste herausspülen). Die Kunst des Verfahrens liegt darin, das Herauslösen der überschüssigen Farblösung so geschickt vorzunehmen, daß die an der Oberfläche schwimmenden Pilzelemente genügend von anhaftenden Farbteilen und Schuppenresten getrennt sind und doch auf dem Objektträger sitzenbleiben. Bei zu schnellem und wasserreichem Entfärben werden die Pilzelemente weggeschwemmt. – Anschließend über der Flamme trocknen und in Kanadabalsam mit Deckgläschen einschließen.

33. Färbung nach *Hotchkiss-McManus* zum histopathologischen Pilznachweis.

Reagenzien:

a) 1%ige Perjodsäure.

b) SCHIFF*sches Reagens: Siehe Reag.-Verz.*

c) Kaliummetabisulfit-Lösung: 5 ml 10%ige $K_2S_2O_5$-Lösung + 5 ml n-Salzsäure + Aqua dest. ad 100 ml.

d) Kontrastfarbe: Lichtgrün (auf die Gegenfärbung kann verzichtet werden).

Färbung: 1. Fixieren, Entwässern, Einbetten und Schneiden des Untersuchungsmaterials wie üblich. – 2. Entparaffinieren und anschließend die Schnitte durch absoluten Alkohol führen. – 3. Waschen in dest. Wasser. – 4. Eintauchen in 1%ige Perjodsäure für 5 min. – 5. Waschen in fließendem Leitungswasser für 15 min. – 6. Färben mit SCHIFFschem Reagens für 10 bis 15 min. – 7. Sofortiges Überführen in eine Kaliummetabisulfit- oder Thionylchloridlösung. Nach 5 min Lösung erneuern und die Schnitte für abermals 5 min darin belassen. – 8. Waschen in fließendem Leitungswasser für 10 min. – 9. Kurzes Gegenfärben mit Lichtgrün. – 10. Entwässern und weitere Behandlung wie üblich.

Färbung mit Fluorochromen

Als Farbstoff dienen bestimmte fluoreszierende Stoffe, sogenannte Fluorochrome, mit denen die Bakterien „angefärbt" werden. Die so behandelten Präparate erscheinen bei üblichem Licht nahezu farblos, leuchten aber bei Bestrahlung mit blauem oder ultraviolettem Licht in charakteristischer Weise auf. Die Vorzüge bestehen im besonderen Kontrastreichtum der Erreger, so daß auch kleinere Objekte besser erkennbar werden; bei TbB. kann man mit mittleren Vergrößerungen arbeiten und damit in der gleichen Zeit größere Präparateflächen durchmustern.

34. Auramin-Rhodamin-Fluorochromierung, mod. nach TRUANT (TRUANT, J.P., u. Mitarb.: Henry Ford Hosp., Med. Bull. 10 [1960] 287):

a) Farblösung: Gemisch aus 3,0 g Auramin O, 1,5 g Rhodamin B, 150 ml Glyzerin, 20 ml Acid. carbol. liquefact. und 100 ml Aqua dest. über Nacht mittels Magnetrührer rühren; durch Glaswolle o. dgl. filtrieren; Lösung bei Zimmertemperatur aufbewahren.

b) Salzsäure-Alkohol: Zu 99,5 ml 70%igem Äthylalkohol 0,5 ml konz. HCl hinzufügen.

c) K-permanganatlösung: Lösung von 0,5% $KMnO_4$ in Aqua dest. (zweimal wöchentlich erneuern).

Färbung: Hitzefixierte (besser: 2–6 Std. bei 65°C erwärmte) Ausstriche 15 min mit der Farblösung bedecken; gut abspülen mit Aqua dest.; 2–3 min mit HCl-Alkohol entfärben; gründlich mit Leitungswasser abspülen; etwa 3 min mit der $KMnO_4$-Lösung behandeln[1]; abspülen mit Leitungswasser; lufttrocknen; untersuchen mittels Fluoreszenzmikroskop. – Tuberkulosebakterien erscheinen leuchtend goldgelb.

35. Kombinierte Auramin - *Kinyoun* - Färbung für säurefeste Stäbchen (FUSILLO, M.H., H.D. BURNS: Amer. J. clin. Path. 49 [1968] 753):

a) Auraminlösung: 0,1 g Auramin O in 10 ml 95%igem Äthylalkohol lösen und zu einer Lösung von 3 ml Acid. carbol. liquefact. in 87 ml Aqua dest. hinzufügen.

b) KINYOUNS *Karbolfuchsin:* Siehe Rezept 13.

c) Salzsäure-Alkohol: Lösung von 3 ml konz. HCl in 95%igem Alkohol.

Färbung: Ausstriche fixieren, wie für Auramin-Rhodamin-Fluorochromierung oben beschrieben, dann 15 min mit Auraminlösung bedecken; abspülen mit Leitungswasser; entfärben mit HCl-Alkohol; 5 min mit KINYOUN-Farblösung bedecken; erneut mit HCl-Alkohol entfärben; abspülen mit Leitungswasser; 2 min mit Methylenblaulösung (Rezept 3) gegenfärben; abspülen mit Leitungswasser; lufttrocknen.

---

[1] $KMnO_4$-Lösung löscht weitgehend die unspezifische Hintergrund-Fluoreszenz (Detritus etc.). Zu lange $KMnO_4$-Wirkung ist allerdings zu vermeiden, da dann auch die Fluoreszenz gefärbter TbB. leidet.

Die Präparate werden zunächst mit dem Fluoreszenzmikroskop unter Verwendung eines 10–25fach vergrößernden Objektives durchgemustert, verdächtige Stellen dann im Hellfeld mittels Ölimmersion überprüft. Das Verfahren erlaubt also die Sicherung des fluoreszenzmikroskopischen Befundes ohne Wechseln des Präparates.

Einzelheiten zur fluoreszenzmikroskopischen Technik: S. 188 bzw. auch S. 494 und 499.

Darstellung von Bakteriengeißeln

Geißeln von Bakterien sind so dünn, daß sie bei Hellfeldmikroskopie erst nach entsprechender Dickenvergrößerung sichtbar werden. Dies geschieht gewöhnlich dadurch, daß man ein geeignetes frisches Beizmittel an sie präzipitiert. das dann gefärbt wird und so die Darstellung der Geißeln ermöglicht.

Vorbedingungen für einwandfreie Geißelfärbung sind völlige Reinheit und Fettfreiheit der benutzten Objektträger bzw. Deckgläschen: Mehrere Tage in Bichromatschwefelsäure einlegen; dann Säure abgießen; erst im fließenden Leitungswasser abwaschen, bis sie völlig sauber sind, dann mit Aqua dest. gründlich nachspülen; einlegen in 95%igen Alkohol. Anschließend umsetzen in frisch gereinigte Küvetten; hier erst gründlich mit Leitungswasser, dann mit Aqua dest. spülen. Küvette entleeren, mit Öffnung nach unten bis zum vollständigen Trocknen der Objektträger auf Fließpapier stellen. Aufbewahren in geschlossener Küvette (Staubschutz). – Vor Gebrauch Objektträger mit der Pinzette entnehmen und mit der künftigen Schichtseite nach unten etwa 5mal durch den blauen Bereich der BUNSEN-Flamme ziehen. Während des ganzen Reinigungs-und Färbeprozesses Objektträger nicht mit den Fingern berühren (auch nicht an den Kanten!). Markierung: Mit Diamantschreiber (zuvor).

Herstellung der Ausstriche: Man geht am besten von einer über Nacht bebrüteten Kultur in dextrosefreier Bouillon aus. Zu 5 ml Kultur fügt man zur Fixierung 0,20 ml Formalin hinzu und läßt dieses nach gründlichem Vermischen 15 min einwirken. Nach Zusatz von 5 ml Aqua dest., Aufschütteln und Zentrifugieren wird der Überstand abgekippt, der Rand des Röhrchens gereinigt, das Sediment in weiteren 5 ml Aqua dest. suspendiert, erneut zentrifugiert und dann der Bodensatz in so viel Aqua dest. aufgeschwemmt, daß die Suspension eben sichtbar getrübt erscheint. Man bringt dann eine Öse voll Aufschwemmung auf einen Objektträger auf, läßt sie unter leichter Neigung des Glases auf der Längsfläche entlanglaufen und läßt dann lufttrocknen (nicht erhitzen).

36. Geißelfärbung nach *Leifson* (LEIFSON, E.: Atlas of Bacterial Flagellation. Academic Press, New York und London 1960):

a) Gerbsäurelösung: 1,5 g Acid. tannic. und 0,75 g NaCl in 100 ml Aqua dest. lösen;

b) Fuchsinlösung: 1,2 g basisches Fuchsin in 100 ml 95%igem Äthylalkohol lösen („Fuchsin zur Geißelfärbung“ verwenden, z.B. von Schuchardt);

c) Gebrauchslösung: 2 Teile Gerbsäure- mit 1 Teil Fuchsinlösung mischen.

Die Lösung ist sofort verwendbar. Sie ist bei Aufbewahrung in einer braunen Flasche mit eingeschliffenem Stopfen im Kühlschrank etwa 6 Wochen haltbar. Ein dabei entstehender Niederschlag sollte bei Entnahme der Lösung nicht aufgeschüttelt werden; andernfalls ist sie durch Filtrierpapier (Schleicher & Schüll, Nr. 589) zu filtrieren.

Färbung: Die Gebrauchslösung soll bei Verwendung Zimmertemperatur aufweisen. Man bedeckt das ganze, genau waagrecht liegende Präparat mit 1 ml Gebrauchslösung und läßt, je nach Alter der Farbe, etwa 6–12 min einwirken. Die Färbung kann erst nach Auftreten eines Metallglanzes auf der Flüssigkeitsoberfläche als abgeschlossen gelten. Farblösung dann mit Leitungswasser abspülen, ohne sie vorher vom Objektträger abzukippen. Ggf. kann mit 1 : 10 verdünnter LÖFFLERscher Methylenblaulösung gegengefärbt werden (Gegenfarbe anschließend mit Leitungswasser abspülen). Nach Abschluß der Färbung Präparat lufttrocknen lassen.

Anmerkung: Es ist zweckmäßig, mehrere Präparate unterschiedlich lang (6, 8, 10, 12 min) der Farbwirkung auszusetzen.

Darstellung der Kapseln von Bakterien

Kapselsubstanzen von Bakterien haben eine geringere Affinität zu Farben als das somatische Material, bleiben daher bei üblichen Färbungen in der Regel ungefärbt. Bei geeigneter Technik sind sie erkennbar als weitgehend farblose Höfe um die angefärbten Bakterien auf gleichfalls angefärbtem Hintergrund (z. B. bei Kapselfärbung von Pneumokokken, s. u., oder bei der Negativdarstellung im Tuschepräparat).

37. Kapselfärbung für Pneumokokken

a) Verd. Fuchsinlösung;

b) 3%ige Essigsäure.

Färbung: Material auf dem Objektträger mit etwas Tierserum verteilen; durch Schwenken im Luftzug rasch trocknen. Auf der Färbebank 1 Tropfen abs. Alkohol auf das Präparat geben, sofort anzünden, wieder auslöschen; Prozedur wiederholen, bis der Alkohol verbraucht ist. Abkühlen lassen; kurz mit 3%iger Essigsäure beizen, mit verdünnter Fuchsinlösung nachfärben. – Pneumokokken dunkelrot, mit blaßrosafarbenem Kapselhof.

38. Kapselfärbung nach *Olt*

Präparate mit Safraninlösung (3 g Safranin in 100 ml kochendem Aqua dest. lösen, nach Erkalten filtrieren) 5 min unter Erwärmen anfärben; abspülen mit Leitungswasser; lufttrocknen

39. Kapseldarstellung im Tuschepräparat

(insbesondere geeignet zum Kapselnachweis bei Bakterien nach Züchtung mittels fester oder flüssiger Nährböden):

1 Öse Tusche (empfohlen wird Marke Pelikan, G. Wagner, Hannover) auf gründlich gereinigten Objektträger aufbringen; sehr kleine Menge Material von einer jungen Kultur einreiben; mit sauberem Deckglas abdecken und dieses auf den Objektträger aufdrücken, so daß der Flüssigkeitsfilm ein blasses Aussehen erhält; bei reduziertem Lichtzutritt mikroskopieren mittels Ölimmersion.

Färbung von Bakteriensporen

40. Sporenfärbung nach *Bartolomew* und *Mittwers* (Stain Technol. 25 [1950] 531):

a) Malachitgrünlösung: 7,6 g Malachitgrün in 100 ml Aqua dest. lösen;

b) Safraninlösung: 0,25 g Safranin in 100 ml Aqua dest. lösen (siehe 38.).

Färbung: Luftgetrocknete Ausstriche zur Fixierung etwa 20mal durch die Bunsen-Flamme ziehen; 10 min mit Malachitgrünlösung färben; etwa 10 sec mit Leitungswasser spülen; 15 sec mit Safraninlösung färben; spülen mit Leitungswasser; lufttrocknen. – Sporen grün, übrige Zelle rot.

41. Sporenfärbung nach *Dorner*

a) Karbolfuchsin

b) Kontrastfarbe (Methylenblau)

wie bei Ziehl-Neelsen-Färbung, siehe S. 636.

Färbung: Ausstrich färben wie bei der Ziehl-Neelsen-Färbung; mit heißem Leitungswasser abspülen; schnell mit 95%igem Alkohol spülen; 2–5 min nachfärben mit Kontrastfarbe; abspülen mit Leitungswasser; lufttrocknen. – Sporen rot, Bazillenleiber entsprechend der Kontrastfarbe.

Anhang

Wichtige Reagenzien - Indikatoren - Lösungen

Alsever-Lösung, mod., zur Konservierung von Schafblutkörperchen für die KBR: Siehe S. 455.

Antiformin besteht aus gleichen Teilen 5,6%iger Lösung von Natr. hypochlorosum und 7,5%iger Natronlauge. – Zur TbB.-Anreicherung (S. 189) wird Antiformin gewöhnlich in 25–30%iger Verdünnung angewandt. – Hersteller: Chem. Fabrik Stockhausen & Cie., 415 Krefeld 1, Postf. 570.

Äquivalentgewicht (zur Herstellung von Normallösungen): Atomgewicht bzw. Molekulargewicht dividiert durch die Wertigkeit. Beispiel siehe Normallösungen.

Azolitmin: Wichtigster Farbbestandteil des Lackmus. Geeigneter Indikator (in 1%iger Lösung) im Bereich von pH 5–8.

Chromschwefelsäure: Siehe Kaliumbichromat-Schwefelsäure.

Cystein: Aminosäure; Reduktionsprodukt des Cystins, mit geringerem Schwefelgehalt. – Cysteinhydrochlorid wird auf Grund seiner reduzierenden Eigenschaft in anaeroben Nährböden verwendet.

l-Cystin: Disulfid des Cysteins. In Wasser leicht lösliches Pulver. Schwefelhaltiges Produkt der Eiweißspaltung, das beim Erhitzen mit alkal. Bleiazetatlösung schwarzes Bleisulfid gibt. Für viele (nicht für alle!) Bakterien wachstumsfördernde N-Quelle.

Desinfektionsmittel: Bewährte Präparate sind aufgeführt in der „III. Liste der nach den Richtlinien für die Prüfung chemischer Desinfektionsmittel" geprüften und von der Deutschen Gesellschaft für Hygiene und Mikrobiologie als wirksam befundenen Desinfektionsmittel (Gesdh. Wesen und Desinfektion 6/1966) und den dazu erschienenen Nachträgen. Verwiesen wird weiter auf die Liste der vom Bundesgesundheitsamt geprüften und anerkannten Desinfektionsmittel und -verfahren (Bd. Gesdh. Bl. 14 [1971] 309).

Dichtungsmittel

1. *Für Hähne und Schliffe* bei Vakuumapparaten bei mittleren Wärmegraden „Ramsey-Fett zäh" oder „Hochvakuumfett R"; für höhere Temperaturen das „fettfreie Schmiermittel 6563". Sonst: Exsikkatorfett oder Silikonfett (z.B. von Fa. Merck). Dichtungsmittel nach der Benutzung der Apparatur sorgfältig entfernen, bei fetthaltigen Dichtungsmitteln am besten mit Tetrachlorkohlenstoff.

2. *Zum Abdichten von Petrischalen u. dgl.* bei anaeroben Kulturen oder als provisorischer Röhrchenverschluß usw.: a) Plastilin; – b) Tesa- und Scotch-Klebebänder; c) Verbundfolienbeutel (verschweißen!) der Fa. Vereinigte Papierwarenfabriken, 8 München, Lindwurmstr. 93.

Bezugsquellen (zu 1.): E. Leybold, Köln-Bayenthal. – E. Merck, Darmstadt.

Etikettenlack: Um Etiketten auf Flaschen u. dgl. haltbar zu machen, streicht man zunächst mit einer Lösung von Collodium und Äther aña vor und überstreicht dann mit einem der nachfolgenden Etikettenlacke:

a) Kopallack: 50,0 Manilacopal + 50,0 Spiritus 95% + 4,0 Rizinusöl.

b) Schellack: 11,0 Schellack echt + 28,0 Spiritus 95% + 1,0 Kopaivabalsam.

c) Cellulack: 10,0 Azetylzellulose + 90,0 Azeton + 10,0 Chlorbenzol + 3,0 Rizinusöl.

Einfacher erfolgt der Etikettenschutz durch Überkleben mit Tesafilmstreifen, die so geschnitten werden, daß sie den Etikettenrand allseitig um mindestens 1 cm überragen.

Exsikkatorenfett: Siehe Dichtungsmittel.

Formalin, neutrales: Man läßt übliches Formalin in einer braunen Flasche über einer 1–2 cm hohen Kalziumkarbonatschicht mindestens 24 Stunden stehen, anfangs unter mehrmaligem Schütteln. Danach mit Natronlauge oder Sodalösung neutralisieren (Lackmuspapier oder 1 Tropfen 0,1%ige Neutralrotlösung).

Fuchsin: Man unterscheidet u.a.

a) Fuchsin stand. (Basisches Fuchsin oder Diamantfuchsin). Dieser Farbstoff enthält mehr oder weniger Acridin und findet insbesondere für Färbezwecke, z.B. bei Bakterien, Verwendung.

b) Säurefuchsin (Fuchsin S) ist die Trisulfosäure des Fuchsins und dient als Indikator (z.B. im ANDRADE-Indikator).

Gelatine: Durch Kochen von Knochen oder Bindegewebe (Kollagen) hergestellte Substanz aus Polypeptiden. Der normale Erstarrungspunkt (28°C) wird durch wiederholtes Erhitzen und durch niedrigen pH herabgesetzt.

Indikatoren

a) Zur Bestimmung der Wasserstoffionenkonzentration: Siehe Tab. S. 651.

b) In Form von Universalindikatoren: Siehe S. 650.

c) In Form von Redoxindikatoren: Siehe Tab. S. 651.

Kaliumdi(bi)chromat, $K_2Cr_2O_7$: Benutzt in Form der Kaliumdichromat-Schwefelsäure für Reinigungszwecke, zumal zum Reinigen von Glasgegenständen: Kaliumdichromat-Schwefelsäure besteht aus etwa 500 ml konz. roher Schwefelsäure + etwa 10 g Kaliumdichromat (vorher unter Erwärmen in etwa 10 ml Wasser gelöst). Lösung einige Tage „reifen" lassen.

Die Lösung besitzt die größte Reinigungskraft, solange sie dunkelbraun gefärbt ist (bei dunkelgrüner Farbe nur geringe Oxydationskraft); sie dient zur Beseitigung besonders von hartnäckigen organischen Schmutzbelägen an Gläsern u. dgl., siehe auch S. 510.

Kaliumphosphate

1. Primäres Kaliumphosphat KH_2PO_4, Monokaliumphosphat (Sörensen), auch als saures Kaliumphosphat bezeichnet. Zur Herstellung molarer Lösungen für Pufferungszwecke verwendet, s. unten.

2. Sekundäres Kaliumphosphat K_2HPO_4, Dikaliumphosphat, „Kaliumphosphat" im landläufigen Sinn. Reaktion ganz schwach alkalisch (pH 7–8).

3. 1/5 mol Kaliumphosphat: 27,22 g KH_2PO_4 (Sörensen) + Aqua dest. ad 1000 ml.

4. 1/15 mol Kaliumphosphat: 9,073 g KH_2PO_4 (Sörensen) + Aqua dest. ad 1000 ml.

Kaliumtetrathionat, $K_2S_4O_6$: Bei trockener Aufbewahrung völlig stabiles Salz (auch in Lösung ist es widerstandsfähiger als Natriumtetrathionat); verwendet in Salmonella-Anreicherungsmedien.

Karbolsäure Siehe: Phenol.

Kolmer-Lösung für die KBR: Siehe S. 461.

Konservierungsmittel

a) für Schafblutk. für die KBR: Siehe Alsever-Lösung, mod.: Siehe S. 455.

b) für diagnostische Seren: Cialit, Glyzerin, Phenol (s. S. 609).

Lackmuslösung: Die sterile Selbstherstellung dieser Indikatorlösung ist nicht ganz einfach. Man bevorzugt daher für Nährbodenzwecke das fertige Handelspräparat nach Kubel-Tiemann der Fa. Schering-Kahlbaum, Berlin, das mit Chloroform konserviert ist.

Liquoid: Natriumpolyanetholsulfonat (Bezugsquelle: Fa. Hoffmann-La Roche, Grenzach/Baden), wirkt im Blutmilieu antikomplementär und hebt die Blutbakterizidie auf, gleichzeitig gerinnungshemmend. Hitzestabil. Anwendung für Blutkulturen in 0,5–1%iger Lösung in physiol. Kochsalzlösung, für Viridansstreptokokken am besten Endkonzentration 0,1%.

Lugolsche Lösung

a) Lugolsche Lösung (DAB 7): 10 g KJ + 5 g J + Wasser ad 100 g.

b) Zur Bakterienfärbung nach Gram: Siehe S. 635.

c) Zur „Anfärbung" von Amöben: Siehe S. 349.

McFarland-Skala: Zur Trübungsmessung bzw. zum Trübungsvergleich (z.B. bei der Herstellung von Bakteriensuspensionen für die Widal-Reaktion). Man benötigt eine 1%ige Lösung $BaCl_2$ und eine 1%ige Lösung von H_2SO_4 (in Aqua dest.). Die Vergleichsröhrchen sollen, da allmählich eine Änderung ihrer Dichte eintritt, monatlich einmal frisch bereitet werden.

Herstellung der Bariumsulfat-Trübungsreihe nach McFarland

Röhrchen Nr.	1	2	3	4	5	6	7	8	9	10
$BaCl_2$ (1%ig) (ml)	0,1	0,2	0,3	0,4	0,5	0,6	0,7	0,8	0,9	1,0
H_2SO_4 (1%ig) (ml)	9,9	9,8	9,7	9,6	9,5	9,4	9,3	9,2	9,1	9,0
Ungefähre Bakterienzahl/ml[1] ($\times 10^6$)	300	600	900	1200	1500	1800	2100	2400	2700	3000

[1] Bezogen auf Colibakterien.

Trübungsmessung mittels Pyrex-Glasstaub-Emulsion liefert wegen der Stabilität dieser Aufschwemmung besonders zuverlässige Ergebnisse. – Internationales Standard-Präparat: Siehe Wld. Hlth. Org. Techn. Rep. Series 86 (1954) 14.

Methylenblau dient als

a) *Farbstoff,* zumal in Form der alkal. Methylenblaulösung (Löffler). Siehe S. 634.

b) *Redoxindikator* (siehe S. 518 u. Tabelle S. 651).

Methylrot-Indikator: Siehe Tabelle S. 651. Für den Methylrottest siehe S. 562.

Molare Lösung: Man löst das Gramm-Molekulargewicht der Substanz zu einem Liter in Wasser. Molekulargewicht = Summe der Atomgewichte.

Natriumzitratlösung zur Hemmung der Blutgerinnung: Erforderlich ist eine Zitratkonzentration von mindestens 0,25%. Man versetzt je 10 ml Blut mit 1,4 ml einer 2%igen Zitratlösung.

Natriumphosphate

a) Primäres Natriumphosphat, NaH_2PO_4 (1–2 H_2O).

b) Sekundäres Natriumphosphat. Zu unterscheiden ist:

aa) $Na_2HPO_4 \cdot 12\ H_2O$: Übliches Natriumphosphat.
bb) $Na_2HPO_4 \cdot 7\ H_2O$: Wenig gebräuchlich.
cc) $Na_2HPO_4 \cdot 2\ H_2O$ nach SÖRENSEN: Beständig, daher besonders geeignet zur Herstellung von Pufferlösungen.
dd) Na_2HPO_4, wasserfrei.

c) $^1/_5$ molare Lösung: 35,62 g $Na_2HPO_4 \cdot 2\ H_2O$ nach SÖRENSEN in Aqua dest. lösen und mit Aqua dest. ad 1000 ml auffüllen.

d) $^1/_{15}$ molare Lösung: 11,876 g $Na_2HPO_4 \cdot 2\ H_2O$ nach SÖRENSEN in Aqua dest. lösen und mit Aqua dest. ad 1000 ml auffüllen.

Natriumsulfit, $Na_2SO_3 \cdot 7\ H_2O$: Farblose, leicht verwitternde (!) Kristalle. Die wäßrige Lösung reagiert alkalisch; sie ist nicht haltbar. Für ENDO-Nährböden (s. auch Fuchsin) u. a. benutzt.

Neutralrot-Indikator: Zur Prüfung des pH und des Reduktionsvermögens (S. 651).

Normallösungen: Eine Normallösung enthält das Molekulargewicht in Gramm dividiert durch die Wertigkeit (Valenz) zu 1 Liter Wasser (das Molekulargewicht wiederum ist die Summe der Atomgewichte).

Herstellung von Normallösungen:

a) Durch Auflösung des Gramm-Äquivalentgewichtes in Wasser zu einem Liter.

Beispiel: H_2SO_4, Wertigkeit 2.

H-Atomgewicht = 1; H_2 = 2
S-Atomgewicht = 32; S = 32
O-Atomgewicht = 16; O_4 = 64
Sa. 98 (Molekulargewicht) : 2 (Wertigkeit) = 49

Also Äquivalentgewicht (49 g H_2SO_4), in Aqua dest. zu einem Liter gelöst, ergibt eine 1/1 normale (= 1 n) Schwefelsäurelösung.

b) Einfacher durch Verwendung von „Fixanal"-Ampullen der Firma Riedel de Haen, Seelze bei Hannover, oder von „Titrisol" (Merck) die das Äquivalentgewicht der jeweiligen Substanz enthalten und deren Inhalt im Wasser zu einem Liter zu lösen ist.

Peptone: Eiweißkörper, die in wasserlöslicher, nicht koagulierbarer Form vorliegen; hergestellt durch enzymatischen Aufschluß von Eiweißstoffen. Siehe hierzu auch S. 531. Man unterscheidet

a) Durch Pepsinverdauung hergestellte Peptonpräparate.

b) Durch Trypsinverdauung hergestellte Peptonpräparate.

c) Durch Papainverdauung hergestellte Peptonpräparate.

d) Gemischte Peptonpräparate.

Für die Güte der Peptonpräparate ist die Art der Herstellung und die Art des Ausgangsmaterials (Fleisch, Kasein, Fibrin u. a.) bedeutungsvoll.

Phenol

a) Acid. phenolicum, krist.
b) Acid. phenol. (seu carbol.) liquefact.: 10 Teile Acid. phenolicum, krist., auf dem Wasserbad schmelzen und mit 1 Teil Wasser unter Umrühren zu einer klaren Lösung vermischen.

Phenolphthaleinphosphat zum Phosphatasenachweis mit Colaminphenolphthaleinphosphat (Merck): Siehe S. 557.

Physiologische Lösungen

a) Physiol. NaCl-Lösung: 0,9%ige wäßrige Kochsalz-(NaCl-)Lösung.

b) Phosphat-gepufferte (physiol.) NaCl-Lösung: 7,65 g NaCl, 0,724 g Na_2HPO_4 und 0,21 g KH_2PO_4 in 1 Liter Aqua dest. lösen. pH: 7,2

c) KOLMER-*Lösung* für die KBR: Siehe S. 461.

d) RINGER-*Lösung, ungepuffert:* Siehe S. 549.

e) RINGER-*Lösung, gepuffert:* Siehe S. 550.

Pufferlösungen (oder kurz „Puffer") sind Stoffgemische, die eine bestimmte Wasserstoffionenkonzentration in Lösungen auch bei Entstehung von Säuren oder Basen aufrechtzuerhalten vermögen. Pufferlösungen sind mit CO_2-freiem Aqua (bi-)dest. und mit reinsten Chemikalien herzustellen.

a) Phosphatpuffer, hergestellt aus $^1/_{15}$ molaren Lösungen: Siehe Tabelle S. 650.

b) Veronalpuffer: S. 443.

c) Pufferlösung zur Herstellung von GIEMSA-*Gebrauchslösung:* S. 380.

Reagens zum Ammoniaknachweis: NESSLER-Reagens.

Anwendung: Zur mehrere Tage bebrüteten Kultur (37° C) gibt man 0,5 ml NESSLER-Reagens. Positiver Ausfall: braun; negativer Ausfall: schwach gelb.

Phosphat-Puffer

mit 1/15 molaren Lösungen

sek. Phosphat[1] ml	prim. Phosphat[1] ml	pH bei 25°C
98,0	+ 2,0	8,4
96,8	+ 3,2	8,2
94,4	+ 5,6	8,0
91,2	+ 8,8	7,8
89,0	+ 11,0	7,7
86,8	+ 13,2	7,6
84,2	+ 15,8	7,5
81,0	+ 19,0	7,4
77,0	+ 23,0	7,3
73,0	+ 27,0	7,2
68,0	+ 32,0	7,1
63,0	+ 37,0	7,0
49,0	+ 51,0	6,8
37,0	+ 63,0	6,6
27,0	+ 73,0	6,4

[1] 1/15 mol sekundäres Natriumphosphat: 11,88 g $Na_2HPO_4 \cdot 2\ H_2O$ nach Sörensen + Aqua dest. ad 1000 ml. – 1/15 mol primäres Kaliumphosphat: 9,08 g KH_2PO_4 nach Sörensen + Aqua dest. ad 1000 ml.

Reagens zum Indolnachweis: S. 560 und 569.

Reagens zum Katalasenachweis: S. 555.

Reagens zum Nitritnachweis: S. 559.

Reagenzien zum (Cytochrom-)Oxydase-Nachweis: S. 554.

Reagenzien zur Prüfung auf Sauerstoff-Freiheit: S. 518.

Reagens zur Voges-Proskauerschen Reaktion (V. P. R.): S. 563 und S. 573.

Reagenzpapiere zum Indol- und H_2S-Nachweis: S. 568. Haltbarkeit begrenzt (monatlich frisch herstellen).

Redoxindikatoren: Siehe Tabelle S. 651.

Ringer-Lösung: Siehe physiologische Lösungen.

Säurefuchsin: Siehe Fuchsin.

Salzsäure-Alkohol

a) Zur Reinigung von Glasgegenständen: 1% Salzsäure (25%) in 96%igem Alkohol.

b) Zur Entfärbung nach Ziehl-Neelsen: S. 636.

Saponin: Pflanzliches Glykosid, das mit Wasser seifenartig schäumt und rote Blutkörperchen löst.

Schiffsches Reagens

Herstellung: Nach Hotchkiss (Arch. Biochem. 16 [1948] 131). 1. 2,0 g bas. Fuchsin in 400 ml kochendem Wasser lösen, auf 50°C abkühlen und filtrieren. – 2. Zum Filtrat zusetzen 10 ml 2 n-HCl und 4,0 g Kaliummetabisulfit ($K_2S_2O_5$). Gut verschließen (Glasstopfenflasche!), kühl und dunkel über Nacht stehenlassen. – 3. Zusetzen 1 g Aktivkohle, mischen, sogleich anschließend filtrieren. – 4. Zusetzen in kleinen Portionen 2 n-HCl, bis ein Tropfen Reagens beim Eintrocknen auf einem Objektträger nicht mehr rot wird. – Das fertige Reagens ist gut verschlossen und im Dunkeln aufzubewahren.

Selen-Verbindungen: Selendioxyd (SeO_2) wird leicht zu Se reduziert; Selenige Säure (H_2SeO_3). Die Salze werden u.a. zur Anreicherung von Salmonellen und Shigellen benutzt (Substrate nicht autoklavieren!).

Sublimat-Alkohol nach Schaudinn: S. 350.

Tellur-Verbindungen: Die Salze der tellurigen Säure (H_2TeO_3) heißen Tellurite. Kaliumtellurit wirkt mehr oder weniger wachstumshemmend. Bei bakterieller Reduktion von Kaliumtellurit in Nährböden kommt es zur Schwarzfärbung (Tellur).

Thioglykolsäure und das Natriumsalz Natriumthioglykolat neutralisieren Quecksilbersalze und ermöglichen daher Sterilitätsprüfungen auch mit konserviertem Material. Vielfach auch (bzw. gleichzeitig) für anaerobe Kulturzwecke verwendet.

Tween 80: Polyoxyaethylensorbitammonoleat, löslich in Alkohol und Wasser. Es wird als Emulgator, Netzmittel oder Lösungsvermittler und zur Schwärmhemmung von Proteusbakterien gebraucht.

Universalindikatoren

a) Universalindikator (Merck) stellt ein Gemisch von Indikatoren verschiedenen Meßbereiches dar. Zu etwa 8 ml Untersuchungsflüssigkeit setzt man 2 Tropfen Universalindikator zu und liest den pH-Wert durch Vergleich des entstehenden Farbtones mit einer Farbskala ab.

b) Universalindikatorpapiere weisen unterschiedliche Meßbereiche auf. Ein Streifen des Indikatorpapieres wird für einige Sekunden in die Untersuchungsflüssigkeit getaucht, mit einer Farbskala verglichen und der zugehörige pH-Wert abgelesen. Die Methode vermittelt Annäherungswerte.

Vaseline: Für Anaerobier zur Herstellung des Luftabschlusses in Röhrchen, sonst u.a. zur Fixierung und Abdichtung des Deckgläschens beim „Hängenden Tropfen“.

Indikatoren nach Sörensen, Clark, Lubs und Cohen[1]

(zur pH-Bestimmung in flüssigen Kulturen nach erfolgter Bebrütung)

Indikator	Zusammensetzung				Tropfenzahl	Farbumschlag		
	Indikator g	n/100 NaOH ml	Alkohol 96% ml	Wasser[2] auffüllen auf ml	je 10 ml Versuchslösung	sauer	pH-Bereich	alkalisch
Thymolblau	0,1	21,5	–	250	5	rot	1,2–2,8	gelb
Methylorange	0,1	–	–	1000	3–5	rot	3,1–4,4	gelb-orange
Methylrot*	0,1	–	300	500	2–4	rot	4,2–6,3	gelb
Bromkresolpurpur	0,1	18,5	–	250	5	gelb	5,2–6,8	purpur
Bromthymolblau	0,1	16,0	–	250	5	gelb	6,0–7,6	blau
Neutralrot	0,02	–	100	200	10–20	rot	6,8–8,0	gelb
Phenolrot	0,1	28,2	–	250	5	gelb	6,4–8,2	rot
Kresolrot	0,1	26,2	–	250	5	gelb	7,8–8,8	rot
Phenolphthalein*	0,1	–	100	200	3–20	farblos	8,3–10,0	rot
Alizaringelb RS	0,025	–	–	250	5–10	gelb	10,1–12,1	rot

Die mit einem * bezeichneten Indikatoren sind für die pH-Messung weniger geeignet.

[1] Literatur: Schörer, W., H. Haldenwanger: Zbl. Bakt. I. Orig. 155 (1944) 418. Hompesch: Zbl. Bakt. I. Orig. 149 (1943) 257.

[2] Ausgekochtes Aqua dest. verwenden.

Redoxindikatoren

Redoxindikatoren sind zumeist reversible Redoxsysteme, die in der Reduktions- und Oxydationsform unterschiedliche Färbung aufweisen. Die „Red-Form" ist gewöhnlich farblos. Gebräuchliche Redoxindikatoren sind in der nebenstehenden Tabelle zusammengestellt, wobei sich die angegebenen Farbreaktionen für Lösungen von pH 7,0 und 20° C verstehen.

Redoxindikator	Farbe red./ox.
Neutralrot[1]	farblos-rot
Safranin[2]	farblos-rot
Brillant Alizarinblau[2]	farblos-blau
Indigotetrasulfat[2]	gelbl.-blau
Methylenblau[2]	farblos-blau
Thionin[1]	farblos-violett
Toluylenblau[1]	farblos-blauviolett

[1] Gebrauchslösung: 0,05% in 60%igem Alkohol.

[2] Gebrauchslösung: 0,05% in Wasser.

Gebräuchliche chemische Desinfektionsmittel und -verfahren

Siehe hierzu auch die III. Liste der nach den „Richtlinien für die Prüfung chemischer Desinfektionsmittel" geprüften und von der Deutschen Gesellschaft für Hygiene und Mikrobiologie als wirksam befundenen Desinfektionsmittel, Stand 1. März 1966, sowie die seitdem erschienen Nachträge. Die Liste ist veröffentlicht in „Gesundheitswesen und Desinfektion" (6/1966), desgleichen die Nachträge (Stand Juni 1967, Dez. 1967, Nov. 1968, Juli 1970).

A. Händedesinfektion

Die folgenden Angaben beziehen sich auf die Desinfektion der Hände nach Arbeiten im bakteriologischen Labor bzw. sonstigem Umgang mit möglicherweise bakterienhaltigem Material. Bei Kontamination mit Kulturmaterial u. dgl. sind die angegebenen Einwirkungszeiten zumindest zu verdoppeln. – Zwischen den einzelnen Desinfektionsmitteln bestehen große Unterschiede in der Wirkungsbreite. Alkohole und Phenolderivate töten die vegetativen Formen (nicht die Sporen) von Bakterien einschließlich der TbBakt. ab. Quartäre Ammoniumverbindungen sind vor allem gegen vegetative Keime wirksam und zwar besser gegen grampositive Kokken als gegen Enterobacteriaceae und Pseudomonaden. Gegen Sporen und TbBakt. ist ihre Wirksamkeit nur gering; allgemein wird ihr Effekt durch Seife beeinträchtigt. – Je nach Verwendungszweck (z. B. tuberkulozide oder viruzide Wirkung) sind die Präparate hinsichtlich ihres Wirkungsspektrums auszuwählen und bei geeigneter Konzentration während der erforderlichen Zeit anzuwenden. Für die Auswahl und sonstige Informationen kann man die erwähnte Liste der als wirksam befundenen Mittel und ihre inzwischen erschienenen Nachträge bzw. einschlägige Prospekte der Herstellerfirmen verwenden. Die folgende Tabelle gibt die Gebrauchsverdünnung und die erforderliche Einwirkungszeit einiger bekannterer Desinfektionsmittel an.

Desinfektionsmittel	Wirkstofftyp	Gebr.-verd.	Einwirkg.-zeit (min)
Isopropylalkohol	Alkohol	65%	2 (—5)
Äthylalkohol	Alkohol	70%	2 (—5)
Desderman	Äthylalkohol und Tetrabrom-o-methylphenol	unverd.	1 (—2)
Sagrotan	Alkylierte, arylierte, aralkylierte u. halog. Phenole	2%	2
Primasept	Phenolderivate	unverd.	1 (—2)
Havisol	Arylierte u. halog. Phenole	2%	2
Tego 103 S	Ampho-Tensid	2%	2
Zephirol	Quartäre Ammoniumverbindung	2%	2

B. Wäschedesinfektion, Flächendesinfektion, Desinfektion von Ausscheidungen

Auszug aus der Liste der vom Bundesgesundheitsamt geprüften und anerkannten Desinfektionsmittel und -verfahren – Stand vom 30. Juni 1967, 3. Ausgabe.

Desinfektionsmittel	Wäsche-desinfektion		Flächen-desinfektion		Desinfektion von Ausscheidungen 1 Teil Auswurf od. Stuhl + 2 Teile Gebr.-Verd. bzw. 1 Teil Harn + 1 Teil Gebr.-Verd.					
					Auswurf		Stuhl		Harn	
	Gebrauchs-verdünnung %	Einwir-kungszeit Std.	Gebrauchs-verdünnung %	Einwir-kungszeit Std.	Gebrauchs-verdünnung %	Einwir-kungszeit Std.	Gebrauchs-verdünnung %	Einwir-kungszeit Std.	Gebrauchs-verdünnung %	Einwir-kungszeit Std.
Amocid	1,0	12	6	6	5	4	5	6	5	2
Bac	0,5	12	5	4	5	4	5	6	5	2
Baktol	1,5	12								
Baktolan			5	4	5	4	5	6	5	2
Buraton	3,0	12								
Chloramin 80 „Heyden“	2,0	12	3	2	6	4				
Formaldehyd solutus DAB 7 (Formalin)	1,5	12	3	4						
Gevisol	0,5	12	5	4	5	4	5	6	5	2
Incidin	1,0	12	3	4						
Kalkmilch[1]							20	6		
Kresolseifenlösung DAB 7	1,0	12	5	4						
Lysoform	4,0	12	5	6						
Lysoformin	3,0	12	5	6						
Lysolin	1,5	12								
Neosept	1,5	12								
Para-Caporit[2]			1	2						
Phenol	1,0	12	3	2						
Sagrotan	1,5	12								
Tb-Bacillol					5	4	5	6	5	2
Tb-Lysoform	1,0	12			5	4	5	6	5	2
Tego 103 G	2,0	12								
Tego 103 S	2,0	12								

[1] Unbrauchbar bei Tuberkulose.
[2] Grobdesinfektion.

Zur Flächendesinfektion bei Tbc (auch im Labor) sind u. a. geeignet Kresolseifenlösung DAB 7 (5%), Phenol (3%), Formalin (3%) bzw. Handelspräparate mit entsprechendem Wirkstoffgehalt.

Verhütung von Laborinfektionen bzw. -unfällen

Sauberkeit und Ordnung sind nicht nur Voraussetzungen einwandfreier Untersuchungsergebnisse, sie bieten auch einen entscheidenden Schutz vor Laborinfektionen und anderen Unfällen im Labor. Das gesamte Labor- und Hilfspersonal ist auf ein entsprechendes Verhalten hinzuweisen und daraufhin zu überwachen; neu eingestelltes Personal ist entsprechend zu belehren.

Wichtige Gesichtspunkte zur Verhütung von Laborinfektionen

Hände vor dem Verlassen des Labors bzw. bei Verdacht auf Kontamination durch infektiöses Material oder nach dem Abschluß infektiöser Arbeiten desinfizieren. Gesicht, Haare etc. nicht mit verunreinigten Händen berühren.
Rauchen, Essen und Trinken sind im Labor streng verboten.
Im Labor geeignete Schutzkleidung tragen.
Nicht mit dem Mund pipettieren [1], statt dessen geeignete Pipettiergeräte benützen (hierzu bewährt sich – nach der erforderlichen Umstellungs- bzw. Gewöhnungszeit – insbesondere der Piko-Ball, siehe S. 420).
Ösen nach Gebrauch grundsätzlich abflammen; Objektträger, Pipetten etc. nach Verwendung in geeignete Gefäße mit Desinfektionslösung einlegen bzw. einstellen.
Kulturen nach abgeschlossener Untersuchung in geeigneten Behältern zur Desinfektion geben.
Verwendetes Glas- und anderes Gerät erst nach Desinfektion reinigen.
Boden von Schalen nicht am freien Rand, sondern an der seitlichen Glaswand fassen, Röhrchen nicht an ihrer Öffnung berühren.
Arbeitsplatz täglich nach Abschluß der Labortätigkeit bzw. nach Abschluß von Arbeiten mit erhöhter Infektionsgefahr desinfizieren.
Überlastung und ungleiche Beladung von Zentrifugen vermeiden.
Desinfektionsgeräte, Heißluft- und Dampfsterilisatoren laufend überwachen hinsichtlich Leistung und Sicherheit.

[1] Das Mundpipettieren infektiöser Flüssigkeiten ist in der BRD gem. berufsgenossenschaftlichen Unfallverhütungsvorschriften v. 1. 10. 56 verboten. Für die DDR ist ein entsprechendes Verbot niedergelegt in den Unfallverhütungsvorschriften der Abteilung „Arbeit", GBl. 1953, S. 550. – Die Unfallverhütungsvorschriften „Medizinische Laboratoriumsarbeiten" (Ausgabe 1956) der Berufsgenossenschaft für Gesundheitsdienst und Wohlfahrtspflege (2 Hamburg 6, Schäferkampsallee 24) sind abgedruckt im Ärztl. Lab. 12 (1966) St. 63.

Bei Gefahr von Aerosolbildung und allgemein beim Arbeiten mit hochinfektiösem Material sind Impfkästen zu benutzen.
Bei Tierversuchen unter Berücksichtigung der oftmals besonderen Infektiosität mit entsprechender Vorsicht arbeiten; Tierkadaver in Plastikbeuteln zur Verbrennung bringen. Ggf. besondere Vorsichtsmaßregeln anwenden (Gummihandschuhe, Mundschutz, Schutzbrille etc. tragen).

Erste Hilfe bei Laborinfektionen

Herausgegeben von der Bundesarbeitsgemeinschaft der gemeindlichen Unfallversicherungsträger, München, in Zusammenarbeit mit der Berufsgenossenschaft für Gesundheitsdienst und Wohlfahrtspflege, Hamburg; Ausgabe 1956 (Neufassung in Vorbereitung)

Bei Infektionen ist möglichst bald ärztliche Hilfe in Anspruch zu nehmen. Die nachstehenden Anordnungen sind nur als erste Schutzmaßnahmen aufzufassen.

Jede Laboratoriumsinfektion, jede Verletzung durch infizierte Instrumente, jede Sektionsverletzung, jede Beschmutzung von Hautwunden und Schrunden mit infiziertem Material sowie jede Biß- und sonstige Verletzung durch infizierte oder gesunde Tiere ist ebenso wie jeder Unfall unverzüglich dem Laboratoriumsleiter zu melden. Ist der Betroffene hierzu nicht imstande, hat die Meldepflicht der Betriebsangehörige, der zuerst von dem Ereignis erfährt.
Die für die Erste-Hilfe-Leistung erforderlichen Mittel sind in jedem Laboratorium in einem geeigneten Schrank an einer allen Beschäftigten bekannten und leicht zugänglichen Stelle trocken, kühl, staubfrei und jederzeit erreichbar bereitzuhalten. Die Mittel sind regelmäßig daraufhin zu prüfen, ob sie einwandfrei (genügend frisch) und vollzählig vorhanden sind. In den Arbeitsräumen müssen Einrichtungen zum Waschen mit fließendem Wasser und zum Trocknen der Hände (Einzel- oder Papierhandtücher) bereitgestellt und benutzt werden. Für Hand- und Hautdesinfektionen sind gebrauchsfertige Desinfektionsmittel bereitzuhalten.

Mund: Nicht schlucken! Ausspucken! Spülen!

1. Infektiöses Material ist in den Mund gelangt, aber noch nicht geschluckt worden:

Nicht schlucken! Sofort ausspucken! Darauf wiederholt gründlich Mund *ausspülen und gurgeln* mit frisch angesetzter 0,1%iger Kaliumpermanganatlösung oder 1%iger Wasserstoffsuperoxydlösung. *Jedes Schlucken vermeiden!* Zweckmäßig ist, nunmehr wiederholt Brot zu kauen und das zerkaute Brot unter Nachspülen und Gurgeln mit Wasser auszuspucken. Speichel ausspucken! Abschließend soll man zwecks Anregung der

Salzsäureabsonderung im Magen Fleischextrakt einnehmen. Mundspülungen sind während der ersten Stunden noch mehrfach zu wiederholen.

2. Infektiöses Material ist geschluckt worden:

Kurze kräftige Mundspülung und Gurgeln mit 0,1%iger frisch angesetzter Kaliumpermanganatlösung. Anschließend zwecks Anregung der Salzsäureabsonderung im Magen Fleischextrakt und Salzsäure-Pepsinhaltige Mittel einnehmen.

Auge: Nicht reiben!

3. Infektiöses Material gelangte in das Auge (Augenbindehautsack):

Bindehautsack mit 1‰iger (promilliger) Oxycyanatlösung gründlich ausspülen (mit der Pipette in das durch Abspreizen der Lider offen gehaltene Auge reichlich und wiederholt eintropfen). Darauf 1‰ige (promillige) Oxycyanatvaseline (bzw. Salben mit Antibiotika, die erfahrungsgemäß gegen den betr. Erreger wirksam sind) mit Glasstäbchen einstreichen.
In den Augenbindehautsack geratene Krankheitserreger können auf dem Wege des Tränenkanals in die Nase und weiterhin in den Rachen, Mund und Magen gelangen. An die Desinfektion des Auges sind deshalb die unter 1. (Mund) aufgeführten Maßnahmen anzuschließen.

Nase: Ausschnauben! Einatmen durch Mund, ausatmen durch Nase!

4. Infektiöses Material ist in die Nase gelangt:

Wiederholtes energisches Ausschnauben in Zellstoff unter Vermeidung von Einziehen durch die Nase (Luft durch den Mund einholen und bei geschlossenem Mund kräftig ausstoßen), Einstreichen von 1‰iger (promilliger) Oxycyanatvaseline in die Nase.
Außerdem sind anschließend die unter 1. (Mund) angegebenen Maßnahmen vorzunehmen.

Haut: Wunden ausbluten lassen! Jede Wunde desinfizieren!

5. Verletzungen der Haut durch infizierte Instrumente, Biß- und Kratzwunden durch infizierte und gesunde Tiere, Beschmutzung von Hautwunden mit infektiösem Material:

Oberflächliche Schrammen sofort mit Jodersatzlösung überpinseln. Darauf die Umgebung der Wunde abspülen und nach Abtupfen mit Watte die Wunde nochmals mit Jodersatzlösung überpinseln. Anschließend Schutzverband!
Auf Stichverletzungen, die schlecht bluten, setzt man zweckmäßig den Saugschlauch einer Wasserstrahlpumpe und saugt aus. *Ausbluten lassen!* Einstichstelle wiederholt mit Jodersatzlösung betupfen. Anschließend Schutzverband!
Stark blutende Schnittwunden u. dgl. erst ausbluten lassen, dann Wundumgebung (nicht Wunde selbst) mit Jodersatzlösung desinfizieren. Anschließend Schutzverband!

Versuchstiere

Scheinbar gesunde Ratten, Mäuse, Hamster und Hunde können mit Leptospiren infiziert sein. Treten bei Laboratoriumspersonen, die mit solchen Tieren gearbeitet haben, fieberhafte Erkrankungen auf, so ist an Leptospirose zu denken und entsprechend zu handeln. Eintrittspforten sind vorzugsweise Biß- und Kratzwunden, daneben auch Hautdefekte und Schleimhäute, wenn sie durch Tierharn oder Blut verunreinigt werden.

Besondere Infektionen

Bei Infektionen von Wunden mit Milzbrand, Rotz, Tollwut, Starrkrampf, Gasbrand und anderen besonders gefährlichen Erregern ist die sofortige Abtötung der in die Wunde gelangten Keime anzustreben und die Wunde deshalb je nach Lage der Dinge mit Jodersatzlösung auszupinseln oder mit rauchender Salpetersäure vorsichtig zu ätzen. Anschließend ist unverzüglich ein Krankenhaus oder ein Spezialarzt aufzusuchen, da eine Sonderbehandlung häufig erforderlich sein wird.
Bei allen Verletzungen, insbesondere bei *Sektionsverletzungen,* ist über die angegebenen Schutzmaßnahmen hinaus das verletzte Glied für mindestens 24 Stunden ruhigzustellen.

Wichtige gesetzliche Bestimmungen für mikrobiologische und serologische Laboratorien

(siehe auch: FEDERHEN, L.: Der Arzt des öffentlichen Gesundheitswesens. Das Grüne Gehirn. Thieme, Stuttgart 1967).

8. 4. 1874	Reichsimpfgesetz.
21. 11. 1917	Zum Reichsseuchengesetz: Vorschriften über das Arbeiten und den Verkehr mit den Erregern menschlicher oder tierischer Krankheiten und über deren Versendung (siehe auch BSG v. 18. 7. 61)[1].
4. 10. 1920	Erlaß betr. Berechtigung zur gewerbsmäßigen Ausführung bakt. und serol. Untersuchungen, auch der Wa.-Reaktion.
16. 4. 1926	Runderlaß des M.f.V. betr. Ausführung bakt. u. serol. Untersuchungen, auch Blutuntersuchungen nach WASSERMANN, in größeren Krankenanstalten.
6. 8. 1926	Rundschreiben des M.f.V. betr. bakteriol. usw. Untersuchungen in Privatlaboratorien.
8. 4. 1929	Runderlaß des M.f.V. betr. Protokollbücher über bakteriol. usw. Untersuchungen bei den Medizinaluntersuchungsämtern.
3. 7. 1934	Gesetz zur Bekämpfung der Papageienkrankheit (Psittacosis) und anderer übertragbarer Krankheiten nebst Ausführungsbest.
18. 10. 1934	Runderlaß d.M.d.I. betr. Serumdiagnose der Syphilis.
16. 3. 1936	Ergänzungen zum Gesetz vom 21. 11. 1917 betr. § 3, Zusatzabschnitt 3 (Reichsges. Bl. I, S. 178) betr. Erteilung der Berechtigung zur gewerbsmäßigen Ausführung der Wa. R.
22. 8. 1936	Runderlaß d.R.u.Pr.M.d.I. betr. Laboratoriumsinfektionen mit Erregern der WEILschen Krankheit.
16. 12. 1936	Dritte Verordnung über Ausdehnung der Unfallversicherung auf Berufskrankheiten (RGBl. 1936 I, S. 1117).
17. 8. 1942	Runderlaß d.M.d.I. betr. Serumdiagnose der Syphilis.
25. 5. 1951	Verordnung zur Ausführung der Internationalen Gesundheitsvorschriften v. 25. 5. 51 (Vorschriften Nr. 2 der Weltgesundheitsorganisation) im Luftverkehr (BGBl. 1955, S. 1060), geändert durch die XIII., XVI. und XVIII. Weltgesundheitsversammlung.
23. 7. 1953	Gesetz zur Bekämpfung der Geschlechtskrankheiten (BGBl. I, S. 700).
21. 12. 1958	Gesetz über die Ausübung des Berufes der medizinisch-technischen Assistentin (BGBl. I, S. 981).
18. 7. 1961	Gesetz zur Verhütung und Bekämpfung übertragbarer Krankheiten beim Menschen (BSG) (BGBl. I, S. 1012). Berichtigungen und Ergänzungen: v. 18. 7. 61 (BGBl. I, S. 1300); v. 23. 1. 63 (BGBl. I, S. 57); v. 23. 1. 63 (BGBl. I, S. 126)[1] [2].
25. 8. 1969	Gesetz zur Änderung des Gesetzes zur Bekämpfung der Geschlechtskrankheiten (BGBl., 1969, Nr. 84, S. 1351).
8. 9. 1971	Gesetz über technische Assistenten in der Medizin (MTA-G) (BGBl. I, 1971, Nr. 93, S. 1515.)
20. 6. 1972	Ausbildungs- und Prüfungsordnung für technische Assistenten in der Medizin (MTA-APrO) (BGBl. I, 1972, Nr. 54, S. 929).

Die bei Versand von Untersuchungsstoffen durch die Deutsche Bundespost zu beachtenden Vorschriften sind enthalten in der Postordnung (PO) v. 30. 1. 29 (Amtsbl. des Reichspostmin. Nr. 13, S. 49 u. RGBl. I, S. 33, s. auch SCHÖNHERR, S.: Ärztl. Lab. 4 (1963) 114.

Hinweise über den Versand von Untersuchungsmaterial u. dgl. enthalten die Beförderungsbestimmungen der Deutschen Bundesbahn Anlage C zur Eisenbahnverkehrsordnung unter Klasse VI Randnummer 602, 603/1, 605 bis 609, 611, 612 und 614. Hinsichtlich des Versandes von lebenden Kulturen mit der Eisenbahn gelten die Bestimmungen in §§ 9 bis 17 in Abschnitt B.

Vorschriften über die Versendung von Krankheitserregern vom 21. 11. 1917 im RGBl. I 1917, S. 1069 lfd. Nr. 6152; ferner im RGBl. I 1921, S. 1608; 1932 S. 352; 1933, S. 1076; 1934, S. 1187 und 1936, S. 178.

Die berufliche Ansteckung des Arztes und Betriebsunfälle im Sinne der Berufskrankheiten behandelt die Reichsversicherungsordnung. Erläuterungen hierzu s. BECHTOLD: Med. Klin. 48 (1953) 1357.

Über die Verantwortlichkeit des ärztlichen Hilfspersonals s. die gesetzlichen Ausbildungsvorschriften vom 15. 7. 57 bzw. 21. 12. 58, die Stellungnahmen von PONSOLD bzw. SCHMELCHER, Dtsch. med. Wschr. 84 (1959) 1843 sowie die Hinweise der Dtsch. Ges. f. Bluttransf. (Aussprache vom 14./15. 11. 1958).

---

[1] Zur Genehmigungspflicht für Arbeiten mit (bzw. Aufbewahrung, Ein- und Ausfuhr, Abgabe von) Krankheitserregern oder erregerhaltigem Untersuchungsmaterial in der BRD s. BSG v. 18. 7. 61, §§ 19 bis 29.
In der DDR ist die Instruktion über das Arbeiten mit Erregern von Infektionskrankheiten v. 16. 12. 48 zu beachten (ZVOBl. 1949, S. 81).

[2] Gesetze und Verordnungen der Bundesländer zur Seuchenbekämpfung: Siehe „Grünes Gehirn" (Thieme, Stuttgart 1967).

Infektionskrankheiten

Inkubationszeiten – Meldepflicht und sonstige wichtige Maßnahmen nach dem Bundesseuchengesetz

Infektions-krankheit	Inkubationszeit	Ansteckungsfähigkeit des Kranken	Meldepflicht 1) bei V	E	T	K	B	Isolierung des Kranken	Weitere BSG-Bestimmungen	Zulassung nach § 45 BSeuchG. nach der Krankheit	von Ansteckungsverdächtigen in Wohngemeinschaft u. dgl.
Aktinomykose	unterschiedlich	—	—	—	—			—	—	—	—
Amöben-Ruhr	unterschiedlich	in Deutschland gering	+	+	+			Krankh.dauer	4) 5)	8) u. negativem Parasitenbefund	nach Umgebungsuntersuchungen
Bakterien-Ruhr	1–8 Tage	im akuten Stadium und bei chron. Ruhr (solange Erreger ausgeschieden werden)	+	+	+	+		möglichst im Krankenhaus	4) 5)	8) u. negativem bakt. Befund	1 Woche … 14)
Botulismus	ab 18 Std., oft mehrere Tage	7)	+	+	+			—	5)	8)	sofort
Brucellose	10–30 Tage, gel. mehr	7)	—	+	+			—	—	8)	sofort 15)
Cholera	einige Std. bis 5 Tage	7–14 Tage	+	+	+			gem. BSG Isolierung im Kr.haus	5)	8) u. Krankenhausentlassung u. 2 negativen Stuhlunters.	2 Wochen … 14)
Coli-Dyspepsie, Coli-Enteritis	2–3 Tage	solange Bakt. ausgeschieden werden	—	—	—		2)	möglichst während Ausscheidungsdauer	—	—	—
Diphtherie	2–5 Tage, gel. mehr	gewöhnlich bis 2 Wo.	—	+	+			Krankh.dauer u. 2 neg. bakt. Befunde	5)	frühestens 14 Tage nach 8) u. negative bakt. Befunde	1 Woche … 14)

Infektionskrankheiten (Fortsetzung)

Inkubationszeiten – Meldepflicht und sonstige wichtige Maßnahmen nach dem Bundesseuchengesetz

Infektions-krankheit	Inkubationszeit	Ansteckungsfähigkeit des Kranken	Meldepflicht 1) bei V	E	T	K	B	Isolierung des Kranken	Weitere BSG-Bestimmungen	Zulassung nach § 45 BSeuchG. nach der Krankheit	von Ansteckungsverdächtigen in Wohngemeinschaft u. dgl.
Encephalitis (epidemica, postvaccinalis, Zecken-)	10 (2–18) Tage	— 7)	+	+	+			Krankh.dauer	5)	8)	2 Wo. nach Absonderung des Kranken
Enteritis infect. a) Salmonellose	6–48 Std.	Solange Erreger ausgeschieden werden	+	+	+	+		Krankh.dauer	4) 5)	8) u. neg. bakt. Befund	1 Woche … 14)
b) übrige	2–8 (–12) Std.	7)	+	+	+			Krankh.dauer	4)	8)	3 Tage … 14)
Erysipel	1–2 Tage	im akuten Stadium	—	—	—		2)	—	—	—	—
Fleckfieber	14 Tage (6) (6–15 Tage)	— 7) (jedoch über Läuse)	+	+	+			gem. BSG Isolierung im Kr.haus		8) u. Krankenhausentlassung	nach Entlassung und … 14)
Gasbrand, Gasödem	1–5 Tage (auch latent)	—	—	—	—			—	—	—	—
Gelbfieber	3–6 Tage	— 7)	+	+	+			Krankh.dauer (Mückenschutz!)	5)	8)	sofort
Hepatitis infect, a) Typ A	25–45 Tage	Siehe S. 300	—	+	+			wenigstens 2 Wochen	4) 5)	8) frühestens nach 4 Wochen	Ermessensfrage
b) Typ B	70–150 Tage										
Impetigo contagiosa, Borkenflechte	2 (2–5) Tage	solange unbehandelt	—	—	—		10)	Krankh.dauer		nach klin. Heilung oder bei Behandlung, die eine Weiterverbreitung ausschließt	sofort 15)

Infektionskrankheiten (Fortsetzung)

Influenza (Virus-Grippe)	1–4 Tage	1 Woche	—	—	+		Krankh.dauer		8)	sofort 15)
Keuchhusten	7 (–21) Tage	ab katarrhalischem Stadium bis 21 Tage nach Beginn der Hustenanfälle	—	—	+	2)	4 Wochen ab Krh.beginn	5)	etwa 4 Wo. nach Krankh.beginn	Erwachsene: sofort; Kinder: wenn frühere Krankh. überstanden sofort, sonst nach 14 Tg. 15)
Kindbettfieber	kurzfristig	—	—	+	+		—	—	—	—
Krätze	24–48 Std.	solange unbehandelt	—	—	—	10)	Krankh.dauer bzw. nach ärztl. Ermessen	—	nach klinischer Heilung	nach Beginn der Behandlung des Erkrankten u. ärztl. Umgebungsunters.
Lepra	Monate bis Jahre	solange Erreger ausgeschieden werden	+	+	+		nach ärztl. Ermessen	5)	möglichst aufgrund eines Sachverständigengutachtens	sofort
Leptospirosen	4–19 Tage	7)	—	+	+		—		8)	sofort 15)
Malaria a) Ersterkrankung b) Rückfall	 2–4 Wo. 9) —	7) (jedoch über Stechmücken)	—	+	+		Krankh.dauer bzw. nach ärztl. Ermessen	—	8)	sofort 15)
Masern	14 (7–21) Tage	bis zum Abblassen des Exanthems	—	—	+	2)	wenigstens 1 Wo.		8) Schulbesuch nicht vor 3–4 Wo. nach Krankh.beginn	Erwachsene: sofort; Kinder: falls frühere Krankheit überstanden sofort, sonst nach 14 Tagen 17)
Meningitis a) M. epidemica b) sonstige	 2–5 Tage 11)	solange Erreger ausgeschieden werden 11)	—	+	+		Krankh.dauer		8) 11)	5 Tage 15) 11)

Infektionskrankheiten (Fortsetzung)

Inkubationszeiten – Meldepflicht und sonstige wichtige Maßnahmen nach dem Bundesseuchengesetz

Infektionskrankheit	Inkubationszeit	Ansteckungsfähigkeit des Kranken	Meldepflicht 1) bei V	E	T	K	B	Isolierung des Kranken	Weitere BSG-Bestimmungen	Zulassung nach § 45 BSeuchG. nach der Krankheit	von Ansteckungsverdächtigen in Wohngemeinschaft u. dgl.
Mikrosporie	10–14 Tage bis 2 Mo.	lange Zeit	+	+	+			nach ärztl. Ermessen	5)	nach fachärztl. Ermessen	nach Desinfektion bei laufender fachärztl. Kontrolle der Ansteckungsverdächtigen
Milzbrand	bis 4 Tage	möglich, aber ungewöhnlich (solange Erreger ausgeschieden werden)	+	+	+			Krankh.dauer	5)	8)	7 Tage … 14)
Mumps, Parotitis epidem.	18 (12–26) Tage	etwa bis 6. Krankh.-tag	—	—	—		2)	Krankh.dauer	—	8) frühestens nach 10 Tagen	sofort 15)
Nocardiose	unterschiedlich	—	—	—	—			—		—	—
Paratyphus A, B	etwa 14 Tage	solange Bakt. ausgeschieden werden	+	+	+	+		siehe Typhus	4) 5)	8) u. Krankenhausentlassung; dazu negative bakt. Befunde (beachte Vorschriften der Landesbehörden)	14 Tage … 14)
Pest	6 Tage 6) (1–6 Tage)	solange Erreger ausgeschieden werden	+	+	+			gem. BSG Isolierung im Kr.haus	5)	8) u. Krankenhausentlassung	14 Tage nach Rattenbekämpfung und … 14)
Pocken	14 Tage 6) (7–19 Tage)	bis alle Krusten abgefallen sind	+	+	+			gem. BSG Isolierung im Kr.haus (Abfall der Schorfe)	5)	8) u. Krankenhausentlassung	19 Tage … 14)

Infektionskrankheiten (Fortsetzung)

Poliomyelitis	12 (6–21) Tage	3 Wochen, gel. länger	+	+	+		Krankheitsdauer; wenigstens 2 Wo.	5)	frühestens 3 Wo. nach Krankh.beginn	3 Wochen
Psittakose-Ornithose	6–15 Tage	7)	+	+	+		Krankh.dauer	5)	8)	nach Beseitigung der erkrankten Tiere u. Desinfektion
Q-Fieber	14–21 Tage	kaum vorhanden	—	+	+		nicht erforderlich	—	8)	nach Absonderung oder klin. Heilung des Kranken
Röteln	18 (14–21) Tage	etwa bis 7. Krankh.-tag	—	—	—	2)	wenigstens 1 Wo.	—	8)	sofort 15)
Rotz	4 (3–5) Tage	unterschiedlich	—	+	+		Krankh.dauer	—	8)	15)
Rückfallfieber	8–12 Tage	7)	+	+	+		gem. BSG Isolierung im Kr.haus	5)	8) u. Krankenhausentlassung	nach Entlassung
Scharlach	2–8 Tage	etwa 4 Wochen (wenn nicht mit Antibiotika behandelt)	—	+	+		bis Abschuppung	4) 5)	8) u. Penicillinbehandlung: 8 Tg. 8) ohne Penicillinbehandlung: 4 Wo.	8 Tage … 14)
Tetanus	4–23 Tage; auch latente Inf.	7)	—	+	+		—	—	8)	sofort 15)
Tollwut	2–6 Wo., ev. Monate	7)	+	+	+		Krankh.dauer	5)	—	sofort
Toxoplasmose	2 Wo. bis Monate	kaum vorhanden, ausgenommen transplazentar	—	+	+		nicht erforderlich		8)	sofort 15)
Trachom	5–12 Tage u. länger bis Jahre	solange unbehandelt	—	+	+		Krankh.dauer		möglichst nach augenfachärztl. Gutachten	möglichst nach augenfachärztl. Gutachten
Trichinose	9 (3–28) Tage	7)	—	+	+		nicht erforderlich		sofort	sofort 15)

Infektionskrankheiten (Fortsetzung)

Infektions-krankheit	Inkubationszeit	Ansteckungsfähig-keit des Kranken	Meldepflicht 1) bei V	E	T	K	B	Isolierung des Kranken	Weitere BSG-Bestimmungen	Zulassung nach § 45 BSeuchG. nach der Krankheit	von Ansteckungs-verdächtigen in Wohngemeinschaft u. dgl.
Tuberkulose											
a) der Atmungs-organe	4–6 Wochen und mehr	a) solange Tb. bakt. ausgeschieden werden	+	+	+ (aktive Tbk)			nach ärztl. Ermessen	5)	möglichst nach fachärztl. Gutachten	a) nach amtsärztl. Umgebungsunters. u. … 14)
b) der Haut		b) kaum vorhanden	+	+	+						b) u. c) möglichst nach fachärztl. Gutachten
c) der übrigen Organe		c) wie bei a)	+	+	+						
Tularämie	3 (1–10) Tage	7)	+	+	+			Krankh.dauer	5)	8)	sofort
Typhus abdom.	14 Tage (1–3 Wo.)	gewöhnlich 4–6 Wo.	+	+	+	+		gem. BSG Isolierung im Kr.haus; 3 neg. Stuhlproben	4)	8) u. Krankenhausentlassung u. neg. bakt. Befunden (beachte Vorschr. der Landesbehörden)	3 Wochen … 14)
Varizellen, Windpocken	14–21 Tage	etwa bis 6. Krankh.tag	—	—	—		2)	—		8) frühestens nach 10 Tagen	sofort … 15)

Übertragbare Geschlechtskrankheiten:

Gonorrhoe	2–5 Tage	Maßgeblich ist das Gesetz zur Bekämpfung der Geschlechtskrankheiten vom 23. 7. 1953 (Bundesgesetzblatt 1953 Nr. 41 Seite 700); ferner 1. Durchführungsverordnung vom 28. 12. 1954 (Bundesgesetzblatt 1954, Nr. 45, Seite 523); ferner 2. Durchführungsverordnung vom 5. 7. 1955 (Bundesgesetzblatt 1955, Nr. 22, Seite 402); ferner Gesetz zur Änderung des Gesetzes zur Bekämpfung der Geschlechtskrankheiten vom 25. 8. 1969 (Bundesgesetzblatt 1969, Nr. 84, Seite 1351).
Syphilis	3–6 Wo.	
Lues connata	16)	
Lymphogranuloma inguinale	3 Tage	
Ulcus molle	1–3 Tage	

Symbole und Abkürzungen zur Tabelle S. 657–662:

BSG oder BSeuchG = Bundesseuchengesetz.
V = Verdacht
E = Erkrankung
T = Tod
K = Keimträger bzw. Dauerausscheider
B = Besonderes

Fußnoten zur Tabelle S. 657–662

1) Zusammengestellt nach dem Gesetz zur Verhütung und Bekämpfung übertragbarer Krankheiten beim Menschen (Bundesseuchengesetz) vom 16. 7. 1961, dem Gesetz zur Änderung des Bundesseuchengesetzes vom 23. 1. 1963 und den Empfehlungen im Merkblatt Nr. 26 vom Mai 1964 (DÄ 1964, 2141).

2) Gehäuftes Auftreten in Krankenanstalten usw. ist meldepflichtig.

3) Ausscheider von Krankheitserregern sind meldepflichtig gem. § 3 Abs. 4.

4) Erkrankte und Ausscheider dürfen nicht im Lebensmittelbereich tätig sein gem. § 17.

5) Gesunde Personen, in deren Wohngemeinschaft die Krankheit aufgetreten ist, dürfen nur mit Zustimmung des Gesundheitsamtes Schulen, Kindergärten usw. betreten gem. § 45 Abs. 2 und 3.

6) Nach den internationalen Gesundheitsvorschriften.

7) Gewöhnlich nicht direkt von Mensch zu Mensch übertragen.

8) Nach Abklingen der klinischen Krankheitserscheinungen.

9) Nicht eingerechnet ist Latenzzeit, die für Malaria tertiana in Deutschland mehrere Monate betragen kann.

10) Personen, die an ansteckender Borkenflechte (Impetigo contagiosa) oder Krätze erkrankt oder verlaust sind, dürfen Unterrichtsräume in Schulen usw. nicht betreten.

11) Unterschiedlich je nach Erregerart.

12) In der Rekonvaleszenz sind 2malige negative Abstrichuntersuchungen erforderlich – Prophylaktische bakteriologische Abstrichuntersuchung empfiehlt sich vor der Verschickung in Kinderheime u. dgl.

13) Mit Wundsekret beschmutzte Gegenstände können lange Zeit infektiös bleiben.

14) ... nach Absonderung des Kranken.

15) Nach § 45 Abs. 3 BSeuchG ist keine Fernhaltung Ansteckungsverdächtiger vorgesehen. Die Tabellenangaben sind ärztliche Empfehlungen gem. Ärztl Mittlg. 1962, 1018.

16) **Die luetische Infektion des Fetus erfolgt erst nach dem 4. Schwangerschaftsmonat.**

Sammlungsstätten für Bakterien-, Pilz- und Hefekulturen

A. Sammlungsstätten für Bakterienkulturen

American Type Culture Collection, 12301 Parklawn Drive, Rockville/Maryland 20852 (USA): Ein Sammlungskatalog (8. Auflage, 1968) kann vom Institut bezogen werden.

Bayerische Landesanstalt für Bodenkultur, Pflanzenbau und Pflanzenschutz, 8 München, Menzinger Straße 54: Sammlung von Rhizobium sp. und Laktobazillen.

Centre International de Distribution de Souches et d' Informations sur les Types Microbiens, 1000 Lausanne (Schweiz), Rue César Roux 19.

Institut für experimentelle Epidemiologie, Wernigerode/Harz, Burgstr. 37: Sammlung für:

a) Staph. aureus-Stämme (verschiedene Lysotypen und Standortvarianten).

b) Verschiedene Lysotypen von Sh. sonnei, S. typhi, S. paratyphi A, S. paratyphi B, S. typhi-murium und Cor. diphtheriae.

Institut für Hygiene der Bundesanstalt für Milchforschung, 23 Kiel: Sammlung von Streptokokkenstämmen.

Institut für Med. Mikrobiologie und Immunologie der Universität Bonn, 53 Bonn/Rh., Venusberg: Sammlung für Lysotypstämme von

a) Staphylococcus aureus;

b) Salmonella typhi, paratyphi B und typhi-murium.

Landwirtschaftliche Untersuchungs- und Forschungsanstalt, Kiel, Gutenbergstraße 75–77: Umfangreiche Sammlung von Stämmen für die mikrobiologische Vitamin- und Aminosäurenbestimmung, außerdem von Stämmen zur Antibiotika-Testung.

Nationale Salmonella-Zentrale am Robert Koch-Institut, Berlin, 1 Berlin 65, Nordufer 20: Sammlung von Salmonellen, Shigellen und anderen Enterobacteriaceae (einschl. Sammlung von Salm. typhi-murium-Lysotypstämmen).

Staatliche Bakteriologische Untersuchungsanstalt, 8 München, Lazarettstraße 60: Sammlung von Leptospirenstämmen.

Statens Seruminstitut, Kopenhagen, Amager Boulevard 80, DK-2300 Kopenhagen S (Dänemark): Sammlung von Enterobacteriaceae.

The National Collection of Type Cultures in Lister Inst. of Preventive Medicine, London NW 9, Central Public Health Laboratory, Colindale Avenue (England): Sammlung von medizinisch interessanten Mikroorganismen.

B. Sammlungsstätten für Pilz- und Hefekulturen

Biologische Bundesanstalt für Land- und Forstwirtschaft, Institut für Forstpflanzenkrankheiten, 351 Hann. Münden, Kasselerstr. 22: Verzeichnet sind 164 Pilzkulturen mit Züchtungsautor und Züchtungsjahr.

British Brewing Industry Research Foundation, Nutfield, Surrey (England).

Centraalbureau voor Schimmelcultures, Baarn, Oosterstraat 1 (Niederlande).

Centraalbureau voor Schimmelcultures (Hefeabteilung), Delft, Julianalaan 67a (Niederlande).

Deutsche Forschungsanstalt für Lebensmittelchemie, 8 München, Leopoldstr. 175: Umfangreiche Sammlung von Penicillium-, Aspergillus-, Fusaria- und anderen Pilzen.

Institut für Gärungsgewerbe und Biotechnologie, 1 Berlin 65, Seestraße 13: Sammlung von Hefepilzen.

Institut Pasteur, Paris XV, 25 u. 28 Rue du Docteur Roux (Frankreich).

Tropenmedizinisches Institut Prinz Leopold – Mykologische Abteilung (Dr. v. Breuseghem) –, Antwerpen, Nationalstraat (Belgien).

Einen neuen Katalog der Staatl. Sammlung von Bakterien, die in der Industrie Verwendung finden, hat der britische Staatsverlag Her Majesty's Stationary Office im Auftrag des britischen Amtes für wissenschaftliche und industrielle Forschung (DSIR) veröffentlicht.

In neuerer Zeit ist eine „Deutsche Kulturensammlung" ins Leben gerufen worden. Sie soll auf breiter Basis nicht nur für Bakterien und Pilze, sondern auch für Viren, Algen und Gewebekulturen aufgebaut werden; die Sammlung hat ihr Zentrum im Institut für Mikrobiologie der Gesellschaft für Strahlenforschung mbH München in Göttingen (Leiter der Sammlung: Prof. Dr. N. Pfennig).

Anschriften von Herstellern bzw. Bezugsquellen diagnostischer Seren und Antigene, Nährböden und Zellkulturen

Es bedeutet: Ag Antigen, Sm Serum, Nb Nährboden, Gw Gewebekulturmaterial.

Asid-Institut GmbH, 8 München 13, Schließfach 420 — Ag

Baltimore Biological Laboratories (BBL), Baltimore 18, Maryland (USA). – Vertrieb im europäischen Bereich: B-D. Merieux, 69, Marcy-l'Étoile (Frankreich). – Vertrieb in der BRD: Schuco International, 2 Hamburg 13, Magdalenenstr. 68a; ferner: R. Päsel KG, 6 Frankfurt 1, Röderbergweg 36 — Ag, Sm, Nb

Behringwerke AG, 355 Marburg/Lahn — Ag, Sm

Biotest-Serum-Institut, 6 Frankfurt/M.-Niederrad, Postfach 260	Nb
Biologische Arbeitsgemeinschaft (BAG), 6302 Lich, Postfach 28	Ag, Sm, Nb
Bundesgesundheitsamt, Max von Pettenkofer-Institut, 1 Berlin-Dahlem, Unter den Eichen 82–84	Ag, Sm
Bundesgesundheitsamt, Robert Koch-Institut, 1 Berlin 65, Nordufer 20	Ag, Sm
Byk-Fermotest, 2 Hamburg 70, Friedrich Ebert-Damm 101[1]	Ag, Sm
Difco Laboratories, Inc., Detroit, Michigan 48201 (USA). – Vertrieb in der BRD: O. Nordwald KG, 2 Hamburg 50, Waterloostr. 48; A. Hedinger KG, 7 Stuttgart-Wangen, Heiligenwiesen 26	Ag, Sm, Nb, Gw
Eiken Nihon Eiyokagaku Co., Ltd., 8–33, 1 Hongo, Bunkyo-Ku, Tokyo (Japan)	Ag, Sm, Nb
Flow Laboratories Ltd., Victoria Park Heatherhouse Road, Irvine (Schottland). – Vertrieb in der BRD: Flow Laboratories GmbH, 53 Bonn, Diezstr. 10	Ag, Sm, Gw
Dr. Fresenius KG, 638 Bad Homburg	Ag, Sm, Nb
Gödecke AG. Berlin, Werk Freiburg, Postfach 569: Vertrieb von Produkten der Firmen Wellcome Ltd. und General Diagnostics Div. Warner-Chilcott	Ag, Sm, Nb, Gw
Hedinger KG, 7 Stuttgart-Wangen, Heiligenwiesen 26: Vertrieb von Difco- u. a. Produkten	Ag, Sm, Nb, Gw
Hyland: Siehe Travenol International GmbH	Ag, Sm , Gw
Institut Pasteur Paris, 36, Rue du Docteur Roux, 75-Paris XVe. – Vertrieb in der BRD: Fa. Dr. Fresenius KG, 638 Bad Homburg	Ag, Sm, Nb, Gw
Italdiagnostic Prodotti Biologici, J. 00043 Ciampino-Roma, Via Gorizia 31. – Vertrieb in der BRD: O. Nordwald KG, 2 Hamburg 50, Waterloostr. 48	Ag, Sm, Nb, Gw
Lederle-Arzneimittel, Abt. der Cyanamid GmbH, 8 München, Fritz Berne-Str. 47	Ag
Mast Laboratories, Liverpool-England. Vertrieb in der BRD: Labomedic Weber K.G., 2 Hamburg, Lübeckerstr. 70a	Testsubstanzen
Merck AG, 61 Darmstadt	Nb
Microbiological Associates Inc., Bethesda, Md. (USA). Vertrieb in der BRD: Microbiological Associates – European Distribution Center, 638 Ober-Eschbach/Taunus, Am Hang 10; Dynatech Deutschland GmbH, 744 Nürtingen, Steingrabenstr. 20	Ag, Sm, Nb, Gw
Nordwald, O., 2 Hamburg 50, Waterloostr. 48: Vertrieb von Difco- und Italdiagnostic-Produkten; ferner von Produkten der Fa. Orion, Helsinki	Ag, Sm, Nb, Gw
Nutritional Chemicals Corporation, Cleveland, Ohio, 44128, Vertrieb in der BRD: A. Hedinger, 7 Stuttgart-Wangen (s. o.)	Ag, Sm
N. V. Organon, Oss (Holland). In Deutschland: Organon GmbH 8 München 60, Perlschneiderstr. 1.	Ag
OXOID Ltd., 20 Southwark Bridge Road, London S.E. 1 (England). – Vertrieb in der BRD: OXOID Deutschland GmbH, 423 Wesel, Postfach 1127	Nb, Gw
Robert Koch-Institut, 1 Berlin 65, Nordufer 20	Ag, Sm
Röhm & Haas GmbH, 61 Darmstadt, Postfach 4168	Ag, Sm
Serotherapeutisches Institut GmbH, Wien X, Triesterstr. 50	Ag, Sm
Staatliches Institut für Immunpräparate und Nährmedien, Berlin-Weißensee. Vertrieb in der BRD: Dr. Fresenius KG, 638 Bad Homburg	Ag, Sm, Nb
Staatl. Veterinärprüfungsinstitut Berlin, Hannoversche Straße 27	Ag, Sm
Statens Seruminstitut, Kopenhagen (Dänemark)	Ag, Sm
Sylvana Company, Millburn (USA). – Vertrieb in der BRD: R. Päsel KG, 6 Frankfurt 1, Röderbergweg 36	Ag, Sm
Travenol International GmbH, 8 München 3, Postfach 113	Ag, Sm
Warner-Chilcott, General Diagnostics Division, Morris Plains, N.Y., USA.– Vertrieb in in der BRD: Fa. Gödecke AG, 78 Freiburg i. Br., Postfach 569	Teststreifen
Wellcome Reagents Ltd., Beckenham Kent BR3 3 BS (England). – Vertrieb in der BRD: Fa. Gödecke AG, 78 Freiburg i. Br., Postfach 569	Ag, Sm, Nb, Gw

[1] Jetzt: Byk-Mallinckrodt Chemische Produkte 6 Frankfurt-M, Gutleutstr. 169/71.

Sachregister

Vorbemerkungen

Im nachfolgenden Sachregister erfolgte die Einordnung der Bakterien, Rickettsien, Mykoplasmen, Viren und Pilze nach der *Art*bezeichnung (mit klein geschriebenem Anfangsbuchstaben) und unter Beifügung des zugehörigen Gattungsnamens in Klammern.

Beispiele: typhi (Salmonella) ....
vulgaris (Proteus) ....
aureus (Staphylococcus) ....

Dies gilt jedoch nicht für Parasiten. Diese sind im Sachregister eingeordnet entsprechend ihrer *Gattungs*bezeichnung mit nachfolgender Artbezeichnung, z. B. Ascaris lumbricoides; Schistosoma haematobium; Toxoplasma gondii.
Die *Umlaute* ä, ö und ü sind entsprechend einer Schreibweise ae, oe und ue eingeordnet. Die Buchstaben i und j sind gesondert aufgeführt.
Medizinische Fachausdrücke sind, soweit sie eingedeutscht oder im allgemeinen deutschen Sprachgebrauch aufgenommen sind, auch in dieser Schreibweise registriert, z. B. Enzephalitis, Konjunktivitis. Nicht eingedeutschte medizinische Bezeichnungen sind in Angleichung an ihre ursprüngliche Schreibweise wiedergegeben, z. B. Encephalitis epidemica. Da aber die Auffassungen hinsichtlich der Eindeutschung bekanntlich nicht einheitlich sind, empfiehlt es sich bei zweifelhafter Schreibweise das fragliche Wort auch an entsprechend anderer Stelle zu suchen, z. B. Worte mit vermutetem C (c) evtl. auch unter K (k) bzw. unter Z (z) und umgekehrt.
Diakritische Zeichen und vorgeschaltete Spezialausdrücke sind unter dem Hauptwort aufgeführt, z. B. l-Cystin ist eingeordnet unter Cystin. Das Gleiche gilt von chemischen Nummernbezeichnungen.

Abkürzungen (siehe auch die Abkürzungen auf S. XI):

Abb.	= Abbildung
AK	= Antikörper
Bact.	= Bacterium
Bakt.	= Bakterien
biochem.	= biochemisch
BSG	= Bundesseuchengesetz
Clostr.	= Clostridium
Diff.	= Differenzierung
diff.	= differenzierend
Fußn.	= Fußnote
GBG	= Gesetz zur Bekämpfung der Geschlechtskrankheiten
Herst.	= Herstellung
Inf.	= Infektion(en)
KBR	= Komplementbindungsreaktion
klin.	= klinisch
Krankh.	= Krankheit
mikroskop.	= mikroskopisch
MKR	= Meinicke-Klärungs-Reaktion
n.	= nach
Nachw.	= Nachweis
Nährb.	= Nährboden (Nährböden)
Präp.	= Präparat
R.	= Reaktion
S-	= Serum-
Tab.	= Tabelle
Tbk.	= Tuberkulose
Unters.mat.	= Untersuchungsmaterial
vet. med.	= veterinärmedizinisch

A

B

C

D

E

F

H

I

J

K

L

M

N

O

S

T

U

V

W

X

Y

Z

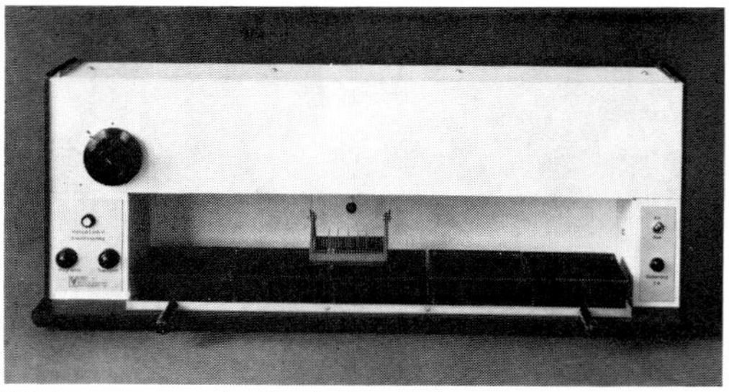